DICTIONNAIRE MÉDICAL DE L'INFIRMIÈRE

L'encyclopédie pratique de référence

CHEZ LE MÊME ÉDITEUR

Dictionnaires

GUIDE PRATIQUE DE L'INFIRMIÈRE, par L. PERLEMUTER, G. PERLEMUTER avec la collaboration de L. PITARD. 2008, 2e édition, 1686 pages.

GUIDE DE THÉRAPEUTIQUE, par G. PERLEMUTER, L. PERLEMUTER. 2003. 3e édition, 1 888 pages.

DICTIONNAIRE MÉDICAL, par L. MANUILA, A. MANUILA, P. LEWALLE, M. NICOULIN. 2004, 9e édition, 704 pages.

DICTIONNAIRE MÉDICAL DE POCHE, par J. QUEVAUVILLIERS. 2005, 528 pages.

Diagnostics infirmiers

DIAGNOSTICS INFIRMIERS, INTERVENTIONS ET RÉSULTATS, par A. PASCAL, E. FRÉCON VALENTIN. 2005, 3e édition, 624 pages.

DIAGNOSTICS INFIRMIERS 2007-2008, DÉFINITIONS ET CLASSIFICATIONS, par la NANDA. 2008, 388 pages.

Nouveaux Cahiers de l'Infirmière

Sous la direction de L. PERLEMUTER, J. QUEVAUVILLIERS, G. PERLEMUTER, B. AMAR, L. AUBERT, L. PITARD. Santé publique, **n° 1** – Soins infirmiers. I : Concepts et théories, démarches de soins, **n° 2** – II : Démarches relationnelles et éducatives, **n° 3** – Législation, éthique et déontologie, responsabilité, organisation du travail, **n° 4** – Hygiène, **n° 5** – Sciences humaines, **n° 6** – Soins infirmiers aux personnes atteintes d'affections cardio-vasculaires, **n° 7** – Soins infirmiers aux personnes atteintes d'affections endocriniennes, **n° 8** – Soins infirmiers aux personnes atteintes du diabète et d'affections métaboliques, **n° 9** – Soins infirmiers aux personnes atteintes d'affections digestives, **n° 10** – Soins infirmiers aux personnes atteintes d'affections respiratoires, **n° 11** – Soins infirmiers aux personnes atteintes d'affections traumatologiques et orthopédiques, **n° 12** – Soins infirmiers aux adolescents, et aux adultes atteints de troubles psychiatriques. I : Névroses, troubles dépressifs, **n° 13** – Soins infirmiers aux personnes atteintes de troubles psychiatriques, **n° 14** – Symptômes et pratiques infirmières, Fiches de soins, **n° 15** – Soins infirmiers aux personnes atteintes d'affections néphrologiques et urologiques, **n° 16** – Soins infirmiers aux personnes atteintes de maladies infectieuses et aux personnes atteintes de l'infection par le VIH, **n° 17** – Soins infirmiers aux personnes atteintes d'affections du système nerveux, **n° 18** – Soins infirmiers aux personnes atteintes d'hémopathies et de cancers, **n° 19** – Soins infirmiers aux personnes âgées et géronto-psychiatrie, **n° 20** – Soins infirmiers aux urgences et en réanimation, transfusion sanguine, **n° 21** – Soins infirmiers en maternité et aux personnes atteintes d'affections gynécologiques, **n° 22** – Soins infirmiers aux personnes atteintes d'affections oto-rhino-laryngologiques, maxillo-faciales, stomatologiques, opthalmologiques, **n° 23** – Soins infirmiers aux personnes atteintes d'affections dermatologiques, **n° 24** – Soins infirmiers en pédiatrie et en pédo-psychiatrie, **n° 25** – Pharmacologie, **n° 26** – Anatomie-Physiologie, **n° 27**.

Jacques Quevauvilliers Léon Perlemuter
Gabriel Perlemuter

DICTIONNAIRE MÉDICAL DE L'INFIRMIÈRE

L'encyclopédie pratique de référence

8e édition

ELSEVIER
MASSON

Maquette intérieure : Gérard Finel

ISBN 978-2-294-70276-1

Elsevier Masson S.A.S. - 62, rue Camille Desmoulins - 92442 Issy-les-Moulineaux Cedex

LISTE DES COLLABORATEURS

Hacene ABBAR, Chef de service – *Odonto-stomatologie*
Abderrahmane BELMEKKI, Praticien hospitalier – *Pneumologie*
Philippe BLANC, Chef de service – *Pédiatrie*
François BRIVET, Chef de service – *Réanimation*
André COHEN DE LARA, Ancien chef de clinique – *Rhumatologie*
Catherine COLLET, Praticien hospitalier – *Immunologie, hématologie*
Jacques d'ANGLEJAN, Ancien chef de clinique-assistant – *Neurologie*
Françoise GARNIER, Attachée – *Gynécologie, obstétrique*
Martine GAYRAUD, Chef de service – *Maladies infectieuses*
Frédéric JACOBS, Praticien hospitalier – *Réanimation*
Stéphanie NOCUS, Assistante spécialiste des hôpitaux – *Psychiatrie*
Gabriel PERLEMUTER, Professeur des universités – *Gastro-entérologie, hépatologie*
Katy PERLEMUTER, Ancienne assistante hospitalo-universitaire – *Cardiologie*
Léon PERLEMUTER, Professeur des universités – *Endocrinologie, diabétologie*
Nathalie PERTUISET, Praticien hospitalier – *Néphrologie, urologie*
Jacques QUEVAUVILLIERS, Professeur émérite des universités – *Médecine interne*
Guy RENOU, Chef de service – *Oto-rhino-laryngologie*
Florence RIBEAUDEAU-SAINDELLE, Praticien attaché des hôpitaux – *Ophtalmologie*
Fabrice RIBEAUDEAU, Praticien attaché des hôpitaux – *Dermatologie*
Jean-Louis THOMAS, Ancien chef de clinique - *Endocrinologie, diabétologie*

ONT ÉGALEMENT COLLABORÉ AUX PRÉCÉDENTES ÉDITIONS

Michèle BONSCH – *Ophtalmologie*
Sylvie BRUNET – *Odonto-stomatologie*
Claude EUGÈNE – *Gastro-entérologie*
Edmond GUILLIBERT – *Psychiatrie*
Daniel HILLION (†), Chef de service – *Néphrologie, urologie*
Olivier LAGARDE – *Cardiologie*
Claire MATHÉ – *Néphrologie, urologie*
Marie OLIVIER-MARTIN, Ancien praticien hospitalier – *Pédiatrie*
Jean-François SEI – *Dermatologie*
Antonio TEXEIRRA DE RIBEIRO – *Endocrinologie, rhumatologie*
Sabine VOISIN-SALTIEL – *Pneumologie*

AVANT-PROPOS DE LA 8e ÉDITION

Lorsque Florence Nightingale crée la première école d'infirmières en 1860, son objectif est alors de définir les principes de la profession, c'est-à-dire essentiellement l'observation attentive des patients et la perception de leurs besoins. Lorsque les blessés de la bataille d'Inkermann, pendant la guerre de Crimée, affluaient dans un état souvent désespéré, Florence Nightingale et son équipe d'infirmières pansaient, réconfortaient, servaient de ménagères, de banquières et d'épistolières.

Florence Nightingale avait tout compris du métier d'infirmier(e), mais elle n'avait pu prévoir l'extraordinaire extension des compétences et des responsabilités qui seraient exigées. A présent, les infirmier(e)s font aussi les prélèvements, participent aux protocoles d'examens complémentaires, administrent les médicaments, surveillent les effets des traitements.

Les auteurs de cet ouvrage sont conscients du fait que la profession infirmière évolue sans cesse et rapidement. Le savoir infirmier n'est pas un ensemble de connaissances à mettre simplement en mémoire, ni un acquis dogmatique de gestes ou de comportements à appliquer dans une situation donnée. C'est avant tout, comprendre le patient après l'avoir soigneusement observé ; à cet égard, les diagnostics médicaux sont indissociables des diagnostics infirmiers. La perception des besoins des patients, de leur confort physique et psychologique, est au cœur de la démarche infirmière, et cette attitude doit s'appliquer aussi bien lors de la mise en œuvre de la prescription médicale que lors de la surveillance d'un traitement, lors d'une toilette, ou lors d'un accompagnement.

Ainsi, cette nouvelle édition du dictionnaire se veut complète dans tout ce qui est utile pour la pratique médicale infirmière. C'est une véritable « encyclopédie pratique ».

La mise à jour des rubriques de pathologies, indispensables au diagnostic et au traitement, a été totale, et il nous a semblé important d'insister sur les protocoles de soins infirmiers et de surveillance. Nous avons ajouté des encadrés intitulés « pour la pratique, on retiendra » qui résument les points essentiels des rubriques. Par ailleurs, une importance particulière a été accordée à l'éducation des patients, surtout dans les affections où une collaboration réelle entre le patient et le personnel soignant est essentielle.

Enfin, pour que la consultation de ce dictionnaire soit aussi agréable que possible, la présentation révisée met l'accent sur de nombreux schémas, photographies et tableaux en couleurs. Puisse cette 8e édition, entièrement renouvelée, du *Dictionnaire médical de l'infirmière - encyclopédie pratique de référence* – contribuer à faciliter l'exercice d'une profession aussi difficile qu'admirable.

Professeur Jacques QUEVAUVILLIERS

Professeur Léon PERLEMUTER

Professeur Gabriel PERLEMUTER

PLAN DU DICTIONNAIRE

(→) Cette flèche renvoie à une autre entrée traitée dans l'ouvrage.

Ex : Définition de la linite plastique :
C'est une forme anatomoclinique particulière du cancer de l'estomac (→), avec infiltration diffuse de la paroi qui est épaissie et rigide, et rétrécissement de la cavité gastrique.

Pour plus de renseignements, consulter l'entrée « Cancer de l'estomac ».

Repérage des tableaux et des encadrés :

- Pharmacologie : fond bleu.
- Surveillance / éducation : fond vert.
- Pour la pratique, on retiendra : fond rose.
- Autres tableaux : fond jaune.

INDEX ALPHABÉTIQUE DES SYMPTÔMES ET MALADIES GROUPÉS PAR SPÉCIALITÉS

Cardiologie

Dermatologie

Endocrinologie – diabète – affectatiions métaboliques

Gastro-entérologie – hépatologie

Gynécologie-obstétrique

Immunologie-hématologie

Intoxications

Maladies infectieuses

Neurologie

Odonto-stomatologie

Ophtalmologie

Oto-rhino-laryngologie

Pédiatrie

Pneumologie

Psychiatrie

Rhumatologie – orthopédie

Urologie-néphrologie

INDEX ALPHABÉTIQUE DES EXAMENS COMPLÉMENTAIRES GROUPÉS PAR SPÉCIALITÉS

Cardiologie

Dermatologie

Endocrinologie

Gastro-entérologie – hépatologie

Gynécologie-obstétrique

Immunologie-hématologie

Maladies infectieuses

Neurologie

Ophtalmologie

Oto-rhino-laryngologie

Pédiatrie

Pneumologie

Psychiatrie

Rhumatologie

Urologie-néphrologie

ABRÉVIATIONS COURANTES EN MÉDECINE

A

AAA	Anévrisme de l'aorte abdominale
AASAL	Anti-arthrosique symptomatique d'action lente
Ac.	Acide
Ac	Anticorps
ACFA	Arythmie complète par fibrillation auriculaire
ACR	Arrêt cardio-respiratoire
ACTP	Angioplastie coronaire transluminale percutanée
Ad., A.	Adulte = à partir de 15 ans
ADH	Antidiuretic hormone (Hormone anti-diurétique)
AFEF	Association française pour l'étude du foie
AIC	Accident ischémique constitué
AINS	Anti-inflammatoire non stéroïdien
AIT	Accident ischémique transitoire
ALD	Affection de longue durée
AMM	Autorisation de mise sur le marché
Amp.	Ampoule
Appl.	Application
ARP	Activité rénine plasmatique
ASI	Activité sympathomimétique intrinsèque
ASLO	Anti-streptolysine O
ASP	Abdomen sans préparation (radiographie d')
ATS	Anti-thyroïdiens de synthèse
ATT	Aérateur trans-tympanique
AUC	Aera under the curve (aire sous la courbe de distribution d'un médicament)
AVC	Accident vasculaire cérébral
AVK	Antivitamine K

B

BAAR	Bacille acido-alcoolo résistant
BAV	Baisse de l'acuité visuelle
BAV	Bloc auriculo-ventriculaire
BBD	Bloc de branche droit
BBG	Bloc de branche gauche
BK	Bacille de Koch
BMI	Body mass index (indice de masse corporelle)
BMR	Bactérie multi-résistante
BNL	Bilirubine non liée
BPCO	Broncho-pneumopathie chronique obstructive
BSA	Bloc sino-auriculaire
Buv.	Buvable

BZD	Benzodiazépine
	C
C-mes.	Cuiller-mesure
CA	Conduction aérienne
Càc	Cuiller à café = 5 ml
CAE	Conduit auditif externe
Caps.	Capsules
Càs	Cuiller à soupe = 15 ml
CEE	Choc électrique externe
CIM 10	Classification internationale des maladies n°10
CIV	Communication inter-ventriculaire
CIVD	Coagulation intra-vasculaire disséminée
CMNO	Cardio-myopathie non obstructive
CMO	Cardio-myopathie obstructive
CMV	Cytomégalovirus
CO	Conduction osseuse
Cp	Comprimé
CPA	Concentré plaquettaire d'aphérèse
CPBIA	Contre-pulsion par ballonnet intra-aortique
CPS	Concentré plaquettaire standard
CSP	Canal semi-circulaire postérieur
CT	Cholestérol total
CTF	Capacité totale de fixation (de la transferrine)
	D
DEP	Débit expiratoire de pointe (peak-flow)
DFG	Débit de filtration glomérulaire
Diast.	Diastolique
DID	Diabète insulino-dépendant
DIU	Dispositif intra-utérin
DMLA	Dégénérescence maculaire liée à l'âge
DNID	Diabète non insulino-dépendant
DR	Décollement de rétine
DSM IV	Manuel diagnostique et statistique des troubles mentaux IV
DT	Delirium tremens
	E
E.	Enfant = 30 mois à 15 ans
EBV	Virus d'Ebstein Barr
ECBC	Examen cyto-bactériologique des crachats
ECBU	Examen cyto-bactériologique des urines
ECG	Électrocardiogramme
ECT	Sismothérapie (électrochoc)
EEG	Électro-encéphalogramme
EER	Épuration extra-rénale
Efferv.	Effervescent

EFG	Établissement français des greffes
EFR	Épreuves fonctionnelles respiratoires
EMG	Electro myogramme
EP	Embolie pulmonaire
EPO	Érythropoïétine
ESA	Extrasystole auriculaire
ESV	Extrasystole ventriculaire
ETF	Échographie trans-fontanellaire
	F
FA	Fibrillation auriculaire
FAHA	Inhibiteur du facteur antihémophilique A
FC	Fréquence cardiaque
FDR	Facteur de risque
Fe	Fraction d'éjection
FIGO	Fédération internationale de gynécologie et d'obstétrique
FIV	Fécondation in vitro
Fl.	Flacon
FLR	Fiessinger - Leroy - Reiter
FR	Fréquence respiratoire
FSH	Folliculo-stimulating hormone (Hormone folliculo-stimulante)
FV	Fibrillation ventriculaire
	G
g	Gramme
GAFA	Glaucome aigu par fermeture de l'angle
GC	Glaucome chronique
GCAO	Glaucome chronique à angle ouvert
GDS	Gaz du sang
Gél.	Gélule
GEU	Grossesse extra-utérine
GH	Growth hormone (hormone de croissance ou somathormone)
GNRP	Glomérulonéphrite rapidement progressive
GPIIbIIIa	Glycoprotéine IIb IIIa
Gttes	Gouttes
GVH	Graft versus host (Réaction greffon contre hôte)
Gy	Gray
	H
H	Heure
HAV	Virus de l'hépatite A
HBAG	Hémi-bloc antérieur gauche
HBPG	Hémi-bloc postérieur gauche
HBPM	Héparine de bas poids moléculaire
HBV	Virus de l'hépatite B
HCV	Virus de l'hépatite C
HDT	Hospitalisation sur demande d'un tiers

HELLP	Hemolysis (hémolyse), Elevated Liver enzymes (augmentation des transaminases), Low Platelets (thrombopénie)
HI	Haemophilus influenzae
HIV	Virus de l'immunodéficience humaine
HLA	Systèmes antigéniques portés par les leucocytes (Human leukocyte antigens)
HNPCC	Hereditary non polyposis colo-rectal cancer
HO	Hospitalisation d'office
HOP	Réservé à l'usage hospitalier
HPV	Papillomavirus humain (Human Papilloma Virus)
HSV	Virus herpès (herpes simplex virus)
HTA	Hypertension artérielle
HTAP	Hypertension artérielle pulmonaire
HTIC	Hypertension intra-crânienne

I

IA	Insuffisance aortique
ICSI	Injection intra-cytoplasmique de spermatozoïdes
IDM	Infarctus du myocarde
IDR	Intra-dermo réaction (à la tuberculine)
IEC	Inhibiteur de l'enzyme de conversion
IM	Intra musculaire
IM	Insuffisance mitrale
IMAO	Inhibiteur de la mono-amine oxydase
IMG	Interruption médicale de grossesse
Inj.	Injectable
INR	International normalized ratio
IO	Infection opportuniste
IP	Inhibiteur de protéase
IPP	Incapacité partielle permanente
IRA	Insuffisance rénale aiguë
IRA	Iode radioactif
IRC	Insuffisance rénale chronique
IRC	Insuffisance respiratoire chronique
IRM	Imagerie par résonnance magnétique (nucléaire)
IRSS	Inhibiteur sélectif de la recapture de la sérotonine
ISL	Insuffisance surrénale lente
ITG	Interruption thérapeutique de grossesse
ITT	Incapacité temporaire totale
IUE	Incontinence urinaire d'effort
IV	Intra-veineux
IVD(L)	Intra-veineux direct (lent)
IVG	Insuffisance ventriculaire gauche
IVG	Interruption volontaire de grossesse
IVSE	Intra-veineux à la seringue électrique

J

J	Jour

K

KPS	Kératite ponctuée superficielle

L

LA	Leucémie aiguë
LAL	Leucémie aiguë lymphoblastique
LAM	Leucémie aiguë myéloblastique
LCR	Liquide céphalo-rachidien
LEAD	Lupus érythemateux aigu disséminé
LEC	Lithotritie extra-corporelle
LFB	Laboratoire français de biofractionnement
LH	Luteinizing hormone (Hormone lutéinisante)
LHRH	Hormone stimulant la LH et la FSH (Luteinizing Hormone-Releasing Factor)
LLC	Leucémie lymphoïde chronique
LMC	Leucémie myéloïde chronique
LNH	Lymphome malin non hodgkinien
LP	Libération prolongée
LRPO	Lentille (de contact) rigide perméable à l'oxygène
LSH	Lentille (de contact) souple hydrophile
Lyoph.	Lyophylisat

M

M	Million
MAC	Mycobacterium avium complex
MAP	Menace d'accouchement prématuré
µg	Microgramme
mCi	Millicurie
mg	Milligramme
mmol	Millimole
Mes.	Mesure
Min	Minute
MMS	Mini mental status
ms	Milliseconde
MST	Maladie sexuellement transmissible
MTX	Méthotrexate

N

N	Nourrisson = 1 mois à 30 mois
NC	Non communiqué
NEM	Néoplasie endocrinienne multiple
NN	Nouveau-né = 0 à 1 mois
NR	Non remboursé
NYHA	New York heart association

O

OACR	Oblitération de l'artère centrale de la rétine
OAP	Œdème aigu du poumon
OLT	Oxygénothérapie à long terme

OMA	Otite moyenne aiguë
OMS	Organisation mondiale de la santé
OPP	Ordonnance de placement provisoire
OSM	Otite séro-muqueuse
Ov	Ovule (médicament)
OVCR	Oblitération de la veine centrale de la rétine

P

P	Percentile
Past.	Pastille
PAC	Pontage aorto-coronaire
PAN	Péri-artérite noueuse
PASH	Péri-arthrite scapulo humérale
PCA	Ponction de chambre antérieure (de l'œil)
PCH	Pharmacie centrale des hôpitaux
PDE	Phosphodiestérase
PEA	Potentiels évoqués auditifs
Perf.	Perfusion
PEV	Potentiels évoqués visuels
Phe	Phénylalanine
Pil.	Pilule
PL	Ponction lombaire
PM	Pace-maker
PMI	Protection maternelle et infantile
Pomm.	Pommade
Ppi	Pour préparation(s) injectable(s)
PPR	Pseudo polyarthrite rhizomélique
PR	Polyarthrite rhumatoïde
Préserv.	Préservatif(s)
PRL	Prolactine
PSA	Antigène prostatique spécifique (Prostatic Specific Antigen)
PSDP	Pneumocoque de sensibilité diminuée à la pénicilline
PTH	Parathormone
PTV	Potentiels tardifs ventriculaires
PVR	Prolifération vitréo-rétinienne
Pulv.	Pulvérisation

Q

QSP	Quantité suffisante pour

R

RA	Rétrécissement aortique
RA(C)	Rétrécissement aortique (calcifié)
RAA	Rhumatisme articulaire aigu
RAI	Recherche d'agglutinines irrégulières
RCH	Rectocolite hémorragique
RCIU	Retard de croissance intra-utérin

RD	Rétinopathie diabétique
RGO	Reflux gastro-œsophagien
Rh	Rhésus
RIVA	Rythme idioventriculaire accéléré
RM	Rétrécissement mitral
RMO	Référence médicale opposable
RO	Récepteur aux œstrogènes
RP	Radiographie pulmonaire
RP	Récepteurs à la progestérone
RTUP	Résection transurétrale de la prostate

S

s	Seconde (temps)
SA	Semaine d'aménorrhée
Sach.	Sachets
SAMU	Service d'aide médicale d'urgence
SAP	Seringue auto-pousseuse
SC	Sous-cutané
Séc.	Sécable
SEES	Sonde d'entraînement électro-systolique
Sem.	Semaine
SEP	Sclérose en plaques
SIADH	Syndrome de sécrétion inappropriée d'hormone anti-diurétique
SIO	Sphincter inférieur de l'œsophage
SLA	Sclérose latérale amyotrophique
SMUR	Service d'aide médicale d'urgence régional
SNA	Syndrome néphrotique aigu
SNFGE	Société nationale française de gastro-entérologie
Sol.	Solution
SPID	Syndrome polyalgique idiopathique diffus
STH	Somathormone (hormone de croissance)
Stup.	Stupéfiant
Sup.	Suppositoire
Susp.	Suspension
SVP	Stimulation ventriculaire programmée
Syst.	Systolique

T

TA	Tension artérielle
TA	Trou anionique
TAG	Trouble anxieux généralisé
TCA	Temps de céphaline activé
TCT	Thyrocalcitonine
TDM	Tomodensitométrie (scanner)
TG	Triglycérides
THS	Traitement hormonal substitutif
TIAC	Toxi-infection alimentaire collective

TIPS	Tarif interministériel des prestations sanitaires
TNT	Trinitrine
TO	Tension oculaire
TOC	Trouble obsessionnel compulsif
TOGD	Transit œso-gastro-duodénal
TP	Taux de prothrombine
TRH	Hormone stimulante de la TSH (TSH Releasing Hormone)
TSH	Hormone thyréostimulante (Thyreo Stimulating Hormone)
TV	Tachycardie ventriculaire
TVNS	Tachycardie ventriculaire non soutenue
TVP	Thrombose veineuse profonde
TVS	Tachycardie ventriculaire soutenue
	V
UAH	Unité anti-héparine
UI	Unité internationale
UIV	Urographie intra-veineuse
UPDRS	United Parkinson disease rate score
USIC	Unité de soins intensifs cardiologiques
VADS	Voies aéro-digestives supérieures
VD	Ventricule droit
VEMS	Volume expiratoire maximum à la première seconde (de l'expiration)
VG	Ventricule gauche
VGM	Volume globulaire moyen
VHA	Virus de l'hépatite A
VHB	Virus de l'hépatite B
VHC	Virus de l'hépatite C
VIH	Virus de l'immunodéficience humaine
Vit.	Vitamine
VL	Voies lacrymales
VPPB	Vertige paroxystique positionnel bénin
VRS	Virus respiratoire syncitial
VS	Vitesse de sédimentation
Vx	Vaisseaux
	W
WPW	Wolff Parkinson White

SYMPTÔMES, MALADIES ET MÉDICAMENTS

A

ABCÈS AMIBIEN HÉPATIQUE

Voir *Amibiase hépatique*.

ABCÈS DU CERVEAU

Définition

Collection intracérébrale de pus, unique ou multiple, compliquant une infection, soit de voisinage (ORL), soit à distance (pneumopathies, cardiopathies cyanogènes) touchant enfants ou adultes, parfois sans ATCD, mais plus particulièrement les immunodéprimés (toxicomanes, alcooliques, Sida, etc.). Urgence neurologique ; son traitement, essentiellement médical, repose sur les antibiotiques, avec un résultat excellent dans la majorité des cas (en l'absence de maladie associée et de troubles de la conscience).

Les principaux germes sont aérobies (staphylocoques, streptocoques, entérobacter, *Hœmophilus*) *ou anaérobies, mais l'immunodéprimé est exposé aux abcès fongiques et parasitaires* (toxoplasmose).

Signes cliniques

Les signes de début peuvent évoquer un tableau de méningite bactérienne. Une crise comitiale généralisée ou focale où l'apparition rapidement progressive de signes déficitaires neurologiques sont évocateurs s'ils surviennent dans un contexte fébrile ou infectieux.

On peut observer à *la période d'état* :

Une hypertension intracrânienne (HIC) [→]. En revanche, l'examen du fond d'œil est le plus souvent normal.

Le syndrome infectieux *permet d'orienter le diagnostic mais reste souvent discret. On observe :*

- un syndrome méningé fruste dans 1/3 des cas environ (raideur de nuque) ; mais la ponction lombaire est contre-indiquée (risque d'engagement) ;
- une fièvre modérée existe dans la moitié des cas ; elle peut manquer ;
- l'hyperleucocytose et l'augmentation de la vitesse de sédimentation sont inconstantes, l'élévation de la CRP serait plus spécifique.

Les signes de localisation neurologiques peuvent manquer en cas d'atteinte frontale ou temporale droite. On pourra observer : une aphasie, une hémiplégie, une hémianopsie latérale homonyme controlatérale, un syndrome cérébelleux en cas d'atteinte de la fosse postérieure.

Les crises comitiales existent dans la moitié des cas, généralisées ou partielles, secondairement généralisées en cas d'atteinte hémisphérique proche du cortex.

Le médecin fera un examen général et cardiaque précis (recherche d'une cardiopathie congénitale chez l'enfant, d'une pneumopathie, ou d'une endocardite).

Examens complémentaires

Ils ont deux buts :

- préciser le diagnostic d'abcès par des examens neuroradiologiques ;
- déterminer le germe.

La ponction lombaire est contre-indiquée.

L'imagerie (TDM mais surtout IRM), sans, puis avec injection, montre une ou plusieurs images arrondies dans le parenchyme cérébral, cerclées par une prise de contraste en cocarde et entourées d'un œdème périlésionnel. Ces images non spécifiques peuvent évoquer métastases, gliomes, ou infarctus cérébraux, et c'est alors parfois l'épreuve thérapeutique des antibiotiques qui permettra de confirmer le diagnostic.

Des hémocultures systématiques que l'infirmier(e) fera en fonction d'une courbe de température de 3 heures.

La radiographie pulmonaire est urgente et très importante car l'abcès peut être la métastase septique d'une infection pulmonaire grave.

On demandera un bilan ORL et des radiographies de sinus. L'examen ORL recherchera les causes les plus fréquentes d'abcès du cerveau :

- otite purulente négligée ;
- mastoïdite chronique ;
- sinusite ;
- recherche d'un foyer infectieux dentaire ;
- recherche d'un traumatisme crânien ancien ;
- recherche de causes d'immunodépression (VIH, lymphome, diabète, alcool…).

Traitement

Les antibiotiques, en utilisant des associations d'antibiotiques connues pour être le plus souvent actives sur les germes en cause (streptocoques, staphylocoques, anaérobies, etc.) et ayant la meilleure diffusion tissulaire : par exemple, *Clamoxyl* + *Flagyl* + *Thiamphénicol* donnés par voie IV pendant une durée de plusieurs semaines, puis *per os* jusqu'à la guérison complète des images IRM (ce qui peut durer des mois).

Les antiœdémateux sont parfois utilisés en association au début du traitement, mais se rappeler que les corticoïdes majorent le risque infectieux et masquent la fièvre.

Le traitement anti-épileptique (ex : *Keppra* ou *Dépakine*) en cas d'épilepsie.

Le traitement neurochirurgical se discute si le volume est important, ou surtout si le malade ou les images radiologiques répétées ne s'améliorent pas. La ponction chirurgicale permet d'une part de confirmer l'abcès (présence de pus), de rechercher le germe (cultures) et d'adapter le traitement (antibiogramme). En cas de doute diagnostique enfin (image compatible avec une tumeur nécrosée) ou s'il s'agit d'un immunodéprimé (parce qu'il s'agit alors d'abcès à germes opportunistes, résistants aux antibiotiques usuels, de mycoses, etc.), les indications neurochirurgicales sont volontiers plus larges, afin d'adapter dès le début, le traitement de ces malades fragiles.

✚ Surveillance infirmière

Elle est très importante.
À proximité d'une réanimation ou en neurochirurgie.
• *Surveillance des paramètres de base* : pouls, tension artérielle, surveillance de l'état respiratoire. Du fait de l'hypertension intracrânienne (HIC) et des troubles de la conscience, il y a un risque de décompensation respiratoire brutale pouvant aggraver l'état neurologique et nécessiter une ventilation assistée. Le malade doit être traité en service de neurologie, de neurochirurgie, ou de réanimation.
• *Surveillance de la température* pluriquotidienne.
• *Surveillance neurologique* : noter l'état de conscience très régulièrement.
Noter et appeler le médecin s'il y a aggravation des troubles de la conscience, aggravation d'une hémiplégie, survenue d'une mydriase, crise d'épilepsie.

Pronostic et évolution

Le pronostic est le plus souvent bon depuis les examens d'imagerie cérébrale, et l'utilisation d'antibiotiques puissants à bonne pénétration tissulaire.

Le risque vital est mis en jeu :

- par le risque d'engagement, si le diagnostic est tardif (→ hypertension intracrânienne) ;
- par le risque de contamination méningée et ventriculaire ;
- en cas de germe résistant.

L'évolution : risques de complications ultérieures : rechute infectieuse à moyen terme : nouvel abcès, méningite, hydrocéphalie ; à long terme, risque de persistance d'un déficit neurologique (hémiplégie) et surtout de crises d'épilepsie dans les abcès sus-tentoriels (discussion d'un traitement anticomitial et d'une surveillance clinique et de l'électroencéphalogramme).

ABCÈS DU FOIE

Définition

C'est une suppuration collectée dans le parenchyme hépatique.

Causes et mécanismes

- *Les abcès parasitaires* : essentiellement *amibiens* (→ Amibiase hépatique) ; le kyste hydatique surinfecté est un diagnostic différentiel (→ Kyste hydatique).
- *Les abcès à pyogènes* : colibacilles, entérocoques, staphylocoques, anaérobies, etc. Ils succèdent en règle générale à une infection de voisinage (biliaire, appendiculaire, colique, etc.), parfois à une septicémie.

Signes essentiels

Signes cliniques

Ils peuvent comporter des douleurs sous-costales droites augmentées par l'inspiration et la palpation, avec une irradiation scapulaire. Le foie est gros et sensible avec douleur à l'ébranlement. Le malade est fébrile et l'état général altéré.

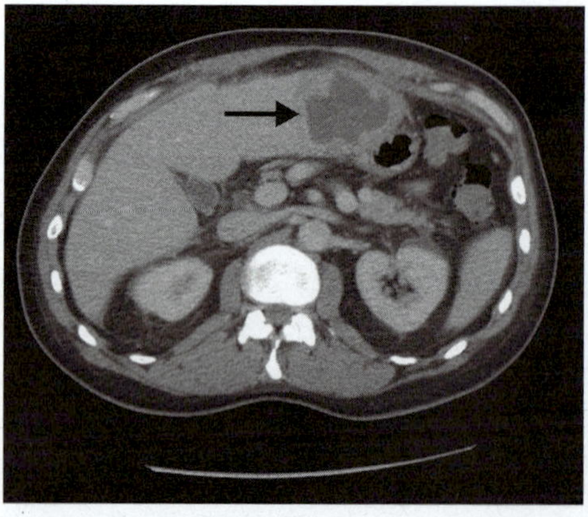

Abcès du foie gauche.
Hypodensité bien limitée entourée d'une coque (flèche).

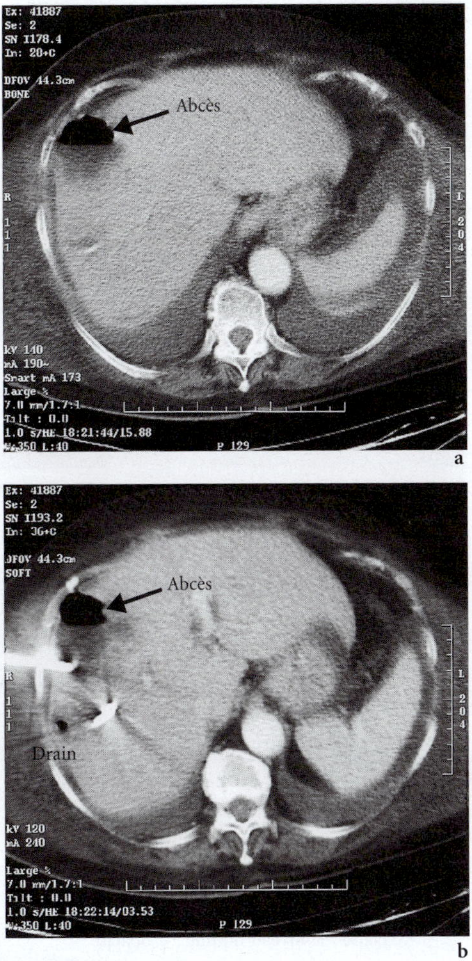

Abcès du foie : a. Abcès à pyogènes avec niveau liquide.
b. Mise en place d'un drain dans l'abcès.

Examens complémentaires

Il y a une hyperleucocytose à polynucléaires neutrophiles ; l'échographie et le scanner montrent une ou plusieurs zones hypo-échogènes ou hypodenses correspondant aux abcès. Le diagnostic est affirmé par la *ponction guidée* par *échographie* (ou scanner) qui permet aussi la mise en culture et l'étude de la sensibilité du germe aux antibiotiques. Les sérologies de l'amibiase et de l'hydatidose sont négatives.

> **Surveillance infirmière**
>
> – Courbes de température, hémocultures (frissons, etc.), courbe de pouls et tension, état d'hydratation, courbe de diurèse.
> – NFS, CRP, VS, échographie voire scanner à intervalles réguliers.

Évolution et complications

On peut observer un ictère, exceptionnellement une rupture.

Traitement et pronostic

Il s'agit d'une affection grave. Le traitement comprend le drainage (souvent chirurgical) et une antibiothérapie intraveineuse adaptée (*cf.* illustration).

ABCÈS DU POUMON

Définition

L'abcès du poumon est défini comme la formation d'une ou de plusieurs cavités dans le parenchyme pulmonaire, secondaire à une infection bactérienne non tuberculeuse.

Causes et mécanismes

La contamination infectieuse du parenchyme pulmonaire peut se faire par deux voies :

- soit, le plus fréquemment, par les *voies aériennes supérieures* (bouche, dents, nez, gorge, sinus), d'où l'importance de la recherche d'un foyer septique à ce niveau. Une lésion endobronchique (sténose, bourgeon) favorise ce mécanisme. On retrouve parfois des troubles de la déglutition (éthylisme, dysfonction des cordes vocales) ;
- soit par *voie sanguine* à l'occasion d'une septicémie. Le foyer de départ est alors à distance.

Une altération de l'état général, une baisse des défenses immunitaires favorisent souvent le développement d'un abcès du poumon.

Signes cliniques

Habituellement l'évolution se fait en trois phases :

- d'abord tableau d'une pneumopathie banale (→) ;
- ensuite, vers le 10e jour, apparaît brusquement, une expectoration purulente abondante (« vomique ») ;
- à partir de ce jour, c'est la phase de *suppuration à foyer ouvert* avec fièvre oscillante, toux, expectoration purulente parfois fétide, asthénie.

L'auscultation met en évidence des râles crépitants en foyer.

Examens complémentaires

La NFS montre une hyperleucocytose à polynucléaires neutrophiles, une VS et une CRP augmentées.

L'examen cytobactériologique des crachats n'a pas d'intérêt pour rechercher le germe (contamination par la flore oropharyngée). Il faut effectuer une fibroscopie bronchique avec prélèvement bactériologique protégé.

Les *hémocultures*.

La radiographie du thorax montre initialement un foyer dense parenchymateux, puis, après la vomique, une image arrondie avec un niveau liquide horizontal.

La tomodensitométrie permet une meilleure analyse des lésions (topographie, densité) et recherche une pathologie locale favorisante (tumeur).

D'autres examens sont effectués à la recherche d'un facteur favorisant :

• fibroscopie bronchique, qui permet de rechercher un obstacle endobronchique ;

• radiographie des sinus, panoramique dentaire, avec examens ORL et stomatologique, à la recherche d'un foyer septique ;

• mesure de la glycémie à la recherche d'un diabète.

Éléments de surveillance

• L'importance de l'expectoration (crachoir qui doit être changé tous les jours).
• La fièvre, l'état général.
• L'hyperleucocytose, la vitesse de sédimentation et la CRP.
• La radiographie pulmonaire, dont l'amélioration sera lente.

Évolution et complications

Sous traitement, l'évolution est habituellement favorable avec une disparition des signes infectieux, un tarissement de l'expectoration. Radiologiquement, la cavité peut se tasser laissant une cicatrice linéaire. Parfois, il peut persister une cavité à parois fines (*cf.* illustration).

Les complications immédiates sont dominées par la septicémie ; à distance il faut craindre une greffe aspergillaire ou tuberculeuse dans une cavité résiduelle, ou une dilatation des bronches localisée.

Traitement et pronostic

Le traitement par antibiothérapie, si possible adaptée à l'antibiogramme, lorsqu'un germe a pu être isolé, devra être poursuivi au moins trois semaines.

Une réhydratation, une vitaminothérapie B_1, B_6, PP sont nécessaires.

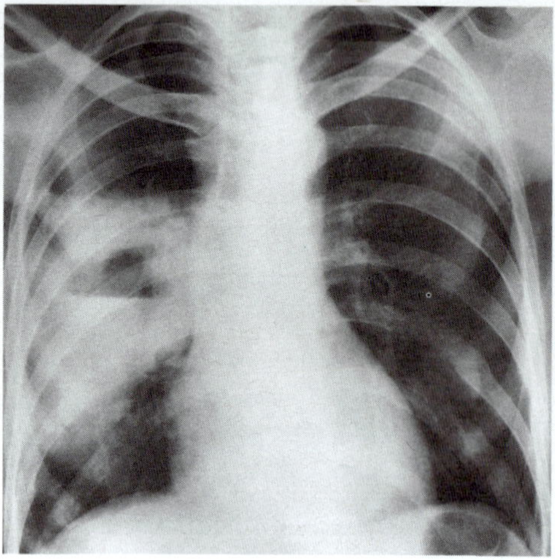

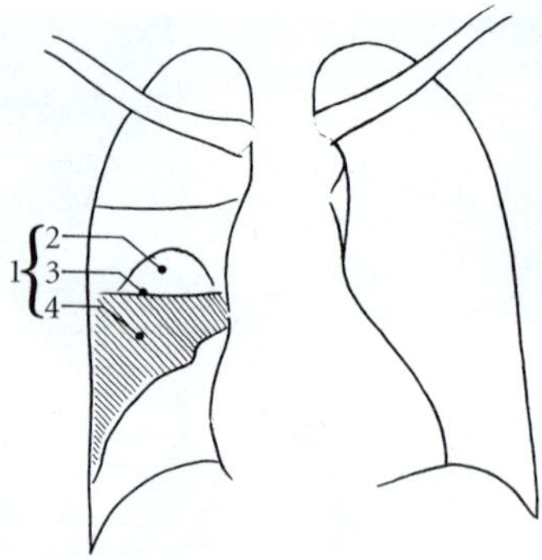

Abcès du poumon droit typique.
Il existe un niveau liquide surmonté d'une zone claire au sein d'un infiltrat. 1. abcès du poumon ; 2. zone claire ; 3. niveau liquide ; 4. opacité.

Il faut y associer, de façon indispensable, une kinésithérapie respiratoire, voire une fibroaspiration pour drainer l'abcès et éviter les séquelles, ainsi que le traitement d'un éventuel foyer infectieux des voies aériennes supérieures.

Il est exceptionnel que l'on soit conduit à proposer une chirurgie d'exérèse.

Le pronostic à long terme dépend de la précocité du traitement et de la kinésithérapie respiratoire, il est habituellement bon. Si l'abcès est secondaire à un cancer bronchique, son pronostic est bien sûr dominé par celui du cancer.

ABERRATIONS CHROMOSOMIQUES

Définition

Anomalie portant :

- *soit sur le nombre des chromosomes* ; la plus fréquente est la trisomie (par exemple, 3 chromosomes 21 au lieu de 2) ;
- *soit sur la structure d'un chromosome* ; par exemple une délétion, c'est-à-dire la perte d'un segment de chromosome, ou une translocation, c'est-à-dire le transfert d'un segment de chromosome de sa position normale sur un autre chromosome ;
- pour les anomalies des chromosomes sexuels (→ Hypogonadisme).

Causes et mécanismes

Facteurs génétiques : une translocation équilibrée chez l'un des parents ne donne pas de manifestation clinique, mais sa transmission provoque la survenue d'une anomalie par perte ou excès de matériel chromosomique.

Facteurs écologiques : âge maternel, radiations, substances chimiques, certains virus, etc.

Signes cliniques

Avant la naissance : hydramnios, retard de croissance intra-utérin, malformations.

Après la naissance : syndrome dysmorphique portant sur le faciès, les extrémités des membres, malformations viscérales touchant surtout le cœur, les reins, le tube digestif, les organes génitaux et le cerveau, retard mental constant, d'importance variable suivant l'aberration chromosomique en cause.

Examens complémentaires

- Photographies (aide au diagnostic rétrospectif en cas de décès ; confrontation avec les banques de données existantes).
- Échographies cardiaque, rénale, transfontanellaire (ou scanner cérébral).
- Radio du squelette.

L'examen essentiel est le *caryotype* (→) de l'enfant, pour confirmation du diagnostic, et celui des parents en vue d'un conseil génétique.

La mise en évidence de certaines anomalies chromosomiques mineures fait appel à des techniques plus sophistiquées, actuellement en plein développement et permettant de reconnaître l'origine chromosomique d'un nombre croissant de syndromes malformatifs jusqu'à présent inexpliqués.

Traitement et pronostic

Il n'existe aucun traitement. Le pronostic vital est fonction de l'aberration chromosomique en cause (certaines d'entre elles, trisomie 18 par exemple, sont incompatibles avec une survie prolongée) et des malformations.

En cas de diagnostic anténatal, il est légitime de proposer une interruption médicale de grossesse.

En cas de diagnostic postnatal, l'annonce du diagnostic doit être faite dans la mesure du possible aux 2 parents à la fois en leur procurant une information claire sur le devenir de l'enfant et en leur apportant une aide morale et psychologique.

Ultérieurement, des mesures éducatives appropriées seront proposées.

Dans tous les cas, le conseil génétique portera sur le risque de récidives (très faible si le caryotype des parents est normal) et la possibilité d'un diagnostic anténatal.

ACANTHOSIS NIGRICANS

Définition

Dermatose rare se manifestant par des plaques kératosiques gris sale, localisées dans les grands plis (cou, aisselles, creux inguinaux).

Causes et mécanismes

Selon le contexte de survenue, on distingue :

Le pseudo-*acanthosis nigricans* : chez un individu obèse, volontiers au teint mat (*cf.* illustration).

Les *acanthosis nigricans* bénins :

- héréditaires (notion de cas familiaux) ; ils apparaissent dans l'enfance ou à la puberté ;
- associés à des syndromes polymalformatifs ;
- associés à un diabète sucré avec insulinorésistance (+++) ou à d'autres désordres endocriniens avec insulinorésistance (→ *Cushing, acromégalie*) ;
- induits par certains médicaments (acide nicotinique, contraceptifs oraux).

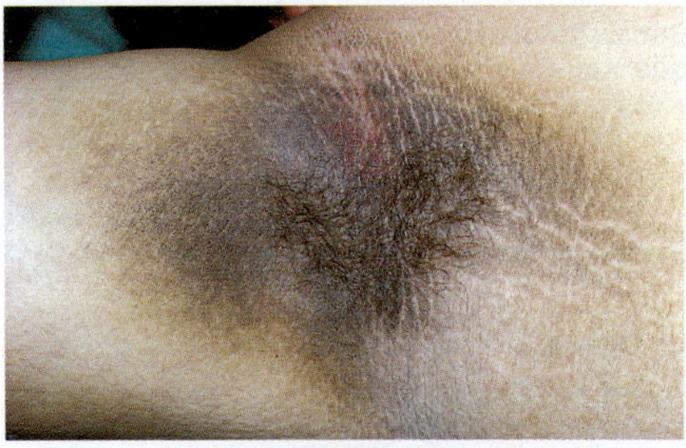

Acanthosis nigricans du creux axillaire.

L'*acanthosis nigricans* dit « malin » car paranéoplasique : associé à un cancer, le plus souvent intra-abdominal (gastrique dans plus de la moitié des cas), qui doit être suspecté chez tout adulte ayant un *acanthosis nigricans* isolé d'apparition récente.

Signes cliniques

Ils sont plus nets dans l'acanthosis nigricans paranéoplasique : plaques chamois ou brunes (« peau sale »), parfois presque noires (*nigricans*), où la peau épaissie est rugueuse au toucher, par l'exagération des plis et des sillons cutanés et la présence de végétations papillomateuses.

Ces plaques siègent dans les grands plis (axillaires, inguinaux, etc.) ou sur les faces latérales du cou et sur la nuque principalement.

L'atteinte des muqueuses est possible, dont la langue, qui paraît recouverte de villosités.

Examens complémentaires

Le diagnostic est avant tout clinique : l'image histologique n'est pas spécifique.

Dans l'hypothèse d'un *acanthosis nigricans* paranéoplasique : un bilan complémentaire à la recherche d'un cancer doit être entrepris, en particulier transit œso-gastro-duodénal, fibroscopie gastrique.

Évolution

Elle est variable selon le type d'*acanthosis nigricans*.

En deux temps dans les formes héréditaires, avec accentuation à la puberté et régression avec l'âge.

Régressive dans :

- le pseudo-*acanthosis nigricans* avec la réduction pondérale ;
- les formes médicamenteuses, à l'arrêt du médicament en cause.

Dans l'*acanthosis nigricans* paranéoplasique : le pronostic et les éléments de surveillance sont ceux du cancer associé.

Traitement

Il n'y a pas de traitement curatif : le seul traitement est celui de la cause.

ACCIDENTS ISCHÉMIQUES TRANSITOIRES (AIT)

(Pour les accidents vasculaires constitués, voir Hémiplégie.)

Définition

Ce sont des épisodes déficitaires cérébraux ayant les caractères suivants :

- focalisés, d'origine vasculaire ;
- d'installation brusque ;
- de durée brève, toujours et par définition inférieure à 24 heures, et durant souvent seulement quelques minutes ;
- régressant totalement sans séquelles fonctionnelles.

Importance

Les AIT ont une valeur primordiale comme signe annonciateur d'un infarctus cérébral éventuellement invalidant, qu'ils précèdent la plupart du temps, et comme indicateurs de « haut risque vasculaire ». C'est dire l'importance de les diagnostiquer, alors même que les signes peuvent être extrêmement brefs, passer inaperçus ou être négligés. Il faut mettre en route les examens complémentaires adaptés et le traitement. La plupart du temps, l'AIT se déroule en l'absence de tout témoin (mais le personnel infirmier peut être amené à en observer chez des malades hospitalisés) et tout repose donc sur l'interrogatoire du malade et/ou de l'entourage.

Signes cliniques

Ils sont la conséquence d'un déficit fonctionnel, réversible, touchant selon les cas les territoires carotidien ou vertébro-basilaire, en aval le plus souvent d'une sténose athéromateuse.

Le mécanisme en est :

- soit un embol plaquettaire parti d'une plaque d'athérome ;
- soit une chute très localisée et brève du débit artériel (accident hémodynamique) en aval d'une sténose artérielle ;

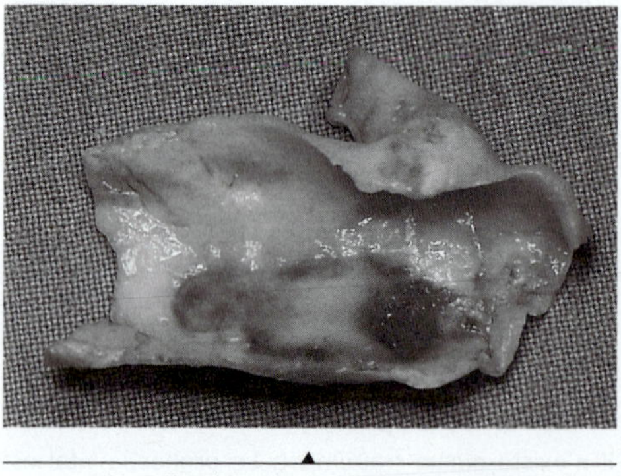

Pièce d'endartériectomie carotidienne.

FACTEURS DE RISQUE DE L'ISCHÉMIE CÉRÉBRALE	
DÉMONTRÉS (FACTEUR MULTIPLICATEUR DE RISQUE)	FAIBLES OU DISCUTÉS
Âge (+++) HTA (multiplie le risque par 7) Arythmie complète par fibrillation auriculaire (AC/FA) [× 5,6] Insuffisance cardiaque gauche (× 9) Hypertrophie ventriculaire gauche (× 10) Insuffisance coronaire Diabète (× 2,3) Tabac (× 2) Pilule Élévation de l'hématocrite (× 2,3) Hyperfibrinémie (états inflammatoires) Anticorps antiphospholipides (APL)	Alcool Ronflement (apnées du sommeil) Infection fébrile récente Dyslipidémie Obésité

• plus rarement, un AIT peut être lié à une cardiopathie emboligène, ou à d'autres affections artérielles (artérites cérébrales, etc.).

Dans le territoire carotidien, on peut observer :

• une cécité monoculaire transitoire, qui se traduit par une baisse brève et totale (« comme un rideau ») sans douleur, de la vision d'un seul œil, du côté de la carotide pathologique ; (*cf.* illustration)

• soit une *hémiparésie*, surtout à prédominance brachiale ou brachio-faciale, avec ou sans aphasie (selon l'atteinte éventuelle de l'hémisphère cérébral « majeur ») ou un *déficit sensitif* (engourdissement, lourdeur) associé ou non à un trouble moteur, dans le même territoire qui surviennent du côté opposé à la sténose carotidienne.

Dans le territoire vertébro-basilaire

Les signes sont plus équivoques et ont moins formellement une valeur de localisation, car le tronc cérébral est le lieu de passage d'un très grand nombre de voies nerveuses : on attache de la valeur à un déficit moteur et/ou sensitif qui doit être bilatéral ou alternant, ou encore à un trouble de la vision dans un hémichamp visuel (hémianopsie latérale homonyme), à la survenue d'un déséquilibre sans vertige. Mais, de nombreux autres symptômes peuvent être associés en particulier du fait de l'atteinte des nerfs crâniens : diplopie, trouble de l'articulation (dysarthrie) ou de la déglutition (dysphagie), démarche ébrieuse, vertige vrai, maladresse, chute brutale sur les genoux (*drop-attacks*), etc (*cf.* illustration).

L'examen par le médecin est le plus souvent normal, étant donné la très brève durée de la plupart des AIT, mais il cherchera, d'une part à l'auscultation des vaisseaux du cou, ou de l'œil, un souffle témoignant de sténose(s) athéromateuse(s), d'autre part un trouble du rythme cardiaque. Pour éviter les erreurs diagnostiques, il cherchera toujours par l'interrogatoire des arguments en faveur soit d'une migraine (mal de tête, installation plus progressive des troubles), soit d'une épilepsie partielle, deux affections qui sont les principaux diagnostics différentiels de l'AIT (*cf.* illustration).

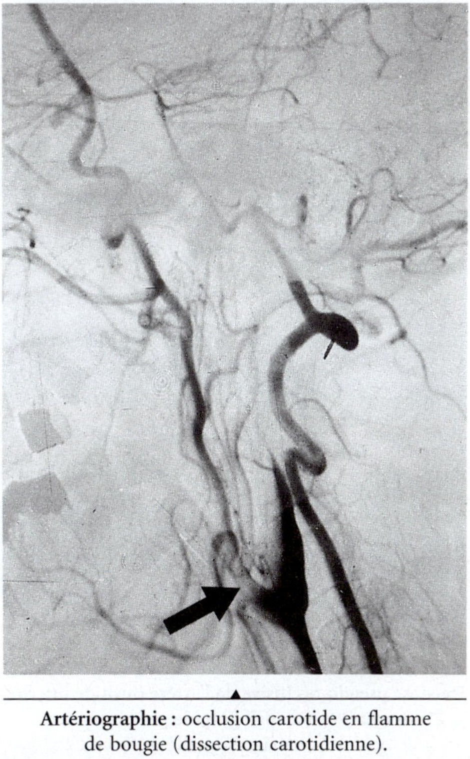

Artériographie : occlusion carotide en flamme de bougie (dissection carotidienne).

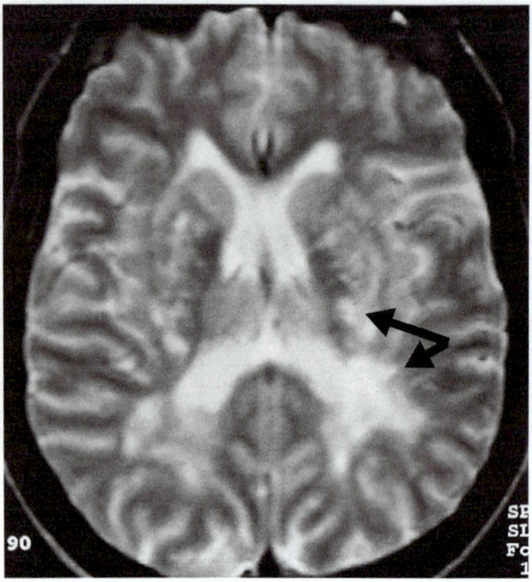

IRM cérébrale en séquence T2 : infarctus sous-cortical.

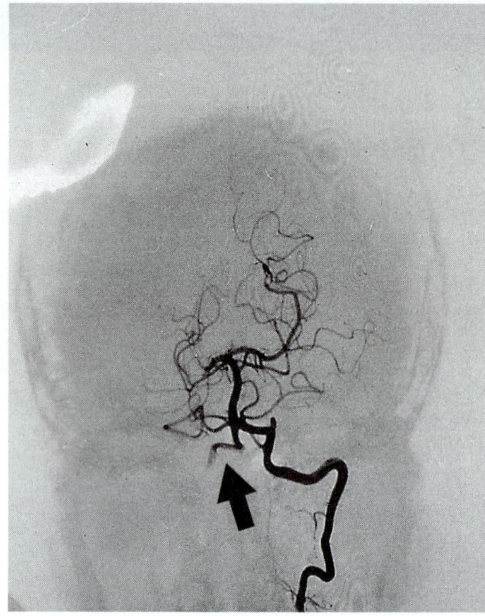

Artériographie : embolie dans le territoire de l'artère cérébrale postérieure.

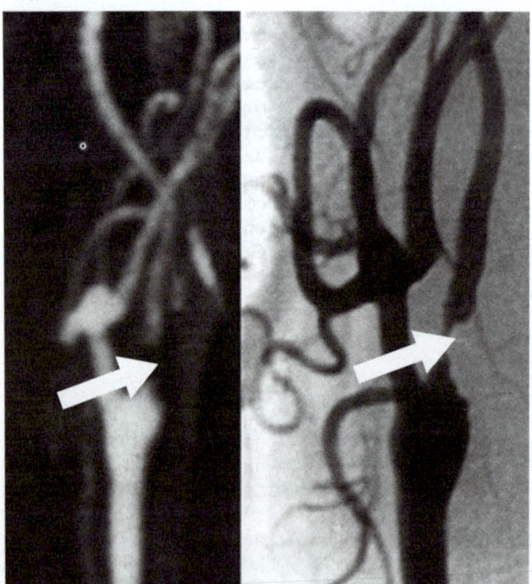

Sténose pseudo-occlusive de l'artère carotide interne au cou (vue en angiographie par résonance magnétique).

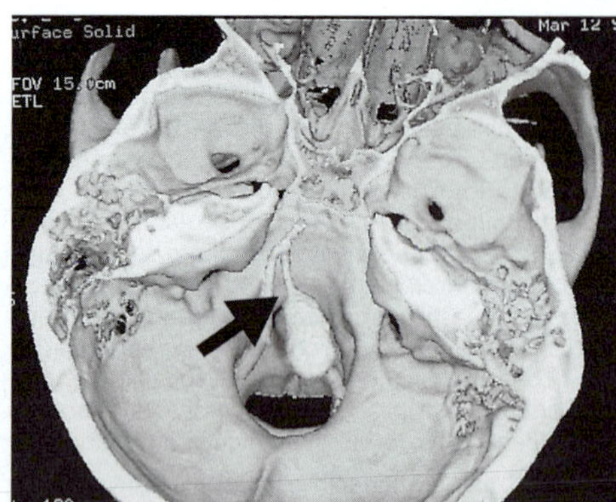

Scanner 3 dimensions avec retraitement de l'image : anévrisme d'une artère vertébrale après un traumatisme.

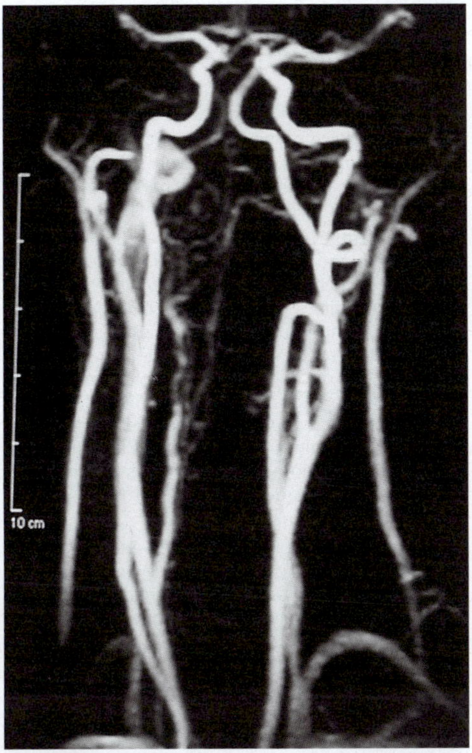

Angiographie par résonance magnétique, aspect normal.

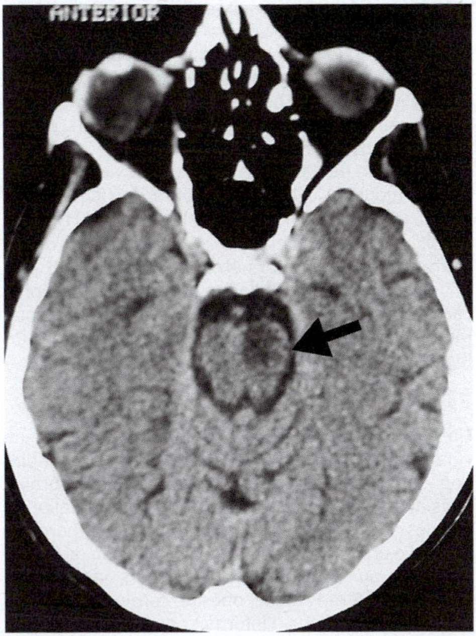

TDM cérébrale : infarctus protubérantiel.

Examens complémentaires

Ils seront effectués rapidement, le plus souvent sans hospitalisation ou en hôpital de jour.

La TDM et surtout l'IRM sont indispensables pour éliminer une autre cause de déficit neurologique bref (tumeur, malformation vasculaire), mais dans les AIT il est le plus souvent normal... aux séquelles près d'infarctus cérébraux précédents.

Le bilan ultrasonique (Doppler cervical et transcrânien + échotomographie) est le second examen à demander : il évalue l'existence ou non d'une sténose athéromateuse sur les axes extracrâniens, cause du plus grand nombre des AIT, et permet d'apprécier l'étendue (nombre d'axes pathologiques) et la sévérité des lésions.

Poursuite des investigations et schémas thérapeutiques

• *Le bilan a montré une lésion athéromateuse sur la carotide au cou*, que l'on peut tenir pour responsable de l'AIT, avec des artères sus-jacentes de bon calibre ; le sujet est jeune, ou du moins en bon état général, et on n'a retrouvé aucune autre cause d'AIT et pas de facteurs de risque majeurs ni d'atteinte coronaire.

• *L'intervention chirurgicale (« l'endartériectomie carotide »)*, avec ouverture de l'artère, curage de l'athérome puis suture se discute alors, mais sera fonction du degré de la sténose ; elle doit être proposée pour une sténose serrée (en général plus de 70 % en diamètre), « à haut risque » d'accident ultérieur, c'est une chirurgie fonctionnelle, préventive, qui vise à limiter le risque d'accident ischémique ultérieur. Bien qu'il s'agisse d'une intervention bénigne, relativement banale pour des équipes entraînées, il faut savoir que la chirurgie comporte dans les premiers jours et semaines postopératoires, un risque certain d'accidents vasculaires cérébraux postopératoires et une mortalité vasculaire générale, en particulier d'infarctus du myocarde, risque d'accidents graves ou décès dans 1 à 3 % des cas. Même si l'endartérectomie est un geste simple, ce n'est nullement un geste anodin. Enfin, le traitement antiplaquettaire (→) suivra toujours la chirurgie (*cf.* illustration).

• *Soit la lésion responsable de l'AIT n'est pas accessible* car siégeant sur une artère vertébrale, ou intracrânienne, soit encore le réseau artériel d'aval est de mauvaise qualité avec des sténoses étagées, multiples, bilatérales, soit enfin le sujet est trop âgé, en mauvais état général, ou refuse l'intervention : celle-ci doit être abandonnée au profit du seul traitement antiagrégeant plaquettaire (*Aspirine*, 75 à 250 mg/j ; en l'absence d'ulcère ou d'allergie [traitement simple et peu coûteux], ou *Plavix* 75 mg/j, plus cher, mais dont l'efficacité est supérieure à celle de l'aspirine) poursuivi à vie. Ce traitement s'ajoute à celui des facteurs de risque cérébro-vasculaire, et en tout premier lieu de l'HTA.

• *Soit aucune cause artérielle classique n'a été retrouvée*, et il faut alors étendre et parfois répéter le bilan, sur le plan cardiaque d'abord (échographie cardiaque, ECG répétés), mais aussi hématologique (anomalies de la coagulation), à la recherche d'étiologies rares.

Évolution et pronostic

Un AIT doit être considéré comme un indicateur de « haut risque vasculaire » au sens large, c'est-à-dire non seulement d'accidents vasculaires cérébraux, mais aussi et surtout de morbidité et de mortalité du fait des autres accidents liés à la maladie athéromateuse. Le pronostic est donc lié à la diffusion de l'athérome et au traitement des facteurs de risques associés (HTA +++, tabac, obésité, cardiopathies rythmiques, etc.). Pour l'information des patients et familles, voir le site http://www.attaquecerebrale.org/.

ACCIDENTS VASCULAIRES ARTÉRIELS CONSTITUÉS (AVC) (hémorragies et infarctus cérébraux)

Définitions, causes et mécanismes

Il s'agit d'une cause majeure d'hospitalisation en urgence, d'une source majeure d'invalidité et de dépendance, et surtout de la 3e cause de mortalité en Europe occidentale, *même si leur incidence a diminué ces dernières années, grâce en particulier au traitement de l'HTA qui en est le premier facteur de risque*. Les AVC sont pour 1/5e hémorragiques (hémorragies cérébrales), et pour 4/5e ischémiques (= infarctus cérébraux). Le risque s'élève avec l'âge : la moitié des AVC surviennent après 71 ans chez l'homme et après 74 ans chez la femme :

• *avant 45 ans*, les causes d'infarctus cérébral sont dominées par les embolies d'origine cardiaque (en tout premier lieu l'arythmie complète par fibrillation : AC/FA), les malformations vasculaires pour les hémorragies (anévrismes et angiomes) ;

• *après 45 ans*, on rencontre surtout des infarctus cérébraux liés à l'athérome (qui touche les artères les plus grosses) et des lacunes (petits infarctus touchant les artérioles aux parois épaissies chez des malades hypertendus et/ou diabétiques), les hémorragies dues à l'HTA (*cf.* illustration).

Signes cliniques

Infarctus cérébraux

Sont exclus de ce paragraphe les accidents ischémiques transitoires (→ AIT) dont on rappelle cependant combien ils ont de valeur parce qu'ils ont le plus souvent précédé l'infarctus.

Le début peut être brutal ou progressif, par paliers. Le malade lorsqu'il est vu présente le plus souvent un déficit net : hémiplégie ou hémiparésie, aphasie, troubles sensitifs d'un hémicorps, ou trouble visuel d'un hémichamp visuel (hémianopsie latérale homonyme) s'il s'agit d'un accident dans le territoire carotidien. À côté du déficit moteur, sensitif ou visuel, peuvent exister : troubles de l'équilibre, dysarthrie, incoordination cérébelleuse, paralysie d'un ou plusieurs nerfs crâniens si l'accident s'est manifesté dans le tronc cérébral irrigué par le système vertébro-basilaire né des deux artères vertébrales.

Un trouble sévère de la vigilance (coma) est rarement présent au début ; il peut survenir dans l'évolution et témoigner alors d'un œdème cérébral ou d'une atteinte du tronc cérébral. Les céphalées ou les vomissements sont plus rares que dans les acci-

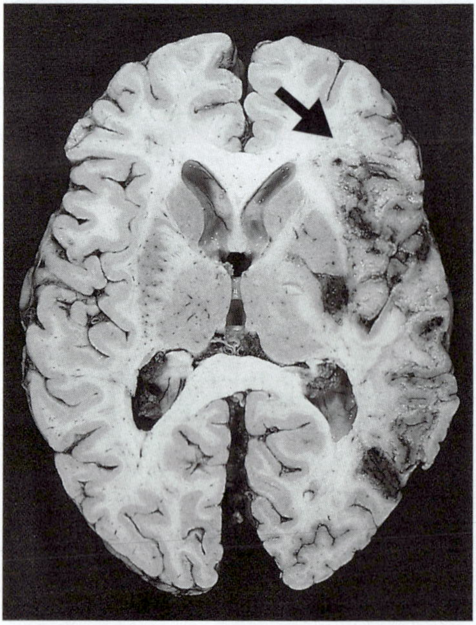

Coupe transversale du cerveau (infarctus sylvien hémorragique).

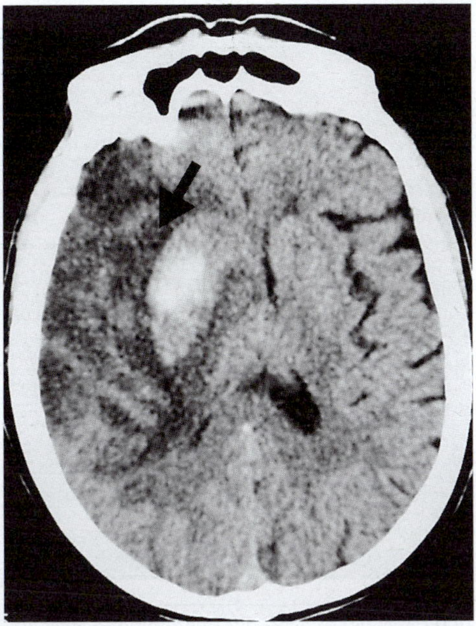

Scanner : infarctus sylvien secondairement hémorragique.

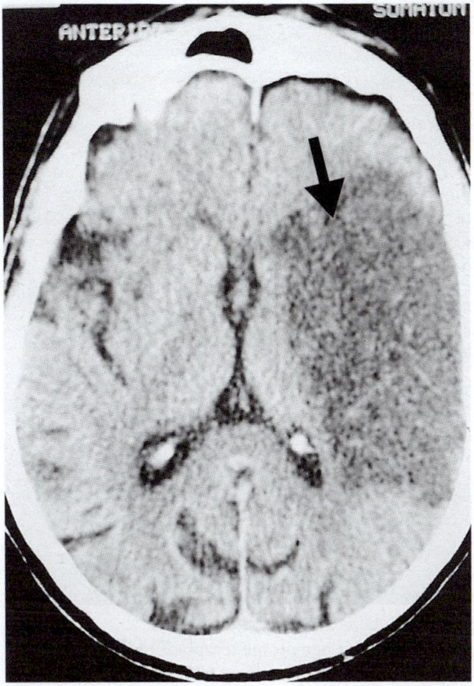

Scanner : infarctus sylvien.

dents hémorragiques, mais il s'agit d'un élément peu fiable pour différencier infarctus cérébraux et hémorragies.

Si l'examen neurologique et vasculaire est capital dans les AVC, l'anamnèse qui peut être obtenue parfois directement du malade, souvent de son entourage, la mention des ATCDS, des traitements en cours, sont des éléments indispensables pour la compréhension des faits : c'est parfois l'infirmier(e) qui pourra recueillir certains de ces éléments et les transmettre au médecin.

Du point de vue de leur sévérité, évaluée selon le handicap fonctionnel résiduel, on distingue :

- *les accidents mineurs* rapidement régressifs sans séquelles en moins d'un mois ;
- *les accidents avec séquelles fonctionnelles* sévères ;
- *les accidents majeurs* où la récupération est rarement possible… et dont le malade décède le plus souvent. Mais, la notion la plus importante est de distinguer entre les déficits stables et les accidents dits « en évolution », ces derniers étant une urgence où un traitement immédiat peut éviter un pronostic grave.

Accidents hémorragiques cérébraux (AHC)

Le tableau est souvent plus progressif que brutal, volontiers accompagné de céphalées et/ou de vomissements et d'un trouble de conscience pouvant aller jusqu'au coma, avec une hémiplégie sévère s'aggravant au cours des heures. Mais, encore une fois, l'examen clinique seul, malgré son importance, ne suffit pas au diagnostic et doit être complété par l'imagerie cérébrale en urgence (*cf.* illustration).

Examens complémentaires

L'examen à pratiquer est une TDM cérébrale sans injection qui seule permet de différencier un accident ischémique (absence de sang et aspect peu modifié dans les premières heures, puis zone grisâtre « hypodense » traduisant l'étendue de l'ischémie et un éventuel œdème associé), d'un accident hémorragique (présence de sang sous forme d'une zone « blanche » ou « hyperdensité » sur la TDM, voir photo).

L'IRM cérébrale donne le même type d'informations, elle n'est pas disponible partout en urgence. Dans les unités neurovasculaires (UNV) [*Stroke Centers*], cet examen permet de diagnostiquer et d'évaluer l'étendue des infarctus cérébraux dès les premières heures grâce aux séquences dites en diffusion, et aide donc au traitement (à une éven-

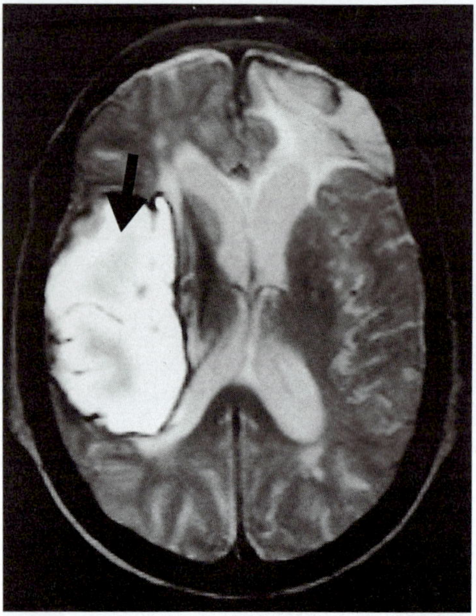

IRM cérébrale : hématome temporal récent et séquelle de contusion frontale.

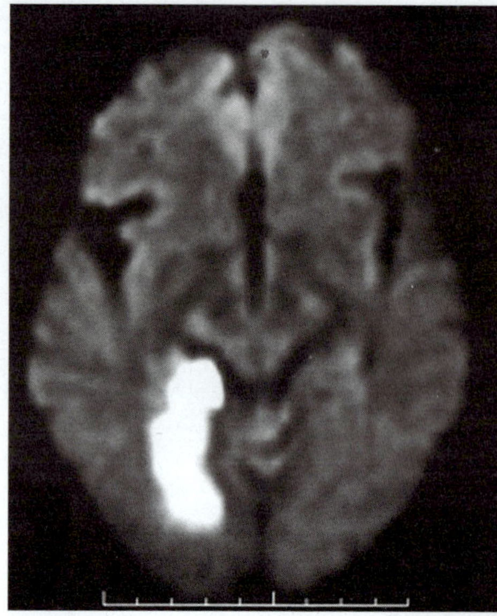

IRM cérébrale : séquence dite « de diffusion », infarctus cérébral postérieur récent.

tuelle thrombolyse si le patient est vu dans les 3 premières heures) (*cf.* illustration).

Les examens biologiques usuels, l'ECG, la radiographie du thorax sont systématiques.

Selon le mécanisme de l'accident seront pratiqués ensuite *les examens à visée étiologique*, afin d'arriver au diagnostic de la cause de l'accident vasculaire.

• **Soit il s'agit d'un infarctus cérébral**, et le bilan sera le même que dans les AIT (→) recherchant :

- une origine athéromateuse (lésion sur les axes cervicaux extra- ou plus rarement intracrâniens) par le Doppler extra- et transcrânien et l'échotomographie (→) des artères cervicales,
- une cause cardiaque d'embolie (trouble du rythme, valvulopathie, infarctus du myocarde, thrombus des cavités gauches, communication entre les deux oreillettes, athérome de la crosse de l'aorte, etc.) par échographie cardiaque transpariétale, puis parfois transœsophagienne,
- une lacune, c'est-à-dire un infarctus cérébral de moins de 1,5 cm de diamètre, lié à l'occlusion d'une petite artère perforante, ce mécanisme paraissant particulièrement fréquent chez les sujets âgés, hypertendus ou diabétiques. L'IRM est plus sensible que la TDM pour en faire le diagnostic,
- certaines causes enfin sont plus rares (dissection artérielle, maladies de la coagulation,
- les phlébites cérébrales peuvent donner lieu à des accidents ischémiques et/ou hémorragiques.

• **Soit il s'agit d'une hémorragie cérébrale** et s'il concerne un sujet jeune, en bon état général, avec une hémorragie lobaire (localisée plutôt en périphérie dans un des lobes hémisphériques, ou dans le tronc cérébral), l'artériographie et l'IRM rechercheront **une malformation vasculaire** éventuellement opérable. Si le patient est âgé ou hypertendu connu, le bilan s'arrête le plus souvent à l'IRM, car dans ces hémorragies volontiers situées à la partie centrale du cerveau (hématomes capsulo-thalamiques des hypertendus), on trouve rarement une malformation accessible ou curable, et l'hémorragie est attribuée à la rupture de micro-anévrismes dus à l'HTA.

Principes du traitement à la phase aiguë et soins infirmiers

Le grand principe qui guide le traitement des accidents vasculaires est de « ne pas nuire », c'est-à-dire de tout faire pour éviter que les choses ne s'aggravent, et de permettre au malade d'arriver dans les meilleures conditions à la période de rééducation. Pendant cette période, il récupérera plus ou moins vite selon la sévérité, la topographie de son AVC, selon son âge et les

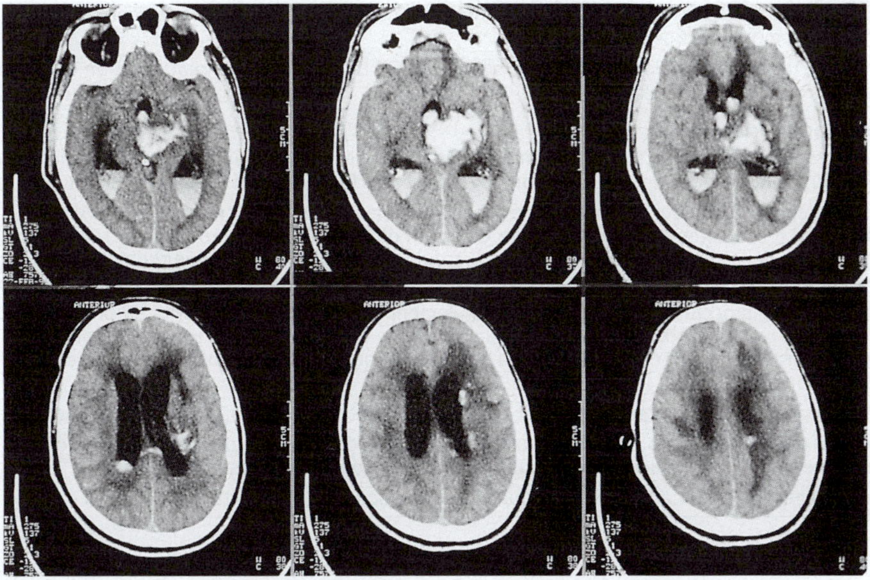

Hémorragie thalamo-protubérantielle et inondation ventriculaire chez un hypertendu (scanner).

maladies associées. **Plus le malade est pris en charge rapidement, en milieu spécialisé, avec un traitement adapté à la fois au mécanisme de son accident et aux conséquences, meilleur est le pronostic.** C'est pour cette raison qu'ont été ouvertes dans un grand nombre d'hôpitaux des unités neurovasculaires (UNV) annexées aux services de neurologie.

La mortalité des AVC est de près de 30 % dans le premier mois, de 50 % dans la première année ; elle est surtout liée aux complications intercurrentes (pneumopathies) ou aux accidents survenant en cours d'hospitalisation (infarctus du myocarde, phlébite et embolie pulmonaire, etc.).

Le pronostic annoncé à la famille doit donc être réservé, et il est prudent d'éviter de se prononcer avant les 10 premiers jours, période du plus fort risque de complications.

Dans tous les AVC, l'hydratation par perfusion puis l'alimentation orale prudente ou par sonde gastrique, le lever précoce, la kinésithérapie passive puis active, le dépistage et le traitement d'une infection pulmonaire ou autre sont des éléments fondamentaux d'un meilleur pronostic.

Éducation du patient

À la phase aiguë de l'AVC, le rôle d'éducation de l'infirmière est moins vis-à-vis du patient que de l'entourage.

Ce qu'il faut faire :

– Rappeler que le pronostic est incertain, et que les dix premiers jours sont une période d'incertitude, avec un risque d'aggravation en particulier d'ordre infectieux.

– Inciter à des visites peu nombreuses et plutôt courtes.

– En cas d'hémianopsie, se placer du côté où la vision est préservée.

– S'il existe une aphasie, limiter l'échange verbal à des questions simples (fermées) et privilégier le regard, le toucher.

→

→

- Si la famille veut participer aux repas, se méfier de certains aliments qui peuvent être nocifs parce qu'ils induisent des fausses-routes.
- Prendre un contact rapidement avec le service social pour préparer la réadaptation dans les meilleurs délais.

À la phase chronique :

- Encourager le patient et sa famille, en ne cachant pas que la récupération peut être incomplète et longue, avec très souvent une réaction dépressive, parfois profonde dans les mois suivant l'AVC.
- Enseigner les signes qui permettent de diagnostiquer un nouvel AVC mineur ou un AIT et qui inciteraient à consulter en urgence : perte de vision d'un œil (= cécité monoculaire), déficit de la motricité ou de la sensibilité d'un hémicorps, trouble de l'équilibre, manque du mot ou difficulté d'articulation, céphalée brutale.
- Insister sur l'importance de suivre quotidiennement les traitements prescrits en prévention secondaire : traitement hypotenseur, antiplaquettaires ou AVK, traitement antidiabétique et régime ou traitement hypolipémiant s'il y a lieu, vérifier que leurs noms sont connus, ainsi que leurs effets secondaires.
- Si un régime doit être prescrit, vérifier que le malade et son entourage l'ont bien intégré.
- Vérifier que, si elle a lieu, une rééducation peut être prescrite dans de bonnes conditions, éventuellement au domicile, de même que d'éventuels soins infirmiers et *de nursing*.
- Encourager le patient à faire appel régulièrement à son médecin traitant.

Infarctus cérébraux

• **Les antiœdémateux** (en particulier corticoïdes) sont inutiles ou dangereux (risque de diabète, d'hypertension, d'infections).

• **L'*Héparine*** à dose efficace, anticoagulante, est discutée quand une embolie cardiaque est fortement suspectée afin d'éviter une récidive, également, parfois devant un accident « en évolution » qui témoigne d'une occlusion artérielle en cours, ou devant certaines sténoses athéromateuses. Elle est contre-indiquée en cas d'infarctus étendu ou de troubles de la conscience, car elle peut rendre hémorragique un accident initialement ischémique. Quant à la chirurgie d'une sténose de la carotide au cou (endartérectomie) responsable d'un infarctus, elle n'est en règle jamais indiquée à la phase aiguë, et ne se discutera que chez certains malades, après récupération, c'est-à-dire après « cicatrisation » de l'infarctus cérébral.

• **Les fibrinolytiques** (rTPA = *Actylise*) sont utilisés uniquement dans les UNV pour des infarctus cérébraux de taille moyenne, vus dans les trois premières heures et en l'absence de contre-indications, ceci concerne moins de 5 % des patients.

• **La craniectomie chirurgicale décompressive** : réservée aux infarctus cérébraux sylviens œdémateux avec effet de masse, menaçant la vie du malade. Cette technique est réservée à des centres spécialisés dans les premiers jours de l'AIC : elle consiste à découper un large volet dans le crâne pour limiter les conséquences de l'œdème et permettre au patient de survivre à la phase d'œdème ;

• dans les lacunes, le traitement se limite **aux *antiplaquettaires*** ;

• un point particulièrement important concerne **le contrôle des chiffres tensionnels**.

L'élévation tensionnelle pendant les premiers jours après un infarctus cérébral est une réaction physiologique de l'organisme qui répond ainsi au stress et se normalise d'elle-même : la faire baisser trop brutalement peut contribuer à aggraver le déficit et à étendre l'infarctus.

Hémorragies cérébrales

Nursing seulement, et dans quelques indications particulières, chez des malades jeunes dont l'hémorragie augmente de taille, ponction neurochirurgicale de l'hématome.

Pour la pratique, on retiendra :

- Importance en terme de santé publique, incidence élevée, mortalité et handicaps lourds.
- Création ces dernières années de filières de soins avec les unités neuro-vasculaires.
- Rôle technique de l'infirmière : mettre en œuvre les éléments du bilan d'imagerie, et le traitement, sans perdre de temps, pour gagner en efficacité, surveiller le patient durant les premiers jours.
- Rôle pédagogique : insister sur le traitement des facteurs de risques cardio-vasculaires, sur les médicaments de la prévention secondaire.

Principes du traitement après la phase aiguë

Rééducation

Le traitement comporte dans tous les cas avec séquelles une rééducation motrice et/ou de la parole, en centre spécialisé et/ou au domicile (HAD).

Un soin particulier est accordé pour les syndromes dépressifs réactionnels si fréquents.

Prévention des récidives

Traitement de la cause :

- Anticoagulants oraux dans une embolie cardiaque et/ou traitement des troubles du rythme ou d'une valvulopathie.
- Antiagrégants plaquettaires (*Aspirine*, 250 mg/j, *Plavix* 75 mg, *Asasantine*).
- Chirurgie des sténoses carotides serrées (= endartérectomie).
- Traitement progressif de l'HTA.

Éducation du patient : facteurs de risque vasculaire

Tout ce qui augmente le risque d'athérosclérose et d'infarctus artériel doit être pris en compte pour éviter un handicap d'origine neurologique (AVC) ou une mort d'origine cardiaque (insuffisance coronaire).

Il faut conseiller :

- Un suivi médical régulier (généraliste et éventuellement cardiologue) avec contrôle clinique et ultrasonique du système cardio-vasculaire.
- Contrôle de l'HTA et suivi de son traitement.
- Traitement de l'hypercholestérolémie.
- Abstention du tabac.
- Traitement du diabète et de l'obésité s'il y a lieu.
- Exercice régulier.
- Surveillance des traitements antithrombotiques (antiplaquettaires ou AVK) selon les cas.
- Consultation en urgence en cas de douleur thoracique, trouble du rythme cardiaque ressenti, ou survenue d'un accident ischémique transitoire ou constitué mineur, moteur, aphasique, visuel (cécité monoculaire transitoire), sensitif, ou avec atteinte de l'équilibre, céphalée inhabituelle et brutale, ou ischémie artérielle périphérique (voir *Artérite*).

INFARCTUS CÉRÉBRAL : TRAITEMENTS ANTITHROMBOTIQUES À LA PHASE AIGUË (SUR PRESCRIPTION MÉDICALE)

TRAITEMENT	INDICATIONS
Traitement de base *Aspirine* 75 à 300 mg + *Héparine* de bas poids moléculaire (HBPM) ou bas de contention si alitement ou déficit du membre inférieur (pour éviter phlébite et embolie pulmonaire). *Héparine* à doses efficaces (à la seringue électrique). **Respecter les contre-indications :** – hémorragie au scanner - – gros infarctus hémisphérique (somnolence, étendue en imagerie) car risque de saignement secondaire ; – pression artérielle systolique > à 220 mmHg, ou diastolique > à 130 mm ; – troubles hémorragiques (thrompopénies +++, insuffisance hépato-cellulaire…) ; – faire NFS à J0 et J3, puis une fois par semaine pour rechercher une thrombopénie à l'héparine.	**Les indications de l'héparine à dose efficace sont finalement rares :** – accidents par embolie cardiaque (AC/FA) ; – accidents en évolution ; – sémiologie vertébro-basilaire instable suggérant une thrombose en voie de constitution du tronc basilaire ; – dissections artérielles prouvées des carotides ou vertébrales extracrâniennes ; – thromboses veineuses cérébrales. **La thrombolyse** Elle est réservée à des centres spécialisés (Unités d'urgence neurovasculaires) pour des malades vus dans les trois premières heures et dans des infarctus cérébraux qui ne sont pas trop étendus, de même la crâniectomie décompressive (réalisation d'un volet crânien par un neurochirurgien, si un œdème cérébral menaçant la vie du malade survient dans les premiers jours de l'infarctus cérébral et chez un sujet en bon état général auparavant).

Traitement des facteurs de risque qui pourraient amener une récidive ou un autre accident, par exemple coronarien :

• HTA en premier, mais aussi tabagisme, obésité, diabète, hyperlipémie, alcool, etc.
• La répétition d'accidents vasculaires expose au risque d'apparition progressive d'un état démentiel (démence vasculaire) avec un sujet de plus en plus dépendant, aux capacités intellectuelles lourdement diminuées.

Compte tenu de tous ces éléments, de leurs séquelles humaines et économiques, l'importance d'un traitement préventif des différents facteurs de risques artériels apparaît bien comme la mesure essentielle qui seule permettra de réduire encore la gravité et surtout l'incidence des différents AVC. La prise en charge en Unité Neuro-Vasculaire améliore le pronostic des patients.

ACCOUCHEMENT NORMAL ET DÉLIVRANCE

ACCOUCHEMENT NORMAL

Généralités

Définition

L'accouchement normal est celui qui, après 37 semaines d'aménorrhée, permet la naissance, dans des délais raisonnables (moins de 24 heures), d'un enfant immédiatement bien portant, avec un minimum de retentissement maternel et fœtal.

Mécanisme général

Le fœtus va progresser dans la filière pelvi-génitale sous l'effet de la contraction utérine. Il va franchir trois obstacles :

• le col utérin, qui doit s'effacer puis se dilater ;
• le bassin osseux ; le passage de trois rétrécissements constitue les différents temps de l'accouchement :
  – passage du détroit supérieur : c'est l'engagement,
  – passage du détroit moyen (épines sciatiques) : c'est la descente et la rotation pelviennes,
  – passage du détroit inférieur : c'est le dégagement ;
• le périnée, qui est franchi lors de l'expulsion.

Début du travail

Il est défini par l'association :

• de contractions utérines révélées par un durcissement de tout le corps utérin à la palpation :
  – la contraction de l'utérus est totale, involontaire, rythmée périodique ; elle devient douloureuse en s'intensifiant,
• de modifications du col utérin : le col s'efface et/ou commence à se dilater.

La femme adressée vers son lieu d'accouchement, il faut interdire toute prise de boissons ou de nourriture.

Dès son entrée en clinique obstétricale, la révision ou la constitution de son dossier permet d'établir le diagnostic du terme de la grossesse :

• les antécédents familiaux et personnels (médicaux, chirurgicaux, gynécologiques et obstétricaux) doivent être connus ;
• la fréquence des bruits du cœur fœtal est notée, ainsi que la présentation ;
• il faut éliminer toute cause mécanique de dystocie ; pour cela :
  – le bassin obstétrical est contrôlé par le toucher vaginal mensurateur ; en cas d'anomalie une radiopelvimétrie peut permettre d'objectiver les dimensions ;
• il faut contrôler l'absence de souffrance fœtale : amnioscopie pour vérifier si le liquide amniotique est clair et, surtout, enregistrement du rythme cardiaque fœtal pendant 30 minutes au minimum en début de travail ; si la dilatation est à 3 cm ou plus, l'enregistrement sera continu jusqu'à l'accouchement.

L'examen général de la femme comporte : prise de tension artérielle et de pouls, température, vérification de l'absence de sucre ou d'albumine dans les urines.

Signes, déroulement et conduite à tenir

Présentation céphalique du sommet

La présentation de la tête bien fléchie est la plus fréquente et la plus eutocique des présentations.

Son repère est l'occiput, identifié au toucher vaginal par la palpation de la petite fontanelle, ou lambda.

Les variétés occipito-iliaques gauche antérieure (OIGA) et droite postérieure (OIDP) (30 %) sont les plus fréquentes.

La période de dilatation

La surveillance est au minimum horaire et porte sur plusieurs éléments dont les données sont reportées sur un partogramme.

Un cardiotocographe permet l'enregistrement simultané du rythme cardiaque fœtal et des contractions utérines.

Le rythme cardiaque fœtal (RCF) doit être enregistré durant toute la dilatation. Il est normal lorsque sont réunis les quatre critères de normalité suivants :

• rythme de base de 120 à 160 minutes ;
• absence de décélération pendant ou après les contractions ;
• oscillations de 5 à 25 battements/min ;
• accélération lors de mouvements actifs du fœtus.

Les contractions utérines sont enregistrées par tocographie externe : le capteur est placé sur le fond utérin, l'intensité des contractions est contrôlée cliniquement. Résultats normaux pendant le travail :

- le tonus de base varie de 2 à 13 mmHg ;
- l'intensité totale varie de 23 à 65 mmHg ;
- la fréquence est de 3 à 4 contractions par 10 minutes ;
- la durée des contractions est généralement d'environ 85 secondes.

La dilatation du col utérin : le toucher vaginal doit être pratiqué avec des doigtiers stériles. Il apprécie toutes les heures environ les modifications du col : situation, minceur, souplesse :

- en début de travail, le col s'efface : la durée de cette période (phase de latence) est de 9 heures chez la primipare et de 5 heures chez la multipare ;
- la période de dilatation se fait au cours du travail : c'est la phase active, la dilatation doit être au minimum de 1 cm par heure ;
- la dilatation est dite complète lorsqu'elle atteint 10 cm.

L'état de la poche des eaux et la couleur du liquide amniotique :

- la poche des eaux peut être maintenue intacte jusqu'à dilatation complète si la dynamique utérine est normale ;
- la rupture provoquée est en général faite plus tôt : à 3 ou 4 cm.

La surveillance maternelle permet le contrôle de la pression artérielle, du pouls, de la température :

- une perfusion IV est nécessaire au cours du travail ;
- les douleurs de l'accouchement doivent être maîtrisées par la méthode psychoprophylactique (contrôle par la respiration, sophrologie par exemple) et/ou par l'analgésie : péridurale, antalgiques.

L'expulsion

L'expulsion s'accompagne très fréquemment d'anomalies du rythme cardiaque fœtal ; c'est une période dangereuse pour le fœtus qui ne doit pas excéder 30 minutes. La période d'expulsion commence lorsque :

- la dilatation est complète (10 cm) ;
- la poche des eaux est rompue ;
- la tête fœtale est suffisamment descendue dans l'excavation pelvienne ;
- la femme ressent un besoin de pousser.

Il faut diriger et coordonner les efforts expulsifs :

- la femme sur son lit d'accouchement est placée en position gynécologique ou demi-assise s'il s'agit d'une chaise d'accouchement ;
- la vessie a été vidée ;
- le périnée est préparé de façon aseptique, des champs stériles sont placés sous le siège, sur les cuisses et le ventre de la mère ;
- dès qu'une contraction survient, on demande à la femme de pousser après avoir inspiré profondément ;
- on constate qu'au cours des efforts, la tête fœtale descend pour apparaître à la vulve ;
- on voit se distendre le périnée postérieur, l'anus qui devient béant avec émission fréquente de selles puis le périnée antérieur se distend à son tour.

Le dégagement

L'accoucheur ou la sage-femme interviennent dès que, la tête ayant distendu l'anneau vulvaire, la région sous-occipitale du fœtus est fixée derrière la symphyse pubienne.

Trois gestes sont couramment pratiqués au cours de l'expulsion :

- l'épisiotomie :
  – elle est réalisée en cas de menace de déchirure du périnée ; quand il faut abréger l'expulsion ; systématiquement pour certains chez la primipare ; en cas de manœuvres instrumentales d'aide à l'expulsion,
  – il faut la faire avant la déchirure spontanée : sous anesthésie locale lorsqu'elle est prévue ; sans anesthésie lorsque le périnée est très distendu par la présentation ;
- le dégagement du cordon : lorsque le cordon forme une circulaire autour du cou, il suffit de faire passer ce lasso autour de la tête ; en cas d'impossibilité, il faut sectionner le cordon entre deux pinces ;
- les extractions instrumentales :
  – elles permettent d'extraire l'enfant par l'emploi des forceps, des ventouses ou des spatules,
  – l'utilisation des instruments d'extraction fœtale est indiquée en cas d'anomalies du RCF (bradycardie, ralentissements tardifs) ; en cas de non-progression de la tête aux détroits moyen ou inférieur (fatigue maternelle, insuffisance des efforts expulsifs) ; en cas d'efforts expulsifs contre-indiqués (cardiopathie).

Présentation de la face

C'est une présentation rare, caractérisée par une déflexion complète de la tête fœtale ; son repère est le menton.

Présentation du siège

Caractéristiques :

- elle représente 3 à 4 % des accouchements ;
- c'est une présentation longitudinale, où l'extrémité pelvienne du fœtus se met en rapport avec le détroit supérieur, selon deux modalités possibles :
  – siège complet, où le fœtus est assis en tailleur, membres inférieurs en flexion,

– siège décomplété, où les membres inférieurs du fœtus sont relevés en extension en avant de son tronc.

Conduite au cours de l'expulsion :

• une perfusion d'*oxytocine* doit alors être posée pour éviter l'inertie au moment de l'expulsion ;
• un anesthésiste doit être présent ;
• les forceps et les valves doivent être à portée de main ;
• l'épisiotomie est systématique lorsque l'anus de l'enfant apparaît à la vulve.

Autres présentations

Dans les présentations du front, ainsi que dans les présentations transverses ou de l'épaule, l'accouchement normal n'est pas possible.

Pour la pratique, on retiendra :

– Patiente perfusée – scopée.
– RCF et tocomètre en continu.
– Bilan anesthésique fait.
– PV fait.
– Bilan prétransfusionnel fait.
– Groupe – Rhésus.
– RAI < 72 heures.

DÉLIVRANCE

C'est le décollement, puis l'expulsion du placenta et des membranes.

Signes et déroulement (2 phases)

1re phase : la période de rémission clinique :

• après l'expulsion du fœtus :
  – la femme est soulagée, détendue,
  – le pouls et la pression artérielle sont normaux,
  – l'utérus est de consistance ferme, rétracté sous l'ombilic,
  – il n'y a pas de perte de sang à la vulve ;
• cette période dure environ 5 à 15 minutes ; elle permet de s'occuper de l'enfant : test d'Apgar, examen clinique, dépistage de malformations, soins du cordon et soins oculaires. Il faudra éviter le refroidissement.

2e phase : *la phase de décollement* est marquée par la réapparition des contractions utérines :

• elles sont le plus souvent simplement perçues au palper, rarement douloureuses ;
• le fond utérin remonte au-dessus de l'ombilic ;
• le cordon se déroule à la vulve accompagné d'un peu de sang ;
• lorsque le fond utérin revient en sous-ombilical, le placenta a migré dans le vagin.

Pour la pratique, on retiendra :

– Surveillance par l'infirmière du risque hémorragique : globe utérin + saignements (2 heures).
– Instauration précoce mère enfant : contact peau à peau.
– Si la mère désire allaiter : première mise au sein dans les 30 minutes.
– γglobuline anti D si mère RhD - et bébé RhD -.

L'expulsion du placenta et des membranes

Elle peut se produire grâce à quelques efforts de poussée, mais elle sera le plus souvent réalisée par le médecin.

La surveillance de l'accouchée doit être intensive durant les deux heures qui suivent l'accouchement :

• seront notés : pouls, tension artérielle, pertes sanguines ;
• une expression utérine sera effectuée 2 à 3 fois pour évacuer les caillots présents dans le vagin et contrôler la fermeté de l'utérus. Les pertes sanguines ne doivent pas dépasser 500 mL dans les 24 heures qui suivent l'accouchement ;
• pour réduire les métrorragies après la délivrance, on peut injecter des ocytociques : *Oxytocine* en IV, *Cytotec* en intrarectal.

DYSTOCIES

La dystocie est synonyme d'accouchement difficile, quelle que soit l'origine de l'obstacle.

La dystocie requiert un traitement actif, médical ou obstétrical, afin que la naissance se déroule dans des conditions de moindre traumatisme fœtal et maternel.

ACHALASIE DU SPHINCTER INFÉRIEUR DE L'ŒSOPHAGE

Définition

L'achalasie du sphincter inférieur de l'œsophage (anciennement appelé méga-œsophage idiopathique ou cardiospasme) correspond à une hypertonie du sphincter inférieur de l'œsophage (SIO) associée à une absence de relaxation de ce SIO lors de la déglutition et à une perte du péristaltisme du corps de l'œsophage.

Causes et mécanismes

Il s'agit d'une anomalie de l'innervation intrinsèque de l'œsophage ; on en rapproche la maladie des spasmes étagés de l'œsophage.

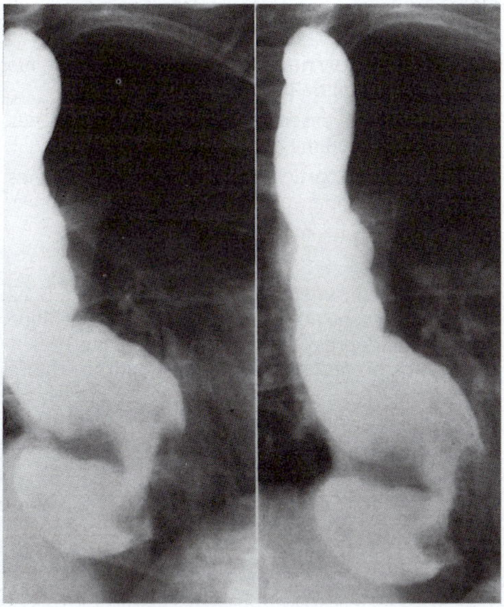

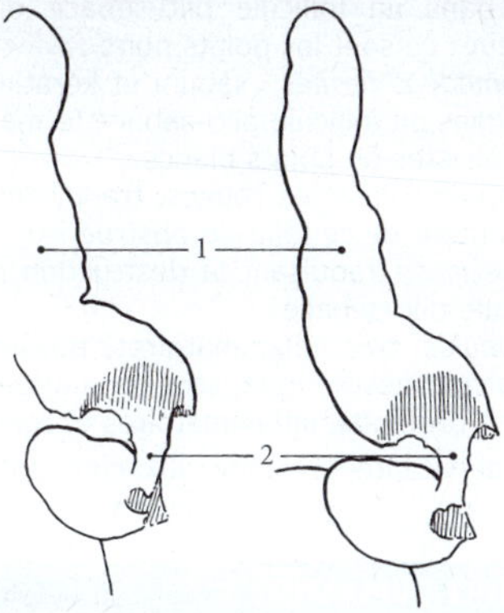

L'œsophage est dilaté et tortueux, couché sur le diaphragme dans sa partie inférieure (mégaœsophage évolué). L'aspect rétréci en « trognon de pomme » de la partie distale basse traduit un cancer surajouté. 1. œsophage dilaté ; 2. rétrécissement.

Il faut éliminer les méga-œsophages secondaires à une cause organique (tumorale le plus souvent).

Signes cliniques

La *dysphagie* est le maître symptôme ; elle est capricieuse et particulière, car elle est d'abord indolore et touche en priorité les liquides (contrairement au cancer de l'œsophage). Il peut s'y associer douleurs et régurgitations (*cf.* illustration).

Examens complémentaires

• La *gastroscopie* doit être pratiquée, par principe, devant toute dysphagie. Elle sert à éliminer un cancer de l'œsophage ou du cardia.

• Le *transit baryté* de l'œsophage montre un œsophage dilaté et tortueux, surmontant une sténose régulière, centrée et souple. Les contractions sont soit anarchiques, soit absentes.

• La *manométrie œsophagienne* permet d'affirmer le diagnostic en montrant une relaxation incomplète ou nulle du sphincter inférieur de l'œsophage lors de la déglutition et une perte du péristaltisme sur les trois-quarts inférieurs du corps de l'œsophage.

Surveillance, évolution, complications

Plusieurs complications sont possibles :
- infection pulmonaire favorisée par les régurgitations ;
- dénutrition et déshydratation ;
- œsophagite et cancer de l'œsophage favorisés par la stase.

Traitement et pronostic

Le traitement médical repose sur des médicaments qui diminuent le tonus du SIO comme les dérivés nitrés ou les inhibiteurs calciques. Une alimentation semi-liquide peut être associée si besoin. Le traitement *endoscopique* repose sur la dilatation pneumatique (1 à 3 séances en moyenne) ou l'injection de toxine botulique directement au niveau du SIO. Le traitement peut également être *chirurgical* (œso-cardio-myotomie extra-muqueuse : opération de Heller).

ACIDOSES MÉTABOLIQUES ET VENTILATOIRES

Voir *Équilibre acido-basique (troubles de l')*.

ACNÉ

Définition

L'acné est une affection chronique très fréquente, particulière par sa localisation au visage et sa survenue pendant la puberté. Bénigne, elle évolue spontanément vers la guérison, parfois après plusieurs années d'évolution. Le seul risque est celui de l'évo-

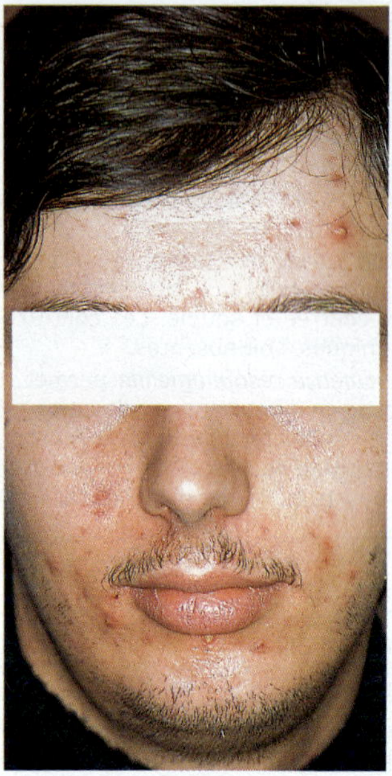

Acné polymorphe.

lution cicatricielle locale dans les formes graves (visage « grêlé »).

Causes et mécanismes

L'acné affecte la racine du poil et la glande sébacée attenante : c'est le follicule pilo-sébacé sur lequel vont intervenir plusieurs facteurs (*cf.* illustration).

Génétique : transmission héréditaire sur un mode mal éclairci.

Sécrétion séborrhéique : « Le sébum est le fuel de l'inflammation de l'acné. »

Hormonaux : essentiellement les androgènes, chez l'homme comme chez la femme.

Bactériens : en particulier *Propionibacterium acnes*, retrouvé en abondance dans le follicule pilo-sébacé.

Inducteur ou aggravant (à toujours rechercher) :

- certains médicaments (corticoïdes, vitamine B 12, androgènes, contraceptifs à activité androgénique, *Rimifon*, antidépresseurs, barbituriques, etc.) ;
- certaines professions exposées (goudron, chlore, etc.) ;
- pathologie endocrinienne (hypercortisolisme, tumeurs virilisantes).
- **Autres :** stress, soleil et tabac stimulent la glande sébacée.

Signes cliniques

L'acné associe, à des degrés variables :

- *les comédons ouverts :* sébum et kératine s'accumulent dans un follicule pilo-sébacé ouvert sur l'extérieur : ce sont les points noirs ;
- *les comédons fermés :* sébum et kératine s'accumulent dans un follicule pilo-sébacé fermé : ce sont les microkystes ou points blancs ;
- *les papules,* élevures rouges, traduisant l'inflammation autour de ce follicule obstrué ;
- *les pustules*, traduisant la destruction puriforme du follicule pilo-sébacé ;
- *les nodules*, très inflammatoires, pouvant laisser une cicatrice inesthétique, sont développés à partir de kystes profonds, inflammatoires et rompus.

L'acné débutante se limite aux comédons et aux microkystes.

ANTIACNÉIQUES LOCAUX DÉRIVÉS DE LA VITAMINE A	
Isotrétinoïne : – *Curacné Gé* – *Procuta Gé* – *Roaccutane.*	**Indications :** d'emblée dans les acnés sévères, en seconde intention dans les acnés résistantes aux autres traitements. **Traitement :** 0,5 mg/kg/j en 1 ou 2 prises aux repas. Le traitement est poursuivi jusqu'à l'obtention d'une dose totale cumulative de 100 à 120 mg/kg.
Action : • dérivée de la vitamine A, l'isotrétinoïne a une action asséchante, grâce à une puissante activité antiséborrhéique, et dans une moindre mesure, une action anti-inflammatoire. **Indications :** • acnés sévères : acné nodulo-kystique, acné conglobata, acné féminine sévère ;	• acnés ayant résisté aux autres traitements bien conduits, ou ayant récidivé rapidement à l'arrêt de ces derniers ; • hidrosadénite suppurée à un stade peu avancé, folliculite disséquante du cuir chevelu. **Contre-indications** (→ **Rétinoïdes**). **Précautions d'emploi** (→ **Rétinoïdes**). **Effets secondaires** (→ **Rétinoïdes**). **Interactions** (→ **Rétinoïdes**).

L'acné juvénile est dite « polymorphe » car elle associe ces diverses lésions.

L'atteinte du visage est prédominante et peut s'accompagner de lésions du dos, des épaules et de la région présternale.

Évolution

Elle se fait par poussées à partir de la puberté jusqu'à 25-30 ans où l'acné disparaît habituellement.

Traitement

Bien que bénigne, l'acné doit être traitée pour éviter :

- un retentissement psychologique ;
- la constitution de cicatrices inesthétiques.

Le traitement a trois cibles.

Agir sur la composante rétentionnelle en vidant les comédons et en empêchant leur formation :

- par des nettoyages de peau avec extraction mécanique des comédons ;
- *associés à la vitamine A acide locale (Locacid, Effederm, etc.,* → Rétinoïdes).

Agir sur les composantes infectieuse et inflammatoire :

- par une action locale en utilisant le peroxyde de benzoyle (*Cutacnyl, Eclaran*), ou un antibiotique *(Eryfluid, Eryacné, Érythrogel, Dalacine T Topic, Stimycine)* ;
- par une antibiothérapie générale : cyclines à faibles doses en cures prolongées (*Spanor*, etc.).

Réduire la séborrhée : le traitement antiandrogénique, utilisable seulement chez la femme en l'absence de contre-indications, est le mieux mis au point : en particulier avec l'acétate de cyprotérone (*Androcur*).

Schématiquement, on utilise la vitamine A acide dans les acnés débutantes et l'antibiothérapie générale associée au peroxyde de benzoyle dans les acnés polymorphes ou nodulaires.

Dans les formes sévères et rebelles aux traitements cités, on utilise des dérivés synthétiques de la vitamine A (*Roaccutane*), de la famille des rétinoïdes de synthèse (→), avec de très bons résultats. Une contraception efficace est obligatoire chez la femme.

Pour la pratique, on retiendra :

– Maladie très fréquente à l'adolescence.
– Clinique évidente.
– Surveillance : retentissement psychologique, évolution cicatricielle des lésions.
– Rôle pédagogique : explication du caractère asséchant des traitements et de l'intérêt de les espacer et de les associer à une hydratation quotidienne pour en assurer l'observance.
– Rôle technique éventuel lors de la réalisation de nettoyages de peau dermatologiques (extraction des kystes fermés).

Éducation du patient

Ce qu'il faut dire au patient

- L'acné est le résultat d'une plus grande sensibilité des glandes sébacées aux androgènes.
- L'acné ne disparaît pas avec le mariage ni avec les premiers rapports sexuels, mais avec les traitements et avec le temps.
- Les traitements dont nous disposons ne sont pas efficaces dans les 15 jours mais après plusieurs semaines.
- Le début du traitement est parfois difficile en raison d'une possible exacerbation des lésions et des effets irritatifs imposant d'espacer les applications.
- Un traitement d'entretien local est souvent nécessaire au long cours pour éviter les récidives.
- Les kystes ne doivent pas être manipulés mais extraits par le dermatologue (nettoyage de peau).
- Le soleil est un faux ami de l'acné et provoque une poussée après une amélioration initiale.
- Les aliments, notamment le chocolat et la charcuterie, ne donnent pas d'acné.
- L'acné n'est pas due à un défaut d'hygiène ; elle n'est pas le résultat d'un comportement particulier (notamment la masturbation ne donne pas d'acné).

ACOUPHÈNE

Voir *Bourdonnements d'oreille*.

ACROCYANOSE

Définition

Acrosyndrome caractérisé par une cyanose permanente, indolore, des extrémités.

Causes et mécanismes

L'acrocyanose survient de façon préférentielle chez la femme jeune. Elle serait en rapport avec un ralentissement de la circulation dans les plexus veineux sous-cutanés et dans un lit capillaire dilaté.

Signes essentiels

Cliniques : il existe une cyanose uniforme, permanente, indolore, prédominant aux extrémités. On note par ailleurs une hypothermie locale et une infiltration locale des téguments.

Paracliniques : *la capillaroscopie* montre des capillaires dilatés et l'*artériographie* ne montre aucune anomalie de remplissage.

Évolution

Permanence de la symptomatologie, absence de troubles trophiques ou de gangrène.

Traitement

Protection vis-à-vis du froid, réadaptation progressive au froid, vitaminothérapie B, dérivés de l'ergot de seigle.

Pronostic

Il est bon du fait de l'absence de complications et la gêne est uniquement fonctionnelle.

ACROMÉGALIE

Définition

L'acromégalie correspond à l'hypersécrétion permanente et non freinable de l'hormone de croissance (GH : *growth hormone* ou STH : *somathormone*). Elle est due à un adénome hypophysaire dans 99 % des cas.

Causes et mécanismes

Le développement de l'adénome est du à une prolifération des cellules somatotropes de l'hypophyse à la suite d'une mutation génique.

Les modifications morphologiques et les troubles métaboliques sont directement sous la dépendance des effets de la GH. *Chez l'enfant,* la GH en excès provoque une accélération de la croissance avec gigantisme tant que les cartilages de conjugaison ne sont pas soudés. *Chez l'adulte,* la croissance des os longs étant bloquée, il se produit un épaississement des os courts et plats aboutissant aux déformations (syndrome dysmorphique), surtout manifestes au niveau de la face et des extrémités. Il y a également une augmentation de poids et de taille de tous les organes contenant du tissu conjonctif (splanchnomégalie).

Signes cliniques

Syndrome tumoral (→ Tumeurs hypophysaires) : il peut se limiter à des céphalées frontales inconstantes. Il faut toujours contrôler le champ visuel, car la tumeur peut comprimer le chiasma optique et

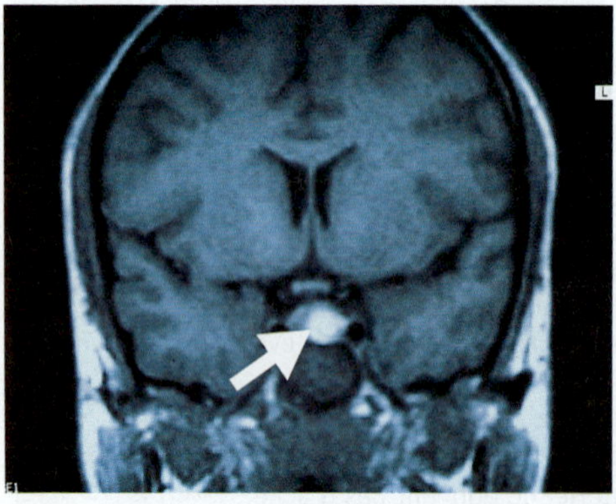

a

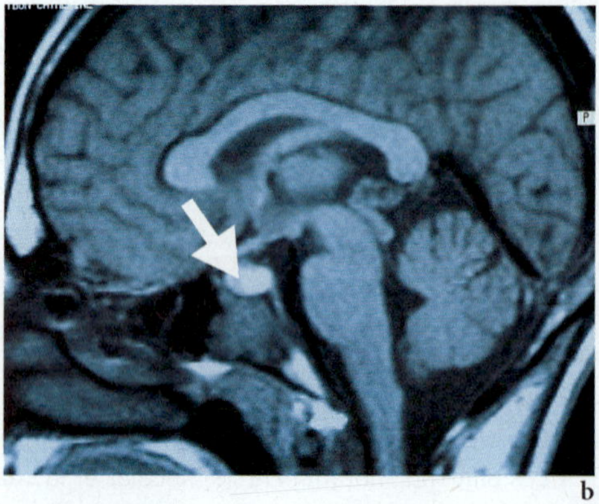

b

Tumeur hypophysaire sécrétant de l'hormone de croissance. a. face ; b. profil.

entraîner une amputation du champ visuel sur les côtés (hémianopsie bitemporale).

Syndrome dysmorphique : d'évolution très progressive, il régresse rarement ; il est acquis (photos antérieures normales). Il comprend plusieurs éléments parfois dissociés : mains et pieds épaissis ayant nécessité un changement de taille des bagues et de pointure des chaussures, peau infiltrée, prognathisme, écartement des dents, saillies des arcades sourcilières et des pommettes, syndrome du canal carpien, arthropathies, cyphose. Des sueurs abondantes sont rarement absentes (*cf.* illustration).

Il s'y associe une hypertension artérielle et une insuffisance cardiaque, qui en font toute la gravité évolutive.

Le syndrome métabolique est dominé par le diabète le plus souvent de type 2. Chez des personnes prédisposées, le diabète peut devenir insulinonécessitant.

Les troubles endocriniens associés : des troubles des règles chez la femme, ainsi qu'une impuissance ou une baisse de la libido chez l'homme sont souvent présents.

Des insuffisances hormonales secondaires au développement de la tumeur (→ Insuffisance antéhypophysaire) sont possibles par disparition des autres zones sécrétantes de l'hypophyse.

Une hyperprolactinémie est associée à l'acromégalie dans 15 % des cas.

Examens complémentaires

Là encore, il faut distinguer les trois éléments : tumoral, dysmorphique, métabolique.

Syndrome tumoral :

- les radiographies de la selle turcique montrant les déformations classiques ne sont plus pratiquées ;
- le scanner, ou, mieux, l'IRM montrent la tumeur hypophysaire (→) et permettent d'en mesurer le volume (microadénome de quelques millimètres) ou macroadénome (dépassant 1 cm de diamètre), ainsi que l'extension (en haut vers le chiasma optique, en bas vers le sinus sphénoïdal, sur les côtés vers les sinus caverneux) ;
- examen ophtalmologique : fond d'œil, mais surtout champ visuel (Goldman) pour rechercher une anomalie du champ visuel (*cf.* illustration).

Syndrome dysmorphique : son diagnostic est aidé par les radiographies osseuses : radio du crâne, des mains et des pieds, du rachis, du thorax et la comparaison des photographies anciennes.

Syndrome métabolique :

- la glycémie à jeun et l'hyperglycémie provoquée orale montrent des chiffres élevés de type diabétique et une hémoglobine glyquée plus ou moins élevée ;
- le bilan lipidique est normal ;
- l'étude de la volémie montre une augmentation des volumes plasmatique et globulaire ;
- l'hyperphosphorémie et l'hypercalciurie sont fréquentes (signes d'évolutivité) ;
- la calcémie est souvent normale.

Bilan endocrinien affirmant l'acromégalie

Deux examens constituent les critères les plus fiables :

- le taux de GH sur plusieurs prélèvements de base est élevé, > 5 ng/mL, à jeun, non freiné par l'épreuve d'hyperglycémie provoquée ;
- l'élévation de l'IGF I (*insulin growth factor 1*) ou somatomédine C.

Le test à la TRH, qui stimule la sécrétion d'hormone de croissance chez l'acromégale à l'inverse du sujet normal, n'est pas indispensable (*cf.* illustration).

Traitement et pronostic

Le pronostic est sévère en l'absence de traitement : évolution vers l'insuffisance cardiaque résistante au traitement, le diabète et ses complications et le rhumatisme acromégalique. Une augmentation de la prévalence des cancers, notamment du colon, a été signalée.

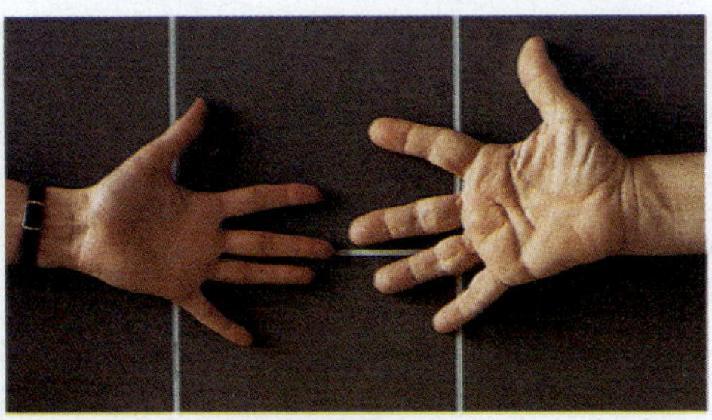

Main normale et main d'acromégale (femmes de 40 ans de même taille et corpulence).

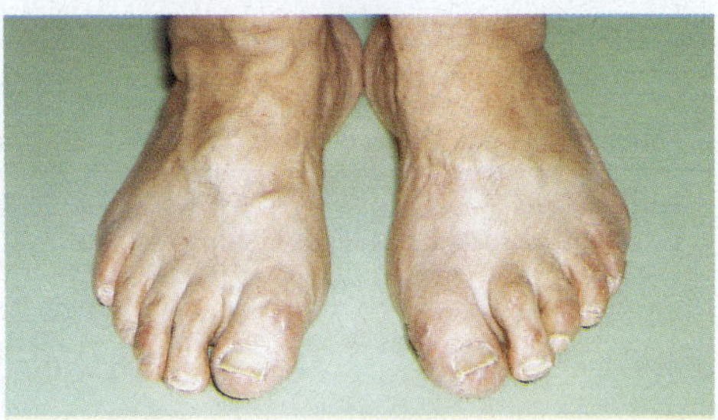

Pieds d'acromégale.

Éléments de surveillance

Cliniques :
- syndrome dysmorphique qui régresse peu ;
- tension artérielle ;
- champ visuel.

Paracliniques :
- taux de l'ICF1 et dosage de la GH au cours de l'HGPO ;
- IRM hypophysaire (+++) ;
- examen ophtalmologique (fond d'œil, champ visuel) ;
- surveillance cardiologique : ECG, échographie cardiaque.

Un traitement précoce s'impose.

But du traitement

Le but du traitement est de normaliser le taux de GH et d'IGF1.

Il est dominé par la chirurgie hypophysaire par voie trans-sphénoïdale pour enlever la tumeur. C'est une chirurgie peu traumatisante, mais qui peut entraîner une insuffisance hypophysaire postopératoire qu'il faudra compenser. L'analyse de la pièce opératoire en histologie et en histochimie doit être systématique, afin de rechercher la présence d'un adénome mixte (prolactine), qui présente un risque de récidive plus important.

ANALOGUES DE LA SOMATOSTATINE (FORMES RETARD)	
Octréotide : • *Sandostatine* LP 10 mg, 20 mg ou 30 mg	1 injection intramusculaire toutes les 4 semaines
Lanréotide : • *Somatuline* LP 60 mg, 90 mg ou 120 mg	1 injection sous cutanée profonde tous les 28 jours, Chez les patients bien contrôlés, *Somatuline* LP peut être administrée tous les 42 ou 56 jours.
Action : • les analogues de la somatostatine agissent sur les cellules somatotropes de l'antéhypophyse en inhibant la sécrétion de la GH. **Indications :** • acromégalie non guérie par chirurgie ou inopérable ; • tumeurs carcinoïdes du tube digestif. **Contre-indications :** • allergies aux analogues de la somatostatine ; • lithiase vésiculaire.	**Précautions d'emploi :** En cas de diabète : surveiller les doses d'insuline (risque d'hypoglycémie). **Effets secondaires :** • effets digestifs (+++) : – immédiats : nausées, douleurs abdominales, vomissements, diarrhée ; – secondaires : lithiase vésiculaire (échographie de surveillance régulière lors du traitement) ; • réactions douloureuses locales (transitoires en général). **Interactions :** • potentialisation des effets de l'insuline et des sulfamides hypoglycémiants.

ANTAGONISTE DE L'HORMONE DE CROISSANCE	
Pegvisomant • *Somavert* 10 mg, 15 mg ou 20 mg	Injections sous cutanées : dose de charge initiale de 80 mg suivie par une injection quotidienne de 10, 15 ou 20 mg, an ajustant la dose sur les taux de l'IGF-1
Indications : En cas d'échec des analogues de la somatostatine.	**Précautions d'emploi :** En cas de diabète : surveiller les doses d'insuline ou de sulfamides (risque d'hypoglycémie). Surveillance des transaminases durant les premiers mois de traitement. **Interactions :** potentialisation des effets de l'insuline et des sulfamides hypoglycémiants.

En cas d'échec (non normalisation des taux de GH et d'IGF1), on peut proposer :

• *une cobaltothérapie hypophysaire* qui n'est pas sans risque vasculaire ou neurologique au-delà de 60 ans ;

• *un traitement médical* : trois classes de médicaments sont disponibles.

– **Les analogues de la somatostatine** sont les molécules les plus efficaces et pour lesquelles on a le plus de recul. Il s'agit de substances se fixant sur les cellules somatotropes et inhibant la libération de la GH. On dispose de deux produits : l'octréotide (*Sandostatine*) et lanréotide (*Somatuline*) qui sont utilisés par voie injectable sous forme à libération prolongée ; ils sont en général bien tolérés mais peuvent être responsables de troubles digestifs : nausées, vomisements, douleurs abdominales à court terme (ils peuvent s'atténuer au fur et à mesure des injections) et lithiase biliaire à long terme. En cas de diabète, il est souvent nécessaire de baisser les doses d'insuline pour éviter le risque d'hypoglycémie. Les analogues de la somatostatine peuvent être prescrits lorsque la chirurgie est impossible ou refusée et parfois en pré-opératoire pour diminuer le volume de l'adénome.

– **Un antagoniste du récepteur de la GH**, le pegvisomant (*Somavert*) a été mis récemment à la disposition des endocrinologues. Il s'oppose à l'action de la GH, mais augmente ses taux circulants. Il n'a aucun effet sur la taille de l'adénome. Le traitement est parfois responsable de troubles digestifs et une surveillance des transaminases est nécessaire durant les 6 premiers mois.

– **Les agonistes dopaminergiques** (bromocriptine, quinagolide, cabergoline) utilisés seuls sont décevants. Ils sont prescrits en association avec un analogue de la somatostatine en cas d'adénome mixte, à GH et prolactine.

Après chirurgie, une supplémentation hormonale est nécessaire en cas d'insuffisance antéhypophysaire.

Pour la pratique, on retiendra :

– Maladie rare 1/1 000 000.
– Signes cliniques : évidents mais tardifs.
– Surveillance : l'infirmière doit avertir qu'il y aura un dégonflement des parties molles mais pas plus.
– Rôle de l'infirmière pour expliquer les prélèvements de GH au cours de l'HGPO et le taux élevé de l'IGF1. Importance aussi d'expliquer l'IRM.
– Rôle pédagogique : avertir les patients des complications : diabète, rhumatisme, insuffisance cardiaque, cancer colique.

ACROPARESTHÉSIES

Définition

On appelle *acroparesthésies* des picotements ressentis dans les extrémités, mains et pieds.

Causes et mécanismes

En dehors de certaines causes générales (maladies nerveuses ou psychosomatiques, spasmophilie), les acroparesthésies sont dues à la compression d'un nerf périphérique en un point anatomique particulier.

Aux membres supérieurs :

• le syndrome du canal carpien (→) ;

• le syndrome du cubital à la loge de Guyon est dû à la compression de ce nerf lors de sa traversée de la main. Les picotements sont ressentis dans les deux derniers doigts de la main. Les causes, les examens paracliniques et le traitement sont similaires à ceux du syndrome du canal carpien.

Aux membres inférieurs : dans le syndrome du tunnel tarsien, le nerf tibial postérieur peut être comprimé derrière la malléole tibiale (interne). Les picotements sont ressentis à la plante du pied et sur les orteils. Les causes sont plus souvent mécaniques qu'aux membres supérieurs (séquelles de fracture, troubles statiques de la cheville et du pied). Les signes sont superposables à ceux des acroparesthésies du membre supérieur, y compris le signe de Tinel (rapporté aux pieds) et les données de l'électromyogramme, ainsi que les modalités thérapeutiques.

Surveillance

Dans l'ensemble, tous ces syndromes évoluent favorablement sous traitement. Le principal élément à surveiller est la survenue éventuelle d'un déficit moteur.

ACROPATHIES ULCÉRO-MUTILANTES

Définition

Une acropathie ulcéro-mutilante est constituée par une ulcération de la peau adjacente à une lésion osseuse ou ostéo-articulaire. Cette affection siège le plus souvent, sinon toujours, au pied.

Causes et mécanismes

La cause réside en une neuropathie sensitive spéciale. Cette neuropathie est retrouvée dans *l'acropathie familiale de Thévenard*, dans *l'acropathie sporadique de Bureau-Barrière*, qui touche des sujets éthyliques ayant longtemps marché en sabots ; dans la *paramyloïdose portugaise ;* on retrouve aussi l'affection lors de certains *diabètes déséquilibrés* où elle réalise un mal perforant plantaire (→ Arthropathies nerveuses), dans le *tabès* (méningo-encéphalite syphilitique tertiaire) ; certaines *syringomyélies, pour le membre supérieur* ; la *lèpre nerveuse* ; les séquelles de certaines *compressions* ou *inflammations de la moelle épinière.*

Signes cliniques

Toutes ces causes réalisent à peu près le même syndrome : on est en présence d'une ulcération de la plante du pied, située en un point d'appui de l'avant-pied ou au talon. Cette ulcération (favorisée par les microtraumatismes non ressentis) est atone, creusée à pic, non douloureuse, avec un pourtour induré. Il n'y a pas d'hémorragie. Sous cette lésion siège le plus souvent une destruction osseuse ou ostéo-articulaire, pouvant toucher plus d'une articulation.

Signes paracliniques

Les radiographies montrent la destruction articulaire et ses limites (os fantôme). *Dans le sang*, les troubles dépendent de l'étiologie (diabète, syphilis).

Surveillance

Il faut à tout prix éviter l'infection. Toute manipulation est donc dangereuse, et ce d'autant plus qu'il peut exister, outre la neuropathie, un facteur artéritique surajouté. À tout moment, la gangrène est possible. Aussi, l'approche de l'acropathie ulcéro-mutilante doit-elle être la plus *aseptique* possible, et la moins vulnérante. Cependant, si une infection se déclare ou est soupçonnée, un prélèvement local peut se révéler nécessaire afin d'établir un antibiogramme. À ce moment, la formule sanguine peut s'altérer, la fièvre se déclarer.

Traitement et pronostic

Le premier traitement est la mise en décharge puis le traitement purement médical des facteurs favorisants éventuels (diabète à rééquilibrer, tabès à « blanchir », etc.). Le traitement local se doit d'être le plus conservateur possible. Des pansements secs ou une simple désinfection peuvent être amplement suffisants.

Les complications infectieuses sont toujours possibles et redoutables et doivent faire instituer une antibiothérapie en urgence.

Elles peuvent conduire à la perte spontanée d'une partie du pied ou à l'amputation chirurgicale.

C'est souligner l'importance des soins de propreté dans cette affection et l'intérêt d'une prise en charge podologique préventive des patients à risque, ainsi qu'une éducation parfaite de ces patients.

ACROSYNDROMES

Définition

Affections vasculaires intéressant les extrémités des membres.

Classification

On peut distinguer trois types d'acrosyndromes :

- le syndrome et maladie de Raynaud (→) ;
- l'acrocyanose (→) ;
- l'érythromélalgie (→).

ACTINOMYCOSE

Définition

Infection suppurative non contagieuse due à un organisme anaérobie.

Causes et mécanismes

L'*Actinomyces israeli* est un micro-organisme ramifié, à Gram positif, qui ne pousse pas sur milieu de Sabouraud, mais sur gélose. On le trouve surtout dans la cavité buccale (cryptes amygdaliennes, dents cariées, etc.) et rarement dans l'intestin.

Signes essentiels

Cliniques : il s'agit en règle générale d'une tuméfaction douloureuse se développant sur la mâchoire quelques jours après une extraction dentaire, ou un traumatisme facial ; il apparaît ensuite des points de suppuration, puis des fistules. Il faut mentionner l'actinomycose pulmonaire et abdominale (souvent prise au début pour une appendicite ou un cancer).

Examens complémentaires : le diagnostic repose sur la découverte *d'Actinomyces israeli* dans les abcès (milieu anaérobie).

Traitement

Il comprend drainage et antibiothérapie (les cyclines et surtout la pénicilline sont efficaces).

ADDISON (maladie d')

Voir *Insuffisance surrénale.*

ADÉNOME DE LA PROSTATE

Définition

C'est l'hyperplasie bénigne des glandes péri-urétrales (partie crâniale) et du tissu fibro-musculaire (adénofibrome) de la prostate. L'adénome de la prostate intéresse tous les hommes après 60 ans (*cf.* illustration).

Causes et mécanismes

Multifactorielles avec deux conditions indépendantes : sécrétion de testostérone et vieillissement. La tumeur refoule le reste de la glande dont elle reste séparée par un plan de clivage (*cf.* illustration).

Signes cliniques et paracliniques

C'est le développement vers le col vésical et vers le rectum et non le volume qui donne les signes cliniques : dysurie, pollakiurie nocturne, hématurie terminale ou complications. Au toucher rectal, la prostate est grosse, homogène, élastique.

L'échographie réno-vésico-sus-pubienne renseigne sur l'état du haut appareil urinaire, la vessie et estime le poids de la prostate.

L'UIV avec urétrographie mictionnelle garde un intérêt en cas de pathologie urologique associée. Elle permet d'apprécier le résidu vésical postmictionnel, le retentissement sur la vessie (diverticule, hypertrophie de la paroi) et sur le haut appareil, typiquement toujours bilatéral.

L'urétrocystographie, en cas d'insuffisance rénale, garde tout son intérêt.

La mesure du débit mictionnel, inférieur à 10 mL/min, confirme l'obstacle intravésical et l'indication chirurgicale (*cf.* illustration).

Biologiquement

Le dosage du PSA (→) n'a d'intérêt que pour diagnostiquer précocement un cancer associé à l'adénome.

Évolution

Les complications sont souvent révélatrices, elles sont liées à l'obstruction à l'écoulement de l'urine : rétention aiguë d'urine, rétention vésicale incomplète, mictions par regorgement, infections, lithiases vésicales. Il n'y a pas de cancérisation mais un cancer peut être associé à un adénome et être découvert à l'examen histologique de la pièce d'adénomectomie.

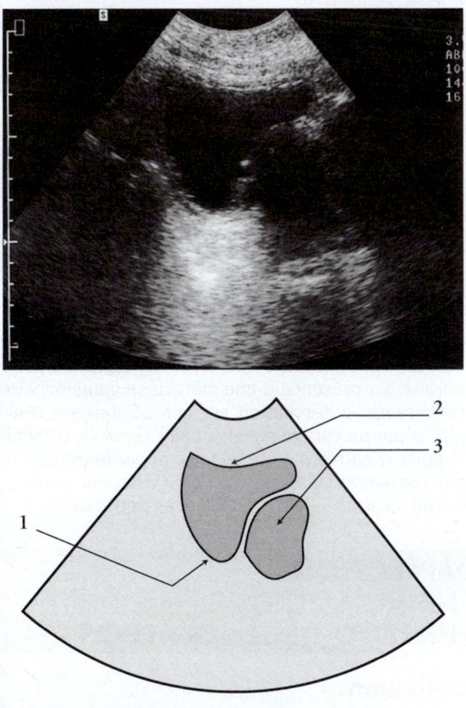

Volumineux adénome de la prostate : coupe sagittale.
1. Vessie : face postéro-inférieure ; 2. Vessie : face supérieure ; 3. Adénome de la prostate.

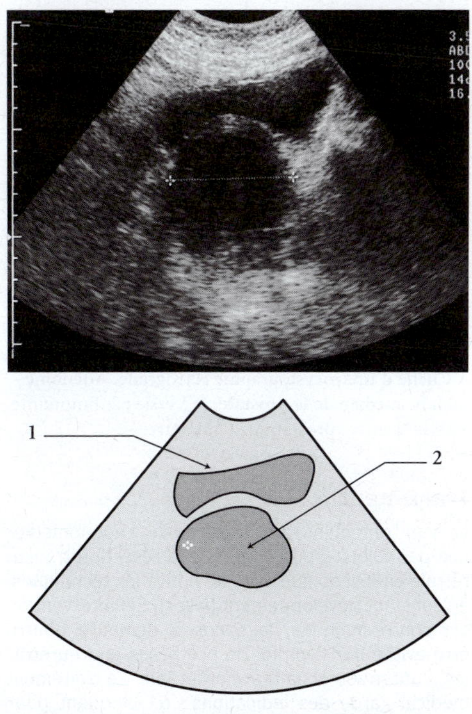

Volumineux adénome de prostate = coupe frontale.
1. Vessie : face supérieure ; 2. Adénome de la prostate.

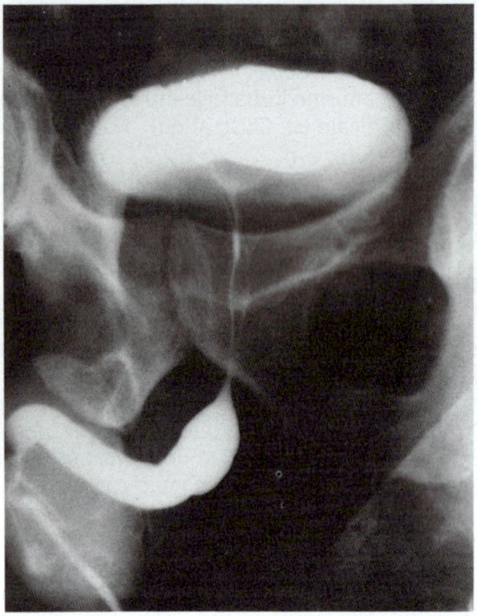

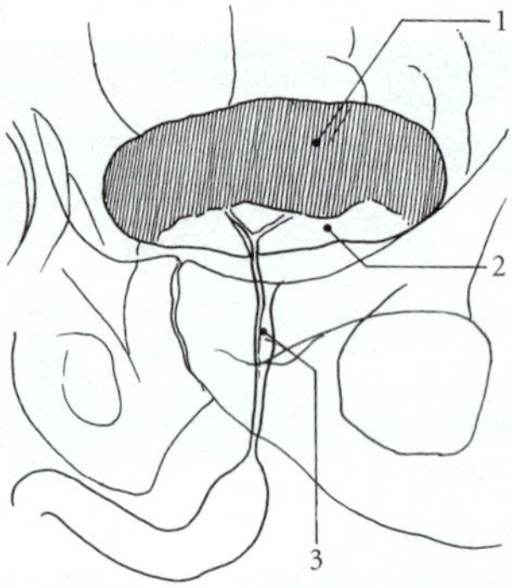

Cliché d'urétrocystographie rétrograde. Adénome du lobe médian de la prostate. 1. Vessie ; 2. Empreinte prostatique ; 3. Urètre.

Traitement

Le seul traitement radical est moins l'adénomectomie par voie sus-pubienne que la résection transurétrale endoscopique avec de nouvelles techniques, en constant développement (laser). Si l'intervention est contre-indiquée, la sonde à demeure pourra être évitée par l'emploi de prothèses endo-urétrales, l'utilisation de la thermothérapie. Le traitement médical garde des indications : α1-bloquant pour les petits adénomes avec hypertonie du col vésical, inhibiteur de la 5α-réductase et extraits naturels pour les gros adénomes.

ADÉNOPATHIES CERVICALES CHRONIQUES

Le terme générique d'adénopathies cervicales chroniques traduit la présence d'une ou de plusieurs adénopathies cervicales évoluant depuis quelques semaines, voire quelques mois. Cette adénopathie relève de diverses étiologies de gravité variable et nécessite une démarche diagnostique précise. Toute erreur dans le diagnostic et la thérapeutique peut aggraver le pronostic.

Les étiologies sont nombreuses

Infectieuses

Tuberculose cervicale surtout, syphilis, toxoplasmose, mononucléose infectieuse, tularémie, maladie des griffes du chat, VIH.

Hématologiques

Maladie de Hodgkin, sarcomes, leucémies aiguës et chroniques, lymphomes malins non hodgkiniens.

Néoplasiques

Essentiellement les cancers de la région cervicofaciale.

Diagnostic

Le diagnostic des adénopathies cervicales chroniques repose :

- *sur l'examen clinique* : examens ORL et stomatologique ;
- *sur les examens complémentaires* : cuti-réaction, examens sérologiques spécifiques, ponction ganglionnaire avec examen cytologique dont les résultats sont inconstants.

Lorsque le diagnostic étiologique reste incertain, il est nécessaire d'effectuer une exérèse chirurgicale de l'adénopathie avec examen histologique extemporané. En présence d'une métastase ganglionnaire cancéreuse l'intervention est immédiatement complétée par un curage ganglionnaire cervical. Lorsque la porte d'entrée n'a été décelée ni par la clinique ni par l'imagerie classique, le PETSCAN peut permettre de localiser une tumeur de très petite taille.

AFFECTIONS NEUROLOGIQUES HÉRÉDO-DÉGÉNÉRATIVES

Définition

Ce vaste groupe de maladies est en plein démembrement. Les progrès de la neurochimie, de la biologie moléculaire, de l'imagerie, mais surtout de la génétique rendent la plupart des classifications anciennes – et des dénominations par éponymes – désuètes et fastidieuses.

Maladies dégénératives héréditaires

À la différence des myopathies qui concernent uniquement le muscle lui-même, ce qui est commun à ces affections est l'atteinte progressive et inéluctable de la motricité et/ou de la coordination, parfois de la déglutition, de l'oculomotricité, rarement des fonctions intellectuelles, du fait d'une atteinte du système nerveux central et/ou périphérique.

Le bilan est réalisé dans des centres de référence pour maladies rares au sein d'équipes spécialisées et l'aide d'associations de patients est utile pour l'accompagnement des patients et de leurs familles.

AFFECTIONS NEUROLOGIQUES HÉRÉDO-DÉGÉNÉRATIVES	
DÉNOMINATION	**CARACTÉRISTIQUES**
Maladie de Friedreich	Ataxie (troubles de coordination des gestes et de la station debout), syndrome cérébelleux, atteinte cardiaque, scoliose. Débute dans l'enfance, transmission récessive.
Atrophie olivo-ponto-cérébelleuse (AOPC)	Ataxie, troubles moteurs oculaires, syndrome cérébelleux. Débute à l'âge adulte.
Phacomatoses = atteinte du tissu cutané et du système nerveux ; deux exemples : – Neurofibromatose (NF1 et NF2) – Sclérose tubéreuse de Bourneville	Tumeurs nerveuses multiples. Épilepsie grave en général dès l'enfance.
Maladie de Huntington (→ Chorée)	Mouvements involontaires : • démence et troubles psychiques, • autosomique dominante (50 % des enfants atteints), • possibilité de dépistage du gène chez les membres de la famille à risque qui en font la demande.
Maladie de Charcot-Marie-Tooth	Atteinte du système nerveux périphérique (→ Polynévrites), différents modes de transmission génétique, différents types d'atteinte de la myéline ou de l'axone. En général, pieds creux et atteinte sensitive ou motrice très progressive des membres inférieurs.

AGENTS ANTIBACTÉRIENS ET INFECTIONS URINAIRES

Les infections urinaires sont les plus fréquentes des infections, dans la grande majorité bénignes. La prescription d'agents antibactériens repose sur les recommandations des conférences de consensus.

Trois grandes familles sont utilisées : quinolones, céphalosporines, sulfamides. Soixante pour cent des infections à *E. Coli* communautaires sont résistantes à l'amoxicilline.

Le traitement de l'infection urinaire sera différent selon la gravité, la localisation, la nature communautaire ou nosocomiale, le germe en cause, la durée, les contre-indications.

Sont présentés ici, par familles, les médicaments, sous leur nom commercial, les plus couramment prescrits.

QUINOLONES DE 1re GÉNÉRATION		
Apurone	cp à 400 mg	Adulte : 1 cp 3/j
Pipram Fort	cp à 400 mg	Adulte : 1 cp 2/j
	susp. buv. à 60 mg/mL	Enfant > 3 mois : 30 mg/kg/j

→

→

Indications :
• infections urinaires basses non compliquées à germes sensibles de la femme ;
• antibioprophylaxie continue (1/2 dose/j) ou discontinue (1 dose 3 fois par semaine).

Contre-indications :
• enfants ;
• grossesse et allaitement ;
• allergie aux quinolones (rare). Déficit en G6PD.

Effets secondaires :
• risque de photosensibilisation (éviter l'exposition solaire).

QUINOLONES DE 2e GÉNÉRATION (FLUOROQUINOLONES, FQ)		
Noroxine	cp 400 mg	Adulte : 1 cp 2/j
Ciflox	cp 500 mg	Adulte : 1 cp 2/j
	perf. IV, poche et flacon ; 200 mg/100 mL	
Oflocet	perf. IV, poche et flacon ; 200 mg/100 mL	Adulte : 200 mg 2/j
	cp 200 mg	Adulte : 1 cp 2/j
Logiflox	perf. IV, poche et flacon ; 200 mg/40 mL	Adulte : 200 mg 2/j
	cp à 400 mg	Adulte : 1 cp/j pendant 3 jours
Péflacine	cp à 400 mg	Adulte : 2 cp/j en 1 ou 2 prises
	perf. IV, amp. à 400 mg/5 mL	Adulte : 400 mg 2/j
	poche 400 mg/125 mL	Adulte : 400 mg 2/j
Énoxor	cp à 200 mg	Adulte : 1 cp 2/j

Indications :
• cystite aiguë non compliquée : traitement monodose *PO* : *Ciflox, Oflocet, Péflacine* ; traitement 3 jours *PO* : *Noroxine, Oflocet, Logiflox* ; traitement conventionnel 7 à 10 jours : *Noroxine* ;

• cystite récidivante : traitement continu ou discontinu : *Noroxine* 200 mg ;

• **pyélonéphrite aiguë communautaire non compliquée de la femme ;**

• **pyélonéphrite aiguë communautaire sévère ou compliquée : formes septicémiques, abcès rénal, uropathie malformative, obstruction, immunodéprimé, rein transplanté,** *Oflocet, Péflacine, Ciflox, IV associé à un aminoside* **;**

• **infection urinaire fébrile nosocomiale : en fonction de l'écologie locale et de l'examen direct ;**

• **prostatite aiguë communautaire simple :** *Oflocet, Péflacine, Ciflox, PO* **;**

• **prostatite aiguë communautaire compliquée (forme septicémique, abcès prostatique, obstruction, immunodéprimé, diabétique) :** *Oflocet, Péflacine, Ciflox, IV associé à un aminoside* **;**

• **prostatite aiguë nosocomiale : en fonction de l'écologie locale et de l'examen direct ;**

• prostatite chronique : FQ pendant 3 mois *PO*.

Contre-indications :
• antécédents de tendinopathie ;
• allergie aux FQ ;
• déficit en G6PD ;
• exposition aux UV ;
• grossesse et allaitement ;
• enfant en période de croissance.

Effets secondaires :
• risque de photosensibilisation (éviter l'exposition solaire).

AMINOPÉNICILLINES		
Clamoxyl	gél. 500 mg	1 gél. 3/j

Indications :
- cystite aiguë non compliquée de la femme enceinte ;
- pyélonéphrite aiguë de la femme enceinte en relais du traitement par céphalosporines de 3e génération.

Contre-indications :
- allergie aux pénicillines.

CÉPHALOSPORINES DE 1re GÉNÉRATION		
Alfatil	gél. 250 mg	Adulte : 1 gél. 3/j
Kéforal, Céporexine, Céfacet	cp séc. 1 000 mg	Adulte : 1 cp 2/j
	sach. sirop	Enfant : 25 à 50 mg/kg/j en 3 prises

Indications :
- cystite aiguë non compliquée de la femme enceinte ;
- pyélonéphrite aiguë de la femme enceinte en relais du traitement par céphalosporines de 3e génération ;
- traitement continu, discontinu des cystites récidivantes, prophylactique (grossesse).

Contre-indications :
- allergies aux céphalosporines.

CÉPHALOSPORINES DE 3e GÉNÉRATION		
Claforan	IV. flacon 1 g	Adulte : 1 g 3/j IV lente Enfant : 50 mg/kg/j Nourrisson : 50 à 100 mg/kg/j
Rocéphine	IV. flacon 1 g, 2 g	Adulte : 1 à 2 g/j IV lente Enfant : 50 mg/kg/j Nourrisson : 50 mg/kg/j
Fortum	IV. flacon 250 mg, 500 mg, 1 000 mg, 2 000 mg	Adulte : 1 g 3/j Enfant : 50 mg/kg/j

Indications :
- pyélonéphrite aiguë communautaire non compliquée de la femme, de la femme enceinte ;
- pyélonéphrite aiguë communautaire sévère ou compliquée associée à un aminoside ;
- infection urinaire fébrile nosocomiale : en fonction de l'écologie locale et de l'examen direct associé à un aminoside ou à *Vancocine* ;
- prostatite aiguë communautaire compliquée associée à un aminoside ;
- prostatite aiguë nosocomiale : en fonction de l'écologie locale et de l'examen direct associé à un aminoside ou à *Vancocine*.

Contre-indications :
- allergies aux céphalosporines.

SULFAMIDES		
Bactrim Forte	cp à 800 mg Sulfa + 160 TMP	1 cp 3/j
Bactrim	cp à 400 mg Sulfa + 80 TMP	2 cp 2/j

Indications :
- cystite aiguë non compliquée de la femme non enceinte : traitement monodose, 3 jours, conventionnel, 10 jours ;
- cystites récidivantes : traitement continu ou discontinu ;
- pyélonéphrite aiguë communautaire non compliquée ou sévère de la femme, non enceinte : traitement relais après céphalosporines de 3e génération ;
- prostatite aiguë communautaire simple ;
- prostatite aiguë communautaire compliquée : traitement relais après céphalosporines de 3e génération ;
- prostatite chronique.

Contre-indications :
- allergie aux sulfamides, au triméthroprime ;
- grossesse et allaitement ;
- prématuré et nouveau-né ;
- insuffisances rénale, hépatique ;
- porphyrie ;
- déficit en G6PD ;
- anémie par carence en acide folique ;
- dyscrasie sanguine.

AUTRES ANTIBACTÉRIENS URINAIRES		
Selexid	cp à 200 mg	Adulte : 1 cp 3/j
Monuril, Uridoz	1 sach. à 3 000 mg	Adulte : prise unique 1 sach.
Rufol	cp à 100 mg	Adulte : 2 cp 3/j
Furadantine, Furadoïne	gél. et cp à 50 mg	Adulte : 1 à 2 gél. ou cp 3/j
Nibiol	cp à 100 mg	Adulte : 2 cp 3/j Enfant > 6 ans : 3/j

Indications :
- infection urinaire basse compliquée à germes sensibles ;
- la *Furadoïne* peut être utilisée chez la femme enceinte, pour le traitement de la cystite aiguë non compliquée, en prophylaxie. Elle doit être arrêtée les 15 derniers jours de la grossesse, et est contre-indiquée chez le nourrisson de moins d'un mois.

Contre-indications :
- des allergies à chaque famille (sulfamides, bêtalactamines…) doivent être recherchées avant la prescription.

AGENTS INOTROPES POSITIFS

Introduction

Les agents inotropes positifs sont utilisés pour renforcer la contraction du muscle cardiaque et faire remonter la pression artérielle en cas d'insuffisance cardiaque sévère ou de choc.

On utilise le plus souvent des sympathomimétiques qui stimulent directement les récepteurs α et β et produisent les mêmes effets qu'une stimulation sympathique.

Les 4 médicaments les plus utilisés en cardiologie sont la dobutamine *(Dobutrex)*, la dopamine *(Dopamine)*, l'isoprénaline *(Isuprel)* et l'épinéphrine *(Adrénaline)*. Il existe aussi les inhibiteurs des phosphodiestérases (*Corotrope*, *Perfane*).

DOBUTAMINE	
(DCI) NOM DU PRODUIT	CONDITIONNEMENT-POSOLOGIE
Dobutamine : *Dobutrex*	amp. à 250 mg à diluer dans du G5. perfusion intraveineuse à la seringue électrique : 5 à 30 µg/kg/min.
Action : Renforce la contractilité du myocarde en stimulant les récepteurs β1-cardiaques. **Indications :** • insuffisance cardiaque sévère ; • choc cardiogénique. **Contre-indications :** • rétrécissement aortique serré ; • cardiomyopathie obstructive ; • tamponnade.	**Effets secondaires :** • tachycardie sinusale ; • hyperexcitabilité ventriculaire. **Surveillance :** En unités de soins intensifs, surveillance continue de la fréquence cardiaque, de la pression artérielle, de la diurèse et de l'électrocardiogramme (scope).

DOPAMINE	
(DCI) NOM DU PRODUIT	CONDITIONNEMENT-POSOLOGIE
Dopamine : *Dopamine*	amp. à 50 et 200 mg à diluer dans du G5. perfusion intraveineuse à la seringue électrique : 2,5 à 30 µg/kg/min.
Action : La dopamine agit à différents niveaux en fonction du dosage administré : • à faible dose (2,5 à 5 µg/kg/min) : relance la diurèse par vasodilatation rénale ; • à dose moyenne (5 à 20 µg/kg/min) : effet inotrope cardiaque identique à celui de la dobutamine ; • à forte dose (> 20 µg/kg/min) : vasoconstriction artérielle. **Indications :** • faible dose : oligo-anurie dans le cadre d'un état de choc ;	• dose moyenne : les mêmes indications que la dobutamine ; association possible dobutamine + dopamine ; • forte dose : collapsus par vasoplégie. **Contre-indications :** • hyperexcitabilité ventriculaire ; • phéochromocytome. **Effets secondaires/Surveillance :** Idem dobutamine.

ÉPINÉPHRINE	
(DCI) NOM DU PRODUIT	CONDITIONNEMENT-POSOLOGIE
Épinéphrine : *Adrénaline*	amp. à 0,25 mg, 0,5 mg et 1 mg à diluer dans du G5. perfusion intraveineuse à la seringue électrique : 0,25 mg/h à 4 mg/h.

→

→

Action :
Produit très puissant stimulant tous les récepteurs α et β, renforce la contraction du myocarde, accélère la fréquence cardiaque.

Indications :
- choc cardiogénique rebelle à l'association dobutamine + dopamine ;
- choc anaphylactique ;
- arrêt cardiaque, fibrillation ventriculaire réfractaire, asystolie.

Contre-indications :
- aucune en cas d'arrêt cardiaque ou de choc anaphylactique ;
- cardiomyopathies obstructives, troubles du rythme ventriculaire graves.

Effets secondaires :
- tachycardie supraventriculaire ;
- tachycardie/fibrillation ventriculaire ;
- poussée tensionnelle ;
- nécrose ischémique des extrémités (effet α-vasoconstricteur).

Surveillance :
En soins intensifs, surveillance continue de la fréquence cardiaque, de la pression artérielle, de la survenue de troubles du rythme et d'ischémie des extrémités.

ISOPRÉNALINE

(DCI) NOM DU PRODUIT	CONDITIONNEMENT-POSOLOGIE
Isoprénaline *Isuprel*	amp. à 0,2 mg. diluer 5 ampoules dans 250 cm^3 de G5 et ajuster le débit de perfusion à la fréquence cardiaque.

Action :
Effets inotrope et chronotrope positifs puissants par stimulation pure des récepteurs β1 et β2.

Indications :
Asystolie, bloc auriculo-ventriculaire complet, torsades de pointe en attente d'un entraînement électrosystolique.

Contre-indications :
- tachycardie sinusale supérieure à 140/min ;
- hyperexcitabilité auriculaire et ventriculaire sauf les torsades de pointe ;
- angor instable, infarctus du myocarde à la phase aiguë.

Effets secondaires :
- tachycardie sinusale ;
- troubles du rythme ventriculaire ;
- ischémie myocardique.

Surveillance :
En soins intensifs, surveillance continue de la fréquence cardiaque, de la pression artérielle, de la survenue d'extrasystoles, d'une douleur thoracique.

AGITATION

Définition

L'agitation psychomotrice est un trouble du comportement, c'est un symptôme complexe qu'il faut absolument restituer dans un contexte clinique afin d'y répondre de la façon la plus adaptée. C'est l'expression motrice, plus ou moins turbulente et désordonnée, qui réalise en actes dépourvus de plan réfléchi des pulsions instinctives et affectives variables selon les circonstances pathologiques où on l'observe.

Causes et mécanismes

Les mécanismes sont, bien entendu, fonction de la cause.

- Agitation agressive : ivresse alcoolique aiguë.
- Agitation confuse : confusion mentale.
- Agitation nocturne : syndromes démentiels, accès maniaque.
- Agitation euphorique : accès maniaque.
- Agitation furieuse : épilepsie, ivresse pathologique.
- Agitation psychotique : délirante, hallucinatoire.
- Agitation de certaines affections neurologiques (tumeurs, épilepsie).
- Agitation secondaire à une crise d'angoisse.
- Agitation hystérique.
- Agitation psychopathique.

Signes cliniques

Le sujet est agité, crie, est souvent violent dans ses paroles et dans ses actes, parfois dangereux.

L'agitation n'est que le signe d'un phénomène à rechercher, phénomène qui modifie le cortège symptomatique.

L'état confusionnel, en particulier l'épisode confuso-onirique : l'agitation commence au crépuscule, brusquement. L'anxiété est extrême avec malaise physique, insomnie, état somnambulique. Le sujet soliloque, devient rapidement incohérent.

Parfois, l'onirisme est franc, avec des hallucinations visuelles et auditives terrifiantes. L'ambiance est ressentie comme menaçante. Se sentant agressé, le malade peut devenir agressif pour lui-même ou pour autrui (→ *Delirium tremens* de l'alcoolique). Les autres étiologies de confusion peuvent être en cause (→ Confusion).

L'état déficitaire sénile : l'élément dysmnésique (trouble de la mémoire) détermine l'apparition du comportement agité. Ces malades ont une façade verbale stéréotypée, pouvant aller jusqu'à l'incohérence. Ils ont parfois des mouvements stéréotypés.

L'agitation est déclenchée par un détail de la vie quotidienne, avec souvent un sentiment d'hostilité de l'ambiance et des idées de préjudice.

Les malades valides tentent parfois de fuir, dévêtus et hagards.

Cette agitation s'accompagne d'insomnie, parfois de refus d'aliments et de boissons.

L'état maniaque : dans une tenue extravagante, le malade crie, hurle, gesticule, menace. Mais il est changeant et ce sont rapidement chants et démonstrations érotiques. Tout ce tableau donne une impression de ludisme (→ Manie).

Les états schizophréniques : l'agitation est proche de la manie mais le maniérisme qui évoque l'hystérie est associé à l'incompréhensibilité, l'incohérence, la discordance, les idées délirantes (→ Schizophrénie).

Les tumeurs cérébrales, les lésions vasculaires cérébrales sont accompagnées de signes neurologiques en rapport avec la localisation.

L'épilepsie : la fureur épileptique paroxystique peut conduire à des actes agressifs.

L'agitation de l'attaque de panique est accompagnée de manifestations somatiques.

Les structures dites « caractérielles » sont soit l'hystérie (agitation théâtrale, surtout verbalement et agressive, accompagnée d'angoisse), soit la psychopathie. L'agitation est dans un cas comme dans l'autre une colère réactionnelle aux frustrations. Parfois, le caractériel agité peut devenir dangereux, réaliser des actes médico-légaux.

Dans la débilité mentale, l'agitation a un aspect psychomoteur stéréotypé.

Les signes paracliniques sont en rapport avec l'étiologie mais aucun examen ne peut être pratiqué au cours d'un état d'agitation.

Éléments de surveillance

L'observation des gestes, des expressions et des propos facilite la compréhension de cet état (frustration, contrariété, etc.) et la recherche de sa cause.
La surveillance est clinique et permet aussi d'éviter des comportements violents vis-à-vis de lui-même, d'autres patients ou du personnel.

Évolution et complications

L'évolution est fonction de l'attitude de l'entourage, dans l'immédiat, mais bien sûr aussi de la cause. Elle peut se faire vers le retour à un état antérieur de calme, plus ou moins rapidement.

Ou bien l'agitation peut durer, se compliquer d'actes médico-légaux, ou être compliquée par l'évolution de la maladie causale (intoxication, etc.).

Traitement et pronostic

Le traitement comporte deux volets :

L'attitude de l'entourage (infirmier en particulier) qui doit :

- appeler un médecin ;
- s'entourer de renfort ;
- séparer l'agité des tiers ou d'autres malades ;
- ne manifester ni crainte, ni agitation malgré l'anxiété que le malade peut susciter, car il perçoit la peur qu'il inspire, ce qui aggrave la situation ;
- ne pas rester seul en face du malade sans qu'il le ressente comme une agression ;
- se comporter comme si le malade était conscient de son agitation et tenter au maximum d'établir un dialogue ;
- tenter d'instaurer un climat rassurant auquel la prise de la tension artérielle et du pouls peut contribuer ;
- préparer discrètement le matériel nécessaire à une injection intramusculaire d'un sédatif.

La chimiothérapie sera donc administrée par voie injectable, en prévenant le malade des raisons pour lesquelles on la lui prescrit, afin qu'il ne la considère pas comme une sanction. Cela pourra être un neuroleptique sédatif ou un tranquillisant. Il est important de pouvoir susciter chez le malade l'expression verbale de ces difficultés au cours, surtout au décours d'accès d'agitation.

Le pronostic est fonction de l'étiologie.

En psychiatrie :

- une mise en chambre d'isolement encore appelée chambre de soins intensifs peut s'avérer nécessaire pour protéger le patient, les autres patients et

l'équipe d'un possible passage à l'acte agressif à ne pas méconnaître ;
- un protocole de mise en chambre de soins intensifs est nécessaire ;
- cette prescription médicale doit être réévaluée quotidiennement ;
- la chambre doit répondre à des normes de sécurité ;
- l'état somatique du patient doit être compatible avec l'isolement ;
- le patient est mis en pyjama, débarassé de tout objet blessant ;
- les visites infirmières sont horaires avec surveillance des constantes et du comportement.

AGORAPHOBIE

Définition

Agoraphobie est un terme trompeur car cette phobie ne concerne pas que les espaces ouverts ; c'est une anxiété liée au fait de se retrouver dans des endroits clos (train, tunnel, salle de cinéma, ascenseur,...) ou ouverts (foule, mer, grandes esplanades) ou des situations (réunions) d'où il serait difficile ou gênant de s'échapper ou dans lesquelles on ne pourrait trouver secours en cas de symptômes de panique.

Les situations phobogènes sont évitées totalement ou partiellement et subies avec beaucoup de souffrance (crainte d'avoir une attaque de panique et besoin d'accompagnement fréquent).

C'est le plus invalidant des troubles anxieux car il peut entraîner la réclusion ou/et une forte dépendance à l'entourage.

Signes cliniques

Ce trouble est beaucoup plus fréquent chez les femmes et débute chez l'adulte jeune.

Concrètement, il existe une crainte de quitter son domicile, une crainte de la foule, des magasins, des avions : l'absence d'issue de secours facilement accessible est une caractéristique clé des situations phobogènes.

Il existe la crainte de ressentir des symptômes physiques désagréables (vertiges, tachycardie, diarrhées) dans les lieux redoutés.

Elle est très souvent associée à une attaque de panique, ou crise d'angoisse c'est-à-dire une montée brutale, subite et inopinée de symptômes anxieux majeurs somatiques et psychiques. (Voir définition propre de l'attaque de panique pour sa description précise).

Elle comprend très fréquemment des conduites d'évitement des lieux redoutés avec limitation du périmètre de sortie, voire enfermement au domicile ; il y a aussi très souvent des conduites de réassurances dites contra phobiques (personnes de confiance accompagnatrices, objets).

Évolution

Variable, le plus souvent chronique en l'absence de traitement. En moyenne plus de 2 patients sur 3 présentent toujours les symptômes 2 ans après le début des troubles.

Complications

Dépression, très fréquente.

Dépendance aux médicaments (surtout tranquillisants) et aux substances psychoactives (alcool).

Tentatives de suicide, rares, à l'acmé de l'attaque de panique, on parle alors de raptus anxieux. Elles sont aussi souvent favorisées par la dépression associée.

Causes

Selon le modèle psychanalytique, l'agoraphobie est une névrose phobique, liée à un échec de refoulement.

La source inconsciente d'angoisse est déplacée sur une situation ou un lieu.

Selon le modèle cognitivocomportemental, l'agoraphobie résulte d'un conditionnement entre un stimulus aversif (l'anxiété) et un stimulus neutre (un lieu ouvert, bondé). La phobie est entretenue par renforcement qu'il soit négatif (réapparition de l'angoisse à l'exposition du stimulus phobogène) ou positif (soulagement de cette même angoisse par l'évitement du stimulus phobogène).

Traitement

Il est double, pharmacologique à base d'antidépresseur sérotoninergiques (mieux vaut éviter les anxiolytiques ; même si l'alprazolam peut dans un premier temps aider à surmonter la crise), et psychothérapique de type cognitivo-comportementale et/ou de type psychanalytique.

L'apprentissage de la relaxation peut, comme dans tout trouble anxieux, être fort utile.

AGRANULOCYTOSE

Définition

Lorsque le chiffre de polynucléaires neutrophiles est inférieur à 500/mm^3.

Causes

- *L'origine centrale* est la plus fréquente (par envahissement de la moelle, après chimiothérapie).
- *Certains médicaments* peuvent entraîner un blocage de la maturation des progéniteurs médullaires.

• *L'origine est périphérique* lorsqu'il existe des auto-anticorps antipolynucléaires neutrophiles.

Signes cliniques

• *Ceux d'une infection bactérienne*, surtout lorsque l'agranulocytose est d'origine centrale. Cette infection est potentiellement mortelle.
• Les agranulocytoses d'origine périphérique sont le plus souvent asymptomatiques.

Traitement

C'est celui de la cause, lorsque cela est possible.

• *Une infection bactérienne* au cours d'une agranulocytose impose la mise en route le plus rapidement possible d'une antibiothérapie appropriée au foyer infectieux suspecté, à large spectre en l'absence de foyer infectieux.
• *Une antibiothérapie* (association *Augmentin* et *Ciflox*) peut être prescrite en demandant au patient de prendre ce traitement en cas de fièvre > 38,5 °C au cours d'une chimiothérapie potentiellement aplasiante sur une courte durée (< 1 semaine).
• *Le GCSF* (facteur de croissance des polynucléaires neutrophiles) raccourcit la durée de l'aplasie postchimiothérapie. Il est réservé aux aplasies > 1 semaine ou lorsqu'il existe plusieurs facteurs de déficit immunitaire.

AGRESSIONS SEXUELLES CHEZ L'ENFANT

Définition

Toute activité sexuelle à laquelle une victime est incitée ou contrainte à participer contre son gré ou par manipulation affective, physique ou matérielle. On admet qu'il doit y avoir une différence d'âge (> 5 ans) entre l'agresseur et l'agressé.

Agression physique, récente, avérée (viol ou tentative de viol)

Si possible, orientation vers une unité médico-judiciaire spécialisée. Sinon prise en charge judiciaire et médico-psychologique.

Sur le plan judiciaire

Établissement sur réquisition d'un certificat, comportant le récit de l'enfant, l'appréciation de son état psychique ; l'examen physique complet (traces de sévices : griffures, hématomes, tentatives de strangulation). L'examen périnéal et gynécologique est réalisé soit par un pédiatre (enfant impubère) soit par un gynécologue (lésions certaines ou possibles lors du 1er examen ; adolescente pubère ou prépubère). Il pratiquera les prélèvements pour recherche de sperme et étude de l'ADN, prélèvements qui doivent être mis sous scellés et confiés à la police ainsi que le certificat descriptif.

Sur le plan médico-psychologique

• Hospitalisation en cas d'agression intrafamiliale pour mettre l'enfant à l'abri d'une récidive ; également en cas de retentissement émotionnel important sur l'enfant et son entourage.
• Prévention de la grossesse chez l'adolescente pubère (pilule du lendemain).
• Prévention de l'infection à VIH par une association de 2 ou 3 antirétroviraux.
• Prévention de l'infection par le virus de l'hépatite B par vaccin + sérum.
• Contrôle des sérologies VIH 1 mois et 3 mois plus tard.
• Prise en charge psychologique ou pédopsychiatrique indispensable quels que soient l'âge de l'enfant et ses capacités de verbalisation.

Le rôle de l'infirmière est essentiellement un rôle de soutien et d'accompagnement de l'enfant et de ses parents. Importance d'une présence féminine lors des différentes phases de l'examen surtout si le médecin, en particulier le gynécologue, est un homme.

Consultation à la suite de la révélation par l'enfant ou par un tiers d'abus sexuels récents ou anciens

Parfois les faits rapportés sont récents et apparaissent véridiques d'après le récit de l'enfant, il faut conseiller aux parents de porter plainte surtout si l'examen clinique confirme les dires de l'enfant ; la prise en charge sera identique à la situation précédente. En cas de refus des parents de porter plainte, un signalement doit être adressé au Procureur de la République.

Le plus souvent, les abus sexuels (attouchements) ne laissent pas de traces cliniques, ce qui ne doit pas faire remettre en cause les dires de l'enfant ; mais, surtout s'il s'agit de faits anciens ou d'une allégation au sein d'un couple conflictuel, il n'y a pas d'urgence à mettre en route une procédure lourde ; la prise en charge doit être pluridisciplinaire (pédiatre, psychologue, assistante sociale, service de protection de l'enfance...). Éventuellement, une information sera transmise au Juge aux affaires familiales voire au Juge des enfants lorsque le conflit familial met en jeu l'équilibre psychique de l'enfant.

Consultation en raison de la découverte de « lésions » des organes génitaux externes

Une situation de maltraitance doit être suspectée lorsque les explications fournies sont incohérentes ou discutables (une simple chute sur les fesses ne peut expliquer une lésion de l'hymen dont l'insertion est relativement profonde).

À l'inverse, il existe des anomalies non traumatiques (anomalies congénitales de l'hymen, prolapsus du méat urétral...). Elles doivent être identifiées, éventuellement avec l'aide d'un gynécologue spécialiste de l'enfant afin d'éviter de faire peser sur les parents une suspicion insupportable.

Une irritation vulvaire n'est pas un signe de sévices sexuels, sauf si un germe particulier type gonocoque est en cause. Par contre, une irritation vulvaire peut être secondaire à une vulvite banale, des troubles mictionnels, ou traduire une masturbation, manifestation psychique chez un enfant enjeu d'une mésentente familiale.

Révélation d'une situation d'inceste

Elle impose de façon urgente une séparation du milieu familial pour protéger le jeune et le soustraire aux pressions visant à obtenir sa rétractation. un signalement doit être adressé en urgence au Procureur de la République.

Cette révélation peut être précédée pendant plusieurs années par des signes d'alerte : troubles du comportement, douleurs abdominales, troubles du sommeil, idées dépressives voire tentatives de suicide.

ALCALOSES

Voir *Équilibre acido-basique (troubles de l').*

ALCOOLISME

Définition

L'alcoolique est un buveur excessif qui a perdu la possibilité de ne pas absorber de manière habituelle et importante des boissons alcoolisées.

« *Il y a alcoolisme lorsqu'un individu a en fait perdu la liberté de s'abstenir d'alcool* » (Fouquet). L'alcoolisme est une maladie qui se traduit par des manifestations aiguës ou durables.

Chez un tel sujet, la dépendance psychique (désir irrépressible de boire) et physique (syndrome de sevrage à l'arrêt) à l'égard de l'alcool est telle qu'apparaissent des manifestations somatiques ou psychiatriques qui s'accompagnent d'une altération dans les relations avec autrui et dans le comportement social.

Causes et mécanismes

L'alcoolisation est un phénomène social quasi universel. Les alcooliques ne représentent qu'une faible minorité (6 % des usagers d'alcool). Les buveurs excessifs sont ceux qui consomment des quantités exagérées mais ne sont pas dépendants.

L'alcoolisme est un phénomène hétérogène. Des facteurs socioculturels favorisent les habitudes d'alcoolisation. Leur rôle est considérable si l'on considère la prévalence élevée de l'alcoolisme dans certaines professions, dans les pays où l'incitation est forte, dans les groupes sociaux défavorisés.

Des mécanismes psychologiques conditionnent les conduites alcooliques : impulsivité, compensation, auto-agressivité. Des traits de personnalité fréquemment rencontrés sont l'immaturité, la dépendance, l'intolérance aux frustrations mais il n'existe pas une personnalité préalcoolique spécifique.

Il n'y a pas d'hérédité alcoolique connue, mais il existe un spectre héréditaire incluant l'alcoolisme, et les autres conduites de dépendance.

Chez les enfants d'alcooliques, le risque est plus élevé que dans la population générale : rôle de l'exemple, des mauvaises conditions éducatives, de la participation génétique.

L'alcoolisme féminin est très souvent un alcoolisme névrotique ou dépressif.

Signes essentiels

Cinq grands types d'alcoolismes sont décrits :

• les *alcoolites*, 50 % des cas masculins en France réalisent une intoxication par des quantités élevées de vin ou de bière ;

• les *alcooloses* ou *névroses alcooliques* : 40 % des cas masculins, 80 % des cas féminins, avec consommation discontinue, souvent solitaire, d'apéritifs et de liqueurs fortes ; le sentiment de culpabilité est important ;

• les *dipsomanies* : crises brèves où le sujet absorbe clandestinement tout ce qu'il peut trouver comme boisson alcoolisée ;

• l'*alcoolisme symptomatique d'une névrose ou d'une psychose* est différent ; la dépendance est purement psychologique dans un premier temps, l'alcool apaisant la souffrance psychique ;

• l'*alcoolisme associé aux autres toxiques (ou secondaire à l'arrêt)*. Actuellement se développe l'alcoolisme secondaire ou mélangé à d'autres prises de toxiques. L'alcoolisme peut aussi persister ou remplacer les autres toxiques.

Toutes ces formes finissent par aboutir au tableau d'imprégnation alcoolique chronique où les modifications psychologiques sont constantes :

• troubles du caractère (irritabilité, agressivité, jalousie) ;

• troubles de l'affectivité (fréquence de la dépression) ;

• troubles intellectuels, en particulier « trous de mémoire ».

Toute l'existence est organisée autour de la boisson.

Les symptômes somatiques : hépatiques, neurologiques, cardio-vasculaires, nécessitent un bilan complet.

Les conséquences de l'alcoolisme sont diverses : désinsertion sociale, surmortalité, suicides, accidents, complications psychiques, criminalité sont l'aboutissement de cette toxicomanie.

L'intoxication aiguë : entraîne *l'ivresse simple*, qui elle-même entraîne une modification de l'humeur, du comportement et une incoordination motrice.

Le coma alcoolique s'observe avec des alcoolémies dépassant 87 mmol/L (4 g/L). Il faut toujours rechercher une hypoglycémie.

L'ivresse compliquée ou pathologique :

• soit excito-motrice avec crise clastique grave ;
• soit hallucinatoire ;
• soit délirante avec des idées de jalousie et de persécution.

Les complications neuropsychiques seront traitées à la rubrique correspondante :

• *delirium tremens* (→) ;
• encéphalopathies alcooliques (→).

Examens paracliniques

Certains examens ont une valeur de dépistage :

• à la NFS découverte d'une macrocytose supérieure à 98 μm^3 ;
• le taux de γ-GT augmenté qui est peu spécifique ;
• La CDT (transferrine désyalilée ou carbohydrate – deficient transferrine) dont l'élévation est plus spécifique en cas de consommation d'alcool.

Ils doivent faire partie du bilan, ainsi que le bilan hépatique, lipidique, glycémique, rénal et ionique, la radio pulmonaire. Des tests psychologiques permettent d'apprécier une détérioration mentale et la personnalité.

Surveillance et évolution

Lors d'une cure de désintoxication, il faut une surveillance somatique quotidienne en recherchant particulièrement tremblements, céphalées, insomnies, déshydratation. Le malade ne doit pas sortir et ne doit pas avoir d'apport clandestin d'alcool.

Les inévitables rechutes demandent une compréhension importante. À ce prix, l'évolution peut être favorable, si les atteintes somatiques ne sont pas trop massives.

Traitement

Il devrait être préventif et le dépistage précoce. Il est essentiel de toujours considérer l'alcoolique comme un malade qui peut être soigné et savoir que ce traitement demande du temps, de la patience et de la compréhension. Le travail sur la motivation est indispensable.

Ce principe permet d'exclure le mépris, le rejet ou les propos moralisateurs.

L'hospitalisation est le plus souvent indispensable pour entreprendre une cure de désintoxication. Le traitement comporte la prescription systématique de tranquillisants de type benzodiazépine (Valium, Seresta), de vitamines B, de boissons abondantes (eau). Pendant cette période de sevrage total, on cherche à renforcer les motivations : déculpabilisation, explication, participation à des thérapies de groupe (rencontre avec les groupes d'anciens buveurs, élément primordial d'une abstinence ultérieure).

Une action sur l'entourage doit être entreprise dès cette période afin que le patient retrouve un nouvel équilibre.

La postcure est basée sur l'abstinence totale et définitive.

Les vitamines B1-B6 sont nécessaires pour prévenir les encéphalopathies carentielles (Gayet-Wernicke, Korsakoff).

*L'utilisation d'*Acamprosate (*Aotal*) et plus récemment de naltrexone *Révia* diminue, chez certains, le désir d'ingestion d'alcool.

Les associations d'anciens buveurs sont la base du soutien psychologique. Les résultats sont de meilleur pronostic s'il existe une bonne insertion professionnelle, la collaboration du milieu de travail, l'implication positive de la famille, la participation à un groupe d'anciens buveurs.

Pour la pratique, on retiendra :

Toxicomanie la plus répandue dont les causes sont diverses : facteurs socioprofessionnels, personnalités immatures, association à d'autres toxicomanies.

Chez la femme, l'alcoolisme s'observe plutôt dans un contexte névrotique ou dépressif.

Cliniquement, l'importance de l'alcoolisation est rarement avouée. L'examen recherche : tremblements, logorrhée, odeur particulière de l'haleine, atteinte hépatique clinique et/ou biologique.

Pendant la cure de désintoxication, le rôle de l'infirmière est important comme soutien vis-à-vis du malade et de sa famille ; dans son orientation vers une association d'anciens buveurs.

Le pronostic global est mauvais ; la guérison définitive ne semble pas dépasser les 5 %.

ALCOOLISME (complications neurologiques)

Les complications neurologiques de l'alcoolisme comprennent principalement :

- ivresses aiguës ;
- *delirium tremens* ;
- encéphalopathie de Gayet-Wernicke et syndrome de Korsakoff ;
- névrites optiques rétrobulbaires ;
- polynévrites éthyliques (→ Polynévrites) ;
- atrophies cérébrales et cérébelleuses ;
- comitialité ;
- atteintes musculaires (myopathie alcoolique).

Ivresse aiguë

C'est la conséquence d'une ingestion massive d'alcool. Elle est plus ou moins spectaculaire selon la sensibilité particulière du sujet et l'alcoolémie, l'existence éventuelle de lésions ou d'intoxications (tentatives d'autolyse, drogues) associées.

Le diagnostic repose sur l'anamnèse et sur une *alcoolémie positive*. Le malade n'en garde en général pas de souvenir, d'où des conséquences médicolégales possibles.

L'ivresse peut être *excito-motrice* avec agitation intense et hallucinations. Des actes incontrôlés agressifs sont possibles.

Elle peut aussi être délirante : le malade est moins agité ; les propos sont incohérents avec des éléments délirants et des fabulations. Le seul traitement est une contention au calme dans une salle de dégrisement.

Le delirium tremens (DT) est une grande urgence médicale

Étiologie *:* le *delirium tremens* survient chez des grands buveurs ; il est lié à un sevrage brutal d'alcool 3 à 4 jours auparavant : sevrage volontaire, dû à une infection intercurrente ou à une hospitalisation, à une incarcération, à une intervention chirurgicale urgente.

Le stade de prédelirium dure 24 à 48 heures : il comporte une insomnie et des cauchemars nocturnes, des sueurs profuses, des fluctuations de l'humeur et de la vigilance. Des crises d'épilepsie sont fréquentes à ce stade.

Le delirium tremens comporte une *confusion mentale* avec obnubilation, désorientation temporo-spatiale, bradypsychie (lenteur des idées), propos incohérents, coupure complète avec le réel. Il existe un *onirisme (= rêves, cauchemars)* intense, qui s'aggrave en fin de journée et dans l'obscurité avec des *hallucinations* surtout visuelles (thèmes professionnels ou visions d'horreur, d'animaux : rats, insectes...) d'où une agitation et parfois une agressivité.

✚ Conduite à tenir et surveillance

Il faut hospitaliser ces malades. Un examen clinique rapide mais complet est indispensable. *L'infirmier(e) devra surveiller la conscience* du fait de fluctuations rapides possibles de l'état de conscience, se méfier des chutes possibles, doser l'alcoolémie (elle est nulle : le DT n'est pas une ivresse mais un syndrome de sevrage). Il est préférable de perfuser abondamment ces malades par du sérum glucosé *additionné de NaCl et de KCl et de vitamines B1 (ou polyvitamines) du fait du risque d'hypoglycémie.* Le malade doit être installé dans un endroit calme mais il faut éviter les médicaments trop sédatifs qui peuvent majorer les troubles de la conscience ou faire chuter la tension artérielle. Surtout, il faut se méfier *d'affections neurologiques ayant une traduction pseudo-ébrieuse :* hématome sous-dural aigu ; hémorragie méningée.

Le tremblement est fin, rapide, réalisant un frissonnement généralisé.

Les signes généraux (importance de l'hyperthermie, des sueurs, et de la déshydratation avec risque de collapsus vasculaire) ont valeur de pronostic.

Examens : hémogramme, ionogramme, urée, créatinine guident la réanimation. Recherche d'un foyer infectieux associé : radiographies du thorax (pneumonie à pneumocoque +++), hémocultures. Si besoin, TDM cérébrale ou PL.

✚ Surveillance infirmière

Surveillance de la conscience, de l'agitation ; patient si possible en chambre seule, souvent avec une contention protectrice, par bracelets, des 4 membres étant donné le risque de chutes. Surveillance régulière du pouls, de la PA, de la température, de l'hydratation. Ionogrammes répétés pour guider la réanimation.

Traitement : il doit être établi en urgence.

Le malade doit être au calme dans une pièce suffisamment éclairée en limitant la contention.

- Réhydratation massive par voie parentérale avec 3 à 6 litres par 24 heures avec apports d'électrolytes et de vitamines du groupe B.
- *Haldol* ampoules à 5 mg 3 à 4 fois par jour en IM ou dans la perfusion.
- *Tranxène* 50 mg 1 à 3 fois par jour (à dissoudre dans la perfusion).

Traitement préventif : en cas d'hospitalisation d'un alcoolique, prescription d'*Haldol per os* et de boissons abondantes (3 litres d'eau par jour), ainsi que de sédatifs au besoin.

Pour la pratique, on retiendra :

– Le delirium tremens est une complication aiguë du sevrage en alcool.
– Pouvant survenir en service de médecine et de chirurgie.
– Importance du diagnostic précoce, clinique.
– Maladie grave si elle n'est pas prise à temps.
– Rôle technique de l'infirmière : hydratation et supplémentation en vitamines, aide à passer le cap aigu, surveillance.

Encéphalopathie de Gayet-Wernicke

Elle est liée à une carence en vitamine B1. Elle survient le plus souvent chez des éthyliques *anorexiques* et *dénutris mais également dans d'autres cas de dénutrition avancée chez des malades sobres, ou en cas de vomissements sévères chez une femme enceinte.* La carence en vitamines B1 peut être aggravée par une alimentation parentérale exclusivement sucrée (malades perfusés en sérum glucosé).

Le tableau clinique comprend : une confusion mentale, des troubles de la marche et de l'équilibre, une hypertonie, un nystagmus et des paralysies oculomotrices quasi constantes.

- *Le diagnostic* est avant tout clinique.
- *La biologie* montre des signes de dénutrition, une hypoprotidémie et une augmentation de la pyruvicémie qui témoigne de la carence en vitamine B1.

Le traitement est une urgence : il repose sur la vitamine B1 par voie IM ou diluée dans une perfusion à la dose de 1 g/j.

L'évolution se fait sous traitement vers l'amélioration progressive avec régression des paralysies oculomotrices, puis des troubles du tonus et de l'équilibre, puis de la confusion.

Il peut y avoir guérison sans séquelles ou persistance d'un *syndrome de Korsakoff séquellaire* en cas de retard au traitement.

Syndrome de Korsakoff

C'est un tableau chronique, durable, marqué par des troubles de la mémoire des faits récents : le malade est incapable de mémoriser des faits nouveaux. L'amnésie concerne la période récente, et tous les événements présents et à venir, mais également parfois des faits plus anciens de sa biographie sur 5 à 10 ans (amnésie rétrograde). La mémoire des faits très anciens est conservée ainsi que l'intelligence et le jugement. Les troubles de la mémoire entraînent *une désorientation temporo-spatiale, des fabulations et des fausses reconnaissances.*

Traitement par la vitamine B1 IM permettant d'espérer une amélioration partielle.

Hors l'alcoolisme, certains traumatismes crâniens, certaines tumeurs intéressant les circuits neurologiques de la mémoire peuvent donner un tableau similaire.

Névrites optiques rétrobulbaires alcoolo-tabagiques (→)

Elles sont la conséquence d'une intoxication mixte alcoolo-tabagique. Le malade souffre d'une baisse *bilatérale* de l'acuité visuelle qui peut aller jusqu'à la cécité.

Le diagnostic nécessite un bilan ophtalmologique : il faut quantifier la baisse de l'acuité visuelle. Il existe un scotome central (tache noire) au *champ visuel* et des *troubles de la vision des couleurs.*

Le fond d'œil peut montrer une décoloration du segment temporal de la papille, les potentiels évoqués visuels attestent de la lésion du nerf optique.

Les troubles visuels régressent mal et exigent l'arrêt de l'intoxication par l'alcool et le tabac, et de fortes doses de vitamines B IM.

Démences alcooliques et atrophies cérébelleuses

Elles surviennent chez des éthyliques anciens.

Détérioration intellectuelle et dilatation des sillons corticaux à la TDM éventuellement liée à des séquelles de contusions cérébrales anciennes du fait des traumatismes en état d'ivresse.

L'atrophie cérébelleuse se traduit surtout par des troubles de la marche et de l'équilibre avec élargissement du polygone de soutien donnant à la marche l'aspect d'un « marin sur le pont d'un navire ». Diagnostic confirmé par l'IRM. Pas d'autre traitement que la rééducation et la renutrition.

Épilepsie

- L'alcoolisme peut aggraver une comitialité autonome et rendre celle-ci intraitable, être à l'origine de contusions cérébrales, elles-mêmes causes d'une épilepsie.
- Les ivresses aiguës et le *delirium tremens* s'accompagnent souvent de crises convulsives. Dans ce cas, l'EEG en dehors de la crise est normal et le traitement repose surtout sur le sevrage, et non sur les antiépileptiques.

ALCOOLISME FŒTAL

Définition

Conséquence sur l'enfant de l'intoxication alcoolique de la mère pendant la grossesse. Proportion-

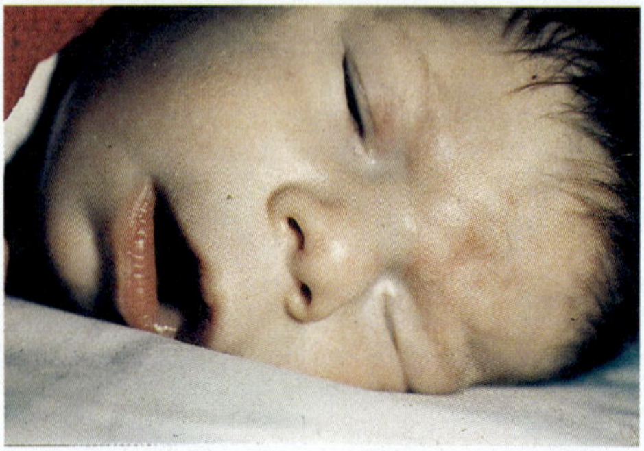

Faciès caractéristique (lèvre supérieure fine, en arc de Cupidon ; absence de philtrum).

nelle à l'ancienneté et à l'importance de l'éthylisme (*cf.* illustration).

Signes essentiels

- faciès particulier avec fentes palpébrales étroites, allongement et perte du relief du philtrum, petit menton étroit ;
- nanisme ;
- arriération mentale avec microcéphalie ;
- malformations viscérales (cœur, reins).

Pronostic

Il est très défavorable. Prévention : désintoxication et abstinence de toute boisson alcoolisée lors d'une autre grossesse, ou contraception efficace.

ALGIES PELVIENNES EN GYNÉCOLOGIE

Définition

Douleurs localisées à l'hypogastre et aux fosses iliaques irradiant vers la vulve et le vagin, parfois vers les lombes, et dont l'intensité paraît être hors de proportion avec les lésions trouvées à l'examen physique.

Les douleurs pelviennes sont un des motifs de consultation les plus fréquents en gynécologie. Il faut se rappeler qu'une douleur abdominale sous-ombilicale ou pelvienne chez une jeune femme n'a pas une origine uniquement gynécologique : douleur rhumatologique, digestive ou urinaire.

Signes cliniques

L'examen clinique, très complet et soigneux, recherche des arguments étiologiques et des indications d'explorations complémentaires.

L'interrogatoire, s'il est patient, est riche en enseignement. Il caractérise :

- la vie professionnelle et le mode de vie ;
- les antécédents : infections génitales, interventions abdominales, rhumatologiques, digestifs ;
- les caractères de la douleur : douleurs pelviennes chroniques ou périodiques.

Dans les deux tableaux, il faut bien explorer le terrain psychosomatique et bien préciser l'environnement conjugal, parental, la vie professionnelle et sociale.

Lorsque le diagnostic est fait

Il faut envisager un geste thérapeutique, et si l'on envisage une réparation chirurgicale, il faut se poser une double question :

- l'anomalie découverte est-elle responsable des douleurs ? Faut-il appeler ces phénomènes « psychogènes » ?
- la cure chirurgicale peut-elle les soulager ?

Douleur pelvienne en gynécologie	
Douleur pelvienne périodique (syndrome douloureux cyclique) : – syndrome intermenstruel (→) ; – dysménorrhée (→) ; – endométriose (→).	*Douleur pelvienne non rythmée par le cycle menstruel* : – kyste ovarien (→) ; – ovaires dystrophiques (→) ; – infection utéro-tubaire ; – statique : rétroversion, prolapsus, Masters et Allen, etc.

ALGIES VASCULAIRES DE LA FACE

Céphalée dite « primaire » comme la migraine, c'est-à-dire sans cause reconnue. Sa sémiologie est très particulière.

Diagnostic d'algie vasculaire de la face

Il s'agit d'une affection débutant vers 20-30 ans plus fréquente chez l'homme que chez la femme. La douleur est orbitaire et/ou périorbitaire, toujours du même côté et unilatérale, d'intensité forte ou intolérable. Le malade a souvent une impression d'arrachement, de broiement de l'œil.

L'affection évolue avec une périodicité caractéristique. Le malade souffre durant des périodes de quelques semaines ou mois, séparées par des mois d'accalmie complète. Pendant les périodes douloureuses, le malade souffre tous les jours une ou plusieurs fois par 24 heures ; la crise a souvent lieu la nuit et dure 30 à 90 minutes.

La douleur est souvent accompagnée d'un larmoiement, d'un écoulement nasal, d'une rougeur con-

jonctivale, d'un signe de Claude Bernard-Horner (myosis et ptosis) du côté de la douleur.

Diagnostic différentiel :

• certaines affections banales de la face (douleur dentaire ou sinusienne) ;
• un glaucome aigu ;
• une névralgie du trijumeau essentielle ou secondaire (→).

Traitement

Il repose sur le sumatriptan (*Imiject*) injectable ou encore l'inhalation d'oxygène nasal (7 L/min) comme traitement de la crise et/ou *le vérapamil (Isoptine)* entre 360 et 1 200 mg/j sous surveillance ECG ou les corticoïdes comme traitement de fond pour la période douloureuse de quelques semaines ou mois. Dans les formes chroniques (10 %), on peut prescrire des sels de lithium.

ALGODYSTROPHIE RÉFLEXE (ADR)

Définition

On appelle algodystrophie réflexe (ADR), ou ostéoporose douloureuse post-traumatique ou syndrome algodystrophique ou **syndrome douloureux régional complexe**, une *ostéopathie* se manifestant par des douleurs survenant le jour, à l'usage du membre atteint, accompagnée dans un deuxième temps de *troubles trophiques* à type d'œdème et de troubles vasomoteurs, puis dans une troisième phase une évolution vers une sclérose spéciale. Les radiographies montrent une ostéoporose particulière décrite *infra*.

Causes et mécanismes

Il s'agit d'un syndrome de mécanisme complexe, qui relève de nombreuses et diverses étiologies : traumatismes directs avec ou sans fracture, très fréquemment ; insuffisance coronaire et infarctus du myocarde, diabète, affections pulmonaires, cérébrales, hyperthyroïdie, médicamenteuses (isoniazide, barbituriques), etc. Toutefois, dans un nombre important de cas, aucun facteur étiologique n'est retrouvé. Une plus grande fréquence féminine est notée.

L'ADR touche les membres. Son siège est unilatéral, au membre supérieur ou au membre inférieur. Les articulations le plus souvent atteintes sont la main, l'épaule (et l'extension peut se faire de l'une à l'autre, réalisant alors un « syndrome épaule-main »), le pied, parfois le genou, la hanche.

Signes cliniques

Le syndrome algodystrophique est très caractéristique, par son évolution en deux temps. D'abord, des douleurs osseuses et des troubles vasomoteurs plus importants aux extrémités (main, pied).

Les signes de début sont souvent intriqués avec ceux du traumatisme initial ou de l'affection neurologique en cause.

La douleur est *mécanique*, donc diurne, ne se manifestant qu'à l'usage du membre atteint et à la pression osseuse, provoquant une forte *impotence fonctionnelle.* Le segment du membre atteint (pied ou main, par exemple) est œdématié, rouge, avec atrophie musculaire rapide. On note une hypersudation locale. La peau est succulente, les doigts sont boudinés. Les articulations de voisinage sont enraidies. Dans un deuxième stade l'affection va évoluer vers une rétraction des plans cutanés (la peau s'atrophie, les poils tombent, les ongles deviennent cassants) avec une raideur plus ou moins douloureuse de l'articulation nécessitant une prise en charge kinésihérapique (après la phase algique).

Signes paracliniques

Les signes radiologiques ont un *retard* de 3 à 6 semaines sur la clinique : ils sont dans les cas typiques constitués par une *ostéoporose* irrégulière, *inhomogène,* faite d'apposition de zones claires et de zones normalement calcifiées, donnant à l'os un aspect moucheté, vermoulu, dit en *sucre mouillé*. Parfois, une articulation est le siège d'une extension de l'ADR sans qu'il y en ait manifestation clinique. Dans les cas difficiles, au début, on peut s'aider de la scintigraphie osseuse qui montre une hyperfixation osseuse locorégionale. On peut également retrouver d'autres fixations sur les articulations à distance sur le même membre, parfois non douloureuses. On peut également s'aider d'une IRM qui montre des images beaucoup plus précoces que la radiographie conventionnelle.

Il n'y a *aucune anomalie biologique*. La numération sanguine et la vitesse de sédimentation restent normales, de même que le bilan phosphocalcique.

Évolution

L'évolution est presque toujours, mais lentement, favorable (plusieurs mois) ; elle n'est pas exempte d'extension au reste du membre, ni de récidive.

Rarement l'ADR évolue vers la dystrophie chronique avec membre froid blafard, et rétractions tendineuses.

Sous traitement, les douleurs s'amendent assez rapidement, la peau reprend une coloration normale, l'œdème régresse. L'os garde cependant parfois une certaine tendance à la décalcification, mais homogène.

Traitement et pronostic

Les traitements sont très nombreux, témoins de notre méconnaissance des mécanismes. Citons les vasorégulateurs périphériques, les β-bloquants ; les anti-inflammatoires et antalgiques, les sédatifs anxiolytiques, toujours utiles ; la calcitonine qui, utilisée précocement, a souvent un effet antalgique rapide ou des perfusions de biphosphonates.

Dans les formes rebelles, on peut réaliser en milieu spécialisé des « blocs à la guanéthidine ».

La masso-kinésithérapie doit toujours être prudente et douce et ne pas être entreprise avant l'atténuation des douleurs.

ALIMENTATION DU NOURRISSON ET DE L'ENFANT

DE 0 À 5 MOIS RÉVOLUS : ALIMENTATION EXCLUSIVEMENT LACTÉE

Les différents laits

Le lait maternel

Il est parfaitement adapté aux besoins du nouveau-né humain. Composition chimique, apport immunitaire, protéines spécifiques de l'espèce non allergisantes.

Contre-indications à l'allaitement maternel :

- prise de certains médicaments par la mère ;
- infections virales évolutives : VIH, HTLV, hépatite B (si HBe +), hépatite C (PCR +) ;
- toxicomanie ;
- alcoolisme.

Conduite de l'allaitement maternel : les tétées doivent se faire à la demande, le plus tôt possible après la naissance. Il faut veiller à une bonne position de l'enfant, pendant la tétée, lui permettant de bien déglutir et de vider le sein. Une bonne technique favorise la lactation et prévient les incidents et complications (crevasses, engorgement mammaire, lymphangite).

Le lait artificiel

Il fait appel à des laits industriels dérivés du lait de vache mais celui-ci a été modifié afin de se rapprocher de la composition chimique du lait maternel. Les compositions de ces laits 1er âge ou « laits adaptés » sont assez proches, mise à part la teneur en protéines du lait de vache et en lactose qui conditionne la vitesse du transit et la sensation de satiété.

À partir de 5 mois, passer au « lait de suite ».

Indications particulières :

- les laits adaptés pour prématurés : supplément calorique ;
- les laits hypoallergéniques : complément de l'allaitement maternel en cas de lactation insuffisante. Enfant à risque d'atopie ;

> **✚ Surveillance**
> – Croissance pondérale (+ 25 g/jour en moyenne).
> – Comportement de l'enfant.

- les laits acidifiés : constipation, coliques ;
- les laits anti-reflux (*AR, Confort, Premium*) : complément diététique du traitement du reflux.

Tous les laits artificiels se reconstituent de la même façon : 1 mesure rase de poudre de lait dans 30 mL d'eau non gazeuse faiblement minéralisée.

Nombre et volume des repas : en moyenne 6 à 7 repas de 80 à 110 mL de J7 à J30 ; à partir de J30, ration quotidienne répartie en 5 ou 6 repas, calculée selon la formule :

Q mL = (P/10 + 200) +/– 100.

Les vitamines et oligo-éléments

Chez les enfants nés à terme, les besoins en vitamines A, B, C, et E sont assurés par l'alimentation.

Les apports en vitamine D du lait sont insuffisants pour la prévention du rachitisme en particulier chez les prématurés et les enfants à peau pigmentée :

- Supplément quotidien de vitamine D : 800 à 1 500 UI.
- Supplément quotidien de fluor (prophylaxie de la carie dentaire) :
  - < 2 ans : 0,25 mg/j ;
  - > 2 ans : 0,25 à 1 mg/j.

Chez les enfants au sein, supplément de vitamine K, 2 mg = 0,2 mL 1 fois par semaine.

LA DIVERSIFICATION ENTRE 5 ET 6 MOIS

- À 5 mois : lait de suite et laitages (yaourts, petits suisses, fromage blanc). Légumes et fruits cuits, mixés ou petits pots, 1 fois par jour.
- À 6 mois : viande ou équivalent protidique (jaune d'œuf, poisson, jambon), 10-15 g (30 g à 1 an).

Ne pas introduire le gluten avant 6 mois (les farines sont un complément nutritionnel non indispensable, à donner en fonction de l'appétit de l'enfant).

Chez l'enfant à risque d'atopie : introduire les nouveaux aliments un par un ; se méfier des mélanges (fruits, surtout exotiques, jus de fruits), des allergènes masqués (beurre de cacahuète) ; proscrire l'huile d'arachide ; poursuivre l'allaitement maternel ou le lait HA jusqu'à 6 mois minimum ; retarder jusqu'à 1 an l'introduction des aliments allergisants tels que le blanc d'œuf, le poisson, le kiwi…

À PARTIR DE 7 MOIS

Quatre repas :

- Petit déjeuner : lait ou bouillie (6 g = 2 cuillères à café dans 100 mL de lait).

- Déjeuner : purée de légumes avec viande ou œuf ou poisson ; dessert, fruits ou laitage.
- Goûter : lait ou laitage et fruit.
- Dîner : soupe de légumes, dessert (fruit ou laitage).

Apport quotidien de lait ou équivalent (environ 500 mL) :

125 mL de lait = 1 yaourt = 4 petits suisses = 1 bol de fromage blanc.

Après 1 an : lait de croissance ou lait stérilisé UHT entier.

ALLERGIE (généralités)

Les maladies allergiques tiennent une place importante dans la vie courante. Il peut s'agir de plusieurs types de maladies :

- conjonctivite ;
- rhinite ;
- eczéma ;
- urticaire ;
- mais surtout la maladie asthmatique.

L'allergie provoque parfois des chocs anaphylactiques mortels.

À l'état normal, l'organisme est capable de produire, au contact des allergènes, des anticorps type IgE qui, en se fixant sur l'allergène, vont provoquer une réaction immunologique avec une expression clinique selon le siège de ce contact.

Types d'allergènes

Il existe schématiquement trois types d'allergènes :

- **les pneumallergènes :** pollen, acariens, poussières de maison ou industrielles, les allergènes de chat et de chien. Tous ces pneumallergènes sont en suspension dans l'air ambiant, et peuvent entrer en contact avec le corps humain et provoquer une réaction allergique ;
- **les trophallergènes** : ce sont les allergies alimentaires qui agissent essentiellement au niveau de la muqueuse intestinale, mais parfois leur retentissement est général (exemples fréquents : allergie au lait de vache, œuf, fraises, etc.) ;
- **les allergènes médicamenteux** : l'allergie la plus fréquente concerne quelques antibiotiques et notamment la pénicilline qui peut provoquer une réaction allergique quel que soit le mode d'administration. D'autres médicaments dont la liste est non exhaustive peuvent provoquer une réaction allergique modérée, voire grave.

Mécanismes

L'allergie repose sur trois procédés :

- **l'atopie** : prédisposition individuelle, héréditaire, à développer une réaction allergique en contact avec un allergène et production d'anticorps, en particulier de type IgE. On parle d'un terrain atopique personnel ou familial ;
- **les allergènes :** quel que soit le type d'allergène, le premier contact chez un patient atopique peut provoquer une réaction qui est généralement reproductible à chaque contact ultérieur ;
- **les immunoglobulines E :** ce sont des anticorps produits après le contact avec l'allergène qui stimulent certaines cellules (polynucléaires basophiles et mastocytes) et libèrent des substances chimiques (histamine, sérotonine, prostaglandines...) induisant ainsi des réactions de type allergique en fonction de l'endroit touché, soit une crise d'asthme (bronches), une urticaire (peau) ou un état de choc (vaisseaux, vasodilatation).

D'autres facteurs peuvent influencer, voire aggraver, cette réaction allergique :

- le tabac ;
- les infections virales ;
- la pollution domestique, industrielle ou atmosphérique.

Notons enfin la participation des facteurs psychologiques en cas d'allergie respiratoire et notamment chez les asthmatiques.

Traitement

Le traitement repose :

- essentiellement sur l'éviction de l'allergène incriminé, ce qui est souvent difficile à réaliser en pratique courante ;
- sur les médicaments empêchant la réaction allergique : les antihistaminiques, les anti-inflammatoires type corticoïde ainsi que le traitement symptomatique au niveau de l'organe atteint.

ALLERGIE NASALE OU NASO-SINUSIENNE

Voir aussi *Obstruction nasale, Polypose nasale, Rhinites aiguës.*

La muqueuse naso-sinusienne est particulièrement exposée aux sollicitations allergéniques du fait de sa fonction de filtre aérien, mais elle peut également réagir à des stimulations endogènes.

La rhinite allergique, très fréquente, peut intéresser tous les âges de la vie.

Elle peut être saisonnière (pollens) ou perannuelle (acariens, plumes, animaux domestiques, etc.).

Ses manifestations cliniques sont variées :

- rhinite ;
- obstruction nasale ;
- polypose naso-sinusienne.

Examens biologiques

- Recherche d'une hyperéosinophilie.

• Phadiatop (test orienté vers les allergies respiratoires).
• Dosages d'anticorps spécifiques et non spécifiques : RAST (*Radio Allergo Sorbent Test*), RIST (*Radio Immuno Sorbent Test*).
• Tests cutanés.

Traitement

Des traitements de natures diverses peuvent être opposés à l'allergie naso-sinusienne :

• *suppression des allergènes* : traitements des locaux contenant des acariens, suppression des oreillers en plumes ou des animaux domestiques ;
• *blocage de l'action des allergènes* au niveau de la muqueuse nasale (gouttes ou sprays) ;
• *antihistaminiques* : de nombreux antihistaminiques, dépourvus d'effet sédatif, existent sur le marché ;
• *corticothérapie locale* : elle est réputée ne pas entraîner d'effets systémiques et peut être prescrite pendant des périodes prolongées ;
• *corticothérapie générale* : son indication ne peut être que transitoire et pour des formes sévères notamment en cas de polypose naso-sinusienne ; elle est alors associée à une antibiothérapie par voie générale ;
• *désensibilisation spécifique* : dans les formes récidivantes et après identification du ou des allergènes responsables.

ALOPÉCIE

L'alopécie est une raréfaction localisée ou diffuse de la chevelure ou de la pilosité.

ALOPÉCIES LOCALISÉES

Non cicatricielles

Il n'y a pas de destruction des follicules pileux ; la repousse est en théorie possible.

Pelade : elle forme une ou plusieurs plaques d'alopécie, bien limitées, lisses, propres. Elle peut atteindre au maximum tout le cuir chevelu et tous les poils du corps (pelade *universalis*).

L'étiologie est mal connue mais on retrouve souvent un choc psychoaffectif récent ; une maladie auto-immune peut être associée, et il existe parfois des antécédents familiaux.

L'évolution est variable, la repousse est obtenue habituellement en 3 à 18 mois.

Le traitement est fonction de l'intensité de la pelade : cryothérapie, rubéfiants et corticoïdes locaux pour les formes mineures, photothérapie, méthotrexate pour les formes graves.

Teigne : → dermatophyties.

Trichotillomanie : tic d'arrachage des cheveux.

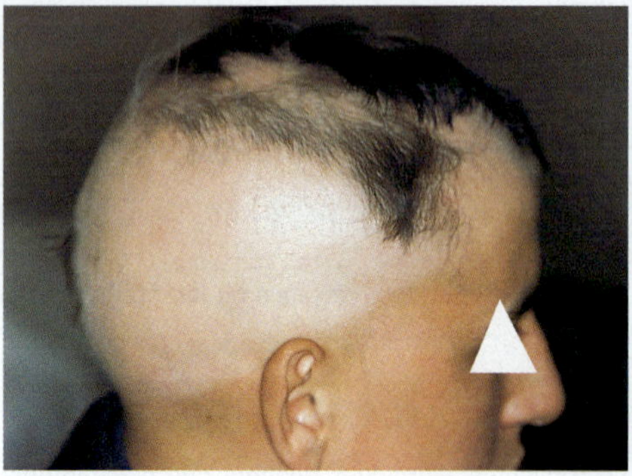

Pelade en couronne.

Cicatricielles

Les follicules pileux sont détruits, il n'y a pas de repousse possible.

Étiologie :

• traumatisme local ;
• infection ;
• favus (→ dermatophyties) ;
• lupus érythémateux (→) ;
• sclérodermie (→) ;
• lichen plan (→) ;
• tumeur (métastase, carcinome basocellulaire) ;
• sans étiologie connue (pseudo-pelade de Brocq).

Le traitement est celui de la cause lorsque cela est possible (*cf.* illustration).

ALOPÉCIES DIFFUSES

Alopécies diffuses aiguës

Infections récentes :

• *avant tout, la syphilis secondaire :* l'alopécie apparaît après 3 à 6 mois d'évolution, prédomine aux régions temporo-pariétales, « en clairière » ;
• d'autres infections, par l'intermédiaire de l'hyperthermie, peuvent entraîner une alopécie diffuse, aiguë, à début brusque, appelée *effluvium* télogène.

Causes endocriniennes :

• *hypothyroïdie :* la repousse se fait avec le traitement hormonal substitutif ;
• *hyperthyroïdie :* la dépilation est passagère ;
• *insuffisances antéhypophysaires :* l'alopécie est en générale définitive ;
• carences alimentaires et malabsorptions.

Causes médicamenteuses :

• les antimitotiques ;
• les anticoagulants ;
• les rétinoïdes.

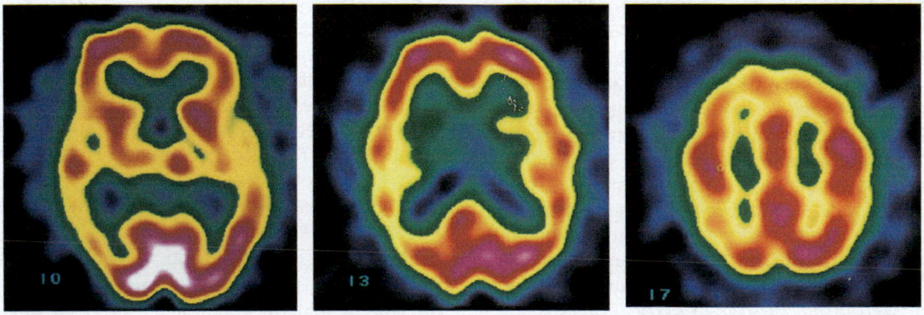

Scintigraphie cérébrale : cet examen permet d'étudier, par un traceur radioactif, le débit sanguin et le métabolisme du cerveau et de comparer cette image « fonctionnelle » à l'image morphologique de l'IRM.
Sur ce cliché réalisé dans une **maladie d'Alzheimer**, il existe un hypométabolisme des aires corticales pariéto-occipitales.

Causes psychoaffectives : surmenage, choc affectif, syndrome dépressif, accouchement, peuvent entraîner un *effluvium* télogène, dont la repousse est la règle en quelques mois.

Alopécie diffuse chronique

C'est une alopécie banale, dite androgénique, affectant surtout les hommes, et éventuellement les femmes, avec apparition de golfes temporaux et d'une alopécie du sommet du crâne (« tonsure »).

Le rôle des hormones mâles et de l'hérédité sont indiscutables.

L'évolution se fait par poussées, le plus souvent inexorable.

Le traitement associe :

- des conseils d'hygiène capillaire non traumatisante, antiséborrhéique ;
- *Minoxidil* en lotion (à 2 ou 5 %) ;
- finastéride (*Propécia*) uniquement chez l'homme ;
- greffons de cuir chevelu.

ALPORT (syndrome d')

Voir *Néphropathies héréditaires urémigènes*.

ALZHEIMER (maladie d')

Définition

Maladie fréquente posant un véritable problème économique et de société, elle représente la cause la plus fréquente des démences (300 000 à 500 000 patients en France). Elle peut débuter tôt, dès 50 ans, voire avant, mais devient surtout très fréquente après 75-80 ans (3 % des sujets âgés de plus de 70 ans seraient atteints, et 29 % des sujets de plus de 85 ans) [démence dite autrefois « sénile »]. Il s'agit d'une maladie uniquement neurologique, qui se traduit par une perte irréversible de cellules du cortex cérébral débutant dans les régions temporales internes (= hippocampe), qui sont si importantes dans les processus de mémorisation ; et par une dégradation progressive des fonctions cognitives. Les lésions histologiques cérébrales sont spécifiques (plaques séniles, dégénérescence neurofibrillaire) ; mais la part de l'hérédité, le support moléculaire et la cause de la maladie demeurent source de débats scientifiques.

Symptômes de début

Les troubles ont un début insidieux : troubles de mémorisation des faits récents, signalés rétrospectivement par l'entourage (le malade égare sa voiture, perd ses clefs, oublie une casserole sur le feu...), puis modification de la personnalité avec parfois aspect dépressif et souvent négation du trouble (anosognosie), amaigrissement, perte de l'autonomie avec des erreurs d'habillage, une réduction puis des erreurs de langage, de calcul, des difficultés pour réaliser les actes de la vie courante et faire face à ses responsabilités familiales ou professionnelles. Les troubles ne sont souvent signalés au médecin que plusieurs années après le début (*cf.* illustration).

Signes cliniques

L'examen neurologique et général est normal, mais à l'interrogatoire le malade paraît désorienté, anxieux, vaguement déprimé, ne sachant exprimer le trouble qu'il ressent, minimisant les faits.

On effectue des tests simples tel le *Mini Mental Status* (Quel jour sommes-nous ? Quelle saison ? Quelle année ? À quel étage sommes-nous ? etc.) qui permet de donner un « score » sur 30 points en quelques minutes ; test de l'horloge (marquer les chiffres de l'horloge sur le cadran et y placer les aiguilles) ; test de fluence verbale (un maximum de noms de fleurs en 1 minute, ou de mots commençant par la lettre P) ; test des 5 mots, etc.

Des tests neuropsychologiques plus longs et complexes réalisés par un neuropsychologue permettent de détailler les différentes fonctions intellectuelles depuis la mémoire jusqu'au raisonnement abstrait en passant par la reconnaissance des personnes, des visages, etc. *L'important est de différencier démence et dépression*, en utilisant si besoin le secours d'un traitement antidépresseur d'épreuve par des IRS (inhibiteurs de la recapture de la sérotonine) : *Seropram*, *Prozac*, *Deroxat*...

Examens complémentaires

Les examens complémentaires doivent exclure les autres démences « curables » et les affections cérébrales vasculaires entre autres mais aussi tumorales, ils sont dominés par l'IRM cérébrale qui est normale ou montre une atrophie des régions temporales internes, mais pas de lésions radiologiques du parenchyme cérébral. Une IRM peut compléter cet examen. L'EEG montre un ralentissement électrique, l'absence de signes de la série épileptique ; la biologie recherche des causes de démences symptomatiques : hypothyroïdie, dosage des vitamines B12 et folates, ionogramme, mais aussi sérologie VIH et syphilis.

Forme évoluée

Aux stades tardifs, le malade est sévèrement dépendant : chez lui avec l'aide de la famille, d'infirmières ou de gardes-malades, ou en institution ; il déambule, fugue, est anxieux, triste, pleure, ne reconnaît plus les gens ni lui-même, son langage est réduit de façon extrême, il est incapable de se nourrir, de se laver, de s'habiller, puis parfois de marcher. La mort survient dans un état de dénutrition et de grabatisation, du fait des infections. L'espérance de vie après le diagnostic varie entre 4 et 10 ans.

Traitement

Il n'existe pas de traitement préventif, et trois molécules, le donépézil (*Aricept*), la rivastigmine (*Exelon*), la galantamine (*Reminyl*) sont à ce jour capables de limiter l'aggravation d'une certaine proportion de malades (environ 1/3 des cas) dans les stades modérés de la maladie au prix d'une surveillance clinique (nausées, diarrhées). Aux stades plus sévères, on utilise la mémantine (*Ebixa*). Leur apport est cependant qualifié de « mineur » par les autorités de santé. Les autres aspects du traitement sont à la fois fondamentaux, simples à expliquer mais souvent difficiles à mettre en œuvre : aider l'entourage par les différents auxiliaires de santé, aides soignantes, aides sociales possibles, pour organiser une vie régulière, avec le minimum de déménagements et de traitements (deux facteurs d'aggravation et/ou d'épisodes confusionnels), mettre en place une tutelle, ou une curatelle si elle devient nécessaire, entretenir les fonctions intellectuelles (orthophoniste, neuropsychologue) et la marche, maintenir l'état nutritionnel. Le problème de la conduite automobile doit être abordé tôt : le patient doit être convaincu par le médecin et son entourage de renoncer à conduire. Le risque d'accident est en effet élevé. La loi ne permet pas au médecin de signaler ce conducteur dangereux aux autorités préfectorales.

Si une hospitalisation est nécessaire pour un problème intercurrent, elle doit être courte, sous peine de voir le malade s'aggraver. Se pose ensuite le douloureux problème de l'entrée éventuelle dans une institution médicalisée, malheureusement souvent coûteuse. Les familles peuvent être orientées vers les associations (France Alzheimer est présente dans chaque département) pour être conseillées.

Pour la pratique, on retiendra :

– Fréquence élevée après 75-80 ans.
– Diagnostic clinique.
– L'imagerie et la biologie excluent d'autres causes de démences.
– Rôle pédagogique de l'infirmière : auprès de l'entourage en aidant à anticiper, en insistant sur les facteurs d'aggravation.
– Rôle technique : connaître les tests diagnostiques simplifiés (MMS, 5 mots...) + prise en charge des troubles de comportement.

AMBIGUÏTÉS SEXUELLES CHEZ L'ENFANT

Définition

Anomalies des organes génitaux externes dues à un trouble de la différenciation sexuelle, responsables de difficultés plus ou moins importantes de détermination du sexe chez le nouveau-né. On parle de :

- pseudo-hermaphrodisme masculin lorsqu'il s'agit d'un garçon (caryotype XY) dont les organes génitaux externes sont insuffisamment virilisés ;
- pseudo-hermaphrodisme féminin chez la fille (caryotype XX) dont les organes génitaux externes sont masculinisés ;
- hermaphrodisme vrai dans les situations exceptionnelles où coexistent 2 gonades de sexe différent.

Causes et mécanismes

À la période embryonnaire, on trouve d'une part 2 gonades indifférenciées, et d'autre part coexistence des canaux de Wolff (futur appareil génital masculin) et des canaux de Müller (futur appareil génital féminin).

Chez le garçon

Le chromosome Y (site SRY) va initier la différenciation de la gonade primitive en testicule. Le testicule, s'il est normalement fonctionnel, va produire d'une part l'hormone antimullérienne qui va entraîner la régression des canaux de Müller, d'autre part la testostérone responsable du développement des canaux de Wolff et de la virilisation (6e - 8e semaine d'aménorrhée) grâce à l'action des androgènes sur des récepteurs spécifiques normalement présents au niveau des organes génitaux.

Chez la fille

L'absence de chromosome Y entraîne la non-différenciation de la gonade primitive qui devient l'ovaire. Le chromosome X et l'absence d'hormones d'origine testiculaire (antimullérienne et androgènes) permettent le développement harmonieux des organes génitaux à partir des organes de Müller, dans le sens féminin.

Causes des ambiguïtés sexuelles

Chez le garçon : causes multiples souvent complexes, dysgénésie testiculaire éventuellement associée à une anomalie chromosomique, déficit de synthèse de la testostérone, absence de facteur antimullérien ; insensibilité partielle ou totale aux androgènes par absence de récepteur tissulaire ou anomalie enzymatique à ce niveau (l'insensibilité totale réalise un tableau de testicule féminisant).

Chez la fille : hyperandrogénie au cours de la vie fœtale dont la cause principale est une hyperplasie congénitale des surrénales, responsable également d'un défaut de sécrétion du cortisol et des minéralocorticoïdes, exceptionnellement hyperandrogénie d'origine maternelle (tumeur, médicaments).

Signes essentiels

L'anomalie des organes génitaux externes doit être notée dès la naissance par un examen soigneux car cette découverte a des conséquences administratives immédiates.

Devant une ambiguïté sexuelle même mineure, la déclaration de naissance à l'état civil ne doit comporter aucune déclaration de sexe ni attribution de prénom avant le résultat du bilan complémentaire (suivant une disposition légale existante).

Pseudo-hermaphrodisme masculin (caryotype XY, masculinisation incomplète)

Micropénis, hypoplasie du scrotum, abouchement anormal de l'urètre (hypospadias) à la face inférieure du gland ou de la verge ou au niveau du périnée, fusion incomplète des bourrelets génitaux, 1 ou 2 gonades palpables dans les bourrelets génitaux ou les régions inguinales. Dans la forme complète du testicule féminisant, morphotype féminin normal ; diagnostic impossible en période néonatale sauf en cas de « hernie de l'ovaire » associée : importance de la biopsie gonadique lors du geste chirurgical.

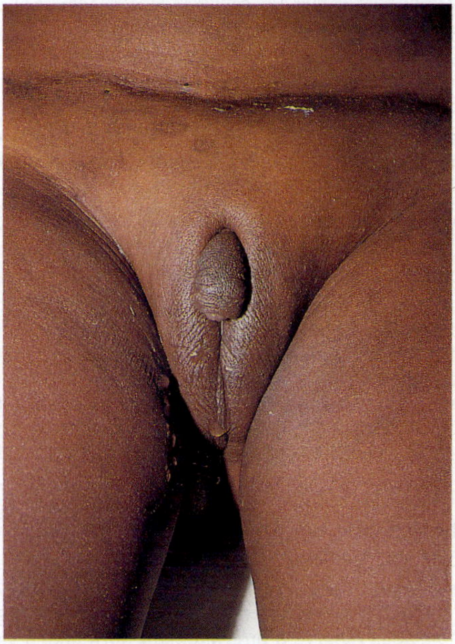

Pseudo-hermaphrodisme féminin par hyperplasie congénitale des surrénales. Hypertrophie du clitoris (pseudo-verge) ; grandes lèvres soudées (pseudo-scrotum).

Pseudo-hermaphrodisme féminin (caryotype XX, masculinisation)

Organes génitaux externes de type masculin avec bourgeon génital de petite taille et hypospadias périnéal. Au minimum, simple hypertrophie du clitoris. Au maximum, aspect de garçon avec cryptorchidie bilatérale (*cf.* illustration).

Examens paracliniques

En urgence

Étude de la chromatine sexuelle (recherche positive chez la fille) complétée par un caryotype et prélèvement pour dosage de la 17 OH progestérone plasmatique (élevée dans l'hyperplasie congénitale des surrénales).

Soit le caryotype est féminin (XX) et l'association à un taux élevé de 17 OH progestérone permettra, dans 70 % des situations d'ambiguïté sexuelle, d'avoir un diagnostic en 3 jours et de compléter la déclaration d'état civil. Dans les situations extrêmes (garçon cryptorchide) où le diagnostic d'ambiguïté sexuelle n'a pas été évoqué, la pratique actuelle du dépistage systématique de l'hyperplasie congénitale des surrénales permet en 10 jours un « rattrapage » du diagnostic.

Soit le caryotype est masculin (XY) et le bilan doit être complété : dosage de la testostérone plasmatique et explorations hormonales plus poussées.

Génitographie et étude de la croissance du bourgeon génital sous traitement d'épreuve à la testostérone

Le choix du sexe définitif est parfois difficile dans le pseudo-hermaphrodisme masculin, fonction du diagnostic étiologique, de la croissance du bourgeon génital sous testostérone, permettant ou non de prévoir un développement satisfaisant à la puberté, et des possibilités de réparation chirurgicale pouvant assurer une vie sexuelle normale à l'âge adulte.

Traitement et pronostic

Hyperplasie congénitale des surrénales avec virilisation

Traitement hormonal substitutif, génitoplastie en 2 temps (1re année et adolescence) ; pronostic favorable sous réserve d'un traitement hormonal à vie ; enquête génétique permettant un diagnostic anténatal ; possibilité de traitement hormonal *in utero* pour prévenir la virilisation des filles atteintes.

Pseudo-hermaphrodisme masculin : possibilités thérapeutiques dépendant de l'étiologie et des données anatomiques. Le choix du sexe définitif dépend davantage de l'étiologie et des possibilités thérapeutiques que du sexe génétique.

Pronostic

Le retentissement psychologique reste un élément pronostique majeur. C'est pourquoi une grande discrétion et une grande prudence s'imposent lors des explorations, et lors de la décision thérapeutique. Le choix du sexe définitif doit tenir compte de l'orientation déjà donnée à la naissance et du sexe d'élevage, si l'ambiguïté a été reconnue tardivement.

D'autre part, il faut connaître la fréquence plus grande des tumeurs sur ces gonades dysgénétiques, tout particulièrement sur les gonades masculines.

AMBIGUÏTÉS SEXUELLES (troubles de la différenciation sexuelle)

Définition

On classe sous ce terme les anomalies génétiques ou hormonales responsables d'un développement ambigu des organes génitaux. Elles posent un problème médico-légal très délicat à la naissance lors de la déclaration du sexe de l'enfant : un garçon pouvant être baptisé fille et inversement.

Causes et mécanismes

Normalement, au cours de la vie embryonnaire, la différenciation vers le sexe mâle est déterminée par une région précise du chromosome Y appelé SRY. La présence et le bon fonctionnement du SRY conditionne le développement de la gonade indifférenciée en testicule. C'est la testostérone secrétée par le testicule embryonnaire qui permet la différenciation masculine des organes génitaux internes et externes. En absence de SRY, la gonade devient un ovaire et le phénotype féminin.

Toute mutation chromosomique et toute anomalie survenant au cours du développement embryonnaire peuvent provoquer un trouble de la différenciation sexuelle.

Les hermaphrodites sont porteurs de deux types de gonades (testicule et ovaire), ils sont très rares.

Les pseudo-hermaphrodites n'ont qu'un seul type de gonade, mâle ou femelle, mais un développement des organes génitaux plus ou moins proche et complet du sexe opposé. Ceci est en général lié à une anomalie hormonale.

Le diagnostic est souvent difficile et le pronostic doit tenir compte de la fréquence plus grande des cancers sur ces gonades dysgénétiques, tout particulièrement sur les gonades masculines.

Pseudo-hermaphrodismes féminins

Ils résultent d'une hyperandrogénie (excès d'hormones mâles) chez un embryon au caryotype XX et porteur d'ovaires normaux.

Plusieurs stades sont possibles depuis la simple hypertrophie clitoridienne jusqu'au clitoris pénien avec soudure des bourrelets génitaux et hypospadias.

L'hyperandrogénie peut être endogène en cas d'hyperplasie bilatérale des surrénales par bloc enzymatique congénital (→).

L'hyperandrogénie fœtale peut être exogène :

• soit liée à une maladie maternelle (tumeur ovarienne, dystrophie ovarienne, tumeur surrénalienne, hyperplasie surrénalienne) elle-même responsable d'une sécrétion accrue d'androgènes ;

• soit, moins rarement, liée à l'administration d'androgènes ou de substance à activité androgénique lors de la grossesse.

Pseudo-hermaphrodismes masculins

Il s'agit de sujets au caryotype XY dont la sécrétion d'androgènes est insuffisante ou inefficace.

Les organes génitaux externes sont variables, allant de l'hypospadias périnéal à l'aspect féminin normal. Les testicules sont présents, et le plus souvent extériorisables au niveau des bourrelets génitaux, parfois pris à tort pour des hernies inguinales.

Le déficit androgénique fœtal peut résulter de deux mécanismes :

• soit un trouble de la synthèse de la testostérone par déficit enzymatique congénital ;

• **soit une insensibilité périphérique aux androgènes** : les testicules sont normaux et sécrètent une quantité normale d'androgènes, mais ils sont inactifs sur les tissus cibles. Le défaut de récepteur et le déficit en 5 α-réductase tissulaire sont des anomalies primitives.

Dans la forme complète (testicule féminisant), l'aspect physique est féminin, mais avec un vagin en cul-de-sac et sans utérus ni trompes. Les testicules sont intra-abdominaux ou inguinaux. La puberté entraîne un développement mammaire normal, mais aucune pilosité n'apparaît et l'aménorrhée est primaire (*cf.* illustration).

On classe dans les pseudohermaphrodismes masculins, les hommes avec utérus, qui résultent de l'absence de sécrétion du facteur antimüllérien par les testicules dont la sécrétion androgénique est par ailleurs normale.

Hermaphrodisme

La présence des deux gonades de sexes différents n'existe pas chez l'homme. En revanche, on rencontre parfois des gonades anormales, dysgénétiques, comportant des éléments histologiques mixtes mâle et femelle. Le caryotype est XX le plus souvent, parfois XY ; il présente plus rarement des mosaïques.

Cliniquement, les organes génitaux externes sont variables, le plus souvent à prédominance masculine, les organes génitaux internes peuvent associer des éléments des deux sexes. La puberté entraîne presque toujours l'apparition de glandes mammaires.

Dysgénésies gonadiques

Dues à des anomalies du caryotype portant le plus souvent sur les chromosomes sexuels, les dysgénésies gonadiques se caractérisent par des gonades anormales et une ambiguité sexuelle assez souvent associée à des malformations somatiques. Le syndrome de Klinefelter est la dysgénésie testiculaire la plus fréquente (caryotype XXY, phénotype masculin). Le syndrome de Turner (caryotype XO, phénotype féminin) est la dysgénésie ovarienne la plus connue (→ Hypogonadismes).

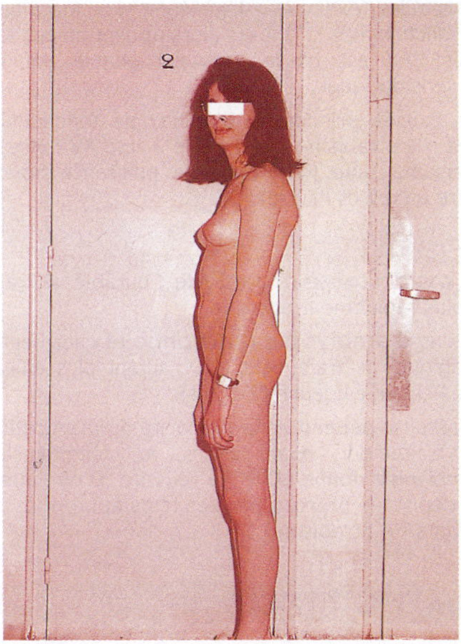

« Testicule féminisant ». Syndrome d'insensibilité aux hormones males.

Pronostic

Suivi psychologique

Le retentissement psychologique reste l'élément pronostique majeur chez ces adolescents. C'est pourquoi une grande discrétion et une grande prudence s'imposent lors des explorations, et lors de la décision thérapeutique. Le choix du sexe définitif est fait par les médecins en fonction de l'état anatomique des patients mais surtout en tenant compte de l'orientation déjà donnée à la naissance par les parents.

AMBLYOPIE

Définition

L'amblyopie se définit comme une acuité visuelle (AV) anormalement basse. Elle est légère (comprise entre 4 et 8/10), modérée (comprise entre 1 et 4/10), ou profonde (inférieure à 1/10). Elle peut être uni- ou bilatérale.

Elle peut être d'origine *organique* : congénitale (exemple : cataracte congénitale, toxoplasmose), ou acquise (exemple : dégénérescence maculaire), ou *fonctionnelle* : l'œil est alors apparemment sain, mais l'AV est basse, non corrigeable par des moyens optiques.

Les causes principales d'amblyopie fonctionnelle sont : le strabisme (l'œil dévié a une AV faible) et l'anisométropie (différence de puissance optique entre un œil et l'autre).

Traitement

En cas de cause organique : curable, la traiter le plus rapidement possible.

En cas d'amblyopie fonctionnelle chez l'enfant strabique : le traitement est d'autant plus efficace que l'enfant est jeune (2-3 ans).

Le résultat dépend de la précocité du diagnostic et du traitement. Avant 3 ans, le traitement de l'amblyopie donne 90 % de réussite. D'où l'intérêt du dépistage précoce par des tests appropriés aux enfants (→ Strabisme).

AMÉNORRHÉES

Définition

L'aménorrhée se définit comme l'absence de règles en dehors de l'état de grossesse, chez une femme en âge d'être réglée.

On en distingue trois groupes :

- les aménorrhées *primaires*, c'est-à-dire l'absence d'apparition des règles au-delà de la puberté (après 18 ans) ;
- les aménorrhées *secondaires*, c'est-à-dire la disparition des menstruations chez une femme antérieurement réglée ;
- les aménorrhées *primo-secondaires*, c'est-à-dire une ou deux menstruations spontanées ou premières règles provoquées par un traitement.

Causes et mécanismes

Pour que le cycle menstruel puisse se dérouler normalement, il faut certaines conditions :

- le générateur hypothalamique qui permet de délivrer, dans le système hypophysaire, la LH-RH selon un mode pulsatile ;
- la réponse des cellules gonadotropes hypophysaires sous le contrôle de la LH-RH et de la sécrétion stéroïdienne de l'œstradiol (E2) et de la progestérone (P) ;
- un ovaire fonctionnel dans lequel un follicule ovarien est recruté à chaque cycle, est sélectionné, devient dominant sous l'action de la FSH puis ovule sous l'action du pic de LH ;
- la filière génitale, en particulier l'endomètre et le col de l'utérus, organes cibles de E2 et de P qui sont responsables de la croissance, puis de la desquamation de l'endomètre en fin de cycle ;
- le noyau arqué, siège de la sécrétion endogène de la LH-RH, qui est influencé par l'environnement par le biais en particulier des opioïdes centraux.

Toutes ces étapes du cycle normal peuvent être responsables d'un dysfonctionnement et d'une aménorrhée.

Signes essentiels

Cliniques

L'examen clinique oriente le diagnostic et permet de demander les quelques examens complémentaires souvent suffisants.

L'interrogatoire fait préciser :

- dans les *aménorrhées primaires* : date d'apparition des règles dans la famille ; les antécédents personnels : méningo-encéphalite, tuberculose ; la date d'apparition d'un éventuel développement des caractères sexuels secondaires ; les traitements déjà suivis antérieurement ;
- dans les *aménorrhées secondaires* : date des dernières règles ; les antécédents gynéco-obstétricaux : fausses couches, curetage, intervention chirurgicale, les caractères des cycles antérieurs ;
- *les signes d'accompagnement* : signes sympathiques de grossesse, bouffées de chaleur, galactorrhée, obésité, trouble du sommeil, soif, frilosité, céphalée récente.

L'examen clinique étudie : la taille, la morphologie, les caractères sexuels secondaires, l'existence d'une galactorrhée, l'intégrité des voies génitales basses.

Le toucher vaginal et l'examen au spéculum éliminent une grossesse et précisent la trophicité du vagin, la taille de l'utérus, du vagin et des annexes, l'existence d'une glaire.

L'hystérométrie, en dehors de la grossesse, apprécie la perméabilité cervicale et la taille utérine.

On termine par l'examen général avec étude particulière du champ visuel et de la motilité oculaire.

Examens paracliniques

Orientés par la clinique, ils permettent le diagnostic étiologique :

- la *courbe thermique* est le meilleur test de la fonction lutéale ;
- le *test à la progestérone* : positif, il témoigne d'une imprégnation œstrogénique probable ;
- le dosage des gonadotrophines plasmatiques FSH-LH :
  - élevé, il signe le déficit ovarien,
  - normal, il signe une anomalie utérine : syndrome de Rokitansky ; une anomalie cervico-vaginale : agénésie ou diaphragme urogénital ou imperforation hyménale,

– bas, il signe la perturbation hypothalamo-hypophysaire ;
- dosage de la prolactine ;
- l'épreuve au LH-RH :
  – négative, on recherche une perturbation hypophysaire,
  – positive, on recherche une perturbation hypothalamique ;
- imagerie :
  – l'échotomographie pelvienne contrôle l'intégrité de l'utérus et des annexes,
  – IRM à la recherche d'anomalies sellaires,
  – hystérosalpingographie, à la recherche de synéchies utérines ;
- la *biopsie d'endomètre* pour contrôler l'état hormonal et diagnostiquer une tuberculose génitale ;
- *fond d'œil et champ visuel* ; ces examens peuvent s'avérer nécessaires dans les tumeurs hypophysaires.

Étiologie, traitement et pronostic

Aménorrhées primaires

Après l'examen clinique, il existe deux éventualités.

Le diagnostic est évident, il existe :

- des anomalies de la différenciation mullérienne :
  – malformation utérine ou/et vaginale : syndrome de Rokitansky-Kuster,
  – imperforation hyménale, responsable d'hématométrie, le traitement est chirurgical,
  – cloison vaginale transversale, le diagnostic est affirmé par une cœlioscopie et une urographie intraveineuse ;
- des anomalies de la différenciation sexuelle :
  – syndrome du testicule féminisant (→ Ambiguïtés sexuelles) : vagin borgne, pas d'utérus, pilosité faible ; le diagnostic est affirmé par la cœlioscopie, le caryotype (XY), le dosage des œstrogènes (taux comparable à la normale pour un homme), l'existence de gonades mâles,
  – syndrome de Turner par caryotype XO (→ Hypogonadismes).

Le diagnostic est moins évident, l'aspect des caractères sexuels secondaires oriente.

Il existe un impubérisme, le dosage des gonadotrophines oriente le diagnostic :

- les gonadotrophines sont élevées :
  – il s'agit de dysgénésies ovariennes génétiques (syndrome de Turner fruste), ou iatrogènes,
  – le traitement ne peut être que substitutif, par cycles artificiels ;
- les gonadotrophines sont basses ou normales ; il s'agit d'aménorrhées primaires hypothalamo-hypophysaires par :
  – *panhypopituitarisme* réalisant un tableau d'infantilo-nanisme, les examens biologiques montrent le déficit de toutes les glandes périphériques,
  – *hypogonadisme* hypothalamo-hypophysaire conséquence d'un déficit isolé en gonadotrophines. Il s'agit de sujets longilignes, macroskèles,
  – *syndrome adiposo-génital*, qui associe hypogonadisme, obésité, diabète insipide et céphalée.

L'étiologie de ces trois tableaux peut être due à une tumeur de la base hypophysaire, une hydrocéphalie, des séquelles de méningo-encéphalite. Le traitement est chirurgical pour les tumeurs et l'hydrocéphalie, substitutif pour les autres.

En cas de taux bas des gonadotrophines, il peut s'agir d'un retard pubertaire simple, qui ne nécessite aucune thérapeutique. En sa faveur : autres cas familiaux, développement progressif des caractères sexuels secondaires. On l'affirme par l'âge osseux.

Il n'existe pas d'impubérisme, mais :

- des anomalies pilaires et morphologiques (syndromes surréno-génitaux), il peut s'agir :
  – d'hyperplasie congénitale des surrénales par déficit en 21-hydroxylase ; le traitement par *Dectancyl* permet de freiner la libération d'ACTH,
  – de tumeurs corticosurrénales, adénome ou cancer, le traitement est uniquement chirurgical ;
- aucune anomalie :
  – tuberculose génitale : elle agit en créant une symphyse de la cavité utérine,
  – blocage psychologique.

Aménorrhées secondaires

Aménorrhées épiphénomènes :

- le premier réflexe est d'éliminer une grossesse : réaction immunologique, échotomographie ;
- les causes sont nombreuses, elles témoignent d'une atteinte de l'état général ; elles guérissent spontanément quand l'état s'améliore :
  – aménorrhée de dénutrition,
  – aménorrhée d'affections endocrino-métaboliques : hypothyroïdie, insuffisance surrénale, obésité, syndrome de Cushing.

Aménorrhées d'autres causes :

- aménorrhées hypothalamiques : les plus fréquentes, elles succèdent à un changement de vie, de climat ou à un choc affectif. Elles guérissent parfois spontanément, souvent après psychothérapie associée ou non au clomifène ;
- aménorrhées après « pilule » de durée variable de 3 mois à 3 ans ;
- aménorrhées hypophysaires :
  – la lésion la plus fréquente est l'adénome chromophobe de l'hypophyse : mise en évidence d'un syndrome tumoral avec élargissement radiologique de la selle turcique et hémianopsie bitemporale,
  – les autres tumeurs hypophysaires : cranio-pharyngiome, gliome du chiasma, sont rares, les adé-

nomes à prolactine sont responsables d'aménorrhée associée à une galactorrhée,

– la lésion la plus caractéristique est le syndrome de Sheehan donnant une insuffisance pituitaire par nécrose de l'hypophyse, consécutive à un accouchement difficile avec hémorragie abondante, le traitement est purement substitutif,

– aménorrhée associée à une galactorrhée observée après prise de tranquillisants ou de traitement antihypertenseur : elle est aussi fréquente.

Aménorrhées ovariennes :

Elles peuvent relever de tumeurs (rares) ou de dystrophies :

- tumeurs de l'ovaire : tumeur de la granulosa ou de la thèque sans aménorrhée durable, arrhénoblastome avec signe de virilisation ;
- les dystrophies donnent plus souvent des spanioménorrhées, mais l'anovulation peut être absolue dans le syndrome de Stein-Leventhal ;
- la ménopause précoce, diagnostiquée sur le contexte clinique : antécédents familiaux, bouffées de chaleur, dosages des gonadotrophines plasmatiques.

Aménorrhées utérines :

Elles se caractérisent par l'absence de tout symptôme d'insuffisance ovarienne. Deux grandes causes se partagent ce type d'aménorrhée : la tuberculose utérine, les synéchies.

Aménorrhées de causes générales :

Parmi elles, deux sont assez fréquentes : la tuberculose, les cirrhoses.

AMÉTROPIES

Définition

Dans l'œil normal ou *emmétrope*, un objet situé à l'infini donne une image nette sur la rétine.

Dans l'œil *amétrope*, l'image d'un objet situé à l'infini n'est pas sur la rétine, elle est donc vue floue. L'acuité visuelle n'est alors pas satisfaisante, mais améliorable par des verres correcteurs, contrairement à l'amblyopie (→). On parle alors de *trouble de la réfraction* (synonyme d'amétropie).

Hypermétropie

L'œil hypermétrope a un axe antéro-postérieur plus court que la normale. L'image d'un objet vu à l'infini se forme en arrière de la rétine. C'est en accommodant pour augmenter la puissance de convergence du cristallin, que le sujet jeune parvient à voir net, mais au prix d'un effort.

La correction se fait par verres correcteurs (verres convexes), lentilles de contact ou chirurgie réfractive.

Les lentilles de contact corrigent l'hypermétropie.

Myopie

L'œil myope a un axe antéro-postérieur trop long et l'image d'un objet vu à l'infini se forme en avant de la rétine, donc est vue floue.

Le myope n'est gêné que de loin, sa vision de près est excellente en général. Il faut distinguer la myopie banale de quelques dioptries, où l'acuité visuelle corrigée est de 10/10, des myopies graves, où l'acuité visuelle reste très faible, et où la rétine étirée plus fragile est à la merci de nombreuses complications telles que le décollement de rétine.

Pour obtenir une image nette, un verre divergent (concave) doit être interposé. D'autres moyens existent pour corriger une amétropie, en particulier la myopie :

- lentilles de contact (souples ou rigides) ;
- chirurgie réfractrice (laser *Excimer*, *LASIK* : découpe d'un capot cornéen permettant le laser *Excimer* sur le stroma sous-jacent), anneaux intracornéens, implants précristalliniens, extraction du cristallin clair.

Astigmatisme

Le plus souvent, c'est la cornée qui n'est pas sphérique ; elle possède deux rayons de courbure différents perpendiculaires ; un objet donne donc deux images dont une seule est vue nette. Selon le type d'astigmatisme, le sujet ne verra net que les lignes horizontales ou verticales, par exemple.

La gêne porte sur la vision de loin et de près (confusion de certaines lettres, fatigue visuelle). La correction se fait par des verres cylindriques, à porter pour la vision de loin et de près, par des lentilles de contact (→) ou par chirurgie réfractive.

Presbytie

C'est la diminution physiologique et inéluctable du pouvoir d'accommodation lié au vieillissement. Elle se manifeste vers 45 ans environ par une difficulté croissante à voir de près ; elle est corrigée soit par des verres convexes (+ 1 à + 3 dioptries), à ne porter que pour la vision rapprochée, soit par des verres progressifs si une correction optique de loin est par ailleurs nécessaire.

La correction de la presbytie par lentilles de contact ou par chirurgie réfractive est possible.

AMIBIASE

Définition

C'est une parasitose due à un protozoaire : *Entamoeba histolytica* (amibe dysentérique), existant sous deux formes : une forme pathogène *histolytica* et une forme non pathogène *minuta*. Les autres amibes ne sont, en principe, pas pathogènes.

Épidémiologie

L'amibiase est une parasitose très répandue avec, selon les données de l'OMS, 10 % de la population mondiale infestée. Elle est liée au péril fécal. L'amibiase « maladie » est cependant beaucoup plus rare. Elle est essentiellement retrouvée en zone tropicale et intertropicale et la maladie ne se développe quasiment que dans les pays chauds. Elle est très répandue dans les régions deltaïques de l'Inde.

Cycles

Cycle non pathogène : les formes *minuta* vivent et se multiplient dans le côlon, se nourrissant de bactéries et de résidus alimentaires. Elles se transforment en kystes, sont éliminées dans les selles et survivent plusieurs jours en atmosphère humide et peuvent être ingérées. La transmission se fait directement par les mains sales, ou indirectement par les eaux et aliments souillés.

Cycle pathogène : les formes *minuta* se transforment en formes *enterocolitica* qui deviennent agressives pour la paroi colique, réalisant une effraction de la muqueuse et des micro-abcès. Parfois, les parasites passent dans la circulation porte, déterminant l'amibiase hépatique.

Signes essentiels

Cliniques

L'*amibiase colique* se manifeste par un syndrome dysentérique (selles sanglantes, glaireuses, afécales, nombreuses) associées à des douleurs abdominales et un ténesme rectal. Il n'y a pas de fièvre et l'état général est le plus souvent conservé.

L'*amibiase hépatique*, dans plus de la moitié des cas, succède à une amibiase intestinale inconnue. Le début est brutal : douleur intense de l'hypocondre droit irradiant vers l'épaule droite, fièvre et altération de l'état général, hépatomégalie, épanchement pleural droit dans 30 % des cas. Les abcès amibiens hépatiques peuvent se rompre (plèvre, péritoine, bronches…).

AMŒBICIDES		
LES AMŒBICIDES DE CONTACT		
Tilbroquinol et tiliquinol : *Intétrix*	gél. à 200 mg	2 gél. matin et soir pendant 10 j
LES AMŒBICIDES TISSULAIRES : LES 5-NITRO-IMIDAZOLÉS		
Métronidazole : *Flagyl*	cp à 0,25 et 0,5 g flacon 0,5 g/100 mL susp. 125 mg/cuillère mesure	1,5 g en 3 prises *Enfant* : 30 à 40 mg/kg/j
Ornidazole (hôpitaux) : *Tibéral*	cp à 0,5 g amp. à 0,5 g/3 mL	1,5 g en 3 prises
Tinidazole : *Fasigyne*	cp à 0,5 g	1,5 g en 3 prises

Indications :
- Amibiase intestinale aiguë.
- Amibiase hépatique et tissulaire.
- Lambliase.

Précautions d'emploi :
- Neuropathie périphérique.
- Prise d'anticoagulants oraux.
- Anomalies de la NFS.

Contre-indications :
- Premier trimestre de la grossesse.
- Allergie connue aux imidazolés.

Effets secondaires :
- *Troubles digestifs* : nausées, vomissements, anorexie, goût métallique dans la bouche, glossite, épigastralgies.
- *Allergie* : urticaire, prurit…
- *Troubles neurologiques* : rares, observés essentiellement à fortes doses et/ou lors de traitements prolongés se manifestant par des céphalées, vertiges, neuropathies périphériques régressifs à l'arrêt du traitement.
- *Leucopénie, élévation des transaminases.*

Interactions :
- Disulfirame avec possibilité d'états confusionnels et délirants.
- Warfarine nécessitant une surveillance du TP qui peut s'abaisser.

Examens complémentaires

L'examen parasitologique des selles sur des selles fraîchement émises retrouve des amibes sous la forme *histolytica* dans l'amibiase colique.

En cas d'amibiase hépatique, la sérologie a une grande valeur d'orientation. Les examens morphologiques, échographie et tomodensitométrie abdominales font le diagnostic d'abcès et précisent leur nombre, taille et localisation. La NFS montre une hyperleucocytose et la VS est élevée. La ponction est contre-indiquée.

Traitement

• Les amœbicides de contact sont actifs sur les formes *minuta* siégeant dans la lumière intestinale, les amœbicides tissulaires sont actifs sur les formes pathogènes.

• En cas d'amibiase intestinale aiguë et hépatique : amœbicide tissulaire (imidazolés type *Flagyl*) pendant 7 à 10 jours, puis amœbicide de contact les 7 jours suivants (*Intétrix*, *Direxiode*). La 2-déhydroémétine est peu utilisée.

• Chez les porteurs sains : amœbicide de contact pendant 10 jours.

• Prophylaxie : dépistage et traitement des porteurs sains des formes *minuta*, propreté des mains, nettoyage des fruits et légumes, désinfection de l'eau par ébullition ou produits chimiques.

AMIBIASE HÉPATIQUE

Définition

C'est une suppuration collectée du foie due à un parasite, *Entamœba histolytica*.

Causes et mécanismes

C'est la conséquence d'une migration d'amibes à partir du côlon dans le système porte et le foie.

Signes essentiels

Signes cliniques

Ce sont ceux d'un abcès du foie (→ Abcès du foie). On recherchera un séjour en pays d'endémie (→ Amibiase). Les signes cliniques sont plus sévères (fièvre élevée, frissons) que ceux de l'amibiase digestive. La diarrhée est inconstante.

Examens complémentaires

Le bilan hépatique est modérément perturbé, globules blancs, CRP et VS sont augmentés. *L'échographie* met habituellement en évidence une zone hypoéchogène, et le *scanner* une zone hypodense non opacifiée après injection de produit de contraste, correspondant au foyer de nécrose.

La sérologie de l'amibiase est presque toujours positive (rarement négative au début de la maladie), la présence d'amibes *dans les selles* est inconstante, de même que la recherche d'ulcérations en *rectoscopie*.

Surveillance

– Courbes de température, pouls, tension, diurèse.
– NFS, CRP, VS, échographie hépatique.
Les images échographiques disparaissent en plusieurs semaines ; il est donc inutile de répéter de façon rapprochée cet examen.

Évolution et complications

Les ruptures dans les poumons, la plèvre, le péritoine sont exceptionnelles ; la surinfection à pyogènes (anaérobies, etc.) est possible.

Traitement et pronostic

Le traitement repose sur le métronidazole (*Flagyl*) d'abord par voie intraveineuse puis par voie orale, pour une durée totale de 10 jours. Le traitement médical suffit le plus souvent. Sinon, il peut être complété par l'évacuation de l'abcès, à l'aiguille ou par un cathéter (qu'on place sous contrôle échographique). Le recours à la chirurgie est rare, réservé aux cas où l'on craint une rupture dans une séreuse (péritoine, plèvre, péricarde).

Après le traitement de l'abcès amibien du foie, il ne faut pas oublier de traiter d'éventuelles amibes digestives afin d'éviter les récidives (*Intétrix* par exemple pendant 10 jours).

AMINO-ACIDOPATHIES EN PÉRIODE NÉONATALE

Voir *Maladies héréditaires du métabolisme*.

AMPULLOME VATÉRIEN

Définition

Tumeur développée au niveau de la papille ou ampoule de Vater qui est l'abouchement des voies biliaires dans le duodénum.

Signes cliniques

Ils peuvent être ceux rencontrés lors d'un cancer du pancréas (→) : ictère, amaigrissement.

On peut également observer des épisodes d'angiocholite ou de pancréatite aiguë lorsque l'ampullome va obstruer la voie biliaire ou le canal de Wirsung.

Examens complémentaires

Lorsque la tumeur saigne de façon distillante, il peut apparaître une anémie par carence en fer.

La tumeur peut être visualisée par scanner, bili-IRM, écho-endoscopie ou gastroscopie. Ces 2 derniers examens ont l'avantage de permettre la réalisation de biopsies de la tumeur, ce qui permettra d'affirmer le diagnostic ?

Traitement et pronostic

Il dépend du type histologique de la tumeur (bénin ou malin) et de son extension. Idéalement, la tumeur doit être réséquée lors d'une intervention chirurgicale. On doit alors pratiquer une duodéno-pancréatectomie céphalique, comme pour un cancer du pancréas.

Dans certains cas, on se contente d'une résection endoscopique.

AMYGDALECTOMIE

Techniques

La technique opératoire utilisée pour effectuer l'ablation des amygdales palatines varie suivant les opérateurs et l'âge de l'opéré.

Il existe deux techniques différentes :

- *l'ablation à la guillotine de Sluder-Ballanger*, qui s'effectue en position assise le plus souvent et sans intubation trachéale et qui a l'avantage de la rapidité. Cette technique est déconseillée par la Haute autorité de santé (HAS) ;
- *la méthode par dissection avec intubation naso- ou orotrachéale*, qui permet d'effectuer une hémostase chirurgicale.

La première méthode n'était utilisée que chez l'enfant. Elle était pratiquée sous une anesthésie générale très courte. La seconde permet une anesthésie plus profonde. Elle est utilisée chez l'enfant et chez l'adulte.

L'opération nécessite une hospitalisation de 24 heures, mais peut être réalisée en ambulatoire, notamment chez l'enfant.

Suites opératoires

Elles sont marquées par une dysphagie douloureuse et une otalgie bilatérale. Un léger saignement est habituel dans les premières heures, ainsi qu'une hématémèse de faible abondance le soir. La dysphagie est améliorée par l'ingestion précoce de glace, et éventuellement un traitement anti-inflammatoire, et surtout un traitement antalgique. Chez l'enfant l'introduction d'une forme pédiatrique de la codéine (*Codenfan* 1 mg/mL : à partir d'1 an : 0,5 à 0,75 mg/kg 4 fois par jour) associée à un antalgique atténue nettement la douleur postopératoire.

L'examen dans les premiers jours montre des loges amygdaliennes recouvertes de fausses membranes blanchâtres.

> **Surveillance**
>
> Elle doit être très attentive dans les premières heures postopératoires, à la recherche d'un saignement persistant qui imposerait l'appel au chirurgien pour assurer l'hémostase.
> *Les complications hémorragiques de l'amygdalectomie* peuvent, dans des cas certes exceptionnels, être fatales si la surveillance est négligée.
> *L'hémorragie du 8e jour*, à la chute d'escarre, est classique mais habituellement peu abondante.
> *Des troubles du rythme respiratoire* peuvent s'observer chez les enfants opérés pour hypertrophie amygdalienne obstructive.

AMYGDALITE AIGUË

L'amygdalite aiguë que l'on désigne souvent par le terme d'*angine aiguë* traduit une affection aiguë inflammatoire et infectieuse des amygdales palatines.

Elle est de nature bactérienne ou virale.

Signes cliniques

Il existe :

- une douleur pharyngée aiguë avec dysphagie et irradiation vers le conduit auditif externe ;
- une élévation thermique ;
- à l'examen, on constate un aspect érythémateux (*angine rouge*) ou érythématopultacé (*angine blanche*) du pharynx et l'existence d'adénopathies cervicales douloureuses.

Les examens effectués à ce stade sont la NFS, la VS, éventuellement un prélèvement de gorge. À distance, la recherche d'une albuminurie.

Traitement

Le germe habituellement à l'origine de l'amygdalite aiguë est le streptocoque β-hémolytique. Le but du traitement est d'éviter les complications streptococciques. Un test diagnostic rapide effectué par prélèvement de gorge permet d'identifier le germe et de ne traiter par antibiotiques que les angines dangereuses. En l'absence de ce test, la règle veut que l'on traite toutes les angines par une antibiothérapie active, contre le streptocoque β-hémolytique : amoxicilline, céphalosporines...

AMYGDALITE CHRONIQUE (indications de l'amygdalectomie)

L'amygdale palatine a un rôle de défense immunitaire. Dans certaines conditions, elle perd cette propriété et peut au contraire se transformer en un gîte microbien réalisant alors une amygdalite chronique. C'est là l'indication essentielle de l'ablation chirurgicale des amygdales palatines : l'*amygdalectomie*.

Diagnostic

Il est porté dans diverses circonstances :

- amygdalites aiguës à répétition ;
- infections à distance : glomérulonéphrite, cardites, foyers ostéo-articulaires, etc. ;
- fièvre au long cours, syndrome inflammatoire chronique.

Amygdalite chronique

Elle résume pratiquement toutes les indications de l'amygdalectomie. L'hypertrophie des amygdales, fréquente chez l'enfant, ne justifie pas une intervention sauf dans des cas exceptionnels où elle serait responsable d'une gêne respiratoire (apnées du sommeil).

Contre-indications

Il existe quelques contre-indications, absolues ou relatives :

- proximité d'une amygdalite aiguë (un délai d'un mois est souhaitable) ;
- primo-infection tuberculeuse récente ;
- maladies hémorragiques ;
- antécédents personnels ou familiaux d'asthme bronchique.

AMYLOSE

Définition

Atteinte de différents organes par le dépôt extracellulaire d'une protéine fibreuse : la substance amyloïde. On distingue plusieurs formes, classées selon leur structure et l'atteinte clinique.

Étiologies

Amylose primaire : il s'agit d'une amylose AL (dérivé de chaînes légères, L = *light* = léger) pour laquelle aucune étiologie n'est retrouvée.

Amylose secondaire : associée à une infection chronique (ostéomyélite, tuberculose) ou à une maladie inflammatoire chronique (polyarthrite rhumatoïde par exemple), de type AA.

Amylose associée au myélome : de type AL, avec homologie entre la substance amyloïde et la chaîne légère sécrétée par les cellules myélomateuses.

Amylose héréditaire : maladie autosomique dominante (amylose AFp, neuropathie amyloïde portugaise, F = familiale) ou associée à la maladie périodique (amylose AA).

Amylose localisée : absence de maladie systémique évidente.

Amylose associée au vieillissement.

Amylose des dialysés chroniques.

Signes cliniques et paracliniques

Les manifestations cliniques sont variées et dépendent de l'infiltration de l'organe atteint. Souvent, elles apparaissent tardivement dans l'évolution, et le diagnostic est évoqué lorsque l'atteinte des organes est importante. Il s'agit d'une maladie lentement progressive dont le pronostic est sombre en cas d'insuffisance cardiaque, rénale ou hépatique.

ORGANE ATTEINT	MANIFESTATIONS	TYPES D'AMYLOSE
Rein	Protéinurie modérée ou syndrome néphrotique franc.	
Cœur	Insuffisance cardiaque, arythmies.	
Tube digestif	Occlusion, ulcération, malabsorption, hémorragie, diarrhée. Macroglossie.	
Peau	Papules ou plaques cireuses dans les plis ou dans les régions muqueuses.	Caractéristique de l'amylose primaire.
Système nerveux	Neuropathie périphérique, hypotension orthostatique, incontinence sphinctérienne.	Surtout dans les amyloses héréditaires et familiales.
	Syndrome du canal carpien.	Différents types d'amylose (primaire et chez le dialysé chronique).
	Neuropathie périphérique.	Fréquente dans l'amylose AL.

Articulations	Arthrite symétrique des petites articulations, avec nodules.	Le plus souvent associée au myélome.
Système respiratoire	Sinus, larynx, trachée, mais également bronches et alvéoles.	Symptomatique en cas d'amylose AL. Présente mais sans signe clinique dans l'amylose AA.
Foie	Hépatomégalie, splénomégalie.	Plus importante dans l'amylose AL.
Système endocrine	Entraîne rarement une atteinte fonctionnelle.	
Coagulation	Déficit en facteur X, diminution du fibrinogène.	

Le diagnostic repose sur la mise en évidence par le rouge Congo de la substance amyloïde sur une biopsie soit de l'organe atteint, soit sur une biopsie rectale. La réaction de la coloration au permanganate permet de distinguer l'amylose AA et AL.

Traitement

Aucun traitement n'est reconnu comme efficace. L'amylose associée au myélome peut bénéficier d'une chimiothérapie, mais les complications sont fréquentes.

La colchicine semble prévenir la formation d'amylose liée à la maladie périodique.

ANÉMIES (classification)

Définition

C'est l'abaissement au-dessous du niveau habituel de la quantité normale d'hémoglobine circulante.

Un sujet est anémique lorsqu'il a moins de 12 g/dL pour la femme et 13 g/dL pour l'homme d'hémoglobine fonctionnelle pour un volume sanguin total normal. La numération globulaire donne une moins bonne appréciation de l'existence ou du degré d'anémie car, pour un même chiffre d'hémoglobine, le nombre des globules rouges peut être normal ou diminué suivant le volume des hématies et la quantité d'hémoglobine qu'elles contiennent.

Causes

Une anémie peut relever d'une cause périphérique ou centrale.

Causes périphériques : la moelle réagit en augmentant sa production mais la capacité de régénération est dépassée par l'importance de la perte périphérique. *L'anémie régénérative* est donc affirmée sur le taux de réticulocytes augmenté, l'hyperplasie de la lignée érythroblastique visible sur le myélogramme.

Causes centrales : il existe une insuffisance quantitative ou qualitative de production médullaire. *L'anémie arégénérative* est donc affirmée sur le taux de réticulocytes bas et l'aspect du myélogramme.

Signes cliniques et paracliniques

La symptomatologie est fonction du degré et de la rapidité d'installation de l'anémie, ainsi que du terrain sur lequel elle survient.

Quelle que soit la cause de l'anémie, les premiers signes sont la pâleur cutanée et muqueuse, la polypnée, la tachycardie d'effort, l'asthénie, et à un degré plus avancé la polypnée et la tachycardie permanente, un souffle systolique, des œdèmes des membres inférieurs, des signes d'anoxie cérébrale, céphalées, vertiges, acouphènes, phosphènes.

Le diagnostic d'une anémie est posé sur la baisse du taux d'hémoglobine circulante. L'examen clinique et les renseignements fournis par l'hémogramme complet permettent de s'orienter vers l'origine de cette anémie.

L'hémogramme précise quatre éléments :

- *la teneur corpusculaire moyenne en hémoglobine* (→) : on distingue des anémies *normochromes* (TCMH = 27 à 34 pg) et des anémies *hypochromes* (TCMH < 27 pg) ;
- *le volume globulaire moyen* (→) : on distingue les anémies *normocytaires* (VGM = 80 à 100 μm^3), les anémies *macrocytaires* (VGM > 100 μm^3), et les anémies *microcytaires* (VGM < 80 μm^3) ;
- *le taux de réticulocytes :* pour une valeur donnée de l'hémoglobine, un taux élevé de réticulocytes traduit une *anémie régénérative* et donc une cause *périphérique*, un taux de réticulocytes diminué ou insuffisant est le témoin d'un défaut de production, c'est-à-dire une anémie de cause *centrale* ;
- *les autres lignées (globules blancs, plaquettes) peuvent être anormales, orientant vers une hémopathie.*

Des explorations complémentaires pour aboutir au diagnostic étiologique seront dès lors indiquées : fer sérique, sidérophiline, ferritinémie, dosage de l'acide folique et de la vitamine B12, myélogramme, biopsie médullaire, étude de la durée de vie des hématies, étude du métabolisme du fer radioactif, dosages enzymatiques, bilan immunologique (→), etc.

ANÉMIES CENTRALES (arégénératives)

Aplasie érythroblastique

- Pure.
- Insuffisance médullaire (→) globale.

Anomalies de l'érythropoïèse

Carence en acide folique ou en vitamine B12 (→ Anémies mégaloblastiques).

Carence en fer (→ Anémies hypochromes hyposidérémiques).

Thalassémies (→).

Myélodysplasies (→).

Causes diverses

Insuffisances rénales, endocriniennes.

ANÉMIES HÉMOLYTIQUES ACQUISES SANS AUTO-ANTICORPS

Définition

Ce sont des anémies dues à une hyperdestruction des globules rouges en rapport avec un facteur acquis au cours de la vie, et qui n'est pas un auto-anticorps.

Étiologie

Causes immunologiques : maladie hémolytique du nouveau-né.

Causes infectieuses :

- bactérienne : septicémies à *perfringens*, à streptocoques, autres ;
- parasitaire : paludisme.

Causes toxiques :

- benzène, phénacétine ;
- pénicilline, sulfamide, rifampicine (mécanisme immunologique) ;
- venin de serpent.

Causes mécaniques :

- prothèses cardiaques, valvulopathies ;
- circulation extracorporelle.

Autres causes :

- micro-angiopathie (→) ;
- hypersplénisme ;
- hémoglobinurie paroxystique nocturne (→).

Signes cliniques et paracliniques

Le tableau clinique est celui d'une hémolyse intravasculaire ou extravasculaire aiguë ou subaiguë plus ou moins noyée par les signes de l'affection causale.

Les recherches d'auto-anticorps, d'anomalies de l'hémoglobine, de la membrane du globule rouge, d'un déficit enzymatique érythrocytaire sont toutes négatives.

ANÉMIES HÉMOLYTIQUES CORPUSCULAIRES

Définition

Ce sont des anémies par hyperhémolyse dues à une anomalie congénitale des hématies : anomalie de la membrane, déficit enzymatique ou anomalie de l'hémoglobine.

Causes et mécanismes

Anomalies de la membrane : microsphérocytose héréditaire ou maladie de Minkowski-Chauffard (→), elliptocytose héréditaire.

Déficit enzymatique : déficit en G6PD (→), en pyruvate-kinase (→), etc.

Anomalie de l'hémoglobine : thalassémie (→), drépanocytose (→).

ANÉMIES HÉMOLYTIQUES PAR AUTO-IMMUNISATION (AHAI)

Définition

Ce sont des anémies par hyperhémolyse dues à la production par un sujet d'anticorps dirigés contre les antigènes de ses propres hématies.

Causes et mécanismes

- Lymphopathies malignes : lymphomes, leucémie lymphoïde chronique, Waldenström.
- Lupus érythémateux disséminé.
- Virus : cytomégalovirus, mycoplasme, mononucléose infectieuse.
- Cirrhose.
- Médicaments : *Aldomet*.
- AHAI idiopathiques à anticorps chaud ou froid.

Signes cliniques

Ce sont des anémies hémolytiques aiguës ou chroniques acquises. La microsphérocytose et l'auto-agglutination spontanée des globules rouges sont évocatrices.

Le diagnostic repose sur le test de Coombs direct positif.

L'étude de la nature et de la spécificité de l'anticorps permet d'affirmer qu'il s'agit bien d'auto-anticorps et oriente le diagnostic.

Évolution

Elle dépend de la cause.

Traitement

Les transfusions sont à proscrire sauf en cas d'anémie grave ; leur efficacité est restreinte par les anticorps et l'auto-anticorps peut masquer un allo-anticorps. Le sang doit être réchauffé en cas d'agglutinines froides.

La corticothérapie : débutée à forte dose (1 mg/kg), elle est progressivement réduite jusqu'à rémission complète. Dans certains cas, il y a *corticodépendance* imposant la prise continue d'une dose minimale de corticoïdes. Elle est inefficace dans la maladie des agglutinines froides.

La splénectomie peut être pratiquée en cas de corticorésistance.

La chimiothérapie en cas de maladie des agglutinines froides peut améliorer l'anémie. Des résultats ont été obtenus avec l'anti-CD 20 (*Mabthera*).

ANÉMIES HYPOCHROMES HYPOSIDÉRÉMIQUES

Définition

Ce sont des anémies caractérisées par la diminution de la concentration en hémoglobine et l'existence d'une hyposidérémie.

Causes et mécanismes

Carence vraie en fer :

- saignement chronique (90 % des cas) ;
- carence alimentaire du petit enfant ;
- grossesses et allaitement non supplémentés.

Rétention de fer dans les macrophages : syndrome inflammatoire.

Signes cliniques et paracliniques

Ce sont les signes de l'anémie (→), accompagnés parfois de fissures des commissures labiales, d'altération des ongles, de glossite, de dysphagie, et ce sont ceux de la maladie causale.

Le diagnostic d'anémie par carence en fer se fait sur la diminution du taux d'hémoglobine, l'hypochromie (→ Teneur corpusculaire moyenne en hémoglobine), la microcytose (→ Volume globulaire moyen), le taux de réticulocytes (→) diminué ; le fer sérique est effondré (→), la capacité de fixation de la sidérophiline (→) augmentée, la ferritinémie effondrée.

L'enquête étiologique commence chez l'enfant par une étude de l'alimentation, chez la femme par la recherche d'une cause gynécologique. Le saignement digestif est à rechercher par la fibroscopie gastrique, la colonoscopie, voire une grêloscopie puis par un transit du grêle, et une scintigraphie au technétium ; en cas d'échec, l'artériographie, la scintigraphie par des hématies marquées, voire une laparotomie exploratrice peuvent être indiquées.

L'ankylostomiase est à rechercher chez les Antillais et les mineurs.

Le diagnostic d'anémie inflammatoire se fait devant un syndrome inflammatoire. Le fer sérique et la capacité de fixation de sidérophiline (→) sont bas. L'anémie est normochrome, normocytaire ou microcytaire, arégénérative.

Évolution et complications

Anémies par carence : l'évolution est favorable en quelques semaines sous traitement martial. Les complications sont fonction de la cause.

Anémies inflammatoires : la guérison du syndrome inflammatoire entraîne rapidement celle de l'anémie.

> **+ Surveillance**
>
> La guérison est suivie sur les taux d'hémoglobine, du fer sérique, de la sidérophiline et la normalisation des réserves par la ferritinémie.

Traitement

Anémies par carence :

- prescription de fortes doses de fer (600 mg/j de fer ferreux) jusqu'à normalisation de l'Hb puis pendant 3 mois pour restaurer les réserves. La « crise réticulocytaire » se voit peu souvent, vers le quinzième jour. Les selles sont colorées en noir ;
- prescription d'acide folique pour éviter une carence secondaire à l'érythropoïèse intense ;
- traitement de la maladie causale.

Anémies inflammatoires :

- absence de prescription de fer car les réserves sont adéquates ;
- traitement du syndrome inflammatoire.

ANÉMIES MÉGALOBLASTIQUES

Définition

Ce sont des anémies normochromes arégénératives dues à une carence en acide folique ou en vitamine B12. L'hématopoïèse est intense mais anormale, caractérisée par des érythroblastes anormaux appelés *mégaloblastes*.

Causes

Carence en vitamine B12 :

- absence de facteur intrinsèque (Biermer [→], gastrectomie totale) ;
- malabsorption élective de vitamine B12 ;
- consommation de vitamine B12 : bothriocéphale, syndrome de l'anse borgne.
- régime végétalien strict.

Carence en acide folique :

- hémolyse chronique ;
- grossesse ;
- malabsorption (sprue) ;
- malnutrition ;
- médicaments antifoliques (méthotrexate, *Bactrim*).

Signes cliniques et paracliniques de la maladie de Biermer

C'est une anémie chronique d'installation lente, qui peut être très profonde.

L'hémogramme montre une anémie normochrome, macrocytaire, arégénérative. Une neutropénie et une thrombopénie peuvent être associées.

Le myélogramme révèle la mégaloblastose.

D'autres symptômes traduisent la carence en vitamine B12 : glossite atrophique, discrets signes neurologiques à type d'atteinte cordonale postérieure ou pyramidale.

Le diagnostic d'anémie de Biermer est posé après avoir éliminé les causes évidentes de carence en acide folique, par le dosage de la vitamine B12 (→), la recherche d'anticorps anti-estomac et antifacteur intrinsèque, le test de Schilling (→) avec et sans facteur intrinsèque. Gastrite atrophique, endoscopie systématique.

Surveillance

Celle du traitement : la crise réticulocytaire de la première semaine signe l'efficacité du traitement.

Dépistage des cancers de l'estomac.

Évolution et complications

Elle est favorable sous traitement.

Il existe deux risques : la survenue d'une atteinte neurologique, irréversible après un certain laps de temps sans traitement par la vitamine B12, et la fréquence des cancers de l'estomac développés ultérieurement.

Traitement de la carence en acide folique

Supplémentation en acide folique, voire en acide folinique.

Traitement de la cause.

Biermer et gastrectomie totale : hydroxycobalamine par voie parentérale : 1 000 gamma par jour pendant une semaine, puis hebdomadaires jusqu'à normalisation du taux d'hémoglobine, puis 1 000 gamma tous les mois. Un traitement martial est associé si nécessaire. Les transfusions ne sont généralement pas nécessaires.

ANÉMIES DU NOURRISSON

Définition

Taux d'hémoglobine inférieur de 2 g/100 mL au taux moyen pour l'âge.

Causes et mécanismes

La cause la plus fréquente est la carence en fer : faibles réserves surtout chez les prématurés et les jumeaux ; besoins importants pour la croissance ; apports insuffisants du lait artificiel.

Principales causes (en dehors de la carence en fer) :

- anémie microcytaire : saturnisme, thalassémie ;
- anémie normo- ou macrocytaire régénérative (réticulocytose élevée) : thalassémie, drépanocytose ;
- anémie arégénérative (réticulocytose basse) : carences en folates, en vitamine B12 (malabsorption digestive), maladies héréditaires du métabolisme, anémie de Blackfan-Diamond (défaillance congénitale de l'érythropoïèse).

Signes cliniques

Pâleur, anorexie, dyspnée et difficulté à la prise des biberons, stagnation pondérale, souffle cardiaque. Sensibilité aux infections dans la carence en fer. Splénomégalie dans les anémies hémolytiques.

Examens paracliniques

- NFS : chiffre de GR normal ou diminué. VGM diminué (< 80 μm^3) et CCHM effondré dans la carence en fer. Taux de réticulocytes élevé (>150 000) en cas d'hémolyse.
- Dosage du fer sérique et de la ferritine (fer de réserve) : taux abaissés dans la carence en fer.
- Électrophorèse de l'hémoglobine (surtout si enfant originaire du pourtour méditerranéen ou d'Afrique).

+ Surveillance

Courbe de poids et taille, tolérance respiratoire et cardiaque.

Traitement

Étiologique, en cas de carence en fer : supplément de fer, 3 mg/kg en 2 ou 3 prises, en dehors des repas, pendant 2 à 3 mois associé, le premier mois, à une supplémentation en acide folique.

L'efficacité du traitement se juge sur le chiffre des réticulocytes (remontée en 8 à 10 jours) et la normalisation du taux d'hémoglobine en 1 à 2 mois.

ANÉMIES DU NOUVEAU-NÉ

Définition

Taux d'hémoglobine inférieur à 14 g/100 mL.

Causes et mécanismes

• *Anté- et pernatales* : hémorragies par transfusion fœto-fœtale (jumeaux) ou fœto-maternelle ; hémolyse par incompatibilité fœto-maternelle ; infection à parvovirus B19.
• *Postnatales* : syndromes hémorragiques ; prélèvements sanguins multiples ; incompatibilité ; infection ; prématurité.

Signes essentiels

• Avant la naissance : anasarque (œdèmes, ascite, hépatomégalie).
• Au moment de la naissance : pâleur et collapsus ou anasarque.
• Après la naissance, ictère (en cas d'hémolyse) ; pâleur, difficultés à la prise des biberons, souffle systolique, en cas d'installation progressive. Confirmation du diagnostic par la numération.

Examens indispensables à la prise en charge : groupe sanguin, Coombs chez le nouveau-né ; groupe et agglutinines chez la mère.

Traitement

Préventif chez le prématuré : limitation des prélèvements, supplémentation en fer et acide folique. Chez les prématurés de terme inférieur à 32 semaines, le traitement par érythropoïétine (*Recormon*) diminue de façon notable les besoins transfusionnels.

Curatif : transfusion.

Indications de transfusion

• Collapsus hémorragique : 20 à 30 mL/kg de sang total.
• Anémie sévère (< 8 g) ou mal tolérée : 3 mL/kg de concentré érythrocytaire augmentent le taux d'hémoglobine de 1 g/100 mL.

Précautions d'emploi

• Vérification du groupe de la mère (ou contrôle de sa carte de groupe) et recherche d'agglutinines irrégulières chez la mère.
• Vérification du groupe du nouveau-né (2 déterminations) et test de Coombs direct chez l'enfant.
• Sang frais, datant de moins de 4 jours.
• Filtration (pour déleucocytation).
• Irradiation (si prématuré de moins de 32 semaines).
• Débit de transfusion maximum : 15 mL/kg/h (sauf en cas de collapsus).
• Contrôle de l'efficacité transfusionnelle par une numération 48 heures plus tard.

Afin de limiter les risques transfusionnels, en particulier chez les grands prématurés souvent multitransfusés, la plupart des centres de transfusion périnatale ont recours à des dons de sang « attribués », les dons successifs pour un enfant provenant du même donneur.

Incidents et accidents

Semblables à ceux de l'adulte : risque d'aggravation d'un ictère préexistant et de surcharge volémique.

Règles de compatibilité transfusionnelle chez le nouveau-né (jusqu'à 2 mois)

GROUPE DU NOUVEAU-NÉ	GROUPE DE LA MÈRE	GROUPE DU SANG À TRANSFUSER
O	O, A, B, AB	O
A	A, AB B, O, inconnu	A O
B	B, AB A, O, inconnu	B O
AB	A, B AB Inconnu	O A, B, AB, O O
Rhésus négatif	Rhésus négatif Rhésus inconnu	Rhésus négatif
Rhésus positif	Rhésus positif Rhésus inconnu	Rhésus positif Rhésus négatif ou positif si le test de Coombs de l'enfant est négatif

ANÉMIES PÉRIPHÉRIQUES (régénératives)

Dues à deux causes essentielles :

- les hémorragies aiguës abondantes ;
- les hémolyses (→).

ANÉVRISME VENTRICULAIRE

Définition

Ectasie pariétale du cœur s'accompagnant d'une perte de la contractibilité de la zone anévrismale.

Causes et mécanismes

L'anévrisme est le plus souvent secondaire à un infarctus du myocarde. Le tissu cicatriciel de la paroi du ventricule gauche s'est laissé distendre, déformant le contour du ventricule.

La cavité anévrismale peut être thrombosée.

Très rarement, l'anévrisme ventriculaire est de cause traumatique.

Signes cliniques

L'anévrisme est découvert :

- lors de la surveillance de l'évolution d'un infarctus du myocarde ;
- ou lors de complications :
  - insuffisance ventriculaire gauche ;
  - trouble du rythme ventriculaire ;
  - embolie artérielle systémique ;
  - rupture, gravissime, mais exceptionnelle.

L'examen clinique peut montrer à la palpation un soulèvement systolique paradoxal.

Signes paracliniques

L'électrocardiogramme montre la persistance d'un courant de lésion sous-épicardique (sus-décalage de ST) dans les dérivations faisant face au territoire atteint, au décours de l'infarctus du myocarde.

L'échographie cardiaque montre le plus souvent des images caractéristiques (ectasie localisée du ventricule gauche avec hypo- ou akinésie, image de thrombus intra-anévrismal).

La ventriculographie gauche (→ Angiocardiographie) confirme le diagnostic, précise la taille et le siège de l'anévrisme.

Évolution et complications

Certaines formes sont bien tolérées, car celles-ci sont peu volumineuses.

D'autres sont mal tolérées avec les complications décrites et mettent en jeu le pronostic vital.

ral. Le risque de récidive est maximal entre le 6e et

Traitement

Formes bien tolérées : surveillance régulière, traitement de l'insuffisance coronaire, inhibiteur de l'enzyme de conversion, traitement anticoagulant.

Formes mal tolérées : elles peuvent bénéficier, quand elle est possible, de la résection chirurgicale sous circulation extracorporelle.

ANÉVRISMES ARTÉRIELS CÉRÉBRAUX

Il s'agit de malformations artérielles *congénitales dont le risque est la rupture (= hémorragie cérébro-méningée).* Ces anévrismes sont le plus souvent en forme de sac.

Les anévrismes s'accroissent progressivement avec l'âge ; leur croissance est lente et favorisée par une HTA, le risque de rupture est proportionnel à la taille (*cf.* illustration).

Topographie : ils sont en général situés à la base du cerveau au niveau du polygone de Willis. Les trois localisations les plus fréquentes sont au niveau de la terminaison de la carotide interne et de la communicante postérieure, au niveau de la bifurcation de l'artère sylvienne et au niveau de la communicante antérieure entre les deux artères cérébrales antérieures.

Signes cliniques

Les anévrismes sont latents, au début exceptionnellement compressifs, et se révèlent par une hémorragie méningée (→). Celle-ci est liée à la rupture de la malformation.

Examens complémentaires

Devant toute hémorragie méningée chez un sujet jeune, il faut rechercher l'anévrisme responsable. Il est nécessaire de pratiquer une IRM-ARM et une artériographie cérébrale complète. Ces examens seront pratiqués dans les jours immédiats après le saignement, mais le bilan artériographique peut être faussement négatif. En effet, *un spasme artériel* peut masquer une malformation de petite taille. Dans ces cas (bilan artériographique initial négatif), il est indispensable de refaire un bilan artériographique 2 à 3 mois plus tard.

Complications

- L'hémorragie méningée peut être d'emblée très grave (coma, mort subite) = 50 % des cas.
- Risque de constitution d'un *hématome intracérébral* pouvant précipiter l'indication opératoire.
- Surtout *risque de récidive de l'hémorragie méningée* avec une nouvelle rupture plus grave en géné-

le 12e jour suivant l'accident initial.

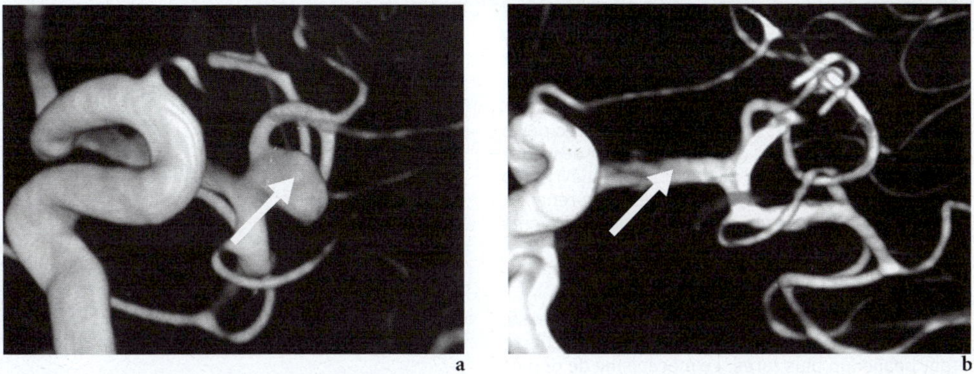

a b

Anévrisme sylvien responsable d'une hémorragie méningée, traité chirurgicalement (Cliché Dr S. Gaillard).
a. Artériographie pré-opératoire en trois dimensions. **b.** Artériographie post-opératoire en trois dimensions.

• Les spasmes artériels survenant parfois à distance sur les vaisseaux cérébraux de l'hémorragie méningée peuvent donner des infarctus cérébraux avec déficit neurologique grave.

Traitement

Le traitement consiste en une exclusion de l'anévrisme le plus souvent par radiologie interventionnelle (= embolisation), soit chirurgicalement par un clip posé au niveau du collet et en respectant le vaisseau normal.

La chirurgie se fait sous microscope et sous hypotension artérielle contrôlée. Les malades sont traités le plus tôt possible avant le risque de récidive de l'hémorragie.

ANÉVRISMES ARTÉRIELS DES MEMBRES

Définition

Les anévrismes sont des dilatations sur les trajets artériels. On distingue les vrais anévrismes développés aux dépens de la paroi artérielle et limités par celle-ci, et les faux anévrismes développés aux dépens d'un hématome organisé.

Causes et mécanismes

Le bilan d'un anévrisme artériel comprend la recherche d'un certain nombre de causes : la maladie athéromateuse souvent responsable de plusieurs localisations, la syphilis, les septicémies, la périartérite noueuse, les anévrismes d'origine congénitale, les anévrismes en aval d'une sténose ou succédant au traitement d'une artérite, les anévrismes d'origine traumatique qui sont de faux anévrismes développés aux dépens d'un hématome.

Signes essentiels

Cliniques : l'examen clinique comparatif fait le diagnostic : tuméfaction siégeant sur un trajet artériel, battante et expansive, inconstamment soufflante à l'auscultation. Le reste de l'examen apprécie le retentissement d'aval et recherche d'autres localisations.

Paracliniques : bilan du terrain (bilan lipidique, fonction rénale, surveillance de la pression artérielle, fond d'œil, électrocardiogramme, réactions sérologiques de la syphilis, recherche d'un diabète). L'angiographie numérisée doit toujours être pratiquée, elle renseigne sur l'anévrisme : siège exact, forme et taille, nombre de collatérales intéressées, et sur l'état des troncs sus- et sous-jacents.

Évolution

Des complications peuvent s'observer, parfois révélatrices : thrombose, rupture, infection, compression de voisinage.

Traitement

Il est chirurgical. Le plus souvent, résection de l'anévrisme avec rétablissement de la continuité par greffon synthétique.

Pronostic

Il est fonction d'un diagnostic précoce, avant l'apparition des complications, offrant un terrain favorable à la chirurgie.

ANÉVRISMES DE L'AORTE ABDOMINALE

Définition

Dilatation acquise de l'aorte abdominale avec perte de parallélisme des bords. L'implantation des artères rénales permet de distinguer les anévrismes inter- et sus-rénaux et les anévrismes sous-rénaux ; les anévrismes sous-rénaux sont les plus fréquents (80 %), et seront seuls envisagés.

Causes et mécanismes

La cause principale est la maladie athéromateuse, les autres étiologies, comme l'anévrisme infectieux, étant beaucoup plus rares. Le mécanisme de départ est une altération localisée des fibres élastiques de la média. Le patient est le plus souvent un ancien hypertendu.

Signes essentiels

Cliniques : les anévrismes de l'aorte abdominale sous-rénale sont le plus souvent asymptomatiques et donc de découverte fortuite. Ils peuvent se manifester par des douleurs épigastriques ou par une complication. L'examen clinique retrouve une masse abdominale centrale, dont le caractère vasculaire est affirmé sur la pulsatilité et l'expansivité. Le siège sous-rénal est traduit par le signe de De Bakey : la palpation est possible entre le pôle supérieur de la masse et l'auvent costal gauche. L'auscultation peut retrouver un souffle systolique. Le reste de l'examen clinique aura pour but de dépister d'autres localisations de la maladie athéromateuse.

Paracliniques :

- *échographie, scanner, angio IRM :* permettent d'affirmer le diagnostic, de mesurer la taille de l'anévrisme, de préciser sa situation exacte par rapport aux artères rénales et à la bifurcation aortique. On recherche aussi une thrombose partielle de l'anévrisme et le rapport avec les organes voisins ;
- *artériographie :* le chirurgien demande généralement une artériographie pour bien préciser les rapports de l'anévrisme avec les branches collatérales sus- et sous-jacentes ;
- *d'autres examens* seront demandés pour apprécier la diffusion de la maladie athéromateuse : électrocardiogramme, Doppler artériel des membres inférieurs et des troncs supra-aortiques, ± coronarographie, bilan biologique avec étude de la fonction rénale.

Évolution

Les complications sont parfois révélatrices : compression des organes voisins, complications thromboemboliques, et surtout la fissuration puis la rupture le plus souvent mortelle.

Traitement

Il est chirurgical : on pratique le plus souvent une mise en place d'une prothèse aortique qui remplace le segment dilaté, avec réimplantation des éventuelles branches collatérales qui en naissent.

La chirurgie est indiquée quand l'anévrisme est au-delà d'une certaine taille (en général 50 mm) ou en cas de syndrome de fissuration.

Pronostic

Il est favorable en cas d'anévrisme non compliqué (mortalité de l'ordre de 5 %), il est en revanche très mauvais en cas d'anévrisme rompu dont l'opération représente de toute façon la seule chance de survie.

ANÉVRISMES DE L'AORTE THORACIQUE

Définition

Dilatation de l'aorte thoracique avec perte de parallélisme des bords.

Causes et mécanismes

Les anévrismes d'origine athéromateuse sont les plus fréquents, les autres causes étant : la syphilis, les anévrismes congénitaux, les anévrismes traumatiques.

Quelle que soit l'étiologie, le mécanisme de la formation d'un anévrisme est une altération des fibres élastiques de la média en une zone plus ou moins localisée.

Signes essentiels

Cliniques : le plus souvent, l'anévrisme est latent et peut se traduire par des douleurs thoraciques ou des signes de compression. L'examen peut retrouver un deuxième foyer de battements au-dessus du cœur, des modifications des pouls en rapport avec l'atteinte d'une branche de l'aorte.

Paracliniques :

- *radiographiques :* image de tumeur médiastinale faisant corps avec l'aorte, parfois calcifiée. Le scanner et l'angio IRM permettent un diagnostic lésionnel topographique précis ;
- *artériographiques :* l'artériographie est l'examen qui permet d'affirmer l'anévrisme, d'en préciser le siège exact et la taille ainsi que l'état de l'aorte sous-jacente.

Évolution

Les complications peuvent parfois être révélatrices : phénomènes de compression, embolies artérielles périphériques, et surtout la rupture qui est la principale complication car le plus souvent mortelle.

Traitement

Il est chirurgical : le plus souvent on pratique une résection de l'anévrisme suivie d'un rétablissement de la continuité par une prothèse synthétique.

Les indications sont fonction du type de l'anévrisme, de l'âge du malade et du terrain.

ANGINE

Définition

Littré la définit « comme une inflammation de la gorge qui peut intéresser le pharynx ou le larynx ». Ce terme supposait également une gêne respiratoire, qui est absente dans les amygdalites, mais que l'on observe dans les phlegmons amygdaliens, ou surtout dans les épiglottites.

Il est préférable pour la pathologie amygdalienne d'utiliser le terme d'amygdalite (→), plus précis.

ANGINE DE POITRINE OU ANGOR

Définition

L'angine de poitrine réalise un syndrome douloureux, généralement thoracique rétrosternal, traduisant une ischémie myocardique et dû essentiellement à l'athérosclérose coronaire.

Causes et mécanismes

L'angine de poitrine est due à l'inadaptation transitoire mais réversible du débit coronaire aux besoins énergétiques du myocarde.

Elle est due le plus souvent à l'athérosclérose (→) coronaire, qui induit des sténoses artérielles et l'insuffisance coronaire.

Mais elle peut survenir en cas :

- d'insuffisance ou rétrécissement aortique ;
- de troubles du rythme paroxystique ;
- de cardiomyopathie obstructive.

En cas de coronarographie normale, un spasme artériel coronaire est évoqué. On parle alors d'*angor spastique*.

Signes cliniques

La douleur est recherchée par l'interrogatoire, qui permet de définir :

L'angor d'effort typique stable :

- douleur rétrosternale, en barre, intense, constrictive, angoissante, pouvant irradier dans les mâchoires, dos, bras, poignets ;
- survenant à l'effort, disparaissant à son arrêt ;
- rapidement calmée par la trinitrine sublinguale en 2 à 3 minutes.

L'angor de repos : la douleur (avec les mêmes caractères) survient en dehors de l'effort, souvent déclenchée par l'émotion, le primodécubitus, le froid.

L'angor instable, état de mal angineux (→ Syndrome de menace).

Examens paraclinques

L'électrocardiogramme

En dehors des crises :

- l'électrocardiogramme peut être strictement normal ;
- ailleurs, il existe des signes de lésion sous-endocardique (sous-décalage du segment ST) et d'ischémie sous-épicardique (onde T négative et symétrique) ;
- ces signes sont dans le territoire de l'artère coronaire lésée.

Au moment des crises :

- l'électrocardiogramme confirme le diagnostic en montrant les signes décrits ;
- un électrocardiogramme normal, inchangé, pendant une crise élimine le diagnostic.

Une épreuve d'effort (→) peut être indiquée à visée diagnostique dans l'angor stable. L'épreuve est contributive si elle reproduit la douleur et s'il apparaît notamment sur les tracés un sous-décalage du segment ST horizontal. Cet examen n'a que peu de valeur localisatrice d'une lésion coronaire. L'épreuve d'effort peut être faussement positive (en particulier chez les femmes et chez les hypertendus) et peut alors être couplée à une scintigraphie myocardique pour sensibiliser le résultat (→).

La coronarographie (→) permet de préciser le nombre et la sévérité des sténoses coronaires, en vue de discuter une éventuelle revascularisation par angioplastie coronaire percutanée (→) ou pontage aorto-coronarien (→) (*cf.* illustration).

Diagnostic différentiel :

- douleurs extra-cardiaques (rhumatologiques, digestives, neurotoniques) ;
- autres douleurs d'origine cardiaque (infarctus du myocarde, péricardite aiguë, dissection aortique, embolie pulmonaire) ;
- anomalies pseudo-ischémiques de l'électrocardiogramme (assez fréquentes chez la personne de race noire).

Bilan du terrain :

- facteurs de risques d'athérosclérose (→) ;
- extension de l'athérome aux autres artères.

Traitement de l'angor stable

Au moment d'une crise :

- arrêt de l'effort éventuel ; conseiller au patient de s'asseoir avant une prise de TNT sublinguale ;

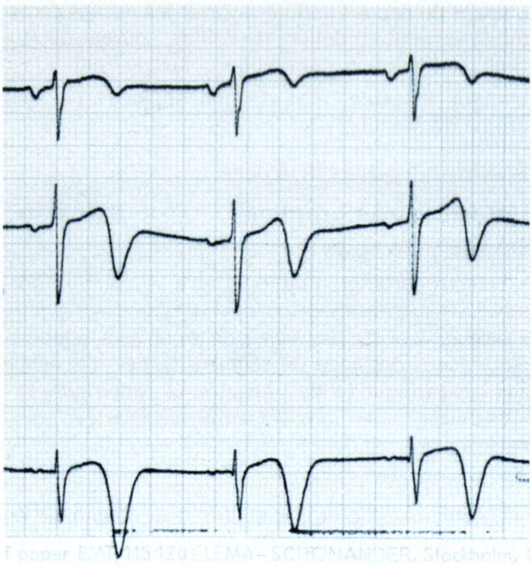

ECG : ondes T négatives, pointues, symétriques, évocatrices d'ischémie myocardique

• trinitrine que le patient doit absorber sous forme de spray par voie sublinguale. L'action se fait en moins de 5 minutes avec disparition de la douleur. Si la douleur est de même intensité au bout de 10 minutes, renouveler la prise (→ Nitrés : formes sublinguales).

Surveillance clinique

Elle dénombre les crises angineuses, apprécie les modifications éventuelles de la fréquence cardiaque et de la tension artérielle, et permet de commencer immédiatement le traitement.

Traitement de fond

Le traitement comporte systématiquement la lutte contre les facteurs de risques vasculaires et un choix entre trois orientations :

Surveillance électrocardiographique

Un électrocardiogramme doit être fait au cours de toute douleur lorsque le diagnostic n'est pas certain, ou en cas de douleur prolongée ne cédant pas à la trinitrine.
L'angine de poitrine peut s'aggraver, devenir invalidante, donner un syndrome de menace (→). Elle peut se compliquer de mort subite, d'infarctus du myocarde, d'insuffisance cardiaque ischémique, de trouble du rythme paroxystique.

- le traitement médical ;
- l'angioplastie coronaire percutanée ;
- le pontage aorto-coronarien.

Corriger les facteurs de risque :

- arrêt total et définitif du tabac ;
- perte ou, à défaut, stabilisation du poids ;
- équilibration et suivi régulier d'un diabète ;
- contrôle d'une hypertension artérielle ;
- contrôle d'une dyslipidémie :
  - les mesures diététiques peuvent être suffisantes,
  - un traitement médicamenteux hypolipidémiant est proposé de plus en plus systématiquement ;
- meilleure hygiène de vie avec une meilleure activité physique.

Traitement médical

On utilise quatre classes d'anti-angineux qu'on peut associer entre eux sauf les dérivés nitrés avec les activateurs des canaux potassiques :

- β-bloquants (→) ;
- dérivés nitrés retard (→ Nitrés formes LP et apparentés) ;
- inhibiteurs calciques (→) ;
- activateurs des canaux potassiques (*Adancor*, *Ikorel*).

On associe aux antiangineux de l'*Aspirine* à doses antiagrégantes plaquettaires (→) et le plus souvent un hypocholestérolémiant (→ Statines).

DÉRIVÉS NITRÉS		
NITRÉS : FORMES SUBLINGUALES	DCI	POSOLOGIE ET MODE D'ADMINISTRATION
Natispray (0,15 mg) *Natispray fort* (0,3 mg)	Trinitrine	1 bouffée sous la langue en cas de crise angineuse
NITRÉS FORMES LP ET APPARENTÉS	DCI	POSOLOGIE ET MODE D'ADMINISTRATION
Monicor LP cp à 20, 40, 60 mg	Isosorbide dinitrate	40 à 180 mg/24 h *per os*

Langoran LP cp à 20, 40, 80 mg	Isosorbide dinitrate	40 à 120 mg/24 h *per os*
Corvasal cp à 2 et 4 mg	Molsidomine (molécule apparentée aux dérivés nitrés)	6 à 12 mg/24 h *per os*
Nitriderm TTS, Diafusor, Cordipatch en patch de 5 et 10 mg voire 15 mg	Trinitrine	1 patch 12 h/j (ex : de 8 h à 20 h)

Action :
Vasodilatateurs diminuant la consommation d'oxygène du myocarde.

Indications :
- formes sublinguales : traitement de la crise angineuse ;
- formes LP et apparentés : traitement de fond de l'angor stable, insuffisance ventriculaire gauche chronique.

Contre-indication :
Aucune absolue.

Effets secondaires :
Céphalées transitoires, hypotension.

Interaction :
Majoration possible de l'hypotension orthostatique avec l'alcool.

ACTIVATEURS DES CANAUX POTASSIQUES		
Nicorandil *Adancor*	30 cp. séc. 10 mg 30 cp. 20 mg	À augmenter progressivement : 5 mg × 2/j pendant 1 sem. puis 10 à 20 mg × 2j
Ikorel	30 cp. séc. 10 mg 30 cp. 20 mg	Idem *Adancor*

Action :
Propriétés voisines de celles des dérivés nitrés d'action prolongée. Effet coronarodilatateur et antispastique sans phénomène de vol coronaire ni de dépression de la contractilité ni d'échappement thérapeutique.

Indications :
Traitement préventif des crises d'angor d'effort.

Contre-indications :
Hypersensibilité au produit, hypotension artérielle, état de choc cardiogénique.

Précautions d'emploi :
Grossesse et allaitement : innocuité non établie.

Éviter ou utiliser avec prudence chez les sujets hypovolémiques ou avec une pression artérielle systolique < 100 mmHg.

Débuter toujours à des doses progressives à cause des céphalées fréquentes.

Effets secondaires :
Céphalées fréquentes mais transitoires. Rarement vertiges, troubles digestifs, palpitations, flush facial, hypotension et/ou tachycardie, apthtoses ou ulcérations buccales.

Angioplastie coronaire percutanée (→)

Dans le cas où une coronarographie a été réalisée, elle peut entraîner une indication d'angioplastie coronaire percutanée.

Pontage aorto-coronarien (→)

Les pontages coronaires sont indiqués en cas de sténoses coronaires multiples et/ou inaccessibles à l'angioplastie.

Pour la pratique, on retiendra :

– Maladie fréquente.
– Signes cliniques typiques évocateurs faisant alerter le patient (parfois atypiques chez la femme et le patient diabétique).
– Examens : ECG, épreuve d'effort, coronarographie.
– Surveillance : l'infirmière surveille la pression artérielle et la fréquence cardiaque pendant l'épreuve d'effort ainsi que la survenue de douleurs à l'effort.
– Éducation, rôle pédagogique : fréquence des crises angineuses, correction des facteurs de risques cardiovasculaires, expliquer l'utilisation de sprays de trinitrine et des patchs de dérivés nitrés.

ANGIOCHOLITE AIGUË

Définition

Infection aiguë en rapport avec la présence d'un ou de plusieurs calculs dans le canal cholédoque.

Causes et mécanismes

(→ Lithiase biliaire.)

Il s'agit le plus souvent de calculs vésiculaires qui ont migré dans le cholédoque. Dans d'autres cas, il s'agit de calculs résiduels laissés en place lors d'une cholécystectomie, voire d'une infection récidivante favorisée par un obstacle.

Signes essentiels

Signes cliniques

Le tableau classique est celui d'une douleur à type de colique hépatique dans l'hypocondre droit (→ Colique hépatique) suivie d'une fièvre (avec frissons) et d'un ictère (variable). C'est la classique triade douleurs-fièvre-ictère se succédant dans cet ordre. Il est d'autres formes cliniques : latentes, ictériques ou fébriles pures, ou se résumant à des épisodes douloureux plus ou moins rapprochés (*cf.* illustration).

Examens complémentaires

(→ Lithiase biliaire et Ictère.)

Évolution et complications

Peuvent s'observer :

• l'*angiocholite suppurée* avec signes infectieux et toxiques, hypotension, hémocultures positives. Il y a risque de choc (septicémie à Gram –, voire d'abcès hépatique) ;
• l'*angiocholite urémigène* avec insuffisance rénale aiguë ;
• la *cirrhose biliaire secondaire,* rare, survenant après plusieurs semaines de rétention biliaire ;
• la *pancréatite aiguë* en cas de calcul enclavé dans l'ampoule de Vater.

> **✚ Éléments de surveillance**
> – NFS (hyperleucocytose à polynucléaires neutrophiles), signes de cholestase (phosphatases alcalines, gamma-GT, taux de prothrombine, bilirubine conjuguée), urée et lipase.
> – Hémocultures.
> – Pouls, TA, diurèse.

Traitement et pronostic

Le traitement est chirurgical après rééquilibration hydroélectrolytique et antibiothérapie intraveineuse active sur les bacilles à Gram –.

En cas d'angiocholite avec obstruction biliaire, le premier geste à envisager est une cholangiographie rétrograde endoscopique suivie d'une sphinctérotomie endoscopique, d'une extraction endoscopique des calculs et d'un drainage biliaire. Dans un second temps, après contrôle de l'épisode aigu (2 mois environ) et si la vésicule est en place, on pratique une cholécystectomie par voie cœlioscopique.

S'il n'y a pas d'obstruction biliaire, on réalisera un traitement chirurgical : l'intervention comporte une cholécystectomie dans les 48 heures qui suivent la mise en route du traitement médical, l'ablation du ou des calculs et un drainage ; cette intervention sera idéalement réalisée par voie cœlioscopique.

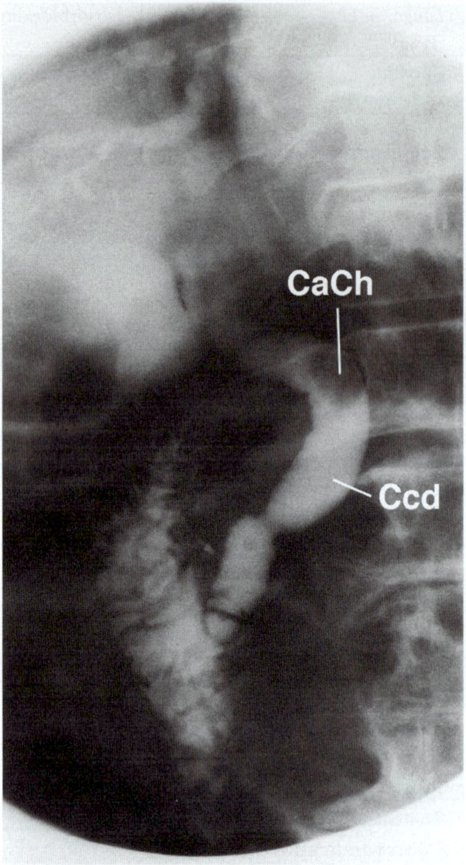

Cholangio-pancréatographie rétrograde endoscopique (CPRE).

Calcul du cholédoque. Image lacunaire dans un cholédoque dilaté (CaCh : calcul cholédocien ; Ccd : canal cholédoque dilaté).

Chez les sujets à haut risque chirurgical et/ou ayant déjà eu une cholécystectomie, ou encore devant une pancréatite aiguë biliaire sévère.

ANGIOKÉRATOMES

Ce sont de petites dilatations vasculaires (angiomes) qui se recouvrent d'une épaisse couche cornée (kératose) d'où le nom d'angiokératome.

Les angiokératomes sont isolés ou associés à une maladie de Fabry.

ANGIOKÉRATOMES ISOLÉS

Angiokératome de Mibelli :

- le rôle du froid y paraît net, de même qu'un facteur familial ;
- les lésions apparaissent entre 10 et 15 ans et forment de petites élevures rouges et kératosiques sur les mains et les pieds souvent cyanosés ;
- le traitement est local et fait appel à l'électrocoagulation ou au laser.

Les angiokératomes des organes génitaux externes sont très fréquents chez l'homme (scrotum).

L'angiokératome nœviforme est présent dès la naissance ; il est formé d'un semis d'angiokératomes sur fond d'angiome plan.

ANGIOKÉRATOMES MARQUEURS D'UNE AFFECTION DYSMÉTABOLIQUE

Il s'agit de la maladie de Fabry, affection héréditaire grave liée à l'X, par déficit en α-galactosidase.

Les angiokératomes sont disposés en caleçon, à partir de l'adolescence. Ils s'associent à une anomalie du métabolisme des lipides, responsable d'atteintes rénales et neurologiques.

Le diagnostic se fait par dosage de l'activité de l'α-galactosidase des leucocytes.

Le traitement est une thérapie substitutive sous forme de perfusions de l'enzyme déficitaire (*Replagal*, Fabrazyme).

ANGIOMES

Les angiomes sont des proliférations ou des malformations des petits vaisseaux cutanés, voire cutanéo-viscéraux.

ANGIOMES CUTANÉS

Angiomes plans

Ce sont des taches rouges ou violacées, existant dès la naissance correspondant à des malformations vasculaires capillaires. On distingue :

- *les angiomes médians* : touchant le front, la nuque, régressifs spontanément dans les premières années de la vie ; *ils ne doivent donc pas être traités* ;
- *les angiomes non symétriques* : plus foncés, « tache de vin ». Ils ne sont pas spontanément régressifs. Ils relèvent le plus tôt possible d'un traitement par les lasers pulsés à colorant.(*cf.* illustration)

Hémangiomes

Ce sont des tumeurs vasculaires, le plus souvent absentes à la naissance, se développant dans les premières semaines, avec une phase de croissance pouvant être dramatique en fonction de la localisation de l'angiome (nez, paupières, lèvres, sous-glottique), une phase de stabilité, puis une régression complète. Ces angiomes ne nécessitent habituellement aucun traitement (*cf.* illustration).

Angiomes stellaires

Points rouge vif d'où partent « en étoile » de fines télangiectasies, ils apparaissent à tout âge et sont plus fréquents au cours des cirrhoses éthyliques et de la grossesse.

Électrocoagulation fine ou *laser* sont efficaces mais, parfois, suivis de récidives.

Angiomes séniles

Petits nodules rouge vif, fermes, enchâssés dans la peau, ce sont les taches rubis fréquemment rencontrées chez les sujets âgés ; ils sont sans signification pathologique et ne nécessitent *pas de traitement.*

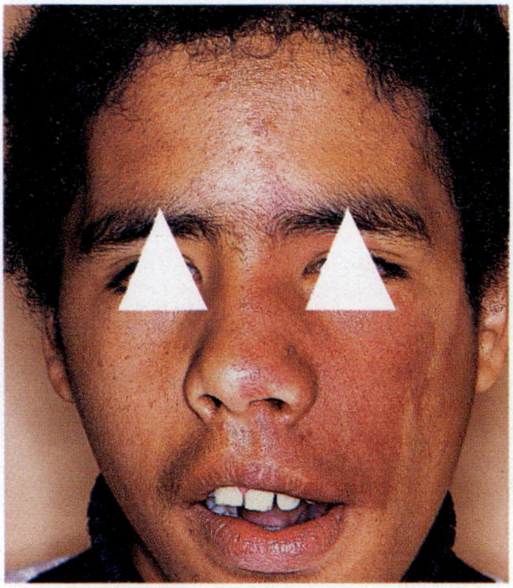

Angiome plan du visage.

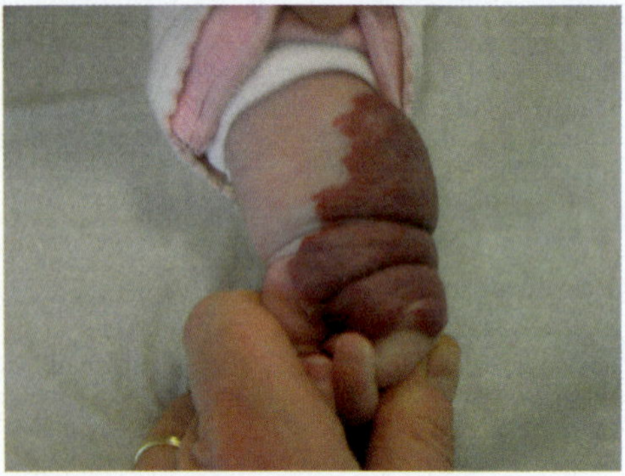

Hémangiome du poignet

ANGIOMES CUTANÉO-VISCÉRAUX

Angiome ostéo-hypertrophique de Klippel-Trenaunay avec atteinte osseuse d'un membre

Angiomes encéphalo-trigéminés

Angiome plan hémifacial avec atteinte de la branche ophtalmique du nerf trijumeau et atteinte encéphalique (épilepsie) : syndrome de Sturge-Weber-Krabbe.

Angiomatose de Rendu-Osler

Affection héréditaire avec angiomes cutanés, muqueux et viscéraux.

ANGIOMES CÉRÉBRAUX

Ce sont des malformations congénitales réalisant une communication entre artère et veine sans réseau capillaire interposé (*cf.* illustration).

Il peut s'agir d'une fistule simple réunissant une artériole et une veine. Souvent, il existe plusieurs éléments artériels et veineux en communication.

Signes révélateurs des angiomes

- Hémorragie cérébro-méningée avec hématome intracérébral associé (50 % des cas).
- Épilepsie dans la moitié des cas.
- Accidents neurologiques déficitaires répétés mimant un AIT.
- Céphalées à répétition et paroxystiques, pouvant être liées à des formes d'hémorragie méningée *a minima*.

On cherche à l'examen clinique un souffle intracrânien.

Le diagnostic repose sur l'imagerie TDM et IRM complétée par le bilan artériographique.

Traitement

Il existe trois méthodes :

- le traitement neurochirurgical ;
- l'embolisation ;
- la radiothérapie en vue de scléroser la malformation.

Les indications dépendront de la symptomatologie, du volume et du siège de l'angiome et sont posées par une équipe multidisciplinaire.

Les angiomes caverneux sont de petites malformations capillaires ayant l'aspect d'une mûre, et se

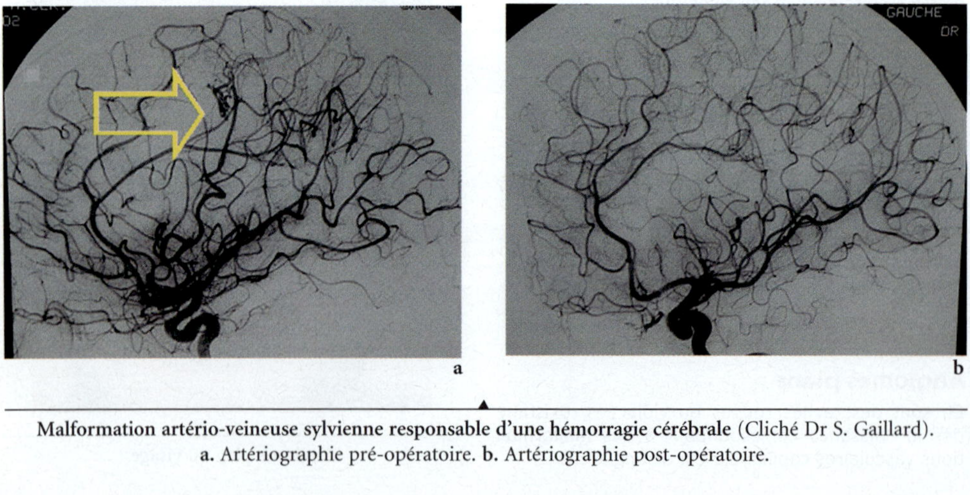

Malformation artério-veineuse sylvienne responsable d'une hémorragie cérébrale (Cliché Dr S. Gaillard).
a. Artériographie pré-opératoire. **b.** Artériographie post-opératoire.

révèlent par un saignement, par des signes neurologiques déficitaires focaux régressifs pouvant évoquer une SEP ou par des crises d'épilepsie. L'IRM permet le diagnostic et montre des images typiques. Dans les formes multiples, il existe un risque d'incidence familiale (cavernomatose familiale).

ANGIOPLASTIE CORONAIRE PERCUTANÉE

Définition

La dilatation coronaire percutanée est un cathétérisme d'une artère coronaire avec mise en place d'un ballonnet que l'on gonfle en regard d'une sténose serrée afin d'élargir la lumière du vaisseau (*cf.* illustration).

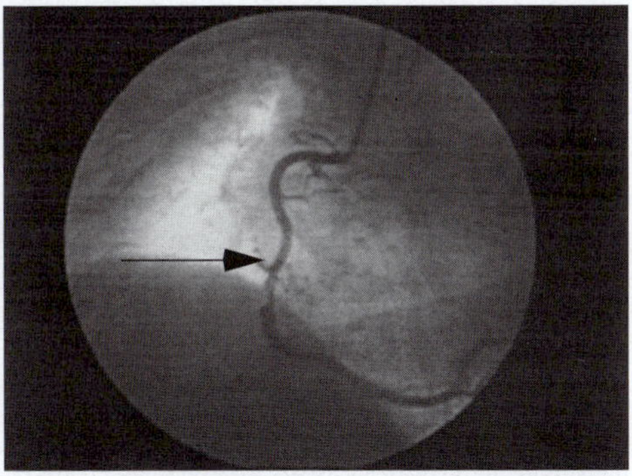

Sténose sur la coronaire droite à son deuxième segment.

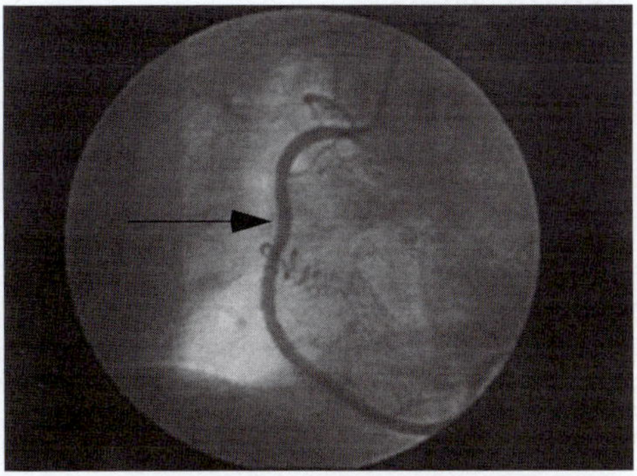

Angioplastie coronaire percutanée : contrôle après dilatation.

Technique

L'artère coronaire est cathétérisée le plus souvent par voie fémorale rétrograde, mais également par voie radiale, au cours d'une coronarographie (→). Un guide souple est monté jusque dans l'artère lésée et on introduit par ce guide un ballonnet d'angioplastie. Le ballonnet placé en regard de la sténose, est alors gonflé avec des pressions d'insufflation progressivement croissantes. La dilatation peut être complétée par la mise en place d'une endoprothèse coronaire (= stent) au site même de la dilatation pour améliorer les résultats. On peut mettre des stents nus et/ou des stents actifs (c'est-à-dire couvert d'un médicament empêchant la prolifération des cellules endothéliales).

Résultats

La plaque d'athérome, à l'origine en grande partie du rétrécissement, est ainsi écrasée et on élargit le passage afin d'améliorer la circulation coronaire en aval de la sténose.

L'angioplastie seule ou associée à la mise en place d'un stent coronaire donne le plus souvent de bons résultats immédiats.

Problème principal

C'est celui de la resténose ; à savoir que dans 30 à 50 % des cas, la lumière de l'artère se resserre en quelques semaines ou mois, pour aboutir à une récidive de sténose aussi serrée qu'avant la dilatation et à un risque de récidive de la symptomatologie angineuse. Le problème de la resténose existe même après mise en place d'un stent mais la fréquence de resténose est moindre qu'en cas d'angioplastie seule. La discussion se fera alors entre médecins « dilatateurs » et chirurgiens afin de tenter une deuxième angioplastie ou de ponter le patient selon le résultat coronarographique.

Indications

- Angor stable dans le cas où la coronarographie a été réalisée et où 1 lésion voire 2 ou 3 est ou sont jugées dilatables.
- Angor instable après stabilisation du patient, selon les résultats de la coronarographie.
- Infarctus du myocarde après stabilisation du patient, selon les résultats de la coronarographie.
- Angioplastie en urgence devant un infarctus massif ou une contre-indication à la fibrinolyse (angiolastie primaire) ou en cas d'échec de la fibrinolyse (angioplastie de sauvetage).

Complications

- Création d'une dissection de l'artère à dilater.
- Occlusion pouvant nécessiter une intervention chirurgicale en urgence (< 5 % des cas).

ANGOR DE PRINZMETAL

Définition

L'angor de Prinzmetal réalise une forme particulière d'angine de poitrine, caractérisée par l'apparition à l'électrocardiogramme, lors d'une crise douloureuse, d'un courant de lésion sous-épicardique transitoire (sus-décalage du segment ST), sans constitution de nécrose.

Causes et mécanismes

L'angor de Prinzmetal est dû à un spasme transitoire d'une artère coronaire saine ou athéromateuse (*cf.* illustration).

Signes cliniques

Douleur angineuse typique, spontanée, survenant souvent à la même heure et cédant à la trinitrine.

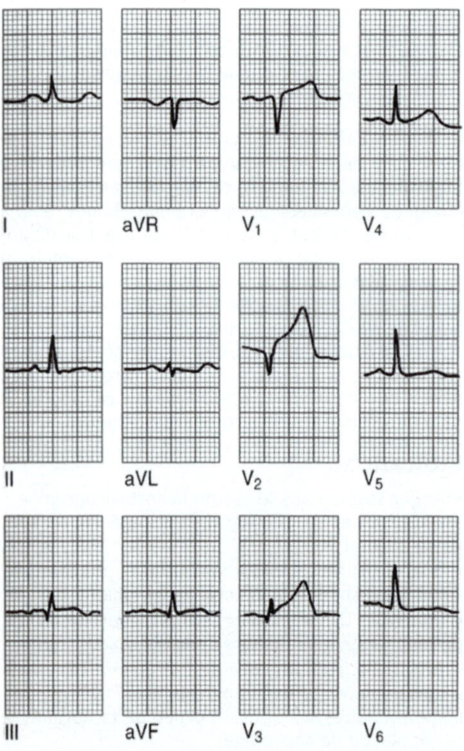

Angor de Prinzmetal (vasospastique) : surélévation de la partie antérieure du segment ST durant un épisode de douleur thoracique.

À l'électrocardiogramme : sus-décalage du segment ST dans les dérivations concernant le territoire atteint.

Disparition des signes électriques avec la douleur.

Évolution et complications

Association fréquente des troubles du rythme ou de la *conduction cardiaque* lors des crises.

Risque d'évolution vers un infarctus.

Risque de mort subite.

La coronarographie est indiquée pour faire le bilan des sténoses et éventuellement prouver le spasme coronaire, en faisant un test au *Méthergin*.

Traitement

- Indication privilégiée des inhibiteurs calciques à fortes doses (→).
- Parfois associés aux autres antiangineux.
- La chirurgie (pontage aorto-coronaire) est indiquée en cas de sténoses serrées et de spasme localisé sur la ou les sténoses, résistant au traitement médical.

ANGUILLULOSE

Définition

C'est une parasitose due à la présence dans l'intestin d'un ver rond : *Strongyloïdes stercoralis*.

Épidémiologie

Présente dans les régions chaudes et humides (Antilles, Amérique centrale et nord de l'Amérique du Sud, Afrique tropicale, Sud-Est asiatique, Maghreb, Égypte, Europe du Sud) (*cf.* illustration).

Signes essentiels

Cliniques

Il existe des manifestations :

- lors de la *pénétration cutanée* (souvent à partir d'eau infestée) : prurit, érythème, éruption papuleuse ;
- lors de la *migration larvaire* : toux, expectoration riche en éosinophiles réalisant un syndrome de Lôffler ;
- lors de la *phase intestinale* (développement larvaire duodénal) : douleurs, diarrhée, altération de l'état général.

Cinquante pour cent des cas sont asymptomatiques.

Examens complémentaires

NFS (à la recherche d'une éosinophilie souvent fluctuante), examen parasitologique des selles (mise en évidence de larves rhabditoïdes ; technique d'extraction de Baermen, MIF concentration).

✚ Surveillance, évolution, complications

Des formes graves, voire mortelles, sont possibles, en particulier chez des malades traités par corticoïdes et atteints de Sida.

Traitement

Le traitement prophylactique consiste en des mesures d'assainissement des eaux ; pour les travailleurs des mines par le port de bottes, ne pas marcher pieds nus dans les zones humides infestées ; traitement de masse de la population dans les zones infestées.

Le traitement curatif est la prise de thiabendazole (*Mintézol*) : une prise unique de 50 mg/kg/j 3 soirs de suite au milieu du repas ou 2 prises de 25 mg/kg/j 3 jours de suite.

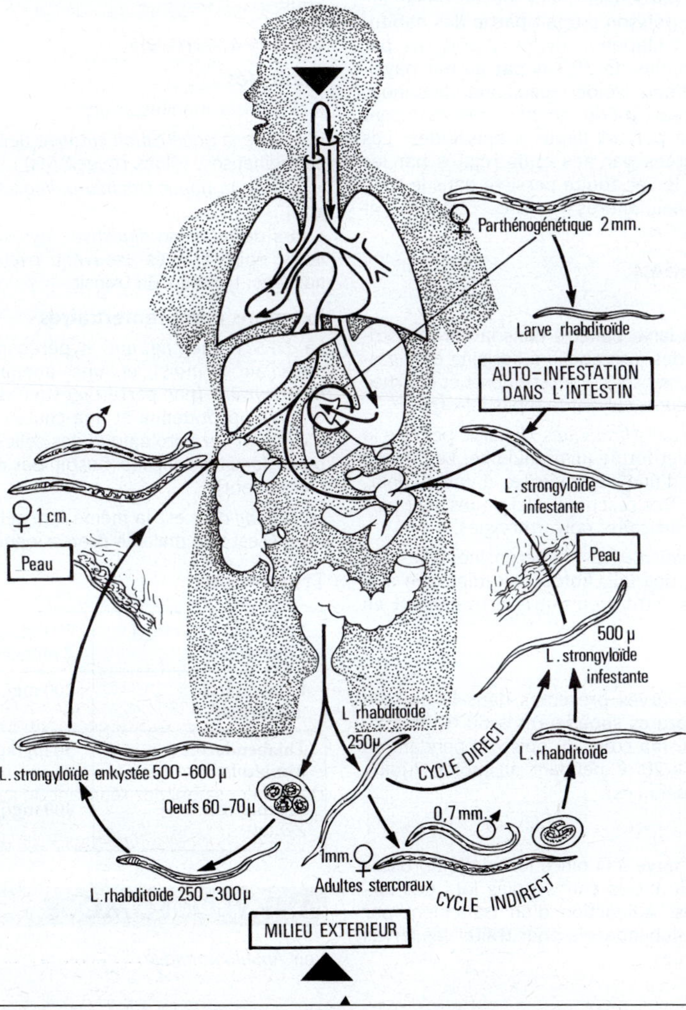

Cycle des ankylostomes et des anguillules.

ANISAKIASE

Définition

L'anisakiase ou « maladie du ver du hareng » est une maladie gastro-intestinale due à des larves de « nématodes anisakidés », contractée en consommant du poisson cru, non ou insuffisamment congelé.

Épidémiologie

C'est une pathologie bien connue des pays nordiques, et plus généralement des régions maritimes. L'incidence est particulièrement élevée dans certains pays où le poisson cru fait partie des habitudes alimentaires (Japon : environ 2 500 cas par an, en Europe moins de 20 cas par an par pays). Les poissons d'eau froide : cabillaud, lieu noir, hareng, maquereau, merlu, anchois, rascasse sont souvent infestés par les larves d'anisakidés. Les larves sont libérées par des œufs rejetés par les hôtes définitifs, le ver adulte persiste dans le tube digestif des mammifères marins, cétacés et oiseaux de mer.

Signes essentiels

Cliniques

Forme aiguë : la larve pénètre dans la paroi gastrique, entraînant des ulcérations à l'origine d'épigastralgies intenses, nausées, vomissements et diarrhée dans les 3 à 6 heures suivant le repas infestant.

Formes subaiguës et chroniques : la larve pénètre la paroi intestinale et forme un granulome. Le tableau peut être celui d'une appendicite, d'une tumeur, d'une occlusion. Des réactions allergiques sont parfois observées : urticaire, polyarthralgies.

Examens complémentaires : hyperéosinophilie sanguine, élévation des IgE, fibroscopie digestive à la phase aiguë permettent en outre le traitement en extrayant la larve.

Prophylaxie

Destruction des larves présentes dans le poisson par des températures supérieures à 60 °C ou inférieures à – 35 °C (au cœur du poisson) pendant au moins 15 h ou – 20 °C pendant au moins 7 jours (directives européennes).

Traitement

Extraction de la larve à la pince lors de la fibroscopie digestive, ou autres endoscopies lors des formes iléocoliques. Adjonction d'un traitement par albendazole ou flubendazole pour traiter les larves passées inaperçues.

ANKYLOSTOMIASE

Définition

C'est une parasitose due à des vers nématodes hématophages (*Ankylostoma duodenale* ou *Necator americanus*).

Causes et mécanismes

Cette affection strictement humaine s'observe dans les régions tropicales (Afrique centrale, Amérique, Asie, Océanie) et dans certaines mines. Ces nématodes vivent dans la partie supérieure du grêle.

Signes essentiels

Cliniques

Il existe des manifestations :

- lors de la *pénétration cutanée* (lésions rampantes serpigineuses, sillons rougeâtres) ;
- lors de la phase *trachéo-pulmonaire* (toux, laryngite) ;
- lors de la *phase digestive* : dysphagie, puis douleurs épigastriques (souvent pseudo-ulcéreuses), nausées, troubles du transit.

Examens complémentaires

La NFS recherche une hyperéosinophilie (maximale au 3ᵉ mois) et une anémie hypochrome microcytaire (par perte digestive de fer). Il existe une hypoprotidémie et une chute du zinc sérique. L'examen parasitologique des selles recherche des œufs dans les selles (si besoin par méthode d'enrichissement).

La prophylaxie est la même que celle de l'anguillulose. C'est une maladie professionnelle (n° 28).

Traitement

Pamoate de pyrantel : *Combantrin*	20 mg/kg/j pendant 3 jours en 1 ou 2 prises
Flubendazole : *Fluvermal*	200 mg/24 h
Thiabendazole : *Mintézol*	50 mg/kg en une prise
Albendazole : *Zentel*	400 mg/j

ANKYLOSTOMOSE

Voir *Ankylostomiase*.

ANOMALIES CONGÉNITALES DE LA PAROI ABDOMINALE

Définition

Défaut de fermeture de la paroi abdominale antérieure, de siège variable.

Signes cliniques

Diagnostic échographique anténatal

La découverte d'un *omphalocèle* doit conduire à la réalisation d'un bilan malformatif complet, y compris caryotype, en vue d'une éventuelle décision d'interruption médicale de grossesse. Dans le *laparoschisis* un traitement protecteur des anses intestinales par amnio-infusion est possible (*cf.* illustration).

À la naissance

- *Omphalocèle* : large orifice ombilical par lequel fait hernie un sac translucide sur lequel s'implante le cordon, contenant des anses intestinales, protégées par le péritoine et la « gelée » ombilicale, parfois le foie. Fréquentes malformations associées.
- *Hernie dans le cordon*, de petite taille : tuméfaction arrondie à la base du cordon, à reconnaître avant clampage du cordon +++.
- *Laparoschisis* : extériorisation par un orifice latéro-ombilical droit d'une partie des anses intestinales, qui sont épaissies, dépourvues de tout revêtement protecteur (*cf.* illustration).

Traitement et pronostic

Omphalocèle

Pronostic lié au volume, à la qualité de la prise en charge (importance du diagnostic anténatal) et surtout aux malformations associées.

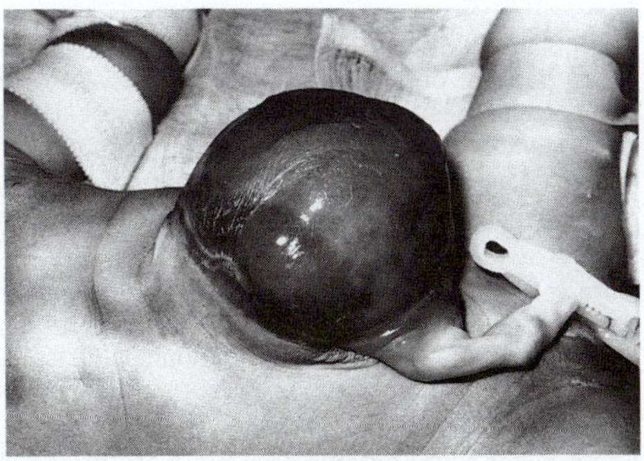

Omphalocèle.

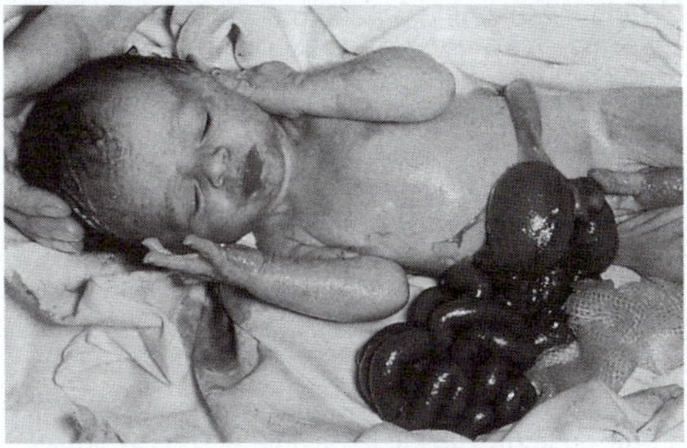

Laparoschisis.

Laparoschisis

Pronostic lié à l'état des anses intestinales. Risque de mort fœtale *in utero*.

Prise en charge identique

Dès la salle de naissance : réchauffement en incubateur +++, protection par des compresses stériles sèches (enfant placé dans un « sac à grêle »), perfusion (glucosé et électrolytes), immobilisation de la masse (omphalocèle) pendant le transfert pour intervention chirurgicale rapide.

ANOREXIE

Voir *Troubles du comportement alimentaire*.

ANOREXIE MENTALE

Définition

Le terme d'anorexie mentale est réservé à un syndrome caractérisé par trois symptômes principaux : l'*anorexie*, l'*amaigrisement, amaigrissement* et l'*aménorrhée.* Elle survient avec prédilection chez les adolescentes de 12 à 19 ans. Elle touche 1 à 2 % de cette population.

C'est une pathologie grave avec un taux de mortalité de 5 à 9 %.

Causes et mécanismes

Elle représente un des exemples les plus saisissants de la médecine psychosomatique. L'anorexie mentale est mal nommée ; il n'y a pas anorexie mais lutte active contre la faim au départ, puis perte d'appétit.

Il n'y a pas d'étiologie neuro-endocrinienne à l'heure actuelle. Tous reconnaissent l'origine mentale de l'affection. L'accord n'est pas fait entre ceux qui voient dans la conduite anorexique un symptôme que l'on peut rencontrer dans nombre d'affections psychiatriques et ceux qui tentent d'individualiser une entité clinique et psychodynamique spécifique (*cf.* illustration).

Signes cliniques

Le début passe souvent inaperçu. Il survient généralement chez une adolescente de 15 à 20 ans de niveau intellectuel souvent excellent, avec une restriction alimentaire niée ou dissimulée, entraînant un amaigrissement.

Souvent, l'hospitalisation n'a lieu qu'à la phase d'état où le diagnostic est évident, si on y pense.

L'anorexie : le refus d'aliment est souvent massif après l'accentuation des restrictions alimentaires qui deviennent bientôt le centre des préoccupations familiales.

L'amaigrissement est considérable ; en moyenne de 20 à 30 % du poids du corps, avec des signes somatiques : déshydratation, bradycardie et hypotension.

L'aménorrhée est constante, le plus souvent secondaire, mais parfois primitive, précédant la restriction alimentaire.

L'attitude psychologique est assez stéréotypée :

- la méconnaissance systématique des symptômes est habituelle entraînant un retard diagnostique et thérapeutique fréquent ;
- une hyperactivité est fréquente et contraste de façon saisissante avec l'altération de l'état général, avec deux domaines préférentiels : hyperinvestissement scolaire et culinaire (préparer les plats d'autrui) ;
- il existe un trouble de la perception du corps (dysmorphophobie, crainte permanente de grossir) ;
- des difficultés relationnelles majeures existent toujours, les relations sociales sont toujours pauvres, la vie sexuelle est inexistante.

D'autres éléments peuvent s'associer :

- vomissements provoqués ;
- prises répétées de laxatifs.

Examens paracliniques

Ils servent à apprécier le retentissement biologique et endocrinien de l'état de dénutrition, et à éliminer une cause organique, jamais retrouvée dans la forme typique. On retrouve :

- une hypoglycémie ;
- un retard dans l'élimination de l'eau ;
- un cholestérol élevé ;
- une anémie modérée.

Lors des dénutritions massives, on constate une hypo protidémie, des perturbations électrolytiques (l'hypokaliémie fait suspecter l'abus de laxatifs). Il existe des troubles non spécifiques de l'ensemble des fonctions hypophyso-gonadiques secondaires.

Au moindre doute, un scanner doit être demandé ; il a été décrit des anomalies réversibles dues à la déshydratation.

+ Éléments de surveillance

La surveillance somatique est quotidienne à la phase aiguë. TA, pouls. Les pesées seront inopinées, le matin à jeun, en sous-vêtements. Hospitalisation nécessaire si IMC <16

Une vigilance constante doit s'exercer, au début, afin d'éviter les comportements de dissimulation de la malade :

- jeter la nourriture ;
- vomir ;
- abuser des laxatifs.

Évolution

Elle dure souvent des années. Le pronostic est sérieux. La régression spontanée n'est pas habituelle, bien au contraire, la conduite anorexique tend à se fixer. Le risque vital existe ; les améliorations, centrées exclusivement sur le poids, sont temporaires.

Le retour des règles est considéré souvent comme le seul critère d'une véritable guérison. Le pronostic ultérieur est variable :

- une patiente sur trois guérit définitivement avec insertion sociale habituelle ;
- une patiente sur trois guérit incomplètement ; il persiste des fluctuations pondérables avec des accès de boulimie et d'anorexie, ainsi que des difficultés sexuelles ;
- une patiente sur trois s'aggrave, avec chronicisation des troubles, ou évolution vers la dissociation schizophrénique.

Traitement

Il semble qu'il devrait être précoce ; or, le diagnostic est souvent porté tardivement. De plus, il existe une certaine hésitation à adresser les anorexiques en psychiatrie.

L'hospitalisation s'impose d'urgence devant les états cachectiques, même si l'activité semble respectée.

On a recours à un contrat de poids et d'isolement avec séparation totale de la famille ceci d'afin d'aménager d'autres modes relationnels. L'isolement sera maintenu jusqu'à la reprise d'un poids satisfaisant, fixé à l'avance.

Il faut éviter toute entorse à ce qui a été prévu ; il faut demeurer extrêmement strict quant au programme établi : ainsi, l'isolement, utilisé au début

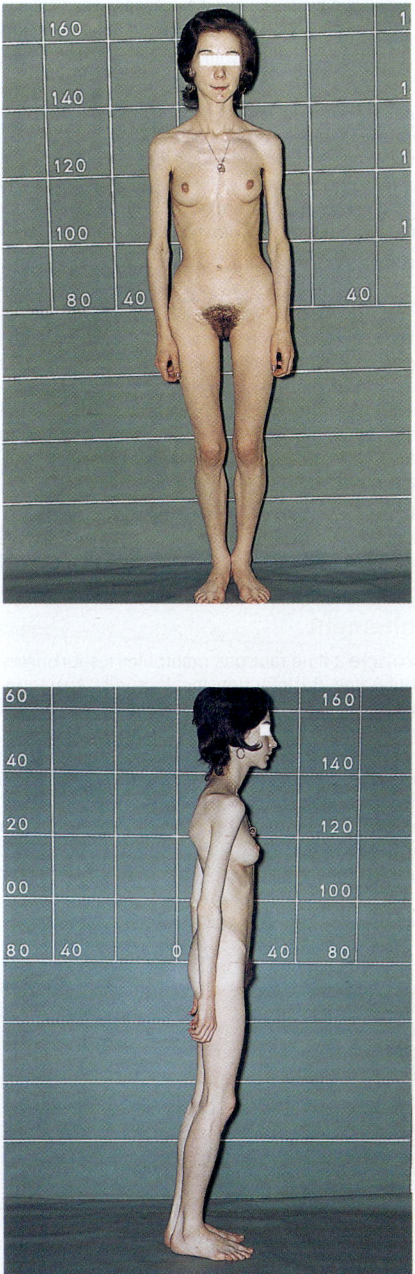

Anorexie mentale. Face ; profil.

parfois, doit être strict, et rompu quand le poids de levée d'isolement est atteint.

Il faut veiller à réduire l'activité de la patiente, toujours trop disposée à se dépenser.

L'emploi d'antidépresseurs peut être utile étant donné la fréquence des syndromes dépressifs avec inhibition observés au cours de l'évolution.

La relation avec l'anorexique est personnalisée au maximum et fondée sur une attitude très douce, très calme, et aussi très ferme. Il faut limiter les conduites de manipulation avec l'équipe soignante car la patiente tente de recréer les liens pathologiques qu'elle entretient avec sa famille.

Tout ce qui a trait à l'alimentation est formulé au début de l'hospitalisation. La sortie définitive est possible lorsque le poids de sortie déterminé en début d'hospitalisation est atteint.

La psychothérapie est une dimension fondamentale du traitement. Adaptée à chaque cas, parfois difficile à instaurer devant l'absence de demande, elle utilise des techniques variées (psychothérapie directive, analytique, psychodrame, relaxation). Une intervention psychothérapique au niveau des parents est indispensable pour éviter des décisions intempestives et pour modifier une dynamique familiale propre à pérenniser le symptôme (thérapie familiale).

ANOREXIE DU NOURRISSON

Définition

Refus de nourriture, ayant débuté avant l'âge de 3 ans, souvent déclenché par un incident mineur (épisode infectieux, sevrage) ayant conduit la mère à forcer l'enfant à manger.

Causes et mécanismes

Aucune cause organique. Parfois phobie de la déglutition et/ou de l'alimentation secondaire à des « expériences » désagréables (alimentation prolongée par sonde, fausse route alimentaire).

Habituellement, anorexie d'opposition. Rarement trouble psychopathologique des relations parents/enfant.

Signes essentiels

Conservation d'un bon état général, soif normale, excellent éveil psychomoteur, malgré un refus chronique de la nourriture ou un appétit très sélectif, colères lors des repas ou repas interminables..., refus des morceaux, vomissements provoqués.

Signes de gravité : hypotrophie staturo-pondérale, troubles du comportement évoquant une carence affective.

Traitement et pronostic

Conseils éducatifs de base : limiter la durée des repas (30 à 45 min) ; limiter les quantités proposées pour mettre l'enfant en position de demandeur ; ne pas donner d'aliments entre les repas ; ne faire aucun commentaire sur l'alimentation de l'enfant et savoir rester indifférent. Entretiens réguliers avec les parents afin de les soutenir dans cette attitude éducative et dédramatiser.

Recours au pédopsychiatre en cas d'échec ou de troubles psychopathologiques. Hospitalisation pour bilan et prise en charge en cas d'hypotrophie staturo-pondérale.

Pronostic habituellement favorable.

ANOSMIES

L'anosmie est la perte de l'odorat. Elle peut être complète ou partielle, uni- ou bilatérale.

Étiologies

Anosmies aiguës :

• traumatismes crâniens avec fracture de l'étage antérieur de la base du crâne ;
• rhinosinusites aiguës ; l'anosmie est alors habituellement régressive ;
• postopératoires : neurochirurgie.

Anosmies progressives :

• rhinosinusites chroniques, polypose naso-sinusienne ;
• tumeurs de l'étage antérieur de la base du crâne.

Anosmie congénitale : syndrome de Kallman-De Morsier par atrophie de la zone du cerveau qui normalement intègre les odeurs (rhinencéphale). Ce syndrome s'associe à un hypogonadisme (→).

ANTHRAX - FURONCLE

Définitions, causes et mécanismes

Le furoncle est une dermatose infectieuse profonde d'un follicule pileux due au staphylocoque doré.

L'anthrax est un agglomérat de furoncles (dont le siège habituel est la nuque ou le dos), dans les zones où la sueur a macéré (aine et aisselles) et qui peut s'accompagner de fusées purulentes profondes. Ne pas confondre avec la maladie du charbon *(Bacillus antracis)* qui se dit « anthrax » en anglais.

Signes essentiels

Cliniques

Le furoncle se caractérise, au niveau d'une région pileuse, par une papule rouge, puis une tuméfaction conique, rouge, chaude, douloureuse, centrée par un poil ; 2 à 3 jours après, apparaît une pustule jaunâtre qui laisse évacuer vers le 7ᵉ jour le bourbillon, résultat de la nécrose folliculaire.

L'anthrax est un placard rouge, surélevé, douloureux, qui se couvre de cratères furonculeux évoluant en plusieurs poussées, avec formation de bourbillons et confluence, puis suppuration avec évacuation de sphacèles ; la cicatrisation est lente. Il est de règle de rechercher un diabète ou une anomalie immunitaire (*cf.* illustration).

Examens complémentaires : NFS, glycémie.

Évolution

Furoncle : évolution vers une suppuration en quelques jours avec élimination du follicule nécrotique sous forme d'un gros bourbillon jaune. La furonculose (répétition de furoncles) doit faire rechercher une altération des défenses (diabète, déficit immunitaire, surmenage, carence martiale) et surtout un réservoir cutané de *Staphylococcus aureus*.

Anthrax : évolution plus longue que celle d'un furoncle, le cratère large, la cicatrisation lente ; l'adénopathie est constante, les complications générales plus fréquentes.

Traitement

Furoncle : il ne faut pas manipuler les furoncles au début : une désinfection locale suffit. Au stade de cratère, on peut appliquer une pommade antibiotique active sur les staphylocoques (pas de corticoïdes). Au 6ᵉ jour, on peut retirer le bourbillon à l'aide d'une pince stérile et poursuivre la désinfection locale. La prévention des récidives dans la furonculose chronique est difficile et vise à éradiquer le portage de staphylocoque doré pendant des mois (crème antibiotique dans les gîtes réservoirs de staphylocoques, toilette avec savon antiseptique, brossage des ongles, changements fréquents

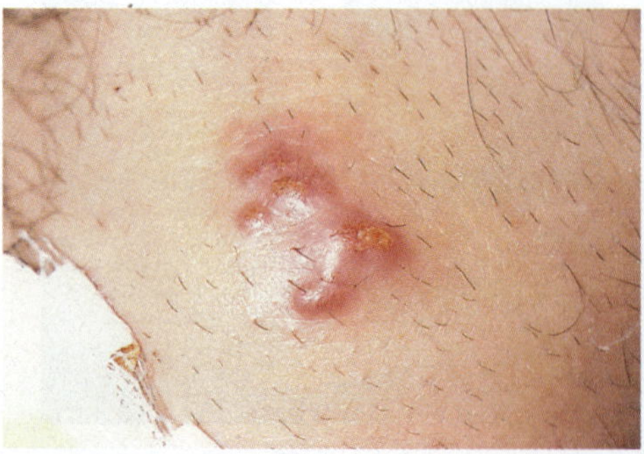

Anthrax

de sous-vêtements et de lame de rasoir) en association au traitement du terrain (surpoids, diabète).

Anthrax : antibiotiques antistaphylococciques et soins locaux. Antibiothérapie après prélèvement. Le drainage chirurgical est une règle classique.

Staphylococcie maligne de la face : septicémie à staphylocoques (→), antibiothérapie générale une fois les prélèvements faits (ponction d'une pustule, hémocultures).

Surveillance, évolution et complications

Les complications (fréquentes surtout après manipulations) sont : abcès, lymphangite, adénite, staphylococcie généralisée, septicémie (hémocultures). Le furoncle de la lèvre supérieure demande une surveillance particulièrement attentive : risque de staphylococcie maligne de la face se manifestant par une tuméfaction de la région du furoncle avec fièvre à 40 °C, frissons, malaise. La tuméfaction gagne la région orbitaire et se parsème de pustules, un œdème la déborde, on peut voir les cordons inflammatoires de veines thrombosées. Une thrombophlébite du sinus caverneux est possible.

ANTIAGRÉGANTS PLAQUETTAIRES

Surveillance

- Apparition d'un saignement clinique.
- Signes cliniques et biologiques d'anémie.
- Arrêter les antiagrégants plaquettaires 1 semaine avant une intervention chirurgicale (à préciser avec l'anesthésiste et le chirurgien).

ANTIAGRÉGANTS PLAQUETTAIRES

(DCI) NOM DU MÉDICAMENT	PRÉSENTATION	POSOLOGIE
Aspirine (Acide acétyl-salicylique) : *Aspégic*	sach. à 100 et 250 mg	1 sach./j
Aspirine (Acide acétyl-salicylique) : *Kardégic*	sach. à 75, 160 et 300 mg	1 sach./j
Clopidogrel : *Plavix*	Cp à 75 mg	1 cp/j

Action :
- ces produits sont utilisés en pathologie cardio-vasculaire. Ils inhibent l'agrégation des plaquettes, à l'origine de la formation du caillot. Plusieurs études ont démontré l'effet bénéfique de l'aspirine sur la mortalité/morbidité au stade aigu de l'infarctus et en prévention secondaire.

Indications :
- infarctus du myocarde au stade aigu et en prévention secondaire ;
- angor instable, syndrome de menace ;
- angioplastie coronaire ;
- arythmie complète en cas de contre-indication aux antivitamines K ;
- prévention des accidents vasculaires cérébraux ischémiques ;
- artérite des membres inférieurs.

Contre-indications :
- allergie à l'aspirine ;
- saignement évolutif ;
- ulcère gastro-duodénal en poussée.

Effets secondaires principaux :
- complications hémorragiques notamment les saignements digestifs (restent toutefois rares).

ANTI-ARYTHMIQUES

Les anti-arythmiques sont utilisés comme traitement des troubles du rythme cardiaque supraventriculaires et ventriculaires.

La classification de Vaughan-Williams regroupe tous les antiarythmiques en 4 classes de I à IV. Le tableau ci-dessous présente les médicaments les plus prescrits dans chaque classe.

(DCI) NOM DU MÉDICAMENT	PRÉSENTATION	POSOLOGIE
Hydroquinidine (Ia) : *Sérécor*	gél. à 300 mg LP	1 gél. matin et soir
Lidocaïne (Ib) : *Xylocard 5 %*	fl. de 20 mL/1 000 mg	800 à 2000 mg/24 h en perfusion IV à la seringue électrique
Flécaïnide (Ic) : *Flécaïne*	cp à 100 mg	1 à 3 cp/j
Propafénone (Ic) : *Rythmol*	cp à 300 mg	2 à 3 cp/j
β-bloquants (→) (II)		
Amiodarone (III) : *Cordarone*	cp à 200 mg	1 à 2 cp/j après dose de charge
Inhibiteurs calciques (→) (IV) : Vérapamil, Diltiazem		

Classe Ia : les quinidiniques *(Sérécor)* :

- ils sont utilisés essentiellement comme traitement préventif de la récidive d'arythmie complète par fibrillation auriculaire ;
- les effets secondaires principaux sont :
  - risque de torsades de pointe favorisé par une hypersensibilité ou une hypokaliémie,
  - risque de réaction allergique (idiosyncrasie) décelé par l'administration d'un comprimé test.

Classe Ib *(Xylocard)* :

- il est utilisé en cardiologie, uniquement par voie veineuse, pour la prévention des troubles du rythme ventriculaires au stade aigu de l'infarctus du myocarde ;
- risque de convulsions en cas de surdosage.

Classe Ic *(Flécaïne, Rythmol)* :

- ces produits sont prescrits chez des patients dépourvus de cardiopathie sous-jacente notamment ischémique, comme traitement préventif de la récidive d'arythmie complète par fibrillation auriculaire ;
- la *Flécaïne* est également utilisée dans la maladie de Bouveret (tachycardie jonctionnelle).

Classe II : les β-bloquants :

- se reporter au paragraphe « β-bloquants » ;
- les β-bloquants les plus utilisés comme antiarythmiques sont le *Sectral*, le *Sotalex* et le *Corgard* dont les DCI respectives sont l'acébutolol, le sotalol et le nadolol.

Classe III : principalement la *Cordarone* (Amiodarone) :

- est un des antiarythmiques les plus prescrits ;
- se reporter au paragraphe « Arythmie complète par fibrillation auriculaire ».

Classe IV : inhibiteurs calciques bradycardisants :

- se reporter au paragraphe « Inhibiteurs calciques » ;
- *seule l'Isoptine* (Vérapamil) est utilisée couramment comme traitement préventif des récidives de tachycardies supraventriculaires, voire certaines formes de tachycardie ventriculaire du sujet jeune.

ANTIBIOTHÉRAPIE

Définition

Les antibiotiques sont des médicaments exerçant une activité antibactérienne. Ils sont d'origine naturelle (pénicilline) ou le plus souvent synthétique.

Mécanismes

Ils sont bactéricides (destruction bactérienne) ou bactériostatiques (inhibition de la croissance bactérienne).

Selon la classe d'antibiotiques, ils agissent sur des sites différents au niveau de la bactérie :

- *paroi bactérienne* : inhibition de la synthèse du peptidoglycane ;
- *cytoplasme* :
  - ARN des ribosomes : inhibition de la synthèse des protéines (macrolides, cyclines),
  - ADN bactérien avec inhibition de sa synthèse (quinolones, nitrofuranes).

Critères de choix d'un antibiotique

Spectre d'activité : l'antibiothérapie doit être adaptée à la bactérie isolée (pénicilline G pour *Streptococcus pneumoniæ*, oxacilline pour un staphylocoque doré communautaire, etc.). Quand la bactérie causale n'est pas identifiée au moment de l'institution du traitement antibiotique, on parle d'antibiothérapie probabiliste : nécessité de débuter un traitement rapidement devant un syndrome septique sévère avant le résultat des examens bactériologiques, syndrome infectieux pour lequel l'identification de la bactérie n'est pas aisée (pneumopathies). L'antibiothérapie doit être adaptée aux bactéries les plus vraisemblablement en cause en fonction des antécédents, des signes cliniques, des données épidémiologiques.

Pharmacologie : le choix se fait en fonction des données pharmacologiques :

- *absorption* : les antibiotiques peu absorbés au niveau du tube digestif ne peuvent être utilisés s'il existe une infection systémique ;
- *diffusion* : utiliser des antibiotiques diffusant au niveau de la barrière hématoméningée pour traiter les méningites et abcès du cerveau (β-lactamines fluoroquinolones, phénicolés), choisir des antibiotiques pénétrant bien au niveau prostatique pour traiter les prostatites (fluoroquinolones, sulfamides) ;
- *élimination* : il est préférable d'utiliser un antibiotique à élimination rénale prédominante pour traiter les infections des voies urinaires ;
- *toxicité et contre-indications* : à niveau de spectre et caractéristiques pharmacologiques équivalentes, il faut privilégier les médicaments les moins toxiques. Le respect des contre-indications doit être rigoureusement appliqué : femmes enceintes, enfants, allergie, doses à adapter à la fonction rénale. Il faut également être très vigilant sur les interactions (dérivés de l'ergot de seigle et macrolides).

Économique : à efficacité égale, il faut choisir le traitement le moins coûteux.

Conduite de l'antibiothérapie

Elle consiste en :

- le choix de la voie d'administration ;
- le choix du rythme d'administration fonction des données pharmacocinétiques et de la gravité de l'infection ;
- la monothérapie a de nombreuses indications en ville, mais aussi à l'hôpital : pneumopathies communautaires, infections urinaires basses non compliquées et pyélonéphrites, gonococcie, syphilis, méningite cérébrospinale ;
- l'association d'antibiotiques est utilisée :
  - pour élargir le spectre antibactérien en cas d'infection plurimicrobienne, ou en première intention en cas de sepsis sévère,
  - dans les situations où l'obtention d'un effet bactéricide est indispensable : endocardites, septicémies chez l'immunodéprimé, site infectieux difficile d'accès, germe résistant,
  - pour prévenir l'apparition de bactéries résistantes ;
- surveillance du traitement.

ANTIBIOTIQUES			
FAMILLE	DCI	NOM DE SPÉCIALITÉ (EN FRANCE)	VOIE
Pénicillines naturelles	Pénicilline G	*Pénicilline G*	IM, IV
	Péni G + bénéthamine pénicilline	*Biclinocilline*	IM
	Benzathine-benzyl-pénicilline	*Extencilline*	IM
	Pénicilline V	*Oracilline*	PO
Pénicillines résistantes aux pénicillinases dites « péni M »	Oxacilline	*Bristopen*	PO IM, IV
	Cloxacilline	*Orbenine*	PO IM, IV

→

Amino-pénicillines	Ampicilline	*Totapen*	PO, IM, IV
	Pivampicilline	*Proampi*	PO
	Bacampicilline	*Penglobe*	PO
	Ampicilline + sulbactam	*Unacim injectable*	IM, IV
	Amoxicilline	*Agram* *Amodex* *Bactox* *Bristamox* *Clamoxyl* *Hiconcil*	PO, PO PO, IV PO, IM, IV, PO PO PO PO
	Amoxicilline + acide clavulanique	*Augmentin* *Ciblor*	PO, IV
Amidino- pénicilline	Pivmécillinam	*Selexid*	PO
Carboxy- pénicilline	Ticarcilline	*Ticarpen*	IM, IV
	Ticarcilline + acide clavulanique	*Claventin*	IV
Uréido-pénicillines	Piperacilline +tazobactam	*Tazocilline*	IV
CIG Céphalosporines de 1re génération	Céfaclor	*Alfatil*	PO
	Céfradine	*Dexef, Zeefra*	PO
	Céfadroxil	*Oracéfal*	PO
	Céfalexine	*Céporexine* *Keforal* *Cefacet*	PO PO PO
	Céfapirine	*Céfaloject*	IM, IV
	Céfazoline	*Céfacidal*	IM, IV
	Céfatrizine	*Céfaperos*	PO
C2G Céphalo-sporines de 2e génération	Céfoxitine	*Mefoxin*	IM, IV
	Céfuroxime	*Zinnat*	IM, IV PO
C3G Céphalo-sporines de 3e génération	Céfotaxime	*Claforan*	IM, IV
	Céfotiam-Hexétil	*Taketiam-Texodil*	PO
	Cefsulodine	*Pyocéfal*	IM, IV
	Ceftazidime	*Fortum*	IM, IV
	Ceftriaxone	*Rocephine*	IM, IV
	Cefixime	*Oroken*	PO
	Cefpodoxime	*Orelox*	PO

Céphalosporines à spectre élargi	Cefpirome	*Cefrom*	IV
	Céfépime	*Axepim*	IV
Carbapénèmes	Imipénème + cilastatine	*Tienam*	IV
Monobactam	Aztréonam	*Azactam*	IM, IV
	Ertapénem	*Invanz*	IV
Aminosides pour voie parentérale	Amikacine	*Amiklin*	IM, (IV)
	Gentamicine	*Gentamicine* *Gentalline*	IM, (IV) IM, (IV)
	Nétilmicine	*Nétromicine*	IM, (IV)
	Streptomycine	*Streptomycine*	IM, (IV)
	Tobramycine	*Nebcine*	IM, (IV)
Apparenté	Spectinomycine	*Trobicine*	IM
Aminosides pour traitements locaux	Kanamycine Néomycine Paramomycine Framycétine	*(Nombre Important de spécialités)*	« *in situ* » : digestif, ORL, vésical…
Macrolides	Azithromycine	*Zithromax* *Azadose*	PO
	Clarithromycine	*Zeclar* *Naxy* *Monozeclar* *Mononaxy*	PO
	Dirithromycine Érythromycine	*Dynabac* *Abboticine* *Egéry* *Éry 125 ; 250* *Éry 500* *Érythrocine* *Érythrocine IV* *Erylik* *Stimycine* *Eryfluid* *Erythrogel*	PO PO PO PO PO PO IV Formes cutanées
	Josamycine	*Josacine*	PO
	Midécamycine	*Mosil* *Claramid*	PO PO
	Roxithromycine	*Rulid*	PO
	Spiramycine	*Rovamycine*	PO, IV
	Télithromycine	*Ketek*	PO

→

Macrolides en association	Érythromycine + sulfisoxazole	*Pédiazole*	PO
	Spiramycine + métronidazole	*Rodogyl*	PO
Synergistines	Pristinamycine	*Pyostacine*	PO
	Quinupritine + dalfopristine	*Synercid*	IV, IM
Lincosamides	Clindamycine Lincomycine	*Dalacine* *Lincocine*	PO, IV PO, IM
Cyclines	Lymécycline Doxycycline	*Tetralysal* *Doxy 100, 50* *Granudoxy* *Spanor* *Tolexine* *Vibramycine*	PO PO PO PO PO PO
	Metacycline	*Physiomycine* *Lysocline*	PO PO PO PO
	Minocycline	*Mestacine* *Mynocine* *Minolis* *Zacnan*	PO PO PO PO
Quinolones	Acide nalidixique	*Négram Forte*	PO
	Acide pipémidique	*Pipram Fort*	PO
	Fluméquine	*Apurone*	PO
Fluoro- quinolones	Norfloxacine	*Noroxine*	PO
	Ciprofloxacine	*Ciflox* *Uniflox*	PO IV
	Ofloxacine	*Oflocet*	PO IV
	Péfloxacine	*Péflacine*	PO IV
		P. Monodose	PO
	Loméfloxacine	*Logiflox* *Décalogiflox*	
	Énoxacine	*Enoxor*	
	Lévofloxacine Moxifloxacine	*Tavanic* *Izilox*	PO, IV PO
Phénicolés	Thiamphénicol	*Thiophénicol*	PO, IM, IV

Antibiotiques polypeptidiques	Colistine Polymyxine B	*Colimycine* *Nombreuses préparations à usage local*	PO, IM, IV
Glycopeptides	Vancomycine	*Vancocine* *Vancom. Dak.* *Vancom. Led.*	PO IV perf. IV perf. IV perf.
Glycopeptides (suite)	Téicoplanine	*Targocid*	IV, IM
Sulfamides	Sulfaméthizol Sulfadiazine	*Rufol* *Adiazine*	PO PO
Sulfamide + triméthoprime (TMP)	Sulfaméthoxazole + TMP (= cotrimoxazole)	*Bactrim* *Bactrim Forte* *Eusaprim* *Eusaprim Fort*	per os per os IV per os per os
Oxazolidinones	Linézolid	*Zyvoxid*	PO, IV
5-nitro-imidazolés	Métronidazole Ornidazole Tinidazole	*Flagyl* *Flagyl Inject* *Métronidazole* *Ornidazole* *Tibéral* *Fasigyne*	PO IV IV IV PO, IV PO
Rifamycine	Rifampicine Rifabutine Rifamycine Rifamycine	*Rifadine* *Rifadine IV* *Rimactan* *Ansatipine* *Otofa* *Rifamycine* *Rifocine*	PO IV PO
Acide fusidique	Acide fusidique	*Fucidine*	PO, IV
Fosfomycine	Fosfomycine F.-trométanol	*Fosfocine* *Monuril*	IV PO
Dérivé de l'oxyquinoléine	Nitroxoline	*Nibiol*	PO
Dérivés des nitrofuranes	Nitrofurantoïne	*Furadoïne*	PO PO

→

→

Antituberculeux	Ethambutol	*Dexambutol* *Myambutol*	PO PO, IV
	Isoniazide (INH)	*Rimifon*	PO, IM, IV
	Rifampicine	*Rifadine, Rimactan*	PO, IV
	Rifabutine	*Ansatipine*	
	Pyrazinamide	*Pirilène*	PO
	Streptomycine	*Streptomycine*	IM, IV
	Rif. + INH + Pyr.	*Rifater*	PO
	Rif. + INH	*Rifinah*	PO
Principaux antilépreux	Dapsone	*Disulone*	PO
	Clofazimine	*Lamprène*	PO
	Rifampicine	*Rifadine* *Rimactan*	PO PO

β-Lactamines

Les β-lactamines comprennent les pénicillines (pénicillines, aminopénicillines, carboxypénicillines, uréidopénicillines), les céphalosporines, les monobactams et les penems.

Action : elles agissent au niveau des membranes bactériennes en se liant aux protéines de liaison des pénicillines. Elles agissent sur des bactéries qui se multiplient. Elles sont bactéricides.

Indications : elles sont fonction des différentes classes :

- *pénicillines* : pneumonies à pneumocoques pénicilline sensibles, angines (péni V), infections streptococciques (endocardites), gonococcies, syphilis ;
- *oxacilline* : septicémies et infections staphylococciques essentiellement communautaires ;
- *aminopénicillines* : angines, pneumopathies bactériennes communautaires, listériose, méningite à méningocoque et pneumocoques, maladie de Lyme (sauf atteinte neurologique) ;
- *amoxicilline-acide clavulanique* : pneumopathies, infections de la sphère ORL et en particulier les otites ;
- *carboxy- et uréidopénicillines* : infections hospitalières à bacilles Gram négatif (BGN) ;
- *monobactams et penems* : infections hospitalières à bacilles Gram négatif ;
- *C1G et CIIG* : prophylaxie chirurgicale (orthopédie et thoracique) ;
- *CIIIG* : principalement infections à BGN, telles les pyélonéphrites, septicémies, infections entériques et de la sphère digestive, pneumopathies nosocomiales, méningites à *Hæmophilus* mais aussi méningite à pneumocoques de résistance diminuée à la pénicilline. Plus accessoirement maladie de Lyme.

Contre-indications : hypersensibilité connue au produit.

Effets secondaires :

- *effets allergiques* +++ : ce sont les effets secondaires les plus fréquents dus aux β-lactamines. Les allergies croisées entre pénicillines et céphalosporines sont de l'ordre de 5 à 10 %. Toutes les manifestations peuvent être observées : rashs cutanés, urticaire, fièvre, vascularite, leucopénie, anémie hémolytique, asthme, insuffisance rénale, œdème de Quincke, choc anaphylactique. Les accidents graves (choc anaphylactique) surviennent dans 1 à 5 cas sur 10 000 ;
- *troubles de l'hémostase* : allongement du temps de saignement (pénicilline à haute dose, *Latamoxef*) ;
- *troubles gastro-intestinaux* ++ : diarrhées dans 1 à 5 % des cas, surviennent plus volontiers chez les enfants, lors de l'administration orale et avec *l'Augmentin*. Rarement colite pseudo-membraneuse liée à la sécrétion de la toxine de *Clostridium difficile* ;
- *désordres hydroélectrolytiques* : apport sodé important avec la pénicilline G, les carboxypénicillines.

Précautions d'emploi :

- adaptation de la dose en fonction de la créatinine, en cas d'insuffisance rénale sévère ;
- éviter la prise d'alcool en même temps que les céphalosporines (effet antabuse).

Aminosides

Action : ils agissent au niveau des ribosomes bactériens en inhibant la synthèse des protéines.

Indications : ce sont des antibiotiques à large spectre utilisés le plus souvent en association dans les septicémies, endocardites, listérioses, infections bactériennes chez l'immunodéprimé.

Effets secondaires :

- *toxicité rénale* : elle est dose-dépendante et nécessite lors de l'utilisation pendant plusieurs jours le dosage en résiduel ;
- *toxicité cochléovestibulaire* : elle est également dose-dépendante.

Contre-indications :

- myasthénie ;
- hypoacousie ;
- à éviter pendant la grossesse.

Macrolides

Indications :

- pneumopathies atypiques à *Mycoplasma pneumoniæ*, *Legionella pneumophila*, *Chlamydia* ;
- infections ORL essentiellement en cas d'allergie aux β-lactamines.

Effets secondaires :

- *hépatites* +++ : elles surviennent préférentiellement avec les dérivés de l'érythromycine. Ce sont des hépatites cholestatiques ou mixtes. Le mécanisme proposé est une nécrose modérée initialement puis un mécanisme immuno-allergique ;
- *troubles digestifs* : augmentation de la motilité du tractus digestif haut entraînant des nausées et vomissements (utilisé comme traitement dans les gastroparésies) ; diarrhées et colites pseudo-membraneuses rares ;
- *ototoxicité* avec l'érythromycine par voie veineuse et à doses élevées ;
- *allongement acquis de l'intervalle QT* (voie veineuse et potentialisation par les troubles métaboliques).

Interactions : essentiellement observées avec les dérivés de l'érythromycine :

- avec les dérivés de *l'ergot de seigle* : ischémies sévères ;
- avec les corticoïdes : diminution de l'élimination ;
- carbamazépine, théophylline, digoxine, ciclosporine, warfarine ;
- œstrogènes (hépatites).

Lincosamides

Indications :

- activité sur les streptocoques, les staphylocoques et certains germes anaérobies (*Peptococcus*). Volontiers utilisé dans des sepsis osseux ;
- toxoplasmose cérébrale +++.

Effets secondaires :

- *diarrhées* +++ : elles surviennent dans 6 à 10 % des cas. Le plus souvent, il s'agit d'une diarrhée liée à une modification de la flore et s'interrompant à l'arrêt du traitement. Plus rarement colite pseudomembraneuse liée à la sécrétion de la toxine de *Clostridium difficile* ;
- rashs cutanés dans environ 10 % des cas.

Contre-indications : myasthénie.

Synergistines

Indications :

- infections cutanées, cutanéo-articulaires, osseuses à streptocoques et staphylocoques ;
- pneumopathies bactériennes.

Effets secondaires : ils sont rares : troubles dyspeptiques lors d'utilisations prolongées (ostéites), éruptions cutanées.

Interaction : ciclosporine A.

Cyclines

Indications :

- acné sévère ;
- pneumopathies atypiques (mycoplasme, rickettsies, *Chlamydia*) ;
- infections génitales à *Chlamydia* ;
- yersinioses, brucelloses, pasteurelloses.

Contre-indications :

- grossesse ;
- enfants en dessous de 8 ans ;
- myasthénie.

Effets secondaires :

- photosensibilisation, pigmentation cutanée ;
- troubles vestibulaires dans 50 à 70 % des cas lors de l'utilisation de la minocycline, avec parfois un syndrome d'hypertension intracrânienne ;
- troubles digestifs (10 à 15 % des cas) : nausées, épigastralgies, vomissements, ulcères de l'œsophage.

Sulfamides

Indications : pneumocystose et prophylaxie de la pneumocystose +++.

Contre-indications :

- hypersensibilité connue aux sulfamides ;
- grossesse et allaitement ;
- enfants de moins de 2 mois.

Effets secondaires : le triméthoprime-sulfaméthoxazole (*Bactrim*) (sulfamide le plus prescrit) entraîne des effets secondaires chez 6 à 8 % des patients. En cas de Sida, l'incidence des effets secondaires est de 40 % (fièvre, rashs cutanés, thrombopénie, hépatite...).

- *éruptions cutanées* +++ : rashs, éruption morbilliformes, éruptions purpuriques. Le syndrome de Lyell est rare (1/100 000 patients) ;
- *troubles digestifs* +++ : essentiellement nausées et vomissements, rares diarrhées. Hépatites choles-

tatiques et mixtes d'origine immuno-allergique dans 2 % des cas ;
- *anomalies de la NFS* ++ : anémie, neutropénie et thrombopénie plus volontiers sur des terrains prédisposés (alcoolisme, dénutrition, carences vitaminiques) ;
- *néphrotoxicité* essentiellement en cas d'insuffisance rénale préexistante.

Interactions :
- warfarine, phénitoine, sulfamides hypoglycémiants : augmentation de l'effet ;
- ciclosporine A.

Quinolones

Indications :
- infections urinaires basses ;
- infections à BGN telles les infections entériques (salmonelloses, yersinioses...), les pyélonéphrites, méningites, infections oculaires ;
- pneumopathies atypiques à mycoplasmes, légionelles ;
- infections ostéo-articulaires (bonne pénétration osseuse) à BGN ;
- l'utilisation des fluoroquinolones dans les infections à staphylocoques doit être limitée compte tenu de l'émergence de germes résistants et ne doit pas être administrée en monothérapie. Les fluoroquinolones sont néanmoins utilisées dans les infections osseuses et certaines endocardites (toxicomanes) en cas de difficulté de voies d'abord.

Contre-indications :
- grossesse et allaitement ;
- enfants.

Effets secondaires :
- photosensibilisation ;
- douleurs articulaires et musculaires ; tendinopathies, en particulier au niveau du tendon d'Achille ;
- troubles digestifs : 2 à 5 % des cas avec nausées, troubles dyspeptiques, diarrhée ;
- hépatites ;
- perturbations du système nerveux central : malaise, vertiges, céphalées, irritabilité, insomnie, troubles visuels, voire exceptionnellement syndrome confusionnel.

Interactions :
- antiacides : diminution de l'absorption intestinale ;
- théophylline : surveillance du taux sérique car risque d'élévation.

Glycopeptides

Indications :
- septicémies et infections sévères à staphylocoques oxacilline résistants ;
- infections à entérocoques (en cas d'inefficacité des pénicillines).

Contre-indications : allergie connue au produit.

Effets secondaires :
- réactions locales sur le trajet de la veine perfusée ++ ;
- rougeur de la face et du thorax, baisse de la pression artérielle lors de l'administration rapide de la vancomycine (libération d'histamine) ;
- réactions d'hypersensibilité dans 3 à 5 % des cas, avec essentiellement des manifestations cutanées ;
- toxicité rénale, essentiellement lors de l'administration concomitante de diurétiques et d'aminosides ; le dosage sérique de vancomycine avec adaptation des doses prévient en partie l'atteinte de la fonction rénale.

Phénicolés

Indications : essentiellement utilisé dans certains abcès cérébraux.

Contre-indications :
- allergie connue au produit ;
- enfant de moins de 6 mois ;
- grossesse, allaitement.

Effets secondaires :
- *toxicité hématologique* +++ : l'atteinte la plus fréquente est une anémie, liée à un blocage de la maturation des globules rouges au niveau de la moelle osseuse dose dépendant et réversible à l'arrêt du traitement. Une aplasie médullaire profonde d'évolution sévère, rare, peut survenir uniquement avec le chloramphénicol. Hémolyse chez les patients ayant un déficit en G6PD ;
- *syndrome gris survenant exclusivement chez le nouveau-né* : altération massive de l'état général, couleur cendrée des téguments, troubles digestifs, collapsus aboutissant au décès ;
- *troubles digestifs* + : nausées, vomissements, glossite, diarrhées.

Interactions : anticoagulants oraux, phénytoïne.

Fosfomycine

Indications : infections à staphylocoques oxacilline résistants, ne doit pas être utilisée en monothérapie.

Effets secondaires : désordres métaboliques : apports sodés importants pouvant entraîner une alcalose métabolique avec hypokaliémie.

Acide fusidique

Indications : infections à staphylocoques, donné en association lors d'un relais par voie orale.

Effets secondaires :
- hyperbilirubinémie ;
- phlébites superficielles.

Antituberculeux

Effets secondaires :

Rifampicine :

- effets immuno-allergiques ++ : surtout si fortes doses, fièvre, thrombopénie, anémie hémolytique... ;
- toxicité hépatique très faible 0,15 à 0,5 % en monothérapie, 2 à 5 % en cas d'associations.

Isoniazide :

- hépatite toxique +++ : sa fréquence augmente avec l'âge du sujet, les associations médicamenteuses, l'existence d'une insuffisance hépatocellulaire, d'un éthylisme ;
- effets neurologiques et neuropsychiques ++ : polynévrites sensitivomotrices, rarement névrites optiques, excitation, troubles mnésiques. L'administration de vitamine B6 prévient en partie cette complication ;
- hypersensibilité, lupus induit, syndrome épaule-main, gynécomastie, agranulocytose.

Pyrazinamide :

- hépatite cytolytique dans 1 à 5 % des cas ;
- hyperuricémie, le plus souvent responsable d'arthralgies.

Interactions :

Rifampicine +++ : antivitamines K, contraceptifs oraux, digitaliques, sulfamides hypoglycémiants, corticoïdes, barbituriques, quinidiniques, théophilline, ciclosporine, kétoconazole, phénitoine, β-bloquants. Nécessité de surveillance étroite car il existe un risque de sous dosage et d'échec thérapeutique (induction enzymatique).

Isoniazide :

- alcool avec augmentation de la toxicité hépatique ;
- antiacides contenants de l'aluminium avec diminution de l'absorption ;
- phénytoïne ;
- anticoagulants, antivitamines K, héparine.

ANTIBIOTHÉRAPIE DES INFECTIONS ORL ET RESPIRATOIRES DE L'ENFANT

INFECTIONS ORL

Indications à un traitement antibiotique :

Les otites

Risque de complications locales (mastoïdites) et générales (méningites) ; les sinusites peuvent présenter les mêmes risques mais sont rares chez l'enfant.

- Chez l'enfant > 3 mois, les principaux germes en cause sont :
  - *Haemophilus influenzae* même chez les enfants vaccinés, le vaccin ne protégeant que vis-à-vis de *Hemophilus B,* seul susceptible de donner des méningites ; association caractéristique avec une conjonctonvite ;
  - pneumocoques : (++ enfants de moins d'un an, en crèche ; otite très fébrile et algique).
- Chez l'enfant < 3 mois, possibilité d'otites à pyocyanique et staphylocoque, justifiant la paracentèse pour diagnostic bactériologique.
- Au-delà de 3 mois, la paracentèse est indiquée 48 heures après le début du traitement, en cas d'échec, pour identification du germe et de sa sensibilité aux antibiotiques.

Les angines chez l'enfant de plus de 3 ans

À cet âge, 30 % des angines sont dues au streptocoque du groupe A avec risque de complications rénales et de rhumatisme articulaire aigu. Il est recommandé de réaliser un test de diagnostic rapide (→) pour décider de la mise en route d'une antibiothérapie.

- La rhinopharyngite aiguë : sauf exceptions (< 6 mois ; antécédents d'otites), même purulente, même très fébrile, ne justifie pas le traitement antibiotique souvent réclamé par les parents (!), source de dépenses de santé inutiles et surtout de sélection de germes résistants. La rhinopharyngite est une pathologie virale d'adaptation qui se traite de façon symptomatique par de petits moyens qu'il faut apprendre aux mères (rôle de l'infirmière) :
  - lavage de nez au sérum physiologique : enfant en décubitus dorsal ; tête tournée et maintenue sur le côté afin d'éviter l'inondation brutale du pharynx qui peut être cause d'apnée réflexe voire de bradycardie ;
  - mouchage à l'aide d'un mouche-bébé ou d'une petite poire en caoutchouc.
- Les angines avant 3 ans sont habituellement virales et ne justifient pas un traitement antibiotique.

INFECTIONS BRONCHO-PULMONAIRES

Indication à un traitement antibiotique dans les pneumopathies infectieuses bactériennes (foyer pulmonaire clinique et radiologique) soit primitives, soit secondaires à une bronchite.

Les germes en cause sont :

- avant 3 ans :
- le pneumocoque,
- l'*Haemophilus influenzae*, rare en raison de la vaccination,

• le staphylocoque doré, avant 1 an, responsable de la staphylococcie pleuro-pulmonaire,

• possibilité de pneumopathie à *Chlamydia tachomatis* de 0 à 3 mois (association à une conjonctivite ou une rhinite) ;

– après 3 ans :

• le pneumocoque,
• le *Mycoplasma pneumoniae*,
• plus rarement le *Chlamydia pneumoniae*.

Pas de traitement antibiotique d'emblée dans les bronchites et bronchiolites qui sont d'origine virale et dont le traitement est symptomatique (kinésithérapie de désencombrement).

ANTICOAGULANTS

• Antivitamines K (→).
• Héparines de bas poids moléculaire (→).
• Héparines non fractionnées (→).

ANTIDÉPRESSEURS

1. ANTIDÉPRESSEURS IMIPRAMINIQUES	
Amitriptyline *Laroxyl*	cp 50 mg cp 25 mg gouttes à 4 % : 1 mg par goutte amp. 50 mg
Amitriptyline *Elavil*	cp 25 mg cp 10 mg
Clomipramine (considéré par certains comme parfois sédatif et anxiolytique) *Anafranil*	cp séc. 75 mg cp séc. 25 mg cp séc. 10 mg amp. 25 mg
Désipramine *Pertofran*	cp 25 mg
Dosulépine *Prothiaden*	gél. 25 mg cp 75 mg
Doxépine *Quitaxon*	cp séc. pell à 10 et à 25 mg sol. buvable ; 0,5 mg/gtte sol. injectable à 25 mg/2 mL
Imipramine (plutôt désinhibiteur et assez proche de la désipramine) *Tofranil*	cp 25 mg cp 10 mg
Maprotiline *Ludiomil*	cp pell séc 25 mg cp pell à 75 mg
Trimipramine *Surmontil*	cp séc 25 mg cp pell.séc.100 mg Sol.4 % (1 gtte=1 mg)

Effets indésirables :

• *Liés à la maladie :* réactivations anxieuses, délirantes ou hallucinatoires, inversion trop rapide de l'humeur voire virage maniaque, levée de l'inhibition avec risque suicidaire.

• *Effets atropiniques :* bouche sèche, constipation, mydriase, troubles de l'accommodation et élévation de la pression intra-oculaire, tachycardie, dysurie et risque de rétention urinaire en cas d'obstacle urétro-prostatique.

• *Effets centraux :* insomnie et anxiété (produits psychotoniques), somnolence diurne avec asthénie et inhibition (produits sédatifs), confusion mentale (sujets âgés surtout), tremblement digital fin, crises convulsives (exceptionnelles).

Divers : hypotension orthostatique, retard à l'éjaculation, impuissance, frigidité, prise de poids, avitaminoses B, sueurs, rashs cutanés allergiques, hépatites cholestatiques, troubles de la conduction, arythmies, paresthésies, agranulocytose, thrombopénie, réactions anaphylactiques aux sulfites présents dans certaines formes injectables.

Surdosage aigu : effets atropiniques, puis vertiges, ataxie, tremblements, dysarthrie, agitation, état stuporeux, coma avec mydriase, convulsions, dépression respiratoire modérée, et surtout toxicité cardio-vasculaire (troubles du rythme et de la conduction, hypotension voire choc cardiogénique) ; intubation et ventilation, lavage gastrique jusqu'à la 12e heure puis charbon activé, diazépam si convulsions, lactate de sodium molaire si troubles de la conduction, sonde d'entraînement électrosystolique si torsades de pointe, lidocaïne si troubles de l'excitabilité, remplissage prudent voire dopamine si hypotension ou choc.

Contre-indications :

• Risque de glaucome par fermeture de l'angle et risque de rétention urinaire par obstacle urétro-prostatique.

Hypersensibilité à l'un des produits, certaines associations.

2. ANTIDÉPRESSEURS SÉROTONINERGIQUES PURS

Fluvoxamine *Floxyfral 50 mg* *Floxyfral 100 mg*	cp pell 50 mg cp pell 100 mg

Contre-indications :

• Associations aux IMAO non sélectifs ou de type B, et au sumatriptan.

Effets indésirables :

• Généralement transitoires : somnolence, nausées, vomissements, bouche sèche (25 à 35 %), constipation (18 %), agitation, insomnie, céphalées et anxiété (16 %), anorexie, tremblements (11 %), diarrhée, plus rarement hypersudation, troubles de l'accommodation, élévation des enzymes hépatiques exceptionnelle et réversible à l'arrêt.

Surdosage (mal connu) : évacuation gastrique et surveillance des fonctions vitales.

Fluoxétine *Prozac*	gél.et cp 20 mg solution buvable : 70 ml avec seringue dose (1 dose = 5 ml = 20 mg)

Contre-indications :

• Hypersensibilité au produit, certaines associations.

• Grossesse et allaitement, utilisation chez l'enfant (innocuité non établie).

Effets indésirables :

• Nausées (25 %), nervosité, anxiété, insomnie ou plus rarement somnolence, diarrhée, tremblements, bouche sèche, céphalées, perte de poids (1,5 kg en moyenne).

• Motivant l'arrêt immédiat du produit : réactions allergiques (syndrome desquamatif ichtyosiforme, éruptions cutanées, érythème polymorphe, érythème pigmenté fixe, réactions anaphylactiques, fièvre, arthralgies, vascularite leucocytoclasique), élévation des transaminases, dyspnée et/ou toux persistantes, syndrome du canal carpien, hyponatrémie par sécrétion inappropriée d'ADH (surtout si sujet âgé, hypovolémique, sous diurétique, carbamazépine), hypoglycémie, akastisie, troubles extrapyramidaux.

Surdosage : risque de crises comitiales → évacuation gastrique et surveillance.

Sertraline *Zoloft*	gél. à 25 et à 50 mg
Paroxétine *Deroxat* *Divarius*	cp séc. 20 mg solution buvable 20 mg/10 ml cp pell 20 mg

Contre-indications :

• Hypersensibilité connue au produit, grossesse et allaitement, enfants < 15 ans.

• Associations aux IMAO non sélectifs.

Effets indésirables :

• Généralement bénins et transitoires, nausées ou vomissements (4,3 %), somnolence (1,7 %), asthénie (1,5 %), tremblements (1 %), céphalées (1 %), troubles de la fonction sexuelle chez l'homme (impuissance, troubles de l'éjaculation), très rarement sudation, sécheresse buccale, ataxie, troubles extrapyramidaux.

Surdosage : nausées, vomissements, tremblements, mydriase, sécheresse buccale, irritabilité → évacuation gastrique puis charbon et surveillance des fonctions vitales. Syndrome extrapyramidal, tremblements.

→

→

Citalopram *Séropram*	cp à 20 mg solution buvable à 40 mg/mL (1 goutte = 2 mg) amp. injectables à 20 mg/0,5 mL et 40 mg/1 mL
Contre indications : • Insuffisance rénale sévère. • Hypersensibilité au citalopram. • Enfant, allaitement grossesse. **IMAO.**	**Effets indésirables :** • Nausées, vomissement, constipation, sécheresse buccale. • Nervosité, insomnie, troubles de mémoire, céphalées. • Hyponatrémie.
Escitalopram *Séroplex*	Cp Pell.5 mg, à 10 mg, à 20 mg
Contre indications • Insuffisance rénale sévère. • Hypersensibilité à l'escitalopram. • Enfant, allaitement grossesse. • IMAO.	**Effets indésirables :** • Nausées, vomissement, constipation, sécheresse buccale, asthénie, hypersudation, troubles de l'éjaculation • Nervosité, insomnie, troubles de mémoire, céphalées. • Hyponatrémie.

3. ANTIDÉPRESSEURS DIVERS	
Mirtazapine *Norset*	cp pell à 15 mg solution à 15 mg/ml
Contre-indications : • Hypersensibilité à la mirtazapine. • Enfant, allaitement, grossesse. IMAO.	**Effets indésirables :** Prise de poids, somnolence, hypotension orthostatique, convulsions, tremblements, sécheresse buccale, manifestations anxieuses paroxystiques.
Tianeptine *Stablon*	cp 12,5 mg
Contre-indications : • Association aux IMAO non sélectifs, enfant de moins de 15 ans. **Effets indésirables (rares) :** • *Troubles digestifs :* gastralgies, douleurs abdominales, sécheresse buccale, nausées, vomissements, anorexie, constipation, flatulences.	• *Troubles neuropsychiques :* insomnie ou somnolence, cauchemars, asthénie, vertiges, céphalées, tremblements. • *Divers :* tachycardie, extrasystoles, précordialgies, bouffées de chaleur, boule dans la gorge, gêne respiratoire, myalgies, lombalgies, lipothymies.
Miansérine *Athymil* 10 mg *Athymil* 30 mg *Athymil* 60 mg	cp 10 mg cp 30 mg cp 60 mg
Contre-indications : • Antécédents d'agranulocytose due au produit. • Association aux IMAO non sélectifs. **Effets indésirables :** • Agranulocytose (1 cas/1 300 à 15 000 patients) apparaissant dans la plupart des cas pendant le premier mois de traitement, surtout chez les sujets âgés de plus de 65 ans.	• Somnolence, constipation, bouche sèche, plus rarement convulsions, prise de poids, sensations vertigineuses par hypotension orthostatique (ne pas dépasser 60 mg/prise). **Surdosage :** somnolence, HTA, tachycardie ou bradycardie, plus rarement coma nécessitant évacuation gastrique et traitement symptomatique.

4. ANTIDÉPRESSEURS IMAO	
IMAO SÉLECTIFS DE TYPE A	
Moclobémide *Moclamine*	cp pell séc. 150 mg
Contre-indications : • Hypersensibilité connue au produit, certaines associations. • Grossesse et allaitement, enfant < 15 ans. **Effets indésirables :** • Assez rares : insomnies, nausées, céphalées, vertiges.	• Très rares : états confusionnels cédant rapidement à l'arrêt. • Possibilité d'hypotension orthostatique avec tachycardie surtout en cas d'associations aux neuroleptiques et antihypertenseurs.
IMAO NON SÉLECTIFS OU IMAO CLASSIQUES	
Iproniazide *Marsilid*	cp 50 mg quadrisécables
Contre-indications : • Hypertension artérielle, phéochromocytome. • Atteinte hépatique, antécédents d'hépatite due aux IMAO. • Sujets âgés ou ayant des antécédents vasculaires cérébraux. • Syndromes délirants, agitation maniaque, alcoolisme chronique. • Certaines associations. **Précautions :** • Régime pauvre en tyramine (exclusion des aliments fermentés, chocolat). • Surveillance tensionnelle rapprochée.	**Effets indésirables :** • Euphorie, excitation, insomnie, sueurs, vertiges, éblouissements, céphalées. • Hypotension orthostatique (lipothymies, voire syncopes nécessitant une réduction de posologie ou l'arrêt) ou accès hypertensifs à traiter par la chlorpromazine en IM ou par la phentolamine (5 mg par voie IV lente). • Polynévrites ou convulsions sensibles à la pyridoxine. • Rares : hépatites cytolytiques parfois sévères d'origine immunoallergique.

5. ANTIDÉPRESSEURS INHIBITEURS DE LA RECAPTURE DE LA SÉROTONINE ET DE LA NORADRÉNALINE	
Milnacipran *Ixel*	gél. à 25 mg gél. à 50 mg
Contre-indications : • Hypersensibilité au milnacipran. • Enfant, allaitement, grossesse. • Hypertrophie prostatique. • Certaines associations. **Effets indésirables :** • Dysurie.	• Nausées, vomissements, constipation, sécheresse buccale. • Tremblements, palpitations. • Vertiges. • Hypersudation, anxiété, bouffées de chaleur. • Agitation.
Venlafaxine *Effexor*	cp 50 mg gél. à libération prolongée à 37,5 mg et 75 mg
Contre-indications : • Hypersensibilité à la venlafaxine. • Enfant, allaitement, grossesse. • Certaines associations. **Effets indésirables :** • Nausées, vomissements, constipation, sécheresse buccale.	• Anorexie, étourdissements, insomnie, somnolence, nervosité, agitation. • Hypersudation. • Élévation tensionnelle diastolique et systolique, palpitations. • Céphalées. • Tremblements, mouvements anormaux.

ANTIFONGIQUES

POLYÈNES	
MÉDICAMENTS	TRAITEMENT
– **Amphotéricine B :** *Fungizone lotion* (forme locale), *capsules et suspension buvable* (formes orales), *poudre à diluer* (forme injectable). – *Nystatine, Mycostatine comprimés à sucer et comprimés gynécologiques* (formes locales), *comprimés et suspension buvable* (formes orales).	– Candidoses buccales et digestives, stérilisation d'un foyer digestif : forme orale pendant 2 à 3 semaines (3 cuillers à café/j de *Fungizone* suspension buvable). – Candidoses cutanées, muqueuses superficielles (anite, vulvite, balanite), vaginales, unguéales : forme locale pendant 2 à 3 semaines – **Mycoses profondes, systémiques à** *Candida, Aspergillus*, Cryptocoque, etc. : *Fungizone* IV 0,1 mg/kg/j en perfusion lente, avec augmentation de la posologie par paliers de 0,1 mg/kg jusqu'à un maximum de 1 mg/kg/j.

Action :

Antimycosique actif sur Candida albicans.

Indications :

• candidoses buccales et digestives, stérilisation d'un foyer digestif pouvant entretenir une candidose, notamment buccale ou vaginale ;

• candidoses cutanées, candidoses des muqueuses superficielles, candidoses vaginales, onyxis candidosique ;

• candidoses graves, profondes, septicémiques, et autres mycoses graves, pour la forme injectable.

Contre-indications :

• pour la forme injectable : grossesse et insuffisance rénale.

Précautions d'emploi :

• dans les formes locales, il faut supprimer les facteurs favorisants et ne pas utiliser de savon à pH acide ;

• pour la forme injectable, la poudre est à diluer dans du glucosé à 5 %, et une surveillance stricte, clinique et biologique, s'impose.

Effets secondaires :

• les formes orales ne sont pratiquement pas absorbées dans le tube digestif, ne donnant ainsi que de très rares effets secondaires à types d'intolérance digestive ;

• la forme injectable peut être responsable d'insuffisance rénale, d'hypokaliémie, de toxicité hématologique, de toxicité veineuse et de collapsus.

Interactions :

• avec la forme injectable, sont déconseillés : les médicaments provoquant des torsades de pointes (certains antiarythmiques), les hypokaliémiants, les médicaments néphrotoxiques.

FLUCYTOSINE	
Ancotil comprimés ou injectable.	En association à la griséofulvine pour les infections sévères à Candida, aspergillose, cryptococcose et chromomycose (en monothérapie).

GRISÉOFULVINE	
Griséofulvine : *Griséfuline* comprimés à 250 et 500 mg.	**Indications :** Exclusivement les dermatophyties, et principalement les teignes et les onyxis. **Traitement :** – teigne : 1 g/j chez l'adulte, 10 à 20 mg/kg/j chez l'enfant, pour au moins 2 mois (durée variable en fonction de l'évolution clinique) ; – onyxis : même posologie, pour une durée d'au moins 4 mois pour les ongles des mains, et d'au moins 6 à 12 mois pour les ongles des pieds.

Action : • antimycosique, uniquement actif sur les dermatophytes. **Indications :** • dermatophyties de la peau glabre dont les paumes et les plantes, du cuir chevelu (teignes), de la barbe et des ongles (onyxis) ; • utilisation pour ses propriétés vasomotrices et anti-inflammatoires dans l'algodystrophie et le syndrome de Raynaud. **Contre-indications :** • grossesse et allaitement ; • porphyries ; • association au kétoconazole et aux autres médicaments hépatotoxiques.	**Précautions d'emploi :** • faire une numération sanguine avant et pendant la durée du traitement, prendre les comprimés au cours d'un repas gras pour en améliorer l'absorption digestive, éviter les expositions solaires et l'ingestion d'alcool. **Effets secondaires :** • intolérance digestive, photosensibilisation, troubles hématologiques et risque de déclenchement d'une crise de porphyrie aiguë chez les sujets porphyriques. **Interactions :** • la griséofulvine est un inducteur enzymatique, à ce titre elle diminue les taux sanguins de nombreux médicaments notamment ceux des contraceptifs oraux et des AVK, avec un risque d'inefficacité de ces derniers. • effet antabuse avec l'alcool. *Toxicité accrue de l'isoniazide.*

IMIDAZOLÉS	
Formes locales : – Éconazole : *Pévaryl* crème, lait, lotion, spray-poudre et spray solution ; – Kétoconazole : *Kétoderm* crème, gel sachet moussant et gel monodose ; – Miconazole : *Daktarin* gel, lotion et poudre ; – Autres *(Fongamil, Amycor, Myk, Fazol, Fonx, Lomexin)*.	**Indications :** – candidoses cutanées et muqueuses superficielles, dermatophyties de la peau glabre, érythrasma, dermite séborrhéique et pityriasis versicolor pour le *Kétoderm.* **Traitement :** • candidoses : 1 à 2 applications/j pendant 2 à 3 semaines ; • dermatophyties : 1 à 2 applications/j pendant 3 semaines ; • érythrasma : 2 applications/j pendant 2 semaines ; dermite séborrhéique : 2 à 3 fois par semaines en attaque et 1 fois par semaine en entretien avec *Kétoderm* sachet ; • *pityriasis versicolor : 1 tube de Kétoderm* monodose à renouveler 15 jours après.
Formes orales : – Iconazole : *Daktarin* comprimés et gel buccal ; – Kétoconazole : *Nizoral* comprimés et suspension buvable ; – Fluconazole : *Triflucan* gélules ; – Itraconazole : *Sporanox* gélules.	**Indications :** – candidoses buccales et digestives pour le *Daktarin,* mycoses, notamment unguéales à dermatophytes, résistantes aux autres traitements pour le *Nizoral,* mycoses profondes des immunodéprimés pour *Triflucan* et *Sporanox.* **Traitement :** – candidose digestive : 6 cp/j de *Daktarin* pendant 10 jours ; – *onyxis à dermatophytes* : 1 cp/j de *Nizoral* pendant plusieurs mois.
Formes injectables : – Miconazole : *Daktarin* IV ; – Fluconazole : *Triflucan* IV.	**Indications :** – mycoses sévères notamment chez l'immunodéprimé.

→

Action : • antimycosiques actifs sur *Candida albicans* et sur les dermatophytes, sauf le *Triflucan*, inactif sur les dermatophytes. • candidoses buccales et digestives, onyxis dermato phytique, mycoses profondes des immunodéprimés (candidose digestive, méningite à cryptocoque, etc.). **Contre-indications :** • association aux AVK, aux sulfamides hypoglycémiants et au cisapride pour le *Daktarin* oral et injectable ; • grossesse, association à des médicaments hépatotoxiques, à la griséofulvine, au cisapride et aux anti-H_2 pour le *Nizoral* ; • grossesse et association aux AVK pour le *Triflucan* ; • grossesse et association au *cisapride* pour le *Sporanox.*	**Indications :** • candidoses cutanées et muqueuses, dermatophyties de la peau glabre, érythrasma, dermite séborrhéique, pityriasis versicolor ; **Précautions d'emploi :** • bilan hépatique avant et pendant la durée du traitement par *Nizoral.* **Effets secondaires :** • hépatotoxicité du *Nizoral.* **Interactions :** • nombreuses pour *Sporanox.*
AUTRES AZOLÉS Voriconazole : Vfend comprimés et injectables. Acétate de caspofungine : Caspofungine injectable	**Indications :** Aspergillose invasive résistante.

TERBINAFINE	
Terbinafine : *Lamisil comprimés.* *Lamisil crème, poudre et solution.*	**Indications :** – onychomycose à dermatophytes. **Traitement :** – 1 cp/j pendant plusieurs mois (3 à 6 mois, selon la localisation et l'évolution clinique).
Action : • antimycosique, à large spectre, actif sur les dermatophytes et sur *Candida albicans.* **Indications :** • onychomycoses documentées à dermatophytes. **Contre-indications :** • insuffisances rénale ou hépatique ; • hypersensibilité connue à la terbinafine.	**Précautions d'emploi :** • ne pas prescrire en cas de grossesse et chez l'enfant. **Effets secondaires :** • intolérance digestive, arthralgies, myalgies, hépatites, neutropénies et thrombopénies. Réactions cutanées graves (Lyell). **Interactions :** • rifampicine (baisse des taux de terbinafine).

VERNIS ANTIFONGIQUES	
– Ciclopirox (*Mycoster* 8 %) solution filmogène (vernis), existe également en crème à 1 % en poudre et en solution. – Amorolfine (*Locéryl* 5 %) solution filmogène (vernis).	**Indications :** – onychomycoses à *Candida* ou à dermatophytes, sans atteinte de la matrice unguéale. Dermatite séborrhéique pour *Mycoster* crème. **Traitement :** – 1 application/jour pour *Mycoster* vernis, 1 à 2 applications/semaine pour *Locéryl*, pendant 3 à 6 mois selon la localisation et l'évolution clinique de l'onychomycose.

ANTI-INFLAMMATOIRES NON STÉROÏDIENS

Les anti-inflammatoires non-stéroïdiens (AINS) sont utilisés très couramment, et pas seulement en pathologie rhumatologique ; aussi leur mode d'action, et surtout leurs effets secondaires doivent-ils être parfaitement connus de l'infirmier(e).

Indications

Ils sont indiqués dans tous les syndromes comportant une inflammation, localisée ou généralisée : soit aiguë, et leur prescription sera alors relativement brève (le temps que guérisse la poussée inflammatoire) ; soit chronique, et ils sont alors souvent utilisés à la dose minimale active, associés ou non à un traitement « de fond » de l'inflammation rhumatismale. Ils ont souvent aussi une action antalgique propre, une action inhibitrice sur l'agrégation plaquettaire (sauf pour les coxibs).

Le mode d'action des médicaments anti-inflammatoires non-stéroïdiens est encore incomplètement connu et l'objet de nombreuses recherches. Toutefois l'inhibition des prostaglandines (par le biais des cyclo-oxygénases 2 et 1) et des leucotriènes est à la base de leur action anti-inflammatoire, mais aussi de certains de leurs effets indésirables.

Absorption

La plupart sont absorbés par la muqueuse intestinale (voie orale ou rectale) ; ceux qui sont injectables par voie intramusculaire sont directement acheminés vers le foie. Ils se distribuent à tout l'organisme et en particulier aux nerfs, aux séreuses, et aux organes glandulaires (digestifs). Certains traversent la barrière placentaire, ce qui explique que la grossesse représente une contre-indication habituelle des anti-inflammatoires non stéroïdiens. Métabolisés par le foie, ils sont éliminés par les reins ; leur durée de demi-vie est variable : 6 à 72 heures, selon le produit.

On ne peut définir de hiérarchie précise entre les différents anti-inflammatoires non stéroïdiens, l'essentiel étant d'obtenir **un équilibre entre l'efficacité et la tolérance.**

Effets secondaires indésirables

Leurs effets secondaires indésirables sont, pour certains, communs à toutes les familles chimiques ; il en est ainsi de la **toxicité gastrique** d'autant plus grande que l'action anti-inflammatoire est plus importante et pouvant justifier l'emploi, (systématique pour certains), de protecteurs gastriques ; la toxicité gastrique est augmentée chez le sujet âgé, les sujets tabagiques, et le risque hémorragique doit être constamment présent à l'esprit.

De nouvelles molécules anti-inflammatoires, regroupées dans la classe des coxibs, sont actuellement disponibles ; ce sont des anti-inflammatoires dits inhibiteurs sélectifs.

Alors que les **AINS classiques** en inhibant la cyclo-oxygénase 1, bloquent l'action cytoprotectrice des prostaglandines, ce qui explique leur effet délétère sur la muqueuse gastrique, les **coxibs** agissent sélectivement sur la cyclo-oxygénase 2, ne bloquant ainsi que l'action pro-inflammatoire des prostaglandines. Ces produits, dont l'action anti-inflammatoire reste équivalente à celle des autres AINS, semblent être responsables de moins d'ulcères gastriques, d'hémorragies ou de perforations digestives, (ils ne sont pas exempts cependant de manifestations non spécifiques d'intolérance digestive). D'autre part, ils n'allongent pas le temps de saignement et interfèrent peu avec les AVK. En revanche, ils augmentent le risque d'infarctus, ce qui limite fortement leur intérêt.

De ce fait, les coxibs peuvent, sous stricte surveillance médicale, être associés à la prescription d'AVK et d'*Aspirine* à dose faible dans le cadre d'un traitement antiagrégant plaquettaire.

D'autres sont particuliers à chaque famille, en particulier l'interférence avec les antivitamines K. La toxicité existe quelle que soit la voie d'introduction dans l'organisme. Enfin, rappelons que les anti-inflammatoires non stéroïdiens diminuent l'efficacité des dispositifs intra-utérins.

Dans tous les cas de traitement anti-inflammatoire, l'infirmier(e) peut légitimement demander au malade s'il n'a jamais eu d'ulcère gastro-duodénal ou de gastrite. Au cours du traitement il/elle doit signaler toute intolérance et ne pas négliger la surveillance de la couleur des selles (melæna traduisant une hémorragie). Il/elle doit s'assurer que le malade prend bien son pansement gastrique avant le repas, ou son pro-

Pour la pratique, on retiendra :

– Les indications des AINS sont très larges : affections inflammatoires, rhumatologiques ou autres ; arthroses en poussée « congestive », etc.
– Le risque de complications gastriques concerne la survenue possible d'un ulcère, mais plus souvent de signes d'intolérance sans ulcère ; leur prévention par l'infirmière est importante.
– La surveillance des prescriptions prolongées d'AINS doit être attentive, clinique et biologique : risque rénal, hépatique, etc.
– Les AINS ont un effet antalgique propre et ne devraient pas être prescrits dans ce seul but thérapeutique.
– Les AINS faiblement dosés, utilisés à titre antalgique et en vente libre, ne doivent pas être associés à la prise d'un autre AINS, ce qui majore le risque gastrique.

tecteur gastrique (anti-H_2, une heure et demi après le repas ; inhibiteur de la pompe à protons, au cours du repas), lorsque ces produits ont été prescrits, ce qui n'est pas systématique.

ANTI-INFLAMMATOIRES NON STÉROÏDIENS			
FAMILLE	DCI / NOM DU MÉDICAMENT	PRÉSENTATION	POSOLOGIE USUELLE ADULTE/24 h
Pyrazolés	Phénylbutazone : *Butazolidine*	cp à 100 mg sup. à 250	100 à 400 mg limité à 8 J
Indoliques	Indométacine : *Indocid* *Chrono-Indocid*	gél. à 25 mg sup. à 50 et 100 mg gél. à 75 mg	50 à 150 mg
	Sulindac : *Arthrocine*	cp à 100 et 200 mg sup. à 200 mg	200 à 400 mg
Aryl-carboxyliques	Kétoprofène : *Profénid* *Bi-Profénid* *Profénid LP*	gél. à 50 mg cp à 100 mg sup. et amp. à 100 mg cp à 150 mg cp et gél. à 200 mg	100 à 300 mg
	Naproxène : *Naprosyne*	cp à 250, 500, 750, 1 000 mg sup. à 250 et 500 mg	500 à 1 000 mg
	Apranax	cp à 275, 550, 750 mg sup. à 500 mg	500 à 1 000 mg
	Ibuprofène : *Brufen*	cp à 400 mg sup. à 500 mg	1 200 à 2 400 mg
	Flurbiprofène : *Cébutid* *Cébutid LP*	cp à 50 et 100 mg gél. à 200 mg	100 à 300 mg
	Diclofénac : *Voltarène* *Voltarène LP*	cp à 25 et 50 mg sup. à 100 mg amp. à 75 mg cp à 75, 100 mg	50 à 150 mg
	Étodolac : *Lodine* *Lodine LP*	cp à 100, 200, 300 mg 400 mg	200 à 400 mg
Oxicams	Piroxicam : *Feldène* *Feldène dispersible*	gél. à 10 et 20 mg amp., sup. à 20 mg cp dispersible, sécable, 20 mg	10 à 20 mg exceptionnellement 40 mg
	Piroxicam-α-cyclodextrine : *Brexin* *Cycladol*	cp sécable, 20 mg	10 à 20 mg except. 40 mg
	Tenoxicam: *Tilcotil*	cp séc., sup., amp., 20 mg	10 à 20 mg except. 40 mg
	Meloxicam: *Mobic*	cp à 7,5 et 15 mg	7,5 à 15 mg
Coxibs	Celecoxib : *Celebrex*	gél. 100 et 200 mg	100 à 200 mg except. 400 mg

PRINCIPAUX EFFETS INDÉSIRABLES DES ANTI-INFLAMMATOIRES NON STÉROÏDIENS (REGROUPÉS)			
ORGANE	EFFETS INDÉSIRABLES	SUJETS À RISQUE	PRÉCAUTIONS
Tube digestif	Nausées, épigastralgies, douleurs abdominales, diarrhées, ulcère gastrique ou duodénal, hémorragies digestives, perforations digestives.	Sujets de plus de 65 ans, antécédents de gastrite ou d'intolérance préalable, tabagisme.	Antiacides ou traitement protecteur (misoprostol, IPP), voire traitement antiulcéreux en cas d'ulcère ancien si le traitement est indispensable.
Reins	Insuffisance rénale fonctionnelle, néphropathie interstitielle, syndrome néphrotique, rétention hydrosodée, hyponatrémie, hypokaliémie, aggravation d'une HTA.	Sujets âgés, déshydratés, traitements associés : diurétiques, IEC.	Surveillance de la fonction rénale.
Bronches	Asthme, bronchospasme.	Sujets prenant de l'aspirine à dose toxique, indocid.	Interrogatoire.
Système nerveux	Acouphènes, surdité, vertiges, céphalées.		Interrogatoire.
Peau	Réactions allergiques prurigineuses, purpura vasculaire, syndromes de Lyell, de Stevens-Johnson, érythème polymorphe.		
Hématologie	Agranulocytose, thrombopénie, anémie, voire aplasie médullaire. troubles de la crase sanguine.	Sujets prenant de la phénylbutazone. Traitements associés.	Indications, posologie et durée limitées (8 J).
Foie	Élévation banale des transaminases, hépatite cytolytique, cholestatique, ou mixte.		Surveillance biologique. SGOT, SGPT, γGT, phosphatases alcalines

ANTIPSYCHOTIQUES ET NEUROLEPTIQUES

1. PHÉNOTHIAZINES (NEUROLEPTIQUES)	
PHÉNOTHIAZINES ALIPHATIQUES ET PIPÉRIDINÉES	
Chlorpromazine [(1)] *Largactil*	cp séc. 25 mg cp séc. 100 mg gouttes à 4 % : 1 mg/goutte
Lévomépromazine [(1)] *Nozinan*	cp séc. 25 mg cp séc. 100 mg gouttes à 4 % : 1 mg/goutte
Lévomépromazine *Nozinan* faible [(2)]	cp 2 mg
Cyamémazine *Tercian*	cp séc. 25 mg cp séc. 100 mg gouttes à 4 % : 1 mg/goutte

→

→

Propériciazine *Neuleptil*	cp 25 mg gél. 10 mg gouttes à 4 % : 1 mg/goutte gouttes à 1 % : 0,25 mg/goutte
PHÉNOTHIAZINES PIPÉRAZINÉES	
Fluphénazine [1] *Moditen*	cp 25 mg cp séc. 100 mg gouttes à 4 % : 1 mg/goutte
Pipotiazine [1] *Piportil*	cp séc. 10 mg gouttes à 4 % : 1 mg/goutte

(1) Pour les formes injectables, voir *Neuroleptiques injectables.*

(2) Neuroleptiques faiblement dosés, indiqués dans les états anxieux, troubles psychosomatiques, vomissements.

Contre-indications :
Risque de glaucome par fermeture de l'angle et risque de rétention urinaire par obstacle urétro-prostatique, hypersensibilité connue aux phénothiazines, porphyries, antécédents d'agranulocytose toxique.

Effets indésirables :
• *Psychiques :* sédation, indifférence affective, états dépressifs, plus rarement syndrome confusionnel (favorisé par les anticholinergiques et les troubles hydroélectrolytiques).

• *Neurologiques :* dyskinésies précoces et syndrome akinéto-hypertonique (cédant aux antiparkinsoniens anticholinergiques), syndrome hyperkinétique (akasthisie, tachycinésie à traiter par benzodiazépine ou neuroleptique sédatif), et au long cours possibilité de dyskinésies permanentes tardives (induites ou aggravées par les anticholinergiques).

• *Endocriniens :* prise de poids parfois importante, aménorrhée, impuissance, frigidité, galactorrhée, gynécomastie, hyperprolactinémie.

• *Divers :* photosensibilisation, pigmentation cutanée, dépôts cristalliniens et rétinopathie (chlopromazine surtout), effets atropiniques, possibilité d'hypotension orthostatique, hypothermie (35,5 °C) ou hyperthermie (38 °C), hépatite cholestatique (0,1 %), voire hépatite chronique simulant une cirrhose biliaire primitive avec la chorpromazine, réactivations allergiques, agranulocytoses (0,2 %), syndrome malin exceptionnel (pâleur, hyperthermie, troubles neurovégétatifs).

Surdosage : syndrome parkinsonien, hypotension, dépression respiratoire, coma.

2. BUTYROPHÉNONES	
HALOPÉRIDOL (NEUROLEPTIQUE POLYVALENT)	
Halopéridol *Haldol* [1]	cp 5 mg ; cp 1 mg solution 2 ‰ : 1 goutte = 1 mg
Haldol 20 mg Réservé aux hôpitaux	cp 20 mg solution 2 % : 1 goutte = 1 mg
Haldol faible [2]	gouttes : 1 mL = 20 gouttes = 0,5 mg (20 gouttes) 0,5 mg/mL
BUTYROPHÉNONES DÉSINHIBITRICES	
Penfluridol *Semap*	cp 20 mg à action prolongée
BUTYROPHÉNONES SÉDATIVES	
Pipampérone *Dipiperon*	cp séc. 40 mg gouttes : 1 mL = 20 gouttes = 40 mg

(1) Pour les formes injectables, voir *Neuroleptiques injectables.*

(2) Neuroleptique faiblement dosé, indiqué dans les états anxieux, troubles psychosomatiques, vomissements.

Contre-indications :
Grossesse.

Effets indésirables :

• *Psychiques* : sédation, indifférence affective, états dépressifs, plus rarement syndrome confusionnel (favorisé par les anticholinergiques et les troubles hydroélectrolytiques).

• *Neurologiques* : dyskinésies précoces et syndrome akinéto-hypertonique (cédant aux antiparkinsoniens anticholinergiques), syndrome hyperkinétique à traiter par benzodiazépine ou neuroleptique sédatif.

Au long cours, possibilité de dyskinésies permanentes tardives (induites ou aggravées par les anticholinergiques).

• *Endocriniens* : prise de poids parfois importante, aménorrhée, impuissance, frigidité, galactorrhée, gynécomastie, hyperprolactinémie.

• *Divers* : possibilité d'hypotension orthostatique, hypothermie (35,5 °C) ou hyperthermie (38 °C), hépatites, agranulocytoses, syndrome malin exceptionnel (pâleur, hyperthermie, troubles neurovégétatifs).

Surdosage : syndrome parkinsonien, hypotension, dépression respiratoire, coma.

3. THIOXANTHÈNES

Flupentixol *Fluanxol* Pour les formes injectables, *cf. Neuroleptiques injectables.*	gouttes à 4 % : 1 mg par goutte
Zuclopenthixol *Clopixol* Pour les formes injectables, *cf.* N*euroleptiques injectables.*	cp 25 mg cp 10 mg gouttes à 2 % : 1 mg par goutte

Contre-indications :

• Risque de glaucome par fermeture de l'angle.

• Risque de rétention urinaire par obstacle urétro-prostatique.

• Insuffisances hépatiques et/ou rénales graves (pour le zuclopenthixol).

Effets indésirables :

• Effets indésirables psychiques, neurologiques, endocriniens, neurovégétatifs.

• Grossesse et allaitement : à éviter (innocuité non établie).

Pimozide *Orap*	cp séc. 4 mg cp séc. 1 mg

Contre-indications :
Préexistence d'un espace QT allongé ou d'une arythmie ventriculaire.

Effets indésirables :

• *Effets indésirables neurologiques et endocriniens*, et interactions comparables à ceux des butyrophénones, toutefois les effets sédatifs et neurologiques sont assez discrets.

• *Rares* : possibilité d'arythmie ventriculaire ou autres troubles de l'ECG et de mort subite inexpliquée (15 cas répertoriés) (→ faire un ECG une fois par an), ne pas administrer en cas de préexistence d'un espace QT allongé ou d'une arythmie ventriculaire ou en association avec des médicaments responsables de torsades de pointe ; utiliser à dose progressive (2 à 4 mg/jour initialement, avec un intervalle de 1 semaine au minimum entre chaque augmentation de posologie et sans dépasser 20 mg/jour chez l'adulte).

• *Grossesse et allaitement* : à éviter (innocuité non établie).

4. BENZAMIDES SUBSTITUÉS

NEUROLEPTIQUES DÉSINHIBITEURS (1)

Sulpiride *Dogmatil* *Synedil* *Aiglonyl*	solution buvable : 200 mL. Gél. à 50 mg ; solution à 25 mg/5 mL ; cp à 200 mg gél. à 50 mg ; solution 100 mg/2 mL gél. à 50 mg

→

→

Dogmatil 200 mg *Synedil fort Gé*	cp séc. 200 mg cp séc. 200 mg
Amisulpride *Solian*	cp séc. 200 mg, 400 mg, 100 mg ; sol. à 100 mg/mL
NEUROLEPTIQUES SÉDATIFS (2)	
Tiapride *Tiapridal* *Equilium*	cp séc. 100 mg cp séc. 100 mg, solution buvable (5 mg/goutte) cp à 100 mg

(1) Pour les formes injectables, voir *Neuroleptiques injectables.*
(2) Pour les formes injectables, voir *Neuroleptiques injectables.*

Associations contre-indiquées : antiarythmiques, antidépresseurs imipraminiques, β-bloquants, clonidine et apparentés, digitaliques, médicaments entraînant des torsades de pointe (amiodarone, sotalol, brétylium, disopyramide, quinidiques, bépridil, cibenzoline, érythromycine IV, astémizole, terfénadine, halofantrine, sparfloxacine, vincamine).

Associations déconseillées : médicaments hypokaliémiants (amphotéricine B injectable, corticoïdes, diurétiques, laxatifs stimulants, perfusions insulino-glucosées), phénothiazines.

Contre-indications :

• Phéochromocytome (pour le sulpiride et le sultopride).

• Bradycardie < 65/minute et hypokaliémie (pour le sultopride).

• Certaines associations pour le sultopride.

Effets indésirables :

• *Endocriniens (fréquents) :* aménorrhée, hyperprolactinémie, gynécomastie avec ou sans galactorrhée, impuissance, frigidité, prise de poids fréquente et parfois importante.

• *Neurologiques (plus rares)* : dyskinésies précoces et syndrome akinéto-hypertonique (cédant aux antiparkinsoniens anticholinergiques), syndrome hyperkinétique (akathisie et tasikinésie à traiter par benzodiazépine ou neuroleptique sédatif) et au longcours possibilité de dyskinésies permanentes tardives (moins fréquentes qu'avec les autres neuroleptiques, pouvant être induites ou aggravées par les anticholinergiques).

• *Neurovégétatifs (rares)* : possibilité d'hypotension orthostatique.

• *Exceptionnels* : syndrome malin avec pâleur, hyperthermie, troubles neurovégétatifs, justifiant l'arrêt impératif du traitement.

Surdosage : syndrome parkinsonien, hypotension dépression respiratoire, coma.

5. DIBENZO-OXAZÉPINES	
Loxapine *Loxapac* Pour les formes injectables voir *Neuroleptiques injectables.*	cp 50 mg ; cp à 100 mg cp 25 mg gouttes à 1 mg par goutte, 1 mg = 25 mL

Contre-indications :

Hypersensibilité connue au produit, coma barbiturique ou éthylique.

Effets indésirables :

• *Neuropsychiques* : asthénie, somnolence, dyskinésies précoces et syndrome parkinsonien (cédant aux anticholinergiques), dyskinésies permanentes tardives (induites ou aggravées par les anticholinergiques).

• *Endocriniens* (aménorrhée-galactorrhée, gynécomastie, hyperprolactinémie, frigidité, impuissance) et *neurovégétatifs* (hypotension orthostatique, effets atropiniques).

• *Exceptionnellement* : syndrome malin justifiant l'arrêt impératif du traitement.

• *Divers* : éruptions cutanées allergiques, prise de poids, rétinite pigmentaire.

Surdosage : troubles de la vigilance et effets atropiniques (traitement symptomatique).

6. DIBENZODIAZÉPINES	
Clozapine *Leponex* Réservé aux services hospitaliers psychiatriques	cp séc. 100 mg ; cp 25 mg

Contre-indications :

• Antécédents de granulopénie ou d'agranulocytose iatrogène ou d'hémopathie.

• Psychoses alcooliques et toxiques, intoxications médicamenteuses, coma.

• Affections hépatiques ou rénales sévères.

• Risque de glaucome par fermeture de l'angle et risque de rétention urinaire par obstacle urétro-prostatique, association à l'alcool.

Effets indésirables :

• *Hématologiques (3 %)* : granulopénie (entre la 4e et la semaine dans 3 cas sur 4) pouvant aller jusqu'à l'agranulocytose mortelle en l'absence d'arrêt du traitement.

• *Neuropsychiques* : asthénie, somnolence, troubles extrapyramidaux peu fréquents (sans dyskinésies permanentes tardives ?), crises convulsives possibles à forte dose.

• *Divers* : prise de poids fréquente, hypotension orthostatique avec tachycardie, effets atropiniques, constipation, nausées, vomissements, très rarement hépatite, arythmies, myocardite ou syndrome malin justifiant l'arrêt impératif du traitement.

Surdosage : troubles de la vigilance et effets atoniques (traitement symptomatique).

7. NEUROLEPTIQUES INJECTABLES	
NEUROLEPTIQUES POLYVALENTS	
Halopéridol *Haldol injectable*	amp. 1 mL = 5 mg
Chlorpromazine *Largactil injectable*	amp. 5 mL = 25 mg contenant des sulfites
Pipotiazine *Piportil injectable*	amp. 2 ml = 10 mg contenant des sulfites
Loxapine *Loxapac injectable*	amp. 2 mL = 50 mg
NEUROLEPTIQUES DÉSINHIBITEURS	
Sulpiride *Dogmatil injectable*	amp. 2 mL = 100 mg
Amisulpride *Solian injectable*	amp. 4 mL = 200 mg Réservé aux hôpitaux
NEUROLEPTIQUES SÉDATIFS	
Lévomépromazine *Nozinan injectable*	amp. 1 mL = 25 mg
Cyamépromazine *Tercian injectable*	amp. 5 mL = 50 mg
Tiapride *Tiapridal injectable*	amp. 2 mL = 100 mg

• *Associations contre-indiquées* : antiarythmiques, antidépresseurs imipraminiqes, β-bloquants, clonidine, digitaliques, médicaments entraînant des torsades de pointe (amiodarone, sotalol, brétylium, disopyramide, quinidiques, bépridil, cibenzoline, érythromycine IV, astémizole, terfénadine, sparloxacine, vincamine).

• *Associations déconseillées* : médicaments hypokaliémiants (amphotéricine B injectable, corticoïdes, diurétiques, laxatifs stimulants, perfusions insulino-glucosées), phénothiazines.

Ces contre-indications semblent s'appliquer par prudence aux autres neuroleptiques injectables en l'absence de données plus précises sur cette toxicité.

8. NEUROLEPTIQUES RETARDS	
NEUROLEPTIQUES POLYVALENTS	
Halopéridol *Haldol decanoas*	amp. 1 mL = 5 mg
Pipotiazine *Piportil L4*	amp. 4 mL = 100 mg amp. 1 mL = 25 mg
Flupentixol *Fluanxol LP*	amp. 1 mL = 100 mg amp. 1 mL = 20 mg
Zuclopenthixol *Clopixol injectable LP* à action prolongée	amp. 1 mL = 200 mg
Zuclopenthixol *Clopixol injectable ASP* à action semi-prolongée Réservé aux hôpitaux	amp. 2 mL = 100 mg amp. 1 mL = 50 mg
NEUROLEPTIQUES DÉSINHIBITEURS	
Fluphénazine *Modecate*	fl. 5 mL = 125 mg (flacon multidose) amp. 1 mL = 25 mg
Perphénazine *Trilifan* Retard	amp. 1 mL = 100 mg

9. ANTIPSYCHOTIQUES	
Olanzapine *Zyprexa*	cp 5 mg cp 7,5 mg
	cp 10 mg ; cp orodispersible à 5, 10, 15 mg et 20 mg amp. injectable (IM) à 10 mg
Contre-indications : • Hypersensibilité à l'olanpazine. • Enfant, allaitement, grossessse. • Glaucome à angle fermé. **Effets indésirables :** • Prise de poids, somnolence, hypotension - orthostatique, sécheresse buccale. • Constipation.	**Surdosage :** • Difficulté d'élocution, somnolence. • Hypotension, collapsus circulatoire, insuffisance respiratoire. • Pas d'antidote spécifique. • Surveillance respiratoire et cardiologique.
Rispéridone *Risperdal* Risperdalconsta LP	cp 1 mg cp 2 mg cp 4 mg solution buvable à 1 mg/ml sol IM à 25 mg/2 ml ; 37,5 mg/2 ml ; 50 mg/2 ml
Contre-indications : • Hypersensibilité à la rispéridone. • Allaitement, grossesse. • Certaines associations. **Effets indésirables :** • Prise de poids, somnolence, hypotension orthostatique. • Allongement du QT.	• Insomnie, agitation, anxiété, céphalées. • Symptomes extrapyramidaux. **Surdosage :** • Somnolence, tachycardie, hypotensions, manifestations extrapyramidales. • Pas d'antidote spécifique. • Surveillance respiratoire et cardiologique.

Aripiprazole *Abilify*	cp à 10 mg, à 15 mg ; cp orodispersible à 10 mg, à 15 mg ;
Contre-indications : • Hypersensibilité à l'aripiprazole. • Allaitement, grossesse. **Effets indésirables :** • Insomnie, céphalées, nausées, vomissements, dyspepsie, constipation. **Troubles visuels**	**Surdosage :** • Nausées, vomissements, somnolence, tachycardie, hypertension • Surveillance cardiovasculaire.

ANTISEPTIQUES

Ce sont des agents anti-infectieux à usage externe et à large spectre antimicrobien, variable d'une famille à l'autre, et ayant parfois une action sur les champignons et les virus. En règle générale, il faut vérifier si l'antiseptique utilisé contient de l'alcool qui contre-indique son utilisation sur les muqueuses.

OXYDANTS	
Chlorés : – *Dakin solution aqueuse à 0,5 %.*	**Effets secondaires :** – possibilité d'irritation en cas d'application sur peau lésée.
Iodés : – *Bétadine* solution dermique, scrub, pommade, tulle, pansement, gynécologique.	**Effets secondaires :** – éviter les applications sur de larges surfaces cutanées. **Contre-indications :** – association aux dérivés mercuriels, allergie à l'iode, pathologie thyroïdienne, emploi chez le nouveau-né.
Permanganate de potassium sachets de 500 mg à diluer au 1/10 000e, soit un sachet pour 5 litres d'eau.	**Effets secondaires :** – effet très asséchant voire caustique s'il n'est pas suffisamment dilué, tache l'émail des sanitaires.
Eau oxygénée à 10 volumes.	**Effets secondaires :** – ne pas associer au permanganate de potassium. Utile pour le lavage des plaies.

COLORANTS	
Colorants : – *Éosine* aqueuse ou en solution alcoolique à 2 % ; – *Fluorescéine aqueuse.*	**Effets secondaires :** – propriétés antiseptiques modestes, coloration affichante des téguments. Utilisés, en solution aqueuse, pour leurs propriétés asséchantes, sur le siège des nourrissons.

DÉRIVÉS MÉTALLIQUES	
Sulfate de cuivre : – *Dalibour* crème ; – *Dermocuivre* pommade.	**Effets secondaires :** – faiblement antiseptiques.
Nitrate d'argent : – *Nitrate d'argent* solution à 1 ou 2 %.	**Effets secondaires :** – asséchant et caustique, tache le linge de façon indélébile, ne pas utiliser chez l'enfant ni sur de larges surfaces cutanées. Utilisé sur les érosions postbulleuses, ou, sous forme de crayon, très concentré, pour limiter la prolifération de bourgeons charnus.

AUTRES ANTISEPTIQUES	
Hexamidine : *Hexomédine* solution alcoolique, transcutanée, gel.	**Effets secondaires :** – rares cas d'allergie de contact ; – bon antiseptique antibactérien.
Carbanilides : *Septivon* solution moussante ; *Solubacter* solution moussante ; *Cutisan* poudre.	**Effets secondaires :** – rarement allergies de contact et photosensibilisation ; – les solutions moussantes sont à rincer après emploi.
Chlorhexidine : *Biseptine* (association) ; *Cyteal* (association) ; *Diaseptyl* ; *Hibiscrub* ; *Hibitane* (à diluer) ; *Plurexid* solution moussante ; *Septeal* solution alcoolique.	**Effets secondaires :** – rares allergies de contact ; – bon antiseptique antibactérien, rincer les solutions moussantes après application et respecter les dilutions, ne pas utiliser en association avec d'autres antiseptiques.
Éthanol : – Alcool à 70°.	**Effets secondaires :** – irritant et asséchant. **Contre-indications :** – applications sur les peaux lésées, sur les muqueuses et sur de larges surfaces cutanées ; éviter les applications dans les plis.
Ammoniums quaternaires : *Biocidan ;* *Cetavlon ;* *Sterlane.*	**Effets secondaires :** – irritation, causticité, allergies de contacts ; – ne pas utiliser sur les muqueuses, ni en association avec les dérivés anioniques ou les savons. Ils sont inactivés par les matières organiques (pus).
Dérivés anioniques : *Dermacide.*	**Effets secondaires :** – irritation, allergie de contact, prolifération de *Candida albicans ;* – ne pas associer aux ammoniums quaternaires. Faiblement antiseptiques.
Acide parahydroxybenzoïque : *Nisapulvol* poudre ; *Nisaseptol* crème ; *Nisasol* solution.	**Effets secondaires :** – allergies de contacts.

ANTISPASMODIQUES

Médicaments destinés à traiter les douleurs digestives, les nausées et les vomissements, qu'ils soient spontanés ou secondaires à des traitements divers.

ANTISPASMODIQUES MUSCULOTROPES	
PHLOROGLUCINOL, TRIMÉTHYLPHLOROGLUCINOL	
Spasfon – cp à 80 mg – lyoc oraux à 80 mg – sup. à 150 mg – amp. à 40 mg	2 cp 3/j traitement d'attaque : 2 lyoc 3/j 1 sup. 2 à 3/j 1 à 3 amp./j en IM ou IV lent
TRIMÉBUTINE (LISTE II)	
Débridat – cp à 100 mg – sach. à 74,4 mg – sup. à 100 mg – susp. à 72 mg/càs – amp. à 50 mg	1 cp 3/j 1 sach. 3/j 1 sup. 2 à 3/j 1 c à s 3/j 1 à 3 amp./j en IM ou IV lent
Débridat enfant et nourrisson – susp. à 4,8 mg/mL	1 mL/kg/j soit 1 graduation/kg/j en 3 prises
Transacalm-Gé – cp à 100 mg *Trimébutine GNR* *Trimébutine MSD* – cp à 100 mg	1 cp 3/j 1 cp 3/j
MÉBÉVÉRINE (LISTE II)	
Duspatalin – cp à 100 mg – susp. à 150 mg/c à s	2 cp 2 à 3/j 1 c à s 3/j
Colopriv-Gé – caps. à 100 mg	2 caps. 2 à 3/j
Mébévérine Biogaran – caps. à 100 mg – gél. à 200 mg	2 caps. 2 à 3/j
Mébévérine Merck – gél. à 200 mg	1 gél. 2 à 3/j
PINAVÉRIUM BROMURE (LISTE II)	
Dicetel – cp à 50 mg – cp à 100 mg	1 cp 3 à 4/j 1 cp 2/j
ALVÉRINE	
Météospasmyl – caps. à 60 mg	1 caps. 2 à 3/j
Spasmavérine – cp à 40 mg – sup. à 80 mg	1 à 2 cp 2 à 3/j 1 à 3 sup./j
FÉNOVÉRINE (LISTE II)	
Spasmoprive-Gé – gél. à 100 mg	1 à 2 gél. 3/j

→

→

Propriétés :
Antispasmodiques non atropiniques (sans effet anticholinergique) agissant directement au niveau des fibres musculaires lisses du tube digestif, des voies biliaires et urinaires et du muscle utérin.

Indications :
- Colique hépatique ou néphrétique (phloroglucinol et alvérine).
- Colopathie fonctionnelle : traitement symptomatique des douleurs, des troubles du transit et de l'inconfort intestinal.
- Phloroglucinol, alvérine et fénovérine : manifestaitons spasmodiques ou douloureuses d'origine utérine (dysménorrhées, tranchées du *post-partum*, menaces d'avortement, dystocies dynamiques).

Contre-indications :
- Exceptionnelle allergie.
- Suppositoires de *Spasmavérine* : allergie à la benzocaïne.
- Fénovérine : hépatopathie chronique ; rhabdomyolyse réversible à l'arrêt du traitement.

Précautions d'emploi :
- Grossesse et allaitement : le phloroglucinol a été bien étudié et est autorisé ; les données sont insuffisantes pour les autres.
- Fénovérine : si douleurs musculaires inexpliquées lors du traitement, arrêter le médicament et rechercher une élévation des CPK (risque de rhabdomyolyse).
- Pinavérium : prendre les comprimés en position debout, avec un verre d'eau, sans les sucer ni les croquer.

Effets secondaires :
- Très rares. Troubles digestifs mineurs.
- Réactions cutanées allergiques : phloroglucinol et trimébutine.
- Trimébutine : risque de lipothymie en cas d'injection IV trop rapide.
- Fénovérine : rhabdomyolyse réversible à l'arrêt du traitement.

Interactions médicamenteuses :
- Phloroglucinol et morphiniques : annulation de l'effet antispasmodique.
- Phloroglucinol : incompatibilité avec la noramidopyrine.
- Trimébutine : incompatibilité physicochimique en solution injectable avec dihydrostreptomycine, bipénicilline, pentobarbital sodique injectable, gamma-OH.

ANTIVITAMINES K

(DCI) NOM DU MÉDICAMENT	PRÉSENTATION	POSOLOGIE
Fluindione : *Préviscan*	Cp à 20 mg, sécables en 4	Débuter à 1 cp/j en 1 prise par jour
Acénocoumarol : *Sintrom*	Cp à 4 mg, sécables en 4	Débuter à 3/4 ou 1 cp/j en 2 prises par jour

Action :
- les antivitamines K (AVK) agissent en inhibant la synthèse par le foie de 4 facteurs de la coagulation (II, VII, IX et X) en se substituant à la vitamine K, d'où un délai d'action de quelques jours. Ils sont utilisés uniquement par voie orale et permettent un traitement anticoagulant au long cours.

Indications :
- prothèses valvulaires cardiaques mécaniques ;
- thrombus intracardiaque ;
- prévention de la récidive de phlébite ou embolie pulmonaire ;
- embolies artérielles récidivantes ;
- arythmie complète paroxystique ou chronique.

Contre-indications :
- syndrome hémorragique, lésion susceptible de saigner ;
- injections intramusculaires, infiltrations intra-articulaires interdites sous AVK.

Associations médicamenteuses interdites :
- *Aspirine* à fortes doses ;
- anti-inflammatoires ;
- *Daktarin* (antifongique) ;
- *Diflurex* (diurétique).

Tous ces médicaments augmentent l'effet anticoagulant du traitement.

Remarque : éviter l'abus d'aliments riches en vitamine K (choux, abats) qui diminuent l'effet anticoagulant.

Effets secondaires principaux :
- syndrome hémorragique en cas de surdosage ;
- manifestations digestives bénignes ;
- manifestations cutanées.

Antagonistes :
- vitamine K ou fraction PPSB.

Surveillance d'un traitement par les AVK

Clinique

• En cas de saignement, le patient doit consulter un médecin en urgence.

• Le patient doit rappeler qu'il est sous AVK à chaque fois qu'un médecin doit lui prescrire un nouveau médicament.

Biologique

• *La surveillance d'un traitement par les AVK consiste en un dosage de l'INR (International Normalized Ratio)* et non plus du TP (taux de prothrombine) dont les résultats sont variables d'un laboratoire à un autre.

• En l'absence de traitement par antivitamine K, l'INR est égal à 1 (TP à 100 %). En augmentant les doses d'AVK, l'INR augmente progressivement alors que le TP baisse.

• Il existe plusieurs fourchettes d'INR selon les indications des AVK :

– il faut un INR entre 3 et 4,5 pour les prothèses valvulaires mécaniques et les embolies artérielles à répétition ;

– il faut un INR entre 2 et 3 dans toutes les autres indications ;

– l'ajustement de la dose se fait en augmentant d'un quart de comprimé (quand l'INR est trop faible) ou en diminuant d'un quart de comprimé (quand l'INR est trop élevé). Après tout changement de dose, l'INR est vérifié 3 jours plus tard ;

– en cas d'INR très élevé (> 6), on suspend le traitement et on vérifie l'INR tous les jours.

• Ne jamais changer la dose sans avis médical.

• Une fois le traitement bien équilibré, l'INR est mesuré tous les 15 jours ou tous les mois. Toutefois, tout nouveau médicament introduit pouvant modifier l'efficacité des AVK, il faut vérifier l'INR quelques jours après le début du traitement.

Pour la pratique, on retiendra :

– Médicaments utilisés fréquemment en cardiologie.

– Surveillance : signes hémorragiques, TP, INR, tous les 15 jours ou tous les mois et après chaque changement de posologie.

– Éducation : signes hémorragiques, savoir adapter la posologie en fonction de l'INR, ne pas prendre d'aspirine, prévenir le dentiste, avant une anesthésie, avant une chirurgie que le patient est sous anticoagulant, porter une carte « patient sous anticoagulant oral », carnet de surveillance INR.

ANURIE

Définition

C'est la défaillance brutale et totale des fonctions rénales qui se traduit cliniquement par l'absence d'émission d'urine et par un sondage vésical qui ne ramène pas d'urine. On en rapproche les insuffisances rénales aiguës (IRA) à diurèse conservée.

Causes et mécanismes

L'anurique est rencontré dans deux conditions bien différentes.

L'anurique en milieu chirurgical

Il s'agit :

• *d'une insuffisance rénale fonctionnelle* (→) ;

• *d'une insuffisance rénale organique* ; il existe un état de choc dû à :

  – *une infection sévère* : anurie postopératoire de la chirurgie des voies urinaires, biliaires, digestives, un état septicémique ;

  – *une hémolyse aiguë* : septicémies, accidents transfusionnels (donneur dangereux, agglutinines irrégulières) ;

  – *un choc hémorragique, un choc obstétrical* ;

  – *des brûlures étendues, de pancréatite*, un *syndrome de Bywaters* (→).

Le malade vient à l'hôpital parce qu'il n'urine plus

Il s'agit :

• *d'un obstacle sur la voie excrétrice* : lithiase, tumeur, sclérose rétropéritonéale ;

• *d'une cause toxique* (tubulonéphrite aiguë) : médicaments (antibiotiques, antimitotiques, produits de contraste iodé) ; éthylène glycol (antigel) ;

• *d'une cause allergique* (tubulonéphrite aiguë) : antibiotiques, AINS, antalgiques, diurétiques ;

• d'un *syndrome néphritique aigu* (→ glomérulonéphrites aiguës) ;

• d'une *HTA maligne* (→ néphropathies vasculaires).

Signes cliniques et paracliniques

Le syndrome d'IRA associe des éléments cliniques et biologiques dont l'appréciation permet de juger si une épuration extrarénale est immédiatement nécessaire ou si des explorations complémentaires peuvent être poursuivies. Ce sont :

- des urines dont les concentrations en urée et en sodium sont effondrées ;
- une hyperhydratation globale appréciée sur le poids, la TA, le ionogramme sanguin (hyponatrémie), l'hématocrite, la protidémie ;
- une rétention azotée d'autant plus rapide qu'il existe un hypercatabolisme (péritonite) ;
- une élévation régulière de la créatininémie et de l'uricémie ;
- une hyperkaliémie favorisée par l'hypercatabolisme protidique et l'acidose, appréciée sur le ionogramme et l'ECG ;
- une acidose métabolique par rétention d'acide responsable d'une hyperventilation.

L'échographie et l'ASP précisent la morphologie et surtout la taille des reins, l'existence d'un obstacle.

Le Doppler artériel, l'IRM, le scanner spiralé, la scintigraphie vont être utiles pour le diagnostic des néphropathies vasculaires, de nécrose corticale (→).

La biopsie rénale, ses indications sont : le début progressif, l'absence de cause évidente, le syndrome néphritique, les signes extrarénaux pour une maladie systémique, une oligurie prolongée.

L'urétéro-pyélographie (→) confirme dans le doute l'obstacle et est le premier geste opératoire.

Évolution

Elle dépend de la maladie causale et du type d'atteinte rénale : une tubulopathie, une néphropathie tubulo-interstitielle aiguë régressent généralement en 3 semaines, de même qu'un syndrome néphritique aigu.

Une nécrose corticale mais aussi une *nécrose tubulaire* sévère peuvent être définitives.

Un obstacle levé précocement en l'absence d'infection est suivi d'une récupération rapide.

✚ Surveillance

Une surveillance clinique et biologique sur les éléments du syndrome déjà cité jusqu'à la reprise de diurèse permet de poser l'indication de séances d'hémodialyse. La surcharge hydrique, l'hyperkaliémie, la polyurie et la fuite potassique à la phase de reprise de diurèse d'une tubulonéphrite aiguë, le syndrome de levée d'obstacle (→) sont les complications principales à éviter.

Traitement des IRA organiques

Le traitement des anuries compliquant un choc aigu est avant tout celui du choc avec restauration d'une masse sanguine efficace et d'une bonne tension artérielle assurant la perfusion rénale.

L'hémodialyse intermittente, l'hémofiltration continue artério-veineuse ou veino-veineuse permettent de contrôler la volémie, d'épurer le sang et d'assurer l'apport calorique et protidique nécessaire, de prévenir les complications intercurrentes liées à l'IRA (hémorragies, infections).

ANXIÉTÉ CHRONIQUE OU TROUBLE ANXIEUX GÉNÉRALISÉ

Voir *Névrose d'angoisse*.

ANXIOLYTIQUES

1. BENZODIAZÉPINES		
BENZODIAZÉPINES À DEMI-VIE INTERMÉDIAIRE		
Clotiazépam *Veratran*	Demi-vie = 4 heures	cp séc. 5 mg cp séc. 10 mg
Oxazépam *Séresta*	Demi-vie = 8 heures	cp séc. 10 mg cp séc. 50 mg
Alprazolam Xanax	Demi-vie = 10 à 20 heures	cp séc. 0,25 mg cp séc. 0,50 mg
Lorazépam Temesta	Demi-vie = 10 à 20 heures	cp séc. 1 mg cp séc. 2,5 mg
Bromazépam *Lexomil* *Quiétiline Gé*	Demi-vie = 20 heures	cp 6 mg quadrisécable

BENZODIAZÉPINES À DEMI-VIE LONGUE		
Diazépam *Valium*	Demi-vie = 32 heures	cp séc. 2 mg cp séc. 10 mg cp séc. 5 mg gouttes buvables 1 % : 3 gouttes = 1 mg sol. injectable à 10 mg/2 mL
Clorazépate dipotassique *Tranxène*	Demi-vie = 40 heures	gél. 5 mg ; gél. 10 mg, gél à 20 mg
Clobazam *Urbanyl*	Demi-vie = 20 à 50 heures	gél. 5 mg cp séc. 10 mg ; cp séc. 20 mg
Prazépam *Lysanxia*	Demi-vie = 65 heures	cp séc. 10 mg cp séc. 40 mg gouttes : 20 mL 1 mg = 2 gouttes
Nordazépam *Nordaz*	Demi-vie = 65 heures	cp séc. 7,5 mg ; cp séc. 15 mg
Loflazépate d'éthyle *Victan*	Demi-vie = 77 heures	cp séc. 2 mg

Contre-indications :
Hypersensibilité connue aux benzodiazépines (très rare), insuffisance respiratoire, apnées du sommeil, myasthénie.

Effets indésirables :
• En rapport avec la posologie et/ou la sensibilité individuelle : somnolence, difficultés de concentration, hypotonie, sensations ébrieuses, plus rarement réactions paradoxales (irritabilité, agressivité, excitation, confusion, syndrome d'amnésie-automatisme).

• Phénomènes d'adaptation ou de tolérance (modification de sensibilité des récepteurs) avec risque de dépendance (surtout après 2 à 3 mois d'utilisation, à forte dose, chez les alcooliques et les toxicomanes) se manifestant par un syndrome de sevrage à l'arrêt du traitement : anxiété, insomnie, tremblements, crampes, nausées, dépersonnalisation, plus rarement crises convulsives, état de mal myoclonique ou syndrome confusionnel.

• Très rares : réactions cutanées allergiques.

Surdosage : état ébrieux, somnolence, coma, dépression respiratoire, administration de *flumazénil* (antagoniste spécifique) et surveillance des fonctions cardio-respiratoire.

Précautions d'emploi :
• Prescrire à la plus faible posologie efficace et arrêter le traitement de façon progressive sur une période de 2 semaines en cas d'utilisation prolongée et/ou à forte posologie.

• Utiliser avec prudence chez les sujets âgés (réduire la dose de 50 à 70 %), en cas d'insuffisance hépatique ou rénale (réduire éventuellement la dose), d'antécédents de pharmacodépendance, et chez les conducteurs et utilisateurs de machines.

• Grossesse : éviter sauf nécessité absolue au 1er trimestre (risque tératogène faible) et éviter les fortes doses au 3e trimestre (risque de détresse respiratoire du nouveau-né avec hypothermie et hypotonie).

• Allaitement : utilisation à éviter.

2. AZASPIRODÉCANEDIONES		
Buspirone (chlorhydrate) *Buspar*	Demi-vie = 4 à 8 heures	cp séc. 10 mg

Contre-indications :
• Hypersensibilité connue à la buspirone.

• Insuffisances rénales ou hépatiques sévères.

Effets indésirables (rares) :
• Généralement transitoires : gastralgies, sensations vertigineuses ou ébrieuses, plus rarement céphalées, nervosité, sueurs, nausées (troubles disparaissant spontanément ou lors de la réduction de la posologie).

• Possibilité non exclue de troubles extrapyramidaux.

3. HYDROXYZINE		
Atarax	Demi-vie = 6 à 8 heures	cp séc. 25 mg cp séc. 100 mg sirop flacon de 200 mL à 10 mg par c à c
Atarax injectable	Demi-vie = 6 à 8 heures	6 amp. 2 mL = 100 mg

Contre-indications :

- Hypersensibilité connue à l'hydroxyzine, risque de glaucome par fermeture de l'angle et risque de rétention urinaire par obstacle urétro-prostatique.
- Grossesse au 1er trimestre (tératogène chez l'animal), allaitement.

Effets indésirables :

- Somnolence diurne généralement transitoire.
- Effets atropiniques à forte dose : bouche sèche, constipation, mydriase, troubles de l'accommodation, élévation de la pression intra-oculaire, risque de poussée aiguë de glaucome en cas de glaucome à angle fermé, risque de rétention urinaire en cas d'obstacle urétro-prostatique.

4. CARBAMATES	
MÉPROBAMATE	
Équanil *Méprobamate*	cp séc. 400 mg cp 250 mg
Méprobamate Richard	cp séc. 200 mg
Équanil injectable	amp. 5 mL = 400 mg

Contre-indications :

- Insuffisance respiratoire, porphyries.
- Antécédents d'hypersensibilité aux différents produits.
- Grossesse au 1er trimestre (effet tératogène faible) et allaitement.

Effets indésirables :

- Somnolence diurne (surtout en début de traitement), possibilité d'accoutumance au long cours et de dépendance avec risque de syndrome de sevrage en cas d'arrêt brutal lors des traitements à forte dose (avec convulsions, myoclonies, syndrome confusionnel).
- Rares : éruptions cutanées allergiques, nausées, vomissements, diarrhée, céphalées, vertiges, ataxie, excitation, troubles de l'accommodation, bronchospasme, anurie, purpura thrombopénique, agranulocytose.

Surdosage : somnolence, état ébrieux, hypotonie musculaire puis coma calme rarement très profond avec mydriase, dépression respiratoire, et surtout risque de défaillance circulatoire aiguë (si concentrations plasmiques > 200 µg/mL) → lavage gastrique même tardif puis charbon, ventilation en cas de dépression respiratoire, dobutamine en cas d'incompétence cardiaque, épuration extrarénale en cas d'intoxication sévère (par hémoperfusion sur colonne de charbon activé plutôt que par l'hémodialyse).

5. ANXIOLYTIQUES DIVERS	
Captodiame *Covatine*	cp 50 mg
Etifoxine *Stresam*	gél. 50 mg

Contre-indications :
Insuffisance hépatique, rénale ou respiratoire sévère (pour l'étifoxine).

Effets indésirables :
Somnolence.

APHASIE

L'aphasie est un trouble du langage c'est-à-dire de la communication verbale, de l'échange de mots. Elle est une conséquence d'une lésion de l'hémisphère dominant (hémisphère gauche chez le droitier) et particulièrement des aires temporales.

Les troubles portent donc selon les cas sur l'expression écrite et orale, et sur la compréhension écrite (lecture) et orale.

Le bilan d'une aphasie est le domaine de l'orthophoniste, et les signes sont d'une sévérité variable, allant pour l'expression orale de la simple inversion des lettres (« tourchette » pour « fourchette » = paraphasie) à un mutisme complet ou à l'émission répétée d'une syllabe (« ta-ta-ta ») en passant par l'émission de « jargons » (non signifiant) (ex : « calsatrak » pour « montre »), ou le manque du mot (le malade hésite, ne trouve le mot juste qu'en tâtonnant).

Le handicap peut sembler mineur chez un malade chez qui seule l'écriture serait touchée, mais il peut aussi être sévère et entraîner un grave syndrome dépressif.

Le bilan orthophonique nécessite patience et coopération du malade, puis il débouche sur un programme de réadaptation dont les résultats sont fonction de la sévérité de l'aphasie, de sa cause, des lésions associées, de l'âge. Dans les AVC, le bilan et la rééducation doivent être précoces, pour « débloquer » le langage le plus tôt possible.

Les causes de l'aphasie sont les mêmes que celles des hémiplégies à quoi elle peut s'associer : AVC, tumeurs, contusions cérébrales mais aussi maladie d'Alzheimer. Elle doit être bien différenciée de la dysarthrie qui est d'abord une gêne de la motricité bucco-linguale (un trouble de l'expression, non pas de la conception du langage).

APHTOSE

Voir aussi *Behçet (maladie de)*.

Définition

Les aphtes sont des petites ulcérations le plus souvent muqueuses, buccales ou génitales, douloureuses, volontiers récidivantes.

Exceptionnellement, ils s'intègrent dans une maladie générale : la maladie de Behçet (→).

Causes et mécanismes

Ils sont inconnus : rôle d'un traumatisme local ?

Un facteur génétique est probable.

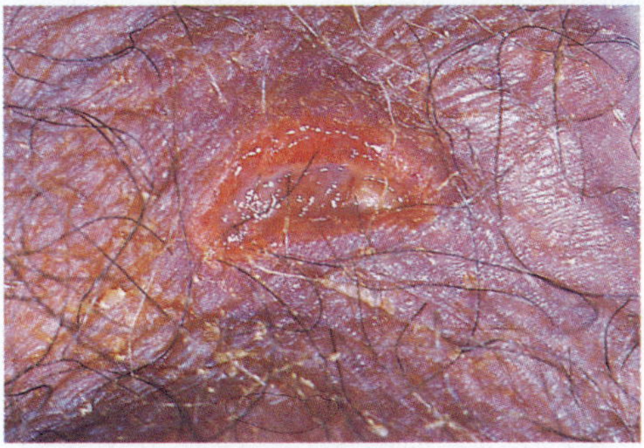

Aphte scrotal.

Certains aliments favorisent les poussées (noix, raisin, gruyère, etc.) (*cf.* illustration).

Signes cliniques

Les aphtes sont des ulcérations, de 2 à 10 mm de diamètre, à bords nets, à fond jaune « beurre frais », entourées d'un halo rouge vif.

Ils sont multiples au cours d'une poussée.

Ils siègent souvent dans la cavité buccale avec une prédominance sur les muqueuses mobiles : leur caractère douloureux gêne la parole et la mastication (*cf.* illustration).

Examens complémentaires

Le diagnostic est clinique.

Évolution

La poussée guérit spontanément en 10 à 15 jours mais les récidives sont fréquentes à partir de la puberté pour décroître ensuite.

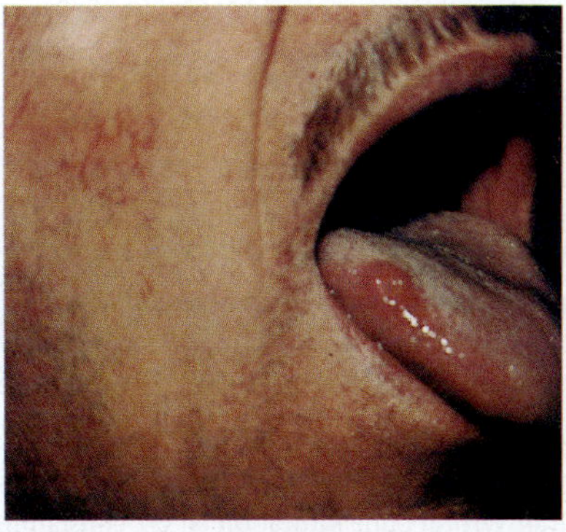

Aphte buccal.

À la poussée buccale peuvent s'associer des lésions génitales : c'est l'**aphtose bipolaire**, le plus souvent bénigne.

Rarement, à cette aphtose bipolaire, s'associent des *manifestations générales*, parfois très graves : atteintes oculaires, neurologiques, phlébites, arthrites ; c'est la *maladie de Behçet* dont le pronostic est beaucoup plus réservé.

Traitement

Il est difficile. On utilise des applications locales d'antalgiques (*Aspirine*), d'anesthésiques (*Xylocaïne*), d'antiseptiques, voire d'antibiotiques (cyclines) ou de corticoïdes, ou en cas de récidives très invalidantes la colchicine ou la thalidomide.

APNÉES DU SOMMEIL (syndrome d')

Définitions

• *Apnée* (A) : c'est l'arrêt total du flux aérien naso-buccal pendant 10 secondes.

• *Hypopnée* (H) : c'est la diminution d'au moins 50 % de l'amplitude du flux aérien, avec une désaturation significative.

• *Index d'apnées/hypopnées* (IAH) : le nombre d'A et H durant une heure de sommeil (*cf.* illustration).

• *Le syndrome d'apnées du sommeil (SAS)* est défini comme la survenue d'au moins dix apnées et hypopnées par heure de sommeil (*cf.* illustration).

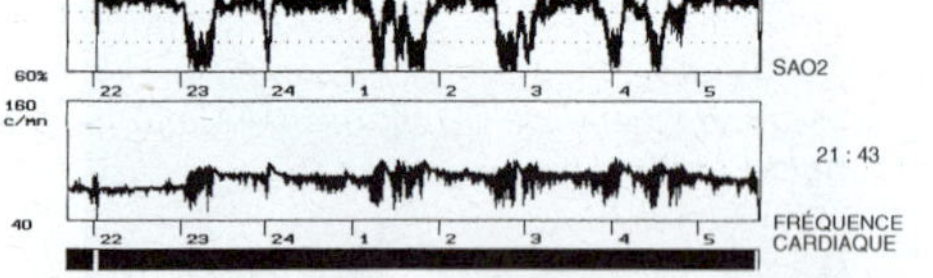

Syndrome d'apnée du sommeil. Enregistrement polygraphique. On note : un ronflement quasi-permanent pendant la durée de l'enregistrement (8 heures) ; de fréquentes apnées, représentées par un trait vertical ; une saturation en O2 constamment inférieure à 90 %, avec pics de désaturation à moins de 60 %, correspondant aux apnées.

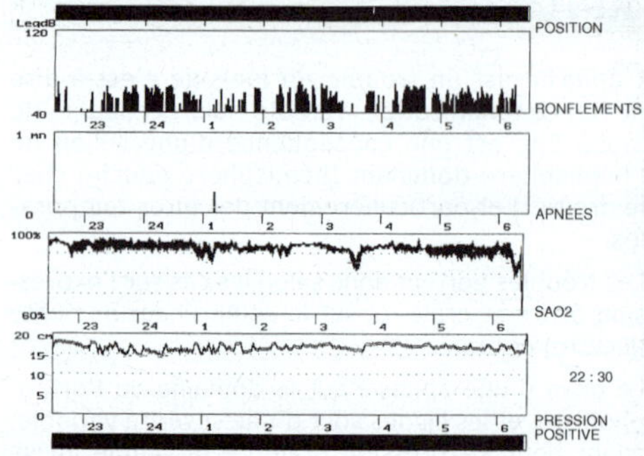

Syndrome d'apnée du sommeil. Même patient, après appareillage en pression positive continue (PPC). On note la diminution de fréquence des ronflements, la disparition des apnées et une nette amélioration de la saturation en O_2.

• *Les apnées centrales* sont caractérisées par un trouble de la commande centrale de la ventilation.

• *Les apnées obstructives*, beaucoup plus fréquentes, au cours desquelles l'obstruction des voies aériennes supérieures entraîne l'arrêt du flux aérien naso-buccal et la persistance de l'effort respiratoire thoraco-abdominal.

Signes cliniques et paracliniques

Le syndrome peut associer, chez des patients souvent obèses :

• des *troubles du sommeil* : sommeil agité, réveils fréquents, nycturie, cauchemars ;

• des *troubles de la vigilance diurne* : hypersomnolence, surtout postprandiale. Ils peuvent être responsables d'accidents de la circulation ou du travail ;

• des *ronflements nocturnes*, associés à des *pauses respiratoires* (importance de l'interrogatoire du conjoint) ;

• des *céphalées matinales*, des *troubles de la mémoire* et de la concentration ;

• des *troubles cardio-vasculaires* : hypertension artérielle, troubles du rythme cardiaque. Une insuffisance coronarienne semble plus fréquente chez ces patients, ainsi que les accidents vasculaires cérébraux.

Les *examens biologiques* peuvent montrer une hypoxémie chronique, une polyglobulie secondaire.

L'*électrocardiogramme* et l'*échographie cardiaque* peuvent montrer des signes de souffrance cardiaque droite.

Le diagnostic repose sur la *polygraphie* : enregistrement nocturne du flux naso-buccal, de la saturation artérielle en oxygène, de la fréquence cardiaque, de l'ECG, des ronflements, de la position du malade, des mouvements respiratoires, et parfois en cas de doute diagnostique on a recours à la *polysomnographie* (examen de référence) qui permet en plus d'enregistrer le sommeil (électroencéphalogramme, électromyogramme et électro-oculogramme). Il est ainsi possible de quantifier les apnées et les hypopnées (nombre, durée) et de les corréler à la position du patient et aux stades de sommeil, avec les micro-éveils.

Traitement

Il comporte :

- des conseils hygièno-diététiques chez les obèses, visant à obtenir une réduction pondérale importante ;
- l'arrêt du tabac, de l'alcool et des hypnotiques ;
- la ventilation mécanique nocturne en pression positive continue (PPC) par voie nasale, au masque, afin d'empêcher l'obstruction des voies aérodigestives supérieures (pharynx) au cours du sommeil.

En cas d'échec de la PPC :

- éventuellement, une intervention chirurgicale visant à rétablir une filière aérienne perméable (uvulo-palato-pharyngo-plastie) ;
- orthèses endobuccales d'avancement mandibulaire, afin d'augmenter le diamètre antéro-postérieur du pharynx ;
- il n'existe pas de traitement médicamenteux efficace.

APPENDICITE

Définition

C'est l'inflammation aiguë de l'appendice. C'est la plus fréquente des affections chirurgicales aiguës, elle nécessite l'intervention d'urgence.

Causes et mécanismes

Il peut s'agir d'une infection favorisée par la stase, d'une obstruction par un coprolithe.

Signes cliniques

Forme typique

Elle survient brutalement chez un sujet jeune par une douleur aiguë de siège volontiers épigastrique ou péri-ombilical au début, puis dans la fosse iliaque droite (FID). Elle peut s'accompagner de nausées, de vomissements, de trouble du transit. La fièvre est modérée (38 °C), le pouls en rapport. Il y a une douleur à la compression (et/ou à la décompression) de la FID, une défense au point de McBurney et une douleur à droite au toucher rectal. L'hyperleucocytose à polynucléaires est habituelle.

Formes trompeuses

Elles sont nombreuses :

- *appendicite rétrocæcale* avec parfois psoïtis (douleur à la flexion de la hanche par irritation du psoas) ;
- *appendicite mésocœliaque*, qui simule une occlusion intestinale aiguë ;
- *appendicite pelvienne*, simulant une affection urinaire ou gynécologique ;
- *appendicite sous-hépatique*, qui simule une cholécystite aiguë ;
- *appendicite herniaire* qui simule un étranglement herniaire ;
- *appendicite du vieillard* à forme d'occlusion fébrile ou pseudo-tumorale.

Examens complémentaires

Ils comprennent NFS, bilan préopératoire, ECBU.

Pour affirmer le diagnostic, on a maintenant l'habitude de réaliser un scanner avec opacification digestive.

> **✚ Éléments de surveillance**
>
> – État du transit intestinal, vomissements, courbes de pouls, température, TA, diurèse.
> – NFS (en pré- et postopératoire).
> – Puis aspect de la cicatrice, retour du transit, etc.

Évolution et complications

Les complications sont, en principe, évitées par l'intervention d'urgence.

- *Perforation en péritoine libre*, source de péritonite aiguë généralisée avec contracture et *iléus* paralytique.
- *Perforation en péritoine cloisonné*, souvent masquée par des antibiotiques, donnant un empâtement douloureux ou *plastron appendiculaire*.
- *Tableau toxique*, en cas d'appendicite gangreneuse, avec choc, tachycardie, prostration, etc.

Traitement

Il est chirurgical : c'est l'appendicectomie en urgence.

ARNOLD-CHIARI (malformation d')

Voir *Malformations de la charnière, Malformation d'Arnold-Chiari*.

ARRÊT CARDIO-CIRCULATOIRE

Définition

Cessation de contractions cardiaques efficaces, entraînant un effondrement du débit cardiaque, l'abolition de toute pression artérielle, et réalisant un état de mort apparente. C'est une urgence vitale, les manœuvres de réanimation doivent être entreprises immédiatement.

Causes et mécanismes

Si la réanimation n'intervient pas, en 3 à 4 minutes, des lésions cérébrales anoxiques définitives seront constituées.

De nombreuses causes sont possibles, avec un mécanisme commun : l'anoxie myocardique. Seul un électrocardiogramme fait en urgence, pendant les manœuvres de réanimation, permet un traitement adapté.

Signes cliniques

Le patient est sans connaissance, en apnée, sans pouls fémoraux ou carotidiens, sans bruits du cœur à l'auscultation. Les pupilles doivent être en myosis (la mydriase étant très péjorative).

Conduite à tenir

Appeler à l'aide (médecin, SAMU) tout en restant près du patient et en débutant les gestes de ressuscitation.

Doivent être commencés immédiatement :

- le massage cardiaque externe (→) ;
- après libération des voies aériennes, débuter la ventilation au masque ou par la technique du bouche à bouche.

Mise en place au plus vite d'une bonne voie veineuse périphérique apte à recevoir des injections répétées d'adrénaline, *d'Isuprel,* perfusion de bicarbonate.

L'électrocardiogramme à faire de toute urgence ainsi que le branchement du patient sur le scope du défibrillateur peut montrer :

- une fibrillation ventriculaire (→) nécessitant un choc électrique externe ;
- une bradycardie importante, un bloc auriculo-ventriculaire complet (→) nécessitant la perfusion d'*Isuprel,* puis éventuellement un entraînement électrosystolique externe ;
- une dissociation électromécanique, un tracé plat (asystolie), des torsades de pointe (→).

Pronostic

Grave. Lorsque l'activité cardiaque efficace réapparaît, il faut continuer la surveillance, du fait d'une récidive possible. La cause de l'arrêt circulatoire devra être traitée lors de la récupération.

Seul le médecin peut prendre la décision d'interrompre la réanimation en cas d'échec de toutes les interventions, après un délai qui dépend de l'âge et de l'état général du patient.

ARTÉRIOPATHIE OBLITÉRANTE DES MEMBRES INFÉRIEURS

Définition

L'artériopathie chronique oblitérante des membres inférieurs est la conséquence des lésions artérielles (sténoses et occlusions) causées par l'athérosclérose. Le facteur favorisant le plus important est le tabagisme.

Causes et mécanismes

Sous l'influence d'un certain nombre de facteurs de risque, l'athérosclérose va entraîner une rigidité de la paroi artérielle avec diminution du calibre et irrégularité de la lumière. La plaque d'athérome va ensuite se calcifier, s'étendre en superficie et en profondeur, puis s'ulcérer vers la lumière pour finalement entraîner la formation d'un caillot sanguin.

Signes essentiels

Cliniques : l'interrogatoire recherche la claudication intermittente qui est une crampe survenant à la marche, toujours pour la même distance appelée périmètre de marche, le plus souvent au mollet, et obligeant à l'arrêt de la marche. Plus le périmètre de marche est réduit, plus les lésions sont sévères. Il faut faire préciser au patient son périmètre de marche.

On recherche également des douleurs de décubitus, permanentes, entraînant une insomnie et de plus sombre pronostic. Enfin à un stade de plus apparaissent des troubles trophiques cutanés très douloureux. L'examen recherche des troubles trophiques, apprécie la température cutanée et l'existence ou non des pouls au niveau des membres inférieurs.

Paracliniques :

- *biologiques :* dépistage d'un diabète, d'un trouble du métabolisme des lipides. À côté de ces facteurs de risques biologiques, il faut également rechercher une obésité, un tabagisme, une hypertension artérielle, un facteur héréditaire ;
- *examen échographique avec Doppler artériel des membres inférieurs :* il met en évidence l'existence d'une réduction des flux ou d'une sténose et permet d'en préciser le siège sur la hauteur de l'axe artériel et le retentissement en aval ;

+ Surveillance

L'efficacité du traitement est jugée sur la persistance ou non des douleurs, sur la réapparition d'un pouls, sur la coloration et sur la température cutanée. Les soins de nursing sont également très importants afin d'éviter l'apparition de troubles trophiques.

• *l'artériographie des membres inférieurs et de l'aorte sous-rénale :* pratiquée essentiellement lorsqu'un geste de revascularisation est envisagé, elle permet un bilan précis des lésions, apprécie l'état des parois artérielles, le lit d'aval et les circulations collatérales.

Évolution

En l'absence de traitement, l'évolution se fait par poussées pouvant parfois se stabiliser, le plus souvent s'aggravant soit de façon aiguë dans le cadre d'une ischémie aiguë (→), soit de façon plus progressive avec apparition de douleurs de décubitus ou apparition d'une gangrène distale de très mauvais pronostic.

Traitement

Règles hygiéno-diététiques : correction des facteurs de risque de la maladie athéromateuse :

• arrêt du tabac impératif ;
• marche quotidienne afin de développer la circulation collatérale.

Traitement médical

• Vasodilatateurs artériels par voie orale au long cours d'efficacité aléatoire et en perfusion intraveineuse lors des épisodes aigus *(Praxilène, Torental).*
• Antiagrégants plaquettaires prescrits très couramment *(Aspégic, Plavix).*
• Anticoagulants également utilisés : Héparine, antivitamine K.

Traitement chirurgical

• Désobstruction d'une artère occluse en cas d'ischémie aiguë de membre à l'aide d'une sonde de Fogarty.
• En cas d'occlusion des gros troncs proximaux, indication à des pontages artériels avec un matériel prothétique (pontages fémoro-poplité, fémoro-fémoral croisé, culotte aorto- bifémorale).
• La sympathectomie lombaire se pratique encore en l'absence de lit d'aval pontable et le but est d'obtenir une vasodilatation artérielle permanente.
• L'amputation est quelquefois la seule issue possible.

Angioplastie

Sur le même principe que l'angioplastie coronaire percutanée (→), l'angioplastie percutanée est pratiquée pour des sténoses accessibles. Les résultats à moyen terme de cette technique sont très satisfaisants.

ARTÉRITE GIGANTO-CELLULAIRE OU ARTÉRITE TEMPORALE (maladie de Horton)

Définition

C'est une maladie du sujet âgé, d'origine inconnue et classée parmi les collagénoses, à expression générale, rhumatologique et ophtalmologique ; elle est apparentée, et parfois associée, à la pseudo-polyarthrite rhizomélique (PPR (→)). L'artérite touche préférentiellement les territoires dépendants de la carotide externe, mais peut également toucher d'autres territoires vasculaires.

Signes cliniques

La maladie, dans sa forme complète, se manifeste par une altération de l'état général avec fièvre, des douleurs diffuses et surtout des céphalées très particulières par leur intensité, leur caractère latéralisé (uni- ou bilatéral) dans la région temporale avec hyperesthésie douloureuse au contact.

Une claudication douloureuse de la mâchoire est aussi très évocatrice, et des douleurs et une raideur des ceintures, de type inflammatoire avec recrudescence nocturne et au réveil, comme dans la PPR, peuvent lui être associées.

Parfois, la maladie débute par l'atteinte ophtalmique, avec amaurose, voire cécité unilatérale, fonctionnellement très grave car en général irréversible.

L'artère temporale peut être palpée sous forme d'un cordon induré et inflammatoire ou d'un cordon indolore ne battant plus.

Signes paracliniques

La vitesse de sédimentation est presque toujours supérieure à 100 mm à la première heure et les protéines de l'inflammation sont très augmentées.

Il existe une anémie modérée de type inflammatoire. On peut également retrouver une légère atteinte hépatique sous forme d'une cholestase.

Il n'y a pas de lésion radiologique spéciale. La *biopsie de l'artère temporale* montre des lésions d'artérite giganto-cellulaire segmentaire et focale dans sa forme typique. Cette biopsie, sous anesthésie locale, doit intéresser une partie importante de l'artère, et être analysée en totalité par l'anatomopathologiste.

Évolution et surveillance

La gravité de cette maladie tient au risque, rare mais imprévisible et redoutable, d'une cécité définitive par atteinte de l'artère ophtalmique ; c'est pourquoi, au cours de l'évolution, le malade et son entourage doivent être attentifs à la survenue éventuelle de troubles, même transitoires, de la vision et alors consulter d'urgence. La surveillance est celle de toute atteinte de l'état général (fièvre, poids, force physique, etc.), de l'intensité des céphalées et la recherche de signes oculaires.

Traitement

Le traitement médical par les corticoïdes est extrêmement urgent, en raison du risque de cécité ; il est généralement très efficace, mais doit être poursuivi longtemps (plusieurs années souvent). Les doses sont dégressives avec surveillance de la vitesse de sédimentation et de la récidive des céphalées qui constituent des tests excellents de surveillance évolutive.

Le risque de complications liées à la corticothérapie prolongée, à des doses parfois élevées, n'est pas négligeable ; l'aggravation de l'ostéoporose sénile avec tassements vertébraux douloureux est de loin le risque le plus fréquent, qui incite à réduire dès que possible la posologie à la dose minimale active et à associer un traitement préventif de l'ostéoporose.

> **Pour la pratique, on retiendra :**
>
> – Maladie inflammatoire, généralement très longue mais heureusement cortico-sensible.
> – Le risque de cécité est grave, mais peu fréquent.
> – Les complications de la corticothérapie sont plus fréquentes et parfois précoces.

ARTHRITES (généralités)

Définition

On appelle arthrite une maladie articulaire inflammatoire quelle qu'en soit la cause (→ Polyarthrites, classification).

Causes et mécanismes

Le point de départ d'une arthrite se fait toujours à partir d'une inflammation de la *synoviale*, qui va gagner de proche en proche les autres structures de l'articulation.

L'inflammation peut être d'origine :

• directement microbienne, avec présence de l'agent infectieux responsable à l'intérieur même de l'articulation, soit bactérienne, réalisant une arthrite septique (infections à pyogènes, tuberculeuses), soit virale, voire parasitaire ;
• indirectement d'origine infectieuse comme dans les arthrites dites « réactionnelles » ou « réactives » où la maladie fait suite à une infection virale ou microbienne sans que l'agent infectieux soit présent dans l'articulation (→ Fiessinger-Leroy-Reiter). Le rhumatisme articulaire aigu (qui a pratiquement disparu en France) est une variété particulière où l'agent infectieux, le streptocoque β-hémolytique du groupe A, induit une réaction immunologique à l'origine des signes articulaires de la maladie ;
• immunitaire, comme dans la polyarthrite rhumatoïde, le lupus érythémateux aigu disséminé ;
• inconnue, comme dans la spondylarthrite ankylosante où intervient en outre un facteur génétique ;
• métabolique, comme dans la goutte et la chondrocalcinose articulaire où l'inflammation articulaire est due à la précipitation de microcristaux.

Au cours de l'arthrose, des poussées douloureuses peuvent survenir et s'accompagner de signes d'allure inflammatoire, mais généralement discrets, auxquelles on donne souvent le nom de poussées congestives.

Signes cliniques

En dehors de certaines particularités propres à chaque maladie, les arthrites se manifestent toujours par les signes suivants : douleur et impotence fonctionnelle. La douleur est maximale pendant la nuit, surtout dans la deuxième partie et se prolonge assez tard dans la matinée. La douleur du petit matin, réveillant le malade et l'empêchant de se rendormir, est typique de l'inflammation avec une raideur articulaire matinale diminuant au cours de la journée.

Les articulations touchées sont rouges, tuméfiées, chaudes et douloureuses ; l'examen met le plus souvent en évidence un épanchement articulaire.

Signes paracliniques

Les radiographies mettent en évidence divers signes parfois variables en fonction de la maladie en cause, mais où l'on retrouve :

• une déminéralisation localisée des extrémités articulaires, signe le plus précoce ;
• lorsque l'inflammation articulaire évolue depuis plusieurs mois, apparaissent un pincement de l'interligne, des géodes osseuses, creusées dans l'os sous le cartilage, qui peuvent confluer et détruire l'articulation.

L'*échographie* met en évidence précocement un épanchement articulaire, voire un épaississement, de la membrane synoviale.

Dans le sang, le stigmate majeur est représenté par le syndrome inflammatoire avec une augmentation de la vitesse de sédimentation globulaire, de la fibrinémie et des protéines de l'inflammation : orosomucoïde, haptoglobine et protéine C réactive (CRP).

> **Éléments de surveillance**
>
> L'articulation enflammée doit parfois être mise au repos strict : soit le malade garde le lit, soit l'articulation est immobilisée par un plâtre ou un bandage.
> Des ponctions (si le site enflammé le permet) doivent être réalisées et des infiltrations articulaires peuvent être éventuellement réalisées après avoir éliminé une arthrite septique.
> Mais l'essentiel est de manipuler le membre atteint avec la plus grande douceur.

Les autres signes d'inflammation sont en rapport avec la maladie causale et seront donc détaillés à chaque occasion.

Évolution et complications

Sous l'influence du traitement anti-inflammatoire, les symptômes s'amendent en général assez rapidement. Le pronostic tient en fait à l'étiologie de l'arthrite ; certaines, souvent d'origine virale, vont guérir définitivement, d'autres comme la goutte et la chondrocalcinose peuvent avoir une évolution discontinue par crises récurrentes. Le risque principal est celui des évolutions chroniques, comme dans la polyarthrite rhumatoïde, avec apparition de destructions articulaires irréversibles invalidantes.

Traitement

Après avoir éliminé une arthrite septique, qui nécessite un traitement particulier, antibiotique, *les antalgiques et surtout les anti-inflammatoires* sont le traitement symptomatique de choix. On les administre par voie générale ou par voie locale (infiltrations).

Dans les formes à évolution chronique on sera amené à prescrire un « traitement de fond » pour tenter de contrôler la maladie. Certaines localisations se prêtent à des gestes locaux : injections intra-articulaires de dérivé corticoïde, ou de radioélément (synoviorthèse).

Dans certaines formes, on peut avoir recours à des *plâtres de posture,* surtout pendant la nuit et surtout afin d'éviter l'évolution vers des rétractions tendineuses qui grève le pronostic fonctionnel.

La kinésithérapie est prescrite en période non algique afin de permettre la mobilisation de l'articulation. Mais des contractions isométriques peuvent être entreprises très rapidement.

ARTHRITES JUVÉNILES IDIOPATHIQUES (AJI)

Définition

Atteinte articulaire inflammatoire débutant avant 16 ans et évoluant depuis au moins 3 mois. On distingue 3 formes différentes.

FORME SYSTÉMIQUE (anciennement maladie de Still)

Signes essentiels

Cliniques : fièvre élevée, éruption contemporaine de la fièvre, hépatosplénomégalie, douleurs abdominales, myocardite ou péricardite, atteinte bilatérale et symétrique des poignets, genoux et chevilles.

Biologiques : hyperleucocytose, hyperplaquettose, VS très augmentée.

> **Surveillance**
>
> Croissance, température, NFS, VS, radios (rachis cervical ; articulation temporo-maxillaire).

Évolution et complications

Évolution imprévisible : quelques mois ou quelques années.

Risque de retard statural +++, d'atteinte rénale (amylose).

Traitement et pronostic

- Traitement anti-inflammatoire non stéroïdien : corticoïdes ou immunosupresseurs.
- Kinésithérapie.
- Soutien psychologique.

Pronostic sévère le plus souvent, sur le plan inflammatoire et/ou articulaire.

FORME MONO- OU OLIGO-ARTICULAIRE, TOUCHANT AU PLUS 4 ARTICULATIONS (GENOU ++)

- Filles entre 1 et 4 ans.
- Présence de facteurs antinucléaires dans 30 % des cas.
- Complications oculaires (uvéite).
- Pronostic articulaire favorable. Surveillance oculaire +++.

FORME POLY-ARTICULAIRE

- Filles de plus de 10 ans.
- Atteinte symétrique des articulations distales.
- Présence de facteur rhumatoïde (test de latex, Waaler-Rose) dans 10 % des cas ou d'Ac antinucléaires.
- Surveillance clinique et radiologique (lésions destructrices).
- Pronostic réservé sur le plan articulaire.

ARTHRITES MÉLITOCOCCIQUES

Définition, causes et mécanismes

Variété étiologique des arthrites septiques (→), il s'agit de la localisation ostéo-articulaire d'un des germes de la brucellose (fièvre de Malte). La maladie est plus fréquente dans certaines professions (vétérinaires, équarrisseurs, bouchers, bergers).

Les localisations résident surtout sur le rachis et les hanches.

Signes cliniques

Si les douleurs osseuses, articulaires et musculaires accompagnées d'une fièvre (fièvre sudoro-algique) font partie de la brucellose elle-même, il existe par ailleurs :

- des *arthrites aiguës* : polyarthrite (pseudo-rhumatisme méditerranéen), semblable au rhumatisme articulaire aigu ; monoarthrite touchant une grosse articulation avec une allure pseudo-phlegmoneuse ;
- des *ostéoarthrites chroniques*, les plus fréquentes, survenant lors de la convalescence de la mélitococcie. Elles touchent les articulations coxo-fémorales, sacro-iliaques, le rachis et ont un aspect qui rappelle beaucoup celui de la tuberculose ostéo-articulaire.

Signes paracliniques

Les signes radiologiques sont en général retardés de 3 à 6 semaines, mais l'IRM montre des images précoces.

Les signes biologiques montrent : une leucopénie avec lymphopénie, une augmentation de la vitesse de sédimentation ; l'hémoculture est parfois positive sur milieux spéciaux (rarement positive en fait après la première semaine d'évolution de la maladie).

Le sérodiagnostic de Wright doit être positif (au moins 1/80) et doit permettre de rechercher des IgM (signant la séroconversion récente), l'intradermo-réaction à la mélitine est positive (très rarement pratiquée), parfois le germe est retrouvé dans les articulations.

+ Évolution et surveillance

Sans traitement, l'évolution se ferait vers l'abcédation et la suppuration. La maladie évolue en général sur 5 à 6 mois.

Il faut éviter les raideurs articulaires séquellaires (→ Arthrites, généralités).

Traitement et pronostic

Antibiothérapie spécifique active sur les germes intracellulaires : en général cycline et rifampicine ; dans les formes chroniques peut se discuter une antigénothérapie pour désensibilisation.

Il ne faudra pas omettre de *signaler cette maladie aux tutelles sanitaires officielles* (DDASS) au titre de la 16e maladie à déclaration obligatoire.

Le repos au lit est essentiel, mais l'immobilisation est rarement nécessaire.

Le pronostic est la plupart du temps bon mais le diagnostic de guérison ne sera porté que sur l'absence d'évolutivité de la brucellose et/ou de rechute.

ARTHRITES SEPTIQUES DES MEMBRES À GERMES BANALS

Définition

Les arthrites septiques sont des infections articulaires provoquées par la présence d'un agent infectieux à l'intérieur d'une ou de plusieurs articulations. Le diagnostic est fait lors de la découverte du germe dans l'articulation par ponction articulaire. Tous les germes peuvent être rencontrés.

Causes et mécanismes

L'infection de l'articulation peut résulter d'une inoculation microbienne directe par plaie articulaire ou à l'occasion de l'injection intra-articulaire de corticoïdes, parfois malgré les précautions d'asepsie nécessaires (staphylocoque souvent).

Plus rarement, elle se fait par propagation à partir d'un foyer infectieux osseux voisin (ostéomyélite) ou cutané.

L'infection peut se faire par voie hématogène et ne toucher qu'une seule articulation (comme dans les cas précédents), mais les bactéries peuvent aussi infecter simultanément plusieurs jointures, c'est ce qu'on observe parfois au cours des septicémies (à staphylocoques par exemple, streptocoque, etc.). Dans certains cas cette infection survient sur un terrain favorisant (certains cancers, Sida, etc.).

La porte d'entrée peut être vénérienne (arthrites gonococciques) ou urinaire (colibacille, etc.).

Signes cliniques

Ils apparaissent de façon brutale : la ou les jointures atteintes sont très douloureuses, entraînant une gêne à la mobilisation et une impotence marquée dans les arthrites du membre inférieur. L'articulation est gonflée, rouge et chaude à la palpation.

Une fièvre élevée s'associe habituellement à ces signes et conduit à pratiquer des hémocultures et une ponction articulaire, parfois un examen bactériologique urinaire ou un prélèvement génital, avant tout traitement.

Lorsque l'infection complique une infiltration, les signes en sont intriqués avec ceux de la maladie sous-jacente et le diagnostic peut en être retardé.

Signes paracliniques

La vitesse de sédimentation est fortement augmentée ainsi que la protéine C réactive (CRP), la numération-formule sanguine montre une hyperleucocytose avec augmentation des polynucléaires neutrophiles. Surtout l'analyse du liquide synovial prélevé par ponction : trouble ou même franchement purulent, montre qu'il contient de nombreux polynucléaires altérés. L'analyse bactériologique (examen au microscope et culture) permet d'isoler le germe en cause. Des hémocultures et un ECBU sont toujours faits en complément.

Signes radiologiques

Ils apparaissent avec retard, quelques semaines après le début des signes cliniques : pincement global de l'interligne articulaire, traduisant la destruction cartilagineuse, puis encoches et géodes osseuses traduisant la destruction osseuse, mais on ne saurait les attendre. L'IRM en revanche apporte des arguments plus précoces.

Traitement

Le traitement de cette affection est une urgence médicale. Il comporte des antibiotiques adaptés à combattre le germe lorsque celui-ci est isolé (antibiogramme) ; dans le cas contraire, on choisit des antibiotiques actifs sur les différents types de bactéries (antibiotiques à large spectre). Il sera prolongé pendant plusieurs semaines en fonction de l'amélioration des signes cliniques et de la diminution de la vitesse de sédimentation et de la CRP, surveillée régulièrement.

L'immobilisation de la jointure par un plâtre bivalve est également utile dans les premiers temps de la maladie.

Enfin, l'évacuation de l'épanchement articulaire par ponction ou lavage permet de débarrasser l'articulation des substances toxiques qu'elle contient. Elle permet aussi de vérifier l'efficacité du traitement en analysant le liquide qui se stérilise.

L'intervention chirurgicale est rarement nécessaire, en cas d'inefficacité du traitement médical ou en complément.

ARTHRITES TUBERCULEUSES

Définition, causes et mécanismes

Il s'agit de la tuberculose ostéo-articulaire. Le mal de Pott et la coxalgie sont étudiés à part.

L'arthrite tuberculeuse survient en général 2 ou 3 ans après la primo-infection. Actuellement les infections tuberculeuses ostéo-articulaires se voient plus souvent chez les sujets immunodéprimés. Le diagnostic repose sur la ponction-biospie synoviale qui permet de voir des lésions histologiques spécifiques et de mettre en culture le bacille de Koch.

Signes cliniques

Ce sont ceux de toutes les arthrites. En outre, il existe de la fièvre et des adénopathies satellites (axillaires pour les tuberculoses du membre supérieur, inguinales au membre inférieur). La gravité des séquelles fait que la maladie doit être diagnostiquée le plus tôt possible, en fait au stade synovial, avant le stade d'ostéo-arthrite proprement dite.

✚ Évolution et surveillance

Sans traitement, la tuberculose ostéo-articulaire évoluerait vers l'abcédation et la suppuration, sous forme de tumeur blanche. Ces évolutions sont devenues exceptionnelles grâce au traitement spécifique. Les séquelles locales étaient dominées par l'ankylose.

Au cours de l'évolution on doit veiller à ce que le membre atteint soit toujours en position de relâchement.

Traitement et pronostic

Les antibiotiques antituberculeux ont révolutionné et raccourci l'évolution qui doit maintenant pouvoir se faire sans séquelles. Néanmoins, les rechutes sont toujours possibles et la surveillance locale et générale doit être poursuivie longtemps.

Le traitement comprend une quadrithérapie antituberculeuse initialement pendant 2 mois puis une bithérapie pendant une durée d'au moins 6 mois (voire un an et plus).

Le pronostic dépend donc de la précocité du diagnostic et de l'observance du traitement.

ARTHRITES VIRALES

Définition

Elles sont dues à la localisation du virus sur l'articulation ou à une réaction synoviale au cours d'une virose sans localisation spécifique.

Causes et mécanismes

On les voit surtout au cours de la rubéole, des oreillons, des hépatites, de la mononucléose infectieuse, etc., qu'elles peuvent inaugurer.

Signes cliniques

Ce sont de simples synovites, c'est-à-dire des épanchements articulaires sans destruction articulaire visible aux radiographies. Seules sont touchées les articulations des membres.

Signes paracliniques

La vitesse de sédimentation est modérément augmentée. Certains virus entraînent une réaction sérologique spécifique. On peut noter une leucopénie. La ponction articulaire peut permettre la mise en évidence du virus (ce qui est très rare). On peut éventuellement avoir recours à une analyse par PCR *(Polymerase Chain Reaction* (→) permettant de retrouver l'ARN viral dans l'articulation ou dans le sang circulant.

Évolution

Elle suit celle de la maladie causale et est donc le plus souvent rapide et sans séquelle. Il n'y a donc pas de surveillance particulière à exercer.

Traitement et pronostic

Le traitement est celui de la virose en cause et le plus souvent symptomatique. On utilisera des antipyrétiques, anti-inflammatoires et antalgiques. Il n'y a jamais de séquelles.

ARTHROGRYPOSE

Définition

Blocage congénital de plusieurs articulations avec atrophie et paralysie des muscles commandant ces articulations.

Causes et mécanismes

Atteinte articulaire à début très précoce *in utero* attribuée à une immobilité fœtale d'origine musculaire ou neurologique.

Traitement et pronostic

Traitement orthopédique associé à une rééducation fonctionnelle précoce.

Pronostic très sombre : handicap moteur majeur.

ARTHROPATHIES HÉMOPHILIQUES

Définition

Ce sont des lésions ostéo-articulaires dues à la répétition d'épanchements hémorragiques intra-articulaires au cours de l'hémophilie (→), maladie sanguine héréditaire et familiale liée au chromosome X, ne touchant donc que les sujets de sexe masculin (quelques rares cas de femmes homozygotes ont néanmoins été signalés).

Mécanismes

L'épanchement hémorragique constitue une hémarthrose dont la caractéristique est d'être la plupart du temps spontanée, ce qui est très évocateur, en particulier chez un enfant (notamment lors de l'apprentissage de la marche).

Signes cliniques

Ce sont ceux de tous les épanchements ; l'articulation (le genou le plus souvent) est gonflée, douloureuse, en demi-flexion. Mais il existe des formes bénignes qui ne sont que de simples crises arthralgiques.

Signes paracliniques

Les radiographies, muettes au début, finissent par montrer au bout de plusieurs crises des signes évocateurs :

- déminéralisation et hypertrophie épiphysaire ;
- signes d'arthrose (condensation, pincement, géodes, ostéophytes) d'autant plus frappants que cela survient chez un enfant, où le cartilage de conjugaison est encore individualisé.

Dans le sang, un signe est révélateur : l'allongement considérable du temps de coagulation, alors que le temps de saignement reste normal. Le diagnostic et la gravité de l'hémophilie seront appréciés par le dosage du facteur VIII (hémophilie A) et du facteur IX (hémophilie B).

La ponction articulaire ramène du sang pur.

✚ Évolution et surveillance

La résorption se fait en principe en 15 à 20 jours. Mais les récidives peuvent finir par amener une ankylose en rétraction (position vicieuse), d'où la nécessité d'immobiliser le membre atteint en position de relâchement.

Traitement

Outre le traitement spécifique de l'hémophilie par injection de facteur antihémophilique viro-inactivé, on fait une immobilisation plâtrée. Les gestes traumatisants doivent être évités au maximum. Il faut éviter et traiter l'amyotrophie. La kinésithérapie sera d'un grand secours à distance de la période algique pour éviter l'ankylose et les rétractions tendineuses.

ARTHROPATHIES MÉTABOLIQUES (généralités)

Voir aussi *Goutte, Chondrocalcinose articulaire*.

Définition

Ces arthropathies sont en rapport avec un trouble génétique du métabolisme d'un élément essentiel.

Dans les arthropathies métaboliques l'inflammation articulaire est due à la précipitation de microcristaux (d'urate de sodium dans la goutte, et de pyrophosphate de calcium dans la chondrocalcinose articulaire).

Causes et mécanismes

Les plus fréquentes sont la goutte et la chondrocalcinose. Citons aussi :

• *l'ochronose*, secondaire à une alcaptonurie, c'est-à-dire à l'augmentation de l'excrétion urinaire de l'alcaptone, elle-même déchet métabolique d'acides aminés. Les urines noircissent lors de l'exposition à l'air. L'ochronose touche surtout le rachis, où elle se manifeste par des signes d'arthrose précoce. Les douleurs ne sont pas spécifiques : lombalgies, lombosciatiques ;
• *la maladie de Wilson* (dégénérescence hépatolenticulaire) qui touche plutôt les membres et est en rapport avec un défaut du métabolisme du cuivre. Les manifestations articulaires ressemblent à celles de la chondrocalcinose articulaire ;
• *l'hémochromatose* avec diabète, qui se manifeste par des crises de chondrocalcinose articulaire et est en rapport avec une anomalie du métabolisme du fer.

ARTHROPATHIES NERVEUSES

Définition

Ce sont des arthropathies qui surviennent au cours de certaines maladies nerveuses (le tabès, syphilis du système nerveux central, qui ne se rencontre presque plus, et la syringomyélie, qui est la cause principale) ou au cours des complications nerveuses de certaines maladies (diabète, etc.).

Symptômes cliniques

La symptomatologie clinique de l'arthropathie nerveuse se caractérise par son indolence presque complète, c'est là son caractère essentiel.

Il existe parfois une limitation des mouvements de la jointure affectée, mais elle est purement mécanique ; des mouvements anormaux peuvent exister en raison des destructions ligamentaires et osseuses. L'articulation intéressée est le siège d'un gonflement en général important, souvent même d'une déformation visible à l'inspection. Cet aspect contraste avec la discrétion ou l'absence totale de douleurs, et l'impotence fonctionnelle variable, mais souvent modérée. Il s'y associe des troubles vasomoteurs importants (sudation abondante, dilatation veineuse, etc.).

Causes et mécanismes

La cause de ces arthropathies est une *lésion neurologique* qui provoque une *perte de la sensibilité profonde*, sans paralysie, mais avec trouble de la régulation vasomotrice locale.

Les microtraumatismes locaux, répétés et non ressentis, combinés à la perte du contrôle de la trophicité articulaire par le système nerveux lésé finissent par conduire à l'arthropathie.

Éléments de surveillance, traitement et pronostic

La surveillance est avant tout préventive et vise à éviter l'infection locale, par l'asepsie rigoureuse de la moindre excoriation cutanée. Le meilleur garant d'une bonne évolution reste encore la bonne éducation des patients.
Le traitement est d'abord celui de la cause lorsqu'il est possible. Le traitement local doit parfois être chirurgical, mais en tout cas il faut à tout prix éviter les surinfections.
La restitution *ad integrum* est rare mais possible lors des prises en charge précoces avec une bonne éducation du patient. Elle doit être la règle dans les maux perforants plantaires du diabète, mais elle se fait alors au prix d'enraidissements articulaires ou d'ankylose.

ARTHROPATHIES DIABÉTIQUES

Ce sont les plus fréquentes des arthropathies nerveuses. Elles touchent la plupart du temps le pied, plus rarement la cheville. Généralement, elles sont indolores. Mais, s'il s'y adjoint des troubles trophiques des parties molles, un mal perforant plantaire peut apparaître, qui réalise une *acropathie ulcéro-mutilante* avec ostéolyse des orteils, et plaie atone du talon ou de l'avant-pied. Les lésions surviennent plus facilement lorsque le pied est déformé (pied creux avec avant-pied plat et durillon d'appui forcé). Le danger est celui de l'infection (gangrène si artérite surajoutée) et de la perte du pied par amputation (*cf.* illustration).

Radiologiquement, il peut s'agir d'images ostéolytiques, par *raréfaction osseuse*, avec parfois fracture spontanée. D'autres fois, on est en présence de *lésions constructives* à type d'arthrose.

D'autres articulations peuvent être touchées, en particulier le rachis où est alors souvent réalisé un tableau d'hyperostose engainante.

ARTHROPATHIES SYRINGOMYÉLIQUES

Ici, les arthropathies touchent le membre supérieur. L'articulation atteinte présente des signes inflammatoires (rougeur, chaleur, gonflement) mais *aucune douleur*. Les radiographies montrent : à *l'épaule*, une destruction importante, pouvant littéralement gommer les os ; *au coude*, au contraire, on est en présence de lésions à type d'arthrose exubérante. La *main* peut être touchée de façon complexe. Le diagnostic de syringomyélie est suspecté cliniquement devant une atteinte nerveuse sensitive « suspendue » siégeant au membre supérieur et est confirmé par l'analyse des images de résonance

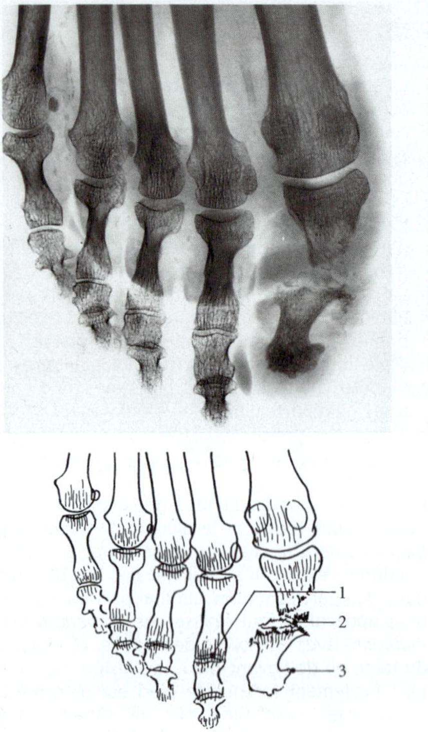

Arthropathie diabétique du pied. 1. Déminéralisation ; 2. Destruction ; 3. Ostéophyte.

magnétique nucléaire du rachis cervical montrant une « fente syringomyélique » médullaire postérieure.

ARTHROPATHIES TABÉTIQUES

Il s'agit de l'atteinte articulaire au cours du tabès, syphilis du système nerveux central, qui touche les membres inférieurs, rare actuellement depuis l'avènement de la pénicilline.

ARTHROSE (généralités sur l')

L'arthrose est le plus fréquent des rhumatismes dégénératifs.

Définition

Les arthroses sont des arthropathies chroniques caractérisées anatomiquement par une lésion initiale touchant le cartilage qui se fissure en surface puis en profondeur, s'ulcère, et progressivement se détruit, mettant à nu l'os sous-chondral.

Il s'y associe des lésions hypertrophiques de l'os, formant aux bords des zones cartilagineuses atteintes une ostéophytose marginale. De part et d'autre de la zone cartilagineuse arthrosique, l'os se condense et des géodes peuvent y apparaître.

Au cours de l'évolution les lésions ostéocartilagineuses ont une tendance régulière à l'aggravation, sans toutefois qu'il y ait, à un moment donné, un parallélisme strict avec les manifestations douloureuses.

On étudie dans le même groupe que l'arthrose des articulations des membres les manifestations liées à la dégénérescence des disques intervertébraux associées à des lésions d'arthrose du rachis (lombalgies communes, sciatique, cruralgie, etc.), qui sont très fréquentes.

Causes et mécanismes

La lésion cartilagineuse initiale est dans un nombre important de cas secondaire à une mauvaise adaptation des surfaces articulaires entre elles ; malformation des extrémités osseuses (comme on peut le voir assez souvent au cours de l'arthrose de la hanche), mais aussi par séquelles de fracture, séquelles d'affections articulaires chroniques éteintes, etc.

Dans les autres cas, la cause de l'altération cartilagineuse initiale n'est pas connue, l'arthrose est dite primitive ; elle s'installe fréquemment après la quarantaine. La sénescence cartilagineuse et l'hérédité entrent probablement en jeu. Les principales localisations sont les articulations intervertébrales, les hanches, les genoux, les articulations interphalangiennes distales des doigts, la trapézo-métacarpienne du pouce, la métatarso-phalangienne du gros orteil ; l'épaule, le coude, le poignet, la cheville sont très rarement atteints. Assez souvent, l'arthrose des membres touche des articulations symétriques.

On constate histologiquement des lésions des chondrocytes qui se nécrosent en surface et qui prolifèrent en profondeur, sécrétant des enzymes protéolytiques en particulier des métalloprotéases, et des modifications biochimiques de la substance fondamentale, en particulier en ce qui concerne les protéoglycanes.

Signes cliniques

Le maître symptôme est constitué par une *douleur* d'usage du membre, c'est-à-dire *mécanique* : peu importante le matin, elle est augmentée dans la journée et maximale en fin de journée, où elle peut gêner les premières heures du sommeil.

✚ Évolution et surveillance

Toutes les arthroses n'évoluent pas au même rythme, ni anatomiquement (et radiologiquement), ni quant au retentissement fonctionnel.

L'évolution anatomique ne peut se faire que vers l'aggravation lente et progressive avec accentuation de la raideur articulaire.

C'est l'apparition de l'impotence fonctionnelle qui constitue l'élément majeur de surveillance.

Il est utile de mesurer l'intensité de la douleur et le plus ou moins bon fonctionnement de l'articulation atteinte.

Une forme particulière est représentée par l'arthropathie destructive rapide avec destruction d'une articulation en peu de mois et gêne fonctionnelle importante et rapidement progressive (en particulier à l'articulation coxo-fémorale).

Cette douleur provoque une *impotence fonctionnelle* qui limite les mouvements articulaires. Il peut s'y ajouter des signes d'épanchement synovial, mais en principe, il n'y a aucun signe d'inflammation, et l'état général est parfaitement conservé.

Néanmoins, certaines poussées douloureuses intenses peuvent s'accompagner de signes d'allure inflammatoire, généralement discrets et uniquement locaux ; on parle alors de poussées « congestives » d'arthrose.

Signes radiologiques

Ils peuvent être d'intensité variable sans parallélisme absolu avec la gêne fonctionnelle.

On constate d'abord une condensation osseuse dans les zones d'hyperpression (où peuvent se développer des géodes) et surtout une ostéophytose marginale (ce sont les *becs-de-perroquet* du rachis). Plus tard apparaît un pincement de l'interligne qui traduit l'usure cartilagineuse.

Signes biologiques

Il n'y a pas de syndrome biologique *inflammatoire* et la vitesse de sédimentation est normale. Le liquide synovial est pauvre en éléments figurés (même en cas de crise congestive).

Traitement et pronostic

L'origine de l'arthrose étant pratiquement inconnue, le traitement est essentiellement un traitement symptomatique lors des poussées douloureuses et/ou *congestives*.

L'amélioration de la fonction et la diminution de la douleur sont donc le premier objectif recherché, qui relève d'abord des antalgiques ; les anti-inflammatoires sont utilisés en complément, pour diminuer la part *congestive* des symptômes, par voie générale ou par voie locale (*infiltrations* c'est-à-dire injection locale de dérivés corticoïdes).

Il existe des médications dites *antiarthrosiques symptomatiques d'action lente* (AASAL) pouvant représenter *un traitement d'appoint*, diacérhéine, chondroïtine sulfate sodique, oxacéprol, insaponifiables de soja et d'avocat.

Citons, parmi les autres thérapeutiques non médicamenteuses, la correction d'une surcharge pondérale, l'adaptation de l'hygiène et du mode de vie (port d'une canne), la kinésithérapie, les cures thermales.

La chirurgie s'adresse en général à des formes évoluées non soulagées par les mesures précédentes.

ARTHROSE CERVICALE (CERVICARTHROSE)

La cervicarthrose touche surtout les femmes à partir de 35 ans. Les hommes sont plus rarement touchés, vers la cinquantaine (*cf.* illustration).

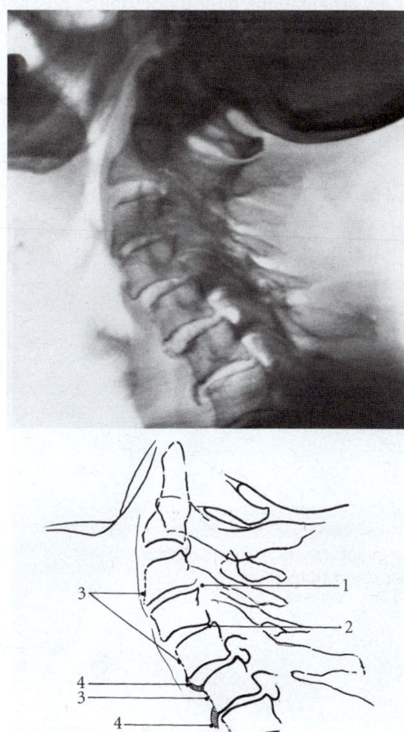

Cervicarthrose C3-C4 et C6-C7. 1. Arthrose interapophysaire ; 2. Pincement ; 3. Listhésis ; 4. Ostéophyte (« bec-de-perroquet »).

Signes cliniques

Ils sont banals, et évoluent par crises intermittentes (→ Arthroses). Rappelons qu'il n'y a pas de parallélisme, ni dans le temps ni dans l'intensité, entre les symptômes douloureux et les signes radiologiques. La raideur est fréquente, souvent méconnue et peu gênante. La douleur, lorsqu'elle existe, est surtout postérieure, et peut irradier vers l'occiput et le front, ou vers les épaules et les bras (→ Névralgie cervico-brachiale, unilatérale) ou le haut du dos.

Il existe parfois des phénomènes sympatho-vasculaires associés dont la relation directe avec la cervicarthrose n'est pas prouvée (impressions vertigineuses, bourdonnements d'oreille, dont l'examen ORL n'aura pas mis en évidence de cause précise, petits troubles de la vue).

Radiographies

Elles montrent des pincements discaux siégeant le plus souvent entre la 5e et la 6e vertèbre cervicale, et/ou les articulations interapophysaires postérieures. Les clichés en oblique peuvent montrer une uncarthrose dont la prolifération ostéophytique (*bec-de-perroquet*) vient plus ou moins rétrécir les trous de conjugaison et parfois y gêner le passage des éléments vasculo-nerveux (*cf.* illustration).

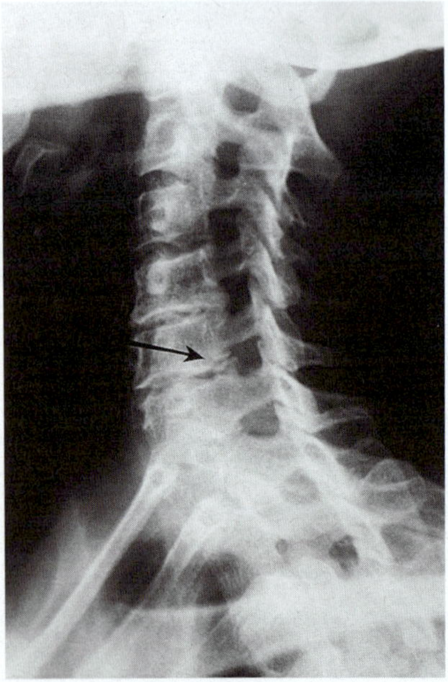

Arthrose cervicale (cliché de 3/4). La flèche indique l'uncarthrose, qui rétrécit le trou de conjugaison.

Traitement

En dehors des poussées, il repose sur une bonne hygiène de vie et les antalgiques :

- éviter la fatigue et le port de paquets lourds, les positions du cou trop longtemps maintenues en flexion, en extension ou en inclinaison latérale ;
- pour les longs trajets en voiture et transports en commun, appuie-tête, collier cervical souple peuvent être utiles ;
- pour le travail devant un écran il faut très régulièrement faire des mouvements du cou, voire l'interrompre brièvement par intermittence ;
- la chaleur locale, l'utilisation d'un coussin spécial avec un creux pour le coucher peuvent améliorer le confort.

En période plus douloureuse le traitement fait appel aux anti-inflammatoires et aux décontracturants. La *kinésithérapie* et *la physiothérapie locale antalgique* sont souvent très utiles.

ARTHROSE DU COUDE

C'est une affection rare, qui touche surtout les hommes, et en particulier ceux ayant travaillé au marteau-piqueur ou instruments assimilés.

Signes cliniques

La flexion-extension du coude est limitée et douloureuse. Parfois, il existe une petite déformation articulaire. Il peut quelquefois s'y associer des signes d'épicondylite ou d'épitrochléite.

Signes radiologiques

Voir Arthroses *(généralités sur les).*

Traitement

Les infiltrations intra-articulaires de corticoïdes et la kinésithérapie sont souvent très efficaces.

ARTHROSE DU DOS (DORSARTHROSE)

Définition

La dorsarthrose est le plus souvent indolente car le rachis dorsal est en fait peu mobile. Les douleurs hautes du dos viennent le plus souvent du cou, les dorsalgies basses sont généralement issues de la région lombaire.

La dorsarthrose habituelle est liée à la sénescence ; parfois, elle est secondaire aux lésions de la maladie de Scheuermann (dystrophie vertébrale de croissance) (→ Épiphysite vertébrale) ou au déséquilibre statique de la colonne dorsale.

Signes radiologiques

On retrouve les ostéophytes (becs-de-perroquet) et les pincements discaux.

ARTHROSE DE L'ÉPAULE

Définition

L'arthrose de l'épaule est rare et succède le plus souvent à un traumatisme (fracture, luxation ou rupture de la coiffe des rotateurs).

On distingue l'*omarthrose* (arthrose omo-humérale, « centrée » ou plus souvent « excentrée » comme dans les arthroses secondaires à une ancienne rupture de la coiffe), l'*arthrose acromio-claviculaire* (plus fréquente) et l'*arthrose acromio-humérale*.

Les infiltrations articulaires et les anti-inflammatoires non stéroïdiens sont utilisés pendant les poussées douloureuses ; *la kinésithérapie* peut être un complément utile. Dans certaines formes invalidantes, il est actuellement possible d'envisager la mise en place d'une prothèse d'épaule.

ARTHROSE DU GENOU (GONARTHROSE)

Définition

Le plus souvent l'arthrose du genou est dite primitive et cette localisation très fréquente de l'arthrose touche habituellement une femme près de la ménopause ; elle est habituellement bilatérale.

Certaines gonarthroses sont secondaires :

• à une mauvaise adaptation des surfaces articulaires d'origine traumatique (fractures du tibia, des condyles fémoraux, de la rotule, entorse grave, lésion méniscale) ;

• à une déviation axiale du genou : *genu valgum* (genoux en X) ou *genu varum* (genoux arqués), à une subluxation externe de la rotule.

Signes cliniques

Les douleurs des genoux sont caractéristiques par leur apparition progressive, leur survenue à la marche (qui peut devenir limitée), dans les escaliers (à la montée et plus encore à la descente), au lever après une station assise prolongée (« douleur de démarrage »), à l'accroupissement, et leur atténuation par le repos.

Les deux genoux sont gros et déformés dans les formes évoluées. Le gonflement articulaire est habituellement froid et ne s'accompagne d'aucun signe inflammatoire ; il est dû à l'hypertrophie des tissus périarticulaires et à la prolifération osseuse (ostéophyte).

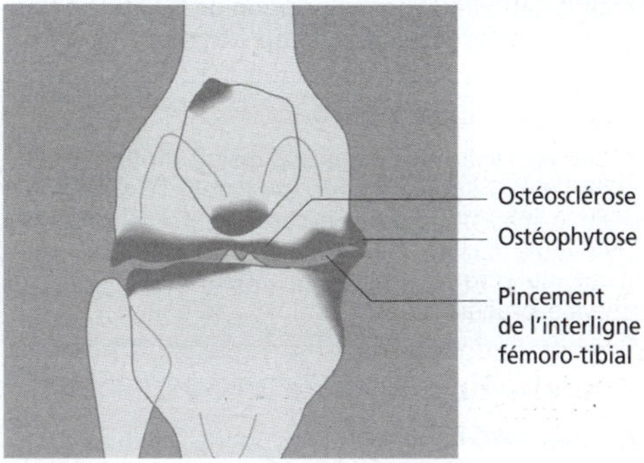

Arthrose du genou (de face)

Parfois, il existe aussi un épanchement de liquide synovial dans l'articulation ; l'analyse montre son caractère « mécanique » : pauvre en cellules, en général moins de 1 000/mm^3.

Au cours d'une poussée, l'un ou les deux genoux sont douloureux à la palpation qui relève souvent des points douloureux sur l'interligne fémoro-tibial, à la mobilisation de la rotule que l'on appuie en même temps sur la trochlée fémorale : c'est le signe du rabot qui se traduit par une sensation de raclement douloureux. Il existe assez souvent une légère limitation douloureuse des mouvements du genou, en flexion surtout.

Enfin, l'examen du malade debout peut mettre en évidence une déviation de l'axe du membre inférieur : *genu valgum* ou *genu varum,* qui peut être primitive et à l'origine de l'arthrose ou, à l'opposé, être secondaire à l'arthrose.

Signes radiologiques

L'examen radiographique comporte plusieurs incidences :

• cliché de profil, qui étudie l'interligne fémoro-rotulien (ou fémoro-patellaire) ;

• clichés de face, qui doivent toujours être pris debout, « en charge ». On distingue un compartiment fémoro-tibial interne et un compartiment externe. Les lésions peuvent atteindre un seul ou les deux compartiments de l'interligne fémoro-tibial. On y retrouve le pincement de l'interligne qui traduit l'usure du cartilage ; l'ostéophytose marginale sur le tibia ou les condyles fémoraux, la rotule, avec un aspect souvent acéré des épines tibiales ; l'ostéosclérose, de part et d'autre du pincement ; les géodes y sont très rares ;

• clichés en incidence « axiale », en flexion du genou, qui permettent de mettre en évidence une malformation ou une malposition de la rotule à l'origine de l'arthrose (subluxation externe).

Surveillance

Elle porte sur la flexion-extension du genou, la douleur, l'épanchement éventuel et la qualité de la marche, ainsi que sur le renforcement de la musculature (quadriceps), la réduction du surpoids, et le traitement des affections associées (varices).

Traitement

Le traitement fait appel :

- aux médications antalgiques dont l'aspirine et le paracétamol sont la base ;
- aux anti-inflammatoires non-stéroïdiens, en cures brèves et qui nécessitent une surveillance rigoureuse ;
- aux injections intra-articulaires de dérivés corticoïdes, qui doivent être faites avec une très grande asepsie et à une fréquence très espacée ou à des injections intra-articulaires d'acide hyaluronique ;

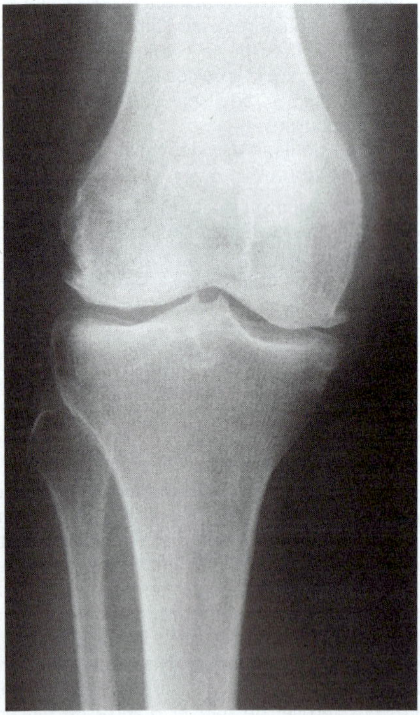

Arthrose du genou (de face). Gonarthrose fémoro-tibiale bicompartimentale (interne et externe).

- à des mesures d'hygiène physique pour réduire ou fractionner la station debout et la marche, éviter les escaliers, cure d'amaigrissement ;
- à la rééducation et aux cures thermales (crénothérapie).

Le traitement chirurgical a une place plus restreinte, faisant appel dans les formes peu évoluées aux ostéotomies correctrices d'une grande déviation axiale, à la correction éventuelle d'une subluxation externe de la rotule et dans les cas fonctionnellement sévères aux prothèses totales du genou, dont l'intérêt pour le patient est alors considérable.

ARTHROSE DE LA HANCHE (COXARTHROSE)

Définition

Cette localisation très fréquente de l'arthrose touche environ 1 % de la population.

Assez souvent, les coxarthroses sont secondaires à une malformation : essentiellement une subluxation congénitale de la hanche ou une dysplasie coxofémorale congénitale faisant intervenir une insuffisance cotyloïdienne et/ou une *coxa valga* ; plus rarement une protrusion acétabulaire, un traumatisme, une ostéonécrose aseptique.

Les autres coxarthroses sont dites primitives, c'est-à-dire sans malformation antérieure décelable.

Signes cliniques

Les douleurs d'apparition progressive sont caractérisées par :

- *leur siège et leur irradiation* : douleur de l'aine irradiant à la face antérieure de la cuisse ; douleur de la région trochantérienne irradiant à la face externe de la cuisse ; douleur fessière irradiant à la face postérieure de la cuisse ; douleur isolée du genou parfois ;
- *leur rythme mécanique* : apparues et aggravées à l'appui, à la fatigue, à la marche qui peut être limitée ; calmées par le repos et le décubitus.

Cette douleur entraîne une impotence fonctionnelle d'importance variable, au début fatigabilité anormale, douleur au démarrage, au lever d'une chaise, puis gêne pour marcher et boiterie.

L'examen clinique montre :

- une limitation douloureuse des mouvements de la hanche (rotations externe et interne, flexion croisée, abduction et adduction, extension), et son retentissement fonctionnel : difficulté à porter le pied sur le genou opposé, à mettre ses chaussettes et ses chaussures, à couper les ongles des pieds ;
- une boiterie, particulièrement nette après quelques années d'évolution ;

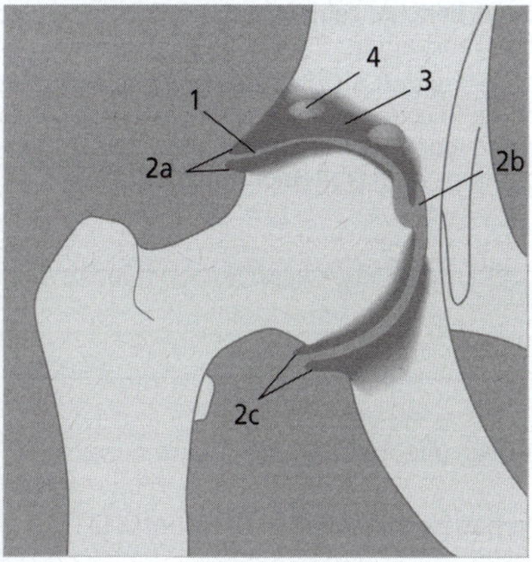

Coxarthrose primitive.
1. Pincement de l'interligne articulaire ;
2. Ostéophytose (a. polaire supérieure ;
b. moyenne dessinant un « double fond » ;
c. polaire inférieure dessinant un « seuil ») ;
3. Ostéosclérose ; 4. Petites géodes creusées dans la zone condensée.

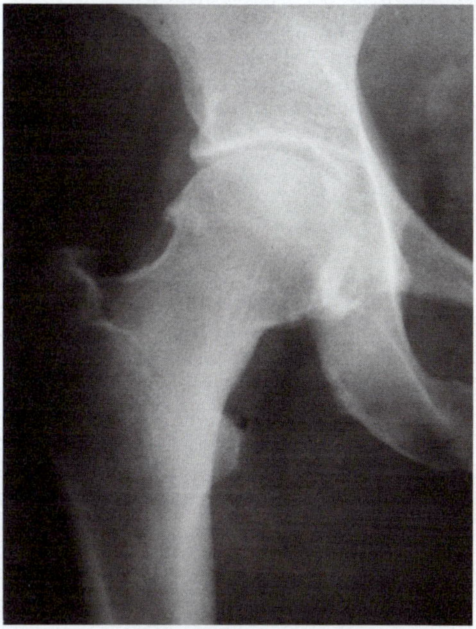

Radiographie d'une coxarthrose.

• parfois une attitude vicieuse du membre inférieur : en *flessum* (flexion de la cuisse sur le bassin) et en rotation externe.

Signes radiographiques

L'examen radiographique comporte un cliché du bassin de face debout, et des clichés de chaque hanche de face et en « faux profil » (*cf.* illustration).

D'une part, il montre les **signes de l'arthrose** : pincement localisé de l'interligne qui traduit l'usure cartilagineuse ; ostéophytose marginale, fémorale et cotyloïdienne ; ostéocondensation de part et d'autre du pincement et dans laquelle des géodes peuvent se creuser.

D'autre part, il permet de distinguer les **coxarthroses secondaires à une malformation**, et les **coxarthroses primitives**.

Évolution

Elle est généralement assez lente et bien difficile à schématiser. Comme il est fréquent en matière d'arthrose, à un moment donné, il n'y a pas de parallélisme strict entre les lésions anatomiques et les douleurs. Il en est ainsi des formes indolores ou peu douloureuses de coxarthroses radiologiquement évoluées. À l'opposé, il est des formes évolutives particulières par l'importance des douleurs ou par la rapidité de la destruction anatomique (coxarthrose destructrice rapide). D'une façon générale, la limitation des mouvements s'accentue progressivement.

Traitement

Il doit tenir compte de différents facteurs : unilatéralité ou bilatéralité de l'atteinte, stade et mode évolutif, étiologie (secondaire ou non à une malformation) ; degré d'impotence et retentissement fonctionnel, professionnel ou social.

Il fait appel le plus souvent :

• à des mesures **d'hygiène physique :** réduire la station debout et la marche, pratique de la natation et de la bicyclette, amaigrissement ;
• aux **médications antalgiques,** dont l'aspirine et le paracétamol sont la base ;
• aux **anti-inflammatoires non stéroïdiens,** qui nécessitent une surveillance rigoureuse ;
• à **la rééducation,** de préférence en piscine, aux cures thermales.

Cependant, la chirurgie a une place importante dans le traitement de la coxarthrose.

Il s'agit, très schématiquement :

• d'une part, de la chirurgie corrective des malformations architecturales, à un stade précoce, alors

que les lésions arthrosiques sont débutantes et symptomatiques : ostéotomies de correction, butées ostéoplastiques. Elles ralentissent l'évolution ;
• d'autre part, et surtout, chez les sujets plus âgés (en général après 65 ans) et lorsque le traitement médical est inefficace, d'arthroplastie ou **prothèse totale de la hanche**, remplaçant à la fois la tête et le cotyle pathologique.

Si cette intervention a profondément bouleversé le pronostic de la coxarthrose, il n'en reste pas moins qu'un grand nombre de coxarthroses relève pendant longtemps d'un traitement médical.

Éducation du patient opéré de coxarthrose

CE QU'IL FAUT DIRE

• L'objectif de la mise en place d'une prothèse est de retrouver une fonction articulaire aussi proche que possible de la normale.

• Le résultat favorable est atteint plus rapidement quand le patient participe activement à la rééducation, qui peut se faire ou se poursuivre à domicile.

• La vie normale est autorisée, mais certaines précautions resteront indispensables :

– un mouvement est interdit, de façon définitive : l'association de flexion + adduction + rotation interne de la hanche opérée, c'est-à-dire la hanche fléchie, avec le genou vers le côté opposé : croisement de jambe ;

– parmi les activités sportives, la marche et la natation sont possibles, mais les sports violents sont interdits ;

– pendant les rapports sexuels, il faut s'interdire les positions de hanche forcée ;

– toute infection dentaire, urinaire, cutanée ou broncho-pulmonaire doit faire consulter et être traitée, pour éviter que l'infection ne se propage à la prothèse ;

– les injections intramusculaires, du côté opéré, sont interdites.

CE QU'IL FAUT CONSEILLER PENDANT LES 2 PREMIERS MOIS

• S'aider d'une canne prise de la main opposée au côté opéré, pour sortir seulement et au début.

• Surélever les pieds du lit d'environ 15 à 20 cm, mettre un oreiller entre les jambes si l'on dort sur le côté.

• S'asseoir les jambes écartées, sur des sièges hauts et fermes, en évitant les sièges bas et mous.

• Pour enfiler collants, chaussettes, slip, pantalon, écarter les genoux et, si besoin, se faire aider.

• Pour se chausser, éviter les chaussures à lacets, boucles, fermeture éclair, bottes ; s'aider d'un chausse-pied long, et préférer les mocassins, les escarpins qui ne nécessitent pas de se pencher en avant.

• Pour la toilette, éviter la baignoire et préférer la douche.

• Pour ramasser les objets à terre, ne pas s'accroupir et se mettre sur le genou du côté opéré. Éviter les objets lourds et s'aider éventuellement pour les petits objets d'une pince télescopique.

• En voiture, éviter de conduire pendant les premiers mois (trajets longs) ; pour rentrer, s'asseoir dos à la voiture puis pivoter, les deux jambes en même temps. Reculer le siège le plus possible, et le rehausser éventuellement pour éviter une trop forte flexion de la hanche.

ARTHROSE LOMBAIRE (LOMBARTHROSE, DISCARTHROSE)

La lombarthrose est la localisation anatomique la plus fréquente des arthroses.

Causes et mécanismes

Les travailleurs de force, certaines professions ou activités (chauffeurs, sportifs), font des lombarthroses plus précoces.

L'affection touche le plus souvent le disque charnière L5/S1, mais les autres disques peuvent être atteints, ainsi que très souvent les articulations interapophysaires postérieures, surtout en cas d'hyperlordose.

Deux structures vertébrales sont anatomiquement atteintes :

• soit les articulations interapophysaires postérieures où les lésions anatomiques sont celles de l'arthrose en général. Il s'y adjoint parfois un affaissement de l'apophyse articulaire inférieure, responsable d'un glissement en avant de la vertèbre sus-jacente : spondylolisthésis (→) d'origine arthrosique (par opposition au spondylolisthésis du sujet jeune, par fracture de contrainte de l'isthme de la vertèbre ou d'origine congénitale : spondylolyse isthmique) ;
• surtout, les disques intervertébraux : détériorations discales avec discarthrose. À partir de la trentaine, les disques sont le siège de lésions dégénératives ; l'anneau fibreux se fissure, ce qui permet l'issue de fragments du *nucleus pulposus*. Lorsque ces petits fragments du *nucleus* migrent vers l'arrière, ils le font selon plusieurs degrés : si le fragment reste bloqué sous le ligament vertébral postérieur (protrusion discale), c'est le tableau douloureux du lumbago ; ailleurs, il refoule ou rompt ce ligament (→ Hernie discale) et entre parfois en contact avec une racine nerveuse : lomboradiculalgie. L'évolution chronique de la détérioration discale se fait progressivement vers une sclérose des plateaux vertébraux et la constitution d'ostéophytes (« becs-de-perroquet »).

Signes cliniques et évolution

Les manifestations aiguës sont plus fréquentes au début de l'évolution de la détérioration discale :

• *lumbago*, le plus souvent, qui peut rester unique ou récidiver, avec une fréquence imprévisible ;
• ou, moins souvent, *lomboradiculalgie* qui réalise selon le niveau une sciatique, le plus souvent, une cruralgie parfois.

Ensuite, il s'agit de *lombalgies chroniques*, sous forme de manifestations traînantes d'intensité moindre, mais qui peuvent retentir sur l'activité de certains sujets.

Très souvent cependant, après plusieurs années, la détérioration discale évolue vers une raideur lombaire peu ou même pas douloureuse, et le risque de crises aiguës semble diminuer avec l'âge.

Signes radiologiques

La discarthrose atteint le plus souvent le disque L5-S1, plus rarement le disque L4-L5. Les signes classiques sont : pincement discal et ostéophytose (*becs-de-perroquet*). Les clichés de profil permettent d'apprécier l'importance de la cambrure lombaire. Éventuellement, des clichés de ¾ (obliques) individualisent une arthrose interapophysaire postérieure, parfois mal visible sur les autres incidences.

Traitement

En période de crise aiguë le traitement comporte un repos adapté à l'intensité des symptômes et du blocage rachidien, des antalgiques et parfois des anti-inflammatoires non stéroïdiens, éventuellement un myorelaxant. Le cas de la sciatique est envisagé à part.

Dans les formes chroniques, le traitement comporte en outre une rééducation fonctionnelle par gymnastique vertébrale statique (posturale) et cinétique, destinée à corriger les attitudes défectueuses de la colonne (hyperlordose) et à renforcer la musculature abdominale et lombo-pelvienne (verrouillage), une cure d'amaigrissement si nécessaire.

Le port d'une ceinture, d'un lombostat ou d'un corset orthopédique est parfois utile en période de crise subaiguë.

Dans tous les cas, la prise en considération des facteurs psychologiques d'entretien des manifestations douloureuses est très importante.

Enfin, il est parfois nécessaire d'envisager un reclassement professionnel, lorsqu'il est possible, chez les travailleurs de force notamment.

La prise de mesures de prévention est importante, qui comporte des règles d'hygiène physique simples (renforcement de la musculature lombo-abdominale, éviter les mouvements automatiques et brusques du rachis lombaire, la station assise prolongée), l'amélioration des conditions de travail dans le domaine ergonomique.

ARTHROSE DES PIEDS

Elle est (en dehors de celles qui surviennent comme séquelles de fractures) toujours secondaire à un trouble statique du pied : pieds plats, pieds creux, avant-pieds plats.

L'arthrose de la première métatarso-phalangienne peut se développer aux dépens d'un hallux valgus (→), qui est parfois douloureux.

Le *traitement* peut être chirurgical, après échec du port de semelles orthopédiques de soutien (orthèses).

ARTHROSE DU POIGNET ET DE LA MAIN

L'arthrose des doigts est très fréquente, et l'on reconnaît souvent à son origine des facteurs familiaux. Elle est habituellement bilatérale, volontiers déformante, mais ses manifestations cliniques sont rarement douloureuses et surviennent alors de façon intermittente ; une gêne fonctionnelle est parfois notée. Aucun traitement médical ne peut prétendre empêcher les déformations, mais les antalgiques et les traitements locaux (gels anti-inflammatoires plus qu'injections locales de corticoïdes) peuvent soulager les poussées douloureuses.

La rhizarthrose (arthrose de la racine du pouce) correspond à l'atteinte de l'articulation trapézo-métacarpienne ; elle entraîne dans les formes évoluées une subluxation en dehors du pouce.

Les nodosités d'Heberden sont la localisation la plus fréquente, sur les articulations interphalangiennes distales (IPD), entre la 2e et la 3e phalange, réalisant une saillie dorsale.

Les nodosités de Bouchard sont la localisation sur les articulations interphalangiennes proximales (IPP), entre la 1e et la 2e phalange.

L'arthrose radiocarpienne est toujours secondaire à une fracture locale ou à une arthrite éteinte (polyarthrite rhumatoïde, par exemple).

ARTHROSE TIBIO-TARSIENNE

Elle est très rare et ne survient que dans les séquelles de fracture ou d'entorse grave de la cheville ; on la rencontre aussi après certains cas de diabète ou de goutte ou encore de chondrocalcinose.

Les signes radiologiques sont classiques : pincement de l'interligne, ostéophytes.

Les anti-inflammatoires et les infiltrations intra-articulaires sont la base du traitement des poussées douloureuses.

ARYTHMIE COMPLÈTE PAR FIBRILLATION AURICULAIRE

Définition

L'arythmie complète par fibrillation auriculaire (AC/FA) est une désorganisation des courants électriques dans les oreillettes avec une disparition de la systole auriculaire, qui est remplacée par des trémulations musculaires permanentes, rapides, irrégulières, inefficaces.

Sur le tracé électrocardiographique, les ondes P sont remplacées par des irrégularités, de forme et amplitude variables, ondes F, qui donnent à la ligne isoélectrique un aspect tremblé (*cf.* illustration).

Physiopathologie

Cette anarchie dans les circuits intra-auriculaires entraîne :

- une sidération des oreillettes à l'origine d'une stase sanguine qui favorise la formation de thromboses intra-auriculaires ;
- un rythme ventriculaire irrégulier et plus ou moins rapide.

Causes et mécanismes

La recherche de l'étiologie est essentielle car elle influence le traitement.

La fibrillation auriculaire complique certaines maladies cardiaques comme le rétrécissement mitral, l'insuffisance mitrale, les cardiopathies dilatées, ou extra-cardiaques comme l'hyperthyroïdie, les pleurésies infectieuses.

Signes cliniques

- Soit aucun et l'arythmie est de découverte fortuite.
- Soit sensation de palpitations, d'oppression, de dyspnée quand le rythme ventriculaire est généralement rapide.

Signes électrocardiographiques

L'électrocardiogramme (ECG) permet d'affirmer le diagnostic :

- l'absence d'onde P, la ligne isoélectrique est remplacée par des trémulations irrégulières ;
- un rythme ventriculaire irrégulier.

Évolution et complications

Les complications sont graves et peuvent révéler la fibrillation auriculaire.

Manifestations thromboemboliques : embolie systémique témoin de la migration d'un caillot parti de l'oreillette gauche.

Aggravation de l'intolérance clinique des cardiopathies, passage en insuffisance cardiaque, baisse du débit cardiaque.

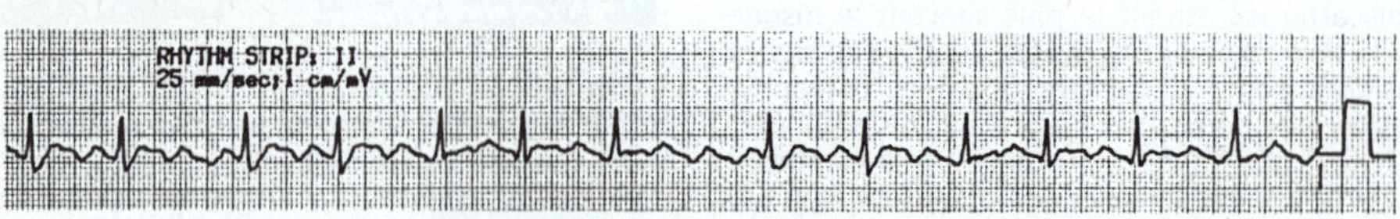

Fibrillation auriculaire.

Traitement

Traitement anticoagulant systématique pour éviter la formation de thrombus intra-auriculaire.

Ralentir la fréquence ventriculaire quand celle-ci est rapide et source de mauvaise tolérance clinique, en utilisant une dose de charge de *Cordarone* (→).

Restaurer le rythme sinusal en utilisant généralement la *Cordarone* par voie orale ou IV.

En cas d'échec de réduction médicamenteuse, on peut tenter une *réduction par choc électrique* externe sous anesthésie générale brève. Pour cela, le patient :

- doit être parfaitement anticoagulé depuis au moins un mois ;
- doit avoir arrêté les digitaliques au moins 3 jours avant ;
- ne doit avoir aucun thrombus intra-auriculaire gauche ce qui est actuellement contrôlé par échographie cardiaque par voie œsophagienne (→).

Le traitement de la cause est nécessaire au maintien du rythme sinusal.

Pour prévenir les récidives, on utilise les anti-arythmiques (classe I, classe III) au long cours (→).

Surveillance

Utilisation prudente en cas d'antécédents thyroïdiens personnels ou familiaux en recherchant la posologie minimale active et en surveillant la clinique et le bilan thyroïdien (T_4, TSH).
Surveillance de l'électrocardiogramme.
Éviter l'exposition solaire.
Interactions principales : β-bloquants, quinidiniques, érythromycine, antivitamines K, digitaliques, hypokaliémiants.

Pour la pratique, on retiendra :

– Maladie fréquente.
– Clinique : palpitations, essoufflement, parfois découverte fortuite.
– Surveillance : tolérance clinique et hémodynamique, cadence ventriculaire, signes neurovasculaires, bilan thyroïdien.
– Éducation, rôle pédagogique : expliquer l'importance du traitement anti-arythmique (médicaments et/ou choc électrique externe) et du traitement anticoagulant pour éviter des complications.

CORDARONE (AMIODARONE)		
(DCI) NOM DU MÉDICAMENT	CONDITIONNEMENT	POSOLOGIE ET MODE D'ADMINISTRATION
Amiodarone : *Cordarone*	cp à 200 mg	*Dose de charge :* 30 mg/kg le premier jour (puis décroissance rapide fréquemment utilisée). *Dose d'entretien :* 1 à 2 cp/j (possibilité de fenêtre thérapeutique 2 j/semaine).
Amiodarone : *Cordarone injectable*	amp. à 150 mg, soit 3 mL	*Traitement initial :* 5 mg/kg dans 250 cm^3 de G5 en perfusion IV en 30 min renouvelable si besoin 2 à 3 fois/24 h. *Traitement préventif :* 10 à 20 mg/kg/24 h en perfusion IV dans du G5 pendant quelques jours avec relais par voie orale.

→

Action :
Antiarythmique puissant de la classe III de Vaughan-Williams agissant au niveau auriculaire et ventriculaire.

Indications :
Troubles du rythme résistant aux autres thérapeutiques.

Traitement des crises et prévention des récidives :
- des troubles du rythme auriculaire ;
- des troubles du rythme ventriculaire ;
- des troubles du rythme des syndromes de Wolff-Parkinson-White.

Troubles du rythme associés à une insuffisance coronarienne sévère ou à une insuffisance cardiaque.

Contre-indications :
- bradycardie sinusale ;
- troubles de conduction sévères non appareillés ;
- dysthyroïdie, allergie à l'iode, grossesse ;
- hypotension sévère pour la forme injectable.

Effets secondaires :
- hypothyroïdie, hyperthyroïdie ;
- photosensibilisation cutanée, dépôts cornéens réversibles ;
- neuropathies périphériques, fibrose pulmonaire, hépatite aiguë ou chronique ;
- troubles digestifs bénins.

ARYTHMIE SINUSALE OU RESPIRATOIRE

Définition

Irrégularité du rythme sinusal.

Causes et mécanismes

L'arythmie sinusale ou respiratoire est considérée comme physiologique chez l'enfant et le sujet jeune. Elle n'a aucun caractère pathologique.

Signes cliniques

L'auscultation cardiaque révèle un rythme irrégulier, mais qui se régularise en apnée.

Signes électrocardiographiques

- Il faut examiner un long enregistrement d'une dérivation où les ondes P sont bien visibles.
- Il n'existe aucune anomalie des ondes P, espace PR et complexe QRS qui sont semblables, mais l'espace séparant deux complexes QRS varie. Le rythme devient régulier en apnée (*cf.* illustration).

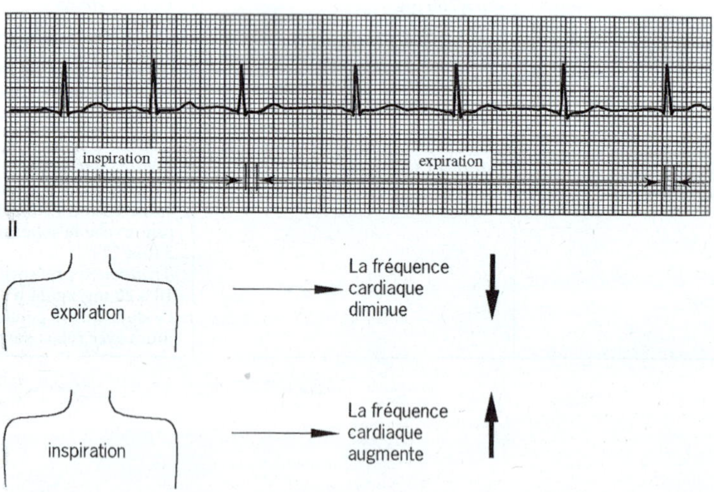

Arythmie sinusale.
La fréquence cardiaque est de 75 par minute durant l'expiration.
La fréquence cardiaque est de 90 par minute durant l'inspiration.

ASBESTOSE

Définition

L'asbestose est une conséquence de l'inhalation de fibres d'amiante. Cette maladie est fréquente chez les patients exposés, après un temps de latence de 15 ans et plus. La prévalence est de 10 % si l'exposition est de 10 à 20 ans, elle passe à 90 % si l'exposition dépasse les 40 ans.

Causes et mécanismes

L'amiante est un silicate fibreux dont les fibres, bien visibles en microscopie optique et surtout électronique, sont très résistantes aux hautes températures ; il a été utilisé comme isolant thermique, mais est actuellement interdit.

Au niveau des alvéoles pulmonaires, les fibres sont phagocytées par les macrophages, formant des *corps asbestosiques* ou *corps ferrugineux*, que l'on peut retrouver dans le lavage broncho-alvéolaire ou dans l'expectoration.

Il s'ensuit une réaction aboutissant à la création d'une fibrose pulmonaire. Le pouvoir de pénétration des fibres explique leur passage possible dans la plèvre (*cf.* illustration).

Signes cliniques

Ils sont latents très longtemps, pendant plusieurs années après l'exposition.

La fibrose pulmonaire se manifeste par une dyspnée d'effort progressivement croissante, une toux, un hippocratisme digital, des douleurs thoraciques. L'auscultation révèle des râles crépitants.

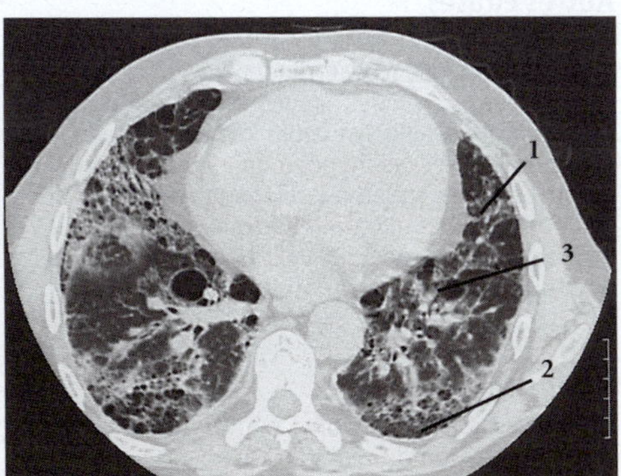

Asbestose pulmonaire. Aspect en TDM thoracique.
1. plages de fibrose ; 2. épaississement pleural ; 3. bulle d'emphysème paracicatriciel.

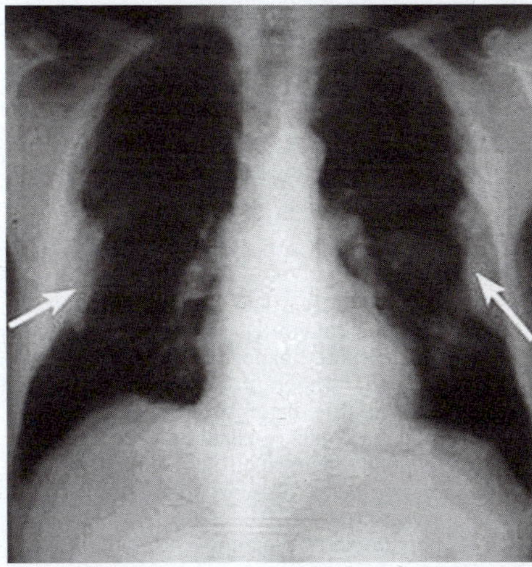

Plaques pleurales bilatérales (flèches).

Examens complémentaires

- La *radiographie du thorax* montre des opacités irrégulières réticulo-micronodulaires. La plèvre est fréquemment atteinte, avec des épaississements (*plaques pleurales*), parfois calcifiés. Il n'est pas rare de voir un épanchement pleural.
- La *tomodensitométrie* précise l'étendue de cette fibrose, à laquelle s'associent parfois des lésions d'emphysème. Elle visualise au mieux l'atteinte pleurale associée.
- Les *épreuves fonctionnelles respiratoires* montrent d'abord une diminution de la diffusion du CO, puis un trouble ventilatoire restrictif, avec au gaz du sang une hypoxémie variable en fonction de l'atteinte pulmonaire.
- *L'étude minéralogique du liquide de lavage broncho-alvéolaire* permet de mettre en évidence les corps asbestosiques et d'en mesurer la concentration (*cf.* illustration).

Évolution et complications

Elle se fait progressivement vers l'insuffisance respiratoire chronique secondaire à la fibrose pulmonaire, avec retentissement cardiaque droit.

Traitement et pronostic

C'est une maladie professionnelle indemnisable, donnant droit à une réparation médico-légale.

Le traitement reste symptomatique, en fonction du stade évolutif de la maladie.

Le pronostic est celui de l'insuffisance respiratoire chronique aggravé par le risque de cancer bronchique ou pleural chez les fumeurs.

Pour la pratique, on retiendra :

– Maladie professionnelle fréquente chez les patients qui ont été exposés à l'amiante, elle touche 10 % si l'exposition dure entre 10 et 20 ans et 90 % si l'exposition est supérieure à 40 ans.
– Clinique : non évocatrice. Évolution irréversible. Intérêt du calendrier professionnel pour préciser la durée de l'exposition à l'amiante.
– Examens : la radiographie thoracique et le scanner orientent le diagnostic.
– Surveillance : régulière clinique, radiologique et fonctionnelle respiratoire, prise en charge de toute infection des voies aériennes supérieures ou inférieures.
– Rôle pédagogique essentiel de l'infirmière pour le sevrage tabagique.

ASCARIDIOSE

Définition

C'est une parasitose commune, surtout fréquente dans les régions tropicales, due à un nématode strictement humain : *Ascaris lumbricoïdes*.

Causes et mécanismes

Le ver adulte vit dans l'intestin : le mâle mesure 15 cm et la femelle 20 à 25 cm. Les œufs sont absorbés avec une eau polluée ; la larve traverse la paroi digestive puis le foie, les poumons, la trachée, et, par le pharynx, passe dans le tube digestif où elle se développe en ver adulte.

Signes essentiels

Cliniques

On peut observer :

• *au stade larvaire* : manifestations allergiques, syndrome de Löffler, éosinophilie ;

• *au stade adulte* : entérocolite, troubles neurologiques chez l'enfant.

Examens complémentaires

Le diagnostic repose sur la recherche d'œufs dans les selles (la femelle pond 60 jours après l'infestation).

Complications

Selon le siège du ver, on peut observer notamment : invagination intestinale (chez l'enfant), appendicite, ictère, pancréatite, etc.

Traitement

• Flubendazole (*Fluvermal*) ; 100 mg matin et soir 3 jours.
• Pamoate de pyrantel (*Combantrin*) ; 10 mg/kg.
• Albendazole (*Zentel*) ; 400 mg en une prise.
• Lévamisole (*Solaskil*) ; 3 mg/kg chez l'enfant ; 150 mg adulte.

Prévention

• Mesures d'hygiène personnelle (propreté des mains et des aliments), lutte contre le péril fécal.

ASCITE

Définition

C'est la présence de liquide dans la cavité péritonéale.

Causes et mécanismes

Certaines causes sont associées à une affection hépatique : la cirrhose

L'hypertension portale (HTP) [→] associée à une insuffisance hépatocellulaire est source d'une ascite pauvre en albumine. Toute cirrhose peut être à l'origine d'une ascite, la plus fréquente en France étant la cirrhose alcoolique.

D'autres ont une cause péritonéale :

• les métastases péritonéales (cancer de l'ovaire principalement, cancer colo-rectal), avec parfois une ascite hémorragique (carcinose péritonéale), exceptionnellement le mésothéliome (exposition à l'amiante) ;

• certaines infections : la tuberculose.

Autres causes

Une ascite se voit également lors d'affections cardiaques (insuffisance cardiaque droite, péricardite constrictive) ; rénales (syndrome néphrotique) ; pancréatiques (elle est alors riche en lipase). Elle peut compliquer une hypoalbuminémie (dénutrition, entéropathie exsudative). Elle peut révéler une obstruction lymphatique (néoplasique, par exemple) et être chyleuse (aspect laiteux, riche en lymphocytes et en lipides).

Signes essentiels

Signes cliniques

La percussion révèle une matité déclive, mobile selon la position du malade. Une ascite importante déforme l'abdomen et déplisse l'ombilic.

Examens complémentaires

Ils sont dominés par la ponction du liquide d'ascite dans la cavité péritonéale. Elle confirme la présence de liquide et précise son aspect : jaune citron habituel, hémorragique (faisant craindre une néoplasie), trouble (faisant craindre une infection) ou laiteux (voir *supra*). La ponction d'ascite (→) permet une étude bactériologique, cytologique et biochimique du liquide. L'asepsie doit être rigoureuse.

Traitement et pronostic

Traitement

Il est symptomatique : repos au lit, régime sans sel, diurétiques, voire ponctions évacuatrices (compensées par des macromolécules type albumine si elles dépassent plusieurs litres).

Il fait parfois appel à des méthodes plus complexes : traitement percutané d'une hypertension portale (TIPS, shunt intrahépatique mis en place par voie transjugulaire).

En cas de cirrhose, une transplantation hépatique peut être indiquée.

Il est si possible étiologique : antibiothérapie dans une tuberculose, chimiothérapie en cas de carcinose péritonéale, transplantation hépatique si cirrhose alcoolique.

Pronostic

Il est fonction de la cause et est péjoratif dans les causes habituelles : cirrhose, où la décompensation ascitique marque un tournant évolutif défavorable, et cancers.

✚ Éléments de surveillance

Il faut :
– surveiller la peau (point de ponction, hernie ombilicale, état d'hydratation) ;
– dresser des courbes de périmètre abdominal, poids, diurèse, pression artérielle (pour apprécier la tolérance cardio-respiratoire, l'efficacité du traitement) ;
– si un régime sans sel est prescrit, surveiller son application correcte.
Ionogrammes répétés, sanguins et urinaires, sont souvent nécessaires (la natriurèse témoigne de l'efficacité du traitement d'un traitement diurétique dans la cirrhose alcoolique ; risque d'hypo- et d'hyperkaliémie, hyponatrémie, insuffisance rénale).

ASPERGILLOSE BRONCHO-PULMONAIRE

Définition

Le terme d'aspergillose broncho-pulmonaire réunit l'ensemble des manifestations pathologiques liées au développement de champignons du genre *Aspergillus* (le plus souvent *Aspergillus fumigatus*) au niveau de l'arbre bronchique, du parenchyme pulmonaire, et/ou de la plèvre. C'est la plus fréquente des mycoses pulmonaires observées en France.

L'aspergillose peut se présenter sous plusieurs formes anatomocliniques.

Signes cliniques

Ils sont très variables :

- dans l'*aspergillose pulmonaire invasive*, le tableau clinique est volontiers celui d'une pneumopathie aiguë, résistante aux antibiotiques, survenant chez les patients fragiles avec une baisse de l'immunité, quelqu'en soit la cause : neutropénie, corticothérapie, traitement immunosuppresseur, diabète ;
- l'*aspergillome* est lié au développement du champignon au sein de cavités séquellaires (caverne tuberculeuse, abcès du poumon). Les hémoptysies sont fréquentes ;
- l'*aspergillose bronchique avec manifestations allergiques* (maladie de Hinson) est due au développement de l'*Aspergillus* dans les voies aériennes d'un patient spécifiquement sensibilisé aux allergènes du champignon. Le tableau clinique associe des épisodes infectieux fébriles récidivants et des crises de dyspnée paroxystique survenant sur un asthme ancien hypersécrétant.

Examens complémentaires

La radiographie du thorax et la tomodensitométrie :

- dans l'aspergillose pulmonaire invasive : on observe des opacités infiltratives diffuses ;
- l'aspergillome donne typiquement une image en *grelot* : opacité arrondie surmontée d'un croissant gazeux au sein d'une cavité ;
- dans l'asthme aspergillaire, on observe des opacités de topographie variable d'un épisode à l'autre, et parfois des troubles de la ventilation.

La mise en évidence des filaments mycéliens dans l'aspiration bronchique ou le liquide de lavage alvéolaire et, dans l'aspergillose invasive, sur les biopsies, ainsi que la sérologie aspergillaire permettent le diagnostic.

✚ Éléments de surveillance :

Radiographie pulmonaire, clinique (hémoptysie), mais c'est surtout sur la sérologie que l'on affirme la guérison.

Évolution et complications

Elle peut être *rapide ou plus lente,* marquée par des hémoptysies répétées, ou aggravée par une infection à germes banals.

Traitement et pronostic

Le traitement est discuté dans ses indications :

- *l'aspergillome* est traité par exérèse chirurgicale ;
- *dans la forme invasive*, le traitement repose sur l'administration d'amphotéricine B par voie intraveineuse. L'itraconazole, par voie orale, est efficace dans un certain nombre de cas, ainsi que le voriconazole et la caspofungine, récemment commercialisés, avec des résultats prometteurs ;
- le traitement de l'asthme aspergillaire (aspergillose broncho-pulmonaire allergique) est la corticothérapie.

Le pronostic est variable, fonction du terrain, de la gravité du tableau et de la tolérance au traitement qui comporte de nombreux effets secondaires.

ASPERGILLOSES

Causes et mécanismes

Les *Aspergillus* sont des champignons qui se trouvent le plus souvent dans le sol, mais aussi sur des débris organiques. Les principales espèces responsables d'aspergillose sont *A. fumigatus, A. flavus, A. niger, A. terreus*.

La contamination se fait par les voies aériennes le plus souvent. Les spores sont véhiculées par les systèmes de ventilation, les plantes en pot représentent une autre source de contamination et les travaux de construction majorent les risques d'infection aspergillaire. Le dernier mode d'infection est la réactivation de formes latentes endogènes.

Facteurs prédisposants

L'aspergillose invasive survient, dans 90 % des cas, chez des patients neutropéniques ou traités par immunosuppresseurs et corticoïdes (le risque est corrélé à la durée et à la profondeur de la neutropénie, moins de 500 polynucléaires/mm^3 depuis plus de 15 jours) et chez les patients atteints de Sida évolué.

Signes essentiels

Cliniques :

- l'*aspergillose pulmonaire invasive* est une pneumopathie aiguë fébrile, résistante aux antibiotiques avec ou sans douleur thoracique chez un patient neutropénique fébrile. On peut également constater des hémoptysies ou des douleurs pleurales. La dissémination hématogène peut atteindre tous les viscères, le cerveau, l'œil, le rein, les os…

La létalité varie selon les séries de 75 % à 100 % ; elle peut être réduite à moins de 50 % quand le traitement est débuté rapidement grâce à un diagnostic précoce :

- l'*aspergillose du poumon* colonise une cavité pulmonaire préexistante, volontiers une caverne tuberculeuse. Le signe radiologique typique est l'image en grelot. L'hémoptysie est la seule complication grave connue ;
- l'*aspergillose invasive du sinus* maxillaire survient chez des sujets profondément immunodéprimés et s'étend rapidement aux structures de voisinage, en particulier le cerveau et l'œil, provoquant une cécité unilatérale, des céphalées… ;
- l'*aspergillose broncho-pulmonaire allergique* est définie par l'association d'un asthme, d'infiltrats pulmonaires, de bronchectasies proximales, d'une hyperéosinophilie, de réactions cutanées immédiates positives à *Aspergillus fumigatus* et d'une augmentation du taux de précipitines et d'IgE sériques spécifiques antiaspergillaires. La fièvre est absente.

Examens complémentaires :

- filaments mycéliens dans le liquide de lavage broncho-alvéolaire ou dans les prélèvements biopsiques bronchiques ou pulmonaires en cas d'aspergillose invasive ;
- au cours de l'aspergillome, la sérologie est positive. Au cours des aspergilloses invasives, les recherches d'anticorps antiaspergillaires n'ont aucune valeur diagnostique. La recherche d'un antigène circulant sécrété par *Aspergillus* peut être faite dans le sérum et le liquide de lavage broncho-alvéolaire, les urines. La sensibilité varie selon les études de 60 à 100 %, il y a néanmoins des faux positifs.

Traitement

Aspergillome : résection chirurgicale.

Aspergillose invasive : amphotéricine B (*Fungizone*) par voie intraveineuse. La posologie usuelle est de 1 mg/kg/j en perfusion IV sur 4 à 6 heures pendant les 15 premiers jours chez le neutropénique, avant d'envisager éventuellement un traitement par l'itraconazole.

Compte tenu du risque d'insuffisance rénale liée à l'amphotéricine B, une forme *liposomale* (*Ambisome*) peut être substituée avec une meilleure tolérance.

Un nouvel antifongique, le voriconazole (*Vfend*), a une activité fongicide puissante et a montré une efficacité supérieure dans les aspergilloses invasives en hématologie.

AMPHOTÉRICINE B		
Amphotéricine B : *Fungizone*	flacons de 50 mL	1 mg/kg en perfusions de 6 h Début à doses faibles : 0,1 mg/kg Perfusion : 1 j/2
	gél. 250 mg susp. buv. : 100 mg/mL	*Adulte* : 1,5 à 2 g/j en 3 prises *Enfant* : 50 mg/kg/j
Amphotéricine B liposomale : *Ambisome*	flacon de 50 mg	3 mg/kg/jour en perfusion intraveineuse de 30 à 60 min

Voie IV :

- septicémies ou atteintes viscérales à *Candida, Cryptococcus, Aspergillus.*

Voie orale :

- candidoses digestives (l'amphotéricine B par voie orale n'est pas absorbée et agit comme un traitement local) ;
- association aux antifongiques locaux dans les candidoses génitales et cutanées.

Contre-indications :

- Antécédent d'allergie.
- Voie IV : insuffisance rénale.

Effets secondaires :

- Pendant la perfusion : frissons, fièvre, céphalées, troubles digestifs, algies diffuses, malaise général. Ces manifestations peuvent être prévenues par une prémédication avant le début de la perfusion (aspirine et antihistaminique) et l'administration d'hémisuccinate d'hydrocortisone pendant la perfusion.
- La tolérance est meilleure après plusieurs jours de traitement.
- La néphrotoxicité dose dépendante, majorée si d'autres médicaments néphrotoxiques sont associés (aminosides, ciclosporine…).
- L'irritation veineuse, atteinte neurosensorielle, anémie.

Interactions :

Voie IV :

- Association avec les dérivés de la vincamine et tous les antiarythmiques (amiodarone, quinidiniques…) contre-indiquée : risque de torsades de pointes.
- Avec les digitaliques et les diurétiques, en particulier en cas d'hypokaliémie.
- Avec les médicaments néphrotoxiques.

Voie orale :

- Avec les traitements modifiant le transit intestinal, l'huile de paraffine empêchant le contact du produit actif avec la muqueuse digestive.

ANTIFONGIQUES AZOLÉS		
Voriconazole *Vfend*	amp. de 200 mg, à 30 mL cp à 50 mg et 200 mg	6 mg/kg 2 fois/j le 1er j. puis 4 mg/kg/j 2 fois/j. en IV Mêmes doses *per os*

ASTHME

Définition

L'asthme est une maladie multifactorielle, résultant de l'intrication de facteurs génétiques, et d'éléments environnementaux (pollution domestique et industrielle, allergènes, etc.) caractérisée par une inflammation chronique des voies aériennes (bronches), entraînant chez les sujets prédisposés, des symptômes généralement associés à une obstruction des bronches variable dans son intensité et dans sa durée, souvent réversible, soit spontanément soit sous traitement. Chez ces sujets, l'inflammation entraîne une hyperréactivité des voies aériennes à une multitude de stimulus spécifiques tels que l'*allergie*, et non spécifiques comme le *tabac*.

Causes et mécanismes

Le rétrécissement des bronches ou bronchoconstriction est secondaire à l'intrication de trois éléments : l'*œdème*, l'*hypersécrétion des glandes à mucus* et le *bronchospasme*. Au début de l'évolution, ces manifestations sont réversibles, mais il peut, à long terme, persister un certain degré de rétrécissement bronchique entre les crises.

La cause déclenchante d'une crise d'asthme est variable.

Parfois, on retrouve un facteur allergique et des antécédents, personnels ou familiaux, d'urticaire, d'eczéma, de rhinite spasmodique. Il faut rechercher l'allergène responsable des crises, qui pénètre habituellement l'organisme par voie *aérienne* (poussière, plume, pollen, poils d'animaux, allergènes professionnels : farine, isocyanates par exemple), plus rarement par voie *digestive* (aliments, médicaments).

Mais *tous les asthmes ne sont pas d'origine allergiques :* de multiples stimulus pouvant déclencher un spasme bronchique chez les sujets aux bronches hyperréactives (irritants, fumées, vapeurs...). Il faut enfin insister sur le rôle important de l'infection bronchique ou des voies aériennes supérieures dans le déclenchement et l'entretien d'un asthme.

Signes cliniques

Typiquement les symptômes de l'asthme sont représentés par la crise d'asthme paroxystique.

Quelques prodromes peuvent la précéder : toux, éternuements répétés.

La crise débute brutalement, le plus souvent la nuit, par une dyspnée intense, expiratoire, sifflante, avec bradypnée, pâleur, sueurs, angoisse, mais habituellement sans fièvre, ni douleur. L'auscultation permet d'entendre des râles sibilants et un freinage expiratoire.

Ensuite la dyspnée se calme et apparaît une expectoration peu abondante, adhérente, blanche, contenant des particules opalines (crachats perlés).

Entre les crises l'examen clinique est normal. Lorsqu'un facteur infectieux est surajouté, l'expectoration devient purulente et la température s'élève.

L'autre tableau clinique de la maladie asthmatique correspond à l'asthme à dyspnée continue. Son évolution est émaillée de crises paroxystiques, mais entre les crises persiste une dyspnée expiratoire permanente et des râles sibilants à l'auscultation. Ces malades sont particulièrement sensibles à l'infection.

Examens complémentaires

Certains servent à affirmer le diagnostic :

- la radiographie pulmonaire montre une distension thoracique avec côtes horizontales pendant les crises ; elle est habituellement normale en dehors des paroxysmes ;
- les épreuves fonctionnelles respiratoires sont impossibles pendant une crise et habituellement normales entre les crises, mais l'acétylcholine, à faible dose, provoque un trouble ventilatoire obstructif qui régresse sous β_2-mimétiques. Dans l'asthme à dyspnée continue, le trouble ventilatoire obstructif est constant, mais il s'améliore, au moins au début, sous β_2-mimétique d'au moins 50 %.

Les autres examens ont un intérêt étiologique :

- recherche d'arguments en faveur d'une allergie : éosinophilie sanguine et des crachats, taux élevé des IgE plasmatiques, positivité des tests cutanés avec différents allergènes ;
- recherche de foyers infectieux dentaires et ORL.

Éléments de surveillance d'un malade en crise aiguë

Ils sont essentiellement *cliniques* lors de la crise : fréquence respiratoire, conscience, pouls, tension, température, mesure du débit expiratoire de pointe, mais aussi *biologiques* sur les gaz du sang qui montrent initialement une hypoxémie avec hypocapnie et alcalose respiratoire.

Les indices de gravité sont : une cyanose, une difficulté à parler, des troubles de conscience, un état de choc, un tirage intercostal, une fréquence respiratoire supérieure à 30/min, une fréquence cardiaque supérieure à 120/min, un débit expiratoire de pointe inférieur à 150 l/min, une normocapnie, voire une hypercapnie.

Évolution et complications

Habituellement, la crise cède en quelques heures, hâtée par le traitement, mais elle peut se répéter pendant plusieurs jours réalisant une attaque d'asthme.

Des complications immédiates sont possibles :

- pneumothorax, pneumomédiastin, infiltrat labile, troubles du rythme cardiaque ;
- mais surtout, l'**état de mal asthmatique** qui correspond à la persistance de la dyspnée au delà des délais normaux, avec hypoventilation alvéolaire (hypercapnie). C'est une urgence médicale. Le tableau est celui d'une insuffisance respiratoire aiguë avec polypnée, cyanose, silence auscultatoire et parfois troubles de la conscience. Biologiquement, les gaz du sang montrent une hypoxémie, mais avec hypercapnie supérieure à 50 mm de mercure. Le transfert en réanimation s'impose (*cf.* illustration).

À plus long terme, l'évolution d'un asthme paroxystique peut se faire vers l'*asthme intriqué* et vers l'*insuffisance respiratoire chronique* (→).

Traitement et pronostic

Il faut distinguer le traitement de la crise d'asthme et le traitement de fond.

Traitement de la crise d'asthme

Il repose sur les β_2-sympathomimétiques en aérosols doseurs, type *Ventoline, ou en poudre, type Bricanyl turbuhaler*, ou en injection sous-cutanée (*Bricanyl*).

En cas de surinfection, on ajoute un traitement antibiotique en évitant l'érythromycine si le malade reçoit de la théophylline.

Dans les crises graves et résistantes, il faut hospitaliser le malade, utiliser les β2-mimétiques, en nébulisation (éventuellement associés à un atropinique) ou par voie parentérale et y associer des corticoïdes injectables à forte dose mais pour une durée brève le plus souvent. Une oxygénothérapie par lunette ou sonde nasale sera prescrite.

En cas d'état de mal asthmatique avec des facteurs de gravités cliniques et biologiques, le transfert en réanimation s'impose et dans certains cas une ventilation assistée sera nécessaire.

Traitement de fond

Dans tous les cas, il faut :

- traiter toute infection ORL ou dentaire ;
- instituer une kinésithérapie respiratoire dans l'asthme à dyspnée continue.

L'indication d'un traitement médicamenteux continu (traitement de fond) et son importance varient selon l'intensité de la maladie :

- asthme intermittent : le traitement de fond est inutile, on utilise à la demande les β_2-mimétiques inhalés à action rapide ;
- asthme persistant ou chronique : les β_2-mimétiques inhalés à action rapide sont utilisés à la demande : le traitement de fond dépend de la sévérité de l'asthme :
  – léger : anti-inflammatoires inhalés à faible dose ± un β_2-mimétique de longue durée d'action,
  – modéré : anti-inflammatoires inhalés à forte dose avec un β_2-mimétique longue durée d'action et un antileucotriène, la corticothérapie orale en courte cure peut être nécessaire,
  – sévère : anti-inflammatoires inhalés à très forte dose avec un β_2-mimétique longue durée d'action et un antileucotriène ou un anticholinergique, la corticothérapie orale est souvent nécessaire ;
- *lorsqu'une cause allergique est retrouvée* : éviction de l'allergène si elle est possible ; tentative de désensibilisation ;
- *dans le cas particulier de l'asthme d'exercice*, l'inhalation préventive d'un β_2-mimétique à action immédiate, type *Ventoline*, ou *Bricanyl*, ou à longue durée d'action type *Foradil*, ou *Serevent*, permettra habituellement d'éviter le déclenchement d'une crise d'asthme par l'effort physique ;
- dans tous les cas, il faut cesser toute intoxication tabagique.

Le pronostic est difficile à porter, dominé par le risque immédiat de la crise d'asthme aiguë grave, et celui, lointain, d'*insuffisance respiratoire chronique*.

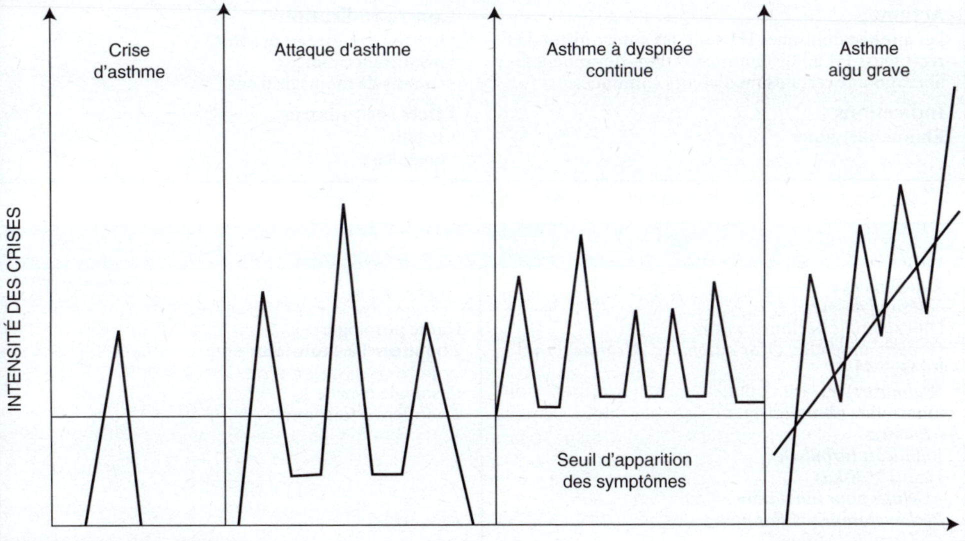

Asthme.
Les différents aspects cliniques.

ANTICHOLINERGIQUES	
Aérosol-doseur : *Tersigat* Nébulisation : *Atrovent*	Posologie : 200 µg/2 ou 3 fois/jour 0,5 mg/ampoule de 2 mL/2 à 3 fois/jour
Actions : Les anticholinergiques inhibent l'action du système nerveux parasympathique (au niveau des récepteurs muscariniques) ; ils sont bronchodilatateurs. **Indications :** • traitement de fond de l'asthme sévère ; • traitement des BPCO avec bronchospasme réversible (souvent associés aux β2-stimulants).	**Contre-indications (il s'agit en fait de précautions d'emploi) :** • adénome prostatique ; • glaucome ; • premier trimestre de la grossesse. **Effets secondaires :** • bouche sèche ; • irritation pharyngée.

ANTIHISTAMINIQUES H1

CLASSE	COMPOSÉS	DURÉE D'ACTION	SÉDATION	EFFET ANTICHOLINERGIQUE
Cétirizine	*Zyrtec, Virlix*	12-24 heures	Faible	Nul
Kétotifène	*Zaditen*	12-18 heures	Faible à modérée	Nul
Loratadine	*Clarytine*	24 heures	Faible	Nul
Méquitazine	*Primalan*	12-24 heures	Faible	Faible
Terfenadine	*Teldane*	12-18 heures	Faible	Faible
Mizolastine	*Mizollen*	24 heures	Faible	Nul
Lévocétirizine	*Xyzall*	24 heures	Faible	Faible
Ébastine	*Kestin*	24 heures	Faible	Faible

Actions : Les antihistaminiques H1 sont des antagonistes de récepteurs H1 à l'histamine. Certains diminuent la libération de certains médiateurs chimiques. **Indications :** Rhinite allergique.	**Contre-indications :** • hypersensibilité au produit ; • insuffisance rénale ; • enfants de moins de 6 ans. **Effets secondaires :** • sédatif ; • orexigène.

ANTI-INFLAMMATOIRES STÉROÏDIENS	
Voie inhalée : *– Aérosol doseur* Dipropionate béclométhasone *(Prolair autohaler, Qvar autohaler, Bécotide spray)* Budésonide *(Pulmicort)* Flunisolide (*Bronilide*) *– Poudres* *Pulmicort turbuhaler* *Flixotide diskus* *– Gélules pour inhalation* *Béclométasone (Miflasone)* *Budésonide (Miflonil)* *– Nébulisations :* *Pulmicort*	 Haute posologie 2 bouffées 3 à 4 fois/jour Posologie usuelle 2 bouffées 2 fois/jour Posologie modérée 1 bouffée 1 à 2 fois/jour 0,5 à 1 mg 2 fois/jour

Voie orale : Prednisone (*Cortancyl*) Prednisolone (*Solupred*) Méthylprednisolone (*Médrol*) Bétamethasone (*Célestène*)	– Traitement d'attaque : 1 mg/kg/jour – Traitement d'entretien : 5 à 10 ou 20 (voire plus) mg/jour – Traitement d'attaque : 0,05 à 0,2 mg/kg/jour – Traitement d'entretien : 0,5 à 1,5 mg/jour
Voie injectable : Hémisuccinate d'hydrocortisone Méthylprednisolone (*Solu-Médrol*) Dexaméthasone (*Soludécadron*) Bétaméthasone (*Célestène*)	 Traitement d'attaque : 200 à 500 mg/4 heures 80 à 120 mg/24 heures 2 à 20 mg/jour
Actions : Les anti-inflammatoires stéroïdiens agissent sur toutes les composantes de l'inflammation. **Indications :** *Voie inhalée* (aérosol doseur et poudre) : • asthme persistant ou chronique ; • bronchite chronique obstructive. *Voie orale :* • nombreuses pathologies (plèvre, parenchyme, bronches) ; • asthme sévère ; • bronchite chronique décompensée (urgence). *Voie veineuse :* • toutes les situations d'urgence ; • asthme. **Contre-indications :** • Absolues : elles sont rares, si ce n'est exceptionnelles. • Relatives : diabète sucré, ulcère gastroduodénal, ostéoporose, glaucome. **Effets secondaires :** *Voie inhalée :* • en début de traitement, gêne pharyngée, dysphonie ; • candidoses oropharyngées ; • pas d'effets secondaires systémiques notables (mais à surveiller) ; • pas d'accident de surdosage.	*Voie orale :* • ceux des traitements corticoïdes (os, œil, peau, muscle) ; • hypokaliémie ; • rétention hydrosodée ; • augmentation glycémie-glycosurie ; • ulcères gastro-duodénaux ; • parfois euphorie, surexcitation. *Voie injectable :* Peu de risques d'effets secondaires si traitement de courte durée. **Rôle propre de l'infirmier(e) :** *Voie inhalée :* • connaître le fonctionnement ; • l'expliquer au malade (+++) ; • vérifier la prise médicamenteuse ; • aider à l'observance. *Voie orale :* • *Solupred* à faire dissoudre dans de l'eau ; • de préférence dose unique le matin ; • surveillance de l'apparition de signes infectieux. Régime : hyposodé ; hypoglucidique ; riche en Ca et vitamine D. Suivi : TA ; poids. Bilan hydrique : glycémie ; kaliémie.

BRONCHODILATATEURS	
SYMPATHOMIMÉTIQUES β2-STIMULANTS	ACTION : BRONCHODILATATION
Voie inhalée : *– Aérosol doseur* *Berotec* (fénotérol) *Bricanyl* (terbutaline) *Serevent* (salmétérol) *Ventoline* (salbutamol)	 Posologie : Action immédiate 2 bouffées, 4 à 6 fois/jour, à la demande délai d'action quelques minutes durée d'action 4 à 6 heures en moyenne

→

Maxair (pirbutérol)	
Bronchodual (fénotérol + ipratropium)	
Combivent (salbutamol + ipratropium)	
– Poudres pour inhalation	
Bricanyl Turbuhaler	
Serevent	
Bronchodual	
Ventodisks	
– Gélules pour inhalation	Longue durée d'action :
Foradil (formétérol)	1 gélule 2 fois/jour
– Solutions pour aérosol	
Ventoline	
Bricanyl	Posologie :
Voie injectable :	*Cf.* prescription
– Sous-cutanée	
Bricanyl	
Ventoline	
– Intraveineuse	
Voie orale :	
– Comprimés	Posologie :
Bricanyl Lp	3 à 4 prises par jour
Ventoline cp	LP : 2 prises par jour
Oxéol (bambutérol)	1 prise par jour
– Solution buvable	
Ventoline	

Actions :
- sur les fibres musculaires lisses bronchiques ;
- assurent une bronchodilatation.

Indications :

Voie inhalée :
- traitement de la crise ;
- traitement de fond.

Voie injectable :
- traitement de la crise d'intensité moyenne à sévère ;
- traitement d'urgence.

Voie orale :
- traitement de la crise ;
- traitement de fond.

Contre-indications :

Voie inhalée :
- en cas d'infection bronchique ou bronchorrhée, un traitement préalable ou concomitant par antibiotiques est nécessaire ;
- éviter l'association aux IMAO.

Effets secondaires :

Voie inhalée :
- tremblement des extrémités ;
- palpitations (rares) ;
- tachycardie sinusale (rare).

Voie injectable et voie orale :
- agitation ;
- sueurs ;
- tremblement ;
- palpitations.

Rôle propre de l'infirmier(e) :

Voie inhalée :
- éduquer le patient ;
- vérifier l'observance.

Voie injectable :
- ne pas mélanger avec d'autres spécialités dans la même seringue ou perfusion ;
- prendre les pulsations ;
- surveiller le comportement et l'état clinique.

ANTILEUCOTRIÈNES	
Singulair (Montelukast) cp	Une prise le soir en dehors des repas. Enfant : 5 mg/jour ; adulte : 10 mg/jour.

Action :
Inhibiteur des effets des leucotriènes sécrétées par les polynucléaires éosinophiles et mastocytes au cours de l'inflammation bronchique.

Indication :
Traitement additif de l'asthme persistant léger à modéré en plus des corticoïdes et β2-mimétiques et l'asthme d'effort.

Contre-indications :
Hypersensibilité à l'un des composants du médicament.

Effets secondaires :
Ils sont rares : asthénie, bouche sèche, douleurs abdominales, nausées, diarrhée, vomissements, céphalées, étourdissements, malaise, arthralgies, myalgies, insomnie.

Rôle propre de l'infirmier(e) :

Avertir le patient, que ce type de médicament n'est pas utilisé pour le traitement de la crise d'asthme, et qu'il convient de maintenir le traitement de fond (corticoïdes et bronchodilatateurs), et de consulter son médecin en cas d'aggravation de la dyspnée.

MÉTHYLXANTHINES

MÉTHYLXANTHINES	INDICATION : ASTHME
Forme orale simple : *Théophylline cp* *Théolair cp*	Posologie : 3 à 4 prises par jour. 10 mg/kg/jour.
Forme à libération prolongée : *Dilatrane Lp* *Euphylline Lp* *Théostat Lp* *Trentadil cp* *Xanthium*	Posologie : 2 prises espacées toutes les 12 heures.

Actions :

Les dérivés de la *Théophylline* sont essentiellement des bronchodilatateurs, par relaxation des fibres musculaires lisses bronchiques.

Indications :

Asthme, en traitement de fond.

BPCO.

Contre-indications :

Le métabolisme est hépatique. L'élimination est rénale et passe le placenta, de ce fait, à administrer avec prudence en cas de :

- grossesse ;
- insuffisance hépatique, rénale, cardiaque ;
- et aussi chez les personnes atteintes d'ulcère gastroduodénal ;
- épilepsie ;
- hyperthyroïdie ;
- associations déconseillées avec certaines thérapeutiques.

Effets secondaires :

En fonction de la sensibilité de la personne et du traitement :

- excitabilité, nervosité, insomnie ; tremblement des extrémités ;
- céphalées, tachycardie ;
- nausées, vomissements.

Signes de surdosage :

- agitation, confusion mentale, convulsions ;
- état de choc avec hypotension artérielle, tachycardie, hyperthermie, dépression respiratoire impliquant réanimation d'urgence et lavage gastrique.

Rôle propre de l'infirmier(e) :

Prévenir le patient des risques d'apparition des effets indésirables.

Surveiller l'état clinique :

- prises des paramètres ;
- pulsation ;
- tension artérielle ;
- température ;
- fréquence respiratoire ;
- comportement ;
- agitation, tremblements.

Surveiller prise des gélules ou comprimés en faisant respecter les délais entre deux prises.

Alerter immédiatement le médecin en cas d'apparition d'effets secondaires.

CORTICOÏDE/β_2-MIMÉTIQUE LONGUE DURÉE D'ACTION

Budésonide/formétérol (*Symbicort turbuhaler*)	100, ou 200, ou 400 microgrammes de budésonide/6 ou 12 microgrammes de formotérol.
Fluticasone/salmétérol (*Seretide* spray ou diskus)	50, 100, 250, ou 500 microgrammes de fluticasone/25 ou 50 microgrammes de salmétérol.

Indications : asthme persistant, bronchite chronique.

Posologie : 1 à 2 bouffées 2/j.

Contre-indication : allergie à l'un des constituants.

Effets secondaires : candidose oropharyngée, raucité de la voix, céphalée, palpitation, ecchymoses.

→

→

ANTI-IgE	
Omalizumab (*Xolair*) : 150 mg, ampoule injectable par voie sous-cutanée stricte.	**Indications :** c'est un traitement additionnel dans l'asthme allergique persistant sévère instable, avec un taux d'IgE élevé, malgré un traitement médical maximal (le taux d'IgE totales compris entre 30 et 700 UI/mL, ou dosage d'IgE spécifique positif). Chez l'adulte et l'adolescent à partir de 12 ans. **Posologie :** dose en fonction du taux d'IgE et du poids (de 75 à 375 mg) toutes les 2 semaines **Administré sous surveillance médicale**

Éducation du patient

Comme le diabétique, le patient asthmatique doit être pris en charge dans sa globalité et non pendant les crises d'asthme seulement, dans une structure adaptée, par un personnel qualifié.

Rôle du personnel médical	Facteurs déclenchant et favorisant les crises d'asthme	Prise en charge thérapeutique
Le rôle fondamental de toutes les personnes concernées par la prise en charge directe ou indirecte de l'asthmatique : médecin, infirmière, kinésithérapeute, pharmacien, psychologue, et bien sûr l'entourage familial. • Éduquer le patient avec des mots simples et clairs : définition de l'asthme, les signes cliniques de la crise d'asthme et le rôle des médicaments anti-inflammatoires et bronchodilatateurs au long cours. • Expliquer que l'asthme est une maladie chronique qui parfois évolue vers l'insuffisance respiratoire chronique irréversible.	• Tabagisme passif, mais surtout actif et la nécessité du sevrage. • Domestiques : acariens, moisissures, animaux, produits d'entretien, allergies alimentaires et médicamenteuses. • Professionnels : évoquer l'asthme professionnel devant des métiers exposés à l'empoussiérage, produits chimiques et irritants des voies aériennes. • Environnementaux : pollution atmosphérique, sports (choix d'une activité incompatible avec son état respiratoire). • Traitement de toutes les infections ORL et stomatologiques.	• La technique d'inhalation de chaque médicament. • L'autosurveillance quotidienne avec le débitmètre de pointe. • Vaccinations antigrippale et antipneumoccocique, les immunomodulateurs.

Pour la pratique, on retiendra :

Maladie fréquente.
Clinique : évidente, parfois trompeuse.
Examens : rôle essentiel de l'EFR.
Surveillance : clinique et débit expiratoire de pointe (DEP).

Éducation par l'infirmière : à utiliser le débitmètre de pointe. Rôle essentiel également dans le sevrage tabagique et l'éviction des allergènes domestiques et professionnels. Rôle technique : apprentissage des différentes techniques d'inhalation des médicaments antiasthmatiques (école de l'asthme).

ASTHME DU NOURRISSON ET DE L'ENFANT

Définition

Syndrome d'obstruction bronchique intermittent et réversible.

La survenue d'au moins 3 épisodes dyspnéiques avec sibilants avant l'âge de 2 ans définit l'asthme du nourrisson.

Causes et mécanismes

Deux principaux mécanismes : allergique ou infectieux, source d'hyper-réactivité bronchique et d'inflammation.

Origine multifactorielle : allergènes (poussières, acariens), infections en particulier virales (VRS) ; rôle favorisant de la vie en collectivité (crèche), pollution atmosphérique (tabagisme), effort.

Facteurs prédisposants : terrain atopique familial.

Signes cliniques

Chez le nourrisson

Infection ORL banale puis polypnée, tirage, wheezing, toux, parfois signes de lutte respiratoire. Râles bronchiques et sibilants à l'auscultation.

Chez le grand enfant

Prodromes (rhinite, toux, douleurs abdominales) puis dyspnée sifflante expiratoire avec distension thoracique et sibilants. Équivalents : toux chronique (nocturne), bronchites répétées.

Essoufflement et toux d'effort.

Score clinique de la gravité

Un score ≥4 traduit une crise sévère. Le score permet de suivre l'efficacité du traitement.

Voir tableau en bas de page.

Examens complémentaires

Au cours de la crise, en cas de signes de gravité : radio de thorax, gaz du sang.

Entre les crises, bilan étiologique : bilan allergologique, radiographies de thorax en inspiration et expiration. Exploration fonctionnelle respiratoire une fois par an chez le grand enfant.

Chez le nourrisson : examen ORL, test de la sueur en l'absence de dépistage néonatal ; éventuellement pHmétrie œsophagienne.

Surveillance

• *Au cours de la crise* : fréquence respiratoire, pouls, tension artérielle + score de gravité. Oxymétrie de pouls. (Saturation en O_2), DEP, (*Peak flow* ou débit expiratoire de pointe).

• *Entre les crises* : la sévérité de l'asthme se juge sur la fréquence des crises et/ou la consommation de bronchodilatateurs, le DEP, le retentissement sur la vie courante (absentéisme scolaire, sports interdits, troubles du sommeil), l'exploration fonctionnelle respiratoire.

Traitement

Il fait appel d'une part aux bronchodilatateurs (β-2-mimétiques) pour lever le spasme bronchique (inefficaces chez le nourrisson avant 3 mois) et, d'autre part, à la corticothérapie qui agit sur la composante inflammatoire qui pérennise le syndrome obstructif.

• Traitement bronchodilatateur : salbutamol (*Ventoline*) ou terbutaline (*Bricanyl*) par voie inhalée sous forme de spray, poudre ou solution pour nébulisation. Injectable par voie SC ou IV.

• Corticothérapie : *Cortancyl, Solupred ou Célestène per os* ; *Solumédrol* injectable ou corticoïdes inhalés.

Traitement de la crise

De 1re intention devant une crise sans signes de gravité :

• β-mimétiques en spray par l'intermédiaire d'une chambre d'inhalation chez l'enfant (*Babyhaler, NES-Spacer* ou chambre *Vortex* avec masque avant 3 ans, *Aerochamber* ou *NES-Spacer* sans masque au-delà de 3 ans) : 2 bouffées. Renouvelable 20-30 minutes plus tard.

• En cas d'échec :

– soit poursuite des sprays (1 bouffée/2 kg, maximum 10 bouffées) associée à une injection sous-cutanée de *Bricanyl* (7 à 10 µg/kg) ;

SCORE CLINIQUE DE GRAVITÉ			
NOMBRE DE POINTS	0	1	2
Cyanose ou $PaO^2 < 70$	Absente	+ sous air	sous O_2 (Fi O_2 > 40 %)
Murmure vésiculaire	Normal	diminué ou inégal	très diminué ou absent
Wheezing (sifflement)	Absent	modéré	Marqué
État de conscience	Normal	altéré	Coma

– soit nébulisation de Salbutamol : 0,03 mL/kg de la solution à 0,5 % avec un minimum de 0,3 mL et un maximum de 1 mL. Diluer dans 4 mL de sérum physiologique ;

– associer à une corticothérapie orale : *Cortancyl ou Solupred* : 2 mg/kg ou *Célestène* : 20 gouttes/kg.

- En l'absence d'amélioration, hospitalisation :

– oxygène en fonction de la saturation en O_2 ;

– perfusion pour hydratation ;

– répétition des nébulisations toutes les 20 minutes avec adjonction *d'Atrovent* (Ipratropium), 1 ampoule par aérosol ;

– corticothérapie : *Cortancyl,* 2 mg/kg per os ou *Solumédrol,* 2 mg/kg IVD toutes les 6 heures.

Les crises sévères d'emblée ou ne s'améliorant pas sous traitement (*cf.* score clinique de gravité) doivent être hospitalisées en réanimation (surtout si on a la notion d'un asthme antérieur sévère à dyspnée permanente intercritique). Les perfusions de Salbutamol, si on y a recours, sont à surveiller en unité de réanimation.

Au décours de la crise

Poursuite des β-mimétiques inhalés pendant 1 semaine et des corticoïdes pendant 3 jours. Kinésithérapie respiratoire de désencombrement. Antibiotiques en cas de foyer pulmonaire.

Traitement de fond

Importance de l'éducation +++ qui concerne la reconnaissance de la crise et de ses prodromes, les facteurs déclenchants, le traitement de la surveillance du DEP (débit expiratoire de pointe) à partir de 6-8 ans.

- Asthme épisodique peu fréquent (< 1 crise/mois) : éviction des allergènes (selon le bilan allergologique), β-mimétiques inhalés en cas de crise.
- Asthme épisodique fréquent (1 crise/mois à 1 crise/semaine) : corticothérapie inhalée 200 à 250 µg/jour (*Bécotide, Pulmicort, Flixotide* en spray ou en poudre).
- Asthme persistant : association d'un corticoïde inhalé à un β-mimétique d'action prolongée (*Sérévent, Foradil* ou 2 en 1 : *Sérétide, Symbicort)* ou un inhibiteur des récepteur aux leucotriènes : *Singulair* puis corticothérapie inhalée à fortes doses (maximum 800 µg/j).

Pour la pratique, on retiendra :

Fréquence élevée : 8 à 10 %.
Signes cliniques évidents.
Surveillance : aggravation des signes de lutte, saturation O_2, FR, FC, DEP.
Éducation : apprendre à reconnaître une crise d'asthme, la traiter ; remise d'un plan d'action en cas de crise.
Rôle éducatif de l'infirmière essentiel pour expliquer l'utilisation d'une chambre d'inhalation et de la mesure du DEP.

Pronostic

À long terme, la persistance de la maladie asthmatique à l'âge adulte est d'autant plus fréquente que le début a été plus précoce.

ASTIGMATISME

Voir *Amétropies*.

ASTROCYTOME

Voir *Tumeurs intracrâniennes*.

ATÉLECTASIE

Définition

L'atélectasie est plus un symptôme qu'une maladie proprement dite.

Il s'agit d'une condensation rétractile d'un segment ou lobe pulmonaire drainé par une bronche segmentaire ou lobaire. Elle peut intéresser un poumon entier.

Causes et mécanismes

La cause principale est représentée par une *obstruction bronchique* qui supprime la ventilation dans son territoire. Toutes les obstructions bronchiques peuvent être responsables : tumeur bronchique, corps étrangers, bouchons muqueux ou purulents (par exemple après une intervention avec intubation), compression extrinsèque, sténose cicatricielle ou inflammatoire. Plus rarement, l'atélectasie est secondaire à une atteinte pleurale ou à une fibrose pulmonaire.

L'*hypoventilation* dans un territoire entraîne un aplatissement des alvéoles qui explique l'aspect radiologique opaque et rétractile. La surinfection de ce territoire est fréquente.

Signes cliniques

Ils dépendent de l'étiologie et de l'importance de l'atélectasie. Les symptômes propres n'existent que dans les formes massives : dyspnée, douleur, cyanose, tachycardie.

L'examen clinique trouve une matité avec silence auscultatoire et augmentation des vibrations vocales.

Examens complémentaires

Variables selon l'étiologie. Dans tous les cas, la *radiographie pulmonaire* montre une image dense, rétractile, avec pincement des espaces intercostaux et attraction du médiastin, voire la surélévation de l'hémicoupole diaphragmatique du côté atteint. Le reste du poumon paraît plus clair, car il est distendu par compensation.

La *bronchofibroscopie* doit être systématique.

✚ Éléments de surveillance

Surtout radiologiques, surveillant la régression de l'image.

Évolution et complications

Le risque majeur est représenté par la surinfection et à plus long terme la destruction du parenchyme avec formation de dilatation des bronches, ou bronchectasies.

Traitement et pronostic

Le traitement doit être étiologique levant l'obstacle (corticoïdes, endoscopie, chirurgie) et *symptomatique* par les antibiotiques en cas de surinfection.

Le pronostic dépend de la cause.

ATHÉROSCLÉROSE ET SES FACTEURS DE RISQUE (Athérothrombose, athérome)

Définition

L'athérosclérose frappe essentiellement les artères de type élastique et se caractérise initialement par une altération dégénérative de l'intima avec dépôts lipidiques, réaction histiocytaire, sclérose périfocale et cellules inflammatoires. Secondairement, les lésions peuvent se calcifier.

Le processus commence tôt dans la vie.

L'athérosclérose est une des principales causes de morbidité et de mortalité dans les pays riches. Les plaques athéroscléreuses peuvent réduire le calibre artériel mais c'est la rupture de ces plaques qui entraîne la formation d'un thrombus plaquettaire pouvant obstruer la lumière artérielle. Ces phénomènes sont à l'origine de nombreuses pathologies cardio-vasculaires (insuffisance coronaire, artériopathie oblitérante des membres inférieurs, accident vasculaire cérébral ischémique).

Facteurs de risque

Les facteurs de risque sont les suivants :

- tabagisme ;
- hyperlipidémies (hypercholestérolémie et/ou hypertriglycéridémie) ;
- hypertension artérielle ;
- diabète ;
- antécédents familiaux cardiovasculaires ;
- hyperuricémie ;
- obésité ;
- sédentarité.

Les sujets à haut risque associent plusieurs facteurs de risque cardiovasculaires. Seule la réduction à un âge précoce de la vie de ces facteurs permet de prévenir efficacement la maladie athéroscléreuse et ses conséquences.

ATHLETIC FOOT

Voir *Dermatophyties*.

ATRÉSIE DE L'ŒSOPHAGE

Définition

Interruption complète de la continuité œsophagienne, associée le plus souvent à une fistule trachéo-œsophagienne (communication entre trachée et œsophage).

Signes cliniques

- Avant la naissance : hydramnios.
- À la naissance : impossibilité de passage d'une sonde dans l'estomac (la sonde bute à 10 cm de l'arcade dentaire) ; absence de perception de bruit aérique à l'auscultation de l'épigastre, quand on injecte de l'air dans la sonde. Ces manœuvres sont obligatoirement réalisées chez tout nouveau-né en salle de naissance.
- Après la naissance : hypersalivation ; encombrement ; dyspnée ; cyanose majorée par les essais d'alimentation.

Examens paracliniques

En cas de doute, radio de thorax avec la sonde en place.

Bilan des malformations associées : échographie cardiaque et rénale, radios de rachis, caryotype.

Évolution et complications

L'évolution est favorable si le diagnostic de l'atrésie est fait avant toute tentative d'alimentation, sinon risque de complications pulmonaires graves (*cf.* illustration).

Traitement et pronostic

Prise en charge en salle de naissance : réchauffement en incubateur, prévention du reflux acide par la fistule dans les voies respiratoires en maintenant l'enfant en proclive, aspiration continue du cul-de-sac supérieur par une sonde de bon calibre ou une sonde à double courant (type *Replogue*).

Traitement chirurgical en milieu spécialisé, réalisé en un ou deux temps.

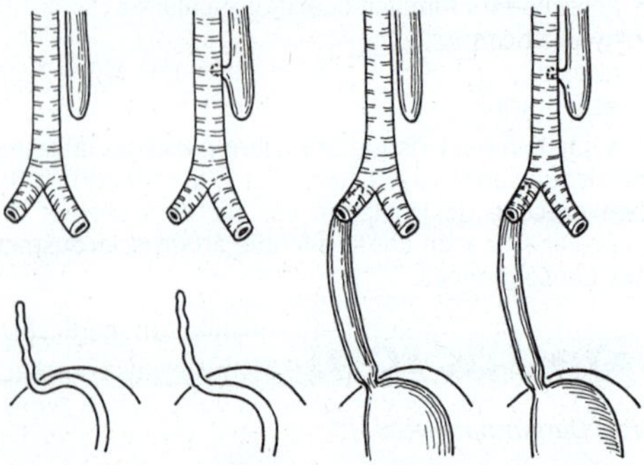

Différentes formes d'atrésie œsophagienne. Type I : absence de fistule ; type II : fistule du cul-de-sac supérieur ; type III (la plus fréquente) : fistule du cul-de-sac inférieur ; type IV : double fistule.

Le pronostic est fonction de la précocité du diagnostic (mortalité beaucoup plus élevée s'il y a eu des tentatives alimentaires), de la prématurité, des malformations associées (cardiopathies).

ATRÉSIE DES CHOANES

Définition

Fermeture totale ou partielle de l'orifice postérieur des fosses nasales.

Signes cliniques

Détresse respiratoire néonatale majorée par la prise des biberons.

Impossibilité de passer une sonde de la narine dans le pharynx.

Traitement

Mise en place d'une canule de Mayo (qui améliore immédiatement l'état de l'enfant).

Alimentation par gavage.

Traitement chirurgical.

ATRÉSIE PULMONAIRE

Définition

Cardiopathie congénitale grave caractérisée par une imperforation de l'orifice pulmonaire. Le septum interventriculaire est intact ; le ventricule droit est hypertrophié, sa cavité est réduite. L'oreillette droite est dilatée et il existe une communication interauriculaire constante.

Causes et mécanismes

Le sang qui arrive dans le ventricule droit reflue dans l'oreillette droite puis dans l'oreillette gauche par la communication interauriculaire. Le sang mêlé gagne l'aorte, et la circulation pulmonaire est assurée par les artères bronchiques ou par un canal artériel.

Signes essentiels

Cliniques : cyanose majeure précoce, insuffisance cardiaque droite ; à l'auscultation : le plus souvent souffle continu.

Paracliniques :

• *radiologiques :* cardiomégalie, hypovascularisation pulmonaire ;
• *électriques :* hypertrophie auriculaire droite, déviation axiale droite de l'axe de QRS, hypertrophie biventriculaire ;
• *échocardiographiques :* l'examen BD montre l'hypoplasie pulmonaire, un canal artériel large avec un flux continu de vitesse élevée en Doppler continu ;
• *hémodynamiques :* seule l'angiocardiographie permet d'affirmer le diagnostic par l'absence d'opacification de l'artère pulmonaire.

Traitement chirurgical

Il n'existe pas de traitement satisfaisant de cette malformation et le pronostic reste sombre.

ATRÉSIE TRICUSPIDIENNE

Définition

L'atrésie tricuspidienne réalise une cardiopathie congénitale cyanogène peu fréquente liée à l'imperforation de l'appareil valvulaire tricuspide.

Causes et mécanismes

Les valves tricuspides sont remplacées par un voile membraneux blanchâtre ; il existe une communication interauriculaire constante à l'origine du shunt droit-gauche et le ventricule droit est hypoplasique, une communication interventriculaire assurant son remplissage.

Signes essentiels

Cliniques : cyanose dès la naissance, malaises anoxiques. À l'auscultation : souffle systolique au bord gauche du sternum, pas de signes d'insuffisance cardiaque habituellement.

Paracliniques :

• *radiologiques :* bord droit rectiligne, arc moyen gauche concave, bord inférieur gauche convexe et hypovascularisation pulmonaire ;
• *électriques :* hypertrophie auriculaire droite, déviation axiale gauche de QRS ;
• *échocardiographiques :* l'examen BD apprécie la taille du ventricule droit et de l'artère pulmonaire et

met en évidence le voile immobile qui remplace la tricuspide ; le Doppler pulsé avec codage couleur analyse les flux de la CIA et de la CIV ;

• *hémodynamiques :* le cathétérisme confirme le diagnostic, la sonde ne pouvant pénétrer dans le ventricule droit ; *l'angiocardiographie* par voie veineuse est également incapable d'opacifier le ventricule droit.

Traitement chirurgical

La mauvaise tolérance précoce impose une intervention dès le plus jeune âge, de type palliatif : anastomose systémique-pulmonaire ou anastomose cavo-pulmonaire.

ATROPHIE OPTIQUE

Définition

C'est la dégénérescence des fibres du nerf optique. Elle se traduit par des déficits du champ visuel, une baisse d'acuité visuelle, accompagnée d'une pâleur de la papille à l'examen du fond d'œil.

Causes

Glaucome (→)

Atrophies optiques hérédo-familiales

Neuropathie optique de Leber.

Atrophies optiques acquises :

• séquelle d'hypertension intracrânienne prolongée (dans les tumeurs cérébrales) ;
• séquelle de papillite, de neuropathie optique ;
• traumatisme du nerf optique, compression du nerf optique dans les tumeurs cérébrales, tumeurs (ex. : gliome du nerf optique) ;
• sclérose en plaques.

ATTAQUE DE PANIQUE

Définition

C'est une crise d'angoisse aiguë, à début brutal, avec ou sans facteur déclenchant, qui dure de quelques minutes à quelques heures.

La répétition d'attaques de panique associées à une anxiété anticipatoire chronique constitue le trouble panique.

Dans l'ancienne nosographie, le trouble panique et le trouble anxieux généralisé ne formaient qu'une seule entité : la névrose d'angoisse.

Causes et mécanismes

Il existe des facteurs prédisposants constitutionnels, biologiques et psychologiques (sensibilité à la séparation) auquels s'ajoutent des facteurs de stress psychologiques actuels (rupture, éloignement,....).

L'attaque de panique est fréquente chez les personnalités anxieuses (phobie sociale, anxiété généralisée, personnalité dépendante, histrionique) mais peut se rencontrer chez les sujets psychotiques.

Signes cliniques

L'anxiété est un état affectif pouvant se définir comme un sentiment pénible d'attente, une peur sans objet. Les formes cliniques sont très variées. Les équivalents somatiques constituent un des motifs les plus fréquents de consultation médicale.

L'attente anxieuse est le symptôme le plus constant. Dans le trouble anxieux généralisé, les soucis quotidiens sont démesurément grossis. L'anxieux rumine, appréhende le pire pour lui et ses proches.

Dans le trouble panique, il existe une forte appréhension des sensations physiques évoquant l'attaque de panique (tachycardie, vertige, souffle coupé, ...) ou des situations déclenchant la crise de panique.

La crise aiguë d'angoisse, appelée *attaque de panique*, submerge brutalement le patient. Le sentiment de danger imminent, d'impuissance, de détresse, est dominant. Le patient est pâle, couvert de sueur, tremblant, tachycarde, agité ou prostré. La crise est de durée variable, de quelques minutes à quelques heures. Elle cède assez brusquement avec parfois débâcle polyurique. Il faut éliminer une cause organique. Elle peut survenir dans les espaces confinés (avion, tunnel, train) ou non (mer, grande place) elle s'associe alors à l'agoraphobie ; elle peut survenir aussi à n'importe quel endroit et même pendant le sommeil.

Les manifestations somatiques sont au devant du tableau : manifestations *cardio-vasculaires* en particulier : palpitations, lipothymies, douleur thoracique ; des manifestations *respiratoires* :oppression respiratoire, hyperventilation ; des manifestations sensorielles :fourmillements des extrêmités, vertiges, flou visuel, sifflements d'oreilles, sentiment d'irréalité.

On retrouve une crainte de devenir fou, de perdre le contrôle, de mourir immédiatement surtout.

Les examens paracliniques sont orientés par la symptomatologie ; devant toute crise d'angoisse, il faut éliminer une embolie pulmonaire, un infarctus du myocarde, une affection chirurgicale, etc., mais il ne faut pas multiplier les examens indéfiniment.

Eléments de surveillance

S'assurer de l'absence d'organicité en faisant appel au médecin somaticien.

Débriefer le patient après la première attaque de panique en lui expliquant et répétant bien clairement qu'il s'agit d'un trouble psychologique qui n'engage en aucun cas le pronostic vital. Les pires crises sont les premières ; quand le patient en vérifie l'innocuité, elles deviennent moins fortes pour finir par disparaitre.

Réconforter par des propos apaisants, et une aide à la relaxation (exercice de respiration abdominale).

Ne pas dramatiser la crise, aider le patient à accepter que la crise passe d'elle-même et l'aider à ne pas se focaliser sur les symptômes.

Informer son médecin sur la nature des troubles sur la nature des troubles afin d'en prévenir les complications et adapter la prise en charge.

Inciter le patient à mettre en mots sa souffrance psychologique pour mieux l'aider à s'engager dans une psychothérapie.

Renforcer l'alliance avec le médecin et la bonne observance du traitement.

Évolution

Elle est variable avec des phases de rémission et des périodes d'exacerbation. Il peut y avoir des décompensations dépressives, des abus de tranquillisants, des alcoolisations anxiolytiques avant d'affronter les situations redoutées.

Traitement

Dans la crise aiguë d'angoisse, une attitude calme et compréhensive, l'isolement complété d'un anxiolytique pris per os (alprazolam) ou beaucoup plus rarement injectable par voie intramusculaire est requise. Il faut fermement rassurer le patient sur l'absence de danger vital une fois tout doute levé.

Le traitement de fond comprend les antidépresseurs et des méthodes psychothérapiques, en particulier la relaxation et autres stratégies cognitives.

Les benzodiazépines ne devraient être utilisées que ponctuellement afin d'éviter une dépendance médicamenteuse.

AUTISME INFANTILE

Définition

L'autisme infantile est une psychose précoce qui se manifeste habituellement avant 3 ans.

Causes et mécanismes

Les étiologies sont inconnues ; elles sont certainement multifactorielles, parfois affection isolée, de fréquence rare (2 à 4 pour 10 000). On retrouve des formes proches de l'autisme dans certaines anomalies génétiques (trisomie 21, phénylcétonurie) et dans certaines atteintes neurologiques (encéphalopathies).

En fait, cette atteinte est assez typique dans son tableau clinique. Elle est différente des autres psychoses précoces, des schizophrénies infantiles et des déficiences mentales.

Signes cliniques

Le tableau est constitué vers l'âge de 3 ans et est très impressionnant.

Le retrait autistique est le fait que l'enfant n'a pas de contact avec l'autre. Il se comporte comme s'il était seul, en permanence. De même, l'enfant se comporte comme s'il n'entendait pas certains sons, et comme s'il ne pouvait pas voir son environnement.

Il présente des *stéréotypies gestuelles* : mouvements répétitifs des mains, des doigts, des bras, balancements du tronc, des rituels alimentaires ou d'habillage.

Les troubles du langage sont constants. Le langage est soit absent, soit sans valeur communicative. En particulier, la non-utilisation du pronom « je », (l'enfant parle de lui à la 2e ou à la 3e personne) est un signe de gravité.

Ces troubles traduisent une évolution psychotique relativement avancée. Or, c'est beaucoup plus tôt qu'il convient de faire le diagnostic.

Il faut rechercher :

- les troubles très précoces de l'alimentation, difficulté de succion, anorexie, vomissements ;
- des insomnies ;
- l'absence d'attitude anticipatrice : l'enfant ne tend pas les bras ;
- l'absence d'ajustement postural : raideur ou flaccidité « comme une poupée de chiffon » ;
- la non-apparition du sourire et de l'angoisse du 8e mois ;
- le désintérêt de ces enfants pour le jeu ;
- l'évitement actif du regard

La symptomatologie peut s'associer à un retard mental mais il existe aussi des autismes avec un haut niveau de fonctionnement intellectuel même si celui là concerne un domaine très particulier (calcul).

Examens paracliniques

Ils servent à éliminer un déficit sensoriel (audiogramme), et à vérifier l'absence de toute pathologie organique (EEG, scanner, bilan thyroïdien, enzymatique, caryotype).

Évolution

C'est une maladie très grave, dont le pronostic est dans l'ensemble très défavorable. Aucun critère valable de pronostic ne peut être retenu hormis le développement du langage. Quelques cas exceptionnels de guérison ont été signalés. Sinon, la plupart des enfants n'acquièrent pas une insertion relationnelle satisfaisante et leur développement cognitif demeure très incomplet.

Traitement

C'est de la précocité du diagnostic et donc du début des soins que dépendra le pronostic. Les chimiothérapies, en particulier les neuroleptiques, n'ont qu'un intérêt très limité. Les thérapies par le maternage, l'abord corporel et l'aménagement du cadre de vie sont les bases du traitement. Elles sont complétées par l'action éducative et un rôle auprès des parents. On peut ainsi obtenir une relative stabilisation du processus.

Les prises en charge psychothérapiques, orthophoniques, psychomotrices peuvent être indiquées.

L'internat thérapeutique ou le séjour en lieu de vie sont réservés aux formes les plus graves.

Le soutien aux familles est indispensable (entretiens, allocations).

AVITAMINOSES K (troubles de l'hémostase dans les)

La vitamine K, indispensable pour la synthèse des facteurs de la coagulation II, VII, IX, X, provient de l'alimentation et de la synthèse par la flore intestinale.

Causes

Carence d'apport : nouveau-né dans les trois premiers jours.

Carence d'absorption : maladies intestinales avec malabsorption chronique, ictère rétentionnel.

Carence de production : traitement antibiotique (cycline) détruisant la flore.

Traitement anticoagulant par antivitamines K : dicoumariques et fluindione (*Préviscan*).

Signes cliniques et paracliniques

Le déficit peut être latent ou se manifester par des hémorragies provoquées, voire spontanées.

Le diagnostic repose sur l'interrogatoire, les tests de l'hémostase primaire normaux, les temps de Quick et de céphaline activée (→) allongés, alors que le temps de thrombine et le fibrinogène sont normaux.

L'insuffisance hépatique est éliminée par un dosage normal du facteur V et l'efficacité de l'injection de vitamine K.

> **✚ Surveillance**
> Un traitement antivitamine K doit être surveillé par le temps de Quick (→) et l'INR (→).

Traitement

Avitaminose K : vitamine K1, agissant en quelques heures, *per os* ou IV, jamais IM, plasma frais ou fraction PPSB en cas d'hémorragie.

Antivitamines K : l'arrêt du traitement est généralement suffisant. En cas d'hémorragie, culots érythrocytaires et fraction PPSB.

AVORTEMENTS SPONTANÉS

Définition

Ce sont les expulsions du contenu utérin avant la fin de la 28ᵉ semaine (6 mois écoulés).

Causes et mécanismes

Il faut distinguer, suivant leurs causes et leur pronostic :

- ***les avortements du 1er trimestre***, éventuellement uniques et sans lendemain, d'origine surtout ovulaire : 40 à 60 % d'anomalies chromosomiques. Ils ne peuvent être évités ;
- ***les avortements du 2e trimestre***, d'origine utérine : béance de l'isthme, malformation utérine, fibrome. Ils sont dans ce cas récidivants et peuvent être évités par le traitement adéquat ;
- ***les avortements à répétition***, qui nécessitent des investigations particulières se situant aussi bien pendant qu'en dehors de la grossesse (après 2 avortements) : diabète, hypertension artérielle, iso-immunisation Rhésus.

AVORTEMENTS DU 1er TRIMESTRE

Signes essentiels

Cliniques

Il faut savoir reconnaître les deux phases, qui se succèdent :

- menace d'abord, qui peut régresser ;
- avortement en cours, ou inéluctable.

Reconnaître la deuxième évite des examens inutiles et du temps perdu.

Menace d'avortement :

- les saignements sont peu importants ;
- les douleurs pelviennes n'ont pas les caractères de contractions ;
- le col est long et fermé avec un volume utérin correspondant à l'âge de l'aménorrhée ;
- l'échotomographie confirme la vitalité harmonieuse de la grossesse.

Avortement inéluctable :

- les métrorragies abondantes s'accompagnent de contractions utérines et vont en s'accentuant ;
- le col se modifie, devient court et perméable ;
- la recherche des bruits du cœur est négative, l'évolution se fait vers l'expulsion.

Il faut éliminer :

- une lésion cervicale par l'examen au spéculum ;
- une grossesse extra-utérine ; une môle ;
- des métrorragies en cours de grossesse : chorio-amniotite, l'avortement provoqué ;
- des métrorragies non gravidiques : kystes de l'ovaire, annexite.

Examens paracliniques

Dans l'avortement inéluctable : aucun examen n'est indiqué (en dehors du bilan préopératoire).

Dans la menace d'avortement :

- *l'échographie* date la grossesse, montre son siège, sa vitalité ou sa mort, et fait le diagnostic de décollement placentaire, de môle, d'œuf clair ;
- dosages des β-hCG.

Évolution et pronostic

L'expulsion se fait sans complication dans les avortements spontanés précoces.

Dans les autres cas, les complications sont :

- la rétention d'œuf entier ;
- la *rétention partielle de débris ovulaires* : les métrorragies persistantes, de la fièvre parfois associée à un utérus qui reste gros et un col ouvert en sont le tableau clinique ; l'échographie retrouve les débris ovulaires dans l'utérus ;
- *l'infection ovulaire et annexielle* est la complication de la précédente description ;
- le déclenchement d'une iso-immunisation est possible si la femme est de groupe Rhésus négatif.

Traitement

En phase de menace, ou lorsque la vitalité de l'œuf est incertaine, la tendance actuelle est l'abstention, parfois avec du repos associé à un antispasmodique.

L'avortement est inéluctable ou l'œuf a été expulsé ; le curetage se discute avec ou sans prise de misoprostol.

Après 10 semaines, le curetage est indispensable car il existe un risque de rétention. Il se fera soit par curage digital, soit par aspiration.

Une prévention du tétanos doit toujours être faite (sérum ou rappel d'anatoxine) si l'avortement paraît provoqué.

Une administration de sérum anti-D doit toujours être faite, même s'il ne s'agit que d'une menace d'avortement, si la femme est de groupe Rhésus négatif.

Un examen anatomopathologique des débris ovulaires peut être demandé pour éliminer une môle, une grossesse extra-utérine, ou pour affirmer une chorioamniotite, etc.

AVORTEMENTS DU 2e TRIMESTRE

Signes essentiels

Il existe deux tableaux différents suivant que le fœtus est vivant ou mort.

Avortement avec fœtus vivant : métrorragies, contractions, modification du col, sont plus ou moins importantes suivant qu'il s'agit d'une menace d'avortement ou d'un avortement inéluctable. S'il y a rupture de la poche des eaux, l'avortement est souvent inéluctable.

L'étiologie la plus fréquente est la béance cervico-isthmique.

Avortement après mort de l'œuf : il entraîne des métrorragies, des contractions et l'expulsion de l'œuf ; l'état du fœtus dépend de l'époque de la grossesse à laquelle il est mort (pendant le 4e mois : momification ; au-delà : macération).

Examens complémentaires

Le fœtus est vivant : s'il s'agit d'une menace (→), si l'avortement est inévitable, l'expulsion du fœtus est conduite comme un accouchement habituel, suivi, pour certains, par une révision utérine.

Le fœtus est mort : il existe des risques de troubles de la coagulation, d'infection grave si les membranes sont rompues, de réactions psychologiques de la patiente. Le spécialiste choisira entre l'expectative ou le déclenchement de l'accouchement. Si expectative, la surveillance de la coagulation est nécessaire à partir de 3 semaines après le décès.

Dans tous les cas

Administrer du sérum anti-D si la patiente est de groupe Rhésus négatif, même si le fœtus n'est pas expulsé.

Faire l'examen bactériologique, *anatomopathologique*, *radiographique* des annexes et du fœtus.

Rechercher l'étiologie de cet avortement.

Principales causes

Pour les avortements du 1er trimestre :

- une *anomalie chromosomique de l'œuf* : faire un caryotype des parents après conseil génétique s'il existe des avortements à répétition ;
- une infection ovulaire et de l'appareil génital (endométrite, cervicite) ;
- dans les avortements à répétition, la recherche de l'étiologie se fera par prélèvements bactériologiques : placenta, fœtus, col, endocol et biopsie d'endomètre après avortement ;
- une cause maternelle : myxœdème fruste (par les dosages hormonaux).

Pour les avortements du 2e trimestre :

- une cause *mécanique :*
  - utérine : béance cervico-isthmique, fibrome, par l'hystérographie 3 mois après avortement et calibrage du col,
  - ovulaire : grossesse gémellaire, hydramnios ;
- une *cause infectieuse* : listériose, par ECBU et hémoculture ;
- une cause *maternelle.*

B

BARLOW (maladie de)

Voir *Prolapsus valvulaire mitral*.

BARTHOLINITE

Définition

La bartholinite, ou infection des glandes de Bartholin, est une affection fréquente de faible gravité, mais fort gênante par sa tendance récidivante si le traitement n'a pas été suffisant (*cf.* illustration).

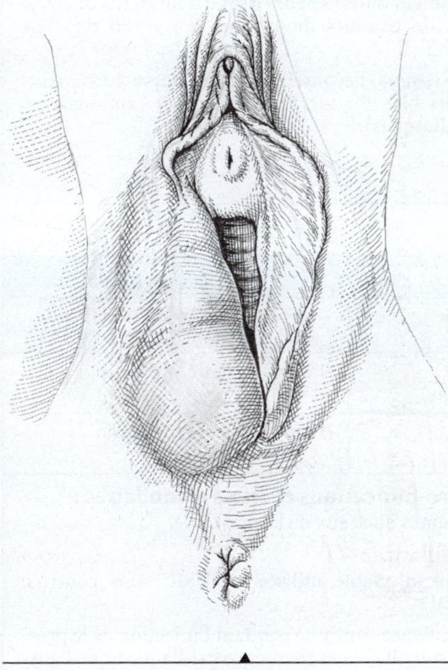

Bartholinite droite.

Causes et mécanismes

La bartholinite peut être due à de nombreux germes : gonocoque, staphylocoque doré, colibacille, etc.

Signes cliniques

De début brutal, ou insidieux, elle se caractérise par des douleurs de la région vulvaire postérieure et de la fièvre.

L'examen clinique constate une tuméfaction souvent unilatérale occupant la moitié de la grande lèvre. Toute la région vulvaire est rouge, tendue, très douloureuse.

Pronostic et évolution

La bartholinite passe à la chronicité et une surinfection peut survenir à tout moment.

Traitement

Le seul satisfaisant est l'exérèse de la glande au stade collecté. Les soins postopératoires : irrigations vaginales et ovules antiseptiques, maintiendront la région propre.

L'hématome est la complication postopératoire la plus fréquente.

BARTTER (syndrome de)

Voir *Tubulopathies chroniques*.

β-BLOQUANTS

Les β-bloquants sont des substances qui inhibent les effets du système sympathique en se fixant de manière spécifique sur les β-récepteurs, empêchant ainsi l'action des catécholamines.

Ils ont donc des effets :

- inotrope négatif : diminution de la force contractile du myocarde ;
- chronotrope négatif : ralentissement de la fréquence cardiaque ;
- dromotrope négatif : ralentissement de la conduction auriculo-ventriculaire ;
- bathmotrope négatif : diminution de l'excitabilité du myocarde.

β-BLOQUANTS PAR VOIE ORALE		
(DCI) *NOM DU MÉDICAMENT*	PRÉSENTATION	POSOLOGIE PER OS
Bisoprolol : *Soprol*	cp à 10 mg	10 à 20 mg/j
Carvedilol : *Kredex*	cp à 6,25 mg, 12,50 mg, 25 mg	6,25 à 50 mg/j
Propranolol : *Avlocardyl*	cp à 40 et 160 mg	40 à 160 mg/j
Acébutolol : *Sectral*	cp à 200 et 400 mg	100 à 400 mg/j
Aténolol : *Ténormine*	cp à 50 et 100 mg	50 à 200 mg/j
Métoprolol : *Seloken*	cp à 100 et 200 mg	50 à 200 mg/j

Action :
Diminuent la pression artérielle, ralentissent la fréquence cardiaque et la conduction auriculo-ventriculaire, diminuent la force contractile et l'excitabilité du myocarde.

Indications :
- hypertension artérielle, traitement de fond de l'angine de poitrine, infarctus du myocarde, prévention secondaire post-infarctus ;
- troubles du rythme supraventriculaires et ventriculaires, symptômes cardio-vasculaires des hyperthyroïdies ;
- cardiomyopathies obstructives, migraines (propranolol ou métoprolol) ;
- insuffisance cardiaque chronique non décompensée (bisoprolol, carvedilol) ;
- algoneurodystrophies, tremblements essentiels, prévention de récidives d'hémorragies digestives par hypertension portale chez les cirrhotiques (propranolol).

Contre-indications :
- insuffisance cardiaque décompensée ;
- bloc AV non appareillé, bradycardie < 50/min ;
- antécédent d'asthme ou de bronchospasme. Artérites sévères.

Effets secondaires :
- bradycardie excessive, troubles de conduction AV ;
- asthénie transitoire, troubles digestifs bénins, cauchemars, impuissance.

Précautions d'emploi :
- ne jamais interrompre le traitement brutalement notamment dans l'angor (risque d'infarctus du myocarde, de troubles du rythme graves ou de mort subite) ;
- associations déconseillées avec des médicaments responsables de torsades de pointe (amiodarone, quinidiniques).

β-BLOQUANTS INJECTABLES		
(DCI) *NOM DU MÉDICAMENT*	PRÉSENTATION	POSOLOGIE DE LA FORME INJECTABLE
Métoprolol : *Seloken*	amp. à 5 mg	1 amp. IV lente sur 5 min
Aténolol : *Ténormine*	amp. à 5 mg	1 amp. IV lente sur 5 min

Action :
- puissant freinateur de la fréquence cardiaque ;
- réduction de certains troubles du rythme.

Indications :
- phase aiguë de l'infarctus du myocarde ;
- angor instable ;
- troubles du rythme cardiaque.

Contre-indications et effets secondaires :
Les mêmes que ceux de la voie orale.

Surveillance :
- forme injectable utilisée en USIC sous contrôle médical ;
- surveillance continue pendant l'injection de la pression artérielle, de la fréquence cardiaque et de l'auscultation pulmonaire.

BEC-DE-LIÈVRE

Voir *Fente palatine*.

BEHÇET (maladie de)

Définition

Affection ubiquitaire faisant partie des vascularites et touchant surtout l'homme jeune originaire du Japon et du Moyen-Orient.

Causes et mécanismes

Sa pathogénie est inconnue, mais les phénomènes d'ordre immunitaire semblent jouer un rôle important.

Signes cliniques

Le diagnostic de la maladie de Behçet est clinique, et se fait sur l'association de plusieurs symptômes :

- manifestations muqueuses à type d'aphtes siégeant sur les muqueuses buccales et génitales (aphtes bipolaires) ;
- manifestations cutanées : lésions de pseudo-folliculite pouvant être déclenchées par des piqûres à l'aiguille ;
- manifestations oculaires : uvéite, chorio-rétinite.

À ces trois manifestations nécessaires et suffisantes au diagnostic peuvent s'ajouter des thromboses veineuses récidivantes des gros troncs et des manifestations neurologiques à type de méningo-encéphalite qui font toute la gravité de cette affection.

Signes paracliniques

Signes biologiques non spécifiques d'inflammation.

Évolution

Elle se fait sur des années et le pronostic est grave : cécité, complications neurologiques ou thromboemboliques.

Traitement

Pas de traitement spécifique. On fait appel aux corticoïdes, aux anticoagulants, à la colchicine lors des poussées de la maladie.

BESNIER-BOECK-SCHAUMANN (maladie de)

Voir *Sarcoïdose*.

BIERMER (maladie de)

Voir *Anémies mégaloblastiques*.

BILHARZIOSES

Définition

Ce sont des affections parasitaires dues à des vers trématodes : *Schistosoma hæmatobium*, responsable de la bilharziose urinaire et *Schistosomia mansoni*, responsables de la bilharziose intestinale, *Schistosoma japoncum et mekongi* responsables d'une bilharziose hépatique et artério-veineuse.

Causes et mécanismes

Les vers adultes vivent dans les veines du système porte, mésentérique ou vésical ; leur taille est de l'ordre de 15 mm x 1 mm. *Schistosoma hæmatobium* est présente dans le bassin méditerranéen, en Afrique, à Madagascar, dans l'île de la Réunion. *Schistosoma mansoni* est retrouvée en Amérique centrale et du Sud et en Afrique tropicale. Les œufs peuvent former un bilharziome, source de sclérose secondaire (cirrhose bilharzienne). *Schistosoma japonicum et mekongi* sont retrouvés en Extrême-Orient. L'hôte définitif est l'homme, la contamination se fait lors du contact de la peau avec l'eau douce infestée (baignades, travaux domestiques, passages de gué).

✚ Surveillance, évolution, complications

Bilharziose urinaire : ce sont les conséquences de la sclérose péri-urétérale avec son retentissement sur le haut appareil : *vésicale* avec petite vessie scléreuse, *urétrale* à type de rétrécissement et de fistules périnéales, *génitale* à type de prostatite, de vésiculite, d'épididymite. L'urétrographie mictionnelle et la cystographie rétrograde évaluent les lésions :

– *la surinfection* par des germes banals ;
– *la cancérisation* des lésions exophytiques bilharziennes.

Bilharziose intestinale ou hépato-splénique : on peut observer les complications suivantes : hypertension portale avec hématémèse, manifestations pulmonaires ou neurologiques.

Le cycle

Les femelles localisées selon l'espèce dans les ramifications veineuses de l'intestin ou de la vessie pondent des œufs qui, par effraction, traversent les tissus et sont éliminés par les selles (*S. mansoni*, *S. japonicum*, *S. intercalatum*) ou les urines *(S. haematobium)* (*cf.* illustration).

Au contact de l'eau à température de 20-25 °C, les œufs éclosent et libèrent une larve qui est absorbée par un mollusque d'eau douce, hôte intermédiaire (Bullin pour *S. hæmatobium*, Plarnorbe pour *S. mansoni* et Oncomelania pour *S. japonicum*).

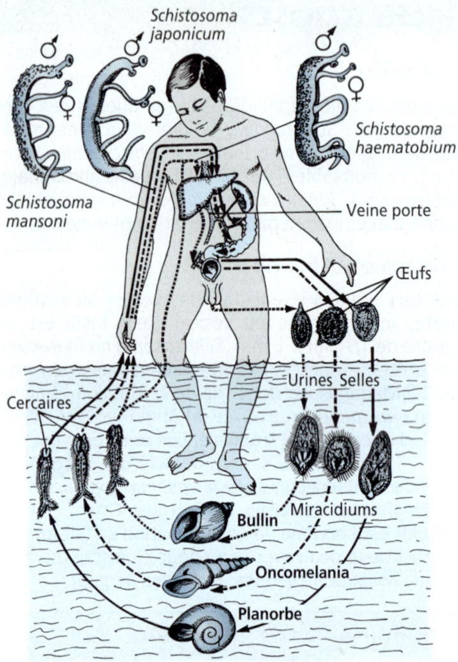

Cycle des schistosomes.

Après plusieurs transformations, la forme ultime larvaire (cercaire) est libérée dans le milieu aquatique. L'homme se contamine lors d'un contact cutané avec l'eau contaminée, les larves pénétrant par voie transcutanée. Puis, les parasites gagnent les capillaires profonds, les vers adultes vivent de 10 à 20 ans (2 à 3 ans pour *S. japonicum*).

La symptomatologie est provoquée par les œufs ; les vers adultes étant bien tolérés par l'organisme. Certains œufs restent bloqués dans les tissus où ils sont à l'origine d'une réaction inflammatoire qui constitue un granulome fibroscléreux : bilharziome.

Signes cliniques

On distingue :

- des lésions *cutanées* : prurit, érythème, urticaire satellites de la *phase de pénétration* ;
- des signes *généraux* : fièvre, céphalée, arthralgies, délire, manifestations broncho-pulmonaires, hépatomégalie ;
- enfin une *période d'état* différente selon l'espèce : hématurie terminale et cystite dans la *bilharziose urinaire*, crises douloureuses abdominales, de la diarrhée, parfois une hépatosplénomégalie dans la *bilharziose intestinale ou hépato-splénique*.

Examens complémentaires

NFS : hyperéosinophilie.

Bilharziose urinaire : à l'UIV, la présence d'un liseré calcaire pathognomonique entourant la vessie fait le diagnostic. La cystoscopie montre un aspect caractéristique. La recherche d'œufs se fait dans les urines et par la biopsie vésicale.

Bilharziose intestinale : recherche d'œufs de *S. Mansoni* dans les selles et par biopsie rectale. Lavement baryté, coloscopie. Réactions immunologiques. En cas d'atteinte hépatique : bilan hépatique (souvent peu perturbé), biopsie hépatique, étude d'une hypertension portale (→).

Traitement

Le praziquantel (*Biltricide*), 40 à 60 mg/kg pendant 1 ou 2 jours. Les séquelles urologiques relèvent de la chirurgie. La prophylaxie n'est pas encore réalisable en pays d'endémie. Les bilharzioses hépatiques peuvent être traitées par l'oxamniquine (*Vansil*).

ANTIBILHARZIENS		
Praziquantel : *Biltricide*	cp quadrisécable à 600 mg	dose : 40 à 60 mg/kg, 1 ou 2 jours
Oxamniquine : *Vansil*	gél. à 250 mg	1 à 3 prises/j, un jour de traitement ; 15 mg/kg, une prise le soir.

Indications :
- *Biltricide* : infections parasitaires par les trématodes : les bilharzioses et les distomatoses.
- *Vansil* : bilharzioses à *Schistosoma mansoni.*

Contre-indications :
- *Biltricide* : cysticercose oculaire, 1er trimestre de la grossesse.

Effets secondaires :
- *Biltricide* : bonne tolérance, rares troubles digestifs, céphalées. Exceptionnelle élévation des transaminases.
- *Vansil* : céphalées, vertiges, rares convulsions ; troubles digestifs.

Précautions d'emploi :
- *Biltricide* : se méfier dans les régions d'endémie de cysticercose avec un risque en cas de cysticercose cérébrale.
- *Vansil* : risque de diminution de la vigilance lors de la conduite en raison de somnolence et vertiges.

BIPOLAIRE (trouble de l'humeur)

Définition

Le trouble de l'humeur bipolaire (autrefois appelée psychose maniaco-dépressive, maladie maniaco-dépressive, PMD) est caractérisé par la succession de troubles thymiques (accès dépressifs et/ou accès maniaques) entrecoupés d'intervalles libres de bonne qualité.

Causes et mécanismes

Les facteurs héréditaires ont un poids certain, mais comme dans toutes les maladies mentales, les étiologies sont multiples et fort mal connues.

Signes cliniques

Le début survient généralement avant l'âge de 30 ans.

Les combinaisons cliniques sont très variables :

- souvent, les accès maniaques ou mélancoliques sont séparées d'intervalles libres, lucides, de durée variable (PMD *bipolaires*) ;
- parfois, les accès se succèdent sans intervalles libres ;
- ailleurs, accès mélancolique et accès maniaque se succèdent l'un l'autre et réciproquement ;
- souvent, la maladie ne comporte que des épisodes dépressifs (PMD *unipolaire dépressive*, ou *dépression endogène récidivante*) ;
- parfois, la symptomatologie comporte l'intrication d'éléments dépressifs et maniaques ; ce sont les états mixtes ;
- certaines formes ont un début tardif (après 50 ans), ne sont que dépressives et ont quelques particularités sémiologiques importantes ; des plaintes somatiques et un ralentissement : ce sont les *psychoses maniaco-dépressives unipolaires à début tardif*.

Les examens paracliniques sont essentiellement ceux du bilan prélithium (→ Traitement par Lithium).

L'évolution

Elle se fait souvent vers un raccourcissement des intervalles libres et une augmentation de la durée des accès. Sous traitement préventif par les thymorégulateurs, des rechutes semblent évitées, essentiellement dans les formes bipolaires.

Les éléments de surveillance

Ce sont ceux des épisodes maniaques ou dépressifs, sur le plan clinique. Les dosages de la lithiémie sont réguliers.

Le traitement

Il comporte d'une part celui de l'accès en question (→ Dépressions et Manie), d'autre part la prévention des rechutes par les thymorégulateurs (*Téralithe, Tégrétol, Dépamide, Dépakine, Dépakote*) et les antipsychotiques de 2e génération

NORMOTHYMIQUES OU THYMORÉGULATEURS	
LITHIUM	
Gluconate de lithium *Neurolithium*	amp. buvables de 5 mL et 10 mL = 4,85 et 6,9 mg de lithium
Carbonate de lithium *Téralithe* *Téralithe LP 400*	cp à 250 mg = 6,8 meq de lithium cp à 400 mg = 10,8 meq de lithium
Valpromide *Dépamide*	cp 300 mg gastrorésistants.
acide valproïque *Dépakine* *Dépakine chrono*	cp 200 mg ; cp 500 mg sol.200 mg/mL cp chrono 500 mg

→

Contre-indications : • Atteinte hépatique, antécédents d'hépatite due à l'acide valproïque. **Effets indésirables :** • *Troubles neuropsychiques* : effet sédatif, hypotonie, manifestations confuso-onirique (surtout en cas d'association à d'autres psychotropes).	• *Troubles digestifs bénins transitoires* : prise de poids, tremblement, finesse des cheveux, très rares cas de thrombopénies, hépatites, pancréatites. **Surdosage aigu :** • Nausées, troubles de l'équilibre, sédation, état confusionnel ou stuporeux (à traiter par lavage gastrique, administration de charbon activé). • Surveillance cardio-respiratoire (et diurèse osmotique, si besoin).
carbamazépine *Tégrétol* et *Tégrétol* LP	cp à 200 mg ; solution à 20 mg/ml cp LPà 400 mg
Contre-indications : • Allergies cutanées graves, bloc auriculo-ventriculaire, occlusion intestinale. • Prudence si antécédents de glaucome, de rétention urinaire, d'affections hépatiques et rénales. **Effets secondaires :** Fatigue, somnolence, ataxie, céphalées, troubles digestifs, troubles visuels, confusion, agitation, éruptions, leucopénie (donc surveillance de la NFS tous les 15 jours en période d'ascension des doses), troubles de l'équilibre, nausées.	**Surdosage :** • Agitation motrice, tremblements, mouvements anormaux, mydriase, troubles de conscience pouvant aller jusqu'au coma. Troubles cardio-respiratoires. **Traitement :** Charbon activé, surveillance des fonctions vitales.
DIVALPROATE DE SODIUM	
Dépakote	cp gastrorésistant 250 mg et 500 mg
Contre-indications : • Hypersensibilité connue à la molécule. • Hépatites aiguës et chroniques. • Porphyries. **Surveillance :** • NFS, plaquettes. • Bilan hépatique.	**Effets secondaires :** • Risque tératogène. • Syndrome parkinsonien réversible. • Troubles digestifs en début de traitement. • Prise de poids, céphalées, somnolence, chute des cheveux. **Surdosage :** • Coma calme, hypotonique, myosis, dépression respiratoire. • Traitement par évacuation gastrique, diurèse, surveillance cardio-respiratoire.

BLÉPHARITES

Inflammation des paupières. Associée ou non à une conjonctivite, elle se traduit par un œdème palpébral avec rougeur du bord ciliaire, parfois des croûtes à la racine des cils. Souvent prurigineuse.

Étiologie

Blépharites parasitaires ou bactériennes, troubles de réfraction non corrigés (astigmatisme), hétérophorie, usage de cosmétiques, allergies, dermite séborrhéique, rosacée, psoriasis, eczéma.

Traitement

Suppression du facteur déclenchant si on le retrouve, hygiène des paupières, quelquefois pommades corticoïdes et antibiotiques.

Les blépharites sont tenaces et souvent récidivantes.

BLOCAGE INTERMAXILLAIRE

Les fractures du maxillaire supérieur, les disjonctions craniofaciales et les fractures du maxillaire inférieur, après leur réduction, voire une ostéosynthèse, nécessitent une contention qui est assurée par le blocage intermaxillaire. Ce blocage présente l'intérêt essentiel de contenir ces fractures en bon articulé dentaire.

Technique

Le blocage intermaxillaire est réalisé par la mise en place d'arcs métalliques sur les maxillaires supérieurs et inférieurs. Ces arcs sont fixés à chacune des dents par une ligature au fil d'acier 4/10, puis les deux arcs sont solidarisés par des ligatures au fil d'acier 3/10.

Dans certains cas, les arcs peuvent être remplacés par des ligatures au fil d'acier placées sur les prémolaires (ligatures d'Ivy).

Des cas particuliers difficiles peuvent se présenter, notamment chez les sujets édentés. Les arcs sont alors remplacés par les prothèses dentaires du patient.

Le blocage intermaxillaire est habituellement maintenu pendant un délai variant de 1 à 2 mois. La nutrition est assurée par une alimentation semi-liquide.

Soins de bouche

Ces soins doivent être effectués méticuleusement après chaque repas. De plus, le patient doit pouvoir disposer de ciseaux permettant à tout moment de sectionner les ligatures intermaxillaires, notamment en cas de vomissements.

BLOC AURICULO-VENTRICULAIRE

Définition

Le terme de bloc auriculo-ventriculaire désigne le ralentissement ou l'interruption de l'influx entre les oreillettes et les ventricules.

Causes et mécanismes

La conduction auriculo-ventriculaire peut être touchée de façon plus ou moins importante : le *bloc de premier degré* correspond à un simple allongement du temps de conduction auriculo-ventriculaire ; le *bloc de deuxième degré* correspond à des ondes P bloquées non suivies de complexes ventriculaires ; le *bloc de troisième degré* correspond à une interruption complète de la conduction auriculo-ventriculaire avec indépendance complète entre les oreillettes et les ventricules.

Les blocs auriculo-ventriculaires surviennent dans différentes conditions : ils peuvent être *idiopathiques,* liés à une dégénérescence du tissu de conduction ; ils peuvent également être *secondaires* : infarctus du myocarde, rhumatisme articulaire aigu, endocardite bactérienne, intoxication digitalique, valvulopathies aortiques, myocardiopathies ; ils peuvent également avoir une *origine congénitale* (*cf.* illustration).

Signes essentiels

Cliniques :

• le bloc peut être bien toléré et l'examen ne retrouvera qu'un pouls très lent (autour de 40 par

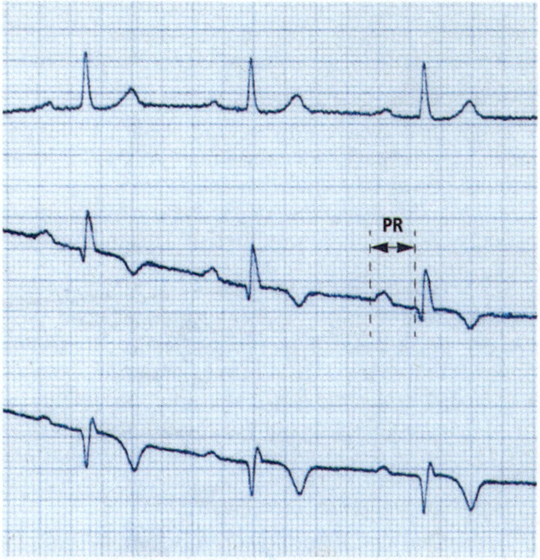

BAV du 1er degré : allongement de l'espace PR.

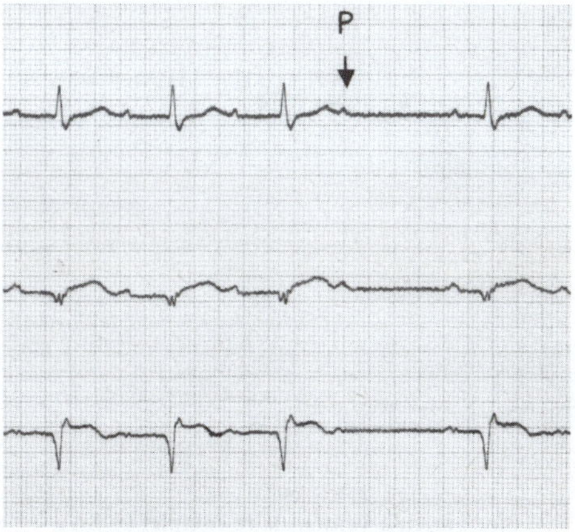

BAV du 2e degré. P = onde P bloquée.

minute). Le diagnostic reposera sur l'électrocardiogramme ;

• le bloc auriculo-ventriculaire est également susceptible de donner lieu à des accidents aigus par anoxie cérébrale aiguë secondaire à un bloc complet paroxystique (syndrome d'Adams-Stokes). Ces accidents aigus se manifestent par un arrêt circulatoire brutal pouvant réaliser un simple malaise lipothymique (arrêt de quelques secondes), une syncope à l'emporte-pièce (arrêt de 10 à 15 secondes), risque de syncope prolongée mortelle si l'arrêt se prolonge.

En dehors des accidents d'Adams-Stokes peuvent également survenir des manifestations d'insuffisance cardiaque et d'ischémie cérébrale chronique.

Électrocardiographiques :

• *le bloc du premier degré* se traduit par un allongement de l'espace PR supérieur à 0,20 s chez l'adulte et à 0,18 s chez l'enfant ;

• *le bloc du deuxième degré* peut revêtir deux aspects : soit celui de périodes de Luciani-Wenckebach avec allongement progressif de l'espace PR jusqu'à une onde P bloquée, non suivie d'une réponse ventriculaire, soit celui d'un bloc de type 2/I, 3/I, 4/I et pouls avec réponse ventriculaire aux ondes P toutes les 2, 3, 4 et plus ondes P ;

• *le bloc du troisième degré* se traduit par une indépendance complète des ondes P battant à leur propre rythme et des complexes ventriculaires battant à un rythme lent et régulier (au-dessous de 40 par minute habituellement) (*cf.* illustration).

L'exploration endocavitaire du faisceau de His par cathétérisme droit permet d'affirmer le trouble conductif en cas de troubles paroxystiques ou en cas de diagnostic incertain sur le tracé de surface (→ Exploration électrophysiologique).

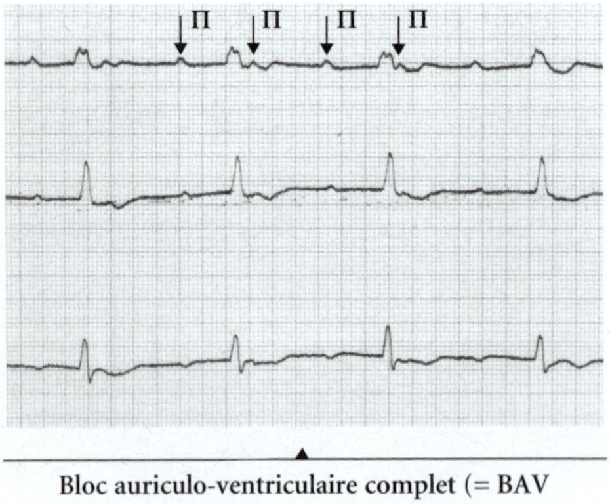

Bloc auriculo-ventriculaire complet (= BAV du 3e degré) : les ondes P sont régulières et dissociées des complexes QRS.

Évolution

Elle est suivie sur des électrocardiogrammes répétés car un bloc de faible degré peut s'aggraver et se transformer en bloc de haut degré faisant courir un risque vital.

Traitement

En cas de syncopes, outre la réanimation habituelle devant un arrêt cardiaque, le rythme cardiaque peut être accéléré soit par une perfusion d'isoprénaline *(Isuprel)* en réglant le débit pour que le rythme ventriculaire soit > 50 par minute, soit par une sonde d'entraînement électrosystolique.

À distance d'un épisode aigu, il s'agira d'implanter un stimulateur cardiaque définitif (→ Pacemaker) afin de prévenir une syncope qui peut être mortelle. L'étude de l'activité du faisceau de His peut être un appoint précieux pour prendre cette décision.

BLOC SINO-AURICULAIRE

Définition

Ralentissement de la conduction entre le nœud sinusal et les oreillettes. L'électrocardiogramme permet de définir trois degrés de bloc sino-auriculaire.

Causes et mécanismes

La cause iatrogène est la plus fréquente, du fait de l'action dromotrope négative (déprimant la conduction) de certains anti-arythmiques : digitaliques, quinidine, procaïnamide, etc.

L'arrêt de l'antiarythmique responsable entraîne habituellement la guérison.

Une hyperréflectivité vagale peut entraîner des troubles de la conduction sino-auriculaire ; ils sont le plus souvent passagers.

Diverses cardiopathies peuvent s'accompagner de bloc sino-auriculaire :

• cardiopathie hypertensive du sujet âgé ;
• ischémie myocardique.

Parfois le bloc sino-auriculaire est idiopathique (*cf.* illustration).

Signes essentiels

Cliniques :

• le bloc sino-auriculaire est le plus souvent bien toléré ;

• parfois, il s'accompagne de faux vertiges, lipothymies, syncopes ;

• cliniquement, il existe une arythmie avec tantôt des pauses, tantôt un rythme régulier.

Électrocardiographiques : ils font le diagnostic.

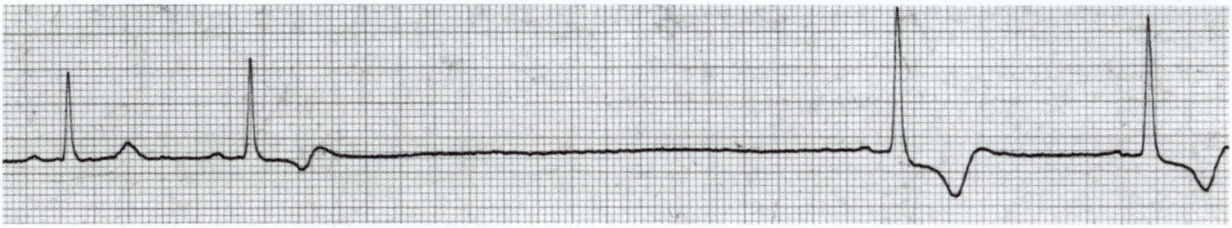

Pause sinusale de 3,5 secondes pendant lesquelles on ne voit ni onde P ni complexe QRS.

Le bloc de premier degré n'est pas visible sur le tracé de routine. L'influx du nœud sinusal prend un temps plus long pour activer l'oreillette.

Dans le bloc du deuxième degré un ou plusieurs influx ne peuvent passer. Les intervalles séparant les ondes P sont variables.

Dans le bloc du troisième degré aucun influx n'est transmis ou formé. Il n'y a pas d'onde P.

Traitement

Il est fonction de la cause.

En cas de cause iatrogène : l'arrêt du médicament s'impose. L'atropine peut être utilisée transitoirement.

En cas de bloc sino-auriculaire chronique : avec syncopes, on peut être conduit à mettre en place un stimulateur cardiaque définitif.

BLOCS DE BRANCHE

Définition

Trouble de la conduction entraînant un retard d'activation ventriculaire. Ce retard peut intéresser le ventricule droit ou le ventricule gauche ou les deux à la fois. Un bloc de branche peut être complet ou incomplet. Le diagnostic est électrocardiographique.

Causes et mécanismes

L'onde de dépolarisation électrique est conduite aux ventricules par le faisceau de His qui se divise en deux branches, droite et gauche, chacune destinée au ventricule homologue. Un bloc de branche correspond à une interruption de la conduction dans une des branches du faisceau de His en cas de bloc complet, à un simple ralentissement en cas de bloc incomplet. La branche gauche du faisceau de His se divise elle-même en deux hémibranches dont la conduction peut être atteinte de façon isolée, ce qui amène à distinguer des hémiblocs gauches antérieurs ou postérieurs.

Les blocs de branche peuvent être l'aboutissement d'une dégénérescence du tissu de conduction, mais peuvent jalonner l'évolution de nombreuses cardiopathies au premier rang desquelles il faut citer : les cardiopathies ischémiques, hypertensives et valvulaires gauches.

Diagnostic

Il repose uniquement sur l'électrocardiogramme (*cf.* illustration).

Bloc de branche droit : en dérivations VI et D3 le complexe ventriculaire prend un aspect en M de

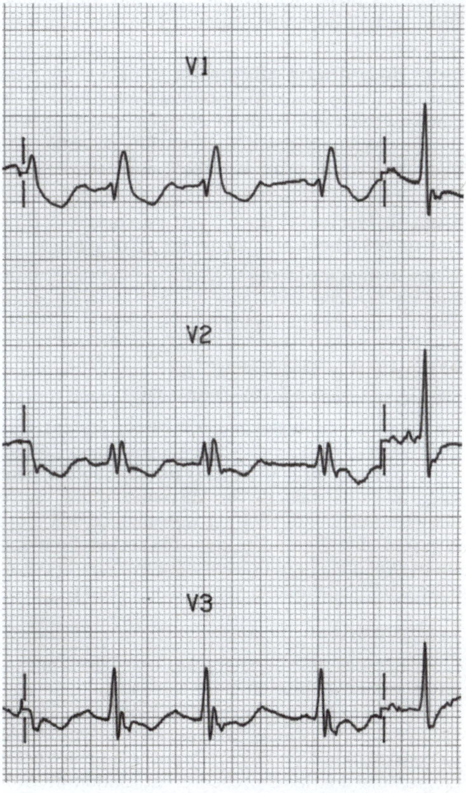

Bloc de branche droit complet.

type rSR', avec une sous-dénivellation du segment S-T et une inversion de l'onde T négative et asymétrique. En dérivations V6 et DI la morphologie est de type qRS avec une onde S large et empâtée.

Le bloc est complet si la durée du complexe ventriculaire est supérieure à 0,12 s, incomplet si elle est inférieure à 0,12 s.

Bloc de branche gauche : en dérivations V6 et DI le complexe ventriculaire prend un aspect de positivité exclusive de type R avec sous-dénivellation du segment S-T et inversion de l'onde T, négative et asymétrique. En dérivations VI et D3 la morphologie est de type QS (miroir de R exclusif en V6), parfois de type rS.

Le bloc est complet si la durée du complexe ventriculaire est supérieure à 0,12 s, incomplet si elle est inférieure à 0,12 s.

Hémiblocs gauche :

- *hémibloc antérieur gauche :* déviation de l'axe de QRS au-delà de – 30°, aspect qR en aVL et rS en D3 ;
- *hémibloc postérieur gauche :* déviation de l'axe de QRS au-delà de + 90°, aspect rS en aVL et qR en D3.

Blocs de branche bilatéraux : il peut s'agir d'un bloc simultané des deux branches avec aspect de bloc auriculo- ventriculaire complet, ou d'un bloc complet alternant des deux branches ou enfin d'un bloc de branche droit avec bloc auriculo-ventriculaire du premier degré.

Blocs bifasciculaires : c'est l'association d'un bloc de branche droit avec un hémibloc gauche.

Blocs trifasciculaires : c'est l'association d'un bloc de branche droit avec un hémibloc antérieur gauche et postérieur gauche.

Évolution

Elle est surveillée sur l'électrocardiogramme répété.

Les blocs de branche peuvent rester stables très longtemps et ne donner lieu à aucune complication. Dans certains cas, le trouble de conduction peut s'aggraver du fait de la survenue d'une autre atteinte de la conduction. La surveillance doit alors être plus stricte en particulier à la recherche d'épisodes syncopaux qui doivent faire évoquer la possibilité d'un bloc auriculo-ventriculaire paroxystique.

Traitement

Il n'existe pas de traitement des blocs de branche, en dehors de la mise en place d'un stimulateur cardiaque en cas d'évolution vers un bloc auriculo-ventriculaire paroxystique avec accidents syncopaux. La constatation d'un bloc de branche à l'électrocardiogramme doit faire proscrire l'utilisation de drogues déprimant la conduction susceptibles d'aggraver le trouble conductif préexistant.

BORNHOLM (maladie de)

Voir *Coxsackie (infection à virus).*

BORRÉLIOSE

Voir *Lyme (maladie de).*

BOTULISME

Définition

C'est une maladie neurologique grave due à une exotoxine d'origine alimentaire, sécrétée par *Clostridium botulinum*, germe anaérobie strict.

Causes et mécanismes

Les spores répandues dans le sol et les intestins d'animaux sont très résistantes ; la toxine est thermolabile à 100 °C. Le germe élabore la toxine dans l'aliment. Sont responsables : les conserves artisanales, la charcuterie, les conserves de poissons. La toxine imprègne le système neuromusculaire.

Signes essentiels

Quelques heures ou jours après l'ingestion surviennent douleurs abdominales et vomissements. L'atteinte du système nerveux se traduit alors par :

- des *troubles oculaires* (paralysie de l'accommodation, mydriase, paralysie de la musculature extrinsèque) ;
- des *troubles bucco-pharyngés* (bouche sèche, dysphagie).

On recherche la toxine et les germes dans les aliments (en règle générale plusieurs personnes sont atteintes).

+ Surveillance, évolution, complications

Sont possibles : l'atteinte des membres inférieurs, des troubles respiratoires ou cardiaques (à traiter en réanimation) ; les formes mortelles sont rares actuellement.

Traitement

Prophylactique : se méfier des conserves familiales, faire cuire ces aliments, rejeter toute boîte de conserve bombée. Le vaccin antibotulique est réservé au personnel de laboratoire exposé (réactions secondaires).

Curatif : en centre spécialisé : sérothérapie, repos, apports hydroélectrolytiques, prostigmine (contre la parésie intestinale), si besoin assistance ventilatoire.

BOUCHON DE CÉRUMEN

Définition

L'obstruction du conduit auditif externe par un bouchon de cérumen est un fait fréquent. Le cérumen est constitué par des sécrétions glandulaires et des produits de desquamation cutanée. L'utilisation de coton-tige facilite la formation de ces bouchons.

L'obstruction se traduit par une sensation d'oreille bouchée, une hypoacousie, parfois des bourdonnements, voire des vertiges.

Traitement

L'extraction est effectuée soit par lavage à l'énéma à 37 °C, éventuellement après instillations de solutions dissolvantes (*Cérulyse, Céruménol, Audispray*) soit à sec au crochet, soit encore par aspiration.

En présence d'un bouchon épidermique (aspect blanchâtre), le lavage est contre-indiqué.

BOUFFÉE DÉLIRANTE AIGUË OU PSYCHOSE DÉLIRANTE AIGUË

Définition

C'est l'explosion brutale chez le sujet plutôt jeune d'un délire aux thèmes et mécanismes polymorphes, associé à des troubles de l'humeur, qui évolue favorablement à court terme sous traitement neuroleptique.

Causes et mécanismes

Ce peuvent être :

- des intoxications : alcool, haschisch, chloral, LSD, amphétamines, etc. ;
- des psychoses puerpérales : délire survenant dans les suites de couches ;
- une réaction à une affection cérébrale (lésion temporale, par exemple) ;
- les chocs émotionnels graves notamment dans les périodes charnières de l'existence, les périodes de surmenage ;
- les états de fragilité organique postopératoire, infectieux, post-traumatisme crânien.

Souvent aucune cause n'est retrouvée.

Signes cliniques

Brutalement, sans symptômes préalables, apparaît une expérience délirante polymorphe et variable associant délire, perturbations de l'humeur et troubles de la conscience chez un sujet jeune.

L'expérience délirante : le délire est la croyance irréductible et inébranlable à une conception fausse de la réalité.

Ici, il apparaît brusquement chez un sujet apparemment sain jusque-là. Il est polymorphe dans ses thèmes : persécution, grandeur, possession, empoisonnement, richesse, etc., et dans ses mécanismes : les hallucinations (perceptions sans objet) sont habituelles avec interprétation, intuition, imagination. L'automatisme mental est fréquent. Ce délire est variable, avec une aggravation le soir, peu systématisé (c'est-à-dire peu organisé dans un système cohérent) mais entraîne une conviction totale de la part du malade.

L'humeur est constamment altérée. Elle peut l'être dans le sens de la dépression, de l'exaltation ou des deux à la fois. L'humeur est très variable dans la journée.

La conscience paraît normale. Mais le sujet est parfois confus, ou simplement obnubilé.

L'insomnie est fréquente. Il n'existe aucun autre trouble somatique. L'examen neurologique est normal (sauf en cas de lésion neurologique).

Signes paracliniques

Les examens complémentaires servent à orienter la recherche étiologique :

- *Recherche de toxiques avec alcoolémie* en particulier, consommation de haschich.
- *Scanner cérébral* dans le but de rechercher une lésion localisée, demandé au moindre doute clinique.

✚ Éléments de surveillance

L'hospitalisation est nécessaire dans une chambre calme. La contention est proscrite. La surveillance est essentiellement clinique et repose sur l'établissement d'un contact le meilleur possible avec un malade souvent persécuté.

On notera son comportement, les thèmes et la variété de son délire, ses possibilités de s'enrichir au gré des facteurs d'environnement (interprétations du comportement de ses voisins, etc.), d'éventuelles attitudes d'écoute (le malade interrompt son activité, sa mimique se fige dans l'attitude de quelqu'un qui écoute). On surveillera les variations de l'humeur, craignant les passages à l'acte qui pourraient les accompagner. L'état de conscience est important à remarquer. La prise régulière de la tension artérielle et du pouls peut permettre d'établir un contact et de surveiller le malade. Il faut veiller à ce que le malade ait une alimentation et une hydratation correctes.

Évolution et complications

L'évolution est habituellement rapidement favorable (quelques jours à quelques semaines) sous traitement : l'humeur se normalise, l'état délirant disparaît et souvent le malade « critique » son délire ; il reconnaît le caractère pathologique de l'épisode qu'il vient de présenter. Dans 50 % des cas, il y a guérison définitive. Mais les récidives sont à craindre, plusieurs mois ou plusieurs années après.

Plus rarement, la bouffée délirante aiguë (BDA) évolue vers un délire chronique, en particulier schizophrénique. Certains éléments cliniques sont de pronostic défavorable (évolution probable vers la schizophrénie) :

- importance de l'automatisme mental ;
- angoisse avec une humeur assez stable ;
- polymorphisme des thèmes moins nets ;
- durée prolongée.

La BDA peut être le mode d'entrée dans une maladie maniaco-dépressive.

Traitement et pronostic

C'est une urgence psychiatrique. Une HDT (hospitalisation à la demande d'un tiers) et une mise sous sauvegarde de justice peuvent être nécessaires si besoin. Le traitement repose sur la chimiothérapie neuroleptique. Il doit être instauré rapidement par voie intramusculaire, si besoin. On emploie de préférence un seul neuroleptique, sédatif (si l'angoisse est importante) : *Largactil*, ou *Haldol ; les antipsychotiques : Risperdal, Zyprexa* sont encore bien mieux tolérés. On peut associer du lithium.

Actuellement, certains produits (*Clopixol*) ont une action retard de 48 à 72 heures évitant les injections pluriquotidiennes. Il faut corriger les désordres hydroélectrolytiques.

Les posologies ne sont diminuées que lorsque l'état du malade est amélioré. Le traitement d'entretien sera poursuivi pendant au moins 1 an. Le malade sera suivi en consultation tous les mois, même après interruption éventuelle du traitement.

BOUILLAUD (maladie de)

Voir *Rhumatisme articulaire aigu*.

BOULIMIE

Définition

Troubles du comportement alimentaire définis par la survenue d'épisodes répétitifs de suralimentation excessive, rapide (< 2 h), solitaires et incontrôlables en dehors des repas. Il existe une très grande culpabilité, un dégoût de soi, un sentiment de tristesse ensuite.

Le sujet met en œuvre des comportements compensatoires visant à éviter la prise de poids (jeûnes répétés, vomissements, laxatifs). Le jugement porté sur soi -même est indûment influencé par la forme et le poids du corps.

L'hyperphagie aux repas, la gourmandise, le grignotage, le *snack feeding* ou casse-croûte de remplissage sont des diagnostics différentiels.

Signes essentiels

La clinique est très caractéristique. Les accès répétés souvent anticipés ont lieu souvent en fin de journée avec des nutriments caloriques avalés sans préparation dans n'importe quel ordre, très rapidement. L'ingestion incontrôlable a lieu en cachette. La fin des accès est marquée par des douleurs abdominales, une culpabilité importante, souvent un endormissement. Les vomissements surviennent dans presque 50 % des cas, provoqués ou spontanés.

Sur le plan du poids, 70 % des boulimiques ont un poids normal avec des fluctuations assez importantes (± 5 kg) et veulent avoir un poids idéal plus faible mais réaliste. Rarement, il existe une obésité et les crises boulimiques chez les obèses sont peu nombreuses.

En revanche, un certain nombre de boulimiques sont d'anciennes anorexiques mentales. Ainsi, il faut rappeler que près de la moitié des anorexiques sont aussi boulimiques.

Causes et mécanismes

Cette pathologie s'observe presque exclusivement au sein des sociétés occidentales et prédomine très largement chez les jeunes femmes de niveau socio-économique moyen ou élevé (2 % des femmes).

L'image corporelle est souvent insatisfaisante et l'alternance de régimes drastiques et de crises de boulimie est fréquente.

Le syndrome dépressif est souvent associé mais il existe aussi une instabilité thymique et émotionnelle sans épisode dépressif majeur.

Les abus médicamenteux ont pour but d'assurer une régulation artificielle de l'absorption calorique et du poids. Les laxatifs sont les produits les plus utilisés. L'abus d'alcool, les conduites suicidaires sont fréquents.

Traitement

Les traitements sont souvent associés, la coopération et l'observance du traitement sont parfois difficiles. Les médicaments les plus utilisés sont les antidépresseurs (*Prozac*, *Floxyfral*). Les psychothérapies, qu'elles soient d'inspiration analytique, cognitive, comportementale et la relaxation sont indispensables. Un abord psychopédagogique nutritionnel est nécessaire (inutilité voire nocivité des régimes).

L'évolution des troubles comme la réponse au traitement sont très variables et très marquées (très bonnes ou très mauvaises).

BOURDONNEMENTS D'OREILLE

Les acouphènes objectifs sont très rares. Ils sont perçus par le patient et par l'examinateur. Ils sont de type pulsatile et traduisent l'existence d'une sténose artérielle ou d'une tumeur vasculaire cervicofaciale.

Les acouphènes subjectifs, de loin les plus fréquents. Ils sont perçus seulement par le patient. Ils traduisent l'existence d'une lésion :

- de l'oreille moyenne. Rarement, ils peuvent s'observer dans l'otospongiose. C'est le seul cas où un acouphène peut être amélioré ou guéri par la chirurgie ;
- de l'oreille interne le plus souvent.

En l'absence de surdité, on ne retrouve habituellement aucune étiologie précise et il n'existe aucune solution thérapeutique précise.

Accompagnés d'une surdité de perception, quelle que soit sa nature, ils en suivent l'évolution.

Il faut apprécier leurs conséquences sur le sommeil du patient : difficultés d'endormissement, réveils nocturnes, insomnie.

Il s'agit cependant d'un symptôme peu susceptible d'amélioration, du fait d'un traitement médical, mais qui s'améliore parfois spontanément du fait de l'habituation. Le *Rivotril*, à doses progressives, peut obtenir une atténuation. L'appareillage auditif en cas de surdité associée peut être un facteur d'amélioration. Sinon on a recours à des méthodes de thérapie comportementale.

BOUVERET (maladie de)

Voir *Tachycardies supra-ventriculaires*.

BOWEN (maladie de)

Définition

La maladie de Bowen est un cancer cutané ou muqueux superficiel (*in situ*), d'évolution très lente.

Non traitée, elle évolue vers un carcinome spinocellulaire invasif (→ Carcinomes cutanés) (*cf.* illustration).

Causes et mécanismes

Ils sont mal connus.

On a incriminé l'arsenic, présent autrefois dans de nombreux médicaments.

Signes cliniques

La lésion apparaît entre 30 et 60 ans chez l'homme comme chez la femme.

Sur la peau : en n'importe quel endroit du tégument apparaît une plaque, petite au début, lentement extensive, avec un bord net, saillante, souple, rouge et croûteuse.

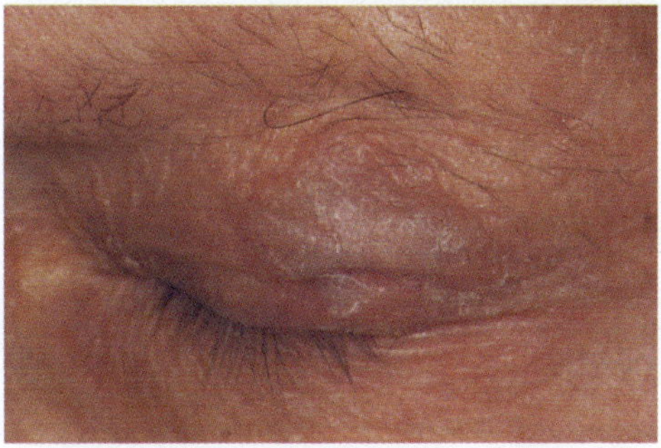

Bowen cutané.

Elle est unique ou multiple.

Sur les muqueuses : la plaque y est rouge vernissée, bien limitée, à contours arrondis, chronique, rebelle aux différents traitements, siégeant sur le gland (*érythroplasie*) ou sur la vulve (*cf.* illustration).

Évolution

Après 5 à 10 ans, l'évolution, jusque-là lente, se précipite : un nodule bourgeonnant ou une ulcération apparaît sur la plaque initiale : c'est désormais

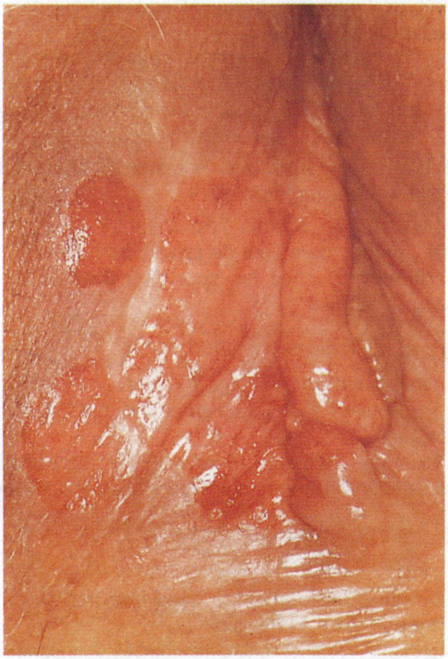

Bowen vulvaire.

un cancer invasif, de type spinocellulaire, avec un pouvoir métastatique.

Le traitement précoce est donc indispensable.

Examens complémentaires

La biopsie cutanée s'impose : l'image histologique est caractéristique.

Traitement

Il doit détruire toute la lésion :

• exérèse chirurgicale : c'est la meilleure technique car elle permet le contrôle histologique attestant une exérèse complète ;

• électrocoagulation ou *5-Fluoro-uracile* local dans les formes peu évoluées.

BRADYCARDIE SINUSALE

Définition

Rythme cardiaque, d'origine sinusale, inférieur à 60 par minute.

Causes et mécanismes

Bradycardie sinusale symptomatique :

• chez le cardiaque traité, la bradycardie sinusale traduit le plus souvent une surcharge digitalique ou en drogue β-bloquante ;

• une bradycardie sinusale est fréquente à la phase initiale de l'infarctus du myocarde, surtout dans sa localisation postérieure ;

• une bradycardie sinusale peut s'observer au cours d'affections variées : ictères rétentionnels, hypertension intracrânienne, hémorragie méningée, hypothermie, insuffisance thyroïdienne.

Bradycardie sinusale « constitutionnelle » chez des sujets vagotoniques :

• *paroxystique,* parfois responsable de malaises lipothymiques ou même de syncopes vraies ;

• *permanente :* chez les sportifs entraînés ou de caractère familial.

Signes cliniques

• Asymptomatiques le plus souvent.

• Parfois, sensations vertigineuses, épisodes lipothymiques.

• L'examen clinique montre : une bradycardie modérée, un rythme régulier qui s'accélère à l'effort.

L'électrocardiogramme affirme le diagnostic

• Examen d'un long tracé dans une dérivation où les ondes P sont bien visibles.

• Intervalle régulier entre les ondes P, espace PR constant et normal, morphologie normale des ondes P et complexes QRS.

Traitement

Les bradycardies secondaires relèvent du traitement de l'affection causale.

Les bradycardies sinusales responsables de signes fonctionnels gênants bénéficient de l'administration de parasympatholytiques (atropine) ou de sympathomimétiques (éphédrine). Un entraînement électrosystolique peut parfois être indiqué.

BRONCHECTASIE

Voir *Dilatation des bronches.*

BRONCHIOLITE

Définition

Infection aiguë virale, responsable d'une obstruction des bronchioles se traduisant par un *wheezing* ou dyspnée sifflante chez l'enfant de moins de 2 ans.

Causes et mécanismes

Infection due le plus souvent au virus respiratoire syncytial (VRS) : épidémies en automne et en hiver, risque d'infections nosocomiales.

Signes essentiels

• Peu ou pas de fièvre.

• Écoulement nasal, toux.

• Dyspnée avec expiration longue et sifflante (asthmatiforme).

• Hypersécrétion avec encombrement d'apparition secondaire.

• Difficultés alimentaires.

Examens paracliniques (réalisés en cas de forme sévère)

• Radio de thorax : distension et hyperclarté pulmonaire, images en foyer.

• Gaz du sang : hypoxie, hypercapnie dans les formes graves.

• Recherche du VRS dans les sécrétions rhino-pharyngées.

Éléments de surveillance

• Fréquence et régularité du rythme respiratoire (gravité des pauses).

• Importance des signes de lutte.

• Coloration (pâleur, cyanose).

• Troubles de conscience, agitation.

• Fréquence cardiaque, tension artérielle, temps de recoloration cutanée.

• Oxymétrie de pouls (saturation).

Évolution et complications

- Évolution favorable en 6 à 8 jours. Risque de surinfections ORL (otite) et pulmonaire.
- Évolution vers l'aggravation rapide (épuisement, anoxie, hypercapnie) en cas de *facteurs de risque* surajoutés : encombrement important ; enfant âgé de moins de 3 mois ; maladie cardio-pulmonaire sous-jacente (cardiopathie, mucoviscidose, dysplasie broncho-pulmonaire) ; déficit immunitaire.

Traitement et pronostic

- Kinésithérapie respiratoire à la phase sécrétante et aspiration naso-pharyngée répétée.
- Oxygénation par lunettes si nécessaire.
- Apport nutritionnel et hydrique suffisant (par perfusion ou gavage si nécessaire).
- Traitement d'appoint : β-mimétiques inhalés (inutiles avant 3 mois et d'efficacité inconstante au cours de la 1re année) ; antibiotiques en cas de surinfection bactérienne.
- Ventilation assistée dans les formes graves.
- En période d'épidémie : mesures préventives (lavage des mains).

Pronostic habituellement favorable. Rôle possible dans la survenue ultérieure d'un asthme (++ si terrain atopique). Séquelles fonctionnelles respiratoires des formes graves. Gravité particulière avant 3 mois (risque d'apnées inaugurales et de mort subite).

Pour la pratique, on retiendra :

Fréquence élevée : 30 % des nourrissons sont touchés, chaque année, par une forme +/- sévère de bronchiolite.
Signes cliniques évidents : attention à ne pas méconnaître une insuffisance cardiaque (cardiopathie décompensée, myocardite aiguë).
Surveillance : signes de lutte, saturation O_2, FR, FC, difficultés alimentaires.
Éducation sur la prévention : en cas d'infection ORL, de toux, lavage des mains, port d'un masque.
Rôle pédagogique de l'infirmière : expliquer aux parents les signes de gravité qui doivent conduire à une nouvelle consultation : polypnée, pauses respiratoires, difficultés alimentaires, hyporéactivité…

BRONCHIOLITES OBLITÉRANTES DE L'ADULTE

Définition

Il s'agit d'un ensemble d'affections caractérisées par une oblitération de la lumière bronchiolaire par un tissu fibro-cellulaire.

Le diagnostic ne peut ainsi être affirmé que par *biopsie pulmonaire*.

Causes et mécanismes

On distingue :

- les bronchiolites exclusives, au cours desquelles l'altération est localisée aux seules bronchioles ;
- les bronchiolites au cours desquelles les bourgeons fibro-cellulaires touchent aussi les alvéoles ; on parle alors de bronchiolite oblitérante avec pneumonie organisée (BOOP des Anglo-Saxons).

Une même agression peut donner l'une ou l'autre des affections.

Signes cliniques et paracliniques

Dans la bronchiolite pure, le tableau clinique se résume à une dyspnée, avec parfois sibilances. La radiographie, souvent subnormale, peut montrer un aspect de miliaire ou de pneumopathie diffuse en verre dépoli. Les EFR montrent un trouble ventilatoire obstructif, souvent sévère.

La cause est souvent virale. Dans certains cas ce tableau succède à l'inhalation de fumées toxiques. Parfois, il survient dans un tableau de collagénose.

Dans la BOOP, le début est souvent subaigu, avec toux, fièvre, altération de l'état général. La radiographie peut montrer des opacités alvéolaires irrégulièrement réparties, souvent migratrices, ou un aspect de pneumopathie localisée, ou encore de pneumopathie infiltrative diffuse. Les EFR montrent l'absence de trouble ventilatoire obstructif, et parfois un trouble ventilatoire restrictif.

Ce tableau peut succéder à une pneumopathie bactérienne, à la prise de médicaments. Plus rarement, on retrouve une inhalation de toxiques, une infection virale ou parfois l'association à des connectivites.

Traitement

Il repose essentiellement sur la corticothérapie, particulièrement efficace dans la BOOP, habituellement moins efficace dans la bronchiolite pure.

BRONCHITE AIGUË INFECTIEUSE

Définition

C'est une inflammation aiguë de la muqueuse bronchique en rapport avec une infection habituellement virale, touchant initialement les voies aériennes supérieures.

Causes et mécanismes

L'agent infectieux provoque une réaction de la muqueuse bronchique avec œdème, congestion et infiltration de polynucléaires qui expliquent les signes d'irritation bronchique.

Signes cliniques

Ils sont limités à une toux initialement douloureuse, sèche, secondairement productive (expectoration muqueuse ou mucopurulente). Il s'y associe parfois une pharyngite ou une laryngite.

L'auscultation met en évidence des râles bronchiques diffus. L'atteinte de l'état général est très variable. La fièvre est habituellement modérée (< 38 °C).

Examens complémentaires

La *radiographie du thorax* est normale.

La *numération formule sanguine* peut montrer une hyperleucocytose et la VS est augmentée.

> **Éléments de surveillance**
> Cliniquement : fièvre, toux et expectoration.

Évolution et complications

L'évolution est favorable en quelques jours et se complique rarement d'une pneumopathie.

Chez l'insuffisant respiratoire et le sujet fragile (sujet âgé, diabétique, ou porteur du VIH, etc.), le pronostic peut être plus sévère, suite aux surinfections bactériennes.

Traitement et pronostic

Chez l'adulte sain : le traitement est symptomatique avec un antitussif ou un fluidifiant bronchique en fonction de la toux (sèche ou productive) et un antipyrétique si besoin.

Chez le sujet à risque ou insuffisant respiratoire : en plus du traitement symptomatique, l'antibiothérapie (ampicilline ou macrolide) est souvent nécessaire et elle sera discutée en fonction du terrain.

Le traitement doit être préventif en traitant les infections ORL et dentaires et en arrêtant l'intoxication tabagique.

Le *pronostic* dépend du terrain et est souvent favorable.

BRONCHITE CHRONIQUE

Définition

C'est une définition clinique. On parle de bronchite chronique lorsqu'un malade présente une toux et une expectoration pendant 3 mois consécutifs depuis au moins 2 années successives.

Causes et mécanismes

La bronchite chronique est une maladie très fréquente, survenant plus souvent chez l'homme d'âge mûr.

Elle est favorisée essentiellement par le tabac, mais aussi par la pollution atmosphérique, les poussières, le climat froid et humide, les infections respiratoires de l'enfance.

Initialement, il existe seulement une hypersécrétion bronchique, puis après un certain temps d'évolution, le calibre des bronchioles diminue (inflammation) conduisant au trouble ventilatoire obstructif et à l'emphysème centrolobulaire secondaire. À ce stade, c'est l'insuffisance respiratoire chronique.

Signes cliniques

Au stade initial, les symptômes se limitent à la toux et à l'expectoration muqueuse. Lors des phases d'infection, l'expectoration devient purulente, épaisse.

Au stade de bronchite chronique obstructive, *apparaît une dyspnée d'effort,* majorée lors des poussées de surinfection, expectoration purulente. L'examen clinique note une distension thoracique avec freinage expiratoire, des râles diffus.

Enfin, lorsque l'insuffisance respiratoire chronique s'installe, *la dyspnée est permanente.*

Il existe une expectoration purulente, une cyanose, un freinage expiratoire important.

Examens complémentaires

La radiographie pulmonaire est normale au début, puis montre des signes de distension (côtes horizontales, diaphragme aplati), un épaississement des parois bronchiques, une hypertrophie des artères pulmonaires.

La numération formule sanguine montre une hyperleucocytose à polynucléaires lors des surinfections, et une polyglobulie à un stade avancé de l'insuffisance respiratoire.

Les épreuves fonctionnelles respiratoires sont subnormales au début, puis montrent ensuite un trouble ventilatoire obstructif permanent, non amélioré par les β2-mimétiques, et une augmentation du volume résiduel puis de la capacité pulmonaire totale.

Le test de marche de 6 mn permet d'évaluer la désaturation à l'effort.

Un brossage bronchique protégé, sous fibroscopie, peut être indiqué lors des poussées de surinfection.

Les gaz du sang évoluent vers l'hypoxémie avec hypercapnie.

La tomodensitométrie recherche des lésions d'emphysème.

Dans certains cas, d'autres examens sont utiles : *fibroscopie bronchique* pour rechercher une tumeur, *scintigraphie pulmonaire*, *échocardiographie*.

Éléments de surveillance

• Cliniquement, la surveillance de l'aspect des crachats est primordiale pour traiter dès le début toute surinfection.
• L'appréciation du retentissement se fait sur la dyspnée qu'il faut s'efforcer de mesurer (nombre d'étages, au repos).
• Biologiquement, l'étude des gaz du sang est un bon reflet du retentissement, ainsi que les épreuves fonctionnelles respiratoires.

Évolution et complications

Les poussées de surinfection font partie intégrante de la maladie ; elles peuvent provoquer une décompensation respiratoire aiguë avec orthopnée, cyanose, troubles de la conscience, encombrement bronchique majeur et insuffisance ventriculaire droite.

D'autres complications sont possibles : pneumothorax, embolie pulmonaire.

Toutes les bronchites chroniques n'évoluent pas vers l'insuffisance respiratoire chronique obstructive, un certain nombre de sujets restant peu gênés en dehors des poussées infectieuses.

Traitement et pronostic

Le traitement de fond repose avant tout sur des règles d'hygiène :

- arrêt du tabac ;
- réduction pondérale en cas d'obésité ;
- kinésithérapie respiratoire pour apprendre au malade à cracher (*toilette* bronchique matinale pour évacuer les sécrétions par des mouvements respiratoires et une parfaite technique d'expectoration) et à ventiler ;
- surveillance et traitement de toute infection ORL ou dentaire ;
- vaccination antigrippale annuelle, et antipneumoccocique tous les 5 ans.

Le traitement médicamenteux associe :

- bronchodilatateurs : β_2-mimétiques à action immédiate ou retardée, sous forme d'aérosol doseur, en poudre, ou gélules pour inhalation (*Ventoline, Bricanyl, Foradil, Berotec*) ou injectable (*Bricanyl, Ventoline*) ;
- atropiniques en aérosol doseur (*Atrovent*), ou en gélules pour inhalation (tiotropium=*Spiriva*) ou en association avec un β_2 mimétique (*Bronchodual*) ;
- corticoïdes inhalés seuls ou en association avec un B_2 mimétiques peuvent être prescrits (ex : *Symbicort, Seretide) ;*
- fluidifiants bronchiques associés à la kinésithérapie respiratoire ;

Éducation du patient

Comme toutes les maladies chroniques, une prise en charge globale du bronchitique chronique est nécessaire pour améliorer sa qualité de vie.

Ce qu'il faut faire	Ce qu'il faut conseiller
• Expliquer avec des mots simples la définition de la bronchite chronique et surtout évoquer l'évolution de la maladie vers l'insuffisance respiratoire chronique invalidante si la prise en charge n'est pas optimale. • Comprendre l'intérêt d'un suivi médical régulier, lui expliquer le rôle et la technique de prise de chaque médicament et de l'oxygénothérapie et la nécessité d'une kinésithérapie respiratoire régulière pour drainer les sécrétions bronchiques. • Le rôle de la vaccination anti-grippe et antipneumoccocique et le traitement de toute infection des voies aériennes supérieures, dans la prévention des décompensations respiratoires aiguës.	• Bonne hygiène de vie : sevrage éthylo-tabagique (si besoin), alimentation équilibrée (éviter de grossir), activité physique quotidienne, éviter la pollution (si possible) atmosphérique, domestique et professionnelle.

• antibiotique en cas de surinfection ;
• oxygénothérapie au long cours à domicile améliore la qualité de vie des patients dont la PaO_2 est < 55 mmHg à l'état stable. Une oxygénothérapie 15 h/24 h, au moins, et à faible débit est nécessaire.

Le traitement non médicamenteux :

• la saignée est parfois indiquée chez les patients polyglobuliques ;
• la kinésithérapie est essentielle lors des poussées de surinfection ;
• la réhabilitation à l'effort dans un centre spécialisé.

Dans tous les cas, la prescription de tranquillisants et de somnifères doit être proscrite, ou effectuée sous surveillance, car ils risquent de provoquer une décompensation respiratoire aiguë, par dépression des centres respiratoires.

Le pronostic à long terme est fonction de l'existence ou non d'une insuffisance respiratoire chronique.

BRUCELLOSE

Définition

C'est une anthropozoonose, également appelée fièvre de Malte, commune à certains animaux et à l'homme, et due à des bactéries Gram négatif du genre *Brucella*.

Causes et mécanismes

Les réservoirs de ces coccobacilles sont des caprins et ovins (*B. melitensis*), bovins (*B. abortus bovis*), porcins (*B. abortus suis*). Chez l'animal, on observe des avortements et des mammites. L'homme s'infecte au contact des animaux par voie cutanéo-muqueuse ou de leurs produits (lait, fromage) par voie digestive. Elle est rare en France (< 100 cas par an).

Signes essentiels

Cliniques : la forme septicémique ou *fièvre sudoro-algique* est l'aspect habituel, avec fièvre ondulante, sueurs, arthralgies, myalgies. À l'examen, on peut noter : splénomégalie et parfois adénopathies et hépatomégalie, rarement une localisation ostéo-articulaire ou neurologique, voire une orchite.

Examens complémentaires : la NFS peut orienter lorsqu'elle montre une leuco-neutropénie. Les hémocultures sont capitales (incubées en atmosphère enrichie en CO_2 et gardées longtemps) au début de la maladie. Le *sérodiagnostic de Wright* est positif à partir du 15ᵉ jour (il faut une positivité de 1/80 et une élévation du taux des anticorps à 2 prélèvements). *Les réactions d'immunofluorescence* sont très spécifiques.

Complications

On peut observer des complications sous forme de localisations viscérales : hépatiques, cardiaques (endocardite), ostéo-articulaires, neuroméningées.

Traitement

• *Brucellose aiguë* : repos, antibiotiques (doxycycline 2 g/jour + rifampicine 10 mg/kg/jour pendant 3 à 6 semaines).
• *Autres formes* : on utilise parfois une antigénothérapie, la corticothérapie.

Il s'agit d'une maladie professionnelle (sujets exposés) à déclaration obligatoire, et nécessitant l'isolement du malade. Dans les pays en voie de développement, elle a des répercussions en terme de santé publique et d'économie.

La prophylaxie repose sur l'éradication du réservoir animal (vaccination, abattage) ; il faut faire bouillir le lait, se méfier de certains fromages frais.

BRÛLURES

Définition

Les brûlures sont des destructions du tégument sous l'effet d'agents thermiques ; elles sont essentiellement le fait d'accidents domestiques et d'accidents du travail.

Causes et mécanismes

Les brûlures peuvent être dues à la chaleur, être d'origine chimiques, électriques ou par radiations ionisantes.

Deux types de brûlures sont particuliers par les soins initiaux à effectuer.

Brûlures chimiques : les acides provoquent des lésions d'emblée maximales alors que les bases continuent à pénétrer dans la peau des heures après le contact initial ; un lavage immédiat et abondant à l'eau du robinet est toujours le premier temps du traitement ; on confiera toujours le patient à l'ophtalmologiste devant la moindre suspicion de projection au visage.

Brûlures électriques : il n'existe pas de parallélisme entre l'importance de l'atteinte cutanée, qui peut être minime, et l'importance de l'atteinte en profondeur, qu'elle soit musculaire, nerveuse, osseuse ou viscérale, qui peut être majeure ; tout patient atteint d'une brûlure électrique doit avoir un électrocardiogramme initial et doit être hospitalisé au moins 48 heures en milieu spécialisé pour observation (surveillance des enzymes musculaires notamment).

Signes cliniques

Étendue. Il existe des tables permettant d'évaluer le pourcentage de surface corporelle atteinte (règle des 9 de Wallace). L'atteinte de la face palmaire de la main, doigts compris, correspond à une atteinte de 1 %, l'atteinte de tout un membre supérieur correspond à une atteinte de 9 %.

> **Surveillance**
>
> Une atteinte supérieure à 15 % de la surface corporelle chez l'adulte et supérieure à 10 % chez l'enfant est grave et sa prise en charge ne peut être envisagée en ambulatoire.

Profondeur. Les brûlures sont classées en brûlures du 1er degré, 2e degré superficiel et intermédiaire et 3e degré ; il est à noter que les brûlures du 1er degré ne sont pas prises en compte pour l'évaluation de la sévérité d'une brûlure.

- *brûlure du 1er degré :* simple érythème douloureux plus ou moins œdémateux, dont la guérison est obtenue en 4 à 6 jours sans séquelles ;
- *brûlure du 2e degré superficiel :* bulle, contenant une sérosité claire, sur fond érythémateux, très douloureuse ; la cicatrisation est obtenue en deux semaines avec un risque important d'hyperpigmentation ;
- *brûlure du 2e degré intermédiaire :* son aspect clinique n'est pas univoque et c'est souvent l'évolution qui permettra de définir au mieux la profondeur réelle de l'atteinte. La cicatrisation ne peut être obtenue avant le 21e jour et peut s'étendre jusqu'à 6 semaines, elle se fait avec un risque esthétique important ;
- *brûlure du 3e degré :* escarre indolore, sèche, dont la couleur varie du blanc au noir, et à travers laquelle on peut voir des vaisseaux thrombosés ; l'atteinte en profondeur peut dépasser la peau pour atteindre les tissus sous-cutanés, aponévroses, muscles, tendons, etc.

> **Surveillance**
>
> Une brûlure du 3e degré nécessite une couverture chirurgicale qui seule permettra la cicatrisation ; une brûlure du 3e degré atteignant plus de 2 % de la surface corporelle nécessite un avis spécialisé.

Siège. Les brûlures du visage, des mains et des pieds, du périnée doivent être traitées en milieu spécialisé (*cf.* illustration).

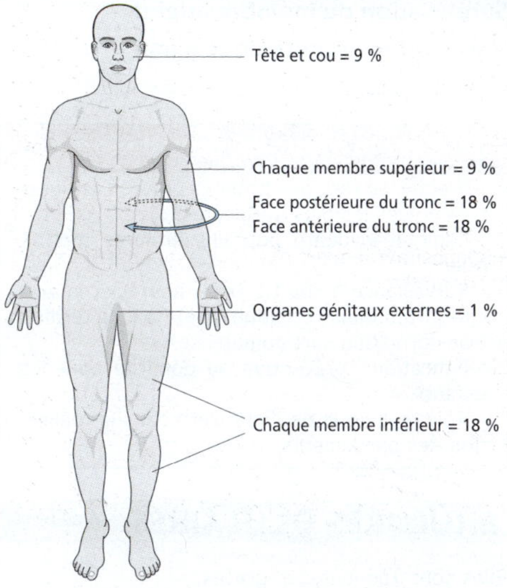

Surface corporelle : règle des 9 de Wallace.

Terrain. Les âges extrêmes de la vie sont des facteurs péjoratifs dans l'appréciation de la sévérité d'une brûlure. Toute pathologie sous-jacente existant antérieurement à la brûlure risque de se décompenser.

Lésions associées. Atteinte respiratoire et polytraumatisme sont évidemment des éléments qui aggravent le pronostic global.

Traitement

Les brûlures n'ayant aucun des caractères de gravité peuvent être traitées en ambulatoire. Tous les autres cas doivent être adressés d'urgence en service spécialisé.

Nettoyage de la plaie par lavage à l'eau, ablation des souillures, excision des tissus nécrosés, plus ou moins affaissement des phlyctènes.

Désinfection soigneuse de la plaie, par exemple avec de la chlorhexidine 0,05 %.

Pansement gras n'adhérant pas à la plaie, type pansement avec *Biafine* ou *Flammazine* ou tulles neutres.

Lorsque les phlyctènes ne sont pas arrachées, on peut les laisser en place car la cicatrisation sera plus rapide et la brûlure moins douloureuse, mais en sachant qu'il existe un risque de surinfection, la surveillance dans ce cas doit être rapprochée.

Surélévation du membre atteint

Vaccination antitétanique à jour

Antalgiques

> **Pour la pratique, on retiendra :**
>
> – Fréquence rare des brûlures graves ; brûlures thermqiues les plus fréquentes.
> – Clinique évidente pour les brûlures thermiques.
> – Surveillance à court terme : apprécier la gravité (profondeur, étendue, âge) ; à long terme : transformation carcinomateuse.
> – Éducation : prévention au domicile pour les enfants.
> – Rôle technique de l'infirmière dans la réalisation des pansements.

BRÛLURES OCULAIRES

Elles sont fréquentes et graves.

Brûlures thermiques : par retour de flamme, vapeur chaude, métal en fusion, explosion. Généralement, l'atteinte est limitée aux paupières.

Brûlures par UV : coup d'arc des soudeurs, ophtalmie des neiges ; elles entraînent une kératite (→) ponctuée superficielle (KPS). La douleur éclate après quelques heures de latence.

Brûlures chimiques : ce sont les plus fréquentes (en particulier produits domestiques chez les enfants) et aussi les plus graves, d'autant plus qu'il s'agit d'un produit concentré ou d'une base (soude, potasse, ammoniaque). Les gaz lacrymogènes donnent également des lésions cornéennes graves.

Le pronostic est étroitement lié à la rapidité de mise en œuvre du traitement

Chaque minute compte.

Le traitement comporte un lavage en urgence :

- *sur les lieux même de l'accident* : lavage immédiat, abondant et répété à l'eau ou au sérum physiologique des yeux et des culs-de-sac conjonctivaux ;
- *à l'arrivée à l'hôpital* : après instillation d'un collyre anesthésique (*Novésine*), 3 gestes s'imposent d'urgence : répéter le lavage, évacuer les éventuels fragments solides de caustique en déplissant les culs-de-sac conjonctivaux, et laver les voies lacrymales. Il faut dresser un bilan extrêmement soigneux des lésions.

Le traitement est essentiellement local : collyres et pommades en ophtalmologie (→), cicatrisants cornéens, collyres mydriatiques (→), pansement occlusif. **La répétition des collyres anesthésiques locaux est à interdire, car ils ralentissent la cicatrisation cornéenne.**

Vérifier l'état de la vaccination antitétanique, donner des antalgiques par voie générale, si besoin.

Un pansement occlusif doit être suffisamment serré pour empêcher le frottement de la paupière qui s'ouvre et qui se ferme sur la cornée ulcérée. En effet, ce frottement est non seulement très douloureux, mais ralentit aussi la cicatrisation de l'ulcération cornéenne. On utilise deux rondelles superposées appliquées contre la paupière occluse, grâce à du sparadrap élastique *Transpore*, la rondelle au contact de la paupière étant pliée en deux.

En cas de brûlure par base, ponction évacuatrice de la chambre antérieure en salle d'opération (si l'accident est récent) pour limiter la diffusion du toxique.

Le pronostic, reste sombre en cas de brûlures graves, les complications nombreuses : cornée opaque et profondément vascularisée, *symblépharon* (fusion cicatricielle de la conjonctive à la paupière), rétraction cicatricielle des paupières.

> **Pour la pratique, on retiendra :**
>
> – Fréquence : fréquent, souvent accident de travail. Grave en cas de brûlures chimiques par base.
> – Clinique : douleur, baisse d'acuité visuelle.
> – Rôle technique de l'infirmière : brûlure chimique : lavage immédiat sur les lieux mêmes de l'accident +++, la tête sous le robinet +++, puis adresser le patient en urgence pour un examen ophtalmologique.

BULLES

Définition

La bulle est une lésion élémentaire, réalisant une élevure circonscrite liquidienne de grande taille, facilement rompue.

La bulle est tendue ou flasque, elle peut atteindre plusieurs centimètres de diamètre.

Lorsqu'elle se rompt spontanément ou à l'excision de son toit, elle laisse une zone érodée ronde et suintante, parfois recouverte d'une croûte.

Causes et mécanismes

Infectieux : c'est l'impétigo bulleux (→).

Toxiques : par brûlures thermiques, caustiques, par frottements (ampoule aux pieds).

Toxidermiques : érythème polymorphe (→), Stevens-Johnson et Lyell (→).

Métaboliques : porphyrie cutanée tardive (→).

Bulles héréditaires : épidermolyses bulleuses héréditaires (→).

Les dermatoses bulleuses auto-immunes : dans lesquelles il existe des anticorps anti-peau ; on distingue essentiellement :

- la pemphigoïde bulleuse (→) ;
- les pemphigus (→) ;
- la dermatite herpétiforme (→).

Examens complémentaires

L'examen histologique : à partir de la biopsie cutanée d'une bulle récente est indispensable. Il précise essentiellement le niveau du décollement bulleux (plancher de la bulle) :

- intra-épidermique (par exemple, pemphigus) ;
- sous-épidermique (par exemple, pemphigoïde bulleuse).

Les examens immunologiques sont indispensables dans le groupe des maladies bulleuses auto-immunes :

- immunofluorescence directe, à partir d'une biopsie en peau péribulleuse ;
- immunofluorescence indirecte.

Traitement

Local : à visée antiseptique (→). Dans la pemphigoïde bulleuse, l'application quotidienne de *Dermoval* crème est le traitement de choix.

Général : il est fonction de la cause.

BURSITE

Voir *Tendinites et Ténosynovites*.

BYWATERS (syndrome de)

C'est une insuffisance rénale aiguë due à la libération de myoglobine par des tissus nécrosés après un écrasement prolongé. *Le pronostic* demeure sévère.

C

CACCHI ET RICCI (maladie de)

Définition

C'est une dilatation de la partie terminale des tubes collecteurs des deux reins. *Le rein en éponge* est congénital ; il existe des formes familiales (*cf.* illustration).

Signes cliniques et paracliniques

C'est sur l'UIV faite après une colique néphrétique que le diagnostic est généralement posé : elle montre des dilatations sous forme d'opacités arborescentes au niveau des papilles rénales avec présence de calcifications.

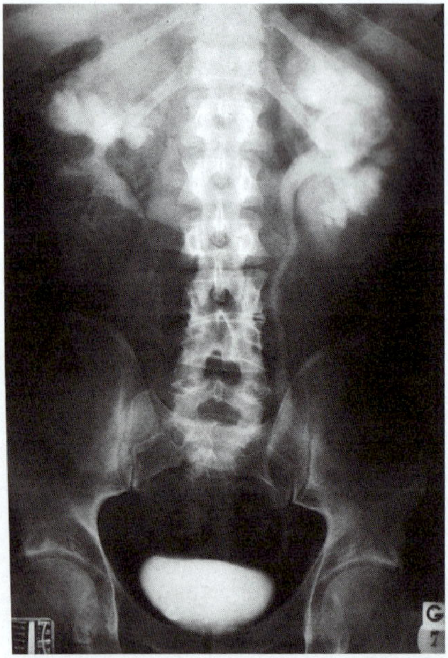

Maladie de Cacchi et Ricci. Cliché tardif. Lésions typiques du rein droit et du rein gauche. Calcul urétéral.

Les infections urinaires récidivantes sont la deuxième cause de complications.

Évolution

Cette affection fréquente est bénigne. Les coliques néphrétiques sont fréquentes. L'évolution vers l'insuffisance rénale est rare.

CANAL ARTÉRIEL

Définition

Persistance après la naissance du canal artériel qui relie la crosse aortique à l'origine de l'artère pulmonaire gauche.

Causes et mécanismes

Le canal artériel s'oblitère normalement lors de la 2e semaine de la vie. Lorsqu'il persiste, il entraîne un shunt gauche-droit entre l'aorte et l'artère pulmonaire dont l'importance dépend de la taille du canal et des résistances pulmonaires.

Signes essentiels

Cliniques : à l'auscultation, souffle continu sous-claviculaire gauche qui résume la symptomatologie dans les canaux de débit modéré.

Paracliniques :

- *radiologiques :* la radiographie pulmonaire est le plus souvent normale ; dans les canaux importants, on note une cardiomégalie avec hypervascularisation pulmonaire ;
- *électriques :* surcharge diastolique du ventricule gauche, surcharge systolique du ventricule droit ;
- *échocardiographiques :* l'examen BD permet la visualisation directe du canal et apprécie le degré de dilatation des cavités gauches ;
- *le Doppler pulsé* permet d'enregistrer directement le flux sanguin dans le canal ou dans le tronc de l'artère pulmonaire où il est toujours présent ;
- *le Doppler couleur* peut faciliter les recherches ;
- *le Doppler continu* permet de mesurer précisément l'hypertension artérielle pulmonaire ;
- *hémodynamiques :* dans tous les cas le cathétérisme droit confirme le diagnostic par le passage de la sonde dans le canal, il évalue l'importance du shunt par l'oxymétrie.

Évolution

Elle dépend de l'existence ou non d'une hypertension artérielle pulmonaire qui peut devenir autonome, par lésions d'artériolite et irréversible.

L'évolution est marquée par ailleurs par le risque d'une endocardite bactérienne et d'une insuffisance cardiaque progressive.

Traitement

Il est chirurgical : section-suture systématique du canal vers l'âge de 1 an, voire plus tôt dans les formes malignes du nourrisson. Une hypertension artérielle pulmonaire irréversible constitue une contre-indication formelle à l'intervention.

CANAL LOMBAIRE ÉTROIT

On regroupe sous ce terme les manifestations cliniques en relation avec le rétrécissement, congénital ou acquis, du calibre de la partie inférieure du canal lombaire, en général chez un sujet âgé.

Il contient le cône terminal de la moelle épinière qui se termine à la partie supérieure de la 2e vertèbre lombaire et se prolonge par le « filum terminale » qui forme avec les dernières racines nerveuses lombaires et sacrées la « queue de cheval ».

Le cul-de-sac dural contient la moelle et les racines de la queue de cheval ; c'est là que l'on prélève le liquide céphalo-rachidien.

À l'état pathologique, le calibre du canal lombaire peut être rétréci :

- de façon constitutionnelle,
- ou secondairement par l'extension intracanalaire d'une arthrose interapophysaire postérieure ;
- le rétrécissement peut porter sur un ou plusieurs étages vertébraux lombaires.

Signes cliniques

La symptomatologie traduit la souffrance des structures radiculaires comprimées ; la moelle est en effet très exceptionnellement comprimée à ce niveau. Il s'agit :

- de douleurs des membres inférieurs apparaissant à la marche après un certain périmètre, précédées par un engourdissement plantaire évocateur et conduisant le sujet à s'arrêter : claudication douloureuse. Il est fréquent que, pour soulager ces manifestations, le sujet marche penché en avant,
- de douleurs radiculaires sciatiques, uni ou bilatérales,
- parfois de signes de souffrance de la queue de cheval : troubles sphinctériens.

Ces symptômes, qui ne sont pas obligatoires ni retrouvés au complet, peuvent avoir une évolution intermittente, par poussées, ou une évolution chronique.

Examens complémentaires

La confirmation du diagnostic repose sur l'imagerie radiologique :

- radiographies standard du rachis lombaire de profil, qui montrent l'arthrose interapophysaire lombaire, cela peut suffire dans les cas relevant d'un traitement médical simple ;
- scanner lombaire qui précise cet aspect (rétrécissement canalaire en forme de « feuille de trèfle »), apprécie la participation discale et permet une mesure exacte des dimensions du canal (*cf.* illustration) ;

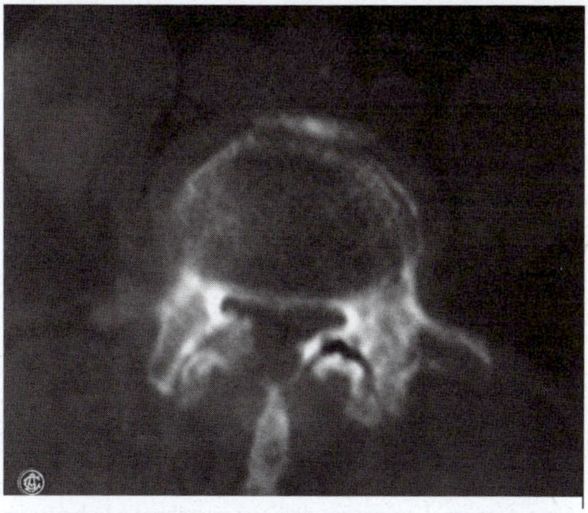

Scanner montrant le rétrécissement en « feuille de trèfle » du canal lombaire et l'importante arthrose interapophysaire postérieure.

- IRM qui permet aussi de préciser l'extension en hauteur du rétrécissement ;
- ces examens ne sont habituellement demandés que lorsqu'une indication opératoire est envisagée.

Traitement

Le traitement médical comporte :

- la correction d'une éventuelle surcharge pondérale, une rééducation lombaire, utiles mais souvent insuffisantes ;
- le traitement des poussées douloureuses par des antalgiques ou des anti-inflammatoires non stéroïdiens, dans les cas peu marqués ;
- les infiltrations de corticoïdes par voie épidurale, à condition que leur efficacité soit nette et suffisamment durable sur les symptômes, ce qui permet de les répéter sans excès ;
- exceptionnellement une infiltration intradurale de corticoïdes ce qui nécessite une hospitalisation, mais ce geste n'est pas admis par tous les thérapeutes.

Le traitement chirurgical est plus complexe :

- il doit être envisagé si l'état général du sujet le permet, quand les manifestations ont résisté au traitement médical, ou plus précocement dans les formes avec troubles sphinctériens ;
- par une équipe orthopédiste qui pratique un recalibrage du canal au niveau rétréci et une éventuelle stabilisation des vertèbres pour éviter leur glissement secondaire ;
- le résultat opératoire est satisfaisant, mais ne met pas à l'abri d'une récidive plusieurs années après.

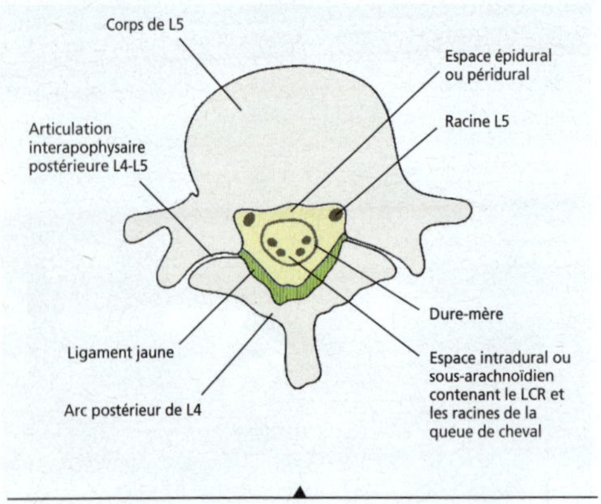

Aspect normal en coupe de l'axe vertébral à la hauteur du corps de la 5e vertèbre lombaire

CANCER DE L'AMYGDALE

Voir *Cancer du pharynx* et *Cancer de l'oropharynx*.

CANCER ANAL

Définition

Il s'agit en règle générale de cancers bas situés, de type carcinome épidermoïde. Les adénocarcinomes s'apparentent aux cancers du rectum.

Signes essentiels

• *Cliniques* : il peut se révéler par un suintement séro-sanglant, une douleur, une incontinence. L'examen exo-anal peut montrer une ulcération indurée, plus ou moins sanguinolante. On recherche des adénopathies inguinales.

• *Examens complémentaires* : l'examen capital est l'anuscopie. Les biopsies sont indispensables pour affirmer le diagnostic.

• *Bilan d'extension* : il comprend une échographie et un bilan biologique hépatique, une radiographie thoracique, une tomodensitométrie pelvienne et une écho-endoscopie basse.

Traitement et pronostic

Traitement

Dans un premier temps l'association chimiothérapie (5-fluoro-uracile, mitomycine C ou cisplatine) et radiothérapie externe et locale (curiethérapie).

Dans un second temps, si la tumeur reste présente, une intervention chirurgicale (amputation abdomino-péritonéale avec colostomie définitive).

Le pronostic est fonction du volume tumoral et de l'extension lymphatique.

CANCER BRONCHIQUE PRIMITIF

Définition

Le cancer bronchique résulte du développement dans la muqueuse bronchique d'une population de cellules malignes (*cf.* illustration).

Causes et mécanismes

C'est pour cette affection qu'un lien entre une maladie maligne et un facteur comportemental a été démontré. Le tabagisme est en effet responsable de la majorité des cancers bronchiques. Le rôle de certains toxiques professionnels a aussi été démontré (l'amiante par exemple).

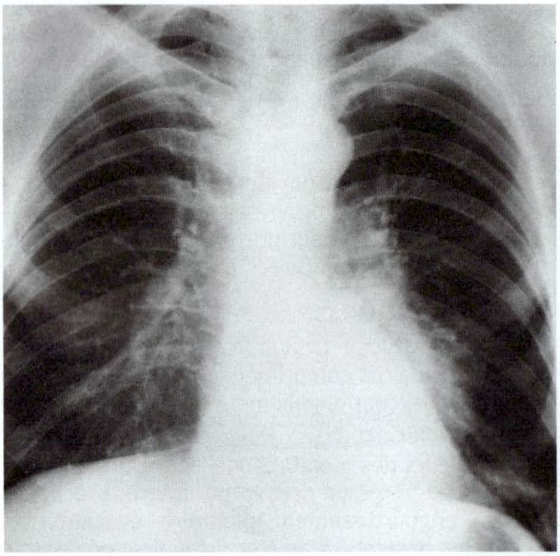

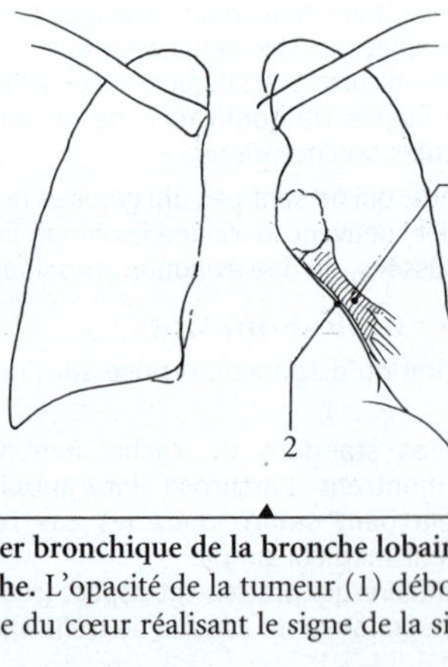

Cancer bronchique de la bronche lobaire inférieure gauche. L'opacité de la tumeur (1) déborde le bord gauche du cœur réalisant le signe de la silhouette (2).

Il est recensé plus de 25 000 morts par an en France, il représente la première cause de mortalité par cancer chez l'homme. Son incidence a triplé ces vingt dernières années chez les femmes, à cause de la forte consommation du tabac. Au cours de son évolution, la tumeur se développe autour et dans la bronche, formant un bourgeon ou entraînant une sténose. Il en résulte une obstruction de la bronche, avec risque d'atélectasie ou d'infection pulmonaire.

Sur le plan histologique, on distingue : les carcinomes à petites cellules (20 %) et les autres carcinomes non à petites cellules (80 %) : cancers épidermoïdes, adénocarcinomes, cancers à grandes cellules. Les autres formes sont plus rares.

Signes cliniques

Ils sont très variables, le cancer est longtemps asymptomatique et peut être découvert lors d'une radiographie systématique. Certains symptômes doivent le faire suspecter, surtout chez les fumeurs ou ex-fumeurs : toux, expectoration tenace récente, hémoptysie, dyspnée, pneumopathie récidivante dans le même territoire, dysphonie, syndrome de compression cave supérieure, douleur thoracique, altération de l'état général (*cf.* illustration).

À l'examen, il faut rechercher une adénopathie des creux sus-claviculaires, des signes évocateurs d'une métastase (douleurs osseuses, foie tumoral, signes neurologiques, nodule cutané, etc.), un épanchement pleural, un hippocratisme digital, un syndrome cave supérieur.

Examens complémentaires

La radiographie pulmonaire montre l'image directe sous forme d'une opacité à limites irrégulières, de siège variable. Cette image peut être masquée par les signes indirects : atélectasie, épanchement pleural, abcès.

La tomodensitométrie thoracique est essentielle. Elle précise la taille, les limites de la lésion, sa topographie, ses rapports avec la plèvre, la paroi thoracique, le médiastin, et l'atteinte ganglionnaire médiastinale.

La fibroscopie bronchique montre la lésion, sauf dans les formes distales, et permet le diagnostic de certitude par l'examen *histologique* des biopsies, ou *cytologique* des sécrétions prélevées par aspiration bronchique.

Le bilan doit comporter :

- *un bilan d'opérabilité* dans le cas des cancers non à petites cellules *avec une exploration de la fonction respiratoire* (EFR, gaz du sang et scintigraphie pulmonaire), et *cardiaque* (*échographie*) ;
- *une recherche de métastases* : scanners cérébral et abdomino-pelvien, échographie abdominale et scintigraphie osseuse en cas de douleurs osseuses suspectes et éventuellement, en cas de carcinome à petites cellules, on réalise une biopsie ostéo-médullaire ;
- *un scanner ORL* ; en cas de pathologie ORL associé ;

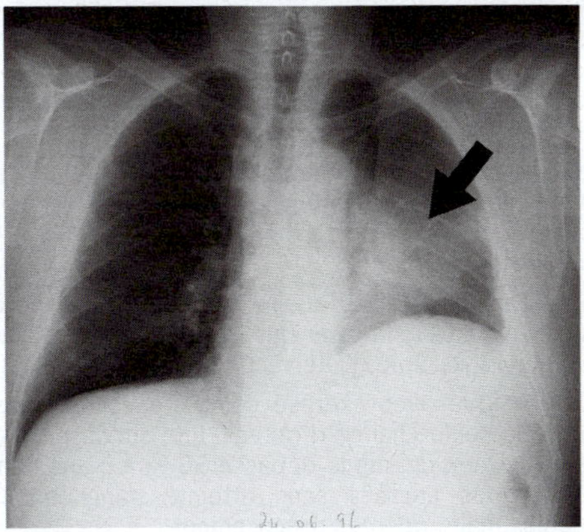

Carcinome bronchique lobaire supérieur gauche.

- *un bilan biologique* : numération globulaire et plaquettaire, ionogramme, bilan hépatique, albuminémie, calcémie, marqueurs tumoraux (ACE, CYFRA 21-1, LDH et, dans le cancer à petites cellules, NSE) ;
- *le PET-scan au 18-FDG* (18 fluoro-déoxyglucose) a pour objectif d'apporter des arguments, dans le cas de lésions nodulaires supracentimétriques, trop distales pour être accessibles en fibroscopie bronchique, en faveur d'une lésion maligne plutôt que bénigne. Elle évalue aussi l'envahissement locorégional et à distance.

Au terme de ce bilan le cancer est classé selon la classification TNM. : T pour la taille de tumeur ; N pour l'envahissement ganglionnaire ; et M pour les métastases.

Éléments de surveillance

- *Cliniquement* : état général, fonction respiratoire, recherche de signes évocateurs de l'apparition de métastases.
- *Examens complémentaires* : radiographie et scanner thoraciques, fibroscopie bronchique, biologie sanguine (calcémie).

Évolution et complications

L'évolution est fréquemment marquée par une extension de la maladie : locorégionale (pleurésie, compression médiastinale, hémoptysie, infection) et/ou métastatique (encéphale, foie, surrénales, os, et peau). Les métastases surviennent plus ou moins rapidement selon le type histologique.

Traitement et pronostic

Le traitement des carcinomes non à petites cellules repose sur la chirurgie d'exérèse (lobectomie, bilobectomie, pneumonectomie). Elle n'est proposée que si la tumeur est extirpable en totalité (absence d'extension aux organes de voisinage et à la plèvre, absence d'extension ganglionnaire inextirpable) et s'il n'existe pas de métastase.

Le bilan de l'extension ganglionnaire est habituellement réalisé par tomodensitométrie ; dans certains cas, s'il existe un doute, on peut avoir recours à la médiastinoscopie.

Il faut, en outre, vérifier que l'exérèse est fonctionnellement réalisable (s'assurer que les capacités ventilatoires prévisibles après l'intervention seront suffisantes).

La chirurgie avec exérèse complète est actuellement la seule chance d'obtenir une survie prolongée : le taux de survie dépasse 50 % à 5 ans dans les formes limitées sans atteinte ganglionnaire médiastinale, opérées précocement.

Il est démontré actuellement qu'une chimiothérapie encadrant la chirurgie améliore la survie des patients. Des incertitudes persistent concernant le meilleur schéma d'association de la chimiothérapie et de la chirurgie :

- chimiothérapie préopératoire : 4 cycles en cas de réponse positive ;
- chimiothérapie périopératoire : 2 cycles avant, et 2 cycles après la chirurgie, chez les répondeurs ;
- chimiothérapie postopératoire : 4 cycles systématiques après la chirurgie.

Le traitement des formes inopérables repose sur la chimiothérapie et la radiothérapie.

Le nombre des cytotoxiques actifs dans ces cancers a augmenté au cours des dernières années. Les traitements de référence, en première ligne associent cisplatine et vinorelbine (*Navelbine*) ou bien cisplatine et gemcitabine (*Gemzar*). Les taxanes (*Taxol* et *Taxotère*) peuvent également être utilisés.

La radiothérapie n'est réservée qu'aux formes non métastatiques. Sa cible est étendue, comportant la tumeur, les chaînes ganglionnaires médiastinales, et sus-claviculaires.

Elle peut être utilisée de façon isolée, ou associée à la chimiothérapie.

En cas d'association à la chimiothérapie, le traitement peut être :

- séquentiel : chimiothérapie suivie d'une radiothérapie ;
- ou concomitant : chimiothérapie et radiothérapie sont délivrées simultanément. Dans ce schéma, il faut distinguer la chimiothérapie à visée radiosensibilisante (délivrée de façon continue, à faible dose, dans le but de potentialiser la sensibilité des cellules tumorales aux radiations, et d'augmenter le contrôle local), et la chimiothérapie cytotoxique (utilisée à pleine dose, de façon discontinue, dont l'objectif est le contrôle de l'évolution métastatique).

Le pronostic de ces formes inopérables reste médiocre. Seul un pourcentage limité de patients répondeurs au traitement ont une survie augmentée.

Le traitement des carcinomes à petites cellules repose sur la polychimiothérapie qui doit être débutée rapidement, car ces tumeurs ont une évolution locorégionale et métastatique rapide. Elles sont le plus souvent chimio- et radiosensibles.

Dans les *formes limitées au thorax*, le traitement comporte une association radio-chimiothérapique selon une chronologie variable : traitement concomitant, séquentiel ou encore en alternance. Les drogues habituellement utilisées, en association, sont le platine, le *VP16*, l'*Endoxan* et l'*Adriamycine* ; la vincristine et le méthotrexate sont également efficaces. La radiothérapie locorégionale est associée à une irradiation encéphalique prophylactique, compte tenu de la grande fréquence de survenue de métastases cérébrales.

Dans ces formes limitées traitées précocement, on obtient un taux élevé de réponses au traitement, mais les rechutes sont fréquentes, survenant souvent au cours de la 2e année.

Dans les *formes métastatiques*, on utilise la polychimiothérapie, les deux drogues de référence étant le platine et le *VP16*. La radiothérapie cérébrale est indiquée en cas de métastase encéphalique. La radiothérapie osseuse est indiquée au niveau des métastases osseuses algiques.

Le traitement symptomatique est proposé à tous les stades de la maladie :

- antalgiques, souvent morphiniques, selon l'intensité de la douleur ;
- corticoïdes, antibiotiques ;
- oxygénothérapie ;
- laser endobronchique ou prothèse endotrachéale, ou endobronchique, en cas de dyspnée aiguë par obstruction d'un gros tronc (trachée, bronche) par un bourgeon tumoral, ou par compression tumorale extrinsèque (tumeur ou adénopathies). Il s'agit là d'un traitement essentiellement palliatif.

Pour la pratique, on retiendra :

Maladie fréquente chez les fumeurs.
Clinique : évidente mais tardive.
Examens : fibroscopie bronchique (biopsies).
Rôle de l'infirmière :
– Technique : expliquer les différents examens du bilan diagnostique et d'extension, la prise en charge thérapeutique (chirurgie, radiothérapie, chimiothérapie) ;
– Soutien psychologique pour le patient et son entourage proche après l'annonce du diagnostic et au cours du traitement.

LES CYTOTOXIQUES UTILISÉS EN PNEUMOLOGIE				
NOM CHIMIQUE *NOM COMMERCIALISÉ*	NATURE DU SOLVANT MODE D'ADMINISTRATION	TOXICITÉ	PRÉCAUTIONS	SURVEILLANCE
Doxorubicine *Adriamycine*	Dans 50 mL de glucosé à 5 % en 15 minutes.	Hématologique, digestive, cardiaque, cutanée (nécrose), alopécie.	Antiémétiques, rincer la veine.	Hémogramme, surveillance locale.
Cisplatine *Cisplatyl*	Dans 100 à 150 mL de sérum salé à 9 ‰ au débit de 1 mg/minute.	Digestive, rénale, neurologique (surdité, paresthésie), hématologique.	Antiémétiques, hyperhydratation.	Hémogramme, diurèse des 24 heures, examen neurologique, audiogramme.
Cyclophosphamide *Endoxan*	Dans 50 mL de glucosé à 5 % en 15 minutes.	Hématologique, digestive, alopécie.	Antiémétiques.	Hémogramme.
Farmorubicine *Épirubicine*	Dans 50 mL de glucosé à 5 % en 15 minutes.	Hématologique, digestive, cutanée (nécrose), alopécie.	Antiémétiques, rincer la veine.	Hémogramme, surveillance locale.
5-fluoro-uracile *5-FU*	Dans sérum salé à 9 ‰ ou glucosé à 5 % en perfusion de 60 minutes ou en perfusion continue en plusieurs jours.	Hématologique, digestive, buccale (stomatite au bout de 7 à 10 jours), alopécie, photosensibilisation.	Antiémétiques, bain de bouche au bicarbonate.	Hémogramme.
Gemcitabine *Gemzar*	Dans 250 mL de sérum salé à 9 ‰ en 30 minutes.	Fièvre, myalgies, nausées, hématologique.		Hémogramme.
Ifosfamide *Holoxan*	Dans 500 mL de glucosé à 5 % en 1 heure.	Hématologique, vésicale (cystite hémorragique), digestive, neurologique.	Hydratation alcaline, utilisation de *Mesna* (Uromitexan) simultanément à la perfusion d'*Holoxan.*	Hémogramme, diurèse des 24 heures.
Ledertrexate *Méthotrexate*	Dans 100 mL de glucosé à 5 % en 1 heure.	Hématologique, digestive, buccale (stomatite), hépatique (ictère, hépatite), cutanée (érythème, urticaire), rénale (insuffisance rénale, cystite).	Antiémétiques, bains de bouche au bicarbonate, hydratation alcaline à forte dose, utilisation de l'acide folinique (antidote du méthotrexate).	Hémogramme, TGO, TGP, γGT, bilirubine, diurèse, clairance à la créatinine.

→

Améticine *Mitomycine*	Dans 500 mL de glucosé à 5 % en 15 minutes.	Hématologique, cutanée (nécrose tissulaire si extravasation), digestive, alopécie.	Rincer la veine, antiémétique.	Hémogramme, surveillance locale.
Vinorelbine *Navelbine*	Dans 50 mL de sérum salé à 9 ‰ en 5 à 10 minutes.	Hématologique, cutanée (nécrose tissulaire).	Rincer la veine.	Hémogramme, surveillance locale.
Carboplatine *Paraplatine*	Dans 250 mL de glucosé à 5 % en 30 minutes.	Hématologique, digestive.	Antiémétiques.	Hémogramme.
Paclitaxel *Taxol*	Dans du glucosé à 5 %, ou du sérum salé à 9 ‰, en quantité calculée afin d'obtenir une concentration de 0,3 à 1,2 mg/mL.	Hématologique, hypersensibilité, alopécie.	Corticoïdes, antihistaminiques, antiémétiques.	Hémogramme.
Docétaxel *Taxotère*	Dans 250 mL de sérum salé à 9 ‰, en 60 minutes.	Hématologique, hypersensibilité, alopécie, œdèmes.	Corticoïdes, antiémétiques.	Hémogramme.
Vépéside ou Étoposide *VP16*	Dans 250 mL de glucosé à 5 % en 1 heure.	Hématologique, digestive, alopécie.		Hémogramme.
Pemetrexed *Alimta*	Ampoule de 500 mg à diluer dans 100 mL de sérum salé à 9 ‰, en 10 à 15 minutes.	Hématologique, digestive, neurologique, voies urinaires, cutanée et alopécie.	Une semaine avant le début de la chimiothérapie : Vitamine B12, et Lederfoldine.	Hémogramme, Créatinine, surveillance locale.
Bévacizumab *Avastin*	Ampoule de 25 mg/mL À diluer dans 250 mL de sérum salé à 9 ‰, en 1 à 2 heures.	Hématologique, hypersensibilité HTA, digestive.	Corticoïdes, antihistaminique, antiémétique.	Hémogramme, protéinurie.
Cétuximab *Erbitux*	Ampoules de 2 et 5 mg/mL, en KIT, 400 mg en dose d'attaque, puis 250 mg/m^2 les cures suivantes.	Hématologique, hypersensibilité cutanée (acné), digestive.	Corticoïdes, antihistaminique, antiémétique.	Hémogramme, surveillance locale.
Erlotinib *Tarceva*	Comprimés de 25, 100, et 150 mg (*per os*). Dose moyenne : 150 mg.	Cutanée, Digestive.		Surveillance locale.

CANCER BRONCHO-PULMONAIRE SECONDAIRE

Définition

Ce sont les métastases pulmonaires, secondaires à la dissémination de cellules tumorales, par voie sanguine ou lymphatique, à partir d'une tumeur extra-respiratoire.

Causes et mécanismes

Presque tous les cancers peuvent donner des métastases pulmonaires. Lorsque le cancer primitif est inconnu, il faut rechercher avant tout, chez la femme, un cancer génital (sein, ovaire, col utérin) ; chez l'homme un cancer testiculaire ou prostatique. Dans les deux sexes, un cancer digestif (côlon, pancréas, estomac), un cancer thyroïdien, un cancer ORL. Souvent, un bilan même approfondi ne retrouve pas de cancer primitif.

Deux formes anatomocliniques doivent être distinguées : les lymphangites carcinomateuses (sein) et les métastases nodulaires, uniques ou multiples (côlon, testicule, sarcomes...).

Signes cliniques

Ils sont très variables : dyspnée, altération de l'état général, toux, douleur thoracique (les formes lymphangitiques sont souvent plus symptomatiques).

Leur découverte est parfois radiologique, principalement dans les formes nodulaires, soit lors de la surveillance d'un cancer connu, soit lors d'un bilan systématique (*cf.* illustration).

Examens complémentaires

La radiographie pulmonaire standard et la tomodensitométrie précisent le type de l'image :

• opacité arrondie dense, unique, ou opacités nodulaires multiples en *lâcher de ballons* ;
• images réticulaires diffuses de la lymphangite carcinomateuse, souvent associées à une atteinte pleurale.

La bronchofibroscopie a surtout un intérêt dans la lymphangite, où les biopsies bronchiques étagées peuvent permettre le diagnostic.

> **✚ Éléments de surveillance**
> Ils sont essentiellement radiologiques sur la modification des images sous traitement.

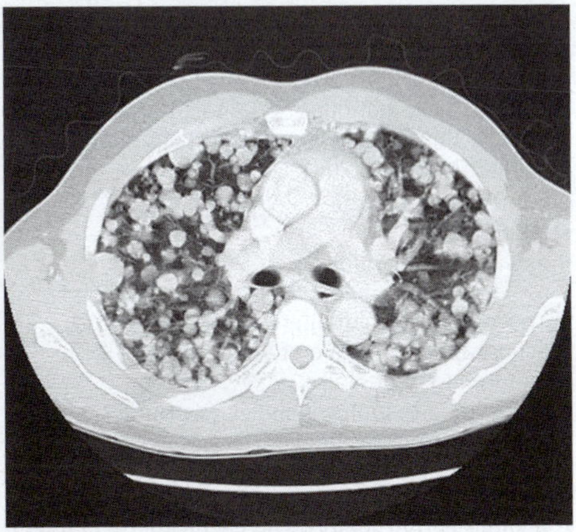

Métastases pulmonaires d'un mélanome réalisant l'aspect en *lâcher de ballons*.

Évolution et complications

L'évolution varie selon la chimiosensibilité de la tumeur primitive. En phase de résistance au traitement on observe une toux, parfois des hémoptysies et souvent une dyspnée rebelle.

Traitement et pronostic

Le traitement médical dépend du cancer primitif. Il fait appel à la chimiothérapie, ou à l'hormonothérapie (prostate), ou à l'association des deux (sein), à l'iode radioactif (thyroïde).

En cas de *métastase unique*, l'exérèse chirurgicale peut se discuter après un bilan soigneux vérifiant l'absence d'autre localisation.

Traitement symptomatique : corticothérapie, oxygénothérapie.

Le pronostic est sombre.

CANCER DE LA CAVITÉ BUCCALE

Définition

Toute ulcération chronique ou persistante doit être considérée comme suspecte et doit être biopsiée. La précocité du traitement et donc le dépistage précoce sont les éléments essentiels du pronostic.

Le diagnostic de certitude est anatomopathologique et repose sur la biopsie :

• Carcinomes épidermoïdes : tumeurs malignes de la muqueuse, ce sont de loin les cancers les plus fréquents de la cavité buccale.
• Sarcomes : tumeurs malignes du tissu conjonctif de la cavité buccale (ostéosarcome, chondrosarcome, myosarcome...).
• Cancers des glandes salivaires accessoires notamment les cylindromes.
• Lymphomes.
• Métastases de cancers à distance (thyroïde, sein, prostate, rein...).

CARCINOMES ÉPIDERMOÏDES DE LA CAVITÉ BUCCALE

Causes et mécanismes

• Hérédité.
• Alcool.
• Tabac.
• Facteurs irritatifs locaux : hygiène buccodentaire défectueuse, prothèses mal adaptées, irritation chronique par lésion dentaire.
• Lésions précancéreuses : certaines lésions bénignes peuvent être l'objet d'une dégénérescence maligne, notamment le lichen plan atrophique ou kératosique, les leucokératoses d'origine réaction-

nelle (tabac...), infectieuse, toxique (sel d'or), congénitales... Cependant le cancer apparaît le plus souvent sur une muqueuse saine.

Les facteurs étiologiques (notamment alcool, tabac) se potentialisent entre eux, ce qui explique que si cette pathologie touchait auparavant quasi exclusivement des hommes de plus de 40 ans, alcoolo-tabagiques, le ratio hommes/femmes tend aujourd'hui à s'équilibrer.

Circonstances de découverte

Signes locaux souvent discrets

- Sensation d'irritation aux mets épicés, à l'alcool.
- Gêne à l'alimentation.
- Saignements.

Les douleurs sont le fait de lésions déjà très évoluées (otalgies).

Signes régionaux

Les adénopathies cervicales sont une circonstance fréquente de découverte. Ces adénopathies sont parfois isolées (tumeur initiale non retrouvée à l'examen, dans environ 5 % des cas).

Signes généraux

Altération de l'état général.

Examen clinique

Il est facile au niveau de la cavité buccale. Le caractère essentiel est l'induration (importance de la palpation).

Aspect anatomoclinique

Les tumeurs peuvent prendre des aspects anatomocliniques différents selon qu'elles ulcèrent ou non la surface, on distingue :

- la forme ulcérée : ulcération à contours irréguliers avec surélévation des berges, induration sous-jacente ;
- la forme fissuraire : notamment au niveau du plancher buccal et de la commissure intermaxillaire ;
- la forme végétante ;
- la forme ulcérovégétante ;
- la forme infiltrante (sans ulcération).

Formes topographiques

La muqueuse buccale peut être atteinte au niveau :

– *de la langue* : fréquemment sur le bord marginal de la partie mobile au contact des arcades dentaires (la base de langue n'appartient plus à la cavité buccale mais à l'oropharynx) ;

– *des lèvres* : surtout au niveau de la lèvre inférieure, rôle important des UV ; le carcinome apparaît souvent sur une chéïlite actinique ;

– *du plancher buccal* : on y retrouve le plus souvent des lésions ulcéreuses ou fissuraires ; dans la région postérieure, l'envahissement des structures voisines est fréquente et rapide ;

– *des gencives* : l'évolution se fait en profondeur avec envahissement des maxillaires et mobilité des dents adjacentes ;

– *des faces internes des joues* : c'est en général une lésion végétante, sauf sur la partie postérieure où les ulcérations sont fréquentes.

Pronostic

Il est établi d'abord sur l'examen clinique (classification TNM).

La tumeur (T1, 2, 3, 4)

Classification établie sur la taille de la tumeur (inférieure à 2 cm, entre 2 et 4 cm, plus de 4 cm) et sur l'extension à d'autres structures anatomiques.

L'envahissement ganglionnaire (N0, 1, 2, 3)

Facteur pronostic essentiel, classification établie sur la présence de ganglions cervicaux suspects (induration-fixation) homo- ou controlatéraux à la tumeur. Leur taille est également importante et tout ganglion de plus de 4 cm doit être considéré comme en rupture capsulaire.

Après examen anatomopathologique des ganglions on les distingue en : N + envahis, N - non envahis et N + R + envahis en rupture capsulaire.

Métastases à distance (M0, M1) : métastases ou non (poumons, foie, cerveau...).

Compte tenu de leur fréquence, il faut systématiquement aussi rechercher une deuxième localisation au niveau des voies aérodigestives supérieures et notamment sinus piriforme, œsophage, pharyngo-larynx.

Examens paracliniques

Ils sont systématiques et indispensables pour apprécier une éventuelle extension et pour définir la conduite thérapeutique :

- numération formule ;
- bilan hépatique ;
- examen ORL complet ;
- radiographie pulmonaire (Scanner pulmonaire et fibroscopie bronchique) ;
- échographie cervicale et abdominale... ;
- panoramique dentaire ;
- fibroscopie œsophagienne et gastrique ;
- scanner oropharyngé ;
- scintigraphie osseuse en cas de suspicion d'atteinte osseuse ;
- scanner cérébral en cas de suspicion de métastases cérébrales ;
- enfin, IRM très utile essentiellement pour la surveillance.

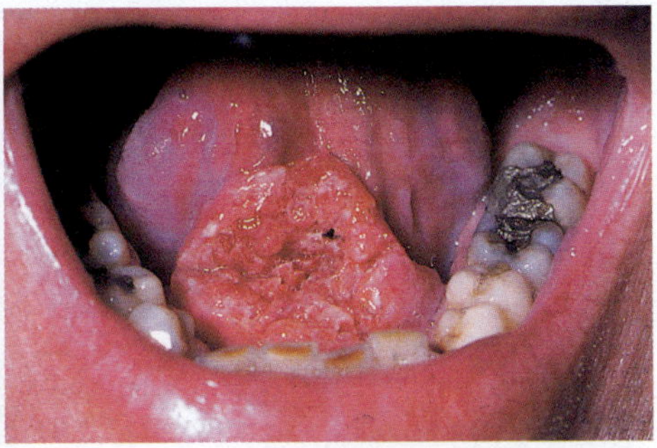

Carcinome épidermoïde du plancher buccal antérieur.

Traitement

Il repose sur une équipe pluridisciplinaire (Comité d'oncologie).

Il dépend de la nature, de la localisation de la tumeur et du bilan d'extension.

Chirurgie

Chirurgie d'exérèse et chirurgie ganglionnaire cervicale. Cette chirurgie peut être mutilante. Ces limites sont déterminées par le respect d'une qualité de survie décente. Les progrès de la chirurgie reconstructrice et notamment des reconstructions par lambeaux libres micro-anastomosés ont repoussés les limites de cette chirurgie (lambeau de péroné, lambeau libre antébrachial...).

Radiothérapie externe

Le plus souvent utilisée en complément de la chirurgie ; elle peut être exclusive en cas de grosses lésions chirurgicalement inaccessibles ou encore, utilisée en préchirurgical pour diminuer la taille de la tumeur et la rendre chirurgicalement accessible.

Curiethérapie

Ses indications sont limitées et bien définies.

Chimiothérapie

Utilisée essentiellement aujourd'hui pour potentialiser la radiothérapie ; elle peut être utilisée en traitement palliatif quand les autres moyens thérapeutiques sont dépassés (radiothérapie et chirurgie).

SARCOMES ET AUTRES LÉSIONS CANCÉREUSES

Ostéosarcomes

Ils atteignent les enfants et les adolescents ou les adultes de plus de 50 ans. Les chances de survie sont très réduites.

Il s'agit de lésions non-radiosensibles et leur traitement est quasi-exclusivement chirurgical. Il doit être considéré comme une *urgence*.

Cylindromes

En général simple tuméfaction non ulcérée située à la jonction palais dur/palais mou. Ils se développent au dépend des glandes salivaires accessoires présentes au niveau de la cavité. Leur traitement est chirurgical. Risque fréquent de métastases pulmonaires tardives.

Lymphomes (→)

CANCER DU CAVUM (rhino-pharynx)

Les tumeurs malignes du cavum se distinguent des autres tumeurs malignes par trois caractères particuliers :

- leur répartition géographique (Afrique du Nord, Chine) ;
- la possibilité de les reconnaître par un sérodiagnostic du virus Epstein-Barr ;
- la responsabilité du virus dans leur déterminisme.

Signes essentiels

Les cancers du cavum frappent généralement les sujets jeunes.

Le tableau clinique associe :

- une obstruction nasale unilatérale ;
- une rhinorrhée purulente et des épistaxis unilatérales ;
- une otite séreuse ;
- des céphalées ;
- des adénopathies cervicales.

Le diagnostic repose sur :

- l'examen au miroir (rhinoscopie postérieure) ou au fibroscope ;
- la tomodensitométrie crânienne ;
- l'IRM ;
- la sérologie EBV ;
- la certitude est fournie par la biopsie qui peut montrer deux types histologiques différents :
  - le carcinome de type rhino-pharyngé, le plus fréquent et dont la répartition géographique est particulière,
  - le carcinome épidermoïde.

Traitement

Précédé d'une recherche de métastases.

Il est confié au radiothérapeute. À ce traitement peut être associée la chimiothérapie.

Les résultats immédiats du traitement sont souvent bons, mais les récidives restent très fréquentes et sont alors au-dessus de toute ressource thérapeutique.

CANCER DU CÔLON

Définition

C'est actuellement le plus fréquent des cancers digestifs et le deuxième cancer en fréquence en France, tous sexes confondus (33 500 nouveaux cas par an).

Il est responsable de 15 000 décès par an en France. Il s'agit habituellement d'un adénocarcinome. Les autres types de tumeur (lymphomes malins, carcinoïdes, etc.) sont comparativement très rares (*cf.* illustration).

Causes et mécanismes

Facteurs pathogéniques

Différents facteurs pathogéniques sont envisagés :

- prédisposition génétique ;
- colites inflammatoires, maladie de Crohn (→) et rectocolite hémorragique (→) ;
- facteurs alimentaires (alimentation pauvre en fibres et riche en graisses).

Plusieurs facteurs de risque sont connus :

- *La séquence polype-cancer paraît en cause dans la majorité des cas.* On sait que les polypes peuvent être multiples et que d'autres peuvent apparaître ultérieurement, d'où la nécessité d'une polypectomie et d'une surveillance prolongée. Les antécédents personnels d'adénome ou de cancer sont donc un facteur de risque. Les polypes villeux (tumeur villeuse) ont plus de risque de se transformer en cancer que les adénomes (polypes) tubuleux.

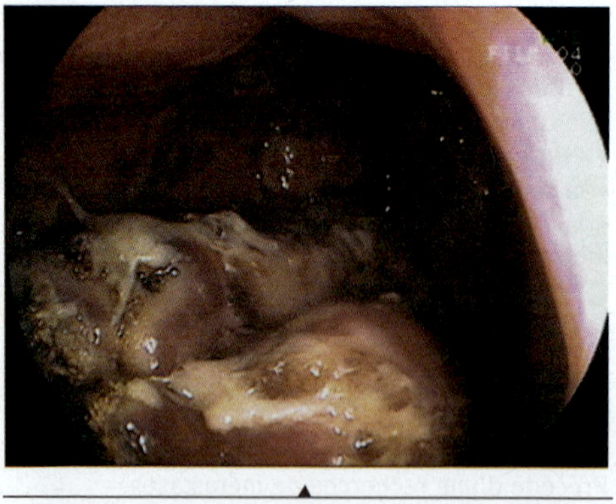

Cancer sténosant (infranchissable en coloscopie) du côlon transverse.

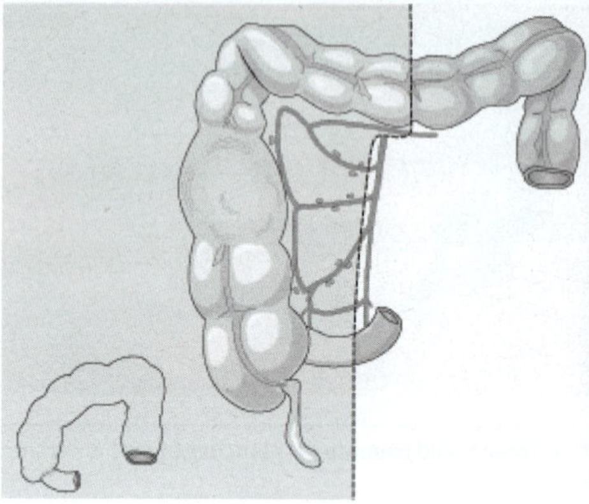

Hémicolectomie droite pour cancer du côlon droit
(rétablissement de la continuité par anastomose iléo-transverse).

- *Le syndrome HNPCC (hereditary non polyposis colorectal cancer ou cancer colorectal héréditaire sans polypose)* est caractérisé par la survenue de cancers colorectaux sans polype. Les cancers apparaissent sur des lésions appelées *adénomes plans*. La transmission est autosomique dominante. Ils touchent des adultes jeunes (dès 20 ans) et prédominent dans le côlon droit. Ils peuvent être associés à d'autres adénocarcinomes.
- *Un antécédent familial au premier degré* (mère, père) de cancer du côlon est un facteur de risque.
- *La dégénérescence est de 100 % dans la polypose rectocolique familiale diffuse.*
- *Le risque augmente dans la rectocolique hémorragique* (dans les pancolites après 10 ans d'évolution) *et dans la maladie de Crohn.*

La méthode de dépistage de référence des polypes et des cancers (au début) est la coloscopie chez les sujets à risque. La recherche de sang dans les selles (*Hemoccul II*) (→) n'est indiquée que dans les dépistages de masse mais pas à titre individuel, du fait du nombre important de faux positifs et négatifs (*cf.* illustration).

Signes essentiels

Signes cliniques

Il peut s'agir de :

- douleurs abdominales intermittentes et épisodes subocclusifs ;
- apparition récente de troubles du transit ;
- méléna, rectorragie ou anémie ferriprive ;
- découverte d'une masse abdominale (tumeur ou métastases hépatiques).

Examens paracliniques

• *Endoscopiques* : la coloscopie permet une exploration de la totalité du côlon et peut donc détecter un polype ou un cancer associé à la tumeur principale.

• *Radiologiques* : la radio pulmonaire et l'échotomographie hépatique pour rechercher des métastases ; le lavement baryté (→) n'est pratiqué que rarement, par exemple en préopératoire pour bien visualiser l'anatomie du côlon ou bien en cas de contre-indication à la coloscopie.

• *Biologiques et préopératoires habituels*, et marqueurs tumoraux, notamment antigène carcino-embryonnaire (ACE).

• Pour rechercher des métastases, on peut être amené à réaliser un *PET-scan*.

Évolution et complications

Les complications comprennent : occlusion, surinfection, perforation en péritoine libre (rare et gravissime), ou fistulisation dans un organe de voisinage (vessie, estomac).

Traitement et pronostic

Traitement

Il est avant tout chirurgical, après préparation générale (réhydratation veineuse et transfusions si besoin, etc.) et locale (régime sans résidu, désinfection colique, lavements évacuateurs, etc.).

• La *chirurgie à visée curative* enlève d'un bloc le côlon (hémicolectomie droite, colectomie gauche segmentaire, ou transverse), son méso, sa vascularisation et ses ganglions lymphatiques. Le rétablissement de la continuité est fait si possible dans le même temps. Cette chirurgie est idéalement réalisée par voie cœlioscopique.

• La *chirurgie palliative* comprend une exérèse *de propreté* ou une dérivation (interne ou externe, c'est-à-dire avec colostomie d'amont).

• La *chimiothérapie* (5-fluoro-uracile, oxaliplatine, acide folinique) est indiquée en cas d'atteinte ganglionnaire, en traitement adjuvant, ou bien en cas de métastases viscérales en traitement palliatif. D'autres types de médicaments comme les anticorps monoclonaux dirigés contre certains facteurs de croissance commencent à être utilisés et les résultats sont encourageants.

La survie à 5 ans est de l'ordre de 50 %. Elle avoisine 80 % dans les formes réséquées en totalité, en l'absence de métastase. C'est pourquoi le dépistage par coloscopie des patients à risque est primordial.

Pronostic

Il est fonction de l'extension locale, ganglionnaire et générale, d'où l'intérêt du dépistage des sujets à risque, de leur surveillance et de la polypectomie percoloscopique qui assure la prophylaxie du cancer habituel (→ Coloscopie).

Dépistage

Chez les patients à risque, le dépistage repose sur la coloscopie.

Dans la population générale (dépistage de masse), on propose un test Hémoccult (recherche de sang dans les selles). Si le test est positif, on doit pratiquer une coloscopie. La limite de l'Hémoccult est le nombre élevé de résultats faussement positifs ou négatifs. Par conséquent, on réserve ce test à un dépistage de masse dans une population.

Pour la pratique, on retiendra :

– Maladie fréquente : en augmentation ; 3e cancer chez l'homme et 2e chez la femme.
– Clinique : tardive ; intérêt du dépistage.
– Examen : coloscopie.
– Surveillance : régulière, rapprochée : scanner, coloscopie.
– Rôle pédagogique de l'infirmière dans le dépistage.
– Rôle technique dans la surveillance post-opératoire, la chimiothérapie.

CANCER DU COL UTÉRIN

Définition

Le cancer du col de l'utérus est le deuxième cancer de la femme, après le cancer du sein. Ce cancer est secondaire à des lésions précancéreuses ou dysplasiques des deux tissus recouvrant le col, l'épithélium pavimenteux de l'exocol le plus souvent (85 % des cas) = cancer épidermoïde, et de la muqueuse endocervicale = cancer glandulaire (10 % des cas).

Il est dit *in situ* lorsque les cellules anormales ne franchissent pas la membrane basale, et *invasif* lorsque les cellules anormales franchissent la membrane basale et envahissent le chorion. Son évolution est tout d'abord locorégionale.

Causes et mécanismes

On admet que 90 % des carcinomes épidermoïdes invasifs du col sont précédés de 5 à 20 ans par des lésions épithéliales superficielles, dysplasies, qui, détectées et traitées évitent leur apparition.

Ces trois états se succéderaient dans le temps : dysplasie, épithélioma *in situ*, cancer invasif. Ils ont les mêmes moyens de dépistage et de diagnostic : frottis, biopsie, +/– colposcopie.

Son évolution est locorégionale. La proximité (→ Dysplasie du col utérin) du bas appareil urinaire explique la fréquence avec laquelle il va poser, tant lors de son évolution que de son traitement, des problèmes d'ordre urologique (*cf.* illustration).

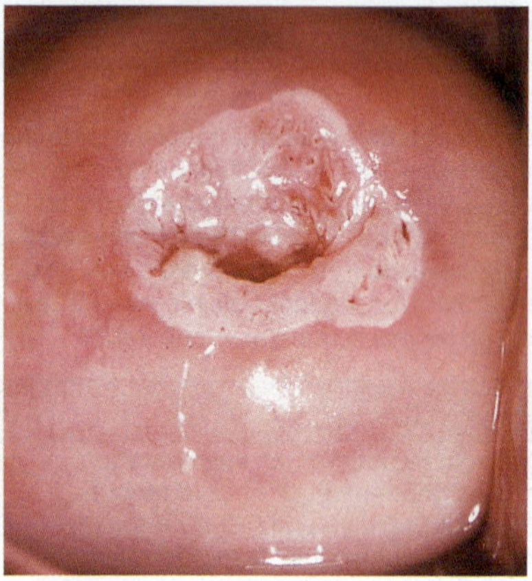

Cancer du col utérin.

> **Surveillance**
> Il faut insister sur l'état précancéreux des dysplasies associées à une infection par les papillomavirus oncogènes *HPV16, 8*...
> La véritable prophylaxie étant le diagnostic : frottis, biopsie, typage viral, et le traitement des précancéreux.
> Les frottis doivent être faits tous les 2 ans jusqu'à 60 ans et tous les 5 ans ensuite.
> 1er frottis après le 1er rapport sexuel.

Prévention

Elle repose sur la vaccination contre le Papillomavirus. Le vaccin peut être proposé à toute fille pubère exposée.

Signes essentiels

Cliniques : il n'existe des signes que pour les cancers invasifs déjà évolués : métrorragies, souvent provoquées, isolées ou associées à des leucorrhées indolores.

L'examen gynécologique est pratiqué de façon systématique.

La mise en place du spéculum sans lubrifiant révèle une lésion cervicale ou non :

- *la lésion est évidente* : le problème n'est plus diagnostique, mais pronostique. La tumeur est bourgeonnante, friable, ou ulcérée, saigne au contact, sa base est indurée. La biopsie confirme le diagnostic. On recherche les signes d'envahissement des organes de voisinage par :
  – le toucher bidigital qui apprécie la mobilité de l'utérus, l'état des paramètres, des ligaments utérosacrés et l'état de la cloison recto-vaginale,
  – les examens paracliniques : cystoscopie, rectoscopie et lavement baryté, urographie intraveineuse, cystoscopie permictionnelle, scanner, échotomographie, IRM ;
- *la lésion est moins spectaculaire* : petite ulcération d'une lèvre, saignant au moindre contact ;
- souvent, il n'y a pas de signes.

Les examens complémentaires sont indispensables : frottis cervico-vaginaux montrant des cellules de classe IV ou V, une colposcopie avec test de Schiller orientera les biopsies faites à cheval sur la zone saine et la zone iodo-négative ou sur toute zone suspecte.

Au terme de ces examens, on s'efforce d'évaluer le stade de la tumeur par la classification TNM/FIGO. Le bilan général est complété par une radiographie pulmonaire et une échotomographie hépatique.

Évolution et pronostic

Dans l'épithélioma *in situ*, le pronostic est bon (→ Dysplasie).

Le pronostic est relativement bon dans les cancers invasifs de faible extension ; la survie à 5 ans est de 80 % dans les stades I.

Traitement dans les cancers invasifs

Traitement curatif : deux méthodes sont surtout utilisées : la chirurgie et la radiothérapie :

- *aux stades I et II proximal :* curiethéraphie préopératoire, colpohystérectomie élargie 6 semaines après, complétée par une radiothérapie transcutanée si nécessaire ;
- *aux stades II et III non urinaire* : radiothérapie transcutanée avec surdosage suivant la taille de la tumeur, puis chirurgie de la tumeur ;
- *au stade III urinaire* : radiothérapie ; association curithérapie-cobaltothérapie ;
- au stade IV : chirurgie de propreté.

Traitement préventif : dépistage par les frottis cervico-vaginaux ainsi que par le traitement de toutes les lésions du col.

> **Pour la pratique, on retiendra :**
> – Le cancer du col utérin est lié à l'infection par les HPV.
> – C'est une maladie sexuellement transmissible.
> – Depuis 2007, il existe deux vaccins contre les HPV en 3 injections IM.

Éducation de la patiente ayant un cancer du col utérin

Les lésions cervicales HPV induites se développent après infestations virales dans un délai médian d'apparition des lésions CIN2/3 de 14 mois. D'où la recommandation préférentielle de l'efficacité des vaccins prophylactiques :

– quadrivalents 6.11.16.18 *Gardasil ;*

– bivalents 16.18 *Cervarix.*

Prévalence des HPV 16 et 18 dans les cancers cervicaux et les lésions précancéreuses.

Les HPV 16 et/ou 18 sont responsables de 82 % des carcinomes cervicaux invasifs et 64 % des lésions CIN2/3.

CANCER DU CORPS DE L'UTÉRUS

Voir *Cancer de l'endomètre*.

CANCER DE L'ENDOMÈTRE

Définition

Tumeur développée à partir de la muqueuse du corps utérin. Il s'agit en règle générale d'adénocarcinome glandulaire (*cf.* illustration).

Causes et mécanismes

Il se rencontre chez les femmes ménopausées, souvent à ménopause tardive, chez qui existent avec une fréquence relative : une hypertension, un diabète, une obésité.

Signes essentiels

Cliniques

Les patientes consultent pour :

• des *hémorragies utérines*, isolées et spontanées, d'autant plus significatives qu'elles atteignent une femme ménopausée, mais elles peuvent être confondues, plus tôt, avec des troubles ménopausiques ;

• des leucorrhées, caractéristiques lorsqu'elles sont purulentes et fétides (pyométrie) ou séreuses.

L'examen apporte peu d'éléments pour le diagnostic, l'utérus est souvent de taille normale, ce qui doit attirer l'attention chez une femme ménopausée. Il peut être aussi augmenté de volume et trop mou.

Paracliniques

Ils sont de cinq ordres :

• le *frottis endo-utérin* est d'exécution facile mais les cancers du corps desquament peu et seuls comptent les résultats positifs ;

• l'*échotomographie pelvienne* qui peut montrer une déformation et des images pathologiques ;

• IRM pelvienne précise le diagnostic et l'invasion en profondeur ;

• l'*hystéroscopie* permet d'orienter la biopsie ;

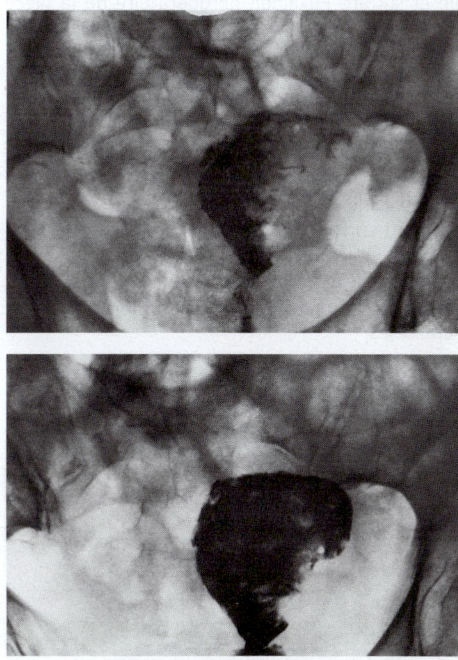

Cancer de l'utérus.
Hystérographie montrant une image typique : lacunaire, irrégulière, marécageuse, déformant la cavité utérine, se développant au niveau du bord gauche de la cavité.

• le curetage biopsique est l'examen essentiel ; sous anesthésie générale, il comporte le curetage étagé de toute la cavité utérine, endocol puis endocorps ; il permet d'affirmer le diagnostic.

Au terme de ces examens, on classe le cancer en différents stades :

• stade I : cancer limité au corps ;
• stade II : cancer envahissant le corps et le col ;
• stade III : extension pelvienne et génitale ;
• stade IV : extension extrapelvienne et envahissement rectal et vésical ou métastase.

Évolution et pronostic

Longtemps localisée à l'endomètre, l'extension se fait vers le col, le vagin.

Le pronostic est d'autant plus mauvais qu'il y a atteinte des paramètres, des ganglions ou du myomètre.

Traitement

Stade I : chirurgie première par colpohystérectomie et suivant l'examen peropératoire de la pièce opératoire, soit *cancer localisé à l'endomètre*, on en reste là, soit *atteinte du myomètre* : lymphadénectomie iliaque externe et irradiation externe complémentaire par cobalt ou bêtatron.

Stade II : même attitude que pour le cancer du col : radium puis colpohystérectomie plus lymphadénectomie, plus irradiation complémentaire à extension lymphatique.

Stade III : irradiation externe pré- et postopératoire suivant le cas avec chirurgie élargie.

Les traitements hormonaux : progestatifs, antiœstrogènes n'ont qu'un rôle d'appoint sur les métastases.

Prévention

Par traitement progestatif de toute insuffisance lutéale pour éviter l'hyperplasie de l'endomètre.

Pour la pratique, on retiendra :

– Cancer de la femme ménopausée.
– Se révèle par des hémorragies post-ménopausiques récidivantes.

CANCER DE L'ESTOMAC

Définition

Le cancer de l'estomac est fréquent, c'est un *adénocarcinome* dans 95 % des cas. Les différents aspects macroscopiques : ulcéré, bourgeonnant, infiltrant, peuvent s'intriquer (*cf.* illustration).

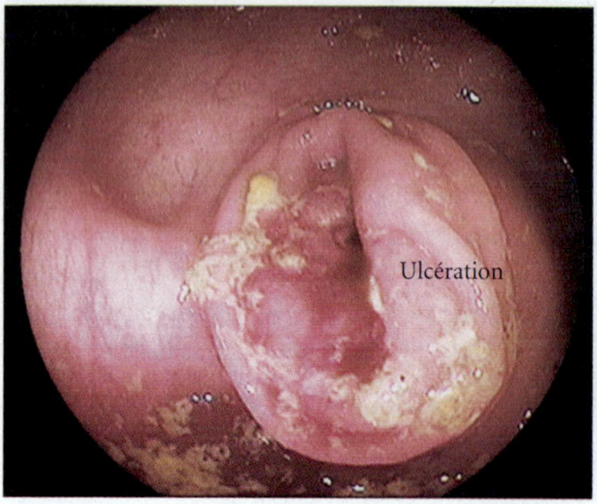

Cancer gastrique ulcéré.

La *linite* est une forme infiltrante pouvant atteindre la totalité de l'estomac. On distingue l'adénocarcinome glandulaire (habituel), l'adénocarcinome lieberkühnien (plus rare). Le cancer muco-érosif (longtemps localisé à la muqueuse) est de bon pronostic.

À côté des épithéliomas glandulaires, il faut citer les *sarcomes* (lymphosarcomes, leiomyosarcomes, etc.) et les métastases gastriques.

Causes et mécanismes

L'étude des carcinogènes alimentaires est en cours. Certaines affections prédisposantes sont connues (*cf.* illustration) :

• *Helicobacter pylori* comme agent étiologique de la gastrite ou facteur indépendant ;
• *gastrite hypertrophique* (maladie de Ménétrier) et maladie de Biermer ;
• *polypes adénomateux* ;
• *gastrectomie partielle* ;
• *ulcère gastrique* : il faut distinguer l'ulcère dégénéré, assez peu fréquent, du cancer ulcériforme se présentant comme un ulcère bénin, d'où la nécessité des biopsies.

Signes essentiels

Cliniques

On peut observer :

• un dégoût des viandes, des graisses et du tabac ;
• des douleurs vagues ou ulcériformes ;
• une dyspepsie avec nausées ou vomissements ;
• une altération de l'état général, avec parfois anémie ;

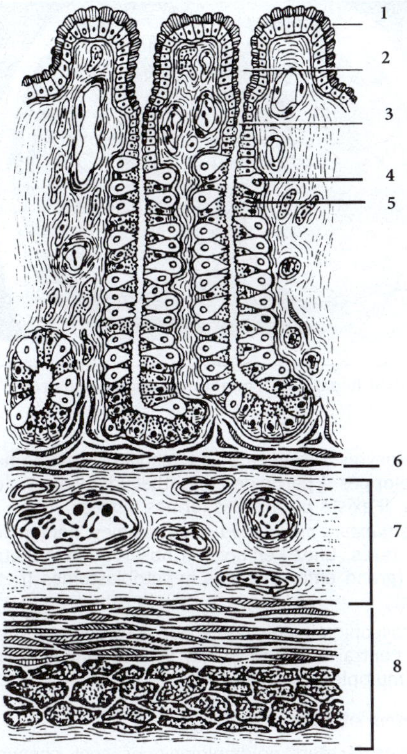

Coupe de la paroi gastrique au niveau du fundus.
1. Épithélium de recouvrement (protecteur : mucus) ; 2. Crypte ; 3. Collet de la glande (prolifération mitotique) ; 4. Cellule pariétale ; 5. Cellule principale ; 6. Musculaire-muqueuse ; 7. Sous-muqueuse ; 8. Musculeuse.

• hématémèse ou méléna ; l'examen recherche notamment une masse épigastrique (rare), une hépatomégalie (métastase), un ganglion de Troisier, etc.

Examens paracliniques

• *Endoscopiques* : la fibroscopie gastrique (→ Gastroscopie) est indispensable au diagnostic en visualisant directement la tumeur. Les biopsies doivent être nombreuses (une dizaine).

• *Radiologiques* : la tomodensitométrie et l'échographie abdominale permettent de rechercher une atteinte ganglionnaire et des métastases (foie, péritoine, etc.). Le transit gastroduodénal (→) ne se pratique plus en première intention depuis l'avènement de la fibroscopie. La radio pulmonaire permet de rechercher des métastases.

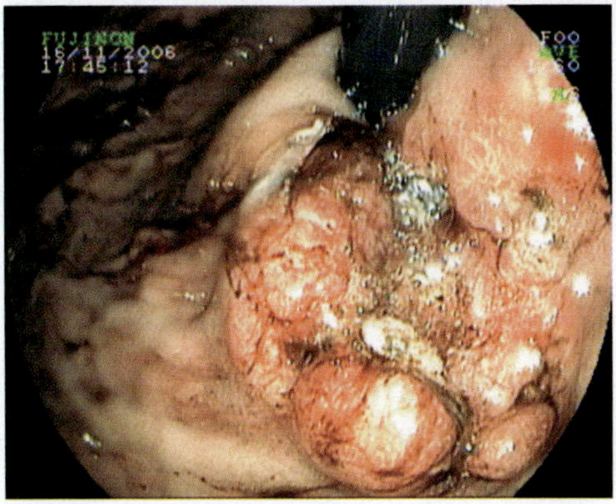

Cancer de l'estomac, localisé au niveau du cardia et visualisé en rétrovision ; tumeur hémi-circonférentielle, fragile, saignant au contact de l'endoscope.

• *Biologiques* : bilan hépatique, marqueurs tumoraux (ACE et CA 19.9) et bilan préopératoire.

Évolution et complications

Une hémorragie digestive est possible ; une localisation antropylorique entraîne un tableau de sténose du pylore (→), une localisation juxtacardiale entraîne une dysphagie. La perforation d'un cancer ulcéré, source de péritonite, est rare. Les métastases, surtout hépatiques, sont fréquentes.

Traitement et pronostic

Le traitement est essentiellement chirurgical (sauf dans les lymphosarcomes où radiothérapie et chimiothérapie sont assez efficaces). On distingue les *exérèses partielles* (polaire supérieure ou inférieure selon le siège de la lésion) et la *gastrectomie totale*, voire *élargie* (à la rate, à une partie du côlon ou du pancréas). Ailleurs, on ne peut faire qu'une dérivation palliative (*gastro-entérostomie*).

✚ Éléments de surveillance

On surveille en pré- et postopératoire l'état d'hydratation (anorexie, vomissements), le pouls, la TA, la couleur des selles (possibilité d'hémorragie digestive, de méléna). Après l'intervention, la surveillance de l'ACE est utile (→).

La chimiothérapie (5-fluoro-uracile, cisplatine, etc.) reste encore décevante.

Le pronostic du cancer habituel est mauvais (10 % de survie à 5 ans), d'où la nécessité de détecter le cancer gastrique à un stade précoce, grâce à la gastroscopie et aux biopsies nombreuses et systématiques. Ces examens sont par ailleurs indispensables dans la surveillance d'états prédisposants comme la maladie de Biermer.

CANCER DE L'ETHMOÏDE ET DES SINUS

Les tumeurs malignes de l'ethmoïde et des sinus ont un mauvais pronostic et nécessitent souvent des interventions chirurgicales mutilantes.

Signes cliniques

Il existe :

- une rhinorrhée purulente unilatérale ;
- une obstruction nasale ;
- une épistaxis ;
- des douleurs de l'hémiface ;
- une déformation de la région sous-orbitaire.

Ce sont les signes révélateurs habituels de ces tumeurs qui sont souvent découvertes à un stade évolué.

Le diagnostic est confirmé par la radiographie, la tomodensitométrie et par une biopsie effectuée par voie nasale, ou lors de l'intervention en extemporané. L'IRM est indispensable dans les formes hautes pour évaluer une éventuelle extension intracrânienne.

Ces tumeurs ont deux variétés histologiques principales : glandulaire ou épidermoïde. Elles ont de plus un caractère professionnel, car très fréquentes chez les travailleurs du bois (épithélioma glandulaire).

Traitement

Il est mixte : il associe la *chirurgie* et la *radiothérapie*, éventuellement associée à la *chimiothérapie*.

L'extension habituelle de ces tumeurs oblige à effectuer des interventions chirurgicales mutilantes parfois en association ORL-neurochirurgicale. Malgré le traitement, le pronostic des tumeurs de l'ethmoïde et des sinus est sombre.

CANCER DU FOIE

Le cancer primitif du foie survient habituellement sur une cirrhose.

Le cancer secondaire du foie, métastatique, est beaucoup plus fréquent.

CANCER PRIMITIF DU FOIE

Définition

• *Les tumeurs épithéliales* : *carcinomes hépatocellulaires (*hépatocarcinome), développés à partir des

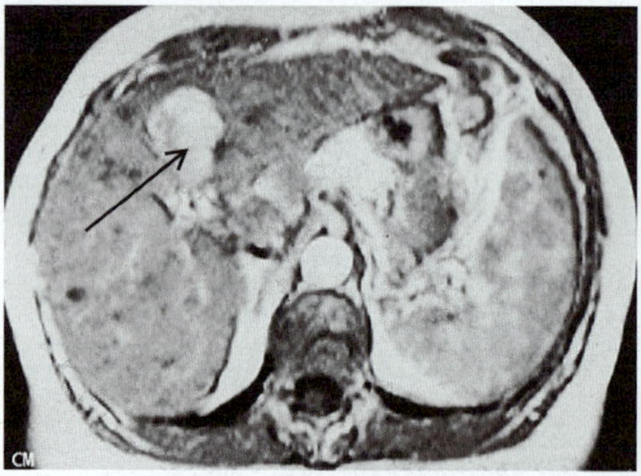

IRM hépatique. Carcinome hépatocellulaire.

hépatocytes, fréquents ou cholangiocarcinomes (développés à partir de l'endothélium biliaire) plus rares. Il existe parfois des formes mixtes.

• *Les tumeurs mésothéliales* : sarcomes, hémangiomes, rares. Chez l'enfant, on observe des hépatomes (grand enfant) et des hépatoblastomes (petit enfant).

Macroscopiquement, ce cancer est nodulaire, unique, central ou envahissant, plus rarement nodulaire multiple (*cf.* illustration).

Causes et mécanismes

Certains facteurs épidémiologiques sont connus : l'hépatocarcinome est plus fréquent en Afrique et en Extrême-Orient (habituellement sur cirrhose posthépatitique à virus B). En France, il est plus rare mais se développe cependant habituellement sur une cirrhose (alcool principalement).

Signes essentiels

Cliniques

Il peut se révéler par :

• des douleurs de l'hypocondre droit, un amaigrissement, une décompensation ictéro-ascitique, voire un hémopéritoine chez un cirrhotique ;

• une hépatomégalie douloureuse et parfois fébrile, simulant un abcès hépatique.

Examens biologiques

On peut observer une *cholestase* le plus souvent anictérique (augmentation des phosphatases alcalines, de la γ-GT, associée ou non à une augmentation de la bilirubine conjuguée).

On recherche des marqueurs tumoraux dans le sérum : α-fœtoprotéine dont l'élévation est inconstante (50 % des cas) mais très spécifique lorsqu'elle dépasse 500 µg/L.

Examens morphologiques

L'*échographie*, le *scanner* et l'*IRM* permettent de visualiser la (les) tumeur(s). Ces examens sont également parfois utilisés pour pratiquer une biopsie guidée, ce qui permet d'obtenir un diagnostic anatomopathologique.

> **Surveillance**
> - La cirrhose est un facteur de risque majeur de carcinome hépatocellulaire.
> - Le dépistage de ce cancer repose sur la réalisation tous les 6 mois d'un dosage de l'α-fœtoprotéine et d'une échographie hépatique.

Évolution et complications

Voir *supra* « Signes essentiels ».

Pronostic et traitement

Le pronostic est très grave. Les patients ne sont pas toujours opérables, notamment en cas de cirrhose. Le traitement repose donc schématiquement sur la chirurgie et, si elle est impossible, sur d'autres méthodes de destruction tumorale : destruction thermique percutanée par radiofréquence (la tumeur est brûlée par des micro-ondes). La chimio-embolisation peut être proposée dans certains cas : elle consiste à obstruer par des drogues de chimiothérapie les branches de l'artère hépatique qui irriguent la tumeur.

Certaines nouvelles molécules, très coûteuses commencent à être proposées : sorafenib (*Nexavar*).

CANCER DU FOIE SECONDAIRE

Définition

Le cancer métastatique du foie est beaucoup plus fréquent que le cancer primitif (→). Il peut s'agir aussi d'une localisation au cours d'un lymphome malin, Hodgkinien ou non.

Causes et mécanismes

La tumeur primitive peut avoir n'importe quelle localisation (digestive, pulmonaire, mammaire, etc.).

Signes essentiels

Cliniques

Il s'agit en règle générale d'une hépatomégalie dure, bosselée, douloureuse. L'état général est souvent altéré ; un ictère est possible.

Examens paracliniques

On peut observer une cholestase (le plus souvent anictérique) comme dans le cancer primitif (→).

On recherche des marqueurs tumoraux dans le sérum tels l'antigène carcino-embryonnaire (ACE) (cancer du côlon), le CA 19.9 (cancer du pancréas), le CA 15.3 (cancer du sein). Les marqueurs du carcinome hépatocellulaire (α-fœtoprotéine) sont négatifs.

L'échographie, le scanner et si besoin l'IRM permettent de visualiser la ou les tumeurs et de les biopsier. L'examen anatomopathologique de la biopsie permet parfois d'orienter vers la tumeur primitive. D'autres examens sont également réalisés pour trouver la tumeur primitive, souvent digestive (coloscopie et fibroscopie surtout).

Traitement et pronostic

La chirurgie est parfois possible (idéalement métastase unique et peu volumineuse) ; le type de chimiothérapie dépend du nombre et de la taille de la tumeur ainsi que de l'état général du patient ; une hormonothérapie est parfois possible (cancer hormonodépendant comme le sein). L'embolisation artérielle hépatique est parfois indiquée en cas de douleurs hépatiques et dans certaines formes étiologiques rares (carcinoïde).

CANCER GASTRIQUE

Voir *Cancer de l'estomac*.

CANCER DE L'HYPOPHARYNX (ou sinus piriforme)

Le cancer du sinus piriforme est assorti d'un mauvais pronostic. Il atteint surtout l'homme et reconnaît deux facteurs favorisants : l'alcool et le tabac.

Signes cliniques

Les signes de début sont discrets, négligés par le malade, et le diagnostic est souvent fait à un stade évolué :

- otalgie ;
- dysphagie d'intensité croissante ;
- dysphonie et dyspnée (très tardives) ;
- adénopathies cervicales qui peuvent s'avérer révélatrices.

Le diagnostic est fait par l'examen en laryngoscopie indirecte et fibroscopie puis directe sous anesthésie générale qui permet d'effectuer une biopsie indispensable avant tout traitement.

La tomodensitométrie et l'IRM précisent l'extension.

Traitement

Dans certains cas, le traitement comporte une phase de chimiothérapie pré-opératoire (chimiothérapie néoadjuvante). Pour les cancers des VADS, l'introduction du *Taxol* en chimiothérapie a sensiblement amélioré la survie.

Le pronostic du cancer du sinus piriforme est mauvais. Les meilleurs résultats sont obtenus par l'association chirurgie-radiothérapie.

Le geste chirurgical dépend de l'extension de la tumeur : pharyngo-laryngectomie totale ou pharyngectomie partielle, qui sont toujours associées à un curage ganglionnaire.

CANCER DE L'INTESTIN GRÊLE

Voir *Tumeurs malignes de l'intestin grêle*.

CANCER DE LA LANGUE

Les tumeurs malignes de la langue doivent être distinguées en tumeurs de la *langue mobile* et tumeurs de la *base de la langue*. Cette distinction anatomique se retrouve au plan pronostique.

Tumeurs de la langue mobile

Les cancers de la langue reconnaissent les mêmes facteurs favorisants que les autres cancers des voies aérodigestives supérieures : l'alcool et le tabac.

Ils atteignent surtout l'homme, dans la deuxième moitié de sa vie.

Signes cliniques

- Douleur à l'alimentation.
- Otalgie.
- Hémorragies buccales.
- Adénopathies cervicales.

L'examen buccal fait rapidement le diagnostic qui est confirmé par la biopsie.

Traitement

Il peut faire appel à diverses techniques :

- *chirurgie* : glossectomie partielle, électrocoagulation (*cf.* illustration) ;
- *radiothérapie* externe ou *curiethérapie* à l'iridium 92 ;
- les *aires ganglionnaires* sont traitées par le curage ganglionnaire ou la radiothérapie ou leur association ;
- *chimiothérapie* pré- ou postopératoire.

Lorsque la tumeur n'est pas trop étendue, la guérison est possible dans près de la moitié des cas.

Tumeurs de la base de la langue

Les cancers de la base de la langue sont souvent découverts à un stade plus tardif. Leur traitement peut faire appel à la chirurgie (mais elle nécessite souvent une laryngectomie totale) ou plutôt à la radiothérapie. La chimiothérapie peut être incluse dans le protocole. Les résultats du traitement sont décevants.

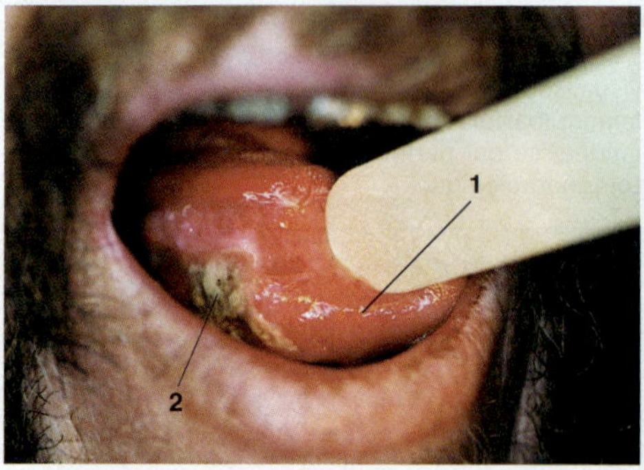

Lésion néoplasique de la langue.
1. Langue mobile.
2. Ulcération néoplasique.

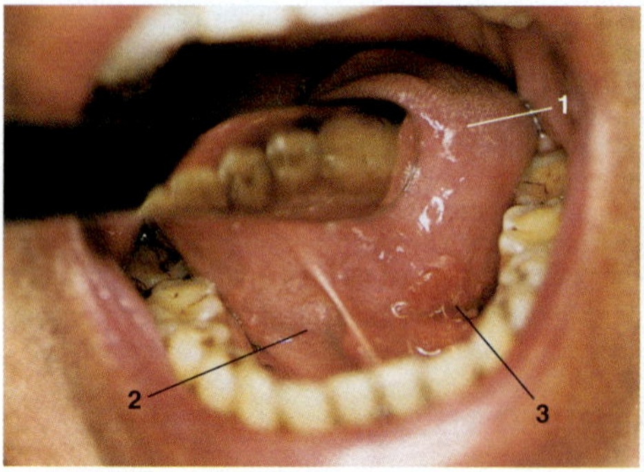

Lésion néoplasique du plancher buccal.
1. Langue mobile.
2. Plancher buccal.
3. Ulcération néoplasique.

CANCER DU LARYNX

Les cancers du larynx sont très fréquents et sont presque exclusivement liés à l'intoxication tabagique.

Signes cliniques

La dysphonie (altération de la voix) est le symptôme majeur de ces cancers ; cette dysphonie s'aggrave progressivement (*cf.* illustration).

Elle peut s'associer à :

- une otalgie ;
- une dysphagie (tardive) ;
- une dyspnée laryngée qui traduit une tumeur déjà étendue ;

• des adénopathies cervicales métastatiques.

Le diagnostic est fait par :

• la fibroscopie et la laryngoscopie indirecte complétée par la *laryngoscopie directe* avec *biopsie* sous anesthésie générale, en l'absence de dyspnée (dans les formes dyspnéiques, l'endoscopie est réalisée après la trachéotomie) ;
• le scanner ou l'IRM sont utiles pour préciser l'extension de la tumeur ou des adénopathies.

Traitement

Il est fonction du siège de la tumeur, de son extension, de la présence d'adénopathies.

Le cancer de la corde vocale peut être traité par une intervention simple, la cordectomie laser, ou par la radiothérapie.

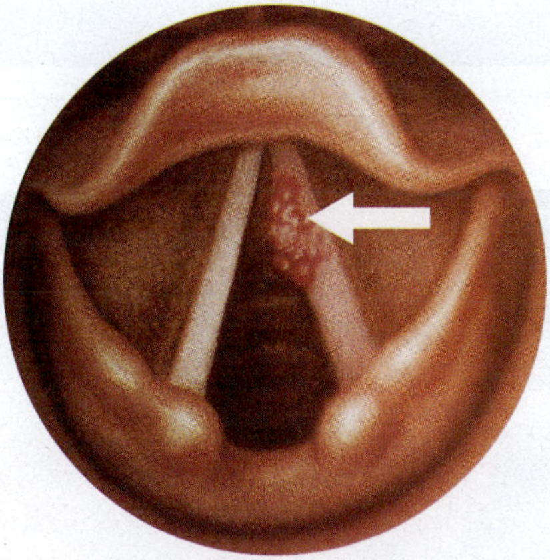

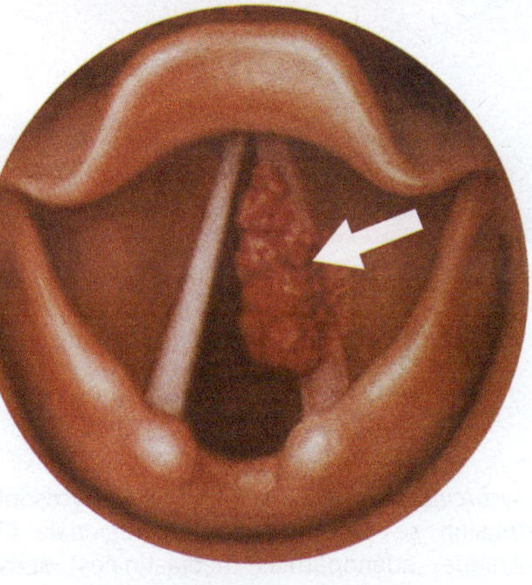

Cancer des cordes vocales.

Les résultats sont très bons d'autant plus que cette forme de cancer est indemne de métastases ganglionnaires.

Les cancers de l'épiglotte, et les cancers strictement limités à une moitié du larynx peuvent souvent bénéficier d'une laryngectomie partielle conservant habituellement toutes les fonctions du larynx et ne comportant donc pas de trachéostomie définitive.

Les cancers étendus aux cartilages ou aux deux côtés du larynx nécessitent une laryngectomie totale avec trachéostomie définitive. Dans certains cas, on peut réaliser des techniques de laryngectomie reconstructive, qui même si elles n'évitent pas toujours la trachéostomie, autorisent une voix correcte.

En dehors des cancers de la corde vocale, *toutes les autres localisations* nécessitent un traitement des aires ganglionnaires et une radiothérapie postopératoire, voire une chimiothérapie. Les interventions type laryngectomie totale sont très souvent complétées par la mise en place d'une prothèse phonatoire qui réalise un shunt aérodigestif permettant une meilleure réhabilitation vocale postopératoire.

Dans les cas où la chimiothérapie initiale est efficace, elle peut être suivie ou accompagnée d'une radiothérapie afin de tenter de préserver le larynx (préservation d'organe).

Pour la pratique, on retiendra :

– Fréquent : 1 à 2 % de l'ensemble des cancers.
– Rôle majeur du tabac.
– Clinique : dysphonie d'aggravation progressive.
– La laryngoscopie avec biopsie confirme le diagnostic.
– Rôle essentiel de l'infirmière dans l'éducation du laryngectomisé et dans la surveillance de la trachéotomie postopératoire.

CANCER MÉDULLAIRE DE LA THYROÏDE (CMT)

C'est un cancer développé aux dépens des cellules C de la thyroïde, qui sécrètent la thyrocalcitonine. Il constitue moins de 1 % des nodules thyroïdiens froids.

Génétiquement, en dehors de quelques cas sporadiques, le CMT est une maladie familiale liée à une mutation du gène RET situé sur le chromosome 10.

Il s'associe à un phéochromocytome dans près de 50 % des cas et à une hyperparathyroïdie dans 10 à 15 % des cas (néoplasie endocrinienne multiple ou NEM de type 2A ou syndrome de Sipple). Il peut aussi s'associer à une neurofibromatose et à des déformations de type Marfan (NEM de type 2B ou syndrome de Gorlin).

Cliniquement, il se révèle par un nodule froid à la scintigraphie. Les dosages de thyrocalcitonine et d'antigène carcino-embryonnaire (ACE) sont élevés.

La présence d'une diarrhée motrice, de flushes dus à l'hypersécrétion de thyrocalcitonine font craindre l'existence de métastases.

Une enquête familiale est souhaitable étant donné le caractère héréditaire de cette tumeur.

Cette enquête passera par le *test à la pentagastrine* qui permet de mettre en évidence des taux de calcitonine anormaux chez les sujets de la famille porteurs des risques de cancer.

Il faut toujours rechercher un phéochromocytome et une hyperparathyroïdie dans le cadre d'une néoplasie endocrinienne multiple.

Éléments de surveillance

Un CMT opéré se surveille sur les taux de thyrocalcitonine et d'antigène carcino-embryonnaire.

Traitement

La chirurgie est le seul traitement efficace. C'est toujours une thyroïdectomie totale élargie. Le critère d'efficacité consiste en des taux très bas ou nuls de thyrocalcitonine et d'ACE.

En cas de cancers évolués avec diarrhée et flushes, la prescription d'*un agoniste de la somatostatine* est plus ou moins efficace sur les symptômes.

Pronostic

Il est très variable pour le *CMT* car il dépend de la précocité de la découverte du cancer : 80 % de survie à 20 ans en cas de chirurgie totale avec curage ganglionnaire.

Éducation du patient et de la famille

Il est indispensable d'informer la famille de la nécessité d'un dépistage précoce de la mutation afin d'éviter l'évolution des anomalies thyroïdiennes vers le CMT.

Ce dépistage repose essentiellement sur une recherche de la mutation du gène RET.

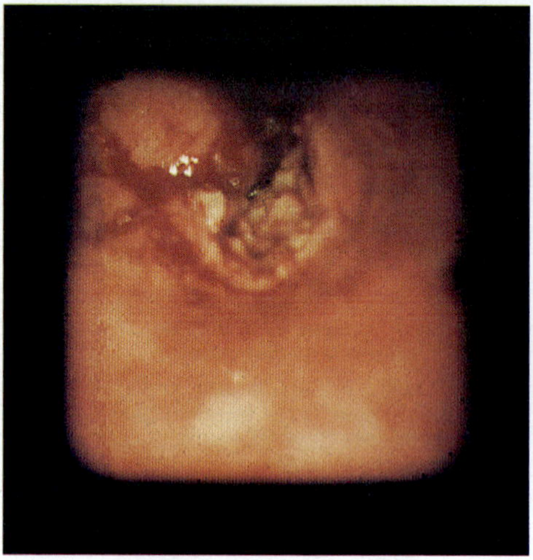

Cancer de l'œsophage sténosant.

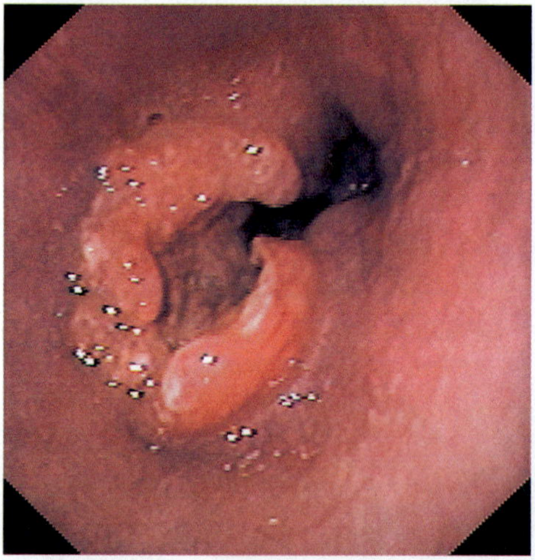

Gastroscopie. Cancer de l'œsophage : tumeur mal limitée, ulcérée et hémorragique.

CANCER DE L'ŒSOPHAGE

Définition

C'est un cancer grave et fréquent, le plus souvent c'est un *carcinome épidermoïde (90 %)*, rarement un *adénocarcinome* (10 %) sur endo-brachyœsophage. L'extension se fait de façon locorégionale (fistule bronchique, adénopathies médiastinales) mais des métastases sont également fréquentes (foie, poumon, etc.). Les sarcomes sont rares (*cf.* illustration).

Causes et mécanismes

L'influence du terrain alcoolo-tabagique est retrouvé dans le cancer épidermoïde. L'adénocarcinome survient sur un endo-brachyœsophage secondaire à une œsophagite peptique ; l'œsophagite caustique est également un facteur de risque.

Signes essentiels

Cliniques

Le maître symptôme est la *dysphagie* (→) qui doit toujours faire évoquer le diagnostic.

Examens paracliniques

- Endoscopiques :
  - la gastroscopie est systématique devant toute dysphagie, qui doit faire craindre un cancer de l'œsophage. Elle montre une tumeur irrégulière, une sténose irrégulière à bords végétants ou ulcérés, et permet des biopsies qui vont confirmer le diagnostic,
  - le bilan d'extension comprend un examen ORL avec laryngoscopie directe ainsi qu'une bronchoscopie à la recherche d'un cancer broncho-pulmonaire (même terrain alcoolo-tabagique),
  - le scanner thoracique et abdominal et l'écho-endoscopie permettent de bien visualiser l'extension locorégionale et générale de la tumeur,
  - le transit œsophagien (à la baryte ou à la gastrographine) est pratiqué surtout en cas de suspicion de fistule ou bien lorsque la fibroscopie est impossible (sténose infranchissable). Il montre habituellement une lacune irrégulière, souvent ulcérée, ou un défilé irrégulier avec dilatation d'amont.
- *Biologiques* : bilan hépatique, urée et ionogramme sanguin et urinaire (déshydratation fréquente), NFS, VS, albuminémie.
- La *radio pulmonaire* est systématique.

> **✚ Surveillance**
>
> - *Clinique* : état d'hydratation, poids, diurèse, fausses-routes, fièvre, etc.
> - *Biologique* : urée, ionogrammes, NFS, bilan hépatique, marqueur tumoral, etc.
> - *Endoscopique* et *radiologique* (radio pulmonaire).

- Évolution et complications

Les complications locales sont dominées par la fistule bronchique, annoncée par une toux lors de la déglutition qui peut se compliquer d'infection pulmonaire.

Traitement et pronostic

La décision thérapeutique est fonction du terrain et du bilan d'extension. En fonction de l'extension tumorale et du terrain, on peut proposer un traitement chirurgical ou bien un traitement par radiothérapie externe associée ou non à une chimiothérapie. La survie est de 10 à 20 % à 5 ans.

Les mesures palliatives endoscopiques (dilatation, mise en place d'une prothèse, laser) ont remplacé les dérivations chirurgicales ; on peut parfois proposer une gastrostomie d'alimentation (faite idéalement sous endoscopie) pour permettre au patient de s'alimenter. Les autres traitements sont aspécifiques (antalgiques, antidépresseurs, soins de confort, etc.).

CANCER DE L'OVAIRE

Définition

Les cancers de l'ovaire se caractérisent par un triple polymorphisme : la clinique est au début déroutante, non caractéristique, l'étude histologique difficile et les moyens thérapeutiques insuffisants.

Causes et mécanismes

Un facteur familial est invoqué dans 5 % des cas. Deux gènes de prédisposition génétique ont été individualisés : *BRCA1* et *BRCA2*.

L'organogenèse complexe des gonades explique la multiplicité des tumeurs de l'ovaire. Les cancers de l'ovaire sont soit *primitifs*, soit *secondaires*.

Cancers primitifs (15 % des tumeurs de l'ovaire)

On peut différencier de façon simpliste :

- *les cancers primitifs de la femme âgée*, représentés surtout par les *cystadéno-carcinomes séro-papillaires* kystiques ou non, surtout bilatéraux, présentant des végétations endo- et exokystiques. Ils s'entourent rapidement d'adhérences péritumorales et sont à l'origine de greffes péritonéales s'accompagnant d'ascite ;
- *les cancers primitifs de la femme jeune*, rares, dont trois aspects méritent d'être connus :
  - les séminomes de l'ovaire, généralement unilatéraux, donnant des métastases précoces très radiosensibles, tumeurs arrondies, médianes, non adhérentes, souvent volumineuses augmentant rapidement,
  - les tératomes malins, très rares, provenant d'un kyste dermoïde,
  - les chorio-épithéliomes primitifs de l'ovaire, exceptionnels.

Cancers secondaires

Ils peuvent l'être : à un adénocarcinome de l'endomètre, à un cancer du sein, surtout, à un cancer digestif : tumeur de Krukenberg, tumeurs ovariennes bilatérales et solides associées à un cancer digestif. Elles se rencontrent surtout entre 40 et 50 ans, mais peuvent se voir chez la femme après la ménopause.

CLASSIFICATION	
STADE I	Tumeur limitée aux ovaires
STADE II	Tumeur atteignant un ou deux ovaires avec extension au pelvis
STADE III	Tumeur atteignant un ou deux ovaires avec implants péritonéaux au-delà du pelvis (intestin, épiploon) et/ou adénopathies inguinales ou rétropéritonéales
STADE IV	Tumeur atteignant un ou deux ovaires avec métastases à distance

Signes essentiels

Cliniques

Les femmes consultent pour des métrorragies, des lourdeurs pelviennes ou des douleurs franches, des signes de compression au niveau de la vessie et du rectum, parfois pour une augmentation rapide du volume de l'abdomen liée à l'ascite.

L'examen met en évidence parfois une ascite, presque toujours une série de nodules durs, irréguliers, localisés au pelvis ou s'étendant à tout l'abdomen, fixés.

L'examen gynécologique précise les caractéristiques de la masse annexielle. L'examen général recherche des signes de compression ou de métastases.

Examens paracliniques :

• les *frottis cervico-vaginaux* renseignent rarement sur les cellules ovariennes desquamées, mais peuvent montrer un cancer de l'endomètre associé ;
• l'*échographie pelvienne et surtout endovaginale* révèle l'existence d'un kyste de l'ovaire avec des végétations vasculaires ou d'une tumeur irrégulière, polylobée, avec épanchements liquidiens (*cf.* illustration) ;
• la *cœlioscopie* affirme la tumeur ovarienne, précise son aspect kystique ou solide, présume sa nature ;
• IRM abdo-pelvienne précise l'extension locale ;
• le diagnostic de tumeur maligne de l'ovaire est le plus souvent confirmé par l'*histologie postopératoire*. Lors de l'intervention, on classe les lésions en différents stades suivant la nomenclature en vigueur ;
• le dosage du CA 125, marqueur sérique non spécifique du cancer de l'ovaire, mais des taux très élevés sont évocateurs (intérêt dans le suivi de la maladie) [taux normal < 35 UI].

Évolution et complications

L'évolution spontanée se fait vers l'augmentation de volume de la tumeur avec troubles de compression.

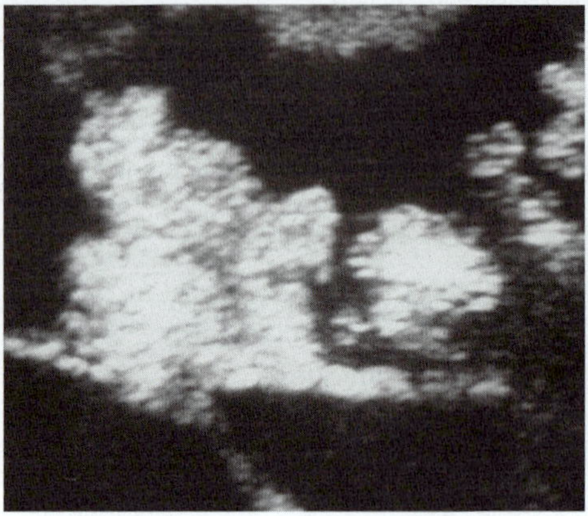

Échographie pelvienne d'un cancer de l'ovaire avec végétations métastatiques péritonéales et ascite.

Traitement

Exérèse chirurgicale aussi large que possible et comportant toujours hystérectomie totale et annexectomie bilatérale dans les stades II, III et IV avec ablation du grand épiploon. En postopératoire : la polychimiothérapie par des dérivés du platine ou de l'if (taxanes).

La laparotomie et la chimiothérapie procurent parfois une rémission de la maladie objectivée par la chute du CA125 et la disparition de tout signe au scanner de contrôle.

Une laparotomie de contrôle dite de « second look » est envisagée pour affirmer la guérison.

Le pronostic est franchement mauvais, les survies à 5 ans s'échelonnent de 37 % à 13 % suivant les différents auteurs lorsqu'il existe une extension extra-ovarienne.

CANCER DU PANCRÉAS

Définition

Il s'agit en général d'un cancer du pancréas exocrine (adénocarcinome). Plus rarement, il s'agit d'un cancer endocrine (insulinome, gastrinome ou syndrome de Zollinger-Ellison, VIPome ou syndrome de Verner-Morrison, glucagonome et somatostatinome) non envisagés ici (*cf.* illustration).

Causes et mécanismes

L'étiologie est inconnue. Il s'observe surtout chez l'homme après 40 ans. Le tabac, la pancréatite chronique et une prédisposition familiale ont été incriminés.

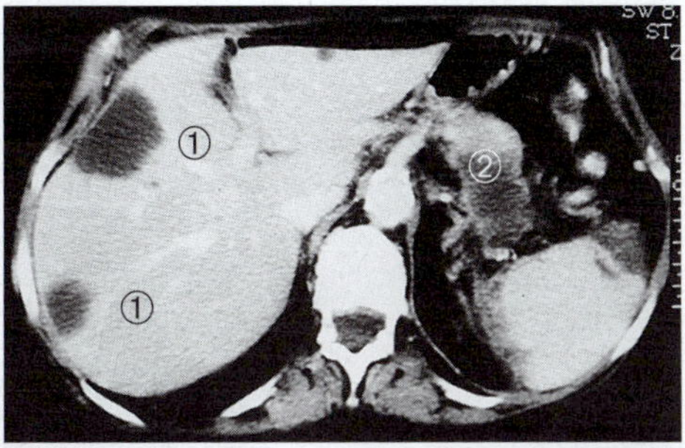

Tomodensitométrie abdominale : cancer de la queue du pancréas associé à des métastases hépatiques.
1. Métastases ; 2. Cancer du pancréas.

Signes essentiels

On distingue deux séries de troubles :

• les uns sont des *troubles de compression* des organes de voisinage : voies biliaires, estomac et duodénum, plexus nerveux (douleurs), vaisseaux (hypertension portale) ;

• les autres sont dus à l'*insuffisance exocrine* (diarrhée et stéatorrhée) *ou endocrine* (diabète).

Cliniques

Trois symptômes dominent :

• *ictère* et palpation d'une grosse vésicule distendue (cancer de la tête) ;

• *douleurs* souvent violentes à irradiation dorsale ou vers l'hypocondre gauche, parfois calmées par l'antéflexion du tronc ou l'*Aspirine* (cancer du corps) ;

• *amaigrissement* (souvent le signe dans le cancer de la queue).

Examens biologiques

Ils peuvent comprendre : bilan hépatique (une cholestase peut traduire soit l'obstacle sur le cholédoque, soit des métastases hépatiques), glycémie, dosage du CA 19.9 (marqueur tumoral).

Aucun examen biologique ne permet d'affirmer le diagnostic.

Examens morphologiques

Ils cherchent à montrer la tumeur (échographie, scanner et surtout écho-endoscopie) et d'éventuels signes de compression par la tumeur (fibroscopie). Des biopsies peuvent éventuellement être pratiquées sous écho-endoscopie. La cholangiopancréatographie rétrograde par voie endoscopique (CPRE) [→] n'est utile que si on envisage au cours de l'examen un traitement palliatif (prothèse biliaire).

✚ Surveillance

Poids, hydratation, apparition d'un prurit, douleurs.

Évolution et complications

L'évolution se fait vers l'ictère avec prurit, la cachexie douloureuse, parfois l'apparition d'une ascite riche en amylase ou chyleuse, etc.

Traitement et pronostic

Traitement chirurgical

Il n'est possible que dans 10 à 15 % des cas :

• duodéno-pancréatectomie céphalique (DPC) (cancer de la tête) avec anastomoses au jéjunum de l'estomac, du cholédoque, du Wirsung ;

• pancréatectomie caudale avec splénectomie (cancer de la queue) ;

• pancréatectomie totale rarement.

Méthodes palliatives :

• lutte contre l'ictère et le prurit : endoscopie (sphinctérotomie et pose d'une prothèse biliaire, notamment pour supprimer l'ictère et le prurit), chirurgie palliative (dérivation bilio-digestive), médicaments visant à lutter contre le prurit (*Questran*) ;

• antalgiques : morphiniques ou non, alcoolisation sous tomodensitométrie (ou en période chirurgicale) du plexus solaire à visée antalgique, radiothérapie ;

• enzymes pancréatiques pour faciliter la digestion ;

• chimiothérapie.

Pronostic

Il reste dans l'ensemble très mauvais. C'est un des cancers les plus graves car le diagnostic est tardif et le traitement peu efficace : 5 % de survie à 5 ans.

CANCER DE LA PAROTIDE

Le carcinome parotidien est une tumeur rare, de pronostic variable suivant le type histologique.

Signes cliniques

Le cancer de la parotide se manifeste par l'existence d'une tuméfaction intraparotidienne.

Trois caractères permettent de suspecter la malignité :

• la tumeur est d'apparition récente, et augmente rapidement de volume ;

• elle s'accompagne d'une paralysie faciale périphérique ;

• des adénopathies cervicales métastatiques peuvent être retrouvées à l'examen.

La distinction clinique du caractère bénin ou malin d'une tumeur parotidienne peut être très difficile.

Ceci justifie la nécessité devant toute tumeur parotidienne d'un abord chirurgical avec examen histologique extemporané. La cytoponction peut orienter le diagnostic en préopératoire ; le scanner ou l'IRM sont indispensables pour préciser l'extension tumorale et ganglionnaire.

Certains types histologiques ont une évolution surtout locale (tumeur acineuse) ou locorégionale (cylindrome ou tumeur adénoïde kystique) d'autres sont susceptibles d'extensions ganglionnaire ou métastatique.

Traitement

Le traitement du cancer de la parotide est la *parotidectomie totale*. Le sacrifice du nerf facial lorsqu'il est nécessaire est réparé si possible par une greffe immédiate. Curage ganglionnaire et radiothérapie postopératoire. En présence d'une récidive locale, ganglionnaire ou métastatique, la chimiothérapie peut être indiquée.

Lorsque la paralysie faciale est définitive, il est fait appel aux techniques de chirurgie plastique.

CANCER DU PHARYNX ET DE L'OROPHARYNX

Les tumeurs malignes du pharynx (en dehors des cancers de la langue) sont relativement fréquentes. Elles sont observées surtout chez l'homme adulte dans les cinquième et sixième décades de la vie et sont liées à l'intoxication alcoolo-tabagique. Elles se répartissent en diverses localisations anatomiques.

Cancers du plancher de la bouche

Ils sont situés entre la face inférieure de la langue et la gencive du maxillaire inférieur ; ils s'étendent d'ailleurs souvent à ces deux structures.

Cliniquement, ils se révèlent par des douleurs et une limitation à la protraction de la langue, des hémorragies, voire une adénopathie cervicale.

Leur traitement fait appel à la *chirurgie*, électrocoagulation ou résection chirurgicale. Le traitement est complété éventuellement par la radiothérapie sur le lit tumoral et les aires ganglionnaires. La chimiothérapie peut être proposée en pré- ou postopératoire (*cf.* illustration).

Cancers de l'amygdale et du voile du palais

Ces cancers atteignent souvent un volume important avant d'être traités.

Ils se révèlent par des douleurs à la déglutition, une otalgie, une limitation à l'ouverture buccale, voire une adénopathie cervicale.

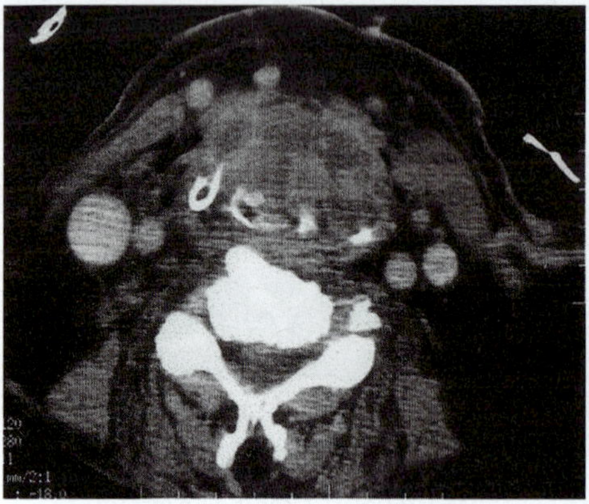

Cancer oropharyngé (aspect en TDM).

Le traitement comporte soit l'*électrocoagulation*, soit surtout la *résection chirurgicale* par voie buccale ou par voie externe (pharyngectomie transmaxillaire), soit la *radiothérapie* sur la tumeur et les aires ganglionnaires.

Certains cancers amygdaliens, de type lymphome, sont traités par la chimiothérapie.

Pronostic

Il est habituellement mauvais en dehors des formes très limitées.

CANCER DE LA PROSTATE

Définition

C'est un adénocarcinome (épithélioma glandulaire) plus ou moins différencié, développé à partir de la partie caudale de la prostate. Il toucherait 30 % des hommes de plus 80 ans en France.

Signes cliniques et paracliniques

Outre les complications du cancer, ce sont des troubles mictionnels : dysurie, pollakiurie, rétention, hématurie et la découverte au toucher rectal d'une prostate dure, irrégulière qui font le diagnostic. Très fréquemment, en particulier dans les stades localisés, le cancer est asymptomatique.

L'échographie prostatique par voie endorectale montre l'hypertrophie irrégulière de la glande.

Un taux élevé de PSA (→) signe les métastases.

La biopsie transrectale ou transpérinéale sous échographie permet la confirmation histologique, indispensable pour débuter le traitement.

CLASSIFICATION DES TUMEURS DE LA PROSTATE POUR LE BILAN D'EXTENSION (WHITMORE)	
A	ABSENCE DE TUMEUR À L'EXAMEN CLINIQUE (TR) : EXAMEN DE PIÈCES D'ADÉNOMECTOMIE OU DE RÉSECTION :
A1	Atteinte de moins de 30 % du tissu
A2	Atteinte de plus de 30 % du tissu
B	TUMEUR LIMITÉE À LA PROSTATE (INTRACAPSULAIRE) :
B1	Un seul lobe touché
B2	Atteint les deux lobes
C	TUMEUR DÉPASSANT LA CAPSULE :
C1	N'atteint pas les vésicules séminales ou 70 g
C2	Atteint les vésicules séminales
D	MÉTASTASES :
D1	Ganglionnaires, pelviennes, urétérohydronéphrose
D2	Ganglionnaires autres que pelviennes ou extraganglionnaires (surtout osseuses)

La classification de Gleason distingue cinq degrés : histologiquement, du plus différencié de meilleur pronostic au moins différencié de mauvais pronostic. Une note sur 10 est calculée en faisant la somme des deux contingents tumoraux les plus représentés.

La *scintigraphie osseuse*, le *scanner* (voire IRM avec antenne endorectale) permettent de juger de l'extension.

Évolution et complications

L'évolution est triple ; locorégionale : au reste de la glande, urètre, trigone, uretère avec à l'UIV un aspect caractéristique de sténose en bec de flûte et de dilatation urétéro-pyélique d'abord unilatérale ; *lymphatique* vers les ganglions iliaques et lombaires ; *veineuse* avec métastases osseuses et pulmonaires. Une CIVD peut être observée.

Traitement

Le traitement curatif par prostatectomie radicale soit par voie sus-pubienne, soit par voie cœlioscopique ou cœlioscopie robot assistée ou radiothérapie à haute énergie ne s'adresse qu'aux tumeurs limitées à la glande.

Le traitement palliatif repose : sur les hormones (œstrogènes de synthèse, les antiandrogènes, les agonistes de la LH-RH), la castration chirurgicale, les interventions urologiques, l'irradiation des métastases. Il permet une survie de quelques années dans de bonnes conditions.

Les complications les plus fréquentes sont liées au traitement dont la dysfonction érectile et l'incontinence urinaire après chirurgie, les rectites et cystites radiques.

Pour la pratique, on retiendra :

Cancer le plus fréquent chez l'homme après 50 ans.
Signes cliniques : souvent absents ou non spécifiques.
Examens : les biopsies prostatiques confirment le diagnostic. L'imagerie permet un bilan d'extension.
Surveillance par l'infirmière : essentiellement postopératoire. Un suivi du PSA après traitement est la règle.
Rôle pédagogique : aborder avec le patient les conséquences possibles du traitement : incontinence urinaire, dysfonction érectile.
Rôle technique : soins après prostatectomie radicale.

CANCER DU RECTUM

Définition

C'est dans la majorité des cas un adénocarcinome. Les autres cancers sont très rares (lymphome malin, tumeur carcinoïde, etc.).

Causes et mécanismes

Les affections prédisposantes sont les mêmes que celles du cancer du côlon : polypes, tumeur villeuse, rectocolite hémorragique (→ Cancer du côlon).

Éducation du patient : stomie digestive

EXPLIQUER CE QU'EST UNE STOMIE	RÔLE ÉDUCATIF DE l'INFIRMIÈRE
Une stomie est l'abouchement de l'intestin à la peau assurant une dérivation externe du contenu digestif. Elle peut être temporaire ou définitive en fonction de la pathologie. Les conséquences d'une stomie sont : – la perte du contrôle de l'exonération ; cependant on peut, pour certaines stomies (coliques gauches), assurer un certain degré de continence, par obturateurs de stomie et irrigations coliques ; – une modification de l'image corporelle. *Il faut préférer le terme de stomie digestive à celui d'anus artificiel.*	L'éducation du patient et la qualité de l'appareillage conditionnent le retour à une vie normale. Cette éducation doit être progressive mais rapide, afin que le malade puisse prendre en charge sa stomie dès la sortie de l'hôpital. • Expliquer comment s'installer pour les soins de stomie ; • Aider à choisir son matériel d'appareillage en fonction du type de stomie ; • Prévenir le patient des complications locales et lui apprendre à y remédier : – lésions cutanées dues à l'emploi de produits agressifs : changer de produits, – ulcérations de la stomie : vérifier que l'appareil est bien adapté, – lésions dues au contact des matières fécales (macération) : utiliser un protecteur cutané.

CONSEILS D'HYGIÈNE DE VIE ET D'ALIMENTATION

• **Hygiène de vie**

La vie doit être menée le plus normalement possible. Il faut cependant éviter les sports violents et le port de vêtements trop serrés.

• **Alimentation**

– Les problèmes sont totalement différents pour les colostomies et les iléostomies. En effet, les stomies hautes ont un débit plus élevé et ne correspondent qu'à une faible absorption des aliments ; plus la stomie est bas située sur le tube digestif, plus l'absorption des nutriments est complète et les pertes hydroélectriques faibles.

– *Les jéjunostomies* (proximales et distales) nécessitent une prise en charge médicale particulière. Les proximales nécessitent une nutrition parentérale de support ; les distales imposent un régime pauvre en graisses (et supplémenté en produits diététiques : triglycérides à chaînes moyennes), pauvre en oxalate, riche en eau et en sel.

– *Les iléostomies* terminales nécessitent un apport suffisant en eau, sel et bicarbonates (2 L d'eau de *Vichy*) et un régime normal par ailleurs, en évitant cependant les aliments qui majorent le flux (alcool, boissons glacées, lait) et qui donnent une odeur nauséabonde (poisson, oignon).

– *Les colostomies* nécessitent un apport suffisant en eau pour les colostomies droites et normal pour les colostomies gauches. Dans tous les cas, il n'y a pas de conséquence nutritionnelle puisque le côlon n'a qu'un rôle de formation des selles et non d'absorption. Le régime doit donc être normal, on peut cependant éviter, pendant le temps d'adaptation, les aliments donnant des gaz abondants (choux, navets, poireaux, haricots, concombre), une odeur désagréable (œuf, poisson, viandes faisandées), les aliments laxatifs (lait, prunes, oseille, rhubarbe, melon), les boissons glacées et gazeuses.

La tolérance alimentaire de chacun est variable et, le plus souvent, les colostomisés reprennent rapidement leurs habitudes alimentaires.

Proposer l'adhésion à une association de stomisés.

Préciser qu'il existe des stomatothérapeutes en cas de difficultés.

Signes essentiels

Cliniques

Les signes majeurs sont les rectorragies et les faux besoins. Sont aussi à citer le ténesme, les troubles du transit, l'altération de l'état général. Le toucher rectal trouve souvent une lésion évidente, indurée, ulcérée, saignant au contact, il est faussement rassurant dans les tumeurs haut situées.

Examens paracliniques

La rectoscopie confirme le diagnostic et permet les indispensables biopsies.

Les autres examens permettent le bilan d'extension : la coloscopie est indispensable (polypes ou cancers associés possibles), l'écho-endoscopie basse et l'IRM apprécient au mieux l'extension locorégionale de la tumeur (adénopathies, extension dans la paroi même du rectum) ; échographie ou scanner à la recherche de métastases ; UIV, échographie prostatique endorectale, voire cystoscopie chez l'homme en cas de pathologie prostatique ; examen gynécologique chez la femme ; radio pulmonaire.

Surveillance

Elle est importante en postopératoire (colostomie, ACE, CA 19.9, etc.). C'est la même surveillance que pour le cancer du côlon (→).

Évolution et complications

Les complications sont l'occlusion, et plus rarement la péritonite (par perforation tumorale ou à distance dite diastasique).

Traitement et pronostic

Le pronostic est relativement bon pour les petites tumeurs très limitées, certaines pouvant être traitées par endoscopie ou radiothérapie de contact.

L'exérèse chirurgicale est le traitement de base. Elle comprend, selon le siège de la tumeur par rapport à la marge de l'anus, une résection par voie abdominale avec rétablissement de la continuité ou l'amputation par voie abdomino-périnéale suivie d'une colostomie définitive.

Une radiothérapie externe, idéalement préopératoire (sinon postopératoire) peut précéder la chirurgie pour limiter les récidives locales, notamment s'il existe une atteinte ganglionnaire. La chimiothérapie est la même que celle des cancers du côlon (→). Le laser utilisé par voie endoscopique peut soulager certains patients.

Dépistage

C'est le même que le dépistage du cancer colique (→ Cancer du côlon).

CANCER DU REIN

Il concerne 3 % des tumeurs de l'adulte. Le sex-ratio est de deux hommes pour une femme. Dans 90 % des cas, il s'agit d'un adénocarcinome (synonymes : hypernéphrome, tumeur à cellules éosinophiles, tumeur de Grawitz, carcinome à cellules claires).

Signes cliniques et paracliniques

Toute tumeur solide du rein est, jusqu'à preuve du contraire, un cancer.

Il existe la triade : hématurie, douleurs lombaires, syndrome tumoral.

Peuvent être au premier plan, *des signes généraux* : fièvre, amaigrissement ; *des syndromes paranéoplasiques* : polyglobulie, hypercalcémie, dysfonction hépatique, éosinophilie. De plus en plus souvent, la découverte est fortuite sur une échographie ou un scanner effectués pour une autre indication.

Diagnostic

Il est fait sur l'*échographie et l'IRM*, ou, faute de disponibilité, sur le *scanner* sans, puis avec injection. Une ponction percutanée à l'aiguille à visée diagnostique est rarement utilisée.

Un scanner thoracique et cérébral, une scintigraphie osseuse complètent l'évaluation. L'*artériographie* garde un intérêt en cas de tumorectomie, d'embolisation pré-opératoire.

Le diagnostic différentiel concerne moins le kyste bénin que l'angiomyolipome (tumeur bénigne, congénitale, associant des éléments d'origine vasculaire, musculaire et adipeux) (*cf.* illustration).

La classification de Fürhman basée sur la taille des noyaux des cellules permet un pronostic de gravité.

CLASSIFICATION TNM DES CANCERS DU REIN
T : TUMEUR
T1 : intraparenchymateuse < 5 cm
T2 : intraparenchymateuse > 5 cm
T3 : envahissement de la graisse périrénale ou des vaisseaux
T4 : envahissement des organes voisins et de la paroi abdominale
N : ADÉNOPATHIES
N1 : ganglion unique unilatéral
N2 : adénopathies multiples
N3 : adénopathies multiples fixées
M : MÉTASTASES
M0 : pas de métastase à distance
M + : métastase(s) à distance

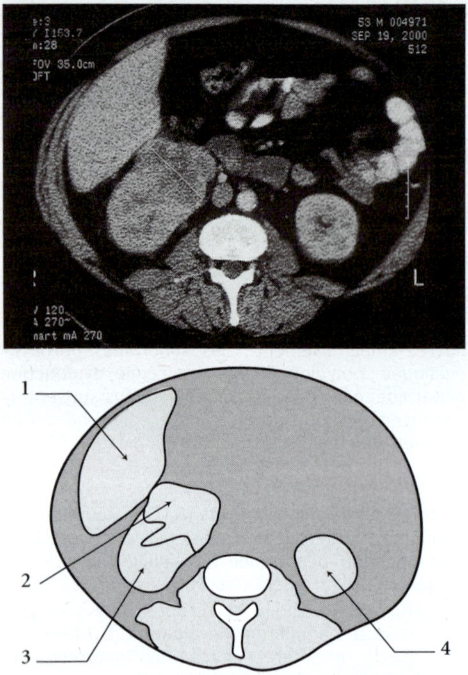

▲

Scanner avec injection. Tumeur maligne du pôle inférieur du rein droit. 1. Foie ; 2. Tumeur du rein droit ; 3. Rein droit ; 4. Rein gauche.

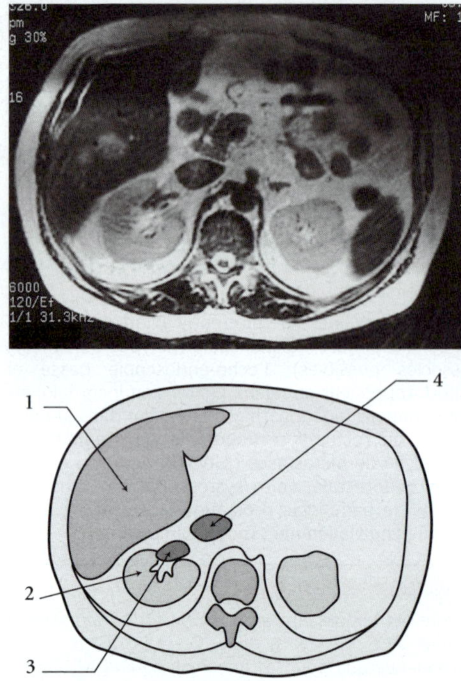

▲

IRM. Thrombus de la veine rénale et de la veine cave. 1. Foie ; 2. Rein droit ; 3. Thrombose de la veine rénale droite ; 4. Thrombose de la veine cave inférieure.

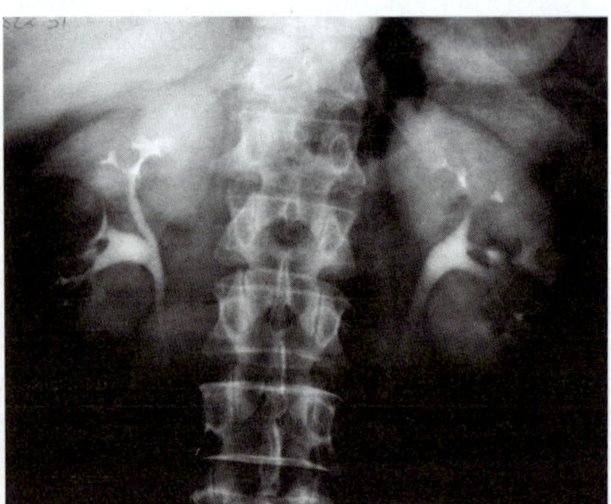

▲

Tumeur rénale droite – Refoulement harmonieux des cavités calicielles par une tumeur parfaitement ronde (hyperéchogène) : angiomyolipome rénal. L'angiomyolipome est une tumeur bénigne du rein à différencier du cancer du rein.

On utilise la classification TNM pour évaluer le pronostic et décider du traitement.

Traitement

Stade I à III : tumorectomie, néphrectomie partielle en cas de tumeur sur rein unique, tumeur rénale bilatérale ou lésions de petite taille, néphrectomie élargie.

Stade IV (M +) : chirurgie + immunothérapie (interféron α, IL2), radiothérapie, embolisation.

De nouveaux traitements sont en cours d'évaluation : thérapie génique, médicament anti-angiogenèse.

Évolution : survie à 5 ans après néphrectomie

Stade I : 60-80 %.

Stade II : 47-58 %.

Stade III : 35-51 %.

Stade IV : 3 %.

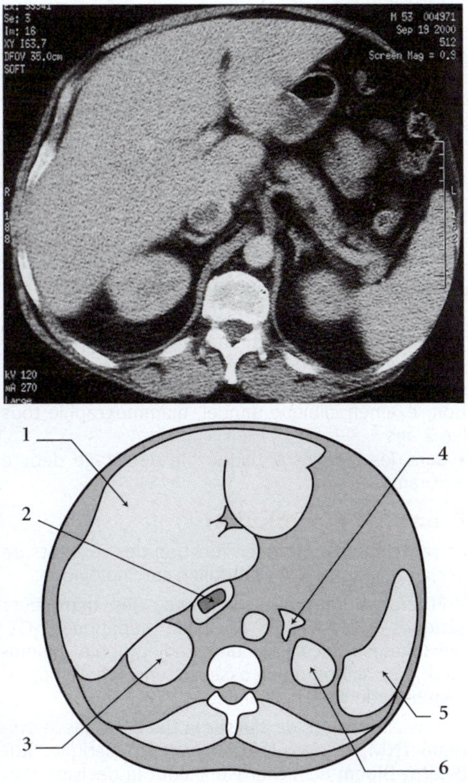

Thrombose de la veine rénale et de la veine cave.
1. Foie ; 2. Thrombus de la VCI ; 3. Rein droit ; 4. Surrénale gauche ; 5. Rate ; 6. Rein gauche.

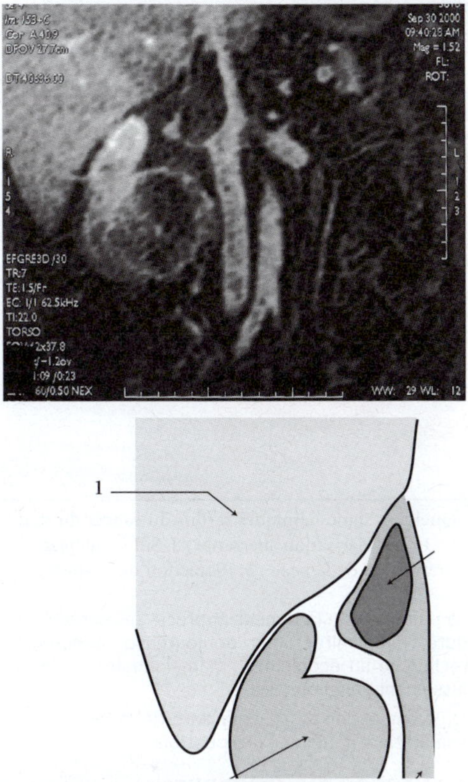

IRM. Tumeur du pôle inférieur du rein droit. Thrombose de la veine rénale et de la veine cave.
1. Foie ; 2. Volumineux thrombus de la VCI ; 3. Rein droit et tumeur ; 4. Veine cave inférieure ; 5. Aorte.

CANCER DU SEIN

Définition

Premier cancer chez la femme, entre 40 et 65 ans, le cancer du sein est grave, à haut risque métastasique, devenant rapidement une maladie générale.

La majorité des cancers du sein sont des adénocarcinomes.

Causes et mécanismes

Cancer hormonodépendant, survenant dans une population à haut risque : femmes à niveau culturel élevé, n'ayant jamais allaité, nullipare, présentant une mastose sclérokystique avec antécédents familiaux de cancer du sein ou porteuse de la mutation *BRCA1* et *BRCA2*.

Il se localise un peu plus souvent dans les quadrants externes.

L'extension se fait à l'intérieur du galactophore : le cancer est dit *intracanalaire* ; dès qu'il franchit les parois du canal, il devient infiltrant.

L'extension ganglionnaire peut atteindre les trois relais : axillaire, sus-claviculaire, mammaire interne.

Quel que soit le siège du cancer, le taux de survie dépend de l'atteinte ganglionnaire.

Signes cliniques

Quel que soit le motif de la consultation, l'inspection peut retrouver :

- une fossette ou un capiton d'attraction cutanée ;
- une rétraction récente du mamelon ;
- ou encore un signe de peau d'orange ;
- au maximum, une ulcération cutanée (*cf.* illustration).

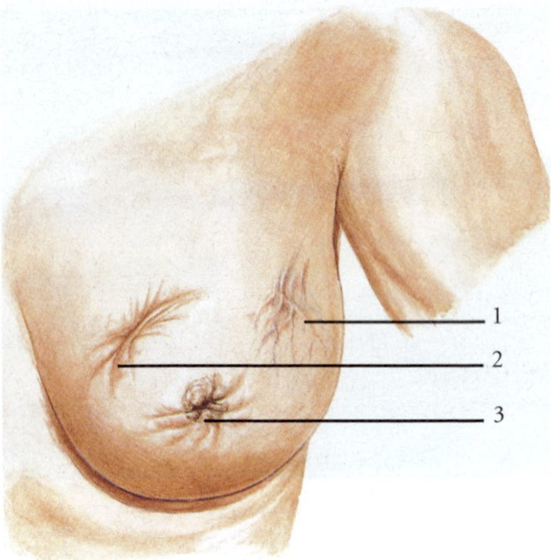

Quelques signes cliniques tardifs du cancer du sein.
1. Vascularisation aberrante ; 2. Sillon, méplat, rétraction de la peau ; 3. Rétraction du mamelon.

La palpation de la tumeur apprécie ses caractères : dure, mal limitée, non douloureuse, adhérente ; recherche un écoulement mamelonnaire et l'envahissement ganglionnaire.

On termine par un schéma daté de la lésion et de son atteinte ganglionnaire possible.

Moyens de diagnostiques

La mammographie, l'échotomographie, l'IRM parfois, le diagnostic est confirmé par l'histologie.

Diagnostic radiologique

• **La mammographie** apporte les critères de malignité en montrant :
  – une opacité irrégulière, stellaire, spiralée ou en nébuleuse, un épaississement ou une rétraction de la peau du mamelon en regard de la tumeur ;
  – des microcalcifications anarchiques, un environnement clair, peu nodulaire, des opacités ganglionnaires dans l'aisselle.

• **L'échotomographie** montre des images très suspectes : lacune irrégulière ou atténuation acoustique ou tuméfaction à contours déstructurés avec verticalisation de son grand axe par rapport aux plans cutanés.

• **L'IRM** montre les lésions inflammatoires et vasculaires. Elle a sa place dans le diagnostic des récidives locales.

Diagnostic cytologique

• **La cytoponction** sous échoguidage doit être systématique pour affirmer le diagnostic.

• **Le dosage des récepteurs hormonaux** aux œstrogènes (RO) et à la progestérone (RP) ; leur présence suppose une bonne réponse à l'hormonothérapie.

• **Le dosage des marqueurs CA 15,3 et ACE,** dont l'évolution sera utile pour la surveillance.

• **La cytométrie de flux** : étudie le cycle cellulaire et le nombre de chromosomes de cellules tumorales à partir de prélèvements de la tumeur.

• **Les marqueurs pronostic** : Cerb B2 (ou HER2) et cathepsine D...

Dépistage en France

Au cours du dépistage de masse :

• chez la femme de moins de 50 ans : autopalpation, examen clinique annuel, mammographie tous les 4 ans à partir de 40 ans ;

• chez la femme de 50 ans à 65 ans : autopalpation, examen clinique annuel, mammographie tous les 2 ans ;

• dans les familles à risque : le dépistage débute à 20 ans.

Pronostic et évolution

Le pronostic est établi en fonction des résultats de la classification TNM et du bilan carcinologique.

Préthérapeutique qui comprend : les marqueurs sériques ACE, CA15,3, un bilan hépatique (γGT, phosphatase alcaline), une radiographie pulmonaire, une scintigraphie osseuse, une échotomographie hépatique et pelvienne.

Il convient ensuite de classer la tumeur dans le système TNM, la classification histopronostique SBR (Scarff, Bloom et Richardson) pour la décision thérapeutique et PEV (poussée évolutive) pour le potentiel évolutif de la tumeur de PEV 0 à PEV 3 (mastite carcinomateuse).

Traitement

Méthodes :

• la *chirurgie* :
  – mammectomie radicale, l'opération de Haldstedt, enlève en monobloc le sein, la peau, les muscles pectoraux et le tissu cellulo-ganglionnaire de l'aisselle,
  – mammectomie avec curetage ganglionnaire axillaire,
  – mastectomie simple ou tumorectomie correspond à l'exérèse de la lésion avec une marge de sécurité de tissu sain de 1 à 2 cm dans toutes les directions plus ablation du ganglion sentinelle repéré par marquage ;

• la *radiothérapie*, en pré- et/ou postopératoire, dont les complications secondaires sont les brûlures cutanées, le lymphœdème, la plexite radique ;

• l'*hormonothérapie* n'intéresse que les femmes en postménopause N + et Ro +. Elle peut être :
  – soustractive : castration chirurgicale,

– additive : par le tamoxifène ainsi que par les inhibiteurs d'aromatase ;

• la chimiothérapie réduit le risque de rechute locale ou à distance ; la polychimiothérapie la plus utilisée est le FAC (5-fluoro-uracyl, adriamycine, cyclophosphamide).

Indications

Elles dépendent de la classification TNM, SBR et du PEV. *Schématiquement* :

• cancer canalaire *in situ*, tumorectomie +/– radiothérapie ;

• *stade I* : tumorectomie simple suivie d'irradiation ou mammectomie avec curage ganglionnaire respectant les pectoraux (intervention de Patay) ;

• *stade II* : intervention de Patay ; + irradiation du sein 45 à 50 grays + irradiation de la paroi thoracique si N + ;

• *stade III :* chimiothérapie première puis chirurgie large suivie de télécobaltothérapie ;

• stade IV : télécobaltothérapie suivie éventuellement d'une chirurgie de propreté.

Pour la pratique, on retiendra :

– Cancer hormonodépendant.
– Touche 1 femme sur 10.
– Intérêt du dépistage par autopalpation.
– L'examen clinique.
– La mammographie couplée à l'échotomographie.

Éducation de la patiente devant subir une mastectomie

CE QU'IL FAUT DIRE

Les patientes sont souvent paniquées devant le diagnostic et la perte de leur schéma corporel. Il faut les rassurer en leur expliquant :

– qu'il s'agit certes d'un cancer mais que la mastectomie ôte la tumeur locale et qu'une chirurgie plastique de reconstruction dans le même temps ou à distance est ou sera envisagée ;

– que la survie à cinq ans est bonne ;

– que les suites opératoires sont en général très simples, que la mobilité du bras n'est plus affectée et que l'œdème du bras ou lymphœdème est réduit par les nouveaux protocoles opératoires.

Après le traitement local, la radiothérapie sera utilisée pour diminuer les récidives locorégionales (séances réparties sur 5 à 6 semaines).

La chimiothérapie après pose d'un Port à cath est en règle générale une polychimiothérapie. La chimiothérapie est un traitement *adjuvant* lorsqu'elle complète le traitement locorégional ou *néoadjuvant* si elle le précède, palliative dans le cas de cancer dépassé.

CE QU'IL FAUT CONSEILLER POUR LA VIE QUOTIDIENNE

Ne pas porter de charges lourdes supérieures à 5 kg du côté opéré.

Ne pas s'exposer au soleil trop longtemps.

Éviter les agressions de ce côté : prélèvements, piqûres, striction, prise de tension artérielle.

Mettre des gants lors du jardinage et vérifier la vaccination antitétanique.

Consulter immédiatement si le bras devenait rouge, chaud, douloureux.

Donner les différents rendez-vous pour la surveillance : mammographie, marqueurs tumoraux, examen clinique. Le risque de rechute est triple : locorégionale, controlatérale, métastases à distance.

CANCER DU TESTICULE

C'est une tumeur rare (1 % des cancers chez l'homme) touchant le sujet jeune. Dans 95 % des cas, il s'agit de tumeurs germinales. Le séminome prédomine avant trente ans, le carcinome embryonnaire après trente ans. Un facteur de risque : la cryptorchidie.

Signes cliniques et paracliniques

Tout gros testicule isolé est jusqu'à preuve du contraire un cancer.

C'est une grosse bourse chronique ou aiguë avec un épididyme et un cordon normaux. Plus rarement sont révélatrices : une gynécomastie bilatérale, une métastase (ganglion, poumon, os). Les dosages d'α-fœtoprotéine et de β-hCG sont élevés dans les dysembryomes. Au cours des séminomes purs, les β-hCG sont élevées dans 10 % des cas, l'α-fœtoprotéine est normale.

Diagnostic

L'échographie, le scanner, l'IRM évaluent la tumeur ; le diagnostic histologique est porté sur la pièce d'orchidectomie. Tous ces éléments permettent la classification de la tumeur (*cf.* illustration).

CLASSIFICATION DES TUMEURS DU TESTICULE
Stade I : tumeur limitée au testicule
Stade II : extension ganglionnaire sous-diaphragmatique A : envahissement inférieur à 2 cm (invisible en imagerie) B : envahissement inférieur à 5 cm C : envahissement supérieur à 5 cm
Stade III : extension ganglionnaire sus-diaphragmatique A, B, C
Stade IV : métastases viscérales extra-ganglionnaires A, B, C

Traitement

Orchidectomie diagnostique et thérapeutique puis en fonction du diagnostic

Séminome pur :

- stade I, IIA, IIB : radiothérapie ;
- stade IIC, III, IV : chimiothérapie avec ou sans radiothérapie.

Tumeur non séminomateuse :

- stade I, IIA : curage ou observance ;
- stade IIB, IIC, III, IV : chimiothérapie première suivie ou non de chirurgie.

Évolution vers la guérison

Séminome

Stade I : 100 %

Stade II : > 95 %

Stade III, IV : > 90 %

Non séminome

Stade I, II : > 95 %

Stade III, IV : 70 %

Chroriocarcinome : 40 %

CANCER DE LA THYROÏDE

Définition

Les cancers de la thyroïde se différencient par leurs caractères anatomopathologiques en cancer *différencié* (papillaire, vésiculaire), *indifférencié* (anaplasique) et cancer *médullaire* à stroma amyloïde se développant à partir de cellules C à thyrocalcitonine.

Selon le type histologique le tableau clinique peut varier mais, surtout, le pronostic est très différent. À la limite des cancers thyroïdiens, il faut citer les infiltrations lymphosarcomateuses de la thyroïde, rares.

Causes et mécanismes

Les cancers de la thyroïde représentent 0,5 à 1 % de tous les cancers. Ils sont à prédominance féminine et surviennent surtout entre 40 et 60 ans.

La radiothérapie cervicale ou l'irradiation dans l'enfance est reconnue comme une cause favorisante à rechercher. La catastrophe de Tchernobyl en Ukraine a montré l'influence des radiations sur l'émergence des cancers thyroïdiens, notamment chez l'enfant (*cf.* illustration).

Il faut opposer les cancers différenciés qui sont hormono-dépendants aux cancers indifférenciés et médullaires qui sont indépendants de la stimulation hypophysaire par la TSH. Ce fait a des conséquences sur le traitement.

Le cancer médullaire (→) développé à partir des cellules C sécrète de la thyrocalcitonine. Son taux plasmatique permet de suivre l'évolution après traitement chirurgical.

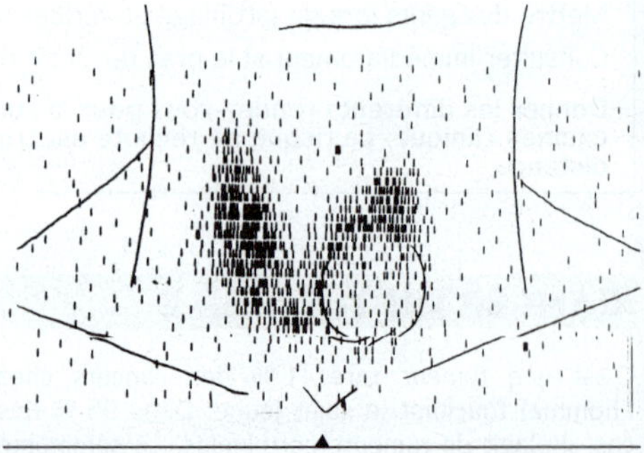

Cancer de la thyroïde : nodule froid du lobe gauche.

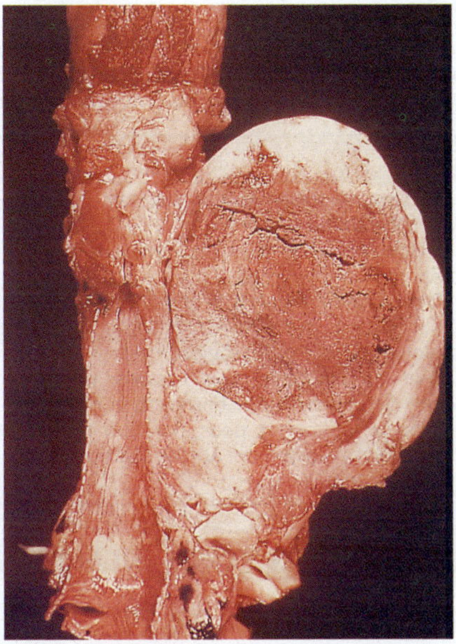

Cancer thyroïdien envahissant la trachée (pièce anatomique).

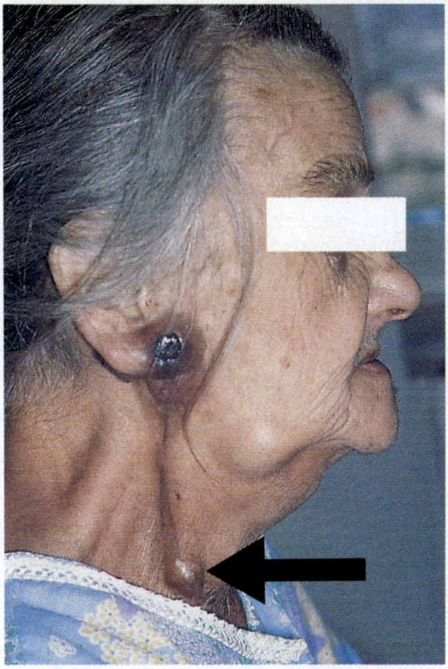

Cancer thyroïdien extensif.

CANCERS INDIFFÉRENCIÉS DE LA THYROÏDE

Ils représentent moins de 1 % des nodules froids.

Diagnostic

Cliniquement, la thyroïde est dure, infiltrée en masse, adhérente aux autres plans. Les signes de compression sont souvent présents, ainsi qu'une altération de l'état général.

La scintigraphie montre une fixation hétérogène faible.

La cytoponction confirme le plus souvent le diagnostic (*cf.* illustration).

Pronostic

Il est sombre pour le *cancer anaplasique :* moyenne de survie de 6 à 8 mois.

CANCERS DIFFÉRENCIÉS (CANCER PAPILLAIRE, CANCER VÉSICULAIRE)

Signes cliniques

Le tableau clinique le plus souvent se limite à un nodule thyroïdien isolé. Les caractères suspects sont la dureté du nodule et l'existence d'*adénopathies* satellites.

À un stade plus évolué, des signes de compression locale peuvent exister. Des métastases *osseuses* ou *pulmonaires* peuvent éventuellement révéler le cancer.

Biologiquement : T_3, T_4, et TSH sont normaux. Le taux de thyroglobuline (TG) est souvent élevé (il sera un élément de surveillance probant après traitement).

Éducation du patient

Même si le cancer de la thyroïde est un *bon* cancer avec un excellent taux de guérison à 5 ans, il convient de prévenir le/la patient(e) :

- de ne pas oublier la surveillance de ses hormones thyroïdiennes et de sa thyroglobuline ;
- de la nécessité de réaliser des balayages corporels à l'iode radioactif à distance.

Éléments de surveillance

Surveillance à vie à intervalles réguliers :
- palpation thyroïdienne et des ganglions ;
- dosage de thyroglobuline (un taux élevé signe une récidive ou une métastase) après thyroïdectomie totale ;
- calcémie ;
- radio pulmonaire une fois par an ;
- T_3, T_4, TSH sous traitement substitutif ;
- balayage corporel à l'iode radioactif après injection de TSH humaine recombinante (recherche d'un reliquat ou d'une métastase).

Examens complémentaires

L'échographie, couplée à l'examen Doppler couleurs, ne permet pas d'affirmer le cancer. Elle permet de juger des dimensions précises et de la localisation du nodule ainsi que de rechercher des adénopathies.

La scintigraphie à l'iode ou au technétium montre un nodule froid (10 à 15 % des nodules froids sont des cancers).

La cytoponction à l'aiguille fine permet, examinée par un cytologiste entraîné, de faire la distinction entre tumeur bénigne et maligne dans plus de 85 % des cas.

Seul l'examen anatomopathologique extemporané lors de l'intervention permet un diagnostic précis : cancer papillaire ou vésiculaire.

Évolution

Locale : intra- ou extracapsulaire ; elle conditionne le geste chirurgical.

Locorégionale : trachée (dyspnée), œsophage (dysphagie), nerf récurrent (dysphonie), veineuse (circulation collatérale superficielle). La présence de signes de compression devant un nodule thyroïdien est très évocatrice d'un cancer.

Régionale : *ganglionnaire* (cancer papillaire surtout) : adénopathies palpables.

Métastases : osseuses (lésions du rachis, hypercalcémie), pulmonaire.

Traitement

Il repose sur la chirurgie, le plus souvent thyroïdectomie totale guidée par l'examen extemporané. On réalise en même temps un curage ganglionnaire s'il existe une extension extracapsulaire. La thyroïdectomie est complétée par l'administration d'une forte dose d'iode radioactif. On débute ensuite un traitement par l'hormone thyroïdienne dans le but de freiner la TSH, car il s'agit d'un cancer hormonodépendant. Le but est d'obtenir des taux de TSH en permanence bas.

Pronostic

Pour le cancer différencié, il dépend du type histologique (gravité croissante : papillaire, vésiculaire), mais il est globalement bon (surtout avant 40 ans).

Pour la pratique, on retiendra :

– Représente moins de 1 % des cancers, touche la femme jeune.
– Diagnostiqué le plus souvent lors du bilan d'un nodule thyroïdien.
– Dire au patient que le pronostic est bon, sous réserve d'une surveillance régulière clinique et biologique (TSH et thyroglobuline).
– Rôle de l'infirmière pour s'assurer de l'observance du traitement frénateur par la levothyroxine.
– Rôle de l'infirmière pour expliquer l'utilité de doser la thyroglobuline après injection de TSH recombinante.

CANCER DES VOIES BILIAIRES

Définition

On entend sous ce terme les cancers de la vésicule et des voies biliaires extra-hépatiques. Ces cancers sont peu fréquents. On parle de cancer primitif du foie (→) lorsque le cancer se développe aux dépens des voies biliaires intra-hépatiques (cholangiocarcinome) (*cf.* illustration).

Causes et mécanismes

Le cancer de la vésicule touche surtout la femme âgée, il est fréquemment associé à une lithiase. On parle de calculo-cancer. Les cancers de la voie biliaire sont plus rares.

Signes essentiels

Le cancer de la vésicule est souvent découvert lors d'une intervention pour cholécystite chronique ou pour masse de la région hépato-vésiculaire. C'est parfois une découverte histologique sur pièce de cholécystectomie pour lithiase.

Le cancer de la voie biliaire donne un ictère rétentionnel d'allure néoplasique (avec prurit, amaigrissement) et simule un cancer de la tête du pancréas. Les examens morphologiques (échographie, scanner et écho-endoscopie) permettent de redresser le diagnostic.

Les examens paracliniques sont selon les cas : échographie, scanner, IRM, écho-endoscopie, voire opacification biliaire (→ CPRE).

Traitement et pronostic

Le traitement comporte suivant le cas une cholécystectomie, une cholécysto-jéjunostomie, une

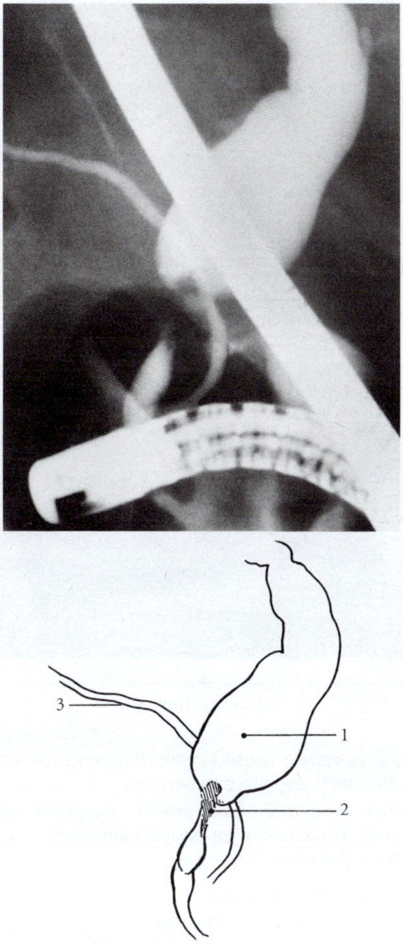

Au cours d'un ictère, le cathétérisme de la papille montre un canal de Wirsung normal, un cholédoque normal dans sa partie terminale, puis un rétrécissement avec dilatation majeure au-dessus.
Cancer du cholédoque confirmé à l'intervention.
1. Cholédoque dilaté ; 2. Rétrécissement.
3. Canal de Wirsung.

hépatico-jéjunostomie ; l'exérèse tumorale n'est pas toujours possible et une atteinte hépatique est fréquente. La survie médiane est de 12 à 24 mois.

Lorsqu'une intervention chirurgicale à visée curative n'est pas possible, on a souvent recours aux méthodes endoscopiques : CPRE avec sphinctérotomie et pose d'une prothèse biliaire pour supprimer l'ictère et le prurit.

CANDIDOSE BRONCHO-PULMONAIRE

Définition

Les candidoses broncho-pulmonaires résultent de l'atteinte de l'appareil respiratoire par des *Candida albicans* devenus pathogènes. Il s'agit d'une pathologie exceptionnelle.

Causes et mécanismes

Le *Candida albicans* est habituellement un hôte saprophyte des muqueuses, notamment oropharyngées. Dans certaines conditions pathologiques (dénutrition, diabète, immunosuppression, cancers, corticoïdes, antibiotiques, cathéter veineux), il peut devenir pathogène et contaminer le poumon soit par contiguïté soit par voie sanguine.

Signes cliniques

Il existe deux formes :

Candidose bronchique, qui se manifeste par une toux quinteuse, douloureuse et une expectoration purulente ou hémoptoïque.

Candidose pulmonaire :

• soit *aiguë*, prenant l'aspect d'une pneumopathie fébrile résistante aux antibiotiques et souvent sévère ;
• soit *subaiguë* ou *chronique*, faisant évoquer une tuberculose pulmonaire.

Examens complémentaires

La radiographie pulmonaire peut montrer une atélectasie dans les formes bronchiques et un aspect de pneumopathie dans les autres formes.

Le diagnostic repose sur la mise en évidence du *Candida* dans les sécrétions bronchiques prélevées par brossage protégé, à condition qu'il soit trouvé en grande abondance et isolément. Habituellement, la présence du *Candida* dans les crachats ou le liquide de tubage gastrique n'a aucune valeur diagnostique. Dans les formes septicémiques, on peut le trouver dans le sang et les urines.

La recherche sérologique permet de confirmer le diagnostic.

✚ Éléments de surveillance

• *Cliniques* sur la fièvre, la toux et l'expectoration.
• *Radiologiques* et *bactériologiques*.

Évolution et complications

L'évolution est souvent favorable dans les formes bronchiques, alors que les formes pulmonaires peuvent se compliquer d'insuffisance respiratoire aiguë.

Une crise d'asthme peut être provoquée par le *Candida* qui se comporte alors comme un allergène.

Traitement et pronostic

Le traitement repose sur l'amphotéricine B *(Fungizone)*, le fluconazole *(Triflucan)* ou le voriconazole (*Vfend*) pendant plusieurs semaines.

Le pronostic dépend essentiellement du terrain.

CANDIDOSES CUTANÉO-MUQUEUSES

Définition

Les candidoses sont des infections cutanées, voire viscérales, provoquées par des levures du type *Candida*.

Causes et mécanismes

Une présence candidosique discrète, saprophyte, sur les muqueuses est normale. Cette présence ne devient une maladie, et donc une candidose, qu'en fonction du terrain réceptif ; *Candida albicans* est le plus souvent en cause.

Plusieurs facteurs sont incriminés.

Locaux :

- macération (plis) ;
- irritation, pH acide (muqueuses).

Généraux :

- très jeune âge ;
- altération de l'état général ;
- influences hormonales (grossesse, diabète).

Médicamenteux :

- antibiotiques à large spectre ;
- œstroprogestatifs ;
- corticoïdes, immunodépresseurs.

Signes cliniques

Candidoses muqueuses

Buccales et péribuccales :

- le « muguet », dépôts blanchâtres blancs crémeux « lait caillé », surtout chez le nourrisson ;
- la langue rouge, dépapillée, sèche, douloureuse ;
- la langue noire, principalement due à des phénomènes d'oxydation (cette affection est peu sensible aux antifongiques) ;
- la perlèche, érythème fissuraire des coins de la bouche (*cf.* illustration).

Anales et péri-anales : la candidose est une des causes les plus fréquentes de prurit anal. Une anite douloureuse peut l'accompagner. Elle s'associe souvent à un foyer digestif.

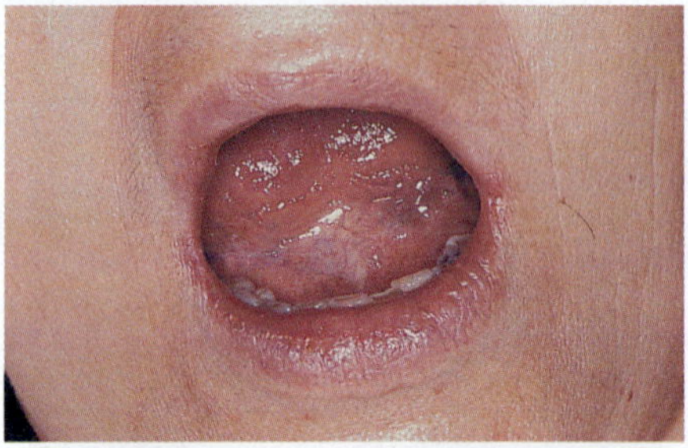

Perlèche à *Candida albicans.*

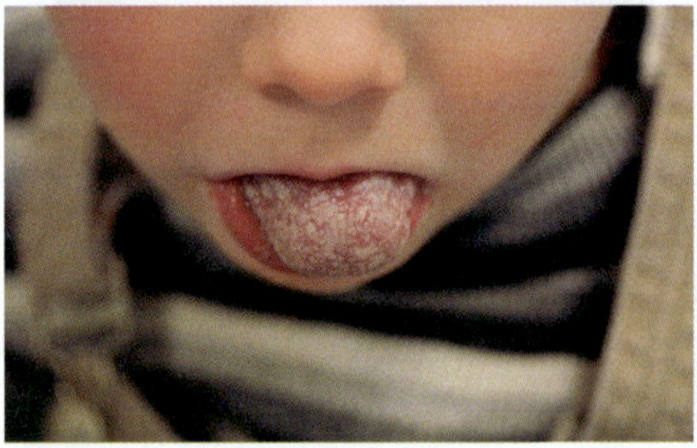

Candidose linguale.

Vagino-vulvaire : cause la plus fréquente de prurit vulvaire avec vaginite douloureuse.

Génitale masculine : avec atteinte du gland, rouge vernissé, recouvert d'un enduit blanchâtre, parfois associée à une urétrite.

Candidoses cutanées

Touchent essentiellement les plis :

- *les grands plis :* nappes érythémateuses humides, recouvertes d'un enduit blanchâtre, symétriques de part et d'autre du fond du pli (en feuillet de livre), à limites périphériques émiettées, avec semis de pustulettes ;
- *les petits plis :* interdigitaux des mains, notamment chez la ménagère (rôle favorisant de l'humidité) ; inter-orteils.

Candidose unguéale

La région péri-unguéale est d'abord atteinte, c'est le péri-onyxis. Un léger décollement grisâtre apparaît sur les bords latéraux ou à la racine de l'ongle, lequel peut être atteint ensuite dans son ensemble.

Examens complémentaires

Le prélèvement mycologique est pratiqué avant tout traitement.

L'examen direct montre la présence de levure.

La culture précise le nombre de colonies et le type de *Candida* en cause. *Candida albicans* est le plus pathogène.

Évolution

Sous traitement : elle est le plus souvent favorable.

L'existence de récidives doit faire rechercher outre une cause favorisante, un foyer méconnu, non traité, en particulier digestif.

Certaines candidoses sont chroniques sur certains terrains.

Dans d'autres conditions, les levures de type Candida peuvent induire des manifestations viscérales, voire septicémiques (immunodéprimés, héroïnomanes).

Traitement

Le préalable indispensable est la recherche d'une cause favorisante, avec si possible son exclusion.

Les candidoses des plis seront traitées localement : *application locale d'antiseptique (Bétadine)* sur une compresse ; imidazolé (→ Antifongique).

Les candidoses buccales nécessitent un traitement oral (*Daktarin comprimés* [→ Antifongiques]).

Les candidoses cutanées, unguéales (onyxis) et muqueuses superficielles sont traitées localement (ovules gynécologiques en cas de vaginite, par exemple).

Les candidoses viscérales septicémiques sont traitées par les antimycosiques par voie générale ; le *Triflucan* (→ Antifongiques) apporte ici un atout considérable et est utile dans toutes les candidoses graves, la *Fungizone injectable* (→ Antifongiques) est de maniement beaucoup plus délicat.

CANDIDOSES VISCÉRALES

Définition

Ce sont des infections liées à des champignons du genre *Candida*.

Causes et mécanismes

Le Candida albicans est un hôte normal de la flore intestinale. Le mode de contamination le plus fréquent au cours des candidoses est la voie endogène, favorisé par un déséquilibre de la flore intestinale ou de la sphère urogénitale. Il peut aussi s'agir d'une contamination par voie transcutanée lors de la mise en place de cathéter, ou dans certaines toxicomanies.

Les facteurs favorisant les candidoses sont multiples : neutropénie, diabète, antibiothérapie à large spectre, corticothérapie, alimentation parentérale, utilisation de cathéters vasculaires ou de sondes urinaires. Les déficits quantitatifs ou qualitatifs des polynucléaires neutrophiles prédisposent aux infections systémiques ; les déficits de l'immunité cellulaire (infection par le VIH) prédisposent aux infections candidosiques cutanéo-muqueuses.

Signes essentiels

Cliniques :

- la *candidose œsophagienne* est asymptomatique ou se manifeste par des brûlures rétrosternales ou épigastriques. Les complications sont les hémorragies, la perforation ;
- les *septicémies à Candida* : les symptômes sont souvent non spécifiques. Des maculo-papules érythémateuses sont évocatrices du diagnostic. Des signes liés à la dissémination peuvent apparaître : lésions rétiniennes, endocardite, localisation hépato-splénique et rénale ;
- les *candidoses urinaires* : la cystite à *Candida* provoque des signes cliniques souvent discrets, la numération des levures fait mal la différence entre colonisation et infection, surtout s'il existe un cathéter urinaire ;
- les *péritonites à Candida* s'observent lors de la dialyse péritonéale ambulatoire ; elles sont responsables de douleurs abdominales, associées ou non à une fébricule.

Examens complémentaires : les méthodes classiques comprennent la culture et l'examen histologique des tissus infectés. Un résultat de culture positive à partir d'un site normalement stérile fait le diagnostic. Dans les autres cas (urine, crachats, drains), l'interprétation doit se faire en fonction du contexte clinique.

Traitement

- L'amphotéricine B (*Fungizone*) par voie veineuse à la posologie de 0,7 à 1 mg/kg/j reste l'antifongique de référence au cours des candidoses systémiques et l'association à la 5-fluorocytosine (*Ancotil*), lorsque la levure est sensible, est généralement recommandée. Le fluconazole (*Triflucan*) est une alternative thérapeutique. L'amphotéricine B liposomale peut être utilisée en cas de tolérance médiocre et d'atteinte de la fonction rénale.
- Le voriconazole (*Vfend*), nouvel antifongique, est indiqué dans les candidoses systémiques sévères, en particulier dans les infections à *Candida krusei* résistantes au fluconazole.
- Candidose œsophagienne : *Nizoral* ou *Triflucan*.

LES IMIDAZOLÉS		
Kétoconazole *Nizoral*	cp à 200 mg susp. buv. 1 mg/goutte	*Adulte* : 200 à 400 mg/j. *Enfant* : 4 à 7 mg/kg/j.
Fluconazole *Triflucan*	gél. à 50 mg gél. à 100, 200 mg (PCH) flacon à 100, 200 mg IV	50 à 400 mg/j.
Itraconazole *Sporanox* *Voriconazole* *Vfend*	gél. à 100 mg cp à 50 et 200 mg susp. buv. 40 mg/mL flacon 200 mg	200 à 400 mg/j.

Indications :

• *Nizoral* : candidoses digestives, candidoses cutanéo-muqueuses lorsque le traitement local est insuffisant pour stériliser les lésions.

• *Triflucan* : candidoses digestives et oropharyngées chez les immunodéprimés, candidoses systémiques, cryptococcoses neuroméningées.

• *Sporanox* : candidoses digestives et oropharyngées chez les patients atteints de Sida et résistants au fluconazole, aspergilloses, histoplasmoses.

Contre-indications :

• Allergie connue au produit.

• Grossesse.

• Association *Sporanox* et *Teldane.*

Effets secondaires :

• *Nizoral* :

– hépatite cytolytique et cholestatique, de mécanisme immuno-allergique (plus fréquent si prise de griséofulvine) ;

– troubles digestifs (3 %) ;

– rashs cutanés, urticaire, prurit ;

– céphalées, vertiges, somnolence ;

– gynécomastie.

• *Triflucan* : troubles digestifs : nausées, douleurs abdominales, diarrhée, rashs cutanés.

• *Sporanox* :

– nausées dans 20 % des cas, hépatite (5 %) ;

– vertiges, céphalées.

• *Vfend* :

– troubles visuels transitoires, nausées, fièvre, diarrhée, céphalées, œdèmes.

Interactions :

• *Nizoral* : antivitamines K (potentialisation), anti-H2 et antiacides (diminution de l'absorption), griséofulvine et médicaments hépatotoxiques, rifampicine (diminution des taux circulants des 2 médicaments), ciclosporine (augmentation du taux circulant), *Teldane* (risque de torsades de pointe).

• *Triflucan* : antivitamines K (potentialisation), phénytoïne, sulfamides hypoglycémiants, rifampicine (diminue le taux circulant).

• *Sporanox* : rifampicine, phénobarbital, phénytoïne (diminution des concentrations plasmatiques d'itraconazole).

• *Vfend* : amprenavir, saquinavir, nelfinavir, carbamazepine, inhibiteurs calciques, ciclosporine, tacrolimus, statines, rifampicine, rifabutine.

LA 5-FLUOROCYTOSINE		
5-fluorocytosine *Ancotil*	flacon à 2,5 g cp à 500 mg	100 à 200 mg/kg/j.

Indications :

Infections fongiques sévères, en association avec la *Fungizone.*

Contre-indications :

Grossesse.

Effets secondaires :

• *Effets hématologiques* : modifications de la NFS (essentiellement leucopénie), le plus souvent modérée, réversible, survenant surtout chez des patients recevant des immunosuppresseurs.

• *Modification des transaminases.*

• *Troubles digestifs* : nausées, vomissements, diarrhée, douleurs abdominales.

• Atteinte hépatique immuno-allergique.

• Allergie.

Précautions d'emploi :

• Vigilance chez l'insuffisant cardiaque, car un flacon de 2,5 g contient 2 g de sel.

• Diminution des doses chez l'insuffisant rénal, fonction de la clairance de la créatinine.

• Chez le dialysé, l'*Ancotil* doit être administré après les séances de dialyse.

CARCINOÏDE DU GRÊLE

Définition

La tumeur carcinoïde est une tumeur endocrine qui se développe à partir des cellules entérochromaffines dans la sous-muqueuse du grêle. Le siège habituel est l'iléon terminal, mais la tumeur peut être ubiquitaire (tube digestif, appendice notamment, pancréas, ovaire, poumons). Il s'agit d'une tumeur maligne d'évolution lente.

Signes essentiels

Cliniques

À côté des signes de toute tumeur du grêle (→ Tumeur de l'intestin grêle), il peut exister un syndrome endocrinien (essentiellement en cas de métastases hépatiques qui libèrent sérotonine, histamine, bradykinine) appelé *syndrome carcinoïde*. Il s'agit d'un accident paroxystique, le *flush*, déclenché par une émotion, l'alimentation ou la palpation de la tumeur (ou d'éventuelles métastases). Brutalement apparaissent des troubles vasomoteurs qui durent quelques secondes à quelques minutes et qui se traduisent par une bouffée de chaleur avec sueurs qui touche la face et le cou. On observe également un larmoiement. Ce *flush* est parfois suivi de pâleur et d'une sensation de froid ; il peut se généraliser à tout le corps. Une diarrhée motrice s'associe aux signes précédents.

Examens paracliniques

(→ Tumeurs malignes de l'intestin grêle.)

Certains dosages permettent de suspecter la présence d'une tumeur carcinoïde. Une élévation de la sérotonine dans le sang et du 5-HIAA dans les urines sont très en faveur du diagnostic. La fibroscopie permet de repérer les tumeurs haut situées. Sinon, un examen de l'intestin grêle par vidéocapsule (→) peut être pratiqué. Le transit du grêle montre typiquement une petite lacune associée à une angulation iléale. La scintigraphie à l'octréotide (ou *Octréoscan*) permet de localiser la tumeur primitive et de rechercher des métastases. L'échographie, le scanner hépatique et la radiographie pulmonaire permettent également de visualiser les métastases. La vidéocapsule permet de visualiser directement la tumeur.

Traitement et pronostic

C'est habituellement la résection chirurgicale ; le pronostic est bon dans les formes limitées. En cas de métastases hépatiques, on peut tenter : métastasectomie, embolisation artérielle, chimiothérapie. Les analogues de la somatostatine (*Sandostatine*) suppriment le syndrome hormonal mais n'ont pas d'action sur la croissance tumorale.

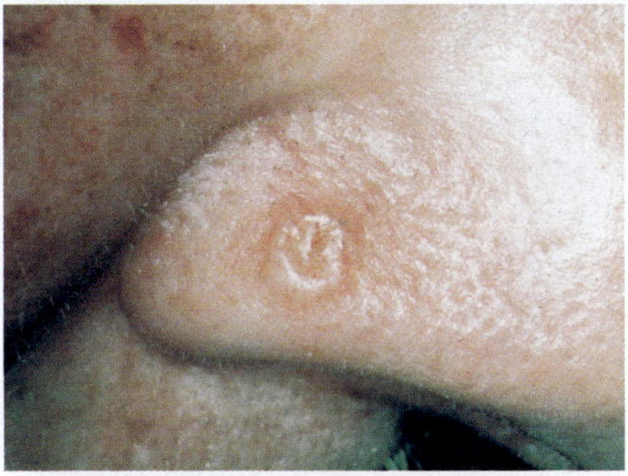

Carcinome basocellulaire. Collection du Pr L. Laroche. Unité d'immuno-dermatologie. Hôpital Avicenne.

CARCINOMES CUTANÉS

Les tumeurs épithéliales malignes comprennent :

- les carcinomes basocellulaires à malignité purement locale ;
- les carcinomes spinocellulaires ou épidermoïdes, plus graves, éventuellement invasifs et métastatiques.

CARCINOMES BASOCELLULAIRES

Définition

Tumeur épithéliale maligne de la peau, lentement extensive, à malignité purement locale.

Causes et mécanismes

Plusieurs facteurs interviennent :

- expositions solaires, radiations ionisantes ;
- thérapeutiques arsenicales ;
- grand âge et race blanche ;
- préexistence de lésions cutanées dites précancéreuses, en particulier les kératoses actiniques : petites plaques rouges, sèches, fréquemment squameuses sur les surfaces exposées à la lumière (visage, crâne des chauves et dos des mains).

Signes cliniques

Ils sont très variables mais une lésion est quasi constante : la perle, petite papule translucide de 1 à 5 mm de diamètre, opaline, ferme, parfois parcourue de télangiectasies ; elle est retrouvée à la périphérie de la lésion, formant une bordure perlée (*cf.* illustration).

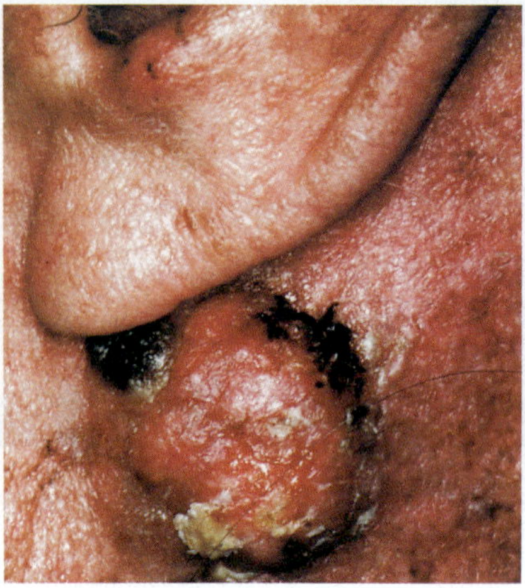

Carcinome spinocellulaire. Collection du Pr L. Laroche. Unité d'immuno-dermatologie. Hôpital Avicenne.

Examens complémentaires

La biopsie cutanée s'impose : l'histologie est caractéristique.

Évolution

Spontanée : elle est lentement extensive en surface, sans invasion en profondeur, ni métastases, pouvant entraîner des délabrements importants.

Sous traitement : elle est favorable.

Des récidives locales parfois mutilantes sont le fait de traitements mal conduits.

Traitement

Il doit être précoce ; l'exérèse complète de la lésion est le traitement de choix. Les autres techniques (radiothérapie, cryochirurgie, photothérapie dynamique) sont réservées aux contre-indications de la chirurgie.

CARCINOMES SPINOCELLULAIRES OU ÉPIDERMOÏDES

Définition

Il s'agit de cancers cutanés épidermoïdes plus rares, mais plus graves que les carcinomes basocellulaires (*cf.* illustration).

Causes et mécanismes

Ils sont identiques à ceux des carcinomes basocellulaires, mais des facteurs supplémentaires sont possibles :

- dégénérescence maligne de cicatrices anciennes (brûlures), de plaies chroniques (ulcères de jambe) ;
- dégénérescence d'une maladie de Bowen (→).

Signes cliniques

Il s'agit parfois de lésions manifestement malignes par leur aspect bourgeonnant, ulcéré, saignant au contact. Mais souvent, l'aspect est plus anodin, surtout au début : la biopsie s'impose au moindre doute.

Évolution

C'est celle d'une tumeur maligne : extension locale, régionale (adénopathies), générale (métastases).

Traitement

L'exérèse chirurgicale est le traitement de choix.

Chimiothérapie dans les formes métastatiques.

CARDIOMYOPATHIE DILATÉE NON OBSTRUCTIVE

Définition

Les cardiomyopathies non obstructives regroupent un ensemble d'affections responsables d'une atteinte prédominante du muscle cardiaque sans que l'on puisse retrouver de lien avec une valvulopathie, une coronaropathie ou une maladie hypertensive.

Causes et mécanismes

On peut distinguer deux groupes de cardiomyopathies non obstructives :

- *primitives :* aucune cause ne peut être retrouvée ; il semble en exister des formes familiales. Ce sont les plus fréquentes ;
- *secondaires,* pour lesquelles il existe quelques étiologies classiques mais rares : l'alcoolisme avec déficit en vitamine B1, l'amylose et l'hémochromatose.

Signes essentiels

Cliniques : apparition d'une insuffisance cardiaque isolée, apparemment primitive, d'évolution progressive avec signes d'insuffisance ventriculaire gauche ou d'insuffisance cardiaque globale.

On note souvent une asthénie. À l'examen, on retrouve une tension artérielle basse et un bruit de galop marqué à l'auscultation.

Paraclinniques :

- *radiologiques :* surcharge vasculaire pulmonaire, cardiomégalie importante ;
- *électriques :* surcharge ventriculaire gauche, bloc de branche gauche, fréquence de troubles du rythme ;
- *échocardiographiques :* les tracés TM et BD permettent d'apprécier la dilatation ventriculaire gauche, l'épaisseur du septum et de la paroi postérieure du ventricule gauche, la cinétique de la valve mitrale et la cinétique ventriculaire gauche ;
- *la fraction d'éjection isotopique du ventricule gauche* permet d'apprécier la fonction cardiaque de façon non invasive ;
- *hémodynamiques :* le cathétérisme ainsi que l'angiocardiographie permettent d'apprécier de façon précise la fonction myocardique et permettent la pratique en cours de cathétérisme d'une biopsie si une cause secondaire est suspectée.

Évolution

Elle se fait par l'aggravation progressive de l'insuffisance cardiaque qui devient de plus en plus résistante au traitement. Des complications peuvent émailler l'évolution : poussées d'insuffisance cardiaque, accidents thrombo-emboliques, troubles du rythme ventriculaire.

Traitement

Médical : il repose sur le *régime désodé*, le *repos*, ainsi qu'un *traitement digitalo-diurétique* et *vasodilatateur*. Les *inhibiteurs de l'enzyme de conversion* sont devenus une association thérapeutique de choix (amélioration notoire des paramètres fonctionnels). Les *anticoagulants* ainsi que les *antiarythmiques* sont fréquemment prescrits. De plus, certains β-bloquants (bisoprolol, carvedilol) ont montré un très net bénéfice en terme de réduction de la morbi-mortalité cardiovasculaire (initiation du traitement très prudente avec une dose test, puis une augmentation progressive de la posologie en surveillant la survenue de signes de décompensation cardiaque, la pression artérielle, la fréquence cardiaque et l'ECG).

Chirurgical : la transplantation cardiaque (→) reste dans certains cas, devenus résistants à toute thérapeutique, le dernier recours possible.

CARDIOMYOPATHIE HYPERTROPHIQUE OBSTRUCTIVE

Définition

La cardiomyopathie obstructive est une maladie primitive du muscle cardiaque se traduisant par une obstruction intraventriculaire gauche à la systole liée à une hypertrophie septale et à un mouvement anormal de la valve mitrale.

Causes et mécanismes

La cardiomyopathie obstructive est déterminée par une hypertrophie concentrique des parois cardiaques prédominant au niveau du septum interventriculaire qui fait alors saillie dans la chambre de chasse du ventricule gauche et en gêne l'éjection systolique.

Une protusion de l'appareil mitral dans la chambre de chasse s'ajoute au mécanisme précédent pour perturber l'éjection ventriculaire.

Signes essentiels

Cliniques : l'examen est dominé à l'auscultation par un souffle mésosystolique de type éjectionnel maximal aux 3e et 4e espaces intercostaux gauches.

L'interrogatoire peut également retrouver des syncopes restées inexpliquées.

Paracliniques :

- *radiologiques :* ventricule gauche augmenté de volume ;
- *électrocardiographiques :* hypertrophie ventriculaire gauche systolique, bloc incomplet gauche, aspect de *pseudo-nécrose* ;
- *échocardiographiques :* les tracés TM et BD affirment le diagnostic en montrant l'hypertrophie septale et les anomalies de cinétique de la grande valve mitrale sous la forme d'un mouvement antérieur systolique (appelé *SAM*). Le Doppler continu permet d'apprécier l'importance du gradient intraventriculaire gauche, éventuellement en le sensibilisant par des épreuves pharmacodynamiques. Le Doppler pulsé recherche la fréquente fuite mitrale associée ;
- *hémodynamiques :* le cathétérisme gauche et l'angiocardiographie viendront éventuellement confirmer le diagnostic en retrouvant un gradient de pression intraventriculaire et en visualisant les déformations de la cavité ventriculaire gauche.

Évolution

La cardiomyopathie obstructive peut rester longtemps asymptomatique ; toutefois plusieurs types de complications peuvent s'observer : insuffisance cardiaque globale, accidents thrombo-emboliques, endocardite bactérienne, troubles du rythme, bloc auriculo-ventriculaire, mort subite possible.

Traitement

Médical : il repose essentiellement sur l'utilisation des médicaments β-bloquants qui diminuent l'importance de l'obstruction. Contre-indication des digitaliques et des vasodilatateurs qui augmentent le gradient intraventriculaire.

Chirurgical : résection de l'hypertrophie septale, indiquée en cas d'inefficacité du traitement médical. Remplacement valvulaire mitral surtout en cas d'insuffisance mitrale autonome massive. Alcoolisation de l'artère septale pour rendre le septum infarci et *non fonctionnel*.

CARDIOPATHIES CONGÉNITALES

Voir *Atrésie pulmonaire, Atrésie tricuspidienne, Canal artériel, Coarctation aortique, Communication interauriculaire, Communication interventriculaire, Maladie d'Ebstein, Sténose aortique, Syndrome d'Eisenmenger, Tétralogie de Fallot, Transposition des gros vaisseaux.*

CARDIOTHYRÉOSES

Définition

Le terme de cardiothyréoses correspond aux complications cardiaques de l'hyperthyroïdie : l'arythmie complète par fibrillation auriculaire et l'insuffisance cardiaque essentiellement.

Causes et mécanismes

Les complications cardiaques de l'hyperthyroïdie s'observent surtout dans le nodule toxique et la maladie de *Basedow* et prédominent chez la femme. Elles surviennent au-delà de 40 ans et sont fréquemment associées à une cardiopathie hypertensive, coronarienne ou postrhumatismale dont la tolérance paraît diminuée par l'hyperthyroïdie.

Signes essentiels

Cliniques :

- *les troubles du rythme :* accès de tachycardie paroxystique, extrasystoles, flutter auriculaire sont rares ; le trouble majeur est représenté par l'arythmie complète par fibrillation auriculaire, paroxystique chez le sujet jeune et permanente chez le sujet de plus de 50 ans ;
- *l'insuffisance cardiaque de l'hyperthyroïdie* est particulière par sa résistance à la digitaline et aux diurétiques. Par ailleurs, on note une vitesse circulatoire normale ou accélérée et un débit cardiaque normal ou élevé, inhabituels dans un tableau d'insuffisance cardiaque.

Paracliniques : les examens complémentaires devront permettre de rattacher les manifestations cardiaques à l'hyperthyroïdie : dosages des hormones thyroïdiennes T_3 et T_4, de la TSH, échographie thyroïdienne, scintigraphie thyroïdienne.

Évolution

Elle se fait vers une aggravation progressive en l'absence d'un traitement spécifique de l'hyperthyroïdie, les thérapeutiques cardiologiques habituelles se montrant inefficaces.

Traitement

Il faut dans un premier temps traiter l'hyperthyroïdie, et en attendant l'efficacité du traitement, on peut utiliser les médicaments β-bloqueurs dans les troubles du rythme (la *Cordarone* étant bien évidemment contre-indiquée) et instaurer un traitement symptomatique de l'insuffisance cardiaque.

CARENCES AFFECTIVES

Définition

Perturbations du développement affectif liées à un défaut qualitatif ou quantitatif des échanges entre le petit enfant et son environnement.

Causes et mécanismes

Dès la vie fœtale, existence chez le bébé de compétences sensorielles lui permettant de reconnaître sa mère dès les premiers jours de vie. Le développement affectif ultérieur est lié à la qualité des interactions entre la mère et le bébé qui sont altérées en cas de troubles psychiques de la mère (maladie psychiatrique, dépression postnatale), de séparation (placement, hospitalisation), de carence familiale (sévices).

Signes essentiels

Pendant les premiers mois : irritabilité, pleurs fréquents, intérêt médiocre pour l'entourage.

Ultérieurement : indifférence, apathie, troubles du comportement (balancement, mérycisme). Retentissement sur le développement psychomoteur, la croissance staturo-pondérale (nanisme psychoaffectif).

Traitement

En cas de séparation, favoriser la présence des parents et leur participation aux soins pour éviter les ruptures affectives. Rôle important de l'équipe soignante comme substitut parental si la présence des parents n'est pas possible.

Prise en charge psychiatrique si nécessaire.

CARIE DENTAIRE

Définition

La carie dentaire est une maladie d'origine bactérienne entraînant une destruction progressive de la structure minéralisée de la dent à partir d'un point superficiel. En l'absence de traitement, elle aboutit à une infection du parenchyme pulpaire et à des complications entraînant la perte de l'organe dentaire.

Étiologies

La carie dentaire est une maladie plurifactorielle dont les facteurs les plus importants nécessaires à son développement sont au nombre de quatre.

Les facteurs individuels

- Facteurs génétiques : forme des dents, propriétés structurelles de l'émail, constitution de la flore buccale.
- Propriétés morphologiques et constitutionnelles des dents : anomalie de forme, volume, hypoplasie de l'émail, anomalie de nombre.
- Salive : qualité et quantité influencent la genèse et le développement de la carie dentaire.
- Hormones : elles n'exercent pas d'influence directe sur les tissus durs des dents qui ne participent pas au métabolisme général.
- Facteurs socio-économiques : habitudes alimentaires, déformations et expositions professionnelles.

Les micro-organismes

La carie dentaire est liée à une modification de l'écosystème à la surface des dents. La lésion carieuse résulte d'une attaque acide de l'émail liée le plus souvent à une dégradation des sucres en acide par les micro-organismes.

Les micro-organismes le plus souvent associés aux lésions carieuses sont : *Streptococcus mutans*, *Lactobacillus* et *Veillonellae*.

Les aliments

Ils influencent l'apparition de la carie par voie systémique et locale :

- *l'effet systémique :* l'alimentation jouera son rôle systémique avant l'apparition des dents, jusqu'à l'âge de 8 ans environ, période ou s'achève la minéralisation des dents permanentes ;
- *l'effet local :* il s'exerce après l'éruption des dents dans la cavité buccale, sous l'influence des hydrates de carbone qui sont susceptibles d'être transformés en acide par les micro-organismes de la plaque dentaire (saccharose et autres poly-, di- et monosaccharides).

Le temps

L'émail sera d'autant plus exposé à la carie dentaire que le temps qui s'écoule entre les diverses « *attaques acides* » est court.

Formes cliniques et traitement curatif

Carie de l'émail

Indolore, elle est caractérisée par une tache brune ou jaunâtre à la surface de l'émail. Le traitement consiste à éliminer le tissu pathogène et à obturer la cavité par une résine ou un amalgame.

Carie de la dentine

La lésion est plus importante, la dentine apparaît jaune pâle et ramollie ou brunâtre et dure. Il existe des douleurs provoquées au contact des aliments sucrés, au chaud et au froid.

Le traitement consiste à extirper le tissu pathogène, à recouvrir le fond de la cavité d'un pansement (hydroxyde de calcium, eugénate, verre monomère) et à l'obturer à l'aide d'une résine ou d'un amalgame.

Atteintes pulpaires

La progression de la cavité entraîne une inflammation de la pulpe dentaire. Celle-ci est située dans une cavité close inextensible, ce qui explique l'apparition de douleurs vives et l'absence de réparation tissulaire spontanée. En fonction de l'importance de l'agression et du potentiel de défense de l'individu, on distingue trois stades : la pulpite chronique, subaiguë et aiguë. En l'absence de traitement, la pulpite évolue vers la gangrène pulpaire, que l'on ne devra pas confondre avec la nécrobiose (mortification aseptique du parenchyme pulpaire).

Le traitement de la pulpite consistera à extirper, sous anesthésie locale, la pulpe (biopulpectomie) et à obturer la cavité néoformée par un pansement inerte (*gutta percha*).

Complications péridentaires : (→) Infections d'origine dentaire.

Traitement préventif

Il portera sur les principaux facteurs étiologiques.

- *Facteur individuel :* administration de fluor par voie systémique et locale, hygiène buccale, traitement spécifique par l'odontologiste des zones rétentives de plaque.
- *Alimentation :* elle devra être équilibrée pour permettre une minéralisation correcte des dents et éviter l'apparition des caries, fréquence d'ingestion des hydrates de carbone contrôlée, sucre de substitution.
- *Flore :* hygiène buccale stricte (brossage trois fois par jour, brosse à dents munie d'une petite tête et de poils souples synthétiques) ; prescription de fluor, bains de bouche.
- *Temps :* répartir au mieux les repas pour éviter la fréquence des attaques acides cariogènes.

CATARACTE

Définition

Opacité du cristallin uni- ou bilatérale entraînant une baisse de la vision (*cf.* illustration).

Étiologies

Cataracte acquise :

- *sénile* : de loin la plus fréquente, l'atteinte est bilatérale mais souvent asymétrique au début ;
- *endocriniennes* : diabète, hypoparathyroïdie ;
- *dystrophie myotonique de Steinert (→)* ;
- *par agents physiques* : électrocution, infrarouges, rayons X (radiothérapie) ;
- *traumatique* : unilatérales, souvent chez le sujet jeune, se constituant immédiatement ou plus tardivement ;
- *associée :* à un glaucome, à une irido-cyclite ;
- *iatrogène :* corticoïdes en traitement prolongé, en collyre (→) ou par voie générale.

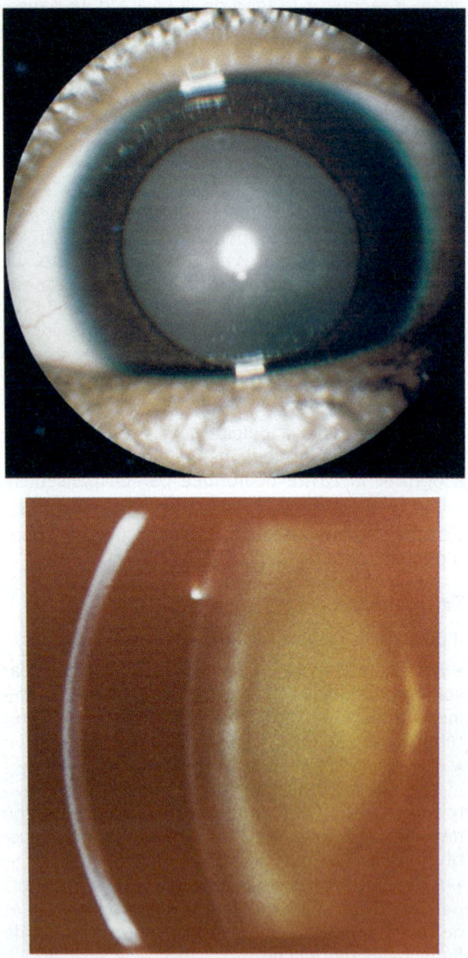

Cataracte. 1. Vue de face ; 2. Vue en coupe.

Cataracte congénitale :

- *héréditaire isolée*, souvent à caractère familial ; 25 % des cataractes congénitales sont héréditaires ;
- *par embryopathie* : rubéole contractée pendant les premières semaines de grossesse, toxoplasmose, plus rarement grippe, rougeole, oreillons, varicelle, herpès ;
- *associée à d'autres malformations* (fréquente dans les trisomies 21) ;
- *métabolique* : notamment galactosémie, anomalies du métabolisme phosphocalcique, syndrome de Lowe (affection héréditaire associant cataracte et glaucome à des troubles neurologiques et des lésions rénales), maladie de Fabry.

Signes cliniques

Le diagnostic est évoqué devant une baisse progressive de la vision, un brouillard visuel, une diplopie monoculaire (par diffraction de la lumière sur les

Pour la pratique, on retiendra :

– Fréquence : très fréquent chez le sujet âgé. Environ 500 000 patients ont été opérés de cataracte en 2006 en France.
– Clinique : d'évolution lentement progressive, elle est la cause d'une baisse de vision de plus en plus gênante. Le traitement est chirurgical.
– Rôle technique : comme pour toutes les interventions ophtalmologiques, l'infirmière de bloc opératoire assiste le chirurgien lors de l'intervention ; l'infirmière de salle surveille le patient au cours de son hospitalisation, surtout après l'intervention.
– Surveillance : comme tous les opérés en ophtalmologie, l'infirmière doit vérifier que le patient n'a pas mal en postopératoire. Le pansement sera retiré le lendemain matin avant l'examen du patient à la lampe à fente par le chirurgien ophtalmologiste.
– Éducation par l'infirmière : expliquer au patient les précautions qui s'imposent après l'intervention : pas de choc ni pression du globe oculaire, porter la coque de protection la nuit pendant 1 semaine, bien mettre ses collyres pendant 1 mois. Expliquer qu'il faut presque 1 mois pour récupérer une vision définitive, que les lunettes seront prescrites au bout d'un mois.

opacités), une myopie d'indice : le sujet presbyte qui avait besoin de ses lunettes pour voir de près voit mieux en les enlevant (par augmentation de l'indice de réfraction du cristallin). L'examen à la lampe à fente confirme le diagnostic devant l'aspect opalescent, blanc ou brunâtre du cristallin.

Chez le jeune enfant, il faut penser à la cataracte congénitale devant une pupille blanche, un strabisme, un nystagmus, un comportement anormal avec retard psychomoteur.

Traitement

Uniquement chirurgical.

Ablation du cristallin et remplacement par un *implant* ou cristallin artificiel chaque fois que possible. Sinon, port d'une lentille correctrice ou d'un verre correcteur.

Médical

Vise à ralentir l'évolution de la cataracte : il est de plus en plus contesté (*Catacol, Catarstat, Dulciphak*).

CATARRHE TUBAIRE

Définition

Le catarrhe tubaire est dû à un dysfonctionnement de la trompe d'Eustache.

Le catarrhe tubaire fait suite habituellement à une rhino-pharyngite ou à une rhino-sinusite aiguë.

Il se traduit par une hypoacousie, une sensation d'oreille bouchée et une résonance particulière de la voix (autophonie).

À l'examen, le tympan apparaît rétracté, l'audiogramme (→) montre une surdité de transmission de 10 à 20 décibels. La courbe du tympanogramme est décalée vers les pressions négatives, confirmant un défaut de ventilation des cavités de l'oreille moyenne.

Traitement

Il est d'abord *médical*, vasoconstricteurs ou corticothérapie locale, voire anti-inflammatoires par voie générale ; il peut être au besoin complété par une insufflation de la trompe d'Eustache.

En cas de complications, telles qu'un épanchement séreux dans l'oreille moyenne, on peut parfois recourir à la paracentèse avec ou sans drainage transtympanique.

CÉPHALÉES

Généralités

Il s'agit d'un symptôme très courant, motif de consultation ou d'hospitalisation, souvent bénin (migraines par exemple), mais parfois aussi indice d'une affection grave (hémorragie méningée). Les causes sont nombreuses et la démarche diagnostique dépend schématiquement du caractère récent ou non de la douleur, et de tous les éléments de l'interrogatoire du malade, toujours complété par l'examen neurologique, et parfois seulement par les examens complémentaires. Le cerveau lui-même est insensible ; les structures sensibles comprennent la peau, le tissu cellulaire souscutané, les vaisseaux, les muqueuses de la face, le périoste, et les méninges.

Le diagnostic repose sur l'interrogatoire par le médecin, complété par les renseignements que l'*infirmier(e)* tiendra directement du malade s'il est hospitalisé :

- antécédents ;
- contexte général, siège, type et *surtout profil évolutif* des céphalées ;
- *la sévérité de la douleur* est un critère difficile à apprécier (échelle visuelle analogique avec évaluation de 0 à 10/10).

Le retentissement sur la vie du malade et sur son comportement doit être soigneusement analysé (peut-il se lever ? prendre ses repas ? faire sa toilette ?).

L'examen neurologique doit être complet et comporter également la prise de la pression artérielle, l'auscultation des vaisseaux du cou, la palpation des artères temporales (après 60 ans : maladie de Horton ?), la recherche d'un syndrome méningé et un fond d'œil systématique pour rechercher un œdème papillaire qui traduirait une hypertension intracrânienne.

Dans les cas simples (histoire clinique rassurante, examen neurologique normal), les examens sont inutiles ; en cas de doute, l'IRM sans et/ou avec injection est l'examen de première intention :

- en cas de céphalée récente si elle est brutale (souvent en « *coup de tonnerre* »), évoquant une hémorragie méningée ;
- en cas d'anomalies de l'examen neurologique ;
- en cas d'atypies de la sémiologie ou de l'évolution.

CÉPHALÉES RÉCENTES DE DÉBUT BRUTAL		
CAUSE	DIAGNOSTIC	TRAITEMENT
Hémorragie méningée ++++++	IRM, TDM ± PL	Transfert en neurochirurgie, puis traitement selon la cause

→

Hémorragie cérébrale (hémiplégie en général associée)	TDM, IRM	Nursing, parfois évacuation de l'hématome, surveillance à proximité de neurochirurgie
Méningite bactérienne Méningites virales	PL PL	Antibiotiques si méningite bactérienne Surveillance
HTA maligne	TA et fond d'œil, ± TDM	Antihypertenseurs injectables ± antiépileptiques
Dissections artérielles cervicales	Céphalées pulsatiles + syndrome de Claude Bernard Horner (si dissection carotidienne), parfois infarctus cérébral associé, Doppler cervical et transcrânien, IRM et angiographie par résonance magnétique	Héparine

CÉPHALÉES CHRONIQUES INTERMITTENTES		
CAUSE	DIAGNOSTIC	TRAITEMENT
Migraine	Clinique	Antimigraineux de crise et/ou de fond
Algies vasculaires de la face	Clinique	*Imiject*
Névralgie du trijumeau	Clinique	*Tégrétol* et/ou thermocoagulation
Hypotension du LCR	Céphalées en position debout en général après une PL	*Blood patch* = injection épidurale du sang du malade

CÉPHALÉES RÉCENTES DE DÉBUT PROGRESSIF		
CAUSE	DIAGNOSTIC	TRAITEMENT
Méningite surtout tuberculeuse mais aussi virale, voire bactérienne	PL FO (œdème papillaire)	Selon germe
Hypertension intracrânienne (abcès, tumeurs en particulier de la fosse postérieure, hématome intracérébral ou sous-dural, phlébites cérébrales)	IRM	Selon cause
Maladie de Horton	Patients âgés de + de 60 ans Syndrome inflammatoire (VS) Biopsie artère temporale	Corticoïdes urgents car risque de cécité

CÉPHALÉES CHRONIQUES CONTINUES

Syndrome subjectif des traumatisés crâniens (TC) : très fréquent après une agression, un accident de travail, en général après un TC peu sévère sans perte de connaissance, il peut être à l'origine d'invalidité pendant des semaines ou des années. Le syndrome est souvent associé à des vertiges, des troubles de concentration, et/ou un syndrome dépressif. Parce que les psychotropes sont peu ou pas actifs, le meilleur traitement est la prévention par une prise en charge précoce et un suivi régulier des traumatisés crâniens.

Céphalées psychogènes : très fréquentes, elles correspondent à une souffrance psychosomatique, et sont décrites par le malade comme quotidiennes avec une impression d'étau, un serrement, une brûlure, des picotements, etc. Les examens neurologiques et généraux sont négatifs.

Il est toujours indispensable pour le médecin :

- d'éliminer une pathologie organique ;
- de rassurer le malade et de lui faire accepter un traitement médicamenteux psychotrope type *Laroxyl* à petites doses et/ou une relaxation.

Céphalées par abus de médicaments : le plus souvent, il s'agit d'une femme, migraineuse depuis des années, anxieuse, et dont la consommation d'antalgiques ou d'antimigraineux a augmenté jusqu'à devenir quotidienne. Il s'installe alors une vraie dépendance physique et psychique avec phénomènes de rebond, de *manque* à l'arrêt des médicaments. Ce comportement correspond souvent à de mauvaises habitudes de traitement chez des migraineux (-euses), il entretient la douleur et expose aux risques des médicaments eux-mêmes (ergotisme avec les antimigraineux) et à l'évolution vers un syndrome dépressif. Le traitement passe en général par l'hospitalisation pour un *sevrage* avec perfusion de *Laroxyl* et *Valium*.

CERVICALGIES (généralités sur les)

Définition

Une cervicalgie est une douleur du cou. Cette douleur du cou peut diffuser vers l'occiput et la région haute du dos. Si elle irradie vers une épaule ou un bras, il s'agit d'une névralgie cervico-brachiale. Elle s'accompagne la plupart du temps d'une impotence fonctionnelle.

Causes et signes essentiels

Les cervicalgies spontanées et mécaniques : la douleur est d'apparition progressive, modérée, postérieure, se manifestant pendant la journée, plus forte en fin de journée (→ Douleur en rhumatologie). On la dit mécanique et elle peut se prolonger tard, au moment du coucher ou le soir.

Il s'agit le plus souvent d'une poussée d'arthrose cervicale ; les radiographies montrent un ou des pincements discaux à l'étage cervical, avec ou sans rétrécissement des trous de conjugaison (analyse sur les radiographies de trois-quarts).

Si la douleur est d'apparition brutale, il s'agit d'un torticolis, où la raideur rachidienne est maximale. Ici, l'examen devra être doux, toute manipulation intempestive réveillant la douleur.

Souvent, lorsque les douleurs sont chroniques, il faut penser à l'association à des troubles de la sphère psychologique ou à une dystonie neurovégétative qui pérennisent les douleurs.

Les cervicalgies inflammatoires présentent un maximum d'intensité nocturne, en particulier dans la deuxième partie de la nuit et au petit matin. La vitesse de sédimentation est le plus souvent augmentée, les radiographies montrent la lésion causale : rhumatisme inflammatoire, spondylodiscite infectieuse avec fièvre, néoplasie osseuse primitive ou secondaire, etc.

Les cervicalgies post-traumatiques (après accident de voiture, par exemple), lorsqu'elles se prolongent anormalement par rapport aux éventuelles lésions traumatiques directes, ressemblent beaucoup aux cervicalgies des dystonies neurovégétatives.

Évolution

Les poussées de cervicalgies peuvent être difficiles à soigner mais en général les associations anti-inflammatoires, myorelaxants et kinésithérapie douce en ont raison.

Le pronostic est bien évidemment fonction de la gravité de l'étiologie et des possibilités thérapeutiques.

CERVICARTHROSE

Voir *Arthrose cervicale*.

CHAGAS (maladie de)

Voir *Trypanosomiases*.

CHALAZION

Définition

Tuméfaction inflammatoire profondément enchâssée dans la paupière. C'est un granulome inflamma-

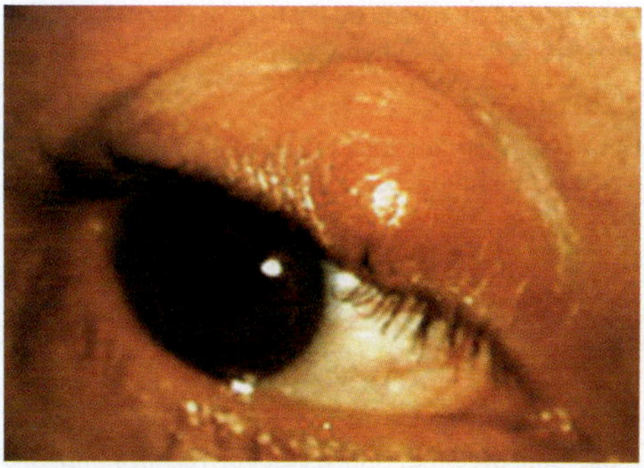

Chalazion.

toire dû à la rétention des glandes de Meibomius annexées aux cils ; il est susceptible de surinfection.

Il faut rechercher une cause en cas de récidives : en particulier, rechercher un trouble de la réfraction (astigmatisme), une insuffisance de convergence, un diabète (*cf.* illustration).

Traitement

- Il est d'abord médical :
  - massages de la paupière à l'aide d'un gant de toilette humide et tiède pendant 10 minutes de façon à réchauffer et liquéfier les sécrétions qui s'évacuent à la pression,
  - puis application d'une pommade associant antibiotiques et corticoïdes (*Cidermex*, *Sterdex*) (→ Collyres et pommades en ophtalmologie).
- En cas d'échec : exérèse chirurgicale.
- Correction d'un éventuel astigmatisme.

CHANCRE MOU

Définition

C'est une maladie sexuellement transmissible due à *Hæmophilus ducreyi*, endémique en zone tropicale. Elle favorise la pénétration et la transmission du VIH.

Signes essentiels

Cliniques : l'incubation dure 3 à 5 jours, puis apparaît une papule inflammatoire qui s'ulcère en 2 ou 3 jours. Le chancre est superficiel, de 1 mm à 2 cm, à bords déchiquetés ; le fond est tapissé d'un exsudat nécrotique. Il est douloureux et ne repose pas sur une base indurée (caractère différentiel avec la syphilis). Chez l'homme, il siège en règle générale sur le prépuce ou le frein ; chez la femme, sur les lèvres, il peut être multiple. Des adénopathies sensibles sont associées, elles peuvent suppurer et s'ulcérer (*cf.* illustration).

Examens complémentaires : isolement du bacille Gram négatif au niveau du chancre. Il est parfois associé à des anaérobies et à des spirochètes.

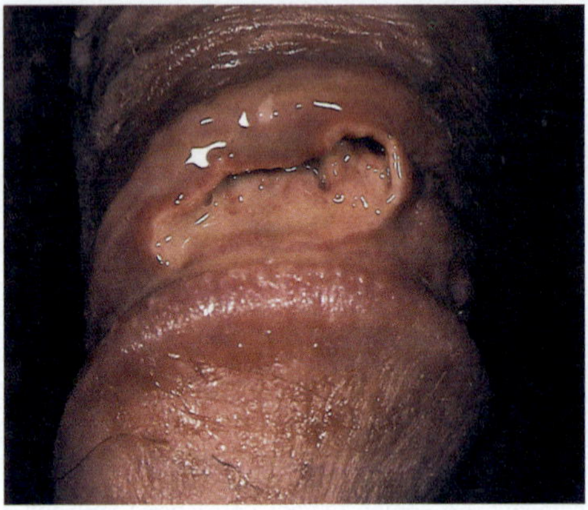

Chancre mou.

Traitement

Les traitements les plus efficaces semblent être les traitements minute :

- ceftriaxone (*Rocéphine*) 500 mg IM en 1 fois ;
- ciprofloxacine (*Ciflox*) 500 mg *per os* en 1 fois.

CHARBON

Définition

C'est une toxi-infection d'origine bactérienne due au *Bactéridium anthracis* (bacille à Gram positif sporulant).

Causes et mécanismes

C'est une zoonose, l'infection se transmet, à partir de cadavres d'animaux contaminés, aux herbivores ; l'homme s'infecte au contact de ceux-ci (laine, peaux). C'est une infection très rare, essentiellement à expression cutanée, la forme systémique est exceptionnelle et le plus souvent léthale. Entre 20 000 et 100 000 cas de charbon surviennent annuellement dans le monde, dans les suites d'épidémies de bétail avec défaut de surveillance vétérinaire à l'occasion de conflits armés (Zimbabwe en 1979 et 1985). Depuis le milieu des années 1990, le charbon est considéré comme une arme biologique potentielle en raison de ses propriétés physiques permettant aux spores de persister des dizaines d'années et de sa forte virulence. Plusieurs personnes sont décédées aux États-Unis en 2001 après avoir inhalé des spores transmises par du courrier.

La contamination se fait par l'introduction de spores par une brèche cutanée, par l'ingestion à travers les muqueuses digestives ou par inhalation.

Signes essentiels

On observe une *pustule maligne* au niveau de la porte d'entrée cutanée, puis une vésicule suivie d'une escarre indolore, noire et sèche. En l'absence d'antibiothérapie, la mortalité peut être élevée (15 à 20 %). La forme digestive associe 2 à 5 jours après l'ingestion de viande insuffisamment cuite, nausées, vomissements, diarrhées sanglantes, la mortalité est de 50 %.

Diagnostic

Le diagnostic est évoqué, en contexte possible, devant la présence de bacilles à Gram positifs encapsulés. Des tests bactériologiques plus fins

Surveillance, évolution, complications

On peut voir des formes septicémiques, une méningo-encéphalite, un œdème malin, débutant aux paupières, un charbon pulmonaire, le plus souvent mortel.

identifient le bacille dans des laboratoires spécialisés. Les sérologies ont un intérêt rétrospectif (2 prélèvements).

Pronostic et traitement

Le pronostic est lié à la précocité de l'antibiothérapie qui doit être instituée dès les prélèvements faits. La pénicilline est le traitement de référence (très peu de résistances naturelles décrites). Les fluoroquinolones, les cyclines, le chloramphénicol, les aminosides, sont sensibles *in vitro*. Le bacille est résistant au *Bactrim* et céphalosporines de 3e génération. En cas d'inhalation, le traitement recommandé est la ciprofloxacine en intraveineux (200 mg x 2). En cas de lésion cutanée : traitement par ciprofloxacine orale, doxycycline ou amoxicilline.

C'est une maladie professionnelle, la déclaration est obligatoire.

CHARCOT (maladie de)

Voir *Sclérose latérale amyotrophique*.

CHÉLOÏDE

Définition

Une chéloïde est une hypertrophie cutanée fibreuse, cicatricielle, localisée, le plus souvent post-traumatique (cicatrice chirurgicale ou plaies diverses).

Causes et mécanismes

On incrimine deux types de facteurs :

Locaux :

- incrustation de corps étrangers dans une plaie ;
- sites corporels exposés à la formation de chéloïde (région présternale, nuque, lobes des oreilles, épaules) (*cf.* illustration).

Généraux : sujets à peau noire.

Signes cliniques

Masses dures, à surface lisse, rouge et tendue, avec des expansions périphériques pseudopodiques « *en pattes de crabe* ». Elles surviennent spontanément

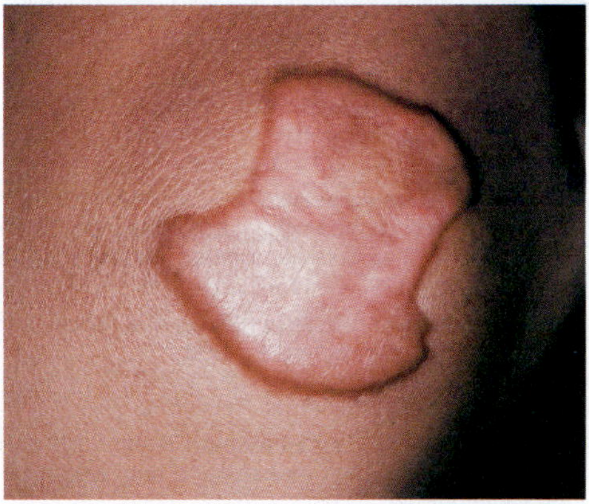

Cicatrice chéloïde de l'épaule. Collection du Pr L. Laroche. Unité d'immuno-dermatologie. Hôpital Avicenne.

ou sur une cicatrice, elles sont situées sur des régions cutanées dites à risque de chéloïdes.

Évolution

La lésion se constitue 1 mois après le traumatisme local, puis s'étend pendant 3 ou 4 mois, se stabilise et, en règle générale, persiste indéfiniment.

Des douleurs locales sont fréquentes, ainsi qu'un prurit traduisant l'inflammation locale.

Traitement

Institué dès l'apparition du caractère hypertrophique de la cicatrice, il est en règle générale efficace : application locale de corticoïdes puissants ou infiltration *in situ*.

Le traitement des chéloïdes constituées est plus décevant : l'exérèse chirurgicale est souvent suivie de récidive. On s'aidera d'infiltrations de corticoïdes parfois avec succès dans les formes mineures. Dans certains cas, on peut avoir recours à la curiethérapie ou à l'injection *in situ* de *Bléomycine*.

CHÉMODECTOMES

Définition

Les chémodectomes sont des tumeurs vasculaires développées sur le trajet des paraganglions.

Dans la région de la tête et du cou, les localisations les plus fréquentes sont situées dans le rocher et à la bifurcation carotidienne.

Ces tumeurs sont *bénignes* mais leur caractère vasculaire et les rapports anatomiques qu'elles contractent en font toute la gravité.

L'aspect clinique varie avec la localisation ; tumeur vasculaire rétrotympanique accompagnée d'un bourdonnement systolique, tumeur latéro-cervicale pulsatile.

Le diagnostic de certitude et d'extension repose sur l'artériographie carotidienne, l'IRM.

Traitement

Les traitements font appel essentiellement à la *chirurgie*, éventuellement précédée d'une embolisation radiologique.

Dans les chémodectomes du rocher, en présence d'une *contre-indication opératoire*, il peut être fait appel à la *radiothérapie*.

CHIKUNGUNYA

Proche de la dengue, est due à un arbovirus transmis par un moustique.

Définition

Arbovirose transmise par un moustique (le plus souvent *Aedes albopictus*).

Épidémiologie

Deux souches, une asiatique touchant régulièrement l'île de Java, l'autre africaine ayant touché récemment la Réunion et les îles du voisinage.

Signes essentiels

Syndrome infectieux, arthralgie, éruption cutanée, évolution favorable.

Incubation de 4 à 7 jours, fièvre et céphalées pendant 2 à 5 jours, arthralgies, éruption cutanée, conjonctivite... Des formes graves à type d'encéphalite peuvent s'observer. L'amélioration se fait sur une dizaine de jours. Les arthralgies peuvent durer quelques semaines. Voire évoluer de façon chronique.

Traitement

Symptomatique avec des antalgiques et/ou antiinflammatoires.

Prévention

Protection anti-vectorielle personnelle (vêtements longs, moustiquaires, répulsifs.., collective (épandages d'insecticides, élimination des gites larvaires.). Un vaccin est à l'étude.

CHOC (états de)

Définition

Syndrome clinique traduisant une insuffisance circulatoire aiguë, avec baisse brutale et importante du débit cardiaque entraînant anoxie et souffrance viscérale (rein, foie, cerveau, peau). C'est une urgence thérapeutique, le pronostic vital est mis en jeu.

Causes et mécanismes

Choc cardiogénique : insuffisance aiguë de l'éjection ventriculaire, la pression veineuse centrale est élevée. Les causes sont essentiellement :

- l'infarctus du myocarde ;
- la décompensation d'une insuffisance cardiaque sévère ;
- un trouble du rythme ventriculaire ou supraventriculaire sur insuffisance cardiaque ;
- une embolie pulmonaire massive ;
- une valvulopathie aiguë à type de fuite mitrale ou aortique sévère.

Choc hypovolémique : réduction du retour du sang veineux. La pression veineuse centrale est abaissée :

- par chute de la masse circulante : hémorragie aiguë, déshydratations extracellulaires sévères ;
- du fait de phénomènes vasculaires surajoutés : choc infectieux, choc anaphylactique.

Signes cliniques

Le sujet est prostré, pâle, très angoissé, présente des marbrures cutanées bien visibles au niveau des genoux.

L'examen clinique montre :

- une pâleur de la peau et des muqueuses, refroidissement des extrémités avec cyanose, sueurs froides, polypnée superficielle ;
- tachycardie, tension artérielle abaissée, pouls filant imprenable (→ Collapsus cardio-vasculaire) ;
- oligurie, voire anurie ;
- recherche des signes en faveur de l'étiologie.

Conduite à tenir en urgence

Admission du patient dans une unité de soins intensifs.

Faire un prélèvement de sang pour déterminer essentiellement : le groupe sanguin, la numération formule sanguine, les enzymes cardiaques.

Mettre en place un cathéter veineux de bon calibre et central (veine jugulaire interne), sonde à oxygène, sonde gastrique (recherche de l'hémorragie digestive), sonde urinaire.

Mettre en place aussitôt une surveillance continue de l'électrocardiogramme (scope ECG), de la pression artérielle et de la saturation en oxygène (saturomètre de pouls ou cathéter artériel).

Faire un électrocardiogramme.

Commencer un traitement orienté :

- *choc hémorragique :* transfusion de grosses molécules puis de sang isogroupe, isorhésus et transfert en milieu chirurgical ;
- *choc infectieux :* perfusion de macromolécules, drogues vaso-actives et cardiotoniques, recherche du germe (hémocultures, etc.) avec antibiothérapie adaptée ;
- *choc cardiogénique :* traitement de la cause, au mieux en unité de soins intensifs cardiologiques ;
- *choc anaphylactique :* corticoïdes, adrénaline et remplissage vasculaire.

Surveillance rapprochée des paramètres cliniques (conscience, pression artérielle, fréquence cardiaque, température, diurèse) et biologiques (gaz du sang artériel, biochimie sanguine et urinaire, hématologie).

Pronostic

Il dépend de la précocité du traitement et de l'étiologie.

CHOLANGIOCARCINOME

Voir *Cancer du foie primitif*.

CHOLÉCYSTITE AIGUË

Définition

Il s'agit de l'inflammation aiguë de la vésicule.

Causes et mécanismes

Elle est en règle générale la conséquence d'une obstruction du cystique par un *calcul*. Il faut citer les cholécystites de la typhoïde, postopératoires, etc., qui sont très rares.

Signes essentiels

Cliniques

Les signes sont : douleur (signe de Murphy) et défense de l'hypocondre droit (→ Colique hépatique), nausées ou vomissements, fièvre.

Examens paracliniques :

- *NFS* (hyperleucocytose à polynucléaires neutrophiles), *bilan hépatique, lipasémie* ;
- *l'échographie* est l'examen morphologique à demander en première intention. Elle montre une vésicule distendue dont la paroi est épaissie ; le calcul peut être visible : il est hyperéchogène avec un cône d'ombre postérieur, mais cette image est inconstante ;
- *la radio d'abdomen sans préparation* (ASP) a peu d'intérêt.

> **✚ Surveillance**
>
> • *Clinique* : état abdominal, du transit, de la diurèse, de la température (hémocultures).
> • *Paraclinique* : NFS, ASP, urée et ionogramme sanguin, amylase, etc.
> Elle a lieu en milieu chirurgical.

Évolution et complications

Sous antibiotiques, l'évolution peut être favorable en 7 à 10 jours. Les complications possibles sont : perforation en péritoine cloisonné donnant un plastron, perforation en péritoine libre avec péritonite biliaire très grave, fistule cholécysto-digestive source d'occlusions par le calcul migrateur (→ Iléus biliaire).

Traitement et pronostic

Le traitement est double :

- *médical* : antibiotiques, antalgiques, réhydratation ;
- *chirurgical* : l'intervention consiste en une cholécystectomie et une vérification radiologique peropératoire de la voie biliaire principale (recherche de calculs). Elle doit être pratiquée dans les 48 h qui suivent le début de la crise (fonction de chaque cas particulier). L'intervention est réalisée par voie cœlioscopique le plus souvent.

Le pronostic est dans l'ensemble bon, sauf dans les formes compliquées.

CHOLÉRA

Définition

C'est une maladie infectieuse aiguë diarrhéique due au développement dans l'intestin du vibrion cholérique (bacille à Gram négatif flagellé).

Causes et mécanismes

Le vibrion produit une entérotoxine qui entraîne l'excrétion par l'intestin d'électrolytes. Le choléra sévit à l'état épidémique dans le sud et le sud-est de l'Asie et en Afrique. L'éclosion d'épidémies majeures provient en règle générale de l'eau polluée et de mauvaises conditions sanitaires.

Signes essentiels

Cliniques : après une incubation de 6 à 48 h, s'installe une diarrhée aqueuse associée à des coliques, elle peut atteindre jusqu'à 15 litres/jour et conduire au collapsus. Vomissements, crampes musculaires, tachycardie, hypotension, pli cutané sont les signes d'accompagnement. En l'absence de rééquilibration hydroélectrolytique, la mort peut survenir dans un tableau de choc hypovolémique avec acidose.

Examens complémentaires : le diagnostic repose sur l'examen direct des selles au microscope (après coloration ou par immunofluorescence à l'état frais). Urée et ionogramme doivent être répétés, la diurèse surveillée, etc. (risque d'insuffisance rénale fonctionnelle).

Traitement et pronostic

Il faut d'urgence compenser les pertes hydroélectrolytiques (apport de NaCl, KCl, bicarbonates). Une antibiothérapie orale est de règle.

La prophylaxie est difficile, tout cas doit être isolé en milieu hospitalier et déclaré. Les sujets contacts non vaccinés doivent être isolés pendant 5 jours et on doit rechercher le vibrion dans leurs selles.

La vaccination est faite par voie sous-cutanée (2 injections à 1 semaine d'intervalle), sa validité n'excède pas 6 mois.

CHONDROCALCINOSE ARTICULAIRE DIFFUSE (CCA)

Définition

La chondrocalcinose articulaire (CCA) est une pathologie causée par le dépôt de sels de calcium (pyrophosphate de calcium) sur les *cartilages* intra-articulaires. C'est une arthropathie métabolique.

Causes

Le plus souvent il n'y a pas de cause actuellement connue à la CCA. Il existe quelques formes familiales de CCA. Parfois, l'arthropathie s'insère dans le cadre d'une hyperparathyroïdie, d'une hémochromatose ou d'une maladie de Wilson (→ Arthropathies métaboliques).

Dans tous les cas, les deux sexes sont également touchés et la fréquence augmente après 50 ans.

Signes cliniques

De très nombreux cas restent latents. Ils sont alors découverts sur des examens radiologiques, en particulier chez le sujet âgé.

Néanmoins, on décrit trois types de présentations :

• *la forme aiguë,* dite « *pseudo-goutte calcaire* », qui provoque une crise articulaire aiguë touchant une ou plusieurs articulations. À ce moment sont réalisés les signes de l'inflammation articulaire. Ces accès, qui sont fréquents au gros orteil, au poignet, surviennent volontiers après un traumatisme ou une intervention chirurgicale, et chez la femme ce diagnostic doit être évoqué avant celui de la goutte ;

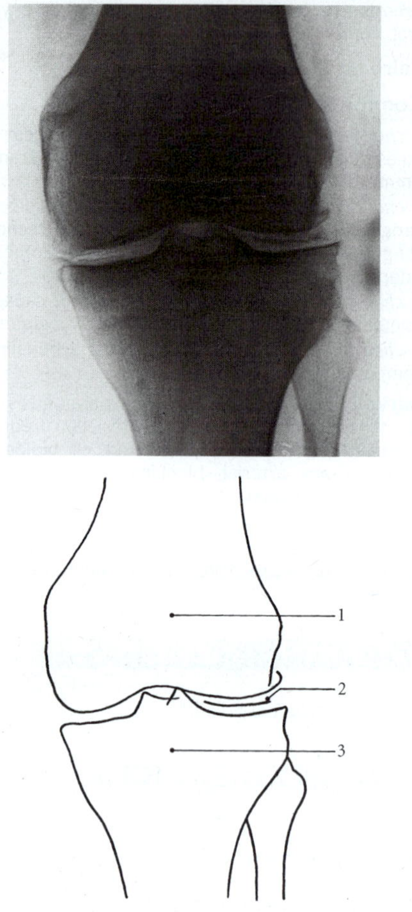

Chondrocalcinose articulaire du genou.
1. Fémur ; 2. Chondrocalcinose ; 3. Tibia.

• *les formes subaiguës* sont plus traînantes ;

• *les formes chroniques* peuvent n'entraîner que de simples arthralgies mécaniques, mais avec l'allongement de l'espérance de vie on voit souvent s'installer des arthropathies destructrices qui peuvent devenir fonctionnellement très invalidantes.

Il existe des localisations extra-articulaires, ligamentaires le plus souvent.

Signes paracliniques

Les radiographies montrent un signe pathognomonique : l'incrustation calcique des cartilages articulaires sous forme de fins liserés dessinant les contours des cartilages. Ce signe doit être systématiquement recherché aux sièges les plus fréquents : poignets (incrustation du ligament triangulaire du carpe), genoux (incrustation des ménisques et du cartilage) et symphyse pubienne (*cf.* illustration).

Dans le sang, on note au moment des crises aiguës une augmentation modérée de la vitesse de sédimentation et des protéines de l'inflammation ; l'uricémie est normale (sauf association). Cependant, en dehors des crises, il n'y a rien d'évocateur et le bilan phosphocalcique reste normal.

Dans le liquide synovial, on découvre des cristaux de pyrophosphate de calcium, faiblement réfringents en lumière polarisée, très caractéristiques.

Évolution

C'est celle de toute crise articulaire aiguë lorsqu'elle s'est produite : sédation spontanée ou sous traitement. Les crises peuvent se reproduire à un rythme imprévisible.

Dans les formes chroniques une *complication est fonctionnellement redoutable*, c'est, nous l'avons dit, l'arthropathie destructrice. La surveillance est ici la même que celle d'une arthrose.

Traitement

Les anti-inflammatoires non-stéroïdiens (à utiliser avec prudence chez le sujet âgé) et parfois la colchicine sont très actifs. La dose doit être dégressive sur trois jours (3 mg de colchicine le premier jour, puis 2 et enfin 1 mg par jour à partir du troisième et pendant quelque temps en surveillant la survenue des effets secondaires principalement digestifs).

On peut avoir recours à des infiltrations intra-articulaires de corticoïdes, mais en choisissant des dérivés en solution et non en suspension.

CHORÉE

Définition

Les mouvements choréiques sont des mouvements anormaux involontaires, brusques, imprévisibles, touchant les membres, le tronc, le cou, le visage, et relevant de causes variables : dégénératives, toxiques, médicamenteuses.

Ils donnent une impression de contorsion, de danse (*chorée* vient du mot grec signifiant danse, *cf.* : *chorégraphie*).

Dans la *maladie de Parkinson*, à un stade évolué, ils correspondent à un surdosage en L-Dopa, perturbant le mouvement et l'attitude, prenant le nom de *dyskinésies*. Ce sont les plus fréquents des mouvements choréiques.

Chorée infectieuse streptococcique (= de Sydenham) : elle correspond à une des manifestations de l'infection streptococcique, avec la même signification que le rhumatisme articulaire aigu, et le même pronostic cardiaque. Elle touche en général des adolescents et peut récidiver à la grossesse (danse de Saint-Guy).

Chorée de Huntington : elle associe aux mouvements anormaux (chorée, dysarthrie) des troubles psychiques, du caractère (dépression) et intellectuels évoluant vers une démence et *une transmission héréditaire autosomique dominante* (un enfant atteint sur deux). C'est une maladie mortelle en quelques années qui débute vers 30-50 ans en général, dont le gène peut maintenant être recherché (chromosome 4) en test prénatal ou à l'âge adulte chez un sujet *à risque* (l'un des parents atteint). Ce dépistage génétique aux conséquences si lourdes sur un plan personnel et familial ne peut être effectué qu'après une minutieuse évaluation médicale, psychologique et sociale et par des équipes spécialisées ; il illustre d'une façon dramatique le décalage entre diagnostic positif et absence de traitement curatif. Le décès des malades survient du fait des complications de décubitus, par dénutrition, ou par suicide.

Des mouvements choréiques peuvent se rencontrer au cours de l'infection par le VIH, dans le *lupus érythémateux disséminé*. Enfin, une variété de mouvements anormaux plus amples et stéréotypés, à type d'enroulement réalise l'*hémiballisme* et fait rechercher une lésion cérébrale controlatérale des noyaux sous-thalamiques.

Traitement

Les neuroleptiques (*Haldol, Zyprexa*) corrigent partiellement les mouvements choréiques.

Dans la chorée de Huntington, on évalue la possibilité de greffe intracérébrale de cellules fœtales.

CHOROÏDITES

Voir *Uvéites*.

CHURG ET STRAUSS (syndrome de)

Définition

Vascularite allergique caractérisée par l'atteinte de plusieurs organes, en particulier du poumon avec asthme grave et hyperéosinophilie sanguine.

Causes et mécanismes

Syndrome en rapport avec une vascularite nécrosante au niveau des vaisseaux de moyen calibre. Si le facteur déclenchant est généralement une stimulation antigénique (désensibilisation, vaccination...), la cause réelle reste actuellement inconnue.

Signes cliniques

L'évolution se fait en trois stades successifs :

- asthme sévère de survenue tardive chez un patient allergique ;
- hyperéosinophilie sanguine et tissulaire ;
- signes de vascularite systémique en particulier au niveau du système nerveux (neuropathies périphériques), du tube digestif (diarrhée et hémorragies), du système cardiovasculaire (péricardite, pleurésie, atteinte myocardique et coronarienne) et du rein (néphropathie glomérulaire).

Signes paracliniques

- Grand syndrome inflammatoire.
- Hyperéosinophilie sanguine et présence d'ANCA (→).
- Vascularite nécrosante à la biopsie neuro-musculaire et cutanée.

Évolution

Spontanément, elle se fait vers la mort dans un tableau d'atteinte polyviscérale avec fièvre et amaigrissement.

Les corticoïdes et les immunosuppresseurs ont transformé l'évolution et permettent une survie prolongée.

CHYLOTHORAX

Définition

Épanchement de liquide lymphatique dans la plèvre.

Causes et mécanismes

L'épanchement se constitue à partir du canal thoracique ou de ses branches collatérales.

Il s'agit le plus souvent d'une cause traumatique (contusion, plaie chirurgicale ou par balle), plus rarement une compression ou un envahissement tumoral du canal thoracique le long de son trajet ou à son abouchement dans la sous-clavière gauche.

Il s'agit parfois d'une complication de la radiothérapie thoracique.

Signes cliniques et paracliniques

Les signes cliniques et radiologiques sont ceux d'un épanchement pleural liquidien.

La ponction pleurale ramène un liquide chyleux blanc laiteux ou crémeux riche en lipides et en lymphocytes.

La lymphographie a pour objet de localiser le niveau de la lésion du canal thoracique et d'en préciser le type.

Le scanner thoracique peut apporter des renseignements précieux.

> **✚ Éléments de surveillance**
>
> L'importance et la récidive de l'épanchement.

Évolution et complications

En l'absence de traitement, l'épanchement se reproduit rapidement. Il peut s'infecter et provoquer un épaississement de la plèvre.

Traitement et pronostic

Dans un premier temps, il faut drainer l'épanchement et apporter une alimentation glucido-protidique associée à des perfusions de lipides.

Si les pertes sont inférieures à 1,5 L et la réanimation facile, on peut traiter médicalement quelques jours en espérant une fermeture spontanée du canal thoracique.

Une symphyse pleurale chimique peut être nécessaire.

Si le traitement médical est impossible ou si le drainage ne permet pas d'obtenir le tarissement de l'épanchement, il faut intervenir pour ligaturer le canal thoracique.

Le pronostic dépend de la cause.

CHYLURIE

C'est la présence de lymphe dans les urines signant une communication entre le système lymphatique et la voie excrétrice. Elle est le plus souvent due à une filariose, plus rarement à une pathologie tumorale.

CIRRHOSE

Définition

La cirrhose associe des lésions irréversibles :

- une fibrose mutilante du foie désorganisant l'architecture normale ;
- des nodules de régénération (*cf.* illustration).

Causes et mécanismes

La cirrhose est une réponse à une agression hépatique. Les nodules de régénération favorisent l'hypertension portale, source de varices œsophagiennes.

La cirrhose est irréversible, son aspect terminal est assez monomorphe quelle que soit la cause. Les principales étiologies sont indiquées dans le tableau page 234.

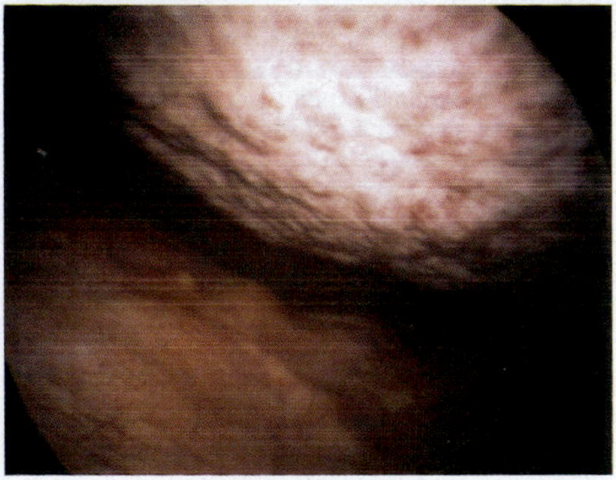

Aspect du foie en laparoscopie : le foie est hétérogène, nodulaire et fibreux.

Signes essentiels

Cliniques

La taille du foie est variable (normale, diminuée ou augmentée). Le foie est dur, indolore, et son bord inférieur tranchant.

• *Les signes d'insuffisance hépatique* sont : angiomes stellaires, érythrose palmaire, ictère, ongles blancs, hippocratisme digital, astérixis, hypogonadisme, gynécomastie, *fœtor hepaticus* (odeur douceâtre et acétonique de l'haleine).

• *Les signes d'hypertension portale* sont : splénomégalie et circulation veineuse collatérale.

• *L'ascite* est un signe mixte d'insuffisance hépatocellulaire et d'hypertension portale.

• *Des signes d'imprégnation éthylique* (faciès, tremblement) orientent souvent vers une étiologie alcoolique.

Examens biologiques

Bilan hépatique (→).

Il comprend : dans tous les cas ALAT, ASAT, γ-GT, phosphatases alcalines, bilirubine totale et conjuguée, électrophorèse des protéines sériques, hémostase (TP, TCA, facteur V), antigène HBs, sérologie VHC ; α-fœtoprotéine (→), fer sérique avec saturation et ferritine (→). Ce bilan permet d'évaluer la fonction hépatique, de rechercher les principales causes de cirrhose et de dépister le carcinome hépatocellulaire.

Examens morphologiques :

• *l'échographie abdominale* (→) permet de rechercher un carcinome hépatocellulaire et/ou des anomalies biliaires ;

• *la gastroscopie* recherche des varices œsophagiennes, un ulcère associé ;

• *la biopsie hépatique* (→) permet de :
  – affirmer le diagnostic,
  – évaluer l'activité d'une hépatite chronique associée en cas d'étiologie virale,
  – rechercher une hépatite alcoolique aiguë,
  – rechercher une cause particulière (cirrhose biliaire primitive, maladie de Wilson, etc.),
  – rechercher une complication (carcinome hépatocellulaire) ;

• *certains examens non invasifs permettent de porter le diagnostic de cirrhose sans réaliser de biopsie hépatique :*
  – *fibrotest (→) ;* à partir d'un dosage sérique de 5 marqueurs, on peut évaluer le degré de fibrose hépatique,
  – *élastométrie impulsionnelle (Fibroscan) (→) :* on mesure la vitesse de propagation d'une onde dans le foie, ce qui permet de mesurer l'élasticité du foie ; un foie dur témoigne de la présence d'une fibrose avancée (cirrhose).

Évolution et complications

La cirrhose peut rester longtemps asymptomatique.

• Deux complications fréquentes marquent un tournant évolutif et assombrissent le pronostic : l'ascite et l'hémorragie digestive ; cette dernière est habituellement due à une rupture de varices œsophagiennes ; ailleurs, il s'agit d'un ulcère gastroduodénal ou d'ulcérations digestives aiguës.

• Les autres complications sont :
  – *l'ictère*, de mécanisme multiple, parfois dû à une insuffisance hépatocellulaire terminale,
  – *les infections* de l'ascite, pulmonaires, dont la tuberculose, urinaires,
  – *l'encéphalopathie hépatique* (→),
  – *le carcinome hépatocellulaire* ; son dépistage doit être systématique, tous les 6 mois en cas de cirrhose. Il faut pratiquer un dosage de l'α-fœtoprotéine ainsi qu'une échographie hépatique. Il peut également être révélé par des douleurs hépatiques, une ascite hémorragique, etc.

Surveillance

C'est celle d'un régime sans alcool et des complications d'une cirrhose :
– *en cas d'ascite* : poids, diurèse, périmètre abdominal, régime désodé, urée, ionogrammes sanguins et urinaires ;
– *en cas d'hémorragie digestive* : sonde gastrique, couleur des selles, pouls, TA, NFS, nombre de culots globulaires transfusés.

Pronostic et traitement

Le traitement est :

• soit celui de *la cause* : cure de désintoxication alcoolique, traitement d'une hémochromatose ou d'une maladie de Wilson (→), d'une cause cardiaque

ÉTIOLOGIES DE LA CIRRHOSE		
ÉTIOLOGIE	ASPECT HISTOLOGIQUE	DIAGNOSTIC
Alcoolique (85 % des cas)	Stéatose Corps de Mallory Infiltrat inflammatoire avec des polynucléaires neutrophiles Nécrose	Consommation d'alcool Hépatite alcoolique à l'examen histologique Corps de Mallory
Surcharge pondérale	Idem alcool	Obésité, syndrome métabolique (diabète, HTA, hypertriglycéridémie)
Posthépatitique (virus B et C)	Possibilité de signes d'hépatite chronique active	Hépatite B : Ag HBs +. ADN viral + Hépatite C : sérologie VHC + ; ARN + Hépatite chronique active
Auto-immune	Inflammation lymphoplasmocytaire	Auto-anticorps + (antimuscle lisse ; anti-LKM1)
Hémochromatose	Surcharge ferrique	Hyperferritinémie Mutation du gène de l'hémochromatose Surcharge hépatique en fer
Maladie de Wilson	Surcharge en cuivre	Céruléoplasmine diminuée Cuprurie augmentée Surcharge hépatique en cuivre
Biliaire : – primitive ou – secondaire à un obstacle	Atteinte biliaire	Auto-anticorps (antimitochondrie de type 2) Obstacle biliaire
Cardiaque	Cirrhose centrolobulaire	Insuffisance cardiaque droite Ascite riche en protides Cirrhose centrolobulaire

(péricardectomie en cas de péricardite constrictive par exemple) ;

- soit celui des *complications* : hémorragie digestive haute (→), ascite (→), encéphalopathie hépatique (→).

La cirrhose est irréversible. Le traitement a pour but d'en ralentir l'évolution.

Le pronostic est très variable d'un cas à l'autre, mais la mortalité globale est de 50 % à 5 ans.

Pour la pratique, on retiendra :

– Maladie fréquente.
– Clinique : évidente mais tardive.
– Examens : rôle majeur de l'infirmière dans les prélèvements.
– Surveillance : hémorragie par rupture des varices œsophagiennes, ascite, carcinome hépatocellulaire.
– Rôle pédagogique essentiel dans la suppression de l'alcool, les transmissions virales et l'hygiène de vie, le dépistage des complications.
– Rôle technique : aide aux examens endoscopiques.

CLAUDE BERNARD-HORNER = CBH (syndrome de)

Conséquence d'une atteinte du système d'innervation sympathique de l'œil, il cause un myosis (la pupille est de diamètre réduit) et un ptosis (chute de la paupière). Il ne cause pas de diplopie ni de gêne importante au patient.

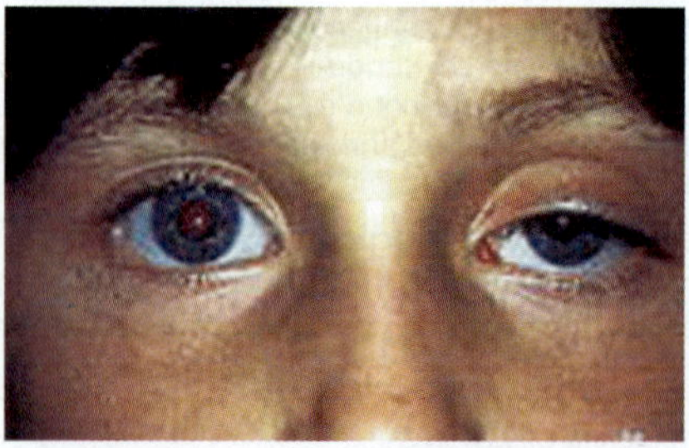

Syndrome Claude Bernard-Horner.

Il a pour le neurologue une valeur d'orientation dans les diagnostics :

- un CBH + une céphalée récents doivent faire rechercher une dissection de la carotide correspondante ;
- un CBH peut s'associer à un infarctus thalamique, à un syndrome de Wallenberg (ischémie du bulbe avec syndrome sensitif alterne) ;
- un CBH associé à une douleur du bras de type C8-D1 peut orienter vers un cancer de l'apex pulmonaire.

Il ne justifie pas en soi de traitement. C'est un symptôme souvent persistant (*cf.* illustration).

COAGULATION INTRAVASCULAIRE DISSÉMINÉE

Définition et mécanismes

Ce syndrome explique la plupart des fibrinolyses observées en clinique.

Une coagulation intravasculaire disséminée (CIVD) est l'apparition de thrombi fibrineux dans des territoires capillaires étendus. La coagulation se reproduit sans cesse sous l'effet d'un stimulus primaire qui est l'existence d'une activité thromboplastique circulante. Elle entraîne une consommation très importante de fibrinogène, de plaquettes et des facteurs II, V et VIII.

D'autre part, les thrombi fibrineux activent la fibrinolyse (produits de dégradation de la fibrine).

Conséquences sur l'organisme

Elles sont d'intensité variable selon la cause et son acuité ; elles peuvent être rangées en deux types de troubles.

Troubles ischémiques dans les foyers de coagulation :

- nécrose corticale du rein ;
- accidents d'ischémie cérébrale ;
- nécrose hémorragique des surrénales ;
- infarctus hépatiques, intestinaux.

Syndrome hémorragique profus dû à l'effondrement des facteurs de la coagulation, et des plaquettes :

- saignement aux points de ponction ;
- purpura en plaques ecchymotiques étendues « *en carte de géographie* ».

Diagnostic

Il repose sur une étude complète de la coagulation et est affirmé devant un ensemble très significatif :

- baisse du fibrinogène, des plaquettes et des facteurs V, VIII et II ;
- augmentation des produits de dégradation de la fibrine ;
- présence de *complexes solubles*.

Ce syndrome fait presque toujours partie d'un tableau grave.

Peuvent être à l'origine de ce syndrome :

- toutes les septicémies et les états de choc ;
- les transfusions incompatibles, en particulier dans le système ABO ;
- les cirrhoses ;
- les éclampsies ;
- les leucémies aiguës myéloblastiques et surtout promyélocytaires ;
- les cancers métastatiques médullaires, en particulier prostatiques ;
- certaines micro-angiopathies.

Rarement, on le rencontre à l'état de syndrome chronique, dû alors à des formations angiomateuses (syndrome de Kassabach-Merrit).

Traitement

C'est un problème de réanimation d'urgence. Le traitement est d'abord celui de la cause, du choc et de l'acidose. Le plasma frais, l'exsanguino-transfusion, les transfusions de plaquettes, l'*Iniprol* en cas de fibrinolyse aiguë associée, peuvent être utilisés.

COARCTATION AORTIQUE

Définition

La coarctation aortique réalise un rétrécissement de l'isthme de l'aorte.

Causes et mécanismes

Cardiopathie congénitale, la coarctation aortique entraîne un obstacle sur l'aorte entre l'origine de l'artère sous-clavière gauche et le ligament artériel. Les conséquences en sont une asymétrie tensionnelle aux membres supérieurs et une absence ou une diminution des pouls fémoraux.

Signes essentiels

Cliniques : l'examen retrouve une hypertension artérielle permanente avec asymétrie tensionnelle entre les 2 membres supérieurs, une absence ou une diminution des pouls fémoraux ; l'auscultation retrouve un souffle systolique discret maximal au 3ᵉ espace intercostal gauche irradiant dans le dos ; une circulation collatérale thoracique est visible ou palpable dans les espaces intercostaux.

Paracliniques :

- *radiologiques :* image en cheminée du pédicule aortique, refoulement antérieur de l'œsophage en oblique antérieur gauche ;

• *électriques :* signes inconstants (bloc de branche incomplet droit, hypertrophie ventriculaire gauche modérée) ;
• *échocardiographiques :* l'examen BD par voie suprasternale montre le rétrécissement, le Doppler pulsé ou continu permet d'apprécier l'importance du retentissement ;
• *angiocardiographiques :* l'angiocardiographie et l'aortographie mettent en évidence le siège, l'étendue et le calibre du rétrécissement ainsi que le calibre aortique.

Évolution

En l'absence de traitement, l'évolution est grave avec un risque de mort subite vers l'âge de 35-40 ans et marquée par des complications : endocardite bactérienne, hémorragie cérébro-méningée, rupture aortique, insuffisance cardiaque.

Traitement

Il est chirurgical, pratiqué entre 10 et 20 ans. On pratique une résection avec suture bout à bout et parfois nécessité d'une prothèse.

COCCIDIOÏDOMYCOSE

Définition

C'est une mycose strictement américaine (régions arides et semi-arides) due à l'inhalation de *Coccidioïdes immitis*, champignon mycélien. On compte environ 80 000 nouveaux cas par an aux USA, responsables de 70 à 100 décès par an.

Causes et mécanismes

Après inhalation les spores se logent dans les bronchioles terminales, source possible de bronchopneumonie, puis d'hypersensibilité. Une inoculation sous la peau est possible en cas de blessure. C'est une infection opportuniste chez les patients infectés par le VIH.

Signes essentiels

Cliniques :

• dans la *forme bénigne*, ils apparaissent après une incubation de 3 semaines : syndrome *grippal*, toux et douleurs thoraciques ;
• la forme cutanée : ulcérations, lésions nodulaires, verruqueuses ou ulcérées ;
• la *forme disséminée* (rare) se fait vers la peau, les méninges, les os ; l'évolution est en règle générale finalement létale.

Examens complémentaires : radio pulmonaire, recherche de spores et culture sur milieu de Sabouraud, intradermo à la coccidioïdine (qui reste positive des années), recherche d'anticorps spécifiques.

Traitement

Amphotéricine B (*Fungizone*) en perfusion IV avec les précautions habituelles.

Prévention

Limiter l'exposition à la poussière en zones endémiques, port de masques de protection, mouiller le sol avant des manipulations.

COCCYDYNIE OU COCCYGODYNIE

Définition

On désigne habituellement sous ce terme une douleur de la région du coccyx survenant presque exclusivement en position assise et ayant comme caractéristique une évolution souvent prolongée et rebelle.

Causes et mécanismes

L'affection peut succéder (même longtemps après) à un traumatisme direct et local (chute, coup de pied). On a décrit des luxations sacro-coccygiennes. Il existe des causes exceptionnelles : radiculaires par kyste intrasacré, voire lésion de la queue de cheval ; tumeur rectale ou sacro-coccygienne.

Signes cliniques

La pression du doigt sur le coccyx et la palpation de la région péricoccygienne réveillent la douleur qui est parfois très vive. On retrouve quelquefois une contracture du muscle releveur de l'anus, appréciée au toucher rectal.

Signes paracliniques

Dans la forme commune il n'y en a aucun. Des clichés de bonne qualité sont indispensables, qui ne seront répétés ou complétés par une exploration plus poussée (IRM, etc.) qu'en cas de forte suspicion d'organicité.

Évolution

Celle-ci est lente et les formes chroniques paraissent toucher des sujets psychologiquement *fragiles* ou névrosés qu'il importe de rassurer sur la bénignité de l'affection.

Traitement

L'utilisation d'un coussin ou d'un coussin avec zone centrale évidée, pour diminuer l'appui sur la zone douloureuse, les antalgiques à dose suffisante, parfois les AINS, sont utiles sur la douleur.

Un traitement anxiolytique, voire une psychothérapie ou un traitement antidépresseur sont souvent utiles.

Dans certains cas des traitements locaux sont prescrits :

• infiltrations dans le tissu précoccygien, d'anesthésique ou de corticoïdes ou des deux à la fois ;

• infiltrations épidurales, comme pour une lombosciatique discale, en cas d'origine radiculaire ;
• injection intradiscale d'*Hydrocortancyl*, en cas de luxation sacro-coccygienne ;
• massages transrectaux des muscles ischio-coccygiens.

Très rarement, en cas d'échec de ces moyens thérapeutiques, certains ont proposé une intervention chirurgicale : résection coccygienne et du disque sacro-coccygien ou résection du nerf coccygien et des cinquièmes racines sacrées.

C'est une solution extrême rarement justifiée, car le terrain névrosé expose souvent à un échec thérapeutique.

CŒUR PULMONAIRE AIGU

Définition

Insuffisance cardiaque droite aiguë secondaire à une obstruction brutale de l'artère pulmonaire ou de l'une de ses branches pulmonaires principales (→ Embolie pulmonaire).

Signes cliniques

Il existe :

• un début brutal ;
• une tachycardie, une cyanose, une turgescence des jugulaires ;
• un collapsus cardio-vasculaire.

Signes paracliniques

L'électrocardiogramme montre une modification par rapport aux tracés antérieurs (si l'on en dispose) : rotation de l'axe de QRS à droite, aspect SI Q3, bloc de branche droit incomplet, ondes T négatives en V1-V3, troubles du rythme supraventriculaire.

Ces signes sont inconstants, fugaces, se modifient au cours de l'évolution.

Radiographie pulmonaire (→ Embolie pulmonaire).

Le cathétérisme cardiaque droit (→) précise le retentissement hémodynamique.

L'angiographie pulmonaire (→) est l'examen essentiel. Elle permettra d'indiquer le traitement thrombolytique ou éventuellement chirurgical.

Évolution

Elle est suivie sur les signes cliniques, les paramètres hémodynamiques (tension artérielle, fréquence cardiaque, diurèse), les gaz du sang et les clichés pulmonaires itératifs.

Le pronostic est réservé à la période aiguë.

Traitement

Voir *Embolie pulmonaire*.

CŒUR PULMONAIRE CHRONIQUE

Définition

Ensemble de manifestations cardiaques droites secondaires aux maladies chroniques de l'appareil respiratoire.

Il se développe une hypertension artérielle pulmonaire et une hypoxémie chronique.

Causes et mécanismes

Broncho-pneumopathies chroniques obstructives :

• bronchite chronique ;
• asthme ;
• emphysème panlobulaire.

Syndromes d'hypo-ventilation alvéolaire :

• pneumonectomie ;
• troubles de la mécanique ventilatoire thoracique ;
• déformations thoraciques ;
• syndrome de Pickwick des obèses.

Fibrose pulmonaire avec bloc alvéolo-capillaire :

• cœur pulmonaire chronique postembolique ;
• hypertension artérielle pulmonaire primitive.

Signes cliniques

Signes d'insuffisance cardiaque droite (→) associés aux signes de la maladie causale.

Signes paracliniques

Le diagnostic est affirmé par le cathétérisme droit qui montre l'élévation des pressions dans l'artère pulmonaire et les cavités cardiaques droites.

Traitement

Symptomatique :

• oxygénothérapie prudente, à faible débit ;
• traitement tonicardiaque prudent.

Étiologique.

Pronostic

Il est grave : évolution vers l'insuffisance cardiaque droite irréductible et défaillance respiratoire.

CŒUR SPORTIF

Définition

Modifications durables du cœur et de la fonction circulatoire induites par la pratique habituelle d'activités sportives.

Causes et mécanismes

Le cœur du sportif présente un certain nombre de caractéristiques : hypertrophie myocardique et dilatation des cavités, augmentation du volume d'éjection systolique, bradycardie de repos et tension artérielle de repos abaissée.

Signes essentiels

Cliniques : l'auscultation cardiaque peut retrouver un souffle systolique anorganique, infundibulo-pulmonaire, fréquent chez les adolescents.

Paracliniques :

• *radiologiques :* cardiomégalie fréquente de type globuleux ou gauche dominant ;

• *électriques :* fréquents troubles de la repolarisation dont le caractère bénin ne pourra parfois être déterminé que par un électrocardiogramme d'effort ;

• *échocardiographiques :* l'enregistrement d'un échocardiogramme permet de contrôler l'intégrité cardiaque.

Les examens complémentaires pratiqués dans le bilan d'un cœur de sportif sont aussi souvent que possible non invasifs.

Évolution

Les modifications cardio-vasculaires entraînées par la pratique prolongée du sport sont en général réversibles à l'interruption de celle-ci.

COL VÉSICAL (maladie du)

Définition

Il s'agit d'une anomalie du col vésical gênant la vidange de la vessie au cours de la miction.

Causes et mécanismes

Elle peut être congénitale avec hypertrophie musculaire du col, ou acquise, séquelle d'inflammation.

Signes cliniques et paracliniques

La dysurie, l'infection urinaire, une rétention aiguë d'urine amènent à pratiquer l'*UIV* et l'*urétrocystographie rétrograde* qui permettent le diagnostic.

Évolution

Une urétérohydronéphrose bilatérale, une vessie flasque, atone (vessie déchirée) sont les conséquences de l'obstacle non traité.

Traitement

Il est chirurgical : plastie ou résection endoscopique.

COLIQUE HÉPATIQUE

Définition

C'est un syndrome douloureux abdominal aigu, durant plusieurs heures, siégeant à l'épigastre et surtout à l'hypocondre droit, irradiant volontiers vers le dos et l'épaule droite, et pouvant inhiber la respiration.

Causes et mécanismes

La colique hépatique est due en règle générale à un obstacle sur les voies biliaires extra-hépatiques : calcul le plus souvent, plus rarement cancer (ampullome Vatérien, etc.) ou pancréatite, exceptionnellement parasite (ascaris, douve) ; dans les autres cas, on parle d'oddite ou de dyskinésie biliaire.

Signes essentiels

Cliniques

Les signes fonctionnels (voir *supra Définition*), le terrain (femme obèse), l'horaire (début de nuit) sont assez évocateurs.

L'examen recherche fièvre, ictère et défense. La manœuvre de Murphy consiste à reproduire la douleur à l'inspiration lors de la palpation de l'hypocondre droit.

Examens biologiques

On recherche :

• une hyperleucocytose à polynucléaires neutrophiles témoignant d'une infection associée (cholécystite, angiocholite) et une cholestase (élévation de la bilirubine et des phosphatases alcalines) qui témoigne d'un obstacle (calcul par exemple) sur la voie biliaire pricipale ;

• une élévation de la lipase (pancréatite associée) ainsi qu'une insuffisance rénale (urémie, créatininémie).

Méthodes d'imagerie

Elles sont nombreuses.

• *L'échographie* doit être pratiquée en première intention ; elle recherche des calculs vésiculaires et de la voie biliaire principale, un épaississement de la paroi vésiculaire ainsi qu'un épaississement de la bile (boue biliaire ou *sludge*) ainsi qu'une dilatation de la voie biliaire principale.

• *La radiographie* d'abdomen sans préparation (ASP) est peu utile. Elle recherche des calculs radio-opaques dans l'aire vésiculaire.

• *L'écho-endoscopie* est indiquée en cas de doute diagnostique, notamment pour la recherche d'un calcul cholédocien non visualisé par l'échographie transpariétale « *classique* ».

- *La cholangio-IRM (bili IRM) apporte les mêmes renseignements que l'écho-endoscopie mais a l'avantage de ne pas nécessiter d'anesthésie générale.*
- *La cholangiographie rétrograde endoscopique* (→ Cholangio-pancréatographie rétrograde endoscopique) n'est indiquée que si un geste thérapeutique est prévu (sphinctérotomie endoscopique) sur un calcul cholédocien.

> **✚ Éléments de surveillance**
>
> Ce sont la courbe de température (hémocultures), la couleur et l'abondance des urines (risque d'angiocholite urémigène dans la lithiase du cholédoque), l'état digestif (défense, nausées, vomissements, transit, etc.), la NFS, l'urée sanguine, etc.

Évolution et complications

Dans la colique hépatique simple, l'évolution est en règle générale bénigne, les complications éventuelles sont fonction de la cause, habituellement lithiase biliaire (→).

Traitement et pronostic

Ils sont fonction de la cause (voir *supra*) ; le traitement de la douleur utilise des antispasmodiques *(Spasfon), du paracétamol ou des dérivés morphiniques*. Les anti-inflammatoires (*Voltarène, Profénid*, IM) ont souvent un effet favorable.

En cas de calculs vésiculaires, le traitement consiste en une cholécystectomie sous cœlioscopie. Le traitement dissolvant médicamenteux des calculs ne doit plus être utilisé.

COLIQUE NÉPHRÉTIQUE

Définition

C'est un syndrome douloureux lombaire secondaire à une distension aiguë du bassinet en amont d'un obstacle.

Causes et mécanismes

Il s'agit d'un calcul urétéral dans 90 % des cas, de caillots, d'une tumeur ou d'une sténose extrinsèque de l'uretère (*cf.* illustration).

Signes cliniques et paracliniques

C'est une douleur d'apparition brutale, paroxystique sans position antalgique, irradiant le long du trajet de l'uretère vers les organes génitaux externes. Des signes urinaires (dysurie, ténesme), des vomissements, une tachycardie et un iléus réflexe sont associés. Une hématurie macro- ou microscopique est présente. L'échographie à ce stade a peu d'intérêt, elle écarte d'autres diagnostics. Le cliché d'ASP montre les calculs radio-opaques. Le scanner multibarrettes sans injection permet la recherche de calculs radio-opaques ou non (acide urique), reconstruit le trajet de l'uretère et précise son diamètre.

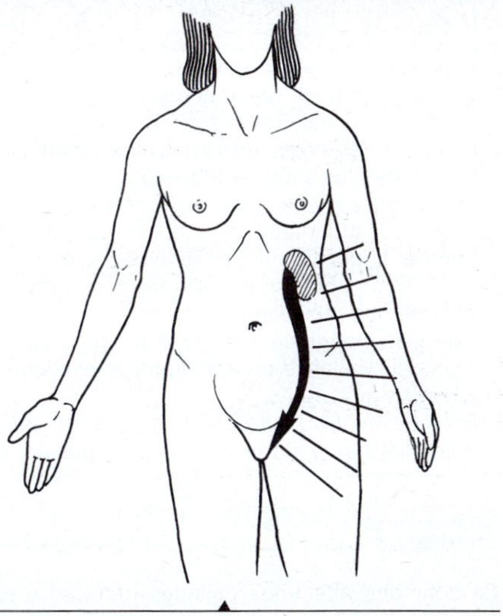

Irradiations de la douleur de la colique néphrétique.

Traitement de la colique néphrétique

Éviter la prise d'aspirine.

Il repose sur les AINS, les antalgiques majeurs et les antispasmodiques ; en cas d'échec, montée de sonde pour assurer l'écoulement de l'urine, lithotritie (→), néphrolithotomie percutanée.

> **✚ Surveillance**
>
> Toute colique néphrétique impose une échographie de contrôle ou quelques clichés d'UIV en cas de doute sur l'élimination du calcul et pour éliminer une dilatation des uretères ou des voies excrétrices.
>
> Une fièvre (surveillance de la température), une infection urinaire (examen cytobactériologique des urines), une colique néphrétique sur rein unique, une résistance au traitement antalgique ou un diagnostic incertain imposent une hospitalisation en urgence. Le tamisage des urines permet le recueil et l'analyse du calcul.

Pour la pratique, on retiendra :

Urgence médicale fréquente.
Clinique : douleur aiguë atypique.
Examens : l'imagerie permet de localiser l'obstacle sur les voies urinaires et d'identifier sa nature (le plus souvent lithiase).
Surveillance : un drainage chirurgical en urgence est indiqué en cas de complications (anurie, hyperthermie, crise hyperalgique).
Éducation : conseils diététiques si lithiase pour prévenir les récidives.
Rôle pédagogique de l'infirmière : en cas d'autosurveillance en ambulatoire, expliquer la filtration des urines.
Rôle technique : évaluation et prise en charge immédiate de la douleur. Tamisage des urines.

COLITE

Ce sont des affections coliques non cancéreuses, mais qui s'opposent aux colopathies fonctionnelles (→) par l'existence d'une inflammation de la paroi colique. On peut les classer selon leur étiologie, comme l'indique le tableau ci-dessous, en cinq grandes rubriques.

COLITE ISCHÉMIQUE

Définition

Elle est due à une baisse brutale de l'irrigation sanguine de la paroi colique et peut réaliser trois tableaux : colite gangreneuse grave, colite aiguë transitoire et colite ischémique suivie de sténose.

Causes et mécanismes

La réduction du flux sanguin colique peut relever :

- d'une occlusion artérielle (athérome, embolie) ;
- d'une chute de débit (choc, vasoconstriction, etc.).

Signes essentiels

Cliniques

Initialement, c'est souvent un tableau de colite aiguë avec douleurs abdominales et diarrhée sanglante. Le silence à l'auscultation abdominale est évocateur du diagnostic (silence sépulcral). Dans les formes graves (gangreneuses) s'ajoutent des signes de péritonite et de choc imposant la laparotomie.

Examens paracliniques

Les *examens endoscopiques* (rectoscopie et surtout coloscopie) permettent de faire le diagnostic (ulcérations hémorragiques).

Examens radiographiques : abdomen sans préparation (pneumopéritoine si perforation), lavement aux hydrosolubles à ne faire que si la coloscopie est impossible (empreintes digitiformes souvent à l'angle gauche, et ultérieurement, possibilité d'une sténose régulière) (*cf.* illustration).

Évolution et complications

Voir *supra*.

On observe soit une restitution *ad integrum* (40 %), soit une gangrène secondaire (5 %), soit l'apparition d'une sténose ischémique (45 %).

CLASSIFICATION DES COLITES

ÉTIOLOGIE	MALADIE	Voir
Infectieuse	Entérocolite infectieuse Sigmoïdite diverticulaire Dysenterie bacillaire (shigelle) Colite tuberculeuse Entérocolite aiguë nécrosante	ce terme ce terme ce terme Tuberculose digestive ce terme
Parasitaire	Amibiase intestinale Bilharziose intestinale	ce terme ce terme
Inflammatoire	Rectocolite hémorragique Maladie de Crohn	ce terme ce terme
Vasculaire	Colite ischémique Entérocolite aiguë nécrosante (ou pseudo-membraneuse)	ce terme ce terme
Iatrogène	Colite postantibiotique Colite postradiothérapique Maladie des laxatifs	ce terme Entérocolite radique ce terme

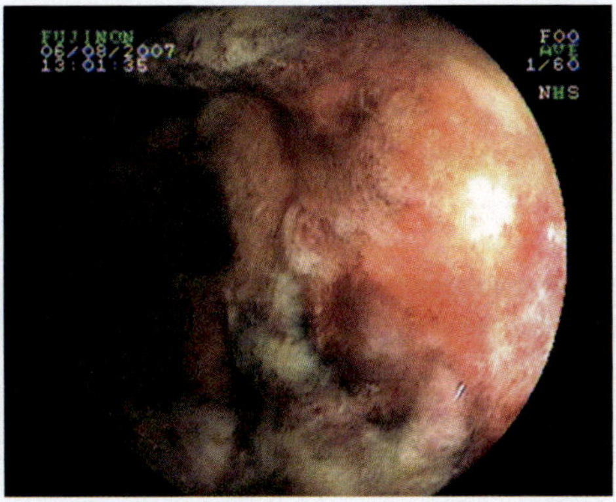

Muqueuse pétéchiale ; plages recouvertes de fibrine témoignant de la cicatrisation en cours.

Pronostic et traitement

- *Colite ischémique transitoire* : alimentation parentérale associée aux antibiotiques.
- *Forme gangréneuse* : résection, le pronostic est grave.
- Les *sténoses ischémiques* ne sont opérées que si elles sont symptomatiques. On peut également proposer des dilatations endoscopiques.

> **Surveillance**
> Elle doit avoir lieu en milieu chirurgical.

COLITE POST-ANTIBIOTHÉRAPIE

Définition

Il s'agit de troubles coliques (diarrhées, etc.) observés pendant ou au décours d'une antibiothérapie.

Causes et mécanismes

Tous les antibiotiques, mais principalement ceux à large spectre, peuvent être en cause. Une forme particulière, la colite pseudo-membraneuse, s'observe surtout avec le *Clamoxyl*, *l'Augmentin*, la *Dalacine* et la *Lincocine* ; on isole dans cette forme le *Clostridium difficile*.

Signes essentiels

Cliniques

On peut individualiser trois tableaux :

- diarrhée simple, bénigne, non douloureuse, où l'examen coprologique montre une disparition de la flore iodophile et de la cellulose digestible en abondance ;
- entérocolites graves, notamment la colite pseudomembraneuse et les diarrhées à *Candida* ;
- syndrome cholériforme où la coproculture retrouve souvent un staphylocoque.

Examens paracliniques

Ils sont dominés par la coproculture (→) et la recherche de toxines de *Clostridium difficile* dans les selles.

L'urée, la créatinine et les ionogrammes sanguin et urinaire évaluent le retentissement de la déshydratation.

La rectoscopie, voire la coloscopie, sont indispensables en cas de colite pseudomembraneuse. L'examen endoscopique permet de visualiser les fausses membranes, de faire des prélèvements et d'éliminer une autre cause de colite (rectocolite hémorragique [→], ischémie, etc.).

> **Éléments de surveillance**
> Ce sont l'importance (poids/24 h) et l'aspect de la diarrhée, la température, l'état d'hydratation (pli cutané, TA, diurèse, ionogrammes), la palpation de l'abdomen et l'ASP.

Pronostic et traitement

L'antibiothérapie, quand elle est nécessaire, doit être la plus spécifique possible (fonction du diagnostic étiologique, des résultats de la coproculture).

Diététique et réhydratation sont des éléments importants.

On traite la colite pseudo-membraneuse par *Flagyl* ou *Vancomycine per os*. L'*Ultra-levure* peut être utile.

COLITE POST-RADIOTHÉRAPIE

Voir *Entérocolite radique*.

COLITE PSEUDO-MEMBRANEUSE

Voir *Colite post-antibiothérapie*.

COLITE RADIQUE

Voir *Entérocolite radique*.

COLITE ULCÉREUSE

Voir *Rectocolite hémorragique*.

COLLAPSUS CARDIO-VASCULAIRE

Définition

Abaissement rapide de la pression artérielle systolique au-dessous de 80 mmHg, chez un sujet jusque-là normotendu. Lorsqu'il est prolongé, il s'observe au cours des états de choc (→).

COLLYRES ET POMMADES EN OPHTALMOLOGIE

COLLYRES ANTIBIOTIQUES	
	INDICATIONS : INFECTIONS BACTÉRIENNES
Polypeptides : – *Rifamycine collyre.*	1 goutte 4 à 6/j
Aminosides : – *Gentalline ;* – *Tobrex, Microphta* – *Néomycine.*	1 goutte 4 à 6/j
Fluoroquinolones : – *Exocine collyre ;* – *Chibroxine collyre ;* – *Ciloxan collyre.*	1 goutte 4 à 6/j
Cyclines : – *Posicycline* collyre	1 goutte 4 à 6/j

POMMADES OPHTALMIQUES ANTIBIOTIQUES	
	INDICATIONS : INFECTIONS BACTÉRIENNES
– *Rifamycine* pommade.	1 application 1 à 3 fois par jour, surtout le soir
Acide fusidique (gel) : – *Fucithalmic.*	1 application 2/j
Aminosides : – *Tobrex* pommade	1 application 1 à 3 fois par jour surtout le soir
Fluoroquinolones : – *Ciloxan* pommade	1 application 1 à 3 fois par jour, surtout le soir
Cyclines : – *Posicycline* pommade	1 application 1 à 3 fois par jour, surtout le soir

Action :

• les collyres et les pommades antibiotiques ont une action antibactérienne de surface (segment antérieur de l'œil), du fait de la faible résorption intra-oculaire par la cornée ;

• le choix de l'antibiotique doit être adapté au germe en cause ; on s'aidera d'un prélèvement bactériologique avec antibiogramme pour confirmer l'indication thérapeutique.

Indications :

• infections bactériennes du segment antérieur de l'œil, et de ses annexes : conjonctivites, kératites, ulcères cornéens, dacryocystites, blépharites, orgelets, infections postopératoires et post-traumatiques ;

• kératites virales, en association avec les antiviraux : adénovirus, herpès, zona.

Contre-indications :

• allergie connue à l'un des constituants.

La *Rifamycine* est contre-indiquée en cas de lentilles de contact, car elle les colore en rouge de façon irréversible.

Précautions d'emploi :

• insister auprès du patient sur la nécessité d'instillations répétées (6/j) et prolongées (traitement de 15 jours). Exemple : *Rifamycine collyre*, 6/j pendant 48 heures, puis 4/j pendant 12 jours.

COLLYRE ET POMMADES CORTICOÏDES	
	INDICATIONS : INFLAMMATION DU SEGMENT ANTÉRIEUR
Collyres corticoïdes non associés : – Fluorométholone : *Flucon* ; – Dexaméthasone (DXM) : *Maxidex.* – Rimexolol : *Vexol.*	1 goutte 3 à 6/j
Collyres corticoïdes associés aux antibiotiques : – DXM, néomycine : *Chibro-cadron, Dexagrane* ; – DXM, framycétine : *Frakidex* ; – DXM, néomycine, polymyxine B : *Maxidrol* ; – Hydrocortisone + bacitracine + colistiméthate sodique : *Bacicoline*	1 goutte 3 à 6/j
Pommades corticoïdes avec antibiotiques : – DXM, oxytétracycline : *Sterdex* ; – Triamcinolone, néomycine : *Cidermex.*	1 à 3 applications/j

Action :

• action anti-inflammatoire sur le segment antérieur de l'œil et ses annexes.

Indications :

• collyres : inflammations du segment antérieur de l'œil et de ses annexes (uvéites antérieures, épisclérites et sclérites, conjonctivites allergiques, kératites non infectieuses) ;

• pommades : blépharites, chalazions, orgelets.

Contre-indications :

• les corticoïdes sont formellement contre-indiqués en cas d'ulcère cornéen (risque de perforation) et d'infection oculaire d'origine virale telle que l'herpès cornéen ou le zona ophtalmique (aggravation de l'infection) ;

• glaucome à angle ouvert (sauf *Flucon*).

Précautions d'emploi :

• surveillance de la pression oculaire et du cristallin, en cas de traitement prolongé.

Effets indésirables :

• retard de cicatrisation des plaies cornéennes ;

• aggravation des infections oculaires d'origine virale (herpes, zona) ;

• hypertonie oculaire : risque de glaucome cortisonique (sauf *Flucon*) ;

• risque de cataracte cortisonique lors des traitements prolongés.

COLLYRES ANTI-INFLAMMATOIRES NON STÉROÏDIENS	
	INDICATIONS : EN POSTOPÉRATOIRE
– Indométacine : *Indocollyre à 0,1 %.* – Furbiprofène : *Ocufen.* – Diclofenac : *Voltarène collyre.* – Ketorolac : *Acular.*	1 goutte × 4 avant l'intervention, puis 1 goutte × 4 pendant 15 jours.

Action :

• anti-inflammatoires non stéroïdiens, inhibant la production des prostaglandines de l'œil, utilisés pour réduire ainsi l'inflammation postopératoire.

Indications :

• prévention de l'inflammation postopératoire, après intervention sur le segment antérieur (cataracte, trabéculectomie) ;

• aide à maintenir la mydriase peropératoire.

Contre-indications :

• hypersensibilité à l'un des composants ; kératites herpétiques.

Précautions d'emploi :

• utiliser avec prudence en cas d'allergie à l'aspirine ou aux AINS.

Effets indésirables :

• brûlure et rougeur oculaires.

MYDRIATIQUES	
COLLYRES MYDRIATIQUES PEU CYCLOPLÉGIQUES D'ACTION BRÈVE	INDICATIONS : EXAMEN DU FOND D'ŒIL ET DILATATION PRÉOPÉRATOIRE
Tropicamide : – *Mydriaticum.*	1 à 2 gouttes à instiller 15 min avant l'examen ou avant l'intervention.
Phényléphrine – *Néosynéphrine.*	*Idem.*
COLLYRES MYDRIATIQUES CYCLOPLÉGIQUES D'ACTION BRÈVE	INDICATIONS : SKIASCOPIE
Cyclopentolate : – *Skiacol.*	1 à 2 gouttes à instiller 2 fois, à 10 min d'intervalle, 1 heure avant l'examen.
COLLYRES MYDRIATIQUES CYCLOPLÉGIQUES D'ACTION PROLONGÉE	INDICATIONS : UVÉITES ANTÉRIEURES, PLAIES DE CORNÉE, SKIASCOPIE
Atropine : – *Atropine collyre* 0,3 %, 0,5 %, 1 % ; – *Isopto-homatropine.*	1 goutte à instiller 2 à 3 fois par jour.

Action :

• ils dilatent la pupille, respectivement par :

– effet parasympatholytique qui induit une paralysie du sphincter de l'iris, pour le tropicamide, le cyclopentolate, et l'atropine (mydriase passive) ;

– effet sympathicomimétique pour la phényléphrine (mydriase active) ;

• ils modifient plus ou moins l'accommodation : le cyclopentolate, et l'atropine sont très cycloplégiques (paralysent le muscle ciliaire) ;

• la durée d'action est de 3-4 h pour le tropicamide, le cyclopentolate, et la phényléphrine ; l'action de l'atropine est prolongée 1 semaine ;

• le *Mydriaticum* et la phényléphrine sont utilisés pour leur effet dilatateur pupillaire, le *Skiacol* pour son effet cycloplégique, l'atropine pour l'un ou l'autre effet. La phényléphrine potentialise l'action du tropicamide.

Indications :

• tropicamide et phényléphrine : examen du fond d'œil ; dilatation préopératoire pour cataracte, photocoagulation ;

• cyclopentolate : skiascopie, surtout chez l'enfant ;

• atropine :

– uvéites antérieures (iritis et iridocyclites), afin d'éviter les synéchies entre l'iris et le cristallin ;

– *plaies cornéennes, pour réduire les douleurs le plus souvent intolérables ;

– skiascopie en cas de strabisme.

Contre-indications :

• tous les collyres mydriatiques sont formellement contre-indiqués en cas d'angle irido-cornéen étroit et de chambre antérieure étroite +++ (risque de glaucome par fermeture de l'angle) ;

• la phényléphrine est contre-indiquée chez le nouveau-né ;

• le cyclopentolate est contre-indiqué chez les enfants < 3 ans, et si antécédents de comitialité ;

• l'atropine est contre-indiquée en cas d'allergie et d'hypersensibilité.

Précautions d'emploi :

• vérifier systématiquement la profondeur de la chambre antérieure et/ou l'ouverture de l'angle irido-cornéen avant d'instiller un collyre mydriatique +++ → risque de glaucome par fermeture de l'angle, en cas d'angle étroit.

Effets indésirables :

• l'effet cycloplégique se traduit par une gêne à la vision de près, qui persiste 3-4 h ; (*Mydriaticum*, Néosynéphrine, *Skiacol*). Interdire la conduite automobile après instillation de ces collyres ;

• surtout avec l'atropine : réactions allergiques, bouche sèche, confusion chez le sujet âgé.

COLLYRES SUBSTITUTS LACRYMAUX	
	INDICATIONS : YEUX SECS
SOLUTIONS AQUEUSES *Larmabak* *Phylarm* *Larmes artificielles* *Artelac*	2 gouttes 4 à 6/j
SOLUTIONS VISQUEUSES À FAIBLE VISCOSITÉ *Refresh* *Nutrivisc 5%* *Dulcilarmes* *Fluidabak* *Unifluid* *Lacrifluid*	2 gouttes 2 à 4/j
SOLUTIONS VISQUEUSES À FORTE VISCOSITÉ (GELS) *Gel-larmes* *Lacryvisc* *Celluvisc* *Lacrigel* *Lacrinorm* *Civigel* *Siccafluid* *Liposic*	2 gouttes 2 à 4/j
Pommade Vitamine A	
Action : Ils remplacent les larmes en cas de syndrome sec authentifié par le test de Schirmer ; ils préviennent ainsi les complications de la sécheresse oculaire : picotements, kératites, conjonctivites. **Indications :** Tous les syndromes secs, quelles que soient leurs causes : syndrome de Gougerot-Sjögren, maladies systémiques, médicament.	**Contre-indications :** Aucune. **Précautions d'emploi :** Il faut répéter les instillations, en raison du temps de rétention court de ces produits, surtout avec les collyres, ce qui décourage souvent les patients ; les gels peuvent être appliqués moins souvent, mais entraînent un brouillard visuel gênant, lié à leur viscosité. **Effets indésirables :** Brouillard visuel avec les gels.

COLOPATHIE FONCTIONNELLE

Définition

Il s'agit d'anomalies motrices et/ou sécrétoires du côlon sans lésion organique décelable. C'est le *côlon irritable* des Anglo-Saxons, cause extrêmement fréquente de consultation.

Causes et mécanismes

On peut distinguer 3 grandes formes, en sachant les intrications possibles, selon le tableau ci-après.

Signes essentiels

Cliniques

On observe trois grands symptômes isolés, associés ou en alternance, et existant souvent depuis de nombreuses années :

- *douleurs* : en cadre, en barre, ou dans une fosse iliaque, souvent soulagées par les gaz ou les selles ;
- *constipation* ;
- *diarrhée* (sans pus ni sang) : c'est parfois une fausse diarrhée (dilution de selles dures) avec bouchon initial et diarrhée hétérogène.

L'association à des troubles dyspeptiques (météorisme, éructations, etc.) est fréquente. L'état général est conservé.

Examens complémentaires

Une coloscopie (→) doit être pratiquée au moins une fois dans la vie d'un patient atteint d'une colopathie pour éliminer une autre cause (cancer, colite inflammatoire, etc.).

Pronostic et traitement

C'est souvent une affection chronique. Les bases du traitement sont :

COLOPATHIES MOTRICES	COLOPATHIES SÉCRÉTOIRES	ENDOCOLOPATHIES
– Hyperspasmodiques côlon irritable dystomie neurovégétative – Atoniques – Dyschésiques (troubles de l'évacuation rectale)	Hypersécrétoires : colopathies mucomembraneuses Côlon sec	Dysmicrobiennes avec soit : – diarrhée de fermentation avec selles de pH acide – diarrhée de putréfaction avec selles de pH alcalin

• une attitude compréhensive et rassurante du médecin ;
• une diététique appropriée ;
• un traitement symptomatique de la constipation : son, huiles, mucilages (→ Constipation) ; des douleurs (antispasmodiques) ; de la diarrhée (→).

Les pansements digestifs peuvent être utiles.

Un traitement sédatif ou psychothérapique est parfois nécessaire. Certains prescrivent la crénothérapie (Plombières, Châtel-Guyon).

COLOPATHIE SPASMODIQUE

Voir *Colopathies fonctionnelles*.

COMA HÉPATIQUE

Voir *Encéphalopathie hépatique*.

COMAS

Définition

Les comas sont un motif d'hospitalisation fréquent et grave, où le diagnostic et le traitement des multiples causes possibles sont urgents. Il s'agit d'un trouble de conscience de profondeur variable, avec perte des fonctions de relation (conscience, motricité, sensibilité) mais non des fonctions végétatives. Il correspond à une souffrance du tronc cérébral (anatomique, mécanique, toxique, métabolique...) avec atteinte des mécanismes d'éveil sous le contrôle de la substance réticulée. L'obnubilation est un stade précurseur du coma : la vigilance est diminuée, le malade somnolent. À un stade supérieur, on décrit la stupeur où le malade ne peut être réveillé que peu de temps, puis le coma proprement dit.

Conduite à tenir

D'une façon simultanée, il convient d'apprécier la profondeur du coma (légère, moyenne, sévère), son origine par l'anamnèse et l'examen neurologique, et de réanimer le malade.

Les fonctions vitales à assurer : hémodynamique, hydratation, ventilation, pose de voie veineuse, oxygène ou ventilation assistée.

L'examen en commençant par la pratique d'une glycémie capillaire au doigt, dans l'hypothèse (curable) d'une hypoglycémie, recherche des signes méningés, une fièvre, une hémiplégie (parfois difficile à évaluer car le malade ne peut coopérer), des traces de traumatisme, d'injection (toxiques), l'odeur de l'haleine (alcool), en même temps qu'on recherche des ordonnances éventuelles et qu'on essaie de joindre l'entourage pour connaître les circonstances (diabète ? état dépressif ? autolyse ? chauffage au gaz ?). L'examen neurologique précise la profondeur du coma, les réactions des pupilles, le réflexe cornéen, le fond d'œil, aussi les anomalies de ventilation (dyspnée de Cheynes-Stokes, hyperventilation).

L'échelle de coma de Glasgow (GCS) de 3 à 15

E pour *eyes* (= ouverture des yeux).	Spontanée Au bruit À la douleur Absente	4 3 2 1
V pour *verbal* (réponse verbale).	Orientée Confuse Inappropriée Incompréhensible Absente	5 4 3 2 1
M pour *motricity* (réponse motrice).	Obéit Adaptée Orientée Flexion réflexe Extension réflexe Absente	6 5 4 3 2 1

Les causes de comas

Métaboliques	– hypoglycémie (+++) – acidocétose – insuffisance hépatocellulaire – hypocalcémie – insuffisance respiratoire – hyponatrémie – myxœdème – arrêt cardio-respiratoire
Toxiques	– alcool – opiacés (test au *Narcan*) – benzodiazépines (test à l'*Anexate*)

	– benzodiazépines (test à l'*Anexate*) – barbituriques – intoxication au CO
Méningées	– hémorragie méningée – méningite
Neurologie	– état de mal convulsif – AVC ou tumeur – trauma crânien – hématome sous- ou extradural – encéphalite herpétique

La profondeur du coma est établie initialement puis surveillée par les éléments de l'échelle de Glasgow.

Une cotation est attribuée à chacune des réponses E + V + M, la somme de ces scores va de 3 (coma gravissime) à 15 (éveil normal).

Les examens complémentaires découlent de toutes les étiologies possibles dans le contexte donné du malade : iono, NFS, hémostase, RXP, ECG, glycémie, calcémie, gazométrie, toxiques sanguins, alcoolémie, hémocultures, PL, biopsie hépatique, EEG, TDM, IRM.

Surveillance infirmière

Surveiller l'évolution du coma :

– S'il s'aggrave ou s'améliore : réactions à la voix, aux soins, à la douleur, score de Glasgow.
– S'il apparaît des signes neurologiques : asymétrie pupillaire, convulsions, mouvements anormaux ou paralysie d'un hémicorps.

Surveiller les constantes, plus encore que chez un malade conscient :

– Fièvre, pouls, PA, cyanose, rythme et fréquence respiratoires, toux et encombrement, hydratation et diurèse.
– Prévention et recherche **d'escarres**, mobilisation, massage des points de pression, positionnement des membres pour éviter les rétractions et les complications **orthopédiques** (mains autour d'une boule de tissu, oreillers, attelles souples, arceaux pour éviter le poids des draps).
– Surveillance des mollets (risque de **phlébite**).
– Toilette et soins de **bouche** pour éviter les parotidites et l'infection.
– Ablation des appareils dentaires.
– Également des lentilles cornéennes (avec instillation de **collyres** pour prévenir les kératites et les infections).
– Assurer une **humidification** de l'air, éventuellement des aspirations endotrachéales si le malade est ventilé.
– Veiller à la **stérilité** des points de perfusion et aux cathéters, des orifices de sondes.
– Surveillance de l'alimentation (sonde gastrique ou alimentation parentérale) et de l'état nutritionnel.

COMMUNICATION INTERAURICULAIRE

Définition

La communication interauriculaire réalise une communication anormale entre l'oreillette gauche et l'oreillette droite à travers le septum interauriculaire.

Causes et mécanismes

Anomalie d'origine congénitale par insuffisance de développement du septum interauriculaire. Selon la localisation du défect, on distingue les *ostium secundum,* à distance des orifices auriculo-ventriculaires, et les *ostium primum,* qui atteignent le plan des orifices auriculo-ventriculaires.

Un shunt gauche-droit exclusif est ainsi réalisé du fait du gradient oreillette gauche-oreillette droite et de la différence entre les résistances pulmonaires et systémiques.

Signes essentiels

Cliniques : à l'auscultation, souffle systolique de type éjectionnel associé à un dédoublement du deuxième bruit au foyer pulmonaire.

Paracliniques :

- *radiologiques :* saillie de l'arc moyen gauche avec hypervascularisation pulmonaire ;
- *électriques :* bloc incomplet droit constant avec déviation droite de l'axe de QRS ;
- *échographiques :* mise en évidence du défect au BD en sous-costal. Le Doppler pulsé avec codage couleur met en évidence le flux du shunt et le rapport des mesures de débit systémique et pulmonaire précise l'importance du shunt ;
- *hémodynamiques :* le cathétérisme droit confirme le diagnostic par le passage de la sonde à travers le défect et évalue l'importance du shunt par l'oxymétrie. Il permet également de dépister une anomalie associée : retour veineux pulmonaire anormal.

Évolution

Tolérance parfaite chez l'enfant et l'adolescent ; risque d'hypertension artérielle pulmonaire et d'insuffisance ventriculaire droite.

Traitement

Il est chirurgical ; pratiqué idéalement vers l'âge de 6-10 ans par fermeture par un patch de la communication interauriculaire sous circulation extracorporelle.

L'indication est toujours posée dans l'enfance du fait d'une morbidité plus grande à l'âge adulte due à l'hypertension artérielle pulmonaire fixée.

COMMUNICATION INTERVENTRICULAIRE

Définition

La communication interventriculaire réalise une communication anormale de taille variable entre ventricule gauche et ventricule droit à travers le septum interventriculaire.

Causes et mécanismes

Cardiopathie le plus souvent d'origine congénitale par insuffisance de développement du septum interventriculaire ; parfois d'*origine acquise* par rupture septale au cours de l'infarctus du myocarde. Un shunt gauche-droit est réalisé du fait du gradient entre ventricule gauche et ventricule droit, dont l'importance est fonction de la taille du défect.

Signes essentiels

Seule la communication interventriculaire de moyenne importance est envisagée.

Cliniques : souffle systolique intense maximal aux 4e et 5e espaces intercostaux gauches avec irradiation en rayons de roue.

Paracliniques :

- *radiologiques :* cardiomégalie, hypervascularisation pulmonaire ;
- *électriques :* surcharge ventriculaire gauche diastolique et droite systolique ;
- *échographiques :* visualisation directe du défect, surcharge ventriculaire droite. Le Doppler pulsé permet de confirmer le défect par la présence d'un flux anormal et le codage couleur peut permettre le diagnostic des formes cliniques. Le rapport des mesures de débit systémique et pulmonaire permet d'évaluer l'importance du shunt ;
- *hémodynamiques :* le cathétérisme droit avec angiocardiographie confirme le diagnostic et évalue l'importance du shunt grâce à l'oxymétrie.

Formes cliniques

Communications interventriculaires de petite taille : encore appelées maladie de Roger et dont le tableau se résume au souffle décrit.

Communications interventriculaires importantes avec retentissement sur la circulation pulmonaire et hypertension artérielle pulmonaire pouvant devenir autonome et irréversible.

Communications interventriculaires associées à une sténose pulmonaire qui sont dites à poumons protégés.

Évolution

Les communications de petite taille peuvent parfois se fermer spontanément alors que les communications avec hypertension artérielle pulmonaire peuvent s'aggraver. L'évolution est émaillée de complications : infections broncho-pulmonaires, greffes bactériennes, insuffisance cardiaque.

Traitement

Chez le nourrisson de moins de 6 mois, intervention palliative à type de cerclage de l'artère pulmonaire suivie d'une cure radicale à partir de l'âge de 1 an. Celle-ci consiste en une fermeture par un patch de la communication interventriculaire sous circulation extracorporelle.

Les communications avec hypertension artérielle pulmonaire simple sont opérées mais lorsque l'hypertension devient irréversible, il s'agit en principe d'une contre-indication opératoire.

COMPRESSIONS MÉDULLAIRES (non traumatiques)

Généralités

Les signes neurologiques sont la conséquence d'un refoulement de la moelle cervicale ou dorsale avec souffrance des voies nerveuses médullaires.

Les causes sont très nombreuses et le tableau clinique est fonction de l'étiologie et du siège de la compression.

L'évolution peut être très lente dans les tumeurs bénignes, ou subaiguë, voire aiguë, dans certaines causes infectieuses ou tumorales. Enfin, une aggravation brutale et non réversible, pouvant aboutir à un déficit sensitivo-moteur complet sous la lésion, peut toujours survenir par un mécanisme vasculaire associé d'ischémie de la moelle. Il s'agit donc d'une urgence à hospitaliser en neurochirurgie.

Enfin, *le pronostic* fonctionnel et les possibilités de récupération du malade seront d'autant plus favorables que le diagnostic et le traitement auront été précoces.(*cf.* illustration)

Signes cliniques

Signes d'alarme et examen :

- le syndrome lésionnel (il indique le *siège* de la compression) : douleurs *radiculaires*, c'est-à-dire irradiant selon le territoire anatomique d'une ou de plusieurs racines nerveuses, associées à un trouble sensitif en bande, de même topographie, à une diminution ou abolition des réflexes tendineux ; douleurs *rachidiennes* progressivement croissantes et volontiers à recrudescence nocturne, parfois provoquées à la pression du rachis, éventuellement associées à une déformation ;
- le syndrome sous-lésionnel (témoin de la souffrance de la moelle sous-jacente) : maladresse et/ou fatigabilité à la *marche* réalisant une *claudication intermit-*

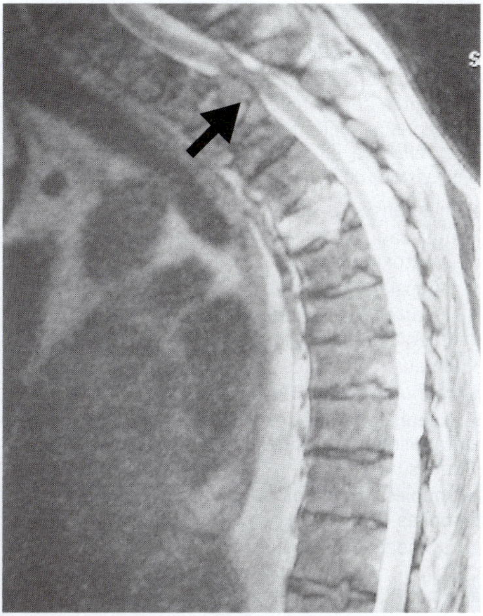

IRM médullaire : épidurite vertébrale (D3) responsable d'une paraparésie progressive.

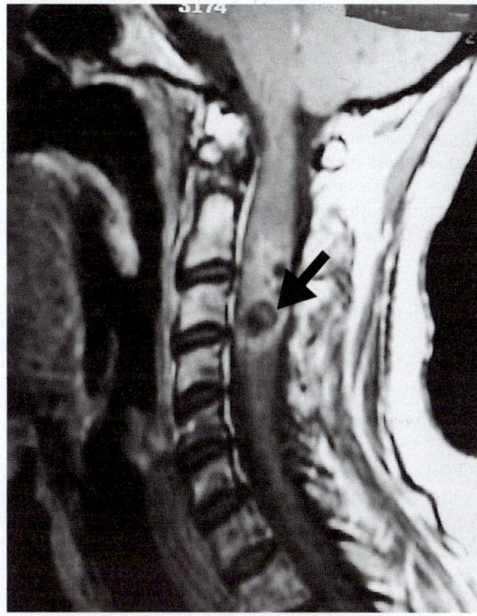

IRM médullaire cervicale (coupe sagittale) : kyste parasitaire intramédullaire.

tente médullaire (non douloureuse contrairement à la claudication de l'artérite) avec para- ou tétraparésie fruste, plus ou moins associée à des troubles sensitifs ; *troubles génito-sphinctériens* (impuissance, rétention d'urine, mictions impérieuses) précoces dans les atteintes de la moelle lombosacrée ;

• il n'existe *pas de signes sus-médullaires* (par exemple : atteinte des paires crâniennes, de troubles de conscience, etc.).

Parce que le risque existe d'une aggravation neurologique brutale avec tableau dit de *section médullaire* (hypotonie, abolition des réflexes, déficit moteur et sensitif complet, rétention d'urine, escarres), le diagnostic doit être suspecté au moindre doute (*cf.* illustration).

Examens complémentaires

L'IRM (imagerie par résonance magnétique) est le meilleur, sinon le seul examen à pratiquer, avec des coupes sagittales du rachis et de la moelle, dont l'étage aura été évalué par le médecin selon l'examen clinique. Elle permet d'identifier l'étage et le siège (osseux, épidural, vertébral, etc.) de la lésion.

Les radiographies du rachis (face, profil, 3/4) permettent d'analyser les vertèbres elles-mêmes.

La ponction lombaire (PL) est contre-indiquée (risque d'aggravation des symptômes).

La TDM rachidienne en coupes transversales (sans et avec injection intraveineuse d'iode) peut enfin compléter le diagnostic et rajouter à la spécificité du diagnostic préopératoire, notamment préciser les rapports entre le rachis lui-même et la moelle.

✚ Surveillance infirmière

Surveillance de l'état neurologique ; l'*infirmier(e)* doit signaler toute majoration du déficit moteur ou sensitif, surveiller l'évacuation de la vessie, le transit, éviter les appuis prolongés en raison du risque d'escarres.

Étiologies et traitement

Ne sont évoquées que les principales étiologies avec leur traitement.

Métastases osseuses ou épidurales d'une affection maligne : cancers du poumon, du rein, du sein, de la prostate, de la thyroïde. La compression résulte soit d'un effondrement osseux, soit d'une épidurite métastatique. Également lymphomes, maladie de Hodgkin, myélome. *Traitement par laminectomie* (ouverture chirurgicale des lames vertébrales pour décomprimer la moelle) ± radiothérapie.

Les causes infectieuses peuvent donner une compression médullaire par atteinte du disque intervertébral (discite), du corps vertébral (spondylite) ou des deux (spondylodiscite). *Le traitement est médical* : antibiothérapie adaptée après ponction sous scanner ou biopsie chirurgicale et cultures, atteintes staphylococciques fréquentes, tuberculeuses.

Tumeurs primitives bénignes ou malignes des vertèbres, hernies discales dorsales ou plus souvent cervicales, parfois secondaires à un traumatisme ; association alors avec une névralgie cervico-brachiale. *Traitement chirurgical* et arthrodèse cervicale.

Les tumeurs intradurales et extramédullaires (neurinome, méningiome) ont une évolution lente. Ce sont des tumeurs bénignes. Le pronostic postopératoire est excellent sauf en cas de *neurofibromatose de type 1* avec le risque des neurinomes multiples.

Les tumeurs intramédullaires (astrocytome, épendymome, angiomes) sont de traitement chirurgical délicat.

CONFUSION MENTALE

Définition

C'est une altération brutale, massive mais transitoire (lorsqu'elle est bien traitée) des fonctions supérieures : mémoire, jugement, orientation, vigilance, avec apparition d'un délire onirique (hallucinations) et d'altérations somatiques.

Elle correspond à un état de dysfonctionnement cérébral aigu dont il faut retrouver l'étiologie afin de mettre en place un traitement adapté.

C'est une urgence thérapeutique, le patient peut être hospitalisé en médecine ou en psychiatrie selon la cause.

Clinique

En quelques jours s'installent : asthénie, troubles du sommeil, du caractère, céphalées, ralentissement idéique.

À la phase d'état, le patient a une présentation assez caractéristique associant perplexité anxieuse, inadéquation comportementale marquée avec hébétude et irritabilité parfois.

Il existe alors des troubles de la vigilance : somnolence, inversion veille sommeil, des troubles mnésiques antéro- et postérogrades, une désorientation temporelle et spatiale, une baisse des capacités intellectuelles (jugement, calcul), un onirisme (hallucinations visuelles surtout) et des perturbations émotionnelles. Les signes physiques sont constants : fièvre, déshydratation, troubles digestifs, céphalées...

Il existe plusieurs formes cliniques de la confusion mentale dont fait partie le *delirium tremens*.

Causes

Le diagnostic étiologique est *indispensable*.

Les confusions constituent les expressions les plus fréquentes des troubles psychiques induits par des affections somatiques. Cependant, elles peuvent être reliées à une affection mentale pure (manie, dépression) ou avoir une origine émotionnelle.

- infections ;
- intoxications ou sevrages : alcool, CO, médicaments, toxiques... ;
- épilepsie ;
- hématomes intracérébraux, hémorragies méningées, AVC ;
- tumeurs cérébrales ;
- traumatismes crâniens ;
- encéphalopathies respiratoire, rénale, hépatique, métaboliques, carentielles ; troubles hydroélectrolytiques ;
- troubles circulatoires : infarctus du myocarde, embolies pulmonaires ;
- psychogène : retenues en l'absence d'organicité décelable, elle survient sur une personnalité fragile à la suite d'un traumatisme psychologique ou d'une émotion vive.

Ces diverses étiologies peuvent être intriquées entre elles.

Bilan

- NFS, plaquettes, hémostase.
- Glycémie, calcémie, ionogramme sanguin, créatininémie.
- Alcoolémie, recherche de toxiques.
- ECG.
- Scanner cérébral, voire EEG.
- Autres examens selon contexte.

Surveillance infirmière

Surveillance étroite et rapprochée indispensable. Attitudes de réassurance.
Ne pas laisser le patient seul ; le maintenir dans une chambre semi-éclairée contenante et sécurisante, retirer les objets dangereux.
Surveillance très régulière de : tension, pouls, température, hydratation.

Traitement

Il est avant tout étiologique.

La réhydratation et la correction des désordres métaboliques sont systématiques.

Il faut arrêter les médicaments entraînant un état confusionnel.

Le nursing est un point capital du traitement.

Les psychotropes sédatifs peuvent être utilisés avec grande précaution car ils peuvent aussi aggraver la confusion.

CONJONCTIVITES

Définition

Inflammation de la muqueuse conjonctivale. La conjonctive tapisse la face postérieure des paupières et la face antérieure de la sclère ; ainsi la conjonctivite peut être palpébrale et/ou bulbaire.

Signes cliniques

Picotements, sensation de sable dans l'œil, rougeur oculaire, hypersécrétion claire ou purulente avec agglutination des cils, discrète photophobie.

Formes étiologiques et traitement

Dans certains cas plus sévères (conjonctivites sur lentilles de contact, conjonctivites récidivantes), le germe sera mis en évidence par un frottis fait avant tout traitement avec culture et antibiogramme.

CONJONCTIVITES INFECTIEUSES

Conjonctivites dites bactériennes

Staphylocoque, streptocoque, entérobactéries, pyocyanique, *Hœmophilus*. Traitement : collyre ou pommade antibiotique à poursuivre 15 jours (→ Collyres et pommades en ophtalmologie).

Conjonctivites à *Chlamydiae*

Les *Chlamydiœ* sont responsables du trachome, (conjonctivite folliculaire chronique), à l'état endémique en Afrique du Nord et en Asie, redoutable par ses complications notamment cornéennes, et, plus fréquemment en France, des conjonctivites à inclusions ; traitement par cyclines en pommade et par voie générale.

Conjonctivites virales

Les adénovirus

Ils entraînent des kérato-conjonctivites épidémiques extrêmement contagieuses, en général bénignes, mais pouvant laisser des séquelles cornéennes. Sa transmission se fait par les mains et les instruments ophtalmologiques. Traitement : *Rifamycine collyre* pour prévenir la surinfection bactérienne, collyres corticoïdes pour traiter les opacités cornéennes tardives.

L'herpès

Il donne des kérato-conjonctivites. Traitement : *Zovirax* pommade (→ Zona ophtalmique) +/- *Zelitrex* en comprimés.

Pour toutes conjonctivites infectieuses

Les mesures d'hygiène sont essentielles pour éviter la contamination : en milieu ophtalmologique, il faut se laver les mains et désinfecter le matériel après chaque patient.

CONJONCTIVITES DU NOUVEAU-NÉ ET DU NOURRISSON

La conjonctivite du 3e jour après la naissance évoque le gonocoque, agent responsable de l'ophtalmie purulente du nouveau-né, devenue rare, grâce au traitement systématique par un collyre au nitrate d'argent à la naissance.

À partir du 5e jour, il s'agit plus souvent d'une conjonctivite à inclusions.

Chez le nourrisson, il faut penser à une imperforation des voies lacrymales.

CONJONCTIVITES ALLERGIQUES

Très fréquentes, elles nécessitent une éviction de l'allergène s'il est identifié, avec éventuellement désensibilisation générale ; localement, instillation de *Levophta* et de *Cromabak,* avec ou non une corticothérapie locale d'appoint. Adjoindre un antihistaminique par voie générale (*Zyrtec*, *Clarityne*).

CONJONCTIVITES PAR SÉCHERESSE OCULAIRE

Conjonctivites chroniques bilatérales ; le diagnostic est fait par le test de Schirmer (→). Traitement : larmes artificielles (→).

CONN (syndrome de)

Définition

Le syndrome de Conn correspond à l'hypersécrétion primitive par la corticosurrénale d'aldostérone, hormone réglant le métabolisme du sodium.

L'excès d'aldostérone est responsable de rétention sodée et d'une élimination exagérée du potassium dans les urines.

Causes et mécanismes

Le plus souvent, il s'agit d'une tumeur bénigne faite de cellules de la zone glomérulée, on parle alors d'*adénome de Conn*. Plus rarement, on peut rencontrer une hyperplasie diffuse ou polynodulaire de la zone glomérulée, le plus souvent bilatérale. Un carcinome (cortico-surrénalome malin) est exceptionnellement en cause. Il faut distinguer le syndrome de Conn des hyperaldostéronismes secondaires que l'on rencontre dans d'autres pathologies.

Signes cliniques

La prédominance féminine est indiscutable. Le tableau clinique est dominé par l'hypertension artérielle permanente, modérée et bénigne le plus souvent. Il s'y associe d'autres symptômes dus à l'hypokaliémie : accès de faiblesse musculaire, paresthésies, crises tétaniques, syndrome polyuropolydipsique. L'ECG peut montrer des troubles de la conduction et de la repolarisation en rapport avec un déficit sévère en potassium.

En revanche, il n'y a pas d'œdème des membres inférieurs.

Examens complémentaires

Ils doivent être faits avant tout traitement et régime.

L'ionogramme sanguin montre une hypokaliémie (inférieure à 3 mmol/L) avec une kaliurèse élevée (rapport Na/K inférieur à 1).

La *natrémie* peut être normale ou élevée. L'alcalose métabolique est très fréquente. Il peut exister un trouble de la régulation glycémique.

Le diagnostic est confirmé par les *dosages d'aldostérone plasmatique* et de *tétrahydroaldostérone urinaire,* qui sont élevées, associées à une activité rénine plasmatique effondrée.

La localisation de la tumeur est assurée par le *scanner abdominal ou l'IRM*.

Évolution et complications

Bien qu'il s'agisse habituellement d'une hypertension modérée, on pourrait voir se développer, en l'absence de traitement, les complications habituelles des hypertensions chroniques et sévères (cardiomégalie, atteinte rénale, accident vasculaire cérébral) et des crises de pseudo-paralysie musculaires liées à l'hypokaliémie.

> **+ Éléments de surveillance**
>
> En dehors de la pression artérielle, ils sont surtout biologiques, dominés par l'ionogramme sanguin et urinaire et le dosage de l'aldostérone et de l'activité rénine plasmatiques. L'électrocardiogramme peut révéler des signes d'hypokaliémie (allongement de QT, trouble de la repolarisation).

Traitement et pronostic

Le traitement est chirurgical, préparé par un traitement médical basé sur la recharge potassique et les antialdostérones (spironolactone).

L'ablation de la tumeur par surrénalectomie unilatérale permet, après plusieurs mois, un retour à une pression artérielle normale. Elle se fait en principe par chirurgie endoscopique, ce qui limite considérablement les problèmes opératoires et postopératoires.

Dans 25 % des cas, environ, l'hypertension, persiste, probablement en raison des lésions rénales irréversibles.

En cas d'hyperplasie bilatérale des surrénales : pas de traitement chirurgical, mais un traitement médical (spironolactone).

CONSTIPATION

Définition

C'est le retard d'évacuation de selles dont le séjour dans l'intestin se prolonge trop. Il n'existe pas de définition idéale. En pratique, on parle de constipation s'il y a moins de 3 selles par semaine.

Causes et mécanismes

On distingue les constipations fonctionnelles (constipation-maladie) et les constipations secondaires (constipation-symptôme) selon le schéma ci-dessous.

Signes essentiels

Cliniques

L'anamnèse doit faire préciser la date d'apparition, la fréquence et l'aspect des selles, l'existence de symptômes associés (ballonnement, douleurs, rectorragies, etc.), une altération de l'état général, la prise éventuelle de laxatifs irritants.

L'examen clinique comprend toujours un examen de la marge anale et un toucher rectal ; la présence de matières dans le rectum est anormale si le patient ne ressent pas le besoin d'exonérer, elle témoigne alors d'une dyschésie.

Examens complémentaires

Ils recherchent une cause organique. La coloscopie est indispensable, surtout lorsque la constipation est d'apparition récente. L'examen coprologique fonctionnel a le mérite de ramener certaines diarrhées (fausses diarrhées) à leur vraie cause, qui est la constipation, en montrant des signes de stase colique avec surdigestion ; l'hypersécrétion colique réactionnelle expliquant l'aspect liquide de la selle.

Pronostic et traitement

Le pronostic est fonction de la cause. La constipation fonctionnelle est habituellement chronique. L'important est d'éviter un usage de laxatifs irritants (séné, bourdaine, phénolphtaléine, etc.) ou toxiques (oxyphénisatine). [→ Maladie des laxatifs.]

MÉCANISMES DES CONSTIPATIONS

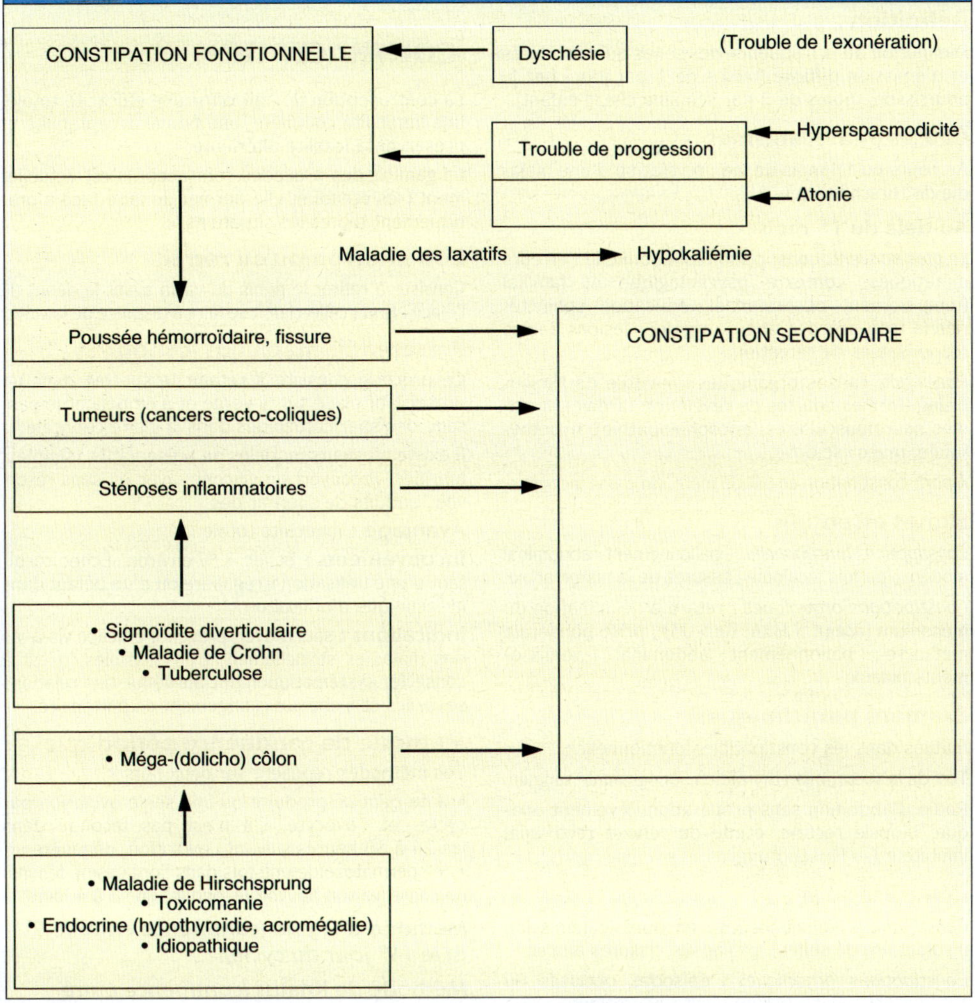

On dispose de :

- règles hygiéno-diététiques : sport, marche, repas réguliers, équilibrés, riches en fibres, boissons abondantes, présentation régulière aux toilettes ;
- produits diététiques ou médicamenteux :
  - dans la dyschésie : suppositoires à la glycérine ou à dégagement gazeux (*Éductyl*), petits lavements (*Microlax*),
  - dans les constipations de progression : accroissement du bol fécal grâce au son. On peut également utiliser des mucilages (*Coréine*, *Spagulax*, etc.) et des lubrifiants (huile de paraffine, *Lubentyl*, *Lansoyl gelée*, *Transitol*, etc.). Il faut citer aussi les laxatifs d'action osmotique, le lactulose (*Duphalac*) et le lactitol (*Importal*).

Surveillance, évolution et complications

Il faut éviter d'une part l'abus de laxatifs, d'autre part l'apparition d'un fécalome. Ces complications se voient surtout chez les personnes âgées et/ou grabataires.

CONSTIPATION DE L'ENFANT

Définition

Diminution de la fréquence des selles qui sont dures et d'émission difficile (moins de 1 par jour chez le nourrisson, moins de 2 par semaine chez l'enfant).

Causes et mécanismes

Au cours du 1er mois de vie : révélation d'une maladie de Hirschprung (→).

Au-delà du 1er mois

Le plus souvent, constipation fonctionnelle : erreurs diététiques, contexte psychologique et familial (tempérament obsessionnel, éducation sphinctérienne trop précoce et trop rigide) ; lésions anales responsables de rétention.

Rarement, causes organiques : maladie de Hirschprung (formes courtes de révélation tardive), maladies neuromusculaires (encéphalopathie), hypothyroïdie, mucoviscidose…

À part, constipation au lait de mère, de cause inconnue.

Signes essentiels

Constipation fonctionnelle : ballonnement abdominal modéré ; parfois fécalome ; fissures de la marge anale.

Constipations organiques : retard à l'élimination du méconium (début > H24, fin > J3) ; prise pondérale médiocre ; ballonnement abdominal ; vomissements bilieux.

Examens paracliniques

Inutiles dans les constipations fonctionnelles.

Test de la sueur, bilan thyroïdien, ionogramme sanguin.

Radio d'abdomen sans préparation, lavement opaque, biopsie rectale, étude du réflexe recto-anal inhibiteur (→ Hirschprung).

Complications

Constipations fonctionnelles : encoprésie (émission involontaire de selles), prolapsus, fissures anales.

Constipations organiques : épisodes occlusifs ou sub-occlusifs, entérocolite ulcéro-nécrotique.

Traitement

En dehors d'une étiologie particulière :

- Conseils diététiques (fibres, eau *Hépar*, graisses non cuites).
- Revoir l'alimentation de la mère en cas d'allaitement.
- Rééducation sphinctérienne.
- Éventuellement médicaments lubrifiants (paraffine) et hydratants (*Duphalac*, *Importal*).
- Éviter les suppositoires et les microlavements.
- Cicatrisants locaux (fissures).
- Prise en charge psychologique (encoprésie).

En cas de rétention majeure, lavement évacuateur avec une solution salée isotonique.

CONTRACEPTION

La contraception devrait offrir une efficacité totale, une innocuité complète, une bonne acceptabilité et préserver la fertilité ultérieure.

La gamme des procédés contraceptifs est actuellement très étendue, elle permet de faire face à pratiquement toutes les situations.

Coït interrompu ou retrait

Consiste à retirer le pénis du vagin avant le début de l'éjaculation ; celle-ci doit se faire à distance de la vulve.

Préservatifs masculins (condoms)

Ce procédé consiste à retenir le sperme dans un préservatif placé sur la verge et à empêcher le passage des spermatozoïdes dans la glaire cervicale.

Il existe plusieurs modèles de préservatifs : simples, lubrifiés, recouvert de silicone, avec ou sans réservoir, enduits de spermicides.

Avantage : innocuité totale.

Inconvénients : échec 7 % environ. Échec résultant d'une utilisation irrégulière ou d'un défaut dans la technique d'utilisation.

Indications : seul moyen préventif efficace vis-à-vis des maladies sexuellement transmissibles. Il est à conseiller systématiquement au début des relations sexuelles et à chaque changement de partenaire.

Méthode de continence périodique

Ces méthodes reposent sur deux faits :

- il ne peut se produire qu'une seule ovulation par cycles et l'ovocyte, s'il n'est pas fécondé dans les 24 à 36 heures suivant l'ovulation, dégénère ;
- le spermatozoïde une fois dans l'organisme féminin ne conserve son pouvoir fécondant que 3 à 4 jours.

Méthode d'Ogino *(continence entre le 9e et le 19e jour du cycle).*

Méthode de Knauss *(continence entre le 8e et le 20e jour du cycle).*

Méthode de la courbe thermique : elle repose sur le fait que la progestérone sécrétée par le corps jaune après l'ovulation possède des propriétés hyperthermisantes. La prise quotidienne de la température matinale permet de repérer la période présumée de l'ovulation qui se situe au moment ou juste après le point le plus bas de la courbe. Taux d'échec : 3 à 4 %.

Préservatifs féminins et spermicides locaux

Spermicides locaux : ils sont utilisés seuls ou associés à un diaphragme. Les spermicides sont des substances placées dans le vagin sous forme d'ovules, de crème, de gel. Efficacité comparable aux préservatifs. Ils doivent être placés quelques minutes avant le rapport et la femme doit s'abstenir de toute toilette vaginale. Leur durée d'action étant limitée, une nouvelle application devra être effectuée si un autre rapport sexuel a lieu quelques heures plus tard.

Dispositif intra-utérin (DIU ou stérilet)

Principe : le DIU est un corps étranger dont la présence à l'intérieur de la cavité utérine empêche la grossesse en produisant une réaction inflammatoire qui inhibe l'implantation de l'œuf.

Mise en place : matériel nécessaire en pratique pour l'insertion : un spéculum, une pince à col, un hystéromètre, une pince longuette, du coton, un liquide antiseptique, une paire de ciseaux longs.

L'insertion du DIU se fait habituellement en fin de règles ou dans les huit jours qui suivent au cabinet sans nécessité d'anesthésie ou de préparation.

Il peut être posé en *post-abortum* ou en *post-partum* immédiat. Il est aussi possible de le poser comme contraception postcoïtale moins de 5 jours après le rapport fécondant.

Inconvénients : échec avec survenue de grossesse intra-utérine, grossesse extra-utérine (le DIU est sans action sur les GEU), expulsion, ménométrorragie (le volume des règles augmente constamment après la pose d'un stérilet sauf avec le stérilet à la progestérone), douleurs, infections.

+ Surveillance

Il faut apprendre à la patiente à repérer la présence du fil témoin après chaque cycle. Le rythme de surveillance clinique sera bisannuel. Le DIU peut rester en place 5 ans.

De légers saignements surviennent assez souvent dans les jours qui suivent la pose du DIU. Les règles suivantes peuvent être rapprochées et plus abondantes.

Aménorrhée ou oligoménorrhées sont fréquentes avec le DIU à la progestérone.

Efficacité : taux d'échec entre 1 à 2 % année-femme. L'efficacité du DIU peut diminuer avec la prise de corticoïdes, d'anti-inflammatoires non stéroïdiens et d'aspirine en prise régulière et prolongée et importante.

Contraception hormonale orale (CO)

Depuis leur apparition, les CO n'ont cessé de s'améliorer par la diminution de la posologie utilisée et une amélioration de la qualité des progestatifs de synthèse contenus dans les préparations.

Mode d'action :

- blocage de l'ovulation par leur effet antigonadotrope ;
- modification de la glaire qui devient impropre au passage des spermatozoïdes ;
- modification de l'endomètre qui ne permet plus la nidation ;
- diminution de la mobilité tubaire.

Effets indésirables :

- nausées, vomissements ;
- mastodynie, mastopathie, chloasma, acné ;
- aménorrhée avec des produits à dominante progestative ou avec des œstroprogestatifs combinés ;
- des modifications métabolique et tensionnelle ;
- hypercoagulabilité (pouvant conduire à des thromboses veineuses) ;
- diminution de la tolérance aux hydrates de carbone chez les sujets prédisposés ;
- prise de poids modérée ;
- neurotonie, asthénie, tendance dépressive ou diminution de la libido.

Prescription après :

- un interrogatoire recherchant les antécédents personnels ou familiaux : HTA, de maladie vasculaire ou d'accident thromboembolique, de cancer du sein, de diabète, d'affection hépatique sévère, de cholestase ou de prurit généralisé lors d'une grossesse, de lupus, porphyrie, tabagisme, endométriose ;
- un examen clinique comportant un examen somatique général : TA, poids, examen des seins, examen gynécologique ;
- un bilan biologique.

Examens complémentaires : frottis de dépistage du cancer du col, dosage : glycémie à jeun, cholestérolémie et triglycéridémie.

Contre-indications :

- métaboliques et vasculaires : diabète, hyperlipidémie, HTA, obésité, cardiopathie thrombo-embolique, tabagisme, pathologie vasculaire cérébrale et périphérique, angor, migraine, insuffisance rénale, varices importantes ;
- cellulaires : tumeurs hypophysaires, otospongiose, hémorragie génitale inexpliquée, mastopathie maligne ;
- autres : affections hépatiques sévères ou récentes, lupus, porphyrie.

Expliquer la prise de la CO

Il faut la 1re fois commencer le 1er comprimé de la première plaquette, le premier jour du cycle. Respecter l'intervalle d'arrêt fixe de 7 jours entre chaque plaquette de 21 comprimés ou de 6 jours si les plaquettes comprennent 22 comprimés ou aucun arrêt si les plaquettes sont de 28 comprimés.

Savoir que l'efficacité est permanente y compris pendant l'intervalle d'arrêt. Réparer l'oubli d'un comprimé en le prenant le plus tôt possible sachant que les oublis répétés ou un oubli excédant 24 heures peuvent compromettre l'efficacité de la méthode.

Les produits contraceptifs sont différents d'un pays à l'autre. Les effets secondaires tels que : nausées, mastodynies, migraine, prise de poids, métrorragies et les mauvaises informations médicales lors de la prescription médicale sont causes de mauvaises observances.

Les contraceptifs de dernière génération entraînent une diminution des effets secondaires grâce à la diminution de la dose d'œstrogènes à 15 mg et la mise au point d'un progestatif très puissant : le gestodène et la diminution de l'intervalle libre de 4 jours pour éviter la reprise de l'activité ovarienne pendant cet intervalle qui donne une symptomatologie de syndrome prémenstruel : tension des seins, céphalée...

Contraception hormonale progestative sous-cutanée par implant

Il assure une contraception hormonale réversible pendant 3 ans. L'insertion se fait en sous-cutanée, en haut de la face interne du bras sous anesthésie locale : *Implanon*.

Le mode d'action est analogue à celui des microprogestatifs *per os* mais la diffusion continue explique la meilleure efficacité.

Les effets secondaires sont les métrorragies et l'aménorrhée.

✚ Surveillance :

– bilan clinique tous les 6 mois ;
– bilan sanguin identique au bilan initial lors de la première année, puis tous les 2 à 3 ans en fonction de l'âge de la patiente et des chiffres biologiques initiaux.

Contraception hormonale vaginale

C'est un anneau vaginal souple posé par la femme dans le vagin et laissé en place sans interruption pendant 3 semaines, contenant de l'éthinylœstradiol et de l'éthonogestrel. Il se retire une semaine, délai au terme duquel un autre est remis en place pendant 3 semaines : *Nuvaring*.

Contraception hormonale progestative

Ses indications procèdent des inconvénients et contre-indications des autres méthodes contraceptives. On distingue :

CONTRACEPTION PROGESTATIVE

PRODUITS	PROGESTATIF	DOSE STÉROÏDE	MÉTABOLITES ACTIFS ŒSTROGÈNES ANTI-ŒSTRO-ANDROGÈNE			NOMBRE DE COMPRIMÉS	NOMBRE DE PLAQUETTES
Contraception continue à faible dose							
Exluton	Lynestrénol	0,5	+	+	+	28	1
Microval	Lévonorgestrel	0,03				28	1
Milligynon	Acétate de noréthistérone	0,6				28	3
Ogyline	Norgestriénone	0,35				28	3
Cerazette	Désogestrel	0,075				28	3
Contraception discontinue à forte dose							
Orgamétril	Lynestrénol	5 10	+	+	+	Boîte de 30 cp	
Primolut-Nor	Noréthistérone acétate			+	+	Boîte de 30 cp	
Contraception injectable retard							
Dépo-Provera	Medroxyprogestérone	150			+	Boîte de 1 flacon	
Noristérat	Noréthistérone-énanthate	200		+	+	Boîte 1 amp. 1 mL	

Action :

• rend la glaire imperméable au passage des spermatozoïdes ;
• endomètre impropre à la nidation ; migration de l'œuf dans les trompes ralentie.

Contre-indication :

Celle des œstroprogestatifs habituels.

Effets secondaires :

Récidive de chloasma, de prurit, d'ictère gravidique, hyperandrogénie, métrorragies, aménorrhée, troubles veineux et métaboliques.

- la contraception orale continue à faible dose microdosée : *Microval* (lévonorgestrel), *Milligynon* (acétate de noréthistérone), *Ogyline* (norgestriénone), *Cerazette* (désogestrel) ;
- la contraception orale discontinue à forte dose antigonadotrope macrodosée : *Orgamétril* (lynestrénol), *Primolut-Nor* (noréthistérone) ;
- la contraception par progestatif retard injectable IM toutes les 8 à 12 semaines : *Dépo-Provéra* (acétate de médroxyprogestérone).

Indications :

- période d'allaitement, antécédents thromboemboliques ou d'HTA, diabète compliqué, céphalée importante ;
- de la contraception orale discontinue : en période de préménopause, dans les contre-indications mammaire ou utérine.

Contraception d'urgence

Un intervalle de 6 jours s'écoule entre l'ovulation et l'implantation éventuelle d'un œuf fécondé, d'où la possibilité de proposer à une femme un procédé contraceptif en cas de rapport non ou mal protégé.

Méthodes :

- DIU posé dans les 5 jours chez la multipare : taux d'échec 0 à 0,9 % ;
- contraception d'urgence orale : *Norlevo* (lévonorgestrel) : 2 comprimés à prendre dans les 72 heures après un rapport sexuel non protégé.

> **Surveillance infirmière – Éducation**
>
> Expliquer l'importance et la nécessité de l'utilisation d'un moyen contraceptif efficace dès le premier rapport sexuel. Orienter les jeunes patientes vers des centres de soins anonymes et gratuits si nécessaire. Redire la nécessité d'une prise rigoureuse de la contraception et d'associer la mise en place d'un préservatif pour éviter les infections sexuellement transmissibles. La pilule du lendemain ou de l'oubli doit être prise le plus tôt possible après le rapport sexuel.

CONVULSIONS DU NOURRISSON ET DE L'ENFANT

Définition

Phénomènes paroxystiques d'origine cérébrale survenant de façon occasionnelle, le plus souvent avant 5 ans.

Causes et mécanismes

La fièvre est la cause la plus fréquente (entre 1 et 5 ans) :

Le plus souvent d'origine virale ; elle peut être liée à une méningite (virale ou bactérienne) ou une méningo-encéphalite (→ Herpès).

Dans les convulsions fébriles compliquées (voir plus loin), pathologie cérébrale sous-jacente à rechercher.

En l'absence de fièvre :

Traumatisme crânien, hématome sous-dural, hypoglycémie, hypocalcémie, déshydratation, intoxication, malaise anoxique, trouble du rythme cardiaque, épilepsie (→ Épilepsie du nourrisson et de l'enfant).

Signes essentiels

Chez le nourrisson

Crise atypique le plus souvent ; accès d'hypertonie ou d'hypotonie ; secousses cloniques des membres, généralisées ou localisées ; perte de conscience avec regard fixe, révulsion oculaire.

Chez l'enfant

Fièvre (chiffrer ++) ; recherche de signes méningés. Distinction fondamentale entre :

- Convulsion fébrile simple :
  - âge : 1 à 5 ans ;
  - durée inférieure à 15 minutes ;
  - crise généralisée ;
  - pas de déficit postcritique ;
  - pas d'antécédent neurologique.
- Convulsion fébrile compliquée :
  - âge : moins de 1 an ;
  - supérieure à 15 minutes ;
  - localisation à un hémicorps ;
  - déficit postcritique ;
  - retard psychomoteur.

Examens paracliniques

- Convulsions fébriles simples : bilan étiologique de la fièvre (PL le plus souvent systématique avant 1 an).
- Convulsions fébriles compliquées : EEG, scanner cérébral.
- Convulsions sans fièvre ; au minimum : EEG, glycémie, calcémie. Bilan rythmique cardiaque en fonction de l'anamnèse.

> **Éléments de surveillance**
>
> - *Au décours de la crise* : conscience ; état respiratoire (encombrement) ; tension artérielle ; état neurologique (paralysie).
> - *À distance* : développement psychomoteur.

Évolution et complications

La prolongation de la crise pendant 15 minutes ou la succession de crises très rapprochées réalise l'état de mal, grave par l'anoxie qu'il entraîne et donc les séquelles possibles.

À distance de la crise :

• Convulsions fébriles simples, récidives possibles jusqu'à 5-6 ans, sans gravité.
• Convulsions fébriles compliquées : risque de récidives, de séquelles neurologiques.

Traitement et pronostic

• Traitement de la crise elle-même : position latérale de sécurité ; désobstruction des voies respiratoires supérieures ; *Valium,* par voie rectale (0,5 mg/kg) avec possibilité de ventilation manuelle (*Ambu*).
• Traitement de la cause. Traitement de l'épilepsie (→ Épilepsie du nourrisson et de l'enfant).
• Prévention des récidives : traitement précoce de la fièvre. En cas de crises fébriles simples, il n'y a pas d'indication à la mise en route d'un traitement anticomitial continu. En cas de crises fébriles compliquées, un traitement anticomitial par la *Dépakine* peut être discuté.

• Le pronostic est fonction de l'existence ou non d'une atteinte cérébrale sous-jacente et de l'efficacité du traitement dans les crises compliquées. Il est excellent dans les crises simples.

Pour la pratique, on retiendra :

Fréquence des convulsions fébriles : 5 % des enfants.
Signes cliniques le plus souvent évidents en cas de crise tonico-clonique.
Surveillance : conscience, température, saturation O_2, FR.
Éducation : prévention de la fièvre par les moyens physiques et médicamenteux.
Rôle pédagogique de l'infirmière : rassurer les parents, souvent très inquiets après une 1re convulsion.

COQUELUCHE

Définition

C'est une maladie contagieuse de l'enfant due au bacille de Bordet-Gengou ou *Bordetella pertussis* (petit bacille à Gram négatif immobile, encapsulé).

Causes et mécanismes

Le bacille se transmet par contage direct (dans les gouttes de salive émises lors de la toux) et se diffuse facilement dans les communautés enfantines (crèches, écoles).

Surveillance, évolution, complications

Le nombre de quintes/jour doit être noté ; la température reste subnormale. *La coqueluche du nouveau-né et du nourrisson est une maladie grave* : les quintes sont atypiques ; quintes asphyxiantes et apnée sont à craindre.
Si l'on n'intervient pas immédiatement, un état asphyxique avec cyanose, perte de connaissance et arrêt respiratoire peut survenir, d'où la nécessité d'hospitalisation en *milieu spécialisé*. La répétition des quintes émétisantes expose également à la déshydratation.
Les complications sont encore : des bronchopneumonies (surinfection), des bronchites purulentes ou asthmatiformes, des convulsions, voire une encéphalopathie aiguë (rare, mais grave), mécaniques (ulcération du frein de la langue, épistaxis, etc.).

Signes essentiels

Cliniques : après une incubation de 1 semaine, commence la *période catarrhale* : fébricule, toux sèche, spasmodique, à prédominance nocturne ; puis vient la *période des quintes*.

La quinte, précédée de prodromes (agitation, anxiété), débute par une série de secousses de toux expiratoires, suivie d'une apnée brève, puis une inspiration prolongée et bruyante, la reprise (chant du

Pour la pratique, on retiendra :

Maladie rare dans les pays prônant la vaccination, en recrudescence depuis 1989, environ 3,6 cas pour 100 000 habitants.
La clinique est typique le plus souvent : accès répétitifs de quintes avec inspiration peu efficace, épuisantes associées à des vomissements, durée 2 à 4 semaines, notion de contage et vaccinations non à jour.
Conduite à tenir :
• hospitalisation pour les moins de 4 mois et si mauvaise tolérance (apnée, quintes asphyxiantes, surinfection, convulsions) ;
• isolement respiratoire ;
• veiller au bon état d'hydratation et nutrition, aider à l'évacuation bronchique par kinésithérapie respiratoire ;
• surveiller la température, la saturation en O_2, la conscience, rechercher les complications mécaniques (pneumothorax, emphysème, hernie).
Rôle pédagogique de l'infirmière : nécessité de traiter les contacts proches, recherche de sujets potentiellement atteints, mise à jour du calendrier vaccinal, déclaration obligatoire.

coq) survient suivie d'une autre série de secousses de toux, et ainsi de suite. Une expectoration glaireuse apparaît alors et termine la quinte ; celle-ci est souvent émétisante.

Examens complémentaires : la NFS montre une hyperleucocytose (10 à 30 000) avec hyperlymphocytose (60 à 90 %) ; la formule s'inverse en cas de surinfection. La confirmation est bactériologique (en faisant tousser l'enfant dans une boîte de Pétri) avec une sensibilité de 50 à 60 % dans les 3 premières semaines. Radio pulmonaire.

Traitement et pronostic

On dispose d'antitussifs et d'antispasmodiques, de sédatifs à doses filées ; l'antibiothérapie prévient surtout les surinfections. Les broncho-pneumonies, les quintes asphyxiantes du nourrisson justifient l'hospitalisation en réanimation.

Prophylaxie : maladie à déclaration obligatoire (n° 21) ; isolement, éviction scolaire (30 jours après le début des quintes, 20 jours pour les frères et sœurs) ; séroprophylaxie (gammaglobulines humaines spécifiques) pour les sujets contacts (nourrissons et nouveau-nés) ; vaccination. *Il faut vacciner le plus tôt possible* ; la protection est assez bonne.

CORPS ÉTRANGERS INTRA-OCULAIRES

La projection d'un corps étranger dans l'œil est un accident fréquent.

Corps étrangers superficiels

Grain d'émeri, poussière de verre, corps étranger végétal, évoqué devant une photophobie, un larmoiement, et le contexte. Le corps étranger, fiché dans la cornée ou sous la paupière supérieure, sera extirpé après instillation d'un collyre anesthésique cornéen (*Novésine*). Il est préférable de le retirer le plus tôt possible après la survenue de l'accident.

Corps étrangers profonds

C'est une urgence médico-chirurgicale. L'examen clinique recherche une perforation du globe oculaire.

La radiographie des orbites permet d'affirmer sa présence et de préciser sa position dans le globe. Le corps étranger devra être extrait en salle d'opération sous anesthésie générale, sous microscope opératoire.

Dans tous les cas

Prophylaxie antitétanique, antibiotiques par voie locale et générale.

Pour la pratique, on retiendra :

– Fréquence : fréquent, souvent accident du travail. Grave en cas de corps étranger intra-oculaire.
– Clinique : douleur, œil rouge, baisse d'acuité visuelle. La douleur n'est pas proportionnelle à la gravité de l'accident : un corps étranger superficiel fait très mal mais n'est, le plus souvent, pas grave. C'est l'inverse pour un corps étranger intra-oculaire ++.
– Examen : il nécessite une lampe à fente pour faire le diagnostic.
– Rôle technique :
• CE superficiel : adresser le patient rapidement pour que le CE soit retiré (si on attend, c'est plus difficile de le retirer complètement) ;
• CE intra-oculaire : urgence médico-chirurgicale : hospitalisation, laisser à jeun, voie veineuse et antibiothérapie par voie générale prophylactique, prophylaxie antitétanique, radiographies des orbites à la rechercher du CE. Prévenir le chirurgien, l'anesthésiste et le bloc.

CORPS ÉTRANGERS DE L'OREILLE

Définition

Les corps étrangers de l'oreille sont très fréquents en pratique pédiatrique. Le corps étranger, de nature très variable, siège dans le conduit auditif externe.

Traitement

L'extraction doit être effectuée avec patience sous contrôle de la vue au moyen d'un crochet-mousse ou par un lavage à l'énéma. Il faut proscrire l'usage de la pince qui refoule vers le tympan.

Dans quelques cas, très rares, il peut être nécessaire de recourir à l'anesthésie générale.

Certains corps étrangers vulnérants (allumettes) peuvent créer des lésions graves : perforation tympanique, surdité, vertiges, paralysie faciale, et nécessiter une intervention chirurgicale.

CORPS ÉTRANGERS DES VOIES AÉRODIGESTIVES SUPÉRIEURES

Les corps étrangers des voies aérodigestives supérieures sont des urgences. Ils mettent souvent en jeu le pronostic vital.

Corps étrangers des fosses nasales

Ils sont très fréquents chez les enfants. Le diagnostic est habituellement évident. *L'exérèse* est effectuée au crochet, la difficulté est fonction du volume et de la forme de l'objet. Ils peuvent être méconnus, le diagnostic étant alors évoqué secondairement devant une rhinorrhée purulente unilatérale. Il faut systématiquement vérifier la fosse nasale opposée.

Corps étrangers du pharynx

Le plus fréquent est l'arête de poisson, fichée dans l'amygdale palatine ou la base de langue. Elle est extraite à la pince sous anesthésie locale.

Corps étrangers du larynx

Les corps étrangers peuvent se bloquer dans le larynx, ceci s'observe notamment en cas d'éthylisme aigu. La dyspnée est immédiate et suraiguë, seule une intervention immédiate, rarement praticable, peut rétablir la respiration.

Corps étrangers trachéo-bronchiques

Les corps étrangers trachéo-bronchiques sont de nature variable, métalliques, plastiques (fragments de jouets) ou végétaux (cacahuètes). Le corps étranger se bloque habituellement dans la bronche souche droite.

La dyspnée est de gravité variable, parfois menaçante. La radiographie du thorax montre le corps étranger s'il est radio-opaque et son retentissement sur la ventilation broncho-pulmonaire.

L'extraction du corps étranger est effectuée, le plus rapidement possible, dans un centre ORL spécialisé par une bronchoscopie sous anesthésie générale.

Corps étrangers de l'œsophage

Il peut s'agir de corps étrangers alimentaires (arête de poisson, os de poulet ou de mouton), ou chez l'enfant, de pièces de monnaie.

La présence du corps étranger dans l'œsophage se traduit par des douleurs postérieures, une dysphagie plus ou moins complète.

L'extraction doit être réalisée très rapidement sous anesthésie générale par œsophagoscopie ou fibroscopie.

La complication redoutable des corps étrangers de l'œsophage est la *perforation œsophagienne*, responsable d'une médiastinite gravissime.

CORTICOTHÉRAPIE CHEZ L'ENFANT

VOIE ORALE		
Prednisone : *Cortancyl*	1 à 2 mg/kg/j	1 prise le matin
Prednisolone : *Solupred*	1 à 2 mg/kg/j	1 prise le matin
Betaméthasone : *Célestène*	10 à 20 gouttes/kg/j	1 prise le matin
VOIE PARENTÉRALE		
Dexaméthasone : *Soludécadron*	0,5 à 1 mg/kg/injection	
Méthylprednisolone : *Solumédrol*	0,5 à 2 mg/kg/injection	

Indications :

– Corticoïdes en cure courte (< 8 jours) : laryngite, crise d'asthme, sinusite…

– Corticothérapie prolongée : néphrose lipoïdique, arthrite chronique juvénile, purpura thrombopénique chronique.

Précautions d'emploi :

En cas de corticothérapie prolongée (> 8 jours), régime pauvre en sodium, supplémentation en vitamine D et en calcium ; passage dès que possible à une corticothérapie discontinue (1 jour sur 2) en une prise le matin.

Effets secondaires :

– Mêmes complications que chez l'adulte.

– Retentissement sur la croissance, +++ spécifique à l'enfant.

– Aggravation de certaines affections virales (varicelle, herpès).

CORTICOTHÉRAPIE LOCALE

Corticostéroïdes d'action locale

CORTICOTHÉRAPIE LOCALE	
Classe I	*Hydracort* crème.
Classe II	*Tridésonit* crème. *Locapred* crème.
Classe III	*Betneval* pommade, crème, lotion. *Celestoderm* pommade, crème. *Diprosone* pommade, crème, lotion. *Flivoxate*, crème, pommade. *Nérisone* pommade, crème. *Locatop*, crème. *Efficort* crème hydrophile et crème lipophile. *Locoid* pommade, crème, lotion et émulsion fluide.
Classe IV	*Dermoval* crème, gel. *Diprolène* pommade.
Action : • anti-inflammatoire et immunosuppressive. **Indications :** • eczémas de contact et atopique ; • lichénifications, lichen plan ; • psoriasis ; • lupus érythémateux chronique ; • toxidermies ; • pelade, dysidrose, chéloïdes ; • prurigos non parasitaires. **Contre-indications :** • dermatoses infectieuses : bactériennes (impétigo), virales (herpès, zona), parasitaires (gale), mycosiques (dermatophyties, candidoses) ;	• acné ; • rosacée ; • érythème fessier du nourrisson. **Effets secondaires :** • *locaux* : atrophie cutanée avec fragilité cutanée et visualisation des vaisseaux du derme, retard de cicatrisation, anomalies de la pigmentation, hypertrichose, lésions acnéiformes, dermite périorale, granulome glutéal sur le siège des nourrissons, possible allergie de contact à l'excipient, effet rebond à l'arrêt, souvent intempestif, du traitement ; • *généraux* : ils sont rares et se rencontrent lors d'applications répétées, sur de grandes surfaces, de dermocorticoïdes puissants. Ce sont ceux de la corticothérapie générale.

Traitement

C'est un des traitements les plus utilisés en dermatologie.

Les dermocorticoïdes sont répartis en 4 classes suivant leur puissance d'action : classe IV : corticoïdes les plus puissants ; l'intensité de l'activité d'un dermocorticoïde peut être renforcée par la forme galénique : une pommade augmente l'absorption cutanée du produit par rapport à une crème.

Choix de la classe du dermocorticoïde en fonction de la pathologie, de la surface à traiter, de la localisation (peau très fine des paupières ou peau très épaisse de la plante des pieds), de l'âge du patient (peau fine des enfants), de l'excipient (pommade, crème, gel ou lotion).

• Le nombre des applications doit être lentement décroissant pour éviter l'effet rebond.

• Le nombre de tubes doit être précisé sur l'ordonnance afin qu'il ne puisse pas y avoir d'auto prescription.

• Informer le patient des risques de la corticothérapie en cas de non-respect de l'ordonnance.

• Associer un antiseptique à appliquer avant le dermocorticoïde en cas de dermatose surinfectée.

• Proscrire les associations dermocorticoïde-antibiotique.

COUDE (affections du)

Signes cliniques

Une affection du coude se manifeste par une impotence fonctionnelle plus ou moins douloureuse, gênant la flexion et l'extension de cette articulation.

Causes et mécanismes

Les tendinites d'insertion sont les affections les plus fréquentes. Les radiographies et les examens de laboratoire sont normaux :

- *l'épicondylite* est la plus fréquente des affections du coude ; elle peut survenir, mais pas exclusivement, chez les joueurs de tennis (*tennis elbow*). Elle se manifeste par une douleur lors des mouvements de supination de la main avec préhension (verser le contenu d'une casserole, par exemple). L'examen retrouve un point douloureux épicondylien à la palpation et réveille la douleur par la supination contrariée et souvent l'extension contrariée du poignet ;
- *l'épitrochléite* correspond à l'atteinte des muscles pronateurs de la main (inverse de la supination). La douleur siège sur la partie interne du coude à l'examen et la pronation contrariée la réveille ;
- *la chondromatose synoviale* nécessite une arthrographie opaque pour être diagnostiquée et peut bénéficier d'une arthroscopie (exérèse des corps étrangers intra-articulaires) ;
- *l'arthrose du coude* est rare, généralement post-traumatique (fractures articulaires, microtraumatismes professionnels) qui limite les mouvements de l'articulation. Les radiographies montrent un pincement de l'interligne articulaire avec ostéosclérose adjacente et des ostéophytes.

Lorsqu'il existe des signes inflammatoires locaux et que la vitesse de sédimentation est augmentée :

- on peut évoquer une *infection* : soit à germe spécifique, (tuberculose) [→ Arthrites tuberculeuses], soit à germe non spécifique. Le tableau est celui de toutes les arthrites infectieuses ;
- *la bursite rétro-olécrânienne* : elle n'est pas rare et peut être d'origine microtraumatique, inflammatoire (goutte, etc.) ou infectieuse, relevant alors d'une antibiothérapie ;
- *l'hygroma* est une bursite rétro-olécrânienne enkystée, qui doit parfois être incisée ;
- *les grands rhumatismes inflammatoires* (→ Polyarthrites) peuvent toucher le coude, aussi bien la polyarthrite rhumatoïde que le rhumatisme psoriasique ou plus rarement la goutte.

Évolution et traitement

Ils sont fonction de l'étiologie de l'affection. Pour les épicondylites, les épitrochléites, les bursites ou les arthroses, les infiltrations de dérivés corticoïdes jouent un très grand rôle. Pour les autres affections, c'est le traitement général et approprié qui est de mise.

COXA PLANA

Définition

La *coxa plana* (ou maladie de Legg-Perthes-Calvé, ou ostéochondrite de la hanche) est l'évolution naturelle d'une *épiphysite de la tête fémorale* qui survient pendant la *deuxième enfance*.

Causes et mécanismes

Ils sont mal connus, mais on fait intervenir des facteurs vasculaires et des microtraumatismes.

Signes cliniques

L'enfant se plaint d'une douleur fessière et/ou inguinale. Il existe une impotence fonctionnelle qui se traduit par une *boiterie*. On note une amyotrophie quadricipitale précoce.

Signes paracliniques

Les examens sanguins restent normaux. En revanche, la *radiographie* est très évocatrice : le noyau de la tête fémorale est fragmenté avec alternance de zones claires et opaques. La tête fémorale est aplatie, mais l'interligne articulaire est respecté sinon élargi. L'IRM apporte des renseignements plus précoces.

Évolution

Elle se fait sur 2 ou 3 ans et aboutit à la reconstruction d'une tête fémorale aplatie, en tampon de wagon. La *coxarthrose*, plus ou moins tardive, représente la complication lointaine de l'affection. La surveillance porte sur la marche, mais elle est surtout radiologique.

Traitement

C'est l'immobilisation plâtrée, avec interdiction de l'appui sur le membre malade. La reprise de la marche doit être très lente et prudente.

COXALGIE

Définition

On appelle coxalgie l'ostéo-arthrite tuberculeuse de la hanche (→ Arthrites tuberculeuses) [le terme est parfois utilisé pour désigner une douleur quelconque de la hanche].

Causes et mécanismes

La localisation articulaire se fait 2 ou 3 ans après la primo-infection et se voit surtout actuellement chez les transplantés, les travailleurs immigrés, les sujets mal ou non vaccinés par le BCG et les sujets immunodéprimés.

Signes cliniques

Le diagnostic doit être fait le plus tôt possible *avant* le stade des destructions osseuses visibles aux radiographies.

Les signes généraux sont assez discrets : petite altération de l'état général, décalage thermique.

Localement, le malade se plaint de douleurs inguino-fessières plutôt nocturnes, mais également mécaniques, avec impotence fonctionnelle, boiterie, amyotrophie, limitation des mouvements de la hanche. Il existe des adénopathies rétrocrurales.

Signes paracliniques

Les radiographies ne montrent au début qu'une simple décalcification de la hanche. L'IRM montre précocement des anomalies de la synoviale et de l'os sous-chondral. Plus tard existent en plus un pincement articulaire avec flou général et quelques géodes. Ce n'est qu'en fin d'évolution que se produisent des lésions constructives, scléreuses.

Signes biologiques : la vitesse de sédimentation est modérément augmentée. L'intradermo-réaction à la tuberculine est franchement positive avec une induration nette. Surtout, la *ponction articulaire* permet de rechercher le germe sur place, et de pratiquer des cultures sur milieux spéciaux. L'examen microscopique de la synoviale montre les lésions tuberculeuses typiques (granulome avec nécrose caséeuse ; on peut retrouver le BK sur la biopsie synoviale).

Évolution et surveillance

Autrefois l'évolution se faisait vers une ankylose en plus ou moins bonne position. L'abcédation tuberculeuse était très fréquente. Cela ne doit plus se voir, grâce au traitement.
La surveillance de la température et celle de l'état général sont de bons éléments. Il faut également rechercher d'autres sites d'atteinte tuberculeuse, en particulier vérifier l'état pulmonaire et génito-urinaire. La surveillance de la toxicité des médications est indispensable.

Traitement

C'est le traitement médical de la tuberculose qui prime, associant une quadrithérapie initiale sur deux mois puis une bithérapie sur 6 mois voire 1 an. Il doit être associé à une mise en décharge de l'articulation.

Le traitement permet de raccourcir l'évolution, empêche les complications, et permet une reprise rapide de la marche. Il sera complété par de la *kinésithérapie*.

COXARTHROSE

Voir *Arthrose de la hanche*.

COXOPATHIES (généralités)

Définition

On appelle coxopathie une *affection de la hanche*, c'est-à-dire de l'articulation coxo-fémorale, sans préjuger de son étiologie.

Signes essentiels

Une affection de la hanche se manifeste toujours par des douleurs de la fesse et/ou de l'aine, diffusant à la cuisse, et parfois au genou voire à la face antérieure du tibia. Ces douleurs, quand elles se manifestent le jour, entraînent une boiterie et un déhanchement. Elles peuvent aussi perturber le sommeil.

Causes et mécanismes

Un classement selon l'aspect radiologique peut être proposé pour le diagnostic des différentes affections de la hanche.

Lorsque l'interligne articulaire est pincé

Avec vitesse de sédimentation normale :

- l'arthrose de la hanche est la coxopathie la plus fréquente ;
- la coxopathie pagétique a les mêmes signes que la coxarthrose, mais la radiographie révèle la maladie de Paget ;
- les arthropathies nerveuses, très destructrices sont peu douloureuses ;
- la luxation de la hanche est diagnostiquée à la naissance ; les subluxations peuvent l'être plus tard.

Avec vitesse de sédimentation accélérée :

- les coxites rhumatismales peuvent se voir au cours de la polyarthrite rhumatoïde, de la spondylarthrite ankylosante, du rhumatisme psoriasique, etc. ;
- les coxites infectieuses peuvent être dues à n'importe quel germe depuis la tuberculose (→ Coxalgie) jusqu'au staphylocoque. La ponction articulaire est l'examen indispensable avec analyse bactériologique, dans tous les cas de coxites suspectes d'infection ;
- la chondrocalcinose articulaire (→) peut toucher la hanche avec ou sans manifestation clinique mais cette localisation reste rare.

Lorsque l'interligne articulaire reste normal : *on pense le plus souvent à l'ostéonécrose aseptique de la tête fémorale*.

D'autres fois, il peut s'agir d'une chondromatose synoviale, d'un céphalolisthésis (glissement de la tête fémorale chez un sujet jeune, véritable urgence chirurgicale), ou de douleurs provoquées par des affections de voisinage, y compris pelviennes. Les métastases osseuses des cancers doivent toujours être évoquées.

Lorsque les os du bassin restent normaux

On pense alors à une tendinite, une périarthrite de la hanche, une bursite ischiatique ou une tendinite des adducteurs.

Évolution et traitement

Ces éléments sont fonction des affections en cause et sont donc traités séparément, à chaque entrée particulière.

COXSACKIE (infections à virus)

Définition

Les virus Coxsackie appartiennent aux entérovirus, ils se divisent en 2 groupes (A et B).

Signes essentiels

La maladie de Bornholm (ou myalgie épidémique) comporte un syndrome myalgique des muscles thoraciques, abdominaux, nuchaux et fessiers dans un climat fébrile avec pharyngite, exanthème maculeux, micro-adénopathies. Il y a parfois une leucopénie modérée. L'évolution est en règle générale favorable. Une atteinte méningée, myocardique ou hépatique est possible.

Les *encéphalomyocardites* à *Coxsackie* donnent chez le nourrisson un tableau de défaillance cardiorespiratoire avec syndrome encéphalique et hémorragique mortel.

Les méningites aiguës sont des méningites à liquide clair, hyperlymphocytaire avec protéinorachie peu élevée et glycorachie normale. L'évolution est bénigne.

L'herpangine est une angine bénigne de l'enfance.

Le syndrome « pieds-mains-bouche » est souvent lié au Coxsackie A16. L'incubation est souvent inférieure à 6 jours. Elle survient généralement à la fin de l'été avec des lésions cutanées maculovésiculeuses. L'évolution est bénigne.

CRAMPES

Ce sont des contractions musculaires intenses, involontaires, douloureuses. Souvent bénignes, banales après un effort sportif prolongé, elles peuvent aussi se rencontrer dans un certain nombre de maladies métaboliques et neurologiques. Elles surviennent au repos, souvent la nuit et aux jambes et entraînent une contraction palpable du muscle.

Causes banales

- Sport.
- Grossesse.
- Chaleur.

Maladies neurologiques

- SLA (sclérose latérale amyotrophique).
- Polynévrites.
- Parkinson.

Fausses crampes (myalgies et douleurs crampoïdes)

- Artérite (claudication d'effort avec ischémie musculaire).
- Myopathies.
- Parkinson (dystonies douloureuses).
- Myalgies des maladies infectieuses (brucellose, viroses, dengue, trichinose, tétanos...).

CRANIOPHARYNGIOME

Définition

Tumeur de la région hypothalamo-hypophysaire d'origine embryonnaire.

Signes essentiels

Ils associent :

- des signes endocriniens : retard satural, diabète insipide, hypoglycémie ;
- des signes oculaires : baisse de l'acuité visuelle par compression des nerfs optiques, du chiasma ;
- des signes d'hypertension intracrânienne.

Éléments de surveillance

- Examen ophtalmologique recherchant un œdème papillaire au fond d'œil, une amputation du champ visuel.
- Radio du crâne (érosion de selle turcique, calcifications intratumorales) complétée par des explorations neuro-radiologiques.
- Scanner et/ou IRM (*cf.* illustration).

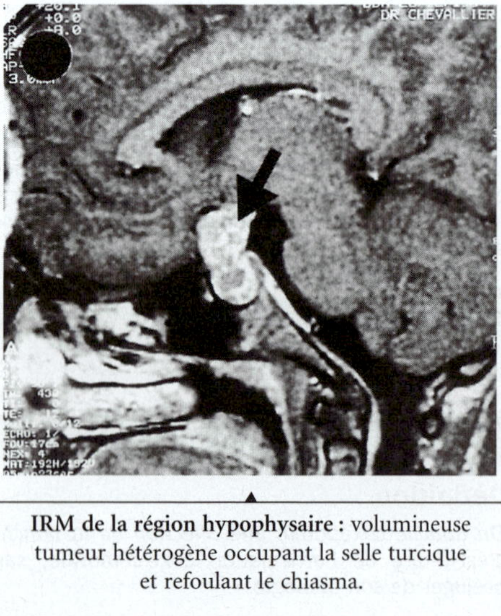

IRM de la région hypophysaire : volumineuse tumeur hétérogène occupant la selle turcique et refoulant le chiasma.

Traitement et pronostic

• **Le traitement est chirurgical.** Il nécessite une réanimation attentive en raison de désordres endocriniens transitoires mais conséquences, importantes postopératoires (diabète insipide, insuffisance surrénale, hypoglycémie).

• **À long terme, des récidives tumorales peuvent survenir.** Les séquelles sont d'ordre visuel et surtout endocrinien (les déficits endocriniens apparaissant à distance de l'intervention sont multiples : insuffisance thyroïdienne, diabète insipide, nanisme et impubérisme).

CRANIOSTÉNOSE

Définition

Ossification prématurée d'une ou de plusieurs sutures crâniennes, provoquant des déformations du crâne et parfois une hypertension intracrânienne.

Causes et mécanisme

Origine génétique fréquente. Mécanisme inconnu (*cf.* illustration).

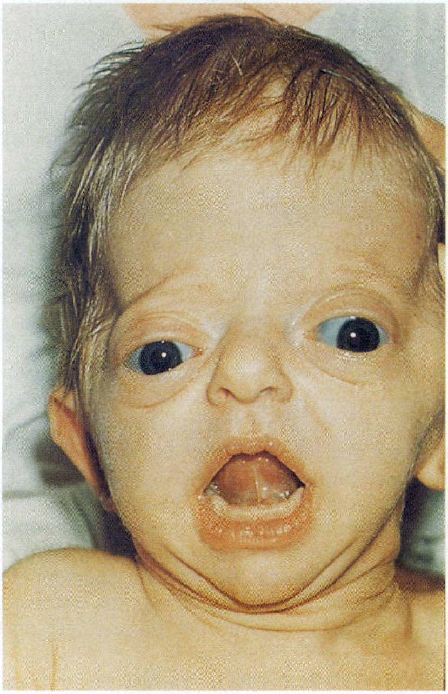

Maladie de Crouzon (synostose des sutures coronales ; forme particulière du crâne avec front plat, absence de saillie des rebords orbitaires, strabisme divergent).

Signes essentiels

• Déformation du crâne.
• Fermeture précoce de la fontanelle, crête osseuse palpable au niveau de la suture.
• Insuffisance du périmètre crânien.
• Parfois retard psychomoteur.

Examens complémentaires

• Radio de crâne (signes d'hypertension intracrânienne, suture précocement fermée et ossifiée).
• Fond d'œil (recherche de signes d'hypertension intracrânienne).
• Scanner cérébral.

Évolution et complications

Le risque majeur est la cécité dans certaines formes de crâniosténoses.

Traitement et pronostic

Le traitement est neurochirurgical ; il est impératif en cas de signes oculaires ou de signes d'hypertension intracrânienne.

Le pronostic est fonction de l'atteinte cérébrale sous-jacente : retard intellectuel fréquent.

CRÉNOTHÉRAPIE ORL

Définition

La pratique des cures thermales est couramment répandue. Elle s'adresse essentiellement aux infections ORL récidivantes, rebelles aux traitements médicaux ou chirurgicaux habituels (*cf.* illustration).

Il existe des eaux sulfurées et non sulfurées.

Schématiquement, *les eaux sulfurées* s'adressent aux maladies à composante infectieuse prédominante, *les eaux non sulfurées* aux affections récidivantes non infectieuses telles que l'allergie nasosinusienne.

Traitement

Il est utile pour obtenir un résultat stable que la cure soit répétée plusieurs années de suite.

CREUTZFELDT-JAKOB

Voir *prions et maladie de Creutzfeldt-Jakob*.

CREUTZFELDT-JAKOB (maladie de) = MCJ

Définition et mécanismes

Maladie rare, mais incurable et mortelle, évoluant en quelques semaines à quelques mois, et liée à l'atteinte

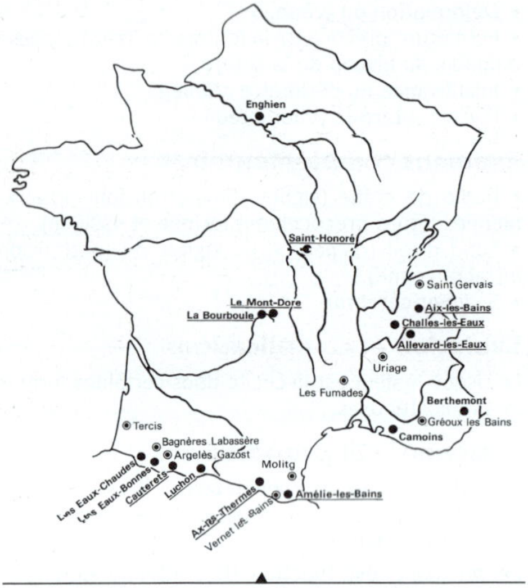

Carte des principales stations françaises utilisées en ORL. • : stations sulfurées. ◉ : stations non sulfurées.

cérébrale par un prion, agent infectieux non conventionnel, transmissible, de nature protéinique.

Signes essentiels

Il existe plusieurs formes :

- sporadiques (la plus fréquente) ;
- familiales (10 %) ;
- iatrogènes (hormone de croissance extractive, transmission neurochirurgicale) ;
- alimentaires (encéphalopathie spongiforme bovine = ESB, ou MCJ « nouveau variant »).

Signes de début rapidement progressifs :

- troubles de la personnalité et du caractère ;
- troubles psychiques graves et atypiques ;
- syndrome cérebelleux ;
- myoclonies.

À la phase d'état :

Troubles mentaux, myoclonies, hallucinations, mutisme, démence, atteinte de la marche et de la coordination aboutissant à un état grabataire.

Examens paraclíniques

- *L'EEG* peut être évocateur.
- *Les anomalies IRM* sont discrètes (noyaux gris centraux) et peu spécifiques, la TDM est normale.
- *Le LCR est normal*, mais la protéine 14-3-3 peut être élevée.
- *Biologie sanguine normale.*

Traitement

- Isolement du malade dès que le diagnostic est envisagé, déclaration obligatoire dans l'hôpital et à la DRASS ; mettre en œuvre les moyens permettant de prouver le diagnostic du vivant du malade, puis le cas échéant autopsie.
- Précautions lors des prélèvements et de tous les examens en particulier endoscopiques (les appareils ne peuvent plus être utilisés ensuite pour d'autres malades).
- Traitement palliatif selon les symptômes, en particulier des douleurs et de l'angoisse, de la raideur, etc.

Pour la pratique, on retiendra :

- Maladie neurologique rare, mortelle.
- Agent infectieux non conventionnel.
- Signes neurologiques et psychiatriques.
- Rôle technique de l'infirmière : prélèvements et isolement du patient, soutien du patient et de sa famille.

CRISES ARTICULAIRES AIGUËS (Arthrites aiguës)

Définition

La crise articulaire aiguë est définie par l'*inflammation* ou la *congestion* brutale ou très rapide d'une *articulation.*

Signes cliniques

L'inflammation se manifeste par une *douleur* dite inflammatoire, c'est-à-dire *nocturne*, de la *deuxième partie de la nuit*, réveillant le malade, et se prolongeant longtemps pendant la matinée. On note une impotence fonctionnelle. L'articulation atteinte est rouge, chaude, tuméfiée et douloureuse.

Signes paracliniques

Il est rare que les radiographies montrent quelque chose de typique, et elles peuvent être normales à la période toute précoce. *La vitesse de sédimentation est presque toujours augmentée.* La ponction articulaire permet l'examen cytobactériologique (indispensable si une infection est suspectée) et chimique du liquide articulaire. L'examen histologique de la synoviale, prélevée par biopsie, est parfois nécessaire.

Causes

Arthropathies microcristallines :

- *au premier rang, on trouve la goutte* qui touche surtout les articulations du pied (gros orteil) chez un homme jeune. Dans le sang existe une hyperuricémie le plus souvent. Dans le liquide articulaire on voit des cristaux d'urate de sodium, biréfringents en lumière polarisée ;

- *la pseudo-goutte* est causée par une crise aiguë de *chondrocalcinose articulaire*. Le pied est plus rarement touché que dans la goutte, mais chez une femme c'est le premier diagnostic à évoquer. Le liquide articulaire contient des cristaux de pyrophosphate de calcium ;
- *il peut parfois s'agir d'une réaction* aux microcristaux contenus dans les produits utilisés pour une infiltration intra-articulaire de corticoïdes.

Arthropathies rhumatismales

Au cours de l'évolution des grands rhumatismes inflammatoires, une ou plusieurs des articulations peuvent brusquement s'enflammer. Il est rare que ce soit inaugural de la maladie. Le diagnostic est plus facile dans la mesure où la crise articulaire survient dans un contexte défini et connu (→ Polyarthrites).

Arthrites septiques

Elles s'accompagnent d'une altération franche de l'état général avec fièvre. Dans le sang existent des signes d'infection (hyperleucocytose avec réaction neutrophile). Le début est brutal. Le germe en cause peut souvent être mis en évidence au sein d'un liquide synovial contenant du pus ou des éléments puriformes.

Crises congestives des arthroses

Elles simulent volontiers les signes cliniques des arthropathies microcristallines, mais en général le tableau est moins aigu et la vitesse de sédimentation reste normale, ou, en tout cas, très peu augmentée.

✚ Évolution et surveillance

L'évolution se fait vers la sédation de la crise, en un à plusieurs jours.
La surveillance est surtout celle de l'état général (température, urines, etc.), et la protection locale (traumatismes), dans la mesure où la crise guérit rapidement sous traitement adéquat.

Traitement

Il est fonction de l'étiologie.

CROHN (maladie de)

Définition

C'est une affection inflammatoire touchant l'ensemble du tube digestif, mais surtout l'iléon terminal, le côlon et l'anus. Elle évolue de manière imprévisible, par poussées de gravité variable. Les lésions intéressent toute l'épaisseur de la paroi digestive (atteinte transmurale avec fissures) ; elles entraînent des sténoses (rétrécissements) de la lumière digestive s'étendant aux structures voisines (adhérences, inflammation, fistules) (*cf.* illustration).

COMPLICATIONS DE LA MALADIE DE CROHN	
L'indice de BEST ou CDAI (*Crohn disease activity index*)	Il permet de quantifier la gravité d'une maladie de Crohn. Les données sont recueillies sur une semaine, jusqu'à la veille de l'examen clinique, directement par le malade, sur une carte préétablie.
Éléments de l'indice de BEST ou CDAI	Nombre de selles liquides ou très molles. Douleurs abdominales, cotées de 0 à 3. Bien-être général coté de 0 à 3. Manifestations extra-intestinales : – articulaires, – oculaires. Manifestations cutanéomuqueuses : – anales, – fistule autre que anale. Fièvre > 38 °C. Prise d'antidiarrhéiques. Présence d'une masse abdominale. Hématocrite. Poids.
Résultats	Score < 150 : maladie de Crohn inactive. Score entre 150 et 450 : maladie de Crohn active. Score > 450 : maladie de Crohn sévère.

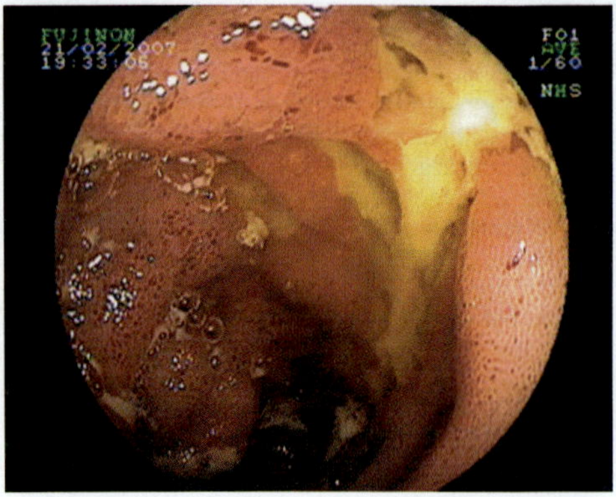

Iléite terminale : muqueuse congestive, inflammatoire, présentant des ulcérations creusantes.

Elles correspondent histologiquement à une infiltration lymphocytaire avec, dans les deux tiers des cas, des nodules épithélioïdes giganto-cellulaires pratiquement caractéristiques de la maladie.

Causes et mécanismes

L'étiologie est inconnue.

Signes essentiels

Cliniques

Les signes principaux sont la diarrhée (8 fois sur 10), parfois remplacée par un tableau subocclusif (en cas de sténose marquée), les douleurs (coliques, syndrome de Kœnig), l'amaigrissement. On sent fréquemment un empâtement sensible de la fosse iliaque droite. La recherche de lésions anales (ulcérations, fistules) est systématique. Des manifestations extradigestives, analogues à celle de la rectocolite hémorragique, sont possibles : articulaires, cutanées (érythème noueux, etc.), muqueuses, oculaires, etc.

Examens complémentaires

• *Bilan biologique* : il comprend NFS, VS, CRP, plaquettes, ionogramme, cholestérol, électrophorèse des protéines, fer sérique avec saturation, taux de prothrombine, bilan phosphocalcique. D'autres examens sont éventuellement demandés en fonction de chaque cas : stéatorrhée ou fécalogramme, etc.
• *Bilan endoscopique* : examen proctologique, coloscopie avec iléoscopie et souvent fibroscopie haute.
• *Bilan radiologique* : radiographie, d'abdomen sans préparation, transit du grêle, voire vidéo-capsule.

Évolution et complications

L'évolution se fait en règle générale par poussées, elle est imprévisible. Les complications sont schématisées dans le tableau page 267.

Traitement et pronostic

Traitement médical symptomatique

• De la diarrhée :
  – diététique, ralentisseurs du transit (*Diarsed*, *Imodium*),
  – *Questran* qui chélate les sels biliaires mal réabsorbés,
  – antibiotiques en cas de pullulation microbienne en amont d'une sténose du grêle.
• Des douleurs : antispasmodiques et antalgiques.
• Des désordres nutritionnels : diététique, hypercalorique et hyperprotidique, ou au contraire nutrition parentérale pour mise au repos du tube digestif, alimentation entérale par pompe.

Traitement médical étiologique

• Anti-inflammatoires digestifs : *Salazopyrine*, *Pentasa*, *Rowasa*, etc. On peut également proposer le Budésonide (*Entocort*) qui est un corticoïde pris par voie orale, non absorbé par le tube digestif et qui est donc actif directement sur les lésions de la maladie de Crohn.

Un traitement au long cours par les anti-inflammatoires digestifs serait capable d'éviter les rechutes.

• Anti-inflammatoires généraux : les corticoïdes par voie générale (orale ou IV) ou locale (*Colofoam*, lavement au *Solupred*) sont utilisés.
• Immunosuppresseurs : l'azathioprine ou *Imurel*, la ciclosporine ou le méthotrexate peuvent être prescrits dans les cas graves.
• Anticorps anti-TNF α : infliximab (*Remicade*), adalimumab (*Humira*) : ces anticorps inhibent une des protéines majeures de l'inflammation. L'effet est rapide et spectaculaire. On utilise ce traitement dans les formes graves (fistules) ou bien résistantes aux traitements précédents ; il peut aussi être utilisé en traitement d'entretien.

Traitement chirurgical

Il est indiqué devant certaines complications (occlusion, perforation, fistule, colectasie aiguë, cancer) et en cas d'échec du traitement médical.

Il va de la résection segmentaire (iléon) à la coloproctectomie totale dans certaines formes coliques. Il faut éviter les grandes résections digestives car les récidives s'observent dans 40 à 70 % des cas sur d'autres parties du tube digestif.

Éléments de surveillance

– *Cliniques* : état général (poids) et digestif (nombre, aspect, poids des selles).
– *Biologiques* : examens sanguins, plus ou moins nombreux selon l'état du malade, examens de selles.
– *Endoscopiques* et *radiologiques*.

CRURALGIE

Définition

Une cruralgie désigne d'une façon générale une douleur de la cuisse, mais ce terme est le plus souvent utilisé pour désigner la névralgie du nerf crural, issu des 3e et 4e racines lombaires.

Causes et mécanismes

Le plus souvent, il s'agit d'une lombo-cruralgie, survenant chez un homme de 50 ans, par *conflit disco-radiculaire*, comme pour les sciatiques. Dans quelques cas, *un diabète* est associé à l'affection, d'où sa recherche habituelle. Enfin, certaines cruralgies sont « symptomatiques » d'une spondylodiscite, d'un cancer osseux, d'une métastase osseuse ou épidurale.

Signes cliniques

Une lombalgie est le plus souvent associée à la cruralgie. La douleur suit un trajet empruntant la face antérieure de la cuisse, atteignant le genou (et le dépassant parfois). L'extension de la cuisse réveille la douleur. On note une amyotrophie quadricipitale, et le réflexe rotulien peut être diminué ou aboli, avec hypoesthésie dans le territoire de la racine L4.

Signes paracliniques

Les radiographies montrent le plus souvent un pincement discal L3-L4 isolé ou de type arthrosique (avec ostéophytes et sclérose osseuse). Dans les formes prolongées ou de diagnostic difficile, on demande un scanner ou une IRM pour mettre en évidence une hernie discale ou les causes plus rares (cancers, infection, etc.).

✚ Évolution, surveillance et traitement

Le plus souvent la névralgie crurale guérit en 6 à 8 semaines, après une phase initiale de 2 à 3 semaines plus douloureuse et à maximum nocturne. Le traitement médicamenteux, qui comporte des antalgiques puissants, un AINS voire une corticothérapie, associé au repos, contrôle cette phase douloureuse et accompagne la guérison. Dans les formes discales rebelles, une infiltration épidurale ou foraminale de corticoïdes peut être utile, mais le recours à une solution chirurgicale est très rare.

CRYOGLOBULINÉMIE

Définition

Ce sont des complexes d'immunoglobulines qui précipitent lors d'une exposition au froid.

- *Type 1 : IgM, G ou A monoclonale.*
- *Type 2 : Ig monoclonale (habituellement IgM) ayant une activité anti-immunoglobuline (habituellement IgG).*
- *Type 3* : Ig polyclonale ayant une activité anti-immunoglobuline.

Pathologies associées

Les cryoglobulinémies de type 1 sont souvent associées à des proliférations lymphoïdes B.

Les cryoglobulinémies de type 2 ou 3 sont plus souvent associées à des infections aiguës (dont le virus de l'hépatite C), des infections chroniques, ou à des maladies auto-immunes.

Dans 15 % des cas, la cryoglobulinémie est dite essentielle, sans pathologie sous-jacente.

Signes cliniques

Elles touchent plusieurs organes, avec des atteintes plus fréquentes selon le type de cryoglobuline :

- *la peau : purpura* (type 2) *; Raynaud, ulcères ou nécroses* (surtout le type 1) ;
- *le rein : syndrome néphrotique, HTA, insuffisance rénale* (surtout le type 2 et 3) ;
- *hépato-splénomégalie* (surtout le type 2 et 3) ;
- *arthrite* : surtout le type 2 et 3 ;
- *neuropathie périphérique* : surtout le type 2 et 3.

Elles s'accompagnent des manifestations cliniques associées à la pathologie sous-jacente.

Traitement

C'est celui de la cause, lorsque cela est possible. La protection contre l'exposition au froid peut limiter certaines manifestations cliniques.

CRYPTOCOCCOSE

Définition

C'est une infection due à une levure encapsulée, *Cryptococcus neoformans*, ayant un tropisme pour le système nerveux central et le poumon. Elle se développe chez les sujets ayant une immunodépression cellulaire (Sida, hémopathies, greffes).

Signes essentiels

- *Méningo-encéphalite* avec céphalées, nausées, syndrome méningé souvent très discret (25 %), troubles de la conscience, comitialité (4 %), parfois paralysie des nerfs crâniens. Sont également possibles :
  - toux et infiltration des bases pulmonaires à la radio,
  - dissémination avec atteinte cutanée papulaire.
- *PL* : liquide clair, hyperprotéinorachie modérée, glycorachie normale ou basse, présence de cellules

mononucléées, recherche du cryptocoque à l'encre de Chine, antigène soluble positif.

- *Antigène soluble* dans le sérum +++ très sensible.

Traitement et pronostic

L'amphotéricine B (*Fungizone*) est utilisée en perfusion IV (0,25 à 1 mg/kg/j, dose atteinte par paliers). Le traitement est administré pendant 2 semaines et est relayé par un traitement d'entretien par le fluconazole (*Triflucan*) en cas de Sida. En cas d'intolérance ou de contre-indications à l'amphotéricine B, un traitement d'attaque à doses élevées de fluconazole peut être institué.

CRYPTORCHIDIE

Définition

C'est l'absence de l'un ou des deux testicules dans les bourses.

Causes et mécanismes

Il s'agit soit d'un retard simple à la descente des testicules dans le scrotum, soit d'un obstacle mécanique, soit d'une pathologie endocrinienne.

En cas de cryptorchidie vraie, le ou les testicules n'ont pas été perçus en position intra-scrotale lors de l'examen néonatal (à distinguer des situations fréquentes où les testicules ont été palpés en période néonatale puis sont ascensionnés en raison du renforcement du tonus des muscles crémastériens : testicule « ascenseur »).

Signes cliniques et paracliniques

Une cryptorchidie bilatérale (absence de gonades palpables) en période néonatale, doit faire évoquer un pseudo-hermaphrodisme féminin (→ Ambiguïtés sexuelles).

Recherche systématique d'anomalies des organes génitaux externes (hypospadias, micropénis), qui doivent faire réaliser un bilan endocrinien, et d'une hernie associée (indication d'une chirurgie précoce).

La cryptorchidie sera affirmée après un examen soigneux (enfant debout ou assis en tailleur) : gonade palpable ou non, de taille normale ou non, abaissable ou non en position intra-scrotale.

Le retentissement endocrinien (→ Hypogonadisme) doit être évalué si la découverte de la cryptorchidie est faite aux environs de la période pubertaire.

Évolution

Outre les risques de stérilité, il existe celui de cancérisation des testicules restés intra-abdominaux après la puberté.

Traitement

Actuellement, le traitement de la cryptorchidie est chirurgical, au mieux avant l'âge de 2 ans.

CUSHING (syndrome de)

Définition

Le syndrome de Cushing correspond à l'hypersécrétion non freinable de glucocorticoïdes (cortisol) par les corticosurrénales. Cette définition exclut la prise de corticoïdes. L'origine hypophysaire du syndrome définit la *maladie de Cushing*.

Causes et mécanismes

La prédominance féminine est très importante. Il faut distinguer les syndromes de Cushing primitivement surrénaliens des hypersécrétions secondaires liées à une sécrétion excessive de l'ACTH (maladie de Cushing) ou de substances analogues à l'ACTH sécrétée par des tumeurs malignes.

Hypersécrétion surrénalienne par production excessive d'ACTH (ACTH dépendante)

La première cause est la maladie de Cushing par adénome hypophysaire à ACTH (80 % des syndromes de Cushing) (*cf.* illustration).

Moins souvent, il s'agit d'un syndrome de Cushing paranéoplasique, secondaire à la sécrétion d'une substance « ACTH-like » par un cancer, le plus souvent bronchique, plus rarement du thymus ou du pancréas (*cf.* illustration).

Hypersécrétion d'origine surrénalienne (avec ACTH plasmatique basse)

- *les tumeurs surrénales bénignes* (adénomes), responsables d'un tableau pur d'hypercortisolisme (13 % des cas) ;
- *les cortico-surrénalomes malins,* sécrétant à la fois du cortisol et des androgènes. Leur tableau comporte en plus des signes de virilisation.

Signes cliniques

Syndrome hormonal

Signes d'hypercortisolisme : ils associent une répartition facio-tronculaire des graisses, une érythrose du visage, des vergetures pourpres, une amyotrophie des membres, une fragilité cutanée avec fragilité capillaire, ecchymoses et hématomes, une ostéoporose avec douleurs rachidiennes.

D'autres symptômes moins spécifiques sont fréquents et évocateurs : hypertension artérielle, aménorrhée et troubles de la libido, troubles psychiques, surtout de type dépressif, mycose unguéale, chute des cheveux.

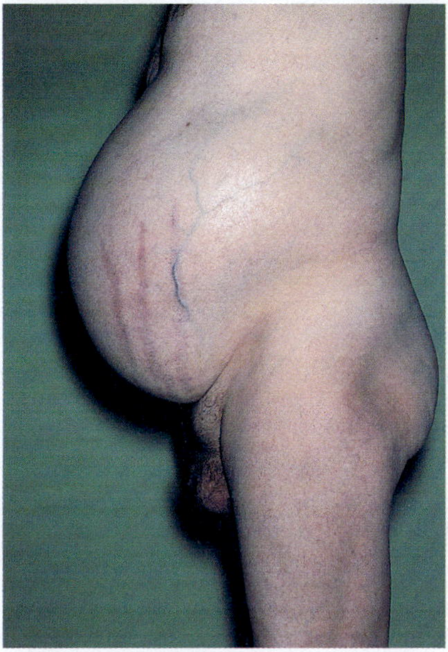

Maladie de Cushing : abdomen en besace ; vergetures larges et pourpres.

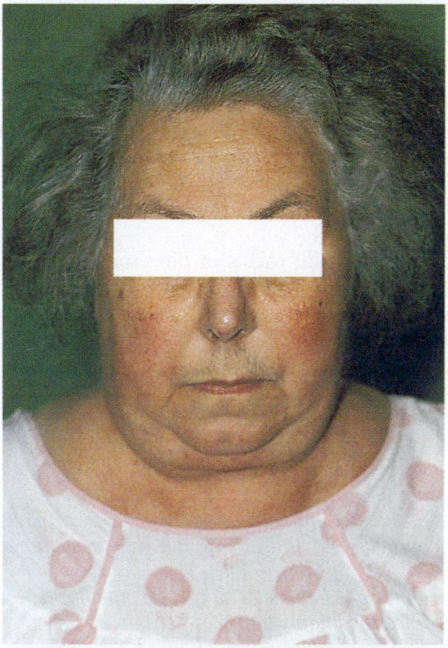

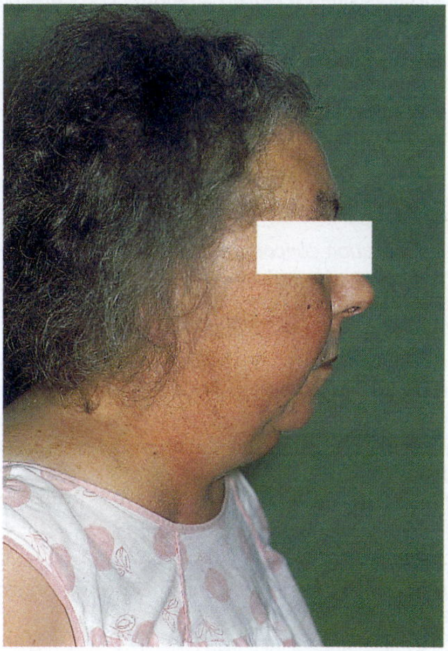

Maladie de Cushing : faciès bouffi, pommettes érythrosiques.

En cas d'ACTH très élevée (maladie de Cushing, syndrome paranéoplasique) : mélanodermie.

Signes de virilisation : ils sont visibles chez la femme, en rapport avec l'hypersécrétion d'androgènes : hypertrophie clitoridienne, séborrhée, acné, hypertrichose, modification de la voix. Ils peuvent masquer une partie des signes de catabolisme, notamment au niveau de la peau et des muscles.

Syndrome tumoral

Parfois syndrome tumoral hypophysaire (céphalées, hémianopsie bitemporale) du à l'adénome corticotrope dans la maladie de Cushing.

Examens complémentaires

Examens permettant le diagnostic d'hypersécrétion surrénalienne :

- cortisol libre urinaire élevé ;
- cycle du cortisol plasmatique : cortisol élevé à 8 h du matin avec perte du rythme circadien.

Tous les dosages montrent des chiffres élevés avec perte du cycle nycthéméral du cortisol (normalement élevé à 8 h, diminué à 20 h) : ici valeur du cortisol élevée en permanence.

Le caractère non freinable de l'hypercorticisme est confirmé par la négativité des *tests de freinage* rapide et standard par la dexaméthasone.

Autres examens :

- hyperleucocytose neutrophile et polyglobulie modérée à la numération formule sanguine ;
- intolérance au glucose ou diabète patent ;
- élévation modérée du cholestérol et des triglycérides ;
- radiographie du rachis et densitométrie osseuse (ostéoporose) ;
- bilan endocrinien complet, étudiant notamment les androgènes surrénaliens et l'aldostérone.

Examens permettant un diagnostic étiologique

La maladie de Cushing se caractérise par :

- *un taux d'ACTH élevé à l'état basal et après stimulation par la CRH ;*
- *un freinage au moins partiel de l'hypercortisolisme au cours du test de freinage fort par la dexaméthasone ;*
- *une réponse explosive au test de stimulation par la métopirone (peu pratiqué).*

Il faut alors rechercher un adénome corticotrope :

- *l'imagerie hypophysaire :* scanner ou IRM permet la plupart du temps de visualiser la tumeur et d'en mesurer les dimensions ;
- *le cathétérisme des sinus pétreux*, avec dosage de l'ACTH au niveau de l'hypophyse permet parfois de localiser l'adénome hypophysaire.

Le syndrome de Cushing paranéoplasique se manifeste par :

- *une élévation concomitante des androgènes ;*
- *l'existence d'une alcalose hypokaliémique ;*
- *l'élévation de l'ACTH ;*
- *la négativité de tous les tests dynamiques.*

L'imagerie montre une hyperplasie bilatérale des surrénales ; elle permet également de localiser la tumeur primitive.

En cas de syndrome de Cushing par tumeur surrénalienne :

- l'ACTH est basse ;
- les tests dynamiques sont négatifs.

L'imagerie (échographie, scanner, IRM) montre une surrénale tumorale, la surrénale controlatérale étant atrophiée.

Évolution et pronostic

En l'absence de traitement, l'évolution est fatale avec des complications vasculaires (thrombose, hémorragie), des accidents hypertensifs, une cachexie et parfois des manifestations psychiatriques graves (automutilation, suicide).

Traité, le pronostic dépend de l'étiologie. Il est redoutable en cas de syndrome paranéoplasique et du corticosurrénalome.

Éléments de surveillance

Cliniques : modifications morphologiques et cutanées état psychique, signes d'hypercatabolisme, pression artérielle, vie génitale. Recherche de métastases en cas de tumeur maligne.

Biologiques : dosages hormonaux, radiographie et densitométrie osseuses.

Traitement

Dans la plupart des cas le traitement, s'il est efficace, aboutit à l'insuffisance surrénale au moins passagère, qui doit être traitée préventivement.

Les méthodes et les indications dépendent de la cause.

Maladie de Cushing

La maladie de Cushing guérit dans la plupart des cas après ablation de la tumeur hypophysaire. La chirurgie est faite en général après avoir freiné les glandes surrénales par des anticortisoliques (OP'DDD, *Mitotane* ou aminogluthétimide, *Orimétène*). Les anticortisoliques sont poursuivis après la chirurgie pendant quelques mois.

Lorsqu'on ne trouve pas d'adénome corticotrope, on peut proposer une surrénalectomie bilatérale associée à une radiothérapie hypophysaire pour éviter la survenue d'adénome hypophysaire sécrétant postopératoire (syndrome de Nelson).

Adénome surrénalien : la chirurgie d'exérèse donne de bons résultats. Elle est grandement facilitée par la cœliochirurgie.

Corticosurrénalome malin : chirurgie si elle est possible, associée aux anticortisoliques (OP'DDD ou aminogluthétimide) et à la radiothérapie surrénalienne.

Syndrome paranéoplasique : traitement de la tumeur originelle si possible, sinon anticortisoliques de synthèse (OP'DDD ou aminogluthétimide).

CYSTICERCOSE

Voir *Taeniasis*.

CYSTITES

Définition

C'est un syndrome associant : brûlures mictionnelles, pollakiurie (→), dysurie (→), pyurie.

Causes et mécanismes

On distingue les *fausses cystites*, avec urines limpides, il s'agit d'urétrite chez la femme secondaire à une infection génitale, et les *vraies cystites* avec urines troubles et bactiurie supérieure à 10^5 germes/mm^3.

Les principales causes des cystites à urines troubles sont :

- *Vésicales :* infections bactériennes et parasitaires, tumeurs, corps étrangers, traumatismes, radiothérapie.
- *Sous-vésicales :* maladie du col, lésions prostatiques, lésions urétrales.
- *Extravésicales :* foyers infectieux juxtavésicaux : colique, appendiculaire, génital. Tumeurs.
- *Rénales :* la tuberculose rénale est la seule maladie du haut appareil qui se révèle par les signes vésicaux.

Examens paracliniques

Présence de leucocytes et de nitrites à la bandelette. Ce sont les examens bactériologiques avec cultures sur milieux spécifiques, les examens radiologiques : échographie vessie pleine, UIV et urétrocystographie rétrograde, et les examens endoscopiques (urétrocystoscopie) dont l'indication et la réalisation reposent sur le résultat de l'examen clinique, l'anamnèse, la stérilité des urines.

Traitement

Il est symptomatique (douleur, infection) et étiologique.

Pour la pratique, on retiendra :

Très fréquentes chez la femme.
Clinique : évidente.
Examens : consistent en des prélèvements urinaires (bandelette urinaire, ECBU). Si terrain particulier (homme, enfant, sujet âgé, antécédents urologiques, immunodéprimés), ou cystite récidivante des examens à visée étiologique sont réalisés.
Surveillance par l'infirmière : la survenue d'une fièvre signe une complication (atteinte parenchymateuse).
Éducation : conseils hygiéno-diététiques avec notamment apports liquidiens abondants (> 1,5 litre/jour) répartis sur le nycthémère, mictions fréquentes et complètes, hygiène périnéale.

CYTOMÉGALOVIRUS (CMV)

Définition

C'est une affection polymorphe due à un herpès virus : le cytomégalovirus (CMV).

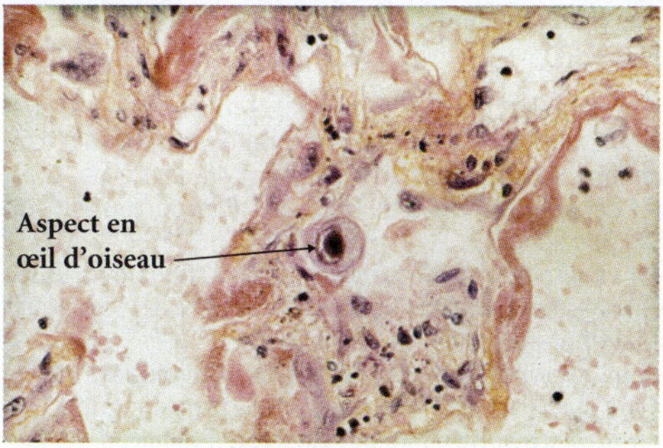

Coupe histologique de poumons avec cellules géantes à inclusion caractéristique d'une infection à CMV.

Causes et mécanismes

La contagion est interhumaine. La transmission transplacentaire est responsable de la maladie congénitale. La transmission lors de transfusions est possible. Lors des états d'immunodépression (greffes, Sida), on peut observer le « réveil » d'un virus latent. Le virus réalise une lésion caractéristique : cellule géante au noyau excentrique avec une inclusion entourée d'un halo clair (aspect en œil d'oiseau) (*cf.* illustration).

Il faut distinguer :

- *la maladie congénitale*, qui réalise une hépatite grave ;
- *les formes acquises* de l'enfant et de l'adulte, où l'on observe manifestations respiratoires, hépatites, syndromes mononucléosiques (en particulier post-transfusionnels) ;
- *l'infection chez l'immunodéprimé* : elle est retrouvée chez les patients infectés par le VIH, si les CD4 sont < 100/mm^3.

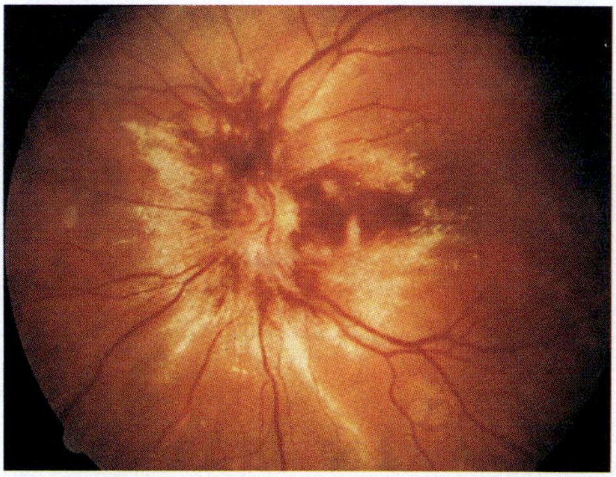

Choriorétinite à CMV. Aspect du fond d'œil.

Signes essentiels

Cliniques :

- la *choriorétinite* se manifeste par un déficit visuel (voile avec vision floue, scotome, amputation du champ visuel) avec, au maximum, la cécité ;
- l'*encéphalite* avec troubles du comportement, de la conscience ;
- la *colite* se manifeste par des diarrhées hydriques chroniques, parfois sanglantes et des douleurs abdominales ;
- la *pneumopathie interstitielle* d'évolution grave avec syndrome de détresse respiratoire aiguë ;
- l'*atteinte surrénalienne*, des voies biliaires.

Diagnostic

Il repose sur :

- la virémie dans le cadre de l'infection VIH ; la sérologie avec présence d'IgM chez le sujet immunocompétent ;
- le fond d'œil est très évocateur : foyer blanc paravasculaire s'étendant de façon centrifuge avec un front de prolifération viral actif périphérique et une zone centrale cicatricielle. Il n'y a pas en général d'hyalite et le segment antérieur est normal. C'est donc en principe sur l'aspect ophtalmologique que le diagnostic est porté. Il est d'interprétation difficile surtout en cas d'infection mixte ;
- les biopsies tissulaires et notamment coliques.

Traitement

Il est uniquement prescrit en cas d'immunodépression. Deux antiviraux utilisables par voie veineuse sont efficaces : le foscarnet (*Foscavir*) et le ganciclovir (*Cymévan*). Le traitement curatif doit être suivi d'une prophylaxie secondaire compte tenu de la fréquence des rechutes. Seules, les localisations digestives ne nécessitent pas toujours un traitement d'entretien.

Des injections intravitréennes de ganciclovir peuvent être proposées à raison de 2 injections par semaine en curatif et une injection en prophylaxie secondaire. Un implant intravitréen diffusant régulièrement pendant plusieurs mois peut être utilisé.

Antiviraux		
TRAITEMENT CURATIF		
Foscarnet : *Foscavir*	**flacon de 12 g 180 mg/kg/j.**	**IV en 2 perfusions de 90 min à diluer dans 500 mL de sérum physiologique toutes les 12 h.**
Ganciclovir : *Cymévan*	**10 mg/kg/j.**	**IV en 2 perfusions de 30 à 60 min à diluer dans 250 mL de sérum glucosé 5 % à 12 h d'intervalle.**
Vistide : *Cidofovir*	**5 mg/kg/j.**	**IV en 1 perfusion d'une heure à diluer dans 100 mL de sérum physiologique une fois tous les 15 jours. Précéder la perfusion du Vistide par une perfusion d'un litre de sérum physiologique et boire abondamment. Prendre 3 h avant la perfusion, 4 cp à 500 mg de *Probénécide* puis 3 h et 9 h après le début de la perfusion 2 cp de *Probénécide* à 500 mg soit 8 cp au total (4 g).**
TRAITEMENT D'ENTRETIEN		
Foscarnet : *Foscavir*	**120 mg/kg/j.**	**IV en perfusion de 60 à 90 min, à diluer dans 500 mL de sérum physiologique.**
Ganciclovir : *Cymévan*	**5 mg/kg/j.**	**IV en perfusion de 30 min, à diluer dans 250 mL de sérum glucosé 5 % ou oral (12 à 18 cp/j).**
Vistide : *Cidofovir*	**5 mg/kg/j.**	**IV en 1 perfusion d'une heure à diluer dans 100 mL de sérum physiologique tous les 15 jours.**

Action :
Inhibe la synthèse de l'ADN viral en agissant sur l'ADN polymérase.

Indications :
Atteinte viscérale à CMV (rétinite, tube digestif, encéphalite).

Contre-indications :
• Foscarnet, Vistide : insuffisance rénale, troubles métaboliques, grossesse.

• Ganciclovir : pancytopénie, grossesse.

Précautions d'emploi :
• Ganciclovir : NFS-plaquettes avant traitement, une fois par semaine puis tous les 15 jours, transaminases.

• *Foscavir* : clairance de la créatinine avant le traitement, puis créatininémie une fois par semaine et ensuite toutes les 2 à 4 semaines. Ionogramme sanguin, NFS-plaquettes avant traitement puis une fois par mois.

Dans les deux cas : manipulation dans des règles d'asepsie stricte de la chambre implantable.

• Vistide : dosage de la protéinurie et de la clairance de la créatinine ainsi qu'un bilan hépatique et hématologique avant le début du traitement. Surveillance régulière de la fonction rénale.

Effets secondaires :
• Ganciclovir :

– effets hématologiques +++ : neutropénie (20 à 40 % des cas), thrombopénie (20 % des cas), plus rarement anémie ;

– fièvre, éruptions cutanées, cytolyse hépatique, syndrome confusionnel ;

– développement de souches résistantes lors de l'utilisation prolongée.

• *Foscavir* :

– effets rénaux +++ : insuffisance rénale dans 15 à 20 % des cas par atteinte tubulaire, réversible à l'arrêt du traitement, nécessitant une expansion volémique (dilution du produit dans le sérum physiologique) ;

– effets métaboliques ++ : hypocalcémie dans 15 % des cas (paresthésies, crampes), perturbations de la phosphorémie et de la kaliémie ;

– effets digestifs + : nausées, vomissements (30 % des cas), à prévenir par des antiémétisants ;

– anémie, ulcérations génitales, céphalées ;

• Vistide :

– effets rénaux +++ : insuffisances rénales très fréquentes représentant l'effet le plus limitant de l'utilisation du produit ;

– effets hématologiques : neutropénie.

Interactions :
– Ganciclovir et zidovudine.

D

DACRYOCYSTITES

Définition

Inflammation du sac lacrymal ; elle peut être aiguë ou chronique :

• due à une obstruction d'un canal lacrymal, à une infection de voisinage, plus rarement à une imperforation du canal lacrymal ;

• se traduit par une tuméfaction rouge et douloureuse de l'angle interne de l'œil avec larmoiement.

Traitement

Antibiothérapie locale et générale d'emblée. À distance : lavage des voies lacrymales, puis *dacryocystorhinostomie* à froid (dérivation du canal lacrymonasal dans les fosses nasales).

DÉCALCIFICATIONS OSSEUSES

Définition et mécanismes

La décalcification ou déminéralisation consiste en une diminution de la teneur osseuse en calcium, qui fragilise l'os.

Le tissu osseux est constitué d'une trame protéique imprégnée de sels minéraux (calcium et phosphore). Il existe normalement un équilibre entre formation et destruction osseuse ; ce remaniement continu est le fait des ostéoblastes (constructeurs) et des ostéoclastes (destructeurs). La vitamine D et la thyrocalcitonine stimulent les ostéoblastes. L'hormone parathyroïdienne stimule les ostéoclastes.

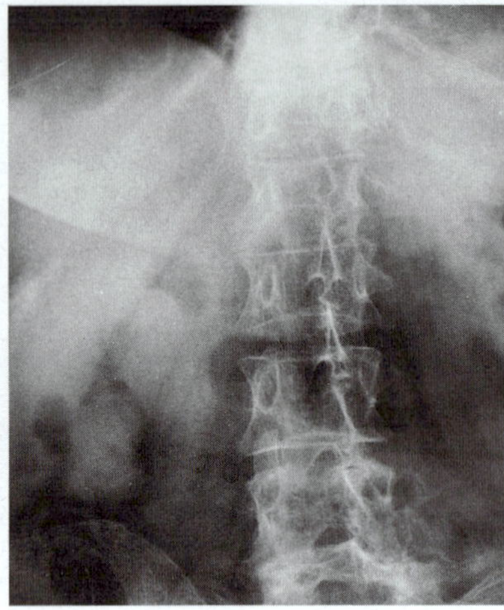

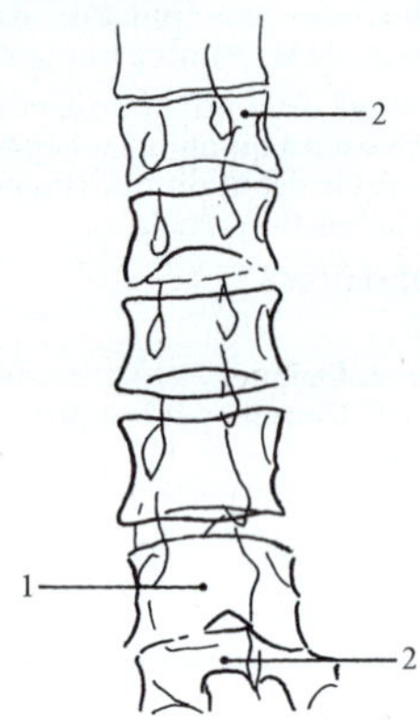

Tassements vertébraux ostéoporotiques.
1. Trame osseuse anormalement visible ; 2. Tassement.

Les décalcifications peuvent résulter :

• d'un défaut de la trame protéique : les travées osseuses sont plus rares et plus grêles que normalement, du fait d'un déséquilibre entre la formation et la résorption osseuse. Elles sont correctement minéralisées, mais leur nombre étant restreint, la quantité totale de calcium et de phosphore du squelette est forcément diminuée. C'est l'*ostéoporose* (*cf.* illustration) ;

• d'un défaut de la minéralisation de la trame protéique : à l'inverse du cas précédent, les travées osseuses sont alors de dimensions normales, mais elles sont incomplètement minéralisées, du fait d'une insuffisance en vitamine D. C'est l'*ostéomalacie* qui signifie littéralement le ramollissement de l'os ;

• les deux processus peuvent d'ailleurs s'associer : *ostéoporomalacie*.

À côté de ces deux principaux types de déminéralisations diffuses, dites *métaboliques*, il en existe d'autres (hyperparathyroïdie, ostéodystrophie rénale). Les cancers secondaires des os à forme ostéolytique (diffuse ou localisée), le myélome multiple, réalisent aussi une déminéralisation, dite *secondaire*.

Certaines décalcifications sont localisées à un segment osseux et ne sont pas envisagées dans ce cadre : algodystrophie réflexe, décalcification post-fracturaire, etc.

Signes cliniques

Pendant longtemps les décalcifications, qui fragilisent l'os, peuvent ne pas se manifester cliniquement. Lorsqu'elles le font, c'est en général à l'occasion de microfractures ou de fractures (tassements vertébraux, fractures spontanées). Parfois s'y associent des myalgies.

Les déformations et les tuméfactions sont rares (sauf les déformations rachidiennes).

Signes paracliniques

Ils sont détaillés à chaque cause envisagée, mais il faut souligner dans les cas difficiles l'intérêt de la *ponction-biopsie osseuse*.

Voir également *Ostéoporose, Ostéomalacie, Myélome, Métastases osseuses, Hyperparathyroïdie*.

DÉCOLLEMENT DE RÉTINE (DR)

Définition

Clivage entre l'épithélium pigmentaire et la rétine neurosensorielle, le plus souvent, à partir d'une déchirure rétinienne (90 à 95 % des cas).

Le pronostic dépend principalement de l'atteinte de la macula par le DR. Le traitement du DR vrai est uniquement chirurgical.

Le traitement préventif (la photocoagulation au laser pour barrer les déchirures rétiniennes avant l'apparition du DR) justifie l'examen systématique des sujets à risque.

Causes et mécanismes

Myopie : (plus de 3 dioptries) le décollement se fait à partir d'une déchirure ou d'un trou rétinien (la rétine du myope est plus fragile). Les formes bilatérales successives ne sont pas rares.

Aphakie : le cristallin a été extrait lors de l'intervention de la cataracte. L'*aphakie* favorise le décollement postérieur du vitré et le DR, par traction sur la rétine.

Traumatismes oculaires : le décollement de rétine peut survenir plusieurs mois après une contusion oculaire ou une plaie du globe.

Antécédents familiaux et personnels de DR.

Tumeurs : les tumeurs choroïdiennes créent un décollement avec présence de liquide sous-rétinien.

Ex : mélanome malin de la choroïde. L'origine tumorale suspectée sur l'aspect au fond d'œil est confirmée par échographie oculaire, angiographie fluorescéinique et scanner.

Signes cliniques

En cas de décollement idiopathique (non tumoral), les signes de début sont en fait la traduction de la déchirure rétinienne qui précède et entraîne le DR : éclairs lumineux répétés dans un secteur fixe (*phosphènes*), mouches volantes (*myodésopsies*). *Ces signes doivent immédiatement alerter*, et faire aussitôt pratiquer un traitement préventif au laser pour éviter l'évolution vers le DR. Ce dernier se traduit par une baisse de la vision, avec impression de rideau, amputation du champ visuel.

Évolution

En l'absence de traitement rapide, le décollement s'étend, avec soulèvement de la macula, ce qui entraîne la perte de la vision centrale. Au stade terminal : décollement total avec rétraction fibreuse du vitré.

Traitement

Décollement idiopathique :

- *traitement préventif +++ :* lorsque le patient est vu au stade de déchirure sans décollement, on peut traiter par photocoagulation au laser Argon, en ambulatoire. Le but est de barrer la déchirure par des impacts de laser pour éviter l'apparition d'un DR constitué. D'où l'intérêt de l'examen systématique au verre à 3 miroirs (→ Fond d'œil) des sujets à risque (myope, aphaque, DR controlatéral, œil traumatisé, antécédent familial de DR) régulièrement, à la recherche de déchirures rétiniennes qu'il faut traiter rapidement par laser ;
- *dès qu'est apparu le décollement*, le patient doit être hospitalisé d'urgence. Il doit rester au repos ; la position de la tête est fonction du siège du décollement, pour éviter l'extension du soulèvement (*cf.* illustration).

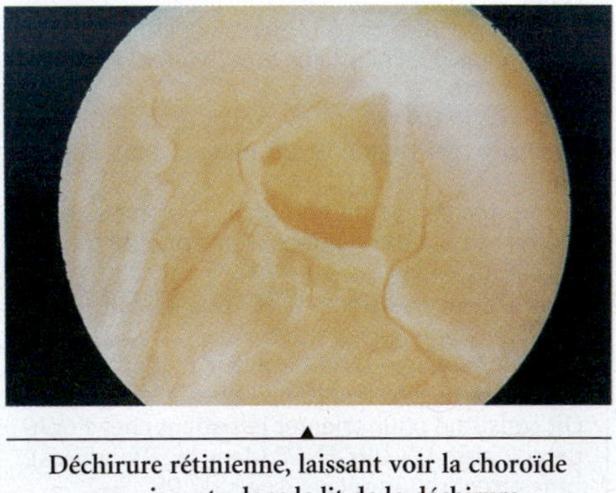

Déchirure rétinienne, laissant voir la choroïde sous-jacente dans le lit de la déchirure.

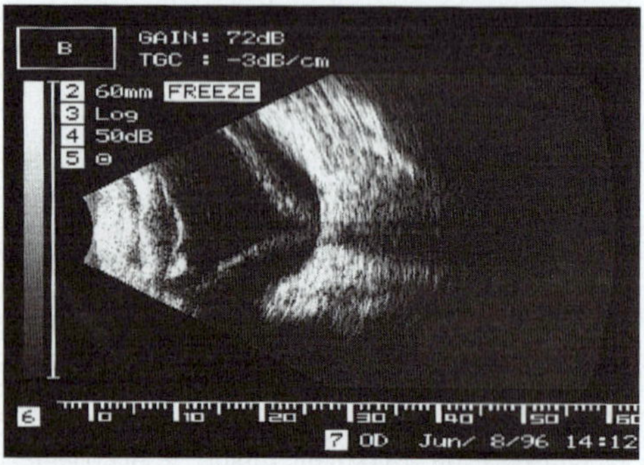

Décollement de rétine total (échographie).

Le traitement est uniquement chirurgical, visant à obturer la déchirure, et à réappliquer et solidariser les 2 feuillets de rétine décollés.

En cas de décollement tumoral :

Mélanome de la choroïde : protonthérapie, radiothérapie, voire énucléation.

Pronostic

Il reste réservé ; même si les deux feuillets sont anatomiquement recollés, la récupération visuelle peut être médiocre ; le risque de récidive est grand.

Pour la pratique, on retiendra :

– Fréquence : rare, mais grave. Il conduit à la perte de la fonction de l'œil en l'absence de traitement chirurgical précoce. Les facteurs favorisants sont : myopie, le fait d'avoir été opéré de la cataracte, traumatisme oculaire, antécédent personnel ou familial de DR.
– Clinique : la survenue d'une déchirure de la rétine précède et entraîne un décollement de la rétine :
• signes de déchirure rétinienne : phosphènes : perception d'éclairs lumineux, blancs, intenses, fixes ;
• signes de DR constitué : voile, amputation du champ visuel rapide et de plus en plus importante.
– Rôle technique de l'infirmière : comme pour toutes les interventions en ophtalmologie (→ cataracte).
– Surveillance : comme pour tous les opérés en ophtalmologie (→ cataracte).
– Rôle pédagogique +++ : savoir reconnaître les signes de déchirure rétinienne et les signes de DR constitué pour orienter le patient chez l'ophtalmologiste EN URGENCE (dans les 24 heures), sans attendre les délais usuels de RV.

DÉFICIENCES INTELLECTUELLES

Voir *Retards mentaux*.

DÉFICIT EN G6PD (glucose-6-phosphate déshydrogénase)

Définition

C'est le déficit enzymatique de l'hématie le plus fréquemment observé dans la population mondiale. Le déficit est plus important chez les hommes car le gène est porté par le chromosome X.

Mécanismes

Le déficit en G6PD entraîne un déficit du système maintenant à l'état réduit la molécule d'hémoglobine et produisant de l'énergie nécessaire à ce maintien. Il en résulte une précipitation de l'hémoglobine et une fragilité accrue du globule rouge. Les crises hémolytiques aiguës surviennent lors de l'absorption d'agents oxydants médicamenteux (antipaludéens, sulfamides, phénacétine, vitamines K) ou alimentaires (fèves) responsable du favisme.

Signes cliniques et paracliniques

C'est une anémie hémolytique survenant brutalement après la prise d'un agent oxydant. Une forme chronique peut être également observée.

Le diagnostic repose sur le dosage de l'activité enzymatique, effondré en dehors de la période d'hémolyse.

Évolution

Elle est rarement mortelle lors d'une crise aiguë. L'hémolyse cesse en quelques jours après l'arrêt du médicament et se stabilise si celui-ci est poursuivi.

Traitement

C'est la prévention des accidents médicamenteux, et des transfusions si besoin.

DÉFICIT EN PYRUVATE-KINASE

Définition

C'est le déficit enzymatique congénital de l'hématie le plus fréquemment observé en France.

Mécanismes

Le déficit en pyruvate-kinase entraîne une anomalie de la membrane des globules rouges d'où une hémolyse accélérée. L'anomalie ne s'exprime qu'à l'état homozygote.

Signes cliniques et paracliniques

C'est une anémie hémolytique survenant précocement dans un contexte familial, avec parfois une splénomégalie. Le dosage de l'activité pyruvatekinase est effondré.

Évolution et traitement

L'anomalie est chronique, les transfusions sont parfois nécessaires. La splénectomie peut être indiquée.

DÉFICITS CONSTITUTIONNELS EN FACTEURS PLASMATIQUES DE LA COAGULATION

Définition

Ce sont des déficits héréditaires d'un facteur plasmatique de la coagulation du sang.

Signes cliniques

Survenue d'hémorragies provoquées, souvent dès l'enfance, de localisation différente selon que le déficit touche l'hémostase primaire ou secondaire.

Déficits entraînant des anomalies de l'hémostase primaire (→).

Déficit en facteur Willebrand (→).

Déficits entraînant des anomalies de la coagulation.

Déficits isolés en facteurs X, V, VII, II : ce sont des tares récessives rares entraînant une anomalie qualitative traduite par un temps de Quick allongé. La gravité du syndrome hémorragique est variable. *Le traitement est substitutif* : spécifique ou plasma frais.

Déficits isolés en facteurs XII, XI, IX, VIII : ils se traduisent par un temps de céphaline activé allongé et un temps de Quick normal. Le déficit en facteur XII entraîne des thromboses, jamais d'hémorragie. Les déficits en facteurs VIII et IX représentant 90 % des déficits constitutionnels (→ Hémophilie). *Le traitement est substitutif.*

Déficit en fibrinogène : l'afibrinogénie se révèle dès la naissance, les dysfibrinogénémies avec présence d'un fibrinogène anormal peuvent être cliniquement discrètes.

DÉFICITS IMMUNITAIRES

Définition

Ce sont des déficits, héréditaires ou acquis, des mécanismes de réponse immunitaire : immunité cellulaire (déficit en lymphocytes T, atteinte de l'immunité retardée) ; immunité humorale (déficit en plasmocytes, défaut de formation des anticorps), ou les deux.

Signes cliniques et paracliniques

Ce sont la répétition et la gravité d'épisodes infectieux survenant chez un enfant qui vont conduire au diagnostic.

Les infections à germes Gram + : pneumopathies, méningites, infections ORL et cutanées, infections à *Hæmophilus influenzæ*, sont plus fréquentes dans les déficits de l'immunité humorale.

Une plus grande sensibilité au BK, aux salmonelles, aux brucelles, aux mycoses, aux levures et à de nombreux virus et la survenue d'infections dites opportunistes (→ Pneumocystis) sont évocatrices d'un déficit de l'immunité cellulaire.

Les principaux examens permettant d'apprécier les fonctions immunitaires sont les suivants :

- *immunité humorale* : dosage pondéral des immunoglobulines ; titrage de certains anticorps. Remarque : le dosage des immunoglobulines doit tenir compte de l'âge de l'enfant. Chez le nouveau-né : synthèse d'IgM possible ; IgG transmis par la mère ; absence d'IgA. Début de synthèse des IgG vers 4-6 mois, taux adultes vers 2-3 ans. Augmentation très lente de la synthèse des IgA de la naissance jusqu'à 6 ans ;
- *immunité cellulaire* : numération des sous-populations lymphocytaires T dans le sang ; réaction d'hypersensibilité retardée (tuberculine, candidine) ;
- *enquête génétique* : les examens cités peuvent être pratiqués chez les ascendants et les collatéraux.

Principaux déficits immunitaires

Déficits de l'immunité humorale

- Agammaglobulinémie liée au sexe (type Bruton) touchant les garçons, de pronostic grave.
- Déficit en IgA (1 naissance/700).
- Hypogammaglobulinémie passagère du nourrisson, de bon pronostic.

Déficits de l'immunité cellulaire

- Aplasie thymique (Di George) pouvant être traitée par greffe du thymus.
- Syndrome de Wiskott-Aldrich évoluant vers un lymphome.

Déficits des deux types d'immunité

Les greffes de moelle peuvent éviter l'évolution fatale en quelques semaines.

Déficits acquis

Hémopathies malignes (→ Myélome, Hodgkin, Leucémie lymphoïde chronique), radiations, antimitotiques, immunosuppresseurs.

Sida : syndrome de déficit immunitaire d'origine virale (→).

Traitement

- *Prévention des infections* : chambre stérile pour les nourrissons en attente de traitement spécifique.
- *Traitement des infections* par antibiothérapie adaptée à l'antibiogramme.
- *Vaccinations* polio, tétanos, diphtérie, typhoïde. Les vaccins vivants sont proscrits.
- *Traitement substitutif* par immunoglobulines humaines polyvalentes (intraveineuse toutes les 3 semaines) ou hyperimmunes spécifiques de certaines infections (hépatite, rougeole, tétanos).
- *Greffes de tissu* lymphoïde (thymus, moelle) dans certains déficits primitifs.

DÉGÉNÉRESCENCES MACULAIRES LIÉES À L'ÂGE (DMLA)

La DMLA est la principale cause de baisse d'acuité visuelle du sujet âgé dans les pays développés. C'est une maladie dégénérative rétinienne invalidante, d'évolution chronique, qui débute après l'âge de 50 ans. Cette dégénérescence maculaire correspond au vieillissement de la région centrale de la rétine (macula).

Les différentes formes de la maladie

Trois formes ont été décrites :

- La forme précoce ou maculopathie liée à l'âge : drüsens miliaires, séreux, quelques plages d'atrophie focales et migrations pigmentaires.
- La forme atrophique ou forme sèche : caractérisée par des altérations de l'épithélium pigmentaire et des plages d'atrophie.
- La forme exsudative ou forme humide : caractérisée par le développement de néovaisseaux choroïdiens sous la macula. Son évolution peut être très rapide avec une perte de la vision centrale en quelques semaines ou quelques mois.

Signes cliniques

Déformation des images (*métamorphopsies*), baisse de vision, perception d'une tache sombre au centre de la vision (= scotome central).

Au fond d'œil : œdème, hémorragies, exsudats, plages atrophiques. Ces anomalies sont localisées à la macula ; la rétine periphérique reste intacte.

Évolution

Aggravation progressive, le plus souvent bilatérale, avec quelques mois ou années de décalage aboutissant à la perte de la vision centrale. La vision périphérique est préservée.

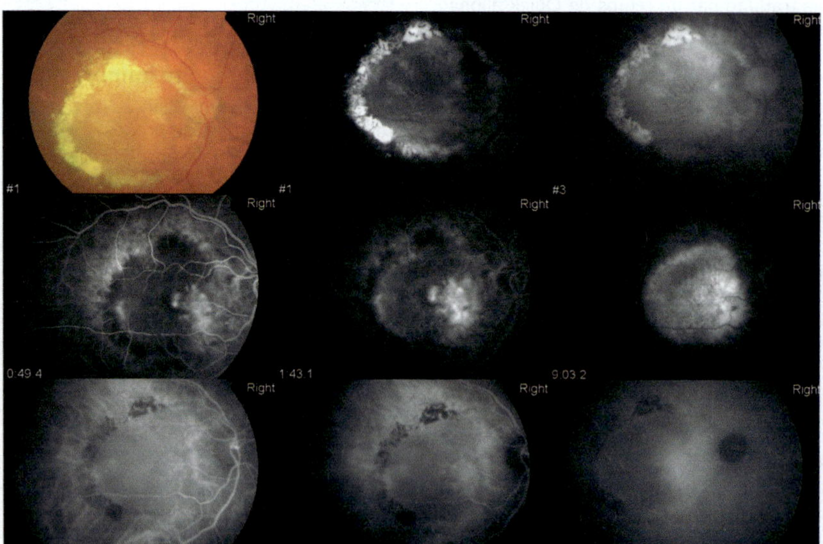

Clichés couleurs, monochromatiques, angiographie en fluorescéine et au vert d'indocyanine, œil droit.

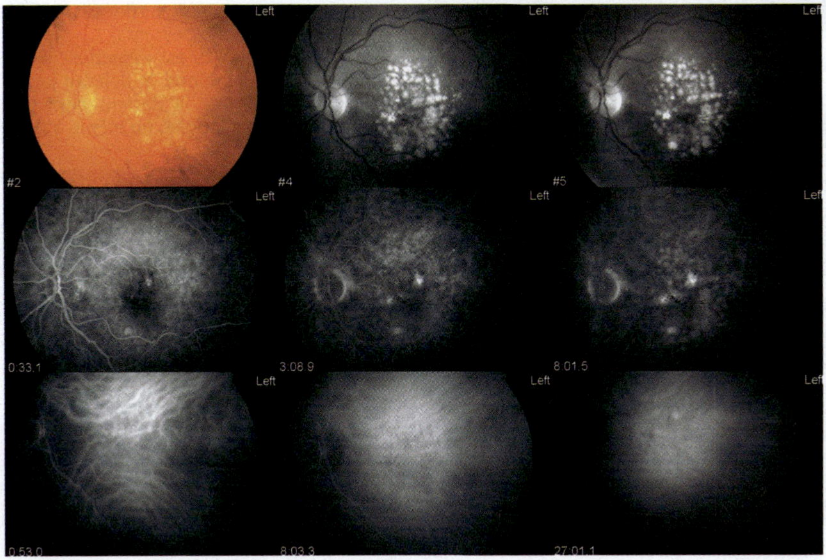

Clichés couleurs, monochromatiques, angiographie en fluorescéine et au vert d'indocyanine, œil gauche.

Traitement

• *Pour toutes les formes de DMLA*, en fonction de chaque cas la tendance actuelle est à la prévention : par la prescription de suppléments nutritionnels visant à lutter contre le stress oxydatif auquel la rétine est particulièrement vulnérable. Ainsi, on peut prescrire des vitamines antioxydantes telles que vitamines C et E, Zinc, Sélénium ; des pigments maculaires (lutéine, zéaxanthine) ; des acides gras polyinsaturés de la famille des oméga 3.

• *Pour les formes de DMLA atrophique* : aucun traitement spécifique.

• *Pour les formes de DMLA avec néovaisseaux sous-rétiniens* : L'objectif est d'occlure et d'empêcher la croissance des néovaisseaux choroïdiens sans détruire la vision centrale : injections intra-vitréennes de molécules anti-VGEF, photothérapie dynamique, laser.

Pour les formes de DMLA dépassées ou stabilisées : rééducation basse vision.

Pour la pratique, on retiendra :

– Fréquence : très fréquente, principale cause de malvoyance après 50 ans dans les pays développés. Cette maladie atteint 30 % de la population de plus de 75 ans. Elle concerne 1 million de personnes en France.
– Clinique : métamorphopsies (sensation de déformation visuelle), baisse d'acuité visuelle, apparition d'un scotome (tache noire au centre de la vision). Pour le 1er œil, la baisse visuelle peut n'être ressentie que tardivement, l'œil le moins atteint corrigeant en grande partie le déficit visuel de l'œil atteint.
– Examens : il faut faire un fond d'œil et des examens complémentaires pour poser le diagnostic et décider du traitement.
– Rôle pédagogique de l'infirmière +++ : savoir reconnaître les signes de DMLA débutante ++++ pour orienter le patient chez l'ophtalmologiste EN URGENCE (dans les 24 heures), sans attendre les délais usuels de RV.
– Rôle technique : assister l'ophtalmologiste qui fera l'angiographie rétinienne : poser un cathéter intraveineux pour l'injection de la fluorescéine +/- du vert d'indocyanine. Par ailleurs, en cas d'injection intravitréenne d'anti-VEGF (*Vascular Endothelial Growth Factor*), l'infirmière assiste le chirurgien.

DÉLIRE D'INTERPRÉTATION

Voir *Délire paranoïaque*.

DÉLIRE PARANOÏAQUE

Définition

Le délire paranoïaque est une psychose chronique de mécanisme essentiellement interprétatif, à thématique persécutive, caractérisée par le développement insidieux d'un système délirant durable, inébranlable, allant de pair avec la conservation de la clarté, de l'ordre dans la pensée, le vouloir et l'action.

Il survient assez souvent sur une personnalité paranoïaque (→ Personnalités pathologiques).Les interprétations de fait souvent exacts au départ sont erronées. Il n'y a pas de critique de remise en question possible de ces interprétations auxquelles le sujet adhère fortement.

Causes et mécanismes

On peut parfois retrouver un événement déclenchant précis (deuil, échec professionnel, frustration sentimentale).

Les conceptions analytiques pointent une transformation d'une pulsion inconsciente inacceptable en sentiment acceptable pour la conscience.

Signes cliniques

C'est un délire logique, partant toujours du réel et gardant un caractère vraisemblable. Il est stable et bien construit. Il en existe plusieurs types.

Le délire d'interprétation : après une phase de perplexité et de doute apparaissent les convictions délirantes, basées sur des interprétations. La perception est exacte, le concept erroné. Les principaux thèmes sont la persécution (variée : police, politique, etc.) et souvent la mégalomanie (idées de grandeur).

À partir de ces postulats faux, le sujet raisonne de façon logique et plausible. Le malade est sthénique : combatif, revendicatif et très souvent procédurier. Tout le système de relations du sujet devient délirant.

Les délires passionnels sont au contraire « en secteur » : il n'y a qu'un secteur de la réalité qui est infiltré par les croyances délirantes du malade. Il en existe quatre grands types :

- *le délire de revendication* : le malade a la conviction d'avoir subi une injustice, ou un préjudice, pour lesquels il demande une réparation. Cette revendication peut se situer au niveau de la loi (quérulents processifs), de la santé (délirants hypocondriaques), de la métaphysique (idéalistes passionnés), du savoir (inventeurs délirants) ;
- *le délire de jalousie* est essentiellement interprétatif. Pendant longtemps, le délirant jaloux cherche la certitude. Parfois, il devient persécuteur, s'en prenant au rival supposé, ou même à l'être aimé. Il peut être dangereux ;
- *le délire érotomaniaque* : le malade a la ferme conviction d'être aimé par une personne de rang plus élevé que le sien. De l'espoir, il passe à la haine, parfois dangereuse (triade espoir – dépit – rancune) ;
- *le délire sensitif ou délire de relation* apparaît chez des sujets ayant une personnalité sensitive. Ce sont des hypersensibles, dont le délire est centré sur l'impression d'hostilité de l'entourage. Ils sont plus dépressifs qu'agressifs.

Signes paracliniques

Aucun signe paraclinique n'est spécifique.

Éléments de surveillance

La surveillance est clinique et concerne la conviction délirante, l'humeur, le comportement. L'infirmière doit être très vigilante, toute son attitude et ses propos étant interprétés par le paranoïaque, le plus souvent comme l'expression d'une hostilité. Elle doit éviter les discussions interminables. Sans s'opposer directement aux initiatives du paranoïaque, elle doit lui rappeler les droits et le respect des autres. Dans les conflits qu'il suscite, l'infirmière (qui s'est présentée comme la collaboratrice du médecin) dira au malade de s'adresser à son médecin.

Évolution et complications

L'évolution se fait vers la chronicité, mais un détachement affectif du délire peut être obtenu.

Les actes médico-légaux hétéro-agressifs, voire auto-agressifs, sont une éventualité non rare.

Signalons aussi le recours fréquent à la justice du paranoïaque (plaintes, procès, menace)

Traitement

Le traitement est long et difficile. L'attitude des thérapeutes est importante : ils doivent rester neutres, mais attentifs. L'hospitalisation en milieu spécialisé est le plus souvent impérative, mais difficile car le patient ne se sent pas malade. Lorsque le patient devient dangereux, et surtout lorsqu'il désigne son persécuteur, l'hospitalisation s'impose, contre le gré du malade.

Le but du traitement est d'atténuer la conviction délirante et l'agressivité. Le traitement comporte des *neuroleptiques sédatifs et antiproductifs, Largactil, Moditen, Nozinan, Haldol*. Le traitement est poursuivi *per os* ou par neuroleptiques à durée d'action prolongée, en IM pendant longtemps, associé à des entretiens réguliers. Des antidépresseurs peuvent être nécessaires en cas de virage dépressif.

Une psychothérapie de soutien peut être indiquée, elle est toujours très difficile.

DÉLIRE PASSIONNEL

Voir *Délire paranoïaque*.

DELIRIUM TREMENS

Voir *Alcoolisme (complications neurologiques)*.

DÉMENCES

Définition

Les démences sont un affaiblissement global, progressif et spontanément irréversible des fonctions supérieures.

À la profonde altération du fonctionnement intellectuel, de la vie affective et des conduites sociales, se joint plus ou moins rapidement une détérioration de l'état somatique.

La démence résulte d'un processus organique, acquis, déficitaire, progressif, évoluant vers la mort.

Étiologie

Il faut d'abord rechercher une étiologie curable, malheureusement les plus rares :

- tumeur cérébrale ;
- paralysie générale ;
- hématome sous-dural ;
- hydrocéphalie à pression normale.

Le plus souvent il s'agit de démences non curables :

- maladie de Pick et d'Alzheimer ;
- démence sénile ;
- démence artériopathique ;
- chorée de Huntington ;
- Sida ;
- maladie de Creutzfeldt-Jakob.

Signes cliniques

Le début peut être marqué par la survenue :

- d'un état dépressif ;
- de troubles du caractère (irritabilité, agressivité…) ;
- d'un délire chronique de persécution ;
- de troubles mnésiques ;
- et surtout, la baisse du rendement intellectuel.

À la période d'état, le tableau associe :

- les troubles de la mémoire, surtout de fixation, sont précoces et ne manquent jamais ;
- la désorientation temporo-spatiale ;
- les troubles du comportement avec négligence de soi et les actes illogiques et absurdes ; sans aucune conscience du caractère pathologique du comportement ;
- le déficit acquis de l'intelligence constitue le noyau de l'état démentiel ; le cours de la pensée et le raisonnement sont très perturbés ;
- les troubles du début peuvent être associés.

Il faut préciser l'âge de survenue des premiers troubles : entre 50 et 70 ans, le plus souvent ; l'état intellectuel antérieur et l'existence d'affaiblissement démentiel chez des ascendants ou collatéraux.

Un traitement d'épreuve par antidépresseurs permet de différencier pseudo-démence dépressive et démence.

Examens complémentaires

Ils vont rechercher une étiologie, faire un bilan somatique. Les examens sanguins comporteront une exploration habituelle (NFS, ions, enzymes) avec une sérologie syphilitique. Bien sûr, un bilan cardio-vasculaire permettra de rechercher une origine vasculaire.

Les tests psychométriques ont un intérêt au début en mettant en évidence un facteur d'organicité et un indice de détérioration. Le Mini Mental State, trouve ici son indication majeure. On réalise également le test de l'horloge, les fluences verbales et le test de Grober et Buschke.

L'EEG montre un tracé plus ou moins désorganisé.

Le fond d'œil renseigne sur l'état artériel et élimine un œdème papillaire.

Le scanner confirme le diagnostic, permet la localisation des zones atrophiées et élimine une étiologie curable.

+ Surveillance

Lorsque l'hospitalisation est décidée, elle permet le bilan et la mise en place de mesures d'assistance. Il faut veiller à éviter les accidents par désorientation lors du changement d'habitude de ces patients. Les soins corporels doivent être assurés.

L'évolution

Elle est dramatique, car l'aggravation se fait de quelques mois à quelques années, dans un tableau de cachexie, mais l'assistance d'un milieu stimulant, familial ou hospitalier, retarde l'apparition du gâtisme et de la déchéance physique.

Traitement

L'éradication de la cause est parfois possible, exérèse tumorale, antibiotiques dans la paralysie générale, mais le plus souvent le traitement n'est que symptomatique. Le traitement vitaminique et à visée vasculaire est complété par les psychotropes à doses modérées, en surveillant l'apparition d'effets secondaires.

Dans la maladie d'Alzheimer, les anticholinergiques (*Aricept, Exelon, …*) sont préconisés pour les formes légères et modérées, *Ebixa* pour les formes plus sévères. Ils ralentissent la dégradation cognitive

L'anxiété et les troubles caractériels légers relèvent des tranquillisants (*Tiapridal*, *Haldol*…). Il faut interdire les benzodiazépines qui aggravent les troubles mnésiques et augmentent le risque de chute.

Un état dépressif doit toujours être traité par les antidépresseurs, voire l'électroconvulsivothérapie.

Les idées délirantes et les troubles caractériels majeurs nécessitent des neuroleptiques.

Les mesures d'assistance sont indispensables, en particulier la protection des biens et l'aide au maintien à domicile, afin de reculer l'échéance de l'hospitalisation.

Il faut savoir indiquer un placement en maison de retraite au moment opportun, ni trop précocément (maintien encore possible dans le cadre de vie habituel), ni trop tardivement (dégradation physique trop importante).

DENGUE

Causes et mécanismes

Elle est due à un flavivirus. Endémo-épidémique en zone intertropicale : Amérique du Sud, Sud-Est asiatique, Pacifique (Tahiti), quelques épidémies en Afrique tropicale dans les villes côtières de l'Océan Indien et en Afrique de l'Ouest. Certaines épidémies sont observées dans les territoires français d'Outre-Mer. Il existe une extension des cas de dengue hémorragique.

Rémission en quelques semaines avec une convalescence longue.

Signes essentiels

Cliniques :

Incubation : 5 à 8 jours.

Début brutal : fièvre, frissons, céphalées, douleurs ostéo-articulaires, rachialgies, discrètes adénopathies et hépatomégalie.

Troisième à quatrième jour : disparition de la fièvre et des douleurs.

Cinquième et sixième jour : réapparition de la fièvre et des douleurs avec un exanthème maculeux.

Biologie

Non spécifique (cytolyse, leuconeutropénie, thrombopénie).

Diagnostic

Difficile, sérologie (résultat tardif), isolement du virus difficile.

Traitement

Il n'y en a pas. Des vaccins sont en cours d'étude.

DÉPRESSION

Définition

L'état dépressif est une perturbation pathologique de l'humeur dans le sens négatif, celui de la tristesse, de la souffrance intérieure. Ce sont des syndromes fréquemment rencontrés.

Causes et mécanismes

Les états dépressifs sont des troubles de l'humeur pouvant s'intégrer dans le cadre d'une maladie maniaco-dépressive encore appelée trouble bipolaire.

La *mélancolie* est une forme grave d'état dépressif en particulier s'il s'agit d'une mélancolie délirante. Elle entre dans le cadre de la psychose maniaco-dépressive (→ Psychose maniaco-dépressive).

Mais il existe aussi très fréquemment des états dépressifs associés à une personnalité pathologique ou névrotique (personnalité anxieuse, personnalité limite, …) (on appelle alors cela une décompensation dépressive).

Les états dépressifs réactionnels surviennent sdecondairement à un événement de vie douloureux chez une personne qui pouvait être jusque là indemne de troubles psychologiques.

Un état dépressif peut survenir au cours de l'évolution d'une psychose chronique (ex : dépression chez le schizophrène).

Enfin, il ne faut pas méconnaître l'épisode dépressif secondaire :

- à une hypothyroïdie ;
- à une intoxication (alcool, cortisone, un usage chronique de toxiques (cocaïne…) ;
- à un traitement (antihypertenseurs, interféron…) ;
- à une infection (SIDA, hépatite C…), un traumatisme, une tumeur cérébrale, un état démentiel, un cancer digestif (pancréas).

Signes cliniques

L'humeur dépressive implique une vision pessimiste du monde, de l'avenir et de soi-même, un désintérêt, une perte d'élan vital.

Il existe souvent des troubles intellectuels (mémoire, concentration, attention). Il existe fatigue physique, ralentissement et l'inhibition.

L'anxiété associée est parfois très intense.

Les manifestations somatiques sont fréquentes : troubles du sommeil constants ; anorexie avec amaigrissement ou hyperphagie et prise de poids; constipation ; troubles sexuels ; douleurs corporelles (céphalées, lombalgies, douleurs abdominales).

Parfois modifications du caractère : irritabilité.

Formes cliniques

La mélancolie : le début est souvent marqué par des troubles du sommeil et une tristesse. On trouve parfois une circonstance déclenchante chez un sujet de 18 à 40 ans, aux antécédents personnels ou familiaux similaires.

L'inhibition psychomotrice est intense, le geste lent, la pensée et le débit de parole très ralentis.

L'inertie peut être accompagnée d'incurie.

La tristesse est profonde, avec un sentiment de douleur morale intense. Le malade est dégoûté de tout, ne peut envisager l'avenir.

Les idées délirantes, même à l'arrière-plan, ne manquent pratiquement jamais : dépréciation de soi, indignité, auto-accusation, incurabilité, ruine, culpabilité, hypocondrie.

Les idées de mort peuvent être un désir passif ou des idées de suicide. Les tentatives de suicide peuvent survenir à n'importe quel moment, parfois sous forme impulsive. Elles sont à rechercher systématiquement.

Les troubles organiques sont fréquents :

- insomnie matinale : réveils précoces,
- anorexie et amaigrissement.

Les symptômes sont prédominants le matin, avec une amélioration en fin de journée.

Les états dépressifs survenant chez des personnalités pathologiques ont souvent une cause déclenchante et ont pour caractéristiques :

- une organisation névrotique, parfois avec des symptômes patents,
- la recherche du contact,
- le sentiment de frustration et le rejet de la responsabilité sur autrui,
- les difficultés d'endormissement et la prédominance des troubles au crépuscule.

Les états dépressifs réactionnels, secondaires à un événement, sont dominés par l'asthénie, la tristesse, l'anxiété. Il n'y a pas d'idée délirante.

Les ***états dépressifs*** atypiques associent au tableau dépressif des signes discrets de dissociation (→ Schizophrénie).

Certains états dépressifs surviennent au cours de l'évolution d'une psychose chronique, souvent au décours d'un épisode délirant.

Certains états dépressifs s'accompagnent d'idées délirantes (incurabilité, indignité, immortalité, négation d'organes) et d'hallucinations : mélancolie délirante (et syndrome de Cotard).

Signes paracliniques

Aucun signe paraclinique n'est particulier. On pratiquera NFS-VS, ionogramme sanguin, TSH, glycémie, lipides, hémostase, bilan hépatique.

Un ECG sera pratiqué en vue d'éliminer une contre-indication à la prescription d'antidépresseurs tricycliques. D'autres examens sont demandés en fonction de l'étiologie soupçonnée.

Évolution et complications

L'évolution dépend de la cause, la complication principale est le suicide.

Les éléments de surveillance sont essentiellement cliniques

- Comportement du malade : activités, intérêts éventuels ou clinophilie (désir de rester au lit).
- Contact : facile et recherché, ou au contraire replié, mutisme, idées de mort.
- Anxiété ; sommeil : difficultés d'endormissement, réveils nocturnes ou précoces ; appétit et poids, TA.
- Et essentiellement la surveillance des actes du malade avec la crainte d'un passage à l'acte suicidaire, toujours possible.

La verbalisation d'idées suicidaires ne favorise pas le passage à l'acte contrairement aux idées reçues. Leur méconnaissance peut être dangereuse.

Pour la pratique, on retiendra :

La plus fréquente des maladies psychiatriques.

Cliniquement : désintérêt global, inhibition motrice et intellectuelle, anxiété, troubles du sommeil et troubles somatiques divers, en particulier sexuels.

Pour les patients hospitalisés, le rôle de l'infirmière est primordial, en particulier dans la prévention d'un passage à l'acte suicidaire.

Le traitement comporte la prescription d'antidépresseurs au long cours ; les rechutes sont fréquentes.

Traitement

Le traitement peut être effectué en ambulatoire, mais l'hospitalisation se justifie souvent. Quelle que soit la cause, le traitement comporte :

• la prescription d'antidépresseurs ;
• on associe presque toujours un anxiolytique, à des doses variables ;
• parfois l'association de neuroleptiques est nécessaire (schizophrénie, psychoses chroniques, etc.).

Dans certains cas rebelles au traitement antidépresseur ou de contre-indications de ces traitements, on est amené à pratiquer des sismothérapies ou ECT.

Les psychothérapies peuvent être indiquées dans certains cas (dépressions névrotiques ou réactionnelles en particulier) mais ne traitent pas l'accès aigu.

DERMATITE HERPÉTIFORME

Définition

Cette dermatose bulleuse est une affection chronique, prurigineuse, atteignant surtout l'adulte jeune. Il s'agit de la manifestation cutanée d'une maladie cœliaque.

Causes et mécanismes

Des mécanismes de type auto-immun sont en cause dans cette affection cutanéo-intestinale mais ils restent actuellement imprécis.

Signes essentiels

Cliniques

De façon symétrique sur les fesses, la face d'extension des membres, les coudes et les genoux, apparaissent des placards papulo-érythémateux, prurigineux, mal limités, avec en périphérie des éléments vésiculeux plus que bulleux prenant un aspect herpétiforme.

Paracliniques

La biopsie cutanée permet d'étudier l'aspect histologique : bulle sous-épidermique, épiderme intact, infiltrat dermique riche en polynucléaires neutrophiles (micro-abcès au sommet des papilles dermiques). L'immunofluorescence directe du prélèvement montre en peau saine et en peau lésée des dépôts d'IgA au sommet des papilles dermiques. Il n'y a pas d'anticorps circulants anti-peau.

La biopsie jéjunale met en évidence une atrophie villositaire plus ou moins intense, proche de celle de la maladie cœliaque avec ou sans traduction clinique (malabsorption).

Des anticorps antigliadine, antiréticuline et antiendomysium sont parfois retrouvés.

Évolution

La chronicité de cette affection impose un traitement d'entretien très prolongé sous peine de récidive.

Traitement

C'est celui de la maladie cœliaque sous-jacente : régime strict sans gluten.

Il repose sur la Disulone qui par son efficacité immédiate constitue un véritable test diagnostique.

La dose d'attaque est de 100 à 200 mg par jour en surveillant la numération (risque d'hémolyse) et la méthémoglobinémie.

Un traitement d'entretien est longtemps poursuivi à une dose variable d'un sujet à l'autre (50 mg par jour en moyenne).

Seul le régime sans gluten permettra de diminuer les doses de *Disulone*.

DERMATITE SÉBORRHÉIQUE

Définition

Il s'agit d'une dermatose très fréquente d'étiologie inconnue. Elle touche l'adulte surtout de sexe masculin. Elle réalise des plaques rouge-jaunâtre, grasses (*séborrhéiques*), parfois prurigineuses, caractéristiques par leur distribution symétrique sur les zones séborrhéiques :

• *le visage*, avec des lésions médio-faciales (régions intersourcillières, ailes du nez, menton) ;
• *le cuir chevelu,* avec un érythème squameux et gras, qui peut déborder sur la lisière du cuir chevelu, en particulier sur le front, volontiers prurigineux ;
• *la région présternale,* avec un aspect en médaillon ;
• *la gouttière dorsale,* plus rarement.

Causes et mécanismes

Facteurs locaux aggravants :

• toilette, *agressive* avec des savons ou des shampooings trop détersifs ;
• *tics* de grattage du visage ;
• un champignon local pourrait jouer un rôle, en particulier *Malassezia furfur*.

Facteurs généraux aggravants :

• rôle de l'environnement ;
• terrain neurotonique, anxiété, surmenage professionnel et stress : ainsi, une amélioration spontanée est souvent observée pendant les vacances même en l'absence d'exposition solaire par ailleurs bénéfique ;
• infection par le VIH.

Traitement

Il n'y a pas de traitement spécifique dans l'ignorance des causes exactes de cette affection. Les produits utilisés ont des résultats intéressants, mais purement suspensifs, ce qui impose de conserver un traitement d'entretien :

- les shampooings réducteurs à base de goudrons et/ou d'antifongiques (*Sébiprox, Kertyol S*) ;
- les antifongiques locaux *(Mycoster crème),* voire généraux ;
- les corticoïdes de classe 2 ; ils sont toutefois à éviter au maximum en raison des effets rebonds à l'arrêt du traitement, et du risque de dépendance vis-à-vis de ce traitement.

On s'aidera de diverses mesures complémentaires :

- des thérapeutiques anxiolytiques ;
- une exposition solaire modérée peut être conseillée en été.

DERMATOMYOSITE

Voir *Polymyosite* et *dermatomyosite.*

DERMATOPHYTIES

Définition

Les dermatophyties sont des dermatoses dues à des champignons filamenteux, les dermatophytes, qui se développent exclusivement dans la couche cornée (peau, poils et ongles).

Causes et mécanismes

La contamination est interhumaine par contact :

- direct (petites épidémies familiales ou scolaires) ;
- indirect (linge, sols des douches, piscines, etc.).

Elle peut être aussi animale : chat, cheval, etc. ; ou tellurique.

Signes cliniques

Atteinte cutanée

La peau glabre : le dermatophyte réalise une lésion circinée, en plaque, unique ou multiple, prurigineuse, ronde ou ovalaire, de un à plusieurs centimètres de diamètre, avec une bordure rouge, vésiculeuse, extensive, parfaitement limitée et un centre plus pâle, érythémato-squameux, parfois quasi normal.

Plis

Au pli inguinal : l'aspect est celui d'une dermatophytie de la peau glabre, avec une bordure nette, vésiculeuse, extensive, et un aspect de guérison centrale.

Aux plis interorteils : c'est l'intertrigo dermatophytique ou pied d'athlète (*athletic foot*) : desquamation blanche et sèche des derniers espaces interorteils, puis macération blanche et douloureuse.

Puis peuvent survenir des lésions érythémato-vésiculeuses des bords latéraux des orteils, de la plante, des faces latérales et du dos du pied, prurigineuses. Une atteinte unguéale est fréquemment associée.

Atteinte des poils et des cheveux

Teignes du cuir chevelu :

- *les teignes tondantes* affectent les enfants de 4 à 10 ans et réalisent des plaques d'alopécie de taille variable sur lesquelles les cheveux sont cassés court. Le cuir chevelu est squameux. Elles peuvent guérir spontanément à la puberté. La repousse est constante (*cf.* illustration) ;
- *les teignes suppurées* ou *kérions* sont plus rares : il s'agit de folliculites dermatophytiques du cuir chevelu qui réalisent un ou plusieurs placards suppurés, croûteux, épais, bien limités, de plusieurs centimètres de diamètre, indolores, sans fièvre, ni adénopathies. Les cheveux s'extraient sans résistance. Ces teignes peuvent, en l'absence de traitement, guérir, mais en donnant une alopécie cicatricielle ;
- *le favus* s'observe surtout chez des patients originaires d'Afrique du Nord ; il réalise le godet favique, lésion cupuliforme jaunâtre d'un centimètre de diamètre ; l'évolution chronique aboutit à une alopécie cicatricielle.

Teignes de la barbe : c'est le sycosis dermatophytique dont l'aspect se rapproche de celui du kérion .

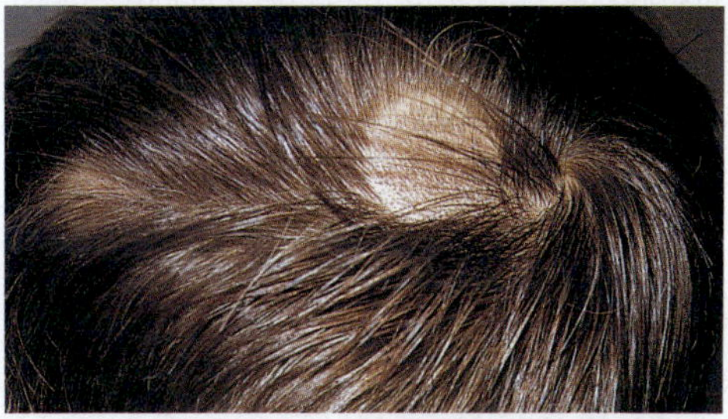

Teigne du cuir chevelu.

Atteinte des ongles

Elle est souvent associée à un intertrigo, en particulier des espaces interorteils.

Elle réalise une atteinte du bord libre de l'ongle, soulevé par un épaississement grisâtre qui progresse vers la matrice de l'ongle, lequel devient brun jaune ; puis l'ongle est totalement envahi et devient friable. La peau périunguéale est respectée (contrairement aux candidoses) (*cf.* illustration).

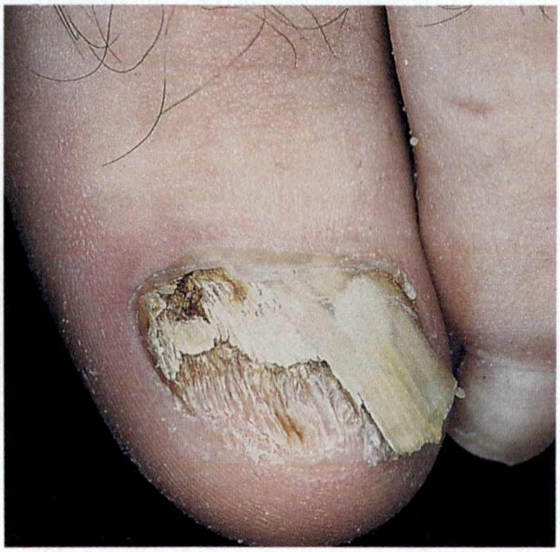

Onychomycose.

Examens complémentaires

Prélèvement mycologique pratiqué sur la zone atteinte avec examen direct et culture.

Traitement

Il est toujours général en cas de teignes et d'atteintes de la matrice unguéale.

Localement : antifongiques efficaces sur les dermatophytes des plis et de la peau glabre ; cependant la récidive est fréquente.

Général : (→ Antifongiques) Griséofulvine, 1 g/j pendant 2 mois, voire 3 à 6 mois en cas d'atteinte unguéale ; *Lamisil* : 1 comprimé par jour, dans les atteintes unguéales ; *Sporanox* 200 mg/j 10 jours par mois ; le *Nizoral* est actuellement utilisé en dernier recours en raison de ses possibles effets secondaires.

DERMATOSES BULLEUSES HÉRÉDITAIRES

Il s'agit de maladies cutanées transmises génétiquement pour lesquelles il n'existe pas de traitement spécifique. Ce sont essentiellement les épidermolyses bulleuses dont on distingue 3 groupes en fonction du niveau de clivage au sein de la membrane basale : les épidermolyses bulleuses simples, les épidermolyses bulleuses jonctionnelles et les épidermolyses bulleuses dystrophiques.

ÉPIDERMOLYSES BULLEUSES SIMPLES

L'anomalie responsable de la formation de bulles est située dans l'épiderme sur les kératines 5 et 14. Les trois principales formes sont dominantes autosomiques. On distingue la forme localisée de Weber-Cockayne atteignant les paumes et les plantes, la forme de Koebner localisée aux zones de frottement, et la forme de Dowling-Meara, la plus sévère, avec une atteinte cutanée plus diffuse et parfois une atteinte des muqueuses et des ongles. Ces formes s'améliorent généralement au cours du temps et sont compatibles avec une vie normale. Les soins comprennent une antisepsie des bulles qui doivent être percées, nitratées (nitrate d'argent aqueux 1 %) et recouvertes de pansement gras non adhésif, non allergisant type *Mépitel*.

ÉPIDERMOLYSES BULLEUSES JONCTIONNELLES

L'anomalie responsable de la formation de bulles est située dans la partie supérieure de la membrane basale *(Lamina lucida)*. Elles sont transmises sur un mode autosomique récessif. À côté de la forme létale de Herlitz, il existe des formes d'évolution prolongée jusqu'à l'âge adulte de gravité variable. Un diagnostic anténatal est possible. Les soins sont symptomatiques du type de ceux décrits ci-dessus pour les formes simples.

ÉPIDERMOLYSES BULLEUSES DYSTROPHIQUES

L'anomalie responsable de la formation de bulles est située dans la partie basse de la membrane basale au sein du collagène VII des fibres d'ancrage. À côté des formes dominantes autosomiques peu graves dont la cicatrisation des bulles laisse des cicatrices dystrophiques avec de nombreux grains de milium, il existe des formes récessives autosomiques dont la plus grave est la forme dite de Hallopeau-Siemens, responsable de handicaps majeurs. Elle se manifeste précocement par une éruption bulleuse généralisée, prédominant aux mains. Il existe des lésions muqueuses importantes responsables de dysphagie, de retard de croissance, de sténoses de l'œsophage, de douleurs lors de la défécation. La répétition des bulles et la lente cicatrisation aboutissent à un handicap majeur : l'apparition de synéchies et la disparition des doigts et des orteils réalisant l'aspect de pieds et de mains en moufles. Le décès survient souvent au cours des 3 premières décennies du fait de complications infectieuses, de malnutrition avec anémie, d'amylose secondaire ou de l'apparition de carcinomes épidermoïdes cutanés et muqueux. Un diagnostic anténatal est possible. Les traitements sont symptomatiques.

PROTOCOLES DE SOINS : ÉPIDERMOLYSE BULLEUSE HÉRÉDITAIRE
– Environnement – Salle de bains avec baignoire, chauffage et éclairage suffisant (avec rhéostat). – Linge de toilette : serviettes éponge très nombreuses. – Pèse-personne. – Tabouret avec coussin anti-escarres. – Miroir en pied. – Poubelle avec sac poubelle. – Asepsie baignoire + lavabo + sol. – Matériel – Gants stériles. – Blouse. – Table à langer éventuellement. – Savon antiseptique pour le bain.
– Boîte à instruments stérile. – Plateau stérile. – Compresses non tissées. – Pansements interface non adhérents. – Bandes extensibles. – Filet tubulaire ou jersey tubulaire. – Ruban adhésif pour maintenir les bandes. – Antiseptiques locaux. – Crèmes antibiotiques. – Crèmes émollientes. – Aiguilles stériles. – Collyre prescrit. – Appliquer une crème antibiotique suivant les directives du médecin. – Appliquer des crèmes émollientes sur toutes les zones squameuses.
• *Application des pansements dans un ordre précis* • *Les pansements comprennent* : – un interface non-adhérent type *Tulle gras* (AMM), compresses vaselinées ou siliconées ; – un recouvrement par compresses stériles et filet ou jersey tubulaire ou bandes ; – cette application de pansements doit se faire dans un ordre topographique précis ; – fesses, pour avoir la possibilité d'asseoir le patient et de continuer le soin ; – pieds, genoux, cuisses, hanches, abdomen, épaules, bras, coudes, avant-bras, mains. • *Soins plus spécifiques :* • *Mains* : – Prévention des synéchies commissurales en appliquant du tulle et des bandes de gaze dans les commissures en rattachant le tout au poignet. – Après chirurgie de la main, les pansements se font selon les recommandations du chirurgien.
• *Pieds* : – Désépaissir les hyperkératoses à l'aide d'une lame de bistouri. – Appeler le médecin traitant qui sollicitera l'intervention d'un podologue. – Déroulement du soin – Installer le patient dans la baignoire avec une serviette éponge tapissant le fond. – Décoller dans l'eau du bain les pansements qui ont adhéré aux plaies. – Inspecter les pansements (couleur, odeur, aspect des plaies, saignements). – Estimer le nombre de nouvelles bulles. – Surveiller le patient (douleur, malaise, état général). – Sortir le patient du bain. – Sécher le patient en le tamponnant avec douceur. – L'installer sur le coussin anti-escarres. – Réévaluer la surinfection (de cette réévaluation découlera l'application de topiques antibiotiques ou l'appel du médecin traitant). – Examiner chaque plaie pour dépister un retard de cicatrisation ou un bourgeonnement qui nécessiterait une consultation chez un dermatologue pour faire une biopsie à la recherche d'un carcinome spinocellulaire.

→

→

– Examiner les extrémités à la recherche de cornes cutanées qui devront également être biopsiées par un dermatologue à la recherche d'un carcinome spinocellulaire. – Percer les petites bulles avec des aiguilles stériles et des compresses stériles. – Entailler le toit des bulles plus grosses avec des ciseaux stériles très fins (inciser la base de la bulle sans en enlever le toit). – Antisepsie des plaies (*Diaseptyl*...). – *Surveillance de l'état cutané global* (érythème ou non, prurit, car risque de toxidermie chez ces patients polymédicamentés) : – Enlever les croûtes délicatement et appliquer de la vaseline sur celles qui résistent à un décapage manuel.
• *Yeux* : – Dépister une rougeur oculaire ou une photophobie. – Appliquer un collyre ou une pommade ophtalmologique à la vitamine A suivant la prescription de l'ophtalmologiste. – Vérifier avec le patient que les bandes ne sont pas trop serrées, qu'il a la possibilité d'enfiler ses chaussures et que la mobilité reste correcte. – Vérifier l'absence de douleur, qui peut être un signe d'appel d'une bulle non percée (en particulier sous une hyperkératose) et qui nécessitera sa cure immédiate. – Habiller le patient. – Nettoyer et ranger le matériel. – Prévoir la stérilisation des instruments et l'élimination des déchets. – Se laver les mains.
Tenue du dossier de soins – Ordonnances du médecin. – État général, poids, état dépressif ou non. – Température. – Résultats mensuels des analyses d'urines par bandelettes. – Résultats trimestriels des examens sanguins et bactériologiques. – État des plaies préoccupantes (hyperbourgeonnantes, ne cicatrisant pas, creusées, infectées). – Évaluation des rétractions des membres supérieurs et inférieurs. – Notification de tout événement intercurrent (arrêt de l'alimentation orale, constipation, etc.). – Soins locaux effectués du jour (sous antalgiques ou non). – Bain. – Réfection complète des pansements ou non. – Application de crème antibiotique. – Prélèvement sanguin et/ou bactériologique en attente.

DÉSHYDRATATIONS AIGUËS DU NOURRISSON

Définition

Situation d'urgence due à la perte rapide d'eau et d'électrolytes.

Causes et mécanismes

- Pertes digestives le plus souvent : diarrhée et/ou vomissements.
- Pertes cutanées : fièvre, coup de chaleur, brûlure, mucoviscidose.
- Parfois, pertes urinaires (uropathie, insuffisance surrénale, diabète insipide ou diabète sucré).

Les pertes sont souvent aggravées par un manque d'apport (anorexie, restriction hydrique).

Signes essentiels

Perte de poids : elle est grave si elle est supérieure ou égale à 10 % du poids du corps. En l'absence de données chiffrées, l'importance de la déshydratation peut s'apprécier sur l'état clinique de l'enfant.

Signes cliniques des déshydratations aiguës du nourrisson

	< 5 %	5 À 9 %	≥ 10 %
Muqueuses sèches Soif	+ +	++ ++	+++ +++
Pli cutané Fontanelle Yeux	absence normale normaux	modéré déprimée cernés	persistant déprimée creux

Fréquence cardiaque Temps de recoloration cutanée	normale normal	tachycardie modérée limite ou allongé	tachycardie +++ très allongé
Extrémités	chaudes		froides, marbrées
Tension artérielle Vigilance Diurèse	normale normale conservée	normale normale ou diminuée < 1 mL/kg/h	normale ou abaissée normale ou diminuée anurie

Signes de gravité :

- Collapsus : tachycardie, pouls mal perçu, extrémités froides, allongement du temps de recoloration capillaire.
- Signes neurologiques : troubles de la conscience, convulsions.

Signes biologiques : perturbations du ionogramme sanguin (hypernatrémie le plus souvent) ; acidose métabolique. Les examens ne seront prélevés qu'après correction du collapsus.

Éléments de surveillance

- Le poids toutes les 6 heures.
- La tension artérielle toutes les heures.
- La diurèse toutes les 3 heures.
- Les pertes digestives.
- Le ionogramme sanguin et urinaire toutes les 6 heures.
- Le pH sanguin et urinaire.

Évolution et complications

L'évolution est favorable si la réhydratation a été entreprise précocement.

Les complications se voient surtout si le collapsus a été sévère ou prolongé.

Complications rénales : thrombose des veines rénales, nécrose corticale, dont les signes d'alarme sont une oligoanurie, une hématurie ; elles peuvent être responsables d'une insuffisance rénale définitive.

Complications neurologiques : convulsions (souvent dues à une perfusion trop rapide), hématome sous-dural, encéphalopathie due à des hémorragies intracrâniennes ou à des thromboses.

Traitement et pronostic

Avant la mise en route du traitement, il est indispensable de peser l'enfant et de mettre en place un collecteur d'urines.

L'existence de troubles hémodynamiques est une indication urgente et absolue de la perfusion.

Le collapsus peut rendre difficile la pose d'un abord veineux ; une telle situation justifie le recours à des voies d'abord exceptionnelles (perfusion intra-osseuse).

Le traitement comporte :

- La levée immédiate du choc par perfusion rapide de sérum physiologique ou de solutés macromoléculaires (*Plasmion)*, à la dose de 10 à 20 mL/kg.
- La correction de l'acidose, si le pH est inférieur à 7,20 après déchocage, par la perfusion de soluté bicarbonaté à 14 ‰ : 10 à 20 mL/kg.
- La réhydratation se fait ensuite avec un soluté glucosé à 5 ou 10 % enrichi en électrolytes ou à l'aide d'un soluté prêt à l'emploi.

La composition de la perfusion est adaptée au résultat du ionogramme sanguin ; le rythme et le volume des perfusions sont adaptés suivant les éléments de la surveillance (poids, diurèse, état hémodynamique, pertes digestives). Dès que la situation hémodynamique et la diurèse sont normalisées, la prise en charge est identique à celle des formes sans troubles hémodynamiques.

En l'absence de troubles hémodynamiques, la réhydratation est toujours débutée par voie orale à l'aide de solutés de réhydratation (→ Diarrhées aiguës).

Les volumes à proposer (petites quantités toutes les 15 minutes) pendant les 4-6 premières heures sont de 30-50 mL/kg pour une déshydratation < 5 % ; 50-100 mL/kg pour une déshydratation comprise entre 5 et 10 %. On y ajoute 10 mL/kg par selle liquide.

En cas d'échec de la réhydratation orale (absence de prise de poids, persistance de la déshydratation et de la diarrhée, refus de boire ou vomissements) un gavage gastrique continu peut être proposé, sinon l'enfant sera perfusé.

Le pronostic est favorable si le traitement est entrepris tôt et qu'il est correctement surveillé. À l'opposé, certains collapsus peuvent être mortels (2 à 4 %). Le risque de complications et donc de séquelles est d'autant plus grand que l'enfant est jeune (moins d'1 mois).

DÉTRESSES RESPIRATOIRES D'ORIGINE MÉDICALE CHEZ LE NOUVEAU-NÉ

Causes et mécanismes

- Retard de résorption du liquide pulmonaire (présent dans les alvéoles au cours de la vie fœtale).
- Maladie des membranes hyalines chez le prématuré par insuffisance de surfactant (substance nécessaire à une bonne expansion alvéolaire).
- Inhalation de liquide amniotique ou méconial lors d'un accouchement difficile.
- Infection pulmonaire.
- Pneumothorax ou pneumomédiastin.

Signes essentiels

- *Signes cliniques* : cyanose, polypnée, signes de lutte (balancement thoraco-abdominal, geignement expiratoire, battement des ailes du nez, entonnoir sternal, tirage intercostal) mesurés par l'indice de Silvermann (*cf.* tableau ci-après).
- *Signes radiologiques :* opacités en mottes ou images interstitielles ou aspect réticulogranité avec bronchogramme ou épanchement gazeux.
- *Bilan biologique* : étude des gaz du sang (hypoxie ; acidose gazeuse ou mixte) ; numération et étude de l'hémostase ; C réactive protéine ; prélèvements bactériologiques.

Éléments de surveillance

- Température, fréquence et régularité respiratoires, signes de lutte, cyanose, rythme cardiaque, tension artérielle, saturation en oxygène ; éventuellement pCO_2 transcutanée.
- Signes de gravité : cyanose rebelle sous oxygène ; collapsus ; pauses respiratoires ; acidose gazeuse.

Évolution et complications

Une prise en charge précoce permet une évolution favorable même chez le prématuré.

- Complications liées à une anoxie prolongée : hémorragie intraventriculaire, troubles hémodynamiques.
- Complications iatrogènes : rétinopathie chez le prématuré en cas de suroxygénation ; dysplasie broncho-pulmonaire en cas de ventilation assistée prolongée.

Traitement et pronostic

Avant la naissance

En cas de menace d'accouchement prématuré, prévention de la maladie des membranes hyalines par corticothérapie maternelle.

Après la naissance

Prise en charge visant à maintenir les chaînes du *chaud*, de l'*oxygène*, du *glucose* et de l'*asepsie* :

- Désobstruction des narines, du pharynx.
- Aspiration gastrique.
- Oxygénation dans une enceinte de Hood avec un gaz réchauffé et humidifié en contrôlant la FIO_2 (concentration d'oxygène dans l'air inspiré) et la SaO_2 ; aide à la ventilation spontanée par application d'une Pression Positive Continue (PPC nasale) intubation et ventilation assistée en cas de signes de gravité.
- Maintien d'une température centrale supérieure à 36 °C, d'une glycémie normale (perfusion de glucosé à 10 %), d'une volémie efficace (perfusion de sérum physiologique ou d'albumine humaine à 10 %), d'un taux d'hémoglobine normal.

Éventuellement traitement antibiotique, drainage pleural, administration de surfactant exogène, corticothérapie.

INDICE DE RÉTRACTION (SILVERMAN)

	0	1	2
Balancement thoraco-abdominal à l'inspiration	Absent (respiration synchrone) 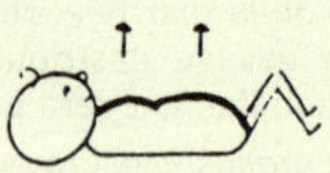	Thorax immobile (abdomen seul se soulève) 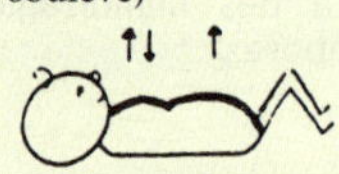	Respiration paradoxale 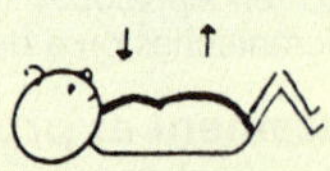
Tirage	Absent	Intercostal discret	Intercostal + sus- et sous-sternal
Entonnoir xiphoïdien	Absent	Modéré	Intense
Battement des ailes du nez	Absent	Modéré	Intense
Geignement expiratoire	Absent	Perçu au stéthoscope	Audible continu

Le pronostic vital à l'heure actuelle est habituellement favorable dans l'immédiat en dehors des complications.

À long terme, le pronostic respiratoire chez le prématuré a été transformé par l'utilisation de corticoïdes chez la mère, de surfactant chez l'enfant ainsi que par les nouvelles techniques de ventilation assistée.

DÉVELOPPEMENT AFFECTIF DE L'ENFANT

Période néonatale

Alternance de périodes de tension et de détente ; celle-ci est assurée par la satisfaction orale (succion et satiété).

Relation mère-enfant instinctive permettant à la mère de percevoir les besoins de l'enfant et d'y répondre.

De 3 à 12 mois

Établissement progressif d'une relation élective avec la mère ; à partir de 8 mois, angoisse à la vue de l'étranger, au départ de la mère ; difficultés psychologiques si une séparation est nécessaire.

Pendant la 2e année

Dépendance affective étroite vis-à-vis de la mère mais début de l'autonomie ; anxiété déclenchée par l'accession à l'indépendance.

De 2 à 6 ans (période œdipienne)

Relation privilégiée entre le garçon et sa mère, la fille et son père ; agressivité vis-à-vis de l'autre parent. Le conflit œdipien est source d'angoisse pour l'enfant.

De 6 ans à l'adolescence (période de latence)

La crise d'adolescence est marquée par une instabilité psychique, la remise en cause de l'équilibre affectif ; une inquiétude devant les modifications corporelles de la puberté ; angoisse et culpabilité face aux problèmes sexuels ; l'opposition aux adultes et l'agressivité résultent à la fois de l'anxiété et d'une régression affective avec reviviscence du conflit œdipien.

DÉVELOPPEMENT PSYCHOMOTEUR (principaux repères)

Sourire-réponse	6-8 semaines
Poursuite oculaire	2 mois
Tête maintenue droite	3 mois
Préhension des objets dans la paume de la main	6 mois
Station assise sans soutien	7 mois
Passage des objets d'une main dans l'autre	7 mois
Fait les marionnettes, au revoir, bravo	9 mois
Station debout Premiers pas	10 mois
Premiers mots Préhension des objets entre le pouce et l'index Boit seul à la tasse	1 an
Association de 2 mots Sait retourner un flacon pour extraire une pastille Propre le jour Imite un trait vertical	18 mois
Monte et descend l'escalier	2 ans
Utilise le « je » Langage constitué Dessine une croix, un cercle	30 mois
Monte un escalier en alternant le pied Propre la nuit Mange seul ; se déshabille seul	3 ans

DIABÈTE INSIPIDE

Définition

Le diabète insipide est défini par l'élimination abondante et non contrôlable d'urines très diluées (hypotoniques). Il est dû à une disparition de l'hormone antidiurétique (ADH). Le déficit est partiel ou complet. Le diabète insipide doit être distingué de la potomanie d'origine psychiatrique comportant un trouble du comportement hydrique.

Causes et mécanismes

L'ADH produite au niveau du IIIe ventricule et stockée dans la posthypophyse agit au niveau du tube collecteur rénal pour provoquer une réabsorption d'eau avec augmentation de l'osmolarité urinaire. L'absence d'ADH entraîne une polyurie hypotonique.

Causes acquises :

- traumatisme crânien ou chirurgical ;
- tumeur hypothalamo-hypophysaire (méningiome, craniopharyngiome) ;
- séquelles de méningite.

Le diabète insipide idiopathique est exceptionnel (familial).

Signes cliniques

Ils sont dominés par la polyurie pouvant dépasser 8 L/24 h, avec une polydipsie secondaire.

D'autres symptômes peuvent s'y associer : déshydratation, amaigrissement, céphalée, en plus des signes propres à chaque étiologie.

Examens complémentaires

Les examens courants (NFS, ionogrammes sanguins et urinaires) sont normaux.

La densité urinaire est basse (< 1 010).

HORMONE ANTIDIURÉTIQUE	
Desmopressine : • *Minirin Spray*	10 µg par pulvérisation = 0,1 mL. *Traitement d'attaque* : 1 pulvérisation 2 à 3/j. *Traitement d'entretien* : 1 pulvérisation 1 à 2/j.
• *Minirin comprimés*	Cp à 0,1 mg et à 0,2 mg : 0,1 à 0,2 mg 1 à 3 fois par jour en fonction de la gravité du diabète insipide.
• *Minirin injectable*	Traitement d'urgence en postopératoire : amp. de 1 mL = 4 µg 1 à 4 µg/j.
Action : • l'ADH est l'hormone antidiurétique naturelle ; • la DDAVP (desmopressine) est un analogue de synthèse de l'ADH arginine vasopressine, dont l'effet hormonal est identique mais dont la durée est prolongée (10 à 12 h). **Indications :** • diabète insipide. **Contre-indications :** • diagnostic de diabète insipide non certain.	**Précautions d'emploi :** • surveiller les signes cliniques de surdosage, la natrémie. **Effets secondaires :** • surdosage ; • céphalées, nausées, vomissements ; • réactions allergiques ; • allergie nasale avec rhinorrhée, irritation. **Interactions :** • aucune connue.

Deux tests dynamiques à pratiquer sous surveillance hospitalière permettent de différencier diabète insipide et potomanie.

Épreuve de restriction hydrique

C'est l'examen indispensable à faire en milieu hospitalier sous surveillance étroite. En cas de diabète insipide les urines restent abondantes et diluées et la clairance de l'eau libre reste positive.

Épreuve de déconditionnement

Elle utilise la desmopressine (*Minirin*) ou la carbamazépine (*Tégretol*) remplacés progressivement par du placebo. Elle permet de différencier avec certitude potomanie, diabète insipide induit et diabète insipide organique.

Les examens complémentaires habituels permettent d'éliminer un diabète sucré ou une néphropathie.

> **+ Éléments de surveillance**
>
> Essentiellement le volume de la diurèse.

Traitement et pronostic

Deux types de médicaments peuvent être utilisés :

- médicaments agissant par l'intermédiaire de l'ADH : carbamazépine (*Tégrétol*) ;
- hormone posthypophysaire : *Minirin* (desmopressine, utilisée par voie nasale ou orale 3 à 6 fois par jour).

Tout diabète insipide organique idiopathique impose une surveillance régulière car il peut précéder les symptômes propres d'une tumeur hypothalamo-hypophysaire.

Éducation du patient

Prévenir les malades que le traitement durera toute la vie et ne doit pas être interrompu.

Un sous-dosage entraîne une augmentation de volume des urines, de la soif et des boissons abondantes.

Un surdosage entraîne des symptômes dus à l'excès d'eau dans l'organisme : céphalées, nausées, somnolence.

DIABÈTE INSIPIDE NÉPHROGÉNIQUE

Voir *Tubulopathies chroniques*.

DIABÈTE RÉNAL

Voir *Tubulopathies chroniques*.

DIABÈTE SUCRÉ (classification)

Définition

Le diabète sucré est une maladie due à une carence en insuline. Cette hormone sécrétée par le pancréas endocrine a pour rôle de faire pénétrer le glucose dans les cellules de l'organisme : le glucose est en effet le carburant qui permet le fonctionnement des cellules. Cette carence en insuline entraîne donc des conséquences qui peuvent être très graves à court ou à long terme.

• Diabète de type 1 : le pancréas est incapable de fabriquer de l'insuline en quantité suffisante : il s'agit alors d'un diabète insulinoprive ou insulino-dépendant (DID). *Le diabète de type 1 insulino-dépendant* (→) apparaît en général chez le sujet jeune, habituellement avant 40 ans.

• Diabète de type 2 : l'insuline est sécrétée, mais est incapable d'exercer son action sur les cellules de l'organisme (insulino-résistance). Dans ce cas, le diabète est non insulino-dépendant (DNID).

Le diabète de type 2, de la maturité, non insulino-dépendant (→) est observé surtout chez le sujet avec surpoids (diabète gras de la maturité). Ce diabète peut dans un certain nombre de cas évoluer vers la forme précédente et devenir insulino-dépendant, mais surtout il peut s'améliorer, voire guérir totalement avec le retour au poids normal et une levée de l'insulino-résistance périphérique.

Causes et mécanismes

Les deux formes de diabète ne se développent pas de façon identique.

Le diabète de type 1, insulino-dépendant (DT1 ou DID) survient chez l'enfant ou le sujet jeune. On sait actuellement qu'il existe des facteurs héréditaires, des facteurs immunitaires produisant des anticorps contre les cellules pancréatiques qui fabriquent l'insuline (cellules de Langerhans) et des facteurs qui déclenchent la maladie : infections (en particulier les virus), traumatismes physiques ou psychiques (choc affectif).

Le diabète de type 2 non insulino-dépendant (DT2 ou DNID) survient chez des sujets obèses ; il est caractérisé par la carence progressive de l'insuline et par l'insulinorésistance. C'est une maladie métabolique. Ce diabète peut également être favorisé par les agressions ou les médicaments qui s'opposent à l'action de l'insuline. Il survient le plus souvent chez des patients obèses de plus de 40 ans avec sécrétion normale, voire élevée d'insuline, mais il existe une résistance à son action. On peut observer un DNID chez des patients non obèses mais avec une sécrétion insulinique insuffisante pour répondre à l'augmentation des glycémies, notamment après les repas.

Les facteurs de risque du diabète de type 2 sont :

- l'obésité ;
- la sédentarité ;
- la corticothérapie prolongée ;
- les antécédents familiaux de DNID.

Chez le sujet jeune existent des diabètes de type 2 particuliers décrits sous le nom de MODY *(maturity onset diabetes of the young)*. Ces diabètes débutent tôt dans la vie, et sont liés à des facteurs génétiques identifiés. Ils évoluent avec le temps vers la carence en insuline.

Il existe des *diabètes secondaires* à certaines maladies qui s'opposent à l'action de l'insuline (acromégalie, syndrome de Cushing, hyperthyroïdie) ou qui détruisent le pancréas (pancréatites, hémochromatose).

Conséquences du diabète sucré

Conséquences aiguës de la carence en insuline : le DT1 (DID)

Le manque d'insuline provoque l'absence de pénétration du glucose dans les cellules. Le glucose s'accumule d'abord dans le sang *(hyperglycémie)* puis passe dans les urines *(glycosurie)* à partir d'une glycémie de 1,80 g/L (11 mmol/L). Cette glycosurie entraîne de l'eau et crée une perte excessive d'eau par les reins *(polyurie)*, d'où une déshydratation progressive qui est compensée par une absorption d'eau *(polydipsie)* due à la soif.

D'autre part, l'organisme ne pouvant brûler les sucres brûle les graisses, dont les déchets s'accumulent dans l'organisme et créent une acidocétose. Les muscles sont également atteints : l'ensemble de ces troubles entraîne un amaigrissement important et rapide.

En l'absence de traitement, la mort pourrait survenir par déshydratation et acidocétose.

Conséquences à long terme de la carence en insuline : DID (→) et DNID (→)

Ces conséquences peuvent s'observer dans les deux types de diabète. Elles sont dominées par les atteintes vasculaires en rapport avec deux mécanismes principaux :

- *la microangiopathie* qui résulte de l'atteinte des cellules endothéliales des petits vaisseaux par l'hyperglycémie ; les organes les plus touchés sont : les yeux (rétinopathie diabétique), les reins (néphropathie diabétique) et le système nerveux (neuropathie diabétique). L'atteinte neurologique est en réalité également en rapport avec les troubles métaboliques ;
- *la macroangiopathie* qui traduit l'atteinte des moyens et des gros vaisseaux par les troubles métaboliques (hyperglycémie, hyperlipidémie) et par l'hypertension artérielle fréquemment associée au diabète. Il s'agit d'une athérosclérose responsable de l'artérite des membres inférieurs, des affections coronariennes et des accidents vasculaires cérébraux fréquents et assez précoces lorsque le diabète n'est pas correctement traité. Il faut insister sur le fait que le traitement bien conduit et bien surveillé du diabète sucré permet de retarder ou même d'éviter que ces complications ne se développent. Il faut bien reconnaître cependant que la plupart des diabétiques présentent au bout de 10 à 15 ans une ou plusieurs complications de leur diabète.

DIABÈTE SUCRÉ DE TYPE 1 (insulino-dépendant) (DID) NON COMPLIQUÉ

Signes cliniques

Le diabète insulino-dépendant du sujet jeune débute le plus souvent brutalement ou rapidement. Il est toujours marqué par des signes importants : soif, polyurie, polydipsie, et surtout amaigrissement rapide de plusieurs kilos. À noter aussi une fatigue plus ou moins importante.

Les signes généraux et fonctionnels contrastent avec un état général assez bien conservé (en particulier l'appétit) et l'absence habituelle de signes physiques.

Le diagnostic est assuré sur deux gestes :

- la mise en évidence de l'hyperglycémie au moyen de bandelettes lues par un lecteur de glycémie ;
- la mise en évidence d'une glycosurie massive et éventuellement d'une cétonurie par *Kétodiastix*, *Kétodiabur-test 5 000*.

Ces deux examens sont faits *au lit du malade*.

Dès lors l'examen clinique recherche des signes pouvant témoigner d'une atteinte des organes, en particulier les artères périphériques.

Biologie

Les examens biologiques n'ont pas tous pour but de faire le diagnostic mais d'évaluer la gravité du diabète et de décider du traitement.

Ce sont essentiellement :

- le dosage de la glycémie en laboratoire ;
- le ionogramme sanguin (en particulier les bicarbonates et le potassium) ;
- la créatinine ;
- les triglycérides, le cholestérol et l'uricémie ;
- l'hémoglobine glyquée.

Examens complémentaires

Ils ont essentiellement pour but de connaître la gravité du diabète, au niveau des organes susceptibles de subir des complications :

- examen du fond d'œil avec rétinographie ou angiographie à la fluorescéine ;
- recherche de la protéinurie des 24 heures, examen du culot urinaire et microalbuminurie ;
- éventuellement examen électrique nerfs-muscles (électromyogramme) ;
- électrocardiogramme ;
- examen Doppler en cas de suspicion d'une artériopathie périphérique.

Traitement par l'insuline

L'insulinothérapie est le seul traitement du diabète de type 1, afin de compenser la carence en insuline.

Il existe deux types d'insuline :

- L'insuline humaine (fabriquée par génie génétique, elle a la même séquence peptidique que l'insuline naturelle).

Les insulines que l'on utilise sont de types différents suivant leur durée d'action : Insuline rapide ou ordinaire, et insuline NPH ou intermédiaire. Il existe des mélanges des deux insulines prêts à l'emploi qui associent insuline rapide et insuline NPH.

- Les analogues de l'insuline dérivent de l'insuline humaine dont on a changé un ou plusieurs acides aminés. On distingue :

BIODISPONIBILITE DES INSULINES			
TYPE D'INSULINE	DELAI D'ACTION	PIC D'ACTION	FIN D'ACTION
INSULINE HUMAINE RAPIDE ORDINAIRE Voie intraveineuse Voie intramusculaire Voie sous-cutanée	 Immédiat 10 min 15 à 20 min	 10 min 30 min 2 à 4 h	 20 min 2 h 6 h
INSULINE HUMAINE INTERMEDIAIRE à la protamine (NPH) Voie sous-cutanée	60 à 90 min	4 à 8 h	12 à 18 h
ANALOGUE D'ACTION ULTRARAPIDE Voie sous-cutanée	10 à 15 min	1 à 2 h	4 h
ANALOGUE D'ACTION LENTE Voie sous-cutanée	60 à 90 min	4 à 8 h	24 h

INSULINES RAPIDES ORDINAIRES	
INSULINE ACTRAPID HMge NOVO	1 fl. 10 mL à 100 U/mL 5 cart. *Penfill* de 3 mL à 100 U/mL
INSULINE UMULINE RAPIDE	1 fl. 10 mL à 100 U/mL 5 cart. de 3 mL à 100 U/mL
INSULINE INSUMAN RAPID	1 fl. 5 mL à 100 U/mL (500 U) 5 stylos *Insuman Rapid Optiset* de 3 mL à 100 U/mL

ANALOGUES ULTRARAPIDES DE L'INSULINE	
LISPRO	
HUMALOG	1 fl. 10 mL à 100 U/mL 5 cart. de 3 mL à 100 U/mL 5 stylos *Humalog Pen* de 3 mL à 100 U/mL
ASPARTE	
NOVORAPID	1 fl. 10 mL à 100 U/mL 5 cart. *Penfill* de 3 mL à 100 U/mL 5 stylos *FlexPen* de 3 mL à 100 U/mL
GLULISINE	
APIDRA	1 fl. 10 mL à 100 U/mL 5 cart. de 3 mL à 100 U/mL 5 stylos *Solostar* de 3 mL à 100 U/mL

INSULINES INTERMÉDIAIRES NPH PURES	
INSULINE INSULATARD NPH HMge NOVO	
Insuline d'action retardée : Début d'action SC : 30 à 45 min Fin d'action : 16 à 18 h Insuline en flacon, en cartouche pour stylo et en stylo prérempli jetable	1 fl. 10 mL à 100 U/mL 5 cart. *Penfill* de 3 mL à 100 U/mL 5 stylos *Fluxien* de 3 mL à 100 U/mL 5 cart. de 3 mL à 100 U/mL pour stylo injecteur *InnoLet*
INSULINE UMULINE PROTAMINE ISOPHANE NPH	
Insuline d'action retardée : Début d'action SC : 30 à 45 min Fin d'action : 16 à 18 h Insuline en flacon, en cartouche pour stylo et en stylo prérempli jetable	1 fl. 10 mL à 100 U/mL 5 cart. de 3 mL à 100 U/mL 5 stylos *Umuline NPH Pen* de 3 mL à 100 U/mL
INSULINE INSUMAN BASAL	
Insuline d'action retardée : Début d'action SC : 30 à 45 min Fin d'action : 16 à 18 h Insuline en flacon, en cartouche pour stylo et en stylo prérempli jetable	1 fl. 5 mL à 100 U/mL (500 U) 5 stylos *Optiset* de 3 mL à 100 U/mL
NB : Les insulines NPH (*Neutral Protamin Hagedorn*) sont préparées à base de protéines de poisson (ex : sperme de saumon). Elles fixent une quantité cosntante d'insuline qu'elles libèrent de façon identique. Elles sont stables et peuvent être mélangées avec de l'insuline ordinaire en flacons ou cartouches.	

MELANGES ANALOGUE DE L'INSULINE ULTRARAPIDE ET NPH	
LISPRO + NPH	
HUMALOG MIX 25 25 % d'insuline lispro en solution et 75 % d'insuline lispro en suspension	5 cart. de 3 mL à 100 U/mL 5 stylos *Humalog Mix 25 Pen* de 3 mL à 100 U/mL
HUMALOG MIX 50 50 % d'insuline lispro en solution et 50 % d'insuline lispro en suspension	5 cart. de 3 mL à 100 U/mL 5 stylos *Humalog Mix 50 Pen* de 3 mL à 100 U/mL
ASPARTE + NPH	
NOVOMIX 30 30 % d'insuline aspart en solution et 70 % d'insuline asparte protamine cristallisée	5 cart. *Penfill* de 3 mL à 100 U/mL 5 stylos *Novo Mix 30 FlexPen* de 3 mL à 100 U/mL
NOVOMIX 50 50 % d'insuline aspart en solution et 50 % d'insuline asparte protamine cristallisée	5 cart. *Penfill* de 3 mL à 100 U/mL 5 stylos *Novo Mix 50 FlexPen* de 3 mL à 100 U/mL
NOVOMIX 70 70 % d'insuline aspart en solution et 30 % d'insuline asparte protamine cristallisée	5 cart. *Penfill* de 3 mL à 100 U/mL 5 stylos *Novo Mix 70 FlexPen* de 3 mL à 100 U/mL

MELANGES INSULINE RAPIDE ORDINAIRE + NPH	
INSUMAN COMB 15	
Mélange contenant 15 % d'insuline rapide et 85 % de NPH	1 fl. 5 mL 100 U/mL, 1 000 U 5 stylos *Optiset* de 3 mL à 100 U/mL
INSUMAN COMB 25	
Mélange contenant 25 % d'insuline rapide et 75 % de NPH	1 fl. 5 mL 100 U/mL, 1 000 U 5 stylos *Optiset* de 3 mL à 100 U/mL
INSUMAN COMB 50	
Mélange contenant 50 % d'insuline rapide et 50 % de NPH	1 fl. 5 mL 100 U/mL, 1 000 U 5 stylos *Optiset* de 3 mL à 100 U/mL
MIXTARD HMge	
Mixtard 30 (30 % rapide +70 % NPH)	1 fl. 10 mL 100 U/mL, 1 000 U
UMULINE PROFIL	
	Umuline Profil 30 (30 % rapide + 70 % NPH) 1 fl. 10 mL 100 U/mL, 1 000 U 5 cart. 1,5 mL 100 U/mL, 150 U 5 stylos *Umuline Profil* 30 *Pen* 3 mL 100 U/mL, 300 U
NB : Les mélanges d'insuline *(INSUMAN, MIXTARD, UMULINE)* indiquent le pourcentage d'insuline rapide qu'ils contiennent : par exemple *MIXTARD 30* (Novo) et *PROFIL 30* (Lilly) contiennent 30 % d'insuline rapide. Plus le mélange est riche en insuline rapide (40 ou 50 %) plus il *désucre* le pic glycémique post-prandial.	
ANALOGUES DE L'INSULINE D'ACTION LENTE	
GLARGINE	
LANTUS	1 fl. 10 mL à 100 U/mL 5 cart. de 3 mL à 100 U/mL 5 stylos *Solostar* de 3 mL à 100 U/mL
DETEMIR	
LEVEMIR	5 cart. *Penfill* de 3 mL à 100 U/mL 5 stylos *FlexPen* de 3 mL à 100 U/mL 5 cart. de 3 mL à 100 U/mL pour stylo injecteur *InnoLet*

– les analogues d'action ultrarapide (plus rapide que l'insuline humaine) : insuline lispro (*Humalog*) insuline asparte (*Novorapid* et insuline glulisine (*Apidra*) ;
– les analogues d'action lente : glargine (*Lantus*) qui agit durant 24 heures ou détémir (*Levemir*), dont la durée d'action est de 16 à 18 heures.
– Il existe également des mélanges prêts à l'emploi associant un analogue (lispro ou asparte) en solution (action rapide) et en suspension avec la protamine (action intermédiaire).

Besoins en insuline

Les besoins en insuline chez un adulte qui n'en sécrète plus du tout sont d'environ 0,7 à 0,9 unité par kg/j. Mais ces besoins augmentent lors des agressions diminuent en cas d'effort physique et varient en fonction des apports glucidiques.

Certains diabétiques qui ont encore quelques réserves ont des besoins moindres. D'autres au contraire ont des besoins supérieurs car certains phénomènes s'opposent à l'action de l'insuline, tels que la présence d'anticorps anti-insuline ou d'une résistance tissulaire à l'action de l'insuline.

Répartition de l'insuline

• L'insuline doit être administrée chez le diabétique de type 1 pour reproduire le plus exactement possible la sécrétion physiologique. On distingue deux types de besoins :

- les besoins de base (0,3 à 0,4 U/kg/j) qui permettent de maintenir une glycémie aussi proche que possible de la normale à distance des repas ;
- les besoins prandiaux destinés à assimiler les glucides des repas. Ils varient en fonction de l'heure et de la composition en glucides du repas. On compte pour 10 g de glucides : 2 U au petit déjeuner, 1 U au déjeuner et 1,5 U pour le diner.

Techniques d'administration

Les seringues jetables munies d'aiguilles fines sont de moins en moins utilisées.

Elles sont remplacées par des stylos ou des pompes à insuline, qui ont permis d'améliorer la technique d'injection et d'augmenter le nombre des injections par jour.

- Il existe 2 types de stylos à insuline : les stylos rechargeables qui sont rechargés à l'aide de cartouches et les stylos préremplis jetables ;
- les pompes portables qui débitent de l'insuline de façon continue et qu'on peut programmer pour des doses supplémentaires au moment des repas. Ces pompes s'adressent surtout aux diabètes instables, aux femmes enceintes et aux nouveaux diabétiques chez lesquels on essaie d'obtenir un équilibre rapide du diabète (*cf.* illustration).

Schémas d'injection

- On privilégie désormais le schéma à quatre, voire cinq injections par 24 heures dit « basal bolus », qui consiste à injecter un analogue lent de l'insuline une ou deux fois par 24 heures et un analogue d'action ultrarapide avant chacun des 3 repas. Cette technique est associée à des contrôles glycémiques répétés durant la journée ; elle permet de stabiliser la plupart des diabètes et d'obtenir un bon contrôle glycémique. C'est la technique conseillée par la plupart des diabétologues, surtout après l'étude favorable du DCCT (*Diabetes control and complications trial*, USA).
- On utilise encore quelquefois des schémas à 3 injections, par exemple :
  - une injection avant chacun des trois repas d'un mélange analogue ultrarapide + NPH ;
  - une injection d'un mélange analogue ultrarapide + NPH matin et soir et d'un analogue ultrarapide à midi.
- La technique à deux injections par 24 heures qui consiste à administrer un mélange insuline rapide (ou analogue ultrarapide) + NPH matin et soir est désormais réservée à des cas particuliers (personnes âgées, injections faites à domicile par une infirmière).

Pompes portables à insuline

Il s'agit d'appareils permettant de perfuser de façon continue de l'insuline par voie sous-cutanée (ou par voie intrapéritonéale). Au rythme de perfusion de base, il est possible d'adjoindre des bolus d'insuline, notamment au moment des repas. Notons que les pompes à insuline utilisent exclusivement de l'insuline d'action rapide (humaine ou analogue).

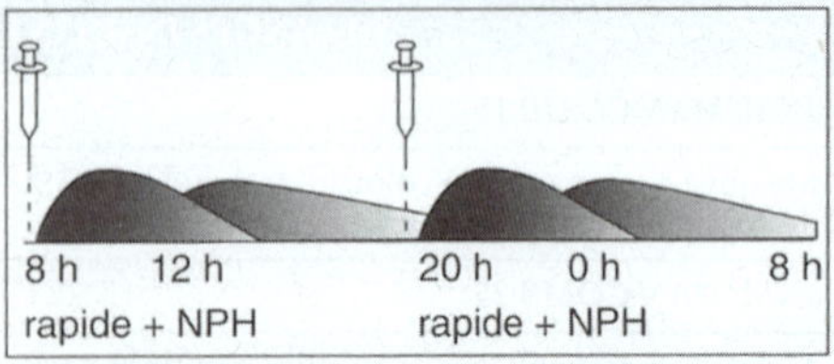

Schéma d'insulinothérapie à 2 injections par jour (mélange). (D'après *La Presse médicale*, 27, 24, 1739-1254.)

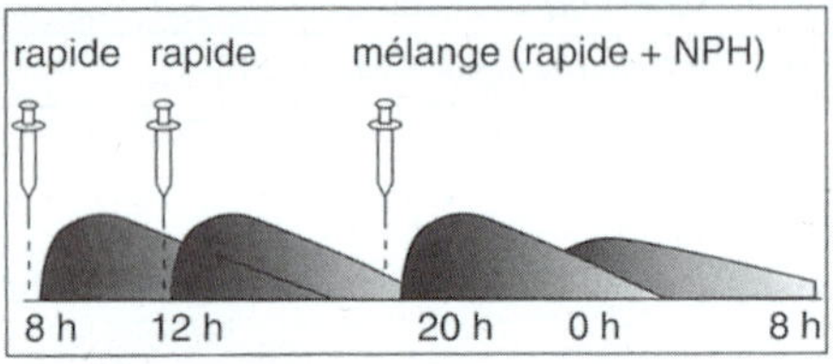

Schéma d'insulinothérapie à 3 injections par jour. (D'après *La Presse médicale*, 27, 24, 1739-1254.)

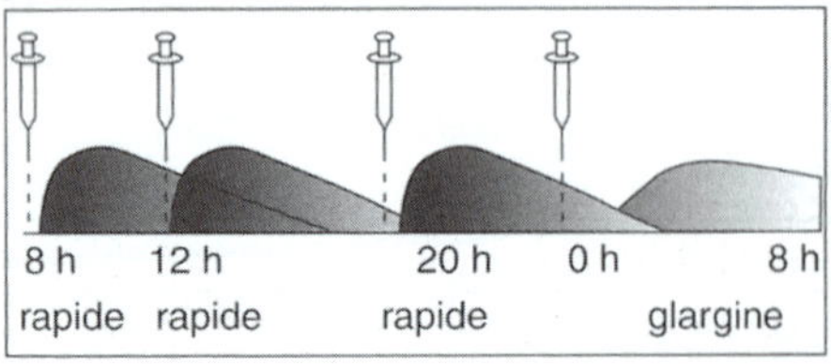

Schéma d'insulinothérapie à 4 injections par jour.

Pompes implantables à insuline

Ce sont des appareils implantés sous la peau de l'abdomen et délivrant l'insuline par un cathéter péritonéal. Les quantités d'insuline sont programmées par le diabétique au moyen d'une radiocommande en fonction des glycémies capillaires. Il n'y a pas encore de régulateur automatique.

Éducation du patient diabétique : les injections d'insuline

Mme G., âgée de 31 ans, a été hospitalisée pour un diabète insulinodépendant inaugural. Après 3 jours de traitement par pompe à insuline portable, le médecin a équilibré le diabète par 4 injections d'insuline par jour :
- *le matin avant le petit déjeuner : 12 unités dun analogue de l'insuline d'action ultrarapide couvrant 4 heures ;*
- *à midi avant le déjeuner : 8 unités de l'anologue ultrarapide ;*
- *le soir avant le dîner : 10 unités de l'analogue ultrarapide.*
- Le soir à 22 heures avant le coucher : 22 unités d'un analogue lent de l'insuline.

L'éducation porte sur deux techniques d'injections :
– injection à la seringue, nécessaire au cas où Mme G. ne pourrait utiliser un stylo injecteur (stylo cassé, vacances en pays démuni) ;
– injection par stylo injecteur, technique plus adaptée au schéma à 4 injections pratique, conseillée pour l'utilisation habituelle.

- **Avant chaque injection, bien s'assurer que le repas est prêt.**

Pour réaliser une injection d'insuline à la seringue
1. Seringue 1 mL/100 U, flacon d'insuline titré à 100 U/mL.
2. La seringue se prépare juste avant l'injection.
3. Faire introduire dans le flacon la quantité d'air correspondant à la quantité d'insuline à injecter, pour ne pas mettre le flacon sous vide.
4. Faire faire le pli cutané, en pinçant doucement la peau entre les doigts, dans les zones maigres.
5. Apprendre à piquer en sous-cutané, tout droit, perpendiculairement au plan de la peau et à enfoncer toute l'aiguille.

Toute injection d'insuline doit être suivie d'un repas apportant des glucides (pain, féculent, fruit).

- **Il faut varier régulièrement les lieux d'injections (pour éviter la surcharge d'une même zone : lipodystrophies).**

Sites d'injection :
– face externe des bras ;
– abdomen ;
– face antérieure et externe des cuisses ;
– haut des fesses.

- **Ne pas masser la zone d'injection, car cela modifie la rapidité d'absorption de l'insuline.**

Autosurveillance glycémique

Techniques de lecture des glycémies

Il est absolument essentiel pour que le diabétique puisse se prendre en charge lui-même qu'il sache faire ses dosages de glycémie en faisant ses prélèvements au bout du doigt. Cette technique indolore est la seule qui puisse lui permettre d'adapter ses doses d'insuline en fonction des besoins, sachant que la glycémie reflète l'insuline précédente (ainsi la glycémie du soir reflète l'insuline du matin ; en cas d'anomalie la correction se fera le lendemain matin).

On apprend donc au diabétique l'utilisation des bandelettes et des appareils : le *Dextrostix* (Ames) a été remplacé par des bandelettes plus modernes mais on garde encore en mémoire le fait de « faire un Dextro » ! Il existe aussi des bandelettes pour doser les corps cétoniques dans le sang.

Techniques de recherche de la glycosurie et de la cétonurie

L'appréciation de la glycosurie est utile lorsque le diabétique a des glycémies stables pour contrôler l'absence de glycosurie nocturne et... reposer les doigts des diabétiques.

On dispose des bandelettes de :
- *Kédo-Diastix* (Bayer Diagnostics) ;
- *Kéto-Diabur test* 5 000 (Roche Diagnostics).

Ces bandelettes sont les seules qui soient utilisables pour un dosage semi-quantitatif (glycosurie de 0 à ++++).

Les autres bandelettes *(Clinistix, Diabstix, Multitsitx)* peuvent être utilisées pour le dépistage de la glycosurie mais pas pour son dosage semi-quantitatif.

Diététique

Le but de la diététique n'est pas de priver le diabétique des douceurs de la vie mais d'éviter les variations des doses d'insuline qui sont proportionnelles aux variations de l'apport alimentaire en glucides. Il faut donc apprendre au diabétique à établir ses menus de façon à absorber à peu près la même quantité de glucides tous les jours.

La diminution des sucres d'absorption rapide (bonbons, caramels, esquimaux, chocolat) a pour but d'éviter les pics sanguins de glucose qui, à la longue, sont nocifs. Médecins et diététiciennes s'efforcent donc de calculer avec le diabétique la diététique qui, tout en lui permettant de mener une vie normale, lui assure un équilibre glycémique correct.

Les règles générales de la diététique conseillée au diabétique sont les suivantes :

- absorber une quantité régulière d'hydrates de carbone chaque jour ;
- ne pas sauter de repas ;
- répartir l'alimentation en 5 repas afin d'éviter les trous dans la journée et donc les accidents hypoglycémiques.

ACCIDENTS AU COURS DU TRAITEMENT PAR INSULINE

Accidents hypoglycémiques

Ce sont les plus fréquents et les plus craints, toujours dus à un excès d'insuline circulante.

Causes et mécanismes

Ils sont favorisés avant tout par une erreur de traitement chez des patients mal éduqués. La plupart du temps, il s'agit d'un repas sauté ou insuffisant, parfois de l'injection d'insuline en excès, ailleurs de l'interférence avec certains médicaments (β-bloquants) ou l'alcool.

Signes essentiels

Ils sont soit en rapport avec le *manque de glucose cérébral* : troubles psychiques de tous ordres – surtout agressivité –, troubles de la conscience, avec au maximum perte de connaissance, soit liés à la *décharge d'adrénaline* : sueurs, tachycardie, bouffées vasomotrices, tremblements, crampes douloureuses de l'estomac avec faim. L'apparition des signes est progressive ou brutale. L'administration de sucre fait disparaître tous les symptômes.

Traitement

Il est urgent. L'infirmière doit « resucrer » le malade et vérifier ensuite son éducation pour que l'hypoglycémie ne se reproduise pas.

Recherche des causes d'hypoglycémie

L'infirmière doit noter :

- comment la diététique a été suivie (repas sauté, insuffisant) ;
- s'il y a eu un effort inhabituel (sport, fatigue, voyage) non compensé par une bonne alimentation ;
- s'il y a eu excès d'alcool ;
- si le sujet a pris de nouveaux médicaments ;
- s'il y a eu un choc émotif ;

Pour la pratique, on retiendra :

– Fréquence de 3 pour 1000 (180 000 patients environ en France), il représente 10 % des diabètes.
– Signes cliniques bruyants, en raison de la carence en insuline.
– Surveillance de l'équilibre glycémique quotidienne par l'autosurveillance glycémique et trimestrielle par le dosage de l'hémoglobine glyquée A1c.
– Apprendre au patient à modifier lui-même les doses d'insuline en fonction des glycémies capillaires, des apports glucidiques et de l'activité physique.
– Rôle essentiel de l'infirmière pour apprendre et vérifier la technique des injections d'insuline ainsi que le maniement des stylos à insuline et des lecteurs de glycémie.
– Rôle technique de l'infirmière dans la réalisation des holters glycémiques et pour évaluer les besoins en insuline en vue d'une insulinothérapie fonctionnelle.

Éducation du patient : le resucrage

- *Chez un diabétique conscient* : 15 g de sucre par la bouche suffisent à faire passer le malaise : 3 morceaux de sucre habituel, ou 3 cuillerées à soupe de sirop de sucre à 300 g p.1000. Dès que le malaise a disparu, il est prudent de rajouter une tartine de pain et un fruit pour éviter la récidive de l'épisode.
- *Chez un diabétique ne pouvant absorber de sucre par la bouche* : injection intramusculaire de 1 mg de *Glucagen* (Novo). Le produit est actif en 30 secondes et peut être renouvelé. Il ne peut pas agir en cas d'atteinte hépatique (alcoolisme, hépatite).
- *En cas d'hypoglycémie profonde* : l'injection IV de 20 cm^3 de sérum glucosé hypertonique à 30 % est indispensable. La mise en place d'une perfusion de sérum glucosé à 10 % n'est utile que dans les cas où l'hypoglycémie est susceptible de se prolonger. Dans les autres cas, un resucrage par la bouche est suffisant.

• si le diabétique sait modifier ses doses d'insuline en fonction des circonstances.

Dans la plupart des cas, il s'agit en effet d'un problème d'*éducation du diabétique* et de son entourage (injection de *Glucagon*).

ACCIDENTS AIGUS HYPERGLYCÉMIQUES

Ils sont devenus plus rares depuis que les diabétiques sont éduqués pour se surveiller eux-mêmes. Cependant, ils peuvent survenir lorsque ces sujets sont en carence insulinique. Les accidents aigus hyperglycémiques surviennent dans les circonstances suivantes :

• erreurs répétées de traitement aboutissant à des doses insuffisantes d'insuline ;
• maladie aiguë intercurrente (maladie infectieuse, grippe, maladie générale – surtout endocrinienne comme l'hyperthyroïdie, la maladie de Cushing) ;
• stress brutal : accident ou intervention chirurgicale ;
• administration de médicaments hyperglycémiants (corticoïdes +++, même par infiltrations articulaires).

DIABÈTE SUCRÉ DE TYPE 2 (DT2) (non insulino-dépendant) (DNID)

Caractères

Le plus souvent, il s'agit de sujets *obèses* d'où le nom de *diabète gras* que l'on donne à cette forme de diabète sucré. On l'appelle plus précisément *diabète de type 2*.

Ici, l'hyperglycémie est due au fait que l'insuline, bien qu'en quantité suffisante voire même en excès, n'agit que peu ou mal. Cette insulino-résistance reconnaît des mécanismes variés, en particulier des déficits enzymatiques génétiques ; elle est liée à la surcharge pondérale.

Ces malades sont exposés aux risques de complication à long terme du diabète sucré, mais les complications aiguës ne surviennent pas tant que l'insuline est sécrétée en quantité suffisante.

Diagnostic

Ces diabètes sont le plus souvent découverts parce qu'on les recherche chez des obèses, des personnes ayant des maladies exposant au diabète ou faisant partie de familles de diabétiques.

L'*hyperglycémie* dépassant 1,26 g/L à jeun (ou 7 mmol/L) est le critère du diagnostic. Dans certains cas douteux (glycémies entre 1,10 et 1,26 à jeun), on a recours à l'épreuve d'hyperglycémie provoquée par voie orale (HGPO) (→).

Critères de gravité

Tous les diabètes de type 2 n'ont pas la même sévérité. Les éléments suivants sont à évaluer :

• âge jeune du début du diabète ;
• présence de plusieurs diabètes dans la famille (surtout apparentés au 1er degré) ;
• importance du déséquilibre glycémique ;
• existence de signes de carence insulinique (amaigrissement, fonte musculaire) ;
• présence de complications microangiopathiques (rétinopathie, néphropathie) ;
• présence d'une macroangiopathie évoluée (coronaropathie, artériopathie) ;
• présence de facteurs de risques associés : obésité importante, HTA, tabagisme (+++).

Éducation du patient diabétique de type 2

• Expliquer au patient que le diabète n'est pas seulement une maladie de l'alimentation mais une maladie génétique avec un déficit de l'insuline produite par le pancréas.
• Souligner l'importance d'une alimentation régulière et régulièrement répartie.
• Insister sur la valeur thérapeutique de l'exercice physique.
• Marteler le rôle nocif du tabac qui aboutit à 100 % d'accidents (coronariens et artéritiques).
• Encourager le diabétique en affirmant l'efficacité des mesures conseillées.
• Mettre l'accent sur l'importance de l'auto-contrôle glycémique et d'une surveillance médicale périodique.
• Préciser la nécessité d'une prise en charge au long cours.

Bilan

La gravité potentielle du diabète de type 2 tient à la survenue de complications (→). Il est donc indispensable de vérifier que le patient a subi les examens nécessaires à la connaissance de son état :

- fond d'œil et/ou rétinographie ;
- dosage de la microalbuminurie ;
- TA + ECG (éventuellement test d'effort) ;
- Doppler artériel (carotides, membres inférieurs) ;
- examen neurologique.

Évolution

S'il est vrai que la plupart des diabètes gras s'améliorent, voire normalisent leurs glycémies après amaigrissement, il en est d'autres qui évoluent vers une aggravation avec perte de poids, puis vers l'insulino-dépendance.

Le diabète gras peut se compliquer, au fur et à mesure que les années passent, surtout s'il est mal traité (voir : *Complications du diabète*). Une complication aiguë rare mais redoutable peut survenir chez le diabétique obèse sous biguanides : l'acidose lactique, favorisée par l'insuffisance rénale et l'administration de produits iodés de contraste.

Traitement

Toutes les études à long terme montrent que l'essentiel consiste en un triyptique incontournable : normalisation de la glycémie, normalisation de la pression artérielle, normalisation du poids.

Régime hypocalorique

Il est impératif dès lors qu'un amaigrissement est nécessaire.

Médicaments

Il existe six classes d'antidiabétiques oraux :

- les biguanides avec un seul représentant : la metformine qui s'oppose à l'insulinorésistance hépatique ;

Pour la pratique, on retiendra :

– Fréquence de 3 pour 100, en augmentation régulière, il représente 90 % des diabètes.
– Diagnostic souvent tardif en raison de l'absence de signe clinique, d'où la nécessité d'un dépistage biologique, notamment chez l'obèse et l'hypertendu.
– Surveillance à la fois clinique (poids, pression artérielle) et biologique (contrôle trimestriel de l'hémoglobine glyquée A1c et annuel du bilan lipidique).
– Faire comprendre au patient le rôle capital d'une bonne hygiène de vie (alimentation, activité physique et arrêt du tabagisme).
– Rôle de l'infirmière pour apprendre le maniement des lecteurs de glycémie et lors de l'instauration d'une insulinothérapie.

SULFAMIDES HYPOGLYCÉMIANTS	
Carbutamide : – *Glucidoral.*	1/2 à 2 cp/jour. Le *Glucidoral* est supplanté par les sulfamides hypoglycémiants de 2e génération.
SULFAMIDES À DURÉE D'ACTION COURTE (3 À 8 H)	
Glipizide : – *Glibenèse* ; – *Minidiab.*	1/2 à 1 cp à 5 mg 3 fois par jour, 15 min avant les repas.
SULFAMIDES DE 2e GÉNÉRATION (DURÉE D'ACTION MOYENNE : 12 À 24 H)	
Glibenclamide cp à 5 mg : – *Daonil* ; – *Euglucan.*	1/2 à 1 cp 2 à 3 fois par jour, 15 min avant les repas.
Glibenclamide cp à 2,5 mg : – *Hémidaonil* ; – *Miglucan.*	1/2 à 1 cp 2 à 3 fois par jour, 15 min avant les repas.
Glibenclamide cp à 1,25 mg – *Daonil faible*	1 cp 2 à 3 fois par jour, 15 min avant les repas.
Glibornuride : – *Glutril.*	1/2 à 1 cp à 25 mg 2 à 3 fois par jour, 15 min avant les repas.
Glimepiride : – *Amarel.*	1 cp à 1, 2, 3 ou 4 mg au petit déjeuner.
Gliclazide : – *Diamicron 30.*	1 à 4 cp par jour en 1 ou 2 prises.

Action :
Les sulfamides hypoglycémiants (SH) agissent en stimulant l'insulino-sécrétion. L'horaire des prises doit tenir compte de la cinétique d'action, pour obtenir un pic d'insulino-sécrétion au moment de l'absorption glucidique maxima.

Indications :
Diabète de poids normal non insulino-dépendant.

Contre-indications :
Diabète insulino-dépendant.

Précautions d'emploi :
- il est préférable d'utiliser les sulfamides de 2e génération dont la durée de vie ne dépasse pas 12 h ;
- le traitement doit toujours être mis en route de façon progressive ;
- la dose maximale est de 3 cp par jour quelle que soit la substance, car le rapport concentration/puissance est identique ;
- il convient d'absorber ces produits environ 1/2 h avant les repas pour que le pic d'insulino-sécrétion ainsi déclenché coïncide avec l'absorption des glucides ;
- il est parfaitement inutile (car illogique) d'associer 2 sulfamides hypoglycémiants, puisque tous ces produits ont le même mode d'action.

Effets secondaires :
- le principal danger des sulfamides est l'hypoglycémie par surdosage (posologie trop forte ou insuffisance rénale), par apport insuffisant en hydrates de carbone ou par potentialisation médicamenteuse ;
- chez les malades âgés, ces hypoglycémies peuvent être durables ; il faut alors installer une perfusion de sérum glucosé à 10 % et ne pas se contenter de « resucrer » le malade avec un ou deux verres de jus de fruit ;
- les autres inconvénients des sulfamides hypoglycémiants sont très exceptionnels avec les sulfamides de deuxième génération : accidents allergiques cutanés, leucogranulopénies, thrombopénies.

Interactions :
- les SH peuvent diminuer l'action des coumariniuques. Ils peuvent être potentialisés par les anti-inflammatoires non stéroïdiens et les antifungiques (miconazole, éconazole…) ;
- les β-bloqueurs peuvent masquer les signes d'une hypoglycémie.

GLINIDE (APPARENTÉ AUX SULFAMIDES)	
Repaglinide : – *Novonorm.*	1 à 2 cp à 0,5, 1, 2 mg avant les repas.
BIGUANIDES	
Metformine	
Glucophage 500	1 à 3 cp à 390 mg/jour. 1 prise avant les repas.
Glucophage 850	1 à 3 cp à 660 mg/jour.
Glucophage 1000	1 à 3 cp à 780 mg/jour.
Stagid 700	1 à 3 cp à 280 mg/jour, 1 prise avant les repas.

Action :
- les biguanides n'agissent pas sur l'insulino- sécrétion ; ils abaissent ou normalisent la glycémie du diabétique, sans provoquer d'hypoglycémie et ont un effet anorexigène ;
- la metformine potentialise l'action de l'insuline, au niveau cellulaire, augmente la production de glucose dans le foie et diminue l'absorption des glucides dans l'intestin.

Indications :
- diabète non insulino-dépendant ;
- potentialisation des sulfamides hypoglycémiants.

Contre-indications :
Ischémies tissulaires : surtout insuffisance rénale, mais aussi infarctus du myocarde, insuffisance respiratoire.

Précautions d'emploi :
- les biguanides doivent être ingérés au cours ou à la fin des repas pour éviter, ou minimiser, leurs effets secondaires digestifs (épigastralgies, nausées, vomis sements, diarrhée surtout) qui sont responsables de leur action anorexigène ;
- les biguanides doivent toujours être arrêtés 3 jours avant la réalisation d'une exploration par produit iodé de contraste.

Effets secondaires :
Leur principal danger réside dans la survenue d'une acidose lactique.

Interactions :
Alcool, aspirine : potentialisation des effets hypoglycémiants.

MÉDICAMENTS INHIBITEURS DE L'α-GLUCOSIDASE	
Acarbose *Glucor* Miglitol *Diastabol*	cp à 50 mg et 100 mg ; 3 × 50 mg au début ; augmentation progressive jusqu'à 3 × 100.
Mode d'action : • les glucides arrivant dans l'intestin grêle sont progressivement dégradés en disaccharides (saccharose) puis monosaccharides (glucose, galactose) qui peuvent être absorbés ; • les inhibiteurs des glucosidases empêchent le dernier stade de la digestion des sucres. Ceux-ci ne pouvant être absorbés continuent leur périple dans l'intestin et sont éliminés dans les selles ; • ce type de produit a pour objectif de décapiter les hyperglycémies postprandiales.	**Critères d'efficacité et indications :** Les objectifs de l'administration d'acarbose sont d'améliorer les glycémies postprandiales et ainsi de faire baisser la glycémie moyenne des DNID. **Effets indésirables :** • ils sont liés au mode d'action du produit : stagnation et fermentation des sucres non digérés dans l'intestin ; • on peut observer des flatulences, quelques douleurs digestives, de la diarrhée, surtout en début de traitement. **Posologie :** Pour éviter les manifestations indésirables, il est recommandé de commencer le traitement avec des doses faibles (50 mg/j), puis d'augmenter à 100 mg si nécessaire au bout de 3 semaines à 1 mois.

GLITAZONES	
Pioglitazone cp à 15 et 30 mg *Actos*	15 à 45 mg par jour en une seule prise
Rosiglitazone cp à 2, 4 et 8 mg *Avandia*	4 à 8 mg par jour en une ou deux prises
Action : Augmentation de la sensibilité à l'insuline par action sur les récepteurs PPAR γ. **Indication :** Diabète de type 2 avec surpoids en association avec la metformine ou les sulfamides hypoglycémiants. **Contre-indications :** • insuffisance cardiaque ; • insuffisance hépatique ; • association avec l'insuline.	**Précautions d'emploi :** Surveillance des transaminases tous les 2 mois pendant les douze premiers mois de traitement. • Risque de grossesse en cas de syndrome des ovaires polykystiques. **Effets secondaires :** • oedèmes dose-dépendants plus fréquents après 65 ans ; • prise de poids de 2 à 3 kg en moyenne ; • décompensation cardiaque ; • élévation des enzymes hépatiques. **Interactions :** Aucune.

INCRETINOMIMETIQUES	
Exenatide *Byetta*	Stylos préremplis délivrant des doses de 5 ou 10 µg 1 injection SC 60 mn avant les 2 principaux repas (en général matin et soir)
Action : Analogue du GLP-1 d'action prolongée ; augmente la sécrétion d'insuline et diminue celle du glucagon et réduit ainsi les pics glycémiques postprandiaux ; diminue l'appétit d'où réduction progressive du poids. **Indication :** Diabète de type 2 avec surpoids en association avec la metformine et les sulfamides hypoglycémiants, lorsque la bithérapie ne permet plus d'obtenir un contrôle glycémique suffisant. **Contre-indications :** • insuffisance rénale sévère ou terminale ; • diabète de type 1 ; • femme enceinte et allaitante ; • association avec l'insuline et les inhibiteurs de l'alpha-glucosidase (manque de données).	**Précautions d'emploi :** Renforcer la surveillance glycémique en cas d'association avec les sulfamides hypoglycémiants **Effets secondaires :** • nausées fréquentes, mais d'intensité modérée et souvent • vomissements, diarrhées ; • hypoglycémies en cas d'association avec les sulfamides hypoglycémiants ; • exceptionnels cas de pancréatite aigüe. **Interactions :** Prendre les antibiotiques, les anticoagulants oraux et les inhibiteurs de la pompe à protons une heure avant l'injection.

INHIBITEURS DE LA DPP 4	
Sitagliptine cp à 100 mg *Januvia, Xelevia*	1 cp par jour
Vidagliptine cp à 50 mg *Galvus*	2 cp par jour
Action : Blocage de la libération de incrétines libérées après les repas, d'où stimulation de la sécrétion d'insuline postprandiale lorsque la glycémie est élevée. **Indication :** Diabète de type 2 avec surpoids en association avec la metformine lorsqu'elle ne permet plus d'assurer l'équilibre glycémique. **Contre-indications :** • insuffisance rénale sévère ou terminale ; • diabète de type 1 ; • femme enceinte et allaitante ; • insuffisance hépatique.	**Précautions d'emploi :** Prudence chez le sujet âgé de plus de 75 ans et en cas d'inuffisance modérée (clearance de la créatinine entre 30 et 50 mL/mn). **Effets secondaires :** • nausées. **Interactions :** aucune.

ASSOCIATIONS FIXES D'HYPOGLYCEMIANTS ORAUX	
Avandamet Rosiglitazone 1 mg + Metformine 500 mg Rosiglitazone 2 mg + Metformine 500 mg Rosiglitazone 2 mg + Metformine 1 000 mg Rosiglitazone 4 mg + Metformine 1 000 mg	2 cp 2 fois par jour
Competact Pioglitazone 15 mg + Metformine 850 mg	1 à 3 cp par jour
Glucovance Glibenclamide 2,5 mg + Metformine 500 mg Glibenclamide 5 mg + Metformine 500 mg	1 ou 2 cp 3 fois par jour

• les glitazones (pioglitazone et rosiglitazone), qui s'opposent à l'insulinorésistance musculaire et adipocytaire ;

• les sulfamides hypoglycémiants et les glinides qui leur sont apparentés : ils stimulent la sécrétion pancrétique d'insuline et sont efficaces lorsqu'il existe une carence partielle de la sécrétion d'insuline ;

• les incrétinomimétiques qui suppléent la carence en glucagon-like peptide 1 (GLP-1) et stimulent la sécrétion de l'insuline au moment des repas ;

• les inhibiteurs de la dipeptidyl-peptidase IV (DPP IV), enzyme qui dégrade les incrétines : hormones-digestives (dont fait partie le GLP-1) ;

• les inhibiteurs de l'α-glucosidase qui diminuent l'absorption intestinale des sucres.

DIABÈTE SUCRÉ : complications métaboliques aiguës

CÉTO-ACIDOSE DIABÉTIQUE

Le terme acido-cétose tend à disparaître.

Il s'agit d'une évolution qui est la conséquence d'une carence totale en insuline.

Causes et mécanismes

Elle est favorisée par une agression (infection, traumatisme, chirurgie, etc.) ; elle survient aussi lorsque le diabétique ne se surveille pas et ne s'injecte pas suffisamment d'insuline.

La glycémie augmente et apparaît une glycosurie massive avec soif et déshydratation. L'organisme brûle ses graisses (amaigrissement) dont les déchets sont acides. L'ensemble, en l'absence de traitement, peut conduire au coma acido-cétosique.

Signes

La cétoacidose se traduit par une grande fatigue avec amaigrissement rapide et important. Il existe une soif majeure avec une polyurie.

Des signes de déshydratation apparaissent avec pli cutané, langue sèche, et surtout somnolence pouvant aboutir au coma.

La cétose avec acidose se manifeste par une odeur acétonique de l'haleine et une polypnée bruyante.

Les signes biologiques, outre l'hyperglycémie massive, montrent une baisse des bicarbonates et du pH. Il existe aussi une perte de sodium et de potassium.

Traitement

Il consiste en une réhydratation massive, une réparation des désordres ioniques (apport potassique) et un apport d'insuline d'action rapide par voie IV ou IM jusqu'au retour à la normale.

Eléments de surveillance

• *Cliniques :* signes d'hydratation, pression artérielle, diurèse ;
• *Biologiques :* glycémie capillaire, glycosurie et cétonurie, ionogramme sanguin : bicarbonates et kaliémie +++ ;
• *ECG.*

COMA HYPEROSMOLAIRE

Ici, l'hyperglycémie est massive (8 à 10 g/L ou 44 à 55 mmol/L) déclenchée par une déshydratation (fièvre, prise de diurétiques) ou la prise de corticoïdes. La déshydratation est extrême. Ce coma est fréquent chez les diabétiques âgés.

Le traitement consiste avant tout à réhydrater les patients et à compenser les pertes ioniques. L'insulinothérapie n'est efficace que si la réanimation est correcte.

Le pronostic est encore médiocre malgré les progrès en réanimation tout particulièrement chez le sujet âgé (risque d'œdème cérébral et de défaillance cardiaque).

COMA PAR ACIDOSE LACTIQUE

Il s'agit d'une complications sévère du diabète provoquée par l'accumulation d'acide lactique dans les sang et les tissus. Ceux-ci sont incapables d'utiliser la voie normale du métabolisme du glucose et dévient celui-ci vers la formation d'un acide fort. Cet accident est un risque au cours d'une atteinte rénale chez les personnes traitées par la metformine.

Signes

Ce sont ceux d'une acidose majeure : vomissements, dyspnée, baisse tensionnelle et somnolence progressivement croissante.

Biologiquement

Il existe une baisse importante du pH, un « trou anionique » c'est-à-dire une baisse des bicarbonates et du chlore. L'insuffisance rénale est constante et souvent grave.

Traitement

Il nécessite une hospitalisation en USIC et une réanimation intensive. Le pronostic reste mauvais.

DIABÈTE SUCRÉ (autres complications)

Il est devenu commun de dire que le diabète ne tue plus mais qu'il rend infirme. En effet les complications aiguës du diabète (coma acido-cétosique en particulier) ne provoquent qu'exceptionnellement la mort (1 % des cas).

En revanche, le diabète sucré provoque progressivement des altérations des petits et des gros vaisseaux et des nerfs.

COMPLICATIONS MICROANGIOPATHIQUES

La microangiopathie (maladie des microvaisseaux) est due à l'altération des parois des vaisseaux par une dénaturation des fibres qui les constituent. Ce fait est en rapport avec la *glycation,* c'est-à-dire la fixation du glucose sur les protéines.

La microangiopathie est d'autant plus fréquente et grave que :

- le diabète est ancien ;
- les glycémies sont plus élevées ;
- l'hérédité est importante.

La microangiopathie est d'autant moins sévère que la correction des glycémies est bonne.

Rétinopathie diabétique

Symptômes : elle se manifeste au début sur les artérioles du fond d'œil par de petites lésions que l'on appelle microanévrismes. Ils sont d'abord visibles à la rétinographie ou à l'angiographie à la fluorescéine (→) (rétinopathie non proliférante).

Plus tard, la rétinopathie évolue vers des exsudats, des hémorragies (rétinopathie préproliférante). L'apparition de néovaisseaux marque l'entrée dans la rétinopathie proliférante avec rétraction fibreuse de la rétine.

Au cours de cette évolution, la vision diminue progressivement, parfois brutalement en cas d'hémorragies, pour aboutir à la cécité.

Traitement : outre le contrôle des glycémies, le plus strict possible, le traitement le plus efficace utilise le *laser*.

Complications rénales

Chez le sujet jeune, avant 30 ans, l'insuffisance rénale est la seule complication vitale. Annoncée par une élévation de la microalbuminurie, elle conduit à une détérioration progressive des fonctions rénales (augmentation de la clairance de la créatinine, protéinurie), l'insuffisance rénale est le terme ultime de la destruction des glomérules rénaux par le diabète.

L'insuffisance rénale peut également se voir chez le sujet plus âgé, au bout d'un certain temps d'évolution, au cours de diabètes mal équilibrés.

L'insuffisance rénale est une glomérulopathie (→) avant tout. Cependant des infections urinaires peuvent aussi provoquer une atteinte interstitielle car elles sont très fréquentes chez le diabétique mal équilibré.

COMPLICATIONS MACROANGIOPATHIQUES

La macroangiopathie est due à l'atteinte des gros vaisseaux par l'athérome (→).

Les artères deviennent rigides et se rétrécissent : il s'ensuit une ischémie d'aval. L'hypertension artérielle est la manifestation commune mais des atteintes régionales sont plus sévères encore : artères coronaires, des membres inférieurs et cérébrales.

Hypertension artérielle (HTA)

L'HTA est affirmée dès lors que les chiffres sont supérieurs à 160/90 mmHg.

La gravité de l'hypertension est liée à son retentissement sur le fonctionnement cardiaque et rénal. Elle aggrave aussi l'état rétinien.

Le traitement de l'HTA fait appel à de nombreux médicaments souvent utilisés de façon associée : diurétiques, β-bloquants, inhibiteurs calciques, IEC, inhibiteurs de l'angiostensine, hypotenseurs centraux, vasodilatateurs.

Complications coronariennes

Chez le sujet plus âgé, les complications se produisent au niveau des artères coronaires entraînant la mort par *infarctus du myocarde*.

La pathologie coronarienne chez le diabétique est atypique, voire asymptomatique. Une recherche systématique est indispensable après plusieurs années de diabète. Elle repose sur :

- l'ECG d'effort (→) ;
- le Holter (→) ;
- la scintigraphie myocardique au thallium (→).

Artérite des membres inférieurs

L'artérite diabétique est marquée par sa précocité et la diffusion des lésions. Elle est considérablement aggravée par le tabac. C'est la première cause d'amputation des membres inférieurs en France (*cf.* illustration).

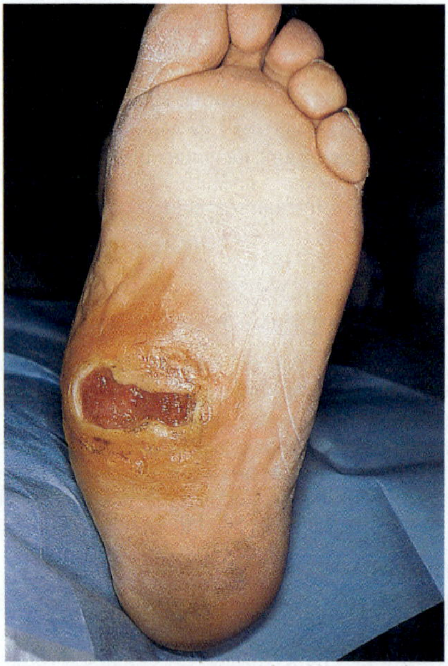

Mal perforant plantaire sur pied de Charcot.

COMPLICATIONS NEUROLOGIQUES

Neuropathie diabétique

L'atteinte des nerfs due au diabète peut donner deux tableaux cliniques, parfois associés :

- la neuropathie périphérique est fréquente ; il s'agit d'une polynévrite (atteinte de plusieurs nerfs) bilatérale et symétrique ; les troubles sont d'abord sensitifs puis moteurs ; à l'examen, ce sont les troubles de la sensibilité surtout profonde et l'abolition des réflexes qui sont les symptômes les plus fréquents ;
- plus particulière est la neuropathie végétative qui frappe la sensibilité et la motricité automatique et donne des troubles gastriques, tensionnels et génitovésicaux avec dysérection.

Le traitement : d'une manière générale il n'y a pas de traitement curatif de la neuropathie diabétique. Elle doit être prévenue par un bon contrôle des glycémies. Le traitement des douleurs de la neuropathie périphérique fait appel à de nouveaux médicaments proches des antiépileptiques (*Neurontin, Lyrica*) ou des antidépresseurs (*Cymbalta*).

Pied diabétique

C'est la complication la plus fréquente et la plus lourde du diabète sucré.

Les lésions : elles atteignent tous les plans du pied. La peau s'ulcère ainsi que les aponévroses. Les os sont déminéralisés puis détruits. La lésion devient creusante, réalisant le mal perforant plantaire, qui reste cependant indolore.

Outre l'examen clinique, les radiographies du pied et surtout l'examen neurophysiologique permettent le diagnostic précoce de la neuropathie.

Le traitement est surtout préventif :

- propreté des pieds, lavés à l'eau pas trop chaude, éviter les bouillottes ;
- chaussettes en fil afin d'éviter la macération ;
- chaussures confortables, souples en cuir ;
- semelles orthopédiques en cas de déformation des pieds ;
- désinfectants et antimycosiques saupoudrés le matin et le soir ;
- soins des ongles non traumatiques.

Traitement curatif : si des lésions s'installent, il faut immobiliser le pied, éviter l'appui au sol et traiter systématiquement le diabète par l'insuline.

Les artérites diabétiques : l'atteinte des artères des membres, surtout des jambes, est très fréquente au cours du diabète sucré. Elle est facilitée par le tabagisme. L'artérite n'a rien de spécifique (→), mais elle est plus précoce chez le diabétique que chez le non diabétique.

Le tr ... Dans certains cas, un régime est suffi-
tif. U ... art du temps, il faut recourir à une insu-
ment ... soit au moyen de plusieurs injections
orteil ... de préférence par pompe portable.
tation

... : l'évolution vers des complications
... à long terme est moins à craindre
CAS
... ujet jeune. Le traitement peut long-
Le di ... e à l'aide d'hypoglycémiants oraux
diabèt ... er régime. Lorsqu'une insulinothéra-
cat ca ... ensable, pour éviter l'évolution vers
tant q ... se, on se contente du schéma le plus
lui-mê ... ossible (1 ou 2 injections par jour)
La fen ... des glycémies plus élevées en évi-
que dc ... s hypoglycémies pouvant être mor-
la néce ... rain.

... des diabétiques

Le personnel médical et paramédical, outre les activités de soins, a pour mission d'éduquer les diabétiques afin qu'ils puissent se prendre en charge et assurer leur traitement eux-mêmes.

Les bilans périodiques : ils ont pour rôle de vérifier que le traitement est efficace et que des complications n'apparaissent pas.

- *tous les jours* : autocontrôle glycémique ;
- *tous les trois à quatre mois* : hémoglobine glyquée ;
- *tous les ans* : examen du fond d'œil (avec rétinographie ou angiographie si nécessaire), protéinurie des 24 heures, clairance de la créatinine, examen du système nerveux, examen des artères, ECG, examen Doppler.

Les vérifications de l'autonomie thérapeutique des diabétiques :

- capacité à établir la diététique, suppression du tabagisme ;
- capacité à faire correctement les injections ;
- connaissances correctes de l'adaptation des doses d'insuline en fonction de l'activité physique et de l'alimentation ;
- réactions thérapeutiques en cas d'hyper- et d'hypoglycémie.

DIABÈTE SUCRÉ INFANTILE

Définition

Diabète insulinodépendant de type I.

Causes et mécanismes

Atteinte auto-immune du pancréas de causes pluri-factorielles : prédisposition génétique associée à un ou des facteurs environnementaux, génétique, immunologique, virale...

Signes essentiels

Soif intense (polydipsie) contrastant avec une polyurie associée diversement à une asthénie, un amaigrissement, des douleurs abdominales. En l'absence d'un diagnostic réalisé devant ces symptômes, le diabète est découvert à l'occasion d'une acido-cétose qui représente une complication grave et une urgence dans cette maladie.

Glycémies très supérieures à la normale (mais variables) associées à une glycosurie et une cétonurie à rechercher systématiquement devant toute polyurie ou polydipsie de cause non évidente.

Éléments de surveillance

• *Par l'enfant ou ses parents* (consignés dans le carnet de surveillance) :
– autosurveillance de la glycémie : au moins 4 chiffres par jour (avant le petit déjeuner, le déjeuner, le dîner et le coucher) et quelques mesures réparties dans la semaine à d'autres heures de la journée, voire de la nuit ;
– recherche de glycosurie le matin (reflet de la glycémie de la nuit) ;
– cétonurie à rechercher en cas d'hyperglycémie et troubles digestifs ;
– tout malaise et manifestation évocatrice d'hypoglycémie doit faire pratiquer une mesure de la glycémie.
• *En consultation :*
– surveillance du poids, de la TA, des sites d'injection ;
– dosage d'hémoglobine glyquée tous les 3 mois ;
– objectif : HbA1C < 7,5 % ;
– après 2 ans d'évolution chez l'adolescent et 5 ans chez l'enfant, recherche de microalbuminurie et FO.

Évolution et complications

Tantôt brutales : coma hypoglycémique par surdosage en insuline ; coma acido-cétosique pouvant révéler la maladie, parfois déclenché par une infection, une intervention chirurgicale, un arrêt du traitement (adolescence).

Tantôt à long terme : lipodystrophies aux points d'injection ; complications dégénératives rénales, oculaires ou neurologiques, surtout en cas de diabète mal équilibré.

Traitement

L'objectif est d'obtenir une situation de normoglycémie (reflétée par le taux d'hémoglobine glyquée) grâce à un équilibre entre l'insulinothérapie, les apports glucidiques de l'alimentation, qui augmentent les besoins en insuline, et l'exercice physique qui les diminue.

En dehors des complications

• Insulinothérapie : il existe de nombreux schémas thérapeutiques.

– Schéma conventionnel : dose quotidienne 1 U/kg en moyenne, répartie en 2 injections (environ 2/3 de la dose le matin) d'un mélange d'insuline à action rapide ou analogue « ultra rapide » et d'insuline d'action intermédiaire. Ajustement des doses du soir en fonction des glycémies du coucher et du réveil et des doses du matin en fonction des chiffres de la journée.

– Schéma à 4 injections = schéma « basal-bolus » : injection le soir d'une insuline d'action prolongée associée à l'injection d'insuline à action rapide ou d'analogue avant chaque repas (stylo).

– Pompe à insuline : pompe portable réglée pour délivrer un débit continu (qui peut être différent sur le nycthémère) d'insuline type analogue rapide, auxquels s'ajoutent des bolus administrés avant chaque repas.

• Régime régulier normalement équilibré, évitant les sucres simples et les graisses saturées, réparti en 5 repas (collation au milieu de la matinée).

• Éducation des parents et de l'enfant lors de l'hospitalisation initiale, puis des consultations ; autonomisation de l'enfant entre 8 et 12 ans.

• Prise en charge psychologique souvent nécessaire en cas de diabète chez un très jeune enfant et à l'adolescence.

Traitement des complications

• Hypoglycémie : absorption de sucre si la conscience le permet ; injection SC de *Glucagon* 1 mg ou injection IV de glucosé hypertonique à 30 %.

• Coma acido-cétosique : réhydratation initiale (après correction du collapsus si nécessaire) par du sérum physiologique salé à 9 ‰ (débit adapté en fonction de la natrémie) puis sérum glucosé supplémenté en potassium. Insuline IV 0,05 à 0,1 U/kg/h selon l'âge de l'enfant.

• Au prix d'une surveillance régulière et d'un traitement quotidien astreignants, l'enfant diabétique peut mener une vie normale.

Risque, malgré un traitement correct, de complications dégénératives après 10 à 15 ans d'évolution (→ Diabète sucré).

DIARRHÉE AIGUË

Définition

Est ainsi définie une diarrhée de début brutal et d'évolution courte, inférieure à trois semaines (toxi-infections alimentaires, infections intestinales, etc.).

Causes et mécanismes

On peut en schématiser les causes dans les tableaux ci-après.

Signes essentiels

Cliniques

Les selles sont nombreuses, impérieuses, liquides et pluriquotidiennes. On distingue les diarrhées hydroélectrolytiques dans lesquelles la muqueuse colique est saine et les diarrhées avec syndrome dysentérique (sang, glaires et pus dans les selles) où la muqueuse colique est atteinte.

Principales diarrhées hydroélectriques infectieuses

GERME	CONTEXTE	INCUBATION	SYMPTÔMES PARTICULIERS
Escherichia coli entérotoxinogène (ECET) : « Turista »	Voyage en zone intertropicale Consommation d'eau, salades	8-48 h	Diarrhée des voyageurs Absence de fièvre
Vibrio choleræ : choléra	Voyage en zone d'endémie (Inde, Afrique) Consommation d'eau, légumes, fruits	24-72 h	Diarrhée massive avec aspect « eau de riz » Déshydratation massive pouvant entraîner le décès
Staphylocoque doré	Aliments souillés par un porteur de staphylocoques : glaces, gâteaux, crèmes	2-4 h	Vomissements Absence de fièvre
Clostridium perfringens	Absorption de viandes, abats, plats cuisinés	8-12 h	Vomissements Absence de fièvre
Salmonella typhi et *paratyphi* A, B ou C : typhoïde et paratyphoïde	Consommation de coquillages, fruits de mer Consommation en zone d'endémie : Afrique, Asie (1 000 cas en France)	7-15 jours	Diarrhée « jus de melon » ; parfois syndrome dysentérique Fièvre élevée Signes extradigestifs : cutanés, neurologiques
Salmonella non *typhi*	Consommation de viande de cheval, lait, œufs	12-36 h	Parfois syndrome dysentérique
VIRUS	CONTEXTE	INCUBATION	SYMPTÔMES PARTICULIERS
Rotavirus, entérovirus, etc.	Épidémie familiale Hiver	24-48 h	Signes extradigestifs : céphalées, arthralgies

Principales diarrhées infectieuses avec syndrome dysentérique

BACTÉRIE	CONTEXTE	INCUBATION	SYMPTÔMES PARTICULIERS
Salmonella typhi et *paratyphi* A, B ou C : typhoïde et paratyphoïde	Consommation de coquillages, fruits de mer Consommation en zone d'endémie : Afrique, Asie (1 000 cas en France)	7-15 jours	Diarrhée « jus de melon » ; parfois syndrome dysentérique Fièvre élevée Signes extradigestifs : cutanés, neurologiques
Escherichia coli entéro-invasif (ECET)	Voyage en zone intertropicale	8-48 h	Douleurs abdominales, fièvre, vomissements
Shigelles	Voyage en zone intertropicale	48-72 h	Douleurs abdominales, fièvre, vomissements
Yersinia	Eau, lait, légumes, glace, langue de porc	1-11 jours	Signes extradigestifs : cutanés, articulaires Douleurs abdominales pouvant simuler une urgence médicale
Campylobacter jejuni	Terrain fragilisé : cirrhotique, cancéreux	2-5 jours	Syndrome grippal Douleurs abdominales
Amibiase intestinale	Cosmopolite Prédomine dans les pays chauds	Non applicable	Pas de fièvre Épreintes, ténesme
Bilharziose digestive	Zone intertropicale, Antilles	Non applicable	Épreintes, ténesme

Dans ce dernier cas, il y a un risque de choc (septique, hémorragique) ou de perforation. Les diarrhées postantibiotiques sont décrites ailleurs (→). À l'interrogatoire, on recherche un séjour à l'étranger, une notion de diarrhée dans l'entourage et une prise médicamenteuse. L'examen clinique recherche surtout des signes de gravité : fièvre, déshydratation.

La diarrhée du voyageur ou *Turista* survient dans les 5 premiers jours d'un voyage et guérit rapidement. Les destinations à risque sont l'Afrique, l'Asie du Sud-Est, l'Amérique Centrale et du Sud. La prévention repose sur des mesures hygiéno-diététiques.

Examens complémentaires

Les examens usuels (NFS, ionogramme, fonction rénale) évaluent le retentissement sur l'état général. La coproculture (→) est l'examen clé. Un examen parasitologique des selles est utile en fonction du contexte épidémiologique. En cas de fièvre, on pratique des hémocultures et, si on suspecte un paludisme, une goutte épaisse.

Surveillance

Elle porte sur l'aspect et le nombre des selles, la température, l'état d'hydratation et les courbes de pouls, TA, diurèse, l'état hydroélectrolytique (urée, ionogramme).

Évolution et complications

La principale complication est la déshydratation avec insuffisance rénale fonctionnelle, voire risque de collapsus (enfant, vieillard, choléra, etc.).

Pronostic et traitement

Le pronostic est fonction de la cause (grave dans l'entérocolite aiguë nécrosante et le choléra), du terrain, d'une déshydratation soignée avec retard.

Le traitement comprend deux versants qui sont schématisés dans le tableau ci-après.

TRAITEMENT SYMPTOMATIQUE	TRAITEMENT ÉTIOLOGIQUE
• Diète hydrique : En compensant les pertes par : infusions, eau de riz, potages salés, perfusions si besoin. • Antispasmodiques : *Spasfon*, etc. • Ralentisseurs du transit : avec prudence car ils empêchent l'élimination des germes infectieux : *Diarsed, Imodium*, etc. • Pansements intestinaux : *Actapulgite*, etc.	• Anti-infectieux à action locale : *Ercéfuryl*, etc. • Antibiothérapie à action générale : surtout en cas de syndrome dysentérique. Les quinolones sont les antibiotiques les plus actifs (*Ciflox, Oflocet*...). • Antimycosiques : en cas de levures en abondance • Antiparasitaire : *Flagyl* en cas d'amibiase aiguë.
Traitement prophylactique (selon les cas)	Précautions d'hygiène : Isolement Coprocultures de contrôle, etc.

ANTIDIARRHÉIQUES : ANTISÉCRÉTOIRES INTESTINAUX	
RACÉCADOTRIL (LISTE I)	
Tiorfan gél. à 100 mg	1 gél. 3/j avant chaque repas
Propriétés : Inhibiteur de l'enképhalinase, enzyme responsable de la dégradation des enképhalines endogènes qui régulent les échanges hydroélectrolytiques transmembranaires et la motricité intestinale (mais dont les rôles précis sont mal connus). Antisécrétoire intestinal pur : diminue l'hypersécrétion intestinale induite par l'inflammation et la toxine cholérique sans avoir d'effet sur la sécrétion basale. Absence d'action sur le système nerveux central.	**Indications :** Traitement symptomatique des diarrhées aiguës de l'adulte. **Contre-indications :** Grossesse, allaitement : absence d'étude. **Précautions d'emploi :** Ne pas poursuivre le traitement plus de 7 jours. **Effets secondaires :** Rarement : somnolence.

ANTIDIARRHÉIQUES : RALENTISSEURS DU TRANSIT INTESTINAL	
LOPÉRAMIDE (LISTE II)	
Imodium gél. à 2 mg susp. à 1 mg/c à c	Diarrhée aiguë : 2 gél. en 1 prise puis 1 gél. après chaque selle liquide sans dépasser 8/j. Troubles fonctionnels intestinaux : posologie à adapter à chaque patient (20 gttes 2/j au départ).
Altocel gél. à 2 mg	Diarrhée aiguë : 2 gél. en 1 prise, puis 1 gél. après chaque selle sans dépasser 8/j.
Lopéramide GNR gél. à 2 mg	Idem
Arestal cp à 1 mg	Idem
LOPÉRAMIDE (LISTE II) DÉLIVRABLE SANS ORDONNANCE	
Imossel *Indiaral* gél. à 2 mg	Idem

Actions :

Antidiarrhéique dérivé des opiacés sans action sur le système nerveux central.

Ralentisseur du transit colique.

Antisécrétoire par augmentation du flux hydroélectolytique de la lumière intestinale vers le pôle plas matique de l'entérocyte (et réduction du flux inverse).

Indications :

Traitement symptomatique des diarrhées en association avec une réhydratation.

Contre-indications :

Poussée aiguë de rectocolite hémorragique (risque de colectasie).

Colite pseudomembraneuse.

Âge < 2 ans.

Précautions d'emploi :

À éviter dans les syndromes dysentériques et en cas de diarrhée postantibiothérapie : risque de stase bactérienne intestinale.

Surveillance attentive si insuffisance hépatique (1er passage important).

Arrêt du traitement si apparition d'une distension abdominale.

Grossesse : éviter au 1er trimestre (mais pas de risque de tératogénèse démontrée).

Allaitement autorisé (passage très faible dans le lait).

Effets secondaires :

Ils sont rares :

Constipation témoignant d'un surdosage ;

Hypersensibilité (*rash* cutané) ; ballonnement, nausées, vomissements, somnolence, vertiges, sécheresse buccale.

ANTISEPTIQUES INTESTINAUX : NITROFURANES	
NIFUROXAZIDE (LISTE II)	
Ercéfuryl *Nifuroxazide GNR* gél. à 200 mg gél. à 100 mg	 1 gél. 4/j 2 gél. 4/j

Propriétés :

Anti-infectieux intestinal à action locale intraluminale, actif sur la plupart des germes habituellement rencontrés dans les infections intestinales.

Spectre d'action : *Escherichia coli*, *Staphylococcus saprophyticus*, streptocoques, entérocoques, *Bactéroïdes* ; à moindre degré : *Klebsiella*, *Entérobacter*, *Serratia*.

Résistance fréquente de *Proteus*, *Providencia*, *Pseudomonas*, colibacilles entéropathogènes.

Indications :

Diarrhée aiguë infectieuse non invasive, en complément de la réhydratation.

→

→

Contre-indications :	Précautions d'emploi :
Allergie aux nitrofuranes. Prématurité et nouveau-nés. *Ricridène* seulement : allergie à l'iode.	Grossesse : absence de tératogénicité chez l'animal. **Effets secondaires :** réactions allergiques. **Interactions médicamenteuses :** En cas de suspicion de diarrhée invasive, une antibiothérapie par voie générale doit être envisagée.

DIARRHÉE AIGUË DU NOURRISSON

Définition

Apparition brutale de selles liquides (+ de 3/jours ou nombre de selles > nombre de repas).

Causes et mécanismes

- *Infections intestinales*, virales le plus souvent (épidémie de *Rotavirus* en particulier) ou bactériennes (colibacille, salmonelles, shigelles, *Campylobacter*) ou mycosiques.
- *Infections parentérales* (otites, infections urinaires).
- *Diarrhée aiguë* inaugurale d'une pathologie chronique.
- *Diarrhée sanglante* inaugurale d'un syndrome hémolytique et urémique.

Signes essentiels

- Caractéristiques de la diarrhée : liquide avec vomissements (en faveur d'une étiologie virale) ; syndrome dysentérique (diarrhée liquide, profuse) avec douleurs abdominales +++ ou diarrhée glairo-sanglante (en faveur d'une origine bactérienne).
- Signes associés : vomissements, refus d'alimentation, ballonnement abdominal, fièvre.
- Recherche systématique de signes de déshydratation.

Examens paracliniques

Coproculture inutile sauf si diarrhée glairo-sanglante. Ionogramme sanguin en cas de diarrhée sévère.

Évolution et complications

L'évolution est bénigne dans l'immense majorité des cas.

Le risque immédiat le plus important est celui de déshydratation.

À moyen terme, chez le petit nourrisson, l'évolution se fait parfois vers la diarrhée rebelle.

Traitement

Aliments diététiques

- Les solutions de réhydratation orale (SRO) (*Alhydrate, Adiaril, Hydrigoz*) : il s'agit de solutions dérivées de la solution de l'OMS, adaptées aux pays européens. La tolérance et l'acceptabilité varient suivant la composition. Reconstitution : 1 sachet pour 200 mL d'eau. Quantités proposées : 100 à 200 mL/kg/j.
- Les laits sans lactose (*O-Lac*, *Diargal*, *AL 110*) peuvent être éventuellement utilisés de façon transitoire lors de la réalimentation, chez un enfant > 3 mois, en cas de rechute de la diarrhée lors de la réintroduction du lait. La plupart d'entre eux contiennent des protéines du lait de vache.
- Les substituts du lait sans protéines du lait de vache (*Alfaré*, *Prégestimil*, *Nutramigen*, *Galliagène*, *Peptijunior*) sont utilisés en cas d' allergie aux protéines du lait de vache certaine ou suspectée ; lors de la réalimentation des diarrhées chez le nouveau-né ; en cas de rechute de la diarrhée lors de la réintroduction du lait chez un enfant < 3 mois.
- Les aliments antidiarrhéiques : carottes, riz ou farine de riz, coing, pommes, bananes.

Indications

Il n'existe pas de thérapeutique symptomatique efficace, utilisable sans risques chez le nourrisson.

Éléments de surveillance

- Poids +++.
- Reprise de la diurèse.
- Vomissements.
- Prise des biberons (courbe de boissons).
- Nombre et aspect des selles.
- Température.
- Comportement de l'enfant.
- Signes de déshydratation.

Pour la pratique, on retiendra :

- Fréquence élevée survenant par épidémies notamment hivernales.
- Signes cliniques évidents.
- Surveillance : poids, diurèse, fréquence des selles, FC, PA.
- Éducation : prévention de la déshydratation par l'absorption régulière de soluté de réhydratation orale (SRO).
- Rôle pédagogique de l'infirmière : prévention de la contagion.

• Le traitement consiste à interrompre de façon transitoire (6 à 12 heures) l'alimentation lactée et à prévenir la déshydratation par des apports réguliers de SRO: environ 100 à 150 mL/kg/jour + 10 mL/kg/selle liquide.
• La réintroduction du lait peut se faire après 6 à 12 heures d'exclusion, sans attendre la normalisation des selles, avec maintien des suppléments de SRO tant que la diarrhée persiste.
• Chez l'enfant au sein, poursuite de l'allaitement.
• Chez les enfants recevant une alimentation exclusivement lactée, reprise du lait habituel. Chez les enfants recevant une alimentation diversifiée, régime à base d'aliments antidiarrhéiques « classiques ».

Indications particulières

• Enfant de moins de 3 mois ; nourrisson à risque d'atopie ; malnutrition : lait sans protéines du lait de vache.
• Diarrhée sévère et prolongée (> 5 jours) : lait sans lactose.
• Traitement antibiotique dans les diarrhées à salmonelles, shigelles et *Campylobacter*.

DIARRHÉE CHRONIQUE

Définition

C'est l'augmentation du débit fécal quotidien d'un ou de plusieurs constituants de la selle (eau, électrolytes, graisses, etc.) évoluant soit de façon continue, soit par poussées. Par définition, le poids moyen des selles est supérieur à 300 g par jour et la diarrhée dure depuis plus de 3 semaines.

Causes et mécanismes

On distingue schématiquement deux grands types de diarrhée : les diarrhées hydroélectrolytiques et les diarrhées par malabsorption. Il existe quatre types de diarrhées hydroélectrolytiques détaillées dans le tableau ci-dessous.

Les différents types de diarrhées

TYPE DE DIARRHÉE	OSMOTIQUE	SÉCRÉTOIRE	MOTRICE	EXSUDATIVE
Physiopathologie	Augmentation de l'osmolarité dans la lumière intestinale	Augmentation des sécrétions digestives	Accélération de la vitesse du transit intestinal	Lésion de la muqueuse intestinale
Clinique	Volume < 1 L/24 h Supprimée par le jeûne Osmolarité fécale > osmolarité théorique	Volume > 500 mL/24 h Non supprimée par le jeûne Osmolarité fécale égale à osmolarité théorique	Volume = 500 L/24 h Supprimée par : jeûne, décubitus (nuit) Osmolarité fécale égale à osmolarité théorique Temps de transit diminué (rouge carmin) Efficacité des ralentisseurs de transit tels que le lopéramide (*Imodium*)	Présence de : glaires, sang, pus
Étiologies	Présence intraluminale de substances non absorbées : ions polyvalents, hydrates de carbone	Infections intestinales Hypersécrétions hormonales (gastrine, VIP) Laxatifs irritants	Troubles fonctionnels Causes endocriniennes Causes neurologiques Causes chirurgicales	Maladies inflammatoires du côlon et/ou du grêle

Signes essentiels

Cliniques

L'interrogatoire précisera notamment l'évolution, les traitements suivis (médicaux et chirurgicaux), les séjours outre-mer, l'horaire et l'aspect des selles (graisseuses, présence de sang, de glaires, de pus, d'aliments), les signes d'accompagnement (douleur, amaigrissement, alternance avec la constipation). L'examen doit être complet, appréciant l'état somatique et psychologique.

Examens complémentaires

Les principaux sont indiqués dans le tableau ci-après.

Surveillance

- Elle doit porter sur l'état général (poids, hydratation, diurèse) et les selles (nombre, aspect, courbe pondérale).
- NFS et ionogrammes doivent parfois être répétés.

Évolution et complications

Une diarrhée hydroélectrolytique expose à la déshydratation, une stéatorrhée à la dénutrition, une entéropathie exsudative (→) aux œdèmes et à une anasarque par hypoalbuminémie.

Traitement

Il comprend deux volets :

- symptomatique : il recoupe un peu celui des diarrhées aiguës (→) ;
- selon l'étiologie, il peut alors être :
  - chirurgical : résection d'un cancer,
  - médical : régime pauvre en graisses en cas de stéatorrhée, extraits pancréatiques en cas d'atteinte pancréatique, régime sans gluten d'une maladie cœliaque, etc.,
  - voire psychothérapique : colopathies fonctionnelles.

EXAMENS COMPLÉMENTAIRES DANS LES DIARRHÉES CHRONIQUES	
Examens des selles	Examen coprologique (+++) [→] : Il élimine les fausses diarrhées et peut orienter vers l'étiologie d'une diarrhée (maldigestion pancréatique, malabsorption du grêle, diarrhée motrice, colite, etc.). Coproculture (++). Examen parasitologique (++). Stéatorrhée des 24 heures (→). Test au carmin.
Examens endoscopiques	Coloscopie. Fibroscopie (avec biopsies duodénales).
Examens biologiques	Les uns sont systématiques : NFS, VS, urée, glycémie, ionogramme, bilan hépatique, calcémie, lipides. Les autres sont orientés : dosages hormonaux (TSH, gastrine…), auto-anticorps anti-transglutamitase en cas de suspicion de maladie cœliaque.
Examens radiologiques	Transit du grêle Vidéocapsule

Étiologie des diarrhées chroniques

Étiologies gastriques	Postopératoire : gastrectomie, vagotomie. Maladie de Biermer. Cancer.
Causes biliopancréatiques	Cancer du pancréas (+). Pancréatite chronique (+).
Maladies du grêle	Malabsorptions : maladie cœliaque, maladie de Whipple, sprue tropicale, pullulations microbiennes, etc. Maladies inflammatoires (maladie de Crohn). Cancers : adénocarcinomes, lymphomes, carcinoïdes. Insuffisance mésentérique (→ Angor intestinal).
Maladies du côlon (+++)	Cancers (++). Maladies inflammatoires (rectocolite hémorragique, maladie de Crohn, etc.). Maladies infectieuses (amibiase, tuberculose, etc.). Colites iatrogènes (colite postantibiothérapie, colite radique). Colopathies fonctionnelles (+++).

Étiologies endocriniennes	Maladie de Basedow, diabète. Tumeurs endocrines, carcinoïdes, (sérotonine, 5-HIAA), syndrome de Zollinger-Ellison (gastrine), syndrome de Verner-Morrison (VIP), cancer médullaire de la thyroïde (thyrocalcitonine).

DIARRHÉE CHRONIQUE DU NOURRISSON

Définition

Anomalies permanentes ou récidivantes des selles qui sont trop nombreuses, molles et/ou abondantes, depuis plusieurs semaines.

Causes et mécanismes

- Erreurs diététiques ; colopathie fonctionnelle (syndrome du côlon irritable).
- Maladie cœliaque.
- Allergie aux protéines du lait de vache, intolérance au lactose.
- Mucoviscidose.
- Rarement, parasitoses digestives, pullulations microbiennes.
- Déficits immunitaires.

Signes essentiels

Absents si la diarrhée est bien tolérée.

- Stagnation ou cassure de la courbe de poids.
- Cassure de la courbe de taille.
- Œdèmes.
- Disparition du pannicule adipeux.
- Fonte des masses musculaires (fesses).
- Troubles du comportement : tristesse, apathie.
- Teint pâle, cheveux secs et cassants.

Examens paracliniques

Inutiles si l'état général est conservé (colopathie fonctionnelle le plus souvent), ils sont réalisés s'il existe un retentissement sur la croissance.

- Recherche de stigmates biologiques de malnutrition :
  - anémie microcytaire ;
  - taux bas de fer sérique, protides totaux ; albuminémie, phosphore, folates ;
  - hypoprothrombinémie ;
  - radiographie du tibia : ostéoporose (diminution du rapport cortico-diaphysaire).
- Enquête étiologique :
  - test de la sueur systématique ;
  - examen parasitologique (recherche de *Lamblia*), coproculture ;
  - pH des selles (acide en cas d'intolérance aux sucres), breath test (→) ;
  - dosages sanguins des anticorps antigliadine, antiréticuline et anti-endomysium (maladie coeliaque) ;
  - biopsie du grêle.

✚ Éléments de surveillance

- Poids.
- Taille.
- Aspect des selles.
- Comportement de l'enfant.
- État d'hydratation.

Complications

Elles sont à craindre lorsque l'enfant est très dénutri : retard statural, infections, déshydratation.

Traitement et pronostic

Le traitement est fonction de l'étiologie et du retentissement sur le poids.

- État général conservé ; pas de retentissement sur la courbe pondérale : colopathie fonctionnelle ; conseils diététiques (réduire les fibres, les aliments riches en glucides en particulier lactose et saccharose).
- Si l'état de l'enfant est inquiétant, la renutrition est urgente, avant toute exploration, soit alimentation parentérale totale (éventuellement par cathéter central), soit administration par voie digestive à débit constant (sonde gastrique) d'une alimentation excluant le lactose, les protéines du lait de vache et le gluten (« mixture » synthétique ou substitut du lait sans protéines du lait de vache, → Diététique de la diarrhée aiguë).

DIARRHÉE AU RETOUR D'UNE ZONE TROPICALE

Les troubles digestifs sont très fréquents au retour d'un séjour en zone tropicale. **La *turista*** est responsable d'une diarrhée associée à des douleurs abdominales et des vomissements. Elle est le plus souvent d'origine bactérienne (*Escherichia coli,* shigelle, salmonelle, campylobacter), parasitaire (amibes, giardia, cryptosporidies), plus rarement virale (rotavirus). **Les shigelloses, salmonelloses, amibiases** sont parfois responsables de diarrhées glairo-sanglantes avec des signes généraux marqués. **Le traitement** de la *turista* est symptomatique : réhydratation, antidiarrhéiques, antiémétiques, antiseptiques intestinaux. Les antibiotiques (essentiellement fluoroquinolones) sont prescrits en cas de diarrhées invasives et séro-sanglantes, les amibiases sont traitées par les imidazolés. Devant une gastro-entérite fébrile au retour d'une zone tropicale, il faut rechercher un paludisme.

DILATATIONS DES BRONCHES (bronchectasies)

Définition

La dilatation des bronches (DDB) correspond à une augmentation permanente et irréversible du calibre de plusieurs bronches moyennes, avec rupture de leur charpente musculo-élastique et terminaison en cul-de-sac.

Causes et mécanismes

Il existe des formes *congénitales* et des formes *acquises* à la suite d'infections virales des voies aériennes dans l'enfance (bronchiolites) ou d'un obstacle bronchique (inhalation de corps étranger, compression bronchique par une adénopathie, une tumeur bénigne).

Au niveau des bronches pathologiques, on observe une hypersécrétion muqueuse, une stase des sécrétions, qui favorise la surinfection.

Le plus souvent, les bronchectasies prédominent aux lobes déclives (lobes inférieurs et moyens).

En pratique, il importe surtout de différencier les DDB *diffuses* et les DDB *localisées*.

Signes cliniques

Ils sont dominés par l'*expectoration abondante mucopurulente* prédominant le matin (bronchorrhée). Les hémoptysies ne sont pas rares, surtout en période de surinfections bronchiques. La toux accompagne l'expectoration.

Dans les formes diffuses ou évoluées, peuvent apparaître une dyspnée, une cyanose, un hippocratisme digital.

À l'examen, on trouve des râles bronchiques volontiers humides, souvent prédominant aux bases.

Les signes infectieux (fièvres) sont inconstants.

Examens complémentaires

La numération formule sanguine montre une hyperleucocytose lors des surinfections.

L'examen des crachats recherche un germe prédominant et vérifie l'absence de bacille tuberculeux. *Le brossage bronchique protégé* lors d'une *fibroscopie* est plus précis.

La radiographie pulmonaire standard est le plus souvent pathologique : opacités linéaires partant des hiles, images claires arrondies, en grappes, qui correspondent aux bronches dilatées. On peut voir des images d'atélectasie localisée ou des anomalies en rapport avec le facteur causal (tumeur bénigne, corps étranger, etc.).

Une réaction pleurale liquidienne peut être associée (*cf.* illustration).

La tomodensitométrie permet de confirmer les foyers de dilatation, d'en apprécier la topographie et l'étendue. Néanmoins, elle ne permet pas de déceler les fines anomalies qui préludent à l'installation de DDB franches, et ne remplace donc pas totalement la bronchographie (*cf.* illustration).

Les épreuves fonctionnelles respiratoires sont normales dans les formes très localisées. Dans les formes diffuses, et en fonction de l'extension des lésions et de l'association à une maladie obstructive, on peut noter un trouble ventilatoire restrictif, obstructif ou mixte.

Les gaz du sang normaux dans les formes localisées non compliquées peuvent montrer, dans les formes étendues, une hypoxémie, avec ou sans hypercapnie.

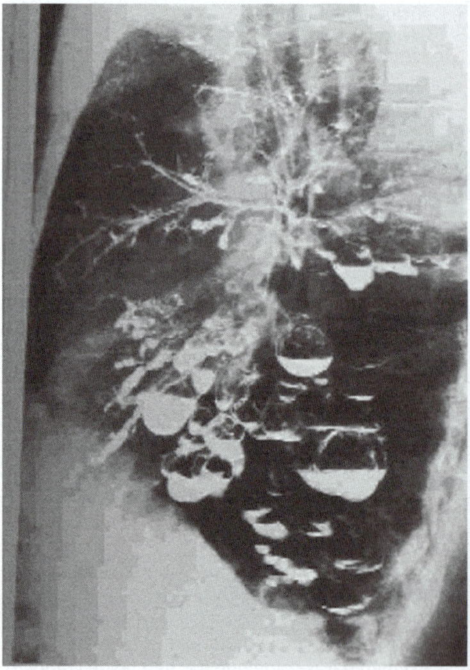

Bronchectasies kystiques ou sacculaires du poumon droit (bronchographie).

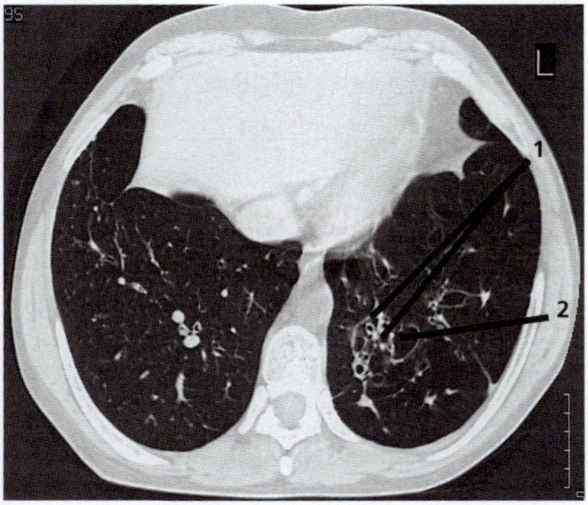

Dilatation des bronches.
1. bronches dilatées ; 2. image kystique.

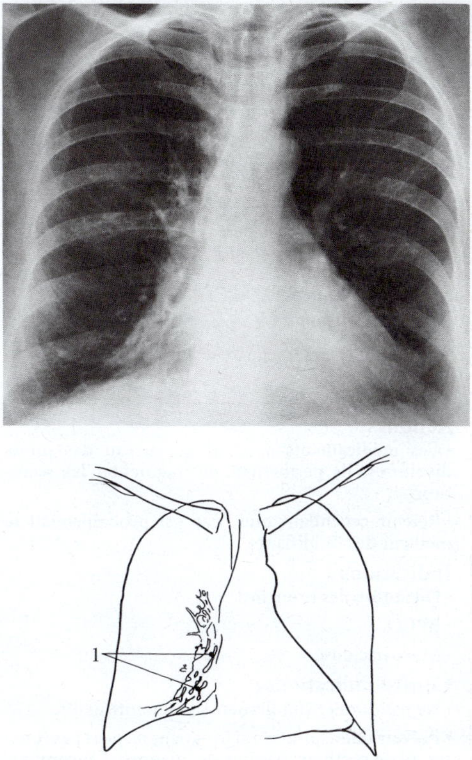

Dilatations des bronches du segment paracardiaque du lobe inférieur droit. L'angle cardio-phrénique droit est comblé par une opacité inhomogène dans laquelle on voit des images claires correspondant aux bronches.
1 : bronches dilatées.

Évolution et complications

L'évolution est fonction de l'étendue des lésions et de la fréquence des épisodes de surinfection.

Les complications, en dehors de l'infection, sont dominées par les hémoptysies dues à l'hypervascularisation péribronchique. À un stade évolué, c'est l'insuffisance respiratoire chronique avec risque de décompensation aiguë.

> **✚ Éléments de surveillance**
> L'abondance de l'expectoration, son aspect (muqueux, mucopurulent, purulent) est l'élément primordial.

Traitement et pronostic

Le traitement médical repose sur :

- l'éducation de la toux et de l'expectoration par la kinésithérapie, le drainage de posture qui doit être quotidien ;
- la prophylaxie des infections dentaires et ORL ;
- les cures climatiques ;
- les antibiotiques dès l'apparition d'une surinfection ;
- vaccin anti-grippe et anti-pneumocoque ;
- cure d'immunomodulateur (*Biostim*).

Le traitement chirurgical ne se discute que dans les *formes localisées* résistant à un traitement médical parfaitement suivi ou compliquées d'hémoptysies récidivantes. Il nécessite un bilan d'extension très complet. Il repose sur l'exérèse du segment ou du lobe atteint.

L'embolisation artérielle bronchique est indiquée en cas d'hémoptysie menaçante ou récidivante, lorsqu'existe une contre-indication à la chirurgie.

Le pronostic est fonction de l'étendue des bronchectasies.

FLUIDIFIANTS BRONCHIQUES	
Thérapeutiques inhalées	
– Solution pour aérosols	Posologie :
Mucomyst	2,5 à 10 mL/jour (1/2 à 2 amp./jour)
Bisolvon	2 mL 2 fois/jour
Mucofluid	1 à 4 amp./jour (amp. = 600 mg)

→

– *Voie injectable* *IM ou IV* *Bisolvon* *Surbronc*	Posologie : 2 à 4 amp./jour (amp. = 2 mL) 45 à 90 mg/jour en 2 ou 3 injections (amp. = 15 ou 30 mg)
Voie orale – *Comprimés-gélules* *Bisolvon* *Rhinathiol* *Surbronc* – *Solution buvable* *Bisolvon* *Surbronc* *Rhinathiol* (sirop) – *Granulés ou poudre* *Exomuc* *Mucomyst* *Rhinathiol*	 Posologie : 1 à 2 cp 3 fois/jour 4 à 6 gél./jour (gél. = 375 mg) 1 à 2 cp 2 fois/jour (60 à 120 mg/jour) 1/2 à 1 cuil. à café 3 fois/jour 1 à 2 cuil. à café 2 fois/jour (60 à 120 mg) 3 cuil. à soupe/jour 1 sachet 3 fois/jour (soit 600 mg/jour) 200 mg 3 fois/jour (600 mg/jour) 1 sachet 3 fois/jour (750 mg 3 fois/jour)

Actions :

• Ces médicaments agissent au niveau des ponts disulfures. Ils permettent de fragmenter les sécrétions.

• Retenir cependant que l'eau est probablement le meilleur des fluidifiants.

Indications :

• Dilatation des bronches.

• BPCO.

• Mucoviscidose.

Contre-indications :

• Ne pas donner simultanément des antitussifs.

• Prévoir une aspiration si le patient ne peut pas tousser ni expectorer (risque de majorer l'encombrement).

Effets secondaires :

• *Voie inhalée :*

Toux d'irritation.

• *Voie orale :*

Risques de troubles digestifs (à forte dose nausées, gastralgies).

Rôle de l'infirmier(e) :

• Suivre l'expectoration, l'évolution de l'encombrement bronchique.

• Noter sur le dossier de soins.

Éducation du patient porteur de DDB

• Expliquer au patient et à son entourage que la dilatation des bronches (DDB) est une pathologie chronique irréversible.

• Souligner l'importance du suivi pluridisciplinaire régulier pour optimiser la prise en charge (médecin traitant, pneumologue, kinésithérapeute, prestataires de service…).

• Insister sur le caractère chronique de la toux et de l'expectoration et la nécessité d'un drainage bronchique pluriquotidien (toilette bronchique), afin de nettoyer les bronches et de diminuer le risque infectieux.

• Expliquer l'intérêt du sevrage tabagique et le rôle nocif de tous les polluants (domestiques, professionnels et atmosphériques).

• Encourager l'activité physique avec une hygiène de vie compatible avec la DDB.

• Expliquer l'intérêt du traitement préventif des infections ORL et dentaires et de la vaccination antigrippale et antipneumococcique.

• Avertir le patient que l'hémoptysie (crachats de sang) peut survenir à n'importe quel moment de l'évolution de la maladie et qu'elle doit être un signe d'alerte pour consulter en urgence.

• Proposer un soutien psychologique, et scolaire en cas d'hospitalisation prolongée des enfants, et un éventuel reclassement professionnel pour les adultes.

DIPHTÉRIE

Définition

C'est une toxi-infection due au bacille de Klebs-Lœffler (*Corynebacterium diphteriœ*), rare actuellement du fait de la vaccination.

Causes et mécanismes

La diphtérie touche plus souvent l'enfant que l'adulte : elle se caractérise par une angine à fausses membranes et un syndrome toxique général (avec complications neurologiques et myocardiques) liés à la sécrétion d'une toxine neurotrope par les germes pharyngés.

Signes essentiels

On distingue trois formes.

L'angine commune est une affection essentiellement pharyngée. L'incubation est de 3 à 7 jours, puis apparaissent fièvre, asthénie et dysphagie. Les amygdales sont tuméfiées, avec un enduit opalin qui se bilatéralise ; cet aspect doit faire isoler le patient, rechercher un contage et vérifier la vaccination.

Si la suspicion est suffisante, la sérothérapie est instituée après avoir fait le prélèvement de gorge. À la phase d'état, les fausses membranes (blanc nacré, adhérentes, cohérentes) recouvrent amygdales, piliers et luette.

La diphtérie maligne réalise un tableau toxi-infectieux gravissime marqué par une fièvre à 39-40 °C chez un malade prostré et pâle. Il existe un jetage nasal séro-sanglant, le cou est déformé par les adénopathies, la voix est faible et nasonnée. Les fausses membranes sont extensives. L'évolution peut être rapidement fatale ou améliorée par le traitement. L'aggravation peut survenir au 8e-10e jour, annoncée par une paralysie vélo-palatine et marquée par un tableau de défaillance cardiaque mortelle ou être plus tardive.

Le croup (ou diphtérie laryngée) débute par une dysphonie avec toux rauque et voix éteinte. L'examen laryngoscopique montre des fausses membranes laryngées qui sont prélevées. En l'absence de traitement l'évolution se ferait vers la mort par asphyxie.

La myocardite, redoutable, apparaît à la fin de la 1re semaine.

Surveillance, évolution, complications

Voir *supra*. Les complications sont de deux ordres :

Les paralysies diphtériques comprennent :

- *la paralysie vélopalatine* avec troubles de la phonation, nasonnement, troubles de la déglutition et, à l'examen : paralysie et anesthésie du voile ;
- *la paralysie de l'accommodation* (qui suit chronologiquement la paralysie du voile). L'évolution est régressive, mais annonce :

– *la paralysie des membres inférieurs*, bilatérale, flasque, avec d'importants troubles sensitifs ;

– *la paralysie des membres supérieurs* touche les petits muscles de la main, elle peut accompagner celle des membres inférieurs et surtout celle du tronc avec risque de *paralysie respiratoire*.

Traitement

Cette maladie à déclaration obligatoire nécessite l'isolement et le repos absolu jusqu'à disparition des signes toxiques. Le traitement de l'angine diphtérique est urgent : sérothérapie (chez l'enfant 10 000 à 80 000 unités par la méthode de Besredka en SC ou IM) et antibiothérapie (pénicilline G ou macrolides).

Les paralysies vélopalatines imposent l'arrêt de l'alimentation orale et le passage en réanimation, de même que les **complications cardiaques**. Il faut rechercher les porteurs de germes dans l'entourage et instituer un traitement préventif (macrolides). L'éviction scolaire est de 30 jours après la guérison clinique.

La **vaccination** constitue la seule prophylaxie efficace.

DISJONCTIONS CRANIO-FACIALES

Définition

Les disjonctions cranio-faciales résultent de traumatismes directs violents du massif facial (accidents de voiture) et peuvent être associées à des lésions encéphaliques.

Les traits de fracture peuvent siéger en diverses régions du massif facial, ce qui permet de distinguer trois types de disjonctions cranio-faciales.

Ces fractures ont en commun une disjonction d'une partie plus ou moins importante du massif facial à partir de ses attaches crâniennes ; elles entraînent donc des déformations de la face et des modifications de l'articulé dentaire.

Ces déplacements doivent être corrigés rapidement par une intervention chirurgicale afin d'éviter des séquelles esthétiques et fonctionnelles souvent graves.

La disjonction cranio-faciale haute ou fracture de Lefort III : l'ensemble du massif facial est détaché du crâne au niveau de la racine du nez. Cette fracture peut se compliquer d'une fuite de liquide céphalo-rachidien et crée donc un risque de méningite septique.

La disjonction cranio-faciale basse ou fracture de Lefort II : le trait de fracture passe sous les orbites.

La fracture de Lefort I détache l'arcade dentaire du maxillaire supérieur.

Toutes ces fractures peuvent s'associer à d'autres fractures faciales, notamment des fractures mandibulaires.

Traitement

Le traitement des disjonctions cranio-faciales est chirurgical. Il comporte des ostéosynthèses au niveau des traits de fracture, une suspension du massif facial à des structures crâniennes solides et presque toujours un blocage intermaxillaire maintenu entre 1 et 2 mois afin d'éviter un déplacement secondaire et de maintenir un bon articulé dentaire.

DISSECTION AORTIQUE

Définition

La dissection aortique réalise une déchirure de la paroi aortique qui progresse sous la pression du flux sanguin, avec création d'un faux chenal dans l'épaisseur de la paroi du vaisseau.

Causes et mécanismes

La dissection aortique débute par une fissure de l'intima qui permet au sang de s'engager dans cette brèche, ce qui entraîne une progression rapide de la déchirure et la création d'une deuxième lumière dans l'épaisseur de la paroi aortique : le faux chenal.

La dissection progresse le plus souvent dans le sens du flux artériel et le risque est l'occlusion ou la dissection des branches collatérales aortiques rencontrées sur son trajet.

L'hypertension artérielle et la maladie de Marfan sont des facteurs favorisants à la survenue d'une dissection aortique, ces pathologies entraînant une fragilisation de la paroi aortique.

Il existe 2 types de dissections selon la porte d'entrée du faux chenal :

• type A : porte d'entrée située sur l'aorte ascendante initiale et dissection s'étendant sur toute l'aorte thoracique voire jusqu'à l'aorte abdominale ;
• type B : dissection débutant après l'artère sous-clavière gauche et s'étendant uniquement à l'aorte descendante et éventuellement abdominale (la partie ascendante initiale est épargnée) (*cf.* illustration).

Signes essentiels

Cliniques : douleur thoracique brutale, violente, maximale dans la région rétrosternale avec irradiation dans le dos ou les lombes ; elle a un caractère migrateur. On peut noter également un état de choc, des troubles neurologiques, une ischémie aiguë d'un membre, une oligo-anurie. À l'examen : abolition d'un ou plusieurs pouls, constatation d'une insuffisance aortique d'apparition récente.

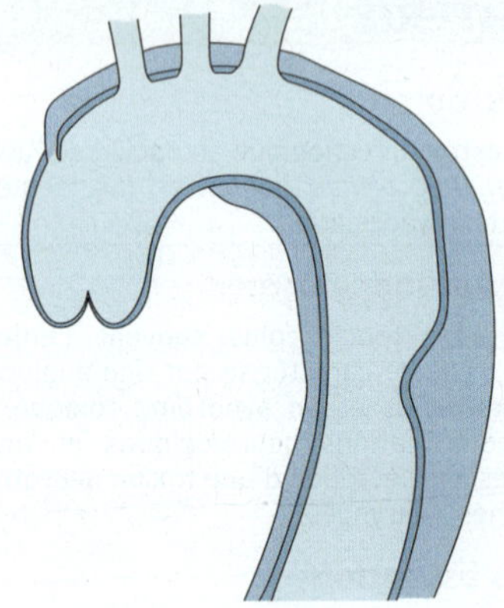

Type A : dissection débutant sur l'aorte initiale.

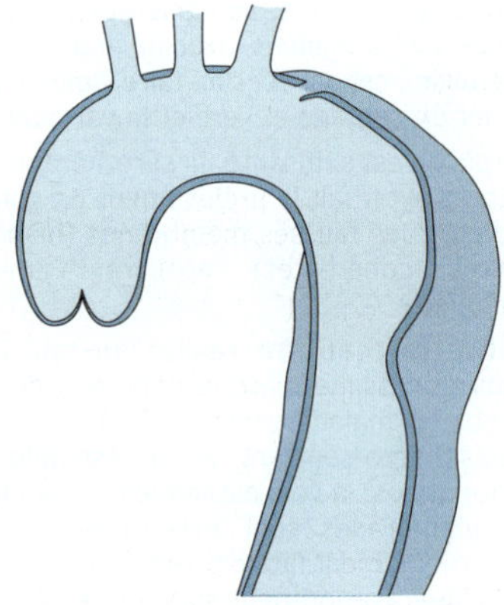

Type B : dissection débutant après l'artère sous-clavière gauche, progression vers l'aorte descendante.

Paracliniques :

• *radiologiques :* élargissement du médiastin supérieur à la radiographie thoracique ;
• *électriques :* signes d'ischémie myocardique possibles en cas de dissection coronaire ;
• *échocardiographiques :* l'examen fondamental à faire en urgence est l'échographie par voie transœsophagienne (ETO) ; elle permet de visualiser toute l'aorte thoracique, des sigmoïdes aortiques jusqu'au diaphragme. Le diagnostic est posé quand on visualise le voile intimal ou *flap intimal* qui délimite le faux et le vrai chenal. L'ETO précise aussi la situation de la porte d'entrée de la dissection ;
• *quand l'ETO n'est pas disponible en urgence, un angioscanner thoracique* ou une *angiographie aorti-*

que peuvent être demandés en sachant que l'angiographie aortique est un examen invasif non dénué de risques ;
- *bilan préopératoire* biologique et morphologique.

Évolution

- Type A : risque majeur de rupture de l'aorte initiale et décès par hémopéricarde massif.
- Type B : rupture secondaire de l'aorte thoracique ou abdominale.

Traitement

- Type A : intervention chirurgicale de toute urgence car la mortalité spontanée est extrêmement fréquente.
Il s'agit de faire un remplacement de l'aorte ascendante avec remplacement valvulaire aortique dans certains cas.
- Type B : le plus souvent traitement médical consistant en une surveillance hospitalière et une équilibration parfaite de la pression artérielle. Traitement chirurgical proposé en cas de menace de rupture.

Pour la pratique, on retiendra :

– Fréquence : assez rare. Urgence médicochirurgicale. Diagnostic différentiel avec l'infarctus du myocarde.
– Clinique : représente le plus souvent une complication de l'hypertension artérielle (→) ou de la maladie de Marfan. Douleur thoracique brutale à irradiation dorsale avec un caractère migrateur.
– Surveillance : signes neurologiques, signes vasculaires des membres inférieurs, signes urinaires, tolérance hémodynamique. Palpation des pouls, pression artérielle.
– Rôle de l'infirmière : préparation pour la réalisation de l'échographie transœsophagienne.
– Éducation, rôle pédagogique : préparation à la chirurgie si besoin.

DISTOMATOSES

Définition

Il s'agit d'affections parasitaires dues à des douves (trématodes) : vers plats, hématophages, fixés par des ventouses.

Causes et mécanismes

Les douves adultes pondent des œufs éliminés dans les selles. L'embryon libéré au contact de l'eau trouve un hôte intermédiaire (mollusque). L'homme s'infeste en consommant végétaux ou poissons mal cuits.

Signes essentiels, évolution, traitement

On distingue trois sortes de distomatose :

- Les distomatoses hépatiques : la plus répandue des distomatoses hépatiques est la distomatose à *Fasciola hepatica* ; elle se contracte en consommant du cresson sauvage cru. Le parasite crée des granulomes hépatiques et vit dans les voies biliaires :
  – **à la phase d'invasion**, on note : asthénie, fièvre, douleurs de l'hypocondre droit. On peut observer : arthralgies, éruptions urticariennes. L'éosinophilie est très importante, les réactions sérologiques sont positives ; l'échographie hépatique peut montrer des lésions (à ce stade, il n'y a pas d'œufs dans les selles) ;
  – **la phase d'état** débute 3 à 6 mois après le contage : douleurs et poussées angiocholitiques, éosinophilie moins marquée la caractérisent. La recherche d'œufs dans les selles (ou la bile) est positive ; l'échographie et la tomodensitométrie aident au diagnostic ;
  – **le traitement le plus efficace et le mieux toléré est le triclabendazole 10 mg/kg (*Egaten*) en une prise. Les 2 autres traitements utilisés sont le praziquantel et le bitionol.**
- Les distomatoses intestinales : elles sont observées en Asie (absorption de végétaux crus) et en Afrique du Nord (absorption de poisson). En cas de *parasitisme important* on observe : douleurs, diarrhée, avec altération de l'état général, anémie et éosinophilie. Des œdèmes apparaissent ensuite.
Le *diagnostic* repose sur la découverte d'œufs dans les selles.
Le *traitement* comprend l'*Entobex* et les antihelminthiques utilisés dans l'ankylostomiase (→).
- Les distomatoses pulmonaires : elles sont fréquentes en Extrême-Orient (absorption de crabes). On observe une toux avec expectoration hémoptoïque. Des localisations extrapulmonaires sont possibles. Le diagnostic repose sur la découverte d'œufs dans l'expectoration. On utilise le praziquantel (*Biltricide*) 75 mg/kg/j en 3 prises ; le triclabendazole 10 mg/kg/j pendant 1 à 2 jours.

DIURÉTIQUES

Les diurétiques ont pour effet une élimination urinaire d'eau et d'ions (Na^+ et K^+ surtout). Ils sont essentiellement indiqués dans l'HTA et la lutte contre la rétention hydrosodée, dans l'insuffisance cardiaque et l'insuffisance rénale chronique.

Les trois familles de diurétiques les plus utilisées sont : les diurétiques de l'anse, les thiazidiques, les antialdostérones. Il existe de nombreux médicaments génériques.

DIURÉTIQUES DE L'ANSE (HYPOKALIÉMIANTS)		
Bumétanide : – *Burinex*	cp à 1 mg, 5 mg sol. inj. IV à 0,5 mg, 2 mg, 5 mg/amp.	Adulte : 1-2 mg/j *per os* IV : 2 mg/4 mL dans l'OAP Les formes cp à 5 mg et sol. inj. à 0,5 mg et à 5 mg sont à usage hospitalier
Furosémide : – *Lasilix faible* – *Lasilix* – *Lasilix inj.* – *Lasilix spécial*	cp à 20 mg cp à 40 mg sol. buv. 10 mg/mL gél. LP 60 mg sol. inj., IM, IV, à 20 mg/2 mL cp à 500 mg (sécable) sol. inj. IV à 250 mg/25 mL	Adulte : 1 cp/j Adulte : 1 cp/j Enfant : 1-2 mg/kg/j *per os* Adulte : 40-60 mg/j Enfant : 0,5 mg/kg/j 125 à 500 mg/j chez l'IRC à usage hospitalier
Pirétanide : – *Eurélix LP*	gél. à 6 mg	Adulte : 6 mg/j

Action :

• au niveau de l'anse de Henlé. Ce sont les plus puissants des diurétiques. Ils entraînent une déplétion en eau, sodium et potassium.

Indications :

• HTA, rétention hydrosodée de cause rénale, cardiaque, hépatique ;

• voie parentérale : OAP, poussée d'HTA.

Interactions :

• médicaments donnant des torsades de pointe, digitaliques, AINS, aminosides, autres hypokaliémiants, IEC, metformine, neuroleptiques, produits de contraste iodés.

Contre-indications :

• allergie aux sulfamides ;

• encéphalopathie hépatique ;

• hypovolémie ;

• obstacle sur les voies urinaires ;

• grossesse, allaitement.

Effets indésirables :

• déshydratation, hyponatrémie, insuffisance rénale fonctionnelle, hypokaliémie.

DIURÉTIQUES THIAZIDIQUES ET APPARENTÉS (HYPOKALIÉMIANTS)		
Hydrochlorothiazide : – *Esidrex*	cp à 25 mg	Adulte : 1 à 2 cp/j
Ciclétanine : – *Tenstaten*	gél. à 50 mg	Adulte : 1 gél. le matin
Indapamide : – *Fludex-Fludex* LP	cp à 2, 5 mg, cp à 1,5 mg	Adulte : 1 cp/j

Action :

• moins puissants que les diurétiques de l'anse ;

• également perte en eau, sodium et potassium.

Indications :

• HTA, rétention hydrosodée de cause rénale, cardiaque, hépatique.

Interactions :

• médicaments donnant des torsades de pointe, digitaliques, AINS, autres hypokaliémiants, IEC, metformine, calcium, lithium, neuroleptiques, produits de contraste iodés, ciclosporine, diurétiques hypokaliémiants.

Contre-indications :

• allergie aux sulfamides ;

• encéphalopathie hépatique.

Précautions :

• surveillance du ionogramme et de la fonction rénale ;

• déconseillés pendant l'allaitement.

Effets indésirables :

• déshydratation, hypokaliémie, hypercalcémie, réactions cutanées, troubles hématologiques.

DIURÉTIQUES ANTIALDOSTÉRONE-DIURÉTIQUES HYPERKALIÉMIANTS		
Spironolactone : – *Aldactone*	cp à 50 mg et à 75 mg	Adulte : 50 à 100 mg/j Enfant : 2 mg/kg/j
Canrénone : – *Soludactone*	sol. inj. IV à 100 mg et 200 mg	Adulte : 400 à 600 mg/j
Amiloride : – *Modamide*	cp à 5 mg	Adulte : 5 à 10 mg/j

Action :
- faible pouvoir diurétique ; épargne du potassium ; déperdition en sodium.

Indications :
- HTA essentielle, hyperaldostéronisme primaire ou secondaire.

Interactions :
- sels de potassium, diurétiques hyperkaliémiants, IEC, AINS, lithium, diurétiques de l'anse et thiazidiques, metformine, produits de contraste iodés, neuroleptiques, corticoïdes par voie générale.

Contre-indications :
- allergie à l'un des composants ; sulfamides ;
- hyperkaliémie ;
- IRC avancée ;
- grossesse et allaitement.

Effets indésirables :
- troubles digestifs, somnolence, réactions cutanées, gynécomastie ;
- risque d'hyperkaliémie chez le diabétique si associé aux IEC, sartans.

Associations contenant un ou plusieurs diurétiques

L'industrie pharmaceutique propose, souvent en co-marketing, des associations à doses prédéfinies de deux, voire trois molécules. L'intérêt est de garder une bonne compliance au traitement en réduisant le nombre de prises de comprimés, de diminuer les effets secondaires en baissant la quantité de chaque molécule tout en augmentant, par synergie, l'efficacité du traitement. La surveillance reste néanmoins identique à celle exercée pour chaque molécule.

ASSOCIATIONS DIURÉTIQUES		
DCI	NOM DE MÉDICAMENT	POSOLOGIE
Spironolactone + altizide	*Aldactazine, Practazin, Prinactizide, Spiroctazine*	1 à 2 cp/j
Spironolactone + furosémide	*Aldalix*	1 à 2 gél/j
Triamtérène + thiazidique	*Isobar, Prestole*	1 cp/j, 1 à 2 gél/j
Amiloride + thiazidique	*Modurétic*	1 à 2 cp/j
Amiloride + furosémide	*Logirène*	1 cp/j

ASSOCIATIONS DIURÉTIQUES THIAZIDIQUES (DTZ) + INHIBITEURS DE L'ENZYME DE CONVERSION (IEC)		
DCI	NOM DE MÉDICAMENT	POSOLOGIE
Quinapril + DTZ	*Acuilix, Korétic*	Adulte : 1 cp/j
Bénazépril + DTZ	*Briazide, Cibadrex*	Adulte : 1 cp/j
Captopril + DTZ	*Captéa, Ecazide*	Adulte : _ à 1 cp/j
Enalapril + DTZ	*Co-Rénitec*	Adulte : 1 cp/j

→

Lisinopril + DTZ	*Prinzide, Zestorétic*	Adulte : 1 cp/j
Fosinopril + DTZ	*Fozirétic*	Adulte : 1 cp/j
Périndopril + indapamide	*Prétérax, Biprétérax*	Adulte : 1 cp/j
Zofénopril + DTZ	*Zofénil Duo*	Adulte : 1 cp/j

ASSOCIATIONS DIURÉTIQUES +β-BLOQUANTS		
DCI	NOM DE MÉDICAMENT	POSOLOGIE
Métoprolol + Chlortalidone	*Logroton*	Adulte : 1 cp/j
Timolol + DTZ + Amiloride	*Moducren*	Adulte : 1 cp/j
Oxprénolol + Chlortalidone	*Trasitensine*	Adulte : 1 à 2 cp/j
Pindolol + Clopamide	*Viskaldix*	Adulte : 1 cp/j
Bisoprolol + DTZ	*Lodoz, Wytens (3 dosages)*	Adulte : 1 cp/j
Atenolol + Chlortalidone	*Ténorétic*	Adulte : 1 cp/j

ASSOCIATIONS DIURÉTIQUES + INHIBITEURS DES RÉCEPTEURS AT1 DE L'ANGIOTENSINE II		
DCI	NOM DE MÉDICAMENT	POSOLOGIE
Irbésartan + DTZ	*Coaprovel (3 dosages)*	Adulte : 1 cp/j
Candésartan + DTZ	*Cokensen, Hytacand*	Adulte : 1 cp/j
Valsartan + DTZ	*Cotareg, Nisisco*	Adulte : 1 cp/j
Losartan + DTZ	*Fortzaar, Hyzaar (2 dosages)*	Adulte : 1 cp/j
Olmesartan + DTZ	*Alteis Duo, Co Olmetec (2 dosages)*	Adulte : 1 cp/j
Telmisartan + DTZ	*Micardisplus, Pritorplus (2 dosages)*	Adulte : 1 cp/j
Éprosartan + DTZ	*Coteveten*	Adulte : 1 cp/j

DIVERTICULE DE MECKEL

Définition

C'est la persistance anormale du canal vitellin. Il siège sur le dernier mètre de l'iléon ; une métaplasie gastrique y est fréquente.

Signes essentiels

Cliniques

C'est le plus souvent une découverte fortuite, lors d'une appendicectomie, par exemple. Certaines complications peuvent survenir : hémorragie digestive, occlusion intestinale aiguë, abcès, péritonite, etc.

Examens complémentaires

Parfois demandés devant une complication :

- transit du grêle (souvent négatif) ;
- artériographie digestive ou scintigraphie au technétium en cas d'hémorragie intestinale.

Traitement

C'est la résection segmentaire faite soit lors d'une complication, soit préventivement lors d'une laparotomie faite pour une autre raison.

DIVERTICULE DE ZENKER

Voir *Diverticules œsophagiens*.

DIVERTICULES DU DUODÉNUM ET DU GRÊLE

Définition

Ce sont des expansions sacculaires implantées sur l'intestin (par un collet) et communiquant avec la lumière intestinale.

Signes essentiels

Ils sont habituellement asymptomatiques et découverts fortuitement sur un transit gastroduodénal ou un transit du grêle (*cf.* illustration).

> **Surveillance**
>
> Elle n'est pas nécessaire.

Évolution et complications

Les complications sont rares : compression biliaire et/ou pancréatique, diverticulite et perforation, hémorragie (se méfier d'une autre cause associée), pullulation microbienne source de malabsorption (des lipides, de la vitamine B12), rare.

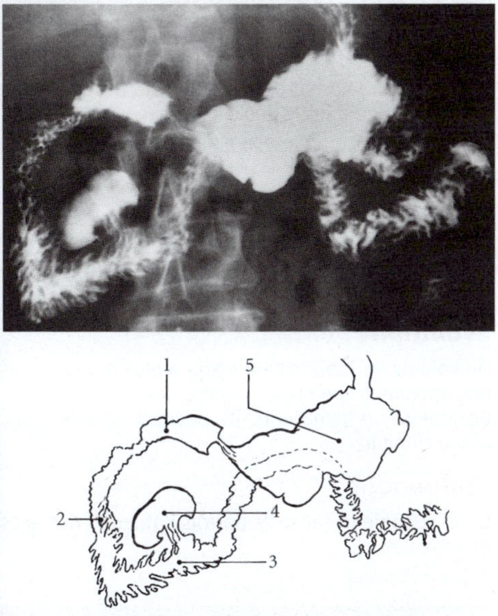

Diverticule duodénal. L'aspect en champignon qui naît du 3ᵉ duodénum par un collet est dû à un diverticule duodénal.
1. 1er duodénum ; 2. 2e duodénum ; 3. 3e duodénum ; 4. Diverticule ; 5. Estomac.

Pronostic et traitement

Le pronostic est bon.

Le traitement n'est nécessaire qu'en cas de complications (chirurgie, antibiotiques).

DIVERTICULES ŒSOPHAGIENS

Définition

Ce sont des dilatations sacculaires reliées à la lumière œsophagienne par un collet plus ou moins étroit. On distingue :

- le diverticule de Zenker (par pulsion), de siège pharyngo-œsophagien, souvent volumineux ; c'est le diverticule le plus fréquent ;
- les diverticules siégeant à la *partie moyenne*, au niveau de la bifurcation trachéale ;
- les diverticules *épiphréniques* (au-dessus du diaphragme).

Signes essentiels

Le diverticule de Zenker peut entraîner dysphagie et régurgitations puisqu'au lieu de descendre dans

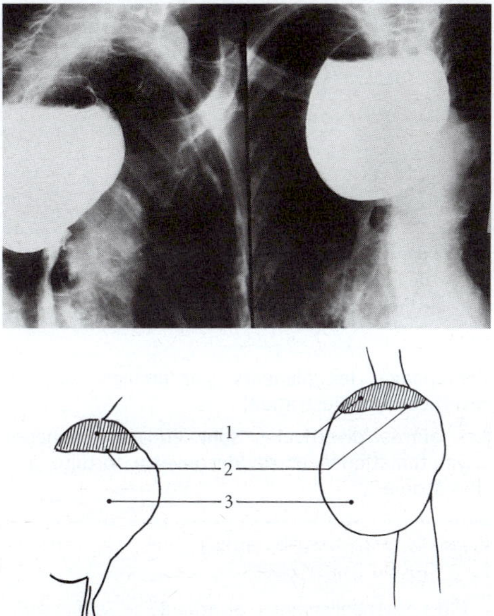

Diverticule de Zenker. Image arrondie avec niveau liquide, se projetant en arrière de l'œsophage sur le profil.
1. Gaz ; 2. Niveau liquide ; 3. Diverticule.

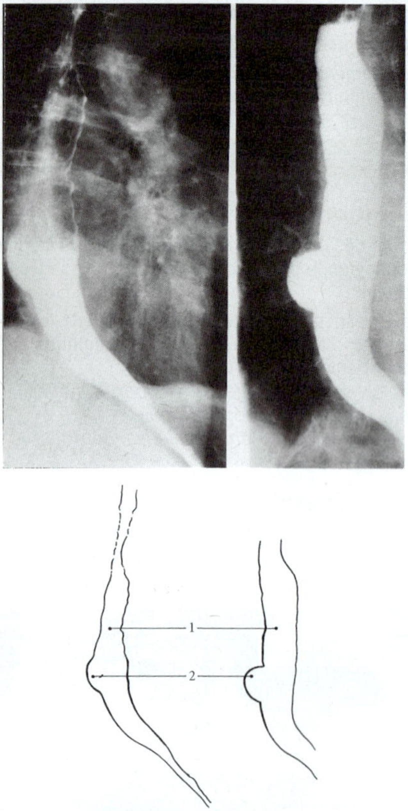

Image d'addition, mieux visible en oblique (bord droit de l'œsophage), traduisant un diverticule de l'œsophage. 1. Œsophage ; 2. Diverticule.

l'œsophage, les aliments s'accumulent dans le diverticule (*cf.* illustration).

Les autres diverticules sont en règle générale asymptomatiques et de découverte fortuite à la fibroscopie.

> **Surveillance, évolution, complications**
>
> C'est essentiellement le diverticule de Zenker qui expose à des complications : surinfection pulmonaire (régurgitation nocturne) et dénutrition.

Traitement

C'est l'exérèse chirurgicale, essentiellement pour le diverticule de Zenker. Cette exérèse n'est utile

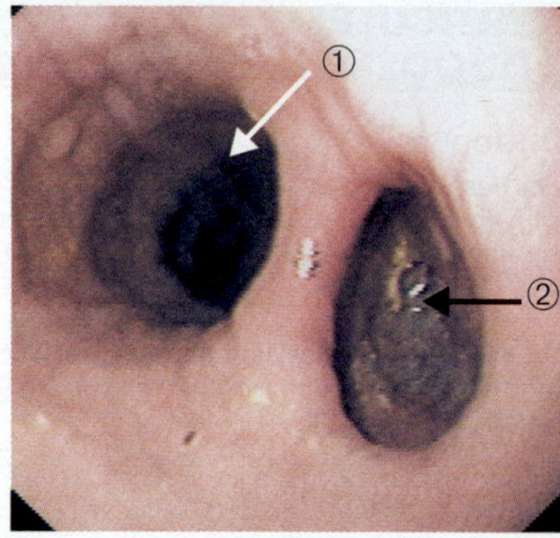

Aspect endoscopique : diverticule du 1/3 moyen de l'œsophage. 1. Lumière œsophagienne ; 2. Diverticule.

que lorsque le diverticule devient gênant pour le patient.

DIVERTICULES DE LA VESSIE

Définition

Il s'agit d'une hernie de la muqueuse à travers une déhiscence du muscle vésical (détrusor).

Voir iconographie à *Vessie neurologique*.

Causes et mécanismes

Le plus souvent, ils sont la conséquence d'une vessie de lutte en amont d'un obstacle, complications d'une vessie neurologique (→).

Évolution

De volume variable, allant jusqu'à plus d'un litre, ils entretiennent une stase urinaire source d'infection, de lithiase, d'hématurie. Ils peuvent être le siège d'une tumeur.

Traitement

C'est celui de la cause et parfois l'ablation des gros diverticules.

DIVERTICULOSE COLIQUE

Définition

Il s'agit de hernies de la muqueuse à travers la musculeuse et reliées à la lumière colique par un collet plus ou moins étroit. C'est l'affection colique la plus fréquente ; son incidence augmente avec l'âge (40 % à 80 ans). Le siège le plus fréquent est sigmoïdien (*cf.* illustration).

Causes et mécanismes

Certains diverticules (unique, du côlon droit) sont congénitaux, d'autres sont acquis sans doute en rapport avec une hyperpression intracolique due au manque de ballast intestinal (résidus, son) dans l'alimentation des pays occidentaux, qui est également source de constipation.

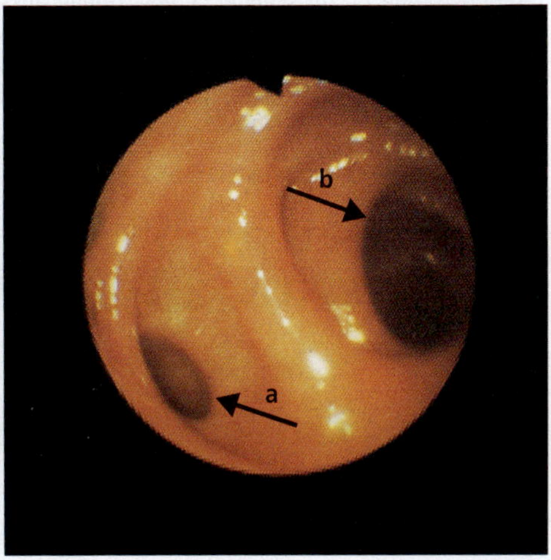

Diverticules : a. Diverticule ; **b.** Lumière colique.

Signes essentiels

Cliniques

La diverticulose est souvent asymptomatique, découverte lors d'une coloscopie. Des troubles du transit (constipation et/ou diarrhée), douleur (en cadre, et/ou de la fosse iliaque gauche) peuvent ne traduire qu'une colopathie sous-jacente ; il semble en effet que, dans bien des cas, le côlon irritable (→ Colopathie fonctionnelle) par la constipation fasse le lit de la diverticulose.

Examens paracliniques

La diverticulose est le plus souvent diagnostiquée de façon fortuite lors d'une coloscopie. En cas de complication, c'est le scanner qui permet de porter le diagnostic (diverticule, épaississement de la paroi colique, abcès).

Le scanner est le meilleur examen en cas de suspicion de sigmoïdite. Il montre un épaississement de la paroi colique et permet surtout de rechercher un abcès.

✚ Surveillance, évolution, complications

Des complications s'observent dans environ 20 % des cas :

Les hémorragies : elles sont en fait rares et doivent faire rechercher une cause associée (polype, cancer, etc.) que l'on trouve dans plus de la moitié des cas (lavement baryté en double contraste, rectoscopie, coloscopie [→]).

Les complications infectieuses, les plus fréquentes. Il faut distinguer :

- la *sigmoïdite diverticulaire simple* : tableau d'appendicite à gauche (douleur, fièvre, trouble du transit) ;
- l'*abcès péridiverticulaire* : tuméfaction douloureuse, défense, syndrome infectieux marqué. Le scanner est le meilleur examen pour rechercher un abcès péridiverticulaire. L'abcès expose à :
  - la *perforation*, source de péritonite localisée (plastron) ou généralisée (gravissime),
  - la *fistulisation dans un organe de voisinage* (vagin et surtout vessie, source de pneumaturie et de fécalurie) ;
- la *pseudo-tumeur inflammatoire* avec une image de rétrécissement colique (souvent en « entonnoir allongé » ce qui aide à la différencier de celui du cancer avec son aspect en « culotte de golf ». (→ Lavement baryté). Ce n'est parfois qu'après le traitement chirurgical que le diagnostic de cancer est éliminé. Le risque est ici l'occlusion.

Pronostic et traitement

Traitement médical pour les formes non compliquées

Il rejoint celui des colopathies fonctionnelles (mucilages, paraffine, son, antispasmodiques, parfois sulfamides ou antibiotiques en cas d'infection). Anticoagulants, corticoïdes, fruits à pépins sont autant que possible à éviter.

Traitement chirurgical pour les formes compliquées

Il intervient soit en urgence (occlusion, péritonite), soit si possible après refroidissement médical (antibiotiques, glace sur le ventre, etc.) et à distance de l'épisode aigu. Dans ce dernier cas, la chirurgie est moins risquée et autorise le rétablissement immédiat de la continuité dans de bonnes conditions. On considère souvent qu'il faut deux épisodes de complications pour décider d'une intervention chirurgicale.

DORSALGIES (généralités)

Définition

La dorsalgie est une douleur du dos ; cette douleur peut aussi n'être que l'extension d'une douleur provenant du cou ou des lombes.

Causes et mécanismes

Il existe des causes dites *mécaniques* et des causes dites *inflammatoires*.

Parmi les causes mécaniques, avec vitesse de sédimentation normale :

• *chez le sujet jeune* beaucoup de dorsalgies traduisent une insuffisance musculaire, parfois favorisée par le port de charges trop lourdes ou mal équilibrées (cartables, sacs à dos, etc.) ;

• à l'adolescence, il s'agit parfois d'une épiphysite de Scheuermann (→) qui peut évoluer vers une cyphose haute. Les *radiographies* montrent un aspect feuilleté des plateaux vertébraux avec hernies intraspongieuses ;

• *les scolioses* sont le plus souvent bien supportées, d'autant qu'il s'agit plus d'attitudes scoliotiques que de scolioses vraies (dont la définition comporte obligatoirement une *rotation des vertèbres* et un aspect plus ou moins *sinueux* du rachis) ;

• *l'insuffisance musculaire douloureuse* des jeunes femmes existe souvent dans un contexte psychologique particulier, où les situations conflictuelles sont dominantes. Les radiographies sont normales. Souvent cette affection s'associe à une spasmophilie ;

• *chez l'adulte :* l'arthrose dorsale est rarement douloureuse. Les dorsalgies post-traumatiques sont plus fréquentes ;

• *chez le sujet âgé* : c'est surtout l'ostéoporose (→) qui est en cause, avec ses douleurs mécaniques, en relation avec des tassements-fractures vertébraux ou des microfractures.

Parmi les causes « inflammatoires », avec en général une vitesse de sédimentation augmentée et des douleurs plutôt nocturnes :

• *la spondylarthrite ankylosante* est systématiquement soupçonnée chez le sujet jeune ou le jeune adulte. Bien que les dorsalgies y soient plutôt rares, la raideur est un signe capital. Il faut radiographier le dos à la recherche d'une spondylite ou de syndesmophytes, mais aussi le bassin à la recherche d'une sacro-iliite ;

• *le mal de Pott* est une spondylodiscite tuberculeuse. La raideur est discrète. L'état général est souvent altéré avec fièvre. L'affection est plus fréquente chez les transplantés, les travailleurs immigrés et les sujets immunodéprimés. Les radiographies montrent un pincement discal avec érosion des plateaux en regard. L'IRM montre des signes très précocement ;

• il peut s'agir aussi de *spondylodiscites infectieuses* à germes banals (staphylocoque, etc.) ;

• *les localisations dorsales des tumeurs malignes* sont fréquentes. La radiographie est essentielle, montrant une lyse vertébrale plus ou moins avancée ; l'atteinte d'un ou deux pédicules sur la radiographie standard (vertèbre borgne ou aveugle) doit attirer l'attention. Dans les cas difficiles une scintigraphie osseuse peut orienter et guider l'examen radiographique ou un scanner. L'IRM donne aussi des signes précoces.

Certaines lésions bénignes peuvent donner des dorsalgies nocturnes : ostéome ostéoïde, neurinome ou schwannome intrarachidien.

Évolution et traitement

Ils dépendent de l'affection en cause.

DORSARTHROSE

Voir *Arthrose du dos*.

DOULEUR ABDOMINALE

Définition

Symptôme révélant de nombreuses maladies (intra- mais aussi extra-abdominales), un interrogatoire bien mené peut souvent orienter vers l'organe en cause.

Causes et mécanismes

L'abdomen est divisé en 9 zones. Cette schématisation artificielle permet de localiser facilement une douleur.

Il existe :

• 3 zones supérieures : hypocondre droit, épigastre, hypocondre gauche ;

• 3 zones moyennes : flanc droit, région ombilicale, flanc gauche ;

• 3 zones inférieures : fosse iliaque droite, hypogastre, fosse iliaque gauche.

Ces différentes zones correspondent grossièrement aux projections des viscères abdominaux. Les différentes projections sont détaillées dans le tableau ci-après.

Des projections douloureuses atypiques et trompeuses sont fréquentes. Les étiologies les plus fréquentes et les signes d'orientation correspondant sont indiqués dans le tableau ci-après.

Projections pariétales des douleurs abdominales

RÉGION ABDOMINALE	ORGANE CORRESPONDANT
Hypocondre droit	Vésicule biliaire ; angle colique droit.
Épigastre	Estomac ; duodénum ; pancréas.
Hypocondre gauche	Angle colique gauche ; pancréas ; rate.
Flanc droit	Côlon.
Région ombilicale	Grêle ; côlon.
Flanc gauche	Côlon.
Fosse iliaque droite	Cæcum ; appendice.
Hypogastre	Rectum ; sigmoïde.
Fosse iliaque gauche	Côlon gauche ; sigmoïde.

Caractéristiques des différentes douleurs abdominales

Pathologie	Reflux gastro-œsophagien	Douleur gastrique ou duodénale[1]	Colique hépatique	Douleur pancréatique	Douleur colique	Douleur rénale	Douleur gynécologique
Siège	Épigastrique.	Épigastrique.	Hypocondre droit.	Épigastrique ; hypocondre gauche.	Les 2 fosses iliaques et l'hypogastre, en cadre, dessinant le côlon.	Lombaire.	Hypogastre.
Type	Brûlure.	Crampe ; torsion.	Torsion ; crampe ; broiement.	Crampe.	Colique.	Striction.	Variable : pesanteur, crampe, torsion, etc.
Intensité	Modérée.	Faible à très intense.	Intense, souvent insupportable.	Très intense.	Variable.	Importante à atroce.	Variable.
Durée	Quelques secondes ou minutes.	30 min à 2 h.	Plusieurs heures.	Variable, souvent prolongée.	Quelques minutes à quelques heures.	Plusieurs heures.	Variable.
Irradiations	Rétrosternale, ascendante, jusqu'à la base du cou : pyrosis.	Aucune.	Épaule droite ; omoplate droite ; dos.	Dorsale, transfixiante[2].	Descendant le long du cadre colique.	Descendante vers les aines et les organes génitaux.	Lombaire ; rectale ; membres inférieurs.
Horaire	Souvent postprandial.	1 à 4 h après les repas.	Aucun.	Aucun.	Variable ; parfois postprandial immédiat.	Nocturne.	Aucun.
Facteurs déclenchants	Décubitus ; antéflexion[3].	Aucun.	Aucun.	Alimentation ; alcool.	Multiples.	Voyage, déshydratation.	Rapports sexuels ; stérilet ; etc.

→

Facteurs calmants	Médicaments inhibant la sécrétion acide[4].	Aliments ; médicaments antiacides.	Aucun.	Antéflexion[3].	Émission de gaz ou de selles.	Aucun.	Aucun.
Signes accompagnateurs	Éructation, régurgitations acides.	Aucun.	Inhibition respiratoire[5] ; vomissements.	Diarrhée, amaigrissement.	Ballonnement, diarrhée, constipation, gargouillis abdominaux.	Dysurie ; pollakiurie[6] ; urines sanglantes ; agitation[7].	Leucorrhées[8] ; troubles menstruels ; signes urinaires et/ou rectaux.

1. La description ne préjuge pas de la cause de la douleur : un ulcère ou un cancer de l'estomac peuvent être responsables des mêmes symptômes.
2. Le patient a l'impression qu'un poignard le transperce.
3. L'antéflexion est la position penchée en avant.
4. Les médicaments les plus efficaces sont les inhibiteurs de la pompe à protons : oméprazole (*Mopral*) par exemple.
5. L'inspiration profonde augmente la douleur.
6. Dysurie : nécessité de pousser pour uriner ; pollakiurie : mictions trop fréquentes et peu abondantes.
7. L'intensité de la douleur conduit le patient à rechercher une position antalgique qu'il ne peut trouver.
8. Leucorrhée : écoulement par la vulve de pertes blanchâtres ou jaune verdâtre.

Signes essentiels

Cliniques

Une douleur aiguë, d'apparition brutale, doit faire avant tout éliminer une urgence chirurgicale ou médicale. L'interrogatoire précise les caractères de la douleur : type (crampe, torsion, pesanteur, brûlure), siège et irradiations, facteurs calmants ou aggravants, signes d'accompagnement (troubles mictionnels ou du transit, nausées ou vomissements). L'examen est complet : aspect des téguments (pâleur, ictère, pli cutané, langue sèche, etc.), palpation et auscultation abdominales, touchers pelviens, etc.

✚ Éléments de surveillance

– *Cliniques* : état abdominal, vomissements, transit, diurèse, TA, température.
– *Biologiques* : selon les cas, lipase, calcémie, urée, ionogrammes, NFS, etc.
– *Radiologiques* : radios d'abdomen sans préparation, etc.

Examens paracliniques

Examens sanguins de routine (NFS, urée, ionogramme, groupe sanguin, etc.) et selon les cas : lipasémie, bilirubine, transaminases, TP, test immunologique de grossesse.

La radio d'abdomen sans préparation est quasi systématique à la recherche d'un pneumopéritoine, de niveaux liquides d'une lithiase radio-opaque, de calcifications pancréatiques, etc. Les autres radiographies sont demandées en fonction de l'orientation clinique. Radio pulmonaire et ECG sont presque toujours demandés (bilan préopératoire ; douleur abdominale révélant une affection thoracique).

L'échographie abdominale et le scanner peuvent apporter des renseignements importants (pancréatite, abcès sigmoïdien…).

Évolution et complications

On craint, selon le cas, l'apparition d'une péritonite, d'une occlusion, d'une septicémie et/ou d'une insuffisance rénale. L'important dans les affections chirurgicales est de pouvoir opérer au bon moment (ni trop tard, ni trop tôt) et après, si nécessaire, une réanimation correcte.

Pronostic et traitement

Ils sont fonction de l'étiologie et d'un traitement adapté à la cause, et donné suffisamment tôt. Il ne faut pas, quand elle est nécessaire, laisser passer l'heure de la chirurgie.

DOULEUR CHRONIQUE

Définition

À côté de la douleur aiguë qui est le symptôme d'une affection aiguë et le plus souvent curable (par ex. angine), **la douleur chronique réalise parfois une véritable maladie** qu'il faut reconnaître et traiter comme telle, quel que soit l'âge du malade, ambulatoire ou hospitalisé, dans tous les services et pas seulement dans les unités de traitement de la douleur.

On nomme douleur chronique une douleur « qui survient quotidiennement depuis plus de 6 mois » ; à cette définition peuvent s'ajouter les douleurs cancéreuses terminales ou non. Schématiquement, la douleur peut être causée soit par un *excès d'influx nociceptifs* (influx nerveux de la douleur) = douleurs neurogènes, soit par l'altération de l'équilibre qui existe normalement entre les différentes sensibilités : *douleurs de « désafférentation »*.

Le retentissement des douleurs chroniques est immense :

- handicap socioprofessionnel ;
- risque d'accidents médicamenteux si on ne la traite pas avec rigueur ;
- conséquences psychiques graves (dépression, suicide) pour le malade et l'entourage ;
- en France des progrès importants ont été faits dans la prise en charge de la douleur chronique et dans l'utilisation des antalgiques.

Mécanismes

La douleur survient lorsque les systèmes de contrôle qui existent normalement dans l'organisme (dans la moelle, dans certaines structures cérébrales riches en endorphines ou en un neuromédiateur particulier, la sérotonine) sont dépassés ou détruits.

Traitement

Il repose sur :

- le traitement de la cause quand il est possible ;
- les antalgiques communs (mais ils peuvent rarement être utilisés au long cours sans inconvénients) de palier 1 et 2 ;
- les antalgiques de palier 3 : morphiniques *per os* notamment sous forme de morphine à libération prolongée (*Moscontin, Sevredol, Skenan*) qui doivent être donnés non *à la demande* mais de façon continue (pour éviter l'angoisse de la réapparition de la douleur), à doses progressives et suffisantes. Éventuellement par « pompes » implantables, et maintenant traitements en *patchs* (*Durogesic*) ;
- l'utilisation des antidépresseurs (*Anafranil, Laroxyl, Cymbalta*) et/ou des neuroleptiques sédatifs (*Nozinan, Largactil*), certains antiépileptiques (*Rivotril, Lamictal, Neurontin, Tégrétol, Trileptal, Lyrica*...) en particulier pour les douleurs neurogènes ;
- certaines méthodes de stimulation électrique externe, voire d'acupuncture, etc. Dans de rares cas, des interventions neurochirurgicales, peuvent être proposées, avec sections de certaines voies nerveuses spécifiques ;
- les morphiniques induisent une dépendance (pas d'arrêt brutal) et une tolérance (nécessité d'augmenter les doses) et leur prescription est encadrée ;

> **Surveillance**
> – état général du patient ;
> – tolérance des médicaments ;
> – mimique et gestes antalgiques ;
> – échelles de douleur (ex. : échelle visuelle analogique).

- ils causent souvent des nausées ou vomissements, des troubles confusionnels, une constipation, peuvent interagir avec les différents dépresseurs du système nerveux central (alcool – benzodiazépines – antidépresseurs) et risquent d'aggraver une insuffisance respiratoire, mais leur *titration* progressive permet le plus souvent un bon résultat avec peu d'effets secondaires.

ANTALGIQUES		
ANTALGIQUES SIMPLES DITS DE PALIER 1 : ILS AGISSENT AU NIVEAU DES RÉCEPTEURS PÉRIPHÉRIQUES DE LA DOULEUR	ANTALGIQUES INTERMÉDIAIRES DITS DE NIVEAU 2, MORPHINOMIMÉTIQUES FAIBLES	MORPHINIQUES = ANTALGIQUES MAJEURS, ACTIFS AU NIVEAU DU SYSTÈME NERVEUX CENTRAL
Aspirine jusqu'à 3 g par jour (sachets, comprimés). Ou bien nombreux anti-inflammatoires non stéroïdiens mais risque d'ulcère gastrique et d'allergies. Paracétamol jusqu'à 4 g par jour (nombreuses spécialités) sauf insuffisance hépatique.	Dextropropoxyphène (*Di-antalvic, Di-algirex*...), qui peut causer des hypoglycémies chez le vieillard. Tramadol (*Topalgic*...) dont la tolérance digestive est médiocre (nausées). Codéine (*Efferalgan codéiné*...) seule ou associée aux antalgiques précédents.	Par voie injectable, *per os* chlorhydrate de morphine ou *Sevredol* actif seulement 4 heures. Ou bien comprimés et gélules de morphine retard (*Skenan, Moscontin, Oxycontin LP*) active 12 heures. Patchs cutanés de *Durogesic* actif 72 heures. Comprimés de *Temgesic*.
Indications À doses progressives dans les états douloureux aigus et chroniques, en commençant par les antalgiques périphériques, avec la consigne d'anticiper la douleur, en s'assurant de la tolérance et de l'efficacité du traitement (interrogatoire, échelles visuelles, faciès...), et en utilisant la voie d'abord et la posologie adaptées au malade.		

DOULEUR DE L'ENFANT ET SON TRAITEMENT

La douleur de l'enfant est souvent méconnue et sous-évaluée. Elle doit être suspectée sur certains signes d'appel : pleurs et cris, irritabilité, désintérêt pour le monde extérieur ; plainte somatique exprimée, attitude antalgique spontanée et dans le mouvement.

Évaluation

Chez l'enfant de plus de 6 ans, auto-évaluation possible : utilisation d'échelles simples : EVA = Échelle Visuelle Analogique ; dessin du bonhomme (coloriage des zones douloureuses de couleur différente suivant l'intensité de la douleur ; échelle verbale).

Chez l'enfant de moins de 6 ans, hétéro-évaluation : échelle DEGR (Douleur enfant Gustave Roussy)

1.	Position antalgique au repos.
2.	Manque d'expressivité.
3.	Protection spontanée de zones douloureuses.
4.	Plaintes somatiques.
5.	Attitude antalgique dans le mouvement.
6.	Désintérêt pour le monde extérieur.
7.	Contrôle exercé par l'enfant quand on le mobilise.
8.	Localisation des zones douloureuses par l'enfant.
9.	Réactions à l'examen des zones douloureuses.
10.	Lenteur et rareté des mouvements.
Signes directs de la douleur sous-total 1 + 3 + 5 + 7 + 9 =	
Expression volontaire de douleur sous-total 4 + 8 =	
Atonie psychomotrice sous-total 2 + 6 + 10 =	
SCORE GLOBAL DEGR	

Échelle comportementale spécifique au nouveau-né : EDIN (Échelle de douleur et d'inconfort du nouveau-né)

VISAGE	Visage détendu Grimaces passagères Grimaces fréquentes, marquées, prolongées Crispation permanente
CORPS	Détendu Agitation transitoire Agitation fréquente ; retour au calme possible Agitation permanente ou motricité pauvre, corps figé
SOMMEIL	S'endort facilement ; sommeil calme S'endort difficilement Se réveille spontanément en dehors des soins ; sommeil agité Pas de sommeil
RELATION	Sourit ; attentif à l'écoute Appréhension passagère au contact Contact difficile ; crie à la moindre stimulation Refuse le contact ; aucune relation possible ; hurle ou geint en dehors de toute stimulation
RÉCONFORT	N'a pas besoin de réconfort Se calme rapidement (voix, succion, caresses) Se calme difficilement Inconsolable ; succion désespérée

Traitement

Antalgiques périphériques (palier I)

- paracétamol *per os* ou iv 4 prises de 15 mg/kg/j ;
- association possible à acide acétylsalicylique *per os* 50 mg/kg/jour en 4 à 6 prises ;
- ou anti-inflammatoires non stéroïdiens : ibuprofène (*Advil*) : 20 à 30 mg/kg/j en 3 à 4 prises.

Antalgiques centraux faibles (palier II)

- codéine : posologie maximum 2 à 4 mg/kg/jour répartis en 4 à 6 prises ; à partir de 1 an : sous forme de sirop (*Codenfan* : 1 mg/mL soit 0,5 à 1 mL/kg/6 h) ;
- nalbuphine (*Nubain*) IV : 0,2 mg/kg/4 h, intrarectale (0,3 à 0,4 mg/kg/4 h).

Antalgiques centraux puissants (palier III)

Surveillance respiratoire ++ : une sédation excessive est un signe de surdosage qui précède la dépression respiratoire.

Morphine : IV dose initiale 0,1 mg/kg en bolus ; puis 0,5 à 1 mg/kg/jour en perfusion continue ou *per os* en 6 prises.

Indications

Douleur aiguë

Urgences (brûlure, fracture, crise aiguë drépanocytaire, post-opératoire) : traitement antalgique palier I et II ; recours rapide et préférentiel à la morphine. À partir de 8 à 10 ans, si possible, pompe d'analgésie contrôlée.

Douleur chronique

Onco-hématologie ++ : le choix du médicament dépend de l'évaluation de la douleur (paliers thérapeutiques). Les prises systématiques permettent d'anticiper sa réapparition.

Pour la réalisation de soins douloureux

- Sédation simple : midazolam intrarectal 0,2 à 0,5 mg/k.
- Sédation et analgésie : inhalation pendant 3 à 5 min d'un mélange protoxyde d'azote-oxygène (*Entonox*).
- Anesthésie locale : crème *EMLA* (agit en 60 min).

Effets secondaires

Morphiniques ++.

Troubles respiratoires et hémodynamiques.

Précautions d'emploi

Surveillance de la respiration et de la tension artérielle (*monitoring* cardio-respiratoire).

DOULEUR EN RHUMATOLOGIE

Les affections qui relèvent de la rhumatologie se caractérisent essentiellement par deux ordres de symptômes : la douleur et l'atteinte de la fonction articulaire, dont la combinaison aboutit à une impotence fonctionnelle plus ou moins importante.

La prise en charge des patients est différente selon l'expression de la symptomatologie, soit aiguë, soit chronique, et l'horaire et les circonstances de survenue des douleurs.

Douleurs aiguës et chroniques

L'adjectif aigu peut désigner l'intensité des manifestations, mais désigne aussi leur mode évolutif, par opposition à chronique.

Parmi les douleurs « aiguës » on distingue :

- la douleur articulaire aiguë, comme celle de l'accès goutteux ou de la poussée de bursite calcaire, qui se caractérise par son caractère explosif, l'intensité particulière de la douleur et de l'impotence ;
- la douleur rachidienne aiguë, du lumbago ou du tassement vertébral, caractéristique par son intensité et par l'impotence qu'elle entraîne ; c'est une douleur « mécanique » ;
- les névralgies d'origine disco-rachidiennes : sciatique, cruralgie, névralgie cervico-brachiale ;
- les douleurs d'origine néoplasique, parfois.

En ce qui concerne la douleur « chronique », d'intensité en général subaiguë ou modérée, son évolution, prolongée sur des mois ou des années, se fait souvent sur un mode cyclique, avec des ondes évolutives.

Elle nécessite pour être correctement combattue de prendre en considération :

- son intensité ;
- l'impotence qui peut l'accompagner ;
- son évolution dans le temps ;
- son horaire et ses facteurs d'aggravation ;
- la façon dont le patient vit (avec) sa douleur.

Les caractères de la douleur, tels que les expose le malade au cours de son écoute et de son interrogatoire sont importants à définir. En effet, ces caractères vont orienter le diagnostic et l'enquête médicale. On oppose schématiquement deux grands types de douleurs rhumatismales : douleur de « type mécanique » et douleur de « type inflammatoire ».

Douleur de « type mécanique »

C'est une douleur ressentie à la mise en fonction de l'articulation, quelle qu'en soit l'intensité.

Elle est le plus souvent diurne ; il arrive qu'elle puisse réveiller le malade lors des changements de position pendant son sommeil. Il faut encore préciser son maximum d'intensité dans la journée : soit *matinale* avec une raideur, un dérouillage jamais long, soit au contraire *vespérale* (dite alors « arthrosique ») et pouvant se prolonger tard jusque dans la première partie de la nuit et gêner l'endormissement. Cette douleur est en général atténuée par le repos, la mise en décharge.

La douleur de « type mécanique » est le plus souvent ressentie lors des arthroses et des tendinites, mais elle peut être également présente dans les rhumatismes inflammatoires.

Douleur de « type inflammatoire »

C'est une douleur spontanée qui se manifeste surtout pendant la deuxième partie de la nuit, au *petit matin*, et qui *réveille* le malade. Elle est souvent assez intense pour obliger le malade à se lever et faire quelques mouvements ou prendre un médicament. Elle se prolonge par une *raideur matinale longue (dérouillage matinal) qu'il faut quantifier*, mais en fin d'après-midi, en principe, le malade souffre moins. Ce type de douleur se rencontre surtout dans les *rhumatismes inflammatoires* ou *infectieux* (→ Polyarthrites, Monoarthrites) et les *affections néoplasiques*. On peut cependant l'observer pendant les crises congestives des arthroses, mais là, en quelques jours, tout rentre dans l'ordre.

> **+ Surveillance**
>
> La surveillance de la douleur se fait par l'écoute et l'interrogatoire du malade et l'appréciation de la fonction articulaire.

Douleur mixte

Lorsque le malade souffre jour et nuit ou que les caractères mécaniques sont imprécis et prennent une allure pseudo-inflammatoire.

DOULEURS ABDOMINALES RÉCIDIVANTES DE L'ENFANT

Définition

Survenue d'un minimum de 3 épisodes douloureux pendant une période de 3 mois. Symptôme fréquent (10 à 12 % de la population scolaire).

Causes et mécanismes

• Composante psychosomatique fréquente.
• Causes organiques.
• Causes générales : constipation, drépanocytose, maladie périodique, saturnisme.
• Causes digestives : suivant la topographie de la douleur :
  – épigastrique : œsophagite, ulcère, gastrite à *Helicobacter pylori* ;
  – hypocondre droit : lithiase biliaire ;
  – fosse iliaque droite : maladie de Crohn ;
  – ombilicale : 75 % des douleurs d'origine fonctionnelle ;
  – hypocondre gauche : pancréatite ;
  – cadre colique : côlon irritable, intolérance au lactose (selles molles et fréquentes) ; allergie alimentaire ;
  – variable : parasitose intestinale, tumeurs, malformations du tube digestif.
• Causes urinaires : hydronéphrose.
• Causes génitales : kyste ou tumeur de l'ovaire, hématocolpos, dysménorrhée.
• Causes neurologiques : tumeur cérébrale, épilepsie, migraine.

Signes essentiels

En faveur d'une origine psychologique, douleur de siège péri-ombilical, ne réveillant pas l'enfant la nuit, souvent déclenchée par des difficultés intrafamiliales ou scolaires, avec épisodes de constipation, sans atteinte de l'état général.

Signes à rechercher : topographie particulière, vomissements, épisodes sub-occlusifs, horaire nocturne, fièvre, amaigrissement, signes fonctionnels urinaires, céphalées, perte de connaissance... Masse abdominale. Prise de la tension artérielle.

Examens paracliniques

Si une origine psychologique est vraisemblable ; bilan minimum non invasif : NFS, VS, albuminémie, transaminases, amylasémie ; ECBU, examen parasitologique et recherche de sang dans les selles ; radio d'abdomen sans préparation, échographie abdomino-pelvienne. Éventuellement test à l'hydrogène expiré ou *breath test* (intolérance au lactose).

En fonction des orientations étiologiques :

• électrophorèse de l'hémoglobine, plombémie ;
• fibroscopie digestive haute avec biopsie (recherche *d'Helicobacter Pylori*), ou basse (maladie de Crohn) ; transit œso-gastro-duodénal (recherche d'une malposition de l'angle duodéno-jéjunal = mésentère commun) ;
• EEG, voire scanner cérébral.

Traitement

• Fonction de l'étiologie ; dans les douleurs abdominales d'origine psychologique, recherche d'un facteur psychoaffectif déclenchant et prise en charge.
• Conseils diététiques :
  – intolérance au lactose : substitution du lait par des laitages, fromage blanc, petits suisses et surtout yaourts ;
  – côlon irritable : régime pauvre en lactose, légumes verts cuits et mixés, fruits cuits, éviction des agrumes et jus de fruits.

DOULEURS ANORECTALES

Elles sont habituellement en rapport avec des *hémorroïdes* (thrombose, etc.), une *fissure anale* (→) ou un *abcès* (qu'il faut inciser).

Les douleurs anorectales essentielles (où l'examen ne retrouve rien), seules envisagées ici, s'observent souvent chez des femmes d'âge moyen au psychisme particulier.

Douleurs anorectales essentielles

• *Les proctalgies fugaces* : il s'agit de douleurs rectales profondes, volontiers nocturnes et de durée courte. L'examen est négatif, la pathogénie mal connue.
• *La coccygodynie* : elle associe douleurs rectales et coccygienne, avec souvent un facteur positionnel (assis). L'interrogatoire retrouve parfois un trauma-

tisme antérieur du coccyx. Le traitement peut comporter : infiltrations locales, massage des releveurs, psychothérapie, etc.

• *Les névralgies anorectales* : elles sont de siège imprécis et ont des irradiations variables. On retrouve parfois une intervention gynécologique ou proctologique dans les antécédents, le contexte névrotique est fréquent.

DOUVE

Voir *Distomatose*.

DRACUNCULOSE

Voir *Filariose de Médine*.

DRÉPANOCYTOSE

Définition

La drépanocytose ou hémoglobinose S est une tare génétique touchant les populations noires d'Afrique équatoriale et tropicale et les populations qui en sont issues (Antilles, États-Unis).

Étiologie

Il s'agit d'une anomalie qualitative de l'hémoglobine. L'hémoglobine se gélifie quand la pression en oxygène diminue, entraînant une destruction de l'hématie. Seuls les sujets homozygotes sont atteints.

Signes cliniques et paracliniques

Ils ne se voient que chez le sujet homozygote. Il existe une anémie hémolytique (→) et des épisodes :

• de thromboses (crises vaso-occlusives), traduits par des douleurs osseuses et abdominales ; le syndrome thoracique aigu, les atteintes cérébrales et le priapisme sont des localisations particulièrement graves ;

• de séquestration splénique aiguë, provoquant une anémie sévère et brutale chez le petit enfant ;

• d'infections (à pneumocoques favorisées par l'auto-splénectomie, à salmonelles).

Le diagnostic repose sur l'électrophorèse de l'hémoglobine (montrant la présence d'hémoglobine S à un taux >70%). On retrouve diverses anomalies morphologiques des globules rouges, dont la falciformation (hématies en faucille).

Évolution

L'homozygote a des complications fréquentes pendant l'enfance, pouvant occasionner le décès. À l'âge adulte, les complications aiguës sont plus rares et ce sont surtout des manifestations liées à la répétition des thromboses (osseuses, rénales ou pulmonaires) ou à la chronicité de la maladie (cardiaques). Les grossesses sont difficiles.

L'hétérozygote ne présente aucune anomalie clinique.

Traitement

Éduquer le patient et sa famille de manière à prévenir les complications ou à les traiter rapidement. Une bonne hydratation est fondamentale. Les enfants bénéficient d'une prévention systématique par acide folique, oracilline à faible dose et vaccins contre l'hépatite B et le pneumocoque.

Le traitement des crises vaso-occlusives doit toujours comporter une hyperhydratation, de l'O_2 par voie nasale. Les douleurs justifient souvent l'utilisation de la morphine. Les transfusions sont utiles lorsque le taux d'hémoglobine est inférieur à 8 g/dL.

L'*Hydréa* peut réduire le nombre de crises chez 50 % des patients (la cause de cette efficacité n'est pas connue). Les modifications génétiques sont peut-être le traitement d'avenir.

Les échanges érythrocytaires (manuels ou sur machine à cytaphérèse) traitent les crises qui ne cèdent pas spontanément en 48 heures. Ils sont également utilisés de façon préventive dans différentes situations : AVC, grossesse, intervention chirurgicale, ulcère cutané.

Les études les plus récentes laissent espérer une possibilité thérapeutique en agissant sur les protéines d'adhésion.

DRESSLER (syndrome de)

Définition

Pleuro-péricardite aiguë postinfarctus du myocarde.

Causes et mécanismes

Il réalise un syndrome inflammatoire *postlésionnel cardiaque*, dont la nature auto-immune est discutée. Il présente des analogies avec le syndrome postpéricardectomie (→).

Signes cliniques

Il peut survenir 2 à 6 semaines après le début de l'infarctus.

Il réalise un tableau de péricardite (→) ou de pleuro-péricardite aiguë fébrile et peut poser des problèmes diagnostiques avec une récidive d'infarctus.

L'évolution est bénigne, avec tendance à la rechute.

Traitement

La réduction ou l'interruption du traitement anticoagulant est discutée (risque de tamponnade cardiaque).

Un traitement anti-inflammatoire est indiqué si la douleur et la fièvre sont très gênantes.

DUCHENNE DE BOULOGNE (maladie de)

Voir *Myopathies*.

DUODÉNITE

Définition

C'est un aspect endoscopique, et/ou histologique (en règle générale sur des biopsies faites lors d'une fibroscopie). d'inflammation duodénale.

Causes et mécanismes

Les étiologies sont nombreuses.

- Le plus souvent elle précède, accompagne, ou succède à un ulcère du bulbe.
- Elle peut accompagner une affection du voisinage (pancréatopathie, cirrhose, gastrite).
- Elle peut être *spécifique* (lambliase, maladie de Crohn, tuberculose, etc.).
- Elle peut s'observer en cas de stress ou de prises médicamenteuses (anti-inflammatoires) et est alors volontiers hémorragique.

Signes essentiels

- *Cliniques* : les signes ne sont pas spécifiques. On peut observer des brûlures épigastriques, des troubles dyspeptiques, etc. Parfois, le patient est asymptomatique.
- *Paracliniques* : fibroscopie.

Pronostic et traitement

Le traitement est symptomatique. On prescrit souvent des antiulcéreux.

DUPLICATION URÉTÉRO-PYÉLO-CALICIELLE

Définition

C'est le dédoublement complet de la voie excrétrice. L'uretère du pyélon supérieur croise toujours un nombre impair de fois l'uretère du pyélon inférieur pour s'aboucher à la vessie en dessous de lui.

Complications

C'est l'anomalie de l'abouchement vésical souvent associée (→ Urétrocèle, Reflux vésico-rénal) qui fait la gravité de cette malformation par elle-même totalement bénigne : pyélonéphrite chronique sur reflux intéressant le pyélon supérieur.

DUPUYTREN (maladie de)

Définition

La maladie de Dupuytren est due à une sclérose rétractile de l'aponévrose palmaire moyenne de la main.

Causes

Les causes sont mal connues, mais l'affection survient surtout chez les hommes entre 30 et 60 ans, après certains microtraumatismes professionnels (menuisier, par exemple), certaines affections nerveuses ou certaines algo-dystrophies parfois. La maladie peut être associée à un diabète sucré qu'il est classique de rechercher.

Signes cliniques

Il n'y a aucune douleur. Il se forme au creux de la main, dans l'axe d'un doigt, une tuméfaction dure (nodule), palpable, qui a tendance à évoluer, à une vitesse imprévisible, vers la rétraction du doigt touché. Cette rétraction peut intéresser plusieurs doigts. Le pouce est toujours respecté.

Il peut exister en même temps une rétraction de l'aponévrose de la plante des pieds (maladie de Ledderhose).

Signes paracliniques

Il n'y en a aucun, ni radiologique (sauf à l'échographie), ni biologique.

Traitement

Des infiltrations de cortisone peuvent être tentées au début de l'évolution, mais le traitement de référence des formes fonctionnellement gênantes, reste *chirurgical* (classique ou par section à l'aiguille des brides).

✚ Évolution et surveillance

La main peut se refermer complètement. Des photographies peuvent être utiles pour suivre l'évolution.

DYSIDROSE

Définition

La dysidrose est une dermatose vésiculeuse, proche de l'eczéma (→), affectant les pieds et les mains.

Causes et mécanismes

On distingue quatre causes :

- une mycose locale à toujours rechercher ;
- une infection microbienne locale ou régionale ;
- un eczéma de contact, volontiers professionnel, au nickel notamment ;
- une atopie sur l'association avec un eczéma, un asthme, une rhinite allergique, etc.

Le plus souvent aucune cause n'est retrouvée.

Signes cliniques

Sur les paumes, les plantes, les bords latéraux des doigts et des orteils, apparaissent des vésicules dures, profondes, donnant un aspect granité à la peau. Elles peuvent confluer pour former des bulles. Elles peuvent sécher, entraînant une desquamation, ou se rompre et suinter (*cf.* illustration).

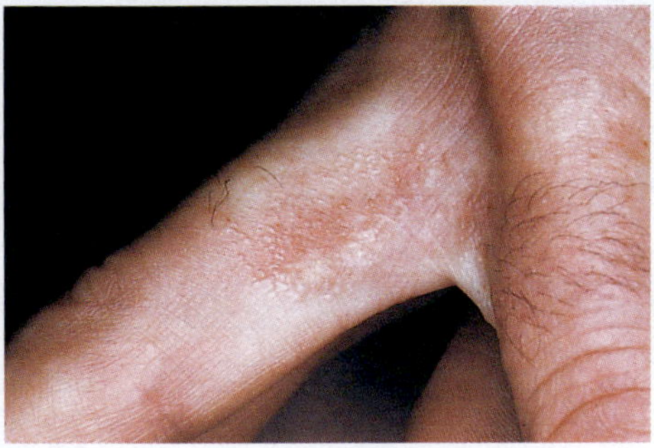

Eczéma dysidrosique des faces latérales des doigts.

Examens complémentaires

Ils sont dirigés essentiellement vers la recherche d'une étiologie, et orientés par le contexte clinique :

- enquête allergologique avec tests épicutanés, pratiqués à distance de la poussée ;
- prélèvements mycologiques, en particulier sur les pieds, surtout en cas d'association avec des lésions d'intertrigo interorteils ;
- prélèvements bactériologiques.

Évolution

Elle est dominée par les risques :

- de surinfection lors d'une poussée ;
- de récidives lorsque l'étiologie n'est pas retrouvée.

Traitement

Outre le traitement de la cause (exclusion d'un facteur de contact, par exemple).

Le traitement de la poussée associe :

- la prévention de la surinfection par ouverture et excision des bulles avec ciseaux stériles ; antisepsie locale ;
- la corticothérapie locale qui est la base du traitement de la poussée.

DYSLEXIE

Définition

Difficulté anormale d'apprentissage de la lecture malgré des aptitudes intellectuelles normales :

- incompréhension du système d'écriture alphabétique (l'enfant ne fait pas de rapport entre le signe écrit et le son qu'il symbolise) ;
- difficultés à différencier les sons (confusion entre f, s, ch, par exemple) ;
- difficultés de différenciation visuelle (confusion entre b et d, p et q) ;
- difficultés à distinguer l'ordre de succession des lettres ou des syllabes (pla, pal, lap) ;
- difficultés d'évocation rapide de la réalité symbolisée par les sons écrits (lecture ânonnée, hachée, hésitante).

Traitement

Le traitement consiste en une rééducation orthophonique précoce dès le cours préparatoire. Un dépistage peut être fait dès la maternelle : les enfants dyslexiques présentant souvent des difficultés motrices, des difficultés d'organisation dans l'espace, des troubles de la parole.

DYSMÉNORRHÉE

Définition

On entend par dysménorrhée la douleur pelvienne ou lombaire survenant pendant les règles ou immédiatement avant.

Il existe deux types de dysménorrhées (primaire et secondaire) dont l'étiologie, les circonstances d'apparition et le traitement sont très différents.

Causes et mécanismes

Les dysménorrhées primaires sont presque toujours fonctionnelles. Elles disparaissent généralement après la première grossesse. Elles seraient dues à un spasme de l'isthme utérin et à un asynchronisme entre les contractions utérines et l'ouverture de l'isthme.

Les dysménorrhées secondaires sont presque toujours organiques.

Signes cliniques

La dysménorrhée primaire se manifeste dès les premières règles ou dans les 18 mois qui les suivent, lorsque les cycles sont ovulatoires. Les douleurs pelviennes, parfois intenses, s'accompagnent souvent de nausées ou de vomissements, obligeant ces femmes à garder le lit pendant 12 à 24 heures.

La dysménorrhée secondaire peut être liée à :

- une lésion anatomique :
  - sténoses du col consécutives à une diathermo-coagulation endocervicale ou à un curetage,
  - rétroversion utérine ; nombreuses sont les rétroversions cliniquement silencieuses, nombreuses les récidives après hystéropexie pour dysménorrhée. Il faut rechercher une autre étiologie associée ;
- un *syndrome de Masters et Allen* de la déchirure du ligament large ; seule la cœlioscopie en fait le diagnostic, le traitement est chirurgical ;
- une *infection génitale chronique* : paramétrite et douglassite diagnostiquées par la cœlioscopie ; le traitement anti-infectieux polyvalent est associé à une vaccinothérapie ;
- une endométriose (→).

Traitement

Dysménorrhée primaire :

- antalgiques, sédatifs, anti-inflammatoires et anti-prostaglandines ; leur action est efficace si leur prescription commence 48 heures avant les règles ;
- thérapeutiques hormonales :
  - progestatifs de synthèse, prescrits du 15e au 25e jour : *Duphaston* (2 cp/j), *Farlutal* (2 cp/j), *Norluten* (1 ou 2 cp/j), *Primolut-Nor*, *Lutométrodiol* (1 cp/j), *Orgamétril* (1 cp/j), *Lutéran 2 mg* (1 cp/j),
  - œstroprogestatifs inhibiteurs de l'ovulation.

Le traitement est interrompu au bout de 4 à 6 mois. Souvent l'amélioration persiste de façon définitive.

Dysménorrhée secondaire : traitement de la cause.

Traitements non hormonaux des dysménorrhées primaires	
Les antiprostaglandines	
Acide méfénamique : *Ponstyl* – Ibuprofène : *Advil* – Flurbiprofène : *Antadys*	Prendre 2 cp dès l'apparition des douleurs de règles et recommencer toutes les 4 h
Les antispasmodiques	
Phloroglucinol : *Spasfon*	6 cp/j
Les antalgiques	
– Paracétamol : *Doliprane*	2 à 6 cp/j

DYSPAREUNIE

Définition

La dyspareunie se caractérise par toutes les sensations douloureuses locales vaginales ou pelviennes provoquées par les rapports sexuels.

Causes et mécanismes

Il convient d'éliminer une cause organique avant de parler de dyspareunie d'origine psychique.

Les nombreuses causes peuvent être :

Vulvo-vaginales :

- bartholinite ;
- vaginite à *Trichomonas* ou mycosique ;
- atrésie vulvo-vaginale congénitale ou acquise ;
- lésions cicatricielles : obstétricale après épisiotomie ou chirurgicale après cure de prolapsus.

Cervicales :

- ectropion infecté ;
- déchirures du col allant jusqu'au cul-de-sac.

Pelviennes :

- rétroflexion utérine ;
- endométriose ;
- séquelles infectieuses ;
- dystrophies ovariennes.

Pronostic et évolution

Non traité, ce trouble met en jeu l'harmonie sexuelle de la patiente.

Traitement

Le traitement de la cause guérit la dyspareunie, après plusieurs semaines, voire plusieurs mois.

DYSPEPSIE

Définition

C'est l'impression de *digérer mal* ou *lentement*, ou encore une sensation de pesanteur épigastrique ou de météorisme postprandial. Elle accompagne parfois une colopathie fonctionnelle (→).

Causes et mécanismes

Il s'agit le plus souvent de symptômes fonctionnels qui ne reposent sur aucune pathologie organique. Des erreurs diététiques (repas trop riches en graisses), le tabac ou l'alcool peuvent aggraver les symptômes.

Signes essentiels

• *Cliniques* : voir *supra Définition*.

L'examen doit être complet, appréciant l'état général (habituellement conservé), une éventuelle neurotonie.

• *Examens complémentaires* : fibroscopie pour éliminer une pathologie organique (hernie hiatale, ulcère…).

Traitement

Repas équilibrés, au calme, à heures fixes, en mâchant bien. Éviter le tabac, l'alcool, le café, les boissons gazeuses. Des stimulants de la motricité digestive peuvent être prescrits : *Primpéran, Motilium*.

DYSPHAGIE

Définition

Maître symptôme de la pathologie œsophagienne (à ne pas confondre avec une anorexie), c'est une sensation de blocage du bol alimentaire au niveau de l'œsophage. Une dysphagie peut être douloureuse ou non.

Causes et mécanismes

Le tableau ci-dessous indique les principales étiologies, qui sont dominées par le cancer, l'œsophagite peptique (hernie hiatale) ou caustique et l'achalasie du sphincter inférieur de l'œsophage (→ Méga-œsophage idiopathique).

Un cancer de l'œsophage doit être recherché devant toute dysphagie.

Signes essentiels

Cliniques

L'interrogatoire précise les caractéristiques de la dysphagie (ancienneté, évolution, type d'aliments entraînant une dysphagie (solides ou liquides). La notion d'un pyrosis (→) antérieur ou d'une ingestion de caustique, l'existence de régurgitations ou d'hypersialorrhée, doivent également être recherchées. L'examen est complet (ganglion de Troisier, état du foie, etc.).

Examens paracliniques

Ils sont dominés par la fibroscopie avec biopsies qui doit systématiquement être pratiquée devant une dysphagie. Le transit œsophagien peut être pratiqué en seconde intention. La manométrie œsophagienne est utile dans certains cas (achalasie du sphincter inférieur de l'œsophage, sclérodermie).

✚ Éléments de surveillance

– État général et d'hydratation (poids, diurèse, urée et ionogramme, NFS, albuminémie).
– Radiographie pulmonaire (surinfection par régurgitations nocturnes, métastases, etc.).

Évolution et complications

Elles sont fonction de la cause. Dénutrition, déshydratation et infections pulmonaires sont à craindre.

Pronostic et traitement

Les armes thérapeutiques dépendent de la pathologie et comprennent en fonction des cas :

DYSPHAGIE			
OBSTRUCTIONS ŒSOPHAGIENNES	TROUBLES MUSCULAIRES	AFFECTIONS NEUROLOGIQUES	AFFECTIONS CONGÉNITALES
Cancer +++. Œsophagite peptique. Œsophagite caustique. Corps étranger. Compression médiastinale.	Achalasie du sphincter inférieur de l'œsophage (méga-œsophage idiopathique). Maladie des spasmes étagés. Diverticule de Zenker. Dermatomyosite. Sclérodermie.	Diphtérie. Syndrome pseudo-bulbaire. Parkinson.	Atrésies. Fistules trachéo-œsophagiennes.

• la diététique (alimentation hachée ou semi-liquide) ;
• des méthodes de dilatation instrumentale et/ou de pose de prothèse intra-œsophagienne, le laser sous contrôle fibroscopique ;
• la chirurgie, la radiothérapie et la chimiothérapie pour les cancers.

Le pronostic est fonction de l'étiologie. Il est plus mauvais dans les cancers.

DYSPHONIE

La dysphonie se définit par une anomalie de la voix, au maximum est réalisée une aphonie avec impossibilité totale d'élocution.

La voix est créée par un mécanisme complexe qui associe un courant aérien d'origine bronchique, un appareil neuro-musculo-cartilagineux, le larynx et des résonateurs (pharynx, oropharynx).

La dysphonie peut donc provenir de chacun de ces éléments.

On reconnaît plusieurs types de dysphonie :

Les dysphonies fonctionnelles, liées à un défaut d'utilisation des éléments anatomiques : insuffisance de souffle, hypertonie musculaire. Elles sont traitées par rééducation orthophonique ou par relaxation.

Les dysphonies d'origine infectieuse : laryngites, infections amygdaliennes qui relèvent d'une antibiothérapie, éventuellement d'une corticothérapie inhalée.

Les dysphonies d'origine tumorale : en tout premier lieu le cancer du larynx, lié au tabagisme (→ Cancer du larynx) mais aussi les cancers du pharynx.

Les dysphonies d'origine neurologique :

• la paralysie de la corde vocale ou paralysie récurrentielle dont l'étiologie principale est la chirurgie cervicale (thyroïdienne) ou thoracique ;
• les paralysies pharyngolaryngées liées à une pathologie de la base du crâne ou de la fosse postérieure.

Une aphonie totale peut parfois relever d'une manifestation hystérique.

DYSPLASIE DU COL UTÉRIN

Définition

Les dysplasies, dénommées maintenant néoplasies cervicales intra-épithéliales (NCI), de la muqueuse cervico-vaginale sont considérées comme des infections virales sexuellement transmissibles en grande majorité par des papillomavirus humains. Les dysplasies naissent majoritairement dans la zone de remaniement entre l'épithélium cylindrique et l'épithélium pavimenteux, dite zone de jonction. Il s'agit de troubles de la différenciation et de la maturation cellulaire avec désorganisation architecturale. Elle reste intra-épithélial, limité par la membrane basale.

Le diagnostic se fait sur la biopsie après bilan colposcopique.

Le pronostic se fait après typage viral. Certains types viraux : 16, 18, 33 sont potentiellement oncogènes.

La classification des lésions se fait en légères, moyennes et sévères :

• les dysplasies légères correspondent au CIN I, lésion de bas grade : NCI I. Elles touchent les couches profondes ;
• les dysplasies moyennes et sévères correspondent au CIN II, lésion de haut grade : NCI II. Elles touchent les couches moyennes.

La conduite à tenir

Elle dépend de la sévérité des lésions :

• CIN I surveillance locale ou ablation des lésions ;
• CIN II ablation des lésions.

Traitement

Il existe deux méthodes thérapeutiques :

• la destruction sans contrôle histologique par cryothérapie ou vaporisation laser ;
• l'exérèse à l'anse diathermique ou conisation chirurgicale qui permettent un contrôle histologique.

La surveillance se fait par colposcopie avec frottis plus ou moins biopsie pendant de nombreuses années pour dépister les récidives. Le premier contrôle doit être effectué 4 à 6 mois après le traitement et reconduit tous les semestres pendant 3 ans.

Traitement préventif

Il existe depuis 2007 deux vaccins anti HPV.

DYSPLASIE COXO-FÉMORALE

Définition

La dysplasie coxo-fémorale est la forme mineure de la luxation ou de la subluxation congénitale de la hanche.

Ce trouble statique est fréquent chez certaines populations celtiques (Bretagne, pourtour du Massif Central). C'est une tare génétiquement transmissible.

Signes cliniques

Le seul signe est représenté par une hyperlaxité coxo-fémorale que l'on recherche systématiquement chez les nourrissons afin de proposer des mesures préventives.

Signes paracliniques

Les radiographies montrent que la tête fémorale est mal centrée dans le cotyle ou *insuffisamment couverte*. Les mesures précises des angles sont faites par un goniomètre spécial (*coxomètre*).

Évolution

Longtemps indolore, l'évolution de la dysplasie coxo-fémorale se fait, à une vitesse très variable, vers la coxarthrose, qui n'est cependant pas inéluctable. Certaines formes, au moment de leur décompensation douloureuse, peuvent bénéficier d'un geste chirurgical (butée) pour retarder l'apparition de l'arthrose.

DYSPNÉES LARYNGÉES

Définition

La dyspnée laryngée est une bradypnée inspiratoire.

Elle reconnaît des causes nombreuses : laryngites aiguës, tumeurs du larynx, corps étrangers, traumatismes du larynx (→).

Traitement

Il est fonction de l'étiologie ; toutefois lorsque la dyspnée est responsable d'une hypoxie importante le *traitement symptomatique* doit être entrepris immédiatement. Le *traitement médical* comporte essentiellement les corticoïdes par voie intraveineuse et, très rapidement en cas d'inefficacité, il faut effectuer une trachéotomie ou une intubation naso-trachéale.

DYSURIE

C'est la difficulté d'uriner. Elle traduit un obstacle au niveau du col de la vessie, de la prostate ou de l'urètre.

E

EBSTEIN (maladie d')

Définition

Cardiopathie congénitale réalisée par une anomalie d'insertion de la valve tricuspide.

Causes et mécanismes

Les valves tricuspides sont insérées sous l'anneau tricuspidien et divisent le ventricule droit en deux : une partie sus-orificielle volumineuse formée de l'oreillette droite dilatée et d'une portion ventriculaire souvent atrophiée ; et une partie sous-orificielle réduite, parfois limitée au seul infundibulum pulmonaire.

Le sang aura tendance à stagner dans la partie sus-orificielle et une cyanose apparaîtra en cas de communication interauriculaire associée.

Signes essentiels

Cliniques : dyspnée, cyanose d'apparition tardive, signes d'insuffisance cardiaque droite ; à l'auscultation : souffle systolique au bord gauche du sternum, bruit de galop.

Paracliniques :

- *radiologiques :* cardiomégalie peu battante avec débord droit et saillie des cavités droites en oblique antérieure gauche ; les poumons sont clairs ;
- *électriques :* hypertrophie auriculaire droite, allongement de l'espace PR, bloc de branche en « M », troubles du rythme à type de fibrillation auriculaire ou de flutter ;
- *échocardiographiques :* l'examen BD montre l'insertion anormale de la valvule tricuspide. Le Doppler pulsé évalue la fuite tricuspide éventuellement associée ;
- *hémodynamiques :* le cathétérisme droit et l'angiocardiographie permettent d'affirmer le diagnostic.

Évolution

Grave, émaillée de complications à type de : troubles du rythme, insuffisance cardiaque droite, et aussi abcès du cerveau, embolies paradoxales.

Traitement chirurgical

Soit palliatif à type d'anastomose cavo-pulmonaire, soit *intervention correctrice* avec réinsertion valvulaire, ou remplacement par une prothèse valvulaire.

ÉCOULEMENTS MAMMAIRES ANORMAUX

Définition

Est anormal tout écoulement en dehors de l'allaitement ou des suites de couches, ou qui n'est pas constitué de lait.

Causes et mécanismes

Les écoulements mamelonnaires peuvent être d'origine mammaire ou extramammaire.

Les causes mammaires sont au nombre de trois :

- les dystrophies des galactophores ;
- les kystes fistulisés dans les galactophores ;
- le cancer du sein dans toutes ses formes par effraction dans le galactophore.

Signes essentiels

Cliniques

Les dystrophies des galactophores ont deux causes principales :

- les ectasies ou dilatations galactophoriques ;
- les tumeurs végétantes intracanalaires, véritables papillomes internes de 1 à 10 mm de diamètre, qui peuvent dégénérer en véritable épithélioma.

La palpation recherche l'écoulement anormal avec ses caractéristiques, une tumeur associée, une adénopathie.

Paracliniques :

- l'examen cytologique et bactériologique du liquide recueilli, étalé sur lames ;
- la mammographie associée à la galactographie du galactophore « perlant » et l'échotomographie.

Elles montrent : soit une ectasie des galactophores en branche de bois mort, soit une amputation régulière traduisant une tumeur intracanalaire bénigne, soit une tumeur irrégulière évoquant une tumeur végétante.

Traitement

Il consiste en une exérèse exploratrice et biopsique du galactophore lorsque l'écoulement s'accompagne ou bien d'une tumeur, ou bien est unilatéral par un seul pore, ou bien présente des anomalies aux frottis et à la galactographie.

ECTHYMA

Voir *Impétigo*.

ECTOPIE TESTICULAIRE

Voir *Cryptorchidie*.

ECTROPION

Définition

Éversion de la paupière, inférieure le plus souvent.

Signes cliniques

Larmoiement (le point lacrymal inférieur perdant contact avec le globe ne peut plus drainer les larmes).

Ses complications sont gênantes : ulcère de cornée qui n'est plus protégée par la paupière, œdème de la conjonctive éversée et kératinisation (*cf.* illustration).

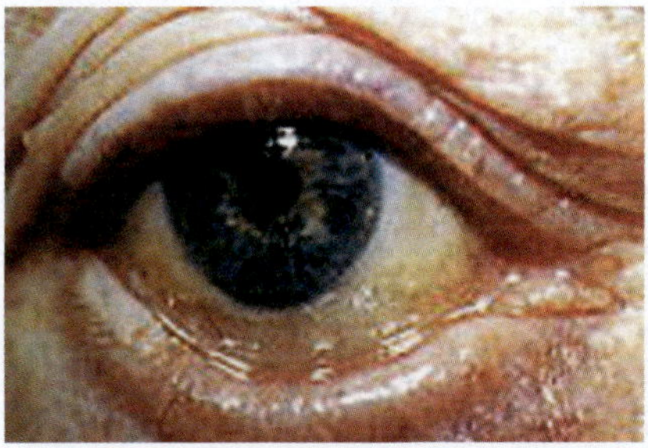

Ectropion.

Causes

Ectropion atonique du vieillard (par relâchement des tissus), ectropion paralytique (paralysie faciale), ectropions cicatriciels (plaies, brûlures).

Traitement

Chirurgical.

ECZÉMAS

L'eczéma est une dermo-épidermite prurigineuse, érythémateuse et microvésiculeuse en nappes volontiers disséminées. Un mécanisme allergique est en cause. On distingue :

- l'eczéma de contact ;
- l'eczéma atopique ;
- l'eczéma microbien ;
- l'eczéma nummulaire ;
- l'eczéma craquelé.

ECZÉMA DE CONTACT

Causes et mécanismes

Il est provoqué par la sensibilisation allergique à un agent externe. Cette sensibilisation peut apparaître plusieurs années après le contact. Les lésions sont retardées de 48 h après application du produit sensibilisant.

Signes cliniques

La topographie des lésions est évocatrice : elle dessine, au moins au début, la zone de contact.

L'aspect est celui d'un eczéma aigu : placards inflammatoires œdématiés, rouges, chauds, à bordure émiettée croûteuse, très prurigineux et microvésiculeux.

Ou celui d'un eczéma chronique : peau épaisse, sèche, rugueuse, squameuse, fissurée : c'est l'eczéma sec, craquelé plus ou moins lichénifié (→ Lichénifications).

Évolution

Elle est rythmée par le contact avec l'allergène.

Cliniquement, la guérison spontanée pendant les vacances ou les arrêts de travail évoque une origine professionnelle. La topographie initiale oriente aussi.

Les tests épicutanés (→), guidés par ces notions, confirment le diagnostic : ils seront pratiqués à distance d'une poussée. Médicaments locaux, cosmétiques, produits ménagers, métaux sont éventuellement responsables (*cf.* illustration).

> **+ Éléments de surveillance**
>
> Éviter la surinfection des lésions suintantes ou craquelées.

ECZÉMA ATOPIQUE

Appelé aussi eczéma constitutionnel ou dermatite atopique, cette dermatose s'intègre dans un tableau déterminé génétiquement : le terrain atopique, qui prédispose à l'apparition de manifestations allergiques : eczéma, asthme, rhume des foins et conjonctivite.

Signes cliniques

Chez le nourrisson : l'eczéma apparaît vers l'âge de 3 mois sur les joues et le front, en plaques d'eczéma aigu respectant le nez.

Cet eczéma subit des poussées et guérit souvent vers l'âge de 18 mois.

Dans les cas défavorables, l'évolution est marquée :

- par une surinfection bactérienne, mycosique ou virale +++ (la gravité de l'atteinte par le virus de l'herpès doit rendre son éviction stricte en raison du risque de syndrome de Kaposi-Juliusberg) ;
- par la persistance de l'eczéma.

Dans la seconde enfance : l'eczéma siège surtout aux plis de flexion des membres. Il guérit souvent à la puberté, sinon c'est :

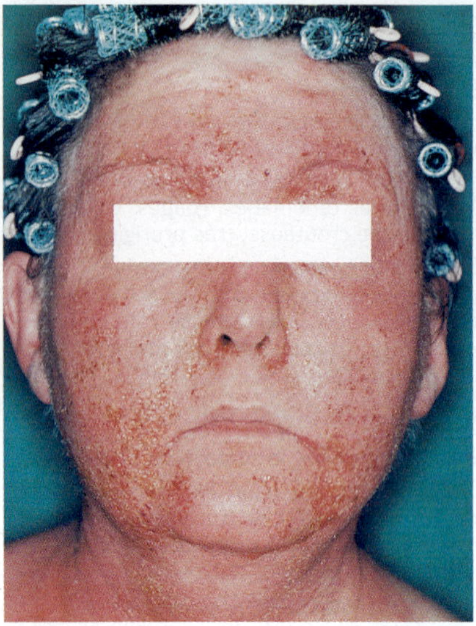

Eczéma de contact du visage. Collection du Pr L. Laroche. Unité d'immuno-dermatologie. Hôpital Avicenne.

L'eczéma de l'adulte : de topographie mixte (plis et visage), souvent sec, lichénifié.

Il peut se manifester aussi par :

- une dysidrose (→) ;
- un eczéma nummulaire (→).

L'évolution est ici chronique avec des poussées déclenchées par différents facteurs (psychologiques, climatiques, etc.).

Examens complémentaires (inutiles en pratique)

L'hyperéosinophilie et l'élévation du taux des IgE ne sont pas spécifiques, mais sont souvent présentes.

La biopsie cutanée pratiquée en cas de doute, montre une image histologique caractéristique d'eczéma, sans préjuger de son origine atopique.

L'enquête allergologique n'est demandée qu'en cas de signes digestifs et/ou d'urticaire associée (allergie au lait de vache) ou lorsqu'il existe un doute sur une sensibilisation de contact surajoutée.

ECZÉMA NUMMULAIRE

Plaques érythémato-vésiculeuses, arrondies en pièce de monnaie, prédominant aux membres inférieurs. Il s'associe à un terrain atopique ou est le plus souvent sans cause évidente.

ECZÉMA CRAQUELÉ

Plaques érythémato-squameuses, sèches et craquelées, siégeant sur les faces d'extension des membres des sujets âgés.

TRAITEMENT DES ECZÉMAS

Le traitement local de la poussée comporte :

- *une prévention de la surinfection :* antiseptiques locaux (→) ;
- *l'application de* corticoïdes *locaux* (→) à espacer dès que possible avec arrêt sans sevrage brutal. Le tacrolimus topique (*Protopic* semble apporter une alternative aux corticoïdes [à utiliser chez l'adulte et l'enfant de plus de 2 ans]).

Le traitement de fond

Dans l'eczéma de contact

Il n'y a pas de désensibilisation possible ; l'exclusion définitive du contact est impérative.

Dans l'eczéma atopique

Il n'y a pas de traitement de fond spécifique de l'atopie : pourtant la sécheresse cutanée observée entre les poussées est un facteur de prurit et de rechute. La peau de l'atopique doit être *graissée* (huile de bain en onction sur peau humide, *Cold Cream*). Les cures thermales et le changement de climat peuvent être utiles. Dans les formes majeures, on aura recours aux ultraviolets voire à la ciclosporine.

Pour la pratique, on retiendra :

- Maladie fréquente chez le nourrisson.
- Clinique très évocatrice > 3 mois.
- Surveillance du retentissement de l'eczéma.
- Éducation des parents à l'application des topiques.
- Rôle pédagogique de l'infirmière dans l'explication de la dermatose (peau sèche constitutionnelle, sensibilité à de multiples facteurs d'environnement, terrain atopique) et des traitements notamment de la corticothérapie locale.

ECZÉMATIDES

Définition

Nous verrons seulement, sous ce terme, les eczématides *sèches*, communément dénommées *dartres*. Les eczématides séborrhéiques (ou grasses) sont mieux dénommées *dermatites séborrhéiques* (→).

Causes et signes cliniques

Les eczématides s'observent sur une peau sèche, volontiers sur un terrain atopique. Il s'agit d'un motif de consultation extrêmement fréquent où, le diagnostic souvent méconnu, s'égare vers une mycose.

Elles réalisent des plaques ovalaires ou rondes, en général mal limitées, squameuses et parfois discrètement prurigineuses. Elles siègent sur le visage (les joues, en particulier chez l'enfant) mais aussi sur le tronc et les membres. Elles sont parfois achromiantes, dès lors bien visibles sur peau bronzée.

On recherche des facteurs déclenchants :

- *locaux :* les bains trop fréquents, les savons trop détersifs, l'eau trop calcaire, l'usage des assouplissants pour la lessive, peuvent être en cause ;
- *généraux :* terrain atopique familial souvent associé.

Traitement

Curatif

- *Une corticothérapie locale de faible puissance* (grade 2) est en règle efficace, en cures brèves. Le relais doit être assuré par une hydratation cutanée avec un *Cold Cream* ;
- *des traitements émollients à base d'urée sont utiles (Xérial 30).*

Préventif

Cette étape est indispensable pour éviter les récidives fréquentes en l'absence de traitement d'entretien :

- utiliser des savons surgras pour la toilette, et des huiles pour le bain (*Aveeno*) ;
- éviter les bains fréquents et prolongés et surtout les bains moussants ;
- éviter les assouplissants pour la lessive ;
- traiter les foyers infectieux ;
- graisser régulièrement la peau : crème *Dexeryl*, *Cold Cream*.

EISENMENGER (syndrome d')

Définition

Le syndrome d'Eisenmenger englobe toutes les cardiopathies congénitales cyanogènes associant une communication entre cœurs droit et gauche quelle qu'elle soit, une égalité de pression dans l'artère pulmonaire et l'aorte et un shunt droit-gauche.

Causes et mécanismes

C'est une modalité évolutive particulière des shunts gauche-droit (communication interauriculaire, communication interventriculaire, canal artériel) par artériolite pulmonaire survenant d'emblée ou secondairement.

Signes essentiels

Cliniques : à l'auscultation, éclat du deuxième bruit violent au foyer pulmonaire, souffle systolique le long du bord gauche du sternum, fréquent souffle diastolique d'insuffisance pulmonaire.

Paracliniques :

- *radiologiques :* cœur de volume souvent normal, arc moyen gauche convexe et expansif en scopie, artères pulmonaires hypertrophiées et expansives, poumons hypovascularisés ;
- *électriques :* hypertrophie ventriculaire droite ;
- *échocardiographiques :* l'examen BD couplé au Doppler pulsé avec codage couleur précise l'étage des shunts et le Doppler continu permet l'estimation non invasive des pressions pulmonaires ;
- *hémodynamiques :* le cathétérisme droit confirme l'hypertension artérielle pulmonaire et précise l'étage du shunt. Une angiocardiographie complétera l'examen.

Évolution

Elle est relativement favorable, marquée par la survenue de possibles complications : hémoptysies, endocardite bactérienne, abcès cérébraux, insuffisance ventriculaire droite.

Traitement

Il n'existe pas de traitement chirurgical car il s'agit de lésions d'artériolite pulmonaire fixées et irréversibles.

ÉLECTROCHOC

Voir *Électroconvulsivothérapie*.

ÉLECTROCONVULSIVOTHÉRAPIE (ECT)

Encore appelée sismothérapie ou électronarcose ou même électrochoc, terme à bannir.

Cette thérapeutique décriée par certains en raison de son image de thérapeutique *barbare*, reste pourtant d'actualité et très utilisée en raison de sa remarquable efficacité en particulier dans certaines dépressions sévères.

Technique

Elle consiste à appliquer sous anesthésie générale et curarisation brèves, un stimulus électrique au moyen d'électrodes placées sur les tempes (le plus souvent), ce qui déclenche une crise d'épilepsie généralisée. Cette crise provoque des modifications neurochimiques cérébrales et restaure une neurotransmission altérée.

Indications

Il s'agit en premier lieu de troubles de l'humeur : dépression anxieuse avec risque suicidaire élevé, dépression délirante, dépression avec stupeur et/ou refus alimentaire, dépression résistante.

On l'utilise également pour les états maniaques et mixtes.

Dans la schizophrénie, elle est employée dans les états catatoniques aigus.

Elle est rarement utilisée dans la maladie de Parkinson et la confusion mentale chronique.

Contre-indications

- Syndrome de masse cérébrale.
- Hémorragie cérébrale récente.
- Anévrisme ou malformation vasculaire susceptible de saigner.
- Décollement de rétine.
- Hypertension artérielle mal contrôlée.
- Infarctus du myocarde récent.
- Troubles du rythme cardiaque graves.
- Traitement anticoagulant par AVK et par IMAO.
- Fracture non stabilisée.

Bilan préthérapeutique

- Recueillir le consentement éclairé du patient ou de la famille.
- Examen de l'état général, neurologique, cardiovasculaire, dentaire.
- NFS, plaquettes, TP, TCA, ionogramme.
- ECG.
- Radio de thorax.
- Scanner cérébral.
- Fond d'œil.

La séance d'électroconvulsivothérapie

Les séances se déroulent en salle de réveil sous monitoring cardio-respiratoire et EEG. Le patient reçoit un anesthésique général d'action rapide et de durée brève, puis est curarisé.

Lorsque l'anesthésie et la curarisation sont suffisantes, l'opérateur délivre très rapidement un courant électrique bref au niveau des tempes ce qui déclenche une crise généralisée imperceptible cliniquement, enregistrée par l'EEG.

La crise doit durer au minimum 30 secondes pour être efficace.

Le patient est ensuite ventilé au masque jusqu'à ce que réapparaisse une ventilation normale ; il est surveillé en salle de réveil jusqu'à ce qu'il recouvre un état de conscience et un état cardio-respiratoire satisfaisants.

On réalise en moyenne 6 à 12 séances par cure à raison de 2 à 3 séances par semaine.

Effets secondaires

Céphalées, nausées, parfois courbatures.

Troubles cognitifs : troubles mnésiques, confusion mentale postcritique.

Troubles cardio-respiratoires pendant la séance.

+ Surveillance infirmière

Rassurer le patient, dédramatiser la thérapeutique.
Avant la séance, vérifier qu'il est à jeun, la vessie vidée, les prothèses dentaires retirées.
Administrer une prémédication anxiolytique si prescription médicale.
Après la séance, s'assurer que la suite du réveil s'effectue correctement, contrôler les constantes, dépister d'éventuels signes de confusion mentale à distance, rassurer le patient par rapport à ses troubles mnésiques.

En conclusion

Il s'agit d'un traitement sûr et efficace lorsqu'il est réalisé dans de bonnes conditions anesthésiques.

Le rôle de l'infirmière dans l'accompagnement du patient est capital.

EMBOLIE PULMONAIRE

Définition

L'embolie pulmonaire est la migration brusque d'un ou plusieurs thrombus veineux profonds vers le cœur droit, puis dans les artères pulmonaires.

Causes et mécanismes

C'est une affection très fréquente.

Le plus souvent, elle est due à la migration d'un caillot sanguin à partir d'une thrombose veineuse (→).

Plus rarement, il s'agit d'une migration : gazeuse, graisseuse, septique, parasitaire, néoplasique.

Le corps étranger se bloque dans l'arbre artériel pulmonaire. Une partie plus ou moins importante du poumon est exclue au plan circulatoire, entraînant une perturbation de l'hématose. En amont de l'embolie se crée une hypertension artérielle pulmonaire, avec surcharge ventriculaire droite et risque d'insuffisance cardiaque droite aiguë (→ Cœur pulmonaire aigu).

Au bout de quelques jours peut se constituer un infarctus pulmonaire.

Le risque principal est la récidive, pouvant aboutir à court terme au cœur pulmonaire chronique.

Signes cliniques

L'embolie pulmonaire est une urgence mettant en jeu le pronostic vital.

Le début est brutal, avec une douleur type point de côté basithoracique, polypnée, angoisse.

L'examen clinique :

- recherche des signes de phlébothrombose (argument diagnostique important), des signes d'insuffisance ventriculaire droite (appréciant le retentissement clinique), des signes d'état de choc ;
- recherche de facteurs favorisants : tabagisme, prise d'œstroprogestatifs, *post-partum*, postopératoire d'une chirurgie des membres inférieurs ou du petit bassin ; alitement, insuffisance cardiaque, longs voyages, en particulier en avion.

Toutes les formes cliniques sont possibles, de la forme fruste à la forme suraiguë avec collapsus.

Signes paracliniques

L'électrocardiogramme recherche des signes de cœur pulmonaire aigu (→).

La radiographie pulmonaire montre typiquement :

- une zone pulmonaire hypovascularisée ;
- une amputation de l'artère pulmonaire ;
- l'ascension d'une coupole diaphragmatique ;
- un petit épanchement pleural.

Mais la radiographie est le plus souvent normale.

Les gaz du sang montrent une hypoxie et une hypocapnie avec effet shunt.

Le dosage des D-Dimères (→) est préconisé et aide au diagnostic.

La scintigraphie pulmonaire de perfusion peut mettre en évidence un défaut de perfusion pulmonaire, et permet de suivre l'évolution.

L'angioscanner pulmonaire (→) aide au diagnostic direct en montrant l'obstruction d'un vaisseau pulmonaire.

Le seul examen de certitude diagnostique est *l'angiographie artérielle pulmonaire :* elle montre l'obstruction brutale d'un vaisseau, l'absence de vascularisation pulmonaire. Elle permet de calculer un indice d'obstruction (index de Miller) en fonction duquel la décision thérapeutique est prise.

Le patient doit être groupé, le bilan de la coagulation de référence fait en urgence avant le traitement.

Complications

Traitée précocement, l'évolution de l'embolie pulmonaire est souvent favorable.

Mais les complications à craindre sont :

- la récidive d'embolie pulmonaire ;
- l'état de choc ;
- l'arrêt cardio-circulatoire ;
- des séquelles à type de cœur pulmonaire chronique.

Traitement

C'est une urgence thérapeutique :

- *traitement anticoagulant* : débuter par de l'héparine en intraveineux à la seringue électrique ; efficacité jugée sur le TCA qui doit être entre 2 et 3 fois le témoin et/ou sur l'héparinémie qui doit être entre 0,4 et 0,6 UI/mL. Relais rapide par les AVK qui sont à maintenir au moins 6 mois avec un INR souhaité entre 2 et 3. L'héparine de bas poids moléculaire vient d'obtenir l'autorisation de prescription dans l'embolie pulmonaire non compliquée ;
- *traitement thrombolytique* en intraveineux : en cas de mauvaise tolérance clinique ou d'obstruction majeure (index de Miller > 60 %), (→ Thrombolytiques dans IDM) ;
- *embolectomie chirurgicale* dans les embolies pulmonaires massives ou en cas de contre-indication à la thrombolyse.

En fait, **le traitement doit être préventif** :

- traitement de toutes les phlébites (→) ;
- prévention chez les sujets alités ou à haut risque thrombo-embolique (opérés récents, insuffisants cardiaques).

EMBRYO-FŒTOPATHIES VIRALES

Définition

Conséquences d'une infection virale maternelle transmise par voie transplacentaire :

- soit au cours de la phase d'embryogenèse, (embryopathie) ;
- soit après la phase embryonnaire (fœtopathie).

Principaux virus responsables : la rubéole, le cytomégalovirus (CMV), le parvovirus B19.

Signes essentiels

- Embryopathie (+++ rubéole avant 18 semaines) : malformations oculaires, cardiaques, cérébrales, atteinte de l'oreille interne.
- Fœtopathie (rubéole, CMV) : retard de croissance intra-utérin, hépatite, purpura, pneumonie, méningo-encéphalite, microcéphalie avec calcifications cérébrales, atteinte osseuse.
- Atteinte infraclinique possible (CMV) : retard psychomoteur, surdité.
- Anémie sévère et anasarque (parvovirus B19).

Examens paracliniques

- Diagnostic de l'infection chez le fœtus (ponction de sang fœtal) et le nouveau-né : sérologie par recherche des IgM spécifiques, identification de l'agent infectieux par culture virale (CMV).
- Bilan de la maladie :
  - avant la naissance : échographie fœtale ;
  - chez le nouveau-né : NFS, bilan hépatique, radios osseuses (bandes claires), étude du LCR, FO, échographie transfontanellaire, bilan auditif.

Surveillance

Développement psychomoteur, périmètre crânien. FO.

Traitement et pronostic

Rubéole

Pronostic très défavorable. Pas de traitement. Interruption médicale de grossesse légitime en cas d'atteinte fœtale prouvée. Sérologie obligatoire en début de grossesse ; pour les femmes séronégatives, vaccination en suite de couches. Celle-ci assure une prévention efficace et est impérative chez les femmes en âge de procréer.

Parvovirus B19 : exsanguino-transfusion (éventuellement *in utero*).

Infections à CMV

Traitement des formes sévères par le ganciclovir (*Cyméan*) 10 à 20 mg/kg/j pendant 21 jours. Aucune prévention n'est possible en dehors d'une protection du personnel soignant (1 à 2 % des nouveau-nés excrètent du CMV) : lavage des mains avant et après les soins ; port d'une blouse individuelle ; attention particulière lors des changes (virurie).

EMPHYSÈME PULMONAIRE

Définition

L'emphysème pulmonaire se caractérise par une distension anormale et permanente des espaces aériens situés au-delà des bronchioles terminales, avec atrophie et destruction des parois alvéolaires.

Causes et mécanismes

Deux variétés d'emphysème prédominent :

L'emphysème centrolobulaire, dont la cause la plus fréquente est la bronchite chronique. La destruction n'intéresse que la bronchiole respiratoire, avec formation de cavités centro-acinaires, alors que la partie périphérique (alvéole et vascularisation) est conservée ce qui explique l'effet shunt : le sang veineux n'est pas oxygéné.

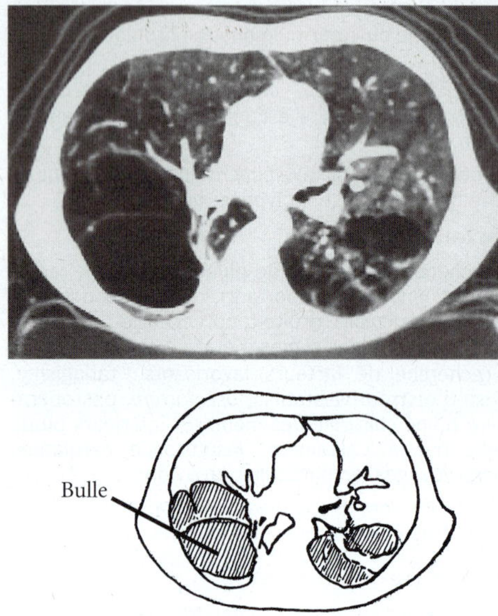

Scanner tomodensitométrique mettant en évidence des zones d'emphysème. Il existe une volumineuse bulle du côté droit.

L'emphysème panlobulaire, dont l'origine est mal connue en dehors du déficit en α1-antitrypsine. Il est caractérisé par la distension des alvéoles, des sacs et des canaux alvéolaires avec atteinte associée du réseau capillaire. Il n'y a donc pas d'effet shunt et les gaz du sang ne sont perturbés que dans les atteintes diffuses sévères et à l'effort (*cf.* illustration).

Signes cliniques

Dans *l'emphysème centrolobulaire*, on trouve toujours dans les antécédents une bronchite chronique, chez un sujet âgé de 50 à 60 ans, habituellement obèse, le plus souvent tabagique ou ancien fumeur, précédant l'installation de la dyspnée.

Dans *l'emphysème panlobulaire*, il s'agit de sujets, homme ou femme, d'âge variable (plus typiquement 4e décade) habituellement maigres.

Le symptôme dominant est la dyspnée d'effort progressive, puis de repos. En revanche, il n'y a ni toux, ni expectoration, ni cyanose, ni hippocratisme digital. À l'examen le thorax est distendu, avec diminution du murmure vésiculaire. Il n'y a pas de retentissement cardiaque droit au début de l'évolution de la maladie (*cf.* illustration).

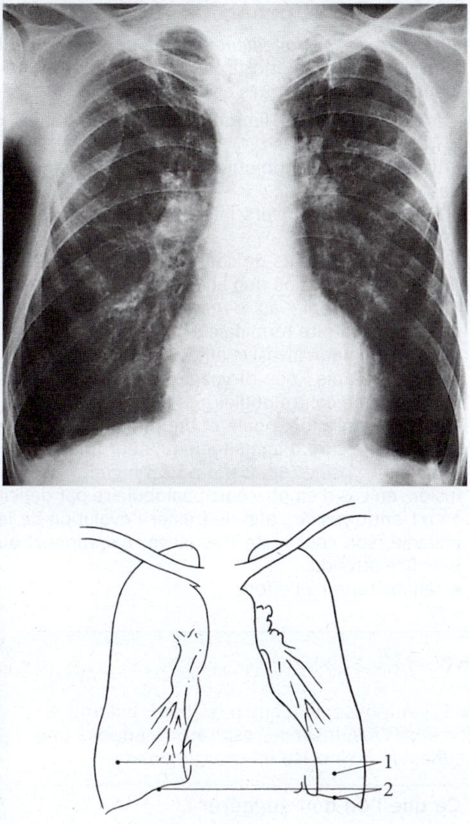

Emphysème pulmonaire (1), chez un insuffisant respiratoire chronique. Les champs pulmonaires sont hyperclairs et les coupoles diaphragmatiques ont perdu leur convexité (2).

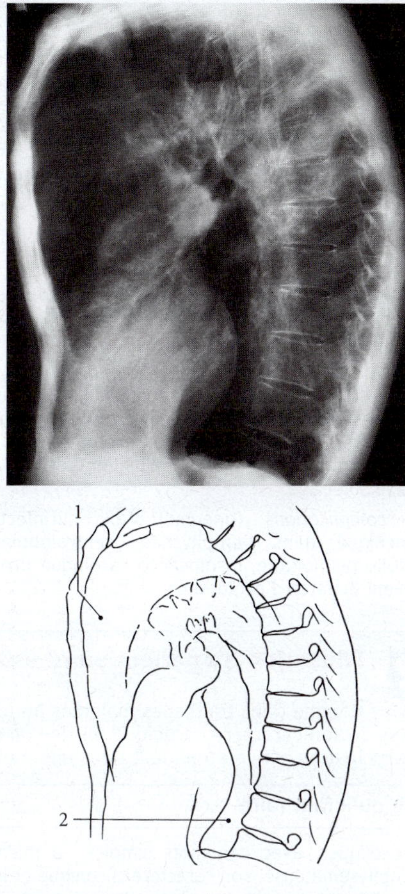

Emphysème pulmonaire. De profil, on note une hyperclarté rétro-sternale (1) et rétro-cardiaque (2).

Examens complémentaires

La radiographie pulmonaire standard montre une distension thoracique (côtes horizontales, diaphragme aplati) avec hyperclarté des champs pulmonaires et diminution de la vascularisation.

L'examen tomodensitométrique permet de faire le diagnostic d'emphysème : raréfaction parenchymateuse, bulles en nombre variable jouxtant des zones de tassement parenchymateux (*cf.* illustration).

Les épreuves fonctionnelles respiratoires mettent en évidence un trouble ventilatoire obstructif associé à une distension (augmentation de la capacité pulmonaire totale). La capacité de diffusion du CO est abaissée de façon proportionnelle à la destruction du parenchyme.

Les gaz du sang :

- dans l'emphysème centrolobulaire, l'hypoxémie est souvent importante, associée à une hypercapnie ;
- dans l'emphysème panlobulaire, les gaz du sang sont subnormaux au repos, avec hypoxémie à l'exercice. À un stade tardif, il existe une hypoxémie avec hypercapnie.

La scintigraphie pulmonaire ou l'angiographie montre une raréfaction de la vascularisation.

La biologie recherche, dans l'emphysème panlobulaire, un déficit sérique en antiprotéases (α1-anti-

Éléments de surveillance

• *Cliniques* : l'intensité de la dyspnée, l'apparition de signes de surinfection bronchique.
• *Paracliniques* : la radiographie et les épreuves fonctionnelles avec gaz du sang.

trypsine) et permet la détermination du phénotype PI (*Protéase Inhibitor*).

Évolution et complications

L'évolution de l'emphysème centrolobulaire se fait vers l'apparition d'une insuffisance respiratoire obstructive chronique, émaillée de poussées d'insuffisance respiratoire aiguë.

L'évolution de l'emphysème panlobulaire diffus est progressive et irréversible aboutissant à l'insuffisance respiratoire sévère. La sévérité de la maladie dépend de l'âge de survenue : évolution souvent rapide et grave chez le jeune, plus lente et bénigne chez le sujet âgé.

Les complications (pneumothorax, surinfection bronchique dans l'emphysème centrolobulaire, embolie pulmonaire, insuffisance cardiaque droite) peuvent écourter l'évolution.

Traitement et pronostic

Il n'existe aucun traitement étiologique spécifique. Il faut se limiter aux mesures d'hygiène, aux traitements : symptomatiques et préventifs :

• arrêt du tabac et limitation de l'exposition aux irritants bronchiques ;
• traitement par antibiotiques de toute surinfection des voies aériennes ;
• traitement des foyers infectieux ORL ou dentaires ;
• bronchodilatateurs de courte ou de longue durée d'action, associés ou non aux corticoïdes inhalés ;
• oxygénothérapie au domicile, en cas d'insuffisance respiratoire terminale ;
• ventilation non invasive au domicile ;
• kinésithérapie de drainage bronchique dans l'emphysème centrolobulaire ;
• vaccination antigrippale et antipneumococcique ; ainsi qu'une cure d'immunomodulateur (*Biostim*) ;
• α1-antitrypsine (*Alfalastin* 33,33 mg/mL) en perfusion, en cas d'emphysème panlobulaire par déficit en α1-antitrypsine ; afin de freiner l'évolution de la maladie, son coût reste très élevé, par rapport au bénéfice attendu ;
• réhabilitation à l'effort.

Éducation du patient emphysémateux

Comme dans toutes les maladies au long cours, l'emphysème (centro- et panlobulaire) en plus de son caractère chronique, et de son évolution vers l'insuffisance respiratoire impose une participation active du patient pour une meilleure adhésion à sa prise en charge globale.

Ce qu'il faut faire	**Ce que l'on doit suggérer :**
• expliquer, avec des mots simples, la maladie emphysémateuse, son caractère chronique et irréversible, et surtout, son évolution à moyen ou à long terme vers l'insuffisance respiratoire chronique, en insistant sur les signes cliniques les plus fréquents : toux, expectoration et surtout la dyspnée qui devient la plainte essentielle à long terme ; • kinésithérapie respiratoire de drainage bronchique, si besoin ; • nécessité d'une prise en charge régulière multidisciplinaire car, souvent, les emphysémateux sont porteurs d'autres pathologies chroniques telles que l'HTA, le diabète, l'insuffisance cardiaque... ; • nécessité d'une prise régulière des médicaments. Faire la démonstration des différents systèmes d'inhalation (spray, turbuhaler, autohaler, diskus...) à l'occasion de chaque hospitalisation, afin d'optimiser la prise du traitement ; • prise en charge préventive de toute la pathologique ORL et stomatologique, avec vaccination antigrippale annuelle et antipneumococcique tous les 5 ans.	• arrêter (si besoin) toute intoxication éthylo-tabagique ; • éviter (si possible) tous les irritants bronchiques domestiques, professionnels, et atmosphériques ; • moduler l'activité professionnelle selon le handicap respiratoire ; • pratiquer une activité sportive (marche, vélo...) quotidienne, sans excès alimentaires (en cas de surpoids) ; • participer à un programme de réhabilitation respiratoire à l'effort.

Dans les formes bulleuses localisées, on peut proposer la chirurgie d'exérèse de bulles (bullectomie), sous réserve d'un bilan préopératoire très soigneux.

Enfin, dans les formes très évoluées d'emphysème panlobulaire, on a pu proposer une greffe, mono- ou bipulmonaire ou cœur-poumon.

Le pronostic est sévère, l'évolution se faisant inexorablement vers l'insuffisance cardio-respiratoire.

ENCÉPHALITES

Définition

C'est l'inflammation, sans suppuration, d'une partie plus ou moins étendue de l'encéphale.

Étiologies

Elles peuvent être d'origine bactérienne, parasitaire, mycosique, virale, allergique, primitive ou secondaire à une maladie générale (lupus).

Encéphalites virales (seules traitées dans cette rubrique)

En pratique, un tableau d'encéphalite ou de méningo-encéphalite peut associer : troubles intellectuels et du comportement, de la conscience, convulsions, fièvre, syndrome méningé ; il doit conduire à l'hospitalisation en réanimation pour un bilan neurologique urgent : TDM et/ou IRM, PL, dans l'espoir d'une cause curable, en particulier *herpétique*. L'infection à VIH comporte un nombre non négligeable d'autres étiologies, et dans un contexte d'encéphalite, la sérologie VIH est donc de règle.

PARTICULARITÉS ET TRAITEMENTS DES ENCÉPHALITES VIRALES

ORIGINE	PARTICULARITÉS	TRAITEMENT
Herpès +++	La plus fréquente. Survenue rapide. Sujets sains. Fièvre, céphalées, coma, convulsions. EEG anormal. TDM ou IRM : lésions temporales. LCR réaction lymphocytaire et élévation de l'interféron. Confirmation du diagnostic par PCR.	En réanimation ++ *Aciclovir* IV. Pronostic bon si traitement précoce dès le diagnostic évoqué, mais possibles séquelles graves (troubles de mémoire).
CMV	Nouveau-né parfois. Surtout Sida ++. Tableau peu spécifique d'encéphalite.	*Ganciclovir.*
VIH	Démence subaiguë, ralentissement mental, troubles d'équilibre, à un stade avancé d'immunodépression. Exclure par IRM et PL des causes « curables » comme lymphomes, tuberculose ou toxoplasmose.	Voir *Sida.*
Leuco-encéphalite multifocale progressive	Sida et immunodépression (virus JC).	Pas de traitement. Mortelle, sinon une correction de l'immunodépression
Maladie de Creutzfeldt-Jakob	Démence rapide, secousses musculaires (myoclonies), anomalies EEG contrastant avec LCR normal, IRM peu altérée. Peut correspondre à une contamination par un tissu nerveux infecté (hypophyses), liée non à un virus mais à un agent « infectieux » non conventionnel dit « prion ».	Pas de traitement. Constamment mortelle. Mesures de précaution pour les prélèvements. Isolement du malade. Déclaration obligatoire.

→

→

ESB (prion d'origine bovine)	Associant troubles psychiques, douleurs des membres inférieurs, syndrome cérébelleux puis démence.	Mortelle, pas de traitement spécifique actuellement.

ENCÉPHALOPATHIE ALCOOLIQUE

Voir *Alcoolisme (complications nerveuses de l')*.

ENCÉPHALOPATHIE HÉPATIQUE

Définition

Il s'agit des manifestations neuropsychiques de l'insuffisance hépatique grave. Elles s'observent dans un contexte chronique (cirrhose, anastomose portocave, etc.) ou plus rarement aigu (hépatite virale fulminante, etc.).

Causes et mécanismes

L'encéphalopathie hépatique est observée en cas d'insuffisance hépatique sévère. Elle pourrait être due à un défaut d'élimination de substances neurotoxiques produites au niveau de l'intestin et normalement détruites par le foie.

Signes essentiels

Cliniques : elle est classée en trois stades comme l'indique le tableau ci-après.

Stades de l'encéphalopathie hépatique

STADE I	STADE II	STADE III
Inversion du rythme nycthéméral (hypersomnie diurne, insomnie nocturne)	Confusion mentale Propos incohérents	Coma agité au début Hyperventilation
Flapping tremor[1]		
Troubles de la marche et de l'écriture		
Hypertonie extrapyramidale		
Fœtor hepaticus[2]		

1. *Flapping tremor* ou astérixis : chute brusque du tonus musculaire surtout observé au niveau des mains, en hyperextension.
2. *Fœtor hepaticus* : odeur de l'haleine évoquant le fruit pourri.

Examens complémentaires

Aucun examen complémentaire à visée diagnostique n'est utile. Le bilan permet surtout d'éliminer d'autres causes de coma (glycémie, EEG...).

Certains examens sont indispensables à la surveillance.

✚ Éléments de surveillance

Ce sont ceux d'un coma (→). Parmi les examens complémentaires sont à citer : facteurs de la coagulation (facteur V), ionogramme, glycémie (risque d'hypoglycémie).

Évolution et complications

Ce sont celles d'un coma (→). Celui-ci est souvent variable dans son intensité, avec un risque d'hypoglycémie et d'hémorragie.

Pronostic et traitement

Il faut distinguer plusieurs cas.

Au cours des cirrhoses :

- des formes aiguës souvent déclenchées par une hémorragie, une infection, un traitement diurétique ou sédatif ; la mortalité est de 50 % à 1 mois ;
- des encéphalopathies au cours de l'insuffisance hépatique terminale ;
- des formes chroniques, notamment en cas d'anastomose portocave à gros débit (spontanée ou chirurgicale), qui engagent rarement le pronostic vital.

Au cours des hépatites (virales ou toxiques) aiguës

L'apparition d'une encéphalopathie définit l'hépatite fulminante et aboutit à la mort dans 80 % des cas, en l'absence de transplantation hépatique en urgence.

Traitement

Il comporte, suivant le stade :

- un régime hypercalorique normoprotidique pour éviter la dénutrition ;
- des méthodes visant à diminuer la stase fécale : lavements, *Duphalac* (*per os* ou en lavement), *Néomycine* ;
- une réanimation, avec parfois, en cas d'hépatite fulminante, une transplantation en urgence.

ENCÉPHALOPATHIES DU NOURRISSON ET DE L'ENFANT

Le terme d'encéphalopathie est un terme imprécis qui recouvre un ensemble de maladies neurologiques comportant à des degrés divers des troubles moteurs, une déficience mentale, des troubles sensoriels (vue, audition), des troubles du comportement, une épilepsie.

Il existe deux grandes catégories d'encéphalopathies bien distinctes par leurs étiologies et leur évolutivité.

ENCÉPHALOPATHIES DÉGÉNÉRATIVES

Habituellement héréditaires, elles sont dues à des anomalies métaboliques : galactosémie, amino-acidopathies telle que la phénylcétonurie, maladies de surcharge telles que les mucopolysaccharidoses, les neurolipidoses, etc. Leur diagnostic étiologique exact permet un conseil génétique et pour certaines d'entre elles un dépistage anténatal.

Signes essentiels

Après un laps de temps variable (quelques jours à quelques années), arrêt puis régression des acquisitions psychomotrices. Anomalies associées suivant la maladie causale : retard statural, dysmorphie, hépatosplénomégalie, etc.

Examens paraclinique à visée étiologique

- Bilan ophtalmologique (fond d'œil, recherche de signes de surcharge par l'examen de la cornée à la lampe à fente...).
- IRM (atteinte de la substance blanche).
- Myélogramme.
- Chromatographie des acides aminés sanguins et urinaires.
- Chromatographie des acides organiques urinaires.
- Étude du rapport lactate/pyruvate à jeun et après un repas.
- Dosage des mucopolysaccharides urinaires.
- Dosage des enzymes leucocytaires.
- Étude de l'ADN.

Évolution

Le pronostic est habituellement très défavorable aboutissant à un état grabataire et au décès dans la 2e enfance.

Évolutivité très lente de certaines maladies (mucopolysaccharidoses).

Pronostic favorable si un régime d'exclusion est réalisable (galactosémie, phénylcétonurie) à condition qu'il soit institué précocement.

ENCÉPHALOPATHIES NON PROGRESSIVES

Lésions cérébrales fixées.

Causes multiples

- Origine anténatale *:* embryo-fœtopathies (rubéole, toxoplasmose, infection à cytomégalovirus), anomalies chromosomiques, malformations cérébrales.
- Origine prénatale *:* anoxie-ischémie cérébrale d'origine obstétricale, leucomalacie (nécrose ischémique de la substance blanche) ou hémorragie intraventriculaire sévère chez un prématuré ; ictère nucléaire.
- Origine postnatale : traumatisme crânien ; méningites, encéphalites ; déshydratation grave ; convulsions prolongées.

Signes essentiels

- *Troubles moteurs* (lorsqu'ils sont prédominants, on parle d'infirmité motrice cérébrale) : soit hémiplégie cérébrale infantile dont l'atteinte prédomine au membre supérieur ; soit maladie de Little ou diplégie spastique (atteinte des membres inférieurs associée à une maladresse des mains, à des troubles de la coordination, à une hypotonie du tronc) ; soit choréo-athétose (mouvements anormaux involontaires touchant les membres supérieurs et la face).
- *Déficience mentale* de degré variable.
- *Troubles sensoriels* touchant la vue (acuité visuelle ; troubles de l'oculomotricité) ou l'audition.
- *Troubles du comportement :* instabilité psychomotrice, trouble profond de la relation (autisme).

Le bilan paraclinique comporte deux types d'examens

À visée étiologique : radio de crâne, fond d'œil, EEG, scanner cérébral et/ou IRM (imagerie par résonance magnétique) cérébrale, caryotype.

Pour compléter le bilan lésionnel : tests psychomoteurs, examen ophtalmologique, audiométrie, étude des potentiels évoqués visuels et auditifs.

Évolution

L'évolution dépend de l'importance des lésions cérébrales ; les possibilités de rééducation sont conditionnées par l'existence ou non de troubles du comportement, l'importance du retard intellectuel.

✚ Éléments de surveillance

- Mesure du périmètre crânien.
- Tests de développement psychomoteur (quotient de développement ; quotient intellectuel).
- Surveillance clinique et radiologique du rachis et des hanches.

Complications

- Épilepsie non contrôlée (risque d'aggravation de l'atteinte cérébrale).
- En l'absence de stimulation, survenue de troubles psychotiques.
- Apparition d'attitudes vicieuses, de luxation de hanche, de scoliose.
- Dans les atteintes les plus sévères (enfants grabataires) : infections pulmonaires, difficultés d'alimentation avec risque de fausse route, constipation opiniâtre.

PRISE EN CHARGE

Les grandes lignes en sont les mêmes quel que soit le type d'encéphalopathie

- Rééducation motrice la plus précoce possible en évitant la sur-stimulation.
- Prévention des déformations des membres.
- Traitement de la comitialité.
- Traitement approprié des déficits sensoriels.

Une action auprès des parents et de la fratrie est par ailleurs indispensable : aide psychologique, conseils éducatifs, conseil génétique.

Prise en charge

- *À l'âge préscolaire,* dans des structures type CAMSP (Centre d'action médico-sociale précoce).
- *À l'âge scolaire,* par des établissements médico-sociaux spécialisés : classe de perfectionnement (QI 65 à 80). Externats ou internats médico-pédagogiques où sont associées techniques pédagogiques particulières, rééducation et prise en charge psychologique. Hôpital de jour pour les débiles avec troubles caractériels ou évolution psychotique. Si le niveau intellectuel autorise une scolarité normale, classes adaptées en fonction du handicap. L'orientation scolaire est décidée par la CDES (Commission départementale de l'éducation spécialisée).
- *Pour les arriérés profonds,* prise en charge de l'enfant et de sa famille par des services de soins à domicile ou dans des établissements spécialisés. L'aide des associations de parents (UNAPEI) est importante pour les familles.

ENCOPRÉSIE

Définition

L'encoprésie est la défécation *involontaire* dans la culotte ou au lit, d'un enfant de plus de 3 ans.

Étiologie et mécanismes

L'origine psychologique est constante, semble-t-il. Le mécanisme est initialement une rétention fécale ; l'enfant encoprétique retient sa selle (par opposition à sa mère). L'encoprésie est le plus souvent secondaire que primaire (c'est-à-dire qu'elle survient chez un enfant qui a acquis la propreté).

Signes cliniques

L'encoprésie est presque toujours diurne. L'âge moyen du début se situe autour de 6 ans. Des facteurs déclenchants sont souvent retrouvés : traumatismes affectifs, modifications des conditions de vie.

La fréquence et l'abondance sont variables. Il faut rechercher un côlon encombré et le toucher rectal doit être systématique. Le plus souvent, on retrouve un rectum plein, avec un fécalome.

Il existe des troubles de l'affectivité chez ces enfants normalement intelligents, presque constamment retrouvés aux tests. Les difficultés relationnelles, avec souvent punition des parents, aggravent ce trouble du comportement.

Évolution

Un grand nombre de cas disparaît spontanément en quelques semaines ou mois.

Traitement

Il faut réduire au maximum les traitements symptomatiques et les manœuvres d'évacuation (fécalome). Il associe un traitement local (évacuation d'un éventuel fécalome), un reconditionnement de la défécation et surtout la recherche d'un meilleur équilibre affectif, nécessitant une participation active des parents à la prise en soin psychologique.

ENDOBRACHYŒSOPHAGE

Définition

L'endobrachyœsophage est une métaplasie intestinale, c'est-à-dire que la muqueuse œsophagienne normale de l'œsophage est remplacée par de la muqueuse intestinale.

Cette métaplasie peut se compliquer de dysplasie (transformation précancéreuse des cellules), puis d'un cancer (*cf.* illustration).

Causes et mécanismes

L'endobrachyœsophage survient chez certains patients qui ont un reflux gastro-œsophagien au long cours. Schématiquement, l'irritation chronique de la muqueuse œsophagienne par l'acidité gastrique entraîne la formation de l'endobrachyœsophage.

Signes cliniques

Il n'y a pas de signes particuliers. Les symptômes sont ceux du reflux gastro-œsophagien.

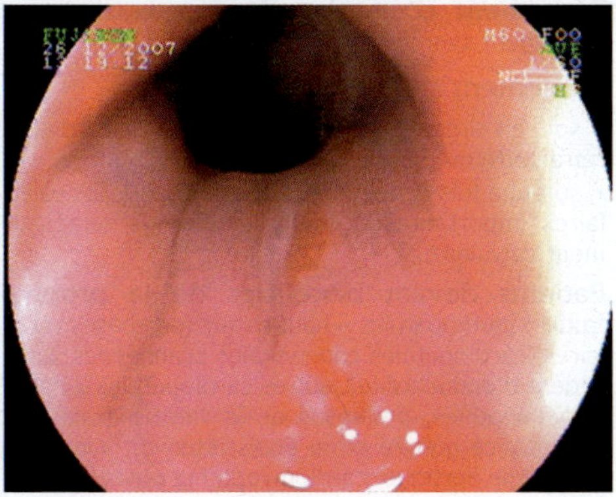

Trois zones d'endobrachyœsophage.

Examens complémentaires

La gastroscopie avec des biopsies multiples permet de porter le diagnostic. Des colorations peuvent être utilisées pour repérer les lésions (lugol).

Évolution

Le risque est la survenue du cancer de l'œsophage. Lorsqu'un endobrachyœsophage est diagnostiqué, une surveillance endoscopique régulière doit être pratiquée pour dépister la survenue d'un cancer.

Traitement

Un traitement antisecrétoire par inhibiteur de la pompe à protons est habituellement prescrit, mais il ne permet pas de faire régresser les lésions. Lorsqu'une dysplasie de haut grade ou un cancer apparaît, il faut détruire l'endobrachyœsophage. En fonction de l'atteinte, on peut proposer un traitement endoscopique (mucosectomie), un traitement chirurgical (œsophagectomie) voire une radio-chimiothérapie.

ENDOCARDITES INFECTIEUSES

Définition

L'endocardite infectieuse est une septicémie, dans laquelle l'agent pathogène infectieux (bactérie ou champignon) se greffe sur un endocarde sain ou préalablement altéré et provoque des lésions végétantes et destructrices.

Causes et mécanismes

Il y a deux phénomènes *princeps* qui « font le lit » de l'endocardite infectieuse :

• une *septicémie*, à savoir une infection généralisée avec passage de nombreux germes dans le sang ; ce sont le plus souvent des bactéries (streptocoques, staphylocoques), parfois des champignons (*Candida*) ;

• un *endocarde fragilisé* avec création d'une microlésion, point de départ pour la fixation des germes en cas de septicémie.

Ainsi, la croissance bactérienne va finir par provoquer une réaction inflammatoire au niveau de la microlésion, avec *formation de végétations et lésion des valves* (déchirure, perforation).

Les végétations et lésions valvulaires provoquent une fuite de gravité variable : insuffisance aortique ou mitrale.

La complication locale est la formation d'abcès (abcès de l'anneau aortique par exemple). Les végétations, elles, peuvent emboliser dans tout territoire artériel (cerveau, rate, reins...).

Des réactions immunologiques à distance peuvent entraîner la formation d'anévrismes artériels dits mycotiques, et dont la complication à craindre est la rupture.

Patients à risque :

• patients porteurs d'une fuite valvulaire préexistante : insuffisance mitrale ou aortique. Les rétrécissements mitraux et aortiques se compliquent rarement d'endocardite ;

• les toxicomanes sont à haut risque d'endocardite du cœur droit (atteinte de la valve tricuspide) dont la porte d'entrée est une injection intraveineuse septique.

Porte d'entrée du germe

Essentiellement sphères dentaire et ORL ; une blessure lors d'un soin dentaire est la voie de pénétration du germe dans l'organisme la plus fréquemment retrouvée. En l'absence de porte d'entrée ORL ou dentaire, une coloscopie et un bilan gynécologique doivent être réalisés en fonction de la bactérie isolée.

Signes cliniques

• Association de fièvre, altération de l'état général, asthénie.

• Recherche de l'apparition d'un souffle d'insuffisance mitrale ou d'insuffisance aortique ou de l'aggravation d'un souffle préexistant ; recherche de signes d'insuffisance cardiaque.

• Recherche de signes d'embolie septique cutanée surtout aux extrémités des membres.

Une fièvre depuis plus de 3 jours associée à un souffle cardiaque doit faire évoquer le diagnostic d'endocardite.

Examens paracliniques

• *Bilan biologique* sanguin à la recherche d'un syndrome inflammatoire.

• *Hémocultures* à prélever avant toute antibiothérapie (6 à 10) à répartir sur 24 heures.
• Une *échographie cardiaque* transthoracique (ETT) est pratiquée d'emblée pour visualiser d'éventuelles végétations et évaluer une fuite valvulaire.
• Une *échographie transœsophagienne* (ETO) est faite si le résultat de l'ETT est douteux. Elle devient systématique en cas de prothèse valvulaire cardiaque. Cet examen est plus performant que l'ETT pour visualiser des végétations.
• Recherche de la *porte d'entrée*, notamment stomatologique et ORL.

Évolution

Les complications à craindre sont :
• une insuffisance cardiaque brutale et réfractaire au traitement médical bien conduit ; une intervention chirurgicale en urgence peut être proposée ;
• un abcès de l'anneau sur valve aortique ou sur prothèse valvulaire ;
• des embolies artérielles notamment cérébrales ;
• une rupture d'anévrisme mycotique.

Traitement

L'antibiothérapie :

• doit être adaptée au germe et bactéricide, utilisant principalement des antibiotiques tels que les β-lactamines, aminosides ou glycopeptides ;
• doit être administrée à posologie élevée, en raison de l'importante densité bactérienne et par voie intraveineuse initialement, en évitant les cathéters (utiliser de petites aiguilles).

L'association d'antibiotiques est de règle, le plus souvent bithérapie, mais parfois trithérapie, permettant un meilleur effet bactéricide ou prévenant l'émergence de mutants résistants. L'effet bactéricide doit être permanent avec multiplication des administrations (pour l'ampicilline toutes les deux ou trois heures, importance du pic pour les aminosides). Le traitement doit être prolongé, habituellement au minimum de quatre semaines, six semaines pour les endocardites sur prothèse.

Les dosages sériques des antibiotiques permettent une adaptation de leur posologie et de leur rythme d'administration. Les dosages sont particulièrement indiqués lors des traitements par les aminosides et les glycopeptides. Le prélèvement doit se faire à distance du point de perfusion. Un seul prélèvement est nécessaire en cas de perfusion continue et deux en cas d'administration discontinue (le premier au pic, après la fin de la perfusion IV, et le second juste avant l'administration suivante). On précisera les horaires de prélèvement, la créatininémie, la posologie et le rythme d'administration des antibiotiques.

Traitement de la porte d'entrée : extractions dentaires, traitement d'une sinusite...

Traitement d'une insuffisance cardiaque : traitement symptomatique habituel.

Traitement chirurgical :

• soit en urgence en cas d'insuffisance cardiaque réfractaire ou de progression de l'infection ;
• soit une fois l'infection guérie, les séquelles valvulaires importantes peuvent justifier un remplacement valvulaire.

Patients devant bénéficier de la prophylaxie : cardiopathies à haut risque (prothèses valvulaires, cardiopathies congénitales cyanogènes, antécédent d'endocardite), autres cardiopathies à risque (valvulopathies, prolapsus de la valve mitrale avec insuffisance mitrale et/ou épaississement valvulaire, biscupidie aortique, cardiomyopathie obstructive).

Gestes nécessitant la prophylaxie : interventions buccodentaires, ORL (amygdalectomies, adénoïdectomies, intubations naso-trachéales), gastroentérologie (dilatations œsophagiennes, laser, sclérose de varices œsophagiennes, côlonoscopies et rectosigmoïdoscopies, cholangiographies rétrogrades, chirurgie en zone potentiellement infectée), urologie (manœuvres instrumentales urétéro-pyélocalicielles, chirurgie et biopsies sur la prostate et les voies urinaires, lithotripsies), peau (gestes cutanés portant sur un tissu infecté).

Modalités de l'antibioprophylaxie : l'antibiotique est administré en prise unique, contrôlée, dans l'heure qui précède le geste.

Prophylaxie

La prophylaxie de l'endocardite infectieuse s'adresse aux patients porteurs d'une cardiopathie valvulaire, lors d'interventions bucco-dentaires, ORL, d'explorations gastro-entérologiques, urologiques. Le schéma est décrit dans le tableau page suivante.

Pour la pratique, on retiendra :

Maladie, rare, grave (mortalité autour de 20 %).
Facteurs favorisants : valvulopathie, prothèse valvulaire, toxicomanie intraveineuse.
Germes retrouvés : dans 90 % des cas streptocoques et staphylocoques.
Clinique : fièvre, apparition d'un souffle cardiaque. Toute fièvre prolongée chez un valvulaire doit faire rechercher une endocardite.
Diagnostic : hémocultures (3 en moyenne), échographie cardiaque.
Surveillance par l'infirmière : température, paramètres hémodynamiques, état de la peau (embolies, effets secondaires du traitement), sites de perfusion, rythme d'administration des antibiotiques.
Dosages d'antibiotiques à effectuer régulièrement.

ENDOCARDITES INFECTIEUSES : PROPHYLAXIE		
INTERVENTIONS SUR LES VOIES AÉRIENNES SUPÉRIEURES OU BUCCO-DENTAIRES-SOINS AMBULATOIRES		
Pas d'allergies aux β-lactamines	*Clamoxyl*	3 g *per os*
Allergies aux β-lactamines	*Dalacine* ou *Pyostacine*	600 mg *per os* 1 g *per os*
Doses pédiatriques *per os* : *Clamoxyl* 75 mg/kg, *Dalacine* : 15 mg/kg, *Pyostacine* : 25 mg/kg.		
INTERVENTIONS SUR LES VOIES AÉRIENNES SUPÉRIEURES OU BUCCO-DENTAIRE-MILIEU HOSPITALIER		
Pas d'allergies aux β-lactamines	*Clamoxyl*	2 g IV perfusion de 30 min 1 g *per os* 6 h plus tard
Allergies aux β-lactamines	*Vancocine* ou *Targocid*	1 g IV perfusion ≥ 60 min 400 mg IV direct
INTERVENTIONS URO-GÉNITALES ET DIGESTIVES		
Pas d'allergies aux β-lactamines	*Clamoxyl* puis *Gentalline*	2 g IV perfusion de 30 min 1 g *per os* 6 h plus tard 1,5 mg/kg IV (30 min) ou IM
Allergies aux β-lactamines	*Vancocine* ou *Targocid* puis *Gentalline*	1 g IV perfusion ≥ 60 min 400 mg IV direct 1,5 mg/kg IV (30 min) ou IM
Doses pédiatriques : *Clamoxyl* 50 mg/kg IV, 25 mg/kg *per os*, *Gentalline* 2 mg/kg (maximum 80 mg), *Vancocine* 20 mg/kg (maximum 1 g), *Targocid* pas d'AMM pour l'enfant.		

ENDOMÉTRIOSE

Définition

L'endométriose est la présence en dehors de la cavité utérine d'une muqueuse endométriale constituée par des tubes glandulaires, du chorion, et parfois des fibres musculaires lisses.

Elle peut siéger soit au niveau du myomètre (adénomyose), soit à distance de l'utérus (endométriose externe) (*cf.* illustration).

Causes et mécanismes

Ces tubes glandulaires miniatures forment ainsi des « utérus miniatures » qui vont réagir aux sécrétions hormonales, sécréter du mucus et saigner à l'époque des règles, en s'entourant d'une réaction inflammatoire conjonctive avec fibrose.

La grossesse améliore l'endométriose. La ménopause naturelle ou artificielle atrophie les différents îlots.

Signes cliniques

La multiplicité des gîtes possibles de l'endométriose en fait une maladie douée d'un grand polymorphisme clinique.

La femme viendra consulter pour :

- des dysménorrhées sévères, classiquement des dysménorrhées d'apparition secondaire et progressive, s'aggravant de mois en mois et d'exacerbation tardive et progressive aux derniers jours de la menstruation, intense et rebelle aux thérapeutiques habituelles ;
- des cycles courts avec ménométrorragies entraînant une anémie ferriprive ;
- souvent une stérilité ;
- plus rarement une dyspareunie, du ténesme ou de la dysurie.

Le signe le moins infidèle du syndrome commun d'endométriose est sans doute la variabilité du volume des foyers perceptibles et de leur douleur au palper suivant que la patiente est examinée avant, pendant ou après les règles.

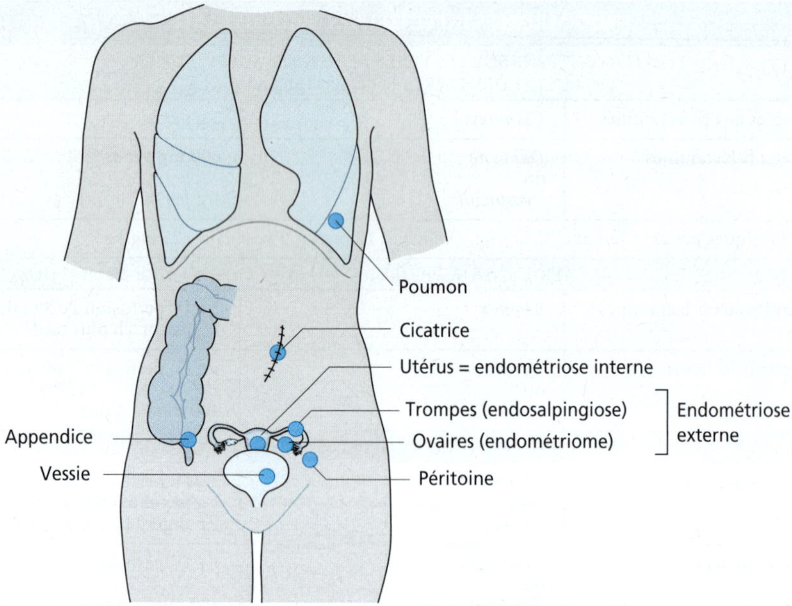

Différentes localisations de l'endométriose.

Examens paracliniques

• L'*échographie endovaginale* révèle des formations kystiques anéchogènes dans le myomètre au niveau de la zone de jonction.
• *L'hystérosalpingographie* montre au niveau :
– de l'utérus (adénomyose) : une cavité agrandie, à bords plus ou moins rigides, portant de petites digitations perpendiculaires à la cavité, de petites cryptes,
– des trompes : des images en « boule de gui » dans la région isthmique ou à la corne, des images de tuba erecta.
• *La cœlioscopie* montre directement les foyers sous forme de petits grains enchâssés, bleutés ou non, siégeant sur les trompes, les ovaires (kystes « goudron ») (*cf.* illustration), les ligaments utéro-sacrés, surtout le douglas, le péritoine. Les lésions sont particulièrement nettes avant les règles.
• *Examen par résonance magnétique nucléaire (IRM).*
• *Dosage du marqueur CA 125.*

L'histologie est seule capable d'apporter la preuve formelle de l'endométriose.

Traitement

Il a pour but d'empêcher les réactions de ces utérus miniatures, source de douleurs. Il peut être purement médical, ou purement chirurgical, ou plus souvent mixte.

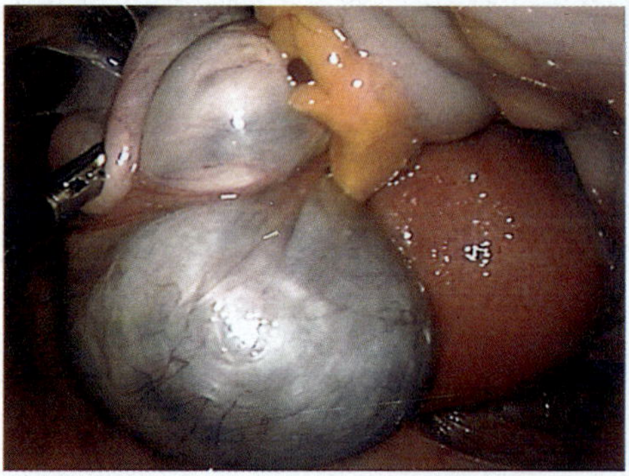

Kyste ovarien endométriosique en cœlioscopie.

Le traitement médical supprime l'ovulation et utilise :

• les progestatifs ; on les administre soit sur le mode discontinu, soit, surtout, sur le mode continu, pendant 6 à 9 mois, provoquant une aménorrhée prolongée, avec atrophie de l'endomètre ;
• les analogues de la LH-RH ;
• *Danazol* éventuellement.

Le traitement chirurgical ne se discute qu'en cas d'échec (1 fois sur 3 environ) ; trois méthodes :

- la castration, qui ne peut être envisagée qu'après 40 ans ;
- la chirurgie conservatrice ou une exérèse des seuls nodules endométriosiques avec conservation des ovaires est le fait d'indication limite ;
- le laser pour la vaporisation des petites lésions en évolution.

Pour la pratique, on retiendra :

Maladie fréquente : 1 à 2 %.
Signes cliniques évidents mais tardifs.
Examens : permettent de faire le diagnostic.
Rôle pédagogique de l'infirmière : avertir les patientes des complications : douleurs, stérilité.

ENTÉROCOLITE INFECTIEUSE

Voir *Diarrhée aiguë*.

ENTÉROCOLITE RADIQUE

Définition

C'est une lésion du grêle, du côlon et/ou du rectum, secondaire à un traitement radiothérapique.

Causes et mécanismes

Elle s'observe plusieurs années après une irradiation pour une affection gynécologique (utérus) ou une hémopathie.

Signes essentiels

- *Cliniques* : rectorragies, émissions glaireuses, malabsorption, perforations, sténoses et troubles du transit peuvent survenir des mois ou des années après l'irradiation.
- *Examens paracliniques* : endoscopie et parfois lavement baryté. Une vidéo-capsule peut être nécessaire dans le bilan.

Traitement et pronostic

Il est symptomatique sur les douleurs. Le *Questran* est proposé en cas de malabsorption, la *Sandostatine* en cas de diarrhée sévère. On peut également utiliser une nutrition parentérale et des corticoïdes en lavement (atteinte rectale). L'intervention chirurgicale (résection des zones irradiées) n'est envisagée que la main forcée (sténose, etc.) car elle est difficile et non sans danger (lâchage de suture).

ENTÉROCOLITE À STAPHYLOCOQUES

Voir *Toxi-infections alimentaires*.

ENTÉROCOLITE ULCÉRO-NÉCROTIQUE DU NOUVEAU-NÉ

Définition

Pathologie ischémique et infectieuse du côlon et de la partie terminale de l'intestin grêle responsable d'ulcérations et de nécrose.

Causes

Prématurité. Maladie de Hirschprung.

Signes essentiels

Au début : ballonnement abdominal, diarrhée, résidus gastriques.

À la phase d'état : subocclusion avec résidus verts, selles sanglantes. Teint gris, pauses respiratoires, troubles hémodynamiques.

Signes radiologiques : distension gazeuse de l'iléon et du côlon, images de péritonite ; pneumatose pariétale (bulles dans la paroi digestive).

Évolution et complications

À la phase initiale : risque de septicémie à point de départ digestif et de péritonite par perforation.

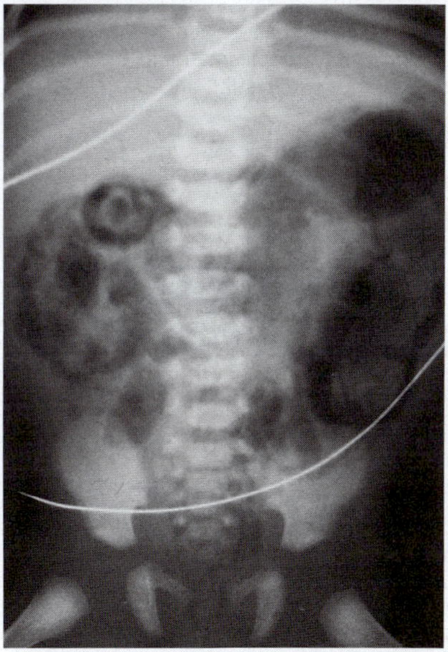

Entérocolite ulcéro-nécrotique du nouveau-né.
Radiographie d'abdomen sans préparation. Aérocolie, épaississement des parois des anses, pneumatose.

Éléments de surveillance

- Température.
- Rythme respiratoire.
- Tension artérielle.
- Résidus gastriques.
- Selles.

Ultérieurement : risque de sténose cicatricielle, d'intolérance au lait (*cf.* illustration).

Traitement et pronostic

La prévention : l'introduction précoce mais prudente de l'alimentation et l'augmentation très progressive des apports entéraux chez les prématurés sont des mesures préventives efficaces.

Le traitement est d'abord médical : arrêt de l'alimentation ; aspiration digestive ; alimentation parentérale pendant 10 jours ; antibiotiques. Traitement chirurgical en cas de complications.

Le pronostic est grave en cas de lésions très étendues ou de complications.

ENTÉROPATHIE EXSUDATIVE

Définition

Il s'agit d'affections digestives où l'on note un passage des protéines plasmatiques et/ou lymphatiques dans le tube digestif.

Causes et mécanismes

Ils sont schématisés dans le tableau ci-après.

Entéropathie exsudative

FUITES PLASMATIQUES
Estomac : maladie de Ménétrier, cancer, certaines gastrites (varioliforme, etc.).
Grêle : maladie de Crohn, maladie cœliaque, etc.
Côlon : maladie de Crohn, rectocolite hémorragique, etc.
FUITES LYMPHATIQUES
Obstacle fonctionnel au retour lymphatique : péricardite constrictive, cardiopathies droites.
Obstacle organique du retour lymphatique : lymphosarcome, Hodgkin, maladie de Whipple, de Crohn, atteinte mésentérique, processus pancréatique.
Idiopathique : lymphangiectasies intestinales primitives ou maladie de Waldmann.

Signes essentiels, surveillance

Clinique : diarrhée et dénutrition sont fréquentes, avec souvent œdèmes, voire épanchements des séreuses (parfois chyleux).

Examens complémentaires : hypoprotidémie, hypoalbuminémie, parfois lymphopénie, hypolipémie, hypocalcémie, stéatorrhée, créatorrhée. Endoscopies digestives avec biopsies. Clairance digestive de l'α-1-antitrypsine (→).

Pronostic et traitement

Fonction de l'étiologie. Les perfusions d'albumine ou l'ingestion de triglycérides à chaîne moyenne *(Liprocil)* absorbés par voie porte (et non lymphatique) peuvent être utiles.

ENTROPION

Définition

Retournement en dedans du bord libre de la paupière. Il est responsable du frottement des cils sur la cornée avec un risque de kératite (*cf.* illustration).

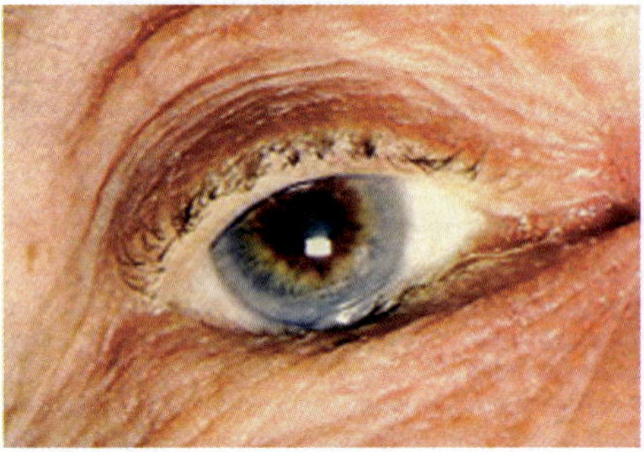

Entropion.

Causes

Entropion congénital ; entropion spasmodique, sénile, ou cicatriciel.

Traitement

Chirurgical.

ÉNURÉSIE NOCTURNE

Définition

Émission involontaire d'urines pendant le sommeil, chez un enfant âgé d'au moins 5 ans.

Elle doit être distinguée des troubles mictionnels prédominant dans la journée, et le plus souvent secondaires à une instabilité vésicale.

On parle d'énurésie nocturne primaire lorsque la propreté nocturne n'a jamais été acquise. Elle peut être isolée, ou s'accompagner de troubles mictionnels diurnes, ou s'observer dans un contexte de troubles psychologiques, voire de déficience mentale.

Lorsqu'après une période plus ou moins longue de propreté survient une énurésie secondaire, il peut s'agir d'un mode de révélation d'une polyurie pathologique (diabète sucré) mais plus souvent c'est un événement particulier, source de difficultés psychologiques pour l'enfant, qui est en cause (naissance d'un autre enfant, séparation des parents...).

Consultation

La consultation de l'enfant énurétique a plusieurs objectifs :

- Dédramatiser un symptôme qui, bien que gênant au quotidien n'a aucun caractère de gravité.
- Déculpabiliser l'enfant et demander à l'entourage de modifier son attitude vis-à-vis d'un symptôme dont l'enfant n'est en rien responsable.
- Situer le symptôme dans le contexte psychologique et familial.
- Rechercher des signes d'instabilité vésicale : fuites urinaires diurnes, envies impérieuses... qui peuvent être associés à l'énurésie.
- Examen neurologique (syndrome pyramidal, troubles de la sensibilité périnéale) et examen du rachis (forme mineure de *spina bifida*).

Prise en charge thérapeutique

Elle implique la participation de l'enfant, à qui il faut expliquer les principaux mécanismes du contrôle mictionnel ; la tenue d'un calendrier mictionnel permet de l'impliquer, de juger objectivement la situation initiale et les progrès : chaque jour l'enfant colle une vignette : « soleil » en cas de nuit sèche ; « nuage » en cas de nuit mouillée.

Énurésie nocturne primaire isolée

Traitement médicamenteux par hormone antidiurétique : *Minirin* (comprimés : 0,2 à 0,4 mg/j) ou *Minirinmelt* (60 à 120 µg/j) le soir au coucher (l'enfant doit impérativement s'abstenir de boire après la prise du médicament). Il faut attendre 3 mois pleins pour juger de l'efficacité puis arrêter progressivement le traitement sur 3 mois. Les rechutes à l'arrêt sont fréquentes mais pour certains enfants, l'usage ponctuel du *Minirin* à l'occasion d'un séjour extra-familial, d'un camp de vacances, etc. leur apporte un réel confort.

L'autre type de traitement fait appel à l'éducation du contrôle mictionnel par un appareillage (pipistop ou *wet-stop*) : 1 capteur d'humidité placé dans le slip de l'enfant est relié à un vibreur placé près de son oreille qui émet un signal sonore de faible amplitude ; l'enfant est donc réveillé dès l'émission des 1res gouttes d'urines et va compléter sa miction aux toilettes. Progressivement s'installe une réponse anticipée avant l'émission d'urines. L'efficacité est plus constante et les rechutes plus rares qu'avec le traitement médicamenteux.

Énurésie associée à des symptômes d'instabilité vésicale

Traitement atropinique (*Ditropan*) qui sera éventuellement associé en cas d'échec partiel au même traitement que l'énurésie primaire.

Énurésie nocturne secondaire ou troubles psychologiques

Une prise en charge psychologique voire psychothérapie peut être proposée.

ENVENIMATIONS PAR MORSURE DE SERPENTS ET PIQÛRES DE SCORPIONS

Définition, causes et mécanismes

Dans la majeure partie de l'Europe, les seuls serpents venimeux sont les vipères.

La sévérité des lésions est très variable, allant de la réaction locale aux défaillances multiviscérales.

Vipères européennes : les morsures (3,5/100 000 habitants ; décès : 10/an en France) surviennent au cours de promenades pieds nus dans un terrain herbeux (75 % des cas), lors de l'exploration à mains nues d'un taillis. Le venin, mélange complexe de protéines toxiques, de toxines, est rapidement détecté dans le sang (30 min après la morsure) ; les conséquences dépendent de la quantité de venin et de l'espèce. Une morsure sur deux est blanche, sans injection de venin (grade 0).

L'envenimation scorpionique (ES) : accident fréquent des pays tropicaux, véritable problème de santé publique (1 million/an en Tunisie). L'ES n'entraîne, dans 80 % des cas, que de simples douleurs locales. Les manifestations systémiques sont secondaires à la libération massive de catécholamines.

Signes essentiels

Ils sont liés aux réactions au venin :

- *Réactions locales* : douleur locale immédiate, œdème local douloureux (grade 1) pouvant atteindre tout le membre (grade 2) et le tronc (grade 3).
- Réactions générales : œdème de Quincke, bronchospasme, œdème pulmonaire, choc hypovolémique, hypertension, choc cardiogénique (morsure de scorpion) pouvant entraîner des risques vitaux.

Examens paracliniques

Ils dépendent de la gravité.

Lorsque l'atteinte est sévère, un bilan des grandes fonctions de l'organisme doit être pratiqué : ECG, gaz du sang (acidose métabolique, hypoxie), biologie sanguine (fonction rénale, hémolyse, CPK), bilan de la coagulation et numération globulaire (anémie).

✚ Éléments de surveillance

Ils dépendent de la gravité. Surveillance locale dans tous les cas. En cas d'atteinte sévère, surveillance des fonctions vitales : respiration, hémodynamique, conscience température, diurèse.

Traitement et pronostic

• *Traitement immédiat* : allonger le patient, repos, immobiliser le membre mordu, enlever les garrots éventuels (bracelets, colliers, bagues), bandage non serré, glace locale ; éviter : garrot, incision, aspiration, cautérisation.

• *Traitement hospitalier* : dans tous les cas, désinfection locale, antibiothérapie (*Augmentin*), vérifier la vaccination antitétanique. En cas de signes de gravité traitement symptomatique associé à l'anti-venin de vipère : *Viperfav* (4 mL dilués 100 mL de NaCl en 60 min) à répéter toutes les 5 heures jusqu'à disparition des signes généraux. L'effet de l'immunothérapie anti-scorpionique est loin d'être évident.

Le nombre de décès est très faible.

ÉOSINOPHILIES (causes des)

L'hyperéosinophilie (présence de plus de 700 éosinophiles par mm^3) n'est qu'un symptôme d'une maladie causale. Les principales causes sont citées dans le tableau ci-après.

CAUSES DES ÉOSINOPHILIES
Affections allergiques : – asthme ; – eczéma ; – réaction à des médicaments : pénicilline, érythromycine, streptomycine, etc.
Parasitoses *En France :* – ascaris ; – oxyure ; – douve ; – tænia. *En pays d'endémie :* – ankylostome ; – filaire ; – trichine ; – bilharziose.
Périartérite noueuse. **Dermatoses.** **Hémopathies malignes et cancers :** – Hodgkin ; – cancer du foie, de l'ovaire, etc. – Rarement, il peut s'agir d'une leucémie à éosinophiles.

ÉPAULE (classification des affections de l')

Les maladies de l'épaule peuvent être classées de diverses manières, et nous envisagerons ici leur classification selon les structures atteintes : articulaires, périarticulaires ou osseuses.

Affections périarticulaires

Les plus fréquentes sont les diverses formes de *périarthrite scapulo-humérale*, qui touchent les tendons, les bourses séreuses, la capsule qui entourent l'articulation. L'origine peut en être traumatique (fracture de la tête humérale, luxation de l'épaule), mais le plus souvent elle est en relation avec l'inflammation, l'usure ou la nécrose des tendons soumis à des mouvements constants et exposés au frottement dans un espace interosseux anatomiquement étroit. Plusieurs tableaux cliniques sont décrits.

La tendinite du sus-épineux est le tableau le plus fréquent :

• la douleur est ressentie d'une façon diffuse à toute l'épaule et à la face externe du moignon ou du bras ; son intensité est variable, mais ses circonstances de survenue sont caractéristiques, lors des mouvements de l'épaule, et en particulier pour se coiffer, se déshabiller ; il existe souvent une recrudescence nocturne réveillant le malade s'il fait un mouvement involontaire ou s'il s'endort sur l'épaule en cause ;

• la mobilité de l'épaule est habituellement conservée. L'examen réveille une douleur qui apparaît pour un certain angle d'abduction de l'épaule et lors de l'étude des mouvements extrêmes et contrariés de l'épaule (abduction et rotation externe) ;

• l'examen radiologique comparatif peut montrer une image normale, ce qui n'exclut nullement le diagnostic, une calcification du tendon sus-épineux, des signes indirects de détérioration tendineuse. Dans les formes habituelles, il n'est pas besoin d'explorations plus complexes (arthro-scanner, IRM), réservées aux exceptionnelles formes où l'on envisage une intervention chirurgicale ;

• l'évolution est en règle favorable en quelques semaines ou quelques mois, parfois spontanément ou après un traitement qui consiste surtout en infiltrations de dérivés de la cortisone au contact du tendon, ou en anti-inflammatoires non stéroïdiens prescrits par voie générale ;

• l'évolution à long terme est plus difficile à prévoir ; si la « crise » peut rester isolée, elle peut aussi récidiver à des intervalles variables, voire se bilatéraliser.

Tendinite de la longue portion du biceps

Moins fréquente, elle se traduit par une douleur à la face antérieure de l'épaule, sur le trajet du tendon dans la coulisse bicipitale. Elle est en général d'évolution favorable, mais certaines formes évoluent vers la rupture du tendon, souvent bien tolérée.

Rupture de la coiffe des rotateurs

La « coiffe des rotateurs » est constituée par la terminaison sur l'humérus des tendons des muscles petit-rond, sous-épineux, sus-épineux et sous-scapulaire ; ces tendons accolés forment un ensemble aplati, qui adhère à la capsule de l'articulation de l'épaule. Elle est le siège de fréquentes lésions dégénératives qui, selon leur importance (de la petite perforation à la rupture complète), entraînent ou non des signes cliniques, et un handicap fonctionnel variable selon les sujets.

Dans les formes « parlantes », elle entraîne une perte de l'abduction active de l'épaule alors que l'abduction passive est conservée. Elle s'accompagne d'une image radiologique d'ascension de la tête humérale.

Elle peut être mise en évidence par une échographie, une arthrographie, un arthroscanner ou une IRM de l'épaule ; mais elle évolue souvent vers une récupération fonctionnelle suffisante pour la majorité des sujets, et ces examens ne seront pas demandés.

En pratique, des lésions de rupture, même importantes, sont très fréquemment retrouvées chez des sujets âgés qui n'ont eu aucune manifestation clinique.

Tendinite ou bursite calcaire

La poussée aiguë de calcification d'un tendon ou de la bourse sous-acromiale est responsable d'une douleur extrême, intolérable, insomniante, qui irradie souvent.

Les radiographies montrent la calcification. Il faut dire que ces calcifications sont parfois découvertes fortuitement sans qu'aucun signe clinique ne les ait annoncées.

L'évolution est favorable sous traitement anti-inflammatoire général ou local.

Dans des cas précis, mais rares, on peut procéder à l'aspiration de la calcification sous contrôle radiologique.

Rétraction capsulaire

L'épaule bloquée par rétraction de la capsule articulaire, ou capsulite rétractile ou épaule gelée, est un tableau clinique très particulier qui évolue en deux temps :

• au début, simple limitation douloureuse de l'épaule, il évoque souvent une tendinite à laquelle il peut du reste succéder ;

• secondairement, en quelques semaines ou quelques mois, un blocage plus ou moins complet de l'épaule, invalidant mais généralement peu douloureux, s'installe.

Les clichés simples de l'épaule montrent l'apparition progressive d'une décalcification diffuse et non homogène de la tête humérale.

L'évolution est habituellement réversible en plusieurs mois (jusqu'à 12 ou 18 mois), même spontanément ou aidée par différents traitements. La bilatéralisation peut survenir dans un nombre important de cas. Elle fait parfois partie d'un « syndrome épaule-main ».

En dehors des cas secondaires à un traumatisme (fracture, luxation), l'origine de cette affection est inconnue ; dans quelques cas on retrouve des facteurs favorisants : affection thoracique, hyperthyroïdie, prise de barbituriques ou de *Rimifon*, etc. Un terrain psychologique fait d'anxiété n'est pas rare.

Affections articulaires

Elles peuvent être de nature dégénérative ou inflammatoire.

Rhumatismes inflammatoires

Dans les rhumatismes inflammatoires les douleurs sont non seulement diurnes, mais surtout nocturnes, inflammatoires, et la vitesse de sédimentation est en général augmentée. *La polyarthrite rhumatoïde* est souvent en cause, mais il peut aussi s'agir d'une localisation au cours de la *spondylarthrite ankylosante* ou de la *chondrocalcinose articulaire*. L'analyse du liquide articulaire est utile, parfois celle d'une biopsie synoviale l'est aussi.

La pseudo-polyarthrite rhizomélique (→) touche les sujets âgés. L'atteinte est habituellement bilatérale, associée à une atteinte de la ceinture pelvienne et peut précéder ou s'associer à une *maladie de Horton*. Les radiographies sont normales.

Les arthrites septiques sont possibles et peuvent être secondaires à une infiltration intra-articulaire.

Parmi les affections de nature articulaire dégénérative, l'arthrose primitive de l'épaule (→ Arthrose de l'épaule) est rare. La radiographie montre un pincement articulaire et un ostéophyte capital. L'arthrose secondaire à des lésions de rupture de la coiffe des rotateurs est plus fréquente.

L'arthropathie destructive rapide, *l'épaule hémorragique* du sujet âgé peuvent entraîner des séquelles fonctionnelles.

L'arthropathie de la syringomyélie touche électivement l'épaule (→ Arthropathies nerveuses).

Affections osseuses

Les métastases osseuses des cancers « ostéophiles » et certaines formes de cancer osseux primitif peuvent se localiser à l'épaule, et seront détectées par l'imagerie.

L'ostéonécrose aseptique de la tête humérale est rare.

ÉPICANTHUS

L'*épicanthus* est un repli de peau tendu à l'angle interne de l'œil, entre les paupières supérieure et inférieure. Un léger épicanthus est physiologique chez les sujets asiatiques. Ce peut être également une malformation se transmettant sur le mode héréditaire (*cf.* illustration).

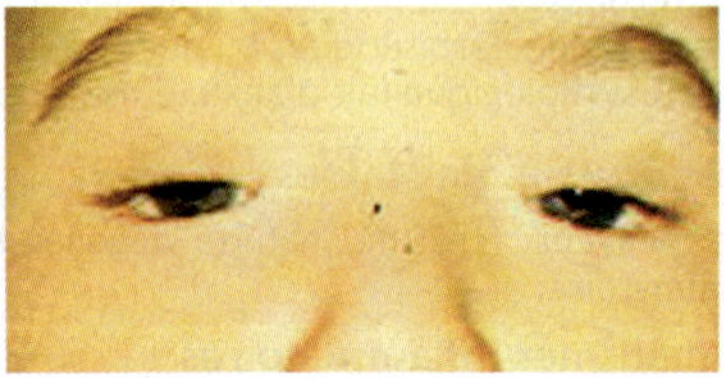

Épicanthus.

S'il est discret dans l'enfance, il s'atténue souvent par la suite lors de la croissance de la racine du nez.

Il peut faire partie d'un syndrome malformatif (mongolisme, → Trisomie 21).

Il peut donner lieu à un faux diagnostic de strabisme convergent ou faire surestimer la déviation.

ÉPICONDYLITES, ÉPITROCHLÉITES

Définition

On appelle épicondylite l'inflammation de l'insertion tendineuse des muscles *supinateurs* de la main, sur l'épicondyle, saillie osseuse au bord externe de l'extrémité inférieure de l'humérus, au coude.

On appelle épitrochléite l'inflammation de l'insertion tendineuse des muscles *pronateurs* de la main sur l'épitrochlée saillie osseuse située, elle, au bord interne, au coude.

Signes cliniques

L'épicondylite survient fréquemment, mais pas exclusivement, chez les joueurs de tennis (*tennis elbow*), les représentants et les voyageurs de commerce et chez les sujets exposés à la répétition de mouvements d'extension et de prono-supination de l'avant-bras. Elle est caractérisée par une douleur à la pression de l'insertion des muscles supinateurs et lors de la supination contrariée de la main ; elle entrave des gestes usuels tels que porter une valise, décapsuler une bouteille, tourner une poignée de porte ou même une clé.

L'épitrochléite est caractérisée par une douleur à la *pression de l'insertion* des muscles pronateurs et lors de la *pronation contrariée* de la main.

Signes paracliniques

Il n'y en a en principe pas. Mais, très rarement, ces tendinites peuvent s'intégrer à un rhumatisme inflammatoire.

✚ Évolution et surveillance

L'évolution sous l'influence de la mise au repos des tendons et d'un traitement local est habituellement favorable, mais les récidives ne sont pas rares.
Certaines formes sont considérées comme des maladies professionnelles.

Traitement

En général quelques infiltrations de cortisone péritendineuses suffisent à la guérison. L'*électrothérapie* est parfois utile. La *chirurgie* est réservée aux échecs thérapeutiques dans les formes chroniques invalidantes.

ÉPIDERMOLYSES BULLEUSES

Voir *Dermatoses bulleuses héréditaires*.

ÉPIDIDYMITES AIGUËS ET ÉPIDIDYMITES CHRONIQUES

Causes

Elles sont hématogènes ou secondaires à une infection urétro-prostatique, le plus souvent à germes Gram – ou à staphylocoques.

Signes cliniques

Il s'agit d'une grosse bourse aiguë. Il n'est pas toujours possible de diagnostiquer à la palpation un noyau de la queue de l'épididyme, ou un épididyme globalement augmenté de volume à côté d'un testi-

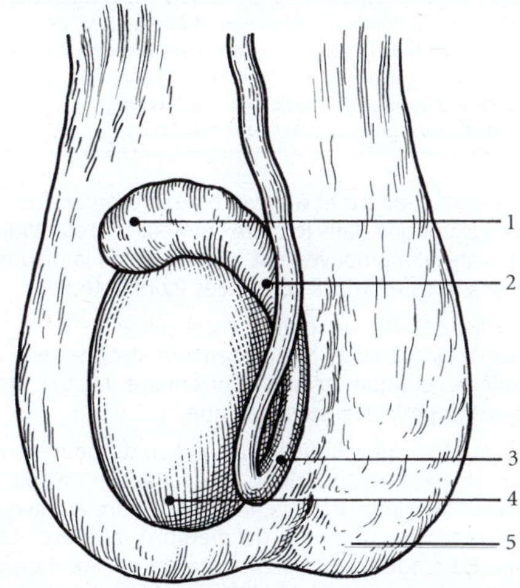

L'épididyme. 1. Tête ; 2. Corps ; 3. Queue ; 4. Testicule ; 5. Scrotum.

cule sain. La présence d'un écoulement urétral aide au diagnostic. Une UIV fait partie du bilan urologique indispensable ainsi que la recherche d'une prostatite (*cf.* illustration).

Évolution

Elle est généralement favorable, mais il peut persister un noyau froid indolore. Une suppuration avec fistulisation est possible.

Traitement

Il associe le repos, les antibiotiques et les anti-inflammatoires non stéroïdiens.

Épididymites chroniques

Il peut s'agir d'un noyau épididymaire froid. Le diagnostic de tuberculose auquel il faut toujours penser peut être affirmé cliniquement devant la double localisation caudale et céphalique.

ÉPIGLOTTITES

Voir *Laryngites aiguës*.

ÉPILEPSIE

L'épilepsie est due à la survenue épisodique de décharges électriques, excessives, brusques, paroxystiques et hypersynchrones d'un groupe de neurones du *cortex* cérébral, pouvant ou non se généraliser. Elle correspond à un *court-circuit* de l'activité électrique cérébrale, soit du fait d'un *seuil* épileptogène bas chez un individu donné, soit du fait de l'existence d'une lésion irritant le cortex.

Épilepsie et comitialité sont deux synonymes pour le même type de phénomènes, et représentent de 25 à 50 % des entrées dans un service de neurologie. On admet qu'elles concernent 0,5 % de la population, qu'elles sont plus fréquentes dans l'enfance et après 60 ans (maladies cérébro-vasculaires et Alzheimer). Il s'agit donc d'une manifestation fréquente, le plus souvent bénigne bien que spectaculaire, mais déterminant parfois une affection chronique invalidante sur le plan professionnel ou social. L'*infirmier(e)* a un rôle fondamental dans la prise en charge et l'éducation de ces malades. Les signes, les causes, la signification des différentes crises d'épilepsie varient selon l'âge du malade. On n'envisagera ici que l'épilepsie de l'adulte (→ Épilepsie de l'enfant et Convulsions).

CRISES D'ÉPILEPSIE BRAVAIS-JACKSONIENNES	
CRISES PARTIELLES SIMPLES	SIGNES
Motrices mais aussi langagières	Type bravais-jacksonien = lésion rolandique, mais aussi crises versives (mouvement de rotation), posturales, phonatoires…
Sensitives	Paresthésies s'étendant de proche en proche selon une marche jacksonienne (= région pariétale ascendante, rétrorolandique).
Visuelles	Étoiles, lumières, éclairs = région occipitale.
Auditives	Bruits, grondements = cortex auditif du lobe temporal.
Olfactives-gustatives	Odeur ou goût sans objet = face interne du lobe temporal ou *uncus (= crises uncinées)*.
Vertigineuses	Région temporo-pariétale.
Végétatives	Sensations de gêne épigastrique, palpitations, sueurs.

→

Avec symptômes psychiques	Sensations de déjà-vu, déjà vécu, d'étrangeté, état de rêve, troubles mnésiques, illusions sensorielles, hallucinations complexes (parfois difficiles à séparer d'hallucinations psychiatriques), activités automatiques, gestes, mâchonnements…

Crises partielles et crises généralisées

On distingue l'*épilepsie-symptôme* (secondaire donc à une lésion du cortex cérébral), et l'*épilepsie-maladie* (épilepsie *essentielle*, ou idiopathique) où on ne décèle pas de lésion focale, correspondant à un seuil épileptogène bas. Les crises sont classées selon les symptômes et les signes cliniques, selon l'EEG : on distingue les crises *partielles simples* qui peuvent comporter des symptômes moteurs, sensoriels ou sensitifs, et *les crises partielles complexes* associant aux précédents un trouble de conscience. Ces deux types de crises peuvent se généraliser, mais elles sont au départ liées à la décharge d'un foyer neuronal unilatéral et bien défini. Les crises *généralisées* comportent une altération de la conscience et des signes qui ne permettent pas de les rattacher à une zone cérébrale précise. L'EEG montre des anomalies bilatérales simultanées (synchrones) (*cf.* illustration).

Crises partielles

La plus typique est la crise motrice bravais-jacksonienne (BJ) qui se déroule en dix à trente secondes par exemple, au fur et à mesure de la progression du foyer épileptique dans le cortex moteur prérolandique controlatéral au mouvement observé selon la disposition des aires motrices cérébrales (somatotopie).

La crise débute en pleine conscience ; elle a un début très localisé, une extension progressive et régulière, chaque groupe musculaire faisant une crise tonique brève puis clonique.

Elle débute le plus souvent au niveau du pouce puis gagne le membre supérieur, puis la face et parfois le membre inférieur. Parfois, la crise débute au niveau de la face ou au niveau du membre inférieur. Les crises BJ traduisent une atteinte du cortex moteur prérolandique controlatéral (voir tableau).

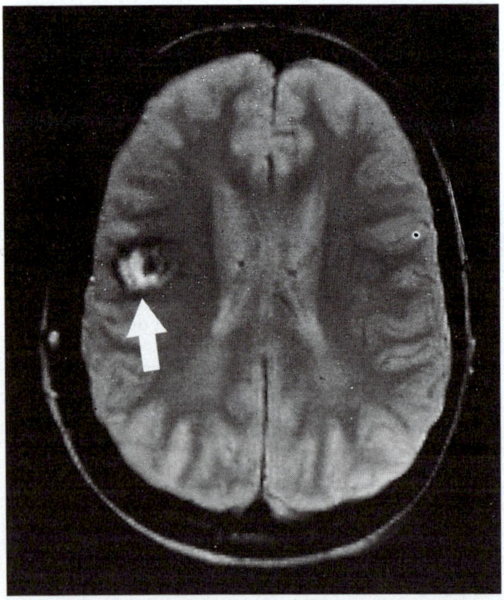

Cavernome cérébral en IRM, responsable d'une crise d'épilepsie.

Crises généralisées :

La crise généralisée tonico-clonique : le début est très brutal avec parfois un cri puis une chute traumatisante et une perte de conscience immédiate. Elle dure en moyenne de 5 à 10 minutes et comprend trois phases : *une phase tonique (10-20 secondes)* avec apnée, morsure de langue (le bord latéral ou la face interne de la joue), contracture musculaire généralisée en hyperextension, puis *une phase clonique (30-40 secondes)* avec secousses musculaires généralisées (convulsions) bilatérales et synchrones, apnée, troubles végétatifs, tachycardie et élévation tensionnelle. Elles s'espacent ensuite pour faire place à *la phase résolutive* caractérisée par un coma, une respiration bruyante (stertoreuse), avec hypotonie généralisée, émission éventuelle d'urines. Le retour à la conscience est *progressif* avec une confusion postcritique de quelques minutes à quelques heures.

Quand on n'a pas assisté à la crise, *les éléments d'interrogatoire les plus évocateurs* sont la perte de connaissance totale et brutale parfois traumatisante avec chute, la morsure de langue, la perte d'urine, l'obnubilation postcritique.

Le petit mal : il concerne essentiellement l'enfant, parfois l'adulte jeune. On distingue :

- *les absences :* ce sont des suspensions brèves de la conscience (pendant quelques secondes l'enfant cesse son activité, son regard se fige, il ne répond plus) sans chute, ni phénomènes convulsifs, souvent répétées dans la journée ;
- *le petit mal typique, est une épilepsie généralisée de critères stricts à l'EEG :* décharges prolongées de pointes ondes bilatérales et synchrones à un rythme de 3 cycles par seconde ;

• *le petit mal myoclonique* (enfant et adulte) : les myoclonies surviennent surtout au réveil ; ce sont des salves de secousses musculaires bilatérales et synchrones survenant sans perte de connaissance, essentiellement aux membres supérieurs ;
• *le petit mal akinétique* : chute sans perte de connaissance par relâchement brutal du tonus musculaire.

L'état de mal épileptique = URGENCE ++. Il correspond à la répétition de crises sans intervalle libre. Dans l'état de mal convulsif, le risque est lié à l'encombrement bronchique et aux troubles végétatifs et impose en urgence l'hospitalisation en réanimation, parfois l'intubation, du fait de l'utilisation de médicaments par voie IV, dépresseurs respiratoires (benzodiazépines, *Dilantin*, barbituriques).

Les états de mal non-convulsifs peuvent donner des tableaux trompeurs pseudo-confusionnels chez le vieillard en particulier.

EEG et épilepsie

Il s'agit d'un examen important, pour la surveillance des malades, mais un EEG normal n'exclut pas une crise d'épilepsie, et à l'inverse, un EEG anormal ne signifie pas forcément que le malade n'est pas bien équilibré. Cet examen, simple, ne nécessite pas de préparation particulière, mais seulement un minimum de calme et de coopération du malade à qui on donnera des consignes simples d'ouvrir ou de fermer les yeux, ou de respirer de façon ample (hyperpnée). Il peut être réalisé au lit, par exemple en réanimation, peut également se dérouler pendant une épreuve de sommeil ou étudier une période de 24 heures (EEG-Holter) en cas de manifestations difficiles à classer. Enfin, dans certains centres, l'EEG continu peut être couplé à une surveillance vidéo, ce qui permet une analyse la plus fine possible des crises partielles complexes.

Après une crise généralisée, l'EEG montre des ondes lentes diffuses avec quelques pointes bilatérales. Si l'EEG peut être normal chez un épileptique, son intérêt est avant tout de rechercher soit spontanément, soit après sensibilisation (hyperventilation, stimulation lumineuse intermittente, sommeil), des signes électriques de comitialité : bouffées de pointes ou pointes ondes bilatérales.

En cas d'épilepsie focale ou secondairement généralisée, l'EEG peut montrer des ondes lentes en foyer, *traduction sur le tracé du foyer épileptogène qu'il faudra rechercher par l'imagerie neurologique.*

Bilan étiologique d'une épilepsie débutante

Il faut opposer l'épilepsie *essentielle* débutant en règle générale dans l'enfance ou l'adolescence, ayant parfois un caractère familial, et qui peut se poursuivre, se modifier ou disparaître à l'âge adulte et les épilepsies *symptomatiques* d'une lésion du cerveau.

Devant toute épilepsie débutante il faut faire un bilan étiologique complet avant de poser, lorsque ce bilan est négatif, le diagnostic d'épilepsie essentielle. La probabilité de trouver une cause sera d'autant plus grande qu'il s'agit d'un adulte sans antécédents comitiaux ou d'une première crise comitiale, que la crise a un début focal ou qu'il existe un foyer d'ondes lentes à l'EEG.

Ce bilan comprendra :

• un examen neurologique et général complet dont un fond d'œil ;
• un EEG ;
• un bilan biologique simple (ionogramme, glycémie, NFS, VS, mais aussi VIH qui doit être proposé) ;
• un bilan neuroradiologique de principe : le plus souvent IRM cérébrale.

Bilan

Il est variable selon les symptômes cliniques, l'âge du malade, les examens complémentaires et la réponse au traitement.

Quand l'épilepsie a commencé dans l'enfance et qu'on voit ce malade pour la première fois à l'âge adulte, il faut s'assurer que le bilan EEG et IRM a bien été fait. En effet, qu'ils soient nés en France ou non, un grand nombre de malades n'auront pas eu de véritable bilan de leur épilepsie (et/ou pas d'explications suffisantes).

Quand l'épilepsie commence à l'âge adulte

S'il s'agit d'un épisode unique, accidentel (surmenage, alcool) ; que l'EEG est normal, une IRM cérébrale avec injection est suffisante si elle est normale. On ne commencera en général pas un traitement dès la première crise si celle-ci paraît réellement accidentelle. De même, crise d'épilepsie ne signifie pas forcément hospitalisation, à condition qu'une intervention du médecin traitant soit possible rapidement et que le malade ne vive pas seul.

Si le malade a fait plusieurs crises, surtout si elles ont eu un début focal (aura), ou si l'examen est anormal (hémiparésie par exemple, hémianopsie = signes dits *de localisation*) et que l'EEG montre un foyer d'ondes lentes, on est sans doute devant une épilepsie symptomatique. L'IRM avec injection devra parfois être refaite plusieurs fois pour rechercher :

• *une cause focale* :
  – tumeur primitive du cerveau (astrocytome, glioblastome) ou des méninges (méningiome) ou secondaire (métastases),
  – malformations vasculaires,
  – cavernomes,
  – infarctus cérébral,

– séquelles de traumatisme crânien (l'épilepsie est d'autant plus fréquente que le TC a été grave, avec contusion ou plaie cérébrale),
– encéphalopathie hypertensive,
– méningo-encéphalite,
– abcès cérébral ;
- *une cause générale :*
– alcool (ivresse, sevrage),
– toxiques (drogues, antidépresseurs tricycliques et psychotropes en général…),
– trauma de la naissance ou réanimation, forceps, TC-PC.

Les crises persistent malgré un traitement bien conduit (épilepsie pharmacorésistante) : une nouvelle IRM est nécessaire et recherchera une lésion discrète, en particulier temporale interne, dans l'optique éventuelle d'un traitement neurochirurgical. L'enregistrement EEG-vidéo, l'implantation chirurgicale d'électrodes EEG, la tomoscintigraphie à émission de positons (TEP) déterminent les cas où l'opération permet d'espérer un bénéfice et un arrêt du traitement.

Conduite à tenir chez un épileptique connu, hospitalisé pour une crise d'épilepsie

Le malade hospitalisé, il faut :

- surveiller l'apparition éventuelle de nouvelles crises ;
- connaître le risque d'état de mal ;
- rechercher un facteur déclenchant : oubli ou arrêt brutal du traitement, consommation même modérée d'alcool, surmenage ou insomnie, stimulations visuelles (épilepsie photosensible), infection intercurrente ;
- effectuer un bilan métabolique en urgence (glycémie, ionogramme) ;
- prendre un rendez-vous rapide pour un EEG de contrôle qui aura d'autant plus de valeur qu'il est précoce.

Il faut se renseigner sur le traitement suivi et l'observance, doser les taux sanguins des différents anticomitiaux pour réajuster le traitement. En cas de récidive injecter par voie IM un anticomitial d'action rapide (*Rivotril*, ½ mg ; ou *Valium*, 10 mg, à renouveler si besoin) pour éviter l'apparition de nouvelles crises.

Traitement

En dehors de l'état de mal qui est une urgence et dont le traitement aura lieu en réanimation par des médicaments injectables, le traitement de l'épilepsie est mis au point en consultation.

On ne traite en général pas une première crise si elle est considérée comme accidentelle (exemple des crises de sevrage éthylique).

Le traitement institué dans les autres cas doit être quotidien, régulier, à heure fixe, sans addition intempestive d'autres médicaments, et les conseils sont toujours les mêmes, pas d'alcool, d'insomnie excessive, la plus grande attention dans les activités aquatiques (et même pour le bain). La conduite automobile peut être autorisée le plus souvent (après accord de la Commission préfectorale du Permis de conduire), à condition d'un bon équilibre des crises (en général 2 ans sans crise), mais il s'agit d'une décision qui est à établir avec le malade au cas par cas.

Enfin, la régularité et la fidélité dans la relation médecin-malade garantissent une bonne prise en charge, tant les épilepsies et les épileptiques diffèrent les uns des autres.

Le choix de la molécule dépendra du malade, des contre-indications, de l'existence d'une contraception hormonale (inactivée par certains antiépileptiques sauf *Dépakine*, *Neurontin*, *Lamictal*), du type d'épilepsie, des essais préalables.

La monothérapie est évidemment préférable, mais il faudra parfois changer de traitement (intolérance, ou inefficacité) et/ou ajouter un médicament de seconde intention. Les dosages sériques, quand ils sont possibles, sont alors souvent nécessaires en raison des interactions des traitements entre eux. Certains traitements à demi-vie longue peuvent être pris en une seule fois, les autres doivent être pris en deux et parfois en trois fois.

Éléments de surveillance au long cours d'un épileptique

Le but du traitement est la disparition totale des crises, sans manifestations d'intolérance médicamenteuse.

Il faut se renseigner sur la fréquence des crises (agenda des crises).

L'EEG est un autre élément de surveillance qu'il est inutile de répéter plus d'une fois par an.

Il faut s'assurer de la *bonne adhésion du malade* au traitement. Un réajustement du traitement nécessiterait des dosages sanguins des anticomitiaux utilisés.

Apprécier *le retentissement socioprofessionnel et psychique de l'affection, la possibilité de loisirs, de sports, la conduite automobile, la grossesse ou la contraception, etc.*

Les complications psychiques de l'épilepsie sont inconstantes, néanmoins on peut observer : ralentissement intellectuel, troubles de la personnalité, viscosité intellectuelle et émotive, instabilité, susceptibilité, impulsivité, troubles de mémoire, dépression. Une prise en charge psychiatrique est parfois nécessaire chez certains épileptiques.

Éducation du patient

Éviter les crises, limiter leurs conséquences traumatiques, et leur retentissement professionnel, familial, psychologique, avertir des inconvénients mais aussi de l'importance des traitements, tel est le rôle de l'éducation du patient. Ceci peut passer par une « fiche » disponible en consultation ou dans le service pour les malades et leurs familles.

Ce qu'il faut faire

- Traitement quotidien, sans oubli.
- Suivi régulier par un neurologue.
- Pas d'alcool, sommeil régulier.
- Pas d'arrêt du traitement sans avis médical, et le cas échéant, toujours progressif.
- Méfiance vis-à-vis des interactions possibles (antidépresseurs, pilule).
- Aborder la question de la conduite automobile.
- Prudence vis-à-vis des sports nautiques, mécaniques, aériens.
- Préférer une douche au bain.
- Surveillance si grossesse (évaluer pour chaque traitement le risque de malformation fœtale).
- Informer sur l'existence d'associations de malades.

La grossesse en cours – ou programmée – est l'occasion de rediscuter du traitement, de ses indications, parfois d'arrêter un médicament, mais dans la majorité des cas, les médicaments doivent être maintenus s'ils permettent un équilibre en empêchant les crises nocives pour l'enfant comme pour la mère. On y associe une supplémentation vitaminique en début de grossesse (notamment acide folique), pour éviter le risque de malformation fœtale.

Pour la pratique, on retiendra :

- Diagnostic simple des crises généralisées, parfois difficile dans les crises partielles.
- La gravité c'est l'état de mal.
- Rôle technique de l'infirmière : soins à la phase aiguë, explications des examens du bilan.
- Rôle pédagogique : expliquer le traitement, les règles de vie, la surveillance.

TRAITEMENTS ANTI-ÉPILEPTIQUES		
Valproate de sodium *Dépakine chrono* 500 sécable, ou forme injectable	**Indications :** Toutes épilepsies. Largement utilisé car bien efficace et toléré. Traitement par 1 000 à 2 500 mg/j selon le poids, en 1 ou 2 prises espacées de 12 heures. Évaluation du taux sérique si besoin.	**Contre-indications :** Insuffisance hépatique, grossesse. **Effets secondaires :** Encéphalopathies. Prise de poids, thrombopénies, tremblements des extrémités, perte de cheveux, hépatites (surtout chez les patients polymédicamentés).
Phénobarbital *Alepsal* (+ caféine) pour limiter la somnolence *Gardénal*	**Indication :** La plupart des épilepsies. Peut se doser dans le sang (barbitémie). Traitement par 100 à 200 mg de phénobarbital par jour en une prise.	**Contre-indications :** Pilule, porphyries. **Effets secondaires :** Somnolence, périarthrite scapulo-humérale, interaction avec les médicaments à métabolisme hépatique (exemple AVK). Ce médicament a un avantage de par son faible coût et sa longue demi-vie chez des malades démunis ou peu observants.

→

→

Carbamazépine *Tégrétol* LP 200 ou 400 mg Oxcarbamazépine *Trileptal* cp à 300 et 600 mg	**Indication :** Épilepsies en particulier partielles. Traitement à doses progressives jusque 600 à 2 000 mg par jour en 2 prises.	**Contre-indications :** Allergies cutanées. **Effets secondaires :** Éruptions, leucopénie (donc surveillance NFS tous les 15 jours en période d'ascension des doses), troubles de l'équilibre, nausées, hyponatrémie.
Phénytoïne *Dihydan* cp à 100 mg, et forme injectable	**Indication :** Épilepsies. Traitement par 200-300 mg/j.	**Effets secondaires :** Gingivites, éruptions, vertiges.
Gabapentine *Neurontin*	**Indication :** Épilepsies partielles. Traitement par 1 200 mg environ/j en 3 prises. Pas de dosage sanguin possible.	**Effets secondaires :** Somnolence. Prise de poids.
Prégabaline *Lyrica*	Traitement : 150 à 600 mg/j.	
Topiramate *Épitomax*	Épilepsies partielles 200 à 400 mg/j.	Risque d'excitation, d'amaigrissement, lithiase rénale, paresthésies des extrémités.
Levétiracétam *Keppra* cp à 250 et 500 mg Posologie efficace : 1 000 à 3 000 mg	**Indications :** Addition au traitement des épilepsies partielles non équilibrées, épilepsies myocloniques juvéniles.	**Effets secondaires :** Somnolence, étourdissements. Prise de poids.
Zonizamide *Zonegran* 300- 500 mg	**Indication :** Épilepsies partielles, en cas d'échec d'un premier traitement.	Troubles psychiques, lithiases.

ÉPILEPSIE DU NOURRISSON ET DE L'ENFANT

Définition

Phénomènes paroxystiques induits par le dysfonctionnement d'un groupe de neurones, à distinguer des convulsions, qui sont des phénomènes paroxystiques occasionnels déclenchés par une pathologie intercurrente le plus souvent extra-cérébrale.

Signes

Variables suivant le type de crise. Début et fin brusques. Le plus souvent, association ou succession de troubles de la conscience, modifications du regard (révulsion oculaire, regard fixe…) ; secousses musculaires (clonies) généralisées ou localisées à un hémicorps ou à un membre ; spasmes toniques avec parfois blocage respiratoire et cyanose. Sommeil post-critique.

Au décours de la crise : rechercher des antécédents familiaux (facteurs génétiques), des antécédents personnels de l'enfant (→ Encéphalopathies). Examen clinique complet : mesure du périmètre crânien, signes cutanés (taches café au lait ; zones dépigmentées ; angiomes plans) ; signes neurologiques (déficit moteur).

Chez le nourrisson avant 1 an (+++ avant 6 mois)

Toute convulsion doit faire pratiquer un bilan étiologique complet et traiter l'enfant en cas de récidive. Le syndrome de West (→) est une forme d'épilepsie spécifique au nourrisson.

Chez l'enfant après 1 an

L'EEG a un double intérêt : confirmer le diagnostic d'épilepsie en cas d'hésitation ; caractériser le type d'épilepsie, la classification électroclinique étant essentielle pour préciser l'indication d'un bilan neurologique et les modalités du traitement. Le pronostic est lié essentiellement au caractère primaire (idiopathique) ou secondaire (lésionnel).

	ÉPILEPSIES PARTIELLES BÉNIGNES	ÉPILEPSIES PARTIELLES SECONDAIRES	ÉPILEPSIES GÉNÉRALISÉES	
Fréquences respectives	15 %	40 %	45 %	
			Primaires	Lésionnelles
Tableau clinique	3-5 ans et 9-10 ans crises brèves liées au sommeil, signes bucco-faciaux	→ Épilepsies	Grand Mal, Petit Mal, Absence (→ Épilepsies)	Syndrome de Lennox-Gastaud. Âge : 2-6 ans, crises atoniques (chutes), absences, crises toniques
EEG	Pointes rolandiques pendant le sommeil	Signes fonction du siège de la lésion		Très pathologique
Bilan	Inutile	Scanner ou IRM +++	Inutile habituellement	Exhaustif
Traitement	Inutile	Médicamenteux : carbamazépine ou Ac Valproïque (*Dépakine*) chirurgie si échec	Fonction de la fréquence des crises : *Dépakine* ou *Zarontin*	Ac Valproïque (*Dépakine*) association médicamenteuse si échec
Pronostic	Excellent	Réservé	Habituellement bon	Très péjoratif

ÉPIPHYSITE VERTÉBRALE OU MALADIE DE SCHEUERMANN

Définition

La maladie de Scheuermann est la localisation vertébrale d'une *épiphysite de croissance*. C'est une dystrophie rachidienne qui survient pendant l'*adolescence* et guérit à l'âge adulte. Très fréquemment elle passe inaperçue à l'adolescence et n'est découverte que fortuitement, à l'âge adulte, sur un examen radiographique demandé pour une autre affection.

Signes cliniques

L'épiphysite vertébrale touche le plus souvent le rachis dorsal, où elle détermine dans les formes évoluées une *cyphose haute* souvent indolore mais parfois douloureuse ; dans ce cas, les *douleurs* ont une allure *mécanique* et les mouvements dorsaux et la percussion des épineuses les réveillent.

Signes paracliniques

Il n'y a aucun signe biologique.

Les radiographies montrent que les plateaux vertébraux ont un aspect irrégulier, feuilleté. Parfois la vertèbre est déformée, en forme de coin. Il existe souvent des encoches sur les plateaux qui sont des hernies intraspongieuses d'un disque, dites « hernies de Schmorl ». Mais les vertèbres sont bien minéralisées et les parties molles sont intactes (ceci permet de les distinguer des aspects radiologiques, parfois voisins, des spondylodiscites).

Évolution

Elle se fait vers la dorsarthrose, laquelle ne se manifeste que rarement par des douleurs. La guérison clinique est en tout cas la règle.

Traitement

On peut avoir recours, mais rarement, à une coquille plâtrée dans les cas aigus. Les antalgiques et la kinésithérapie sont suffisants lorsqu'ils sont correctement appliqués ; l'objectif étant de lutter contre la tendance à la cyphose dorsale.

ÉPIPHYSITES OSSEUSES

Définition

Ce sont des affections qui atteignent les sujets jeunes ou les enfants et qui touchent les os dans leur partie articulaire. L'épiphyse se fragmente, car elle est le siège d'une nécrose osseuse. On les appelle encore *ostéochondrites juvéniles* ou épiphysites de croissance ; ou *apophysites de croissance* lorsque la localisation se fait sur une zone en dehors de l'articulation (comme au genou l'apophysite tibiale antérieure ou maladie d'Osgood-Schlatter).

Causes

On incrimine sans certitude des troubles vasculaires et lipidiques et les microtraumatismes locaux.

Sont traitées à part, l'épiphysite vertébrale, l'ostéochondrite disséquante du genou et la *coxa plana*.

Signes cliniques

Quelle que soit la localisation, il existe une douleur mécanique avec impotence fonctionnelle d'importance variable.

Signes paracliniques

La vitesse de sédimentation est toujours normale.

Les radiographies montrent une fragmentation irrégulière et une densification du noyau épiphysaire non encore rattaché à l'os lui-même.

> **Éléments de surveillance**
>
> Ils sont fondés sur l'évolution de l'impotence fonctionnelle et de la douleur, car il n'y a aucune atteinte de l'état général, ni troubles trophiques.

Localisations

Tous les os (sauf ceux du crâne et de la face) peuvent être touchés.

Évolution et traitement

L'évolution se fait vers la guérison avec ou sans séquelle (de type mécanique).

Le traitement est fait d'antalgiques simples et mise au repos sans appui.

La chirurgie est rarement nécessaire.

ÉPISTAXIS

Définition

L'épistaxis est une hémorragie provenant des fosses nasales. Elle peut s'extérioriser par les orifices narinaires : *épistaxis antérieure* ; par le rhino-pharynx et la bouche : *épistaxis postérieure*, ou si elle est abondante par les deux.

On distingue schématiquement :

- *l'épistaxis antérieure essentielle*, due à la rupture d'une artériole de la tache vasculaire de la cloison nasale ; elle est fréquente chez les enfants et les sujets jeunes, déclenchée par des manœuvres de grattage, un effort, une exposition au soleil, parfois inopinée ;
- *l'épistaxis postérieure*, souvent plus abondante, survenant chez le sujet âgé, hypertendu ou atteint de troubles de l'hémostase, notamment d'origine hépatique, hématologique ou médicamenteuse ;
- *il existe d'autres étiologies* : tumeurs des fosses nasales bénignes ou malignes, traumatismes craniofaciaux, etc.

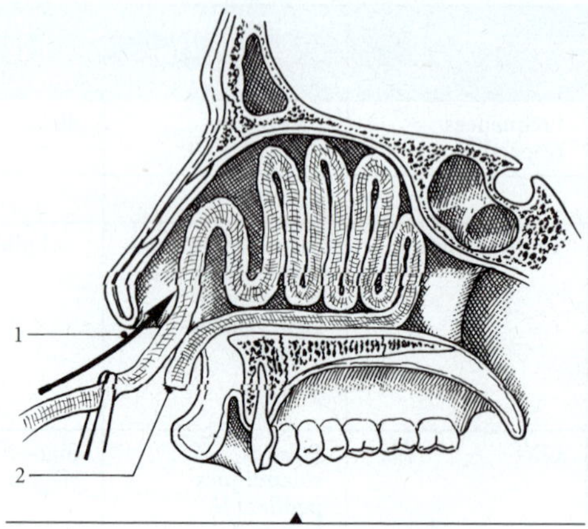

Épistaxis. Tamponnement antérieur bloqué.
1. La mèche est tassée d'avant en arrière ; 2. Extrémité servant au blocage.

La conduite à tenir face à une épistaxis est d'interrompre l'hémorragie, puis d'apprécier et de corriger éventuellement ses conséquences (*cf.* illustration).

Traitement

Le traitement des épistaxis fait appel aux techniques de tamponnement (*cf.* illustration).

Le tamponnement antérieur est utilisé dans la quasi-totalité des cas. Il est effectué au moyen d'un *mérocel*, d'une mèche ou d'une gaze grasse de préférence après décaillotage et anesthésie locale de la fosse nasale. Pour être efficace, il est nécessaire que la mèche soit portée assez loin dans la fosse nasale au moyen d'une pince coudée (pince de Lubet ou de Politzer). Chez l'enfant, mise en place d'une mèche résorbable de type *Surgicel*.

Le tamponnement postérieur est rarement utilisé, il peut néanmoins être indispensable dans certaines épistaxis postérieures rebelles. Il est réalisé parfois au moyen d'une sonde à double ballonnet et au moyen d'une sonde de Foley.

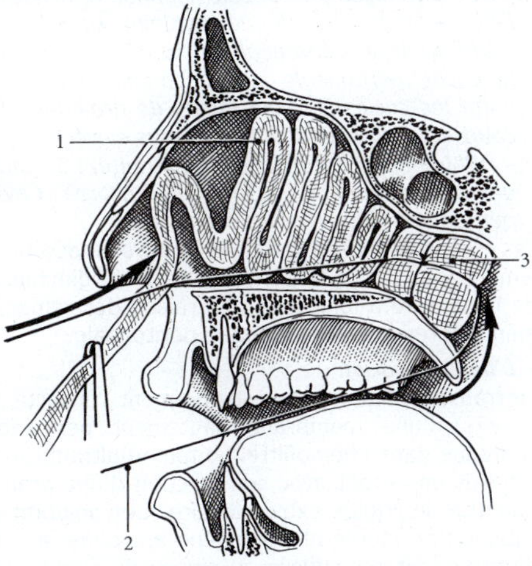

Épistaxis. Tamponnement antéropostérieur.
1. Méchage antérieur ; 2. Fil de rappel du méchage postérieur sortant par la bouche ; 3. Méchage postérieur bloqué dans le cavum.

Dans les deux cas, le méchage est maintenu en place 24 à 48 heures avec un traitement antibiotique prophylactique.

Dans des cas exceptionnels, la récidive de l'épistaxis peut conduire à un geste de radiologie interventionnelle (embolisation), voire exceptionnellement à une *intervention chirurgicale* : la ligature de l'artère sphénopalatine.

Pour la pratique, on retiendra :

– Pathologie fréquente notamment chez l'enfant. Il faut distinguer :

– Les épistaxis antérieures survenant plutôt chez l'enfant et l'adulte jeune cédant au méchage antérieur ou après cautérisation.

– Des épistaxis postérieures compliquant les affections cardiaques (patients sous anticoagulants) hépatiques ou hématologiques, nécessitant un méchage antéro postérieur au moyen de ballonnets gonflables et dans les cas difficiles une embolisation radiovasculaire.

– En cas d'hospitalisation la surveillance par l'infirmière porte sur une éventuelle récidive ou la poursuite d'un saignement postérieur endobuccal. Mais aussi sur les conséquences par la surveillance de l'hématocrite.

ÉPURATION EXTRARÉNALE (EER)

Seules l'EER et la transplantation permettent la survie de l'insuffisant rénal chronique.

L'EER ou dialyse pallie le défaut des fonctions d'excrétion et de régulation des reins.

Elle consiste en des échanges de solutés et de solvant entre le sang du patient à épurer et un liquide de composition connue (dialysat) au travers d'une membrane semi perméable.

Les deux principaux mécanismes d'échanges sont :

- transfert par diffusion : transport passif de soluté du sang vers le dialysat à la faveur d'un gradient de concentration (épuration des petites molécules) ;
- transfert par convection (ultrafiltration) : transport actif du solvant et de solutés (liquides et moyennes molécules) grâce à un gradient de pression hydrostatique (en hémodialyse) ou à un gradient osmotique (dialyse péritonéale) ;
- plus rarement : épuration de certaines substances par adsorption au niveau de la membrane.

L'importance relative du type de transfert diffère selon les techniques d'épuration utilisées.

Techniques d'épuration

Les deux principales techniques d'hémodialyse et de dialyse péritonéale utilisent les transferts par diffusion.

L'hémodialyse

Les échanges se font au niveau d'un hémodialyseur qui comporte une membrane semi perméable synthétique. Le sang est prélevé au niveau d'un abord vasculaire à haut débit (fistule artério veineuse, pontage artério veineux, plus rarement cathéter central), il est aspiré dans un circuit extracorporel par une pompe jusqu'à l'hémodialyseur où il entre en contact avec le dialysat fabriqué en extemporané par le générateur.

Le traitement par hémodialyse est intermittent. Le plus souvent 3 séances hebdomadaires d'une durée minimum de 4 heures (recommandation européenne) sont réalisées (ex. : LMV matin). Chez certains patients (instables sur le plan hémodynamique ou nécessitant de gros apports caloriques) les séances peuvent être plus courtes (2 à 3 heures) et plus fréquentes (hémodialyse quotidienne) ou plus longues (6 à 8 heures) en général nocturnes.

Plusieurs modalités existent :

– *Hémodialyse en centre* où le patient bénéficie d'une prise en charge totale médicale et paramédicale.

– *Hémodialyse en unité de dialyse médicalisée : le médecin n'est pas constamment présent durant la durée du traitement.*

– Unité d'autodialyse simple où le patient se prend totalement en charge ; autodialyse assistée où le patient est aidé par une infirmière.

– Domicile : ne concernant de plus en plus que les patients traités par dialyse péritonéale.

Les complications de cette technique sont essentiellement : l'instabilité hémodynamique durant la séance, les thromboses et infections de l'abord vasculaire.

La dialyse péritonéale

Les échanges se font au niveau de la cavité abdominale au travers de la membrane péritonéale, très vascularisée. L'accès permanent à la cavité péritonéale nécessite l'implantation chirurgicale d'un cathéter souple. Le dialysat contenu dans des poches souples de 2 à 3 litres est infusé dans la cavité péritonéale, puis drainé et jeté après une période de stase. Le traitement est quotidien, le plus souvent effectué à domicile par le patient lui-même. Ce dernier peut être assisté par une infirmière. Les possibilités sont multiples :

– DPCA (dialyse péritonéale continue ambulatoire) : cycles longs avec échanges manuels. Trois cycles diurnes, 1 nocturne de 2 à 3 litres chacun. Technique 24 heures/24 heures, quotidienne 7 jours sur 7 ;

– DPA (dialyse péritonéale automatisée) : échanges réalisés par la machine qui contrôle automatiquement les injections, les temps de stase et les drainages de chaque cycle. Les possibilités d'adaptation au patient pour améliorer l'efficacité sont nombreuses. DPIN (dialyse péritonéale intermittente nocturne) : 4 à 6 échanges sont réalisés en 8 à 12 heures toutes les nuits 7 jours sur 7. Durant la journée, la cavité péritonéale est vide ;

– DPCC (dialyse péritonéale continue cyclique) : DPA d'une durée de 8 à 12 heures, cavité péritonéale pleine le jour ;

– DPCO (dialyse péritonéale continue optimisée) : DPCC + un échange diurne supplémentaire ;

– DPF (dialyse péritonéale fluctuante) : DPA avec la cavité péritonéale jamais complètement vide entre les cycles d'où un temps de drainage plus court et un rythme d'échanges plus élevée ;

– DPI (dialyse péritonéale intermittente) : 3 échanges hebdomadaires de 10 à 14 heures. Cavité péritonéale vide entre les séances.

Les complications de cette technique sont essentiellement les infections péritonéales et la diminution de l'efficacité à long terme en raison des remaniements fibreux de la membrane péritonéale.

• ***L'hémofiltration***

Le transfert des solutés est purement convectif au travers d'une membrane hautement perméable contenue dans l'hémofiltre. Le taux d'ultrafiltration est très important avec soustraction d'une grande quantité de liquide extracellulaire. Une solution de substitution stérile et apyrogène analogue, à celle d'un dialysat est infusée au niveau du circuit sanguin. Cette technique est principalement utilisée en réanimation, en continu, dans les insuffisances rénales aiguës (→) en raison de sa bonne tolérance hémodynamique.

• ***L'hémodiafiltration***

Combine les avantages de l'hémodialyse (transfert diffusif) et de l'hémofiltration (transfert convectif). Le liquide de réinjection peut être produit en ligne par le générateur par filtration stérilisante du dialysat.

• ***Hémofiltration avec régénération de l'ultrafiltrat endogène (HFR)***

Combine les trois mécanismes diffusion, convection et adsorption. Le soluté de réinjection est endogène : ultrafiltrat purifié après processus d'adsorption sur cartouche de résine.

Rôle de l'infirmière dans un service d'hémodialyse

L'infirmière participe à la démarche qualité du service. En étroite collaboration avec l'équipe médicale, elle rédige et applique les protocoles concernant l'installation technique, le traitement du patient et son éducation.

Protocole concernant l'installation technique :

- désinfection de la boucle de distribution de l'eau ;
- nettoyage, détartrage, désinfection des générateurs de dialyse ;
- rinçage des générateurs, contrôle de l'absence de stérilisant ;
- montage des lignes et du dialyseur, vérification de l'absence de malfaçon du matériel ;
- application du protocole de purge du circuit, recherche de dysfonctionnement.

Protocole concernant le traitement du patient : • programmation des données propres à chaque patient et au type de traitement choisi (carte informatique) ; • application du protocole de branchement sur une fistule artério-veineuse, sur un cathéter central mono- ou double lumière ; • réalisation des prescriptions perdialytiques : surveillance des paramètres affichés à la machine. Nutrition perdialytique. Intervention en cas d'incident ; • protocole pour la restitution du circuit, le retrait des aiguilles, la compression de la fistule, la purge et l'héparinisation du cathéter central, avec si nécessaire un verrou antibiotique.
Éducation du patient • Rappeler les règles d'hygiène à respecter au niveau de tout abord vasculaire (fistule artério-veineuse, cathéter central). • Évaluer les connaissances du patient concernant : – les recommandations diététiques : nécessité d'apports caloriques et protidiques suffisants, limitation des liquides, du sel, du potassium, du phosphore ; – le traitement médicamenteux : respect des posologies, des horaires de prise. • Rechercher d'autres facteurs de mauvaise observance : situation sociale précaire, isolement, troubles anxio-dépressifs. • Corriger les erreurs diététiques en fonction des données d'un suivi clinique et biologique régulier. • En cas de perte d'appétit, rechercher les causes, avertir le médecin, prévoir une consultation diététique (risque de déficit nutritionnel).

ÉQUILIBRE ACIDO-BASIQUE (troubles de l')

En état normal et stationnaire

Le pH sanguin et le taux des bicarbonates sont stables : pH artériel = 7,38 à 7,40 et bicarbonates = 24 à 27 mEq/L (CO_2 total = bicarbonate + CO_2 dissous), ceci grâce à la neutralisation et à l'élimination rénale des 80 mEq d'ions H^+ apportés par l'alimentation chaque jour.

Il existe des substances tampons cellulaires et extracellulaires

Elles permettent de lutter contre l'excès d'acides ou de bases et de maintenir le pH constant. Dans le plasma, le principal tampon est le système bicarbonate-acide carbonique. Le taux d'acide carbonique (H_2CO_3) est proportionnel à la PCO_2 artérielle, il se dissocie en H_2O et CO_2 éliminé par le poumon alors que le rein régénère les bicarbonates (HCO_3^-), laissant un pH urinaire (→) acide.

L'équation s'écrit : $pH = 6{,}1 + \frac{HCO_3^-}{a\ Pa\ CO_2}$

Ainsi, l'analyse d'un trouble de l'équilibre acido-basique repose sur la détermination du pH, des bicarbonates, de la PCO_2, le calcul du trou anionique (→) ainsi que sur les ionogrammes sanguin et urinaire (→).

ACIDOSE MÉTABOLIQUE

Définition

C'est l'abaissement du rapport $HCO_3^-/PaCO_2$ dû à un déficit en bicarbonates.

Causes

Avec trou anionique normal :

• *perte digestive de bicarbonates* : diarrhée, fistule pancréatique, tumeur villeuse ;
• *acidose tubulaire rénale*, hypoaldostéronismes.

Avec trou anionique élevé :

• *charge acide endogène* : acidose, diabète, acide lactique ;
• *charge acide exogène* : intoxication au méthanol, antigel, salicylés.

Signes essentiels

La baisse de la $PaCO_2$ va compenser la chute des bicarbonates. Les urines sont alcalines en cas d'acidose tubulaire (→).

ACIDOSE VENTILATOIRE

Définition

C'est la baisse du rapport $HCO_3^-/PaCO_2$ due à l'accumulation de CO_2 ($PaCO_2$ supérieure à 42 mmHg).

Causes

Il peut s'agir :

- *d'une affection pulmonaire* : hypoventilation alvéolaire liée à un syndrome obstructif ou restrictif ;
- *d'un trouble mécanique de ventilation* : paralysie, pleurésie ;
- *d'un trouble de la commande* : médicaments, atteinte bulbaire, etc.

Signes essentiels

L'élévation du bicarbonate va compenser l'élévation de la PCO_2 : acidose ventilatoire dite *compensée*. Les urines sont acides et ne contiennent pas de bicarbonates.

ALCALOSE MÉTABOLIQUE

Définition

C'est l'élévation du rapport $HCO_3^-/PaCO_2$ due à un excès de bicarbonates (supérieur à 27 mEq).

Causes

Il peut s'agir :

- *d'une surcharge alcaline* : *exogène* (bicarbonates), *endogène* (métastases osseuses) ;
- *d'une fuite acide* : *digestive* (vomissements, aspiration gastrique), *rénale* (diurétiques).

Signes essentiels

Une hypoventilation élève la $PaCO_2$ et tend à corriger l'alcalose, cela est rapidement limité car l'élévation de la $PaCO_2$ va entraîner à son tour une hyperventilation.

Les urines sont alcalines en cas de surcharge alcaline, *acides* en cas de fuite acide.

ALCALOSE VENTILATOIRE

Définition

C'est l'élévation du rapport $HCO_3^-/PaCO_2$ due à la diminution de la $PaCO_2$.

Causes

L'hyperventilation relève de plusieurs mécanismes :

- *primitive* : tumeurs cérébrales, métabolique, toxique ;
- *secondaire à une baisse de l'hémoglobinémie* ;
- *secondaire à une hypoxie* : embolie pulmonaire, fibrose pulmonaire ;
- *défaut d'excrétion d'ions :* néphropathie interstitielle, insuffisance rénale, diurétiques ;
- *fuite de bicarbonate :* diarrhée, fistule digestive.

Signes essentiels

L'hyperventilation abaisse la PCO_2, les bicarbonates baissent, les urines sont alcalines. Le pH sanguin s'élève dans les alcaloses décompensées. Une PO_2 basse est souvent la cause de l'hyperventilation ; l'apport excessif d'O_2 peut être alors dangereux parce qu'il supprime le stimulus de l'hyperventilation.

TROUBLES COMPLEXES

C'est la combinaison d'au moins deux désordres simples ou la coexistence de plusieurs causes pour un même désordre.

Les variations de pH sont importantes si le mécanisme de compensation est insuffisant, faible si les désordres sont opposés : acidose métabolique et alcalose respiratoire lors d'un état de choc septique.

TROUBLES SIMPLES ET MÉCANISMES DE COMPENSATION

	PH	TROUBLE PRIMAIRE	COMPENSATION
Acidose métabolique	↓	↓ bicarbonates	↓ PCO_2
Acidose ventilatoire	↓	↑ PCO_2	↑ bicarbonates
Alcalose métabolique	↑	↑ bicarbonates	↑ PCO_2
Alcalose ventilatoire	↑	↓ PCO_2	↓ bicarbonates

ÉRYSIPÈLE

Définition

C'est une infection cutanée d'origine streptococcique.

Signes essentiels, évolution

On distingue :

L'érysipèle de la face : après une incubation de 2 à 8 jours, le début est brusque : fièvre à 40 °C, frissons, céphalées, courbatures. Il existe une tuméfaction rouge autour d'un orifice naturel ou d'une excoriation (porte d'entrée du germe), avec adénopathies ; puis apparaît un placard rouge, douloureux, avec un bourrelet œdémateux caractéristique et des phlyctènes. Il y a une polynucléose neutrophile. Les complications sont rares : septicémie et glomérulonéphrite aiguë (*cf.* illustration).

L'érysipèle des membres fait souvent suite à une plaie cutanée ; il existe une grosse jambe rouge aiguë fébrile, avec une porte d'entrée cutanée et des adénopathies inguinales homolatérales ; les limites sont moins bien définies que sur la face, avec absence de bourrelet périphérique.

Traitement et pronostic

On utilise la pénicilline G par voie IV ou l'amoxicilline en ambulatoire pour 15 jours à 3 semaines.

Quel qu'en soit le siège, l'érysipèle récidive assez souvent (persistance de facteurs favorisants locaux, comme une insuffisance veineuse ou des plaies). On fait alors des soins locaux, et on conseille une hygiène rigoureuse, voire une antibiothérapie au long cours. La vaccination contre le tétanos doit être à jour.

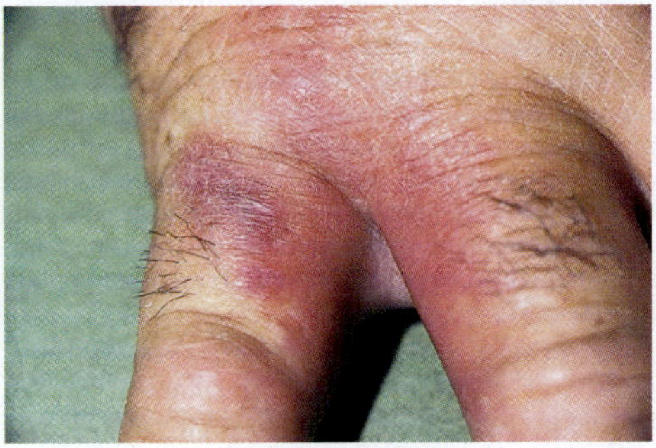

Érysipèle de la main.

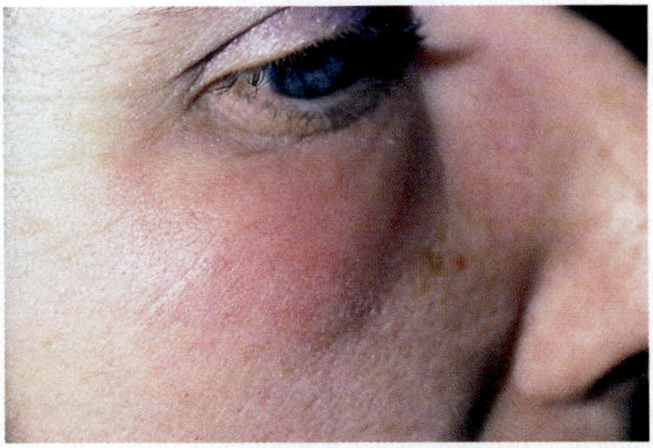

Érysipèle de la face.

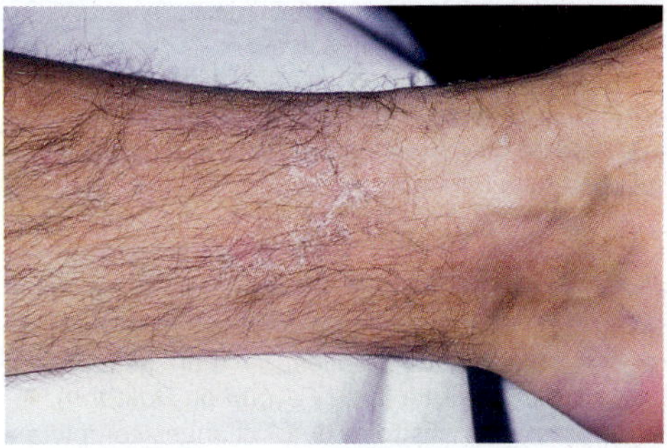

Érysipèle du membre inférieur.

ÉRYTHÈME FESSIER DU NOURRISSON

Causes et mécanismes

Les facteurs favorisant l'érythème fessier sont :

- des facteurs mécaniques : occlusion et macération par une culotte imperméable ; frottement des couches en cellulose (*cf.* illustration) ;
- des facteurs infectieux ;
- des facteurs irritants : diarrhée acide, lessive, certains antiseptiques.

La corticothérapie est un facteur aggravant.

Signes cliniques

On distingue :

- *Les dermites périorificielles :* rôle fréquent du *Candida albicans*, l'érythème est au début centré par un orifice puis s'étend essentiellement aux plis, réalisant un intertrigo (aspect rouge vif des plis inguinaux).

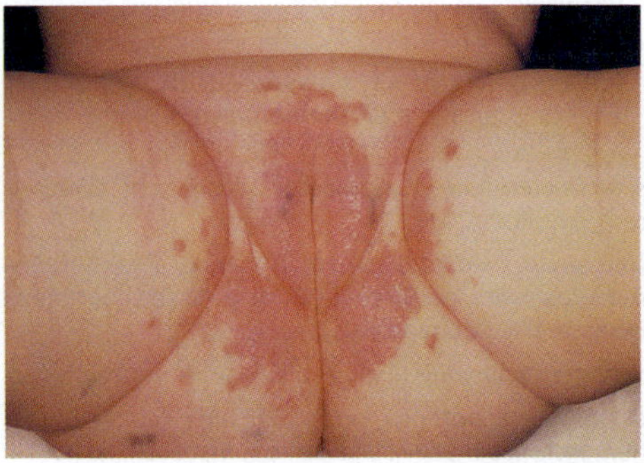

Érythème fessier. Dermite en W intéressant les convexités (rôle du frottement).

• *Les dermites des convexités* (dermite en W, au maximum dermite en culotte) secondaires au frottement des couches et à l'utilisation trop fréquente de produits nettoyants irritants.
• S'il existe un muguet et une diarrhée associés, on suspecte une infection à *Candida*.

Traitement et pronostic

• Rappel des règles d'hygiène : savonnage avec un savon surgras ou bain de siège au *Septivon,* puis rinçage à l'eau tiède ; application d'un gel, lait ou lotion antimycosique (type *Pevaryl* ou *Daktarin*).
• Suppression transitoire des « changes complets » (plastique et cellulose) remplacés par des changes en coton.
• Changes fréquents. Éventuellement pour la nuit, application d'une pâte à l'eau (*Alloplastine*).
• Traitement antifongique si nécessaire.

Le pronostic est bon mais des récidives sont fréquentes. Le seul risque est la surinfection.

ÉRYTHÈME NOUEUX

Voir *Hypodermites*.

ÉRYTHÈME POLYMORPHE

Définition

L'érythème polymorphe est un syndrome éruptif aigu, représentant un mode de réaction de l'organisme vis-à-vis d'agressions variées, non retrouvées dans la moitié des cas.

Causes et mécanismes

Une cause est parfois identifiée :

Infectieuse :

• *virale* :
 – l'herpès récurrent surtout, qui peut précéder chaque poussée d'érythème polymorphe,
 – mais aussi de nombreux autres virus ;
• *ou bactérienne* (mycoplasme notamment, *Chlamydia*, streptocoque).

Une prise médicamenteuse à toujours rechercher dans les jours qui précèdent la poussée (antibiotiques, anti-inflammatoires).

Un agent physique (froid, soleil, radiothérapie).

Un contexte pathologique particulier (collagénose, hémopathies malignes ou cancer viscéral).

Dans près de la moitié des érythèmes polymorphes, malgré une recherche attentive, on ne retrouve aucun de ces éléments.

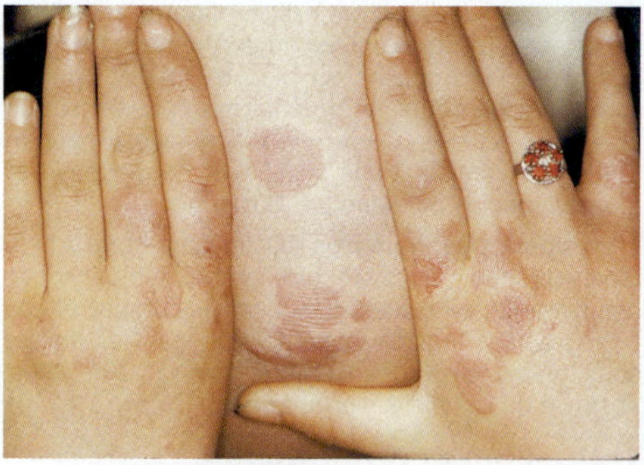

Érythème polymorphe.
Aspect en cocarde sur le dos des mains.

Signes cliniques

L'érythème polymorphe associe à des degrés divers des lésions cutanées et des lésions muqueuses.

Une fièvre, des arthralgies accompagnent les poussées intenses.

Les lésions cutanées : ce sont des papules rouges, de petite taille, qui réalisent l'image caractéristique en cocarde, avec un centre livide et un anneau périphérique lisse, rouge, saillant. Au centre de cette cocarde peut survenir une vésicule ou une bulle parfois hémorragique. Les éléments siègent de façon symétrique sur les membres, en particulier aux mains et aux pieds, aux coudes et aux genoux (*cf.* illustration).

Les lésions muqueuses apparaissent isolément ou sont associées à une atteinte cutanée ; lorsque l'atteinte muqueuse est intense et prédomine, on parle de syndrome de Stevens-Johnson :

• *dans la bouche :* les bulles se rompent rapidement laissant des érosions multiples et des croûtes hémorragiques très douloureuses ;
• *l'atteinte oculaire,* avec érosions conjonctivales, palpébrales, voire cornéennes, est une urgence ophtalmologique.

Les atteintes muqueuses peuvent être absentes.

Des manifestations respiratoires peuvent exister. Il semble qu'elles soient dues à un germe responsable de l'érythème polymorphe (mycoplasme).

Évolution

Elle est variable.

L'éruption évolue par poussées successives, spontanément régressives en 2 à 3 semaines dans les formes bénignes, 4 à 8 semaines dans les formes fébriles.

Il existe des formes récidivantes (notamment en cas d'herpès récurrent faisant discuter un traitement au long cours par *Zovirax* en comprimés).

Traitement

Lorsqu'une cause est identifiée, elle doit être traitée (antibiothérapie d'une infection pulmonaire, par exemple) ou éliminée (cas d'une forme toxique).

Dans tous les cas, les soins locaux sont entrepris : ils sont à visée symptomatique :

- prévenir la surinfection par bains de bouche avec bicarbonates et antiseptiques ;
- permettre l'alimentation, régime liquide et Xylocaïne visqueuse avant les repas.

Il n'y a pas de *traitement spécifique* de l'érythème polymorphe de cause inconnue.

ÉRYTHRASMA

Définition

L'érythrasma est une infection cutanée superficielle chronique, bénigne, due à une bactérie : *Corynebacterium minutissimum* (*cf.* illustration).

Causes et mécanismes

Ils sont mal connus :

- l'homme est plus souvent atteint que la femme, tous deux à l'âge adulte ;
- la contagion est faible, souvent indirecte (vêtements de corps, etc.).

Signes cliniques

L'érythrasma réalise une plaque, localisée de façon uni- ou bilatérale, à la face supéro-interne des cuisses et dans les plis inguinaux, brune ou bistre, à contours nets, arrondis. La peau y est finement squameuse, non prurigineuse.

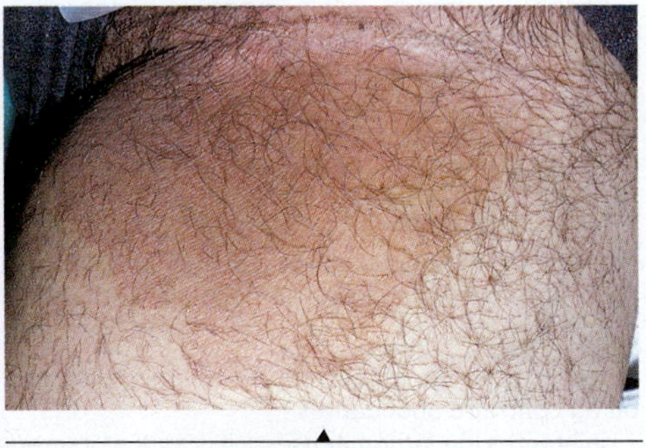

Érythrasma.

Évolution

Elle est chronique, par un étalement lent des plaques, sans tendance spontanée à la guérison.

Examens complémentaires

L'examen en lumière de Wood (→) montre une fluorescence rouge orangé très caractéristique, « corail ».

L'examen bactériologique direct montre la présence d'une bactérie à Gram positif.

Traitement

Le traitement local employé seul peut être suivi de récidives. On utilise un dérivé imidazolé (→ Antifongiques), ou l'érythromycine locale (*Eryfluid*) ; des mesures d'hygiène, séchage des plis, port de vêtements amples, sont associés.

Le traitement général repose sur une antibiothérapie (*Érythromycine*).

ÉRYTHROBLASTOPÉNIES

Définition

C'est une insuffisance élective de production des érythroblastes. L'érythroblastopénie peut être aiguë ou chronique, congénitale ou acquise.

Causes

Érythroblastopénie aiguë :

- crise aiguë des anémies hémolytiques chroniques (ex. : Minkowski-Chauffard) ;
- intoxication par le chloramphénicol, l'arsenic, un antituberculeux ;
- infections virales (parvovirus B19) ;
- insuffisance rénale aiguë ;
- idiopathique.

Érythroblastopénie chronique :

- maladie de Blackfan-Diamond ;
- tumeur du thymus ;
- idiopathique.

Signes cliniques et paracliniques

C'est une anémie normochrome, normocytaire, arégénérative (absence de réticulocytes), dont la gravité explique les signes cliniques. Les lignées blanches et plaquettaires sont normales. Le myélogramme montre une importante diminution des érythroblastes, les autres lignées sont augmentées relativement.

Évolution et traitement

Forme aiguë : la guérison est observée spontanément en moins de 6 semaines, les transfusions sont faites si nécessaire.

Forme chronique :

• l'ablation d'un thymome peut être suivie d'une guérison, la survenue d'une hémopathie maligne est à craindre en cas d'échec ;

• les enfants atteints de la maladie de Blackfan-Diamond bénéficient de transfusions et de la corticothérapie ; une guérison peut survenir au bout de plusieurs années.

ÉRYTHRODERMIE DESQUAMATIVE DU NOURRISSON

Causes et mécanismes

Origine inconnue. Étiologie bactérienne possible (*cf.* illustration).

Signes essentiels

• Début avant 3 mois.

• Érythème fessier péri-orificiel, desquamation grasse du cuir chevelu ou *eczéma séborrhéique ;* érythème rouge foncé avec squames dans les plis (axillaires, rétro-auriculaires).

• Généralisation possible : maladie de Leiner-Moussous.

• Aucun signe d'accompagnement : pas de prurit, pas de fièvre.

• Aucun examen complémentaire n'est nécessaire.

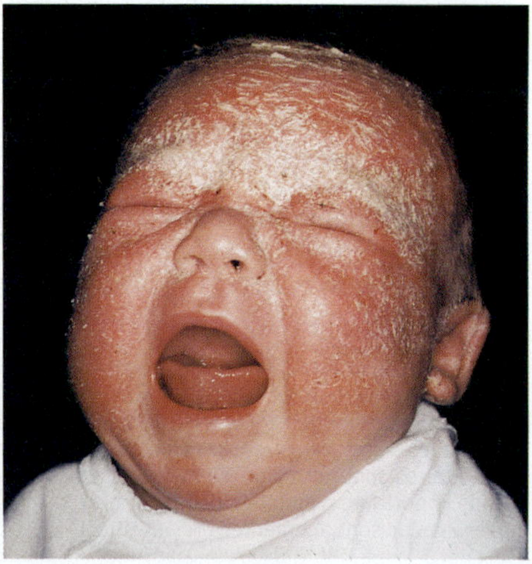

Rougeur et desquamation diffuse ; séborrhée du cuir chevelu et des sourcils. Tableau caractéristique de la maladie de Leiner-Moussous.

Évolution et complications

L'évolution est toujours bénigne en 2 à 6 semaines.

Traitement

Savonnage au savon antiseptique ou bain au *Septivon* (1 bouchon dans 10 litres d'eau) suivi de rinçage.

Application d'un produit antimycosique type *Pévaryl* ou *Daktarin*.

Pour la pratique, on retiendra :

Fréquence faible.
Signes cliniques caractéristiques. À distinguer de l'eczéma.
Surveillance : s'assurer de l'absence d'extension des lésions cutanées.
Rôle pédagogique de l'infirmière : expliquer aux parents les soins de peau, longs et parfois astreignants.

ÉRYTHRODERMIES

Définition

L'érythrodermie réalise une dermatose généralisée : tout le tégument, visage compris, est rouge et squameux ; c'est une urgence dermatologique en raison des risques de surinfection cutanée et des désordres hydroélectrolytiques provoqués. Il existe de nombreuses causes.

Causes et mécanismes

• *Secondaire à une dermatose préexistante* (cas le plus fréquent), qui subit alors une poussée particulière dans son évolution : psoriasis et eczéma sont les plus fréquemment retrouvés.

• *Médicamenteuses* (antibiotiques, anti-inflammatoires, etc.).

• *Infectieuse :* streptocoque notamment.

• *Certaines hémopathies* peuvent se compliquer d'érythrodermies, en particulier les lymphomes cutanés (→).

• *Chez le nourrisson et le nouveau-né :* érythrodermies ichtyosiformes congénitales, érythrodermie desquamative de Leiner-Moussous.

• *Il arrive qu'aucune cause ne soit trouvée :* il faut se méfier de l'évolution vers un lymphome cutané pouvant apparaître après plusieurs poussées.

Signes cliniques

L'ensemble de la peau est rouge, inflammatoire : la fièvre est volontiers élevée au début de la poussée.

L'érythrodermie est :

• sèche, avec de petites squames fines, discrètes ou au contraire abondantes ;

• suintantes ou prurigineuses : il s'agit alors souvent d'une érythrodermie d'eczéma (*cf.* illustration).

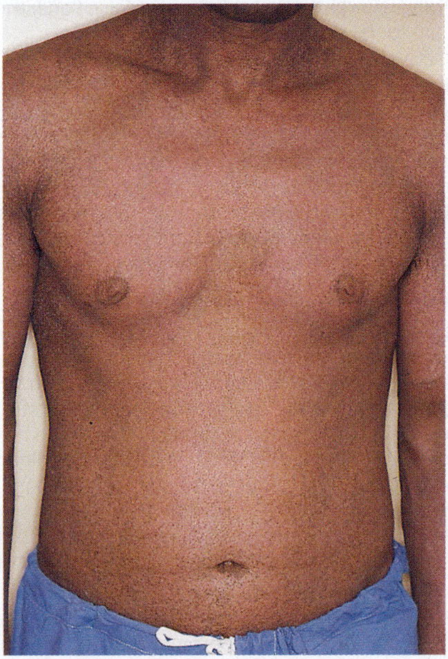

Érythrodermie (lymphome cutané T).

Examens complémentaires

La biopsie cutanée est utile lorsque le contexte étiologique n'est pas évocateur, bien qu'elle ne soit spécifique d'une cause que dans de rares cas.

Évolution

La poussée est habituellement régressive. La prévention de la surinfection doit être soigneuse dans les formes suintantes.

Le pronostic vital immédiat peut être intéressé dans certaines formes : surveillance des fonctions vitales.

Le risque de récidives domine le pronostic : elles doivent être évitées par :

- l'exclusion définitive d'un toxique ;
- le traitement d'un foyer streptococcique ;
- le traitement d'une dermatose préexistante :
  - érythrodermie psoriasique : rétinoïdes à faible dose,
  - érythrodermie d'eczéma : outre les bains antiseptiques, est traitée par une corticothérapie locale ;
- le traitement d'un lymphome cutané (→).

Traitement

C'est un traitement symptomatique : compensation des pertes hydroélectrolytiques, lutte contre l'infection cutanée, prévention des complications de décubitus, antihistaminiques sédatifs, émollients.

C'est un traitement étiologique lorsqu'une cause est identifiée : corticothérapie locale en cas d'eczéma, rétinoïdes à faible dose en cas de psoriasis.

ÉRYTHROMÉLALGIE

Définition

Acrosyndrome caractérisé par des accès de rougeur, de chaleur et de douleur au niveau des extrémités des membres.

Causes et mécanismes

L'érythromélalgie atteint de la même façon les femmes et les hommes. Les accès sont déclenchés par l'élévation de la température cutanée et semblent en rapport avec un trouble sympathique.

Signes essentiels

Cliniques : l'accès débute lorsque la peau dépasse une température critique et prédomine aux membres inférieurs. La douleur domine le tableau, à type de brûlure et de tension pulsatile, avec rougeur et chaleur de la peau, dilatation veineuse.

Paracliniques : reproduction de l'accès par élévation de température et éventuel test à l'aspirine.

Évolution

Les crises surviennent en été, d'abord de courte durée, elles deviennent de plus en plus longues, pouvant durer jusqu'à plusieurs jours et entraîner une véritable infirmité avec retentissement psychique.

Traitement

Protection contre le chaud, réadaptation progressive à la chaleur, sédatifs et surtout aspirine souvent très active et qui a été proposée comme test diagnostique.

ESCARRES

Définition

Ulcération due à une nécrose tissulaire d'origine ischémique formant une croûte noirâtre intéressant la peau, le tissu sous-cutané et parfois le muscle sous-jacent.

Causes et mécanismes

Le mécanisme essentiel est la compression ischémique des vaisseaux entre l'os sous-jacent à la peau et un point de pression extérieur. Les zones les plus touchées sont les talons, les régions trochantériennes et la région sacrée.

Les facteurs prédisposants sont avant tout l'immobilisation prolongée ; l'obésité, la dénutrition et l'insuffisance sphinctérienne sont des facteurs aggravants.

Signes cliniques

Au début, simple érythème d'un point de pression, puis apparition rapide de l'ulcération et de la nécrose gagnant en profondeur.

Quatre stades successifs peuvent être décrits :

- stade 1 : érythème ;
- stade 2 : phlyctène évoluant vers l'ulcération ;
- stade 3 : nécrose de la peau et des tissus sous-cutanés ;
- stade 4 : évolution en profondeur de la nécrose jusqu'à l'os.

Évolution

Elle va dépendre de plusieurs facteurs :

- infection de l'escarre avec risques d'infection généralisée : gravité des infections à pyocyanique et à bacilles multirésistants ;
- mauvais état général du malade, en particulier dénutrition et incontinence urinaire.

La guérison est possible, mais risque de récidives.

Indications thérapeutiques

Le traitement préventif est essentiel :

- changements fréquents de position ; mise au fauteuil, kinésithérapie ;
- massages prolongés (5 minutes) des points d'appui ;
- régime hypercalorique et hyperprotidique, réhydratation.

Utilisation d'un matériel particulier :

- matelas à eau ou pneumatique ;
- lits fluidisés ;
- pansements de type *Comfeel* sur les zones de pression.

Traitement curatif

Il est long, difficile et pas toujours couronné de succès. Le but du traitement est de déterger la plaque nécrotique afin de permettre la cicatrisation par bourgeonnement de la périphérie de l'escarre.

Le traitement va consister en la détersion des tissus nécrosés à la curette ou au bistouri, ou par utilisation d'enzymes protéolytiques.

L'utilisation de pansements hydrocolloïdaux (*Duoderm*, *Comfeel*) ou hydrocellulaires va favoriser le bourgeonnement.

Techniques du pansement

Installer le patient confortablement et lui expliquer les soins effectués.

Malléole

- Décoller le pansement existant, en l'humidifiant avec du sérum physiologique si nécessaire.
- Nettoyer avec le sérum physiologique.
- Pulvériser la *Xylocaïne* 5 % pour faire l'anesthésie locale (délai d'action de 10 minutes).
- Détersion mécanique à la curette.
- Rincer avec le sérum physiologique et sécher avec les compresses.
- Appliquer le pansement hydrocolloïdal, du centre vers la périphérie de la plaie, en débordant de 2 à 3 cm autour de l'escarre.
- Le pansement sera fait tous les 3 à 4 jours, sauf en cas d'écoulement important, il faudra alors le changer tous les jours.

Talon

- Décoller le pansement existant, en l'humidifiant avec du sérum physiologique si nécessaire.
- Nettoyer au sérum physiologique puis sécher.
- Se laver les mains, mettre des gants non stériles pour masser la région autour de l'escarre, de l'extérieur vers la plaque de nécrose pendant 5 minutes.
- Appliquer des compresses stériles imbibées de *Bétadine* dermique.
- Mettre des compresses sèches par-dessus et fermer avec un pansement américain stérile et une bande *Nylex* jetable.

NB : le but de ce pansement est d'assécher la plaque nécrotique afin de permettre un bourgeonnement et une cicatrisation périphérique, la plaque de nécrose sera secondairement découpée.

Sacrum

Ce pansement est réalisé en dernier en raison de la colonisation de l'escarre par le pyocyanique.

- Installer le patient en décubitus latéral en plaçant une protection sous ses fesses.
- Se laver les mains et mettre des gants non stériles.
- Enlever le pansement existant, en l'imbibant de sérum physiologique si besoin.
- Nettoyer la plaie au sérum physiologique.
- Découper les tissus nécrosés avec le bistouri lame 23, sans atteindre les tissus sains.
- Nettoyer à l'eau boriquée.

Installer le système d'irrigation :

- Couper les extrémités des ailettes (ôter les aiguilles).
- Mettre une épaisseur de compresses stériles sur toute la surface de l'escarre puis fixer les 3 tubulures des ailettes à l'aide de sparadrap.
- Recouvrir d'une couche de compresses stériles sèches puis de 2 pansements américains.
- Fermer le pansement à l'aide d'un ruban adhésif de 10 cm de large en laissant dépasser les extrémités des tubulures.

Irriguer le pansement :

- Verser environ 60 mL d'eau boriquée dans la cupule stérile.
- Remplir la seringue de 20 mL.

– Déboucher l'embout des 3 tubulures et injecter 20 mL dans chacune.
– Recapuchonner les 3 tubulures.

L'irrigation est à répéter 3 fois par 24 heures.

NB : en cas de saignement de l'escarre lors de la phase de découpage il est possible d'appliquer alors des compresses imbibées d'eau oxygénée.

Pour la pratique, on retiendra :

– Maladie fréquente si facteurs de risques présents (immobilité, sujets âgés).
– Clinique évidente.
– Surveillance des points d'appui.
– Rôle pédagogique de l'infirmière très important dans la prévention par l'éducation des patients et de l'entourage.
– Rôle technique dans la réalisation des pansements.

ÉTAT DE STRESS POST-TRAUMATIQUE (PTSD)

Définition

C'est un trouble anxieux qui survient immédiatement ou dans les 6 mois suivant un événement traumatisant d'une grande violence qui a pu compromettre la vie du sujet : Il fait suite le plus souvent à une catastrophe naturelle, un viol, un accident grave, un hold -up.

Il suffit pour qu'il se développe que le sujet ait eu révélation de sa mort comme réelle.

Clinique

Le sujet présente une peur intense, un sentiment d'impuissance, d'horreur, un état de stupeur.

Survient ensuite le syndrome de répétition qui se manifeste par des cauchemars, des reviviscences intrusives à l'état d'éveil de la situation traumatique, des ruminations avec sentiment de culpabilité, des conduites d'évitement des personnes et situations pouvant rappeler le traumatisme.

L'anxiété, l'hyper vigilance, l'état d'alerte sont permanentes ; des troubles du sommeil et de la mémoire sont fréquents.

On retrouve un sentiment d'émoussement affectif, de désinterêt, une détresse significative et un impact dans les sphères importantes du fonctionnement.

Complications

Les complications dépressives, anxieuses (attaques de panique), addictives (abus d'alcool, de médicaments) surviennent souvent.

Le trouble peut se chroniciser, induire des modifications durables de la personnalité, une perte de confiance en soi et envers les autres, des complications socio-professionnelles.

Traitement

Préventif

Une prise en charge psychologique immédiate (debriefing puis defusing) des victimes afin de verbaliser l'expérience traumatique et les émotions associées.

Curatif

Les psychothérapies cognitivo-comportementales (exposition en imagination, travail émotionnel, EMDR,), l'hypnose, la relaxation peuvent être indiquées selon les cas.

Les antidépresseurs IRSS (sertraline) sont efficaces à posologie antidépressive ; les anxiolytiques peuvent ponctuellement être très utiles mais attention au risque de dépendance.

ÉTATS LIMITES

Encore appelé personnalité *borderline* ou organisation limite.

Définition

Organisation pathologique de la personnalité associant variablement quantitativement, selon les moments, des symptômes névrotiques et des symptômes psychotiques. Pour certains, il s'agit d'un trouble frontière entre névrose et psychose tandis que pour d'autres, il s'agit d'une forme mineure de psychose.

C'est une pathologie de la relation à l'autre, du narcissisme lié à des expériences de frustrations précoces ou de traumatisme psychique avant le complexe d'Œdipe. Il y a défaillance dans la structuration du Moi et l'élaboration du narcissisme.

Elle touche surtout les femmes.

Clinique

Il existe une instabilité des affects (dépression et parfois euphorie de courtes durée qui posent parfois un problème de diagnostic différentiel avec les troubles bipolaires) et de l'image de soi (instabilité de l'estime de soi oscillant entre une inflation de l'estime de soi, et une contraction de l'estime de soi).

La relation à autrui est marquée par une avidité et une dépendance affectives massives mais ce rapport à l'autre est très ambivalent (idéalisation ou rejet massif et à la moindre déception avec accès de rage (ou éclats de colères inappropriées et incontrôlées), autrui étant alors vécu comme persécuteur.

L'angoisse est liée à la crainte de l'abandon réel ou imaginaire. Il y a donc incapacité à se fixer dans une relation stable (d'où les trajectoires affectives chaotiques).

On peut retrouver :

• des épisodes de dépersonnalisation et déréalisation,
• une agressivité dirigée sur soi (automutilations, tentatives de suicide : l'impulsivité et l'agressivité sont fréquemment exprimées : les tentatives de suicides très fréquentes (arrivant souvent aux urgences ou en réanimation) et bien plus rarement sur les autres,
• des conduites à risque (automobile, sexuelle) délictueuses (kleptomanie) et addictives : abus d'alcool ou/et de médicaments et/ou de drogues,
• des troubles des conduites alimentaires (boulimie, anorexie),
• une instabilité des relations interpersonnelles (liens manquant de continuité et de mesure marqués par de fréquentes ruptures),
• une instabilité socioprofessionnelle,
• les symptômes pervers constituent souvent des conduites sexuelles perverses polymorphes,
• des éléments dissociatifs et des mécanismes de défense psychotiques : déni, clivage, projection.

Évolution

Elle varie selon les avatars de l'existence (séparations...).

L'évolution de la personnalité *borderline* est caractérisée par une grande diversité de symptômes et de complications psychiatriques, labiles et polymorphes, qui empruntent à l'ensemble des registres de la nosographie (névrotique, psychotique, thymique, pervers.) :

• les symptômes névrotiques sont d'allure phobique, obsessionnelle, hystérique, ou hypochondriaque et s'accompagnent d'une anxiété permanente ponctuée d'accès paroxystiques parfois répétés,
• une labilité émotionnelle avec des moments d'euphorie (lutte contre l'angoisse) et des moments d'effondrement dépressif très brutaux et souvent très brefs et des sentiments d'ennui, de vide chronique,
• les symptômes psychotiques sont brefs, atténués et partiellement critiqués, surviennent lors des périodes de stress (menace de perte d'objet, menace identitaire) et sont principalement à thème persécutif avec éléments dissociatifs, dépersonnalisation-déréalisation et mécanismes de défense psychotiques : déni, clivage, projection.

Traitement

Il repose sur l'abord psychothérapique (de soutien, d'inspiration analytique ou cognitivo-comportemental qui est un cheminement long et difficile et sur les chimiothérapies à l'aide d'antidépresseurs, thymorégulateurs, antipsychotiques et sédatives (suivant la prédominance des symptômes présentés) associées variablement entre elles.

ETHMOÏDITES AIGUËS DE L'ENFANT

Chez l'enfant, le développement tardif des sinus de la face explique la rareté des sinusites, exception faite des sinusites maxillaires. On peut observer parfois l'infection des cellules ethmoïdales : l'*ethmoïdite aiguë*.

Signes cliniques

La symptomatologie est marquée par un syndrome infectieux, un œdème inflammatoire à l'angle interne de l'œil qui s'étend aux deux paupières. Le scanner confirme l'opacité ethmoïdale et éventuellement l'atteinte orbitaire.

Évolution

Elle est rapidement favorable sous traitement antibiotique et anti-inflammatoire sinon un drainage chirurgical peut s'avérer nécessaire.

En l'absence de traitement, des complications graves peuvent survenir : abcédation puis fistulisation, phlegmon de l'orbite.

ÉVENTRATIONS

Définition

Elles traduisent une zone de faiblesse de la paroi abdominale, où s'exerce la pression abdominale formant une tuméfaction qui contient un viscère ; il n'y a pas d'interruption pariétale comme dans les hernies.

> **+ Éléments de surveillance, complications**
>
> Risque de striction d'un viscère, d'occlusion, etc.

Causes, mécanismes et signes essentiels

Acquises (postopératoires, post-traumatiques) ou dues à une déficience pariétale (congénitale), les principales éventrations sont schématisées dans le tableau ci-dessus.

Pronostic, traitement

Ils sont fonction de l'importance de l'éventration et du terrain (risque de récidive chez l'obèse, le sujet âgé). Le meilleur traitement est chirurgical. Des plasties sont parfois nécessaires (utilisation de plaques de *Mersylène*, etc.).

ÉVENTRATIONS ANTÉRIEURES	ÉVENTRATIONS DIAPHRAGMATIQUES
• **Traumatiques :** – après une plaie, – au niveau d'une cicatrice de laparotomie. • **Spontanées :** – grossesses multiples, ascite, – obésité, personne âgée, – rachitisme.	**Traumatiques** **Congénitales :** troubles cardiaques ou respiratoires possibles, souvent découvertes fortuitement sur une radio pulmonaire. Elles s'observent surtout à gauche (faiblesse de la zone centrale, fibreuse, du diaphragme).

EXANTHÈME SUBIT

Définition, causes et mécanismes

L'exanthème subit ou roséole est une fièvre éruptive bénigne fréquente, également appelée **sixième maladie** ; l'origine est l'herpes virus HHV6 Elle est peu contagieuse et confère une immunité permanente.

✚ Signes essentiels, évolution, surveillance

Il y a de la fièvre, parfois une pharyngite, des adénopathies cervicales, rarement une splénomégalie. La *défervescence* se produit au 4e jour, et est suivie d'une éruption de macules rose pâle sur le tronc, le cou, parfois les membres. Elle disparaît en 1 à 2 jours (et peut passer inaperçue). Il y a une leuconeutropénie. Des complications sont possibles : gastro-entérite, manifestations neurologiques (convulsions surtout).

Traitement et pronostic

Le traitement est symptomatique (*Aspirine*, paracétamol).

L'évolution est bénigne dans la majorité des cas.

EXOPHTALMIES

Définition

L'exophtalmie est la protrusion du globe oculaire. On peut la mesurer à l'aide de l'exophtalmomètre de Hertel, ou sur une coupe coronale de scanner cérébral.

Elle peut être uni- ou bilatérale.

Étiologies

Elles sont dominées par la maladie de Basedow et les tumeurs.

Maladie de Basedow (→) : l'exophtalmie est fréquemment unilatérale au début de l'évolution, puis souvent bilatérale.

Elle est souvent modérée et s'accompagne d'une asynergie oculo-palpébrale (signe de De Graaf) et d'une rétraction de la paupière supérieure. Elle peut apparaître ou augmenter après le traitement, et est souvent difficile à traiter.

Parfois, elle évolue vers la redoutable *exophtalmie œdémateuse maligne* nécessitant les traitements par corticothérapie par voie générale, radiothérapie ou chirurgie décompressive de l'orbite, *tarsorraphie* (suture des paupières) pour protéger la cornée et sauver le globe oculaire.

Tumeurs de l'orbite.

Exophtalmies post-traumatiques : après traumatisme crânien (hématome extrapérioste), ou

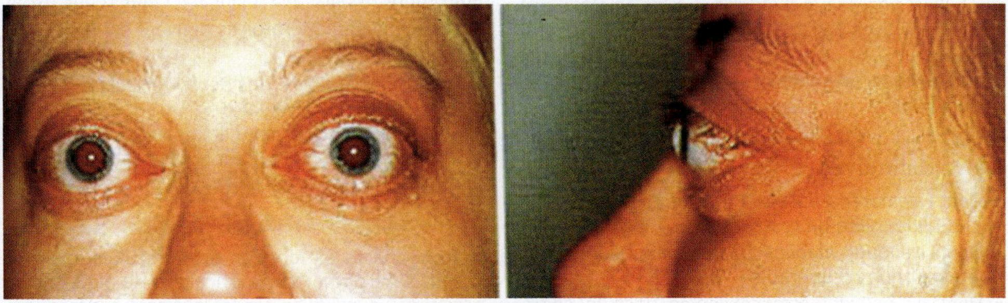

Exophtalmie.

plaie de la cavité orbitaire (hématome orbitaire, emphysème orbitaire).

Exophtalmies vasculaires : fistule carotido-caverneuse, le plus souvent après un traumatisme de la base du crâne. C'est une exophtalmie pulsatile, avec un souffle parfois seulement perçu par le malade, parfois audible à l'auscultation de la tête et de l'orbite.

Causes infectieuses : à évoquer systématiquement en cas de fièvre.

Cellulite orbitaire : par infection sinusienne, ostéomyélite du maxillaire supérieur.

Le traitement est une urgence pour éviter la survenue de complications gravissimes, telles la thrombophlébite du sinus caverneux (*cf.* illustration).

EXTRACTIONS DENTAIRES

L'extraction dentaire ne peut être considérée comme un acte purement mécanique. Il s'agit d'une intervention chirurgicale avec tous les problèmes d'ordre psychologique, pathologique et thérapeutique que celle-ci comporte.

On distingue deux types d'extraction :

• celles qui concernent les dents en *situation normale* sur l'arcade ;
• celles qui nécessitent au préalable l'ouverture de la muqueuse ou du plan osseux.

Indications

Elles varient selon qu'il s'agit de la denture temporaire ou définitive.

Dents temporaires

• Lorsque celles-ci persistent anormalement sur l'arcade et entravent l'éruption de la dent définitive correspondante.

• Lorsqu'une anomalie des bases osseuses existe (souvent dans le cadre d'un traitement orthodontique), il est nécessaire d'aider à la mise en place des dents définitives par des extractions des dents temporaires.

• Lorsqu'elles sont infectées, impossibles à traiter et présentent un risque local ou général pour l'enfant.

Dents définitives

• Dents *délabrées* au point de ne plus présenter aucune possibilité de restauration.

• Dents rendues *mobiles* par une affection périodontale et non récupérables.

• Dent *ne pouvant être conservée* dans le cadre d'une restauration prothétique ou en malposition manifeste.

• Dent *à l'origine d'accidents infectieux*, soit locorégionaux graves, soit même d'essaimage microbien à distance (endocardite, néphrite, etc.).

• Dent *devant être extraite* pour un traitement orthodontique (1re PM, dent de sagesse).

Traitement préopératoire

Comme tout acte chirurgical, l'extraction ne peut s'envisager que dans le cadre physiologique et pathologique du sujet. Un examen clinique et paraclinique (radiographie, examens de laboratoire) très minutieux permet de choisir le mode d'anesthésie, de décider de la nécessité d'une prescription sédative, antibiotique, anti-inflammatoire, antihémorragique, etc.

La préparation locale (notamment le détartrage) ne peut non plus être négligée.

On s'attache par ailleurs aux problèmes psychologiques souvent posés pour les interventions stomatologiques.

Instrumentation

Outre le matériel d'anesthésie (seringue et aiguilles), les principaux instruments nécessaires sont :

• *les syndesmotomes,* instruments de forme variable, droits ou coudés, tranchants, utilisés pour dissocier les racines de la dent par rapport à l'os alvéolaire ;
• *les daviers,* dont la forme est adaptée à celle des dents ;
• *les élévateurs,* dont le rôle est de luxer la dent.

Intervention

Elle débute par l'anesthésie. Si celle-ci n'est pas générale, elle est locale (péridentaire) ou régionale (anesthésie d'un tronc nerveux).

Le davier n'intervient en principe que pour « sortir la dent de son alvéole ».

Toutefois, lorsque l'état de la couronne ou une anomalie morphologique des racines ne permet pas d'envisager l'extraction sans fracture de celle-ci, il est souvent nécessaire de morceler la dent (le plus souvent de séparer les racines) à l'aide d'une fraise.

Divers incidents opératoires peuvent survenir :

• fracture de la dent ;
• luxation ou fracture des dents voisines ;
• fracture de l'os alvéolaire ;
• ouverture d'une communication avec le sinus qui se cicatrise facilement, sauf si un fragment radiculaire a été introduit dans la cavité.

Soins post-opératoires

Ils sont choisis en fonction des difficultés opératoires et de la pathologie particulière du patient mais seront toujours utiles car les patients ont fréquemment tendance à minorer l'importance de l'intervention subie.

Complications

L'absence de précautions élémentaires peut être à l'origine de complications :

- hémorragie ;
- accidents infectieux :
  - *alvéolite :* une douleur intense apparaît 2 à 3 jours après l'extraction, la plaie opératoire est inflammatoire,
  - *ostéite*, avec élimination de séquestres,
  - *cellulite :* l'infection a gagné le cadre régional (c'est la fluxion postopératoire),
  - *infection focale :* une bactériémie permet aux germes de se fixer en d'autres territoires (cœur).

Quelles que soient les absences de difficultés rencontrées, les extractions demeurent une intervention chirurgicale. Le fait qu'elles se pratiquent sur des patients ambulatoires invite ceux-ci à en minimiser l'importance. Il y a là une source indiscutable de complications.

EXTRASYSTOLES

Définition

Une extrasystole est une contraction cardiaque prématurée par rapport au rythme sinusal normal.

Causes et mécanismes

Une extrasystole est due à la décharge d'un foyer d'excitation ectopique. Elle réalise une anomalie rythmique fréquente, et souvent anodine.

L'aspect électrocardiographique des extrasystoles permet de les classer selon leur point de départ. On distingue : les extrasystoles supraventriculaires et ventriculaires.

Sur un cœur sain, les extrasystoles n'ont pas de signification pathologique. Elles sont favorisées par :

- l'état neurotonique ;
- l'émotion ;
- la prise de boissons excitantes (thé, café, alcool).

Associées à une cardiopathie valvulaire, elles ne représentent pas un facteur aggravant (*cf.* illustration).

Mais certaines extrasystoles ont une valeur pronostique.

Elles imposent des mesures thérapeutiques précises :

- extrasystoles supraventriculaires en salves, polymorphes. Elles annoncent souvent l'installation d'une fibrillation auriculaire ;
- extrasystoles ventriculaires de l'intoxication digitalique (souvent multifocales, en salves, ou déterminant un rythme bi- ou trigéminé) ;
- extrasystoles ventriculaires des hypokaliémies ;
- extrasystoles ventriculaires au cours de l'infarctus du myocarde ;

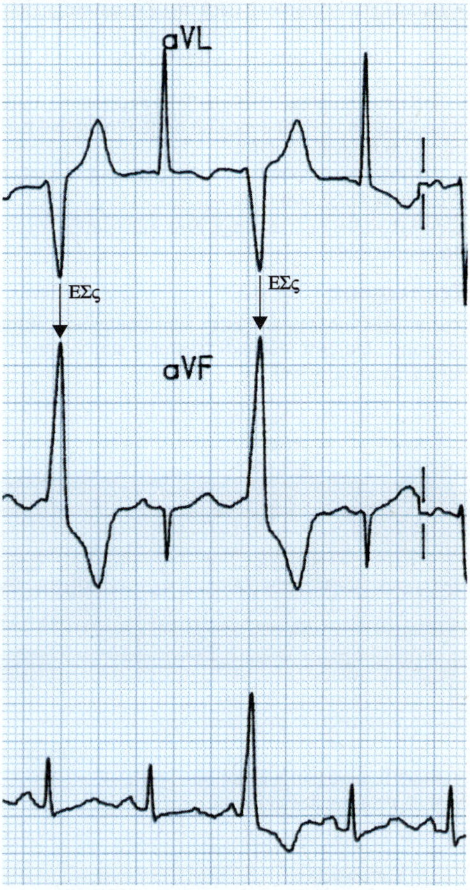

Extrasystoles ventriculaires (ESV), complexes QRS précoces et larges.

- extrasystoles ventriculaires très précoces, survenant au sommet ou sur la partie descendante de l'onde T du complexe précédent. Elles peuvent déclencher une tachycardie ou une fibrillation ventriculaire.

Signes cliniques

Perception au pouls d'une irrégularité intermittente des battements artériels.

L'auscultation cardiaque confirme la contraction prématurée.

Électrocardiogramme

Il affirme l'extrasystole et définit son origine :

• *auriculaire :* complexe QRS de l'extrasystole identique aux complexes sinusaux, mais précédé d'une onde P de morphologie altérée avec un PR plus court ;
• *nodale :* complexe QRS de l'extrasystole normale mais sans onde P ou avec une onde P négative précédant ou suivant le QRS ;
• *ventriculaire :* complexe QRS déformé, élargi, à type de bloc de branche.

L'extrasystole peut ou pas être suivie d'un repos compensateur.

Traitement

Aucun traitement quand elles sont bénignes comme la grande majorité des extrasystoles supraventriculaires (*cf.* illustration).

Traitement anxiolytique simple ou β-bloquant quand le patient présente des extrasystoles supraventriculaires symptomatiques (palpitations gênantes).

Extrasystoles ventriculaires considérées comme potentiellement dangereuses : traitement antiarythmique (*β-bloquant* ou *Cordarone*).

✚ Éléments de surveillance paraclinique

C'est essentiellement l'électrocardiogramme ou le scope si le patient est sous « surveillance » continue, ou l'enregistrement continu de l'électrocardiogramme sur 24 heures (méthode de Holter) qui permet de compter et d'analyser les extrasystoles.

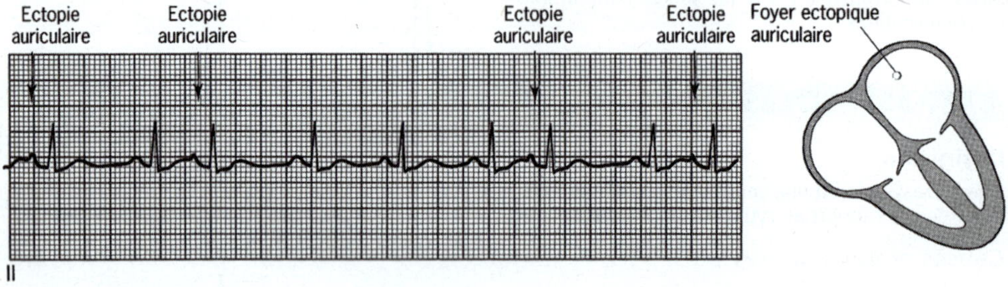

Extrasystoles auriculaires.

• Ondes P survenant plus tôt que prévu.
• Onde P anormalement pointue.

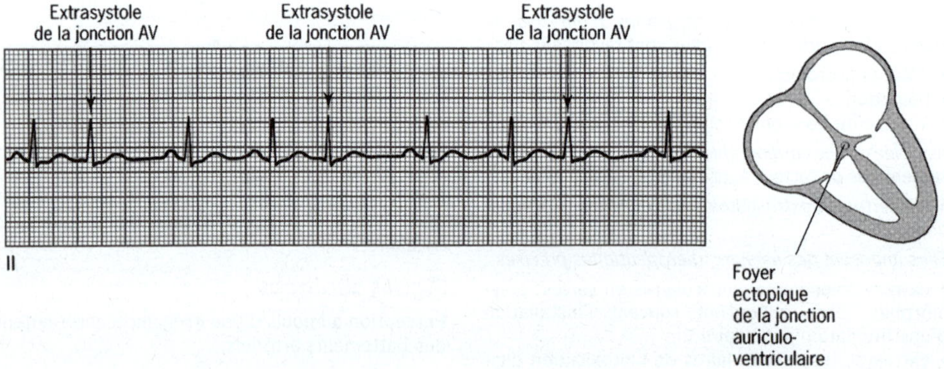

Extrasystoles jonctionnelles auriculo-ventriculaires.

• Complexe QRS survenant plus tôt que prévu.
• Complexe QRS étroit.

F

FANCONI (maladie de)

Définition

C'est une aplasie médullaire (→ Insuffisance médullaire), génétique, à transmission récessive.

Signes cliniques

Aplasie survenant entre 4 et 20 ans touchant plusieurs membres de la famille, elle est associée à des polymalformations : osseuses, rénales, cutanées.

Évolution

L'inefficacité habituelle du traitement sur le déficit en globules blancs et en plaquettes explique la mortalité très élevée.

Traitement

C'est celui d'une insuffisance médullaire (→).

FAUX KYSTE DU PANCRÉAS

Voir *Pseudo-kyste du pancréas*.

FAVISME

Voir *Déficit en G6PD*.

FAVUS

Voir *Dermatophyties*.

FÉCALOME

Définition

C'est un bouchon dur et volumineux de matières fécales, siégeant en règle générale dans l'ampoule rectale qu'il obstrue. On peut en rapprocher les *barytomes* que l'on peut observer chez des personnes âgées ou des colopathes, après une radiographie digestive avec ingestion de baryte (*cf.* illustration).

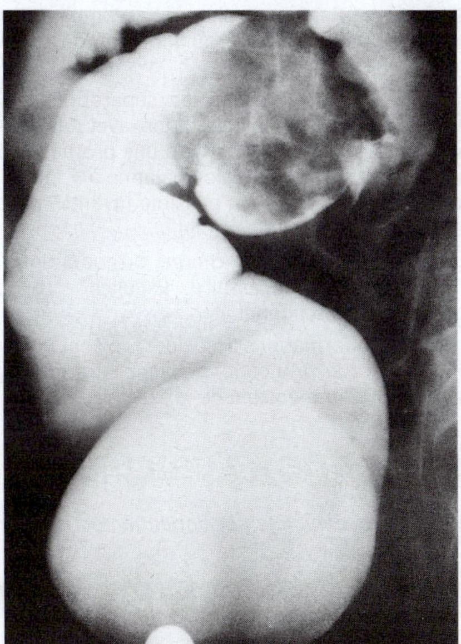

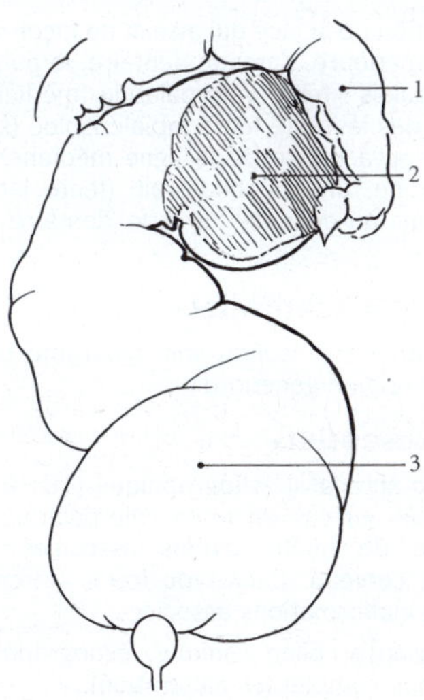

Image lacunaire, arrondie, régulière, d'un fécalome siégeant à la partie basse du sigmoïde.
1. Sigmoïde ; 2. Fécalome ; 3. Rectum.

Causes et mécanismes

Il complique certaines constipations atoniques (sujets âgés, paralysés, grabataires, etc.) ou certaines dyschésies (→ Constipation), voire certaines thérapeutiques médicamenteuses.

Signes essentiels

C'est un tableau de constipation opiniâtre avec gêne rectale, ou au contraire un tableau de fausse diarrhée avec écoulement de matières liquides (le toucher rectal fait le diagnostic et permet d'éviter deux erreurs : parler d'incontinence ou donner des antidiarrhéiques). Le fécalome peut se compliquer d'une véritable occlusion.

Traitement

C'est l'évacuation au doigt en s'aidant de petits lavements huileux ou de *Microlax*. Le véritable traitement doit être préventif (→ Constipation).

FÉCONDATION *IN VITRO*

Voir *Procréation médicalement assistée.*

FENTE PALATINE OU BEC-DE-LIÈVRE

Définition

Malformation de la face qui atteint de façon variable la lèvre supérieure, l'arcade dentaire, le palais et le voile du palais : fente vélo-palatine (médiane sans anomalie des lèvres) ; fente labiale isolée (siégeant à gauche ou à droite de la ligne médiane) ; fente labio-palatine, uni- ou bilatérale (fente labiale se prolongeant au-delà de l'arcade dentaire vers le palais).

Causes et mécanismes

Embryopathie soit isolée, soit syndrome polymalformatif d'origine génétique.

Signes essentiels

Diagnostic anténatal échographique (16-18 semaines) difficile en cas de fente vélo-palatine isolée. Recherche de malformations associées : cœur, squelette, cerveau. Caryotype fœtal systématique en cas de malformations associées.

À la naissance, bilan clinique, échographique et radiologique complet (*cf.* illustration).

> **✚ Éléments de surveillance**
>
> Qualité de la succion, déroulement des repas, fausses routes, courbe de poids.

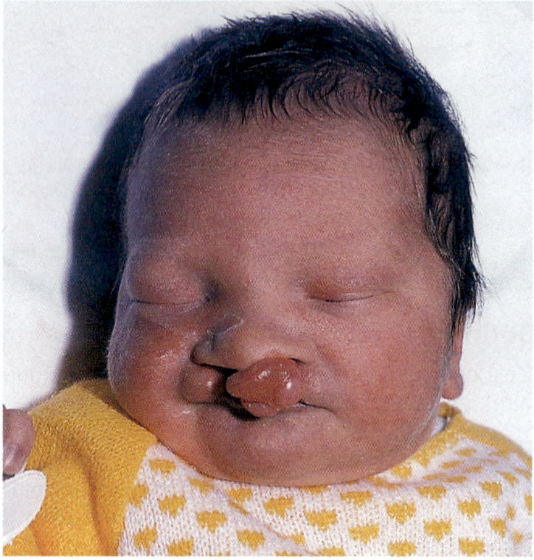

Fente labio-palatine unilatérale.

Traitement et pronostic

La possibilité d'un diagnostic anténatal a transformé les conditions de l'annonce aux parents de l'anomalie. Information par le chirurgien et l'équipe qui prendront l'enfant en charge ; accompagnement et soutien psychologique au moment de la naissance.

Après la naissance, éviter les séparations de la mère et de l'enfant ; alimentation avec une tétine normale ; mise en place rapide d'une prothèse palatine ; réparation de la division palatine à 3 mois ; de la fente labiale le plus tôt possible (avant 3 mois si elle est isolée ; sinon à 6 mois).

Ultérieurement prise en charge orthodontique et orthophonique si nécessaire. Excellent pronostic esthétique et fonctionnel.

En cas de malformations associées, ce sont elles qui conditionnent le pronostic, pouvant faire envisager une interruption médicale de grossesse.

FIBRILLATION AURICULAIRE

Voir *Arythmie complète par fibrillation auriculaire.*

FIBRILLATION VENTRICULAIRE

Définition

La fibrillation ventriculaire est définie par l'existence de contractions ventriculaires anarchiques, désynchronisées et très rapides.

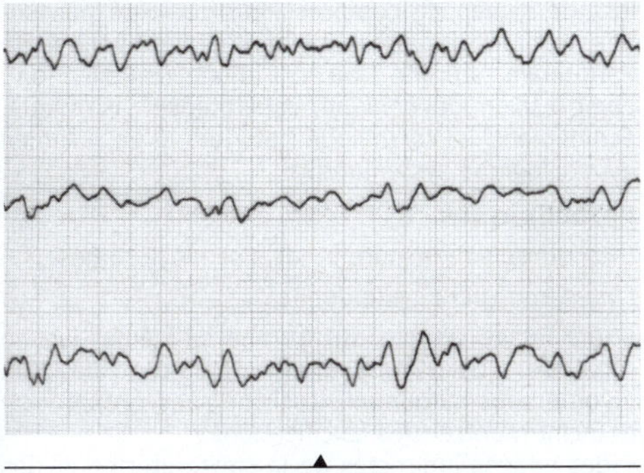

Fibrillation ventriculaire (FV).

Causes et mécanismes

La fibrillation ventriculaire se rencontre dans un certain nombre de circonstances :

• *au cours des coronaropathies* et en particulier dans l'infarctus du myocarde, au cours des cardiopathies décompensées ;
• *au cours des troubles du rythme :* fibrillation auriculaire dans le syndrome de Wolff-Parkinson-White (→), tachycardie ventriculaire, torsades de pointe ;
• *au cours des intoxications médicamenteuses :* digitalique, antiarythmiques ;
• *au cours des déséquilibres hydro-électrolytiques :* déplétion potassique.

Signes essentiels

Cliniques : le patient est en arrêt cardio-circulatoire.

Électriques : la fibrillation ventriculaire se caractérise par une disparition de l'activité électrique normale (ondes P et complexes QRS) qui est remplacée par des activités désordonnées, anarchiques, d'abord à grandes ondes rapides et amples, puis à petites ondes (*cf.* illustration).

Traitement

La fibrillation ventriculaire est une urgence extrême dont le traitement repose sur la cardioversion par choc électrique externe qui réalise une défibrillation. L'intensité électrique délivrée sera de l'ordre de 200 à 300 joules. En cas d'échec, il faut mettre en route un massage cardiaque externe, une respiration artificielle et une correction intraveineuse de l'acidose par bicarbonate et ceci entre les nouvelles tentatives de choc.

En cas de succès du choc, un traitement de consolidation sera entrepris, en fonction du mécanisme de production du trouble du rythme.

FIBRINOLYSE

Définition

C'est une activation brutale ou subaiguë du système fibrinolytique par libération dans la circulation d'activateurs de la fibrinolyse.

Causes

• Intervention chirurgicale sur la prostate, le cœur, les poumons, le foie.
• Complications obstétricales.
• Cirrhose avec hypertension portale.

Signes cliniques et paracliniques

Il s'agit d'un saignement en nappe, incoercible, du champ opératoire, du point de ponction, de l'utérus. Dans les *formes aiguës*, le sang est incoagulable même en présence d'un excès de thrombine. Il peut rendre un sang témoin incoagulable ou dissoudre le caillot témoin. Le fibrinogène plasmatique est effondré, le nombre de plaquettes et le taux de facteur V sont classiquement normaux. Le diagnostic repose sur le temps de lyse du caillot ou des euglobulines (→) raccourci, la mise en évidence de produits de dégradation du fibrinogène (PDF) ; la présence de complexes solubles (→) signe une coagulation intravasculaire disséminée associée.

Pronostic

Le pronostic dépend du siège et de l'importance du syndrome hémorragique et de la rapidité de la mise en route du traitement.

Traitement

Administration d'Iniprol inhibant la plasmine circulante, transfusion de fibrinogène, de culots érythrocytaires en cas d'hémorragie importante, de plaquettes et de plasma frais en cas de CIVD associée.

FIBROME NASO-PHARYNGIEN

Définition

Le fibrome naso-pharyngien est une tumeur histologiquement bénigne située dans le rhino-pharynx ou cavum, qui comporte une forte composante vasculaire.

Cette tumeur atteint presque exclusivement les enfants et l'adulte jeune.

Elle se manifeste par des épistaxis récidivantes parfois très abondantes. L'évolution se fait vers un accroissement progressif du volume tumoral dans une région anatomique d'accès difficile.

Traitement

Le traitement de cette tumeur est essentiellement chirurgical. L'intervention s'accompagne d'une hémorragie très abondante qui peut mettre en jeu le pronostic vital, elle est donc précédée d'une embolisation. La radiothérapie n'y trouve que de très rares indications.

FIBROMES UTÉRINS

Définition

Les fibromes, myomes ou léiomyomes sont des tumeurs bénignes développées aux dépens du muscle utérin, le myomètre.

Ces tumeurs sont très fréquentes et entraînent chez 25 % des femmes des troubles fonctionnels liés soit aux saignements, soit à la compression, soit à des difficultés de reproduction.

Causes et mécanismes

La cause exacte des fibromes demeure inconnue, mais leur développement est influencé par les œstrogènes, ce qui explique :

- leur accroissement en cours de grossesse ou lors de la prise d'œstroprogestatifs, et leur involution lors de la ménopause ;
- les hémorragies, leur principal symptôme, sont liées, la plupart du temps, à l'hyperplasie de l'endomètre, conséquence du climat d'hyperœstrogénie relative.

Le siège du fibrome est variable sur le corps utérin : interstitiel, sous-muqueux (*cf.* illustration), sous-séreux, simulant, lorsqu'il est pédiculisé, une tumeur annexielle.

Signes essentiels

Cliniques

Les fibromes sont découverts lors d'hémorragies génitales : ménorragies, et hyperménorrhées ; ou lors de signes de compression : douleurs pelviennes, troubles urinaires, augmentation de volume de l'abdomen, stérilité ; ou lors d'une complication : compression mécanique, nécrobiose aseptique, écoulement leucorrhéique, ou lors d'un examen gynécologique systématique.

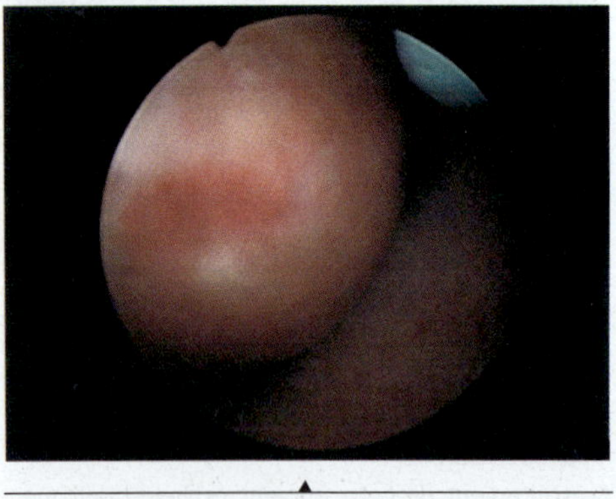

Fibrome intra-utérin en hystéroscopie.

Paracliniques

L'échographie : mesure et localise les fibromes.

L'hystérographie : elle donne :

- une image directe du fibrome lui-même, lacune régulière, à bords nets, marginale ou centrale, d'un myome sous-muqueux ; le cliché sans préparation pouvant montrer des calcifications ;
- des images indirectes de la cavité utérine et des trompes :
  - cavité agrandie et déformée ; myome interstitiel,
  - trompes refoulées et moulées par un myome sous-séreux.

Hystéroscopie : dans les myomes sous-muqueux et pour rechercher une hyperplasie de l'endomètre.

NFS : à la recherche d'une anémie.

Échographie rénale et urographie intraveineuse en cas de retentissement urinaire ou de volumineux fibromes.

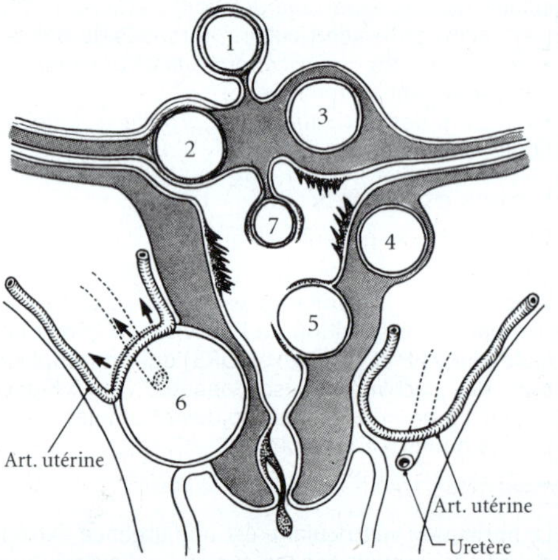

Caractères topographiques des fibromes :
A – Par rapport au muscle utérin : en 1 : fibrome sous-séreux pédiculé ; en 2 : fibrome sous-séreux sessile ; en 3 : fibrome intramural ; en 2, 5 et 7 : fibrome sous-muqueux. B – Par rapport aux différentes parties de l'utérus : en 1, 2 et 3 : fibromes du fond de l'utérus ; en 4 et 5 : fibromes du corps ; en 6 : fibromes de l'isthme et du col. De ces différentes localisations découlent les signes par lesquels se manifestent les fibromes.

Éléments de surveillance

– *Cliniques* : par le TV combiné au palper abdominal et au TR : appréciation de la taille et de la consistance du fibrome, recherche des signes de compression : urinaire, vasculaire (état veineux), rectale, des signes de torsion, d'infection, de nécrobiose : le fibrome devient sensible, ramolli, avec fébricule.
– *Paracliniques* : échographie, NFS.

Traitement et pronostic

Le fibrome est une tumeur bénigne, l'attitude thérapeutique devra être la plus conservatrice possible :

Abstention thérapeutique si absence de signes fonctionnels.

Traitement des fibromes utérins :

- Traitements médicaux :
  - progestatifs classiques mais inefficaces,
  - analogues de la LHRH,
  - antiprogestérones,
  - antiœstrogènes (SERM : Selective Estrogen Receptor Modulator).
- Traitements chirurgicaux :
  - hystérectomie,
  - myomectomie par cœlio ou par hystéroscopie,
  - embolisation,
  - laser, ultrasons.

Les indications sont fonction des symptômes, du nombre, de la localisation et de la taille des fibromyomes, de l'âge de la femme, de son statut pré ou post ménopausique et de son désir de maternité (*cf.* illustration).

Pour la pratique, on retiendra :

Tumeurs bénignes : touchent 20 % des femmes de 30 ans, 40 % des femmes de 50 ans.
Signes cliniques évidents.
Examens : affirment le diagnostic.
Surveillance : anémie, hémorragie.
Rôle pédagogique de l'infirmière sur la conduite à tenir suivant l'âge et les mesures thérapeutiques.

FIBROMYALGIE

Ensemble de symptômes chroniques associant douleurs des muscles, tendons, articulations, associés à une fatigue, souvent à un trouble anxio-dépressif, responsables d'une invalidité professionnelle.

Prédominance féminine nette, bilan inflammatoire et musculaire normaux (VS, CPK, EMG…).

Traitement par repos, rééducation douce, traitements antidépresseurs tricycliques ou sérotoninergiques à petites doses.

FIBROSE PULMONAIRE DIFFUSE

Voir *Pneumopathie interstitielle*.

FIBROSE RÉTROPÉRITONÉALE

Causes

Elle est soit idiopathique, soit associée à un cancer (extension, métastases, paranéoplasique), à un anévrisme de l'aorte, soit iatrogène (méthysergide, β-bloquants, phénacétine, halopéridol) (*cf.* illustration).

Signes cliniques et paracliniques

Ils sont dus à l'envahissement des organes rétropéritonéaux : veine cave inférieure visible à la cavographie traduite par des œdèmes ; bas uretères avec hydronéphrose, traduite par des épisodes d'anurie à éclipse, de lombalgies à bascule ; douleurs traduisant un envahissement des racines sacrées. Le scanner multibarrettes sans injection, l'IRM avec injection de gadolinium font le diagnostic. Un scanner thoracique, des explorations conduites sur la clinique (mammographie, endoscopie

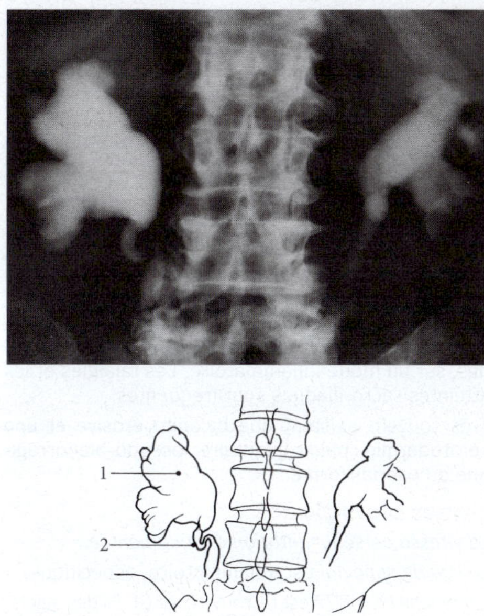

Fibrose rétropéritonéale : attraction des deux uretères sur la ligne médiane, réalisant à droite l'aspect en siphon. Cliché d'urographie intraveineuse.
1. Hydronéphrose ; 2. Siphon.

digestive, marqueurs tumoraux) sont réalisés à la recherche d'une extension de la fibrose à d'autres organes et à la recherche d'une étiologie. Dans 70 % des cas, la fibrose est idiopathique.

Traitement

Le cathétérisme des uretères avec des sondes en double J, l'intrapéritonisation des uretères évitent la destruction des reins. Les corticoïdes, les immunosuppresseurs, le *Taxotere*, l'irradiation suivant l'étiologie ont un effet variable.

FIESSINGER-LEROY-REITER (syndrome oculo-urétro-synovial de)

Définition

Le syndrome de Fiessinger-Leroy-Reiter est une oligo-arthrite touchant les grosses articulations et qui survient chez l'homme jeune avec terrain génétique particulier (antigène HLA B27) (→ Polyarthrites). Il rentre dans le vaste cadre des arthrites réactionnelles (→ Arthrites, généralités).

Causes

L'affection survient le plus souvent dans un contexte postinfectieux en particulier digestif (diarrhée) ou génital (à *Chlamydia*).

Signes cliniques

Les signes sont souvent dissociés dans le temps ou l'un d'entre eux peut manquer.

Il existe une diarrhée, parfois épidémique, à coproculture négative.

L'urétrite est banale, « aseptique » sans gonococcie.

L'œil est touché sous forme d'iritis ou de *conjonctivite.*

L'oligo-arthrite est plutôt une synovite, car il n'y a pas de destruction articulaire visible à la radiographie. Ce sont les grosses articulations qui sont touchées : genoux surtout, chevilles, épaules ou coudes, sur un mode inflammatoire. Les talalgies et les atteintes sacro-iliaques sont fréquentes.

Très souvent existent une balanite érosive et une kératodermie palmo-plantaire pseudo-blénorragique ou psoriasiforme.

Signes biologiques

La vitesse de sédimentation est augmentée.

Le liquide synovial est inflammatoire, aspécifique.

L'antigène HLA B27 est retrouvé chez 80 % des sujets.

+ Surveillance

C'est celle de l'état général et de la généralisation de l'atteinte articulaire, qui peut justifier un repos articulaire strict.

Évolution

Elle se fait par poussées, les articulations étant touchées les unes après les autres, en 3 semaines à 6 mois. Les risques majeurs sont la récidive ou l'évolution vers une spondylarthrite ankylosante.

Traitement

À la phase aiguë, le repos est souvent nécessaire, les antalgiques à dose suffisante sont utiles, et les anti-inflammatoires non stéroïdiens représentent le traitement essentiel.

L'antibiothérapie ne constitue pas le traitement de la poussée du syndrome de FLR, dont les manifestations articulaires ne sont pas influencées mais celui d'une éventuelle infection génitale, en particulier à *Chlamydia*.

En cas d'évolution sur un mode chronique on peut être conduit à prescrire un traitement de fond comme dans la polyarthrite rhumatoïde, et en particulier la salazopyrine.

FIÈVRE AU RETOUR D'UN PAYS TROPICAL

La fièvre est un motif de consultation fréquent après un séjour en région tropicale. L'analyse du type de la fièvre, les signes associés, les pays visités permettent une approche diagnostique. Dans environ la moitié des cas, la fièvre est sans rapport avec le séjour en zone tropicale : virose, pathologie inflammatoire ou néoplasique…

L'interrogatoire doit être précis : durée du séjour et délai depuis le retour, zone visitée, prophylaxie antipalustre, précautions prises pour l'alimentation, notion d'un contage, piqûres d'insectes, baignades en rivière, contages sexuels à risques. **Parmi les signes associés** doivent être recherchés : céphalées et frissons (paludisme, méningites), une diarrhée ou un syndrome dysentérique (*turista*, typhoïde, shigellose, yersinioses, infection à campylobacter, amibiase…), des symptômes d'ordre allergique (urticaire, arthralgies) évoquant une migration larvaire (bilharziose, ascaridiose, distomatose), des lésions cutanées (bouton d'Orient, rickettsioses, peste, primo-infection VIH…), des signes hématologiques avec polyadénopathies, hépatosplénomégalie (trypanosomiase, leishmaniose viscérale…), un ictère associé ou non à des signes hémorragiques (hépatites virales, arboviroses).

Le diagnostic repose sur des examens complémentaires ciblés en fonction des données de l'anamnèse et de la clinique : frottis sanguin, hémocultures, examen bactériologique et/ou parasitologique des selles, sérologies virales et parasitaires, étude du LCR.

Le paludisme (→) doit être évoqué en priorité, car il représente une urgence thérapeutique.

FIÈVRE JAUNE

Définition

C'est une **arbovirose, liée au virus amarile (groupe des flavivirus)** transmise par des arthropodes. Il existe environ 200 000 cas par an dont 30 000 décès.

Causes et mécanismes

Elle sévit à l'état endémique dans les zones intertropicales d'Afrique et d'Amérique. C'est une maladie animale (singe) transmise par des moustiques à l'homme.

Signes essentiels

Cliniques : la forme sévère réalise une hépatonéphrite aiguë. Après une incubation de 5 jours le début est brutal : fièvre à 40 °C, céphalées, courbatures, vomissements, altération de l'état général. À **la phase dite « rouge »** (faciès congestif, injection conjonctivale), fièvre, céphalées et vomissements persistent. Une accalmie précède **la phase dite « jaune »** avec ictère, vomissements sanglants et oligurie avec protéinurie.

Examens complémentaires : le diagnostic est confirmé par l'isolement du virus dans le sang (3 premiers jours) et l'élévation des anticorps à des prélèvements successifs.

Traitement et pronostic

Le pronostic est grave. Il n'y a pas de traitement spécifique. Il faut : isoler le malade et les sujets contacts, déclarer la maladie, faire une enquête épidémiologique et vacciner la population. La *vaccination* doit être faite dans les centres agréés par l'OMS, elle est obligatoire pour se rendre dans certains pays d'endémie.

FIÈVRE DU NOURRISSON

Définition

Température supérieure à 37,8 °C. On parle d'hyperthermie modérée entre 37,8 et 38,5 °C, élevée au-dessus de 38,5 °C. Hyperthermie majeure au-dessus de 40,5 °C.

Causes et mécanismes

Infection virale le plus souvent ou bactérienne. Risque d'hyperthermie majeure en cas de faillite des mécanismes d'adaptation de l'organisme (enfant trop couvert, ambiance trop chaude, pertes digestives, apports hydriques insuffisants).

Signes essentiels

- *Apprécier la tolérance* (*cf.* tableau).
- *Recherche systématique de* :
  - éruption (purpura) ;
  - signes pulmonaires : difficultés respiratoires, matité, râles ;
  - signes digestifs (diarrhée, vomissements) ;
  - signes méningés ;
  - otite, angine, pharyngite ;
  - signes ostéo-articulaires ;
  - leucocytes et nitrites à la bandelette urinaire.
- *Bilan paraclinique* non systématique sauf chez le nourrisson avant 3 mois ; en cas de fièvre mal tolérée ; en cas de fièvre prolongée et inexpliquée au-delà de 3 jours : NFS, C réactive protéine, hémoculture, ECBU, PL systématique avant 1 mois et indications larges de 1 à 3 mois. Radiographie de thorax.

Surveillance

Courbe thermique.
Coloration et comportement.
Troubles hémodynamiques.
Troubles digestifs.
Boissons.

Évolution et complications

En dehors des complications liées à certaines étiologies, le principal risque est celui de convulsions (entre 6 mois et 5 ans) ; plus rarement déshydratation, voire hyperthermie majeure (collapsus, convulsions et coma, hémorragies digestives, anurie).

Traitement

Lutte contre la fièvre par :

- moyens physiques : découvrir l'enfant ; température de la pièce entre 17 et 19 °C, humidifier l'enfant plutôt que de le baigner, le faire boire abondamment. Le refroidissement externe, souvent préconisé, ne se justifie qu'en cas d'hyperthermie majeure engageant le pronostic vital, notamment chez un nourrisson déshydraté et surcouvert. Il est inutile dans les autres cas ;
- traitement médicamenteux (*cf.* tableau).

Pour la pratique, on retiendra :

- Motif très fréquent de consultation.
- Clinique évidente. Nécessite d'en rechercher l'étiologie.
- Surveillance par l'infirmière : courbe thermique, recherche de complications (déshydratation, convulsions, choc infectieux).
- Éducation des parents : traitement de la fièvre, découvrir l'enfant et augmenter les apports hydriques ; traitement médicamenteux.

FIÈVRE DU NOURRISSON		
TOLÉRANCE	BONNE	MAUVAISE
Faciès	vultueux	pâle, cyanosé
Conscience	normale	somnolence
Cri	vigoureux	geignard
Téguments	érythrosiques, chauds	marbrés, froids
Temps de recoloration	immédiat	allongé

MÉDICAMENTS ANTIPYRÉTIQUES			
	DOSE UNITAIRE	NOMBRE	VOIE D'ADMINISTRATION
Paracétamol *Efferalgan* *Dafalgan* *Doliprane*	15 mg/kg	4	orale ou rectale
Perfalgan	15 mg/kg	4	intraveineuse
Anti-inflammatoires non stéroïdiens Ibuprofène (*Advil*)	7,5 mg/kg	4	orale
Acide acétyl-salicylique *Aspegic*	10 à 15 mg/kg	4	orale
Aspegic injectable	15 mg/kg	3 à 4	intraveineuse

Indications :

– Température > 38 °C chez l'enfant de moins de 4 ans.

– Fièvre mal tolérée chez l'enfant plus grand.

– Habituellement, on recommande d'utiliser le paracétamol en 1re intention. L'association de 2 antipyrétique est, le plus souvent, inutile.

Contre-indications :

– Elles concernent l'acide acétyl-salicylique : syndromes hémorragiques, thrombopénies, intervention chirurgicale prévue (même mineure) ou période postopératoire, varicelle, syndrome grippal, allergie à l'aspirine.

– L'ibuprofène est contre-indiquée en cas de varicelle et d'insuffisance rénale.

Précautions d'emploi :

Respect des posologies en raison de risques toxiques. Administration systématique (sans attendre la réascension de la fièvre) ++ en cas d'antécédents de convulsions (éventuellement associée à du *Valium*).

Effets secondaires :

– *Aspirine* et Ibuprofène : troubles digestifs ; troubles de la coagulation ; allergie.

– *Aspirine* seule : risque hypothétique de syndrome de Reye au cours de la grippe et de la varicelle (atteinte cérébrale et hépatique).

FIÈVRE Q

Voir *Rickettsioses*.

FIÈVRE TYPHOÏDE

Définition

C'est une toxi-infection généralisée à point de départ lymphatique mésentérique due aux bacilles typhique et paratyphique (bacille à Gram négatif).

Causes et mécanismes

C'est une maladie strictement humaine, due au *bacille d'Eberth* et aux *bacilles paratyphiques* A, B, C. La dissémination est liée à *l'élimination fécale* des germes (malades ou porteurs sains) ; la transmission peut aussi être indirecte (ingestion d'eau, de coquillages, de légumes pollués). Les germes ingérés traversent la muqueuse et parviennent aux *ganglions mésentériques*, puis sont déversés dans la circulation générale, ensuite ils repassent dans l'intestin par les voies biliaires et sont éliminés par

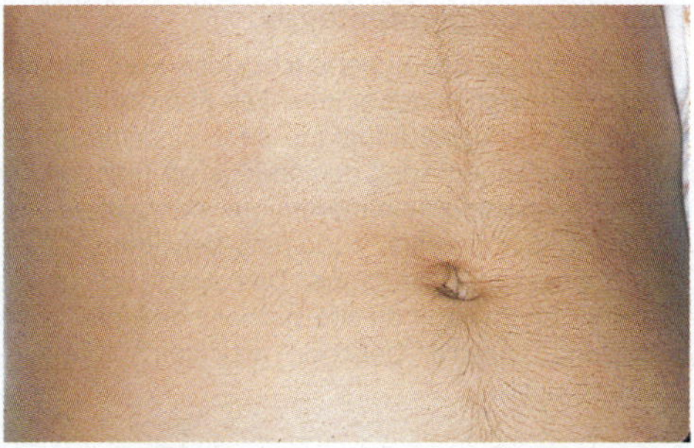

Taches rosées de la fièvre typhoïde.

les selles et les urines. *L'endotoxine* (libérée au niveau des ganglions) imprègne le système sympathique abdominal, les centres nerveux centraux et aussi le myocarde et le tissu rénal.

Signes essentiels

Cliniques

Après une incubation de deux semaines, le début est progressif, marqué par : céphalées, insomnies, vertiges, épistaxis, troubles digestifs et une fièvre qui s'élève *en oscillations ascendantes* ; le *pouls est dissocié*, l'abdomen est *météorisé*, la *fosse iliaque droite* gargouillante, une splénomégalie est possible. La 2e semaine, la *fièvre est en plateau à 40 °C*, le *tuphos* peut comprendre un délire onirique et des mouvements stéréotypés, il existe une *diarrhée* ocre. Des *taches rosées*, évoluant par poussées, peuvent se voir sur l'abdomen et la base du thorax ; on observe parfois une ulcération de l'amygdale (angine de Duguet). En fait, les formes atypiques, notamment frustes et atténuées, sont fréquentes (*cf.* illustration).

Examens complémentaires

- la *NFS* montre une leucopénie (une hyperleucocytose accompagne les principales complications) ;
- les *hémocultures* sont positives (90 %, la 1re semaine et 75 %, des cas la 2e) ;
- la *coproculture* est positive la 1re semaine ; l'isolement est levé après 2 coprocultures négatives ;
- les *sérodiagnostics* de Widal-Félix confirment le diagnostic lorsqu'ils montrent un taux significatif d'anticorps.

Surveillance, évolution et complications

Les malades doivent être attentivement surveillés (clinique, biologie, ASP, ECG, etc.), car ils sont exposés à des complications :

- *complications digestives* : hémorragies intestinales et perforations (sthénique ou asthénique) ;
- *complications cardio-vasculaires* : myocardite typhique et collapsus cardio-vasculaire ;
- *complications méningées, rénales, ostéo-articulaires.*

Traitement

Dans les pays développés, les fluoroquinolones sont utilisées en première intention pendant 10 jours : péfloxacine (*Péflacine*) 400 mg 2/j, ou ofloxacine (*Oflocet*) 200 mg 2/j, ou ciprofloxacine (*Ciflox*) 500 mg 2/j. En cas d'intolérance digestive, on utilise une céphalosporine de 3e génération pendant 5 à 10 jours : ceftriaxone (*Rocéphine*) 4 g/j IV.

Dans les pays en voie de développement, ces traitements trop onéreux sont remplacés par du thiamphénicol 3 g/j ou de l'ampicilline 6 g/j ou cotrimoxazole (*Bactrim simple*) 6 cp/j pendant 15 jours.

Traitement adjuvant : la corticothérapie est réservée aux formes avec syndrome toxinique sévère. Les hémorragies digestives relèvent de la transfusion et les perforations de la chirurgie.

Le traitement prophylactique comprend :

- *vaccination* : le vaccin *Typhim Vi* protège contre l'infection à *Salmonella typhi* mais pas contre les *paratyphi* A ou B. Il nécessite une injection avec rappel tous les 3 ans. Il est réalisable à partir de l'âge de 2 ans. Il est indiqué pour les voyageurs, le personnel de santé ou de laboratoire ;
- mesures *hygiéno-diététiques* : isolement du malade ; thermomètre, bassin et vaisselle individuels ; désinfection en cours et terminale des excréments et du linge ; déclaration obligatoire ; coprocultures de contrôle à la convalescence ;
- *hygiène individuelle* : c'est une maladie des mains sales nécessitant le lavage des mains après contact

Pour la pratique, on retiendra :

Transmission oro-fécale, sévit dans les pays à niveau d'hygiène précaire.
200 millions de cas annuels dans le monde, plus de 200 000 décès, moins de 100 cas en France dont les 2/3 sont contractés à l'étranger, quelques épidémies à partir d'aliments contaminés.
Existence de formes cliniques frustres, incomplètes, trompeuses.
Surveillance : l'infirmière doit surveiller l'état de conscience (risque de délire, torpeur...), l'état de l'abdomen (risque de perforations et hémorragies digestives), l'état d'hydratation et les paramètres hémodynamiques (diarrhée profuse, choc toxique).
Isolement entéral +++, lavage soigneux des mains et désinfection, dépister l'entourage.

fécal et avant manipulation alimentaire. Hygiène alimentaire : dans les pays à l'hygiène précaire, il ne faut boire que de l'eau minérale en bouteille capsulée et éviter les fruits et légumes non pelés.

• *déclaration obligatoire* (n° 1), éviction de 20 jours après guérison clinique (abrégée si 2 coprocultures sont négatives à 8 jours d'intervalle) ; le dépistage des porteurs sains (coprocultures).

FIÈVRES PROLONGÉES

Définition

Il s'agit de fièvres (température supérieure à 38,2 °C) dont la durée excède 3 semaines.

Causes et mécanismes

La fièvre est liée à un dérèglement des centres régulateurs hypothalamiques en rapport avec la libération de médiateurs chimiques (cytokines...) agissant à ce niveau. La fièvre peut témoigner d'un processus infectieux, inflammatoire, nécrotique (d'origine bactérienne, immunologique, tumorale) qui libère ces substances. Le diagnostic est grandement aidé lorsqu'il existe des signes d'accompagnement. C'est pourquoi sont envisagées surtout ici *les fièvres prolongées apparemment isolées*.

Une fois éliminées les *hyperthermies métaboliques* (déshydratation, hyperthyroïdie) et les simulations (d'où l'intérêt de la prise de la température devant l'infirmière ou le médecin), les principales étiologies peuvent être classées en 4 catégories :

- maladies infectieuses ;
- hémopathies malignes et cancers profonds ;
- maladies inflammatoires et immunitaires ;
- fièvres médicamenteuses.

MALADIES INFECTIEUSES

Elles sont responsables d'environ 30 % des fièvres prolongées.

Infections à pyogènes banals

Signes cliniques

Le début est en règle générale rapide, la fièvre assez élevée. Le point fondamental est la découverte d'une *porte d'entrée* ou d'un *foyer infectieux* ; les plus fréquents sont : les urines, les poumons, la sphère ORL, les voies biliaires et digestives, la peau, les voies génitales ; plus rarement le cœur (endocardites) ou les méninges.

Les infections à pyogènes sont parfois *décapitées* par une antibiothérapie mal adaptée ou insuffisante (en posologie et/ou durée).

Examens complémentaires

La NFS indique une hyperleucocytose avec polynucléose neutrophile des urines. Les hémocultures et l'examen cytobactériologique sont systématiques. Les radiographies sont demandées en fonction du contexte : poumons, panoramique dentaire, sinus, vésicule, échographie abdomino-pelvienne, scanner, échographie cardiaque. Des ponctions seront réalisées en fonction du site supposé de l'infection : ponction lombaire, ponction articulaire, prélèvement de pustule.

Infections bactériennes spécifiques

De nombreuses bactéries sont à l'origine de fièvres prolongées : tuberculose, maladie de Lyme, brucellose, salmonelloses. La *tuberculose* est évoquée devant : l'absence de vaccination, la notion d'antécédents tuberculeux familiaux ou personnels, chez les travailleurs immigrés, la découverte d'un foyer pulmonaire ou urinaire (pyurie aseptique), la forte positivité des réactions cutanées à la tuberculine.

Infections virales

Les infections virales sont évoquées après un début brutal, devant un état général conservé, la notion de contage et/ou la notion d'une porte d'entrée (angine, « grippe », syndrome méningé résolutif), alors que le reste du bilan est négatif. La positivité des réactions sérologiques avec montée des anticorps à 15 jours d'intervalle peuvent conforter le diagnostic.

L'infection par le VIH est à l'origine d'infections opportunistes.

Parasitoses

Parmi les infections parasitaires, *la toxoplasmose* est évoquée devant les adénopathies, des manifestations oculaires ou neurologiques. Les réactions sérologiques confirment le diagnostic.

Les parasitoses tropicales sont évoquées en cas de séjour en pays d'endémie : paludisme, leishmanioses (→).

HÉMOPATHIES MALIGNES ET CANCERS PROFONDS

Certains examens complémentaires peuvent rapporter ici une fièvre isolée à sa cause : scanner, biopsie médullaire, biopsie dirigée sous échographie ou scanner, myélogramme (maladie de Hodgkin, leucémies, myélome, lymphomes non hodgkiniens, cancer du rein, etc.).

MALADIES INFLAMMATOIRES ET IMMUNITAIRES

On rencontre ici : rhumatismes inflammatoires dont la maladie de Still, le lupus érythémateux disséminé, les vascularites en particulier périartérite noueuse et maladie de Horton, les granulomatoses (sarcoïdose, maladie de Crohn, hépatites granulomateuses).

FIÈVRES MÉDICAMENTEUSES

La fièvre peut être le seul symptôme d'une allergie médicamenteuse. Le délai d'apparition est très variable de quelques jours à 1 mois. La réaction classique cutanée allergique et l'hyperéosinophilie sont inconstantes. La fièvre disparaît 48 à 72 heures après l'arrêt du médicament.

FILARIOSES

Elles sont dues à des *vers nématodes* de la famille des filaridés. Leur transmission requiert l'intermédiaire d'un hôte vecteur. On distingue : les filarioses dites à *Loa loa, lymphatiques, de Médine, et l'onchocercose* (*cf.* illustration).

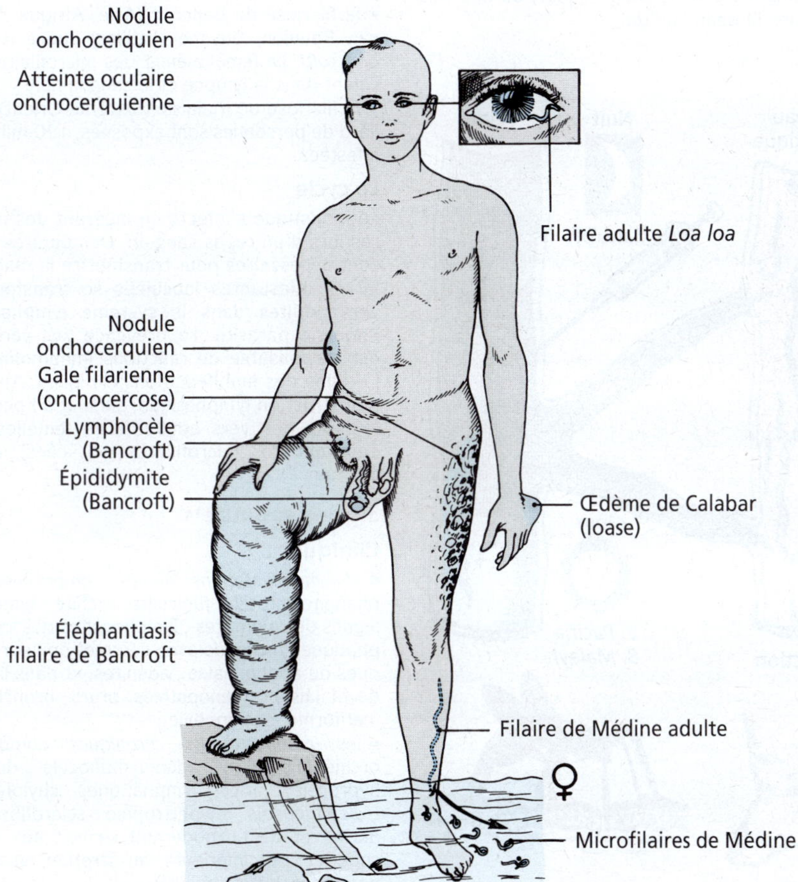

Schéma général des manifestations cliniques des filaires.

FILARIOSE À LOA LOA

Définition, causes et mécanismes

Elle sévit en Afrique centrale. Les vers adultes siègent dans le tissu cellulaire sous-cutané ; les microfilaires ont une périodicité diurne.

Signes essentiels

Cliniques : on observe des œdèmes prurigineux et parfois de fins cordons mobiles, des arthralgies. Les filaires peuvent passer sous la conjonctive, la paupière. Les complications sont méningo-encéphaliques, rénales, pulmonaires, cardiaques.

Examens complémentaires : le diagnostic repose sur l'éosinophilie, la sérologie, la découverte des microfilaires dans le sang (le jour) ou des vers adultes dans la peau ou l'œil.

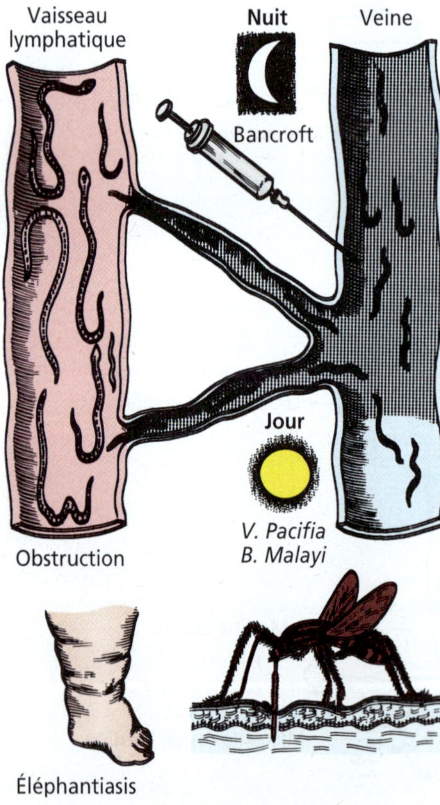

Cycle des filaires lymphatiques.

Traitement

L'ivermectine (*Mectizan*) 200 µg/kg en une prise unique. Si la microfilarémie est élevée, il y a un risque d'encéphalopathie. La diéthylcarbamazine (*Notézine*) utilisée très progressivement du fait d'accidents de sensibilisation (surtout si la microfilarémie est intense) : 1/8 de cp, en augmentant progressivement de cp/j jusqu'à 1 cp, puis par 1 cp/j jusqu'à 4 cp/j associée à la corticothérapie. La durée est de 3 semaines. Elle est moins utilisée en raison des accidents allergiques.

FILARIOSES DITES *LYMPHATIQUES*

Définition, causes et mécanismes

On distingue :

- la filariose de Bancroft (Asie, Afrique, Madagascar, Réunion, Guyane, Antilles) due à *Wuchereria bancrofti*. La femelle émet des microfilaires qui circulent dans la lymphe et le sang la nuit ;
- la filariose de Malaisie (Extrême-Orient), 1,5 milliard de personnes sont exposées, 120 millions sont infestées.

Le cycle

Le moustique s'infecte en ingérant des microfilaires lors d'un repas sanguin. Des piqûres répétées sont nécessaires pour transmettre la maladie. Les larves infestantes inoculées se transforment en vers adultes dans le système lymphatique de l'homme parasité. La présence des vers adultes est responsable de réactions immunologiques, à l'origine des manifestations cliniques. Au pire, il y a obstruction lymphatique, surtout à l'occasion de la mort des vers adultes. Les femelles adultes émettent des microfilaires qui, elles, sont bien tolérées.

Signes essentiels

Cliniques :

- *les manifestations aiguës* comprennent : lymphangite scrotale, funiculite, orchite ; lymphangites aiguës des membres ; lymphangites des troncs lymphatiques profonds avec fièvre et douleurs thoraciques ou abdominales ; adénites, et dans la filariose de Malaisie : adénopathies, prurit, bronchite asthmatiforme, éosinophilie ;
- les *manifestations chroniques* comprennent : orchiépididymite, adénolymphocèle de l'aine, hydrocèle, varices lymphatiques, chylolymphurie. *L'éléphantiasis* (hypertrophie sclérofibreuse du derme et de l'hypoderme) se voit aux membres supérieurs et inférieurs, au scrotum où la *tumeur* peut peser plusieurs kilos.

Examens complémentaires

La NFS montre une *éosinophilie*. On recherche :

• des microfilaires dans le sang (prélèvements nocturnes entre 22 h et 3 h) et dans les épanchements chyleux ;
• des anticorps sériques.

Traitement

Les soins locaux sont fondamentaux, les surinfections sont traitées par antibiotiques.

Trois médicaments sont utilisés pour traiter les microfilaires :
• la diéthylcarbamazine (*Notezine*) 6 mg/kg/j en une prise, 4 fois en 3 mois (allergies) ;
• l'ivermectine (*Mectizan)* 200 à 400 µg/j en une prise tous les 6 mois ;
• l'albendazole (*Zentel*) 400 mg 2 fois par jour pendant 21 jours.

Un médicament tue les filaires adultes : la doxycycline 200 mg/j pendant 8 semaines.

FILARIOSE DE MÉDINE

Définition, causes et mécanismes

La dracunculose est répandue en Afrique, en Asie, en Amérique centrale. La contamination se fait par l'intermédiaire de crustacés infestés. Seule la femelle est pathogène (1 mm × 1 mm), elle siège dans le tissu sous-cutané des membres inférieurs.

Signes essentiels

On peut observer des accidents allergiques, un cordon induré puis une vésicule et une ulcération cutanée d'un membre où l'on voit la tête de la filaire.

Des complications sont possibles : phlegmon, gangrène, arthrite, septicémie. On peut voir des filaires calcifiées (parfois de siège aberrant) sur des clichés radiographiques. L'éosinophilie est variable.

Traitement

C'est l'extirpation du ver adulte de façon progressive et aseptique. La séro-anatoxinothérapie antitétanique et les antibiotiques sont souvent utilisés, la chirurgie parfois.

ONCHOCERCOSE OU CÉCITÉ DES RIVIÈRES

Définition, causes et mécanismes

Onchocerca volvulus (régions intertropicales d'Amérique centrale et d'Afrique) est transmise à l'homme par un moucheron. La filaire adulte vit dans des nodules sous-cutanés. La femelle expulse des microfilaires qui se répandent dans le tissu dermique et l'œil.

Signes essentiels

Cliniques : la maladie peut être latente.

Ailleurs, on observe :
• *des nodules kystiques sous-cutanés* ou d'autres lésions cutanées (œdème dans les formes aiguës ; « peau de lézard » dans les lésions chroniques et « gale filarienne » due aux lésions de grattage générées par le prurit initial) ;
• des *lésions oculaires* qui font toute la gravité de la maladie : conjonctivite et œdème des paupières évoluant par poussées. Puis, les troubles deviennent chroniques atteignant la cornée, l'iris, la rétine et aboutissent à la *cécité*.

Examens complémentaires : les éléments du diagnostic sont éosinophilie, sérologie, biopsie cutanée exsangue à la recherche de microfilaires, examen oculaire au biomicroscope.

Traitement

Le traitement de l'onchocercose est l'ivermectine (*Mectizan*), les personnes infectées sont traitées une fois par an. Le produit n'élimine pas le ver adulte, mais paralyse les microfilaires et empêche la reproduction.

La prévention repose sur la pulvérisation de larvicides sur les fleuves pour contrôler les moucherons.

ANTIFILARIENS	
Diéthylcarbamazine : *Notézine*	cp à 100 mg
Ivermectine : *Mectizan*	cp sécable à 6 mg non disponibles en officine.
Action : • *Mectizan* : inhibe, en favorisant la libération d'un neurotransmetteur, la transmission d'influx nerveux et provoque la mort des vers. **Indications :** • *Notézine* : loase, filaire de Bancroft. • *Mectizan* : onchocercose à *Onchocerca volvulus*.	**Effets secondaires :** • *Notézine* : – cas d'infestation massive par les microfilaires (loase), des accidents graves peuvent survenir au cours de la lyse avec des comas voire des décès, hypotension, réactions cutanées, asthme, atteinte oculaire (en cas d'onchocercose associée). L'adjonction de corticoïdes et d'antihistaminiques ne suffit pas toujours à limiter les réactions ;

→

→

– céphalées, vertiges, somnolence, nausées.

• *Mectizan* :

– réaction d'hypersensibilité modérée après la lyse des filaires : fièvre, éruption cutanée, arthralgies, œdème, troubles digestifs, céphalées ;

– somnolence, rarement sensation anormale dans les yeux

Contre-indications :
Hypersensibilité connue au produit.

Précautions d'emploi :
Mectizan : ne doit pas être utilisé chez l'enfant de moins de 5 ans et à éviter chez les femmes enceintes ou allaitant.

FISSURE ANALE

Définition

C'est une perte de substance grossièrement ovalaire allant de la ligne des cryptes à la marge anale.

Causes et mécanismes

Les facteurs favorisant sont :

- *mécaniques* (constipation, selles dures, abus de laxatifs irritants) ;
- *histologiques* (dystrophie muqueuse).

Signes essentiels

La douleur est le signe principal. Déclenchée par la défécation, elle se calme quelques minutes pour reprendre après. Une constipation *réflexe* est habituelle et de petites rectorragies sont possibles. Douleurs et contractures sphinctériennes empêchent le toucher rectal et l'anuscopie ; le diagnostic est fait à l'inspection de la marge anale en écartant les plis radiés : raquette fissuraire située habituellement à midi en position *genupectorale*. La recherche d'une adénopathie, une sérologie syphilitique, voire une biopsie sont pratiquées en cas de fissure atypique pour éliminer cancer, syphilis, tuberculose ou maladie de Crohn.

Traitement

Les moyens sont médicaux (antalgique, traitement de la constipation, infiltrations locales) et chirurgicaux (résections fissuraires, sphinctérotomie interne).

FISTULES ANALES

Définition, étiologie

Elles résultent de l'ouverture spontanée ou chirurgicale d'abcès péri-anaux. Ces derniers sont le plus souvent un point de départ cryptique (intra-anal). Elles ont un trajet plus ou moins complexe (notamment par rapport au sphincter) et peuvent être multiples. Certaines sont dues à une maladie de Crohn, voire à une tuberculose, etc.

Signes essentiels

Elles succèdent à un abcès (douleur cuisante, exagérée par la défécation, avec une tuméfaction douloureuse et fièvre) et réalisent un écoulement purulent, indolore, tachant le linge. L'inspection recherche l'orifice externe ; l'anuscopie, le toucher rectal et l'utilisation d'un stylet recherche l'orifice interne (au niveau des cryptes). On s'aide parfois de l'injection de bleu de méthylène ou d'une fistulographie (à l'air ou lipiodée).

Traitement

Il est chirurgical ou proctologique (drainage prolongé et section lente du sphincter à l'aide d'un fil élastique). Il doit être prudent, le risque étant la section incontrôlée du sphincter externe, source d'incontinence.

FISTULES ARTÉRIO-VEINEUSES DES MEMBRES

Définition

La fistule artério-veineuse est une communication directe entre une artère et une veine sans l'intermédiaire du réseau capillaire. Elle peut être acquise et d'origine traumatique, ou congénitale.

Causes et mécanismes

Les fistules congénitales résultent d'un développement anormal du système vasculaire embryonnaire.

Les fistules traumatiques acquises sont la conséquence d'une plaie atteignant simultanément une artère et sa veine satellite.

L'existence d'une fistule entraîne une baisse de la pression artérielle moyenne et du débit artériel en aval de celle-ci. Il se produit en compensation une augmentation du volume sanguin, de la fréquence cardiaque et du débit cardiaque. Ces conséquences sont en rapport avec l'importance du débit de la fistule.

Signes essentiels

Cliniques :

- *les fistules acquises* présentent un thrill continu à la palpation et un souffle continu à renforcement systolique à l'auscultation ; l'examen local montre un œdème de stase veineuse et des dilatations veineuses importantes. L'auscultation cardiaque peut retrouver une tachycardie supprimée par compression locale de la fistule ;

• *les fistules congénitales* se manifestent par des dilatations variqueuses des veines, des lésions tégumentaires et une augmentation de la longueur du membre atteint. L'existence d'un *thrill* et d'un souffle continu est inconstante. Le retentissement cardiaque est rare.

Paracliniques :

• *dans les fistules acquises,* on retrouvera une élévation de la pression veineuse, une augmentation du débit cardiaque et du volume sanguin. La radiographie sans préparation peut montrer des corps étrangers, l'examen essentiel est l'angiographie numérisée qui montre la fistule, le remplissage précoce des veines dilatées et l'image d'un éventuel anévrisme ;
• *dans les fistules congénitales,* l'angiographie numérisée permet un bilan précis.

Évolution

En l'absence de traitement, survenue de complications locales (troubles trophiques), générales (insuffisance cardiaque et surinfection bactérienne).

Traitement

Il est chirurgical : suppression de la fistule avec réparation vasculaire. Les résultats sont bons dans les fistules acquises, inconstants dans les fistules congénitales.

FLUTTER AURICULAIRE

Définition

Trouble du rythme supraventriculaire caractérisé par une accélération régulière du rythme des oreillettes battant à 300 par minute (*cf.* illustration).

Causes et mécanismes

Le blocage des ondes du flutter dans le nœud de Tawara (1 fois sur 2 ou 1 fois sur 3, etc.) fait que la fréquence ventriculaire est la moitié ou le tiers des oreillettes (flutter 2/1 ou 3/1, etc.).

Le flutter est rarement observé sur cœur sain.

Les causes habituelles sont :

• les cardiopathies mitrales ;
• certaines maladies infectieuses (diphtérie, RAA) avec atteinte myocardique ;
• les cardiopathies ischémiques ;
• certaines cardiopathies congénitales ;
• l'hyperthyroïdie ;
• l'intoxication digitalique.

Signes cliniques

L'interrogatoire retrouve :

• des accès de tachycardie paroxystique plus ou moins durables ;

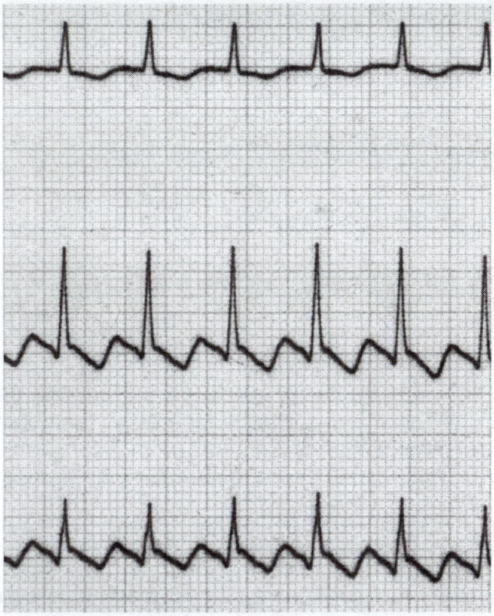

Flutter auriculaire. Aspect en « dents de scie ».

• ou une installation insidieuse.

L'examen montre :

• un pouls rapide, régulier ;
• une tachycardie régulière à l'auscultation.

Signes électrocardiographiques caractéristiques

Ondes de flutter :

• donnant un aspect en « dents de scie » ;
• cadence régulière à 300 par minute.

Complexes ventriculaires :

• fins, réguliers (tous les 2, 3 ou 4 battements auriculaires) ;
• ou irréguliers si le blocage auriculo-ventriculaire est variable.

Traitement

Il consiste en :

• tentative de restauration du rythme sinusal par un traitement anti-arythmique (le plus souvent *Cordarone* par voie orale) ;
• anticoagulation systématique ; à noter que le risque thromboembolique est plus faible que pour l'arythmie complète par fibrillation auriculaire (→).

En cas d'échec :

• stimulation auriculaire par voie œsophagienne ;
• ou choc électrique externe sous anesthésie générale courte.

FORESTIER (maladie de)

Voir *Hyperostose vertébrale engainante*.

FRACTURES DENTAIRES

Voir *Traumatologie dentaire*.

FRACTURES DE FATIGUE

Définition

Ce sont des fractures qui se produisent sur un os sain, à l'occasion d'efforts répétés et inhabituels : on les appelle encore *fractures de marche ou fractures de contrainte*. Elles surviennent volontiers chez un sujet jeune ou sportif.

Causes et mécanismes

Chaque effort appliqué à l'os est trop faible pour le casser, mais la somme arithmétique des efforts est suffisante pour provoquer la fracture. Les os les plus touchés sont dans l'ordre les deuxième et troisième métatarsiens, le tibia, le péroné, le fémur et les branches ischio-pubiennes. On peut les rapprocher des fractures costales à la toux.

Signes cliniques

L'os touché est le siège d'une douleur uniquement mécanique, retrouvée à la palpation. Pour les os superficiels, une réaction locale de type inflammatoire peut donner un aspect parfois trompeur.

Signes paracliniques

Il n'y a aucun signe biologique.

Les signes radiologiques sont en retard de 3 semaines sur les signes cliniques. La fracture n'est donc vue qu'au stade de consolidation où elle se manifeste par un *cal* en *bulbe d'oignon* régulier, soufflant la diaphyse, mais sans aucune interruption de la corticale et sans décalcification même locale. Les parties molles restent normales.

L'imagerie moderne permet un diagnostic plus précoce : scintigraphie osseuse, voire IRM.

Évolution et surveillance

L'évolution se fait vers la guérison en 3 à 6 semaines, habituellement sans complication. Le seul élément de surveillance est la douleur avec son impotence fonctionnelle.

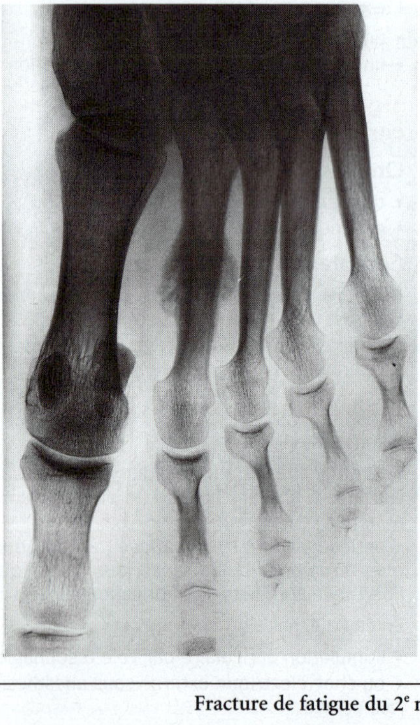

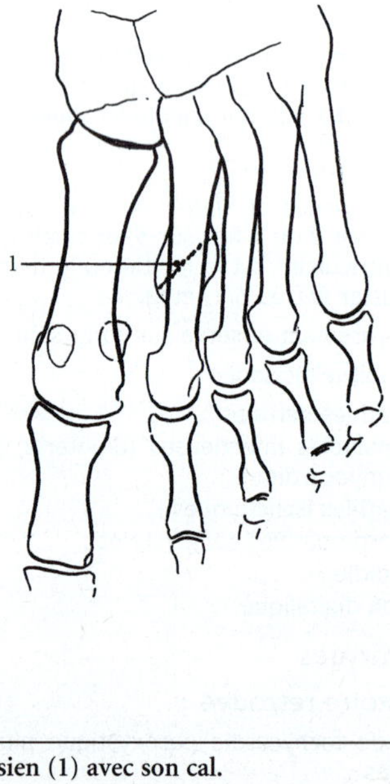

Fracture de fatigue du 2e métatarsien (1) avec son cal.

Traitement

La limitation ou l'interdiction de l'appui est suffisante. On est parfois amené à immobiliser avec une bande légère, voire une résine de marche. La prévention est possible : c'est l'entraînement progressif à tout effort (*cf.* illustration).

FRACTURES FERMÉES

On appelle fracture la rupture de la continuité d'un os. Lorsque la peau est intacte, le foyer de fracture ne communique pas avec l'extérieur et la fracture est dite fermée.

PHYSIOPATHOLOGIE

Mécanismes

La fracture peut être due à un traumatisme direct généralement unique et violent ou indirect. En cas de traumatisme direct, l'agent responsable vient frapper l'os qui se fracture au point d'impact ; ce mécanisme, souvent violent, explique la fréquence et l'importance des lésions associées, en particulier des parties molles avec constitution d'un hématome, parfois volumineux (risque d'hypovolémie) et risque de fracture ouverte.

En cas de traumatisme indirect, l'impact et le siège de la fracture sont à distance l'un de l'autre.

Suivant la direction des forces, on peut décrire plusieurs mécanismes de fracture : les fractures par flexion, les fractures par torsion, les fractures par écrasement ou tassement, les fractures par arrachement ou élongation ; plusieurs de ces mécanismes peuvent être associés.

Terrain

Enfant

Les fractures sont souvent incomplètes du fait de la souplesse osseuse.

On distingue :

- la fracture en bois vert qui n'intéresse qu'une seule corticale ;
- la fracture sous-périostée : l'os est rompu mais le périoste a résisté ;
- les décollements épiphysaires : le trait passe au niveau des cartilages de conjugaison encore actifs.

Dans toutes ces formes, la consolidation est rapide, les déformations sont peu importantes et il n'y a pas de problèmes de rééducation. Le seul point délicat chez l'enfant reste le diagnostic positif. En effet, la lecture des radiographies osseuses est difficile à proximité des cartilages de conjugaison. Il ne faut pas confondre clarté d'un cartilage et trait de fracture. Ce piège conduit à toujours pratiquer des *radiographies bilatérales et comparatives* des deux membres.

Sujet âgé

Les fractures se produisent souvent à l'occasion d'un traumatisme peu violent du fait de l'ostéoporose. L'immobilisation plâtrée ou au lit, prolongée, est à éviter le plus possible : elle est responsable en effet de la plupart des *complications générales graves* (maladie thromboembolique, infections, escarres). Ce risque explique l'attitude volontiers chirurgicale sur ce terrain, les interventions ayant pour but une reprise précoce de la marche.

Fractures pathologiques

On appelle ainsi une fracture survenant sur un os préalablement altéré ou fragilisé, par une déminéralisation diffuse (ostéoporose, maladie osseuse congénitale), une tumeur osseuse bénigne et surtout les métastases osseuses des cancers. La fracture se produit pour un traumatisme souvent minime, voire spontanément.

Fractures articulaires

Le trait de fracture atteint le cartilage articulaire ; ici le pronostic fonctionnel est engagé, car il existe un risque d'ankylose ou de raideur articulaire ou d'arthrose post-traumatique.

DIAGNOSTIC POSITIF

Étape clinique

Les signes d'appel sont une douleur spontanée très vive au niveau du foyer de fracture, une déformation du membre, une impotence fonctionnelle plus ou moins absolue. Souvent le blessé a entendu un bruit de craquement au moment du traumatisme.

Dans l'immédiat, il faut immobiliser provisoirement le membre pour éviter des mouvements intempestifs pendant le transport. Un rapide examen vérifie l'intégrité des vaisseaux (pouls d'aval) et des nerfs (motricité, surtout sensibilité).

Un examen attentif du revêtement cutané recherche une excoriation dont l'existence fait redouter l'ouverture du foyer de fracture. Le blessé doit être dirigé en milieu chirurgical. Le patient doit rester à jeun afin de ne pas retarder une éventuelle anesthésie générale.

Étape radiologique

Les clichés sont demandés de face et de profil de telle façon que les articulations sus- et sous-jacentes y figurent. Les radiographies montrent le trait de fracture, le nombre de fragments, les déformations, éventuellement la prolongation articulaire d'un trait de fracture (fracture articulaire).

ÉVOLUTION ET COMPLICATIONS

Elles varient suivant le type de fracture, la localisation, le traitement institué. Certaines complications doivent être dépistées précocement par le praticien chez des sujets ambulatoires.

Compression sous plâtre (ou résine)

La surveillance doit être particulièrement attentive pendant les tout premiers jours, période où cette complication est fréquente (du fait de l'œdème). L'extrémité d'un membre plâtré doit rester de coloration normale, indolore.

Le moindre doute impose l'ouverture immédiate en bivalve afin de ne pas provoquer de déplacement. Cette ouverture doit être réalisée avant que n'apparaissent des douleurs vives, une insensibilité des doigts ou des orteils, un refroidissement, une coloration violacée qui signent l'ischémie.

La forme la plus redoutable est le *syndrome de Volkmann* qui s'observe avec prédilection chez l'enfant, après fracture de l'extrémité inférieure de l'humérus immobilisée par un plâtre circulaire maintenant l'articulation du coude à angle aigu.

Complications septiques

En dehors des fractures ouvertes, elles s'observent après abord chirurgical du foyer de fracture. Les signes de début sont habituellement locaux : douleur, inflammation localisée ou fistulisation, état fébrile inconstant.

L'hospitalisation en milieu chirurgical spécialisé est indispensable. L'évolution est longue, le traitement difficile. Aucun antibiotique ne doit être administré sans données bactériologiques précises.

Décompensation d'une maladie associée

Il peut s'agir d'une agitation avec confusion annonçant un *delirium tremens*. Ailleurs, la fracture provoque une poussée d'acido-cétose chez un diabétique sous insuline. Dans ces deux éventualités, un traitement urgent s'impose (sédatifs et boissons abondantes dans le premier cas, insulinothérapie adaptée dans le second).

Une crise de goutte ou de chondrocalcinose peut survenir, une insuffisance cardiaque, vasculaire cérébrale (hémiplégie), rénale ou respiratoire peut se décompenser.

Complications thromboemboliques

Les thrombophlébites des membres inférieurs sont particulièrement à craindre dans les fractures des membres inférieurs, lors des immobilisations prolongées, et chez les insuffisants cardiaques. Leur diagnostic peut être difficile chez les blessés plâtrés ; tout gonflement du pied et des orteils doit alerter, de même que les *signes de pancarte* : fièvre inexpliquée, accélération du pouls.

Elles exposent à des séquelles veineuses, et surtout à de redoutables embolies pulmonaires : douleur thoracique, dyspnée, petit pouls accéléré, qui doivent faire appeler d'urgence le médecin de garde, donner de l'oxygène et ne pas bouger le malade.

Leur prévention justifie un lever précoce, des contractions musculaires sous plâtre, des massages des mollets, et un traitement anticoagulant systématique, habituellement par une héparine de bas poids moléculaire.

Déplacements sous plâtre

Ils doivent être particulièrement redoutés pour les fractures spiroïdes. Ils sont reconnus sur des clichés de contrôle réalisés habituellement 8, 15, 21 et 30 jours après la réduction.

Troubles de la consolidation

Si les fragments osseux consolident en position anormale, on parle de *cal vicieux* : le retentissement sur les articulations sus- et sous-jacentes peut être rapide et sévère. Une correction opératoire chirurgicale est souvent nécessaire pour préserver l'avenir fonctionnel. Si la consolidation fait défaut, le délai habituel étant dépassé, il faut évoquer une *pseudarthrose* (absence de cal osseux remplacé par un cal fibreux). Elle peut se manifester par une douleur lors de la reprise de la marche (pseudarthrose du membre inférieur) ou par une mobilité anormale. Elle est affirmée par l'étude radiologique qui montre l'élargissement des extrémités fragmentaires anormalement condensées et séparées par un intervalle clair.

RÉÉDUCATION

Son rôle est toujours essentiel avec un double but : permettre une reprise de fonction aussi précoce que possible, éviter les séquelles fonctionnelles. Elle doit être confiée à un kinésithérapeute. Elle lutte contre l'atrophie musculaire et la raideur articulaire. *Les massages sont contre-indiqués* car ils favorisent les ostéomes. La mobilisation passive forcée est également proscrite.

TRAITEMENT

La bonne consolidation d'une fracture nécessite deux conditions : une réduction correcte assurant le contact des fragments fracturaires, une immobilisation en position adaptée pour reconstituer un axe fonctionnel.

Principes généraux

Il existe deux grandes méthodes thérapeutiques : orthopédique et chirurgicale.

Traitement orthopédique : il comporte une réduction par manœuvres externes suivie d'immobilisation plâtrée ou par résine en position de fonction.

Il est habituellement nécessaire d'immobiliser les articulations sus- et sous-jacentes. La confection du plâtre doit être particulièrement soigneuse en évitant notamment les points de compression.

Ce type de traitement comporte peu de risques en dehors des raideurs articulaires et des troubles trophiques.

Traitement chirurgical : il ne se justifie que par sa perfection : perfection de la réduction, perfection de l'immobilisation. L'immobilisation par ostéosynthèse doit être suffisamment solide pour éviter la confection d'un plâtre.

Les résultats sont souvent remarquables mais l'abord chirurgical du foyer de fracture introduit un risque redoutable : l'*infection osseuse*.

Indications et conduite du traitement

Fractures de la clavicule : le traitement orthopédique est indiqué dans la majorité des cas. Son principe est d'immobiliser la clavicule en préservant la mobilité de l'épaule, ce qui est difficilement compatible. Dans la pratique, le simple bandage élastique en bretelle est le plus souvent réalisé.

Fracture de l'extrémité supérieure de l'humérus : si la fracture est engrenée, une immobilisation de courte durée est suffisante. La contention coude au corps, par appareillage amovible ou bandage, est le traitement habituel.

Fracture de la diaphyse humérale : il existe deux complications majeures : la pseudarthrose et la paralysie radiale. Le traitement tend à être chirurgical car la contention de ces fractures est difficile par la méthode orthopédique.

Fractures du coude : elles se rencontrent surtout chez l'enfant. Le risque évolutif principal du traitement orthopédique est la *compression de l'artère humérale* : la surveillance doit porter tout particulièrement sur les pouls radiaux et cubitaux, la coloration des doigts. Une telle surveillance doit permettre d'éviter l'installation du catastrophique syndrome de Volkmann. Chez l'adulte jeune, on peut discuter un traitement sanglant de ces fractures. La fracture de l'olécrâne doit être l'objet d'une ostéosynthèse s'il existe un déplacement.

Fractures des deux os de l'avant-bras : elle compromet la fonction essentielle de prono-supination.

Chez l'adulte la consolidation est longue (2 à 3 mois) : cal vicieux et pseudarthrose doivent être évités. Les résultats du traitement orthopédique sont souvent décevants, si bien que les chirurgiens préfèrent l'ostéosynthèse qui garantit une meilleure récupération de la prono-supination.

Chez l'enfant, elle est très fréquente et souvent en bois vert. L'immobilisation plâtrée pendant 60 jours assure habituellement la guérison.

Fracture de l'extrémité inférieure du radius : très fréquente, elle expose à des séquelles articulaires. La plus habituelle est la *fracture de Pouteau-Colles* avec bascule en arrière du fragment distal : déformation en dos de fourchette, ascension de la styloïde cubitale évoquent cliniquement ce diagnostic, confirmé par la radio.

L'immobilisation plâtrée est difficile, aussi tend-on à maintenir la réduction avec des broches. Ostéoporose locale et raideur articulaire sont des séquelles fréquentes.

Fracture du scaphoïde : même bien traitée, cette fracture se complique très souvent de pseudarthrose. En outre elle est volontiers méconnue. Un œdème et une douleur de la tabatière anatomique, après traumatisme du poignet, doit la faire rechercher par un cliché radiologique en incidence élective. L'immobilisation est de 90 jours.

Fractures du bassin : elles sont souvent graves pour deux raisons : la violence du traumatisme causal, souvent responsable de lésions viscérales associées (polytraumatisme), les complications urinaires fréquentes. L'évolution est grevée du risque très fréquent d'arthrose de la hanche dans les années qui suivent l'accident ou de raideur et d'ankylose articulaire, bien souvent malgré un traitement correct comportant réduction et contention de la réduction (par traction en général).

Fractures du col du fémur : il faut distinguer les fractures cervicales vraies et les fractures trochantériennes :

- *fractures cervicales vraies :* l'évolution est dominée par le risque de deux complications, la *pseudarthrose* et la *nécrose de la tête fémorale* (du fait de sa dévascularisation). Chez le sujet jeune, c'est l'indication d'une ostéosynthèse. Chez le sujet âgé, on recourt à une arthroplastie (prothèse) ;
- *fractures trochantériennes* : le trait de fracture traverse le massif trochantérien. Ces fractures surviennent surtout chez le *sujet âgé*. Le diagnostic clinique est évoqué devant la déformation caractéristique (comme pour les fractures cervicales vraies) : rotation externe, raccourcissement, adduction. Le pronostic vital est en jeu du fait du terrain (escarres, accidents thromboemboliques, etc.). La réduction et la mise en place d'une ostéosynthèse (clou-plaque, vis-plaque, etc., sur la diaphyse dans les fractures trochantériennes) permettent une mobilisation précoce, mesure qui limite considérablement la fréquence des complications de décubitus.

Fracture de la diaphyse fémorale : elle s'observe souvent dans un contexte de polytraumatisme (accident de la voie publique). Un choc hémorragique est possible par hématome volumineux de la cuisse (transfusions souvent nécessaires). L'évolution à long terme de cette fracture est habituellement favorable, à condition de prévenir la raideur du genou par une mobilisation précoce appropriée. L'enclouage centromédullaire ou la plaque vissée sont deux méthodes thérapeutiques souvent utilisées.

Fracture de la rotule : le diagnostic clinique est facile : dépression de la face antérieure du genou, extension de la jambe sur la cuisse impossible. L'ostéosynthèse chirurgicale est indispensable. L'évolution est dominée par le risque de raideur du genou et d'amyotrophie quadricipitale. La sévérité de ces séquelles est limitée par une rééducation précoce et correcte.

Fractures de jambe : très fréquentes, elles intéressent le tibia et le péroné. De nombreuses complications sont possibles. Les unes sont précoces : ouverture cutanée, infection, lésions vasculo-nerveuses. D'autres sont retardées : retard de consolidation, pseudarthrose, cal vicieux.

Les fractures ouvertes imposent un traitement chirurgical (→ Fractures ouvertes). Dans les autres cas, le traitement orthopédique donne souvent de bons résultats à condition que la réduction soit de bonne qualité. L'ostéosynthèse chirurgicale est souvent pratiquée : elle fournit une reconstitution anatomique pratiquement parfaite.

Fractures de la pince malléolaire : elles menacent la stabilité de l'articulation tibio-tarsienne et se compliquent souvent d'arthrose post-traumatique. Le traumatisme responsable est indirect : rotation externe forcée. Le trait de fracture du péroné est situé plus ou moins haut (la radiographie doit prendre le genou pour ne pas méconnaître un trait haut situé sur le péroné). Le diagnostic clinique repose sur la déformation : pied déporté en dehors et en arrière (*fracture de Dupuytren*), avec dépression palpable sur le péroné. Le bilan radiologique doit rechercher plus particulièrement l'existence d'un diastasis tibio-péronier.

Le traitement est essentiellement orthopédique : réduction manuelle sous anesthésie générale suivie de contention plâtrée. La présence d'un diastasis impose une ostéosynthèse.

> **Pour la pratique, on retiendra :**
>
> La survenue d'une fracture chez l'adulte lorsque le traumatisme est peu important ou plus systématiquement chez le sujet âgé, doit inciter à faire un bilan à la recherche d'une décalcification (ostéoporose en général) pour faire bénéficier le patient d'un traitement préventif d'une nouvelle fracture.

FRACTURES DU MALAIRE

L'os malaire, pair et symétrique, est un des constituants de la partie latérale de la face. Il détermine notamment le relief de la pommette et est, de ce fait, particulièrement exposé dans les traumatismes cranio-faciaux (*cf.* illustration).

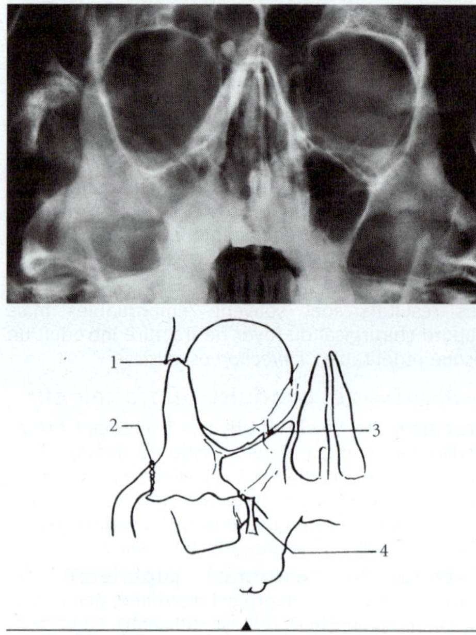

Fracture de l'os malaire. 1. Disjonction fronto-malaire ; 2. Fracture disjonction zygomatico-malaire ; 3. Fracture du plancher de l'orbite ; 4. Fracture du pied de l'os malaire.

Signes cliniques

Certains de ces signes sont caractéristiques de cette fracture :

- l'hématome sous-orbitaire ;
- l'effacement de la pommette ;
- une limitation à l'ouverture ou à la fermeture buccale ;
- une anesthésie sous-orbitaire ;
- une diplopie.

Examens radiographiques

Ils montrent l'existence de plusieurs traits de fracture sur le malaire et son déplacement. De plus, il existe habituellement une opacité du sinus maxillaire due à un épanchement sanguin dans le sinus.

Le scanner n'est pas systématique, il a surtout pour but d'étudier le plancher de l'orbite et l'existence d'une incarcération musculaire (*cf.* illustration).

Examen ophtalmologique

Il est nécessaire pour rechercher une limitation des mouvements du globe oculaire traduisant une incarcération musculaire dans la fracture du plancher de l'orbite (test de Lancaster).

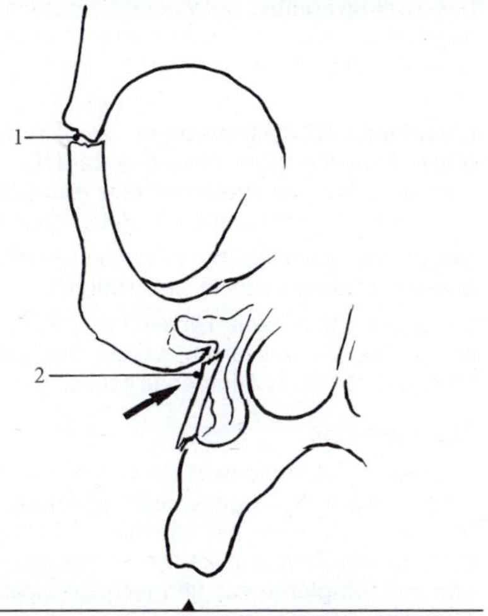

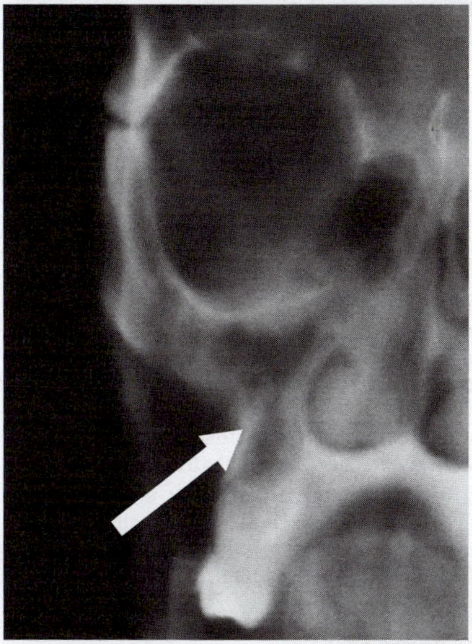

Fracture de l'os malaire droit (tomographie).
1. Disjonction fronto-malaire ; 2. Fracture déplacée du malaire.

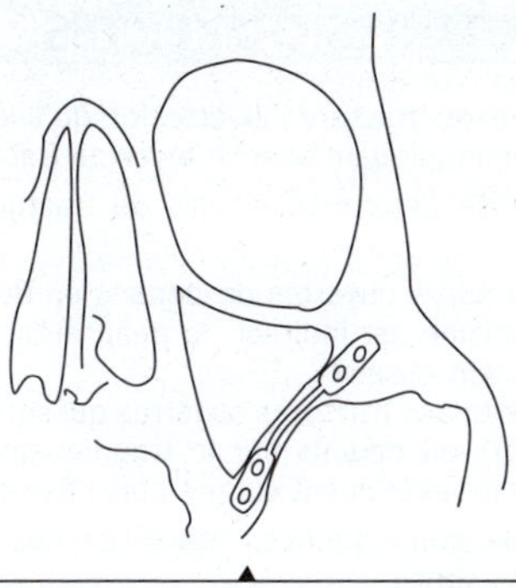

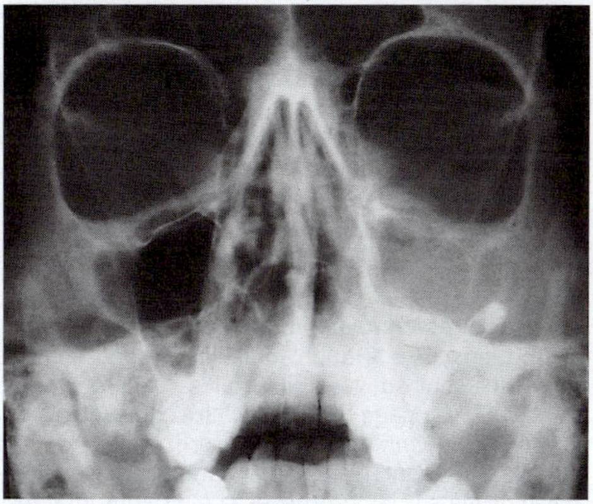

Fracture du malaire. Aspect postopératoire. Microplaque en titane.

Traitement

Les fractures du malaire doivent être opérées s'il existe un déplacement clinique ou radiologique, et en présence d'une complication.

Techniques :

- réduction au crochet par voie percutanée si la réduction reste stable ;
- dans les fractures instables, qui sont les plus fréquentes, la réduction est effectuée par voie sanglante nécessitant une ou plusieurs incisions :
  - incision sourcilière,
  - incision sous-palpébrale inférieure ou transconjonctivale,
  - incision endobuccale.

Les ostéosynthèses sont effectuées au fil d'acier ou grâce à des plaques métalliques miniaturisées.

Le traitement chirurgical a pour but d'éviter les séquelles :

- esthétiques : effacement de la pommette ;
- douloureuses : compression du nerf sous-orbitaire ;
- oculomotrices : diplopie, énophtalmie.

FRACTURES DE LA MANDIBULE

Les fractures de la mandibule sont fréquentes, isolées ou associées à d'autres fractures de la face.

Elles nécessitent un traitement parfait afin d'éviter des séquelles graves : pseudarthrose, troubles de l'articulé dentaire, arthrose temporo-maxillaire.

Signes cliniques

Il s'agit :

- d'hématomes, plaies en regard de la mandibule ;
- de troubles de l'articulé dentaire ;
- de douleurs à la pression du menton et à la mastication ;
- de limitation de l'ouverture buccale ;
- de mobilité des fragments fracturaires.

Examens radiographiques : un seul cliché permet d'étudier l'ensemble du maxillaire inférieur : l'*orthopantogramme* (panoramique). Dans les cas difficiles, le scanner donne de très bonnes images des condyles.

Traitement

Le but du traitement est d'assurer une immobilisation des fragments et de restaurer l'articulé dentaire antérieur.

Dans les fractures sans déplacement, le blocage intermaxillaire est souvent suffisant. Il est même parfois inutile pour les fractures non déplacées de l'enfant ou de l'adolescent.

Dans les fractures avec déplacement, une réduction et une contention par ostéosynthèse par microplaque vissée sont souvent suffisantes. Un blocage peut y être associé dans les cas difficiles.

Les fractures condyliennes créent un risque particulier d'ankylose temporo-maxillaire redoutable, de plus elles sont souvent bilatérales. Dans ce cas, le temps de blocage intermaxillaire doit être raccourci. *Les édentés* posent des problèmes souvent difficiles. Ils sont traités par ostéosynthèse, voire par blocage sur les prothèses si elles sont intactes.

FRACTURES DU NEZ

Les fractures du nez sont très fréquentes.

Signes cliniques

Les signes cliniques sont les suivants :

- hématome et œdème nasal ;
- douleur locale spontanée et provoquée ;
- épistaxis ;
- déformation visible dans les premières heures et ensuite masquée par l'œdème ;
- plaie de l'arête nasale : fracture ouverte.

Les radiographies, notamment l'incidence des os propres du nez et l'incidence de Gosserez, montrent l'existence du ou des traits de fracture et les déplacements.

L'examen ORL systématique : en période œdémateuse, l'appréciation clinique de la déformation est difficile. L'examen peut donc être repris après quelques jours de traitement anti-inflammatoire.

Seules les fractures du nez vues immédiatement après l'accident peuvent être traitées d'emblée.

L'examen initial doit rechercher l'existence d'un hématome de la cloison nasale qui nécessiterait l'incision et l'évacuation en urgence.

Traitement

En général, le traitement de la fracture du nez est orthopédique. Sous anesthésie générale, la réduction des os propres est effectuée à l'aide d'un instrument introduit par les fosses nasales. La réduction est complétée par un méchage maintenu 24 à 48 heures et un plâtre.

Dans de rares cas, notamment si les fractures sont multiples, la réduction est effectuée par voie sanglante.

FRACTURES OUVERTES

On parle de fracture ouverte lorsqu'il existe une plaie communiquant avec le foyer de fracture.

On oppose deux mécanismes de fractures ouvertes :

- les fractures ouvertes de dedans en dehors dont le mécanisme est indirect, la peau étant lésée par un fragment osseux ;
- les véritables fractures ouvertes qui sont ouvertes de dehors en dedans par le traumatisme qui lèse d'abord le revêtement cutané puis l'axe osseux.

Les deux conséquences majeures des fractures ouvertes sont :

- le risque d'infection, risque fondamental, contre lequel le traitement d'urgence doit lutter. L'antibiothérapie et la prévention du tétanos sont indispensables ;
- le retard à la consolidation osseuse, qui est beaucoup plus fréquent que dans les fractures fermées.

Conduite à tenir

Le diagnostic de fracture repose sur les déformations (→ Fractures fermées). Le diagnostic d'ouverture est fait par l'examen systématique du revêtement cutané. Il peut s'agir d'une plaie punctiforme ou d'une large perte de substance.

Il n'est pas question de pratiquer un examen complet sur le lieu de l'accident ou dans un cabinet de ville. Il faut immobiliser provisoirement le membre, recouvrir la plaie d'un pansement stérile et diriger le blessé vers un centre chirurgical.

Un rapide bilan initial vérifie l'état vasculo-nerveux (palpation des pouls, chaleur du membre, sensibilité).

Traitement et évolution

Le traitement est souvent complexe. L'examen détaillé est fait en salle d'opération avec des conditions d'asepsie chirurgicale. Deux problèmes doivent être résolus : la réduction et la contention de la fracture, orthopédique ou chirurgicale suivant le cas, le parage de la plaie et son occlusion qui peuvent poser des problèmes de chirurgie plastique. Le fixateur externe peut rendre ici de grands services. Le délai de consolidation est deux fois plus long que pour une fracture fermée.

L'évolution est dominée par le risque infectieux : ostéite particulièrement difficile à juguler et faisant peser le danger d'une *pseudarthrose infectée.* Les séquelles trophiques sont fréquentes et l'avenir fonctionnel souvent menacé. Ceci explique l'importance d'un traitement conduit d'emblée en milieu spécialisé.

FRACTURES DU ROCHER

Le rocher est l'un des éléments de l'os temporal. Les fractures de la voûte du crâne peuvent irradier vers la base du crâne et intéresser le rocher qui contient l'ensemble des éléments de l'oreille moyenne et de l'oreille interne.

Signes cliniques

L'*otorragie*, l'*hématome mastoïdien et tympanique* sont les signes essentiels de la fracture du rocher (*cf.* illustration).

Signes radiologiques

Le scanner montre un trait de fracture de la voûte du crâne irradiant au rocher.

Le trajet du trait de fracture peut être précisé par le scanner.

Complications

La gravité des fractures du rocher tient à leurs complications :

- *la paralysie faciale périphérique*, immédiate ou secondaire, nécessite parfois un traitement chirurgical ;
- *la fuite de liquide céphalo-rachidien* par le conduit auditif externe doit être suspectée lorsque l'écoulement est rosé (LCR + sang). Elle expose au risque de méningite ;
- *la surdité et les vertiges* : le trait de fracture peut atteindre l'oreille moyenne et déterminer une surdité de transmission ou l'oreille interne : surdité de perception irréversible et vertiges.

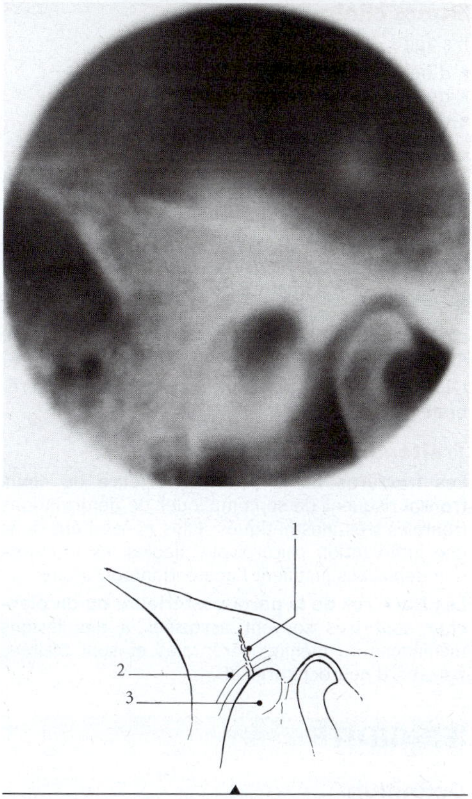

Fracture du rocher (tomographie). 1. Trait de fracture ; 2. Nerf facial ; 3. Conduit auditif externe.

Traitement

L'antibiothérapie doit être instituée en urgence. Au moindre doute sur une complication neurologique, un examen tomodensitométrique est indiqué.

Les complications peuvent nécessiter un traitement différé.

FRACTURES DU SINUS FRONTAL

Les fractures du sinus frontal peuvent être isolées ou associées à des fractures de l'étage antérieur de la base du crâne nécessitant alors un traitement neurochirurgical.

Signes cliniques

Il s'agit :

- d'hématome frontal ;
- de plaies frontales ou frontopalpébrales ;
- d'épistaxis.

Signes radiologiques

Les radiographies du crâne, face et profil, demandées systématiquement montrent souvent plusieurs traits de fracture.

La tomodensitométrie est très utile pour rechercher l'existence d'une fracture de la paroi postérieure du sinus frontal qui comporte un risque de lésion méningée ou du plancher du sinus frontal (toit de l'orbite).

L'IRM peut être indiquée en cas d'atteinte cérébrale.

Traitement

Les fractures de la paroi antérieure du sinus frontal risquent de se compliquer de déformations frontales très inesthétiques. Elles nécessitent donc une intervention chirurgicale. Seules les fractures non déplacées justifient l'abstention opératoire.

Les fractures de la paroi postérieure ou du plancher sont très souvent associées à des lésions méningées ou méningocérébrales et sont traitées par abord neurochirurgical.

FRIGIDITÉ

Définition

On entend par frigidité l'absence de sensations sexuelles voluptueuses (orgasme) lors du coït.

Signes cliniques

Il faut distinguer les frigidités *primaires* (la femme n'a jamais eu d'orgasme) et les frigidités *secondaires* (l'orgasme a existé mais a disparu depuis un temps plus ou moins long).

En cas de frigidité primaire, on s'enquiert :

- du milieu familial ;
- du choix du mari ;
- des conditions sociales du couple, etc.

En cas de frigidité secondaire, on vérifie :

- l'intégrité de l'appareil génital ;
- la trophicité vaginale chez la femme castrée ou ménopausée ;
- la prise de médicaments : neuroleptiques, œstroprogestatifs ;
- un changement de vie.

Traitement

Le traitement de la frigidité est très délicat :

- il faut traiter tout d'abord les lésions locales génitales si elles existent ;
- il faut ensuite rechercher un défaut technique de l'acte amoureux ;
- cette analyse est difficile et nécessite souvent le recours d'un médecin entraîné à ce genre de problèmes : « sexologue » ;
- le traitement symptomatique médicamenteux est très controversé.

FURONCLE

Voir *Anthrax*.

G

GALACTORRHÉE

Définition

La galactorrhée est l'écoulement par le mamelon d'un liquide lactescent ou colostral, apparaissant en dehors de la lactation physiologique.

Causes et mécanismes

La galactorrhée est souvent un symptôme d'une grande banalité, elle peut être provoquée par des médications neurologiques (*Dogmatil*, *Largactil*, etc.) ou par les œstrogènes. Elle peut s'observer au cours d'affections gynécologiques et endocriniennes très diverses : dysfonctionnement ovarien, acromégalie, Cushing, myxœdème, etc. Elle traduit vraisemblablement un déséquilibre hormonal, notamment stéroïdien, mais peut être la conséquence d'une *hyperprolactinémie* en relation avec une affection tumorale de l'hypophyse ; elle peut être encore observée chez des femmes qui souffrent d'une irritation mamelonnaire et mammaire.

Signes essentiels

Clinique : observée chez une jeune fille ou une femme, spontanée ou provoquée, isolée ou accompagnée de troubles menstruels, la constatation d'une galactorrhée doit toujours être prise en considération en dehors de la gravido-puerpéralité.

Examens complémentaires : dosage de la prolactine : normale inférieure à 20 ng/mL de sang.

- test au TRH (→) (chez le sujet normal une augmentation de 100 à 500 % de la valeur basale) ;
- radiotomographie de la selle turcique ;
- fond d'œil et champ visuel ;
- scanner ou IRM si suspicion de tumeur hypophysaire.

Traitement

Il est étiologique :

- **la suppression d'un médicament,** cause de l'hyperprolactinémie, doit être pesée en tenant compte de l'indication du produit ;
- **la chirurgie** est indiquée en cas de syndrome tumoral clinique et/ou radiologique ;
- **traitement médical :** hypoprolactinémiant dans tous les cas où une hyperprolactinémie a été mise en évidence, la durée du traitement est difficile à déterminer :
  - Bromocriptine *(Parlodel)* 2,5 mg en deux prises au moment des repas,
  - Quinagolide *(Norprolac)* 75 à 150 mg/jour,
  - Cabergoline *(Dostinex)* de 0,5 à 4,5 mg/semaine.

GALACTOSÉMIE

Voir *Maladies héréditaires du métabolisme*.

GALE

Définition

Parasitose cutanée due à un acarien : *Sarcoptes scabiei hominis*.

Causes et mécanismes

Le contage est interhumain direct (familial, rapport sexuel), voire, plus rarement, indirect (vêtements, literie).

Signes cliniques

- *Le prurit* est constant, féroce, à renforcement vespéral.
- *Les lésions cutanées* sont le plus souvent aspécifiques (lésions de grattage, eczéma, impétigo), mais leur siège sur la face antérieure du corps, la notion d'un prurit familial doivent faire rechercher attentivement des signes cliniques spécifiques, en particulier les sillons : petits traits fins, situés sur les faces latérales des doigts et à la face antérieure des poignets.

Examens complémentaires

Le diagnostic est avant tout clinique : la confirmation est apportée par la disparition du prurit et des lésions cutanées après traitement. La mise en évidence du parasite au laboratoire à partir du grattage des lésions cutanées est peu rentable (*cf.* illustration).

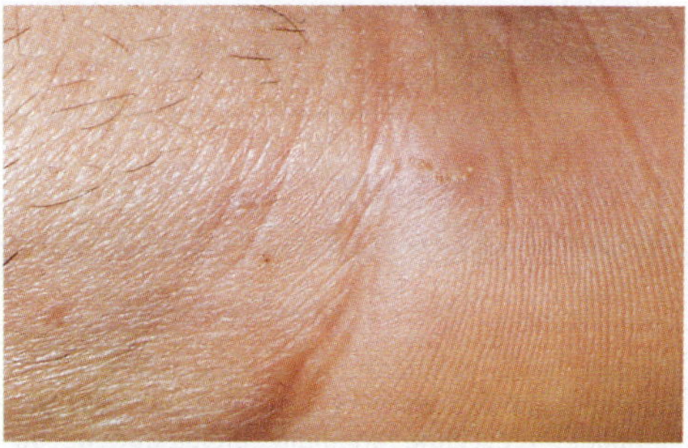

Gale : sillon interdigital.

Évolution

Chez les malades immunodéprimés, la gale peut prendre un caractère très extensif, hautement contagieux : c'est la *gale norvégienne*.

À l'opposé, la gale peut être très discrète, notamment chez les sujets dont l'hygiène est correcte.

Traitement

Il est dominé par le Stromectol 200 µg/kg en une prise orale unique.

Il doit être prescrit simultanément à tous les sujets contacts +++.

En cas de contre-indications (grossesse, enfant de moins de 15 kg), on aura recours à un traitement local :

• *le corps*, sauf le visage, est badigeonné avec *Ascabiol lotion 10 %* après un bain chaud antiseptique avec savonnage. Un second badigeon est effectué 10 min après ; un 3e badigeon est effectué 24 h plus tard, après un nouveau bain, ce dernier badigeon est rincé 24 h après. Les plantes des pieds et les organes génitaux externes ne seront pas oubliés lors des badigeonnages ;

• *le linge de corps, la literie* sont saupoudrés avec *A-PAR aérosol* dans un sac en plastique fermé pendant 48 h.

L'irritation cutanée secondaire au traitement de la gale peut être responsable de la pérennisation du prurit et rend souhaitable la prescription pendant quelques jours d'une corticothérapie locale, après le traitement spécifique.

Pour la pratique, on retiendra :

- Maladie qui redevient fréquente.
- Clinique évocatrice, parfois trompeuse.
- Rôle pédagogique de l'infirmière : contagiosité par contacts rapprochés, traitement de tous les membres d'une même famille en même temps, traitement du linge au contact de la peau, éviction scolaire 4 jours.
- Rôle technique : réalisation des badigeons d'*Ascabiol*.

GAMMAPATHIE MONOCLONALE BÉNIGNE

Définition

Il s'agit d'une prolifération monoclonale bénigne, modérée, de plasmocytes sécrétant une immunoglobuline. C'est une anomalie biologique découverte fortuitement, souvent chez les personnes âgées.

Examens complémentaires

On retrouve les mêmes anomalies que dans le myélome multiple (→) à l'électrophorèse ou immunoélectrophorèse des protides. Il peut exister une légère prolifération de plasmocytes morphologiquement normaux au myélogramme. En revanche, on ne retrouve pas de lésion osseuse ni d'insuffisance rénale. Il est souvent difficile d'éliminer un myélome, et seule l'évolution permet de faire la distinction.

Évolution

25 à 30 % des malades développent un myélome en 10 ans. Le plus souvent, même si l'immunoglobuline augmente, cette pathologie reste bénigne.

GANGRÈNE GAZEUSE

Définition

C'est une infection grave provoquée par l'introduction dans une plaie de terre souillée de spores de *Clostridium*.

Causes et mécanismes

Elle est due à des germes anaérobies stricts d'origine tellurique : les *Clostridies* (*Cl. perfringens*, *Cl. septicum* ; *Cl. œdématiens*, etc.). Localement les germes produisent une nécrose tissulaire et des gaz ; des manifestations générales sont dues à des toxines et aux produits de dégradation tissulaire. Les portes d'entrée sont : les plaies souillées délabrées, les avortements (provoqués) et les interventions chirurgicales.

Signes essentiels

Cliniques : dans la gangrène gazeuse d'un membre on observe au niveau de la plaie : douleurs, tension, œdème expansif sans signe de suppuration ; la peau prend un aspect brun marbré ; la fièvre est élevée, l'état général altéré. Une odeur nauséabonde, la crépitation gazeuse sont des signes tardifs, souvent accompagnés d'un syndrome général alarmant (fièvre très élevée ou hypothermie, collapsus, oligo-anurie).

Examens complémentaires : prélèvement bactérien et culture en milieu adéquat, bilan biologique (urée, ionogramme, etc.).

Traitement

Il associe selon les cas :

• les *antibiotiques* : pénicilline G (10 millions UIV/24 h) et métronidazole (*Flagyl*, 1,5 g/j en association) ;
• la correction de l'hypovolémie (transfusions) ;
• excision des plaies ;
• l'oxygénothérapie hyperbare (1 à 2 heures en caisson toutes les 8 à 12 heures jusqu'à guérison) qui inhibe la croissance des germes.

GASTRECTOMIES (suites de)

Définition

Il faut distinguer une période postopératoire précoce en milieu chirurgical et une période tardive qui concerne le médecin traitant ou le spécialiste.

Syndromes précoces des gastrectomies

SYNDROMES PRÉCOCES	COMMENTAIRES
Dilatation aiguë de l'estomac	– Atonie gastrique, vomissements, météorisme. – Risque de lâchage de suture. – Aspiration digestive, réhydratation.
Hémorragies	– Intrapéritonéales : collapsus. – Intraluminales : hématémèse et/ou méléna. – Gastroscopie, intervention si besoin.
Fistules	– Déhiscence du moignon duodénal. – Le drain ramène un liquide abondant, bilieux.
Abcès	– Sous-phréniques ou intra-abdominaux.
Pancréatite aiguë	– Rare, grave.

Complications

Complications précoces des gastrectomisés

Elles sont résumées dans le tableau ci-après.

Complications fonctionnelles de la gastrectomie

COMPLICATION	MÉCANISME	CLINIQUE	TRAITEMENT
Syndrome du petit estomac	Exérèse gastrique large.	Sensation de satiété précoce, de plénitude gastrique, ballonnement, amaigrissement.	Diminuer et fractionner les repas.
Dumping syndrome	Passage trop brutal dans le grêle d'aliments non digérés donc hyperosmolaires provoquant une hypersécrétion de sérotonine et de kinines.	5 à 10 min après le repas et pendant 20 à 30 min : asthénie, lipothymie, angoisse, dyspnée, troubles vasomoteurs (sueurs, pâleur), tachycardie, *flush*. Sensation de réplétion gastrique, nausées, vomissements.	Fractionnement des repas qui doivent être pris lentement. Décubitus postprandial. Régime : – riche en protides et en fibres, – pauvre en sucres rapides. Somatostatine (*Octréotide*).
Hypoglycémie postprandiale tardive	Passage trop brutal dans le grêle d'aliments non digérés provoquant une hypersécrétion d'insuline et une hypoglycémie transitoire.	2 à 3 heures après le repas : malaise général, sueurs, pâleur.	Prise de 3 morceaux de sucre au moment du malaise. Régime : – riche en sucres lents, – pauvre en sucres rapides.
Syndrome de l'anse afférente	Stase alimentaire et biliaire dans l'anse afférente (anse duodénale court-circuitée) entraînant par suite une pullulation microbienne.	Douleur épigastrique ou de l'hypocondre droit à type de colique, calmée par des vomissements.	Régulateurs de la motricité digestive type *Motilium* Antibiothérapie type *Flagyl*. Nouvelle intervention chirurgicale.

Complications tardives des gastrectomisés

Elles sont de trois types : fonctionnelles, mécaniques et nutritionnelles.

- **Complications fonctionnelles :**

Elles sont fréquentes et peuvent réaliser 4 syndromes qui peuvent être plus ou moins bien contrôlés par les mesures diététiques. Elles sont résumées dans le tableau ci-dessus.

- **Complications mécaniques** :
  - *Récidive ulcéreuse* : elle peut se situer sur un moignon gastrique ou au niveau d'une anastomose gastroduodénale ou gastrojéjunale : c'est l'ulcère anastomotique. La récidive peut se situer précocement (dans les semaines) ou tardivement (dans les années) après l'opération. Les signes peuvent rappeler ceux de la douleur ulcéreuse mais c'est la fibroscopie qui fera le diagnostic.
  - *Gastrite, stomite, duodénite* : il s'agit de complications inflammatoires qui peuvent se manifester par des douleurs et des vomissements. Leur diagnostic est endoscopique.
  - *Syndromes obstructifs* : ils peuvent être provoqués par un rétrécissement de la bouche d'anastomose. Ils sont à l'origine d'une stase gastrique avec vomissements postprandiaux. Le retentissement sur l'état général est rapide. Une nouvelle intervention chirurgicale est souvent nécessaire.
  - *Cancer sur moignon gastrique* : le cancer sur moignon gastrique peut survenir plusieurs années après la chirurgie (20 ans environ). Il fait parfois suite à une gastrite biliaire. Le diagnostic est endoscopique.
- **Complications nutritionnelles** :
  - *Asthénie* : elle n'est pas due à l'absence d'estomac mais plutôt à l'intervention chirurgicale et à une éventuelle persistance de cellules néoplasiques. Si le traitement du cancer gastrique est efficace (exérèse du cancer en totalité), l'asthénie disparaît rapidement après la chirurgie.
  - *Amaigrissement* : il est quasi constant, mais une réalimentation progressive peut permettre de revenir au poids préopératoire. En cas de gastrectomie pour cancer, seule une exérèse complète de la tumeur peut laisser espérer une reprise pondérale. Si des cellules tumorales persistent, la reprise pondérale ne pourra être que partielle et temporaire.
  - *Carences alimentaires* : elles peuvent être multiples et sont souvent associées : carence protéique ; carences en fer, en vitamine B12 (une injection mensuelle de vitamine B12 doit être systématique chez un gastrectomisé) et en folates entraînant des troubles hématologiques.
  - *Carences vitaminiques* : la persistance d'un cancer gastrique (exérèse incomplète, métastases) entraîne une dénutrition progressive (cachexie) par anorexie.

GASTRITES

Définition

Le terme de gastrite est souvent employé sans preuve endoscopique ou histologique, il est alors synonyme de dyspepsie (→). En fait, une gastrite (aiguë ou chronique) est une inflammation de la muqueuse de l'estomac. C'est l'examen anatomopathologique d'une biopsie obtenue après fibroscopie qui permet de porter le diagnostic. La découverte récente du rôle d'*Helicobacter pylori* a fait modifier les anciennes classifications de gastrite (*cf.* illustration).

Causes et mécanismes

Les mécanismes à l'origine des lésions de gastrite chronique sont :

- l'infection à Helicobacter pylori ;
- les agressions chimiques : alcool, tabac, bile, médicaments tels que *aspirine* ou anti-inflammatoires non stéroïdiens ;
- les mécanismes auto-immuns (maladie de Biermer [→]).

Les gastrites aiguës sont le plus souvent liées à des causes extérieures ; tabac, alcool, *aspirine* et anti-inflammatoires non stéroïdiens, toxiques (eau de Javel), infection, stress (grands brûlés, chirurgie).

Signes essentiels

Cliniques

La gastrite chronique se manifeste par des signes aspécifiques : brûlures épigastriques, éructations, syndrome pseudo-ulcéreux. Elle peut être complètement asymptomatique et de diagnostic endosco-

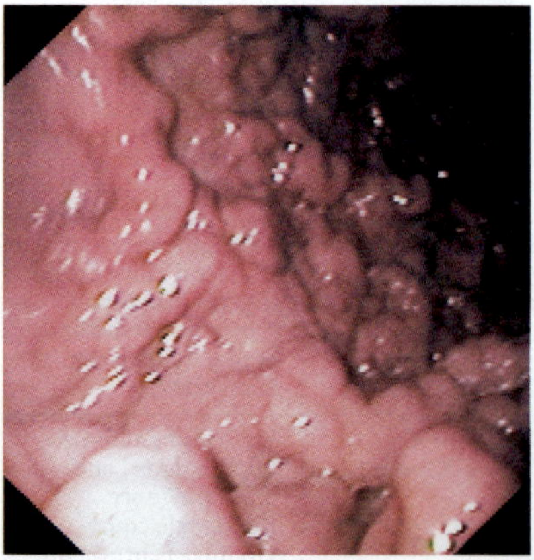

Gastroscopie : gastrite à gros plis.

pique. En revanche, la gastrite aiguë a une symptomatologie bruyante : les douleurs sont vives, épigastriques, à type de crampes. Elles peuvent être accompagnées de vomissements.

Examens complémentaires

La *fibroscopie* est l'examen clé. Elle permet de visualiser directement l'estomac et de pratiquer des biopsies.

Le *tubage à la pentagastrine* est utile dans les gastrites atrophiques, dont la maladie de Biermer (→) où on observe une achlorhydrie totale, non stimulée par la pentagastrine.

Évolution et complications

Ce sont l'hémorragie dans la gastrite aiguë de stress et le cancer dans les gastrites atrophiques chroniques.

Pronostic et traitement

Dans les cas habituels, le traitement repose sur des conseils diététiques (arrêt de l'alcool et du tabac), la suppression des anti-inflammatoires et un traitement symptomatique des douleurs. L'éradication d'*Helicobacter pylori* améliore les symptômes de certains patients.

GAYET-WERNICKE

Voir *Alcoolisme (complications neurologiques)*.

GÉLINEAU (syndrome de)

Voir *Troubles du sommeil*.

GIARDIASE

Définition, causes et mécanismes

La giardiase ou *lambliase* est une affection parasitaire due à un protozoaire flagellé qui parasite le duodénum et le jéjunum. C'est la parasitose la plus répandue dans le monde. La transmission est féco-orale.

Signes essentiels

Cliniques : on peut observer diarrhée, douleurs abdominales, rarement une malabsorption avec douleurs abdominales.

Examens complémentaires : le diagnostic repose sur la mise en évidence de formes végétatives ou kystes dans les selles ou par tubage duodénal.

Traitement

C'est le métronidazole (*Flagyl*) 15 à 25 mg/kg/j pendant 5 à 10 jours, en répétant la cure après 10 jours d'intervalle, ou le tinidazole (*Fasigyne*) 25 à 50 mg/kg/j en une prise unique ou l'albendazole (*Zentel*) 400 mg/j pendant 5 jours.

GILLES DE LA TOURETTE (maladie de)

Définition

Maladie caractérisée par l'existence de multiples tics moteurs.

Causes et mécanismes

Affection de cause inconnue.

Signes cliniques

Début dans l'enfance.

Présence de mouvements involontaires, brefs, pouvant être inhibés volontairement de façon transitoire : clignement des yeux, haussement d'épaule, présence de vocalisations (tics sonores).

Au cours de l'évolution apparition de syndromes obsessionnels compulsifs (TOC) avec écholalie (répétition comme en écho des paroles prononcées) et coprolalie (manie blasphématoire), trouble de l'attention, hyperactivité.

Évolution

Se fait de façon chronique vers l'aggravation avec retentissement social et socio-professionnel important.

Traitement

Il n'existe pas de traitement spécifique. Les neuroleptiques (*Haldol*) peuvent entraîner une amélioration. On étudie dans les cas les plus graves les possibilités de stimulation cérébrale profonde.

GINGIVO-STOMATITES

Voir *Lésions et tumeurs bénignes de la muqueuse buccale*.

GLAUCOMES

Définition

Hypertonie aiguë ou chronique du globe oculaire entraînant une souffrance des fibres optiques. L'absence de traitement, conduit à la cécité totale et définitive par atrophie du nerf optique.

GLAUCOME DE L'ADULTE

Glaucome aigu par fermeture de l'angle (GFA)

Sur un œil anatomiquement prédisposé (œil court de l'hypermétrope, chambre antérieure et/ou angle étroit), la *mydriase* entraîne un *blocage pupillaire* (bord pupillaire de l'iris accolé au cristallin) ; l'humeur aqueuse s'accumule derrière l'iris, qu'elle pousse en avant, fermant ainsi l'angle iridocornéen, ce qui bloque alors la circulation d'humeur aqueuse ; entraînant une hypertonie aiguë pouvant dépasser 60 mmHg (la pression intra-oculaire normale est inférieure à 20 mmHg) (*NB* : pression intra-oculaire = tonus oculaire) (*cf.* illustration).

Circonstances entraînant une mydriase : obscurité, stress, douleur intense, collyres mydriatiques, anesthésie générale, certains médicaments par voie générale (*Aturgyl, Viscéralgine, Diarsed, Artane, Largactil, Anafranil*).

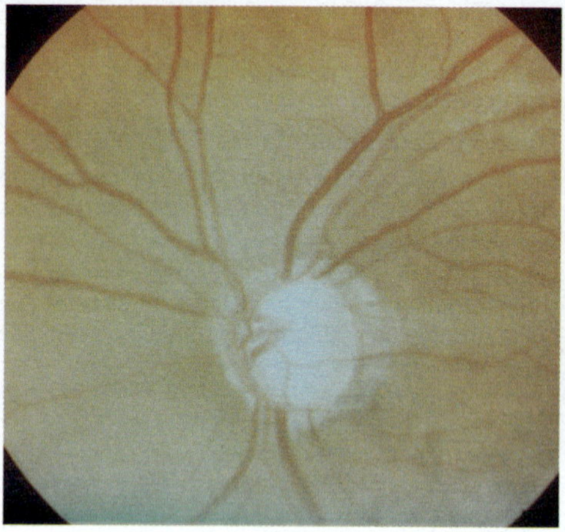

Papille glaucomateuse : pâle et excavée en « chaudron ».

Clinique : crise de glaucome aigu qui réalise un tableau bruyant : douleurs oculaires et péri-oculaires, photophobie, larmoiement, céphalées, baisse de la vision avec halos colorés autour des lumières, nausées, vomissements, malaise général.

L'œil est très rouge avec cercle périkératique (autour de la cornée), et dur comme une bille de bois.

Traitement : c'est une urgence médicale : hospitalisation, sédatifs, injection intraveineuse lente de 1 ampoule (500 mg) de *Diamox* IV, puis perfusion de *Mannitol* à 20 % (500 mL à passer en 20 minutes). Ultérieurement, dès que le tonus oculaire a baissé, collyre *Glaucostat* ou *Pilocarpine* à instiller dans les deux yeux.

Une fois la crise passée, quelques jours plus tard, intervention (iridectomie chirurgicale ou au laser) sur les deux yeux pour prévenir la récidive.

COLLYRES MYOTIQUES	
	INDICATIONS : GLAUCOMES
Myotiques : • *Pilocarpine collyre* 1 % ;	Crise de glaucome aigu : • œil qui fait la crise : 1 goutte toutes les dix minutes jusqu'à obtention du myosis ; • œil controlatéral : 1 goutte 3/j. Glaucome chronique : 1 goutte 3/j.
Action : Ils entraînent un myosis qui tire sur les mailles du trabéculum, ils facilitent ainsi l'écoulement de l'humeur aqueuse par le trabéculum. **Indications :** Glaucome chronique à angle ouvert. Crise aiguë de glaucome par fermeture de l'angle. **Contre-indications :** Uvéites antérieures (iritis, iridocyclites), dans lesquelles la pupille doit rester dilatée pour éviter les synéchies irido-cristalliniennes.	**Précautions d'emploi :** Pour la crise de glaucome par fermeture de l'angle, les collyres doivent être donnés au moins 30 min après le début du traitement par hypotonisants par voie générale (*Diamox, Mannitol*) et dans les deux yeux. **Effets indésirables :** Gêne visuelle à l'instillation.

Glaucome chronique à angle ouvert

Très différent, il est dû à un ralentissement à l'écoulement de l'humeur aqueuse au niveau du trabéculum scléral.

Sa gravité vient avant tout de son insidiosité +++.

Clinique : souvent, l'hypertonie est découverte lors de la mesure systématique de la pression intraoculaire au cours d'un examen. En l'absence de traitement, l'évolution se traduit par l'apparition de scotomes dans le champ visuel, précédant l'atrophie optique qui conduit à la cécité.

Traitement : toujours médical au début, comportant plusieurs instillations journalières : collyres β-bloquants ou prostaglandines pour débuter. Le traitement se poursuit À VIE le plus souvent.

COLLYRES β-BLOQUANTS	
	INDICATIONS : GLAUCOMES
β-bloquants : – *Timoptol* 0,10 %, 0,25 %, 0,50 % ; – *Betoptic ;* – *Bentos ;* – *Cartéol ;* – *Bétanol.*	1 goutte 2/j (à 12 h d'intervalle)

Action :
Ils diminuent la sécrétion d'humeur aqueuse par les procès ciliaires ; ils n'ont aucun effet ni sur le diamètre pupillaire, ni sur l'accommodation.

Indications :
Glaucome chronique à angle ouvert.

Contre-indications :
Contre-indiqués en cas d'asthme, insuffisance cardiaque non contrôlée, BAV de haut degré non appareillé, bradycardie < 50, syndrome de Raynaud.

Précautions d'emploi :
Commencer toujours avec les collyres les moins dosés, respecter 12 h d'intervalle entre chaque instillation.

Effets indésirables :
Brûlures à l'instillation.

Toxicité conjonctivale au long cours.

COLLYRES INHIBITEURS DE L'ANHYDRASE CARBONIQUE	
Seuls : – Dorzolamide : *Trusopt* – Brinzolamide : *Azopt* Associés au timolol (β-bloquant) : *Cosopt*	Monothérapie : 1 g 3 fois/j En association avec β-bloquant : 1 g × 2/j *Cosopt* : 1 gtte 2 fois/j

Action :
Inhibiteur de l'anhydrase carbonique (comme le *Diamox*) → réduit la sécrétion d'humeur aqueuse.

Indications :
Glaucome chronique à angle ouvert.

En association avec collyre β-bloquant ou en monothérapie chez les patients présentant une contre-indication ou une intolérance aux β-bloquants.

Contre-indications :
Hypersensibilité à l'un des constituants.

Insuffisance rénale sévère (clairance de la créatinine < 30 mL/min) et acidose hyperchlorémique car l'élimination du *Trusopt* s'effectue principalement par voie rénale.

Précautions d'emploi :
À utiliser prudemment chez l'insuffisant hépatique.

Effets secondaires indésirables :
Réactions d'hypersensibilité se traduisant par conjonctivites et réactions palpébrales qui conduisent à l'arrêt du traitement.

→

→

COLLYRES PROSTAGLANDINES ET APPARENTÉS	
Seuls : – Latanoprost : *Xalatan* – Bimatoprost : *Lumigan*, – Travoprost : *Travatan* En association avec timolol (β-bloquant) – *Xalacom* – *Duotrav* – *Ganfort*	1 goutte le soir
Action : Analogue de la prostaglandine F2-α. Il diminue la pression intra-oculaire en augmentant l'écoulement par la voie uvéo-sclérale. **Indications :** Glaucome chronique à angle ouvert. En association avec collyre β-bloquant ou en monothérapie. **Contre-indications :** Hypersensibilité à l'un des constituants. Grossesse et allaitement.	**Précautions d'emploi :** Prévenir le patient des possibles effets secondaires ci-dessous. **Effets secondaires indésirables :** Augmentation de la pigmentation brune de l'iris, en particulier chez les patients ayant des iris de plusieurs couleurs (bleu-marron ; gris-marron ; vert-marron ; jaune-marron) : la couleur des yeux devient plus foncée. Cet effet non réversible est observé chez 16 % de tous les patients traités pendant 12 mois. Hyperhémie conjonctivale, kératites ponctuées superficielles.

COLLYRES ALPHA-2-ADRÉNERGIQUES	
Seuls : brimonidine *Alphagan* En association avec timolol : *Combigan*	1 goutte × 2/j
Action : α2-agoniste hypersélectif, il diminue la pression intra-oculaire (PIO) en réduisant la production d'humeur aqueuse par le corps ciliaire et en augmentant l'écoulement de l'humeur aqueuse par la voie uvéo-sclérale. **Indications :** Glaucome chronique à angle ouvert. En association avec collyre β-bloquant ou en monothérapie chez les patients présentant une contre-indication ou une intolérance aux β-bloquants.	**Contre-indications :** Hypersensibilité à l'un des composants. Association aux antidépresseurs tricycliques, aux IMAO, à la miansérine (*Athymil*). **Effets secondaires indésirables :** Intolérance oculaire avec hyperhémie, prurit, gêne, larmoiement, brûlures. Sécheresse buccale, céphalée, fatigue, somnolence.

ANTIGLAUCOMATEUX PAR VOIE GÉNÉRALE	
	Indications : glaucomes
Acétazolamide : *Diamox*	Crise de glaucome aigu : 1 amp. de 500 mg IV. Glaucome chronique : 1/4 à 1 cp (à 250 mg) 3/j
Mannitol 20 %	Crise de glaucome aigu : perfusion de 500 mL en 20 min.

Action :
Diamox : diminue la formation d'humeur aqueuse.
Mannitol : par effet osmotique, déshydrate le vitré.

Indications :
Les formes injectables sont utilisées dans la crise aiguë de glaucome par fermeture de l'angle, en traitement d'attaque ; ce n'est qu'après 30 min que l'on débute le traitement par la pilocarpine en collyre.

Le *Diamox* en comprimés est prescrit en cas de glaucome à angle ouvert non équilibré par les collyres antiglaucomateux.

Contre-indications :
Diamox : antécédents de colique néphrétique, hypokaliémie non contrôlée.
Mannitol : déshydratation à prédominance intracellulaire, insuffisance cardiaque.

Précautions d'emploi :
Diamox : prévenir l'hypokaliémie, en donnant systématiquement du potassium.

Effets indésirables :
Diamox : hypokaliémie, éruptions cutanées, troubles hématologiques (thrombopénie, agranulocytose).

En cas d'échec : photocoagulation du trabéculum au laser Argon, ou intervention chirurgicale (*trabéculectomie, sclérectomie profonde*), pour créer un passage direct de l'humeur aqueuse aux espaces sous-conjonctivaux.

Pour la pratique, on retiendra :

– Fréquence : très fréquent, très grave du fait de son évolution insidieuse sans aucun signe d'appel. La perte des fibres optiques est définitive et conduit à la cécité en l'absence de traitement.
– Clinique : aucun signe d'appel +++, seul le dépistage par un examen ophtalmologique permet de le détecter précocement, et la mise en œuvre de son traitement sans délai.
– Rôle pédagogique de l'infirmière : inciter le patient à consulter régulièrement son ophtalmologiste : le dépistage se fait par la mesure systématique de la pression intra-oculaire et l'examen minutieux de la papille optique.
– Examens : tonus oculaire. Examen soigneux et photographies de la papille optique, pachymétrie, gonioscopie, champ visuel, analyseurs de fibres optiques sont indispensables pour établir le diagnostic et le suivi.

GLAUCOME DE L'ENFANT

Affection redoutable, il est dû à une anomalie de développement de l'angle irido-cornéen, laissant subsister du tissu embryonnaire au fond de l'angle irido-cornéen, ce qui empêche la résorption d'humeur aqueuse. Il apparaît souvent dès la naissance et est le plus souvent bilatéral.

Clinique : suspecté devant une cornée trouble au diamètre augmenté (*mégalocornée*), le diagnostic est confirmé par la prise du tonus oculaire, au besoin sous anesthésie générale.

Évolution : en l'absence de traitement, elle est dramatique : augmentation du volume des globes oculaires (buphtalmie), lésions cornéennes et atrophie optique (→).

Traitement : uniquement chirurgical, il est impératif dès que le diagnostic est posé, mais reste très difficile.

Pronostic : il demeure sombre.

GLIOBLASTOME

Voir *Tumeurs intracrâniennes*.

GLOMÉRULONÉPHRITE AIGUË (GNA)

Définition

C'est une atteinte glomérulaire transitoire survenant chez un sujet, enfant ou adolescent le plus fréquemment, indemne jusque-là de lésion rénale.

Causes

Elle est secondaire à une infection bactérienne ou virale. La GNA postinfectieuse due au streptocoque-β hémolytique A est la plus typique.

Signes cliniques et paracliniques

Dix jours après l'infection, il existe un *syndrome néphritique aigu* : protéinurie non sélective d'abondance variable, hématurie le plus souvent microscopique, œdèmes et HTA dus à la rétention hydrosodée, insuffisance rénale parfois anurique. Une asthénie et des douleurs abdominales sont associées. Ces signes sont parfois dissociés. *Biologiquement*, le complément est abaissé et les antistreptolysines sont élevées.

Surveillance

Elle se fait sur le poids, la courbe de diurèse, la tension artérielle. L'OAP chez le vieillard et l'œdème cérébro-méningé chez le nourrisson sont des manifestations classiques de la GNA.

Évolution

Par définition, elle se fait toujours vers la guérison : disparition des œdèmes, de l'HTA, de l'insuffisance rénale en quelques jours, de la protéinurie et de l'hématurie en quelques semaines, remontée du complément au premier mois. Cette évolution favorable explique pourquoi la biopsie rénale n'est pas faite systématiquement chez le sujet jeune présentant un syndrome néphritique aigu.

Traitement

C'est le repos, la restriction hydrosodée au début, l'éradication des foyers infectieux.

> **Pour la pratique, on retiendra :**
>
> Maladie de l'enfant, devenue rare.
> Signes cliniques : syndrome néphritique aigu.
> Examens : les examens biologiques suffisent au diagnostic le plus souvent. Une ponction biopsie rénale est réalisée dans les formes graves ou atypiques.
> Surveillance : permet de prévenir certaines complications sévères : encéphalopathie hypertensive, œdème pulmonaire.
> Rôle pédagogique de l'infirmière : dans l'observance de la restriction hydrosodée, du repos.
> Rôle technique : préparation et surveillance d'une ponction biopsie rénale.

GLOMÉRULONÉPHRITES CHRONIQUES PRIMITIVES

Définition

Il s'agit d'une atteinte glomérulaire primitive et évoluant plus ou moins rapidement vers l'insuffisance rénale chronique.

La ponction biopsie rénale (PBR) est indispensable au diagnostic, à l'établissement du pronostic et au traitement.

Signes cliniques et paracliniques

Un syndrome néphritique aigu (→ Glomérulonéphrite aiguë) peut inaugurer la maladie. C'est l'absence de régression des signes qui amène à pratiquer la PBR. Le plus souvent c'est un des éléments du syndrome glomérulaire qui amène à consulter : découverte d'une protéinurie supérieure à 3 g pouvant être responsable d'un syndrome néphrotique (→), d'une hématurie macroscopique ou microscopique, d'une HTA, d'œdèmes des membres inférieurs.

Enfin, il n'est pas rare que le diagnostic soit posé lors du bilan étiologique d'une insuffisance rénale chronique. À l'échographie, les deux reins sont symétriques, atrophiés harmonieusement.

Formes anatomocliniques

Les lésions peuvent être diffuses ou n'intéresser que quelques glomérules (*focales*) ou une partie des glomérules *(segmentaires)*. Les lésions peuvent être minimes, visibles seulement au microscope électronique (lésions glomérulaires minimes), ne comporter que des dépôts (hyalinose segmentaire et focale, glomérulonéphrite extramembraneuse), ou associer aux dépôts une prolifération cellulaire (glomérulonéphrite membrano-proliférative, glomérulonéphrite endo et extracapillaire).

Les formes à lésions minimes ou à dépôts s'accompagnent généralement d'un syndrome néphrotique sans hématurie. Une hématurie macroscopique signe une prolifération cellulaire. Il existe une exception : la maladie de Berger (1/4 des glomérulonéphrites chroniques en France) caractérisée par des dépôts d'IgA et d'IgG dans le glomérule et se révélant par des épisodes d'hématurie macroscopique survenant le lendemain d'épisodes infectieux.

> **Surveillance**
>
> *Les malades sont suivis cliniquement* sur le poids, la diurèse, les chiffres tensionnels ; *biologiquement* sur la créatinine (→) les ionogrammes sanguin et urinaire (→), la protéinurie des 24 heures (→) qui va diminuer au fur et à mesure que s'aggrave l'insuffisance rénale.
> *Les maladies à dépôts* évoluent plus lentement vers l'insuffisance rénale chronique que les formes prolifératives.

Traitement

Il vise à ralentir l'évolution vers l'insuffisance rénale et à éviter les complications de la rétention hydrosodée : contrôle strict de la tension artérielle, restriction sodée, inhibiteur de l'enzyme de conversion.

Dans certaines indications : corticothérapie associée éventuellement aux immunosuppresseurs.

GLOMÉRULONÉPHRITES MALIGNES

Il s'agit de glomérulopathies particulièrement graves dues à la destruction du glomérule par une prolifération cellulaire et des dépôts de fibrine.

Signes cliniques

Au début, ce sont ceux d'une GNA sévère, puis rapidement survient une insuffisance rénale anurique. La recherche d'ANCA (→) est positive.

La biopsie rénale (→) confirme le diagnostic et donne le pronostic : glomérulonéphrite extracapillaire avec lésions d'angéite nécrosantes.

Évolution

Elle se fait vers la destruction du rein ; parfois une récupération partielle de la fonction rénale est observée.

Traitement

Il associe les corticoïdes et les plasmaphérèses, les immunosuppresseurs et l'héparine.

GLOMÉRULONÉPHRITES SECONDAIRES

Un quart des glomérulonéphrites (GNS) peuvent être actuellement rattachées à une cause. Ce pourcentage va en augmentant et un mécanisme immunologique est le plus souvent avancé mais très rarement démontré, cela cependant laisse espérer une approche thérapeutique des GNS plus précoce et plus efficace.

GNS accompagnant des maladies générales

Les possibilités thérapeutiques concernent moins les maladies à dépôts (diabète, amylose) que les maladies immunologiques (lupus, PAN, purpura rhumatoïde, sarcoïdose).

GNS accompagnant une pathologie infectieuse

Bactérienne (Osler, foyer de suppuration à pyogènes, syphilis, lèpre), virale (rougeole, herpès, HBV, HCV, mononucléose, VIH), parasitaire (bilharziose, paludisme).

GNS accompagnant une lésion maligne

Cancers viscéraux, hémopathies (myélome, Waldenström, Hodgkin).

GNS accompagnant une pathologie toxique

Médicaments (sel d'or, D-pénicillamine, AINS), leur arrêt est suivi de la guérison ; drogues (héroïne, cocaïne).

GNS accompagnant une pathologie digestive et rhumatismale

- Cirrhose, hépatite due à l'HBV, HCV, CMV.
- Maladie de Crohn, rectocolite hémorragique.
- Maladie cœliaque, purpura rhumatoïde, spondylarthrite ankylosante.

CLASSIFICATION DES NÉPHROPATHIES GLOMÉRULAIRES	
PRIMITIVES (DÉFINIES PAR LEUR MORPHOTYPE)	
Prolifératives	Glomérulonéphrite extracapillaire Glomérulonéphrite membranoproliférative (GNMP) Glomérulonéphrite endocapillaire (GNA) Glomérulonéphrite mésangiale à dépôts d'IgA
Non prolifératives	Lésions glomérulaires minimes (LGM) Hyalinose segmentaire et focale (HSF) Glomérulonéphrite extramembraneuse (GEM)
SECONDAIRES (SELON L'ÉTIOLOGIE)	
Maladies générales ou systématiques	Diabète, amylose Lupus érythémateux disséminé Vascularites (périartérite noueuse, maladie de Wegener) Purpura rhumatoïde Syndrome de Goodpasture
Maladies infectieuses	Virales (VIH, VHB, VHC) Bactériennes (endocardites) Parasitoses (paludisme, bilharziose)
Maladies cancéreuses	Tumeurs solides Lymphomes Dysprotéinémies malignes
Maladies génétiques	Syndrome d'Alport Maladie de Fabry
Médicamenteuses, toxiques	Sels d'or, D Penicillamine, AINS, Héroïne

GLOSSODYNIES

Voir *Stomatodynies*.

GLYCOGÉNOSES

Voir *Maladies héréditaires du métabolisme*.

GOITRE

GOITRE SIMPLE

Définition

C'est l'augmentation diffuse de volume du corps thyroïde sans signes d'hyper- ou d'hypothyroïdie et sans nodules (bénins ou malins).

Causes et mécanismes

Théoriquement, l'hypertrophie de la glande suppose une hyperstimulation hypophysaire, cependant bien souvent le taux de TSH plasmatique est normal.

Plusieurs causes doivent être recherchées : un trouble de l'hormonogenèse (rare), une origine dans une zone d'endémie goitreuse (Alsace, Massif Central, Pyrénées, Alpes, Bretagne), un terrain familial, une thyroïdite, une surcharge iodée.

Signes cliniques

Ils sont limités au goitre simple, avasculaire. Il faut en rechercher l'ancienneté, le mode évolutif, notamment lors d'épisodes de la vie féminine (puberté, grossesse, ménopause). Il n'y a pas de signe d'hyper- ou d'hypothyroïdie. Il n'y a jamais de signes de compression (dyspnée, dysphagie, douleur). Il n'y a pas d'adénopathies.

Examens paracliniques

Les dosages hormonaux sont normaux le plus souvent.

La radiographie du cou et du thorax recherche un goitre plongeant ou des signes de compression, ou des calcifications.

L'échographie montre bien le volume du goitre et permet d'en suivre l'évolution.

La scintigraphie thyroïdienne n'est pas toujours nécessaire. Elle montre une thyroïde augmentée de

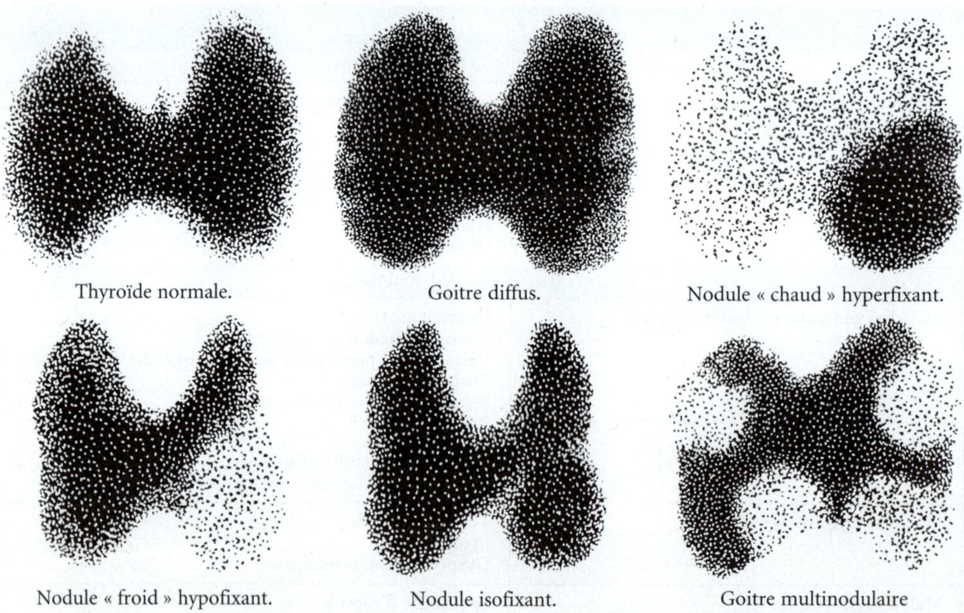

Thyroïde normale.

Goitre diffus.

Nodule « chaud » hyperfixant.

Nodule « froid » hypofixant.

Nodule isofixant.

Goitre multinodulaire (plusieurs nodules froids).

Principaux types de goitres et de nodules thyroïdiens (scintigraphies).

Éléments de surveillance

Ce sont essentiellement le volume du goitre et la gêne esthétique ou fonctionnelle.

volume ; la fixation est variable : augmentée dans les troubles de l'hormonogenèse, normale ou diminuée dans les autres cas (*cf.* illustration).

Traitement et pronostic

Il s'agit d'une affection toujours bénigne.

Trois attitudes thérapeutiques sont possibles :

- *l'abstention* sous surveillance pour les petits goitres isolés ;
- *l'hormonothérapie frénatrice par thyroxine*, qui peut faire diminuer le goitre s'il n'est pas fibreux. Elle est indiquée lorsque le risque évolutif est notable dans les familles exposées. Elle est évidemment indiquée systématiquement dans les rares troubles de l'hormonogenèse ;
- *la chirurgie*, si le goitre est volumineux, compressif ou gênant et ne réagissant pas au traitement médical ; elle est le fait de goitres anciens non traités.

GOITRE MULTINODULAIRE

Il s'agit d'une dystrophie thyroïdienne, c'est-à-dire du développement de nodules à l'intérieur d'une glande thyroïde de structure hétérogène.

Ces goitres apparaissent dans certaines familles prédisposées et dans des régions exposées.

Les nodules peuvent être non fonctionnels (« froids » à la scintigraphie) ou au contraire prétoxiques ou toxiques (« chauds » à la scintigraphie) pouvant donner des signes d'hyperthyroïdie.

Le seul traitement du goitre multinodulaire est chirurgical.

GONALGIES (généralités)

Définition

Les gonalgies sont des douleurs du genou. L'interrogatoire du malade permet de distinguer les gonalgies mécaniques des gonalgies inflammatoires (→ Douleur en rhumatologie).

Classification

Gonalgies mécaniques

Ici, la vitesse de sédimentation est normale.

La gonarthrose (→ Arthrose du genou) est l'affection la plus fréquente du genou. Elle se manifeste par des douleurs mécaniques, surtout dans les escaliers, et une impotence fonctionnelle qui fait parfois boiter le malade.

Les clichés montrent un pincement de l'interligne articulaire, des ostéophytes, une ostéosclérose. On retrouve parfois une surcharge pondérale et des varices des membres inférieurs. Souvent son origine n'est pas connue ; parfois, on incrimine un trouble statique (*genu varum*, *genu valgum*) ou des séquelles traumatiques.

La gonarthrose peut se manifester par une poussée congestive avec hydarthrose. La ponction articulaire met alors en évidence un liquide articulaire pauvre en cellules, non inflammatoire.

La chondromalacie rotulienne se voit chez les sujets jeunes. Elle n'a pratiquement pas de traduction radiologique. Elle est souvent post-traumatique, et se voit mieux en IRM ou en arthroscopie, qui n'est pas indispensable au diagnostic.

L'ostéochondrite disséquante se manifeste radiologiquement par une encoche au bord inférieur du condyle fémoral interne ; elle atteint surtout le jeune garçon.

L'ostéochondromatose synoviale primitive est assez fréquente au genou. On est souvent amené à pratiquer une arthroscopie ou un arthroscanner pour l'authentifier. Elle évolue toujours vers la gonarthrose (celle-ci peut entraîner des ostéochondromatoses « secondaires »).

Les dysplasies fémorales ou *rotuliennes* ne sont pas rares.

Les lésions méniscales sont très fréquentes (chutes de ski, football, accidents de la voie publique). Elles se manifestent par des blocages du genou, des dérobements et des crises d'hydarthrose. L'arthrographie, l'arthroscanner, et l'IRM sont utilisés pour confirmer le diagnostic clinique. En cas de lésion méniscale grave la solution chirurgicale, en général sous arthroscopie, est la seule valable ; les dégénérescences méniscales du sujet âgé ne relèvent pas de ce traitement.

Parmi les arthropathies nerveuses, très rares actuellement, c'est le *tabès (syphilis tertiaire)* qui touche le plus souvent le genou. Il provoque une espèce d'arthrose énorme, exubérante, caricaturale, mais indolente.

Les tendinites sont fréquentes au genou, en particulier la tendinite de la patte d'oie (située aux insertions musculaires sur la face interne du plateau tibial).

Les kystes poplités sont souvent en relation avec une gonarthrose.

L'ostéochondrite de l'apophyse tibiale antérieure touche les adolescents (→ Épiphysites osseuses).

Gonalgies statiques

Le genu valgum (angulation du genou vers l'intérieur) et le *genu varum* (angulation vers l'extérieur) sont parfois douloureux. Ils conduisent souvent, mais dans des délais variables, à la gonarthrose.

L'arthropathie de la maladie de Paget est rare au genou.

Gonalgies pseudo-inflammatoires

Il existe des signes locaux d'inflammation (rougeur, chaleur, tuméfaction) mais la vitesse de sédimentation reste normale, et la ponction articulaire ramène un liquide non ou peu inflammatoire.

Les poussées congestives de gonarthrose ont déjà été évoquées.

Les arthropathies hémophiliques touchent les jeunes garçons ; le liquide est sanglant.

Des hémarthroses peuvent résulter de traumatismes.

La synovite pigmentée villo-nodulaire peut être diagnostiquée par l'IRM, et relève d'une synovectomie chirurgicale, en général complétée par une synoviorthèse.

Les algodystrophies réflexes touchent très fréquemment le genou ou plus exactement les parties osseuses du genou, l'articulation elle-même étant intacte.

Gonalgies inflammatoires

Le genou est alors porteur des signes de l'inflammation. La vitesse de sédimentation est augmentée, la ponction articulaire ramène un liquide inflammatoire en rapport avec la cause de l'inflammation (→ Polyarthrites).

La polyarthrite rhumatoïde touche très souvent le genou. Le liquide articulaire est très inflammatoire et peut contenir, comme le sang, du facteur rhumatoïde.

La spondylarthrite ankylosante ne touche le genou qu'au cours de ses formes périphériques.

Le syndrome de Fiessinger-Leroy-Reiter atteint très souvent le genou. Les éléments du syndrome oculo-urétro-synovial peuvent être plus ou moins dissociés.

Les arthrites d'origine infectieuse peuvent être virales (rubéole, hépatite virale) ou *microbiennes*, en particulier staphylococciques surtout après injections cortisonées intra-articulaires, mais aussi au cours des septicémies (arthrites septiques).

L'atteinte tuberculeuse est possible (→ Arthrite tuberculeuse).

Les arthropathies métaboliques atteignent très souvent le genou.

La goutte peut y faire une crise inaugurale, nocturne et dramatique. Le liquide articulaire contient des cristaux uratiques. Les radiographies sont peu parlantes au début.

La chondrocalcinose articulaire se manifeste par des crises de pseudo-goutte ou par des douleurs plus chroniques. Les radiographies montrent une lésion calcique d'encroûtement des cartilages articulaires. Le liquide articulaire contient des cristaux de pyrophosphate de calcium.

GONARTHROSE

Voir *Arthrose du genou*.

GONOCOCCIE

Définition

C'est une maladie sexuellement transmissible due à *Neisseiria gonorrhoeœ* (diplocoque à Gram négatif).

Causes et mécanismes

Le seul réservoir de germes est l'homme ; souvent, les sujets infectés (notamment les femmes) n'ont aucune symptomatologie et répandent la maladie.

Signes essentiels

Cliniques :

- chez l'homme, après une incubation de 2 à 6 jours, apparaissent un *écoulement urétral*, une dysurie et une *pollakiurie*. En l'absence de traitement, les signes peuvent durer 2 mois et une *épididymite* peut survenir ;
- chez la femme, on peut noter dysurie et leucorrhées. L'infection touche l'endocol, l'urètre, parfois les trompes ; la *salpingite aiguë* est la complication majeure ;
- le nouveau-né peut être contaminé lors de l'accouchement (conjonctivite, tractus respiratoire) ;
- chez l'homosexuel peuvent se voir des infections anorectales (ténesme, muco-pus) et pharyngiennes.

Examens complémentaires : recherche du germe dans les écoulements et mise en culture, éventuellement : hémocultures, culture de liquide synovial, réactions immunologiques.

✚ Surveillance, évolution et complications

Devenues rares, elles peuvent être :
- *Locorégionales* : abcès prostatique, épididymites, phimosis et plus tard rétrécissement urétral ; vulvo-vaginite, bartholinite, annexite (source possible de stérilité).
- *Générales* : mono- ou polyarthrite et (chez le nouveau-né) ophtalmie purulente prévenue par l'instillation obligatoire d'un collyre au nitrate d'argent.

Traitement

Le traitement minute est le plus souvent utilisé dans les formes génitales : ceftriaxone (*Rocéphine*) 250 mg IM en 1 fois, spectinomycine (*Trobicine*) 2 g IM en 1 fois, ofloxacine (*Uniflox*) 400 mg *per os* en 1 fois, ciprofloxacine (*Ciflox*) 250 mg en 1 prise.

Les autres traitements : pour les gonococcies oropharyngées ou rectales, mêmes molécules pendant 5 jours. Chez la femme enceinte : péni G : 2,4 millions UI IM ou macrolides 10-15 jours.

Prévention

Rechercher tous les contacts sexuels survenus dans les 15 jours qui ont précédé le début des symptômes, inciter les partenaires à consulter et à se faire traiter, parler du danger de la gonococcie chez la femme (stérilité, salpingite) même si elle est asymptomatique, expliquer la nécessité de rapports protégés pendant le traitement et après. Rechercher d'autres MST : VIH, chlamydia, syphilis…

GOODPASTURE (syndrome de)

Définition

Maladie auto-immune très rare qui touche le poumon et le rein, caractérisée par la présence d'anticorps sériques anti-membrane basale alvéolaire pulmonaire et glomérulaire (rein).

Signes cliniques

Se manifeste par des hémoptysies liées à l'hémorragie intra-alvéolaire et des néphropathies glomérulaires sévères, conduisant à une insuffisance rénale en l'absence de tout traitement.

Traitement et pronostic

Doit être précoce pour éviter l'évolution vers l'insuffisance rénale et/ou l'insuffisance respiratoire aiguë. Il fait appel initialement à la plasmaphérèse (échange plasmatique), puis secondairement aux corticoïdes et aux immunosuppresseurs.

GOUGEROT-SJÖGREN (syndrome de)

Définition

Le syndrome de Gougerot-Sjögren ou syndrome sec, se manifeste par un *tarissement* ou une diminution importante des *sécrétions lacrymales, nasales et salivaires*.

Cette affection auto-immune est souvent associée à une *polyarthrite rhumatoïde* (→), à une autre collagénose ou une autre maladie auto-immune (on parle de syndrome « secondaire »), et touche souvent les femmes après la quarantaine (→ Polyarthrites).

Le syndrome sec peut être associé à des atteintes systémiques, non regroupées dans un tableau de collagénose (on parle de syndrome « primitif »).

Il existe aussi des formes isolées, non inflammatoires de syndrome sec.

Signes cliniques

À l'œil, les larmes sont absentes ou rares. Dans les formes évoluées est réalisée une kératite sèche avec photophobie, rougeur conjonctivale et parfois des érosions cornéennes. Le *test de Schirmer* (→) est pathologique.

Au niveau de la bouche, il y a sécheresse par hypo- ou asialorrhée et soif intense ; la gêne fonctionnelle peut être très invalidante.

D'autres glandes excrétrices peuvent être atteintes : *naso-pharyngiennes*, pancréatiques, vaginales, voire même sudorales.

Les éléments du syndrome sec peuvent être dissociés.

Signes paracliniques

La *biopsie* des glandes salivaires accessoires permet de faire le diagnostic positif.

Des *anomalies biologiques* d'ordre immunologique sont fréquemment retrouvées : facteur rhumatoïde, anticorps antinucléaires ou anti-SSA ou SSB, etc.

La *vitesse de sédimentation* est augmentée et il peut exister une leucopénie.

Évolution et traitement

Dans l'immense majorité des cas, la maladie n'est pas grave et le pronostic est favorable.

Localement il faut compenser le tarissement des sécrétions (larmes artificielles, substituts salivaires, etc.) et éviter la surinfection des muqueuses atteintes (surveillance de l'état dentaire).

La fatigue, les myalgies et les arthralgies peuvent être améliorées par une corticothérapie. Une polyarthrite rhumatoïde associée évolue pour son propre compte.

Ce sont certaines atteintes systémiques (pulmonaire, leucopénie sévère, anémie hémolytique, vascularite) qui peuvent engager le pronostic vital.

Dans les formes graves avec atteinte articulaire résistante ou atteinte systémique surtout, il peut être nécessaire d'utiliser les immunosuppresseurs comme dans la polyarthrite rhumatoïde.

Certaines formes peuvent évoluer vers un lymphome.

GOUTTE

Définition

La goutte est une maladie métabolique liée à l'accumulation d'acide urique dans les humeurs et les tissus (surtout dans les articulations).

Le taux sanguin normal (uricémie) est de 300 à 420 µmol/L (50 à 70 mg/L) ; il est plus élevé chez l'homme que chez la femme. Chez le goutteux, l'uricémie est élevée au-dessus de 420 µmol/L (70 mg/L).

Causes et mécanismes

La goutte primaire est la plus fréquente.

C'est une maladie héréditaire frappant les hommes de plus de 40 ans, bien plus rarement les femmes et alors surtout après la ménopause. Elle est due à un excès de la synthèse des bases puriques dans l'organisme. Toutefois, tous les sujets ayant une hyperuricémie ne feront pas nécessairement des crises articulaires. L'alimentation trop abondante, trop riche en viande ou en graisse, l'alcoolisme, ne peuvent provoquer à eux seuls la goutte, mais ils la favorisent et l'aggravent.

La goutte secondaire est plus rare. Deux mécanismes sont en cause :

- soit la dégradation excessive des cellules au cours de certaines maladies du sang (leucémies), mais aussi au cours des traitements anticancéreux (ces médicaments, en détruisant les cellules cancéreuses, libèrent les acides nucléiques qu'elles contiennent) ;
- soit la diminution de l'élimination urinaire de l'acide urique par maladie rénale (insuffisance rénale chronique) ou sous l'influence de certains médicaments (diurétiques).

Signes cliniques

On distingue la crise de goutte aiguë et la maladie goutteuse.

La crise de goutte est due à la précipitation à l'intérieur d'une articulation de cristaux d'acide urique qui entraînent une réaction inflammatoire aiguë. Elle peut survenir sans raison apparente, mais est souvent déclenchée par des erreurs de régime, un surmenage physique, un traumatisme, une intervention chirurgicale, la prise de certains médicaments (diurétiques). Des signes précurseurs (ou prodromes) précèdent parfois de quelques heures l'accès : vague gêne douloureuse de l'articulation, sensation de lourdeur d'un membre inférieur, nervosité, insomnie, troubles digestifs.

- *L'accès* siège typiquement à la racine du gros orteil où il réalise une arthrite aiguë de l'articulation métatarso-phalangienne. La douleur a un début extrêmement brutal et souvent nocturne ; elle atteint son maximum en quelques heures pour devenir atroce, exacerbée par le moindre contact, notamment les draps, entraînant une insomnie et rendant tout mouvement impossible. Localement, il existe des signes inflammatoires très nets : le gros orteil atteint est gonflé, rouge, luisant, chaud (*cf.* illustration). Une fièvre plus ou moins franche accompagne habituellement ce tableau clinique.
- *Évolution* : sans traitement, la crise dure quelques jours, puis les signes inflammatoires locaux disparaissent ainsi que la douleur. À la suite de la crise, la fonction articulaire reste parfaitement normale. Sous l'influence de la colchicine, médicament quasi spécifique de la crise de goutte aiguë, les signes disparaissent beaucoup plus rapidement (en quelques heures). Ceci représente un véritable test diagnostique. Les anti-inflammatoires non stéroïdiens sont aussi très efficaces.
- *Plus rarement*, la première crise atteint une autre articulation que le gros orteil (genou, cheville, mains, etc.) ou même plusieurs articulations simultanément.
- *Enfin*, en dehors des jointures, l'inflammation goutteuse peut encore intéresser les tendons, notamment le tendon d'Achille et les bourses séreuses.
- *Dans certains cas*, la maladie se résume à des accès goutteux aigus limités à une seule jointure ou touchant d'autres articulations, avec une fréquence variable, imprévisible.

La maladie goutteuse : chez d'autres patients, en plus des accès articulaires, vont apparaître au fil des années des complications sérieuses. On parle alors de « *goutte chronique* » dont les manifestations sont :

- les *tophus* : ce sont des tuméfactions blanchâtres, dures, de volume variable, bien visibles et palpables au niveau du bord libre de l'oreille, en arrière du coude, en avant de la rotule, sur le dos des mains. Ils peuvent devenir très volumineux, s'ulcérer à la peau et laisser échapper une matière blanche, crayeuse, faite de cristaux d'acide urique (*cf.* illustration) ;
- les *arthropathies goutteuses* ou *arthropathies uratiques* : elles sont dues aux dépôts d'acide urique à l'intérieur des articulations (pied, genoux, etc.) et à leur voisinage immédiat. Les jointures atteintes sont déformées, gonflées de façon irrégulière, enraidies, douloureuses ;
- les *complications rénales* : lithiase rénale qui se manifeste par des crises de coliques néphrétiques (la lithiase uratique est « radiotransparente »), et néphropathie interstitielle qui se manifeste par une protéinurie (albuminurie) et évolue parfois vers une insuffisance rénale.

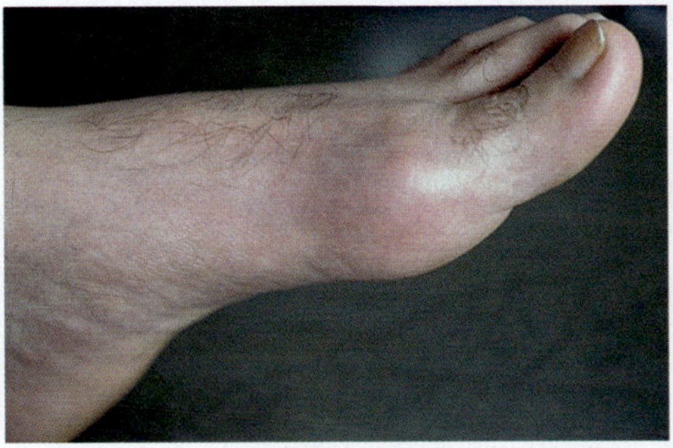

Accès gouteux du gros orteil : gonflement inflammatoire de la 1re métatarso-phalangienne.

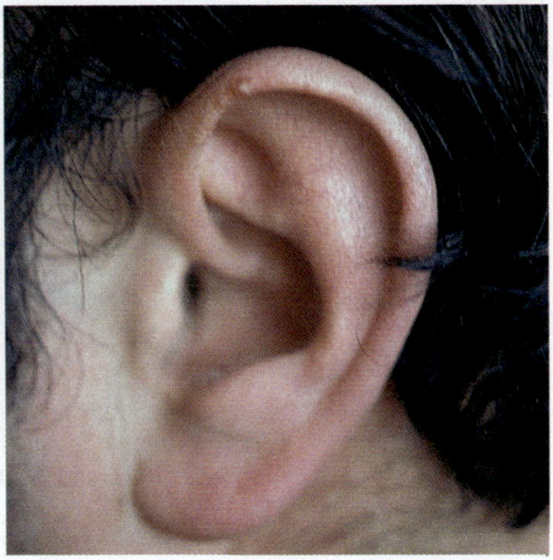

Tophus de l'oreille.

Signes paracliniques

Radiologie

La goutte aiguë n'a pas de signe radiologique propre.

Les arthropathies uratiques montrent des images d'arthrose avec des géodes taillées à l'emporte-pièce sur le bord des os, dites « en hallebarde » et qui sont des tophus, lesquels peuvent avoir un siège centro-osseux. Il faut également chercher systématiquement une atteinte rénale (abdomen sans préparation, échographie).

Biologie

Lors d'une crise de goutte, on note une *vitesse de sédimentation augmentée*, une polynucléose neutrophile et une hyperuricémie, au-delà de 0,080 g/L (476 mmol/L) [mais l'uricémie peut être normale].

Dans la goutte chronique, outre l'hyperuricémie, on cherche à connaître le taux d'excrétion urinaire qui est variable selon les malades.

Dans le liquide synovial, on voit les cristaux d'acide urique (caractéristiques), ainsi que dans les tophus.

La fonction rénale doit être surveillée de près.

Évolution

Les traitements modernes doivent, si leur application est bien comprise, limiter la répétition des crises et éviter l'évolution vers les arthropathies chroniques et l'insuffisance rénale, qui grève le pronostic.

Éducation du patient ayant fait une crise de goutte

Si l'application du traitement est bien comprise, il est possible de limiter la répétition des crises et d'éviter l'évolution vers les arthropathies chroniques et l'insuffisance rénale, qui grèvent le pronostic.

CE QU'IL FAUT DIRE

Le traitement de la crise aiguë repose sur la colchicine et/ou les anti-inflammatoires non-stéroïdiens.

La colchicine est administrée par voie orale, 3 comprimés à 1 mg le premier jour, puis à dose décroissante les 5 à 8 jours suivants.

Il ne faut jamais prendre 2 comprimés de colchicine à la fois car elle entraîne souvent des troubles digestifs et notamment une diarrhée. Celle-ci peut être atténuée par la diminution des doses et par des antidiarrhéiques.

→

→ La colchicine à forte dose est très toxique et doit être gardée hors de portée des enfants.

Le traitement de fond, qui est de celui de la maladie goutteuse, repose sur les inhibiteurs de la synthèse de l'acide urique (allopurinol : *Zyloric*, etc.).

Il existe pendant les premiers mois de sa prescription un risque accru de voir survenir des crises de goutte, qui peuvent être prévenues ou traitées par la colchicine. C'est pour cela qu'on ne commence pas sa prescription en même temps qu'une crise de goutte.

Une uricémie normale ne met pas à l'abri d'une crise de goutte, même si elle en diminue considérablement la fréquence.

Certaines circonstances sont susceptibles de déclencher une crise : interventions chirurgicales, voyages, traumatismes, certains aliments spécifiques à un malade, d'où l'utilité, parfois, d'administrer préventivement de la colchicine.

CE QU'IL FAUT CONSEILLER

Ne pas interrompre les médicaments, sans avis médical, même en cas de crise de goutte intercurrente qui doit être traitée par la colchicine.

Le régime ne peut que rarement prétendre à lui seul normaliser l'uricémie. C'est cependant un complément utile qui comprend :

- une restriction calorique globale en cas d'obésité ;
- une restriction des aliments générateurs d'hyperuricémie : abats, viandes grasses, gibiers, sardines, anchois, crustacés, caviar, champignons, légumes secs. L'apport lipidique doit également être réduit. La suppression de l'alcool est indispensable ;
- une diurèse abondante par ingestion d'un ou deux litres par jour d'eau ordinaire ou minérale, en partie alcaline pour éviter les crises de colique néphrétique (Vichy, Vals).

Traitement et surveillance

Il faut expliquer au patient que le traitement de la crise aiguë et celui de la maladie goutteuse ont des objectifs différents : *ils se complètent mais ne sont pas interchangeables*.

Le traitement de la crise aiguë repose sur la colchicine et/ou les anti-inflammatoires non-stéroïdiens.

Le traitement de fond, qui est de celui de la maladie goutteuse, a pour but, s'il est correctement suivi par le patient, de prévenir le retour des accès aigus et de pallier les conséquences de l'hyperuricémie chronique (arthropathies, tophus, complications rénales), en faisant baisser l'uricémie au-dessous d'un seuil fixé à 60 mg/L. Il repose sur les inhibiteurs de la synthèse de l'acide urique (allopurinol).

L'allopurinol (*Zyloric*, etc.) diminue la formation de l'acide urique dans l'organisme et fait baisser l'uricémie mais cet effet n'est que transitoire. Son arrêt intempestif est suivi d'une remontée rapide, en quelques jours, de l'uricémie.

Il existe, pendant les premiers mois de sa prescription, un risque accru de voir survenir des crises de goutte, qui peuvent être prévenues ou traitées par la colchicine. C'est pour cela qu'on ne commence pas sa prescription en même temps qu'une crise de goutte (dont de surcroît il n'est pas le traitement).

Le régime, ne peut que rarement prétendre à lui seul normaliser l'uricémie. C'est cependant un complément utile.

Pour la pratique, on retiendra

– La goutte est une affection essentiellement « masculine » qui touche préférentiellement, mais pas exclusivement, le gros orteil.
– Son traitement est bien codifié, habituellement très efficace. L'infirmière doit expliquer au patient la séparation du traitement de l'accès goutteux du traitement de l'hyperuricémie ainsi que leur complémentarité.
– Toutes les hyperuricémies ne s'accompagnent pas nécessairement de crises de goutte, et inversement un accès peut survenir avec une uricémie normale.

GRANULOME ANNULAIRE

Définition

Dermatose bénigne, fréquente chez l'enfant et l'adulte jeune, caractérisée par l'existence d'un granulome à l'histologie.

Causes et mécanismes

Ils sont inconnus ; il existe des formes familiales et des formes associées à un diabète.

Signes cliniques

La lésion typique est une papule ou un nodule, rosé, indolent et prenant une configuration annulaire, unique ou multiple, siégeant de façon préférentielle aux mains, aux coudes et aux genoux.

Examens complémentaires

Histologie : présence d'un granulome palissadique.

Recherche d'un diabète dans les formes diffuses.

Évolution

Imprévisible, avec possible disparition spontanée et reprise évolutive ; la biopsie cutanée fait parfois disparaître la lésion.

Traitement

Rarement justifié en raison du caractère bénin de la maladie et de la possible disparition spontanée des lésions, il peut s'agir d'une cryothérapie ou d'une corticothérapie locale.

GRIFFES DU CHAT (maladie des)

Définition, causes et mécanismes

C'est une adénite régionale secondaire à une lésion cutanée par griffure de chat. On l'appelle aussi lymphoréticulose bénigne d'inoculation. Elle est due majoritairement à *Bartonella henselæ*.

Signes essentiels

Cliniques : après une incubation de 1 à 2 semaines (pendant laquelle la lésion cutanée, le plus souvent minime, a habituellement cicatrisé) la maladie débute parfois par un malaise général avec fièvre et céphalée. Dans les cas typiques, on a pu noter la lésion primaire : papule ou vésico-pustule. En règle générale, on observe que *l'adénopathie régionale* est unilatérale (relais épitrochléen et creux axillaire, par exemple), parfois légèrement inflammatoire. L'évolution dure plusieurs semaines. Ramollissement et fistulisation sont possibles.

Examens complémentaires : sérodiagnostic.

Pronostic et traitement

L'évolution est bénigne en l'absence de traitement. Celui-ci peut comprendre l'aspiration du pus ganglionnaire. Les antibiotiques efficaces sont la doxycycline, l'érythromycine, la rifampicine. Chez le sujet immunodéprimé, la meilleure association est l'érythromycine ou la doxycycline avec la rifampicine.

GRIPPE

Définition

C'est une maladie infectieuse très contagieuse des voies respiratoires due à un *Myxovirus*.

Causes et mécanismes

Le virus grippal (*Myxovirus influenzæ*) comprend 3 types : A, B et C. Il n'y a pas d'immunisation croisée. La contamination est directe et strictement interhumaine. L'infection due au virus A réalise les grandes épidémies hivernales ; les mutations antigéniques du virus A rendent compte du retour périodique de ces épidémies.

Signes essentiels

Forme commune : après une incubation de 24-48 h *la grippe commune* débute brutalement : malaise général avec frissons, fièvre élevée, douleurs diffuses et catarrhe des voies respiratoires.

Les formes graves ou malignes se caractérisent essentiellement par une insuffisance respiratoire aiguë dont l'évolution peut être mortelle malgré les mesures de réanimation respiratoire.

Elles sont plus fréquentes chez les sujets tarés (insuffisants respiratoires chroniques, cardiaques, alcooliques) et aux âges extrêmes de la vie (nourrissons, vieillards), mais peuvent se voir chez des sujets jeunes et sains.

On note dyspnée et cyanose, parfois une expectoration sanglante. *Les gaz du sang* montrent une hypoxie généralement sans hypercapnie ; la radiographie, des signes d'œdème pulmonaire.

Les formes compliquées comprennent essentiellement les *surinfections* bactériennes des voies respiratoires supérieures et pulmonaires.

Examens complémentaires : ils sont rarement pratiqués (cultures cellulaires, sérodiagnostic), les manifestations survenant dans un contexte évocateur (épidémie). La NFS montre une neutropénie.

+ Surveillance, évolution, complications

Le pronostic est habituellement bénin malgré l'importance de l'asthénie ou l'existence d'une image pulmonaire.

Traitement

Le traitement de la grippe est le plus souvent symptomatique, associant antipyrétiques, antitussifs, fluidifiants bronchiques et assez souvent antibiotiques bien que non indiqués dans les formes non compliquées.

Il comprend :

• *l'isolement*, le repos, des médications symptomatiques ;
• *l'antibiothérapie* chez les sujets fragiles (nourrissons, vieillards, insuffisants respiratoires, cardiaques) ;
• *la réanimation respiratoire* dans les formes graves ;
• *la vaccination* (sujets exposés et surtout sujets fragiles) ; la protection est de 6 mois à 1 an.

Les antigrippaux disponibles ces dernières années étaient limités à l'amantadine (*Mantadix*) et à la rimantadine (*Roflual* actuellement retiré du commerce), d'efficacité modeste uniquement sur le *Myxovirus influenzœ* A, avec une médiocre tolérance neuropsychique.

Les inhibiteurs de la neuraminidase, le zanamivir (*Relenza*) [seul disponible en France] utilisé en inhalation à raison de deux inhalations matin et soir pendant cinq jours, et l'oseltamivir en administration orale ont une bonne efficacité lorsqu'ils sont prescrits au début des symptômes, réduisent significativement la durée des symptômes, le recours à l'antibiothérapie, et limitent la dissémination de la maladie. La prescription en France reste encore très limitée (5 % des malades) ; le médicament est actuellement non remboursé. Les effets secondaires sont limités à des signes d'irritation bronchique en cas d'inhalation et à des troubles digestifs le plus souvent mineurs dans la forme orale.

Pour la pratique, on retiendra :

Maladie très ancienne et fréquente, évolue par épidémies saisonnières et grandes pandémies.
800 000 à 4 millions de cas par an, pic de fréquence fin décembre – janvier.
Risque de complications chez les sujets fragilisés : pneumonie grippale, surinfection ORL et broncho-pulmonaire, décompensation de BPCO, diabète, insuffisance cardiaque.
Surveillance par l'infirmière : fréquence respiratoire, recherche de signes périphériques d'hypoxie, recherche de signes d'encombrement bronchique, veiller à une alimentation et hydratation correcte.
Prévention : vaccination des plus de 65 ans, des patients à risque, des populations exposées++, rôle de l'infirmière dans la transmission de l'information.

GRIPPE AVIAIRE

Définition

C'est une maladie infectieuse touchant les oiseaux, répandue dans le monde entier, certaines espèces sauvages sont porteuses du virus sans signes apparents de maladie. Certains virus hautement pathogènes dont le virus H5N1 ont pu être exceptionnellement transmis à l'homme et déclencher une infection sévère souvent mortelle. Par contre, la transmission n'est pas interhumaine.

Mode de transmission

C'est le contact étroit avec des animaux malades ou morts. Le risque principal étant lors de l'abattage, la plumée, la découpe et la préparation d'animaux destinés à la consommation ou chez des enfants qui ont joué dans des sites où sont élevées des volailles en liberté « déjections contagieuses ».

Signes essentiels

La durée d'incubation est le plus souvent de 2 à 8 jours. Il existe une forte fièvre et un syndrome grippal, avec fréquemment diarrhées, vomissements, douleurs abdominales, épistaxis et gingivorragies. Une détresse respiratoire survient rapidement, avec des signes de défaillance multiviscérale. Plus de la moitié des cas déclarés ont été mortels.

Traitement

Dès la maladie suspectée, il faut prescrire l'oseltamivir (*Tamiflu*) à raison de 150 mg/j en 2 prises de 75 mg, la dose peut être augmentée à 300 mg/j (enfants de plus de 13 ans et adultes).

GROSSESSE (surveillance médicale)

Définition

C'est la surveillance de la mère et du fœtus pendant les 38 à 42 semaines d'aménorrhée de la conception ; cette durée correspond à la grossesse.

Cette surveillance est basée sur sept visites médicales obligatoires.

Première visite : consultation de début de grossesse au cours du 1er trimestre

Cette visite a plusieurs buts.

Faire le diagnostic de la grossesse :

• début de l'aménorrhée, date des dernières règles normales ;
• existence des signes sympathiques de grossesse ;
• augmentation de volume de l'utérus.

Calculer le terme, c'est-à-dire la date prévue de l'accouchement.

Il y a deux façons de calculer le terme :

• *en mois*, à partir de la date présumée de l'ovulation ; c'est la façon qui a été longtemps classique et qui reste celle de la Sécurité sociale ;
• en *semaines d'aménorrhée*, à partir de la date des dernières règles normales.

Diagnostiquer les anomalies de début de grossesse :

• à l'interrogatoire : leucorrhées, douleur spontanée, métrorragies ;
• à l'examen : anomalie du volume utérin, masse annexielle, douleur des culs-de-sac.

Diagnostic : vaginite, grossesse extra-utérine, avortement, fibrome, môle, gémellité.

Rechercher des signes plus tardifs : HTA, toxémie, hypotrophie, prématurité, diabète.

Demander divers examens complémentaires

Certains sont exigés par la loi dès la *déclaration de grossesse* :

• recherche de protéinurie ou glycosurie, dépistage de la syphilis, groupe sanguin standard et Rhésus, phénotype, recherche d'agglutinines irrégulières si la patiente est de groupe Rhésus négatif, quel que soit le groupe du conjoint ;
• agglutinines irrégulières si la patiente a déjà été transfusée, même si elle est de groupe Rhésus positif ;
• sérodiagnostic de rubéole ;
• sérodiagnostic de toxoplasmose ;

D'autres sont conseillés :

• frottis de dépistage, sauf s'il y en a de moins de 2 ans ;
• test pour la recherche du Sida, si consentement de la femme ;
• examen cytobactériologique des urines s'il existe des antécédents d'infection urinaire ;
• 1re échographie qui permet de préciser l'âge de la grossesse, le nombre d'embryons et de réaliser une première étude morphologique ;
• sérodiagnostic de cytomégalovirus (CMV) ;
• sérologie de l'hépatite B et C.

Formalités administratives : la déclaration de grossesse doit être faite.

Informer et conseiller la patiente :

• sur les règles d'hygiène : arrêt du tabac, lutter contre la constipation ;
• poids : prise de 10 à 12 kg pendant toute la grossesse ;
• urines : recherche de glucose et de protéines tous les 15 jours ;
• revenir consulter chaque mois et surtout si une anomalie survient.

Visites au cours de la grossesse

Elles ont pour but de dépister les anomalies qui apparaissent en cours de grossesse, surveiller et éventuellement traiter celles qui sont déjà connues ; la menace d'accouchement prématuré et l'hypotrophie sont les principales.

On recherchera, par l'interrogatoire, l'existence :

• des contractions anormales si elles sont d'une fréquence supérieure à 10 par jour, ou si elles sont rapprochées, intenses et/ou douloureuses ;
• des métrorragies ;
• des écoulements de liquide ;
• des mouvements actifs : normalement, la primigeste les perçoit vers 22 semaines, la multipare : 17-19 semaines ;
• des signes fonctionnels urinaires ;
• de la fièvre.

L'examen obstétrical et général mesure la hauteur utérine :

• 4 mois : 16 cm ;
• 5 mois : 20 cm ;
• 6 mois : 24 cm ;
• 7 mois : 28 cm ;
• 8 mois : 32 cm ;
• 9 mois : 38 cm.

La palpation utérine recherche la quantité de liquide amniotique, le ballottement fœtal.

• On pratique l'auscultation des bruits du cœur ;
• l'examen surveille également l'état du col et la tension artérielle (normalement, pendant la grossesse, la tension artérielle est de 12/7 en moyenne, un peu moins en début de grossesse), poids, œdèmes.

Examens complémentaires :

• protéinurie, albuminurie ;
• glycémie à jeun ;
• agglutinines irrégulières si la patiente est de groupe Rh négatif ;
• sérodiagnostic de toxoplasmose, si la patiente n'est pas immunisée (la Sécurité sociale en rembourse un par mois sans entente préalable) ;
• NFS globulaire pour rechercher les anémies ferriprives et les traiter ;
• échographie :
  – au 2e trimestre : 20 à 24e semaine d'aménorrhée, elle va permettre de réaliser un bilan morphologique ainsi qu'une biométrie,
  – au 3e trimestre : 30 à 34e semaine d'aménorrhée, elle permet de localiser le placenta, d'apprécier la présentation, la vitalité fœtale, d'établir la biométrie fœtale ;
• amniocentèse pour étudier le caryotype prénatal, prise en charge par la Sécurité sociale dans le cas des 5 indications suivantes :
  – âge supérieur ou égal à 38 ans à la date du prélèvement,
  – anomalie chromosomique parentale,
  – antécédent pour le couple d'une grossesse avec caryotype anormal,
  – diagnostic du sexe pour les maladies liées au sexe,
  – signes d'appel échographiques.

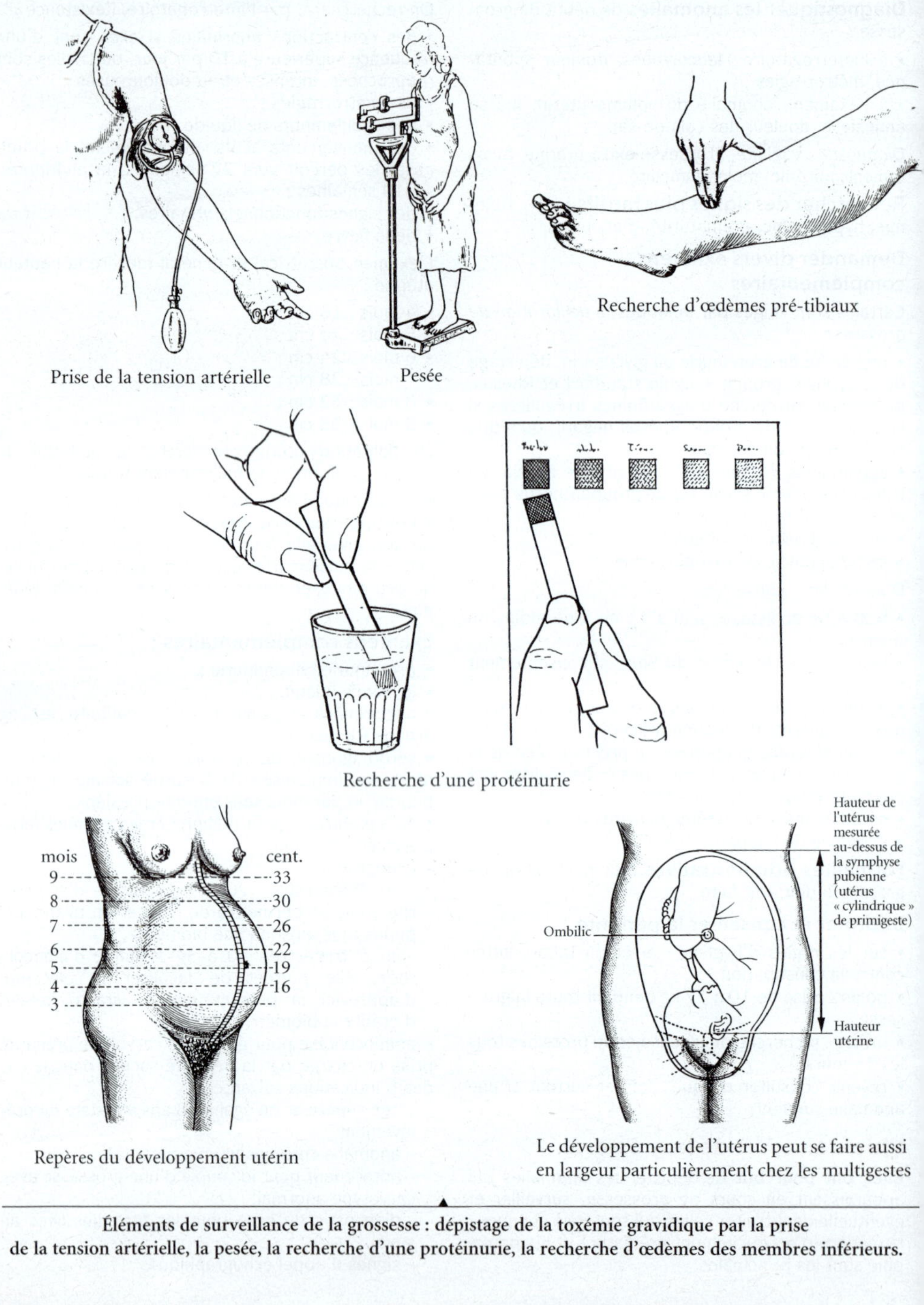

Éléments de surveillance de la grossesse : dépistage de la toxémie gravidique par la prise de la tension artérielle, la pesée, la recherche d'une protéinurie, la recherche d'œdèmes des membres inférieurs.

Formalités administratives : la patiente doit obligatoirement envoyer la déclaration de grossesse à la Sécurité sociale et aux allocations familiales pour percevoir ses allocations prénatales. Un carnet de santé de la maternité est fourni à chaque femme qui lui apporte des éléments sur le déroulement de la grossesse, de l'accouchement et de l'allaitement.

C'est aussi un guide administratif précisant les droits et les devoirs de la future mère. Il comporte un dossier médical qui doit être rempli par le médecin ou la sage-femme effectuant les consultations.

Informer et conseiller :

- de venir consulter en cas d'anomalie, d'arrêter de fumer ;
- de suivre les cours de préparation à l'accouchement (*cf.* illustration).

Dernières visites 8e-9e mois

Elles ont plusieurs buts.

Prévoir l'accouchement :

- diagnostiquer la présentation ;
- étudier la perméabilité du bassin ;
- prendre les dispositions nécessaires suivant les particularités ou anomalies constatées : gros enfant, hypotrophie, siège, utérus cicatriciel, bassin anormal ;
- pratiquer une échographie, une radiopelvimétrie ;
- prévoir un possible dépassement de terme ;
- programmer une césarienne.

Rechercher les mêmes anomalies et faire les examens complémentaires obligatoires. Enregistrer le rythme cardiaque fœtal tous les 2 à 3 jours à l'approche de la 41e semaine à titre externe.

> **✚ Surveillance**
>
> **Produits à risques tératogènes élevés :**
> Dérivés de synthèse de la vitamine A *(Roaccutane)*.
> Chimiothérapie anticancéreuse (malformations et anomalies du développement), alcool, métaux lourds et polluants chimiques.
> Certains médicaments sont à risque potentiel élevé : ganciclovir *(Cymévan)*, mycophénolate mofétil *(Cellcept)* et certains antirétroviraux.
> En fin de grossesse, il faut éviter les IEC et les AINS. Les molécules comme le lithium ont vu leur risque baisser au premier trimestre ; le *Prozac* n'est plus contre-indiqué au premier trimestre.

Informer et conseiller :

- partir accoucher au moment opportun : lorsque les contractions utérines sont régulières et fréquentes, toutes les 5 à 10 min, pendant au moins une heure ;
- consulter en milieu obstétrical, s'il existe : des métrorragies, la perte des eaux, la diminution des mouvements actifs du fœtus, un terme dépassé d'un jour.

Grossesse : semaines d'aménorrhée		
1	– Dernières règles.	
2	– Ovulation : début de la grossesse.	
3		
4	– Aménorrhée : règles manquantes	
5	– Signes « sympathiques » de grossesse	
6	(nausées, vomissements), amaigrissement.	
7		
8		
9	– Le test de grossesse est positif.	
10	– Anémie ferriprive vraie (à traiter).	
11	– Possibilité de diagnostic clinique de la grossesse.	
12		
13		
14	– Perception des battements cardiaques fœtaux (ultrasons).	Tension 12/8. Poids + 2 ou 3 kg.
15	– Hauteur utérine : 10 cm, utérus palpable. Échotomographie à la recherche de l'épaisseur de la clarté nucale.	
16	– Fin des signes sympathiques de grossesse.	
17	– Perception des mouvements du fœtus (multigeste).	
18		
19		
20	– Perception des mouvements actifs du fœtus (primigeste).	
21	– Modification des principales	Début de
22	constantes biologiques.	l'accouchement prématuré
23	– Fausse anémie par hémodilution.	
24	– Perception des battements cardiaques	
25	à l'oreille. – Présentation du siège fréquente.	Poids + 6 kg Tension 12/8.
26		
27		
28	– Hauteur utérine 24 cm	Limite de l'avortement légal.
29		
30	– Coloration brune des zones pigmentées :	
31	ligne brune, face, aréoles des seins.	

→

32	– Version spontanée des fœtus en présentation du siège + 3[e] échotomographie.
33	
34	– La tête fœtale reste basse chez la primigeste.
35	– Le segment inférieur se déplisse.
36	– La tête fœtale s'élève chez la multipare.
37	
38	
39	– Modification du col de l'utérus. Fin de l'accouchement prématuré.
40	– Possibilité d'une lactosurie. Tension 11/7. Poids + 9 kg.
	Accouchement. – Hauteur utérine 30, 32 cm 90 % des cas.

GROSSESSE EXTRA-UTÉRINE

Définition

La grossesse extra-utérine est la nidation de l'œuf en dehors de la cavité utérine. Localisée le plus souvent au niveau de la trompe, elle entraîne des accidents redoutables d'hémorragie interne lorsque le placenta, par sa croissance, entraîne une rupture de la trompe dans laquelle il s'est inséré.

Son diagnostic, très difficile, comporte des pièges. On doit y penser devant la triade classique : douleurs, métrorragies, aménorrhée.

Causes et mécanismes

Cette nidation tubaire peut être due à un retard de captation de l'ovule ou à un arrêt ou un ralentissement dans la migration de l'œuf : lors des sténoses inflammatoires, séquelles de salpingite, lors d'endométriose, de malformations tubaires ou après chirurgie tubaire quel que soit le motif.

Signes cliniques

On distingue schématiquement trois tableaux :

Inondation péritonéale sous la forme cataclysmique : il s'agit d'une jeune femme qui présente un tableau d'hémorragie interne intense, pâleur du visage et des conjonctives, refroidissement des extrémités, soif vive, pouls très rapide, tension artérielle très abaissée, température normale ou abaissée. La palpation de l'abdomen révèle une défense et une sensibilité hypogastrique, mais le diagnostic est fait par le toucher vaginal : le col utérin est ramolli, l'utérus peut être un peu mou et gros, surtout, le cul-de-sac de Douglas réveille une douleur atroce, c'est le « cri du Douglas ». La malade groupée et réanimée, l'intervention ne souffre aucun retard.

L'hématocèle rétro-utérine se discute dans une ambiance fort différente. Il s'agit d'une femme qui vient consulter pour un syndrome abdomino-pelvien fait de douleurs hypogastriques irradiant vers les jambes, de troubles urinaires à type de pollakiurie, de constipation avec douleurs de défécation, de métrorragies plus ou moins foncées, apparues après une irrégularité menstruelle. L'examen révèle une masse pelvienne sans limite nette, de consistance inégale, refoulant l'utérus en avant, plaquant le col contre la symphyse pubienne.

Les examens complémentaires apportent des arguments variables :

- une *NFS* évoque une discrète anémie ;
- une *RIG* ou β-hCG positive ;
- l'échographie pelvienne montre :
  - la discordance entre un taux de β-hCG positif et l'absence de sac ovulaire intra-utérin,
  - l'épanchement liquidien dans le cul-de-sac de Douglas,
  - parfois une masse latéro-utérine ;
- la *ponction du Douglas* peut ramener du sang si les caillots ne sont pas trop épais ;
- la *cœlioscopie* affirme le diagnostic.

Hématosalpinx : la femme consulte pour des troubles des règles et des douleurs. Après un retard de règles de quelques jours ou une simple irrégularité, des hémorragies sont apparues, peu importantes, distillantes, continues, de sang noirâtre ou sépia, les douleurs siègent dans le bas-ventre, du côté où évolue la grossesse tubaire, elles sont à type de courtes coliques dites *salpingiennes*.

À l'examen, les signes de grossesse sont discrets, il existe surtout une masse latéro-utérine unilatérale, douloureuse, assez bien limitée et légèrement mobile. Elle correspond à la trompe contenant l'œuf qui commence à se décoller et à saigner.

Le diagnostic de grossesse extra-utérine non rompue est un des plus difficiles de la gynécologie, aussi on s'aidera :

- du dosage des β-hCG positif, qui affirme la grossesse sans préjuger de la localisation ;
- de l'*échographie endovaginale* qui met en évidence la vacuité de la cavité utérine, la masse annexielle ainsi que l'hémopéritoine ;
- mais c'est la cœlioscopie qui est l'examen fondamental : elle permet le diagnostic en montrant la soufflure d'une trompe violacée, parcourue de vaisseaux dilatés.

Pronostic et évolution

Son pronostic est grave, mettant en jeu la vie de la patiente et sa fécondité.

Traitement chirurgical

La chirurgie conservatrice peut être envisagée dans deux circonstances :

• *hématosalpinx de petit volume*, par salpingotomie linéaire, véritable petite césarienne tubaire ;
• *avortement tubo-abdominal en cours*, où la technique est l'expression de la trompe, sans incision de la paroi.

La chirurgie radicale doit être faite dans les autres cas : c'est la *salpingectomie* avec conservation de la vascularisation ovarienne.

Quelle que soit la forme anatomique, ***prévenir la patiente du danger de récidive***. Une ampoule de sérum anti-D doit être injectée si la malade est de groupe Rhésus négatif.

Traitement par méthotrexate IM

Indication : GEU de diagnostic confirmé, non rompue. Le diagnostic de GEU repose sur la comparaison du taux plasmatique de hCG avec les constatations cliniques et échographiques.

Les modalités du traitement médical et les conseils d'usage doivent être expliqués clairement à la patiente. Celle-ci devra signer la fiche de consentement éclairé.

Pour la pratique, on retiendra :

Urgence gynécologique.
Fréquence : 2,02 % des grossesses.
Examen paraclinique : fait le diagnostic.
Rôle pédagogique de l'infirmière : avertir les patientes des récidives.
Rôle technique : aide aux examens paracliniques.

GROSSESSE PROLONGÉE

Voir *Terme dépassé (grossesse prolongée)*.

GUILLAIN-BARRÉ (syndrome de)

Voir *Polyradiculonévrites*.

GYNÉCOLOGIE OPÉRATOIRE

Régime alimentaire pour toute opérée en gynécologie

La veille au soir de l'intervention :

• repas normal pour : sein, cerclage, révision utérine (RU), IVG, conisation ;
• repas léger pour : hystérectomie, cœlioscopie, laparotomie, prolapsus, vulvectomie ;
• laisser les patientes à jeun à partir de minuit.

En postopératoire

Pour tous les cas, laisser au moins 6 heures à jeun après l'intervention.

Le soir :

• RU, IVG, cerclage : repas normal en fonction de l'état de la patiente ;
• sein, cœlioscopie : repas léger ;
• hystérectomie, laparotomie : à jeun (attendre le retour des gaz) ;
• vulvectomie : à jeun.

J 1 :

• RU, cerclage, sein, cœlioscopie : repas normal ;
• vulvectomie : repas normal en fonction de l'état de la patiente (régime hyperprotidique, sans résidus).

J 2 :

• hystérectomie, laparotomie : boisson même si absence de gaz ;
• à l'apparition des gaz : alimentation légère progressive ;
• à l'apparition des selles : repas normal.

Préparation systématique à toute intervention chirurgicale en gynécologie

La veille au soir :

• retirer :
  – vernis à ongles mains et pieds,
  – bijoux sauf alliance,
  – maquillage,
  – prothèses mobiles : perruque, appareil dentaire, lentilles de contact... ;
• prendre douche et shampooing avec savon médical (vérifier la propreté après la douche) ;
• rasage local de la zone d'intervention ;
• rester à jeun à partir de minuit la veille : ni boire, ni manger, ni fumer.

Le matin du bloc :

• être à jeun ;
• avoir fait une toilette corporelle ;
• uriner si possible avant le bloc ;
• retirer tous les habits personnels, le slip ainsi que le soutien-gorge ;
• mettre une chemise du bloc ;
• pour finir, une désinfection sera effectuée par les soignants.

Préparations préopératoires

Pour toutes opérées :

• vérifier le bilan préopératoire (2e détermination G-Rh/NFS/SMA/TP TCK/test de falciformation) ;

• malade vue par un réanimateur.

Hygiène :

• douche systématique : utiliser une dose individuelle de savon médical commandée à la pharmacie ;
• vérifier la propreté après la douche.

Rasage et préparations spécifiques :

• hystérectomie : rasage complet (ombilic, pubis, anus, vulve) ;
• sein : rasage sein et creux axillaire ;
• cœlioscopie : rasage ombilic et pubis ;
• cœlioscopie et laparotomie (GEU, kyste ovaire, plastie tubaire) : rasage complet.

GYNÉCOMASTIE

Définition

La gynécomastie est une hyperplasie non tumorale de la glande mammaire chez l'homme.

Causes et mécanismes

Le mécanisme n'est pas univoque, il reste parfois obscur (*cf.* illustration).

Gynécomastie tumorale :

• tumeurs testiculaires : tumeur de Leydig, chorio-épithéliome, tumeur de Sertoli ;
• tumeurs surrénaliennes féminisantes.

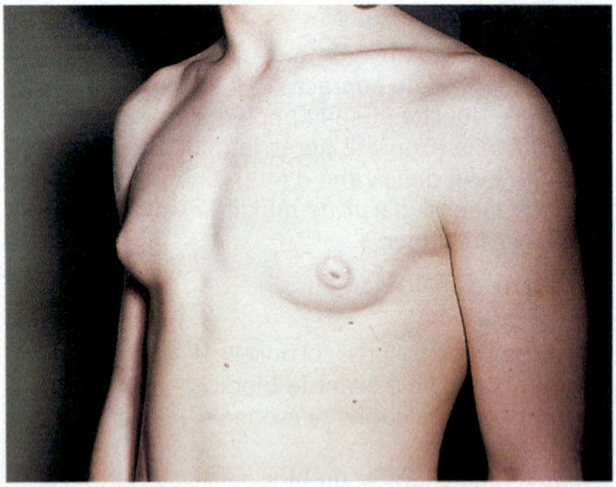

Gynécomastie parapubertaire.

Gynécomastie par excès d'œstrogènes :

• cirrhose du foie (défaut de catabolisme et d'excrétion des œstrogènes) ;
• hyperthyroïdie rare ;
• prise d'œstrogènes.

Gynécomastie par défaut d'androgènes :

• diminution de la production de la testostérone : hypogonadisme primaire (syndrome de Klinefelter, traumatisme ou chirurgie testiculaire, séquelles d'orchite) ou déficit androgénique de l'homme âgé (andropause) ;
• traitement par antiandrogènes (notamment dans le cancer de la prostate).

Gynécomastie médicamenteuse : digitaline, isoniazide, spironolactone, sulpiride, OP'DDD, réserpine, amphétamines, phénothiazine, cimétidine.

Autres causes :

• hyperprolactinémies, hypothyroïdies ;
• dénutrition ;
• hémodialyse ;
• syndromes paranéoplasiques.

Gynécomastie pubertaire

Chez l'adolescent, la gynécomastie peut apparaître lors de la puberté de façon transitoire. La gynécomastie est le plus souvent bilatérale et transitoire (ne pas la confondre avec une adipomastie).

Signes cliniques

En dehors de la gynécomastie, il faut rechercher des signes évocateurs d'une étiologie (hypogonadisme, anomalies des testicules, impuissance, etc.).

Examens et évolution

Il faut toujours contrôler la gynécomastie par une mammographie bilatérale.

On demande en pemière intention un dosage plasmatique de la testostérone, l'estradiol, la prolactine, des gonadotrophines (LH et FSH) et de la β-HCG.

Traitement

La suppression de la cause entraîne la guérison de la gynécomastie habituellement en quelques semaines. La chirurgie plastique constitue un excellent recours dans les cas où la gynécomastie persiste.

Dans les gynécomasties parapubertaires et idiopathiques, on peut faire appel à l'application locale de dihydrotestostérone (*Andractim*), dont l'efficacité est modeste.

H

HALLUX VALGUS

Définition

Cette déformation du gros orteil (hallux) vers l'extérieur (valgus) du pied est très fréquente, souvent bilatérale, et prépondérante chez la femme (jusqu'à 95 % des cas) (*cf.* illustration).

À son origine on retrouve des facteurs familiaux et constitutionnels (pied « égyptien », avec 1er orteil plus long que le 2e), une hyperlaxité ligamentaire éventuelle, et une aggravation certaine par le port de chaussures à talons hauts et à extrémité trop étroite. Il existe de rares formes juvéniles d'origine génétique. La polyarthrite rhumatoïde peut entraîner une déviation en hallux valgus.

Évolution

L'hallux valgus, en plus de l'aspect inesthétique, entraîne une gêne fonctionnelle variable : au chaussage, ou à la marche, justifiant des prises en charge thérapeutiques différentes.

Lorsque l'angle entre le 1e métatarsien et la 1e phalange de l'orteil est accentué, la saillie de la tête du 1e métatarsien réalise « l'oignon », au contact duquel peut se développer par frottement avec la chaussure une bourse synoviale, qui peut s'enflammer (bursite).

Dans les évolutions prolongées, une arthrose secondaire de la 1e articulation métatarso-phalangienne s'installe, contribuant aussi à la formation de l'oignon (ostéophytose, exostose), et à la survenue de douleurs plus importantes.

Indirectement une déformation des autres orteils et de l'avant pied peut aussi s'installer.

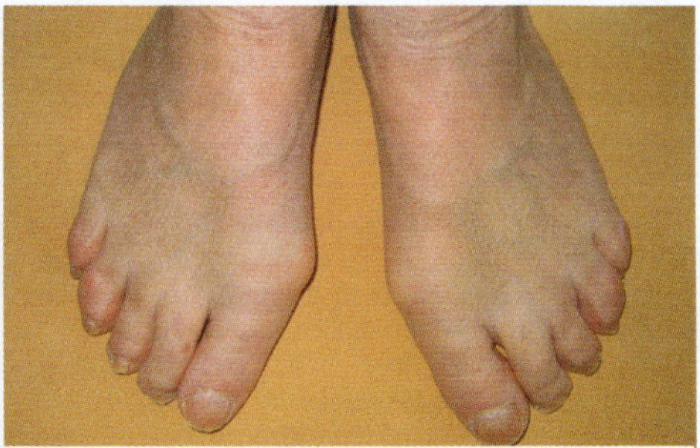

Hallux valgus bilatéral

Traitement

Préventivement, et dès que la déviation s'installe, un chaussage adapté et de bonne qualité est indispensable.

Lorsque la gêne est due à l'inflammation de la bourse au contact de l'oignon (avec gonflement, rougeur et douleur), le traitement consiste en l'application d'un gel anti-inflammatoire pendant une durée suffisante, et à protéger la zone du frottement. Rarement, cette bursite peut s'infecter.

Dans les formes gênantes peu évoluées, il est parfois possible de se contenter d'une simple *exostosectomie*, opération qui consiste à ruginer la saillie osseuse, sans toucher aux parties molles ; cette indication isolée est rare.

Dès que la gêne fonctionnelle devient durable, et de préférence avant que ne s'installent des rétractions tendineuses ou une arthrose importante, une indication chirurgicale est justifiée. Le geste doit être individualisé et adapté à chaque patiente ; dans ces conditions il est « simple », peu douloureux, et donne de bons résultats. L'angle que forment entre eux le 1er et le 2e métatarsien a une incidence sur les techniques opératoires.

HÉMATÉMÈSE

Voir *Hémorragies digestives d'origine haute.*

HÉMATOME EXTRADURAL

Voir *Traumatismes crâniens.*

HÉMATOME SOUS-DURAL

Voir *Traumatismes crâniens.*

HÉMATOME SOUS-DURAL CHRONIQUE

Définition et étiologies

Collection sanguine d'origine veineuse qui se constitue lentement entre la dure-mère et l'arachnoïde. Le saignement est initialement peu important, et l'hématome est longtemps bien toléré mais peut se décompenser rapidement du fait soit d'une reprise du saignement, soit de phénomènes osmotiques.

Le traumatisme crânien initial est souvent minime, il peut ne pas être retrouvé à l'interrogatoire, surtout quand l'hématome se révèle quelques semaines ou quelques mois après le traumatisme. Il existe souvent un ou plusieurs facteurs prédisposants à la constitution d'un hématome sous-dural chronique : *âge avancé* (+++), *éthylisme, anticoagulants*, troubles de l'hémostase, déshydratation importante chez le nourrisson.

Signes cliniques

Ils peuvent être évocateurs surtout si le traumatisme crânien est retrouvé à l'interrogatoire et/ou s'il existe un terrain prédisposant.

Le tableau classique se constitue et s'aggrave progressivement, souvent chez une personne âgée. Ce tableau associe des *céphalées* qui s'aggravent progressivement et vont s'accompagner secondairement d'une *altération* elle aussi progressive *des fonctions supérieures* et/ou de la conscience. Enfin, il peut apparaître des signes de localisation et en particulier une *hémiplégie* d'aggravation progressive du côté opposé à l'hématome. Dans les formes négligées, l'évolution peut se faire vers une hypertension intracrânienne (→) avec engagement cérébral et risque vital.

Le tableau clinique est en réalité souvent atypique et parmi les formes trompeuses, il faut citer :

- *les formes pseudo-démentielles* pures avec altération globale des fonctions supérieures, confusion et parfois éléments dépressifs, et où le diagnostic différentiel est alors celui d'une détérioration par un processus démentiel ;
- les formes marquées par des céphalées isolées, puis par des signes isolés d'hypertension intracrânienne ;
- les formes simulant une tumeur cérébrale évolutive ;
- les formes bilatérales.

En pratique, il faut savoir que l'hématome sous-dural chronique réalise souvent un *tableau trompeur* ; il faut savoir y penser devant toute pathologie neurologique et/ou psychiatrique récente, *a fortiori* si on a la notion d'un traumatisme crânien antérieur, car son traitement chirurgical est simple et efficace (*cf.* illustration).

Examens complémentaires

Le fond d'œil ne montrera pas toujours d'œdème papillaire.

L'électroencéphalogramme peut montrer des signes de souffrance cérébrale localisés, non spécifiques, mais invitant à faire rapidement une imagerie cérébrale.

La TDM cérébrale sans puis avec injection ou l'IRM mettent en évidence un décollement cérébral, le cerveau étant refoulé par une collection liquidienne spontanément hyperdense (mais on peut avoir un aspect hypodense, voire temporairement isodense, et un aspect faussement normal en cas d'hématome sous-dural bilatéral).

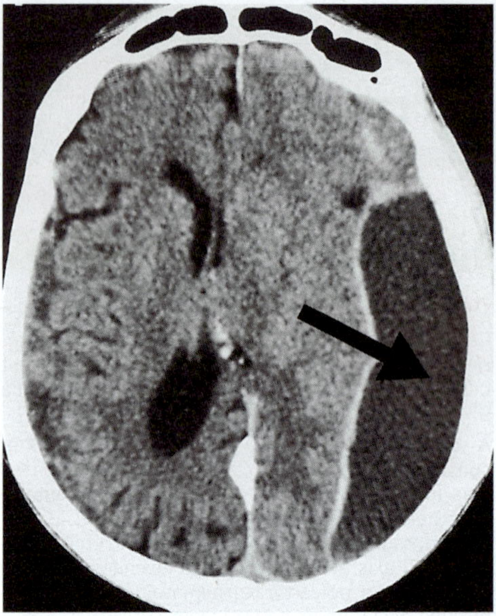

Hématome sous-dural (TDM).

Principes du traitement

Il est neurochirurgical. Ce traitement consiste à évacuer l'hématome généralement par deux trous de trépan, au besoin sous seule anesthésie locale. C'est une intervention simple pouvant être proposée à des malades âgés (plus de 85 ans). L'hématome sous-dural chronique est une affection curable.

Traitement médical associé : correction des troubles de l'hémostase et une bonne hydratation. En postopératoire, un traitement par corticoïdes est utile.

Surveillance

La surveillance postopératoire (clinique et TDM) est nécessaire du fait du risque de mauvaise réexpansion cérébrale et/ou de récidives postopératoires, surtout chez le vieillard.

Neurologique : conscience, déficit moteur, pupilles. Il existe un risque *de décompensation brutale*, surtout dans les formes évoluées.

Complications de décubitus chez les malades âgés.

HÉMATOME SOUS-DURAL DU NOURRISSON

Définition

C'est une collection de sang ou de liquide riche en albumine, située sous la dure-mère.

Causes et mécanismes

Le traumatisme est la cause la plus fréquente (souvent peu important ; parfois inavoué : enfants victimes de sévices, enfants secoués). Rarement : méningites, déshydratation.

Signes essentiels

- Augmentation rapide du périmètre crânien.
- Début brutal : convulsions, pâleur, vomissements.
- Altération de l'état général, troubles du comportement (*cf.* illustration).

Signes paracliniques

- Hémogramme : anémie.
- Fond d'œil : hémorragies rétiniennes.
- Ponction bilatérale de l'angle de la fontanelle, à but diagnostique et thérapeutique : elle ramène un liquide plus ou moins sanglant, très riche en albumine.
- Radio du crâne et du squelette : à la recherche de fractures.
- Scanner cérébral : zone hypodense péricérébrale.

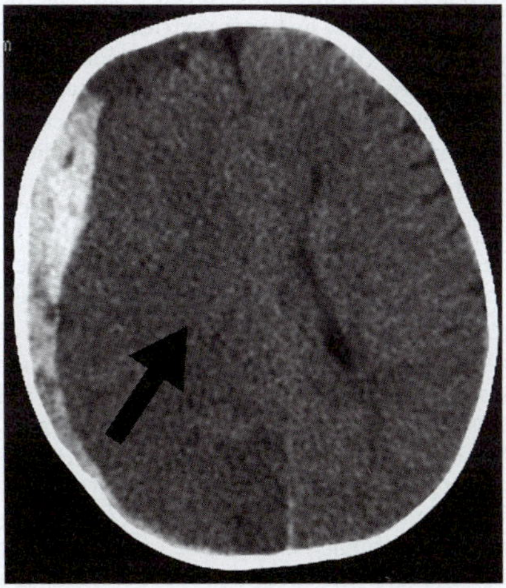

Volumineux hématome sous-dural refoulant l'hémisphère cérébral avec compression du ventricule latéral dont la lumière n'est plus visible et « effet de masse » (déviation des structures médianes).

Éléments de surveillance

Périmètre crânien.
État de conscience.

Évolution et complications

Elle peut se faire vers le passage à la chronicité. Le pronostic est fonction de l'étiologie, de l'importance des lésions cérébrales sous-jacentes.

Traitement et pronostic

Dans les manifestations aiguës graves : ponction de l'espace sous-dural en urgence.

Dans les formes de gravité moyenne : ponction évacuatrice lente, répétée 24 heures plus tard, traitement neurochirurgical discuté.

Le pronostic est réservé. Risque de comitialité et de séquelles psychomotrices.

HÉMATOSALPINX

Voir *Grossesse extra-utérine.*

HÉMATURIE

Définition

C'est la présence macroscopique ou microscopique de sang dans l'urine. Seules les causes urologiques peuvent mettre la vie en jeu.

Signes cliniques et paracliniques

Une hématurie initiale est urétro-prostatique, une hématurie *terminale* est vésicale, en revanche une hématurie *totale* est simplement abondante. L'échographie, l'UIV et la cystoscopie en période hématurique si le saignement n'est pas trop abondant sont les premiers examens à pratiquer ; l'indication d'autres explorations sera posée suivant les étiologies.

Causes

Traumatiques :

- rein ;
- vessie ;
- urètre.

Origine urétro-prostatique :

- adénome ;
- cancer de la prostate ;
- prostatites.

Origine vésicale :

- tumeurs ;
- cystites ;
- bilharziose ;
- calculs.

Origine réno-urétérale :
- calcul ;
- cancer du rein et de la voie excrétrice ;
- polykystose (→) ;
- tuberculose (→) ;
- glomérulonéphrites (→).

Autres causes : troubles de la coagulation (malades sous anticoagulants, CIVD), qui doivent toujours faire rechercher une cause sous-jacente. Complication de la ponction biopsie rénale (→).

Traitement

Selon l'étiologie :
- abstention en attendant l'arrêt spontané ;
- embolisation postbiopsie rénale ;
- traitement de la cause.

HÉMIPLÉGIE DE L'ADULTE

Définition

Une hémiplégie est par définition la paralysie d'un hémicorps traduisant une atteinte du faisceau pyramidal dans le cerveau ou le tronc cérébral du côté opposé. Les causes des hémiplégies sont dominées par les *accidents vasculaires constitués* (AVC), les tumeurs, les contusions cérébrales et la SEP.

Le pronostic dépend largement de la qualité du nursing, de la rééducation et de la réhabilitation du malade. À défaut de traitements réellement actifs, les soins infirmiers sont particulièrement importants.

Une prise en charge précoce dans des unités spécialisées (*stroke centers*) est le meilleur gage de survie et de récupération (*cf.* illustration).

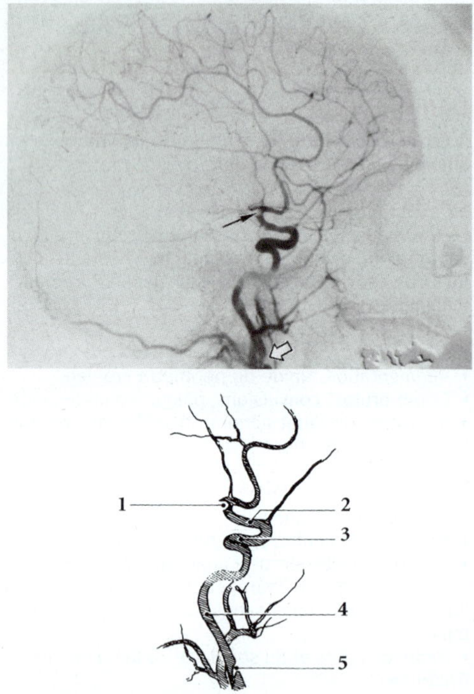

Artériographie carotidienne : image d'embolie (petite flèche) à l'origine de l'artère sylvienne provenant d'une sténose (flèche large) de la carotide peu avant son entrée dans le crâne. 1. Embolie sylvienne ; 2. Artère sylvienne ; 3. Siphon carotidien ; 4. Artère carotide interne ; 5. Sténose carotidienne.

Signes cliniques

Le diagnostic est en général facile dans les formes typiques et sévères.

L'interrogatoire du malade, s'il peut s'exprimer, ou de son entourage, est fondamental :

- *survenue progressive*, avec un déficit s'aggravant progressivement en « tache d'huile », évoquant plutôt une tumeur ;
- *survenue brutale*, évoquant une embolie d'origine cardiaque ou une hémorragie cérébrale ;
- *survenue rapidement progressive ou par à-coups*, évoquant une occlusion artérielle (carotide interne ou artère sylvienne), ou un hématome intracérébral s'aggravant.

Antécédents : recherche d'un traumatisme crânien récent ou non, recherche d'une cardiopathie, d'une HTA, d'un traitement anticoagulant, d'accidents vasculaires transitoires antérieurs (AIT), d'un contexte infectieux, d'un diabète et des autres facteurs de risque vasculaire avec en premier lieu l'HTA, d'antécédents carcinologiques...

Chez un sujet conscient : la force est diminuée, le tonus également (hémiplégie flasque), le réflexe cutané plantaire est en extension (signe de Babinski), les réflexes ostéo-tendineux (ROT) sont augmentés. L'hémiplégie peut être partielle (force diminuée mais mouvements possibles) ou complète (aucun mouvement), elle touche tout l'hémicorps y compris la face (hémiplégie proportionnelle) ou prédomine sur tel ou tel territoire (hémiplégie brachio-faciale en cas d'atteinte sylvienne). À la face, elle concerne surtout le facial inférieur.

Les atteintes du tronc cérébral associent à l'hémiplégie controlatérale une atteinte variable des nerfs crâniens (*syndrome alterne*) et/ou un syndrome cérébelleux. En cas d'atteinte de l'hémisphère majeur, il existe une *aphasie*. On recherchera enfin une atteinte du champ visuel, un déficit de la sensibilité, des signes méningés ou d'hypertension intracrânienne, l'atteinte de la déglutition, des autres nerfs crâniens, à la fois pour préciser le diagnostic et mettre en œuvre les mesures de soins et de surveillance.

L'analyse de l'hémiplégie et des signes sensitifs, visuels, etc. qui l'accompagnent permettent au médecin de suspecter avant la TDM la topographie de la lésion recherchée.

Malade dans le coma : le déficit hémiplégique est retrouvé par l'étude comparative du tonus, des réflexes, de la réaction à un stimulus douloureux, par la recherche d'un signe de Babinski, d'une asymétrie faciale, d'une déviation conjuguée de la tête et des yeux (vers le côté de la lésion en cas d'atteinte hémisphérique).

À l'opposé, l'hémiplégie peut être fruste (= hémiparésie) et ne sera retrouvée qu'après un examen soigneux : ROT asymétriques, Babinski unilatéral, petit déficit moteur, démarche évocatrice du malade « en fauchant » avec sa jambe atteinte.

Enquête diagnostique

Les examens sont en général pratiqués en milieu hospitalier.

L'imagerie cérébrale (IRM plutôt que TDM) confirme la topographie de la ou des lésions et, si les signes cliniques évoquent une origine vasculaire : elle permet alors d'évaluer son caractère ischémique, ou hémorragique, en cas de présence de sang. L'injection de produits de contraste permet de préciser le siège, l'étendue, et le nombre (ex. : métastases) des prises de contraste suspectes.

Le Doppler et l'échotomographie cervicale sont indiqués en cas d'ischémie cérébrale, pour identifier et chiffrer une lésion athéromateuse éventuelle des artères cervicales.

Principales causes d'hémiplégie

Causes vasculaires	– Infarctus athéromateux. – Infarctus embolique (cœur, aorte). – Lacunes. – Hémorragie. – Phlébites cérébrales. – Angiomes et malformations.
Autres	– Tumeurs primitives et secondaires (métastases). – Hématome sous-dural chronique. – Abcès, tuberculomes. – Sclérose en plaques. – Maladies générales (sarcoïdose, Behçet, lupus, Horton).

Les examens usuels seront systématiques (NFS, hémostase, iono, glycémie, ECG, etc.), de même la radiographie thoracique (cardiomégalie hypertensive, cancer pulmonaire primitif, pneumopathie d'inhalation précoce d'un malade encombré, etc.).

Des examens cardiologiques sont indiqués en cas d'embolie cérébrale présumée d'origine cardiaque, soit chez un sujet jeune avec bilan artériel négatif, soit chez un sujet plus âgé porteur de facteurs de risque d'embolies cérébrales (valvulopathies, infarctus, etc.), et l'on peut être amené à demander selon les cas des enzymes cardiaques (CPK, LDH, transaminases) ou une échographie cardiaque, transthoracique, puis éventuellement transœsophagienne, rarement un Holter (sa rentabilité diagnostique est faible pour les troubles du rythme).

Chacun de ces examens doit être prescrit par les médecins dans un ordre logique, selon l'histoire et les signes cliniques et l'état du malade : il n'est pas question de réaliser de principe toute la panoplie des examens possibles.

Surveillance infirmière

Elle portera sur l'état de conscience, l'importance du déficit moteur, la possibilité de vomissements, ou de fausses-routes responsables d'aggravations, ou encore de crises comitiales lorsque la lésion est encéphalique (touchant les hémisphères cérébraux).

Également : diurèse et TA, respiration, température, tests de coagulation si les malades sont mis sous anticoagulants, etc.

Au stade de **récupération**, ce sont les progrès du malade qu'il faudra aider, tout en sachant dépister au plus tôt les fréquents états dépressifs que l'on peut observer à cette période, et qu'il faut traiter pour aider le malade à progresser.

Si le malade est grabataire, les soins de nursing sont capitaux : prévention d'escarres, de phlébites, de fécalomes, soins de sonde d'alimentation ou urinaire, aspiration endotrachéale en cas d'encombrement.

Mais la limite des soins et de la *réanimation* est aussi un point qu'il faut aborder avec le médecin : on ne s'acharnera bien évidemment pas de la même façon après une hémorragie méningée ou un hématome extradural chez un sujet jeune, et devant l'hémiplégie massive du grand vieillard : c'est souligner l'importance de cette double notion du pronostic vital (le malade va-t-il survivre ?) et fonctionnel (avec quelles séquelles ?).

Les premières heures et les premiers jours sont également un temps d'angoisse pour la famille, d'où la nécessité devant toute hémiplégie, surtout si elle est brutale, d'un entretien médecin-entourage.

Principes du traitement

Les premiers jours qui suivent une hémiplégie aiguë sont souvent critiques, et en dehors de situations d'urgence, les soins les plus simples sont aussi les plus efficaces : hydratation avec apport en vitamines et en électrolytes, rééducation et mise au fauteuil le plus tôt possible avec mobilisation passive pour éviter les ankyloses et les rétractions, puis active quand l'état du malade le permet ; antibiothérapie en cas d'infection ; nutrition par sonde nasale ou par gastrostomie percutanée endoscopique (GPE), ou par la bouche afin d'éviter une dénutrition et des escarres ; anticoagulants à dose isocoagulante (quand le malade ne peut être levé) : *héparines de bas poids moléculaire = HBPM*, ou hypocoagulante (si phlébite ou embolie pulmonaire) selon les indications.

À chaque cause correspond aussi un traitement étiologique fonction du bilan initial et des examens complémentaires, mais dans tous les cas, c'est de la qualité des soins dès le début de l'hémiplégie que dépend en grande partie le pronostic à long terme. Si les hémiplégies d'origine vasculaire régressent souvent (mais mortalité globale de près de 30-50 % le premier mois), les hémiplégies dues aux tumeurs cérébrales primitives (astrocytomes, glioblastomes) ou secondaires (métastases) peuvent s'aggraver progressivement et nécessitent un accompagnement infirmier particulièrement lourd. Les tumeurs bénignes (méningiomes) peuvent en général être opérées, avec un bon pronostic.

HÉMOCHROMATOSE GÉNÉTIQUE

Définition

C'est une surcharge ferrique polyviscérale et notamment hépatique avec réaction scléreuse. On distingue deux grands cadres : l'hémochromatose *génétique* ou *primitive* et les hémochromatoses *secondaires*.

Causes et mécanismes

L'hémochromatose primitive est une maladie autosomique récessive caractérisée par une augmentation de l'absorption intestinale du fer qui conduit donc à une surcharge de l'organisme en fer. Les anomalies biologiques du bilan martial sont précoces alors que les signes cliniques sont tardifs. La prise en charge de l'hémochromatose génétique a été profondément modifiée par la découverte du gène de l'hémochromatose (gène HFE) et de la mutation responsable de la maladie.

Signes essentiels

Décrite comme hémochromatose idiopathique, elle atteint l'homme jeune ou bien la femme après la ménopause (avant la ménopause, la femme élimine spontanément la surcharge en fer par les cycles menstruels).

Clinique

Elle est dominée par une triade : *hépatomégalie, pigmentation cutanée, diabète*, à laquelle peuvent s'associer des atteintes cardiaques et endocriniennes (en particulier gonadiques), enfin une atteinte articulaire est possible (chondrocalcinose, etc.). Lorsque le diagnostic est fait de façon génétique, au cours d'un dépistage familial, le patient peut être totalement asymptomatique.

Examens complémentaires

- *Le fer sérique* est augmenté, le coefficient de saturation de la sidérophiline est supérieur à 80 %.
- *La ferritine* est augmentée.
- *La biopsie du foie*, dont le but est de rechercher une fibrose, voire une cirrhose, mais pas de porter le diagnostic d'hémochromatose, est réservée aux patients ayant au moins un des critères suivants : transaminases augmentées, ferritine > 1 000 µg/L ou hépatomégalie.
- *La recherche de mutation* : le diagnostic reposait classiquement sur le dosage pondéral du fer intrahépatique après réalisation d'une ponction-biopsie. Actuellement, il repose sur la recherche de la mutation C282Y qui doit être retrouvée à l'état homozygote pour que le patient soit malade. Chez les patients hétérozygotes pour la mutation C282Y, une autre mutation (appelée H63D) à l'état hétérozygote peut être associée à une surcharge en fer. Il s'agit alors d'hétérozygotes composites.
- *Le dosage pondéral* du fer intra-hépatique qui était la méthode de référence pour affirmer la surcharge en fer (coloration de Perls) est réservé aux 10 % d'hémochromatoses sans mutation retrouvée.

Sont également faits : bilan hépatique, glycémie, bilan endocrinien (gonades, surrénale, hypophyse, etc.) et ECG. En cas de doute diagnostique, on peut pratiquer un typage HLA.

Évolution et complications

Non traitée, l'hémochromatose expose à la mort par cachexie, diabète, insuffisance cardiaque, cirrhose. Sous l'influence des saignées, la pigmentation s'efface progressivement, l'état hépatique et le diabète se stabilisent. Trois complications peuvent cependant se voir : *surinfection* (tuberculose) et surtout *hépatocarcinome* et *insuffisance cardiaque*.

Pronostic et traitement

Il repose sur les saignées :

- enlever l'excès de fer :
  – phlébotomie de 500 mL de sang 1 à 2 fois par semaine : soit 25 à 50 litres de sang/an ou encore 12 à 35 g de fer enlevé,

- surveillance de la protidémie, du fer sérique, de la transferrine et de la ferritine tous les 2 à 3 mois ;
- prévenir la réaccumulation du fer :
  - phlébotomie de 500 mL de sang tous les 1 à 3 mois,
  - surveillance annuelle du fer sérique, de la tranferrine et de la ferritine tous les 2 à 3 mois,
  - la déféroxamine (*Desféral*), agent adjuvant parfois utile qui agit en chélatant le fer.

> **Éléments de surveillance**
>
> – Surveillance de l'hémoglobine et du fer sérique au cours des saignées répétées.
> – Surveillance d'un diabète.
> – Surveillance du cœur et de l'état hépatique (risque de cirrhose puis d'hépatocarcinome).

Dépistage

Il faut absolument faire une enquête familiale pour dépister les sujets atteints. Le dépistage concerne d'abord les apparentés du probant au 1er degré : frères, sœurs, enfants. Il sera ensuite étendu à la descendance des homozygotes et hétérozygotes dépistés.

Le dépistage doit être fondé sur la recherche de la mutation du gène ; les parents sont souvent âgés et, s'ils sont porteurs de la mutation, sont déjà malades. Sinon, le dépistage repose sur le bilan martial et, seulement s'il est anormal, sur la recherche d'une mutation.

HÉMOCHROMATOSE SECONDAIRE

Définition

L'hémochromatose secondaire est une surcharge en fer secondaire à une autre maladie.

Causes

Thalassémie, drépanocytose, anémie réfractaire, myélodysplasie peuvent entraîner une surcharge en fer, notamment liée aux transfusions multiples.

L'hémodialysé chronique peut également avoir une surcharge ferrique.

Signes essentiels

Ce sont ceux de l'hémochromatose génétique.

Traitement

Il est difficile, on peut utiliser la déféroxamine (*Desféral*).

HÉMOGLOBINURIE PAROXYSTIQUE NOCTURNE

Définition

C'est une anomalie intracorpusculaire acquise responsable d'anémie hémolytique intravasculaire. Les globules rouges sont anormalement fragiles en milieu acide, mais aussi les granulocytes et les plaquettes. Cette sensibilité est liée à la disparition de certaines protéines membranaires.

Causes

Inconnues. Cette maladie est souvent associée à l'aplasie médullaire idiopathique (→).

Signes cliniques et paracliniques

C'est une anémie hémolytique chronique (→). Elle peut se présenter sous forme de douleurs abdominales répétées. L'hémoglobinurie nocturne oriente vers le diagnostic qui va être affirmé par l'étude des protéines de membrane en cytométrie de flux. Une atteinte des autres lignées est possible, traduite par une granulopénie et une thrombopénie.

Évolution, complications

Elles sont souvent graves, évoluant à la longue vers le décès. Les principales complications accompagnant l'évolution sont les crises hémolytiques, la sensibilité aux infections, les thromboses veineuses profondes (veines porte ou cérébrales), l'évolution vers la leucémie aiguë myéloblastique, l'insuffisance médullaire globale. Certains patients ont une évolution beaucoup plus favorable.

Traitement

Le traitement est symptomatique : transfusions, *Aspirine* en prévention des thromboses, immunomodulation par le *Danatrol*, allogreffe de moelle lorsqu'elle est possible.

HÉMOPHILIE

Définition

C'est un déficit congénital en facteur VIII (hémophilie A : 85 % des hémophiles) ou en facteur IX (hémophilie B : 15 % des hémophiles) dont le gène est situé sur le chromosome X. Les hommes sont atteints, les femmes hétérozygotes transmettent la tare, les femmes hémophiles (homozygotes) sont exceptionnelles. Les hémophilies *majeures* (facteur VIII ou IX < 1 %) sont symptomatiques spontanément. Les hémophilies *modérées* (facteur VIII ou IX entre 2 et 15 %) ne saignent qu'après traumatisme.

Causes

Il s'agit d'une anomalie chromosomique entraînant la synthèse d'un facteur inactif.

Signes cliniques et paraclinique

C'est la survenue d'hémorragies provoquées dès le plus jeune âge :

- hématomes des membres pouvant être compressifs, du psoas, du plancher de la bouche pouvant être asphyxiants ;
- hémarthroses, source d'ankylose et d'attitude vicieuse des genoux, des coudes, des hanches ;
- plaies vasculaires, par exemple après la chute d'une dent ;
- hématurie abondante ;
- hémorragies viscérales plus rares.

Le diagnostic repose sur l'allongement du TCA avec un temps de Quick normal et sur le dosage des facteurs VIII et IX.

Évolution

- L'hémophile atteint l'âge adulte et donc est capable de transmettre la tare.
- Le risque permanent d'hémorragie, les séquelles des hémarthroses, les problèmes psychologiques et sociaux dominent l'évolution.
- L'apparition chez certains malades d'un anticorps antifacteur VIII va compliquer le traitement en cas d'hémorragie.

Surveillance

- C'est la *prévention des hémorragies :* limitation des risques de choc, proscription des injections intramusculaires, intervention ou extraction dentaire en milieu spécialisé.

Traitement

Les concentrés de facteurs antihémophiliques, obtenus à partir de plasma humain traité par solvant-détergent ou par génie génétique, sont utilisés en cas de traumatisme. La DDAVP (*Minirin*) peut être utile en cas de déficit modéré, chez les sujets répondeurs.

Le traitement préventif en perfusions systématiques de facteur VIII pourrait améliorer les complications articulaires. Il n'est indiqué que chez une catégorie de patients bien définie.

Éducation du patient (ou des parents)

Elle joue un rôle important dans la prévention des traumatismes et dans la prise en charge précoce de ceux-ci. On peut enseigner aux patients les plus gravement atteints à se faire eux-mêmes une perfusion de facteur VIII à domicile.

Pour la pratique, on retiendra :

Les patients doivent être pris en charge dans les Centres de Traitement de l'Hémophilie qui assurent :
- inscription à l'Association des Hémophiles et remise d'une carte au patient (pathologie, thérapeutique et médecin référent),
- dépistage des porteurs de tares et conseils génétiques,
- éducation du patient,
- prise en charge des manifestations cliniques, y compris les conseils thérapeutiques en cas d'hospitalisation dans un autre établissement,
- insertion sociale dans les centres d'éducation spécialisés.

HÉMOPTYSIE

Définition

Expectoration, dans un effort de toux, de sang provenant des voies aériennes sous-glottiques.

Causes et mécanismes

L'hémoptysie est un symptôme parfois révélateur dont il faut s'efforcer de retrouver la cause.

Broncho-pulmonaire : toutes les maladies broncho-pulmonaires peuvent entraîner une hémoptysie, mais il faut surtout évoquer : la tuberculose, les tumeurs bronchiques malignes ou bénignes, la dilatation des bronches, les pneumopathies, les mycoses et surtout l'aspergillose, les bronchites aiguës ou chroniques.

Cardio-vasculaire : embolie pulmonaire, œdème pulmonaire, rétrécissement mitral. Les anticoagulants peuvent jouer un rôle déclenchant, mais imposent la recherche d'une cause.

Beaucoup plus rarement, l'*origine est traumatique*, soit traumatisme thoracique, soit traumatisme bronchique (broncho-fibroscopie avec biopsies, corps étrangers).

Parfois le bilan reste négatif et impose une surveillance.

Signes cliniques

On distingue les hémoptysies en fonction de leur abondance :

- *hémoptysie de faible abondance*, se limitant à un crachat sanglant ou à des stries sanglantes dans une expectoration ;
- *hémoptysie de moyenne abondance* (< à 500 mL par jour) : elle peut être précédée d'une gêne laryngée, puis c'est le rejet, dans des efforts de toux de crachats rouges, aérés, en quantité variable de 300 à 400 mL par jour ;

• *hémoptysie de grande abondance*, d'apparition brutale avec hypotension, voire collapsus cardio-vasculaire nécessitant une réanimation immédiate.

Il est parfois difficile, dans l'urgence, de faire le diagnostic différentiel avec une hématémèse ou une hémorragie buccale ou ORL.

Quelle qu'en soit l'abondance, toute hémoptysie doit conduire à un bilan étiologique complet, à la recherche en particulier d'une tumeur. En outre, si ce bilan est négatif, *une surveillance pneumologique prolongée* s'impose, la cause pouvant se démasquer plusieurs mois (voire années) plus tard.

Examens complémentaires

La radiographie, en dehors d'une image en rapport avec l'étiologie, peut être normale ou montrer un autre aspect de granité posthémoptoïque.

L'examen tomodensitométrique permet de rechercher des anomalies dans des zones radiologiquement mal analysables.

L'examen bactériologique des sécrétions bronchiques (crachats ou sécrétions prélevées sous fibroscopie), recherche le bacille tuberculeux ou un autre germe.

La fibroscopie bronchique est indispensable, pour localiser l'origine du saignement.

La scintigraphie pulmonaire de ventilation et de perfusion sera pratiquée si l'on suspecte une embolie pulmonaire.

En urgence, il faut prélever une numération formule sanguine, un groupe, une recherche d'anticorps irréguliers (RAI) et un bilan de la coagulation.

✚ Éléments de surveillance

Cliniquement : pouls, tension artérielle, importance et surtout récidive de l'hémoptysie.

Évolution et complications

Elle peut être mortelle dans les formes foudroyantes. Habituellement, l'hémoptysie se tarit, les crachats deviennent noirâtres réalisant la « queue de l'hémoptysie », puis ils disparaissent.

Traitement

De façon symptomatique : repos au calme, vasoconstricteurs, et surveillance en réanimation dans les formes graves.

Dans certains cas, une artériographie bronchique, suivie de l'embolisation de l'artère bronchique qui saigne, est nécessaire.

Le traitement doit être *étiologique*, lorsqu'il est possible.

HÉMORRAGIE DIGESTIVE NÉONATALE

Causes et mécanismes

Soit cause locale : œsophagite, gastrite hémorragique néonatale.

Soit anomalies de l'hémostase, secondaires dans la majorité des cas à un déficit en vitamine K = maladie hémorragique du nouveau-né (++ traitement barbiturique chez la mère).

Signes essentiels

Hématémèse, mélæna ; pâleur et collapsus en cas de saignement important. Parfois associée à d'autres localisations hémorragiques : purpura, hématurie, céphalhématome (hémorragie sous-périostée au niveau du crâne), hémorragie ombilicale, hémorragies viscérales profondes (foie, plèvre, méninges).

La date de survenue est variable ; la forme classique de la maladie hémorragique du nouveau-né se manifeste vers H36 - H48 ; la forme précoce (1er jour) survient chez des enfants de mère traitée par les barbituriques ; la forme tardive (1res semaines) survient chez des enfants recevant un allaitement maternel exclusif.

Examens paracliniques

• Groupe et Coombs direct chez l'enfant ; groupe et recherche d'agglutinines chez la mère.

• Numération globulaire et plaquettaire, étude de l'hémostase (abaissement des facteurs II, VII et X à un taux inférieur à 20 %, dans le déficit en vitamine K).

• Test d'Apt, permettant de différencier hématémèse et rejet de sang maternel dégluti.

• Fibroscopie digestive si l'hémostase est normale.

✚ Éléments de surveillance

Tension artérielle.
Pouls.
Temps de recoloration cutanée.

Traitement et pronostic

• *En urgence* : pose d'une voie d'abord veineuse pour éventuel remplissage.

• Suivant l'étiologie : administration de plasma frais congelé ou de vitamine K. Antisécrétoires (*Ranitidine*).

• Préventif :
  – administration systématique à tous les nouveau-nés de vitamine K1, 2 mg à la naissance, par voie orale de préférence ;

– administration régulière de vitamine K pendant les dernières semaines de grossesse aux mères recevant un traitement barbiturique ;
• supplémentation systématique des enfants au sein (2 mg/semaine).

HÉMORRAGIE DIGESTIVE D'ORIGINE BASSE

Définition

C'est l'émission de sang rouge par l'anus, provenant d'un saignement anorectal ou colique.

Une hémorragie digestive haute très abondante peut aussi donner du sang rouge par l'anus mais il existe alors souvent des signes de choc et l'aspiration gastrique ramène du sang rouge.

On élimine facilement les colorations des selles par des aliments (betteraves, fruits rouges) ou par du carmin.

Causes

Hémorroïdes

C'est la cause la plus fréquente de rectorragies. Les hémorragies sont répétées, survenant après les selles. Il peut s'agir d'hémorroïdes internes ou externes. La présence d'hémorroïdes ne doit pas faire arrêter l'enquête étiologique d'une rectorragie : une lésion sus-jacente doit toujours être éliminée par une coloscopie.

Tumeurs rectocoliques

Des rectorragies peuvent révéler un cancer de l'anus (→), du rectum (→) ou du côlon (→). Le sang est souvent mêlé aux selles. Une tumeur villeuse (→) ou un gros polype (→) peuvent également être à l'origine de rectorragies.

Ulcération thermométrique

C'est en France une cause fréquente de rectorragies. L'hémorragie est brutale, indolore et survient en dehors de l'émission de selles. Elle fait suite à une prise rectale de la température. L'intensité de l'hémorragie peut être importante et conduire à une transfusion sanguine voire à un choc hypovolémique. L'anuscopie montre une ulcération linéaire verticale sur la face antérieure du rectum.

Le traitement consiste en une coagulation locale à la boule diathermique. Parfois, un tamponnement au *Spongel* imbibé de thrombase est indiqué.

Fissure anale (→) : un syndrome fissuraire est retrouvé à l'interrogatoire.

Diverticulose colique (→)

Les diverticules peuvent être responsables de rectorragies abondantes, en particulier chez le sujet âgé. Le diagnostic peut être difficile à affirmer.

Autres causes :

• *rectales* : rectite (→), corps étranger ;
• *coliques* : il s'agit surtout des colites (→) : rectocolite hémorragique (→), colite ischémique (→), colite radique (→), amibiase intestinale (→). Une endométriose colique peut également être en cause ;
• *grêliques* : il peut s'agir d'un diverticule de Meckel (→), d'angiomes (→) ou de tumeurs.

Signes essentiels

Examen clinique

L'examen doit comporter un examen de la marge anale, un toucher rectal, un examen abdominal et un examen général (retentissement général des rectorragies).

Examens complémentaires

Il s'agit de l'anuscopie et de la coloscopie totale qui est indispensable devant toute rectorragie, même si des hémorroïdes sont retrouvées.

Si ces deux examens sont négatifs, il faut rechercher une origine grêlique. Une fibroscopie haute doit être pratiquée. La vidéo-capsule permet de bien explorer l'intestin grêle, c'est une des meilleures indications. La scintigraphie et/ou l'artériographie sont utiles en période hémorragique : elles permettent de repérer la lésion qui saigne si l'hémorragie est assez importante. En cours d'artériographie, on peut éventuellement emboliser (c'est-à-dire obstruer l'artère à l'origine du saignement).

Pronostic et traitement

Ils sont fonction de la cause.

HÉMORRAGIE MÉNINGÉE NON TRAUMATIQUE

Définition

C'est un saignement dans les espaces sous-arachnoïdiens (méninges) provoqué par une malformation vasculaire cérébrale et/ou une HTA. C'est une *urgence fréquente* pouvant survenir à tout âge, nécessitant un *transfert immédiat en neurochirurgie*.

Signes cliniques

Le tableau est de début brutal, avec des céphalées intenses en « coup de tonnerre » (noter le côté si début unilatéral) puis surviennent nausées, vomissements, photophobie, éventuellement une petite obnubilation de la conscience associée à une agitation.

Il n'y a pas de fièvre élevée mais volontiers une fébricule (38 °C), il existe souvent une tachycardie et une hausse tensionnelle. À l'examen *syndrome méningé* (nuque raide et douloureuse, signe de Kernig), les réflexes sont vifs. Il existe souvent un signe de Babinski bilatéral, parfois des paralysies des nerfs oculomoteurs.

Le diagnostic est difficile dans les formes atypiques où le problème essentiel est de ne pas méconnaître l'hémorragie méningée (et donc de poser l'indication de la TDM cérébrale et/ou de la PL). La céphalée n'est pas si intense, la nuque peu raide, et l'hémorragie méningée peut être confondue avec une *céphalée banale ou une migraine.* L'agitation peut être au premier plan, et alors il y a risque d'erreur avec une *simple ivresse ou une intoxication médicamenteuse.* Inversement, le malade *est dans le coma* et il faut penser à l'hémorragie méningée parmi les autres causes de coma (dans ces cas, le pronostic est très grave).

Diagnostic

Le médecin réalise un fond d'œil, puis immédiatement *une TDM cérébrale* qui montre souvent le siège et le côté du saignement et confirme le diagnostic. *Si la TDM est négative, ponction lombaire* avec 3 tubes (le liquide est uniformément rosé plutôt que franchement hémorragique, il est analysé au plan biochimique et cytologique pour exclure une méningite) puis transfert en neurochirurgie par le SAMU, le malade réanimé, dans le service de neurochirurgie.

En service spécialisé :

- *la TDM en urgence* confirme l'hémorragie (sang dans les espaces ventriculaires et méningés), recherche un éventuel hématome intracérébral qui peut être menaçant et rend le traitement chirurgical plus urgent ;
- *mise en condition et réanimation*, utilisation de nimodipine (*Nimotop*) contre le risque de spasme artériel ;
- bilan IRM - ARM puis souvent artériographique recherchant une malformation vasculaire cérébrale à traiter en radiologie interventionnelle. Il faudra explorer les deux axes carotidiens et le système vertébro-basilaire.

Ce bilan est pratiqué souvent 1 ou 2 jours après l'accident hémorragique, l'état du malade s'étant amélioré, plus rarement en urgence, chez un malade qui s'aggrave (hématome intracérébral) et chez qui le geste chirurgical doit être précipité. Si le bilan initial est négatif, il sera répété quelques jours puis quelques semaines après, le but étant de ne pas méconnaître une malformation opérable.

Les anévrismes : les progrès de la neuroradiologie interventionnelle permettent souvent de remplacer la chirurgie en embolisant par des « coïls » la lumière de l'anévrisme lui-même (*cf.* artériographie cérébrale). Les cas non traités en radiologie interventionnelle sont opérés.

Ce bilan serait récusé chez les malades ne pouvant être opérés :

- malades dans le coma ne s'améliorant pas ;
- hypertension artérielle non corrigée ;
- sujets très âgés, trop fragiles ;
- antécédents pathologiques multiples.

Causes

- Anévrismes artériels (→) surtout.
- Angiomes cérébraux (→).
- Hypertension artérielle sévère.
- Accidents des traitements anticoagulants.
- Hémopathies et troubles de l'hémostase.
- Endocardite bactérienne d'Osler.

Surveillance infirmière

Elle sera particulièrement vigilante du fait du *risque d'aggravation brutale de ces malades.* Elle portera sur :
- la conscience ;
- les fonctions vitales (respiration, tension artérielle, température), ionogramme, gaz du sang ;
- l'apparition ou l'aggravation d'un déficit moteur ;
- l'apparition de crises convulsives ;
- l'apparition d'une mydriase.

Dans les cas favorables, il y a amélioration de l'état en quelques jours. En cas d'anévrisme, il faut connaître le risque de récidive hémorragique maximal entre le 6e et le 10e jour. Un nouveau saignement devra être redouté (appeler le médecin d'urgence) devant la reprise des céphalées, un nouveau décalage thermique, une accélération du pouls, une hausse de la tension artérielle, une reprise de l'agitation, une aggravation des troubles de la conscience.

Traitement symptomatique

- Contrôler toute hausse tensionnelle.
- Mettre le malade au calme, le rassurer.
- Traitement antalgique et sédatif.
- Assistance respiratoire si coma.
- Équilibration hydroélectrolytique.
- Anticonvulsivants si nécessaire.
- Nimodipine (*Nimotop*) contre le spasme artériel.

HÉMORRAGIES DIGESTIVES D'ORIGINE HAUTE

Définition

Il s'agit d'hémorragies dont le siège est œsophagien, gastrique ou duodénal (jusqu'au *genu superius*). Il peut s'agir d'une hématémèse (à différencier d'une hémoptysie ou d'une épistaxis déglutie) ou d'un méléna (à différencier de la présence de fer dans les selles en cas de traitement martial) (*cf.* illustration).

Causes et mécanismes

Il s'agit soit d'une rupture d'un vaisseau (varice œsophagienne, érosion artérielle par un ulcère), soit d'une congestion vasculaire, localisée (péri-ulcéreuse) ou diffuse (certaines gastrites hémorragiques). Les principales étiologies sont indiquées dans le tableau page suivante.

Signes essentiels

Cliniques

Ce sont les hématémèses et/ou méléna. Le saignement n'est parfois pas encore extériorisé et devant des signes d'anémie aiguë (pâleur, tachycardie, chute tensionnelle, angoisse, dyspnée), il faut penser à faire un toucher rectal (qui peut montrer le méléna) et mettre une sonde gastrique (qui peut ramener du sang). L'anamnèse et l'examen clinique peuvent de plus orienter vers une étiologie.

Examens complémentaires

Ils sont réalisés en urgence, en milieu hospitalier :

• groupe sanguin, numération formule sanguine, ionogramme sanguin, étude de l'hémostase (TP, TCA) ;
• fibroscopie œso-gastro-duodénale (après lavage gastrique). Elle peut être réalisée au lit du malade. Elle permet de voir une ou plusieurs lésions et le plus souvent d'affirmer celle qui a saigné ;
• l'artériographie digestive peut être utile lorsque les autres méthodes ont échoué.

Éléments de surveillance

La surveillance doit se faire chez un malade hospitalisé, si possible en réanimation. Elle repose sur : le pouls, la TA, l'aspiration gastrique, le taux d'hémoglobine.
C'est surtout le rythme des transfusions nécessaires pour maintenir un état hémodynamique stable qui permet d'apprécier l'abondance de l'hémorragie.

Évolution et complications

L'évolution de l'hémorragie est parfois cataclysmique, imposant la laparotomie exploratrice d'urgence, avant l'installation d'un choc hémorragique grave (risque d'anurie, de complications cérébrales, etc.).

D'autres complications sont à craindre : faussesroutes, complications en rapport avec une sonde de Blakemore.

Pronostic et traitement

Pronostic

Il est fonction de la cause, du terrain, de l'abondance et de l'évolution de l'hémorragie, de l'importance d'une éventuelle intervention chirurgicale.

Traitement

Il est d'abord symptomatique : correction d'un choc éventuel, transfusions. Des méthodes d'hémostase endoscopique peuvent être employées dans certains cas : sclérose (ou ligature élastique) de varices œsophagiennes ou d'un ulcère hémorragique. Cette

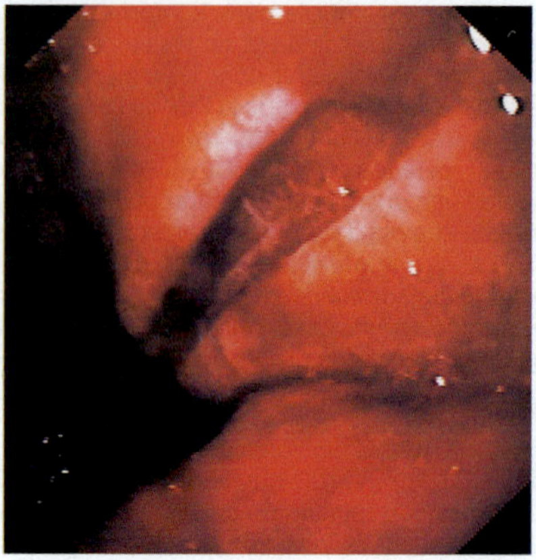

Gastroscopie. Hémorragie digestive secondaire à un syndrome de Mallory-Weiss. Déchirure de la muqueuse du bas œsophage, débordant sur le cardia.

méthode peut être faite en urgence ou au décours immédiat de l'hémorragie.

Des injections intraveineuses de glypressine ou de somatostatine (*Sandostatine, Somatuline*) sont prescrites simultanément en cas de rupture de varices œsophagiennes.

En cas d'échec ou de récidive, on peut mettre en place une sonde pour comprimer les lésions qui saignent : la sonde de Blakemore pour les varices œsophagiennes ou de Linton pour les varices gastriques. Les autres méthodes sont radiologiques (embolisation artérielle) ou évidemment chirurgicales.

Enfin, chez le cirrhotique, on luttera contre l'apparition d'une encéphalopathie par lavages digestifs, *Duphalac* ou *Néomycine*.

Pour la pratique, on retiendra :

– Maladie assez rare en général ; surtout complication d'une cirrhose ou d'une prise d'anti-inflammatoires non stéroïdiens (AINS) ou d'aspirine.
– Clinique : évidente. Le patient vomit du sang.
– Examens : rôle majeur de l'infirmière dans la mise en condition du patient pour la réanimation, la gastroscopie et les prises de sang.
– Surveillance : des constantes : fréquence cardiaque, TA, diurèse, transfusion.
– Rôle pédagogique essentiel dans la suppression de l'alcool ou la prise de médicaments gastro-toxiques.
– Rôle technique : réanimation, transfusion aide aux examens endoscopiques.

Hémorragies digestives d'origine haute

ÉTIOLOGIES	SIGNES D'ORIENTATION, COMMENTAIRES
Hypertension portale (HTP)	
– Rupture de varices œsophagiennes	– Cirrhose (→), alcoolique ou d'autre origine : circulation collatérale, splénomégalie, lame d'ascite, mais toute hématémèse chez un cirrhotique n'est pas d'origine œsophagienne. – Autres causes : → Hypertension portale.
Lésions gastroduodénales	
– Ulcère gastrique ou duodénal	– Notion de crampes épigastriques postprandiales, tardives, calmées par l'alimentation. – Parfois, hémorragie révélatrice, notamment après prise d'anti-inflammatoires (*Aspirine*).
– Ulcères aigus – Gastrite hémorragique	– Médicaments, stress.
– Tumeurs bénignes ou malignes	– Notion de dyspepsie, d'altération de l'état général, d'anémie chronique.
– Hernie hiatale	– Notion de pyrosis, se méfier d'une cause associée.
– Syndrome de Mallory-Weiss	– Déchirure du cardia et du bas œsophage à la suite d'efforts de vomissements répétés.

HÉMORROÏDES

Définition

Ce sont des dilatations variqueuses du plexus sous-cutanéo-muqueux anorectal. Elles peuvent être internes (détectées par l'anuscopie) ou externes, visibles et palpables à la marge anale.

Causes et mécanismes

Les facteurs favorisants sont multiples : familiaux, troubles du transit, grossesse, hypertension portale, etc.

Signes essentiels

Cliniques

Elles sont asymptomatiques ou s'accompagnent de :

• *rectorragies* : dues plus à des anomalies du réseau capillaire qu'à une rupture de varices, survenant classiquement après la selle qu'elles arrosent et tachant le papier hygiénique ;

• *procidence* : avec prolapsus intermittent ou permanent, voire étranglé et risquant de se thromboser et de s'ulcérer ;

• *anite hémorroïdaire* : soit diffuse, rouge (source de rectorragies), soit avec cryptite ou papillite ;

• *thrombose* : soit externe, très douloureuse, avec une tuméfaction bleutée, dure, qui se flétrira en donnant une marisque, soit interne, soit thrombose d'hémorroïdes procidentes, appelée alors étranglement hémorroïdaire.

Examens complémentaires

L'examen proctologique est indispensable (examen de la marge, toucher rectal, anuscopie, rectoscopie) pour le diagnostic positif et différentiel (cancer anorectal, rectocolite hémorragique, etc.). La préparation consiste en 1 ou 2 lavements évacuateurs à l'eau ou à l'aide de solutés (*Normacol lavement*).

Traitement

On dispose selon les cas de :

• régulateurs du transit ;

• pommades et suppositoires veinotropes ;

• injections sclérosantes sous-muqueuses (rectorragies surtout) ;

• ligature élastique (procidences) ;

• cryothérapie ; photocoagulation à l'infrarouge ;

• chirurgie qui doit être bien faite si l'on veut éviter des séquelles pénibles comme l'incontinence.

• Une thrombose hémorroïdaire peut être immédiatement soulagée par l'incision et le curetage du caillot. Une thrombose sur prolapsus étranglé peut être traitée par la radiothérapie ou la chirurgie.

HÉMOSPERMIE

Une éjaculation sanglante relève dans l'immense majorité des cas d'une lésion anodine, d'une lésion prostatique ou vésicale, exceptionnellement d'une tuberculose.

HÉPARINES DE BAS POIDS MOLÉCULAIRE

(DCI) *NOM DU PRODUIT*	PRÉSENTATION	POSOLOGIE
Daltéparine sodique : *Fragmine*	Seringues à 2 500, 5 000 et 10 000 UI	*Traitement préventif* : 2 500 à 5 000 UI en 1 injection/jour en SC *Traitement curatif* : 100 UI/kg toutes les 12 h en SC
Nadroparine calcique : *Fraxiparine*	Seringues à 0,2 mL/0,4 mL/0,6 mL/0,8 mL/ 1 mL 0,1 mL = 1 000 UI	*Traitement préventif* : 0,2 à 0,4 mL en 1 injection/jour en SC *Traitement curatif* : 100 UI/kg toutes les 12 h en SC
Énoxaparine sodique : *Lovénox*	Seringues à 0,2 mL/0,4 mL/0,8 mL 0,1 mL = 1 000 UI	*Traitement préventif* : 0,2 à 0,4 mL en 1 injection/jour en SC *Traitement curatif* : 100 UI/kg toutes les 12 h en SC

Action :

• les héparines de bas poids moléculaire agissent en inhibant le facteur Xa et donc la formation de thrombine. La stabilité de l'effet anticoagulant est meilleure qu'avec l'héparine non fractionnée, ce qui permet de limiter les tests biologiques.

Indications :

• traitement préventif de la maladie veineuse thromboembolique en chirurgie et en médecine ;
• traitement curatif des thromboses veineuses profondes constituées ;
• traitement de l'angor instable ;
• traitement de l'embolie pulmonaire non compliquée.

Contre-indications/effets secondaires :

• les mêmes que pour les héparines non fractionnées.

Surveillance :

• surveillance clinique : survenue d'une hémorragie ;
• surveillance biologique : aucune pour le traitement préventif ; le traitement curatif est surveillé par l'activité anti-Xa qui doit être entre 0,5 et 1 UI/L ;
• surveillance du taux de plaquettes car le risque de thrombopénie existe également avec les héparines de bas poids moléculaire.

Antagoniste :

• on utilise la protamine.

HÉPARINES NON FRACTIONNÉES (STANDARD)

(DCI) *NOM DU PRODUIT*	PRÉSENTATION	POSOLOGIE
Héparinate de sodium : *Héparine sodique*	Fl. de 5 mL/25 000 UI	Perfusion IV à la seringue électrique : 300 à 500 UI/kg/24 h
Héparinate de calcium : *Calciparine*	Amp. à 0,2/0,3/0,5/0,8 et 1 mL Dosage : 25 000 UI/mL	0,1 mL/10 kg en 2 à 3 injections/jour en SC

Action :

• les héparines non fractionnées agissent sur la formation de la thrombine par activation de l'antithrombine III ; elles ont une action immédiate.

Indications en cardiologie :

• infarctus du myocarde à la phase aiguë ;
• syndrome de menace ; angor instable ;
• embolie pulmonaire ; embolie artérielle ;
• œdème aigu pulmonaire.

Contre-indications :

• antécédent d'allergie ou de thrombopénie sous héparine ;
• syndrome hémorragique en cours ;
• accident vasculaire cérébral hémorragique ;
• endocardite infectieuse, hormis les endocardites sur prothèse mécanique ;
• épanchement péricardique.

Effets secondaires :

• hémorragie extériorisée ou occulte ;
• thrombopénie immuno-allergique nécessitant l'arrêt du traitement.

Surveillance :

• surveillance clinique : dépistage des saignements ;
• surveillance biologique par le TCA qui doit être compris entre 2 et 3 fois le témoin, ou par l'héparinémie anti-IIa qui doit être entre 0,4 et 0,6 UI/L ;
• surveillance régulière du taux de plaquettes.

Antagoniste :

• on utilise la protamine en injection intraveineuse, en cas de syndrome hémorragique grave sous héparine : 100 UI d'héparine sont antagonisées par 1 mg de protamine.

HÉPATITE ALCOOLIQUE AIGUË

Définition, causes et mécanismes

L'hépatite alcoolique aiguë complique une intoxication alcoolique aiguë et souvent massive, elle peut être sévère. Elle survient souvent sur une cirrhose préexistante.

Signes essentiels

Cliniques

Ictère, vomissements, fièvre, hépatomégalie douloureuse peuvent se voir.

Examens paracliniques

On peut observer une augmentation des transaminases et des phosphatases alcalines, une hyperleucocytose à polynucléaires neutrophiles, parfois une augmentation franche des lipides qui peut s'associer à une anémie hémolytique transitoire (syndrome de Zieve).

L'échographie permet d'éliminer une lithiase.

La biopsie hépatique, pratiquée par voie transpariétale si l'hémostase le permet, sinon par voie transjugulaire, permet d'affirmer le diagnostic. Elle montre un infiltrat inflammatoire à polynucléaires neutrophiles et une nécrose avec corps de Mallory. On peut également observer une stéatose, une fibrose et des nodules de régénération.

> **✚ Éléments de surveillance**
>
> Ce sont ceux d'une hépatite aiguë (→ Hépatites virales).

Évolution et complications

On peut observer coma, ascite, hémorragies digestives, voire pancréatite aiguë. L'hépatite alcoolique aiguë grave peut aboutir au décès du patient (50 % de décès en 1 mois dans les cas graves).

Pronostic, traitement

C'est l'arrêt de l'intoxication alcoolique, le repos, la rééquilibration hydro-électrolytique. Dans les cas graves, une corticothérapie doit être proposée.

Tout médicament hépatotoxique doit être arrêté.

HÉPATITE CHRONIQUE

Définition

Ce sont des hépatopathies d'évolution prolongée (plus de 6 mois d'élévation anormale des transaminases).

Causes et mécanismes

On distingue schématiquement trois types d'hépatite chronique :

Virales :

- virus de l'hépatite B (10 % des hépatites aiguës évoluent vers la chronicité) ;
- virus de l'hépatite C (70 % d'évolution vers la chronicité) ;
- virus de l'hépatite delta.

Parfois l'épisode initial d'hépatite aiguë passe inaperçu (hépatite anictérique, etc.). En France, l'hépatite C est responsable de la majorité des hépatites chroniques.

Médicamenteuses : *Aldomet*, *Rimifon*, oxyphénisatine, etc.

Auto-immunes : elles s'observent surtout chez la femme.

Mais d'autres étiologies sont responsables d'un tel tableau (maladie de Wilson, par exemple).

Signes essentiels

Cliniques

Il s'agit soit de la prolongation d'une hépatite aiguë qui semblait banale, soit de la découverte d'une atteinte hépatique devant une asthénie, un subictère, un amaigrissement. Parfois, c'est la découverte fortuite d'une élévation des transaminases. Des manifestations extradigestives sont possibles : atteintes articulaires, éruptions, pleurésie, etc. Lorsqu'une cirrhose (→) est en cause d'autres signes peuvent être observés : splénomégalie, angiomes stellaires, érythrose palmaire, etc.

Examens complémentaires

Le bilan hépatique montre en particulier une augmentation des *transaminases*.

On recherche :

- les *marqueurs sériques* du *virus B* (→ Sérologie virale B) et du *virus C* (→ Sérologie virale C), du *virus delta* (→ Sérologie virale delta) ;
- des *auto-anticorps* (antimuscle lisse, antinucléaires, antimitochondries, antiréticulum endoplasmique, etc.). On peut encore observer la présence d'un facteur rhumatoïde ou d'une cryoglobuline.

L'examen histologique du foie (par *ponction biopsie hépatique* après étude de l'hémostase) est capital. Il permet d'affirmer le diagnostic, d'évaluer la gravité de l'hépatite chronique (fibrose, inflammation, cirrhose, etc.) et de porter l'indication d'un traitement.

Dans certains cas, la ponction-biopsie hépatique peut être remplacée par le dosage des marqueurs sériques de fibrose (→ Fibrotest).

Éléments de surveillance

• *Cliniques* : état du foie, ictère, angiomes stellaires.
• *Biologiques* : transaminases, électrophorèse des protéines, TP, sérologie virale B, C, delta, PCR (→), etc.
• *Histologiques* : biopsie hépatique.

Évolution et complications

Des manifestations extra-hépatiques sont possibles (voir *supra*). Le risque évolutif d'une hépatite chronique est la cirrhose, voire le carcinome hépatocellulaire.

Pronostic et traitement

Le pronostic d'une hépatite chronique est variable. Le traitement doit être discuté au cas par cas, le risque étant l'évolution vers la cirrhose. Le traitement dépend de la cause :

• hépatite chronique virale B : interféron pégylé ou antiviral, les plus récents étant l'entécavir (*Baraclude*) et le ténofovir (*Viréad*), on prescrit moins l'adéforvir (*Hepsera*) et la lamivudine (*Zeffix*, adéfovir. Les nouveaux traitements antiviraux sont très efficaces mais doivent être pris de façon prolongée ;
• hépatite chronique virale C : interféron pégylé et ribavirine. Le taux de guérison global est d'environ 50 % ; il dépend du type de virus (génotype) ; pour certains génotype il atteint 85 % alors que pour d'autres il n'est que de 45 % ;
• hépatite auto-immune : corticothérapie, immunosuppresseurs.

Pour la pratique, on retiendra :

– Maladie fréquente : 1 % de la population.
– Clinique : tardive, le diagnostic repose sur le dépistage (sérologies en cas de facteur de risque).
– Examens : rôle majeur de l'infirmière dans les prélèvements.
– Surveillance : de la tolérance du traitement.
– Rôle pédagogique essentiel dans la suppression de l'alcool, les transmissions virales et l'hygiène de vie.
– Rôle technique : éducation aux injections d'interféron.

HÉPATITE FULMINANTE

Définition

C'est une nécrose massive des cellules hépatiques qui se caractérise par l'apparition d'une encéphalopathie due à l'insuffisance hépatique (→).

Causes et mécanismes

La nécrose massive des cellules hépatiques entraîne une insuffisance hépatocellulaire aiguë.

L'hépatite fulminante est rare :

• 0,01 % des hépatites A, cependant au-delà de 40 ans sa fréquence peut atteindre 1 % ;
• 0,1 % des hépatites B ;
• < 0,01 % des hépatites C ;
• 1 à 2 % des hépatites E, la forme grave étant surtout fréquente chez la femme enceinte (20 %).

Elle peut également s'observer après la prise de certains médicaments.

Signes essentiels

Cliniques

Elle est marquée par une encéphalopathie hépatique (→) et un syndrome hémorragique (purpura, hématémèse, etc.). Lorsque l'encéphalopathie survient dans les 15 jours qui suivent une hépatite aiguë, c'est une hépatite fulminante ; après 15 jours, on parle d'hépatite subfulminante.

Examens biologiques

Elle est marquée par un effondrement des facteurs de la coagulation et notamment du facteur V, la possibilité d'hypoglycémie, de troubles acidobasiques, etc.

Évolution et complications

Dans plus de 80 % des cas, l'évolution est mortelle ; les 10 à 20 % d'évolution favorable se retrouvent surtout chez les sujets jeunes < 30 ans.

Pronostic et traitement

Le traitement repose sur la transplantation hépatique en urgence.

HÉPATITES VIRALES AIGUËS

Définition

On distingue actuellement de nombreux types d'hépatite virale. Les virus des hépatites A, B, C, D ou delta et E sont les plus fréquemment en cause.

Causes et mécanismes

Les principales caractéristiques de ces virus sont indiquées dans le tableau ci-après.

Virus A

Le virus de l'hépatite A est composé de matériel génétique (ARN) contenu dans une « coque » (capside) porteuse de l'antigène reconnu par les anticorps. Le virus se développe dans le foie et est excrété, par l'intermédiaire de la bile, dans les selles. Sa transmission se fait donc essentiellement par voie digestive, sur le mode orofécal direct, par ingestion d'eau ou d'aliments contaminés par les matières fécales, ou indirect (le virus peut rester infectieux plus de 4 h sur les mains, plusieurs mois dans l'eau fraîche).

La virémie débute 1 semaine avant l'ictère et disparaît quelques jours après son apparition ; l'élimination du virus A dans les selles est parallèle à la période de virémie.

En France, 50 % des personnes âgés de 20 ans ont rencontré le virus et 95 % de ceux âgés de 40 ans. Il n'y a pas d'hépatite chronique à virus A.

Virus B

Le virus de l'hépatite B est composé de matériel génétique (ADN) contenu dans une capside (porteuse des antigènes HBe et HBc reconnus par des anticorps spécifiques : Ac anti-HBe et Ac anti-HBc et contenant aussi une enzyme : l'ADN polymérase). La capside est elle-même entourée d'une enveloppe (porteuse de l'antigène HBs, reconnu par des anticorps spécifiques : Ac anti-HBs). Le virus est retrouvé dans le sang et les sécrétions (sécrétions sexuelles, salive, sueur) ; on ne le retrouve pas dans les selles, car son enveloppe est détruite par les sécrétions digestives.

Sa transmission se fait par voie sanguine ou sexuelle ; la transmission salivaire est discutée. Les facteurs de risque sont donc les antécédents de toxicomanie, l'homosexualité, les piqûres accidentelles par le matériel souillé (personnel médical et paramédical), les tatouages, l'acupuncture, des transfusions anciennes…

La contamination de la mère à l'enfant se fait au moment de l'accouchement par l'intermédiaire des sécrétions et du sang.

Le virus est présent dans le sang et les sécrétions environ 2 à 4 semaines avant la phase clinique et persiste environ 4 semaines en cas d'infection aiguë et plusieurs mois ou années en cas d'infection chronique (10 % des cas). La période de contagiosité correspond à la présence du virus dans le sang (et les sécrétions). En Europe occidentale, la prévalence du portage chronique est de 0,2 à 0,4 %.

Virus D ou delta

Virus défectif, il a besoin de la présence du virus B pour se multiplier. Le génome est constitué d'ARN, il est entouré d'une nucléocapside portant l'antigène delta. Cette nucléocapside est elle-même entourée d'une enveloppe portant l'antigène HBs (l'enveloppe est codée par le virus B). Il peut y avoir co-infection (infection simultanée par B et D) ou surinfection. Elle touche particulièrement les toxicomanes.

Virus C

Le virus de l'hépatite C est composé de matériel génétique (ARN) contenu dans une capside, entourée elle-même dans une enveloppe. Ce virus peut présenter des variabilités importantes au niveau de son génome, réalisant ainsi plusieurs sous-types (génotypes). Il est présent dans le sang.

La transmission est donc essentiellement sanguine. Les facteurs de risque sont donc les antécédents de transfusion, la toxicomanie, les piqûres accidentelles par le matériel souillé.

La transmission sexuelle est discutée ; si le risque existe, il est très faible (< 1 %). La transmission fœto-maternelle est très rare (sauf chez les femmes contaminées aussi par le VIH).

Cependant dans 20 % des cas d'hépatite C le mode de transmission n'est pas retrouvé.

Virus E

Le virus de l'hépatite E est un virus à ARN. Il se transmet par voie orofécale comme l'hépatite A. Il s'observe habituellement en Asie, en Afrique et en Amérique du Sud. Certains foyers ont été retrouvés en France, en particulier dans la région de Toulouse.

Virus du groupe Herpès

Les hépatites comprennent la mononucléose infectieuse, le cytomégalovirus (CMV), l'herpès et la varicelle.

Infections virales tropicales

Il faut en effet citer la fièvre jaune, la dengue, la fièvre de Lhassa, la maladie de Marburg, la fièvre d'Ébola.

Signes essentiels

Cliniques

Elle est commune à toutes les hépatites virales : dans 80 à 90 % des cas, l'infection aiguë passe totalement inaperçue.

- La forme symptomatique typique : c'est la forme ictérique commune composée de différentes phases :
  - *phase d'incubation silencieuse* : dure environ 1 mois (15 à 45 jours) pour l'hépatite A, 1,5 à 4 mois pour la B, 1 à 3 mois pour la C, 15 à 75 jours pour la E,
  - *phase préictérique ou prodromique* : inconstante et aspécifique ; se manifeste par une asthénie, de la fièvre, une anorexie, des myalgies et arthralgies (syndrome pseudo-grippal) ; elle dure environ une semaine,
  - *phase ictérique* : caractérisée par l'installation rapide d'un ictère d'intensité variable, les urines sont foncées, les selles sont normales ou décolorées, il existe une asthénie parfois intense. L'examen clinique peut retrouver en outre un gros foie douloureux. Elle dure environ 2 semaines,
  - *phase de convalescence* : phase pendant laquelle les différents signes disparaissent progressivement ; elle dure 2 à 6 semaines, mais l'asthénie peut persister plus longtemps ;

• Les autres formes de l'hépatite virale :
– *cholestatiques*, posant le problème d'un obstacle sur la voie biliaire, avec prurit, augmentation des phosphatases alcalines et du cholestérol,
– *anictériques*, trompeuses,
– *prolongées* (2 à 3 mois) ou polyphasiques,
– *compliquées* (voir *infra*).

Examens complémentaires

• *Biologiques* : bilan hépatique : transaminases souvent supérieures à 100 fois la normale, augmentation de la bilirubine à prédominance conjuguée, des phosphatases alcalines (habituellement modérée), baisse du TP (en règle générale légère), sérologie des virus A, B, etc.
• *Radiologiques :* pour éliminer une lithiase, ou un obstacle (échotomographie, etc.).
• *Biopsie hépatique* en cas de doute diagnostique ou d'évolution anormale.

Éléments de surveillance

– *Pour le virus A* : isolement, précautions d'hygiène (selles, couverts, etc.).
– *Pour les virus B, delta et C* : attention à la contamination sanguine (infirmière, personnel de laboratoire, etc.).
L'évolution est suivie sur :
– la clinique, principalement la présence de troubles de conscience ou d'un astérixis qui doit faire transférer le patient en réanimation hépatologique (→ Hépatite fulminante) ;
– la biologie : TP, facteur V (un taux < 50 % doit faire craindre une hépatite fulminante) et les courbes de transaminases.

Évolution et complications

L'évolution est envisagée ci-dessus ; un épisode polyurique annonce souvent le déjaunissement. Anorexie et/ou vomissements entraînent souvent la perte de plusieurs kilos.

Les formes compliquées comprennent les formes *graves* et le passage à la *chronicité* (10 % des hépatites B et 70 % des C) [→ Hépatites chroniques].

Les formes graves sont rares (1 %) mais la mortalité dépasse alors 80 %. Elles s'observent dès le début (→ Hépatite fulminante) ou après une quinzaine de jours d'évolution (hépatite subfulminante).

Pronostic et traitement

Pronostic : voir *Signes essentiels* et *Évolution*.

Traitement :

• *forme commune* : il comprend le repos, une alimentation équilibrée, la suppression des boissons alcoolisées ainsi que tout médicament hépatotoxique et/ou sédatif. Les formes graves doivent être hospitalisées en milieu spécialisé ;
• *hépatite chronique* : la vaccination contre le virus de l'hépatite B (donc également efficace contre l'hépatite delta) est le meilleur moyen de prévention ; elle est obligatoire pour les personnels de santé.

La vaccination contre le virus de l'hépatite A est conseillée aux personnes à risque (voyageurs, personnel des crèches, militaires, etc.).

DCI	TAUX DE REMBOURSEMENT PAR LA SÉCURITÉ SOCIALE	PRESCRIPTION, POSOLOGIE, DURÉE DU TRAITEMENT, MODES D'ADMINISTRATION	NOMBRE D'UNITÉS DANS LE CONDITIONNEMENT
VIRAFÉRON-PEG			
Peginterféron alfa-2b recombinant LISTE I	**65 %**	**Hépatite chronique C :** **1,5 μg/kg/sem. SC**	**1 fl. 150 μg stylo prérempli** **1 fl. 120 μg stylo prérempli** **1 fl. 100 μg stylo prérempli** **1 fl. 80 μg stylo prérempli** **1 fl. 60 μg stylo prérempli**
PÉGASYS			
Peginterféron alfa-2a recombinant LISTE I	**65 %**	**Hépatite chronique C :** **180 μg/sem. SC**	**2 fl. 180 μg**

RIBAVIRINE	
RIBAVIRINE (LISTE I)	
Rébétol gél. à 200 mg *Copegus* cp à 200 mg et 400 mg	Hépatite chronique C : 800 à 1200 mg/j *per os* en association avec interféron

Propriétés :

Antiviral à large spectre, actif sur les virus à ADN et ARN : virus de l'hépatite C, Influenza A et B, para-influenza, VRS, virus de la fièvre de Lhassa. La ribavirine pénètre dans les cellules et est convertie en dérivés mono-, di- et triphosphates. Son mécanisme d'action reste mal connu. Elle pourrait entraîner la synthèse d'un ARN viral anormal ou empêcher la réplication du génome viral. Seule, elle n'a pas prouvé son effet sur le VHC ; en revanche, son association à l'interféron montre une action synergique.

Indications :

Hépatite chronique à virus C. La décision de traitement dépend du résultat de la biopsie hépatique et doit être discutée au cas par cas. On propose habituellement de traiter les patients ayant au minimum une classification A1F2.

Infection à VRS, fièvre de Lhassa.

Contre-indications absolues :

Grossesse : tératogène chez l'animal.

Allaitement.

Insuffisance rénale terminale ; anémie, hémoglobinopathie ; cardiopathie sévère ; absence de contraception.

Contre-indications relatives :

Hypertension artérielle.

Âge avancé.

Précautions d'emploi :

Prévention de la grossesse.

Homme traité : utilisation par le malade et sa partenaire d'une contraception efficace pendant le traitement et les 7 mois qui suivent son arrêt ; la femme partenaire doit effectuer un test de grossesse tous les mois pendant le traitement. L'homme dont la partenaire est enceinte doit porter des préservatifs pour éviter que la ribavirine n'entre en contact avec le vagin.

Femme traitée : une grossesse doit être évitée. La femme traitée et son partenaire doivent utiliser, chacun, une méthode de contraception efficace pendant le traitement et pendant les 4 mois qui suivent son arrêt.

Insuffisance cardiaque, angor, antécédent d'infarctus : surveillance rapprochée.

Effets secondaires :

Anémie hémolytique.

Dépression.

Bronchospasme favorisé par un asthme, une broncho-pneumopathie préexistants et la prise en aérosol du produit.

Conjonctivite.

Sécrétion inappropriée d'hormone antidiurétique.

Interactions médicamenteuses :

Elle inhibe la phosphorylation de la *Zidovudine* et de la *Stavudine in vitro.* En cas d'association à ces médicaments, surveiller la virémie VIH : si elle augmente, arrêter la ribavirine. Ce risque d'interaction peut persister 2 mois après l'arrêt du traitement.

Conditions de délivrance de l'interféron et la ribavirine pour l'hépatite chronique C	
Prescription initiale hospitalière (privée ou publique), réservée aux spécialistes ou services spécialisés en gastro-entérologie, hépatologie, maladies de l'appareil digestif, médecine interne. Délivrance en officine sur présentation de l'ordonnance initiale.	Renouvellement de la prescription : non restreint. Délivrance en officine sur présentation de l'ordonnance de renouvellement et de l'ordonnance initiale. La délivrance est uniquement hospitalière dans les autres indications.

Principales caractéristiques virales et cliniques des hépatites virales A, B, C et E.

	HÉPATITE VIRALE A	HÉPATITE VIRALE B	HÉPATITE VIRALE C	HÉPATITE VIRALE E
Incubation	Courte : 0,5 à 1 mois	Longue : 1,5 à 4 mois	Courte ou longue : 1 à 3 mois	45 jours (15 à 75 jours)
Mode de contamination	*Voie orale* : par ingestion d'eau ou d'aliments souillés.	Par le sang et les dérivés du sang (transfusions, injections, toxicomanie, tatouages, acupuncture…) : *voie parentérale.* Par les sécrétions biologiques (sécrétions vaginales, sperme, lait, salive…) : *voie sexuelle, contamination mère-enfant.*	Par le sang et les dérivés du sang : *voie parentérale.* Autres voies discutées et minoritaires.	*Voie orale* : par ingestion d'eau ou d'aliments souillés.
Contagiosité	Pendant la période où le virus est excrété dans les selles : 10 jours (1 semaine avant l'éventuel ictère et quelques jours après).	Pendant la période où le virus persiste dans le sang et les sécrétions : transitoire : 1,5 mois (4 semaines avant l'ictère et 2 semaines après), en cas d'infection aiguë avec guérison ; permanente en cas d'infection chronique.	Pendant la période où le virus persiste dans le sang : transitoire en cas d'infection aiguë évoluant vers la guérison ; permanente en cas d'infection chronique.	Pendant la période où le virus est excrété dans les selles : 10 jours environ, parfois plus (1 semaine avant l'éventuel ictère et quelques jours après).
Clinique	Asymptomatique dans 80 à 90 % des cas. N'évolue jamais vers la chronicité.	Asymptomatique dans 80 à 90 % des cas. Peut évoluer vers la chronicité dans 10 % des cas.	Asymptomatique dans presque tous les cas. Évolue vers la chronicité dans plus de 70 % des cas.	Asymptomatique dans 80 à 90 % des cas. Risque d'hépatite fulminante surtout chez la femme enceinte. N'évolue jamais vers la chronicité.

HÉPATITES VIRALES CHRONIQUES

Définition

L'hépatite chronique est définie par une élévation des transaminases pendant plus de 6 mois. Le risque évolutif est le développement d'une cirrhose puis d'un carcinome hépatocellulaire.

Causes et mécanismes

En France, le virus responsable de la majorité des hépatites chroniques est le virus de l'hépatite C. Le virus de l'hépatite B et de l'hépatite D peuvent également provoquer une hépatite chronique.

Signes essentiels

Cliniques

Les signes sont aspécifiques : asthénie, douleurs de l'hypocondre droit, prurit, arthralgies… Le plus souvent, le diagnostic est biologique (élévation des transaminases) alors que le patient est asymptomatique.

Examens complémentaires

• Faire un bilan hépatique complet : transaminases, bilirubine, phosphatases alcalines, taux de prothrombine avec facteur V.

• Rechercher la cause de l'élévation des transaminases ; sérologie virale B (Ag HBs, Ag HBe, Ac anti-HBe, ADN-VHB), sérologie virale C (VHC avec PCR VHC).
• Rechercher des maladies associées (TSH, auto-anticorps).
• Une ponction-biopsie hépatique est souvent pratiquée avant de débuter un traitement pour une hépatite chronique. Elle permet d'évaluer la sévérité de l'atteinte hépatique. Il existe maintenant des marqueurs biologiques qui permettent, à l'aide d'une simple prise de sang, d'évaluer le degré d'atteinte hépatique. Ces marqueurs permettent dans certains cas d'éviter la ponction-biopsie hépatique : il s'agit de l'actitest (→) et du fibrotest (→).

Évolution et complications

Le risque d'une hépatite chronique est le développement d'une cirrhose (20 % après 10 à 20 ans d'évolution) puis d'un carcinome hépatocellulaire (5 % par an en cas de cirrhose).

Traitement

• Hépatite B : deux types de traitement peuvent être proposés : un traitement par interféron α pégylé (*Viraféron-peg*, *Pegasys*) ou bien un traitement anti-viral : les antiviraux les plus récents sont l'entécavir (*Baraclude*) et le ténofovir (*Viréad*), on prescrit moins l'adéforvir (*Hepsera*) et la lamivudine (*Zeffix*), adéfovir. Ces nouveaux traitements sont très efficaces mais doivent être pris de façon prolongée.
• Hépatite C : le traitement repose sur une bithérapie associant l'interféron α pégylé (*Viraféron-peg*, *Pegasys*) et la ribavirine (*Rébétol*, *Copégus*). Le taux de guérison global est d'environ 50 % ; il dépend du type de virus (génotype) ; pour certains génotype il atteint 85 % alors que pour d'autres il n'est que de 45 %.

HÉPATITES (classification)

Définition

Il s'agit d'une affection atteignant l'ensemble du parenchyme hépatique et s'accompagnant d'une destruction des cellules hépatiques.

Causes et mécanismes

Les principales étiologies sont indiquées dans le tableau ci-après.

HÉPATITES	
ÉTIOLOGIES	SIGNES D'ORIENTATION, COMMENTAIRES
Infectieuses	
Virales : – virus A, B, C, D ou delta, E – mononucléose infectieuse (MNI) : virus Epstein Barr (EBV) – cytomégalovirus – herpès virus – fièvre jaune *Bactériennes :* – leptospirose – listeria – septicémies	Les plus fréquentes, contage, phase préictérique, transaminases très élevées (> 10 fois la normale) (→ Hépatites virales) Angine, adénopathie, splénomégalie (MNI test)
Médicamenteuses	
– Cytolytiques – Cholestatiques – Mixtes – Hépatites actives	Par hépatoxicité directe ou indirecte (anomalie métabolique, immuno-allergie) – *Rimifon*, IMAO, etc. – *Largactil*, dérivés de la testostérone alkylés en 17, etc. – *Diabinèse*, *Glucidoral*, etc. – *Aldomet* (rare), *Rimifon*, oxyphénisatine (dans certains laxatifs)
Toxiques	
– Alcool – Amanite phalloïde – Phosphore, CCl4, benzène	L'hépatite alcoolique aiguë ressemble parfois à une poussée de cholécystite (→ Hépatite alcoolique aiguë)
Auto-immunes : → Hépatites chroniques	

HÉPATOCARCINOME

Voir *Cancer primitif du foie.*

HÉPATOMÉGALIES

Définition

Ce sont les augmentations de volume du foie. En clinique, on parle d'hépatomégalie lorsque la hauteur du foie mesurée au niveau d'une verticale passant par le milieu de la clavicule dépasse 12 cm.

Causes et mécanismes

Deux causes dominent : la cirrhose et le cancer (surtout secondaire). Les principales étiologies sont indiquées dans le tableau.

Signes essentiels

Cliniques

Le bord supérieur du foie est apprécié par la percussion thoracique, le bord inférieur par la palpation en fin d'inspiration (le diaphragme s'abaisse, et avec lui le foie) ; on doit étudier sa taille, sa consistance, sa régularité, sa sensibilité ; l'auscultation est systématique à la recherche d'un souffle (tumeur hypervascularisée, etc.). Il est utile de prendre un calque. L'examen doit être complet (recherche de signes de cirrhose, d'un cancer primitif, etc.).

Examens complémentaires

- *Examens biologiques* : le bilan hépatique peut montrer une cholestase, une cytolyse, mais est parfois normal. Sont également utiles : fer sérique, ferritine (hémochromatose) ; α-fœtoprotéine (hépatocarcinome) ; TP, TCA et facteurs de coagulation (notamment si l'on prévoit une ponction biopsie hépatique).
- *Examens radiologiques* : échographie scanner et IRM permettent de mesurer le foie et de rechercher des masses anormales pleines ou liquidiennes. Radio pulmonaire (métastases, cardiomégalie) et abdomen sans préparation sont systématiques.
- *Ponction-biopsie hépatique* : après avoir éliminé un kyste hydatique (risque de dissémination) ou un angiome, l'étude histologique permet souvent de faire le diagnostic.

HÉPATOMÉGALIES	
Hépatomégalies diffuses	Commentaires, signes d'orientation
Cirrhose	– Si elle est hypertrophique : foie dur à bord antérieur tranchant. – Signes associés : angiomes stellaires, érythrose palmaire, circulation veineuse collatérale.
Foie « cardiaque » Syndrome de Budd-Chiari	– À bord mousse, sensible, reflux hépato-jugulaire, etc. – Insuffisance cardiaque droite. – Thrombose des veines sus-hépatiques.
Foie de surcharge : – stéatose – hémochromatose – amylose – glycogénoses, etc.	 – Foie mousse, variant rapidement de taille, éthylisme. – Mélanodermie, diabète, hypogonadisme associés. – Atteinte hépato-spléno-rénale. – Chez le jeune.
Foie de cholestase : – intrahépatique – extra-hépatique	 – Hépatite, médicaments, etc. – Lithiase du cholédoque, cancer de la tête du pancréas.
Infiltrations hépatiques	– Sarcoïdose, tuberculose, etc. – Hodgkin, lymphosarcomes, leucoses, etc.
Lésions hépatiques localisées	Commentaires, signes d'orientation
Malignes – secondaires – primitives	 – Hépatomégalie souvent dure et irrégulière (foie marroné) ; notion d'un cancer primitif. – Souvent sur cirrhose, α-fœtoprotéine.
Bénignes – kyste – abcès	 – Parasitaire (hydatidose, échinococcose alvéolaire). – Non parasitaire (foie polykystique). – Hépatomégalie douloureuse et fébrile (abcès amibien, à pyogènes).

✚ Éléments de surveillance

Ils sont *cliniques* (taille du foie) et *paracliniques* (bilan hépatique, échotomographie si nécessaire).

Évolution et complications, pronostic, traitement

Fonction de l'étiologie.

HÉPATOMES

Voir *Cancer primitif du foie.*

HÉPATOMES BÉNINS

Voir *Tumeurs bénignes du foie.*

HERNIE CRURALE

Définition

C'est une hernie empruntant l'orifice crural, fréquente surtout chez la femme (*cf.* illustration ci-dessous).

Causes et mécanismes

C'est une hernie de faiblesse qui se fait à la partie interne de l'anneau crural, habituellement en dedans des vaisseaux fémoraux.

La nature fibreuse et serrée de l'anneau explique le risque important d'étranglement. Elle peut contenir du grêle ou de l'épiploon.

Signes essentiels

Il s'agit soit d'une tuméfaction apparue lors d'efforts de toux ou du port de charges lourdes, soit de douleurs de l'aine irradiant vers la cuisse. L'examen montre une tuméfaction indolore, réductible, située au-dessous l'arcade crurale, impulsive et expansive à la toux.

Évolution

Elle est dominée par le risque d'étranglement. Celuici est suspecté devant l'irréductibilité de la hernie, des douleurs vives du collet, des signes d'occlusion.

Traitement

Il est chirurgical et systématique en raison du risque d'étranglement.

HERNIE DIAPHRAGMATIQUE CONGÉNITALE

Définition

Absence de fermeture du diaphragme au cours de la vie intra-utérine avec ascension intrathoracique d'une partie du tube digestif et hypoplasie pulmonaire. Siège à gauche le plus souvent.

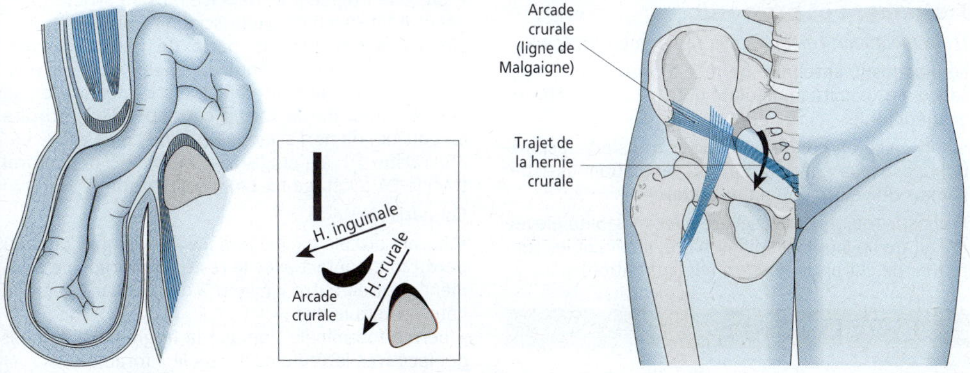

Hernie crurale.
La hernie crurale sort de l'abdomen au-dessous de l'arcade crurale.
Le trajet de la hernie crurale : trajet de haut en bas. Noter la situation au-dessous de la ligne de Malgaigne.

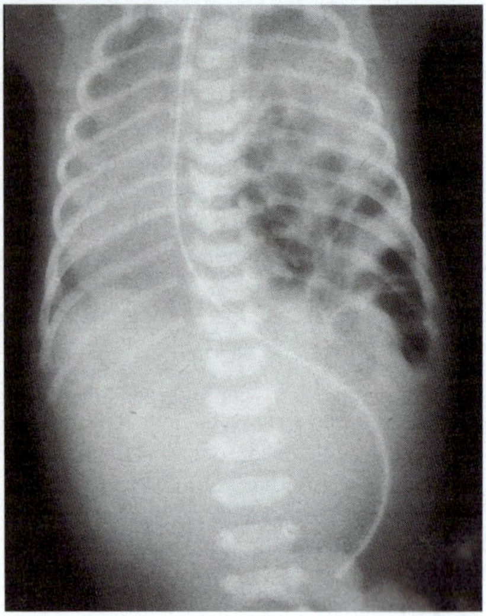

Radiographie du thorax : hernie de coupole gauche.

Causes et mécanismes

Inconnus.

Signes essentiels

Diagnostic anténatal échographique.

Dès la naissance : cyanose, détresse respiratoire, abdomen plat, silence respiratoire d'un hémithorax, déplacement des bruits du cœur.

Confirmation par radio : images bulleuses d'un hémithorax ; refoulement médiastinal.

Traitement et pronostic

Traitement chirurgical le plus rapidement possible.

Le diagnostic anténatal permet d'organiser la naissance à proximité immédiate d'un service de chirurgie néonatale.

Sinon, mise en condition pour le transfert : aspiration gastrique ; intubation et ventilation assistée (jamais de ventilation au masque).

Pronostic toujours très sévère avec mortalité élevée du fait de l'hypoplasie pulmonaire, justifiant les tentatives de chirurgie *in utero* (*cf.* illustration).

HERNIE DISCALE

Généralités

Rappel anatomique et fonctionnel

Le disque intervertébral est une structure qui réunit deux vertèbres adjacentes, participant à leur mobilité et « amortissant » les charges qu'elles subissent.

Il est schématiquement constitué de 2 parties : un anneau fibreux périphérique, adhérent aux plateaux vertébraux et une partie centrale, « gélatineuse » souple et mobile : *le nucleus pulposus*. La partie périphérique de l'anneau fibreux est innervée.

Pour de nombreuses raisons, l'anneau fibreux périphérique se modifie : avec l'âge, à la suite de traumatismes chroniques ou aigus, et probablement pour des raisons génétiques. Des fissures se produisent dans lesquelles des fragments du *nucleus* peuvent s'insinuer et parfois se bloquer.

Normalement, lors d'un mouvement de flexion antérieure du tronc, le *nucleus* se déplace en sens opposé et reprend sa place lors du redressement ; il en est de même dans les inclinaisons latérales et l'extension.

Causes et mécanismes

À l'état pathologique

La symptomatologie en rapport avec les altérations du disque est plus fréquente, ou parlante (« symptomatique »), sur le rachis lombaire ; puis vient l'atteinte cervicale, et plus rarement encore l'atteinte du rachis dorsal. Elle peut être chronique (discarthrose, lombodiscarthrose), ou aiguë, comme nous l'envisageons ci-après.

Il peut arriver qu'un fragment de *nucleus* s'insinue dans une fissure et ne reprenne pas sa place. Schématiquement et à des degrés différents, ce déplacement peut alors entraîner divers tableaux cliniques, comme :

- un tableau aigu de lumbago, si le fragment reste dans la fissure, bloqué sous le ligament vertébral postérieur (protrusion discale) ;
- ou, si le fragment se déplace plus en arrière et en général latéralement, une sciatique ou une cruralgie. **Dans ces cas, on parle de hernie discale**, laquelle refoule ou rompt le ligament vertébral postérieur, entraînant un conflit disco-radiculaire ; la hernie comprime la racine correspondante, droite ou gauche, du nerf sciatique (racine L5 à l'étage L4-L5, racine S1 à l'étage L5-S1), ou du nerf crural (racine L4 à l'étage L3-L4) (*cf.* illustration).

On parle de :

- hernie discale exclue lorsque le fragment discal a perdu tout contact avec le reste du disque ; ce fragment peut en outre « migrer » dans le canal, vers le haut ou vers le bas ;
- hernie foraminale, lorsque le fragment discal est déplacé très latéralement vers le « foramen ».

Il faut bien comprendre :

- **que les différents tableaux cliniques réalisés correspondent à des degrés anatomiques différents de la détérioration discale ;**

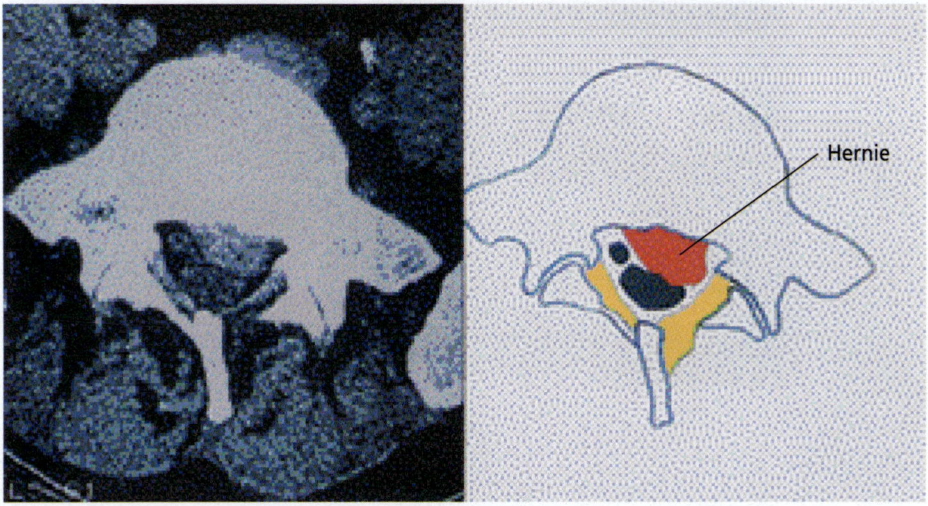

Scanner de hernie discale. Coupe transversale de l'axe vertébral. La hernie discale médio-latérale gauche est volumineuse, comprime la racine gauche que l'on ne voit pas et refoule le cul-de-sac dural qui contient le LCR et les racines de la queue de cheval.

- **que si les tableaux cliniques correspondants sont possibles leur survenue dans le temps n'est absolument pas inéluctable** ;
- que si la cause d'une sciatique est habituellement une hernie discale, **toute hernie discale n'entraîne pas nécessairement une sciatique** ; des enquêtes épidémiologiques ont mis en évidence la très grande fréquence de hernies discales lombaires totalement asymptomatiques ;
- **que la grande majorité des hernies discales ne nécessite pas d'intervention chirurgicale**.

Signes cliniques et traitement

En ce qui concerne les symptômes et le traitement de la pathologie discale nous renvoyons aux entrées : lumbago, lombosciatiques, cruralgie, arthrose lombaire, névralgie cervico-brachiale.

HERNIE HIATALE

Définition

C'est le passage permanent ou intermittent d'une portion de la grosse tubérosité gastrique à travers l'orifice œsophagien du diaphragme.

Causes et mécanismes

La hernie n'est possible que s'il existe une défaillance des moyens de fixation de l'œsophage abdominal et de la grosse tubérosité, elle est favorisée par l'hyperpression abdominale.

On distingue :

- *la hernie par glissement*, où le cardia remonte dans le thorax (80 %) (*cf.* illustration) ;
- *la hernie par roulement*, où une partie de la grosse tubérosité passe dans le thorax le long de l'œsophage (15 %) (*cf.* illustration) ;
- des hernies intermittentes ou mixtes.

Signes essentiels

Cliniques

Le syndrome de reflux gastro-œsophagien (→), brûlure ascendante rétrosternale (pyrosis) et régurgitations, est évocateur d'une hernie hiatale par glissement. Des douleurs épigastriques hautes, des éructations sont possibles.

Examens complémentaires

La fibroscopie montre la hernie et permet d'apprécier le retentissement d'un éventuel reflux gastro-œsophagien sur la muqueuse œsophagienne ; elle recherche toujours une lésion associée (œsophagite, endobrachyœsophage, adénocarcinome).

Évolution et complications

L'apparition d'une dysphagie évoque une œsophagite et/ou un ulcère peptique, voire un cancer surajouté et impose l'endoscopie. Hémorragie digestive

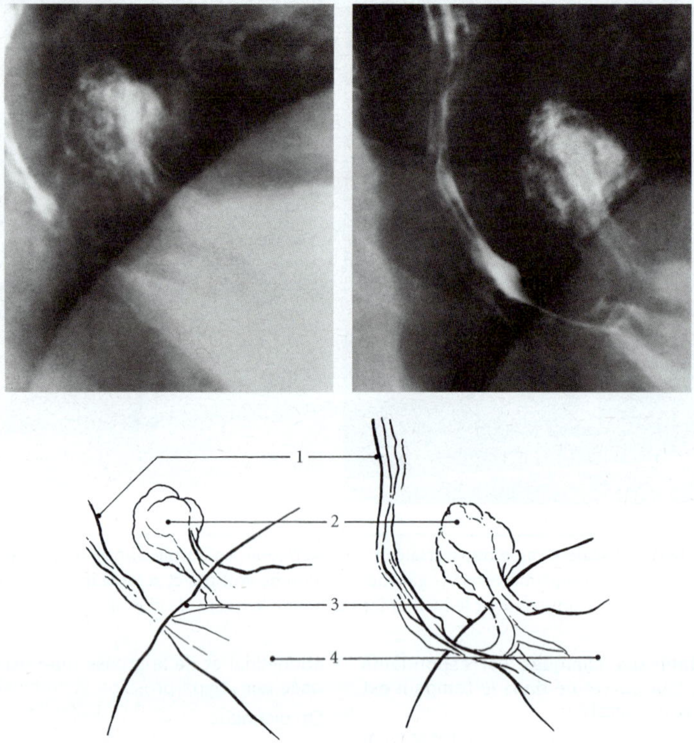

Hernie hiatale par roulement. Il existe une poche gastrique remplie de baryte au-dessus du diaphragme et à gauche de l'œsophage, le cardia n'est pas ascensionné. 1. Œsophage ; 2. Hernie ; 3. Diaphragme ; 4. Estomac.

HERNIE HIATALE		
TYPE DE HERNIE HIATALE	GLISSEMENT	ROULEMENT
Schéma	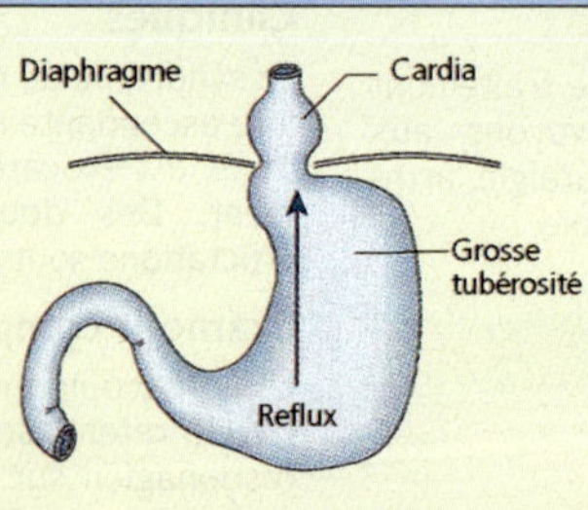	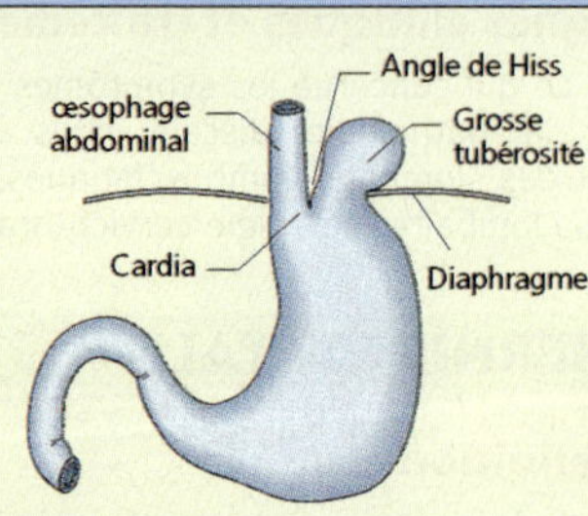
Fréquence	+++	+
Structure traversant le diaphragme	Cardia	Grosse tubérosité
Complications	Reflux gastro-œsophagien	Étranglements, nécrose, perforation

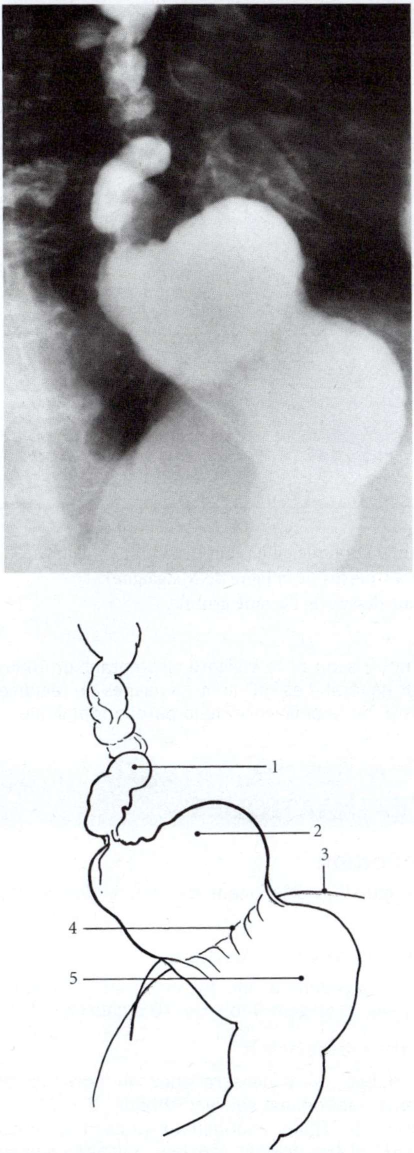

Hernie hiatale par glissement. Il existe une poche arrondie sus-diaphragmatique séparée du reste de l'estomac par un large collet. Le cardia est ascensionné, l'œsophage au-dessus est flexueux (et dyskénique). 1. Œsophage ; 2. Hernie ; 3. Diaphragme ; 4. Collet de la hernie ; 5. Estomac.

Éléments de surveillance

La gastroscopie peut dépister une œsophagite (par reflux).

et/ou anémie sont possibles, mais doivent toujours faire rechercher une lésion associée (autre que gastrite herniaire ou ulcère du collet).

Des manifestations cardiaques angineuses peuvent poser un problème de diagnostic différentiel.

Pronostic et traitement

Le risque est la survenue d'une œsophagite peptique qu'il faut prévenir.

Traitement médical

Il vise plusieurs objectifs :

- protéger la muqueuse œsophagienne du reflux : *Gaviscon* et divers antiacides ;
- favoriser la vidange gastrique et renforcer le tonus du sphincter œsophagien avec des modificateurs du comportement digestif (métoclopramide : *Primpéran* ; dompéridone : *Motilium, Peridys*) ;
- cicatriser d'éventuels érosions ou ulcérations œsophagiennes en utilisant des antisécrétoires de type inhibiteur de la pompe à protons (*Mopral*, *Lanzor*...) [→ Ulcère duodénal].

Les règles hygiéno-diététiques peuvent suffire en l'absence d'œsophagite : repas peu abondants et sans boissons gazeuses, éviter le tabac, l'alcool, le chocolat notamment le soir, pas de décubitus postprandial, soulever la tête du lit, éviter les ceintures trop serrées.

En pratique, si les symptômes sont vraiment gênants, on propose un inhibiteur de la pompe à protons à demi-dose (*Mopral* 10 mg/j) qui est le traitement le plus efficace.

Traitement chirurgical

Il doit rester exceptionnel. Il est indiqué en cas d'échec du traitement médical bien conduit et dans les hernies par roulement. Une récidive postchirurgicale s'observe dans 10 % des cas.

HERNIE INGUINALE

Définition

C'est la plus fréquente des hernies, surtout chez l'homme ; elle emprunte l'orifice inguinal selon deux modalités : hernie *inguinale oblique externe*, ou hernie *inguinale directe*. Elle peut contenir de l'intestin grêle ou de l'épiploon (*cf.* illustration).

Causes et mécanismes

- *La hernie inguinale oblique externe (HIOE)* emprunte le chemin du cordon inguinal ; elle est

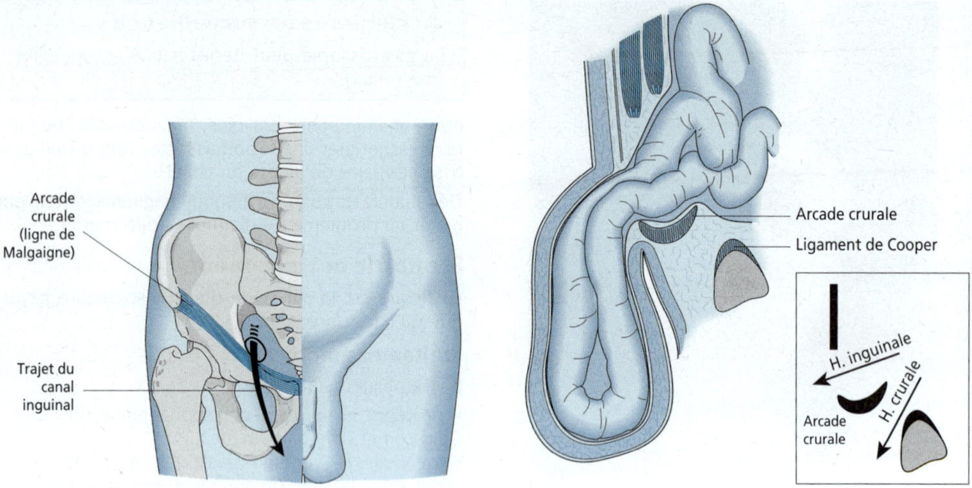

Hernie inguinale.
Hernie inguinale oblique externe (trajet du canal inguinal : oblique en bas, en dedans et en avant, descendant dans les bourses. Noter la situation au-dessus de la ligne de Malgaigne).
La hernie inguinale sort de l'abdomen au-dessus de l'arcade crurale.

congénitale (perméabilité anormale du canal inguinal) et s'observe surtout chez le sujet jeune ; elle peut s'étrangler.

- *La hernie inguinale directe (HID)* est une hernie de faiblesse fréquente chez le sujet âgé.

Signes essentiels

Il s'agit d'une tuméfaction de l'aine (située au dessus de la ligne de Malgaigne qui correspond à l'arcade crurale, entre l'épine iliaque antéro-supérieure et l'épine du pubis), indolore, impulsive et expansive à la toux, facilement réduite et se reproduisant lors d'hyperpression abdominale.

- La HIOE descend dans les bourses ; elle peut être réduite par l'index coiffé du scrotum qui s'engage dans l'anneau superficiel du canal inguinal.
- La HID ne descend pas dans les bourses, son trajet est en dedans de l'artère épigastrique.

Évolution et complications

Chez le nourrisson, elle peut guérir avant l'âge de 2 ans. Chez la petite fille, on a décrit des étranglements de l'ovaire qui s'y était engagé.

La hernie externe expose à des lésions inflammatoires, l'irréductibilité et surtout l'étranglement, source d'occlusion, nécessitant l'intervention d'urgence.

Traitement

Le traitement chirurgical est le seul qui permette d'éviter des complications. Il ne se discute que chez le nourrisson et le vieillard présentant un mauvais état général. Les HID sont menacées de récidive en raison de la déficience de la paroi abdominale.

HERNIES DIAPHRAGMATIQUES TRAUMATIQUES

Définition

Il s'agit d'un éclatement du muscle diaphragmatique.

Causes et mécanismes

Elles succèdent à une hyperpression abdominale brutale, et siègent 9 fois sur 10 à gauche.

Signes essentiels

Au début, on y pensera chez un polytraumatisé thoraco-abdominal souvent choqué, devant l'association de signes abdominaux (douleurs, vomissements) et thoraciques (douleur, dyspnée, cyanose, hoquet). L'auscultation thoracique révèle parfois des bruits hydro-aériques.

Radiologiquement, on remarque l'absence de coupole gauche et la présence intrathoracique de tout ou partie de l'estomac (repéré au besoin par une sonde radio-opaque).

Mais le diagnostic peut être fait avec retard (plusieurs mois après) devant l'association de troubles

Éléments de surveillance

Ceux d'un polytraumatisé, RP, ASP.

digestifs et respiratoires typiquement influencés par les repas et les positions. Il est alors confirmé par les radios (poumons et ASP) et le transit baryté.

Évolution et complications

Le risque est l'étranglement herniaire avec un tableau d'occlusion haute et une souffrance cardio-respiratoire.

Traitement

Le traitement est chirurgical :

- *précocement*, par voie abdominale, qui permet une exploration viscérale complète ;
- *tardivement*, par suture diaphragmatique, plus aisée par voie thoracique.

HERNIES OMBILICALES

On distingue deux types :

OMPHALOCÈLES

Encore appelées aplasies congénitales de la paroi ventrale, elles doivent être opérées immédiatement, le risque est en effet l'éviscération.

HERNIES OMBILICALES VRAIES

Elles sont différentes chez l'enfant et chez l'adulte :

- *chez l'enfant,* elles se forment habituellement spontanément avant l'âge de 5 ans ; après cet âge, il faut opérer ;
- *chez l'adulte*, c'est une hernie de faiblesse (grossesses multiples, ascite, obésité). Elle doit en principe être opérée (risque d'étranglement).

HERPÈS

Définition

C'est une affection très répandue due au virus *Herpès simplex* appartenant au groupe des *herpès virus*. Il en existe 2 types : le type I, responsable de l'herpès labial, et le type II, de l'herpès génital.

Après guérison de la primo-infection, le virus s'installe de façon latente dans les ganglions sensitifs des racines postérieures de la moelle épinière avec possibilité de réactivations endogènes (*cf.* illustration).

Causes et mécanismes

L'homme est le seul réservoir ; la contamination se fait par voie respiratoire, cutanée ou muqueuse.

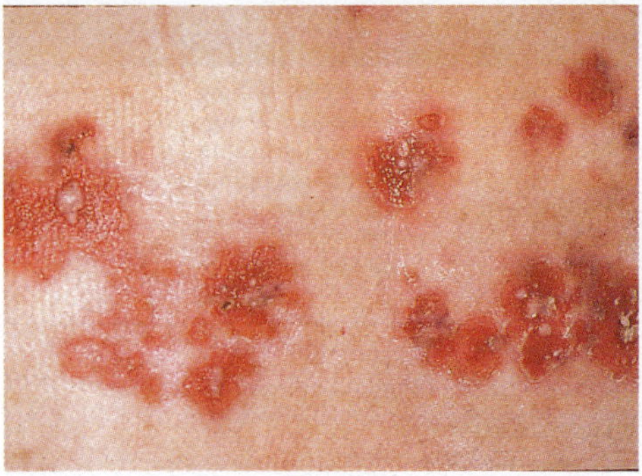

Herpès : vésicules rompues et couvertes de croûtes.

Des manifestations récurrentes surviennent à tout âge dans diverses circonstances : fièvre, traumatisme, intoxication, etc.

Signes essentiels

Cliniques

La primo-infection réalise une *gingivo-stomatite* aiguë (fièvre, dysphagie, lésions buccales vésiculaires ou aphtoïdes, adénopathies) qui guérit spontanément en 1 à 2 semaines ; une *angine herpétique*, une *kérato-conjonctivite*, une *méningo-encéphalite*.

En cas d'herpès génital, après une incubation de 3 à 7 jours, apparaissent des signes généraux (fièvre, myalgies), puis des vésicules cutanées groupées en bouquet sur une base érythémateuse au niveau du col ou vulvo-vaginal chez la femme, au niveau du fourreau ou du gland chez l'homme. Elles sont responsables d'un prurit ou de brûlures. Ces vésicules se rompent réalisant des ulcérations qui se recouvrent d'une croûte. Elles s'accompagnent d'adénopathies inguinales, parfois de dysurie et de rétention aiguë d'urine. Le patient est contagieux pendant 14 jours.

L'herpès récurrent : de nombreux facteurs peuvent favoriser les récurrences : fièvre (d'où le nom « bouton de fièvre »), menstruations, soleil, infections, fatigue, stress. 4 à 48 heures avant l'éruption surviennent localement des paresthésies, des brûlures, un prurit. La durée des récurrences est de 6 à 7 jours. En cas d'herpès génital, l'homme est contagieux pendant 3 à 4 jours ; la femme pendant 6 à 8 jours.

Formes cliniques graves : l'herpès oculaire pouvant entraîner la cécité ; l'encéphalite herpétique pouvant entraîner des lésions nécrotiques et le décès ; l'herpès néonatal ; l'herpès de l'immunodéprimé.

Examens complémentaires : ils sont peu utilisés, le diagnostic est clinique. Une mise en évidence du virus par immunofluorescence à l'aide d'anticorps monoclonaux peut être faite.

ACICLOVIR	
Aciclovir : *Zovirax*	Cp à 200, 800 mg Flacon à 250 mg Crème dermique 2 g, 10 g Pommade ophtalmique 4,5 g
Valaciclovir : *Zelitrex*	cp 500 mg
Famciclovir : *Oravir*	cp 500 mg

Action :
Inhibe l'ADN polymérase virale.

Indications :
• V*oie orale* :

– herpès génital lors de la primo-infection ou lors des récurrences ; prévention des infections herpétiques chez le sujet immunodéprimé (0,8 g/j en 4 prises).

• V*oie parentérale* :

– infections à virus varicelle-zona et à *Herpès simplex* chez le sujet immunodéprimé ;
– méningo-encéphalite herpétique.

• V*oie locale* :

– crème : herpès génital, herpès labial ;
– pommade : kératite herpétique.

Contre-indications :
Allergie à l'aciclovir.

Effets secondaires :
• Insuffisance rénale, essentiellement lors de l'administration intraveineuse, lorsque le débit de perfusion est trop rapide et le malade déshydraté. Réversibilité à l'arrêt du traitement.

• La survenue d'une insuffisance rénale, survient rarement lors de prises orales, essentiellement chez le sujet âgé et avec insuffisance rénale.

• Toxicité neurologique : tremblements, fatigue, confusion, hallucinations.

• Rares rashs cutanés, troubles digestifs, élévation des transaminases.

Précautions d'emploi :
• Adaptation des doses à la fonction rénale.

• Hydratation correcte.

Interactions :
• Le probénécide (*Bénémide*) augmente la concentration sérique d'aciclovir en diminuant la clairance rénale.

Traitement et pronostic

L'évolution spontanée est bénigne. L'herpès génital relève d'un traitement par aciclovir (*Zovirax*) per os et local. La voie locale est utilisée lors des kératites (*Zovirax* pommade ophtalmique).

L'encéphalite herpétique est traitée par du *Zovirax* par voie générale.

HIDROSADÉNITES

Définition

Ce sont des suppurations chroniques des glandes sudoripares apocrines, en particulier axillaires.

Causes et mécanismes

Ils sont mal connus et feraient intervenir une anomalie de production sudorale, une macération locale, bouchant les orifices des canaux sudoraux.

Signes cliniques

L'homme comme la femme sont atteints à l'âge adulte.

Hidrosadénite axillaire : nodosités profondes, isolées ou regroupées, douloureuses, saillantes, sous une peau rouge. Elles s'affaissent spontanément ou s'ulcèrent à la peau en émettant du pus. L'hidrosadénite axillaire est souvent isolée.

Hidrosadénite ano-génitale : elle s'accompagne souvent d'une atteinte axillaire et peut réaliser des remaniements inflammatoires considérables, réalisant dès lors les aspects de la maladie de Verneuil.

Évolution

Elle est chronique, pendant des mois, récidivante en l'absence de traitement.

Traitement

Dans les formes mineures : outre des *mesures préventives* (pas d'application antitranspiration, réduction d'une obésité, etc.), le traitement repose sur des *soins locaux antiseptiques*, voire une *antibiothérapie orale prolongée*. On a pu proposer un traitement par le *Roaccutane* avec quelques bons résultats, ou par le sulfate de zinc à fortes doses (*Rubozinc* 6 gél./jour).

Dans les formes graves : un évidement chirurgical du paquet sudoral suivi de greffes, peut se révéler nécessaire.

HIPPOCRATISME DIGITAL

Définition

Il s'agit d'une dysacromélie caractérisée par un bombement et épaississement en « verre de montre » des ongles, avec ou sans hypertrophie de la phalangette. L'hippocratisme digital est un des signes de *l'ostéo-arthropathie hypertrophiante pneumique de Pierre-Marie et peut rentrer dans le cadre des syndromes paranéoplasiques (cancer du poumon à petites cellules en particulier).* On le rencontre également dans la *pachydermopériostose,*

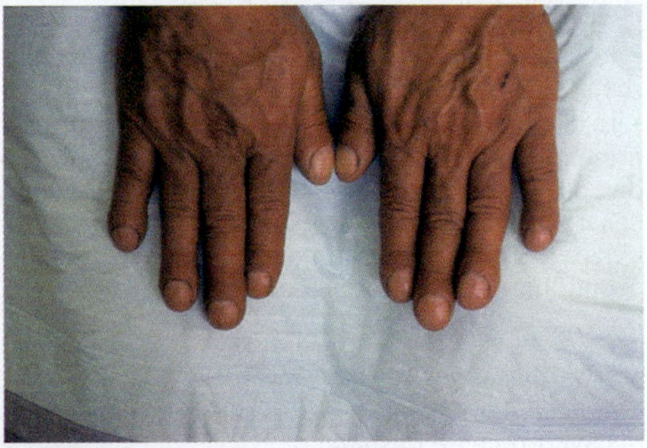

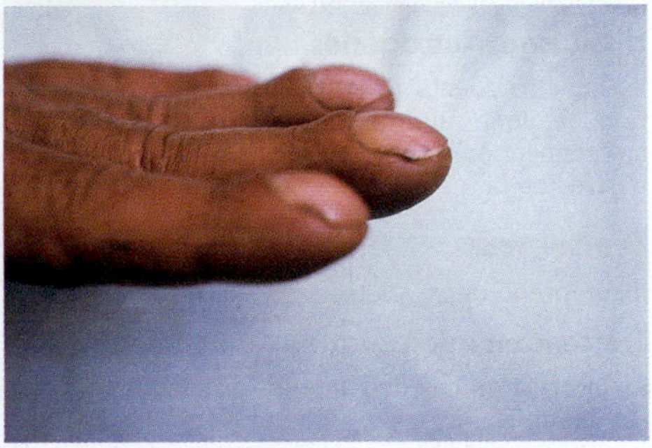

Hippocratisme digital.

affection souvent familiale et héréditaire d'évolution très lente et bénigne (*cf.* illustration).

Causes

Ce sont surtout les suppurations pulmonaires chroniques qui sont en cause (dilatation des bronches, bronchite chronique, abcès, pleurésie, etc.). On incrimine aussi les néoformations intrapulmonaires, qu'elles soient bénignes (kystes, neurinomes, etc.) ou malignes (cancer broncho-pulmonaire). Plus rarement, il s'agit de cardiopathies chroniques congénitales, de cœur pulmonaire chronique ou de certaines affections abdominales chroniques et de certaines néoplasies extrapulmonaires (cancer du foie en particulier).

Signes cliniques

L'hippocratisme digital, en lui-même, n'entraîne aucun signe clinique. Dans l'ostéo-arthropathie hypertrophiante pneumique, d'origine maligne en particulier, il existe souvent des douleurs osseuses et articulaires. Dans la pachydermopériostose, on note un épaississement cutané avec des plis très marqués, en particulier au front et aux extrémités.

Les signes biologiques sont fonction de l'affection en cause.

Évolution

Elle peut se faire vers la guérison lorsqu'il existe une affection causale et qu'elle est curable.

HIRSCHPRUNG (maladie de)

Voir *Megacôlon congénital*.

HIRSUTISME

Définition

L'hirsutisme correspond à l'existence de poils dans des zones qui en sont normalement dépourvues chez la femme. On le distingue ainsi de l'augmentation de la pilosité normale qu'on appelle *hypertrichose*. L'hirsutisme peut ou non s'associer à des signes de virilisation (*virilisme*), c'est-à-dire une masculinisation plus ou moins importante.

Causes et mécanismes

Deux mécanismes sont possibles :

- l'hypersécrétion d'hormones mâles par la surrénale ou les ovaires qui entraîne une stimulation excessive des récepteurs pilaires ; il s'y associe alors, le plus souvent, d'autres signes d'hyperandrogénie ;
- l'augmentation de la sensibilité des récepteurs du follicule pileux aux androgènes. Cette sensibilité est d'origine génétique : les nordiques ont beaucoup moins de poils que les méditerranéennes par exemple.

Signes cliniques

Les poils anormaux peuvent être présents au niveau du visage, des mamelons, du sillon intermammaire, de la ligne blanche abdominale avec une pilosité pubienne losangique, de la face interne des cuisses. Les signes d'hyperandrogénie parfois associés, qui caractérisent le virilisme sont : raucité de la voix, acné, golfes fronto-temporaux, hypertrophie clitoridienne, troubles des règles surtout. L'intensité de l'hirsutisme est appréciée sur un score clinique (Ferriman).

Le tableau clinique et les examens complémentaires sont variables selon les étiologies (*cf.* illustration).

En fonction de l'étiologie

Hirsutisme idiopathique

Il est moins fréquent qu'on le pensait auparavant, car l'amélioration des dosages hormonaux permet de déceler plus fréquemment une augmentation

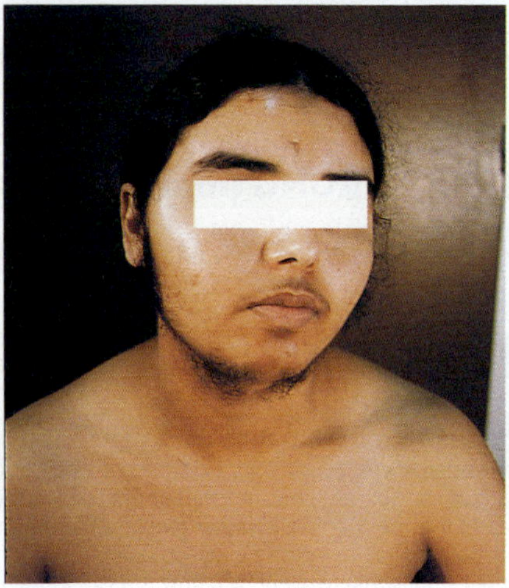

Hirsutisme idiopathique.

modérée de la sécrétion des androgènes ovariens. Il est la conséquence d'une augmentation de la sensibilité des poils aux androgènes et on retrouve souvent une prédisposition familiale ou ethnique.

Les suédoises ont un score de pilosité normal (score de Ferriman) de 8 à 12 alors que les méditerranéennes atteignent 14 à 15.

Il n'y a pas d'hyperandrogénie, ni de troubles des règles. Biologiquement, la testostérone est normale, la Δ-4-androstènedione est normale, ou un peu élevée. L'élimination urinaire de 3α-androstanediol est élevée ; elle traduit l'augmentation de l'utilisation des androgènes au niveau de la peau.

Hirsutisme par production accrue des androgènes

Causes ovariennes :

Dystrophie ovarienne polykystique (Syndrome de Stein Leventhal) :

• l'hyperandrogénie est modérée, mais il existe des troubles des règles avec spanioménorrhée ou aménorrhée et souvent stérilité ;

• cliniquement, les ovaires sont augmentés de volume ;

• à l'échographie les ovaires sont volumineux avec des follicules multiples et kystiques ;

• à la cœlioscopie, on constate un aspect blanc nacré sans cicatrice de la surface des ovaires ;

• biologiquement, la testostérone et surtout la Δ-4-androstènedione sont augmentées ; les gonadotrophines hypophysaires FSH et surtout LH sont élevées soit à l'état basal, soit sous stimulation par LHRH.

Tumeur ovarienne sécrétant des androgènes :

• le virilisme est très prononcé avec une aménorrhée ;

• le diagnostic est suspecté à l'échographie et confirmé par la cœlioscopie, éventuellement associée à des prélèvements au niveau des veines ovariennes. Les tumeurs peuvent être bénignes ou malignes. L'hyperthécose correspond à une hypertrophie pseudotumorale du stroma ovarien.

Causes surrénales :

• *hyperplasie des surrénales* (→) ;

• *tumeur surrénalienne* sécrétant des androgènes (→ Syndrome de Cushing).

Hirsutismes iatrogènes

Ils sont fréquents (*Danazol*, corticoïdes, ciclosporine, tibolone, androgènes, etc.). Certaines pilules anticonceptionnelles contenant des progestatifs dérivés de la testostérone peuvent être en cause.

Traitement

Il comprend deux volets.

Traitement étiologique :

• chirurgie en cas de **tumeurs ovariennes ou surrénaliennes ;**

• traitement freinateur dans **l'hyperplasie surrénale** : hydrocortisone 15 à 20 mg/j ou *Dectancyl* : 0,5 à 1 mg/j pendant quelques mois à plusieurs années ;

• traitement œstroprogestatif dans la **dystrophie ovarienne** en l'absence de désir de grossesse ;

• **hirsutismes idiopathiques** (hypersensibilité cutanée aux androgènes) : on est amené à utiliser des antiandrogènes, dans les hirsutismes importants, type acétate de cyprotérone (*Androcur*). Ce traitement est très efficace : *Androcur*, 20 jours/mois, associé aux œstrogènes naturels (17-β-estradiol). Il est poursuivi plusieurs années.

Traitement symptomatique

Il fait appel à l'épilation à la cire ou électrique, à la décoloration. Ces traitements sont efficaces, mais doivent souvent compléter l'administration d'antiandrogènes.

HISTOPLASMOSE

Définition, causes et mécanismes

C'est une infection due à un champignon. L'histoplasmose classique, dite *américaine* ou à *petites formes*, est due à *Histoplasma capsulatum*. L'histoplasmose africaine est due à *Histoplasma duboisii*. L'histoplasmose est une infection opportuniste observée au cours du Sida.

Modes de contamination

Les personnes travaillant en contact avec le sol, contaminé par les fientes d'oiseau et de chauves-souris sont exposées : agriculteurs, horticulteurs, cantonniers et travailleurs du bâtiment...

Signes essentiels

Histoplasmose à *Histoplasma capsulatum*

Elle évolue en trois stades :

- la *primo-infection* est presque toujours pulmonaire (exceptionnellement cutanéo-dermique ou digestive). Elle peut être latente ou source de douleurs, dyspnée, hémoptysies. La radio pulmonaire montre un complexe ganglio-pulmonaire : adénopathie et infiltrats ou opacités miliaires ou nodulaires. Il faut isoler le champignon (ensemencement sur milieu de Sabouraud). La guérison spontanée est la règle (possibilité de microcalcifications pulmonaires et spléniques) ;
- la *forme disséminée* ou stade II est rare mais mortelle en l'absence de traitement ;
- la *forme chronique localisée* ou stade III est dominée par un fibro-emphysème avec images pulmonaires variées.

Histoplasmose à *Histoplasma duboisii*

Cette mycose strictement africaine comporte :
- des *formes localisées*, touchant surtout les téguments, le squelette et les ganglions ;
- des *formes disséminées* : atteintes hépato-splénique, gastro-intestinale, uro-génitales.

Traitement

Seule l'amphotéricine B (*Fungizone*) par voie veineuse est efficace avec les précautions habituelles.

Prévention

Éviter l'exposition aux poussières issues du sol dans les zones potentiellement contaminées par les spores.

HODGKIN (maladie de)

Définition

La maladie de Hodgkin est un lymphome caractérisé par la présence dans les organes atteints de cellules lymphoïdes dystrophiques : les cellules de Sternberg. Elle survient le plus souvent chez l'adulte jeune.

Signes cliniques

Trois grands tableaux cliniques peuvent révéler la maladie :

- *tableau le plus évocateur* associant la polyadénopathie ferme, indolore, non suppurative, pouvant intéresser tous les territoires ganglionnaires, la splénomégalie, la fièvre ondulante, un prurit généralisé, l'éosinophilie ;
- *adénopathies cervicales* ou médiastinales isolées chez un adulte jeune ;
- *fièvre de n'importe quel type* avec sueurs ; la présence d'un prurit est alors évocatrice.

Le diagnostic évoqué ne peut être affirmé que sur la mise en évidence de cellules de Sternberg. La biopsie est faite sur un ganglion cliniquement décelable, au besoin par laparotomie ou thoracotomie. L'étude histologique est essentielle.

Le diagnostic posé, on apprécie :

- *l'extension* par un bilan systématique : scanner thoracique et abdominal ; éventuellement lymphographie, biopsie de moelle, ponction-biopsie hépatique (en cas d'anomalie biologique). Quatre stades d'extension sont ainsi définis :
  - *stade I :* atteinte d'un seul territoire ganglionnaire,
  - *stade II :* atteinte d'au moins deux territoires ganglionnaires du même côté du diaphragme,
  - *stade III :* atteinte sus- et sous-diaphragmatique,
  - *stade IV :* atteinte viscérale associée (foie-poumon- moelle osseuse) ;
- *l'évolutivité clinique :* fièvre, sueurs nocturnes, amaigrissement, classifiant en stade A (absence) ou B (présence) ;
- *l'importance du syndrome inflammatoire :* vitesse de sédimentation élevée (> 50), hyperfibrinémie, hyper-α2-globulinémie, anémie inflammatoire, polynucléose neutrophile, hyperthrombocytose. Le taux de LDH peut être élevé ;
- *les anomalies immunitaires :* lymphopénie, anergie à la tuberculine, hypogammaglobulinémie plus rare.

Évolution

Globalement, 60 à 70 % des malades peuvent escompter une guérison, les autres rechutent et décèdent à cause des localisations viscérales et des surinfections ou des complications iatrogènes.

Le taux de guérison varie selon le stade clinique. Plus de 97 % des stades I guérissent.

Dix pour cent des malades traités par chimiothérapie et radiothérapie développent une leucémie aiguë 4 à 7 ans plus tard.

Surveillance

Après le traitement, les malades sont surveillés sur les éléments cliniques, biologiques et radiologiques déjà cités. La scintigraphie au gallium semble un bon examen pour l'évaluation de l'évolutivité d'une masse tumorale résiduelle.

Traitement

Les principaux objectifs actuels sont de limiter la toxicité du traitement dans les formes de bon pronostic (suppression de l'association chimio-radiothérapie, utilisation de médicaments non leucémogènes).

La polychimiothérapie de référence est l'ABVD (*Adriamycine*, *Bléomycine Vinblastine* et *Déticène*). Une autogreffe de moelle peut être réalisée en cas de rechute, de mauvais pronostic.

HOQUET

Définition

C'est une contraction spasmodique du diaphragme avec secousse de l'abdomen et du thorax et émission d'un bruit rauque.

Causes et mécanismes

Le hoquet traduit une irritation du nerf phrénique, idiopathique ou secondaire à : une affection cardio-tubérositaire (hernie hiatale, cancer du bas œsophage, etc.), une affection abdominale (pancréas, péritonite, carcinose péritonéale).

Traitement

Il comprend la manœuvre de Valsava (compression du nerf phrénique au cou) ou l'absorption rapide d'un verre d'eau très froide et dans les cas sévères, certains médicaments neuroleptiques (→) *Primpéran, Vogalène,* atropine, si besoin *Largactil* (1/2 ampoule de 25 mg IM).

L'indication d'une phrénicectomie est exceptionnelle.

HORTON (maladie de)

Voir *Artérite temporale*.

HUNTINGTON (chorée de)

Voir *Chorée*.

HYDARTHROSE INTERMITTENTE

Définition

C'est un syndrome d'épanchement articulaire caractérisé par la périodicité des rechutes.

Causes et mécanismes

L'affection survient à tous les âges et est parfois secondaire à un traumatisme. Le genou est l'articulation le plus souvent touchée.

Signes cliniques

L'épanchement a un début rapide sinon brutal. Les signes inflammatoires restent discrets. La sédation est complète en 2 ou 3 jours. Puis la *crise se répète*, toujours identique, au bout d'un intervalle libre.

Signes paracliniques

Il n'y a pas de signe radiologique. La *vitesse de sédimentation* est à peine augmentée. Le *liquide synovial* est un transsudat semi-inflammatoire. La *ponction-biopsie* montre au bout d'un certain temps une synoviale épaissie avec synovite aspécifique et sclérose vasculaire.

Évolution

L'affection peut guérir spontanément. Mais l'hydarthrose intermittente peut être la forme de début d'une polyarthrite rhumatoïde, d'un rhumatisme psoriasique ou d'une spondylarthrite ankylosante.

La surveillance générale articulaire est donc importante tant que se manifeste le syndrome.

Traitement

Synoviorthèse (médicamenteuse ou isotopique), pour prévenir les récidives, synovectomie chirurgicale éventuellement.

HYDATIDOSE INTRATHORACIQUE

Définition

C'est le développement au niveau du poumon ou de la plèvre du ténia échinocoque du chien qui aboutit à la formation d'un kyste hydatique.

Causes et mécanismes

Le chien élimine dans ses selles des œufs de ténia échinocoque qui contaminent le mouton par l'intermédiaire de l'herbe et plus rarement l'homme par l'intermédiaire des végétaux ou par contact direct avec le pelage. L'œuf libère dans l'intestin l'embryon hexacanthe qui traverse la paroi intestinale. Normalement, les embryons sont arrêtés par le filtre hépatique, mais parfois ils gagnent la veine cave inférieure, le cœur droit et s'arrêtent dans le poumon. Il se forme alors un kyste limité par une membrane germinative, le parenchyme pulmonaire est refoulé et comprimé.

Actuellement, l'hydatidose se rencontre dans toutes les régions, mais surtout dans les régions d'élevage ovin.

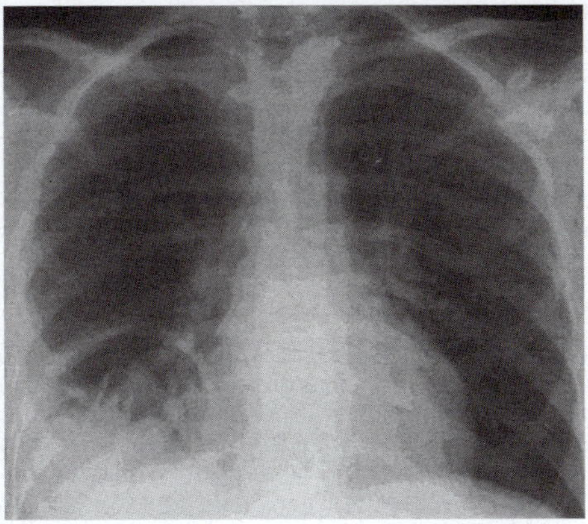

Kyste hydatique rompu du lobe inférieur droit.

Signes cliniques

Lorsque le kyste n'est pas rompu, les symptômes sont pauvres (toux sèche, dyspnée modérée) et c'est souvent une découverte radiologique. La rupture du kyste dans une bronche entraîne une vomique avec expectoration abondante faite d'un liquide clair contenant des vésicules.

La localisation pleurale isolée est rare réalisant une pleurésie enkystée ou un épanchement sérofibrineux riche en éosinophiles.

Examens complémentaires

La numération formule sanguine montre parfois une éosinophilie modérée, mais peut être normale.

La radiographie pulmonaire est variable selon le stade : opacité arrondie homogène dans le kyste sain, image hydroaérique avec croissant clair supérieur lorsque le kyste est rompu (*cf.* illustration).

Les réactions sérologiques (immuno-électrophorèse, immunofluorescence) donnent des résultats inconstants, elles sont constamment négatives dans les formes non compliquées.

La recherche d'autres localisations viscérales (foie, encéphale) conduit à demander une échographie hépatique et un scanner encéphalique.

Évolution et complications

Lorsque le kyste est rompu, il peut s'infecter réalisant un *pyopneumokyste* avec expectoration purulente.

La membrane germinative d'un kyste rompu peut provoquer des *troubles de ventilation* en obstruant une bronche.

La dissémination bronchogène est rare.

Parfois, le kyste peut involuer sans se rompre et se calcifier, mais il est toujours susceptible de s'infecter.

Traitement et pronostic

Le traitement est uniquement chirurgical en prenant des précautions pour ne pas rompre le kyste en peropératoire.

Dans les formes inextirpables, on utilise le mébendazole en cure prolongée.

Le pronostic dépend de la taille du kyste et de son état : rompu ou sain.

HYDROCÈLE VAGINALE

Définition

C'est un épanchement séreux dans la vaginale testiculaire.

Causes

Elle peut être due à *un défaut anatomique* (nourrisson) ; être *symptomatique* d'une infection, ou être *idiopathique*.

Signes cliniques et paracliniques

La transillumination permet d'affirmer la nature liquidienne de la tuméfaction. La ponction évacuatrice permet de mieux apprécier les lésions sous-jacentes.

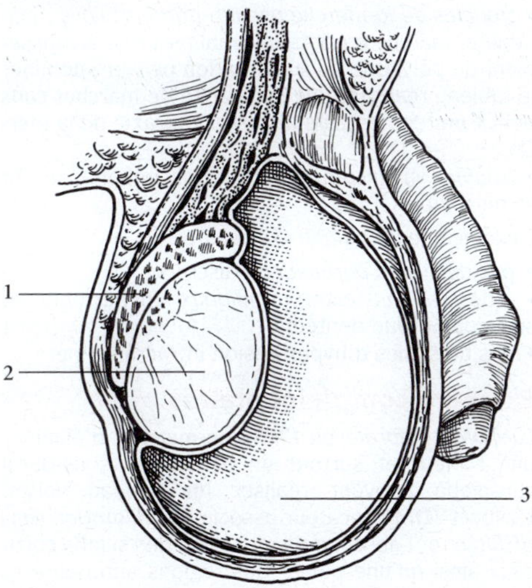

Hydrocèle vaginale.
1. Épidydyme ; 2. Testicule ; 3. Hydrocèle

Évolution

Chez le nourrisson, elle disparaît souvent avant 2 ans, spontanément.

Chez l'adulte, l'hydrocèle idiopathique relève de la chirurgie (*cf.* illustration).

HYDROCÉPHALIE COMMUNICANTE DE L'ADULTE (hydrocéphalie à pression normale)

Définition

Il s'agit d'un trouble de la résorption du LCR qui se constitue progressivement entraînant une dilatation du système ventriculaire sans gradient de la pression entre les ventricules et les espaces méningés, touchant le plus souvent des sujets âgés (> 60 ans), sans qu'il existe d'obstacle sur le trajet du LCR. Les malades sont le plus souvent âgés (70-85 ans). Le LCR est résorbé non plus à la convexité du cerveau (granulations de Pacchioni) mais à travers le parenchyme cérébral lui-même.

Signes cliniques

Le tableau comporte des troubles mentaux, des troubles de la marche et des troubles sphinctériens :

- *syndrome pseudo-démentiel progressif* avec troubles mnésiques et ralentissement intellectuel ;
- *troubles de la marche pseudo-parkinsoniens :* instabilité, marche à petits pas mal assurés, élargissement du polygone de sustentation peuvent dominer le tableau réalisant une incapacité de marcher sans déficit moteur (astasie-abasie ou apraxie de la marche) ;
- *troubles sphinctériens* : mictions impérieuses et incontrôlables.

L'examen neurologique est pauvre :

- pas de signes *pyramidaux* discrets ;
- ± des signes *extrapyramidaux* (hypertonie et signe de la roue dentée) ;
- pas de signes d'hypertension intracrânienne.

Examens complémentaires

La TDM cérébrale ou l'IRM permettent d'éliminer une tumeur et surtout un hématome sous-dural chronique pouvant réaliser un tableau voisin. L'aspect TDM évocateur associe *une dilatation ventriculaire* et l'absence de dilatation des sillons corticaux ainsi qu'une pâleur des régions antérieure et postérieure des ventricules (résorption du LCR). [À l'opposé, en cas de démence vraie type Alzheimer, la dilatation ventriculaire est secondaire à l'atrophie cérébrale et les sillons corticaux sont dilatés.]

Ponction lombaire avec soustraction de 20 à 30 cm^3 de LCR, avec mesure de la pression qui est normale : il peut y avoir une amélioration passagère et ceci constitue le meilleur test de diagnostic et permet de prévoir partiellement l'amélioration postopératoire. Le LCR est de composition normale.

Il s'agit en résumé d'un tableau pseudo-parkinsonien ou pseudo-démentiel avec troubles urinaires corrigé par la ponction lombaire.

Mécanismes et étiologies

Il existe des *hydrocéphalies à pression normale secondaires* à une hémorragie méningée, à une méningite, à un traumatisme crânien sévère, et *des formes primitives sans cause connue.* La gêne à la résorption du LCR serait liée à une fibrose des espaces méningés sous-arachnoïdiens. Le tableau clinique serait lié à plusieurs causes : voies de résorption pathologiques transcérébrales du LCR, variations anormales de la pression du LCR, ischémie cérébrale par étirement des vaisseaux et souffrance des fibres pyramidales du fait de la dilatation ventriculaire.

Traitement

Le traitement est chirurgical : il consiste en une dérivation interne du LCR par une valve ventriculo-péritonéale. L'amélioration est très variable d'un malade à l'autre mais peut être réelle, si l'indication est bien posée.

L'indication d'une valve de dérivation n'est jamais anodine. Des complications sont possibles (infection ou thrombose de la valve, hématome sous-dural). Pour éviter une hypotension brutale du LCR, le malade doit rester en décubitus dans les jours qui suivent l'intervention.

+ Surveillance infirmière

Les soins de nursing seront importants chez ces malades de même que l'observation des troubles du comportement avant et après l'intervention. L'*infirmier(e)* participera à la rééducation de la marche.

HYDROCÉPHALIES DE L'ENFANT

Définition

Accumulation de LCR sous pression dans les cavités ventriculaires, en raison d'un trouble de la circulation du LCR (*cf.* illustration).

Causes et mécanismes

- Soit obstacle à la circulation : tumeur, malformation.

• Soit défaut de résorption du liquide, secondaire à une hémorragie méningée ou ventriculaire (prématuré) ou à une infection (méningite bactérienne, toxoplasmose).

Signes essentiels

Parfois début anténatal (malformations, toxoplasmose), diagnostic échographique.

Après la naissance : augmentation rapide du périmètre crânien, fontanelle large et tendue, front bombant, disjonction des sutures, yeux en coucher de soleil, circulation collatérale frontale.

Examens paracliniques

Confirmation du diagnostic par l'échographie et le scanner cérébral.

Surveillance après traitement

Périmètre crânien.
Développement psychomoteur.
IRM cérébrale.

Évolution et complications

Retentissement sur le parenchyme cérébral en cas de retard au traitement. Complications liées au traitement : dysfonctionnement de la valve (somnolence, vomissements) ; infection.

Traitement et pronostic

Mise en place d'une dérivation ventriculo-péritonéale.

Pronostic fonction des lésions cérébrales ; gravité de certaines étiologies (toxoplasmose, malformations) et des hydrocéphalies évolutives à début anténatal qui peuvent soulever le problème d'une interruption médicale de grossesse.

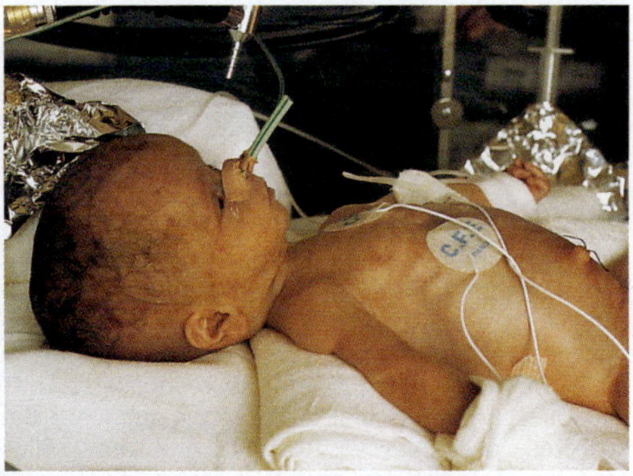

Hydrocéphalie congénitale.

HYDRONÉPHROSE

Définition

C'est la dilatation avec stase urinaire, du bassinet et des calices en amont d'un obstacle.

Causes

L'hydronéphrose congénitale est due à une anomalie de la jonction pyélo-urétérale et intéresse plus le garçon (deux fois plus) et le côté gauche. L'hydronéphrose *acquise* est la conséquence de tout obstacle sous-pyélique (*cf.* illustration).

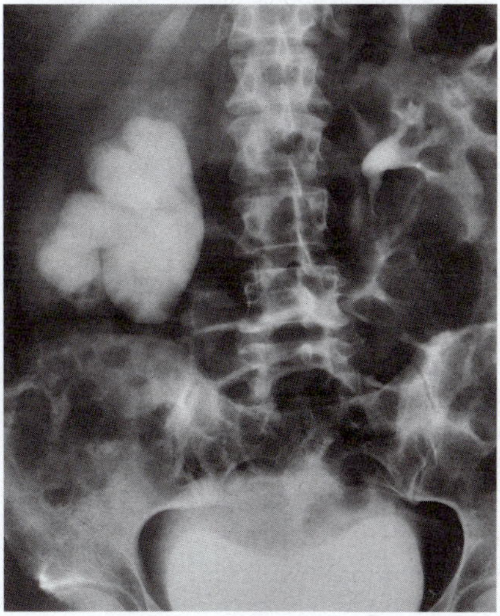

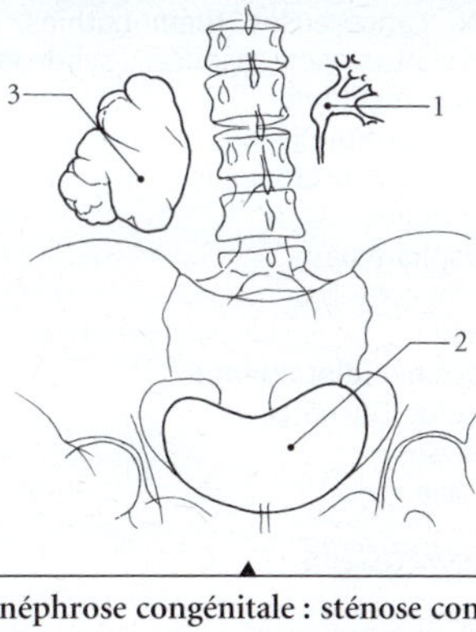

Hydronéphrose congénitale : sténose congénitale de la jonction pyéto-urétérale droite. 1. Cavités rénales normales ; 2. Vessie ; 3. Hydronéphrose. Cliché d'urographie intra-veineuse.

Signes cliniques et paracliniques

L'hydronéphrose peut être totalement asymptomatique ou simuler une tumeur, mais le plus souvent ce sont des lombalgies qui font demander une échographie, une UIV avec clichés tardifs, un uroscanner. Il existe un retard de sécrétion, une dilatation des cavités pyélo-calicielles, un retard d'évacuation. Le risque majeur d'infection contre-indique les explorations par voie rétrograde. Le syndrome de jonction peut être bilatéral ou unilatéral ; il peut être associé à un reflux vésico-rénal (5 à 10 % des cas), à une agénésie rénale controlatérale (10 % des cas).

Évolution

C'est la destruction du rein à bas bruit ou accompagnée de douleurs, d'infection, de calculs.

Traitement

C'est celui de l'obstacle. Lombotomie : résection et plastie. Néphroscopie : dilatation endo-urétérale, pose d'une prothèse. Si le rein est fonctionnellement détruit (UIV, scanner, scintigraphie), la néphrectomie s'impose.

HYPERCALCÉMIES

Définition

La calcémie normale de l'adulte est comprise entre 2,37 à 2,63 mmol/L (0,095 à 0,105 g/L). Les hypercalcémies se manifestent cliniquement au-delà de 2,86 mmol/L (0,115 g/L) et sont graves au-delà de 3,74 mmol/L (0,150 g/L).

Causes et mécanismes

On rencontre des hypercalcémies dans les affections suivantes :

- affections cancéreuses (hémopathies malignes, tumeurs et métastases osseuses, syndromes paranéoplasiques, myélome) ;
- hyperparathyroïdie (+++) ;
- immobilisations prolongées ;
- hyperthyroïdies ;
- hypophosphatasie ;
- hypervitaminose D ;
- sarcoïdose ;
- hypercalcémie idiopathique ;
- syndrome de Burnett ;
- hémodialyses ;
- acromégalie.

Signes essentiels

Il existe des :

- *manifestations digestives :* anorexie, constipation, nausées, amaigrissement ; les ulcères gastroduodénaux sont fréquents ;
- *manifestations neuromusculaires,* avec asthénie physique et psychique ; hypotonie musculaire et hyporéflexie tendineuse ; parfois il y a des troubles de la conscience voire un coma ;
- *manifestations cardiaques* avec à l'électrocardiogramme un raccourcissement de QT et des troubles du rythme ;
- *manifestations rénales* avec *soif*, puis polydipsie-polyurie, tendance à l'alcalose ; néphrocalcinose et lithiase urinaire.

Les crises hypercalcémiques aiguës sont une urgence thérapeutique, à prendre en charge de préférence en milieu de soins intensifs.

> **+ Surveillance**
>
> L'infirmière doit rechercher l'existence de signes cliniques « menaçants » : troubles de la conscience voire coma, soif, polyurie, nausées, vomissements, douleurs abdominales, quelle que soit la valeur de la calcémie.

Traitement

Il comporte tout d'abord une lutte contre la déshydratation liée au syndrome polyuropolydipsique et une rééquilibration des troubles électrolytiques (hypokaliémie). *On y associe en fonction de la gravité de l'hypercalcémie soit* :

- des diurétiques : *Lasilix* et autres diurétiques de l'anse ;
- des diphosphonates en perfusion *(Arédia* ou *Zometa*) ;
- des corticoïdes ;
- dans les cas graves, on est amené à utiliser l'épuration extrarénale par hémodialyse ou la dialyse péritonéale.

HYPERCOAGULABILITÉ

Voir *Thrombophilie*.

HYPERLIPIDÉMIES

Définition

Les hyperlipidémies (hyperlipoprotéinémies) sont des augmentations des graisses (lipides) dans le sang liées à des anomalies des protéines sur lesquelles ces lipides sont fixés. Elles participent au développement de l'athérome responsable des maladies cardio-vasculaires (infarctus du myocarde, artérites, accidents vasculaires cérébraux). Elles sont les maladies les plus fréquentes dans notre société, d'où l'intérêt des hyperlipoprotéinémies en santé publique.

Biologie et classification

Les lipides sanguins sont composés du cholestérol, des triglycérides, des phospholipides et d'acides gras libres.

Les graisses, n'étant pas solubles dans l'eau, circulent dans le sang liées à des protéines (apoprotéines) sous forme de particules : *les lipoprotéines*. Elles peuvent être athérogènes (lipoprotéines de basse densité : LDL) ou au contraires protectrices de l'athérome (lipoprotéines de haute densité : HDL).

Les hyperlipidémies sont définies par la nature de la lipoprotéine dont le taux plasmatique est augmenté ; elles sont classées sur les données de l'électrophorèse d'après la classification internationale de Frederickson (*cf.* illustration).

On individualise cinq types et deux sous-types d'hyperlipoprotéinémie :

• **type I : hyperchylomicronémie**. Les chylomicrons sont les particules graisseuses qui passent dans le sang après le repas et qui donnent un aspect laiteux au plasma ;

• **type II : augmentation des lipoprotéines LDL** Les LDL *(low density lipoproteins)* sont les lipoprotéines riches en cholestérol, dont elles assurent la distibution dans les tissus. Elles sont athérogènes. On distingue deux types :

- type IIa : *hypercholestérolémies pures* : augmentation isolée des LDL ;
- type IIb : *hyperlipidémie mixte* : augmentation des LDL et des VLDL) : les VLDL *(very low density lipoproteins)* sont des lipoprotéines produites par le foie, qui transportent du cholestérol et surtout des triglycérides ;

• **type III : augmentation des lipoprotéines** intermédiaires (IDL) ou remnants, qui contiennent autant de cholestérol que de triglycérides. Elles proviennent du métabolisme des chylomicrons et des VLDL ;

• **type IV : augmentation isolée des VLDL** qui transportent les triglycérides ;

• **type V : augmentation des chylomicrons** et des VLDL (I + IV).

D'une manière générale, les LDL sont athérogènes. On isole des lipoprotéines particulières appelées HDL *(high density lipoproteins)*. Ces lipoprotéines transportent le cholestérol vers le foie où il est métabolisé. Elles sont protectrices contre les dépôts artériels.

D'un point de vue physiopathologique, les hyperlipidémies résultent d'une anomalie génétique qui altère le métabolisme des lipides (déficit enzymatique, altération d'un récepteur d'une lipoproteine...). Ainsi, l'hypercholestérolémie comporte 2 aspects : *une forme polygénique* liée à plusieurs anomalies génétiques (formes les plus fréquentes, les moins sévères et partiellement sensibles au régime) et *une forme familiale, monogénique* sévère, peu sensible à la diététique et se transmettant sur le mode autosomique dominant.

HYPERCHOLESTÉROLÉMIES PURES (TYPE IIA)

Il s'agit d'une surcharge en LDL. Elle est très fréquente (*cf.* illustration).

Signes cliniques

L'examen clinique est pauvre ; on recherche principalement les dépôts de cholestérol dans le tissu sous-cutané (xanthomes), et sur les paupières (xanthélasma) et la cornée.

Examens complémentaires

Bilan lipidique

Les anomalies sont stables dans le temps :

• *sérum* clair ;

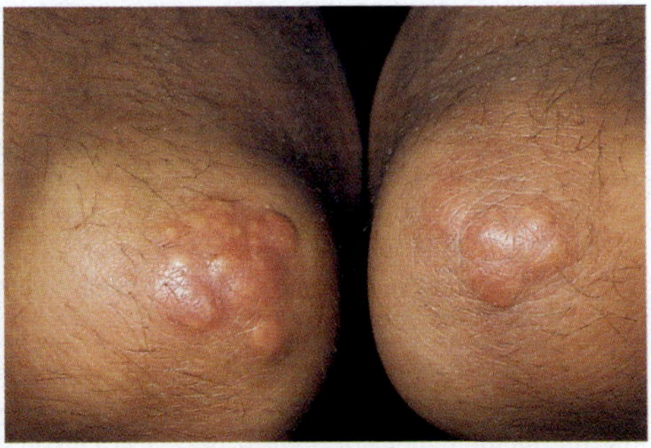

Hypercholestérolémie familiale IIa homozygote : xanthomes des coudes.

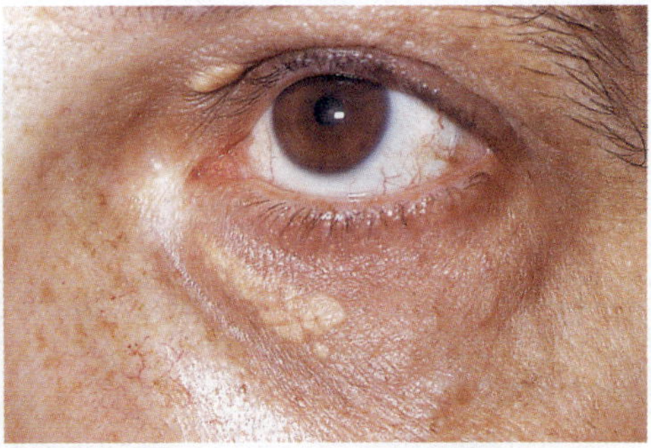

Hypercholestérolémie IIa : xanthélasma.

- *cholestérol total* entre 2,80 et 4,50 g/L (7,20 à 11,60 mmol/L) ;
- *LDL cholestérol* augmenté : 1,70 à 4,0 g/L (4,4 à 10,3 mmol/L) ;
- *HDL cholestérol* normal ;
- *triglycérides* normaux.

Recherche d'une athéromatose : recherche d'une atteinte coronaire par ECG de repos et si besoin d'effort. L'exploration des artères cervicales et des membres inférieurs se fait à l'aide d'un écho-Doppler artériel.

Enquête familiale : l'arbre généalogique permet de retrouver une transmission autosomique dominante ; il existe des formes homozygotes ou hétérozygotes selon qu'un seul ou les deux parents sont atteints.

Complications

Les complications de l'hypercholestérolémie sont les accidents vasculaires ischémiques. Les accidents coronariens sont les plus fréquents ; leur prévalence est corrélée à l'importance de l'hypercholestérolémie. On observe environ 50 % des infarctus avant 50 ans et 80 % avant 60 ans.

Aspects cliniques des hyperlipidémies de type IIA

Forme familiale hétérozygote

Sa fréquence est de 1 pour 500 naissances (0,2 %). C'est la maladie génétique la plus fréquente chez l'homme. Elle est due à la transmission d'une mutation génétique qui provoque un déficit global en récepteurs des LDL hépatiques. Les LDL non métabolisées par le foie s'accumulent dans le sang et se déposent sur les parois artérielles. Chez les sujets hétérozygotes le cholestérol total est multiplié par 2 (*cf.* illustration).

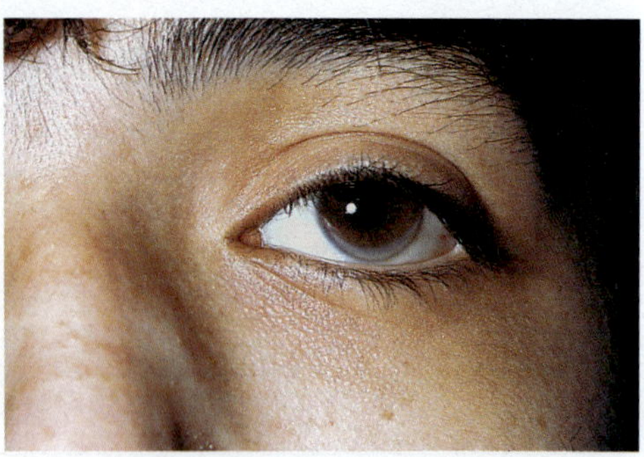

Hypercholestérolémie IIa hétérozygote : gérontoxon.

Forme familiale homozygote

Elle est exceptionnelle puisqu'elle nécessite que les deux parents soient au minimum atteints par une hypercholestérolémie hétérozygote. Elle atteint un enfant sur 1 million.

Ces sujet n'ont aucun récepteur aux LDL qui ne peuvent alors être épurés du plasma. Les dépôts extravasculaires de cholestérol sont les mêmes que dans la forme hétérozygote mais leur apparition est plus précoce (dès les premières années de vie) et leur intensité plus importante. On observe de plus des *xanthomes cutanés plans ou tubéreux*. Ce sont des dépôts jaunes vifs, rouges au centre s'ils sont volumineux. La localisation au niveau des commissures des doigts est très évocatrice. Ils apparaissent avant les *xanthomes tendineux*.

La cholestérolémie de ces individus peut dépasser 10 g/L et les complications sont graves et précoces.

Les complications sont les accidents vasculaires ischémiques. Redoutables du fait de leur précocité : premier infarctus entre 5 et 15 ans. L'espérance de vie est inférieure à 25 ans.

L'athérome est particulier par sa localisation puisqu'il touche la portion initiale de l'aorte entraînant une atteinte valvulaire avec sténose et envahissement des ostia des coronaires.

Forme due à une anomalie de l'apoprotéine

La plus connue est l'hypercholestérolémie due à une mutation du gène de l'apolipoprotéine B 100. Elle représente environ 5 % des hypercholestérolémies.

Il n'y a notamment pas ou peu de dépôt de cholestérol extravasculaire. *Le cholestérol total* est entre 2,60 et 3,50 g/L ; *le LDL cholestérol* est augmenté, *le HDL cholestérol* est normal ou diminué. *Les triglycérides* sont normaux.

Les complications sont identiques à celles des hypercholestérolémies familiales, mais apparaissent plus tardivement, vers 60 ans.

Traitement du type IIA

Le but du traitement n'est pas seulement de faire baisser les chiffres du cholestérol total mais d'obtenir des valeurs normales voire inférieures à la normale en ce qui concerne le LDL cholestérol.

Un effort particulier doit être fait chez les sujets présentant plusieurs facteurs de risque.

Règles hygiéno-diététiques

La correction d'une éventuelle surcharge pondérale par un régime hypocalorique est nécessaire jusqu'à l'obtention d'un indice de Quetelet (BMI) normal. En dehors de ce cas, le régime doit être normocalorique 2 000 à 2 200 cal/j avec 50 % de glucides,

30 % des lipides et 20 % de protides. Il doit être pauvre en cholestérol (inférieur à 300 mg/j).

Il faut éviter de faire chauffer les huiles végétales au-dessus de 170 °C. Les huiles à utiliser préférentiellement sont les suivantes : tournesol, soja, pépins de raisin, maïs, noix et olive.

Mieux vaut éviter l'huile d'arachide très riche en acides gras saturés.

Traitement médicamenteux

On dispose de plusieurs types de médicaments :

- *les résines échangeuses d'ions :* elles empêchent le cholestérol d'être absorbé (*Questran*) ;
- *les fibrates :* ils ont un effet sur le cholestérol et surtout sur les triglycérides ;
- *les inhibiteurs de l'HMG CoA réductase* (enzyme qui favorise la synthèse du cholestérol) : ce sont ces produits, encore appelés statines, qui sont d'assez loin les hypocholestérolémiants les plus puissants. Leur action sur les triglycérides est en revanche modeste ou nulle ;
- *l'ézétimibe* (*Ezetrol*) qui inhibe l'absorption intestinale du cholestérol peut être associé aux statines ;
- *les autres produits* sont moins utilisés car moins efficaces : acide nicotinique, vitamine E *(Toco 500)*, huiles de poisson *(Maxepa)*.

Le choix des médicaments dépend de la sévérité de l'hypercholestérolémie.

RICHESSE EN CHOLESTÉROL DE CERTAINS ALIMENTS (en mg/100 g)	
Cervelle	1 800
Jaune d'œuf	1 500
Abats	300-400
Beurre	260
Huître	200
Crème fraîche	125
Fromage	100
Viande	70
Poisson	70
Lait entier	10
Lait écrémé	3
Blanc d'œuf	0

Les statines sont actuellement les plus utilisées en première intention. Dans les formes graves le *Questran* est également efficace.

RÉSINE ÉCHANGEUSE D'IONS	
Cholestyramine *Questran*	*Traitement d'attaque :* 2 à 4 sachets/j (8 à 16 g). *Traitement d'entretien :* doses progressives de 4 à 8 sachets/j

Action :

Résine échangeuse d'ions qui augmente l'élimination fécale du cholestérol faisant diminuer le taux de 10 à 15 %.

Indications :

Hypercholestérolémies familiales essentielles, de type IIA.

Contre-indications :

Une obstruction des voies biliaires est une contre-indication absolue.

Précautions d'emploi :

Surveiller la cholestérolémie régulièrement : elle doit être faite au bout de 8 à 10 jours, puis tous les mois.

Effets secondaires :

La constipation est très fréquente, voire constante et doit être systématiquement prévenue (huile de paraffine, lactulose).

Des états subocclusifs ont même pu être observés.

La cholestyramine entraîne souvent une flatulence ou des ballonnements abdominaux.

Les vitamines liposolubles (A, D, E, K) peuvent être moins bien absorbées et une supplémentation peut être nécessaire en cas de traitement au long cours.

Interactions :

Les acides biliaires (acide ursodésoxycholique type *Ursolvan* et acide chénodésoxycholique type *Chénodex*) sont chélatés donc mal absorbés.

En général, il faut un intervalle d'au minimum deux heures entre la prise du *Questran* et d'un autre médicament (digitaliques, antivitamines K, hormones thyroïdiennes, etc.).

INHIBITEURS DE L'HMGCOA RÉDUCTASE	
Statines commercialisées	Utilisation
Simvastatine (*Lodalès, Zocor*)	Tous ces produits sont présentés sous forme de comprimés, dont il existe plusieurs dosages. La dose journalière est de 1 cp/j au début. Augmentation progressive jusqu'à normalisation du LDL
Pravastatine (*Elisor, Vasten*)	
Fluvastatine (*Fractal, Lescol*)	
Atorvastatine (*Tahor*)	
Rosuvastatine (*Crestor*)	
Action : Inhibiteurs compétitif de l'HMG Co-A, enzyme clé de la synthèse du cholestérol endogène. **Indications :** Hypercholestérolémies **Contre-indications :** Affections hépatiques évolutives. Insuffisance rénale sévère. Grossesse.	**Précautions d'emploi :** Dosage de la CPK en cas d'antécédents d'affection musculaire ou de la survenue de myalgies. Dosage des transaminases avant le début du traitement et 3 mois après. **Interactions :** Association déconseillée avec les fibrates (gemfibrozil notamment) ; Ajustement des doses en cas d'association aux antivitaminiques K, à la ciclosporine, à l'érythromycine, aux antiviraux inhibiteurs des protéases.

INHIBITEURS DE L'ABSORPTION INTESTINALE DU CHOLESTEROL	
Ezetimibe (*Ezetrol*)	
Action : Inhibiteur sélectif de l'absorption intestinale du cholestérol. **Indications :** Hypercholestérolémies.	**Contre-indications :** Affections hépatiques évolutives. Grossesse et allaitement.

ASSOCIATION D'HYPOCHOLESTEROLEMIANTS	
Ezetimibe + simvastatine (*Inegy*)	

HYPERLIPIDÉMIE MIXTE OU HYPERLIPIDÉMIE FAMILIALE COMBINÉE (TYPE IIB)

Il s'agit de l'association d'une hypercholestérolémie de type IIA à une hypertriglycéridémie de type IV. C'est pourquoi cette hyperlipidémie dépend de l'alimentation et est très athérogène.

La prévalence de cette hyperlipoprotéinémie est élevée : 1/200. Elle se démasque après l'âge de 25 ans.

Signes cliniques

La symptomatologie reproduit à minima les signes retrouvés dans l'hypercholestérolémie (IIA) et dans l'hypertriglycéridémie (IV).

Bilan lipidique

Il montre une surcharge en LDL et en VLDL :

- *le sérum* est trouble ou opalescent à jeun ;
- *les triglycérides* sont élevés, entre 1,50 et 5 g/L (surcharge en VLDL) ;
- *le cholestérol total* est normal ou élevé : 2,60 à 4 g/L (par surcharge en LDL) ;
- les rapports (en g/L) triglycérides/cholestérol total et cholestérol total/triglycérides sont inférieurs à 2,5 ;
- *l'HDL-cholestérol* est abaissé.

Recherche de complications

L'hyperlipoprotéinémie de type IIB est la plus athérogène des hyperlipoprotéinémies. Les complications sont donc des accidents vasculaires ischémiques chez des sujets jeunes, dès l'âge de 35 ans, sans parallélisme avec l'importance des perturbations métaboliques.

Enquête familiale

Le mode de transmission de cette maladie est autosomique dominant. On retrouve parfois une hypertriglycéridémie (type IV) chez un des parents et une hypercholestérolémie pure (IIa) chez l'autre.

Traitement du type IIB

Les règles hygiéno-diététiques sont primordiales : dans la moitié des cas, les perturbations peuvent être corrigées par une régime correctement suivi.

Il est indispensable d'éliminer toute surcharge pondérale par un régime hypocalorique.

Lorsque le poids est normal, il faut limiter les sucres à index glycémique élevé, supprimer l'alcool, suivre un régime hypocholestérolémiant.

Le traitement médicamenteux ne doit être débuté qu'après deux à trois mois de régime bien suivi, et seulement en cas d'échec de ce dernier. Les fibrates sont indiqués en première intention. Si malgré ce traitement la cholestérolémie reste élevée (grossièrement supérieure à 2,50 g/L), on peut remplacer les fibrates par un inhibiteur de l'HMG CoA réductase.

DYSBÊTALIPOPROTÉINÉMIE FAMILIALE (TYPE III)

La prévalence de cette hyperlipoprotéinémie est faible : 1 pour 10 000. Elle est due à une accumulation dans le plasma de lipoprotéines de type IDL :

- les dépôts de cholestérol résument les signes cliniques ;
- une surcharge pondérale est fréquente ;
- on observe parfois une hépatomégalie et plus rarement une splénomégalie.

Le bilan lipidique montre une surcharge en cholestérol et en triglycérides plus importante que dans le type IIB. L'étude en laboratoire spécialisé du phénotype des apolipoprotéines retrouve le phénotype e_2/e_2 de l'apoprotéine E.

Il s'agit d'une hyperlipoprotéinémie très athérogène mais les complications vasculaires sont plus tardives que dans les autres types d'hyperlipidémie.

HYPERTRIGLYCÉRIDÉMIE ENDOGÈNE (TYPE IV)

Les triglycérides sont des molécules constituées par trois chaines d'acides gras liés au glycérol ; ils représentent 95 % des graisses du corps humain. L'augmentation de leur taux sanguins est source de pancréatites, d'éruptions cutanées et ils jouent un rôle dans l'athérogenèse.

Le taux des triglycérides est très variable en fonction des apports alimentaires.

On distingue trois formes d'hypertriglycéridémie :

- dépendante des glucides ;
- dépendante de l'alcool ;
- dépendante de la surcharge pondérale.

Le traitement dépend évidemment du type de l'hypertriglycéridémie puisque l'hyperlipidémie de type IV est très dépendante de l'apport alimentaire. Il existe une forme majeure et une forme mineure.

Signes cliniques

Les circonstances de découverte sont variables : examen systématique, douleurs abdominales, complications révélatrices, etc.

Les cinq principaux signes sont des douleurs abdominales, une hépatomégalie, une splénomégalie, une xanthomatose éruptive (il s'agit de petites vésicules jaune vif, indolores, non prurigineuses, localisées surtout au niveau du thorax, des flancs, des genoux, des coudes et des fesses) et une *lipémie rétinienne*.

La surcharge pondérale s'observe dans les formes dépendantes de l'obésité et glucidodépendantes.

Il n'y a en revanche pas d'excès pondéral dans la forme alcoolodépendante typique.

Examens complémentaires

Bilan lipidique

Il est caricatural, montrant une surcharge majeure en VLDL :

- *le sérum* est opalescent voire lactescent ;
- *les triglycérides* sont très élevés, supérieurs à 10 g/L, et atteignent parfois des valeurs supérieures à 50 g/L ;
- *le cholestérol total* est modérément augmenté du fait de la présence d'un peu de cholestérol dans les VLDL mais le rapport (en g/L) triglycérides/cholestérol total est largement supérieur à 2,5 ;
- *le HDL cholestérol* est abaissé ;
- *le LDL cholestérol* est normal ou un peu augmenté.

Recherche de complications : le dosage des enzymes pancréatiques (amylase, lipase) et hépatiques permet de rechercher des complications.

Enquête alimentaire : elle est fondamentale. Elle doit être réalisée sur quelques jours avec l'aide d'une diététicienne afin de rechercher les facteurs déclenchant l'hypertriglycéridémie.

Il peut être utile de modifier le régime alimentaire (suppression des sucres et/ou de l'alcool, restriction calorique) en milieu hospitalier afin de vérifier l'action des différents aliments sur les paramètres lipidiques.

Enquête familiale : elle est inconstamment positive. Le mode de transmission de cette maladie est autosomique dominant.

Complications

Pancréatite aiguë lors de la poussée lipémique : il peut s'agir d'une simple pancréatite œdémateuse mais parfois on est en présence d'une pancréatite aiguë hémorragique engageant le pronostic vital.

Complications ischémiques : elles sont très rares et leur existence est même discutée par certains auteurs.

Traitement du type IV

Il consiste surtout à éviter les poussées afin de prévenir les complications, notamment les pancréatites aiguës.

Règles hygiéno-diététiques

Elles sont efficaces et suffisantes dans plus de 80 % des hypertriglycéridémies.

Le régime est le seul traitement nécessaire dans plus de 80 % des hyperlipidémies de type IV.

Les médicaments utilisables dans l'hyperlipidémie de type IV sont :

- les fibrates en première intention ;
- *l'acide nicotinique (Niaspan)* ;
- les huiles de poisson, acides gras polyinsaturés de type oméga-3 *(Maxepa, Gmacor)*.

FIBRATES	
NOMS	UTILISATION
Bézafibrate : – *Befizal 200,400.* Ciprofibrate : – *Lipanor 100.* Fénofibrate : – *Fénofibrate MSD (100 et 300 mg) ;* – *Lipanthyl 67 micronisé et 200 ;* – *Sécalip Gé 100,300 ;* Gemfibrozil : – *Lipur.*	Le début du traitement se fait à dose d'attaque, puis on diminue progressivement la posologie après la normalisation de la cholestérolémie et de la triglycéridémie.
Action : Ces molécules inhibent la synthèse hépatique des VLDL par inhibition de la lipolyse. Simultanément, il y a une augmentation des HDL. **Indications :** Hyperlipidémies mixtes (IIB, III) et hypertriglycéridémie. **Contre-indications :** • insuffisance rénale ou hépatique sévère ; • grossesse et allaitement. **Précautions d'emploi :** Surveiller la cholestérolémie régulièrement ainsi que la biologie hépatique et la liberté des voies biliaires.	**Effets secondaires :** • troubles digestifs à type de diarrhée, constipation, nausées et vomissements ; • céphalées et impuissance ; • élévation de la fréquence des lithiases biliaires ; • modifications transitoires et réversibles du bilan hépatique : élévation des transaminases, des phosphatases alcalines et des LDH ; • réactions cutanées allergiques ; enfin possibilité de survenue de myalgies voire d'une rhabdomyolyse, surtout en cas d'insuffisance rénale, d'associations avec la ciclosporine, les fibrates, l'érythromycine et la niacine. **Interactions :** Les fibrates potentialisent les antivitamines K.

HYPERCHYLOMICRONÉMIE OU HYPERTRIGLYCÉRIDEMIE EXOGÈNE (TYPE I)

L'hyperchylomicronémie encore appelée hypertriglycéridémie exogène est très rare. La prévalence de l'hyperlipidémie de type I est de 1 pour 1 000 000.

Elle est due à une absence congénitale de lipoprotéine-lipase ou d'apo C (indispensable à l'activité de la LPL). Le mode de transmission de cette maladie est autosomique dominant.

Une absorption même minime de lipides peut provoquer une poussée grave d'hypertriglycéridémie.

L'hyperchylomicronémie ne provoque jamais de complication athéromateuse. Le risque majeur de cette hyperlipidémie est la pancréatite aiguë œdémateuse et surtout nécrosante.

Le traitement est difficile : il s'agit de la seule hyperlipidémie où le régime doit être très restrictif en graisses, inférieur à 20 % de l'apport énergétique total (10 à 15 g/j). Afin de maintenir une ration calorique suffisante, on peut utiliser les triglycérides à chaîne moyenne car ils ne participent pas à la formation des chylomicrons (huile *Liprocil*, margarine *Cerès*).

HYPERTRIGLYCÉRIDÉMIE DE TYPE V ENDOGÈNE ET EXOGÈNE (I + IV)

Cette hyperlipidémie exceptionnelle (1 pour 1 000 000) est une entité encore mal connue. Elle regroupe à la fois les caractéristiques de l'hypertriglycéridémie endogène (type I) et exogène (type IV).

HYPOALPHA-LIPOPROTÉINÉMIE

Il s'agit d'une baisse en HDL cholestérol, souvent associée à d'autres désordres lipidiques, en particulier à une hypertriglycéridémie.

SURCHARGE EN LIPOPROTÉNIE Lp (a)

Il s'agit d'une maladie à transmission génétique responsable de l'apparition de manifestations cardiovasculaires dues à un athérome. Certaines études ont montré le rôle athérogène de cette anomalie. Les taux à risque de Lp (a) sont supérieurs à 0,3 g/L.

DYSLIPIDÉMIES SECONDAIRES

Elles sont très fréquentes. Elles doivent systématiquement être recherchées avant la mise en route et notamment en cas de résistance au traitement hypolipémiant. Les causes les plus fréquentes sont : le diabète sucré, l'hypothyroïdie, les altérations des fonctions hépatiques.

DYSLIPIDÉMIES MÉDICAMENTEUSES

Elles sont nombreuses et peuvent parfois nécessiter l'arrêt du traitement en cause : β-bloquants, α-bloquants (prasozine), diurétiques thiazidiques, corticothérapie, traitement immunosuppresseur des transplantés.

Contraception hormonale (+++) : les perturbations dépendent de la dose d'ethinylestradiol, l'œstrogène contenu dans toutes les pilules estroprogestatives, le rôle du progestatif étant secondaire. En cas d'hyperlipidémie, la prise de la pilule augmente le risque de thrombose vasculaire. Une évaluation des risques (en particulier le tabac) et un bilan lipidique sont indispensables avant la prescription de la pilule contraceptive.

HYPERLORDOSE LOMBAIRE

Définition

L'hyperlordose lombaire est caractérisée par une exagération de la *cambrure naturelle du rachis*, c'est-à-dire par une augmentation de la concavité postérieure lombaire.

Causes

Il y a des hyperlordoses familiales ou ethniques. D'autres hyperlordoses sont secondaires aux luxations congénitales des hanches, aux insuffisances musculaires lombo-abdominales, aux hypercyphoses dorsales.

Signes cliniques

Le ventre pointe en avant. Les fesses ou plus exactement le sacrum ont tendance à s'horizontaliser. L'hyperlordose, lorsqu'elle est symptomatique, se manifeste par des douleurs lombaires diffuses, mécaniques après station debout prolongée (→ Lombalgies) qui sont dues à l'arthrose interapophysaire postérieure lombaire basse.

Radiographie

Les clichés de profil montrent l'exagération de la cambrure lombaire et les signes de l'arthrose interapophysaire postérieure : pincement des interlignes et condensation des surfaces articulaires, portant surtout sur les trois dernières vertèbres lombaires.

Traitement

Repos sur plan dur et antalgiques en période douloureuse, kinésithérapie en cyphose et renforcement de la musculature lombo-abdominale.

HYPERMÉTROPIE

Voir *Amétropies*.

HYPEROSTOSE VERTÉBRALE ENGAINANTE (maladie de Forestier)

Définition

Il s'agit d'un syndrome de définition radiologique, où existent de *très volumineux ostéophytes*, constituant comme une coulée osseuse descendant laté-

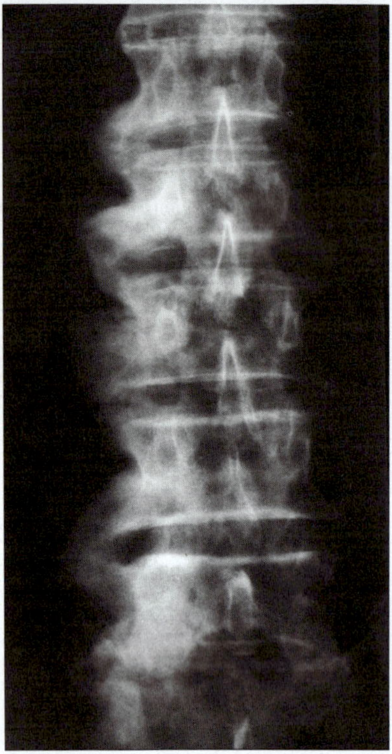
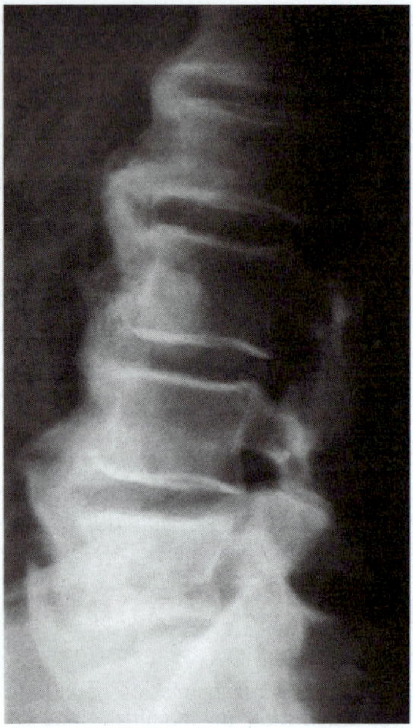

Hyperostose engainante du rachis.

ralement et en avant du rachis dorsal et lombaire. Elle porte aussi le nom de maladie de Forestier.

Causes

Inconnues mais souvent le malade est également porteur d'un *diabète sucré.*

Signes cliniques

Souvent l'affection est muette, en particulier rien ne la distingue de l'arthrose lombaire commune dont elle n'est qu'une variété.

Signes radiologiques

On note une coulée osseuse, antérieure et latérale, provoquant des renflements intervertébraux, et qui est constituée d'ostéophytes exubérants (*cf.* illustration).

Le plus souvent les disques intervertébraux restent de hauteur normale, mais ils peuvent se calcifier. À l'étage dorsal, les signes sont souvent unilatéraux, à droite. Les articulations sacro-iliaques sont normales, par opposition avec la spondylarthrite ankylosante dont l'aspect radiologique, moins « grossier » en réalité, peut parfois prêter à confusion.

Évolution et traitement

Ils sont identiques à ceux de l'arthrose lombaire.

HYPERPARATHYROÏDIE

Définition

On appelle hyperparathyroïdie une affection due à la surproduction *d'hormone parathyroïdienne* ou *parathormone (PTH)*, hormone agissant sur l'équilibre phosphocalcique.

Causes et mécanismes

Le plus souvent, l'hyperparathyroïdie est primaire, due à une hyperplasie ou un adénome parathyroïdien. Rarement, il s'agit d'un cancer parathyroïdien. Plus rarement, l'hyperparathyroïdie est *secondaire* à une hypocalcémie, à certains rachitismes ou ostéomalacies, et présente en général dans les avitaminoses D. L'hyperparathyroïdie peut également être secondaire à une gastrectomie, à une malabsorption intestinale (diarrhée, pancréatite, etc.), ainsi qu'aux dialyses rénales mal contrôlées.

L'hyperparathyroïdie paranéoplasique est secondaire dans les cancers bronchiques épidermoïdes. Elle est parfois associée à d'autres endocrinopathies (néoplasies endocriniennes multiples) : phéochromocytome, cancer médullaire de la thyroïde, gastrinome, insulinome (*cf.* illustration).

Signes cliniques

La symptomatologie est faite de la juxtaposition de plusieurs syndromes.

Le syndrome osseux se manifeste tardivement par des douleurs osseuses, fixes ou erratiques, souvent intenses, accentuées par la pression des os. Des tuméfactions sont possibles. Les fractures spontanées sont plus rares (→ Décalcifications osseuses).

Le syndrome rénal est la conséquence de l'hypercalcémie et de l'hypercalciurie qui en résulte. Il comporte une polyurie osmotique avec augmentation de la soif (syndrome polyuropolydipsique). L'hypercalciurie est responsable de précipitations calciques dans les voies urinaires (lithiase rénale) ou dans le parenchyme rénal (néphrocalcinose), pouvant conduire à une insuffisance rénale chronique.

Le syndrome digestif se manifeste par des nausées, une constipation, des ulcères gastroduodénaux multiples, une pancréatite calcifiante.

Le syndrome général et neuropsychiatrique : asthénie, amaigrissement, troubles psychiatriques variés (dépression, délire).

Il y a risque de syndrome hypercalcémique aigu associant troubles neuropsychiques, polyurie, vomissements, constipation, déshydratation et troubles du rythme cardiaque (*cf.* illustration).

Signes paracliniques

Radiologiquement, on visualise des lésions ostéolytiques, soit des géodes pseudo-kystiques, soit une ostéoporose plus diffuse.

Les aspects sont différents selon la localisation :

- *crâne :* aspect d'ostéoporose circonscrite ;
- *os longs* : amincissement de la corticale, kystes, résorption sous-périostée des phalanges ;
- *dent* : disparition de la *lamina dura* ;
- *mains :* résorption de la houppe des phalangettes.

Les lithiases rénales sont spontanément visibles aux rayons X (abdomen sans préparation).

Biologiquement

Examens d'orientation : on a typiquement dans le cas d'une hyperparathyroïdie primaire :

- hypercalcémie (> 2,6 mmol/L) ; c'est le signe de loin le plus important ;
- hypophosphorémie (< 0,77 mmol/L) ;
- hypercalciurie (inconstante) ;
- hyperphosphaturie avec diminution du taux de réabsorption des phosphates ;
- VS normale ;
- ECG : raccourcissement de l'onde T et de l'espace QT et possibilité de trouble du rythme.

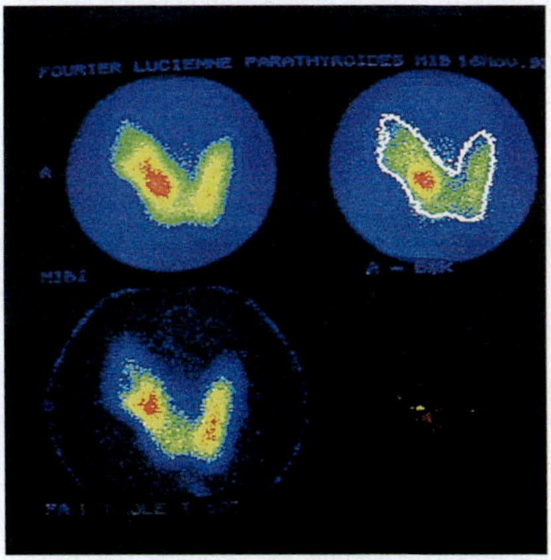

Image obtenue par scintigraphie au MIBI. Adénome parathyroïdien droit.

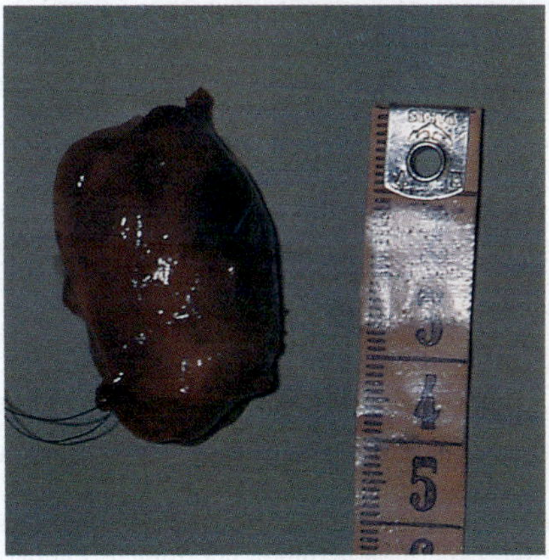

Adénome parathyroïdien (pièce opératoire).

Examens spécialisés

Le dosage radio-immunologique de la PTH (fraction 1-84) est l'examen le plus important : il prouve l'hyperparathyroïdie lorsque la PTH est élevée.

On peut observer aussi une augmentation de l'AMPc urinaire, de la créatinurie, de la clearance néphrogénique de l'AMPc (meilleur témoin de la sécrétion de PTH).

Enfin, la biopsie osseuse montre le processus de résorption osseuse, et l'augmentation de l'activité ostéoblastique avec accentuation du tissu osseux.

Localisation de la tumeur :

- échographie, scanner ;
- la scintigraphie au MIBI permet dans un bon nombre de cas de montrer la tumeur ; cet examen est intéressant en cas de localisation ectopique ;
- cervicotomie qui permet de traiter dans le même temps.

Traitement et pronostic

Le traitement est uniquement chirurgical par cervicotomie, avec exploration des 4 parathyroïdes et ablation du tissu anormal. En cas d'hyperplasie, on laisse seulement un fragment d'une des parathyroïdes. En postopératoire, il peut y avoir une phase d'hypocalcémie habituellement régressive.

Avant la chirurgie, il faut faire baisser la calcémie si elle dépasse 130 mg/L pour éviter les risques anesthésiques.

Le pronostic est bon à long terme avec régression des manifestations cliniques si elles ne sont pas trop évoluées. Seul le cancer peut poser des problèmes plus délicats.

Évolution et complications

Maladie chronique évoluant par poussées, les complications sont dominées par l'hypercalcémie aiguë avec vomissements, déshydratation, troubles du rythme cardiaque, prostration. Elle réclame un traitement d'urgence en réanimation.

À côté, il faut connaître les risques de pancréatite aiguë, d'insuffisance rénale, de fractures osseuses, d'ulcères gastriques multiples et volontiers résistants aux traitements.

Aspects particuliers

Néoplasies endocriniennes multiples (NEM)

Une hyperparathyroïdie peut se rencontrer au cours de deux types de tumeurs endocrines :

- une NEM de type 1 (Syndrome de Wermer) associe une hyperparathyroïdie, une tumeur endocrine du pancréas et un adénome hypophysaire ;
- un NEM de type 2A (Syndrome de Sipple) est définie par l'association d'une hyperparathyroïdie, d'un cancer médullaire de la thyroïde et d'un phéochromocytome.

Il est important de prévenir le malade de ces anomalies associées car ce sont des maladies génétiques.

HYPERPLASIE CONGÉNITALE DES SURRÉNALES

(Voir aussi *Ambiguïtés sexuelles*)

Définition

L'hyperplasie congénitale des surrénales correspond à une hypersécrétion d'androgènes surrénaliens secondaire à un blocage de l'hormonosynthèse sur la voie des glucocorticoïdes.

Ce blocage entraîne une sécrétion exagérée d'ACTH hypophysaire qui stimule la surrénale et donc la *synthèse des androgènes*. Il s'agit d'une affection familiale transmise sur mode récessif. Sa prédominance est féminine (*cf.* illustration).

Causes et mécanismes

Plusieurs types de déficit enzymatique responsables de blocage de synthèse sont décrits : bloc en 21-α-hydroxylase, 17-hydroxylase, 11-β-hydroxylase. Le plus fréquent est le bloc 21-α-hydroxylase.

Signes cliniques

Chez les garçons, le tableau se résume à une pseudo-puberté précoce isosexuelle.

Chez les filles, il existe un pseudohermaphrodisme féminin (filles masculinisées) avec malformation génitale (→ Ambiguïtés sexuelles).

Dans tous les cas, la maturation osseuse est accélérée et aboutit, en dehors du traitement, à une petite taille par croissance rapide initiale et soudure précoce des cartilages de croissance.

Dans les formes partielles découvertes chez l'adulte (uniquement la femme) le tableau associe : petite taille, hirsutisme, aménorrhée ou spanioménorrhée.

Dans le syndrome de Debré-Fibiger, urgence thérapeutique chez le nourrisson, il existe un déficit en minéralocorticoïdes responsable d'un syndrome de perte d'eau et de sel avec hyponatrémie, hyperkaliémie et déshydratation : le bloc surrénal aboutit à une insuffisance surrénale aiguë.

Examens complémentaires

Le taux des hormones mâles est élevé dans le plasma (testostérone, androsténedione, DHA). L'origine surrénalienne est prouvée par la baisse concomitante du cortisol et du composé S dans le plasma, alors que les précurseurs (17-hydroxyprogestérone) sont élevés. On peut accentuer la diffé-

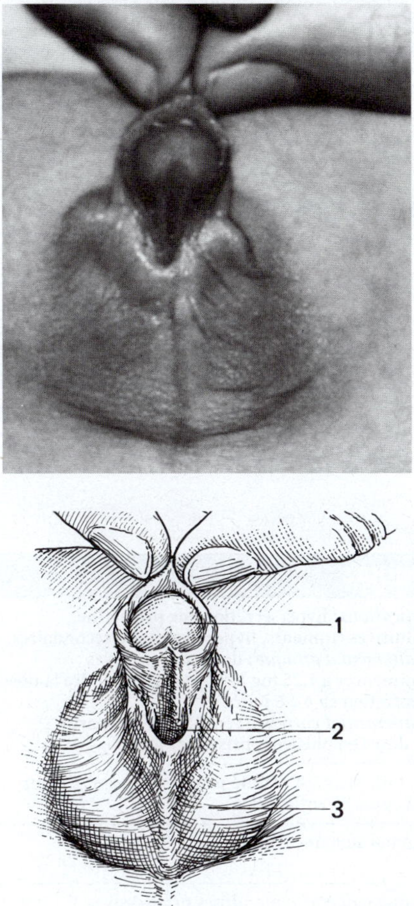

Pseudohermaphrodisme féminin ou hyperplasie surrénale congénitale. 1. Hypertrophie du clitoris ; 2. Sinus urogénital ; 3. Pseudo scrotum par soudure des grandes lèvres.

rence en faisant un test de stimulation surrénale au *Synacthène*. L'échographie surrénalienne montre l'hyperplasie des 2 surrénales.

Traitement et pronostic

Principe : remplacer l'hormone manquante

Le traitement est médical, utilisant des glucocorticoïdes pour freiner l'axe hypothalamo-hypophyso-surrénal et donc faire disparaître l'hyperandrogénie secondaire à l'élévation de l'ACTH.

Dans l'enfance : hydrocortisone 10 à 25 mg par jour, à commencer le plus tôt possible chez la fille.

Chez l'adulte (bloc partiel à révélation tardive) l'hydrocortisone est parfois remplacée par la dexaméthasone.

Formes avec perte de sel du nourrisson : urgence, donner du chlorure de sodium et des minéralocorticoïdes (*Syncortyl*, 9-α-fludrocortisone).

Le pronostic dépend de la rapidité du diagnostic et de l'importance de l'ambiguité sexuelle.

Dans certaines virilisations, le traitement chirurgical des anomalies génitales peut être nécessaire.

HYPERPROLACTINÉMIES

Définition

L'hyperprolactinémie est l'augmentation du taux circulant de la prolactine (PRL) dans le sang. Cette hormone, sécrétée par des cellules spécialisées (cellules lactotropes) de l'antéhypophyse, a pour rôle de provoquer et de maintenir la lactation chez la femme enceinte. L'excès de prolactine entraîne, en dehors de la grossesse et chez l'homme, des conséquences pathologiques importantes.

Causes et mécanismes

L'hyperprolactinémie peut être due à trois types de mécanismes :

• d'une part, une hyperplasie des cellules sécrétantes de l'hypophyse, qui peut réaliser une tumeur bénigne ou *adénome à prolactine ;*

• d'autre part, une hyperprolacinémie fonctionnelle peut également se révéler lors des hypersécrétions de TSH (hypothyroïdie d'origine thyroïdienne ou adénome thyréotrope hypophysaire) car la TSH stimule la PRL ;

• enfin l'hyperprolactinémie peut être déclenchée par certains médicaments qui agissent au niveau de l'hypothalamus et *défreinent* la sécrétion de prolactine qui à l'état normal est inhibée par la *dopamine* (*cf.* illustration).

Les médicaments le plus souvent en cause sont : les neuroleptiques : sulpiride *(Dogmatil),* chlorpromazine *(Largactil),* halopéridol *(Haldol)* ; les antidépresseurs tricycliques *(Anafranil, Tofranil, Laroxyl),* l'α-méthyl-dopa *(Aldomet),* la perphénazine *(Trilifan)*...(*cf.* illustration)

Les œstrogènes stimulent également la sécrétion de prolactine ; c'est notamment le cas de l'ethynilestradiol contenu dans les pilules contraceptives.

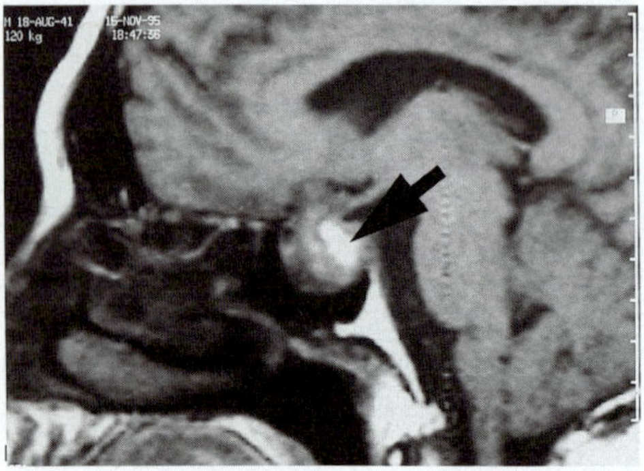

Adénome à prolactine (profil) (IRM).

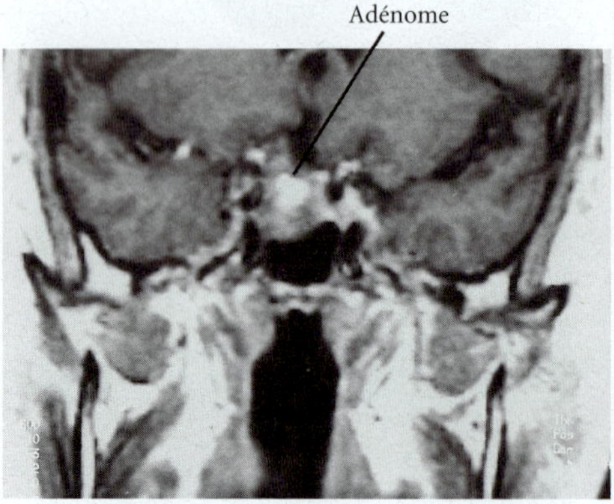

Adénome à prolactine (face) (IRM).

ANTIPROLACTINIQUES	
Bromocriptine : – *Parlodel.*	*Indications* : hypersécrétions de prolactine, primitives (tumeurs, hyperplasies) ou secondaires. *Traitement d'attaque* : doses progressives ; commencer à 1,25 mg le 1er jour et atteindre la dose d'entretien en 4 à 6 jours. *Traitement d'entretien* : 5 à 15 mg/j ; répartir les doses en plusieurs prises par jour.
Quinagolide : – *Norprolac.*	Le traitement est débuté progressivement (3 jours à 25, puis 50 enfin 75 µg).
Cabergoline – *Dostinex.*	1 cp par semaine (commencé à 0,50 mg).
Lisuride : – *Dopergine.*	*Traitement d'attaque* : doses progressives, 0,1 mg la 1re semaine, puis 0,2 mg/j. *Traitement d'entretien :* 0,3 à 0,5 mg/j.
Action : Action stimulante sur la dopamine avec, pour conséquence, un freinage de la sécrétion de prolactine. Le pic d'action est atteint au bout d'une heure. La durée d'action est de 10 à 12 h. **Indications :** • hyperprolactinémies ; • maladie de Parkinson. **Contre-indications :** • insuffisance coronarienne, artérite ; • syndromes psychiatriques d'excitation.	**Effets secondaires :** • digestifs : anorexie, nausées, vomissements ; • psychiques : insomnie, confusion mentale, hallucinations, délires ; • cardio-vasculaires : hypotension orthostatique, vertiges, œdèmes. **Interactions :** Alcool, neuroleptiques, produits adrénergiques et sérotoninergiques peuvent majorer les effets indésirables. **Précautions d'emploi :** • respecter la progressivité des doses au début ; • surveiller la TA.

Signes cliniques

Chez la femme, l'hyperprolactinémie provoque un arrêt des règles (aménorrhée secondaire) et un écoulement lactescent, spontané ou provoqué, par les mamelons. Cette galactorrhée est d'abondance variable, elle peut être absente.

Chez l'homme, les symptômes sont l'impuissance et la gynécomastie (→).

Dans les deux sexes, lorsque l'hyperprolactinémie est en rapport avec un adénome, on peut observer des signes liés à la tumeur : céphalées, troubles du champ visuel (par compression chiasmatique).

Examens paracliniques

Le diagnostic repose sur le dosage de la prolactine, largement au-dessus des taux habituels (normalement inférieurs à 30 ng/mL).

Le test à la TRH (→) montre des taux de réponse exagérés ou parfois bloqués en cas de tumeur.

En cas de suspicion d'adénome ou de tumeur hypothalamo-hypophysaire, il faut :

- doser les autres hormones hypophysaires ;
- faire un scanner ou mieux une IRM hypophysaire ;
- faire un examen ophtalmologique (acuité visuelle, champ visuel, fond d'œil).

Lorsque l'adénome est très petit, on parle de microadénome.

Traitement

Il dépend de la cause :

- *médicamenteuse* : arrêt du médicament et contrôle de la prolactinémie ;
- *adénome* : traitement médical ou chirurgical :
  - *médical :* prescription d'un antiprolactinique : il s'agit de substances qui stimulent la dopamine, et par conséquent freinent la sécrétion de la prolactine ; ils inhibent aussi la croissance de l'adénome,
  - *chirurgical* : neurochirurgie par voie rhinoseptale en cas d'adénome volumineux ;
- *hypothyroïdie* : traitement de l'hypothyroïdie (hormones thyroïdiennes).

Éducation du patient

- L'administration d'un antiprolactinique est en général efficace et fait revenir un cycle normal. La fertilité est donc possible.
- Prévenir la patiente de consulter en cas de grossesse au cours de laquelle le traitement sera en général arrêté.
- Dans tous les cas, le traitement médical devra être poursuivi plusieurs années.

HYPERSENSIBILITÉ

L'hypersensibilité de l'organisme déclenche des réactions allergiques. La classification de Gell et Coombs distingue quatre types d'hypersensibilité.

Hypersensibilité immédiate type I (anaphylaxie)

La fixation de l'antigène sur les cellules porteuses d'IgE spécifiques entraîne la libération de médiateurs qui vont agir sur les organes cibles et entraîner : une crise d'asthme, un urticaire, un œdème de Quincke.

Hypersensibilité cytotoxique type II

Les anticorps vont entraîner la destruction de la cellule porteuse de l'antigène (exemple : accidents transfusionnels).

Hypersensibilité semi-retardée type III (phénomène d'Arthus)

L'antigène et l'anticorps forment des immuncomplexes qui, en présence du complément, vont entraîner les dégâts cellulaires (exemple : glomérulonéphrite aiguë post-streptococcique, périartérite noueuse post-hépatitique).

Hypersensibilité retardée type IV

Il s'agit d'une réponse immunitaire cellulaire (exemple : dermites de contact). On peut l'explorer par l'intradermo-réaction à la tuberculine et à la candidine.

En fait, ces types d'hypersensibilité peuvent s'associer et se succéder (exemple : une réaction de type I [IgE] va réaliser les conditions locales pour qu'une réaction de type III [immuncomplexes] entraîne des lésions tissulaires).

HYPERSPLÉNISME

Définition

Cytopénie sanguine portant sur une ou plusieurs lignées, associée ou non à une splénomégalie et réversible après splénectomie.

Causes et mécanismes

Toutes les affections s'accompagnant d'une grosse rate peuvent entraîner une séquestration de cellules sanguines. L'hypertension portale occasionne souvent leuconeutropénie et thrombopénie.

Il existe une hyperactivité médullaire compensatrice.

Signes cliniques et paracliniques

Il existe une cytopénie sanguine et une splénomégalie. Le myélogramme montre une hyperplasie compensatrice, les épreuves isotopiques (→) montrent une séquestration splénique.

Traitement

C'est celui de l'affection causale.

La splénectomie peut être indiquée après avoir démontré que la séquestration et son retentissement sont importants.

HYPERTENSION ARTÉRIELLE

Définition

Élévation permanente des chiffres tensionnels au repos au-dessus de 140 mmHg pour la pression artérielle systolique et/ou 90 mmHg pour la pression artérielle diastolique. Pour les diabétiques, il faut être sous 130/80 mm Hg. Pour les insuffisants rénaux, il faut être sous 125/75 mm Hg.

Causes et conséquences

Les causes de l'hypertension artérielle sont multiples et doivent être recherchées pour être traitées : l'hypertension artérielle est alors qualifiée de *secondaire*. Mais le plus souvent, aucune cause n'est retrouvée et l'hypertension artérielle est dite *essentielle* (90 % des cas).

Les causes les plus fréquentes sont les suivantes :

- coarctation de l'aorte ;
- sténose d'une artère rénale ;
- syndrome de Conn (hyperaldostéronisme primaire) ;
- phéochromocytome ;
- syndrome de Cushing ;
- certains médicaments (corticoïdes, vasoconstricteurs nasaux) ou habitudes alimentaires (consommation régulière de réglisse).

L'augmentation permanente des pressions systémiques a pour conséquence un retentissement sur tout le système cardio-vasculaire et sur certains organes cibles : le système nerveux central, l'œil, le cœur, le rein.

Pour l'ensemble du réseau artériel, l'HTA est un des facteurs qui accélère la progression de l'athérosclérose (→).

Les conséquences sur le cœur sont une hypertrophie des parois du ventricule gauche et une progression de l'athérosclérose coronaire ; l'HTA est une cause très fréquente d'insuffisance cardiaque.

L'atteinte rénale entraîne une insuffisance rénale par atteinte des vaisseaux et de l'interstitium. L'atteinte cérébrale se traduit par des infarctus cérébraux (lacunes) et par un risque augmenté d'hémorragie cérébrale.

Signes cliniques

Découverte lors d'un examen systématique d'une HTA asymptomatique (cas le plus fréquent).

Signes fonctionnels évocateurs : vertiges, céphalées, acouphènes (sifflements d'oreille), mouches volantes ou éclairs devant les yeux (phosphènes).

Complications révélatrices : coma, hémiplégie, œdème aigu du poumon.

La pression artérielle doit toujours être prise au repos, sur un sujet allongé depuis 15 minutes. Il est indispensable de noter la pression aux deux bras, en position couchée et debout et ceci avec un brassard adapté à la corpulence. Pour affirmer le caractère permanent de la TA, il faut retrouver des chiffres élevés (> 140/90), à plusieurs reprises, dans les mêmes conditions d'examen. Pour s'assurer du caractère permanent de l'HTA et/ou pour *contourner* un éventuel effet blouse blanche, il est possible de réaliser une mesure ambulatoire de la pression artérielle sur 24 heures (Holter tensionnel) ou une automesure sur 3 jours avec un appareil de mesure automatique validé.

Recherche d'une cause

À l'aide d'examens simples, et si une cause est suspectée, il existe alors des examens plus spécifiques.

Une diminution franche des pouls fémoraux et des érosions costales sur la radiographie thoracique évoquent une coarctation de l'aorte.

Une hypokaliémie au ionogramme sanguin orientera vers un hyperaldostéronisme primaire par adénome de Conn ou par hyperplasie des surrénales ; des dosages hormonaux peuvent également orienter.

Un souffle abdominal peut orienter vers une cause réno-vasculaire.

Le phéochromocytome est suspecté devant l'association de poussées tensionnelles brutales à des céphalées, sueurs et palpitations. Il faudra alors doser les métanéphrines urinaires qui sont anormalement élevées en cas de phéochromocytome.

L'interrogatoire recherche toujours la prise de vasoconstricteurs, de corticoïdes ou de réglisse.

Bilan du retentissement

Au plan oculaire : l'examen du fond d'œil ne fait plus partie du bilan systématique. Les anomalies sont classées en 4 stades. Le stade IV montre un œdème papillaire et est en faveur d'une HTA maligne. Le fond d'œil reste un examen important quand l'HTA est associée à un diabète.

Au plan cérébral : le risque est l'accident vasculaire cérébral. L'examen neurologique complet recherche des séquelles éventuelles. Un scanner cérébral est demandé en cas de symptômes neurologiques.

Au plan cardiaque : l'hypertension artérielle entraîne une hypertrophie ventriculaire gauche et tardivement l'insuffisance cardiaque gauche puis globale (appréciée par la clinique, l'électrocardiogramme, l'échocardiogramme, la radiographie thoracique). Elle augmente le développement de l'athérosclérose coronaire.

Au plan rénal : le retentissement est apprécié par la créatininémie, la microalbuminurie, la protéinurie des 24 heures, les ionogrammes sanguin et urinaire, l'urée sanguine et l'échographie rénale (mesure de la taille des reins, aspect du parenchyme et des contours).

Traitement

Objectifs thérapeutiques : ramener les chiffres tensionnels dans les objectifs afin d'éviter des complications cardio-vasculaires, rénales et cérébrales.

Chaque fois qu'une cause est retrouvée, le traitement doit être étiologique pour normaliser les chiffres tensionnels.

Le traitement médical doit être le plus souvent poursuivi à long terme et le suivi tensionnel doit être régulièrement surveillé.

On dispose de plusieurs classes médicamenteuses :

- **les diurétiques** (→) : agissent en diminuant la volémie (hydrochlorothiazide). C'est la classe thérapeutique de première intention ;
- **les β-bloquants** (→) : surtout utilisés chez le patient coronarien ou avec des troubles rythmiques ;
- **les inhibiteurs calciques** (→) : utilisés souvent en première intention chez les personnes âgées, du fait de leur bonne tolérance, comme les dihydropyridines *(Amlor, Loxen)* ;
- **les inhibiteurs de l'enzyme de conversion (IEC)** (→) : vasodilatateurs puissants par inhibition de la synthèse d'angiotensine II *(Lopril, Rénitec, Triatec, Coversyl, Zestril)* ;
- **les antagonistes des récepteurs de l'angiotensine II (AA II)** : *Cozaar, Atacand, Aprovel, Tareg* ;
- **les antihypertenseurs centraux** : agissent sur le système neurovégétatif central (*Catapressan, Aldomet*). Jamais en première intention ;
- **les antihypertenseurs vasodilatateurs** : vasodilatateurs artériels puissant par inhibition du tonus α-artériolaire *(Alpress, Minipress)*. (Dénomination commune internationale : prasozine). *Jamais en première intention. Les premières prises se font le soir au coucher pour éviter les malaises secondaires à une chute tensionnelle. L'augmentation des doses est toujours progressive ;*
- il existe actuellement de nombreuses **associations fixes d'antihypertenseurs** permettant une réduction des doses de chaque molécule et une meilleure observance du patient (1 comprimé à prendre comprenant plusieurs principes actifs) : diurétiques/IEC, diurétiques/β-bloquant, IEC/inhibiteur calcique, diurétique/AA II, etc.

Remarque : le traitement peut être commencé soit par une monothérapie soit par une association fixe de deux antihypertenseurs à faibles doses. En cas de mauvais contrôle tensionnel, on peut être amené à associer plusieurs classes thérapeutiques à fortes doses.

Surveillance

Il s'agit de contrôler régulièrement l'efficacité et la tolérance du traitement. La surveillance de l'efficacité peut être assurée par une mesure ambulatoire de la pression artérielle sur 24 heures ou une automesure tensionnelle sur 3 jours. La bonne relation médecin-malade est primordiale pour avoir une

Pour la pratique, on retiendra :

– Fréquence : 18 % de la population adulte, 50 % de la population de plus de 65 ans.
– Clinique : le plus souvent asymptomatique. À distinguer de l'effet du stress sur l'augmentation transitoire de la pression artérielle.
– Surveillance : pression artérielle, efficacité du traitement, bonne tolérance du traitement, hypotension orthostatique chez les sujets âgés, recherche de complications et d'atteinte des organes cibles.
– Éducation : hygiène de vie physique et alimentaire, correction des autres facteurs de risques cardiovasculaires, régime modérément salé, surveillance par automesure tensionnelle.
– Rôle pédagogique : principes de l'automesure tensionnelle :
- acheter un tensiomètre validé par la HAS ;
- bonne technique de mesure en position assise avec notamment le tensiomètre placé au même niveau que le cœur ;
- 3 mesures consécutives le matin au réveil et 3 mesures consécutives le soir au coucher, 3 jours de suite, avant de voir le médecin.

bonne compliance du patient, le traitement étant un traitement au long cours. Il faut s'efforcer de contrôler au mieux les autres facteurs de risque cardiovasculaires associés à l'HTA.

HYPERTENSION ARTÉRIELLE PULMONAIRE (HTAP)

Définition

C'est une définition hémodynamique. On parle d'hypertension artérielle pulmonaire (HTAP) lorsque la pression systolique de l'artère pulmonaire est supérieure à 25 mmHg ou la pression moyenne à 15 mmHg.

Causes et mécanismes

L'HTAP peut résulter de plusieurs mécanismes au moins théoriques : augmentation du débit cardiaque, augmentation du volume sanguin pulmonaire, augmentation de la pression capillaire, augmentation des résistances artériolaires.

L'artère pulmonaire se divise en branches de plus en plus fines pour aboutir aux artérioles auxquelles fait suite le capillaire artériel. On distingue deux types d'HTAP : *postcapillaire ou précapillaire.*

Les causes principales sont :

- *les cardiopathies gauches* quelle qu'en soit l'origine, valvulaire (rétrécissement mitral, insuffisance mitrale), hypertensive, ischémique ou autre ;
- *le cœur pulmonaire chronique* (CPC), secondaire aux maladies broncho-pulmonaires responsables d'hypoxémie et d'effet shunt (broncho-pneumopathies chroniques obstructives (BPCO), insuffisances respiratoires restrictives par atteinte pleuro-pariétale, parenchymateuse ou neuromusculaire, mais aussi CPC postembolique) ;
- *le shunt artério-veineux*, notamment des cardiopathies congénitales. Une partie du sang artériel est déviée vers le sang veineux et la circulation pulmonaire. L'existence d'une HTAP modifie l'attitude thérapeutique ;
- l'HTAP *primitive (idiopathique)*, où aucune cause n'est retrouvée : elle touche surtout les femmes vers 30-40 ans. On trouve parfois un antécédent de prise d'anorexigènes. Son pronostic est sévère ;
- enfin, il existe une *HTAP transitoire* dans l'insuffisance cardiaque gauche aiguë, l'embolie pulmonaire massive et l'insuffisance respiratoire aiguë.

Signes cliniques

Ils sont relativement indépendants de la cause de l'HTAP. L'aggravation des symptômes à l'effort est très évocatrice. Il s'agit d'une dyspnée d'effort, de lipothymies, de douleurs thoraciques.

À l'examen, on note une cyanose, des anomalies à l'auscultation cardiaque (B2 augmenté et souffle systolique au foyer pulmonaire), des signes d'insuffisance cardiaque droite (hépatomégalie douloureuse, reflux hépato-jugulaire, turgescence jugulaire, œdème des membres inférieurs).

Examens complémentaires

La radiographie pulmonaire peut montrer de grosses artères pulmonaires, une cardiomégalie, une augmentation de la taille du ventricule droit.

Les gaz du sang montrent une hypoxémie de repos, avec hypocapnie.

L'échographie cardiaque recherche une hypertrophie et une dilatation des cavités droites, permet d'évaluer la pression artérielle pulmonaire.

L'angiocardiographie avec prise des pressions est utile dans le cadre du bilan étiologique, mais elle n'est pas sans risque.

+ Éléments de surveillance

- *Cliniques*, sur l'évolution des symptômes fonctionnels à l'effort.
- *Gazométriques*.
- *Échographiques*.

Évolution et complications

L'évolution est fonction de la cause et des possibilités thérapeutiques.

Les complications sont dominées par l'insuffisance cardiaque droite et le risque de thrombose veineuse ou pulmonaire qui aggravent le pronostic.

Traitement

Le traitement est uniquement étiologique : traitement médical ou chirurgical d'une cardiopathie gauche, traitement d'une affection broncho-pulmonaire. L'apparition d'une HTAP dans l'évolution d'un shunt gauche droit limite les possibilités thérapeutiques.

Dans l'HTAP primitive, des médicaments tels que les diurétiques, les anticoagulants, et les vasodilatateurs (inhibiteurs calciques...) sont parfois prescrits. D'autres médicaments sont utilisés dans les centres de référence de l'HTAP, qui ont fait leur preuve d'efficacité clinique, on cite les produits les plus utilisés dans l'HTAP idiopathique, ou associée à une connectivite telle que la sclérodermie :

- epoprostenol (*Flolan*) par voie IV par cathétérisme central à demeure ;
- bosentan (*Tracleer*) *per os* ;
- treprostinil (*Remodulin*) par voie sous cutanée ;
- iloprost (*Ventavis*) en aérosol.

L'oxygénothérapie au long cours est indiquée en cas d'hypoxémie et d'hypercapnie sévère.

Dans tous les cas, il est recommandé de limiter les efforts physiques.

Enfin, dans l'HTAP primitive, ainsi que dans l'HTAP postembolique, la transplantation pulmonaire ou cardio-pulmonaire peut être envisagée.

HYPERTENSION INTRACRÂNIENNE (HIC)

Définition

Augmentation de la pression intracrânienne relevant de nombreux mécanismes. C'est une urgence du fait du risque vital en cas d'*engagement cérébral*. Dans certains cas le *pronostic visuel* est également mis en jeu à brève échéance en l'absence de traitement (atrophie optique, risque de cécité).

Signes cliniques

Le diagnostic de l'HIC repose sur la triade céphalées, vomissements, œdème papillaire au fond d'œil.

Les céphalées sont récentes, progressivement croissantes, mal calmées par les antalgiques usuels ; leur horaire est évocateur si elles réveillent le malade dans la deuxième partie de la nuit, elles sont maximales au réveil pour s'amender partiellement dans la journée. Elles peuvent aussi avoir un aspect plus banal.

Les vomissements en jets sans effort avec conservation de l'appétit. S'ils peuvent manquer, ils peuvent aussi dominer le tableau clinique et surtout chez l'enfant s'accompagner de douleurs abdominales.

Examen oculaire

Le fond d'œil va mettre en évidence un *œdème papillaire*, signe d'importance majeure, constant dans les HIC de l'enfant mais inconstant chez l'adulte, surtout après 50 ans.

L'apparition d'*éclipses visuelles*, c'est-à-dire de baisses transitoires de l'acuité visuelle, rend le traitement encore plus urgent, car il y a un risque de cécité brutale avec évolution vers une atrophie optique au fond d'œil.

Examens complémentaires

Bilan et examens seront pratiqués rapidement :

- *TDM en urgence et IRM* : elles donnent souvent le diagnostic *étiologique*, montrant des signes éventuels de gravité : effet de masse, déplacement du système ventriculaire (3e ou 4e ventricule) par rapport à la ligne médiane traduisant un engagement cérébral en cours de constitution ;
- mise en route parallèlement du traitement étiologique.

Étiologies et mécanismes

L'HIC répond à trois mécanismes principaux qui peuvent s'associer ; mécanisme volumétrique en cas de formation expansive intracrânienne, œdème cérébral et obstacles à l'écoulement du liquide céphalorachidien.

Surveillance neurologique

Elle est fondamentale du fait du risque de décompensation brutale :

– Surveillance des paramètres généraux (pouls, rythme cardiaque, tension artérielle, *état respiratoire,* diurèse).

– Signaler au médecin *toute modification de la conscience.*

– Surveillance des pupilles. Une *mydriase* aréactive traduit un engagement temporal de ce côté.

– Accès d'hypertonie axiale avec mouvements d'enroulement au niveau des membres traduisant un engagement bulbaire.

– Dans les deux derniers cas, mise en jeu immédiate du pronostic vital par apnée et arrêt cardio-respiratoire.

Étiologies principales

- *Tumeurs cérébrales*, surtout du fait de leur volume et d'autant plus qu'il existe une réaction œdémateuse importante (*métastases, glioblastome, méningiome*). Dans les cas des *tumeurs de la fosse postérieure* l'HIC est précoce : elle est liée à une compression du 4e ventricule et de l'aqueduc de Sylvius donc à un obstacle. Dans les tumeurs du 3e ventricule, l'enclavement de la tumeur lors des mouvements peut entraîner un tableau particulier de céphalées positionnelles ou à l'effort ;
- *abcès du cerveau, accidents vasculaires cérébraux* étendus et hématomes intracérébraux ;
- *hématomes intracrâniens traumatiques* (extradural) et hématome sous-dural chronique ;
- *malformations d'Arnold-Chiari* ;
- *phlébites cérébrales* ;
- *certaines causes toxiques (cyclines, vitamine A) ;*
- *hypertension intracrânienne idiopathique (jeune femme obèse).*

Traitement

Le traitement symptomatique de l'HIC est mené parallèlement au traitement de la cause.

- Corticoïdes, ou *Mannitol* en perfusion, diurétiques.
- Traitement de la cause.

HYPERTENSION PORTALE

Définition

C'est une augmentation de pression dans le tronc porte et ses branches d'origine. On parle d'hypertension portale (HTP) si la pression dans la veine porte (VP) est supérieure à 15 mmHg, ou si le gradient veine porte-veine cave inférieure est supérieur à 5 mmHg.

Causes et mécanismes

Selon le siège de l'obstacle ou « bloc », on parle :

• dans le foie, de *bloc intra-hépatique* (cirrhose, etc.) ;

• sur la veine porte, de *bloc infra-hépatique* (thrombose porte) ;

• sur les veines sus-hépatiques, de *bloc supra-hépatique* (Budd-Chiari).

Le siège des blocs est plus précisément défini par rapport aux sinusoïdes (espace vasculaire intra-hépatique compris entre la terminaison des veines portes et l'origine des veinules sus-hépatiques).

On appelle *présinusoïdal* le secteur en amont du sinusoïde (VP et ses branches) et *postsinusoïdal* le secteur en aval (des veinules sus-hépatiques jusqu'à la veine cave inférieure). Les principales étiologies, qui restent dominées par la cirrhose, sont indiquées dans le tableau ci-après.

Signes essentiels

Cliniques : splénomégalie, circulation veineuse collatérale, ascite (observée en cas d'insuffisance hépatique associée).

Examens complémentaires

• La *gastroscopie* détecte les varices œsophagiennes (VO) et/ou gastriques. Ces varices sont dues à l'hypertension dans les veines se jetant dans la veine porte. On peut également observer une gastrite d'hypertension portale avec un aspect en mosaïque.

• L'*échographie* permet de voir une splénomégalie, une reperméabilisation de la veine ombilicale et d'apprécier l'état du foie. Elle permet de guider une éventuelle biopsie. Le Doppler, couplé à l'échographie, recherche une inversion du flux sanguin dans la veine porte.

• *L'artériographie sélective* cœliaque et mésentérique supérieure n'est utilisée qu'en préopératoire. Elle permet, au temps de retour veineux, d'étudier l'axe portal ; la splénoportographie est rarement utilisée ; l'opacification des veines sus-hépatiques est utile si l'on suspecte un syndrome de Budd-Chiari.

HYPERTENSION PORTALE	
BLOCS POSTSINUSOÏDAUX	**LA PRESSION SUS-HÉPATIQUE BLOQUÉE (DANS LE SINUSOÏDE) EST AUGMENTÉE**
Supra-hépatiques : – syndrome de Budd-Chiari – cardiopathie droite et péricardites constrictives	– Thrombose des veines sus-hépatiques – Diagnostic par prise des pressions dans l'oreillette droite, le secteur postsinusoïdal (pression sus-hépatique libre ou PSHL), le secteur sinusoïdal (pression sus-hépatique bloquée au PSHB), qui sont toutes augmentées
Intra-hépatiques : – cirrhose (+++) – maladie veino-occlusive	– 90 % des HTP – Antilles
BLOCS PRÉSINUSOÏDAUX	**LA PRESSION SUS-HÉPATIQUE BLOQUÉE EST NORMALE**
Intra-hépatiques : – bilharziose hépatique – fibrose hépatique congénitale	– *Shistosoma mansoni* (→ Bilharziose) – Sujet jeune
Infra-hépatiques : – thrombose portale – cavernome portal – thrombose veine splénique	– Affection hépatique, hémopathie, etc. – Enfant – Affection pancréatique

Évolution et complications

La splénomégalie peut :

• entraîner un *hypersplénisme* avec thrombopénie, leucopénie et anémie ;

• exceptionnellement se rompre, à la suite d'un traumatisme ou spontanément.

Le risque majeur est *l'hémorragie digestive* par rupture de varices œsophagiennes ou gastriques ; des varices digestives d'autres sièges sont possibles, mais très rares.

Pronostic et traitement

Le pronostic est sévère, dominé par le risque d'hémorragie digestive et celui de l'affection causale. Une hémorragie par rupture de VO (confirmée par fibroscopie) peut-être traitée :

• par voie endoscopique : ligature élastique. Il faut souvent plusieurs séances, espacées d'environ trois semaines, pour obtenir une éradication des varices. Une surveillance ultérieure est nécessaire ;
• par perfusion de drogues vasoactives (glypressine, somatostatine) ;
• par compression par sonde à ballonnet (Blakemore, Linton) ;
• par anastomose portocave par voie percutanée : le TIPS (*Transjugular Intrahepatic Portosystemic Shunt*) consiste à mettre en place une prothèse expansible intra-hépatique entre les veines sus-hépatique et la veine porte intra-hépatique. Cette technique peut entraîner une encéphalopathie hépatique ; elle expose à des récidives (thrombose de la prothèse) ;
• par anastomose portocave chirurgicale : elle expose à une mortalité opératoire d'autant plus élevée que le sujet est en mauvais état général ; elle expose aussi à l'encéphalopathie portocave.

L'emploi de β-bloquants non cardiosélectifs (*Avlocardyl, Corgard*), en diminuant la pression portale, permet de prévenir la rupture des varices œsophagiennes. Ils sont utilisés pour la prévention primaire (avant toute hémorragie) et secondaire (pour prévenir une récidive chez une personne qui a déjà saigné).

HYPERTHYROÏDIE

Définition

L'hyperthyroïdie est définie par la sécrétion excessive d'hormones thyroïdiennes par la glande thyroïde : ces hormones sont la thyroxine (T_4) et la triiodothyronine (T_3) (*cf.* illustration).

Causes et mécanismes

Il existe deux grands types d'hyperthyroïdie.

Hyperthyroïdies diffuses

L'ensemble de la glande est hypersécrétant.

Dans la majorité des cas, il s'agit de la *maladie de Basedow,* au cours de laquelle on trouve également une exophtalmie (saillie des globes oculaires). Cette maladie, auto-immune, est due à la production d'anticorps stimulant les récepteurs de la TSH.

Dans d'autres cas, il s'agit d'un goitre ancien qui sécrète brusquement des quantités anormales d'hormones (goitre basedowifié).

Il peut s'agir aussi d'une hyperthyroïdie par surcharge de l'organisme en iode (médicaments contenant de l'iode, *Cordarone* le plus souvent ou produits de contraste iodés, etc.).

Hyperthyroïdies nodulaires

Seule une partie de la glande est hypersécrétante, soit parce qu'il existe un nodule unique (adénome toxique), soit parce qu'il existe plusieurs nodules pathologiques (goitres multinodulaires toxiques).

Signes cliniques

Tous les signes de la maladie sont en rapport avec l'accélération des métabolismes : nervosité, tachycardie parfois accompagnée de troubles du rythme, amaigrissement avec appétit augmenté, tremblements, soif, thermophobie, diarrhée, faiblesse musculaire. À l'examen, on trouve un goitre plus ou moins important, soufflant et pulsatile, une exophtalmie (uniquement en cas de maladie de Basedow) avec un éclat tragique et vif du regard (*cf.* illustration).

Évolution et complications

L'évolution de la maladie se fait par poussées entrecoupées parfois de rémissions. La gravité de l'hyperthyroïdie est due à la survenue possible de *complications* :

• *cardiaques :* l'arythmie complète par fibrillation auriculaire est le plus fréquent des troubles du rythme

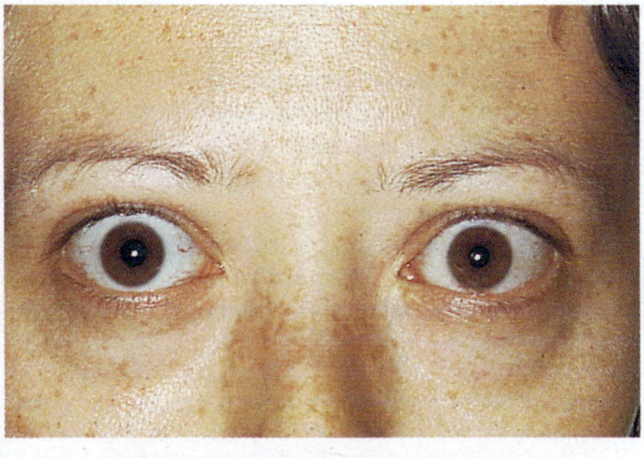

Maladie de Basedow : exophtalmie (face).

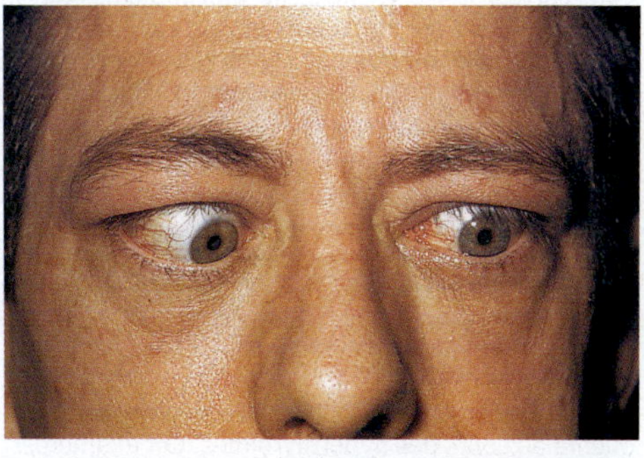

Maladie de Basedow : paralysie oculaire.

et nécessite, pour être réduite, le retour à l'euthyroïdie ; l'insuffisance cardiaque est de survenue plus ou moins tardive et ne cédera qu'au traitement de l'hyperthyroïdie ; elle est fréquente chez le sujet âgé ;

- *oculaires :* l'atteinte des muscles rétro-oculaires responsable de diplopie est le propre de la maladie de *Basedow* ;
- *psychiques :* elles réalisent des bouffées d'excitation, et souvent des épisodes de confusion mentale ; les formes asthénodépressives s'observent chez le sujet âgé ;
- *musculaires* (atrophie des muscles) et *osseuses* (déminéralisation avec ou sans hypercalcémie) ; ces complications sont plus rares ;
- *la crise aiguë thyroïdienne* est due à l'inondation de l'organisme par les hormones thyroïdiennes ; elle survient lorsqu'un malade a été opéré ou a subi un traitement par l'iode radioactif alors qu'il était encore en hyperthyroïdie. Le tableau clinique comporte une accentuation de tous les signes de l'hyperthyroïdie tels qu'ils ont été décrits avec en plus une fièvre, une déshydratation et une prostration profonde. L'évolution en est encore souvent mortelle et nécessite une prise en charge réanimatoire.

Examens complémentaires

Le dosage des hormones : on dose la thyroxine libre, la triiodothronine (T_3) totale ou libre. Ces dosages sont le reflet direct de l'augmentation du taux des hormones thyroïdiennes dans le sang.

Le dosage de la thyréostimuline (TSH) ultrasensible : elle est complètement effondrée par l'augmentation de T_4 et T_3 : son taux est très bas.

Les explorations isotopiques ne sont pas toujours nécessaires et en tous cas inutiles lorsque le diagnostic est certain :

- fixation de l'iode radioactif (IRA) : la thyroïde capte une très forte proportion de l'iode administré : les chiffres dépassent largement 30 %, 40 % et 50 % respectivement à la 2e, 6e et 24e heure ;
- la cartographie montre la morphologie de la glande (diffuse ou nodulaire) et surtout son caractère fonctionnel ou non (les zones hyperfonctionnelles sont hyperfixantes ou chaudes) (*cf.* illustration).

L'échographie permet, dans la plupart des cas, de donner des renseignements morphologiques plus précis que la scintigraphie (nombre et taille des nodules) mais ne permet pas de bien définir son caractère fonctionnel, sauf dans la maladie de *Basedow*, caractérisée par une hypervascularisation au Doppler couleur.

Autres examens

- NFS : on recherche une leuconeutropénie fréquente au cours des hyperthyroïdies. Cet examen est indispensable pour la surveillance du traitement par les ATS qui peuvent provoquer une agranulocytose ;

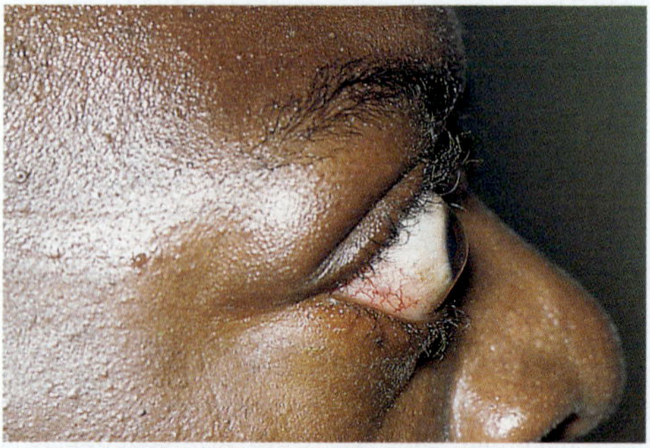

Maladie de Basedow : exophtalmie (profil).

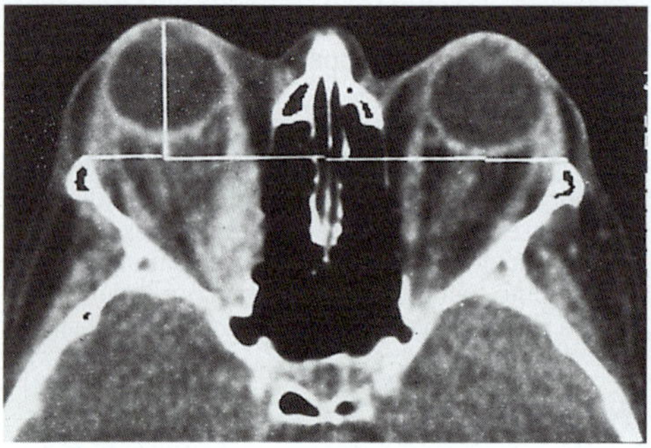

Maladie de Basedow : scanner montrant la protrusion des globes oculaires.

- la créatine phosphokinase (CPK) basse dans les hyperthyroïdies ; le bilan phosphocalcique révèle parfois une hypercalcémie rarement très élevée ;
- les anticorps antithyroïdiens classiques : ils sont le plus souvent absents et sauf dans la phase initiale de la maladie de *Basedow* où leur présence traduit l'existence d'une thyroïdite ;
- le dosage de l'iode total dans le plasma et les urines est indispensable lorsqu'on suspecte une surcharge iodée de l'organisme (médicament contenant de l'iode, radiographie iodée, etc.) car l'iode total est alors beaucoup plus élevé que l'iode des hormones thyroïdiennes ;
- le dosage des anticorps antirécepteurs de la TSH (TRAK) : immunoglobulines stimulant la thyroïde présentes dans la maladie de *Basedow* (*cf.* illustration).

Tests particuliers :

- test au TRH : il est négatif dans toutes les hyperthyroïdies ;
- l'ECG est indispensable pour surveiller l'état cardiaque et sera répété régulièrement.

Formes cliniques

Adénome toxique :

- hyperthyroïdie pure (pas de signes oculaires ni musculaires) avec goitre nodulaire (et non goitre diffus) ;
- scintigraphie : zone hyperfixante (nodule chaud) avec extinction du reste du parenchyme, celui-ci réapparaît sous TSH.

Goitre multinodulaire toxique :

- hyperthyroïdie pure ;
- goitre comportant plusieurs nodules ;
- scintigraphie en damier : alternance de zones hyper- et hypofixantes.

Hyperthyroïdie iatrogène (surcharge iodée), thyrotoxicose factice (ingestion de thyroxine) :

- élévation portant surtout sur la T_4 ;
- scintigraphie blanche (hypofixation globale), inutile si on a la notion de prise de *Cordarone*.

Éléments de surveillance

Cliniques :
- courbe de poids, fréquence et rythme cardiaque, nombre de selles ;
- tour de cou (cm), saillie des globes oculaires, état psychique (conscience, nervosité, sommeil).

Biologiques :
- taux des hormones thyroïdiennes ;
- TSH ;
- NFS en cas de traitement par antithyroïdiens de synthèse.

Traitement

Schématiquement, les hyperthyroïdies diffuses doivent d'abord être traitées médicalement et les hyperthyroïdies nodulaires doivent subir un traitement radical (chirurgie ou IRA).

ANTITHYROÏDIENS DE SYNTHÈSE

ANTITHYROÏDIENS	*INDICATIONS* : HYPERTHYROÏDIES
Propylthiouracile (délivré par les PCH) : – *Proracyl*	*Traitement d'attaque* : 8 à 12 cp à 25 mg. *Traitement d'entretien* : doses dégressives de 8 à 4 cp/j.
Méthylthiouracile : – *Basdène.*	*Traitement d'attaque* : 8 à 12 cp à 25 mg. *Traitement d'entretien* : doses dégressives de 8 à 4 cp/j.
Carbimazole : – *Néomercazole.*	*Traitement d'attaque* : 8 à 12 cp à 5 mg (ou 2 à 3 cp à 20 mg). *Traitement d'entretien* : doses dégressives pour atteindre 10 à 20 mg/j.

Action :
Les ATS bloquent la fabrication et la sécrétion des hormones thyroïdiennes.

Indications :
- hyperthyroïdies diffuses : maladie de Basedow, thyroïdites en phase aiguë ;
- préparation à la chirurgie des thyrotoxicoses (maladie de Basedow, adénomes toxiques, goitres multinodulaires toxiques) ;
- contrôle des thyrotoxicoses au cours de thyroïdites ou après traitement par IRA.

Contre-indications :
Allergies aux ATS, hépatites.

Précautions d'emploi :
Surveiller la NFS régulièrement : elle doit être faite au bout de 8 à 10 jours, puis tous les mois.

Effets secondaires :
- hématologiques (+++) : ils sont rares (< 1%), mais sévères (leucopénies, agranulocytoses). Une leucopénie impose l'arrêt du traitement si le chiffre des polynucléaires neutrophiles est inférieur à 1500 mm^3. Il ne faut pas employer d'autre antithyroïdien de synthèse ;
- réactions allergiques : ce sont des rashs éruptifs avec prurit, des arthralgies, de la fièvre. Le remplacement du *Néomercazole* par du propylthiouracile est souvent possible (mais pas toujours car il existe des allergies croisées) ;
- hépatites, syndromes lupiques rares.

Interactions :
Les médicaments ou produits contenant de l'iode qui empêchent l'action des ATS.

Hyperthyroïdies diffuses (maladies de *Basedow*, hyperthyroïdies par surcharge iodée)

Le but du traitement est de bloquer si possible la sécrétion de la glande thyroïde par des produits qui inhibent son fonctionnement en attendant que la régulation redevienne normale. On utilise pour cela *les antithyroïdiens de synthèse (ATS)*, tels le carbimazole *(Néomercazole)*, le *benzylthiouracile (Basdène)* ou le propylthiouracile (*Prorac*). Ces produits sont prescrits pendant 12 à 18 mois à doses dégressives en association avec des β-bloquants.

Hyperthyroïdies nodulaires (adénome toxique, goitre multinodulaire hétérogène toxique)

Le traitement doit être ici radical :

- chirurgie, chaque fois que cela est possible ;
- iode radioactif, lorsque c'est impossible.

Les hyperthryroïdies compliquées doivent dans un premier temps être traitées médicalement. Les complications oculaires peuvent dans un certain nombre de cas être améliorées : outre les soins confiés à l'ophtalmologiste, on peut utiliser dans les formes sévères les corticoïdes à fortes doses, les irradiations rétro-oculaires, la chirurgie décompressive de l'orbite.

Pronostic

Il dépend de la forme clinique.

Hyperthyroïdies diffuses

Le traitement médical permet d'obtenir la guérison dans plus de 50 % des cas des maladies de *Basedow* (possibilité de rechute à l'arrêt du traitement).

Pour la pratique, on retiendra :

- Maladie fréquente (environ 3 % de la population), prévalence 7 à 8 fois plus élevée chez les femmes.
- Tableau clinique de thyrotoxicose typique, mais rarement complet au début.
- Dans la majorité des cas le diagnostic se fait sur l'abaissement du taux de la TSH.
- L'infirmière doit expliquer que l'exploration radio-isotopique (si possible à l'iode 123) n'est pas systématique: elle est utile pour confirmer les nodules toxiques et avant traitement par l'iode radioactif.
- Savoir que les signes oculaires de la maladie de Basedow sont favorisés par le tabagisme.
- Surveillance de la NFS tous les 10 jours durant les 2 premiers mois du traitement par les antithyroïdiens de synthèse.

Les traitements radicaux obtiennent la guérison dans les autres cas au prix souvent d'une hypothyroïdie qu'il faudra ensuite compenser par l'administration d'hormones thyroïdiennes. La grossesse peut provoquer des poussées évolutives de la maladie de Basedow. La contraception doit être abordée chez les femmes à traiter.

Les formes nodulaires (adénome toxique et goitres multinodulaires) sont rapidement guéries par la chirurgie.

HYPERTROPHIE BÉNIGNE DE LA PROSTATE

Voir *Adénome prostatique*.

HYPERURICÉMIES (causes des)

Définition

L'hyperuricémie est définie par une uricémie supérieure à 416 µmol/L chez l'homme (70 mg/L) et à 357 µmol/L chez la femme (60 mg/L). Toute hyperuricémie peut se traduire tôt ou tard par une crise de goutte (→) ou de colique néphrétique (→).

Causes et mécanismes

Hyperuricémie idiopathique par hyperuricogenèse et/ou hypo-urico-élimination. Elles sont à l'origine de la majorité des gouttes primitives.

Hyperuricémie par défaut génétique connu du syndrome de Lesch-Nyhan.

Hyperuricémies de la suralimentation.

Hyperuricémies secondaires :

- *au cours de :* polyglobulie de Vaquez, leucoses, hémopathies malignes, anémies hémolytiques, insuffisance rénale, hypertension artérielle, diabète déséquilibré, hyperparathyroïdie, myxœdèmes, psoriasis, cancers secondaires des os (→) ;
- *transitoires :* dues à la prise de diurétiques, salicylés, cytotoxiques, dérivés cortisonés.

Hyperuricémies associées : le complexe hyperuricémie-diabète-hypertriglycéridémie constitue un trisyndrome métabolique. On rencontre l'hyperuricémie dans certaines athéroscléroses coronariennes, certaines ostéonécroses aseptiques de la tête fémorale (→), la chondrocalcinose (→), la sarcoïdose, le mongolisme, etc.

HYPOCALCÉMIE NÉONATALE

Définition

Calcémie inférieure à 2,2 mmol/L (80 mg).

Causes et mécanismes

• Avant le 3ᵉ jour : prématuré (insuffisance des réserves), nouveau-né de mère diabétique, souffrance fœtale (défaut d'adaptation parathyroïdienne).
• Après le 3ᵉ jour : carence en vitamine D chez la mère, rarement hyper-parathyroïdie maternelle, absence de parathyroïdes (malformation).

Signes essentiels

• Hypocalcémie précoce : asymptomatique.
• Hypocalcémie après J3 : trémulations, hyperexcitabilité, voire convulsions, pauses respiratoires, insuffisance cardiaque.
• Confirmation par le bilan phosphocalcique sanguin ; dosage de la parathormone et de la 25OH D3 plasmatique.

Évolution et complications

Risque respiratoire et cardiaque. Évolution favorable sous traitement.

Surveillance

Fréquences cardiaque (scope) et respiratoire ; signes neurologiques ; calcémie, phosphorémie ; ECG.

Traitement et pronostic

Traitement préventif

Supplémentation en vitamine D dès la naissance.

Supplémentation en vitamine D chez la femme enceinte pendant le 3ᵉ trimestre de grossesse.

Soit 1 000 unités/jour soit une dose unique de 200 000 unités.

Traitement curatif

Supplément de calcium par voie IV ou orale (60-70 mg/kg de Ca^{2+}).

Hypocalcémie après J3 : dérivés de la vitamine D (1- 25OH D3), *Unalfa* 10 gouttes = 1 mg/j pendant 6 jours.

Bon pronostic.

HYPOCHONDRIE

Définition

Préoccupation excessive et durable du patient pour sa santé physique.

Signes cliniques

Le patient focalise excessivement son attention sur des sensations corporelles (digestives et cardiaques surtout) qui sont dramatisées, suspectées de grande gravité.

Il existe une grande crainte d'être atteint d'une maladie organique, et ainsi rechercher par de nombreuses consultations et examens médicaux une confirmation de ses doutes, ses craintes ou ses certitudes.

Celles-ci le mènent souvent à déconsidérer les médecins, leurs diagnostics et résultats négatifs, voire à rivaliser avec eux sur le savoir scientifique médical qu 'il essaye de s'approprier au service de sa croyance toute aussi erronée du fonctionnement de l'organisme.

Cela s'accompagne d'une récusation de toute origine dite fonctionnelle (c'est à dire organique), renvoyant alors au psychologique.

Cela aboutit à l'incompréhension, l'irritation, l'épuisement voire le rejet des médecins consultés, et de l'entourage mobilisé dans cette quête de reconnaissance en tant que malade méconnu.

La nosophobie est souvent associée, ou crainte excessive de contracter une maladie.

Les causes

Elles sont diverses et renvoient :

• aux névroses, qu'elles soient d'angoisse (actuellement dénommée trouble anxieux généralisé, attaque de panique), obsessionnelle (dénommée trouble obsessionnel compulsif), phobique, hystérique (dénommée trouble conversif) ;
• aux dépressions (les plaintes hypocondriaques précèdent souvent l'état dépressif) ;
• aux psychoses, qu'elles soient dissociatives, on parle de schizophrénies (la plainte hypocondriaque apparait alors bizarre, étrange, impénétrable, détachée du réel et sous-tendue par un rationalisme morbide, c'est-à-dire une expression perturbée et désorganisée du raisonnement et de la logique) ;
• aux psychoses non dissociatives, ou délires chroniques non dissociatifs, on parle alors d'hypocondrie délirante s'intégrant dans une paranoïa et s'accompagnant d'une conviction délirante d'être atteint d'une maladie organique et donnant lieu à une revendication vis-à-vis du corps médical, critiqué, désavoué voire persécuté de plaintes juridiques pour les préjudices perçus comme tels par le non-diagnostic de l'affection imaginaire.

Quand touts ces causes ont été écartées, on retient le diagnostic de névrose hypocondriaque proprement dite.

Evolution et complications

L'évolution dépend de la cause, et les complications constituent avant tout :

• l'isolement familial et social ;
• la désinsertion socioprofessionnelle ;
• la iatrogénie médicale ou chirurgicale entraînée par tous les actes exploratoires pouvant laisser des

séquelles (par exemple cicatrices chirurgicales) et par l'utilisation de médicaments.

Eléments de surveillance

Il est important de :

Repérer le plus tôt possible les troubles hypocondriaques pour mieux les rapporter aux médecins afin qu'ils adaptent la prise en charge spécifique ;

Ne pas dévaloriser ou déprécier l'importance des plaintes hypocondriaques qui doivent être considérées comme un mode de relation inadapté mais privilégié avec les professionnels de santé ;

Favoriser une meilleure alliance du patient avec le(s) médecin(s), et un abord psychologique des difficultés passées et présentes dans une approche globale de la personne ;

Toute infirmière peut fournir une aide psychologique précieuse au patient afin de déplacer la plainte du domaine somatique vers le domaine psychique et ainsi mieux l'aider à verbaliser toute sa problématique personnelle souvent inconsciente.

Le traitement

Il dépend de l'étiologie.

La prise en charge est pharmacologique (antidépresseurs, antipsychotiques, anxiolytiques) et psychothérapique, et pour cette dernière devra insister sur une meilleure élaboration et prise de conscience par le patient des conflits personnels refoulés.

HYPODERMITES

Les hypodermites sont des inflammations de l'hypoderme. Elles sont nodulaires le plus souvent, plus rarement en plaques.

HYPODERMITES NODULAIRES

Hypodermites nodulaires aiguës

Les hypodermites nodulaires aiguës sont dénommées érythème noueux et répondent à de nombreuses étiologies.

Signes cliniques : l'éruption est constituée de nouures dermo-hypodermiques très caractéristiques, par :

- leur couleur qui suit l'évolution connue de celle des hématomes : rouge, puis jaune, vert, puis noir bleu ;
- leur caractère, chaud, douloureux, dans un contexte fébrile avec arthralgies ;
- leur volume, de la taille d'une noisette à celle d'une noix, parfois plus gros lorsque les nouures confluent ;
- leur siège bilatéral, le plus souvent sur les jambes ;
- leur nombre, très variable ;

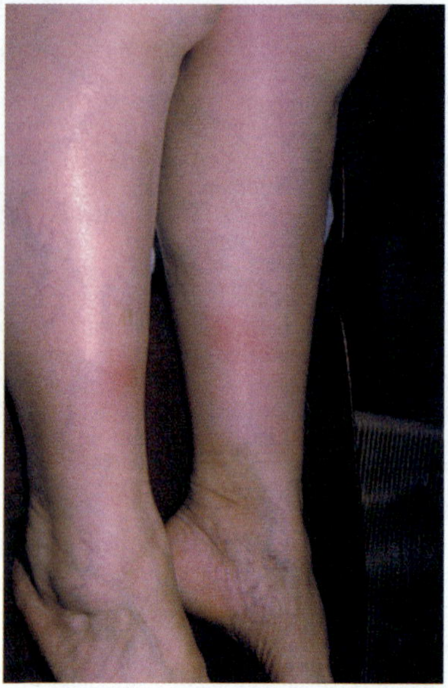

Érythème noueux

- leur évolution enfin, totalement régressive en 6 à 8 semaines, sans cicatrice ni pigmentation, après plusieurs poussées (*cf.* illustration).

Examens complémentaires : la biopsie est le plus souvent inutile car :

- le diagnostic d'érythème noueux est clinique ;
- elle ne permet pas d'orienter vers une cause précise.

Causes et mécanismes : l'érythème noueux est un symptôme aux multiples causes.

Trois causes sont fréquentes, à toujours rechercher :

- *primo-infection tuberculeuse* (→) ;
- *sarcoïdose* (→) ;
- *infection streptococcique :* examens cliniques et prélèvements bactériologiques (ORL, stomatologie, gynécologie, etc.).

D'autres causes sont plus rares :

- yersinioses (coprocultures, sérologies) ;
- colite ulcéreuse type rectocolite hémorragique (→) ou maladie de Crohn (→) ;
- maladie de Behçet (→) ;
- une prise médicamenteuse (sulfamides, contraceptifs oraux).

Aucune cause n'est retrouvée dans 50 % des cas.

Traitement : le traitement, outre le repos au lit, est celui de la cause. Une contention et un anti-inflammatoire sont utiles.

Hypodermites nodulaires chroniques

L'hypodermite évolue sur plus de 8 semaines et n'a pas les caractères cliniques de l'érythème noueux.

On distingue :

- les panniculites (atteinte inflammatoire de la graisse hypodermique), dues par exemple, à une atteinte pancréatique ou à un lupus érythémateux ;
- les vascularites nodulaires.

HYPODERMITES EN PLAQUES

La stase veineuse chronique des membres inférieurs (postphlébitique, par exemple) réalise un état scléro-inflammatoire : c'est la guêtre scléreuse hypodermique des insuffisances veineuses chroniques.

HYPOGLYCÉMIES

Définition

L'hypoglycémie est définie comme la baisse de la glycémie en dessous de 2,75 mmol/L (0,50 g/L), sans préjuger des manifestations cliniques (on parle parfois, à tort, d'hypoglycémie devant l'association de symptômes évocateurs sans vérification biologique).

Causes et mécanismes

Hypoglycémies provoquées

Elles sont secondaires à la prise de médicaments : insuline, sulfamides hypoglycémiants, salicylés à forte dose, IMAO.

*La metformine (*Glucophage, Stagid*), les inhibiteurs de l'alpha-glucosidase (*Glucor, Diastabol*) et les glitazones (*Actos, Avandia*)* ne donnent pas d'hypoglycémies. L'alcool à forte dose est également une cause fréquente d'hypoglycémie par blocage de la néoglucogenèse hépatique.

Hypoglycémies organiques

Elles sont dominées par les tumeurs pancréatiques sécrétant de l'insuline ou insulinomes, qui sont le plus souvent bénignes. D'autres tumeurs extra-pancréatiques d'origine mésenchymateuse (rétropéritonéale, abdominale, thoracique), hépatique ou surrénalienne sont parfois retrouvées, le mécanisme de l'action hypoglycémiante est mal connu : sécrétion d'une substance *insulin-like* ou consommation excessive de glucose. Beaucoup plus rares sont les anomalies enzymatiques.

D'autres causes d'hypoglycémies spontanées sont difficiles à classer : insuffisance antéhypophysaire et surrénalienne, insuffisance hépatique sévère, dénutrition, exercice physique intense.

Hypoglycémies fonctionnelles (réactives)

Elles ne s'observent jamais à jeun, mais toujours en période postprandiale. Parfois, on retrouve une cause : gastrectomie, troubles de la vidange gastrique, repas trop riches en hydrates de carbone d'absorption rapide. Ailleurs, on parle d'hyperinsulinisme fonctionnel ou de sensibilité accrue à l'insuline. Le terrain psychologique est souvent très particulier.

Signes cliniques

Les hypoglycémies fonctionnelles donnent des accidents mineurs à distance des repas. Les hypoglycémies organiques donnent des accidents graves à jeun, on note également une prise de poids.

Manifestations mineures : sensation de fringale, faim, sueurs, tremblements, céphalées, tachycardie, sensation de malaise.

Manifestations sévères : troubles psychiatriques pouvant entraîner des actes dangereux, et surtout coma hypoglycémique qui est agité, brutal, parfois accompagné de signes neurologiques déficitaires. Le caractère dominant de toutes ces manifestations est leur régression sous charge en glucose. Une hypoglycémie prolongée peut avoir des conséquences graves, surtout chez le sujet âgé.

Examens complémentaires

La constatation de chiffres de glycémie bas lors du malaise est le meilleur argument diagnostique. Il faut s'acharner à l'obtenir (glycémie capillaire confirmée par la glycémie dosée au laboratoire).

Dans les hypoglycémies médicamenteuses, aucun examen complémentaire supplémentaire n'est nécessaire.

En cas d'hypoglycémie organique, il faut pratiquer le dosage, trois jours de suite à jeun, de la glycémie et de l'insulinémie. Un rapport insulinémie/glycémie > 0,75 est fortement évocateur d'insulinome.

Hyperglycémie provoquée par voie orale, avec prélèvement sur 5 heures pour la glycémie et l'insulinémie.

Épreuve de jeûne sur 24 ou 48 heures, avec dosage de la glycémie et de l'insulinémie toutes les 6 heures, qui est mal tolérée dans les causes organiques. Hospitalisation pour surveillance rapprochée.

Le dosage du peptide C au cours des différents tests est utile lorsqu'on veut éliminer une hypoglycémie factice provoquée, le malade s'injectant secrètement de l'insuline auquel cas le taux de peptide C sera bas. En effet, le peptide C reflète la sécrétion physiologique d'insuline.

La localisation d'une tumeur, si elle est évoquée, fera appel aux méthodes classiques : *échotomographie, scanner, artériographie.* Si ces examens sont négatifs, une laparotomie exploratrice avec échographie peropératoire pourra être proposée.

Évolutions et complications

Elle dépend de l'étiologie en cause. L'hypoglycémie, en elle- même, est de bon pronostic si elle est traitée rapidement. En revanche, sa répétition fréquente ou sur une durée prolongée peut aboutir à des séquelles, surtout neurologiques, chez le sujet âgé notamment.

Traitement et pronostic

Le traitement de l'accès aigu hypoglycémique se limite au resucrage *per os* suivi d'hydrates de carbone d'absorption lente (pain essentiellement). Lorsque la prise orale est impossible, on utilise le glucosé à 30 % en IV ou le glucagon en IM à la dose de 1 à 2 ampoules, suivi d'une prise d'hydrates de carbone d'absorption lente au réveil. Le glucagon est peu efficace dans les insuffisances hépatiques sévères.

Le traitement étiologique : dans les hypoglycémies fonctionnelles, la fragmentation des repas en plusieurs collations et la dimiution de la consommation des sucres d'absorption rapide donnent les meilleurs résultats.

Les tumeurs doivent être opérées le plus rapidement possible. En cas de tumeur non opérable, on a recours au traitement médical hyperglycémiant (*Proglicem*, corticoïdes) et antitumoral *(Streptozocine)*.

HYPOGLYCÉMIES NÉONATALES

Définition

Hypoglycémie :

- glycémie inférieure à 0,30 g/L (1,66 mmol/L) avant la 48e heure ;
- glycémie inférieure à 0,40 g/L (2,2 mmol/L) au-delà du 2e jour de vie.

Glycémie limite :

- inférieure à 0,40 g/L (2,2 mmol/L) avant 48 h ;
- inférieure à 0,50 g/L (2,5 mmol/L) au-delà du 2e jour.

Causes et mécanismes

Les situations à risque d'hypoglycémie sont :

- la prématurité, le retard de croissance intra-utérin, la souffrance fœtale aiguë (insuffisance de réserves) ;
- le diabète maternel, la macrosomie (poids de naissance > 4 kg) en raison d'un hyper-insulinisme.

Signes essentiels

Le plus souvent, ils sont absents. Lorsqu'ils existent, il s'agit d'une hypoglycémie grave : irritabilité, trémulations, convulsions, accès de cyanose, pauses respiratoires.

✚ Éléments de surveillance

Surveillance de la glycémie capillaire systématique toutes les 3 heures chez les nouveau-nés à risques, pendant les 2 premiers jours de vie ; puis espacement (toutes les 6 ou 12 heures).
En cas d'hypoglycémie, contrôle au laboratoire par dosage.
Éventuellement, prélèvement pour insulinémie.

Évolution et complications

Risque d'encéphalopathie avec séquelles cérébrales définitives en cas d'hypoglycémie prolongée.

Traitement et pronostic

Traitement

- Prévention de l'hypoglycémie chez les nouveau-nés à risques par alimentation précoce fractionnée (8 à 12 repas) en lait enrichi en glucides (1 à 2 %) ; gavage en cas de difficultés à la prise des biberons.
- En cas d'hypoglycémie, gavage gastrique continu et/ou perfusion IV à débit constant (pompe) apportant 0,25 à 0,75 g/kg/h de glucose, les apports glucidiques seront, après correction de l'hypoglycémie, abaissés très progressivement.
- En cas d'urgence (hypoglycémie sévère avec convulsion), injection IV rapide de glucosé à 10 %, 3 mL/kg.
- Chez le nouveau-né de mère diabétique, efficacité du Glucagon IM : 0,5 à 1 mg/kg.

Pronostic

Le pronostic est grave sur le plan cérébral, surtout si l'hypoglycémie a été dépistée tardivement, si elle a été durable, si elle s'est accompagnée de signes cliniques.

HYPOGONADISMES FÉMININS

Les étiologies sont les mêmes que celles des hypogonadismes de l'homme. Le signe clinique commun à tous les hypogonadismes féminins est l'aménorrhée.

Hypogonadismes hypothalamo-hypophysaires

Ce sont les mêmes que chez l'homme (voir ci-après).

Hypogonadismes primitifs ou insuffisances ovariennes primitives

Le syndrome de Turner est la cause la plus fréquente

Il s'agit d'un hypogonadisme congénital du à une anomalie chromosomique ; dans la forme typique, le caryotype est 45 XO (absence d'un chromosome X).

Cliniquement, le tableau associe : impubérisme avec aménorrhée primaire, stérilité, pilosité nulle, absence de seins, et petite taille.

Les malformations complètent le tableau : cou palmé, cubitus valgus, brièveté du IVe métacarpien, nævi pigmentaires.

Biologiquement, la chromatine sexuelle est négative (absence de corpuscule de Barr), FSH et LH sont élevés et l'œstradiol est bas. La cœlioscopie montre deux bandelettes ovariennes fibreuses et un utérus atrophique.

Les autres causes sont superposables à celles rencontrées chez l'homme : dysgénésie incomplète et formes acquises après la puberté (castration, radiothérapie pelvienne, chimiothérapie anticancéreuse, ovarites autoimmunes ou infectieuses…) (*cf.* illustration).

Traitement et pronostic

Le grand problème est de distinguer l'hypogonadisme du retard pubertaire simple, beaucoup plus fréquent, qui évoluera vers un développement normal.

Le traitement dépend de l'âge : l'hypogonadisme prépubertaire est en général non traité jusqu'à la puberté.

À l'âge de la puberté, on prescrit un œstrogène associé à un progestatif pour assurer le développement pubertaire et les menstruations. On a recours à la procréation médicalement assistée pour répondre au désir de grossesse.

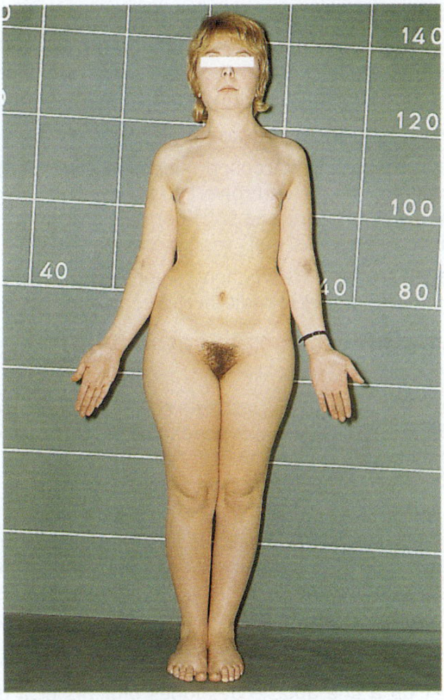

Syndrome de Turner.

Si le retard de croissance est important, on traite le nanisme (hormone de croissance efficace sur les nanismes hypothalamo-hypophysaires et le syndrome de Turner).

Il faut toujours éviter de mentionner au malade une éventuelle anomalie du caryotype.

HYPOGONADISMES MASCULINS

Définition

On appelle ainsi, de façon imprécise, des maladies comportant une insuffisance de fonctionnement des gonades sur le plan endocrine (hormones) et exocrine (reproduction).

Causes et mécanismes

On distingue :

- *les hypogonadismes primaires* par atteinte directe des testicules ;
- *les hypogonadismes d'origine hypothalamo-hypophysaires* où l'atteinte gonadique n'est que fonctionnelle, secondaire à une absence de stimulation par les hormones hypophysaires.

La distinction entre les deux se fait notamment sur les taux de FSH et LH qui sont élevés dans l'hypogonadisme primaire et bas dans les atteintes hypothalamo-hypophysaires.

D'autre part, dans les hypogonadismes hypothalamo-hypophysaires, les gonades sont stimulables par les gonadotrophines chorioniques, alors qu'elles ne le sont pas dans les hypogonadismes primaires car non fonctionnelles.

Signes cliniques

Dans les deux types d'hypogonadisme, le tableau dépend de l'origine congénitale ou acquise et du moment de sa survenue: avant la naissance, avant ou après la puberté.

Si l'hypogonadisme existe avant la naissance, il peut perturber la différenciation de l'appareil génital et se manifester à la naissance par un pseudohermaphrodisme masculin (voir ce terme).

Si l'hypogonadisme débute avant la puberté, les symptômes se manifesteront par un impubérisme avec grande taille (sauf si s'associe un déficit en GH ou TSH), pilosité pubienne faible et triangulaire, organes génitaux externes infantiles et parfois gynécomastie.

Si le déficit survient après la puberté, le tableau s'installe lentement avec diminution de la libido et regression des caractères sexuels (diminution de la pilosité et de la taille des testicules). L'examen clinique de l'hypogonadisme comporte : l'examen des testicules (position, volume, consistance) et des organes génitaux (pénis, scrotum), la recherche d'anomalies somatiques, l'évaluation des caractères sexuels secondaires (morphologie, pilosité, timbre de la voix) et du niveau intellectuel.

Examens complémentaires

Ils comprendront plusieurs éléments demandés de façon sélective selon le tableau clinique :

- caryotype, évaluation de l'âge osseux ;
- dosage de testostérone, œstradiol, FSH, LH, prolactine ;
- spermogramme ;
- test à l'HCG et test au LHRH, en cas de suspicion d'hypogonadisme secondaire ;
- radiographie de la selle turcique et champ visuel ;
- dosage de l'hormone de croissance (GH) ;
- olfactométrie ;
- en cas d'hypogonadisme hypothalamo-hypophysaire, recherche d'autres déficits hormonaux hypophysaires.

Hypogonadismes primitifs

Syndrome de Klinefelter

Il est dû à une anomalie chromosomique avec présence d'au moins deux chromosomes X (caryotype 47 XXY). L'hypoandrogénie est variable, mais la taille est grande avec des testicules petits et une verge normale. La gynécomastie est fréquente. L'azoospermie est totale, responsable d'une stérilité.

Biologiquement, la testostérone est basse, ne répondant pas à l'HCG, FSH et LH sont élevées.

Les troubles psychologiques sont fréquents.

Le traitement repose sur une androgénothérapie substitutive. La stérilité, définitive, peut bénéficier des techniques de la procréation médicalement assistée (*cf.* illustration).

Anorchidie

Elle est suspectée dès l'enfance devant la vacuité des bourses, associée à l'élévation des taux de FSH et LH alors que le test à l'HCG est entièrement négatif. Son étiologie est inconnue.

Cryptorchidie

Elle est définie par une anomalie de la migration des testicules qui se trouvent en permanence en dehors du scotum. Le risque de dégénérescence sarcomateuse du reliquat testiculaire impose une intervention, en cas d'échec du traitement médical (1 000 à 1 500 I/semaine d'HCG).

La monorchidie ne s'accompagne habituellement pas d'hypogonadisme.

Maladie de Steinert

L'hypogonadisme survient tardivement dans le cadre de la maladie musculaire congénitale.

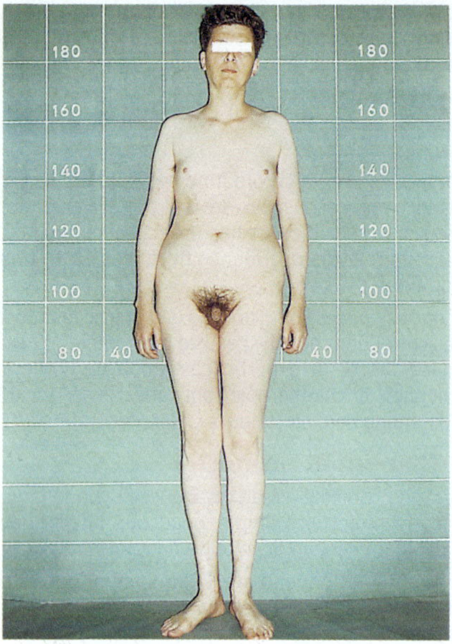

Syndrome de Klinefelter.

Insuffisance testiculaire acquise

Les causes sont multiples : radiothérapie, chimiothérapie, orchite ourlienne, castrations accidentelles ou traumatiques, hémochromatose, éthylisme.

Hypogonadisme dissocié

Il s'agit surtout d'azoospermie ou d'oligospermie sans déficit en testostérone. La FSH est élevée alors que LH et testostérone sont normales. Il n'y a pas d'hypoandrogénie, mais seulement une stérilité.

Les causes les plus fréquentes sont les orchites, la chimiothérapie et la radiothérapie.

Hypogonadismes hypothalamo-hypophysaires

Dans le cadre d'une *insuffisance antéhypophysaire globale* (→), il existe un hypogonadisme. Si la maladie survient chez l'enfant, la taille sera petite par déficit associé en TSH et hormone de croissance (GH).

Un déficit gonadotrope isolé s'observe au cours de certains syndromes malformatifs d'origine probablement génétique ou en cas de tumeurs hypothalamiques telles que le craniopharyngiome. Il existe souvent une obésité associée.

Syndrome de De Morsier-Kallman

Il est dû à une aplasie des lobes olfactifs et à une lésion hypothalamique gonadotrope. L'hypophyse reste fonctionnelle. Il s'agit d'une maladie génétique (mutation du gène KAL 1 présent sur le chromosome X). Au tableau d'hypogonadisme s'associe une anosmie ou une hypoosmie.

Traitement : traitement par les gonadotrophines ou la pompe à LHRH pour développer les organes génitaux et induire la spermatogénèse puis androgènes pour maintenir la virilisation.

Causes acquises

- Tumeurs hypothalamiques et hypophysaires.
- Séquelles des traumatismes, de la radiothérapie ou de la chirurgie hypothalamohypophysaire.
- Maladies générales graves.

HYPOPARATHYROÏDIE

Définition

L'hypoparathyroïdie correspond à l'insuffisance de sécrétion de parathormone (PTH).

Causes et mécanismes

Hypoparathyroïdie vraie avec insuffisance de PTH :

- *thyroïdectomies :* parathyroïdectomie volontaire ou involontaire ou nécrose par atteinte vasculaire ;
- *parathyroïdectomies* pour traiter une hyperparathyroïdie primaire ;
- *congénitale :* syndrome de Di George (agénésie thymique) ;
- *immunologique :* auto-anticorps antiparathyroïdes ;
- *idiopathique*.

Pseudo-hypoparathyroïdie

Sécrétion de PTH normale mais non réceptivité périphérique.

Signes cliniques

Ils sont dominés par les manifestations paroxystiques dues à l'hypocalcémie : crise de tétanie, paresthésies, palpitations. L'examen clinique recherche un signe de Chvostek, la positivité de la manœuvre de Trousseau, une cataracte sous-capsulaire postérieure, une sécheresse de la peau, des ongles striées et cassants, des anomalies dentaires.

Enfin, il peut exister des manifestations psychiatriques variés. Chez l'enfant, le retard statural et psychomoteur est possible.

Examens complémentaires

Biologiquement, le tableau typique associe hypocalcémie, hyperphosphorémie, hypocalciurie, hypophosphaturie.

Le dosage de la PTH de base montre des chiffres abaissés, mais d'interprétation difficile étant donné la dispersion des valeurs normales vers le bas. Dans la pseudohypoparathyroïdie, la PTH est élevée.

ECG : allongement de QT.

L'électromyogramme montre des signes d'hyperexcitabilité neuromusculaire.

Éléments de surveillance et complications

La surveillance est basée sur la clinique, la calcémie, la phosphorémie, et la calciurie des 24 h, en particulier sous traitement pour éviter un surdosage.

Hormis la cataracte et les troubles trophiques, qui sont des complications à long terme, les complications aiguës sont celles de l'hypocalcémie (tétanie, tachycardie, convulsions, troubles psychiatriques).

Traitement

Il repose sur les dérivés de la vitamine D3 : calcitriol *(Rocaltrol)* ou alfacalcidiol *(Un-alpha)*. On y associe des sels de calcium *per os*.

Traitement de la crise de tétanie : urgent en cas d'hypocalcémie aiguë (postopératoire), calcium par voie IV (gluconate de calcium), dérivés de la vitamine D3 à forte dose pendant 2 à 3 jours.

Remarque : bien différencier la crise de tétanie de l'hypoparathyroïdie de celle de la spasmophilie (nettement plus fréquente), qui ne s'accompagne pas d'anomalies phosphocalciques et dont le traitement repose uniquement sur les tranquillisants et une prise en charge psychothérapique.

HYPOPLASIES RÉNALES

Il peut s'agir d'un petit rein non fonctionnel (*aplasie rénale majeure*), d'un petit rein fonctionnel (*hypoplasie globale*) (*cf.* illustration).

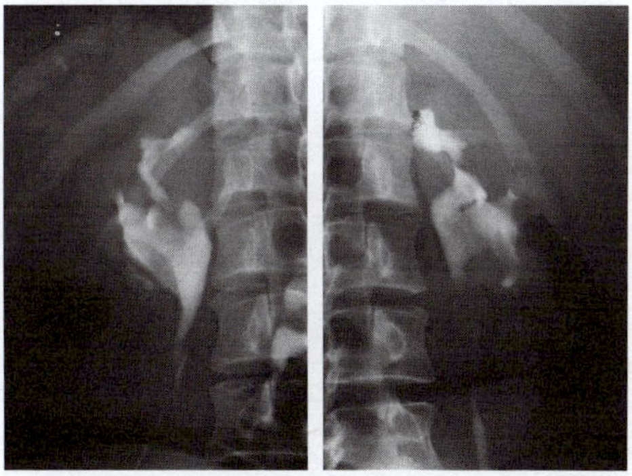

Hypoplasies rénales segmentaires.

Hypoplasie rénale segmentaire

Elle se traduit par une HTA sévère. Le rein présente à l'UIV des encoches où le fond des calices affleure la corticale. Un reflux vésico-urétéral souvent associé est à rechercher par une cystographie rétrograde. Le contrôle de l'HTA par les β-bloquants évite la néphrectomie.

Agénésie rénale unilatérale

L'agénésie rénale unilatérale associe l'absence d'artère rénale et du rein.

HYPOSPADIAS

Définition

C'est une malformation de l'urètre antérieur dont le méat s'ouvre plus ou moins loin en arrière du méat du gland.

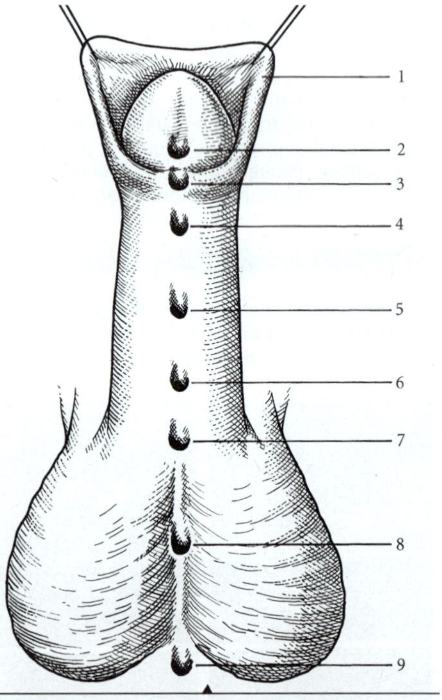

Variétés d'hypospadias. 1. Prépuce incomplet ; 2. Balanique ; 3. Balano-pénien ; 4. Pénien antérieur ; 5. Pénien moyen ; 6. Pénien postérieur ; 7. Pénoscrotal ; 8. Scrotal ; 9. Périnéal.

Traitement

Il est chirurgical avant 18 mois. C'est celui également des autres malformations : cryptorchidie, ambiguïtés sexuelles, hernies inguinales (*cf.* illustration).

HYPOTENSION ARTÉRIELLE

Définition

Diminution paroxystique ou durable de la pression artérielle systolique au-dessous de 100 mmHg.

On peut individualiser l'hypotension artérielle en : constitutionnelle, acquise, orthostatique, en dehors du collapsus cardio-vasculaire.

Hypotension artérielle constitutionnelle

Elle est le plus souvent asymptomatique, s'observant avec prédilection chez des femmes jeunes, en parfaite santé apparente.

Parfois existent tendances lipothymiques, contexte de *neurotonie vagale*.

Il faut éliminer une anémie et rassurer le patient.

Hypotension artérielle acquise

Le diagnostic est affirmé par comparaison avec les chiffres antérieurs. Ce symptôme est retrouvé dans de nombreuses affections (insuffisance cardiaque, anémie, rétrécissement aortique serré, déshydratation extra-cellulaire, insuffisance surrénale chronique, etc.).

Parfois, le tableau clinique réalise un état de choc (→).

Hypotension artérielle orthostatique

C'est la chute de la pression artérielle lors du passage de la position couchée à la position debout. Elle peut s'accompagner d'un malaise, avec vertiges, troubles visuels.

Elle peut être secondaire (à des affections neurologiques, endocriniennes, métaboliques, à une prise médicamenteuse, etc.) ou *primitive*.

HYPOTHYROÏDIE

Définition

L'hypothyroïdie est la conséquence de l'insuffisance de sécrétion des hormones thyroïdiennes : thyroxine (T_4) et triiodothyronine (T_3).

Causes et mécanismes

Plusieurs causes d'**insuffisance thyroïdienne primitive** (myxœdème) sont bien connues :

• *idiopathique,* secondaire à l'involution du corps thyroïde ;

• *autoimmune par thyroïdite* avec présence d'anticorps anti-thyroïde, le plus souvent il s'agit de la thyroïdite d'Hashimoto ;
• *iatrogène,* par utilisation de produits iodés, d'iode radioactif, d'antithyroïdiens de synthèse ou après chirurgie d'exérèse ou irradiation externe large (cancers laryngés, cancers du sein) ;
• *endémique,* par carence en iode, ou par trouble de l'hormonogenèse, elle s'accompagne alors d'un goitre ;
• *congénitale : agénésie thyroïdienne totale,* avec scintigraphie blanche, ou plus souvent *agénésie partielle* par trouble de la migration de la glande le long du tractus thyréoglosse (ectopie thyroïdienne).

L'insuffisance thyroïdienne secondaire résulte d'un déficit de la secrétion de TSH d'origine hypophysaire ou hypothalamique (*cf.* illustration).

Signes cliniques

Chez l'adulte

Il s'agit le plus souvent d'une femme. Le tableau s'installe très progressivement pour aboutir au myxœdème classique avec infiltration cutanéo-muqueuse, voix rauque, macroglossie, surdité, chute des cheveux et des sourcils, ongles cassants, apathie, frilosité, teint cireux et érythrose des pommettes, sécheresse et froideur de la peau, asthénie, constipation, bradycardie, crampes, prise de poids. Le goitre n'est pas constant, il est fonction de l'étiologie.

Il faut essayer de faire le diagnostic avant l'installation de tous ces symptômes, sur l'association de quelques-uns.

Sur le plan gynécologique : avant la ménopause, on peut rencontrer soit une aménorrhée, soit une spanioménorrhée, soit au contraire des ménorragies.

Chez l'enfant

Les étiologies sont dominées par les agénésies et les troubles de l'hormonogenèse.

Le pronostic est sévère lorsque l'hypothyroïdie est précoce (avant 2 ans) car le retard du développement cérébral ne pourra pas être rattrapé ; en revanche, le retard de maturation osseuse sera récupérable sous traitement. L'hypothyroïdie congénitale fait l'objet d'un dépistage systématique sur le sang du cordon prélevé à la naissance (*cf.* illustration).

Examens complémentaires

Dosages des hormones thyroïdiennes : T_3 totale, T_4 libre sont plus ou moins basses, mais l'élément qui a le plus de valeur dans les hypothyroïdies primitives est l'élévation de la TSH plasmatique de base, ou sa forte augmentation sous stimulation par la TRH dans les formes frustes. Dans les

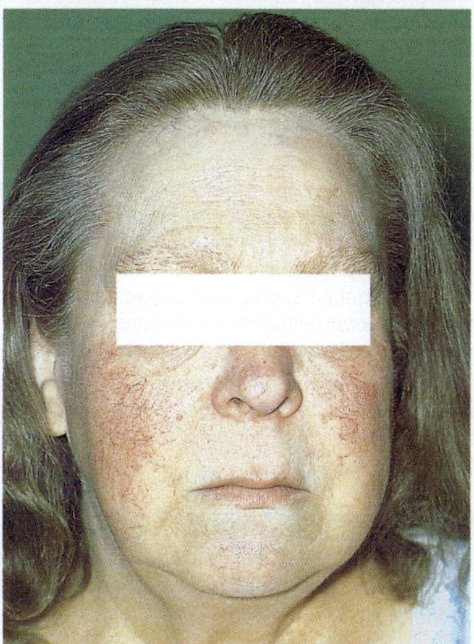

Hypothyroïdie : faciès bouffi et infiltré.

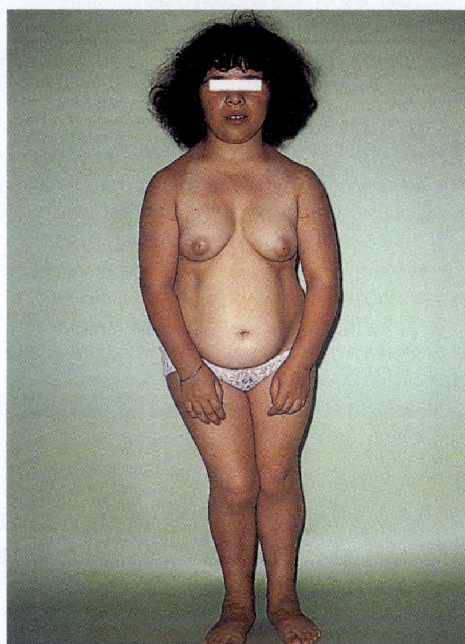

Hypothyroïdie de l'enfant. Cet aspect est « historique » depuis le dépistage systématique.

hypothyroïdies d'origine hypophysaire, en revanche, la TSH est basse et ne s'élève pas sous TRH.

Autres examens complémentaires :
- cholestérol plasmatique élevé ;
- enzymes musculaires (CPK, LDH) élevés ;
- anémie à la numération formule sanguine ;
- ECG : bradycardie, aplatissement des ondes T, microvoltage ;
- radio du thorax : cardiomégalie globale.

Dans le cadre de la recherche étiologique :
- les anticorps antithyroïdiens sont élevés dans les thyroïdites ;
- la scintigraphie a peu d'intérêt dans l'hypothyroïdie sauf chez l'enfant en cas de thyroïde ectopique ;
- le dosage de l'iode total ou de l'iodurie des 24 heures est élevé lors des surcharges iodées.

Éléments de surveillance

- *Cliniques :* ce sont le pouls, le poids, la sensation de bien-être du patient et la surveillance cardiologique (cf. *infra* Complications).
- *Biologiques :* le taux de TSH est l'élément le plus fiable ; le cholestérol plasmatique n'a qu'une valeur indirecte.
- *Radiologiques* (points d'ossification) et *psychologiques* chez l'enfant.

Évolution et complications

Deux complications dominent l'hypothyroïdie : les troubles cardio-vasculaires et le coma myxœdémateux.

Cœur myxœdémateux

Les manifestations cardiaques de l'hypothyroïdie sont habituelles, secondaires à une péricardite (cardiomégalie, assourdissement des bruits, modifications électriques) ; elles vont disparaître sous traitement.

Les manifestations coronariennes, très fréquentes après la cinquantaine, vont poser de difficiles problèmes thérapeutiques lors de la mise en route du traitement par la thyroxine qui devra se faire de façon très progressive et sous stricte surveillance médicale.

La recherche des signes d'angine de poitrine clinique ou électrique doit être très soigneuse lors du diagnostic et lors de la mise en route du traitement substitutif. Pendant le traitement, il faut en effet guetter tout signe d'insuffisance coronarienne qui imposerait une diminution des doses et/ou l'adjonction de β-bloquants.

Coma myxœdémateux

Il est rare mais très grave. C'est un coma calme, hypothermique, bradycarde, avec aréflexie ostéotendineuse. Le pronostic est dominé par les manifestations respiratoires avec bradypnée, pauses, encombrement trachéo-bronchique, épanchements pleuraux.

Il est souvent déclenché par une infection, un traumatisme, une intervention ou surtout un arrêt du traitement substitutif.

Le traitement repose sur l'hormonothérapie prudente par sonde gastrique ou par voie parentérale associée aux traitements symptomatiques. Le pronostic est très sombre.

Traitement et pronostic

Le traitement repose sur l'hormonothérapie substitutive :

- *thyroxine (L-Thyroxine Roche* ou *Lévothyrox*) ;
- la dose d'équilibre est variable, comprise entre 75 et 150 µg/j (1 goutte de L-thyroxine = 5 mg).

Le traitement doit être débuté à doses faibles, augmentées progressivement sous surveillance clinique et électrique surtout chez le sujet âgé. Une fois la dose d'équilibre obtenue, il s'agit d'un traitement à vie. Au cours de l'évolution, en fonction de l'étiologie, il faut adapter les doses selon l'état clinique et le dosage de TSH.

Chez le sujet âgé, et lors d'antécédents coronariens, on associe souvent des β-bloquants *(Avlocardyl, Visken)*. Le traitement est identique, que l'hypothyroïdie soit haute ou basse, mais en cas d'hypothyroïdie secondaire hypophysaire il faut d'abord rechercher et traiter un déficit surrénalien associé, en raison du risque de décompensation surrénalienne lors de la mise en route du traitement thyroïdien.

En dehors du problème coronarien, le pronostic à long terme d'une hypothyroïdie traitée est excellent, sauf chez l'enfant si le traitement est débuté trop tard.

HORMONES THYROÏDIENNES	
Levothyroxine : – *Lévothyrox.*	*Indication :* hypothyroïdies quelle qu'en soit la cause. *Traitement d'attaque :* – sujet en bon état général : 50 µg/j ; – sujet avec problèmes coronariens : 1/2 cp à 25 µg ou moins (utiliser les gouttes). *Traitement d'entretien :* 75 à 150 µg/j suivant les sujets, l'âge et l'intensité de l'hypothyroïdie.

L-thyroxine : *– gouttes ;* *– amp. injectable.*	1 goutte = 5 µg : induction du traitement en cas d'hypothyroïdie compliquée de coronarite. 1 amp. de 1 mL = 200 µg voie IM ou IV : coma hypothyroïdien.
Action : La T_4 (tétraiodothyronine) est en réalité une « pré-hormone » transformée en T_3 qui est la véritable hormone active. Elle règle la vitesse des réactions au sein de toutes les cellules de l'organisme. La durée d'action de la T_4 est de 6 à 8 jours. Celle de la T_3 de 24 à 48 h. **Indications :** • insuffisances thyroïdiennes par maladie ou postchirurgicales ; • insuffisances thyroïdiennes d'origine hypophysaire ; le traitement doit être poursuivi à vie ; • freinage d'un goitre. **Contre-indications :** Hyperthyroïdies.	**Précautions d'emploi :** Le début du traitement doit être progressif dans les grandes hypothyroïdies. Il doit être débuté à doses faibles chez les personnes ayant des problèmes coronariens associés à des β-bloquants et/ou des inhibiteurs calciques. **Effets secondaires :** Seul un surdosage peut donner des effets secondaires : symptômes d'hyperthyroïdie. **Interactions :** • à doses correctes, les hormones thyroïdiennes n'interagissent avec aucun médicament ; • leur absorption peut être diminuée par les résines anticholestérol (cholestyramine, *Questran*).

HYPOTHYROÏDIE DE L'ENFANT

Définition

Insuffisance totale ou partielle de fonctionnement de la glande thyroïde.

Causes et mécanismes

Soit absence totale de thyroïde (athyréose).

Soit défaut de développement d'une thyroïde ectopique (en position anormale : base de la langue). Soit trouble de la synthèse des hormones thyroïdiennes (hypothyroïdie avec goitre).

Signes cliniques

Actuellement, l'hypothyroïdie fait l'objet d'un dépistage systématique en période néonatale (dosage de la TSH) conduisant à l'institution d'un traitement substitutif avant l'apparition de tout signe clinique.

En l'absence de dépistage, les signes cliniques sont plus ou moins précoces, souvent peu évocateurs au début.

• *Chez le nouveau-né :* hypothermie, retard à l'élimination du méconium, difficultés respiratoires, ictère prolongé.

• *Pendant le premier trimestre de la vie :* anorexie, constipation, ballonnement abdominal, hernie ombilicale, apathie, « sagesse » excessive, grosse langue, cri rauque.

• *Ultérieurement :* infiltration des téguments, nanisme, retard intellectuel.

Signes paracliniques

• *Hémogramme* : anémie.

• *Radiographies de squelette :* retard de l'âge osseux, aspect morcelé des noyaux d'ossification, densification de la base du crâne.

• *Dosages des hormones thyroïdiennes T_3 et T_4* (taux abaissés) *et de la TSH plasmatique* (taux élevé). En période néonatale, dosage de la TSH le 5e jour de vie chez le nouveau-né à terme, le 10e jour chez le prématuré.

• *Scintigraphie thyroïdienne* (au technétium) : existence ou non d'une glande thyroïde, position.

✚ Éléments de surveillance

• *Cliniques :* courbe de poids et de taille, transit intestinal, comportement de l'enfant, développement psychomoteur.

• *Biologiques :* dosage de TSH, âge osseux.

Traitement

C'est un traitement substitutif permanent :
L- thyroxine : 7,5 puis 5 µg/kg.

Pronostic

L'évolution est fonction de la précocité du diagnostic, et donc du traitement, et de l'existence ou non d'une thyroïde (gravité de l'athyréose, début anténatal de l'atteinte cérébrale).

HYPOTONIE DU NOURRISSON D'ORIGINE PÉRIPHÉRIQUE NEUROMUSCULAIRE

Définition

Diminution voire absence de tonus musculaire au repos, responsable d'une incapacité motrice du tronc et des membres (*cf.* illustration).

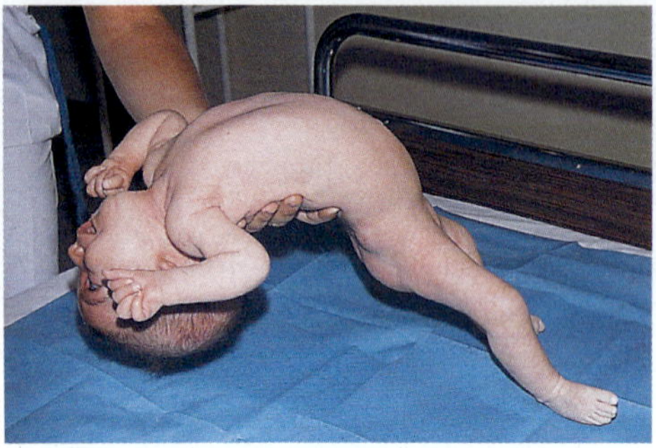

Hypotonie congénitale majeure chez un enfant atteint de la maladie de Werdnig-Hofmann.

Causes et mécanismes

- soit d'origine cérébrale (→ Encéphalopathies) ;
- soit d'origine neuromusculaire dans la maladie de Werdnig-Hofmann : dégénérescence de la corne antérieure de la moelle d'origine génétique (anomalie portée par le chromosome 5, transmise sur un mode autosomique récessif) ;
- soit d'origine musculaire : myopathies congénitales, à transmission autosomique récessive ; maladie de Steinert néonatale, transmise par la mère, elle-même atteinte d'une forme fruste (souvent méconnue) de la maladie.

Signes essentiels

Avant la naissance : hydramnios, diminution des mouvements actifs.

Dès la naissance ou dans les semaines suivantes : hypotonie majeure touchant l'axe du corps (tête ballante) et les membres (cuisses semi-fléchies en abduction, rotation externe) ; gesticulation pauvre ; réflexes ostéo-tendineux absents ou faibles.

Examens paracliniques

- Dosage des enzymes musculaires.
- Électromyogramme.
- Biopsie musculaire +++.
- Étude de l'ADN (recherche des marqueurs génétiques).

Évolution et complications

Risques respiratoires (++ maladie de Werdnig-Hofmann).

Déformations des articulations (pieds bots).

Traitement et pronostic

Traitement symptomatique uniquement. Pronostic vital lié à l'atteinte respiratoire ; mortalité élevée.

Chez les survivants, à long terme : sur le plan moteur, récupération d'une activité motrice normale dans le Steinert néonatal et certaines myopathies congénitales. Le plus souvent absence de récupération. Atteinte intellectuelle (débilité) dans le Steinert néonatal.

Causes des hypotonies du nourrisson

	PATHOLOGIE CÉRÉBRALE	PATHOLOGIE DE LA MOELLE ÉPINIÈRE	PATHOLOGIES MUSCULAIRES (1)	PATHOLOGIES MUSCULAIRES (2)
	Encéphalopathies (→) Maladies génétiques : Trisomie 21, Syndrome de Prader	Post traumatique Amyotrophie spinale infantile = Werdnig Hofman (transmission autosomique récessive)	Dystrophie myotonique de Steinert (transmission par la mère)	Myopathies congénitales (transmission héréditaire variable suivant le type)
Examen	Variable suivant la cause (dysmorphie faciale)	Atteinte respiratoire	Début anténatal hydramnios pieds bots Réaction myotonique chez la mère	
Réflexes	Réflexes normaux ou vifs	Réflexes abolis	Réflexes faibles	Réflexes faibles

Bilan	IRM cérébrale Caryotype Marqueurs génétiques	IRM médullaire Marqueurs génétiques	IRM cérébrale Marqueurs génétiques	IRM normale EMG Biopsie musculaire +++
Pronostic	Habituellement mauvais	Décès par insuffisance respiratoire	Réservé au plan moteur Déficit intellectuel sévère	Suivant le type : – décès – amélioration lente incomplète – récupération lente totale

ICHTYOSE

Le terme d'ichtyose issu d'un mot grec signifiant poisson, traduit bien l'impression « d'écaille » qu'évoque la peau ichtyosique ; l'épaississement de la couche cornée, responsable de cet aspect, est le plus souvent héréditaire, parfois acquis.

ICHTYOSES HÉRÉDITAIRES

Ichtyose vulgaire

Signes cliniques : elle est fréquente, atteint l'homme comme la femme, et est dominante autosomique. Elle n'apparaît pas à la naissance mais seulement dans les premières années de la vie.

Hyperkératose prédominant sur le dos et la face d'extension des membres, et respectant les grands plis.

Un terrain atopique est souvent associé.

Les follicules pileux sont soulignés par un cône corné : c'est la *kératose pilaire* souvent associée.

Évolution : elle s'étale sur toute la vie et réalise un état chronique de la peau surtout gênant et inesthétique (*cf.* illustration).

Traitement : il doit être indéfiniment maintenu.

Local :

- vaseline salicylée (5 %) sauf chez le petit enfant ;
- pommade à l'urée (10 %) ;
- émollients.

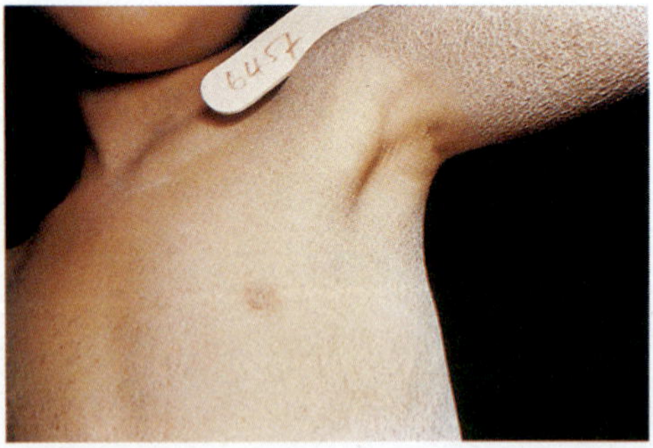

Ichtyose vulgaire.

Général : les *rétinoïdes*, *per os*, sont utiles chez l'adulte, dans les formes sévères.

Ichtyose liée au sexe

Elle atteint essentiellement le garçon car récessive, liée au chromosome X.

Les squames sont noirâtres sur le thorax et respectent les plis ; elles apparaissent dès la naissance.

Évolution : marquée par le prurit, elle s'aggrave avec l'âge. D'autres troubles héréditaires peuvent apparaître.

Traitement : identique à celui de l'ichtyose vulgaire.

Ichtyoses rouges ou érythrodermies ichtyosiformes congénitales

Un érythème généralisé est associé à l'ichtyose. Ces formes sont plus graves :

- érythrodermie ichtyosiforme congénitale sèche ;
- érythrodermie ichtyosiforme bulleuse (aspect de bébé brûlé).

ICHTYOSES ACQUISES

L'apparition chez un adulte d'un état ichtyosiforme doit faire rechercher essentiellement deux causes.

Hypothyroïdie (→)

L'ichtyose se constitue sur peau blafarde, myxœdémateuse, et régresse avec le traitement hormonal substitutif.

Cancer

L'ichtyose peut être paranéoplasique. Elle doit faire rechercher un lymphome (en particulier une maladie de Hodgkin) ou un cancer profond.

ICTÈRE

Définition

C'est une coloration jaune de la peau, des muqueuses et des conjonctives, liée à l'augmentation du taux de bilirubine dans le sang et les tissus.

Causes et mécanismes

La bilirubine est un produit de dégradation de l'hémoglobine. Il existe deux types de bilirubine : la bilirubine non conjuguée, issue directement de la destruction des globules rouges et la bilirubine conjuguée, après captation de la bilirubine par le foie. Ainsi, on distingue deux grands types d'ictère :

- ictères à bilirubine non conjuguée, souvent liés à une destruction des hématies ;
- ictères à bilirubine conjuguée, liés à un défaut d'excrétion de la bilirubine par le foie.

Les principales étiologies peuvent être classées selon le tableau ci-après.

Ictères

ÉTIOLOGIES	COMMENTAIRES
Ictères à bilirubine non conjuguée ou libre ou indirecte	
– Hémolyse (++) – ↓ captation hépatique – ↓ conjugaison hépatique	– Anémie hémolytique congénitale ou acquise, pas de décoloration des selles, bilan hépatique normal – Médicament – Médicament ; maladie de Gilbert ; ictère néonatal (physiologique, par incompatibilité Rhésus, maladie de Crigler-Najjar)
Ictères à bilirubine conjuguée ou libre ou directe	
Troubles de l'excrétion hépatique – hépatite (+++), – cirrhose (+++), – cancers du foie, – maladies familiales ou héréditaires, – ictère cholestatique de la grossesse.	Ictères dits « médicaux » – infectieux, médicamenteux, toxique, – éthylique ou autre, – primitifs ou secondaires, – syndromes de Rotor et de Dubin-Johnson (rares), – 3e trimestre, en rapprocher certains ictères sous pilule
Obstacles sur la voie biliaire – lithiase cholédoque (+++), – cancer du pancréas (++), – cancer du hile hépatique, ampulome vatérien, – pseudo-kyste pancréatique.	Ictères dits « chirurgicaux » – douleur, fièvre, ictère variable, – ictère « nu », grosse vésicule. En cas d'obstacle, l'échotomographie montre, en principe, des voies biliaires dilatées.

Signes essentiels

Cliniques

L'interrogatoire peut orienter en précisant les *antécédents* (lithiase, transfusion, notion de contage, prise médicamenteuse, etc.), en recherchant une *phase préictérique* en faveur d'une hépatite et des *signes d'accompagnements* (colique hépatique, fièvre, etc.). L'examen apprécie notamment la taille du foie et recherche une grosse vésicule (en faveur d'un cancer du pancréas).

Examens complémentaires dans l'ictère à bilirubine conjuguée

- Bilan hépatique :
  – recherche d'autres éléments du syndrome cholestatique : augmentation des phosphatases alcalines, de la γ-GT, du cholestérol ; abaissement du complexe prothrombique sans diminution du facteur V, remontant après vitamine K parentérale,
  – mais aussi des signes d'insuffisance hépatique : une augmentation très marquée des transaminases est en faveur d'une hépatite virale,
  – l'électrophorèse des protéines peut être très évocatrice de cirrhose ;
- *Sérologies virales* :
  – présence de l'antigène HBs en faveur d'une hépatite B,
  – présence d'anticorps anti-VHC en faveur d'une hépatite virale C,
  – présence d'IgM anti-VHA en faveur d'une hépatite A aiguë ;
- Augmentation de *l'α-fœtoprotéine* évocatrice d'un hépatocarcinome ;
- *Examens radiologiques et assimilés* :
  – L'échographie est l'examen à réaliser en première intention. L'existence de voies biliaires intra-hépatiques dilatées permet d'affirmer un obstacle, alors que son absence ne permet pas de l'éliminer formellement (cas de certaines lithiases cholédociennes). L'écho-endoscopie peut augmenter la sensibilité de l'échographie transpariétale si celle-ci ne permet pas de visualiser un obstacle biliaire. La bili-IRM (ou IRM-biliaire) permet de visualiser les voies biliaires de façon non invasive. La cholangiographie rétrograde endoscopique (→ Cholangiopancréatographie rétrograde endoscopique) n'est utilisée que si on envisage un geste thérapeutique (extraction de calculs, mise en place d'une prothèse biliaire, etc.).
  – L'échographie et le scanner peuvent d'emblée orienter vers une étiologie particulière : aspect de foie métastatique, lésion tumorale de la tête du pancréas.

Examens complémentaires dans l'ictère à bilirubine non conjuguée

NFS, réticulocytes, fer sérique, haptoglobine, test de Coombs, etc. (→ Anémie hémolytique).

✚ Éléments de surveillance, évolution et complications

Sont fonction de l'étiologie.

Pronostic, traitement

Ils sont également fonction de la cause. Dans les ictères à bilirubine conjuguée, on peut signaler les injections intraveineuses de vitamine K pour corriger la chute du TP et la cholestyramine (*Questran*) en cas de prurit.

ICTÈRE DU NOUVEAU-NÉ

Définition

L'ictère est défini par un taux anormalement élevé de la bilirubinémie. Il doit être recherché dans de bonnes conditions d'éclairage, en comprimant la peau à la racine du nez. Il est confirmé par un bilirubinomètre transcutané, puis par un dosage sanguin. On distingue les ictères à bilirubine libre (ou non conjuguée) des ictères à bilirubine conjuguée réalisant une cholestase.

ICTÈRE À BILIRUBINE LIBRE

Sa gravité potentielle est liée au risque d'accumulation de la bilirubine dans les cellules cérébrales, réalisant l'ictère nucléaire, qui survient pour des taux élevés de bilirubine.

L'ictère simple ou physiologique est la cause la plus fréquente d'ictère à bilirubine libre : ictère à bilirubine indirecte, ne dépassant pas 150 mg/L (280 µmol/L), débutant après la 24e heure de vie, dont la durée n'excède pas 10 jours.

Causes et mécanismes des ictères pathologiques

- Prématurité.
- Hémolyse (incompatibilité fœto-maternelle dans le système rhésus ou ABO ; révélation néonatale d'une hémolyse constitutionnelle).
- Ictère isolé prolongé : ictère au lait de mère, hypothyroïdie, obstructions digestives (sténose du pylore, duodénale…).

Signes essentiels

Associés à l'ictère :

- pâleur, hépatosplénomégalie (en cas d'hémolyse) ;
- selles normalement colorées ;
- urines claires qui se foncent à la phase de guérison d'un ictère physiologique.

Les examens biologiques ont pour but :

- la surveillance de l'ictère : bilirubine ; protides totaux ou albuminémie ; bilirubine non liée (BNL) ou bilirubine *toxique* (dosage difficile qui n'est pas pratiqué dans tous les centres) ;
- la recherche d'une cause : groupe de l'enfant et de la mère ; test de Coombs direct chez l'enfant ; recherche d'agglutinines irrégulières chez la mère ; numération ; éventuellement : dosage G6PD, bilan thyroïdien, etc.

> **+ Éléments de surveillance**
> - Poids.
> - Troubles digestifs.
> - Signes neurologiques.
> - Coloration des selles et des urines.
> - Dosage pluriquotidien de la bilirubine.

Évolution et complications

La complication majeure est la survenue d'un ictère nucléaire, à redouter surtout en cas d'hémolyse et chez le prématuré.

Traitement et pronostic

Dans la 1re semaine

- Photothérapie : exposition permanente de l'enfant à un rayonnement qui transforme la bilirubine au niveau de la peau, débutée dès que le taux de bilirubine dépasse 10 % du poids du corps (ex : 200 µmole pour 2 000 g). Selon le taux de bilirubine : photothérapie *intensive*.
- Conditions pour une efficacité maximale : lumière bleue ou blanche d'énergie contrôlée ; 6 à 8 tubes situés à 20-25 cm de l'enfant nu et sans couches ; nettoyage régulier des tubes.
- Précautions : protection oculaire ; suppléments hydriques. Surveillance de la température.
- Clofibrate : une dose de 100 à 150 mg/kg à H48 chez les enfants à risque.
- Perfusion d'albumine à 10 % (1 g/kg).
- Exsanguinotransfusion lorsque la bilirubine totale ou la bilirubine non liée atteignent un taux dangereux : > 15 % du poids du corps, voire moins en cas d'hémolyse.

Au-delà de la 1re semaine

Dans l'ictère au lait de mère, donner à l'enfant le lait de sa mère après l'avoir chauffé à 56 °C jusqu'au déjaunissement, puis remise au sein.

Pronostic

Il est le plus souvent favorable. L'ictère nucléaire responsable d'une encéphalopathie sévère avec arriération mentale et surdité ne doit plus se voir.

ICTÈRE CHOLESTATIQUE

Nécessite d'être reconnu précocement afin de prévenir un accident hémorragique lié à un déficit en vitamine K, et d'en déterminer la cause dont l'atrésie des voies biliaires est une urgence thérapeutique.

Signes cliniques

- Urines foncées.
- Selles décolorées de façon permanente et prolongée.
- Hépatosplénomégalie.

Examens paracliniques

- Le bilan biologique précise l'atteinte hépatique : birubinémie totale et conjuguée, dosage des transaminases, des phosphatases alcalines, des γ-GT, hémostase ; recherche une étiologie : infection bactérienne ou virale, maladie du métabolisme.
- L'échographie abdominale recherche une dilatation ou une malformation des voies biliaires.

Diagnostic

Il doit être rapidement porté, l'atrésie des voies biliaires réalisant une urgence car conduisant à une intervention chirurgicale rapide. Les autres étiologies sont dominées par l'obstruction des voies biliaires extrahépatiques (kyste, lithiase, sténose...), les causes infectieuses, le syndrome d'Alagille (syndrome polymalformatif génétique avec hypoplasie des canalicules biliaires intra-hépatiques), les maladies métaboliques, la cholestase néonatale bénigne.

Traitement

Il dépend de l'étiologie.

Nécessité de supplémenter en vitamines liposolubles.

ICTÈRE NUCLÉAIRE

Voir *Immunisation sanguine fœto-maternelle*.

ILÉUS BILIAIRE

Définition, causes et mécanismes

C'est une occlusion par un calcul ayant migré dans l'intestin, à la suite d'une fistule cholécysto-entérique (en règle générale, cholécysto-duodénale).

Il faut y penser devant toute occlusion chez le sujet âgé non cholécystectomisé, et surtout chez la femme, après 70 ans, et en cas d'antécédents lithiasiques.

✚ Signes essentiels, éléments de surveillance et évolution

– *Examens cliniques* : c'est celle d'une occlusion, évoluant parfois par à-coups.
– *Examens paracliniques* : le cliché d'abdomen sans préparation peut montrer, outre les niveaux hydroaériques, un calcul radio-opaque, et surtout une *aérobilie* de grande valeur (pneumocholédoque, etc.). Il montre également la disparition d'une ancienne opacité vésiculaire correspondant aux calculs qui ont migré.
– En l'absence d'occlusion, un transit gastroduodénal peut opacifier la fistule cholécysto-entérique.
Surveillance et *évolution* sont celles d'une occlusion (→).

Traitement et pronostic

Le traitement est chirurgical. Après réanimation (réhydratation), il faut lever l'obstacle par une entérotomie ; la cure de la fistule elle-même ne sera discutée que si l'état du malade le permet.

La mortalité est assez élevée (délai diagnostique, terrain, etc.).

ILÉUS PARALYTIQUE

Définition

C'est une abolition du transit intestinal, sans obstacle organique, par perte de la fonction propulsive de l'intestin.

Causes et mécanismes

L'inhibition réflexe peut être secondaire :

- à une irritation péritonéale ou rétropéritonéale ;
- à des perturbations métaboliques ;
- à une intoxication.

Les principales étiologies sont indiquées dans le tableau ci-après.

CAUSES DES ILÉUS PARALYTIQUES	
CAUSES CHIRURGICALES	CAUSES MÉDICALES
Péritonites : – perforation d'ulcère, de diverticule biliaire, – appendicite, – affections annexielles postopératoires.	Troubles hydroélectrolytiques : – hypokaliémie, – hypercalcémie, etc. Intoxications : – médicaments : atropine, morphine, ganglioplégiques, etc., – saturnisme. Divers : – colique néphrétique, – hématome rétropéritonéal.

Signes essentiels et surveillance

Le tableau occlusif est moins marqué qu'en cas d'obstacle mécanique (vomissements minimes, arrêt incomplet du transit) ; les niveaux liquides intéressent souvent à la fois le grêle et le côlon. Les signes locaux et parfois radiologiques (pneumopéritoine) orientent vers l'affection causale.

Traitement et pronostic

Ils sont fonction de la cause. Rééquilibration hydro-électrolytique, antispasmodiques ou stimulants du transit (*Prostigmine*) sont parfois utiles.

IMMUNISATION SANGUINE FŒTO-MATERNELLE

Définition

L'immunisation sanguine fœto-maternelle est un conflit entre le sang maternel, qui contient des anticorps susceptibles de traverser le placenta, et le sang fœtal dont les hématies sont détruites par les anticorps d'origine maternelle.

Dépistage des femmes enceintes immunisées

Le dépistage est obligatoire :

- groupage ABO ;
- phénotypage (CcDdEe), phénotypage Kell ;
- quel que soit le groupe de la patiente, si celle-ci est Rhésus négatif, il faut faire une recherche d'agglutinines irrégulières obligatoire au moins quatre fois durant la grossesse (3e, 6e, 8e et 9e mois).

Causes et mécanismes

Dans 95 % des cas, il s'agit d'une iso-immunisation contre le facteur Rhésus standard D, déclenchée lors d'une grossesse antérieure ou par transfusion de sang Rhésus positif, chez une femme Rhésus négatif. L'immunisation contre d'autres facteurs du système Rhésus, c, C, e ou E ou dans les systèmes Kell, Kidd, Duffy, etc., est presque toujours consécutive à une transfusion sanguine.

Cette maladie n'entraîne aucun trouble chez la mère, mais est grave pour le fœtus (maladie hémolytique : anasarque fœto-placentaire, décès *in utero*) ou le nouveau-né (anémie fœtale, ictère nucléaire grave avec, secondairement, séquelles psychomotrices).

L'immunisation Rhésus (anti-D) et ses accidents doivent disparaître si l'on respecte les indications et la technique de sa prévention par les gammaglobulines anti-D.

Signes essentiels

L'atteinte fœtale n'a pas de traduction clinique, à l'exception d'un hydramnios dans les formes sévères.

L'échotomographie permet un diagnostic précoce et fiable de la maladie hémolytique sévère.

Examens complémentaires

Recherche d'agglutinines irrégulières, par deux méthodes :

- *en milieu salin* (détection des anticorps complets IgM ne traversant pas le placenta, mais témoins précis de l'immunisation) ;
- par le test de Coombs indirect (→) (détection des anticorps incomplets IgG, capables de traverser le placenta).

La découverte d'agglutinines chez une femme enceinte, quel que soit le taux, doit faire demander un contrôle et l'avis d'un laboratoire spécialisé qui pourra orienter vers un centre spécialisé.

Le dosage de la bilirubine dans le liquide amniotique par amniocentèse à partir de 24 à 28 semaines, puis répété tous les 10 à 15 jours, reflète le degré de l'atteinte fœtale, les taux de bilirubine étant interprétés en fonction du terme.

À l'état physiologique, le taux de bilirubine s'abaisse progressivement en cours de grossesse. Le diagramme de Liley délimite au-dessus de la zone physiologique trois types d'atteinte fœtale ; légère, moyenne et sévère.

Évolution et pronostic

Sans traitement :

- chez la mère, il existe un risque de toxémie ;
- le fœtus est menacé par une anémie hémolytique modérée ou grave, pouvant aboutir à la mort *in utero* ; une anasarque fœto-placentaire ;
- le nouveau-né présente un ictère précoce, dès les premières heures, qui peut aboutir à un ictère nucléaire entraînant le décès ou des séquelles psychomotrices graves.

Après traitement

Le pronostic s'est amélioré, mais nombre d'iso-immunisations graves restent cependant au-dessus de toute ressource et aboutissent à des décès *in utero* répétés.

Traitement

Curatif :

- *chez une femme immunisée pendant la grossesse* : c'est dans un centre spécialisé que seront choisies les indications, en fonction des tests de maturité ou de vitalité fœtales : abstention, extraction du fœtus pour éviter la mort *in utero*, ou transfusion *in utero* pour permettre de prolonger la survie jusqu'à la maturité fœtale (*transfusion* in utero *: 100 à 150 cm^3 de sang Rh – injecté lentement dans la veine ombilicale du fœtus*) ;

• *chez le nouveau-né atteint* : le traitement dépend de l'ictère et du taux de bilirubine sanguine. Si le taux atteint 180 mg/L, l'exanguino-transfusion extrait une partie de la bilirubine, réduit la quantité d'anticorps et compense l'anémie.

L'exanguino-transfusion est faite à l'aide d'un cathéter introduit dans la veine ombilicale du cordon, on emploie du sang iso-groupe Rhésus négatif.

La photothérapie est utilisée dans les atteintes modérées ou en complément de l'exanguino-transfusion.

La transfusion est indiquée dans les anémies isolées.

Préventif

Seule est possible la prévention contre l'iso-immunisation Rhésus standard anti-D.

On prévient l'immunisation en détruisant les hématies fœtales Rhésus positif dans le sang maternel grâce à une injection de gammaglobulines anti-D en intramusculaire ou intraveineux, dans les 72 heures suivant l'accouchement ou dans les autres cas cités ci-dessous.

Indications de cette prévention par gammaglobulines

Lors d'un accouchement, après recherche :

• sur le sang maternel : d'agglutinines irrégulières (test de Coombs indirect et test de Kleihauer : méthode de détection d'hématies fœtales dans le sang de la mère) ;

• sur le sang fœtal au cordon : groupes A, B, O et Rhésus, agglutinines irrégulières, test de Coombs indirect.

Conduite à tenir suivant le résultat :

• *enfant Rhésus + et agglutinines –* : faire une dose standard de gammaglobulines anti-D dans les 72 heures suivant l'accouchement ; cette dose peut être augmentée en cas de passage important d'hématies fœtales déterminé par le test de Kleihauer ;

• *enfant Rhésus –* : pas de risque, ne rien faire ;

• enfant Rhésus + et agglutinines + : ne rien faire car l'immunisation est déjà installée.

L'injection de gammaglobulines anti-D doit aussi être faite chez une femme Rhésus négatif en cas de :

• grossesse extra-utérine ;

• avortement spontané ou volontaire, IVG, quel que soit le terme ;

• traumatisme abdominal pendant la grossesse ;

• intervention sur l'abdomen pendant la grossesse ;

• version par manœuvre externe ;

• cerclage ;

• amniocentèse ; ponction de sang fœtale, biopsie du trophoblaste ;

• métrorragies abondantes ;

• rétention d'œuf mort.

IMPATIENCES DES MEMBRES INFÉRIEURS

Définition

Les impatiences des membres inférieurs, ou *syndrome des jambes sans repos*, sont caractérisées par des paresthésies vespérales ou nocturnes, touchant surtout les femmes. La cause en est inconnue ; on évoque une participation névrotique, neurovégétative ou circulatoire.

Signes cliniques

La patiente dès le début de la nuit ressent des fourmillements pénibles d'une ou deux jambes et des cuisses. Les pieds sont respectés. Il n'y a pas de systématisation nerveuse possible. Ces fourmillements disparaissent à la marche ou à la mobilisation dont le besoin est impérativement ressenti. Il n'y a aucun signe paraclinique.

Évolution

L'affection évolue par crises pouvant durer quelques jours à quelques semaines. La conséquence de la maladie est une insomnie souvent très gênante.

Traitement

Il fait appel aux anxiolytiques surtout ; parfois aux agonistes dopaminergiques ou à certains antiépileptiques.

IMPERFORATION ANALE

Définition

On distingue deux formes de malformation anorectale :

• *soit formes hautes* : cul-de-sac situé au-dessus du plancher périnéal. Souvent associées à des malformations graves, digestives, rachidiennes ou urogénitales ;

• *soit formes basses* ou anus couvert : cul-de-sac rectal situé au-dessous du plancher périnéal, accompagnées ou non de fistule recto-périnéale (*cf.* illustration).

Signes essentiels

À reconnaître par l'inspection systématique de la région périnéale à la naissance ; ne pas confondre l'abouchement d'une fistule recto-périnéale avec un anus normal.

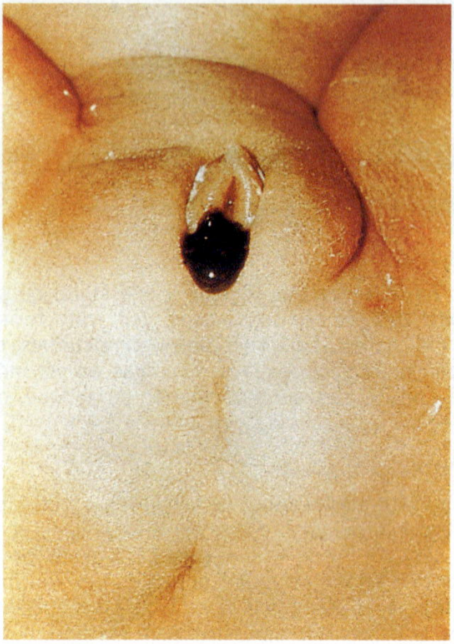

Imperforation anale avec fistule recto-vaginale (écoulement du méconium au niveau de la vulve).

La méconiurie chez le garçon est le signe d'une fistule recto-urinaire.

Traitement et pronostic

Le traitement est chirurgical. Il est réalisé soit d'emblée, soit vers l'âge de 1 an ; dans ce cas, on pratique soit une colostomie, soit une dilatation de la fistule lorsqu'elle existe pour éviter une occlusion.

L'évolution est simple dans les formes basses. Cure chirurgicale plus difficile dans les formes hautes.

Le risque postopératoire majeur est celui d'une incontinence qui peut être définitive.

Le pronostic est également fonction des malformations associées.

IMPÉTIGO

Définition

L'impétigo est une dermatose bulleuse, d'origine infectieuse.

Causes et mécanismes

L'impétigo est provoqué par le streptocoque β-hémolytique, le staphylocoque doré ou l'association de ces deux germes.

Il s'agit d'une affection contagieuse :

- pour le sujet lui-même par auto-inoculation ;
- pour son entourage : avec des petites épidémies, en particulier dans les collectivités d'enfants.

L'enfant est en effet électivement atteint par l'impétigo.

L'atteinte de l'adulte est rare ; elle doit faire rechercher un facteur :

- *local* (eczéma, pédiculose, gale, hygiène défectueuse) ;
- *ou général* (corticothérapie, diabète).

Signes cliniques

L'impétigo : il s'agit de bulles éphémères reposant sur une base érythémateuse. Elles se troublent rapidement et se rompent. On voit donc l'impétigo plus souvent au stade d'érosions superficielles ou de croûtes jaune clair, couleur miel, rondes, bien limitées.

Il n'y a habituellement ni fièvre, ni prurit. Les lésions siègent surtout au visage, sur les membres (*cf.* illustration).

L'ecthyma est une forme particulière :

- par sa survenue essentiellement sur les membres inférieurs, favorisée par des facteurs locaux et généraux (mauvaise hygiène, éthylisme, diabète, dénutrition) ;
- par son caractère ulcéré, chronique.

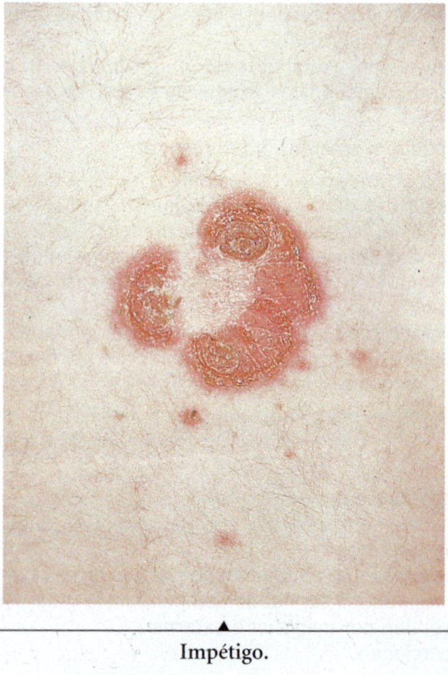

Impétigo.

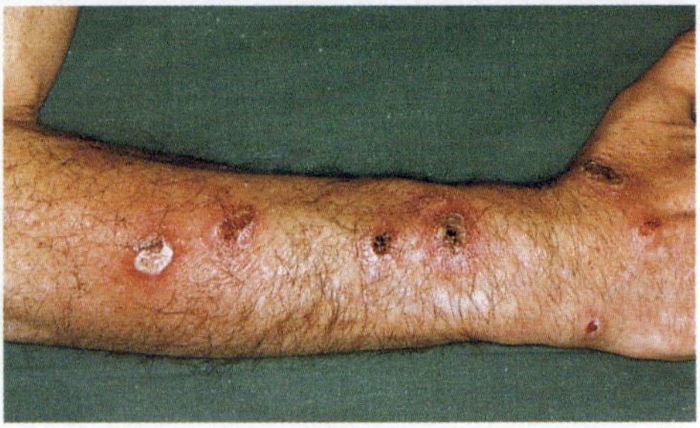

Ecthyma.

Évolution

Sous traitement : elle est favorable (*cf.* illustration).

En l'absence de traitement : les lésions d'impétigo se multiplient et peuvent être responsables de :

- lymphangite ;
- fièvre, septicémie ;
- glomérulonéphrite, lorsqu'un streptocoque est en cause : surveillance des urines (protéinurie, hématurie) en début et en fin de traitement par bandelette urinaire ;
- de syndrome toxique chez l'enfant, en cas d'impétigo staphylococcique ;
- d'épidémies en collectivités.

Traitement

Traitement local à faire matin et soir :

- ramollissement des croûtes : pulvérisation d'eau, compresses humides, vaseline pure ; pommades antibiotiques *Fucidine*, *Mupiderm* ;
- ablation des croûtes, sans les arracher ;
- application d'une solution antiseptique locale (→ Antiseptiques locaux).

Traitement général : il est discuté dans les formes mineures, mais il permet de diminuer le nombre des récidives et il a une action plus rapide qu'un traitement local seul ; il repose sur un anti-streptocoque et staphylocoque type *Pénicilline M*.

La *Pyostacine* à 50 mg/kg/j, est un antibiotique de choix en raison de son efficacité sur staphylocoque doré et streptocoque.

Une cure de 10 jours est habituellement suffisante.

Mesures épidémiologiques :

- éviction scolaire jusqu'à guérison complète ;
- hygiène rigoureuse, ongles coupés court et brossés avec un savon antiseptique.

Pour la pratique, on retiendra :

– Maladie fréquente chez l'enfant < 10 ans.
– Clinique évocatrice.
– Surveillance : grande contagiosité, si impétigo du cuir chevelu = pédiculose à chercher, possible atteinte rénale à distance de certains impétigos (bandelette urinaire).
– Rôle pédagogique de l'infirmière : expliquer le caractère contagieux manuporté et l'autoinoculation à partir des gîtes microbiens (narines, périnée) à traiter ; expliquer le rôle favorisant d'une mauvaise hygiène.

IMPUISSANCE

Définition

C'est l'impossibilité pour l'homme d'avoir des rapports sexuels.

Mécanismes

L'acte sexuel est un phénomène complexe : l'excitation d'origine nerveuse déclenche un afflux de sang dans la verge (corps caverneux et corps spongieux). La verge entre alors en érection et permet à l'homme l'intromission (ou pénétration) de la partenaire. L'acte sexuel se termine par l'éjaculation du sperme et s'accompagne d'une sensation de plaisir intense (orgasme).

L'impuissance peut donc se situer à plusieurs niveaux : impossibilité d'éprouver nerveusement une excitation ; impossibilité d'afflux sanguin dans la verge par blocage des vaisseaux ; impossibilité de conduire à bien l'acte sexuel : érection insuffisante, éjaculation trop précoce, anorgasmie.

Causes

Les causes médicamenteuses : antihypertenseurs, neuroleptiques, tranquillisants, etc.

Les causes organiques : elles sont les plus rares mais essentielles à trouver afin d'orienter le traitement :

- *lésions du système nerveux* (par maladies primitives du système nerveux ou atteinte secondaire : diabète sucré, par exemple) ;
- *lésions vasculaires* : atteinte du carrefour aortique ou des vaisseaux honteux internes (importance de l'artériographie) ;
- *lésions traumatiques* de l'appareil génital (en particulier postopératoires, surtout lors des interventions sur la région pelvienne comme dans les cancers de la prostate).

Les causes psychologiques sont les plus nombreuses (60 à 70 %) : il s'agit en général d'inhibition avant ou pendant le rapport sexuel. Les symptômes les plus fréquents en sont l'anérection ou, si l'érection est possible, l'éjaculation précoce.

Traitements non spécifiques

Traitement *per os* :

• yohimbine : impuissance fonctionnelle ;

• sidénafil (*Viagra*) : impuissance fonctionnelle et mixte. L'efficacité diminue proportionnellement au degré d'organicité de l'impuissance. Contre-indiqué chez les patients utilisateurs de nitrites pour insuffisance coronaire et en cas de troubles du rythme.

Traitement par voie intracaverneuse :

• en monothérapie : papavérine ou prostaglandines PGE1 ;

• en polythérapie : association des deux médicaments avec alpha-bloquants, atropine et/ou inhibiteurs calciques ;

• l'apprentissage de la technique de ponction est indispensable, l'utilisation d'injecteur automatique peut lever l'appréhension. L'injection est indolore. La dose de médicament est déterminée par le médecin pour obtenir l'érection souhaitée et éviter le priapisme. L'étiléfrine, antidote, peut être administrée par le patient lui-même.

Traitements chirurgicaux

L'indication est posée après échec des traitements médicaux.

Chirurgie à visée vasculaire : ligatures veineuses étagées pour diminuer le retour veineux, artérialisation de la veine dorsale de la verge.

Implants péniens : flexibles, gonflables, hydrauliques. Efficaces mais souvent mal acceptés.

Systèmes d'aspiration : l'afflux sanguin dans le pénis est provoqué par une pompe à vide. Un anneau élastique placé à la base du pénis prolonge l'érection.

Traitements spécifiques

• Androgénothérapie.

• Chirurgie : adénome à prolactine, chirurgie vasculaire.

• Correction des facteurs de risque.

• Psychothérapie individuelle ou en couple.

INCONTINENCE ANALE

Définition

C'est la perte du contrôle de l'exonération fécale.

Causes et mécanismes

Ils sont schématisés dans le tableau ci-dessous (des intrications sont possibles).

Signes essentiels

Il faut préciser si l'incontinence est totale ou limitée aux selles liquides et aux gaz. On apprécie la résistance et le tonus du sphincter lors de l'examen proctologique ; il est parfois complété par un examen manométrique et/ou électrique.

Traitement et pronostic

Au plan médical : régime pauvre en résidus, ralentissement du transit, gymnastique périnéale, bio*feedback*, électrothérapie parfois.

Le traitement chirurgical est difficile et s'adresse surtout aux incontinences d'origine traumatique. On se résout parfois à proposer une colostomie gauche facilement appareillable.

MUQUEUSE	MUSCULAIRE	NEUROLOGIQUE
Amputation rectale et abaissement colique transanal. Rectites sévères (Crohn, RCH). Après certaines hémorroïdectomies.	Certaines cures de fistules avec section du sphincter. Certaines dilatations anales. Déchirures périnéales. Vieillard (fécalome).	Lésions médullaires. Atteintes des fonctions supérieures.

INCONTINENCE D'URINE

C'est l'émission involontaire d'urine. Les principales causes sont données dans le tableau ci-après. Le traitement est étiologique.

INCONTINENCE URINAIRE			
MÉCANISME	ÉTIOLOGIE	CARACTÈRES	MOYENS DE DIAGNOSTIC
Incontinence permanente – Petite vessie.	Tuberculose, bilharziose, cancer, irradiation.	Dysurie, pollakiurie, goutte à goutte capricieux.	UIV. Cystographie rétrograde. Cystoscopie.

– Fistule vésico-vaginale ou vésico-utérine.	Trauma obstétrical ou gynécologique, tumeurs.	Miction conservée ou non, selon l'importance de la fistule.	UIV. Cystographie rétrograde. Cystoscopie.
– Abouchement ectopique de l'uretère.	Fistule urétéro-vaginale ou urétéro-urétrale congénitale ou postopératoire.	Miction conservée.	UIV. UPR.
Miction par regorgement	Obstacle cervico-prostatique ou urétral.	Goutte à goutte capricieux.	UIV. Urétro-cystographie rétrograde. Cystoscopie.
Rétention urétrale	Urétrocèle.	Incontinence intermittente postmictionnelle.	Urétrographie rétrograde.
Insuffisance sphinctérienne	Trauma obstétrical, chirurgical.	Incontinence d'effort.	Examen clinique.
Énurésie		Incontinence nocturne.	Interrogatoire.

INFARCTUS CÉRÉBRAL

Voir *Accident vasculaire cérébral*.

INFARCTUS MÉSENTÉRIQUE

Définition

C'est la nécrose ischémique aiguë d'un segment de l'intestin grêle.

Causes et mécanismes

Ils sont schématisés dans le tableau ci-après.

Traitement et pronostic

Le traitement est chirurgical, précédé d'une réanimation intensive et courte (aspiration gastrique, rééquilibration hydroélectrolytique, etc.) ; c'est l'ablation de l'intestin infarci.

Le pronostic est très sévère (sujet âgé, athéromateux, retard du diagnostic, etc.).

✚ Signes essentiels, surveillance, évolution, complications

• *Cliniques* : c'est l'apparition brutale d'une douleur abdominale intense, avec un tableau rapidement grave (hypotension, tachycardie, fièvre), contrastant avec l'absence de signe abdominal net (en dehors d'un silence à l'auscultation : silence sépulcral). Les signes d'occlusion viennent ensuite : arrêt du transit, vomissements ; l'extériorisation de sang est tardive (sonde gastrique, méléna au toucher rectal, etc.).
Non traité, c'est l'apparition d'une péritonite.

• *Examens paracliniques* : l'ASP montre des niveaux liquides et parfois une anse distendue avec épaississement pariétal (anse infarcie) ; l'artériographie n'est que rarement indiquée (suspicion d'embolie).

INFARCTUS MÉSENTÉRIQUE			
THROMBOSE	EMBOLIE	CHUTE DU DÉBIT SANGUIN MÉSENTÉRIQUE	OCCLUSION VEINEUSE
Sur sténose athéromateuse (+++) Vascularite	Cardiopathie Trouble du rythme	État de choc Infarctus du myocarde	Compression Hyperviscosité (polyglobulie, etc.)

INFARCTUS DU MYOCARDE

Définition

L'infarctus du myocarde est la nécrose ischémique d'une partie du muscle cardiaque ; le mécanisme le plus fréquent est l'occlusion d'une artère coronaire par un thrombus.

Causes et mécanismes

La lésion coronaire initiale est la plaque d'athérome qui entraîne avec le temps un rétrécissement de la lumière artérielle.

La plaque peut s'ulcérer ou se fissurer et c'est le point d'appel pour la formation d'une thrombose locale. Le caillot va donc être le responsable de l'occlusion aiguë de la lumière artérielle.

Dès qu'une artère est occluse, le myocarde qu'elle vascularise souffre d'ischémie. Les premières cellules myocardiques commencent à se nécroser après 40 minutes d'occlusion.

Il peut rester un certain pourcentage de muscle vivant dans le territoire d'un infarctus, bien que l'artère soit occluse, du fait de la présence possible d'une circulation collatérale.

Dans la moitié des cas, l'infarctus est inaugural d'une maladie coronaire ; l'autre moitié est connue comme porteuse d'un angor.

Signes cliniques

Le signe clinique essentiel est la douleur thoracique.

L'interrogatoire précise le mode de début :

- brutal ;
- ou précédé d'un syndrome de menace (→) ;
- il précise en outre dans les antécédents la présence d'angine de poitrine (→) ou d'infarctus du myocarde.

La douleur thoracique est très intense, typiquement rétrosternale, constrictive, pouvant irradier dans tout le thorax, les mâchoires, les épaules, les bras. Elle peut durer plusieurs heures, résiste à la trinitrine, est calmée généralement par les antalgiques majeurs.

Elle s'accompagne d'angoisse, de sueurs, de nausées, d'éructations, mais en cas de douleur atypique, le diagnostic peut être difficile.

L'examen clinique montre une chute tensionnelle précoce, la fièvre est retardée. L'auscultation pulmonaire recherche des râles crépitants aux bases évocateurs d'une poussée d'insuffisance cardiaque gauche.

Signes paracliniques

L'électrocardiogramme confirme habituellement le diagnostic. Il doit être fait en urgence, puis répété régulièrement :

- d'abord onde T positive, pointue, symétrique ;
- puis très rapidement courant de lésion sous-épicardique (sus-décalage du segment ST englobant l'onde T, appelé onde de Pardee) ;
- après quelques heures apparaît l'onde Q de nécrose. Elle est habituellement définitive ;
- au bout de quelques jours apparaît une ischémie sous-épicardique (onde T négative, pointue), qui régressera de façon variable.

L'électrocardiogramme permet de préciser la topographie et l'étendue de l'infarctus, selon les dérivations atteintes :

- *infarctus antéro-septal :* V1 à V3 et *apical* V4, V5 (territoire de l'interventriculaire antérieure) ;
- *infarctus latéral :* D1, aVL, V6, V7 (territoire de la circonflexe) ;
- *infarctus postéro-inférieur :* D2, D3, aVF (territoire de la coronaire droite) ; *postéro-basal :* V7, V8, V9.

Les signes biologiques sont un appoint au diagnostic, essentiellement l'élévation des enzymes cardiaques dans le sang :

- troponine et myoglobine : élévation précoce et normalisation progressive ;
- CPK : élévation précoce et de courte durée (spécificité des CPK-MB) ;
- SGOT : élévation secondaire, contrastant avec des SGPT normales ;
- LDH : élévation plus tardive mais plus prolongée (*cf.* illustration).

Admission en unité de soins intensifs

À la vue du résultat de l'électrocardiogramme, le patient est rapidement pris en charge par le SAMU qui l'adresse en unité de soins intensifs cardiologiques.

À l'arrivée, le cardiologue reprend l'interrogatoire pour préciser l'heure du début de la douleur et éliminer une contre-indication à la fibrinolyse (→).

Il recherche également des signes de gravité comme une insuffisance cardiaque ou un état de choc.

On fait un ECG d'entrée qui confirme le diagnostic et l'on prélève un bilan sanguin initial (ionogramme plasmatique, enzymes cardiaques, coagulation, numération-formule sanguine).

À ce stade, trois attitudes sont possibles

En l'absence de contre-indication, on débute une thrombolyse intraveineuse associée au reste du traitement. La thrombolyse peut également être débutée pendant la période pré-hospitalière par le SAMU.

En cas de contre-indication à la thrombolyse ou d'infarctus grave ou pour tout infarctus dans certains centres : coronarographie en urgence pour

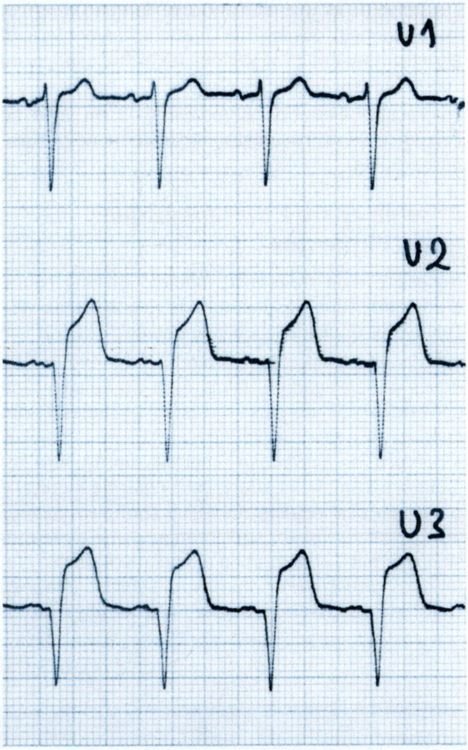

ECG : Onde de Pardee (stade aigu de l'infarctus du myocarde). Sus-décalage du segment ST englobant l'onde T, visible en V2 et V3 (flèches).

tenter une désobstruction de l'artère par angioplastie.

Si l'infarctus est limité, vu tardivement ou contre-indication à la thrombolyse : traitement médical classique.

Traitement à la phase aiguë

Accueil du patient le plus rassurant possible tout en cherchant à évaluer rapidement son état de gravité. Le traitement doit être le plus précoce possible.

Angioplastie coronaire en urgence (→) :

En cas de contre-indication à la thrombolyse ou quand on suspecte un infarctus massif chez un patient en état de choc (angioplastie de sauvetage). Certains centres de cardiologie interventionnelle pratiquent une angioplastie coronaire en urgence (dite primaire) devant tout infarctus pris en charge avant la 12e heure.

Traitement médical :

- *thrombolyse* (→) : c'est le traitement qui va tenter de lyser le thrombus et rouvrir l'artère coronaire responsable de l'infarctus. Il doit être le plus précoce possible afin de sauver le plus de myocarde et doit donc être débuté idéalement avant la 4e heure après le début de la douleur (en pratique, jusqu'à la 12e heure) ;
- *traitement anticoagulant/aspirine* (→) : pour diminuer le risque de récidive de la thrombose coronaire, on associe un traitement anticoagulant par héparine, à de l'*Aspirine* intraveineuse puis par voie orale, à dose antiagrégante ;
- *β-bloquants* (→) : pour limiter au maximum la consommation en oxygène du myocarde au stade aigu de l'infarctus, afin de réduire la taille de la nécrose ; on les utilise en intraveineux puis *per os* ;
- *trinitrine intraveineuse* (→ Syndrome de menace) : on l'utilise comme vasodilatateur coronaire, pour lutter contre un spasme surajouté ;
- *inhibiteurs de l'enzyme de conversion* (IEC) (→) : certains IEC ont prouvé une réduction significative de la mortalité si on les administrait au décours immédiat de l'infarctus, *per os* et en l'absence de contre-indication ;
- *un traitement hypocholestérolémiant de type statine (Zocor, Tahor)* ;
- *les antalgiques*, comme les morphiniques, peuvent être prescrits pour soulager la douleur.

> **Surveillance**
>
> Paramètres hémodynamiques, scope tensionnel et cardiaque, récidive de douleur thoracique, complications de la thrombolyse, électrocardiogrammes, biologie notamment les enzymes cardiaques et la coagulation.

Évolution et complications à la phase aiguë

- *Troubles du rythme ventriculaire :* tachycardie ventriculaire rapide, fibrillation ventriculaire traitées par choc électrique externe. La *Xylocaïne* en perfusion intraveineuse prévient les récidives.
- *Blocs auriculo-ventriculaires* parfois régressifs sous atropine ou nécessitant une sonde d'entraînement électrosystolique.
- *Œdème aigu pulmonaire* plus ou moins franc traité par les diurétiques et l'arrêt des β-bloquants.
- *Rupture cardiaque*, mort subite.
- *Hémorragies sous thrombolytiques* notamment les hémorragies cérébrales.

À la sortie des soins intensifs

En l'absence de complications, le séjour en soins intensifs dure de 2 à 4 jours ; en cas d'infarctus plus grave, la durée du séjour s'allonge.

Le patient reste en milieu hospitalier pour une surveillance rapprochée, pour faire le bilan de gravité des lésions et définir le traitement ultérieur.

Électrocardiogrammes répétés tous les 2 jours puis progressivement espacés pour surveiller l'évolution électrique de l'infarctus et rechercher des signes d'ischémie indolore.

Échographie cardiaque pour estimer la taille de l'infarctus, la cinétique des parois du cœur, la fonction globale du cœur et rechercher des complications : épanchement péricardique, fuite mitrale.

Enregistrement Holter/24 heures et potentiels tardifs pratiqués après le 12e jour pour aider à dépister des troubles du rythme ventriculaires potentiellement graves.

Coronarographie (→) : examen essentiel pratiqué de façon très large et précoce. Elle permet de faire le bilan complet des lésions coronaires afin de discuter rapidement une éventuelle revascularisation par angioplastie ou par pontage aorto-coronaire. En l'absence de contre-indication, on fait une ventriculographie pour observer la cinétique segmentaire et globale et quantifier la fraction d'éjection globale du ventricule gauche.

La fraction d'éjection isotopique (→) est utile en l'absence de ventriculographie au cours de la coronarographie.

Prise en charge thérapeutique après l'infarctus

Nécessité d'un traitement médical au long cours, d'une correction des facteurs de risque cardio-vasculaires et d'un suivi médical régulier :

- *traitement médical :* β-bloquants, *Aspirine* à doses antiagrégantes, inhibiteurs de l'enzyme de conversion ± dérivés nitrés hypocholestérolémiant ;
- *rééducation cardiaque :* permet un réentraînement programmé à l'effort, sous contrôle médical ; *correction des facteurs de risque cardio-vasculaires* (→) : arrêt du tabac, équilibration d'une hypertension artérielle, équilibration d'un diabète, règles diététiques, prescription d'un hypolipémiant (statine), réduction pondérale, favoriser l'activité physique.

THROMBOLYTIQUES		
(DCI) NOM DU THROMBOLYTIQUE	PRÉSENTATION	POSOLOGIE
Activateur tissulaire du plasminogène : *Actilyse*	fl. de 50 mg	Dose totale : 1 mg/kg sans dépasser 100 mg

Action :

Les thrombolytiques ont pour effet de dissoudre les caillots intravasculaires. Ils activent le plasminogène, ce qui aboutit à la formation de plasmine.

La plasmine est une protéine qui dissout les molécules de fibrine, constituant principal du caillot.

Un trombolytique entraîne ainsi la dissolution de tous les caillots frais dans l'organisme et le risque majeur est l'hémorragie cérébrale.

Indications :

- *Actilyse* est indiquée dans l'infarctus du myocarde jusqu'à la 24e heure ;
- *Actilyse* est aussi indiqué dans l'embolie pulmonaire grave.

Contre-indications :

- troubles de l'hémostase incontrôlables ;
- hémorragie évolutive ou récente ;
- ulcère gastro-duodénal en poussée ;
- antécédent d'hémorragie cérébrale, même ancien ;
- chirurgie datant de moins d'un mois ;
- ponction-biopsie hépatique ou rénale, ponction d'une artère ou d'une veine non compressible datant de moins de 10 jours.
- injection intramusculaire récente ;
- hypertension artérielle sévère non contrôlée.

Effets secondaires :

Complications hémorragiques, notamment cérébrales.

Surveillance :

- produits utilisés en USIC et par le Samu, sous stricte surveillance médicale ;
- détecter un saignement ou un accident neurologique ;
- en cas d'accident hémorragique grave, on utilise les antagonistes de la thrombolyse comme l'aprotinine *(Antagosan)*.

Pour la pratique, on retiendra :

– Fréquence : 150 000/an en France. Première cause de mortalité en France en association avec les accidents vasculaires cérébraux, l'insuffisance cardiaque et l'artérite des membres inférieurs.
– Clinique : urgence médicale absolue. Douleur thoracique brutale, prolongée, typique. Parfois douleur atypique.
– Surveillance : prise en charge médicalisée en urgence (transfert médicalisé puis unité de soins intensifs cardiologiques). Plus le patient est pris en charge précocement, meilleur sera le pronostic.
– Rôle technique de l'infirmière : conditionnement du patient, électrocardiogramme, soulager la douleur, évaluer la gravité, transport en salle de coronarographie, connaître les complications possibles.
– Éducation : expliquer le rôle de chaque médicament, correction des facteurs de risques cardiovasculaires, arrêt du tabac, réadaptation cardiaque à l'effort si besoin, suivi cardiologique régulier.

INFARCTUS RÉNAL

Définition

C'est la conséquence d'une thrombose ou d'une embolie dans le tronc ou dans une branche de l'artère rénale.

Causes

Ce sont les cardiopathies emboligènes, les embols septiques ou athéromateux, les angéites, les traumatismes (dissection de l'artère rénale).

Signes cliniques et paracliniques

C'est l'HTA ; une thrombose aiguë s'accompagne de douleurs lombaires, d'hématurie et d'une poussée hypertensive pouvant être fatale. L'angioscanner montre une image d'amputation au temps néphrographique et plus tard une encoche de contour. Une angioscintigraphie (→) et une artériographie sont utiles pour confirmer le diagnostic lorsque l'on soupçonne une embolie massive chirurgicalement curable.

Traitement

L'échec du traitement médical de l'hypertension conduit à la néphrectomie partielle ou totale. Il doit également être étiologique.

INFECTION BACTÉRIENNE NÉONATALE

Causes et mécanismes

Il y a deux principaux mécanismes d'infection du nouveau-né :

Contamination materno-fœtale

Le nouveau-né est infecté soit par *voie hématogène transplacentaire* à la suite d'une maladie fébrile, d'une infection urinaire de la mère, soit par *voie ascendante* à la suite d'une cervico-vaginite, d'une rupture prématurée des membranes.

Contamination postnatale

Souvent iatrogène (ponction veineuse, capillaire, etc.) favorisée par l'antibiothérapie à large spectre qui sélectionne des germes résistants et en permet la pullulation. Sa fréquence et sa gravité s'expliquent par le déficit immunitaire du nouveau-né, particulièrement marqué chez le prématuré.

Les germes en cause dans l'infection materno-fœtale, sont essentiellement : les streptocoques du groupe B, *Listeria monocytogenes*, les bacilles Gram négatif.

Signes essentiels

• Soit tableau grave d'emblée : fièvre, détresse respiratoire, troubles hémodynamiques, ictère précoce, purpura, éruption, hépatosplénomégalie.
• Soit anomalies du comportement qui sont les premiers signes d'alerte : geignement, pauses respiratoires, polypnée, difficultés pour boire, hypothermie, somnolence, hypotonie, ballonnement, vomissements, diarrhée.

Toute détresse respiratoire du nouveau-né peut être d'origine infectieuse, surtout s'il s'y associe des signes de choc.

Le plus souvent, enfant asymptomatique, mais critères de risque infectieux : fièvre maternelle, infection maternelle urinaire ou génitale, rupture des membranes précoce et/ou prolongée, souffrance fœtale aiguë inexpliquée, prématurité inexpliquée.

Examens paracliniques

• *Hémogramme :* anémie inexpliquée, chiffre de polynucléaires inférieur à 1 500 ou supérieur à 30 000. Thrombopénie. Parfois troubles de l'hémostase.
• *Syndrome inflammatoire* avec élévation de la C réactive protéine (supérieure à 15 mg/L) et de la procalcitonine (→).
• *Les examens bactériologiques* sont essentiels pour confirmer ou infirmer le diagnostic d'infection et décider de la thérapeutique. Réponses rapides (quelques heures) pour le liquide gastrique et le frottis placentaire. Importance des prélèvements

Éléments de surveillance

Chez tous les nouveau-nés dans un contexte infectieux :
• température ;
• fréquence, régularité, signes de lutte respiratoire ;
• troubles hémodynamiques : TA, pouls, temps de recoloration cutanée.

centraux : hémoculture et ponction lombaire (systématique).

Évolution et complications

Les complications infectieuses les plus graves sont : l'infection pulmonaire (+++ Strepto B) et le choc septique qui comportent un risque vital ; la méningite (Gram négatif) et les ostéo-arthrites qui comportent un risque de séquelles.

Traitement et pronostic

Traitement associant :

• un traitement antibiotique ;
• un traitement symptomatique des défaillances vitales : respiratoire et hémodynamique.

Indications du traitement antibiotique

D'emblée en cas de signes cliniques évocateurs d'infection ; en l'absence de signes cliniques, s'il existe 2 ou 3 critères anamnestiques de risque infectieux.

Secondairement en cas de positivité du liquide gastrique et/ou du placenta.

Critères d'arrêt précoce du traitement antibiotique

Enfant colonisé (absence de signes cliniques et prélèvements centraux négatifs). Poursuite du traitement si l'enfant a présenté des signes cliniques, en particulier hémodynamiques et/ou si les prélèvements centraux sont positifs.

Intérêt de la cinétique des marqueurs de l'inflammation en cas de doute

ANTIBIOTHÉRAPIE USUELLE CHEZ LE NOUVEAU-NÉ À TERME

DCI (NOM DU MÉDICAMENT)	DOSE UNITAIRE	NOMBRE D'INJECTIONS (SUIVANT L'ÂGE)
Amoxicilline *(Clamoxyl)*	50 mg/kg avant résultat de la PL	3 avant J7 ; 4 après J7 ou en cas de méningite bactérienne
Céfotaxime *(Claforan)*	50 mg/kg avant résultat de la PL	3 avant J7 ; 4 après J7 ou en cas de méningite bactérienne
Gentamicine *(Gentalline)*	4 mg/kg IV lent/1 heure	1 injection/j quel que soit l'âge

Indications :
Suspicion d'infections materno-fœtales (anamnèse obstétricale, état clinique du nouveau-né). Infections prouvées par les résultats bactériologiques.

Précautions d'emploi :
Association de 2 voire 3 antibiotiques (jamais de monothérapie). Voie IV quasi-exclusive. Ne pas poursuivre plus de trois jours les antibiothérapies inutiles (non confirmées par la bactériologie).

Effets secondaires :
Toxicité rénale et auditive des aminosides. Sélection de germes résistants dans la flore digestive dès le 3e jour de traitement.

Pronostic

Il est fonction du terrain (prématurité), de la précocité de la mise en route du traitement antibiotique et des complications (méningites).

INFECTIONS D'ORIGINE DENTAIRE

Les pathologies infectieuses regroupent les complications d'une infection pulpaire qui se propage au-delà des limites de l'apex dentaire.

Périodontites

C'est le premier stade de la propagation des bactéries aux structures péridentaires : le desmodonte et l'os périapical. Elles peuvent être aiguës ou chroniques.

Le stade aigu est caractérisé par l'apparition de douleur brutale, bien localisée et augmente à la percussion avec une mobilité de la dent causale.

Le stade chronique présente une symptomatologie frustre si ce n'est une nécrose pulpaire.

Abcès sous-périosté

Il fait suite à la périodontite aiguë, avec formation d'une collection purulente qui migre du périapex sous le périoste ou la muqueuse buccale.

Le traitement sera chirurgical par drainage de la collection suppurée, puis étiologique avec traitement endodontique de la dent causale associé ou non à une antibiothérapie en fonction des signes généraux.

Cellulites

Le processus infectieux envahit les tissus cellulaires (tissu conjonctif de remplissage entre les muscles et le squelette).

Elles peuvent être aiguës, chroniques ou diffuses, caractérisée par une tuméfaction arrondie aux limites imprécises modifiant le relief.

Elles présentent de nombreuses variétés cliniques en fonction de la topographie lésionnelle.

Un traitement mal conduit ou l'absence de traitement permet le passage à la chronicité avec constitution d'une collection suppurée qui se drainera à la muqueuse ou à la peau : c'est la fistulisation.

Sinusites d'origine dentaire

Elles font suite à des infections touchant les prémolaires et les molaires supérieures, les apex ayant des rapports étroits avec le sinus maxillaire.

Elles peuvent être d'évolution aiguë ou chronique.

Elles sont caractérisées par l'unilatéralité des signes cliniques, des douleurs aiguës, des sécrétions purulentes au niveau de l'ostium du sinus ou à l'inspection du pharynx. Les signes généraux peuvent être importants.

Le traitement passe par une antibiothérapie locale et générale, et le traitement de la dent causale.

Ostéites

C'est l'atteinte intra-osseuse d'un processus infectieux d'origine dentaire avec nécrose osseuse touchant principalement l'os cortical.

Le tableau clinique est dominé par une douleur vive, une tuméfaction locorégionale et des signes infectieux généraux. (La radiographie montre une tuméfaction osseuse autour de la dent causale.)

Le traitement concerne la dent causale avec une antibiothérapie générale.

Granulome

L'inflammation s'est limitée à l'espace périapical où elle provoque une réaction hyperplasique du tissu conjonctif avec participation épithéliale qui refoule légèrement le tissu osseux.

Kyste

Le granulome peut s'étendre et aboutir à la formation d'un kyste constitué par une membrane avec un contenu liquide. Un processus d'ostéite raréfiante permet à la lésion de se développer parfois considérablement. Toutefois, après l'exérèse, la reconstitution est totale et rapide.

L'ablation chirurgicale du kyste, comme du granulome, s'accompagne le plus souvent de l'ablation de l'extrémité radiculaire : il s'agit de la *résection apicale*.

INFECTIONS URINAIRES

Définition

C'est la présence de plus de 10^5 bactéries par mL dans les urines vésicales ou la présence de germes nosocomiaux même à une concentration plus faible.

Causes

Il s'agit le plus fréquemment de germes intestinaux infectant la vessie par voie ascendante. Toute cause de stase urinaire, d'irritation locale (lithiase urétérale, lésions gynécologiques), favorise la prolifération microbienne.

Les germes les plus fréquents sont : parmi les Gram – : le colibacille et le proteus, parmi les Gram + : le streptocoque D (entérocoque), le staphylocoque blanc. Les germes multirésistants : pyocyanique, serratia, providencia et la présence de *Candida* ne sont pas rares en milieu hospitalier chez les malades de réanimation, sondés ou ayant subi des explorations instrumentales. Le BK est recherché systématiquement dans les leucocyturies aseptiques ou en cas d'infection urinaire récidivante.

Signes essentiels

L'infection peut être asymptomatique ou au contraire être accompagnée d'un syndrome septicémique. La cystite (→) est fréquemment révélatrice, de même que les poussées de fièvre isolée chez l'enfant.

Une cystite aiguë banale n'impose pas l'ECBU, la bandelette multiréactive sera utilisée (négative, elle exclut le diagnostic de cystite aiguë).

Le diagnostic repose sur l'examen cytobactériologique des urines (→) qui doit être fait dans de parfaites conditions. Une pyurie est presque toujours présente, l'hématurie est fréquente.

L'infection urinaire est avant tout un symptôme.

- *chez le nourrisson et l'enfant*, elle impose d'emblée une enquête urologique ;
- *chez l'adulte*, une infection chez un homme ou un rebelle au traitement habituel fait rechercher toute cause de stase urinaire, de gîte infectieux (calcul

rénal ou vésical, diverticule vésical, rétention chronique sur adénome ; chez la femme, lésions gynécologiques). L'UIV et la cystographie pré-, per- et postmictionnelle ou l'uroscanner sont alors indispensables.

Traitement

Il vise à stériliser les urines (→ Agents antibactériens et infections urinaires). Son échec ou la récidive de l'infection signifient la présence d'une cause urologique ou la persistance d'une infection de voisinage (gynécologique chez la femme) à traiter en priorité.

L'antibiothérapie est débutée après avoir fait l'ECBU ; elle sera modifiée éventuellement selon le résultat de l'examen et l'absence d'évolution favorable au bout de 48 heures. La durée du traitement varie selon les protocoles : traitement monodose, 3 jours, 10 jours. L'ECBU de contrôle est fait 8 jours après l'arrêt de celui-ci et répété éventuellement suivant le contexte clinique. Pour certains cas d'infections à répétition, on préfère le traitement discontinu pendant plusieurs mois.

INFECTION URINAIRE DE L'ENFANT

Définition

Association d'une leucocyturie (supérieure ou égale à 10 000 leucocytes/mL = 10 leucocytes/mm^3) et d'une bactériurie composée d'une seule espèce bactérienne (supérieure ou égale à 10^5 colonies/mL).

Causes et mécanismes

Rarement, infection urinaire d'origine septicémique (période néonatale) ; le plus souvent, contamination par voie ascendante à partir du périnée (rôle favorisant d'une vulvo-vaginite, d'une oxyurose, des adhérences préputiales) ; uropathie malformative à rechercher systématiquement.

Signes essentiels

Dans l'infection urinaire basse : signes vésicaux (brûlures mictionnelles, dysurie, pollakiurie).

Dans la pyélonéphrite : fièvre, douleurs lombaires, signes digestifs, parfois hypertension artérielle, protéinurie.

Examens biologiques

- Bandelette réactive pour confirmer le diagnostic : négative, elle permet d'écarter le diagnostic ; en revanche une bandelette positive (présence de leucocytes et de nitrites) doit faire pratiquer un examen cyto-bactériologique d'urines.
- En cas de doute sur une souillure (plusieurs germes, bactériurie non significative) il est important de refaire un examen des urines avant de débuter le traitement antibiotique. Le recueil d'urines dans des conditions parfaites d'asepsie est cependant difficile chez les petits enfants n'ayant pas encore acquis le contrôle mictionnel. Actuellement, le sondage urétral est recommandé en cas de résultat positif sur les urines prélevées par poche.
  - Chez le petit garçon, difficultés à réaliser une toilette soigneuse en raison de fréquentes adhérences préputiales ou d'un phimosis.
  - Chez la petite fille, difficultés à poser un collecteur de façon aseptique.
  - Dans les 2 sexes, en l'absence de miction, le collecteur doit être changé toutes les 30 minutes, sinon risque de souillure par les germes périnéaux.
- Numération (leucocytose) ; bilan inflammatoire (CRP).

Explorations radiologiques (à la recherche d'une étiologie) ; échographie rénale quasi-systématique et cystographie rétrograde ou sus-pubienne en cas d'anomalie de l'échographie ou de pyélonéphrites répétées: dépistage du reflux vésico-urétéral et des uropathies malformatives.

> **✚ Éléments de surveillance**
> - Courbe thermique.
> - Tension artérielle.
> - Échographie rénale +/- cystographie

Évolution et complications

Évolution favorable dans l'infection urinaire basse malgré les récidives fréquentes possibles.

Une pyélonéphrite négligée peut être à l'origine d'un trouble de croissance du rein et d'insuffisance rénale ou d'hypertension artérielle à l'âge adulte. Récidives possibles en cas de traitement insuffisant ou d'uropathie sous-jacente.

Traitement et pronostic

Traitement

- Phase aiguë :
  - dans l'infection urinaire basse : traitement antibiotique oral (cotrimoxazole = *Bactrim* ou céfixime = *Oroken*) durant 3 à 5 jours ;
  - dans l'infection urinaire haute :
  - Avant 2 mois : traitement antibiotique intraveineux durant 5 à 7 jours : céphalosporine de 3e génération (céfotaxime ou ceftriaxone) + *Gentalline* les 48 premières heures.
  - Après 2 mois : traitement intraveineux durant 48 heures : céphalosporine de 3e génération (céfotaxime ou ceftriaxone) + *Gentalline* en cas de

septicémie ou d'uropathie malformative connue. Puis relais oral durant 8 à 10 jours.

– En cas d'infection par entérocoque : traitement par amoxicilline.

- Prévention des récidives :

  – cystites : traitement d'une oxyurose, bonne hygiène périnéale, boissons abondantes. Traitement d'éventuels troubles mictionnels (instabilité vésicale) ;

  – pyélonéphrites : en cas d'uropathie et/ou de reflux, l'intérêt de l'antibioprophylaxie, par dose faible de cotrimoxazole ou nitrofurantoïne, n'est pas démontré.

Pronostic

Il est fonction du retentissement rénal donc de la précocité d'un traitement efficace, et du type d'uropathie malformative s'il en existe une. Risque de séquelles à long terme d'autant plus grand que l'enfant est jeune.

INFECTIONS VIRALES NÉONATALES

Voir aussi *Embryo-fœtopathies virales et Sida de l'enfant*.

Définition

Infection virale transmise de la mère à l'enfant, soit par voie transplacentaire en fin de grossesse, soit au cours de l'accouchement, soit après la naissance (allaitement).

Causes et mécanismes

Les principaux virus responsables sont ceux de la *varicelle* (contractée par la mère en fin de grossesse), *l'herpès* (herpès récurrent ou primo-infection ; souvent asymptomatique), *l'hépatite B* (hépatite pendant la grossesse ou mère porteuse chronique du VHB).

Principaux signes

Date d'apparition variable.

- Dans les jours suivant la naissance :

  – varicelle néonatale : gravité en cas d'éruption maternelle dans les 5 jours précédant ou les 2 jours suivant la naissance (absence d'anticorps maternels protecteurs transmis), éruption classique, parfois nécrotique et hémorragique. Pneumonie interstitielle ; mortalité 30 % ;

  – herpès néonatal, méningo-encéphalite, hépatite.

- Dans les mois suivant la naissance : hépatite ou hépatopathie avec portage chronique du virus HB.

Examens paracliniques

Possibilité d'isolement du virus dans les lésions cutanées (varicelle) ou dans le LCR (herpès). Élévation de l'interféron dans le LCR en cas de méningo-encéphalite herpétique.

Traitement et pronostic

Varicelle néonatale

Traitement d'une varicelle périnatale chez la mère par acyclovir (*Zovirax*) 10-15 mg/kg/8 h IV. Chez le nouveau-né, lorsque la naissance survient dans la période critique (éruption maternelle 5 jours avant ou 2 jours après la naissance), traitement par acyclovir (*Zovirax*) 15 mg/kg/8 h IV pendant 5 jours.

Herpès néonatal

Pronostic très sévère malgré le traitement. Risques de contamination variables selon la pathologie maternelle : faibles en cas d'herpès récurrent sans poussée récente ; intermédiaires en cas d'herpès récurrent avec poussée récente ; majeurs en cas de primo-infection récente (asymptomatique dans 75 % des cas).

Sur le plan obstétrical, indication de césarienne à discuter ; désinfection vaginale à la *Bétadine*.

Prise en charge du nouveau-né : savonnage à la *Bétadine* ; éviter les effractions muqueuses (aspiration non traumatique) ; pommade ophtalmique *Zovirax* matin et soir pendant 5 jours.

Surveillance clinique et virologique du nouveau-né. Traitement curatif et éventuellement préventif par l'acyclovir IV.

Mesures préventives en cas d'infection maternelle connue : allaitement possible mais précautions +++ : lavage des mains, masque. Mesures identiques pour les membres du personnel soignant présentant des lésions d'herpès.

Hépatite B

Gravité mais prévention efficace. Sérologie obligatoire pendant la grossesse. En cas de positivité, injection de gammaglobulines spécifiques et 1re injection de vaccin avant 48 heures. Rappel à 1 mois, 2 mois et 1 an. Contre-indication à l'allaitement maternel si la mère est porteuse de l'antigène HBe ou de l'ADN viral (qui traduit une réplication virale active).

INHIBITEURS CALCIQUES

INHIBITEURS CALCIQUES		
(DCI) *NOM DU MÉDICAMENT*	PRÉSENTATION	POSOLOGIE
Nifédipine : *Adalate*	gél. à 10 mg cp LP à 20 mg	20 à 40 mg/24 h
Nicardipine : *Loxen*	cp à 20 mg et 50 mg LP	60 à 100 mg/24 h
Diltiazem : *Tildiem*	cp à 60 mg	180 mg/24 h
Monotildiem	cp à 200 mg LP et 300 mg LP	1 cp/24 h
Bitildiem	cp à 90 mg LP et 120 mg LP	2 cp/24 h
Vérapamil : *Isoptine*	cp à 40 et 120 mg	120 à 240 mg/24 h
Isoptine LP	cp à 240 mg/24 h	1 cp/24 h

Actions :

- vasodilatateurs artériels. Action antispastique coronaire. Diminution de la pression artérielle ;
- on distingue 2 classes d'anticalciques :

– les dihydropyridines *(Adalate, Loxen)* agissent peu sur la fréquence cardiaque ou sont tachycardisants, mais n'ont pas d'effet antiarythmique ;

– les autres inhibiteurs calciques *(Tildiem, Isoptine)* sont bradycardisants et antiarythmiques (→).

Indications :

- angor de tous types ; médicaments de première intention dans l'angor spastique ;
- hypertension artérielle ;
- pour l'*Isoptine* : prévention et traitement des tachycardies paroxystiques supraventriculaires et jonctionnelles et de certains troubles du rythme ventriculaire.

Contre-indications :

- pour *Adalate* et *Loxen* : allergie aux produits ;
- pour *Tildiem* et *Isoptine* : dysfonction sinusale, bloc auriculo-ventriculaire de haut degré non appareillé, insuffisance cardiaque congestive.

Effets secondaires :

- tachycardie pour *Adalate* et *Loxen* ;
- bradycardie excessive pour *Tildiem* et *Isoptine* ;
- allergie, œdèmes des chevilles avec *Adalate* et *Loxen ;*
- effet inotrope négatif surtout avec l'*Isoptine* (diminution de la contractilité myocardique).

Surveillance :

- pouls, pression artérielle, ECG réguliers en début de traitement et lors de l'augmentation des doses ; rechercher des signes cliniques d'insuffisance cardiaque.

INHIBITEURS DE L'ENZYME DE CONVERSION

INHIBITEURS DE L'ENZYME DE CONVERSION		
(DCI) *NOM DU MÉDICAMENT*	PRÉSENTATION	POSOLOGIE VOIE ORALE
Captopril : *Lopril*	cp à 25 et 50 mg	25 à 150 mg/24 h
Enalapril : *Rénitec*	cp à 5 et 20 mg	5 à 20 mg/24 h
Ramipril : *Triatec*	cp 1,25 mg/2,5 mg/5 mg	1,25 mg à 10 mg/24 h

Périndopril : *Coversyl*	cp à 2 et 4 mg, 8 mg	2 à 8 mg/24 h
Fosinopril : *Fozitec*	cp à 10 et 20 mg	10 à 20 mg/24 h

Action :
- les inhibiteurs de l'enzyme de conversion (IEC) bloquent la synthèse de l'angiotensine II qui est un puissant vasoconstricteur artériel ; l'angiotensine II permet également la synthèse d'aldostérone qui favorise la rétention hydrosodée ;
- les IEC sont donc des vasodilatateurs artériels et diminuent la rétention hydrosodée par inhibition de la synthèse d'aldostérone.

Indications :
- hypertension artérielle ;
- insuffisance cardiaque congestive ;
- traitement du postinfarctus ;
- néphropathie diabétique ;

Remarque : pour les 3 dernières indications citées, seuls certains IEC ont obtenu l'autorisation de mise sur le marché.

Contre-indications :
- insuffisance rénale évoluée ;
- sténose bilatérale des artères rénales ;
- hyperkaliémie.

Effets secondaires :
- hypotension artérielle ;
- hyperkaliémie ;
- aggravation d'une insuffisance rénale ;
- toux sèche de mécanisme mal connu pouvant entraîner l'arrêt du traitement.

Précautions et surveillance :
- débuter le traitement à faible dose et augmenter progressivement surtout dans l'insuffisance cardiaque ;
- surveiller régulièrement la fonction rénale et la kaliémie en particulier en cas d'association à des diurétiques ou en cas de déshydratation. Le risque est la survenue d'une insuffisance rénale aiguë.

INSÉMINATION ARTIFICIELLE

Voir *Procréation médicalement assistée*.

INSOMNIES

Le diagnostic d'insomnie répond à 2 critères :

- une plainte concernant un mauvais sommeil (difficultés d'endormissement, réveils nocturnes, sommeil peu réparateur ....);
- un retentissement sur la qualité de la forme du lendemain (somnolence, irritabilité, céphalées, fatigue,...).

C'est un symptôme fréquent, la plupart des insomnies sont transitoires et occasionnelles en rapport avec un événement particulier.

L'insomnie chronique se répète au moins 3 fois par semaine et ce durant plus de 3 mois.

Il faut en trouver la cause afin de la traiter.

Insomnie primaire

L'insomnie apparaît comme le symptôme unique ou dominant.

Elle peut survenir à la suite d'un surmenage et masque souvent une anxiété ou un syndrome dépressif (insomnie de la deuxième moitié de la nuit).

Elle fait suite à une cause repérable qui a déstructuré le sommeil mais qui ensuite évolue d'elle-même (une fois la cause disparue), autoentretenue par les comportements de l'insomniaque.

Insomnies secondaires

Les affections psychiatriques représentent la grande majorité des causes : troubles anxieux (l'anxiété est la pire ennemie du sommeil), troubles de l'humeur (dépressions, manie), psychose aiguë, ...

Les autres causes sont :

- *l'absorption de substances excitantes* (café, alcool, tabac, amphétamines, cocaïne ; anorexigènes, extraits thyroïdiens, corticoïdes, isoniazide),
- *les douleurs* aiguës ou chroniques qu'elle qu'en soit la cause. Les douleurs inflammatoires sont souvent à l'origine d'insomnies,
- *les maladies* cardiaques (insuffisance cardiaque),
- *les maladies neurologiques* (syndrome des jambes sans repos, mouvements périodiques nocturnes, maladie de Parkinson),
- les maladies respiratoires : syndromes d'apnée du sommeil,
- la période des règles, la fin de grossesse.

Traitement

Le traitement est celui de la cause : dépression, apnée, sevrage médicamenteux... Il faut parfois recourir à un enregistrement plus ou moins sophistiqué du sommeil pour ajuster le traitement.

Il importe également d'éduquer le patient sur l'hygiène de sommeil :

• reconnaître ses signaux de sommeil (baillements, engourdissement, froid) et se coucher lorsqu'ils apparaissent,
• éviter les excitants en trop grande quantité surtout passées 16 h,
• ne pas fumer et/ou boire d'alcool le soir,
• éviter les activités sportives intenses le soir (footing à 20 h),
• préférer des activités relaxantes 2 h avant le coucher,
• ne se mettre au lit que pour dormir ou pour l'activité sexuelle (ne pas y travailler, y manger, etc..),
• faire le bilan de la journée 1 h avant de se mettre au lit et pas au coucher,
• ne pas dramatiser une nuit d'insomnie (cela arrive) car l'anxiété risque de fixer et d'entretenir le symptôme.

Les antidépresseurs sédatifs à très petite dose peuvent être utiles dans les réveils nocturnes ou précoces.

L'utilisation d'hypnotiques (zolpidem, zopiclone, benzodiazépines) doit rester ponctuelle. Attention à la ritualisation de la prise d'hypnotique avec risque de pharmacodépendance.

Le traitement des insomnies peut être effectué grâce à différents types d'hypnotiques : voir tableaux ci-dessous.

Hypnotiques

BENZODIAZÉPINES		
BENZODIAZÉPINES D'ACTION PROLONGÉE		
Nitrazépam *Mogadon*	Demi-vie = 23 heures	cp séc. 5 mg
Estazolam *Nuctalon*	Demi-vie = 17 heures	cp séc. 2 mg
Flunitrazépam [(1)] *Rohypnol*	Demi-vie = 19 heures	cp séc. 1 mg
BENZODIAZÉPINES D'ACTION INTERMÉDIAIRE		
Loprazolam *Havlane*	Demi-vie = 8 heures	cp séc. 1 mg
Lormétazépam *Noctamide*	Demi-vie = 10 heures	cp séc. 1 mg cp séc. 2 mg
Témazépam *Normison*	Demi-vie = 5 à 8 heures	caps. molles 10 mg caps. molles 20 mg

(1) Hypnotique le plus recherché par les toxicomanes, qui l'utilisent souvent en association à l'alcool.

Contre-indications :
• Hypersensibilité connue aux benzodiazépines (très rare).
• Insuffisance respiratoire, apnées du sommeil, myasthénie.

Effets indésirables :
Voir *Anxiolytiques* (benzodiazépines).

CYCLOPYRROLONES		
Zopiclone *Imovane*	Demi-vie = 5 à 7 heures	cp séc. 7,5 mg

Contre-indications :
• Hypersensibilité connue à la zopiclone, insuffisance respiratoire sévère, insuffisance hépatique sévère.
• Grossesse et enfant < 15 ans (innocuité non établie).

IMIDAZOPYRIDINES		
Zolpidem (hémitartrate) *Stilnox* *Ivadal*	Demi-vie = 2 à 3 heures	cp séc. 10 mg
Contre-indications : • Grossesse et allaitement, enfant < 15 ans (innocuité non démontrée). • Hypersensibilité connue. • Insuffisance respiratoire, hépatique sévère, apnée du sommeil, myasthénie.		

PHÉNOTHIAZINES		
PHÉNOTIAZINES SEULES		
prométhazine *Phénergan*	Demi-vie = 10-15 heures	Cp.25 mg Sirop à 0,1 % (attention contient de l'alcool)
Doxylamine *Donormyl*	Demi-vie = 10 heures	cp séc. 15 mg cp effervescent 15 mg
Niaprazine *Nopron*		sirop : 150 mL avec 2 mesures graduées de 2,5 mL (7,5 mg) et de 5 mL (15 mg)
Alimémazine *Théralène*	Demi-vie variable	cp séc. 5 mg sirop : fl. de 150 mL à 2,5 mg par c à c gouttes (contient de l'alcool) : fl. de 30 mL à 1 mg/goutte
PHÉNOTHIAZINES ASSOCIÉES (2)		
Acéprométazine : 10 mg Méprobamate : 400 mg *Mépronizine*	Demi-vie = 6 à 16 heures	cp séc.
PHÉNOTIAZINES + ANTIHISTAMINIQUE + BENZODIAZÉPINE		
Clorazépate dipotassique : 10 mg Acéprométazine : 7,5 mg Acépromazine : 0,75 mg *Noctran*		cp séc.
Contre-indications : • Risque de glaucome par fermeture de l'angle ou de rétention urinaire par obstacle urétro-prostatique. • Antécédents d'hypersensibilité ou d'intolérance aux différents produits. • Insuffisance respiratoire, apnées du sommeil, myasthénie (*Mépronizine* et *Noctran*). • Porphyries (*Mépronizine*). • Nourrissons de moins d'un an à risque d'apnée. • Enfants de moins de trois ans (pour la niaprazine).		

INSUFFISANCE ANTÉHYPOPHYSAIRE (IAH)

Définition

On réunit sous ce terme tous les tableaux résultant de l'insuffisance de sécrétion d'une ou de plusieurs hormones hypophysaires.

Causes et mécanismes

Il faut distinguer deux types de causes :

- *les atteintes hypophysaires directes*, telle une nécrose ou une tumeur de l'hypophyse ;
- *les atteintes suprahypophysaires* ou hypothalamiques responsables d'IAH :
  - tumeurs : craniopharyngiome, gliome, pinéalome ;
  - infiltration : sarcoïdose, tuberculose, histiocytose, infiltration lymphocytaire (hypophysite), hémochromatose, amylose…

Parfois, on ne retrouve aucune étiologie, l'origine du dysfonctionnement pouvant être hypothalamique, organique ou fonctionnelle.

Signes cliniques

Chez l'enfant, le tableau est dominé par un nanisme (→) et un impubérisme.

Chez l'adulte, le tableau complet est très évocateur et correspond aux répercussions des diverses hormones sécrétées par l'hypophyse :

- pâleur importante avec peau sèche, fine et lisse, et cheveux très fins, ongles cassants, striés ;
- aménorrhée ou impuissance avec dépilation diffuse et atrophie des organes génitaux externes ;
- hypothermie, ralentissement psychomoteur, constipation, mais sans infiltration cutanée ;
- asthénie, troubles digestifs, hypoglycémie, mais sans mélanodermie. Parfois, galactorrhée si la prolactine est augmentée.

Examens complémentaires

Les explorations doivent être menées avec prudence et sous surveillance, car il s'agit de malades fragiles.

L'anémie est constante et *l'hyponatrémie* est un signe d'importance majeure, souvent très profonde.

L'axe thyréotrope est étudié par dosage de la T_3 et de la T_4 qui sont basses, avec une TSH basse ne répondant pas à la TRH.

L'axe gonadotrope est exploré par les dosages d'hormones périphériques : progestérone et œstradiol ou testostérone, qui sont bas, et par le test à la LH-RH qui montre une absence de réponse de la FSH et de la LH. Le test au *Clomid est également négatif.*

L'axe corticotrope est étudié par le dosage du cortisol plasmatique et urinaire. Ces paramètres sont abaissés et les tests de stimulation (test au *Synacthène,* test à la métopirone, test à la lysine-vasopressine) sont négatifs.

En revanche, l'aldostérone est le plus souvent normale car peu dépendante de l'ACTH.

L'hormone de croissance ne répond pas à la stimulation par l'arginine ou le glucagon ; le test à l'insuline est dangereux du fait de la forte sensibilité à l'hypoglycémie de ces malades.

La prolactine peut être augmentée (responsable d'aménorrhée et de galactorrhée) soit par un adénome sécrétant de la prolactine, soit par atteinte suprasellaire avec rupture des connexions hypothalamo-hypophysaires. Dans les autres cas elle est normale ou basse.

À ces explorations s'ajoutent les examens à visée étiologique : radio de selle turcique, scanner hypophysaire et hypothalamique, IRM.

Dans les IAH par atteinte suprasellaire, hypothalamique, les hormones antéhypophysaires (FSH/LH, TSH, ACTH) sont basses à l'état basal mais sont stimulables par les tests dynamiques ; le test à la TRH (→), le test à la LHRH (→) sont parfois positifs. Cette réponse positive permet de distinguer les atteintes hypophysaires des atteintes suprahypophysaires.

Évolution et complications

L'évolution spontanée peut être très prolongée, car le risque de décompensation surrénalienne est retardé par l'absence habituelle d'insuffisance en aldostérone et par le déficit thyréotrope qui diminue les besoins métaboliques.

Cependant une complication domine : c'est le coma hypopituitaire. Il peut être déclenché par un stress, une affection intercurrente, un traitement diurétique, etc.

C'est un coma d'apparition rapide, calme, hypothermique, pâle, avec pouls rapide et hypotension. Cependant de nombreuses variantes sont possibles : hyperthermie, tension artérielle normale, coma hypoglycémique (*cf.* illustration).

Traitement et pronostic

Le traitement est substitutif à vie.

+ Éléments de surveillance

Ils reposent sur la clinique: l'état général et les symptômes propres à chaque axe.

Biologiquement, la surveillance se fait sur l'ionogramme sanguin. Les dosages hormonaux permettent la surveillance du traitement.

Éducation du patient

- Prévenir le patient que l'insuffisance hypophysaire oblige à ne jamais arrêter le traitement.
- L'adaptation des doses d'hydrocortisone est impérative : doubler les doses en cas de stress, de fatigue anormale, de maladie fébrile, de préparation à une intervention chirurgicale. En cas d'effort physique prolongé, surtout en climat chaud et humide, boire abondamment et absorber des comprimés de sel.
- Les doses de thyroxine ne se modifient pas habituellement.
- Le traitement du déficit en hormones sexuelles est normalement stable.

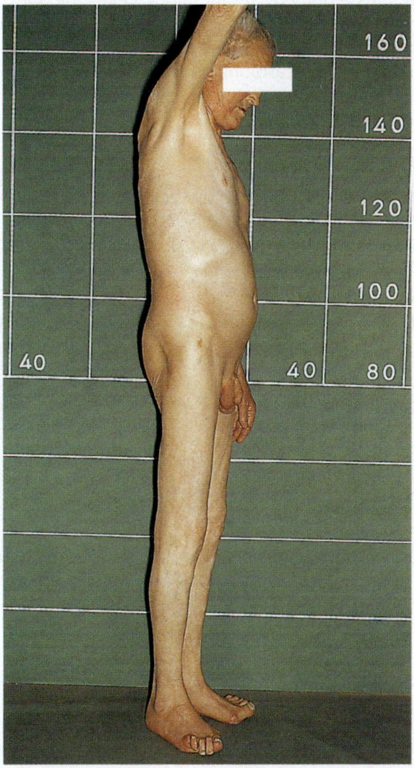

Insuffisance antéhypophysaire : pâleur et dépilation.

Il faut toujours débuter par l'hydrocortisone, à environ 20 mg/j. Il est parfois nécessaire d'y adjoindre de la 9 α-fluorohydrocortisone.

Ce traitement doit être adapté en cas de stress comme dans l'insuffisance surrénale primitive (doublement des doses d'hydrocortisone).

L'hormonothérapie thyroïdienne par thyroxine ne sera commencée qu'après obtention d'un bon équilibre surrénalien.

Le traitement substitutif gonadique repose :

- *chez l'homme sur la testostérone retard (Androtardyl)* ;
- *chez la femme sur le 17β-œstradiol associé à un progestatif*. En cas de désir de grossesse, l'induction de l'ovulation par gonadotrophines peut être proposée.

Le déficit en GH ne sera obligatoirement corrigé que chez l'enfant ayant un retard de croissance important. Il repose sur l'hormone de croissance humaine obtenue par génie génétique.

Le traitement du coma hypopituitaire repose sur l'hormonothérapie surrénalienne par voie parentérale, puis thyroïdienne par sonde gastrique, si besoin associée au resucrage prolongé.

L'éducation du malade est le meilleur garant d'un bon pronostic à long terme.

INSUFFISANCE AORTIQUE

Définition

Valvulopathie caractérisée par un reflux du sang de l'aorte vers le ventricule gauche pendant la diastole.

Causes et mécanismes

La cause la plus fréquente est le rhumatisme articulaire aigu ; les autres causes sont : l'endocardite infectieuse, la dissection aortique, la spondylarthrite ankylosante, les traumatismes thoraciques, les dystrophies du tissu conjonctif et certaines cardiopathies congénitales. L'insuffisance aortique entraîne une surcharge diastolique du ventricule gauche.

L'insuffisance aortique peut être chronique et entraîne alors une dilatation progressive du ventricule gauche ; la tolérance est bonne jusqu'à un certain degré d'évolution.

Elle peut être aiguë et est généralement moins bien tolérée avec des signes d'insuffisance ventriculaire gauche sévère ; une décision chirurgicale en urgence peut être prise.

Signes essentiels

Cliniques : à l'auscultation est retrouvé le souffle diastolique au foyer aortique qui signe le diagnostic. On peut également retrouver : un souffle systolique d'accompagnement, un claquement méso-systolique, un roulement présystolique de Flint. Le reste de l'examen retrouve des signes périphériques : élargissement de la différentielle tensionnelle par diminution du chiffre diastolique ; pouls périphériques amples, bondissants ; « danse des artères » bien visible au cou.

Paracliniques :

- *radiologiques :* hypertrophie ventriculaire gauche, dilatation modérée de la partie initiale de l'aorte ;
- *électriques :* surcharge ventriculaire gauche de type diastolique, bloc de branche gauche incomplet ;
- *échographiques avec Doppler :* permet de préciser le mécanisme de la fuite, de mesurer la dilatation éventuelle de l'aorte ascendante et de l'anneau aortique ; on mesure également les diamètres du ventricule gauche en systole et en diastole ; le Doppler permet une quantification de l'importance de la fuite ;
- *hémodynamiques :* le cathétérisme gauche montre une forte élévation des pressions télédiastoliques ventriculaires gauches et l'angiocardiographie précise l'état des valvules aortiques et l'importance de la régurgitation dans le ventricule gauche.

Évolution

Spontanément, l'insuffisance aortique chronique importante se fait vers la dilatation du ventricule gauche et l'insuffisance ventriculaire gauche.

Les fuites aortiques aiguës importantes sont d'évolution rapidement défavorable en l'absence de chirurgie.

La greffe d'endocardite est fréquente.

Traitement

Fuites peu importantes et stables échographiquement et cliniquement : traitement médical (diurétiques, digitaliques, vasodilatateurs) afin de prévenir la dilatation du ventricule gauche et la survenue d'une insuffisance cardiaque.

Fuite importante avec dilatation progressive du ventricule gauche ou fuite aiguë massive : traitement chirurgical avec remplacement valvulaire aortique.

Prophylaxie systématique de l'endocardite (→ Endocardites).

INSUFFISANCE CARDIAQUE GLOBALE

Définition

L'insuffisance cardiaque globale correspond à l'association d'une insuffisance ventriculaire gauche (→) à une insuffisance ventriculaire droite (→).

Causes et mécanismes

L'insuffisance cardiaque globale peut être réalisée par l'association d'une décompensation ventriculaire droite venant compliquer une insuffisance gauche ; les étiologies étant alors celles de l'insuffisance ventriculaire gauche. Mais l'insuffisance cardiaque peut être d'emblée globale : c'est surtout le cas dans les cardiomyopathies dilatées non obstructives primitives ou secondaires, à débit cardiaque abaissé ou élevé.

Signes essentiels

Cliniques : le tableau clinique réalisé associe les signes de l'insuffisance ventriculaire gauche et droite, à un degré variable en fonction de l'étiologie.

Paracliniques : les examens complémentaires sont les mêmes que dans les insuffisances isolées.

+ Surveillance

Dans tous les cas, elle repose sur les courbes quotidiennes de poids, de pouls, de tension artérielle, de diurèse et de température. On pratiquera également de façon répétée des ionogrammes sanguins et urinaires, des électrocardiogrammes et des radiographies pulmonaires. Cette surveillance permet d'apprécier l'efficacité du traitement et de l'adapter en fonction des résultats.

Évolution

Elle est progressive, par poussées, souvent déclenchées par un trouble du rythme cardiaque, une infection, un arrêt intempestif du traitement ou une erreur de régime ; enfin une embolie pulmonaire de diagnostic difficile sur ces terrains peut également précipiter l'évolution.

Traitement

Le traitement de base est le même que dans les insuffisances gauche ou droite isolées. Un traitement étiologique sera pratiqué chaque fois que possible.

INSUFFISANCE CARDIAQUE DU NOURRISSON

Définition

Impossibilité pour la pompe cardiaque d'assurer une circulation systémique et/ou pulmonaire efficace.

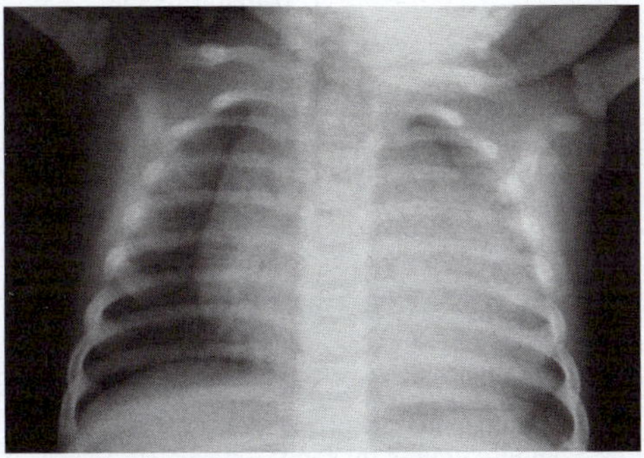

Radiographie du thorax : volumineuse cardiomégalie.

Causes et mécanismes

- Soit débit cardiaque diminué :
  - défaillance myocardique : myocardite virale, myocardiopathie d'origine métabolique, trouble du rythme, anomalie congénitale des coronaires,
  - obstacle au fonctionnement du ventricule gauche : coarctation de l'aorte.
- Soit débit cardiaque excessif : communication anormale entre les 2 circulations droite et gauche avec surcharge pulmonaire (communication interventriculaire le plus souvent).

Signes essentiels

Détresse respiratoire, polypnée, tachycardie, hépatomégalie, prise de poids excessive.

Palpation des pouls et mesure systématique de la tension artérielle comparée aux membres supérieurs et inférieurs (asymétrie en cas de coarctation de l'aorte).

Bilan paraclinique

- Radio : cardiomégalie.
- ECG : troubles du rythme.
- Ionogramme sanguin, calcémie.
- Échographie : confirmation de l'insuffisance cardiaque (fonction ventriculaire) et diagnostic étiologique (*cf.* illustration).

Éléments de surveillance

- Fréquence respiratoire.
- Pouls.
- Tension artérielle.
- Diurèse.
- Courbe de poids.

Évolution et complications

L'évolution est fonction de l'étiologie : rapidement favorable dans les troubles du rythme essentiels ; grave dans la myocardite ; dans les cardiopathies congénitales, elle varie suivant le caractère opérable ou non de la malformation.

Traitement

- *À la phase aiguë* :
  - diurétiques (furosémide) ; 2 mg/kg à répéter plusieurs fois si besoin ;
  - restriction des apports en eau et sodium ;
  - oxygène, éventuellement assistance respiratoire ;
  - traitement tonicardiaque per os (*Digoxine* : 150 à 250 µg/m^2/j en 2 ou 3 prises), ou IV : (*Dobutamine* 5 à 10 µg/kg/min) ;
  - traitement vaso-dilatateur per os (*Captopril* : 30 à 75 mg/m^2/j en 3 prises) ou IV : *Trinitrine* 1 à 5 µg/kg/min ;
  - réduction d'un éventuel trouble du rythme +++, tachycardie supra-ventriculaire (digoxine).
- *Après stabilisation*, poursuite du traitement antidiurétique ; traitement tonicardiaque par digoxine ; traitement vasodilatateur, *Lopril* ou *Renitec*.

INSUFFISANCE HÉPATIQUE

Définition

Il s'agit des manifestations cliniques et biologiques traduisant l'incapacité fonctionnelle du foie.

Causes et mécanismes

La plupart des affections hépatiques peuvent entraîner une insuffisance hépatique : cirrhose (→) ; hépatites (virales, toxiques, médicamenteuses) ; cholestases prolongées, etc.

Les aspects anatomiques sont variables : nécrose hépatocellulaire majeure ou au contraire minime.

Signes essentiels

Deux tableaux s'opposent :

- *un tableau aigu*, d'installation brutale et d'évolution souvent rapide comme dans l'hépatite virale grave (→ Hépatite fulminante) ;
- *un tableau chronique*, comme dans certaines cirrhoses, parfois déclenché par une infection, une

hémorragie, une erreur diététique (régime trop salé) ou thérapeutique (médicaments sédatifs).

Cliniques

Les signes d'insuffisance hépatique sont : angiomes stellaires, érythrose palmaire, ictère d'intensité variable, ongles blancs, hippocratisme digital, astérixis, hypogonadisme, gynécomastie, *fœtor hepaticus* (odeur de pomme pourrie de l'haleine). L'état général est altéré avec asthénie et anorexie. Tachycardie et fièvre sont fréquentes et ne traduisent pas toujours la présence d'un foyer infectieux. Des troubles neuropsychiques sont possibles (→ Encéphalopathie hépatique). L'ascite s'observe lorsqu'une hypertension portale est associée à l'insuffisance hépatique. Des hémorragies digestives sont possibles, de mécanismes multiples : hypertension portale, ulcères aigus ou chroniques, troubles de la coagulation.

Examens complémentaires : ils peuvent être schématisés selon le tableau ci-dessous.

✚ Éléments de surveillance

- *Cliniques* :
- conscience ;
- *flapping tremor* (asterixis) ;
- hémorragie ;
- ascite ;
- diurèse.
- *Biologiques* : TP, facteur V, bilirubine, ionogramme, etc.

Évolution et complications

Les principales complications sont l'infection, l'hémorragie, le coma, l'insuffisance rénale (parfois déclenchée par un abus de diurétiques ou des ponctions d'ascite trop abondantes).

Traitement et pronostic

• *Dans les formes aiguës*, le traitement est symptomatique ; certaines méthodes d'épuration sont à l'étude dans des centres de réanimation spécialisés (foie artificiel). Dans l'hépatite fulminante (→), le traitement repose sur la transplantation en urgence.

• *Dans les formes chroniques,* le régime est, si possible, hypercalorique, mais pas trop riche en protides. On lutte contre l'hyperammoniogenèse par des antibiotiques intestinaux ou le *Duphalac*.

Le pronostic est sévère, surtout dans les formes aiguës (80 % de mortalité dans l'hépatite virale grave).

Le traitement le plus efficace est la transplantation hépatique, réservé à des cas particuliers et dans des centres spécialisés.

Examens complémentaires dans l'insuffisance hépatique

BILAN HÉPATIQUE	AUTRES EXAMENS ÉVENTUELS
Albuminémie : ↓ Taux de prothrombine : ↓ Cholestérol : ↓ Bilirubine : ±↑ Phosphatases alcalines : ±↑ Transaminases : ±↑ Électrophorèse des protéines	Urée (souvent basse), créatinine, ionogrammes sanguins et urinaires α-fœtoprotéine (recherche d'un carcinome hépatocellulaire) Hémocultures Ponction d'ascite NFS Hémostase

INSUFFISANCE MÉDULLAIRE

Définition

C'est l'insuffisance de production des précurseurs des éléments figurés du sang.

L'insuffisance médullaire peut porter sur une lignée : érythroblastopénie (→), neutropénie centrale (→), thrombopénie centrale (→). Elle peut être pure (aplasie) ou secondaire à un envahissement ou à une myélodysplasie (→).

Causes

Aplasie :

- toxique : médicaments antinéoplasiques, antiépileptiques, sels d'or, arsenicaux, antithyroïdiens ;
- irradiation ;
- génétique : maladie de Fanconi (→) ;
- virale ;
- complications d'une hémolyse corpusculaire (→) ;
- état préleucémique, thymome ;
- idiopathique.

Envahissement :

- métastases cancéreuses ;
- leucémies aiguës, myélodysplasies ;
- hémopathies lymphoïdes, myélome ou Waldenström.

Fibrose : fibrose médullaire.

Signes cliniques et paracliniques

Les signes sont ceux de la maladie en cause et ceux traduisant les déficits des lignées sanguines.

Le diagnostic repose sur :

- le caractère arégénératif (central) de l'anémie, l'absence de réticulocytes ;
- le myélogramme (→) et la biopsie médullaire (→) permettent de préciser la cause ;

• si besoin, l'épreuve au fer radioactif (→), la mesure de la durée de vie des plaquettes (→) précisent si le trouble est uniquement quantitatif ou également qualitatif.

Pronostic

Le pronostic repose sur l'étiologie, la profondeur de l'atteinte, l'effet du traitement.

Traitement

Spécifique chaque fois que c'est possible : chimiothérapie anticancéreuse, suppression des médicaments myélotoxiques, immunosuppresseurs.

Contre l'anémie :

• transfusion de CGR en prévenant les accidents ;
• androgènes ;
• érythropoïétine.

Contre la granulopénie : un traitement lourd et adapté n'est nécessaire qu'en cas d'infection.

Contre la thrombopénie :

• correction des hémorragies, transfusion de concentrés plaquettaires ;
• proscription des injections IM, d'aspirine et des ponctions diverses.

La greffe de moelle est envisagée lorsque le pronostic vital est en jeu, à plus ou moins brève échéance, dans les aplasies primitives graves, aiguës ou chroniques.

INSUFFISANCE MITRALE

Définition

Reflux de sang du ventricule gauche dans l'oreillette gauche pendant la systole.

Causes et mécanismes

Congénitales : présence d'une fente sur la grande valve mitrale, souvent associée à une communication interauriculaire de type *ostium primum*.

Par ballonisation des valves (→ Prolapsus valvulaire mitral) : exagération de l'amplitude du mouvement de la valve mitrale, dont une partie bombe dans l'oreillette gauche en systole, ce qui provoque une fuite valvulaire.

Acquises :

• rhumatisme articulaire aigu ;
• endocardites bactériennes ;
• cardiopathies ischémiques (infarctus du myocarde), rupture ou dysfonctionnement de pilier mitral.

Fonctionnelles : l'insuffisance mitrale est due à une dilatation de l'anneau, du fait d'une dilatation ventriculaire gauche.

Les conséquences hémodynamiques d'une fuite mitrale importante sont l'augmentation du volume diastolique intraventriculaire gauche (pour conserver l'éjection systolique aortique) et l'augmentation de la pression intra-auriculaire gauche.

Signes cliniques

Recherche de palpitations, de dyspnée.

L'auscultation cardiaque révèle un souffle holosystolique à la pointe, irradiant vers l'aisselle et le bord gauche du sternum.

Signes paracliniques

La radiographie pulmonaire montre les signes de dilatation ventriculaire gauche et auriculaire gauche.

L'électrocardiogramme montre :

• une hypertrophie ventriculaire gauche ;
• et, en rythme sinusal, l'hypertrophie auriculaire gauche.

L'écho-Doppler cardiaque :

• l'échographie bidimensionnelle étudie le mécanisme de la fuite mitrale, permet de mesurer les dimensions des cavités cardiaques gauches ;
• le Doppler couleur étudie la direction du jet d'insuffisance mitrale et estime l'importance de la fuite ;
• l'échographie transœsophagienne permet une analyse très précise des structures mitrales en vue de proposer une éventuelle réparation chirurgicale de la valve (plastie mitrale), plutôt qu'un remplacement valvulaire.

Le cathétérisme précise les pressions droites (qui sont élevées), la pression capillaire pulmonaire élevée et de morphologie caractéristique.

L'angiographie ventriculaire gauche visualise la régurgitation mitrale et permet de la chiffrer.

Complications

Il s'agit de :

• œdème pulmonaire ;
• insuffisance cardiaque globale ;
• endocardite ;
• troubles du rythme et accidents thrombo-emboliques ;
• association à d'autres valvulopathies dans le cadre de la maladie rhumatismale.

Traitement

Fuite mitrale modérée et stable : traitement médical comportant des diurétiques, des digitaliques et des vasodilatateurs afin de prévenir la dilatation ventriculaire gauche.

Fuite importante aiguë ou dilatation progressive du ventricule gauche. Il existe deux possibilités chirurgicales : soit la plastie mitrale avec mise en place d'un anneau de Carpentier et permettant ainsi de réparer la valve sans mise en place d'une prothèse valvulaire, soit le remplacement valvulaire mitral par bioprothèse ou prothèse mécanique.

Prophylaxie de l'endocardite.

INSUFFISANCE RÉNALE AIGUË

Voir *Anurie*.

INSUFFISANCE RÉNALE CHRONIQUE

C'est l'aboutissement de toutes les néphropathies chroniques. L'évolution vers le stade terminal de l'IRC dépend de la néphropathie initiale : quelques mois ou années pour les glomérulopathies, plusieurs dizaines d'années pour les néphropathies interstitielles. Quelle que soit la cause, il existe des signes cliniques et des désordres humoraux complexes identiques réalisant le mal de Bright.

La prise en charge du patient par un néphrologue est indispensable dès que la clairance de la créatinine (→) devient inférieure à 50 mL/min pour identifier la cause de l'IRC, les moyens pour ralentir sa progression et traiter les complications qui lui sont liées, préparer à l'épuration extrarénale.

Signes cliniques

Les signes généraux et digestifs : l'asthénie, l'anorexie, les nausées, les vomissements n'apparaissent qu'au stade avancé de l'IRC.

Les signes cardio-vasculaires : l'HTA est plus fréquente et plus précoce dans les néphropathies glomérulaires. Elle se complique d'insuffisance cardiaque globale, favorise l'insuffisance coronarienne et la survenue d'accidents vasculaires cérébraux.

La péricardite apparaît au stade terminal, elle est révélée par des douleurs, de la fièvre, un frottement, elle impose une dialyse itérative. En fait, ces complications sont prévenues par le début relativement précoce de la dialyse.

Signes ostéo-articulaires : c'est sur les radiographies du squelette que sont recherchés les signes d'ostéomalacie (→) et d'hyperparathyroïdisme. Les dépôts calcaires cornéens sont recherchés cliniquement et à l'examen à la lampe à fente.

Signes neurologiques : c'est par la mesure de la vitesse de conduction nerveuse que l'on recherche et surveille une polynévrite. Les troubles de la conscience accompagnent les hyperazotémies importantes, les troubles hydroélectrolytiques, les HTA malignes (→), tous prévenus, là aussi, par la mise en route de la dialyse.

Signes hématologiques : l'anémie normochrome, normocytaire, arégénérative, constante, majore l'asthénie. Elle est due à une insuffisance de production et à des pertes excessives (hémolyse, hémorragies, prélèvements sanguins). L'érythropoïétine prescrite dès le stade de prédialyse permet de maintenir l'hémoglobine au-dessus de 11 g/dL (Recommandations européennes).

Signes endocriniens : l'aménorrhée chez la femme, l'asthénie génitale et l'oligospermie chez l'homme sont fréquents.

Signes biologiques

La rétention azotée : l'élévation de l'urée dépend, outre de la valeur fonctionnelle du rein, de la ration protidique, du catabolisme azoté, de l'état d'hydratation. C'est donc sur la clairance de la créatinine (→) que l'on apprécie la filtration glomérulaire. L'élévation parallèle du taux d'acide urique peut s'accompagner de crise goutteuse.

L'hyperkaliémie : une diurèse réduite, l'acidose, l'hypercatabolisme, un régime riche en potassium en sont la cause. La surveillance se fait sur l'ECG et les ionogrammes (→ Kaliémie [troubles de la]).

L'hypokaliémie : des pertes digestives, un traitement diurétique en sont la cause.

Les troubles de l'eau et du sodium : une déshydratation extracellulaire ou une hyperhydratation globale sont dues à un mauvais équilibre entre entrées (apport alimentaire) et sorties (perte de sel obligatoire).

L'acidose métabolique : l'impossibilité d'éliminer les ions H^+ apportés par l'alimentation se traduit par une baisse du taux de bicarbonate jusqu'à 17 mmol/L, puis du pH.

Troubles du métabolisme phosphocalcique : la rétention de phosphates, l'absence de synthèse de vitamine D active entraînent très précocement une hypocalcémie et secondairement une hyperphosphorémie d'où un hyperparathyroïdisme secondaire.

Troubles du métabolisme hydrocarboné et lipidique : l'insuffisant rénal présente une mauvaise tolérance à une surcharge glucidique, une sensibilité anormalement prolongée aux stimulus hypoglycémiants, une hypertriglycéridémie.

L'élimination des protéines urinaires : l'importance de la protéinurie n'est pas parallèle à la destruction rénale et n'a pas de valeur pronostique. Au stade avancé de l'IRC, elle devient très faible et le syndrome néphrotique régresse.

Traitement

Contrôle des apports

Voir *Alimentation et IRC*.

Traitement des troubles associés :

- *anémie* : prélèvement sanguin minimal, apport de fer, de foldine en cas de déficit, érythropoïétine ;
- *hypocalcémie-hyperphosphorémie* : formes actives de la vitamine D : 1-OHD3, 1-25diOHD3, carbonate de calcium ;
- *hypertension artérielle* : il est fondamental de contrôler l'HTA de l'IRC même si une diminution du flux rénal est possible. Toutes les classes d'antihypertenseurs peuvent être utilisées : les IEC, les sartans, les inhibiteurs des canaux calciques non dihydropyridiniques, le *Furosémide* sont les plus prescrits ;
- *vaccination contre l'HBV :* elle doit être faite le plus tôt possible, selon un protocole spécifique.

Précautions dans l'emploi des médicaments chez l'IRC

L'insuffisance rénale augmente la concentration plasmatique des médicaments éliminés totalement ou en partie par le rein. Cette accumulation conduit à une toxicité pour le rein ou pour d'autres organes, en particulier le nerf auditif.

Les principaux médicaments dangereux chez l'IRC sont :

- les antibiotiques *:* la *Fungizone*, la plupart des céphalosporines, et des aminosides, la *Vancomycine*, le *Rimifon*. Des tables précises indiquent les doses en fonction de la clairance de la créatinine et la mesure des taux sériques permet l'adaptation des doses ; mais il faut tenir compte également de l'accumulation progressive dans les tissus (exemple : la *Gentamycine* dans le rein) ;
- les tuberculostatiques, les sulfamides, la *Furadoïne*, la bacitracine ;
- les tonicardiaques : malgré une élimination rénale faible, le risque d'accumulation chez l'IRC existe et conduit à utiliser les tonicardiaques dont la demi-vie est courte : *Digoxine* ;
- les anti-inflammatoires non stéroïdiens : leur emploi peut aggraver l'insuffisance rénale et majore le risque d'hémorragie digestive ;
- les sédatifs, les tranquillisants, les neuroleptiques *:* leur accumulation peut entraîner chez l'IRC des troubles neurologiques (syndrome extrapyramidal) et psychiques, voire un état comateux dont le diagnostic étiologique n'est pas toujours évident. Dans le cas où il existe une indication au traitement, la dose est adaptée sur la réponse de chaque malade.

L'épuration extrarénale (→) permet à 31 000 patients de vivre en France. Certains seront transplantés.

CLASSIFICATION DE L'ANAES DE L'INSUFFISANCE RÉNALE CHRONIQUE (IRC)

VALEUR DU DÉBIT DE FILTRATION GLOMÉRULAIRE (DFG)	INTERPRÉTATION
> 60 mL/min sans marqueur d'atteinte rénale	Pas de néphropathie, pas d'IRC
> 60 mL/min avec marqueurs d'atteinte rénale	Néphropathie chronique sans IRC
Entre 60 et 30 mL/min	IRC modérée
Entre 30 et 15 mL/min	IRC sévère
< 15 mL/min	IRC terminale
Les marqueurs d'atteinte rénale sont : • la protéinurie > 300 mg/jour ; • la micro-albuminurie entre 30 et 300 mg/jour ; • la leucocyturie > 5 x 10^3/mL ou 5/mm^3 ; • l'hématurie > 5 x 10^3/mL ou 5/mm^3 ; • les anomalies du parenchyme rénal à l'échographie (petit rein, hydronéphrose, atrophie segmentaire…) ; • les anomalies histologiques (lésions vasculaires, interstitielles…).	

ÉTIOLOGIES DES IRC TERMINALES EN FRANCE

ÉTIOLOGIES	FRÉQUENCE CHEZ LES PATIENTS DÉBUTANT UN TRAITEMENT POUR IRC TERMINALE
Néphropathies vasculaires	23 %
Diabète	20 %

→

→

Glomérulopathies primitives	17 %
Néphropathies interstitielles	15 %
Polykystose rénale	10 %
Maladies systémiques (lupus, etc.)	8 %
Indéterminée	8 %

Informations devant être données à un patient consultant pour une IRC évolutive

- Un principe : ne retenir que les informations apportées par le médecin.
- La destruction du tissu rénal est irréversible.
- « On ne vit pas sans rein. » L'évolution de la maladie va conduire dans un délai plus ou moins long au stade d'IRC terminale. À ce stade, la seule alternative est l'épuration extra-rénale (EER), en attendant la transplantation (pour certains) ou la mort par « crise d'urémie » (urémie signifie urines dans le sang).
- Il n'existe pas de parallélisme entre le taux de créatininémie ou de la clairance avec l'état clinique du patient.
- L'EER devra être débutée avant qu'une dégradation physique et/ou morale ne s'installe. « La dialyse n'est pas la fin de la vie. »
- La possibilité de conserver la plus grande autonomie doit intervenir dans le choix de la technique d'EER.

La prise en charge avant le début de l'EER

- Un suivi médical par le médecin généraliste et le néphrologue est indispensable.
- La fréquence des consultations chez le néphrologue et des examens biologiques à faire dépendront du stade de l'IRC et de l'évolutivité de la maladie.
- L'examen le plus important, le plus simple et le moins cher : la pesée régulière. Avec un régime alimentaire constant, le poids doit rester stable. Toute élévation signe une rétention hydrosodée. Toute baisse doit être expliquée.
- Le contrôle de l'HTA souvent associée est impératif.
- La préservation du capital veineux aux membres supérieurs est très importante en vue de la création d'un abord vasculaire nécessaire pour l'EER (fistule artério-veineuse).
- Aucune vaccination n'est contre-indiquée (grippe, tétanos, polio). La vaccination contre le virus de l'hépatite B doit être, en l'absence de protection, réalisée le plus tôt possible au cours de l'IRC.
- Supprimer toute automédication. Proscription en particulier des AINS.
- L'ordonnance rédigée par le néphrologue est longue et complexe. Bien suivre les prescriptions. Signaler d'éventuels effets secondaires afin que soient apportées sans retard les modifications nécessaires.
- En cas de survenue d'évènements pathologiques intercurrents, telles que déshydratation, prise de poids, céphalées intenses, douleurs thoraciques, consulter immédiatement son médecin.
- Arrêt définitif et complet du tabac.
- Concernant l'alimentation : lire les livrets d'informations donnés lors de la consultation, consulter si nécessaire la diététicienne.
- L'IRC est sur la liste des maladies prises en charge à 100 %. L'équipe médicale et paramédicale (infirmière, diététicienne, assistante sociale) est présente pour aider le patient à vivre le plus normalement possible et pour le préparer dans les meilleures conditions à l'EER.

Alimentation et IRC

- Pour éviter la dénutrition, l'alimentation doit rester globalement normale en respectant quelques principes et quelques astuces. L'apport calorique minimum est de 35 Kcal/kg de poids et par jour soit environ 2 500 Kcal/jour pour un homme de 70 kg. La consultation avec la diététicienne est utile en particulier au stade évolué de l'IRC.
- Apports protidiques : restriction à 0,8 g/kg/jour (soit 56 g pour un adulte de 70 kg). La viande apporte 20 % de la ration protidique, 100 g de viande rouge = 100 g de viande blanche = 100 g de poissons = 2 œufs = 20 g de protéines. Il faut privilégier les protéines animales qui apportent les sels minéraux par rapport aux protéines végétales.
- Apports glucidiques : ration normale de glucides simples, d'absorption rapide sauf chez le diabétique. Augmenter la ration en glucides complexes d'absorption lente (riz, pâtes, pain).
- Apports lipidiques : préférer les huiles végétales.
- Vitamines A – B – C – E : apportées par l'alimentation variée.

• Eau : maintenir un apport liquidien de 1,5 à 2 litres avec en partie pour certains de l'eau de Vichy. Boire moins peut être dangereux, boire trop n'a aucun effet sur l'évolution de l'IRC et peut être dangereux.
• Sel : excepté les néphropathies avec perte de sel, la restriction en sel est toujours justifiée : suppression du sel de cuisson, des aliments riches en sel, éviter de resaler. Proscription des sels de régime (potassium). Utiliser les épices.
• Potassium : l'IRC, le diabète, certaines classes de médicaments utilisées dans le traitement élèvent le potassium. Proscrire tous les aliments riches en potassium.
• Calcium : pour éviter un déficit lié à la restriction des produits lactés, un apport sous forme de carbonate de calcium et vitamine D est nécessaire.
• Phosphore : il est contenu dans les protéines animales (viande, œuf, poisson). L'apport ne doit pas dépasser 900 mg par jour.
• Fer : un apport médicamenteux est souvent nécessaire, notamment si un traitement de l'anémie par EPO est débuté.

INSUFFISANCE RÉNALE FONCTIONNELLE

Définition

C'est une insuffisance entièrement réversible coexistant avec un rein de taille normale exempt de lésion organique.

Causes et mécanismes

Il existe une diminution de la filtration glomérulaire plus importante que celle de l'activité tubulaire, dont la cause peut être :

• *une hypotension artérielle brutale* : hémorragie, choc infectieux ;
• *des désordres hydroélectrolytiques* : diminution du volume circulant (déshydratation extracellulaire, cirrhose, syndrome néphrotique), hypochlorémie, acidose gazeuse sévère, hypokaliémie, hypercalcémie (tous les désordres de l'eau et du sodium peuvent jouer un rôle aggravant) ;
• *une insuffisance cardiaque.*

Signes cliniques et paracliniques

C'est une oligurie faite d'urines riches en urée, pauvres en sodium. Le rapport Na^+/K^+ urinaire est inférieur à 1. Le rapport urée sanguine/créatinine plasmatique est supérieur à 30.

Traitement

C'est assurer une bonne perfusion rénale en rétablissant un volume circulant efficace correct, un bon état hémodynamique, et en corrigeant les troubles hydroélectrolytiques aggravants.

INSUFFISANCE RESPIRATOIRE AIGUË

Définition

L'insuffisance respiratoire aiguë (IRA) correspond à un trouble brutal du fonctionnement de l'appareil respiratoire entraînant une perturbation de l'hématose (échange air-sang).

Causes et mécanismes

Le plus souvent l'IRA survient chez un insuffisant respiratoire chronique, à l'occasion d'une infection, d'une erreur thérapeutique (somnifère, tranquillisant, opiacé, oxygénothérapie à trop fort débit), d'une intervention chirurgicale, d'un pneumothorax, d'une embolie pulmonaire ou toute autre cause déséquilibrant un état déjà précaire.

Parfois, l'IRA peut survenir chez un sujet antérieurement sain à l'occasion d'un pneumothorax à clapet, d'une embolie pulmonaire massive, d'une intoxication (CO, barbituriques), d'un traumatisme thoracique, d'une paralysie respiratoire (poliomyélite, Guillain-Barré), ou d'une pneumopathie bilatérale grave.

Signes cliniques

Ils sont nombreux, mais inconstamment associés : polypnée superficielle avec tirage, cyanose, sueurs, élévation ou chute de la tension artérielle, troubles psychiques avec somnolence, voire coma, mouvements anormaux (astérixis).
Les signes retrouvés à l'examen clinique dépendent de la pathologie en cause et du terrain sur lequel elle survient.

Les signes d'insuffisance cardiaque droite sont fréquents.

Examens complémentaires

La radiographie pulmonaire au lit recherche une cause (pneumopathie, pneumothorax, pleurésie).

Les gaz du sang sont indispensables. Ils apprécient l'importance de l'hypoxémie et la saturation en O_2, mais aussi le degré de l'hypercapnie et de l'acidose respiratoire ; l'importance des anomalies des gaz du sang est un élément du pronostic.

L'ECG montre des signes de surcharge droite.

La NFS recherche une polyglobulie et une hyperleucocytose à polynucléaires.

La biologie sanguine et urinaire met parfois en évidence une insuffisance rénale fonctionnelle.

Éléments de surveillance

• *Cliniquement* : il faut tenir une courbe de la fréquence respiratoire, du pouls, de la TA, de la température, de la saturation artérielle en oxygène, et apprécier régulièrement l'état de conscience.
Il faut se rappeler que la cyanose peut manquer en cas de choc ou d'anémie.
• *Biologiquement* : la surveillance repose sur les gaz du sang.

Évolution et complications

L'évolution en dehors du traitement est constamment fatale. Sous traitement, l'évolution peut se compliquer de troubles de conscience, d'accidents emboliques ou cardiaques.

Traitement et pronostic

Le traitement doit être avant tout préventif chez l'insuffisant respiratoire chronique :

• prophylaxie infectieuse ;
• kinésithérapie respiratoire ;
• interdiction absolue de tout médicament dépresseur respiratoire (hypnotique, tranquillisant, opiacé).

Le traitement curatif doit être assuré dans un service de réanimation respiratoire dans les formes graves. Il comprend alors l'intubation, voire la trachéotomie, la ventilation assistée, et le traitement étiologique.

Dans les formes moins sévères, le traitement repose sur :

• l'oxygénothérapie par sonde nasale à faible débit (1 L/min) en cas d'hypercapnie. En l'absence d'hypercapnie, le débit d'O_2 peut être élevé sans inconvénient. Le but est d'obtenir une $PaO_2 >$ 60 mmHg ($SaO_2 >$ 90 %) ;
• les corticoïdes injectables ou *per os* et les β_2-mimétiques en nébulisation ou par voie veineuse ;
• les antibiotiques en cas de surinfection associée et en fonction du germe suspecté ;
• la kinésithérapie respiratoire et l'aspiration bronchique pour évacuer les sécrétions ;
• les anticoagulants à visée préventive, ou curative en cas de thrombose veineuse et/ou embolie pulmonaire associée ;
• d'autres thérapeutiques sont parfois utilisées en fonction de l'état du malade : saignées ;
• en fonction de l'étiologie : drainage d'un pneumothorax ou d'une pleurésie.

Le pronostic est fonction de la précocité du traitement, mais aussi et surtout de l'état antérieur du patient.

INSUFFISANCE RESPIRATOIRE CHRONIQUE

Définition

L'insuffisance respiratoire chronique (IRC) correspond à l'impossibilité d'assurer une oxygénation correcte du sang de façon prolongée et définitive et/ou à éliminer correctement le CO_2 produit par le métabolisme cellulaire.

Causes et mécanismes

Les causes sont multiples :

• *IRC restrictive* : déformation thoracique, séquelles de pleurésie, de tuberculose, exérèse pulmonaire, obésité, bronchectasies, fibrose pulmonaire, etc. ;
• *IRC obstructive* : bronchite chronique (cause la plus fréquente), asthme, emphysème ;
• *IRC d'origine vasculaire* : cœur pulmonaire postembolique.

Signes cliniques

Quelle que soit l'étiologie, on note une dyspnée et une cyanose d'importance variable, parfois seulement à l'effort et un hippocratisme digital.

Il faut rechercher des signes de retentissement cardiaque droit : œdème des membres inférieurs, hépatomégalie, turgescence jugulaire.

Le reste du tableau clinique est fonction de l'étiologie.

Examens complémentaires

Les gaz du sang montrent une hypoxémie avec ou sans hypercapnie.

Les épreuves fonctionnelles respiratoires recherchent un trouble ventilatoire obstructif ou restrictif ou mixte et une atteinte de la diffusion de l'oxyde de carbone.

La NFS montre parfois une polyglobulie avec hématocrite élevé.

La radiographie pulmonaire et les autres examens montrent des anomalies variables selon la cause.

Éléments de surveillance

• *Cliniquement* : sur la tolérance à l'effort, l'apparition de signes cardiaques droits et les signes infectieux.
• *Biologiquement* : les gaz du sang sont le meilleur reflet du degré d'IRC.

Évolution et complications

L'évolution est souvent progressive, émaillée par des épisodes d'insuffisances respiratoires aiguës.

Les complications sont dominées par l'infection et les accidents emboliques qui entraînent des poussées d'insuffisance respiratoire aiguë, de mauvais pronostic sur un tel terrain.

Traitement et pronostic

C'est un traitement de fond reposant sur des mesures d'hygiène :

- arrêt du tabac et de l'exposition aux irritants bronchiques ;
- kinésithérapie respiratoire ;
- prophylaxie anti-infectieuse, dentaire et ORL ;
- régime hypocalorique chez l'obèse ;
- vaccination préventive (anti-grippe et anti-pneumocoque) ;
- cure d'immunostimulants.

Le traitement médicamenteux peut comporter :

- antibiotiques ;
- bronchodilatateurs et corticoïdes inhalés ;
- fluidifiants bronchiques dans certains cas.

La réhabilitation à l'effort.

Une grande prudence s'impose lors de l'oxygénothérapie qui doit être faite à faible débit (1 L/min) s'il existe une hypercapnie.

Les dépresseurs respiratoires (tranquillisants, hypnotiques, opiacés) sont interdits.

Le pronostic est difficilement prévisible et dépend de l'étiologie.

INSUFFISANCE SURRÉNALE

Définition

Elle correspond à une baisse de la sécrétion des hormones surrénaliennes : cortisol et aldostérone. Il s'agit d'une affection sévère pouvant engager le pronostic vital et nécessitant une parfaite éducation du malade et une prise en charge médicale rigoureuse.

Causes et mécanismes

Il faut distinguer les insuffisances surrénales primitives et secondaires (*cf.* illustration).

Insuffisance surrénale primitive ou maladie d'Addison

Elle est due à une destruction progressive des deux glandes surrénales.

Trois étiologies dominent :

- *la rétraction corticale,* qui correspond à une maladie auto-immune avec auto-anticorps antisurrénale. Elle peut s'associer à d'autres maladies auto-immunes (thyroïdite, Biermer) ;
- *la tuberculose,* qui passe maintenant au second rang. Elle peut survenir de nombreuses années après une autre localisation (pulmonaire en particulier) ;
- *l'adrénoleucodystrophie,* maladie génétique liée au chromosome X, touchant le sexe masculin, résultant d'un déficit de l'oxydation des acides gras et associée à des troubles neurologiques.

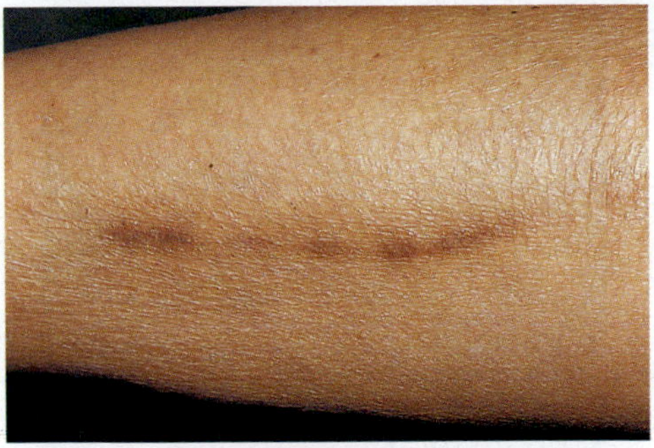

Maladie d'Addison : cicatrice pigmentée.

Les autres causes sont beaucoup plus rares : hémochromatose, amylose, métastases, sans oublier les surrénalectomies et les hémorragies bilatérales des surrénales (qui donnent plutôt des formes aiguës).

Insuffisance surrénale secondaire

Il faut distinguer :

- *les causes hypophysaires,* où l'insuffisance surrénale est due à un déficit en ACTH. Le tableau est alors celui d'une insuffisance antéhypophysaire (→) avec pâleur ;
- *les insuffisances surrénales secondaires* à des affections générales telles les anémies prolongées, les diarrhées chroniques, le myxœdème ;
- *les insuffisances surrénales iatrogènes :*
  - *corticothérapie prolongée :* insuffisance surrénale par freinage de l'axe hypothalamo-hypophysaire (baisse de l'ACTH) ;
  - *anticortisoliques de synthèse ou surrénalectomie* (atteinte surrénalienne primitive, ACTH augmentée).

À part : les blocs enzymatiques congénitaux (→ Hyperplasie congénitale des surrénales) (*cf.* illustration).

Manifestations cliniques de la maladie d'Addison

La pigmentation (mélanodermie) acquise atteint surtout les zones découvertes, les plis de flexion, les cicatrices, les mamelons. Elle s'associe à des taches ardoisées à la face interne des joues. Elle est liée à l'hypersécrétion réactionnelle d'ACTH (et à la propiomélanocortine).

L'asthénie est sévère, à tous les modes : physique, psychique et sexuel, s'accompagnant de troubles musculaires.

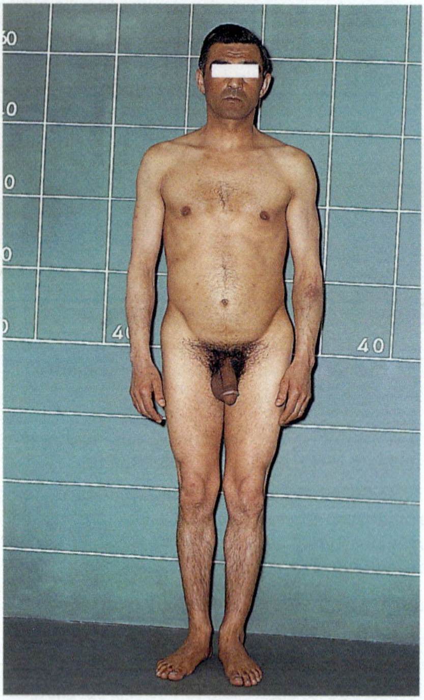

Maladie d'Addison : bronzage du visage et des zones de frottement, mamelons, organes génitaux.

L'hypotension artérielle est constante, avec différentielle pincée, aggravée par l'orthostatisme.

Les autres symptômes sont nombreux et de valeur inégale : hypoglycémie survenant à l'effort, troubles digestifs à type d'anorexie et de diarrhée, impuissance, amaigrissement, myalgies, syndrome dépressif (*cf.* illustration).

Examens complémentaires

Le bilan biologique standard peut montrer des anomalies :

- glycémie basse ;
- natrémie plutôt basse avec natriurèse et kaliémie élevées ;
- test à l'eau montrant une opsiurie (retard de l'élimination de l'eau) ;
- éosinophilie à la numération formule sanguine.

Le diagnostic de certitude est apporté par la baisse du taux des hormones surrénaliennes :

- cortisol plasmatique et cortisol libre urinaire ;
- aldostérone et tétrahydroaldostérone urinaire.

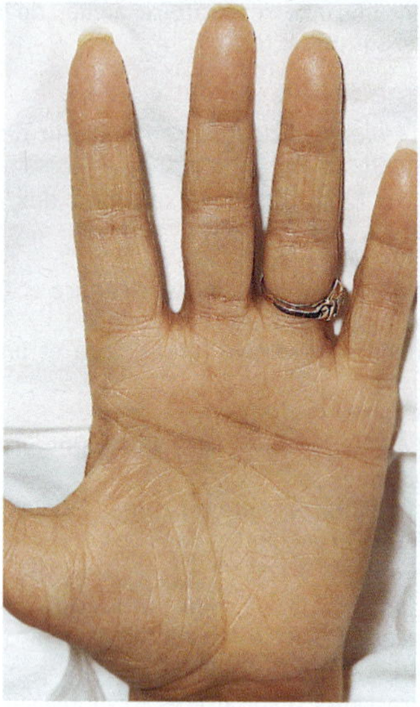

Maladie d'Addison : pigmentation des plis de flexion.

Dans les formes primitives, l'ACTH et la rénine plasmatiques sont augmentées ; dans les formes secondaires, l'ACTH est basse.

Des tests dynamiques sont possibles dans les cas limites, mais ils doivent être faits sous surveillance hospitalière étant donné les risques de décompensation :

- *test au Synacthène* simple ou retard ; il est négatif dans les formes primitives et positif dans les formes secondaires ;
- *test à la métopirone* qui montre dans tous les cas une absence de réponse surrénalienne.

Enfin, *certains examens ont un intérêt étiologique* : recherche d'anticorps antisurrénales (rétraction corticale et syndrome de Schmitt), de BK, radiographies des loges surrénales à la recherche de calcification tuberculeuse, radiographie du thorax, dosage des acides gras à très longues chaines.

Éléments de surveillance

- *Cliniques* : asthénie, mélanodermie, pression artérielle.
- *Biologiques :* ionogramme sanguin, glycémie, test à l'eau.

Le dosage sous traitement des hormones et de leurs catabolites a peu d'intérêt, le dosage de l'ACTH serait un meilleur reflet de l'équilibre, de même que l'activité rénine.

Évolution et complications

Non traitée, l'évolution se ferait vers la mort. Sous traitement, l'évolution est favorable, il faut éviter deux écueils :

- *le surdosage,* qui peut se manifester par une hypertension artérielle, un diabète, un aspect d'hypercorticisme ;
- mais surtout les accidents d'*insuffisance surrénale aiguë*, qui surviennent à l'occasion d'un stress, d'une infection, de troubles digestifs, d'une intervention ou d'un traumatisme si une adaptation des doses substitutives hormonales n'est pas entreprise de façon systématique. Cet accident peut être révélateur d'une insuffisance surrénale méconnue et poser alors des problèmes diagnostiques.

Cliniquement, le tableau est sévère : hypotension, voire collapsus, diarrhée, douleurs abdominales, asthénie extrême, crampes, fièvre, déshydratation signant l'insuffisance surrénale aiguë.

Biologiquement, dès l'ionogramme sanguin le profil est évocateur : hyponatrémie, hyperkaliémie, hypoglycémie.

L'évolution sera favorable grâce à la réhydratation et au traitement substitutif à forte dose et traitement étiologique de la décompensation.

Traitement et pronostic

Ce traitement est substitutif à vie.

Insuffisance surrénale lente :

- *glucocorticoïde :* l'hydrocortisone, 20 à 30 mg/j à répartir dans la journée ;
- *minéralocorticoïde :* la 9 α-fluoro-hydrocortisone (fludrocortisone) *per os,* 1 cp/j à 50 µg (Pharmacie centrale des hôpitaux).

Le régime doit être normalement salé : le régime sans sel est contre-indiqué chez ces malades, de même que les diurétiques, les laxatifs et le potassium.

Dans le cas où une origine tuberculeuse est retenue, on associe un traitement antituberculeux.

Prévention : en cas de stress, de maladie intercurrente, de chirurgie, le malade doit savoir de lui-même doubler ses doses de cortisone, voire passer momentanément à une forme injectable pour éviter la décompensation.

Insuffisance surrénale aiguë

C'est un traitement d'urgence, débuté sans attendre les résultats biologiques. Il se fait par voie parentérale :

- réhydratation par sérum salé et glucosé sans potassium initialement ;
- hémisuccinate d'hydrocortisone, 100 mg en IV associé à l'acétate de cortisone, 100 mg en IM 3 à 4 fois par jour, ou à la seringue électrique ;
- minéralocorticoïde : 10 mg de *Syncortyl* par jour.

Ce traitement est maintenu pendant 3 ou 4 jours puis on diminue progressivement les doses pour retrouver les doses antérieures.

L'éducation du malade est fondamentale pour qu'il puisse, de lui-même, adapter son traitement en cas de stress. Il doit être porteur d'une carte mentionnant son diagnostic, son traitement et le nom du médecin qui le suit.

Pour la pratique, on retiendra :

– Fréquence de la maladie : 100/1 000 000.
– Signes cliniques d'apparition progressive, souvent trompeurs.
– Importance du test au *Synactène* pour confirmer le diagnostic.
– L'ionogramme est le seul examen biologique utile pour la surveillance.
– Le régime sans sel est dangereux.
– L'infirmière doit vérifier que le patient connaît les situations qui risquent d'entraîner une décompensation aigue et sait les prévenir en augmentant les doses d'hydrocortisone.

HORMONES SURRÉNALES	
GLUCOCORTICOÏDES	
Hydrocortisone (injectable, succinate). *Hydrocortisone* (injectable, hémisuccinate, lyophilisat). *Hydrocortisone* (orale).	*Indication :* insuffisances surrénales *Traitement d'attaque d'une insuffisance surrénale aiguë :* 200 à 500 mg/j en IV direct ou seringue électrique. *Traitement d'entretien d'une insuffisance surrénale lente :* 20 à 40 mg/j (0,5 mg/kg/j) en cp à 10 mg.

→

→

MINÉRALOCORTICOÏDES	
Désoxycortone (injectable) *Syncortyl.* Fludrocortisone (orale) *Florinef.*	*Indication dans une insuffisance surrénale aiguë :* en moyenne 10 à 20 mg par jour (amp. à 10). *Indication dans une insuffisance surrénale chronique :* 25 à 50 μg/j (cp à 10 et 50 μg).
GLUCOCORTICOÏDES **Action :** L'hydrocortisone provoque une rétention d'eau et de sel et une augmentation du taux de glucose intracellulaire. **Indications :** • insuffisances surrénales aiguës et chroniques, le traitement doit être poursuivi à vie ; • collapsus, réactions allergiques aiguës ; • réactions inflammatoires.	**Contre-indications :** Aucune contre indication : le problème est d'affirmer l'indication. **Précautions d'emploi :** Ne pas administrer l'hydrocortisone en excès. **Effets secondaires :** Seul un surdosage peut donner des effets secondaires. Symptômes d'hypercorticisme : obésité facio-tronculaire, atrophie musculaire, HTA, ostéoporose. **Interactions :** Aucune.
MINÉRALOCORTICOÏDES **Action :** • rétention sodée beaucoup plus puissante que celle de l'hydrocortisone. **Indications :** • insuffisance surrénale aiguë et chronique.	**Contre-indications :** • aucune : le seul problème est celui de l'indication. **Précautions d'emploi :** • certitude d'une insuffisance surrénale. **Effets secondaires :** • ne s'observent qu'en cas de surdosage : HTA et hypokaliémie. **Interactions :** • aucune.

Éducation du patient

L'insuffisant surrénal doit être porteur d'une carte indiquant : « Je suis insuffisant surrénal. Je suis soigné par de l'hydrocortisone » adresse de mon médecin traitant, adresse de l'hôpital où je suis suivi(e).

L'adaptation des doses d'hydrocortisone est impérative.

Le patient doit doubler les doses en cas de :

- stress, fatigue anormale ;
- effort physique prolongé surtout en climat chaud et humide: plus boire abondamment et absorber des comprimés de sel ;
- maladie fébrile *(grippe surtout)* ;
- préparation à une intervention chirurgicale même minime ;
- grossesse.

En cas de troubles digestifs (diarrhée, vomissements), faire l'hydrocortisone par voie intramusculaire et *augmenter les doses (100 mg/j au moins).*

Ne jamais utiliser les glucorticoïdes à effet antiinflammatoire ; seule l'hormone naturelle, l'hydrocortisone, doit être utilisée.

INSUFFISANCE TRICUSPIDE

Définition

Valvulopathie réalisant une régurgitation sanguine en cours de systole du ventricule droit vers l'oreillette droite.

Causes et mécanismes

Dans la majorité des cas l'insuffisance tricuspide est dite *fonctionnelle,* liée à une dilatation ventriculaire droite secondaire à une cardiopathie gauche. Les insuffisances tricuspides dites « organiques » sont le plus souvent d'origine rhumatismale, mais dans ce cas rarement isolées ; les autres étiologies sont plus rares : endocardites bactériennes, tumeur carcinoïde, atteinte traumatique, myxome de l'oreillette droite, atteinte congénitale.

L'insuffisance tricuspide entraîne une surcharge diastolique du ventricule droit et une distension auriculaire droite.

Signes essentiels

Cliniques : à l'auscultation, souffle systolique maximal à la xyphoïde, se renforçant en inspiration profonde. Le reste de l'examen recherche : hépatomégalie sensible avec reflux hépato-jugulaire et expansion systolique, turgescence jugulaire, œdèmes des membres inférieurs.

Paracliniques :

- *radiologiques :* hypertrophie et dilatation du ventricule droit et de l'oreillette droite ;
- *électriques :* hypertrophie auriculaire droite si le rythme est sinusal, hypertrophie ventriculaire droite ;
- *échocardiographiques :* l'examen BD montre la dilatation des cavités droites et de la veine cave inférieure. Le Doppler couleur permet une semi-quantification en analysant l'extension du flux régurgitant dans l'oreillette droite ou la veine cave. La mesure de la vélocité du flux en Doppler continu permet une estimation de pression artérielle pulmonaire systolique ;
- *hémodynamiques :* la courbe de pression auriculaire droite prend un aspect ventricularisé avec une grande onde positive, l'angiocardiographie montre le reflux du produit de contraste du ventricule droit vers l'oreillette droite.

Évolution

Dans les fuites isolées, l'évolution se fait vers l'insuffisance cardiaque droite irréversible.

Traitement

Les fuites tricuspidiennes importantes doivent être opérées ; deux techniques sont possibles : le remplacement valvulaire prothétique et la chirurgie conservatrice avec annuloplastie.

INSUFFISANCE VENTRICULAIRE DROITE

Définition

Incapacité du ventricule droit à adapter son débit au retour veineux périphérique.

Causes et mécanismes

L'insuffisance ventriculaire droite, ou insuffisance cardiaque droite, se rencontre au cours du cœur pulmonaire chronique, du rétrécissement mitral, de l'insuffisance tricuspide, de la sténose pulmonaire et des shunts gauche-droit. Elle peut également succéder à une insuffisance ventriculaire gauche, réalisant une insuffisance cardiaque globale. Des insuffisances aiguës peuvent être provoquées par l'embolie pulmonaire et l'infarctus du ventricule droit.

Signes essentiels

Cliniques : l'interrogatoire recherche les hépatalgies d'effort et les œdèmes des membres inférieurs. L'examen clinique recherche des signes périphériques : le foie cardiaque, augmenté de volume, douloureux, avec reflux hépato-jugulaire ; la turgescence jugulaire ; les œdèmes des membres inférieurs blancs et mous ; l'oligurie. L'auscultation retrouve une tachycardie, un bruit de galop et un éventuel souffle xyphoïdien d'insuffisance tricuspide.

Paracliniques :

- *radiologiques :* hypertrophie des cavités droites avec transparence pulmonaire variable selon l'étiologie ;
- *électriques :* hypertrophie ventriculaire et auriculaire droite, bloc de branche incomplet droit et parfois troubles du rythme ;
- *échocardiographiques :* donne un diagnostic précis de la cause, du retentissement et permet de calculer les pressions pulmonaires ;
- *hémodynamiques :* le cathétérisme droit permet la mesure du débit cardiaque, en règle abaissé, et celui des pressions dans les cavités droites.

+ Surveillance

Elle repose sur des courbes de poids, de pouls, de tension artérielle, de diurèse et de température. Sur le plan biologique : ionogrammes sanguins et urinaires répétés, bilan hépatique.
On pratiquera également des électrocardiogrammes et des radiographies pulmonaires régulièrement.

Évolution

Variable avec l'étiologie, elle est habituellement progressive évoluant par poussées, plus ou moins rapprochées selon l'efficacité du traitement.

Traitement

Il comprend dans un premier temps : repos, régime désodé, diurétiques et digitaliques, parfois anticoagulants. Un traitement étiologique sera entrepris chaque fois que possible.

INSUFFISANCE VENTRICULAIRE GAUCHE

Définition

L'insuffisance ventriculaire gauche (IVG), ou insuffisance cardiaque gauche, entraîne une élévation de la pression capillaire pulmonaire, due le plus souvent à une anomalie de contraction du ventricule gauche (anomalie de fonction systolique).

Elle peut être liée aussi à une hypertrophie du ventricule gauche (HVG) alors que la contraction est normale (anomalie de la fonction diastolique).

Causes et mécanismes

L'IVG peut émailler l'évolution des cardiopathies valvulaires aortiques et mitrales, des cardiopathies hypertensives et coronariennes (cardiopathies ischémiques), des myocardiopathies, et parfois les suites de la chirurgie cardio-vasculaire. L'IVG peut être secondaire à certaines chimiothérapies anticancéreuses (anthrocyclines).

Signes essentiels

Cliniques : l'interrogatoire recherche la dyspnée d'effort, la dyspnée de décubitus et les épisodes de dyspnée paroxystique nocturne pouvant aller jusqu'à l'œdème pulmonaire. La dyspnée peut être quantifiée, selon les stades de la *New York heart association* (NYHA), selon qu'elle survient pour des efforts plus ou mois importants voire au repos. L'examen clinique recherche des râles crépitants pulmonaires, une tachycardie, un bruit de galop et un éventuel souffle d'insuffisance mitrale fonctionnelle.

CLASSIFICATION DE LA DYSPNÉE SELON LA NYHA

- stade I : pas de dyspnée d'effort ;
- stade II : dyspnée d'effort pour des efforts importants ;
- stade III : dyspnée d'effort pour des efforts modérés de la vie courante ;
- stade IV : dyspnée de repos.

Paracliniques :

- *radiologiques* : la radiographie thoracique recherche une augmentation de volume de la silhouette cardiaque et des signes d'augmentation des pressions pulmonaires : vaisseaux pulmonaires trop visibles, infiltration de l'interstitium et des alvéoles pulmonaires ;
- *électriques :* signes d'hypertrophie/dilatation du ventricule gauche. En cas de cardiopathie ischémique, on retrouvera une cicatrice électrique d'infarctus ;
- *échocardiographiques :* permet une quantification du degré d'insuffisance ventriculaire gauche et renseigne sur le mécanisme : atteinte de la fonction systolique ou atteinte isolée du remplissage en cas d'hypertrophie ventriculaire gauche.

+ Surveillance

Elle repose sur des examens cliniques répétés :
- courbes de pouls, de poids, de tension artérielle, de diurèse ;
- courbe de température.

Sur le plan biologique :
- ionogrammes sanguins et urinaires répétés, *Brain natriuretic peptide* (BNP) ;
- examens en fonction de l'étiologie.

L'électrocardiogramme et les radiographies pulmonaires sont également indispensables à la surveillance d'une insuffisance cardiaque.

Évolution

Elle est habituellement progressive, faite de poussées successives, en fonction de l'étiologie et de l'efficacité du traitement.

Traitement

Le régime sans sel et le traitement médicamenteux ont pour but de soulager les symptômes et éventuellement d'augmenter l'espérance de vie des patients.

Régime sans sel : éviter les charcuteries, fruits de mer, fromages, conserves et ne pas resaler les aliments. Les régimes désodés trop stricts sont de moins en moins prescrits car difficiles à suivre voire dangereux.

Traitement médicamenteux : on utilise essentiellement les diurétiques (→), les bêta-bloquants indiqués dans l'insuffisance cardiaque (*Carvédild*, *Bisoprolol*), les digitaliques, les inhibiteurs de l'enzyme de conversion (→) et les vasodilatateurs (→ Dérivés nitrés dans Angine de poitrine).

Les diurétiques luttent contre la rétention hydrosodée.

Les inhibiteurs de l'enzyme de conversion sont des vasodilatateurs artériels puissants qui facilitent

DIGITALIQUES		
(DCI) *NOM DU MÉDICAMENT*	PRÉSENTATION	POSOLOGIE
Digoxine : *Digoxine Nativelle*	cp à 0,25 mg	1/2 à 1 cp/j
Digoxine : *Digoxine injectable* adulte	amp. à 0,5 mg	1 à 2 amp./24 h en IV lente

Action :
Possèdent un effet inotrope positif (renforcent la contractilité myocardique) et un effet chronotrope négatif (ralentissent la fréquence cardiaque).

Indications :
- formes orales : insuffisance cardiaque par anomalie de contraction du ventricule gauche et troubles du rythme supraventriculaires (fibrillation auriculaire, flutter auriculaire) ;
- formes injectables : troubles du rythme supra-ventriculaires rapides.

Contre-indications :
- insuffisance rénale *(Digoxine)* ;
- hypokaliémie, hypercalcémie ;
- cardioversion par choc électrique externe.

Effets secondaires :
Annonçant un surdosage : nausées, vomissements, perte d'appétit, céphalées, vertiges, troubles de conduction, hyperexcitabilité ventriculaire.

Surveillance, précautions :
- dosages des taux sanguins après l'instauration du traitement (7e jour pour la digoxine) ;
- dosage en urgence dès le moindre signe de surdosage ;
- avant un choc électrique externe, la digoxine doit être arrêtée 2 à 3 jours avant ;
- jamais d'injection de calcium sous digitaliques ;
- toute hypokaliémie doit être corrigée car elle augmente le risque d'intoxication digitalique.

Traitement de l'intoxication (→) :
- Risque vital nécessitant une hospitalisation urgente en soins intensifs pour surveillance et traitement adapté.

Remarque : la forme injectable expose au même risque d'intoxication que la forme orale, également favorisée par l'hypokaliémie.

l'éjection ventriculaire gauche et luttent contre la rétention hydrosodée par inhibition de la production d'aldostérone.

Les autres vasodilatateurs utilisés sont surtout les dérivés nitrés qui dilatent les veines pulmonaires et font baisser ainsi la pression capillaire pulmonaire.

Le traitement étiologique, quand il est possible, doit être proposé : équilibration d'une hypertension artérielle, remplacement valvulaire, chirurgie coronarienne.

La réadaptation cardiaque (exercices physiques spécifiques) réalisée en milieu spécialisé peut être très bénéfique dans l'amélioration des symptômes.

La transplantation cardiaque (→) peut être proposée en cas d'insuffisance cardiaque très évoluée chez un sujet jeune et en l'absence de contre-indication.

INSULINOME

Définition

L'insulinome est une tumeur des cellules β du pancréas endocrine, sécrétant de l'insuline. L'insulinome peut être bénin ou, plus rarement, malin. Il doit être opéré car il risque de provoquer des hypoglycémies (→) gravissimes (*cf.* illustration).

Éléments de diagnostic

Clinique

Les malaises hypoglycémiques orientent le diagnostic :
- manifestations hypoglycémiques survenant à jeun, à distance des repas ;

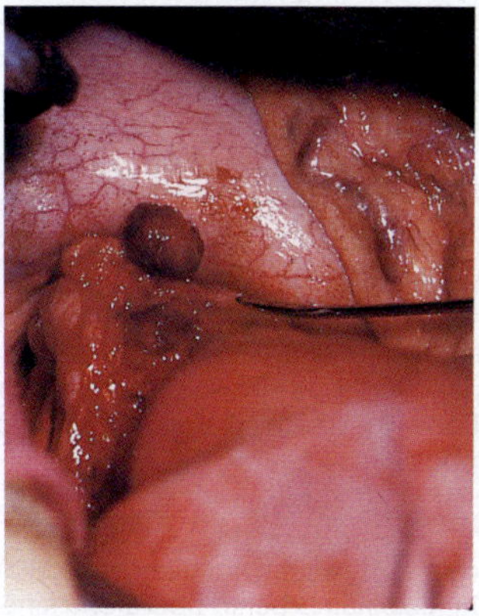

Insulinome (vue chirurgicale).

• gravité des malaises hypoglycémiques : le point le plus important est l'existence de signes neurologiques sévères lors de l'hypoglycémie ; *la triade de Whipple* permet de suspecter l'origine organique de l'hypoglycémie. Elle comporte 3 éléments :
– accidents sévères survenant à jeun,
– hypoglycémie à jeun franche (< 3 mM/L),
– correction des troubles lors d'apports sucrés.

• *L'examen clinique* est le plus souvent très pauvre, mais il doit être approfondi à la recherche d'une masse abdominale.

Examens biologiques :

• glycémie à jeun < 3 mmol/L ;
• glycémies veineuses et capillaires répétées, couplées avec le dosage de l'insuline et du peptide C.

Plusieurs types de calculs sont possibles, ils tendent tous à mettre en évidence un excès d'insuline par rapport aux chiffres de la glycémie.

Sont évocateurs d'un insulinome :

• le rapport simple insulinémie/glycémie > 0,75 ;
• le coefficient de Turner : c'est un calcul qui évalue les quantités relatives de glycémie et d'insulinémie : il est supérieur à 200 en cas d'hypoglycémie organique (NaI < 50) ;
• *l'hyperglycémie provoquée per os* (HGPO) sur 3 ou 5 h avec dosages couplés de la glycémie et de l'insulinémie : typiquement, on constate une courbe plate ; en fait, ce test est très infidèle ;
• le dosage de la proinsuline et du peptide C.

En cas de tumeur maligne le rapport proinsuline/insuline peut être augmenté (*cf.* illustration).

Test de restriction en hydrates de carbones

C'est le test le plus fiable. Il faut faire une épreuve de jeûne sous surveillance médicale stricte en milieu hospitalier. Ce test permet de montrer que ces patients ne supportent pas la privation alimentaire et font des hypoglycémies.

Cette épreuve peut être dangereuse et nécessite une surveillance étroite en ayant préparé de quoi resucrer immédiatement le patient.

Localisation de la tumeur

Elle fait appel à l'échographie par échoendoscopie, le scanner ou l'IRM.

Souvent, la tumeur est petite, difficilement visible, et il faut recourir à des cathétérismes étagés des veines pancréatiques pour y doser l'insuline en excès. Dans le doute l'intervention exploratrice peut s'imposer.

Traitement

La chirurgie est le seul traitement radical de l'insulinome. Un insulinome bénin opéré entraîne la guérison. L'insulinome malin, beaucoup plus rare, est de pronostic sévère.

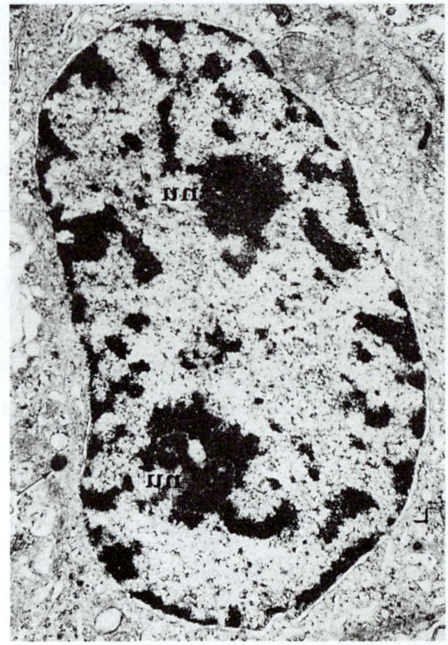

Cellule de Langerhans bourrée de granules d'insuline.

✚ Éléments de surveillance

Un insulinome peut être une tumeur mortelle. L'infirmière doit donc surveiller attentivement les épreuves diagnostiques subies par le patient :
• état de conscience ;
• troubles du comportement, quels qu'ils soient +++ mais surtout agressivité, ou attitudes oppositionnelles, très fréquentes dans l'hypoglycémie sévère ;
• sueurs profuses, tremblements.

Une surveillance régulière du pouls et de la tension artérielle est d'importance majeure, toute épreuve de restriction alimentaire mal supportée doit être interrompue au moindre doute, la glycémie capillaire contrôlée, et le traitement institué (→ Hypoglycémie).

Les traitements qu'on peut utiliser en cas d'hypoglycémie sont :

• la perfusion de sérum glucosé hypertonique ;
• les cortisoniques ;
• *le proglicem* (Diazoxide) ;
• la streptozotocine (en cas d'insulinome malin).

INTERRUPTION VOLONTAIRE DE GROSSESSE (IVG)

La loi (article L.2212-1 du code de la Santé publique) permet la pratique de l'interruption volontaire de grossesse (IVG) :

• soit avant la fin de la 12e semaine de grossesse, pour « détresse maternelle » ;
• soit à toute époque pour motif thérapeutique (IMG).

IVG AVANT LA FIN DE LA 12e SEMAINE DE GROSSESSE

Technique

• Par aspiration sous anesthésie locale ou générale.
• Par méthode médicamenteuse pour les grossesses inférieures à 50 jours d'aménorrhée. On utilise un antiprogestérone mifépristone (*Mifégine*) ou RU486 en association à une prostaglandine.

La demande s'effectue en trois temps

Première consultation médicale

Le médecin doit :

• informer la femme des risques qu'elle encourt pour elle-même et ses maternités futures, et lui remettre un certificat attestant qu'il a fait cette première consultation ayant rapport aux risques médicaux encourus, à savoir :
  – pendant l'IVG : perforation, hémorragie, complication anesthésique,
  – après l'IVG : rétention ovulaire pouvant être à l'origine d'infection génito-pelvienne et de métrorragies, échec de l'interruption de grossesse et complications psychologiques,
  – ultérieurement : stérilité secondaire, béance cervico-isthmique ;
• remettre à la patiente un dossier-guide comportant notamment l'énumération des droits des femmes enceintes et des mères, ainsi que les possibilités offertes par l'adoption d'un enfant à naître ;
• et, le cas échéant, informer la patiente de son refus de pratiquer l'IVG et lui remettre la liste des établissements où sont effectuées des IVG.

Entretien auprès d'un établissement d'information ou de conseil familial (facultatif)

Cet entretien a lieu auprès d'un centre de planification ou d'éducation familiale ou d'un service social.

Il est apporté une information et des conseils sur les droits et avantages sociaux de l'intéressée.

Une attestation de consultation sociale est remise.

Seconde consultation médicale

Elle a lieu après un délai légal de réflexion d'au moins une semaine.

L'IVG peut alors être pratiquée, dans un établissement prévu par la loi, avant la fin de la 14e semaine d'aménorrhée.

Les femmes mineures célibataires doivent obtenir le consentement de l'une des personnes exerçant l'autorité parentale ou du représentant légal.

Les femmes étrangères doivent justifier de la résidence en France depuis plus de trois mois.

Déclaration et tarification

Le médecin ayant pratiqué l'IVG doit remplir une déclaration anonyme transmise au médecin inspecteur régional de la santé.

Depuis la loi du 31 décembre 1982, l'IVG non thérapeutique est prise en charge par les organismes d'assurance maladie.

La prévention Rhésus est faite à toute femme enceinte Rhésus négatif.

Précautions encadrant l'IVG

• avant l'IVG :
  – s'assurer de la grossesse : dosage des β-hCG, toucher vaginal,
  – être sûr du terme de la grossesse : échotomographie de datation ;
• *pendant l'IVG* : vérification des débris ovulaires ;
• *après l'IVG* :
  – prévention Rhésus, si Rhésus négatif et terme égal ou supérieur à 7 SA,
  – instaurer une contraception,
  – conseil de surveillance à la patiente (fièvre, douleurs, saignements) et consultation si anomalie.

IVG POUR MOTIF THÉRAPEUTIQUE = IMG (INTERRUPTION MÉDICALE DE GROSSESSE)

Peut à toute époque être pratiquée si deux médecins attestent que la poursuite de la grossesse met en péril grave la santé de la femme, ou qu'il existe une forte probabilité que l'enfant à naître soit atteint d'une affection grave, reconnue incurable au moment du diagnostic.

L'un des médecins doit exercer son activité dans un établissement d'hospitalisation public ou privé agréé, et l'autre doit être inscrit sur une liste d'experts auprès des tribunaux.

INTERTRIGO

Définition

Dermatose d'un ou de plusieurs plis (plis inguinaux, plis axillaires, espaces interorteils, etc.) (*cf.* illustration).

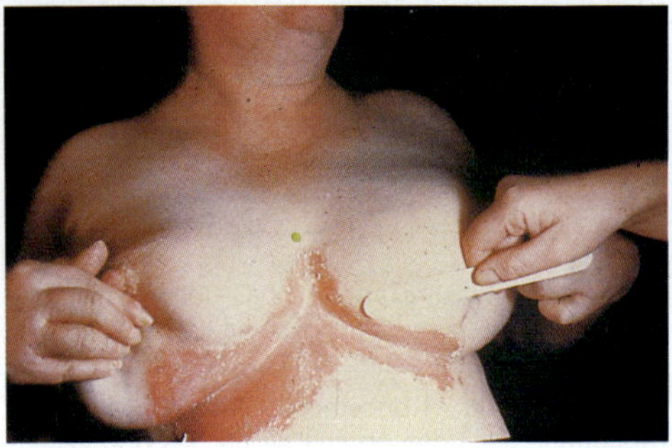

Intertrigo sous mammaire à *Candida albicans.*

Causes et mécanismes

Certains facteurs favorisants sont communs à de nombreux intertrigos, notamment la macération locale et les frottements des plis.

Un intertrigo peut être dû à :

- une candidose (→) ;
- une dermatophytie (→) ;
- un psoriasis (→) ;
- un eczéma (→) ;
- une infection bactérienne : *Corynebacterium minutissimum* (→ Érythrasma), staphylocoques, etc.
- une simple irritation ;
- un pemphigus bénin familial (maladie de Hailey-Hailey).

INTOLÉRANCE AU FRUCTOSE

Voir *Maladies héréditaires du métabolisme.*

INTOLÉRANCE AU GLUTEN

Voir *Maladie cœliaque.*

INTOLÉRANCE AU LACTOSE

Voir *Intolérance aux sucres.*

INTOLÉRANCE AUX PROTÉINES DU LAIT DE VACHE

Définition

Accidents allergiques provoqués par l'ingestion de lait de vache.

Causes et mécanismes

Prédisposition génétique ; rôle favorisant d'une exposition précoce à de faibles quantités d'allergènes et d'épisodes infectieux digestifs.

Signes essentiels

Au cours du premier trimestre de vie :

- soit tableau aigu : choc, éruption, diarrhée sanglante ;
- soit tableau moins aigu : vomissements, refus de biberon, agitation et cris après le biberon, éruption eczématiforme ;
- soit diarrhée chronique avec malabsorption, absence de prise de poids.

Signes biologiques : signes non spécifiques de malabsorption, présence d'IgE spécifiques vis-à-vis de certaines protéines : β-lactoglobuline, α-lactalbumine, caséine, prick-test cutané positif au lait natif.

Ce sont la disparition des symptômes lors de l'éviction du lait, et leurs réapparitions à la reprise du lait qui confirment le diagnostic.

✚ Éléments de surveillance

Lors de la réintroduction du lait ++ : coloration, vomissements, selles, tension artérielle, courbe de poids.

Évolution et complications

- Guérison spontanée entre 12 et 18 mois.
- Choc anaphylactique parfois mortel dans la forme aiguë.
- Dénutrition dans la forme chronique.
- Souvent allergies multiples (gluten, soja).

Traitement

Suppression du lait de vache (test diagnostique et thérapeutique) remplacé par du lait de femme ou un lait de régime sans protéines de lait de vache : hydrolysat (*Alfaré, Galliagène Progress, Nutramigen, Peptijunior, Prégestimil, Prégomine*). La réintroduction du lait se fait sous contrôle médical et de façon très progressive.

Prévention possible par l'utilisation de laits hypoallergéniques en cas d'antécédents familiaux, et en complément de l'allaitement au sein. Réalimentation par un lait sans protéines du lait de vache, dans les suites de gastro-entérites pendant le 1er trimestre de vie.

INTOLÉRANCE AUX SUCRES

Définition

Il s'agit d'un déficit enzymatique au niveau des microvillosités des entérocytes de l'intestin grêle, le plus fréquent est le déficit en lactase.

Causes et mécanismes

Le déficit enzymatique (disaccharidase en règle générale) est le plus souvent congénital, héréditaire à transmission autosomique récessive (déficit en lactase, sucrase, isomaltase), mais il peut être acquis, accompagnant alors habituellement une autre affection du grêle.

Signes cliniques

L'intolérance au lactose est évoquée devant une diarrhée acide. Les signes sont :

- vomissements ;
- hypotrophie staturo-pondérale ;
- hypoglycémie ;
- hépatomégalie ;
- protéinurie.

Signes biologiques

La courbe d'hyperglycémie provoquée normale avec du glucose est plate avec du lactose.

La charge en fructose entraîne une hypoglycémie grave (épreuve dangereuse). Le diagnostic est fait sur la biopsie hépatique (dosage enzymatique au niveau du foie).

Traitement et pronostic

Régime dépourvu de fructose, poursuivi à vie.

Le pronostic est variable ; risque d'accès aigu mortel mais évolution favorable à long terme possible.

INTOXICATION : Centres antipoison et de toxicovigilance

CENTRES ANTIPOISON ET CENTRES DE TOXICOVIGILANCE		
ALSACE ET FRANCHE-COMTÉ Centre antipoison de Strasbourg. Hôpitaux Universitaires de Strasbourg 1 place de l'Hôpital 67091 Strasbourg Cedex Tél : 03 88 11 65 69	AQUITAINE ET POITOU-CHARENTES Centre antipoison de Bordeaux. Centre hospitalier régional de Bordeaux. Hôpital Pellegrin / Place Amélie Raba Léon 33000 Bordeaux Tél : 05 56 96 40 80	AUVERGNE, RHÔNE-ALPES Centre antipoison de Lyon. Hospices civils de Lyon Hôpital Edouard Herriot / Pavillon N 69437 Lyon Cedex 3 Tél : 04 72 11 69 11
BASSE-NORMANDIE ET BRETAGNE Centre antipoison de Rennes. Centre hospitalier régional de Rennes 2 rue Henri Le Guilloux 35033 Rennes Cedex 03 Tél : 02 99 28 42 20 BOURGOGNE, CHAMPAGNE, ARDENNE ET LORRAINE Centre antipoison de Nancy. Centre hospitalier régional de Nancy Hôpital Central 29 avenue du Maréchal De Latre De Tassiny 54035 Nancy Cedex Tél : 03 83 85 19 86 CENTRE ET PAYS DE LOIRE Centre antipoison d'Angers. Centre hospitalier d'Angers. 4 rue Larrey 49033 Angers Cedex 01 Tél : 02 41 35 33 30	CORSE, LANGUEDOC-ROUSSILLON, PROVENCE-ALPES-CÔTE D'AZUR ET RÉUNION Centre antipoison de Marseille. Assistance publique de Marseille Hôpital Salvator / 249 bld Sainte Marguerite 13009 Marseille Tél : 04 91 75 25 25 HAUTE-NORMANDIE, NORD-PAS-DE-CALAIS ET PICARDIE Centre antipoison de Lille. Centre hospitalier régional de Lille 5 avenue Oscar Lambret 59037 Lille Tél : 03 20 44 44 44	ILE-DE-FRANCE ET ANTILLES-GUYANE Centre antipoison de Paris. Assistance publique - hôpitaux de Paris 200 rue du Faubourg Saint Denis 75475 Paris Cedex 10 Tél : 01 40 05 48 48 LIMOUSIN ET MIDI-PYRÉNÉES Centre antipoison de Toulouse. Centre hospitalier régional de Toulouse CHU Purpan Place du Dr Baylac 31059 Toulouse Cédex Tél : 05 61 77 74 47

INTOXICATION AIGUË AUX SALICYLES

Définition, causes et mécanismes

L'intoxication est d'autant plus grave qu'il s'agit d'un enfant ou d'un vieillard.

Doses toxiques : adultes : 10 à 15 g (ou > 300 mg/kg), enfants > 100 mg/kg.

L'absorption digestive est ralentie (pic plasmatique obtenu entre 2 et 24 heures) ; la demi-vie est augmentée (jusqu'à 40 h ; doses thérapeutiques : 2-4 h).

L'aspirine stimule les centres respiratoires et a une toxicité cellulaire directe (essentiellement mitochondriale).

Signes essentiels

Le tableau clinique varie selon l'âge (enfant ou adulte). Les troubles de la conscience sont précoces et importants chez l'enfant (coma, convulsions) alors qu'ils sont plus tardifs chez l'adulte, essentiellement sous forme d'encéphalopathie. Les troubles neurosensoriels sont surtout marqués chez l'adulte : céphalées, bourdonnements d'oreilles, hypoacousie, vertiges. Épigastralgies, nausées, vomissements. Hyperventilation initiale, dépression respiratoire secondaire (enfants ++) , détresse respiratoire par œdème pulmonaire lésionnel (rares, intoxications massives). Troubles de la thermorégulation : hyperthermie, hypersudation, vasodilatation, tachycardie.

Examens paracliniques

- Gaz du sang artériel : alcalose respiratoire initiale, rapidement associée à une acidose métabolique, et parfois respiratoire (signe de gravité chez l'enfant).
- Ionogramme sanguin : hypokaliémie secondaire ; déshydratation extra ± intracellulaire.
- Glycémie : hyperglycémie ou hypoglycémie secondaire [gravité (+++), enfants (+++)].
- Corps cétoniques urinaires.
- Lactacidémie.
- Dosage spécifique.

Facteurs de gravité

Enfants (+++), vieillards, troubles de la conscience, convulsions, hypoglycémie, acidose lactique, acidose mixte, taux sériques > 500 mg/L, retard de prise en charge.

+ Éléments de surveillance

Fréquence respiratoire et cardiaque, pression artérielle, température, conscience, glycémie, équilibre acido-basique par gaz du sang répétés.

Traitement et pronostic

Traitement épurateur : le lavage gastrique reste efficace en cas d'intoxication massive même vue tardivement ; le charbon activé absorbe l'acide acétylsalicylique, mais l'intérêt clinique n'a pas été démontré ; l'alcalinisation des urines avec du bicarbonate isotonique à 1,4 % (pH urinaire > 7,5) accroît l'élimination urinaire, la diurèse forcée est inutile. L'hémodialyse corrige l'acidose et surtout multiplie par 4 l'épuration du toxique ; elle est indiquée en cas de salicylémie ≥ 1 000 mg/L.

Traitement symptomatique : réhydratation, apport de glucose, de KCl, inhibiteurs de la pompe à protons (*Mopral* ou *Inexium* 40 mg/j), ventilation mécanique, anticonvulsivants (*Valium*), contrôle de l'hyperthermie (draps humides, glace) si nécessaire.

Le pronostic dépend de la dose ingérée, chez l'enfant une absorption supérieure à 250 mg/kg est sévère, et peut être mortelle pour une prise dépassant 450 mg/kg.

INTOXICATION AIGUË PAR L'ÉTHYLÈNE GLYCOL ET PAR LE MÉTHANOL

DÉFINITION, CAUSES ET MÉCANISMES

Les intoxications par les *glycols* (dont l'éthylène glycol) et les *alcools toxiques* (dont le méthanol) sont rares, mais graves. Elles sont secondaires soit à une absorption volontaire soit involontaire (enfant) souvent favorisée par un transvasement dans une bouteille banale, le caractère incolore et la saveur aromatique.

INTOXICATION AIGUË PAR L'ÉTHYLÈNE GLYCOL (EG)

Principal composant des antigels, lave-vitres, produits de nettoyage, l'EG est rapidement absorbé, et métabolisé au niveau du foie par l'alcool déshydrogénase hépatique (ADH) en acide glycolique. L'EG entraîne la précipitation dans les tissus de cristaux d'oxalate de calcium responsables des troubles ; dose létale 1-2 mL/kg.

Signes essentiels

Après un intervalle libre, une hyperventilation témoin d'une acidose métabolique, un coma convulsif, des troubles respiratoires ou cardiologiques apparaissent.

Examens paracliniques

- ECG.
- Ionogramme sanguin et dosage de la créatinine : insuffisance rénale aiguë, acidose.

- Calcémie : hypocalcémie.
- Gaz du sang artériel : acidose métabolique.
- Dosage de l'EG.

INTOXICATION AIGUË PAR LE MÉTHANOL

Présent dans l'alcool à brûler, l'alcool dénaturé ou les alcools frelatés (responsables d'épidémie de décès), le méthanol n'est pas toxique, à la différence de son métabolite l'acide formique.

Signes essentiels

Après une période de latence (12-24 h), surviennent une hyperventilation, des troubles digestifs, des céphalées, des vertiges, des troubles visuels et une mydriase aréactive, puis un coma.

Examens paracliniques

- Gaz du sang artériel : acidose métabolique non lactique.
- Ionogramme sanguin, osmolalité.
- Dosage spécifique.

TRAITEMENT ET PRONOSTIC

Le traitement des intoxications par glycols ou alcools toxiques repose sur un lavage gastrique (dans les deux heures après l'ingestion), un apport hydrique important associé à la vitamine B6 (100 mg/j, IV) en cas d'intoxication à l'éthylène-glycol ou d'acide folinique (50 mg/6 h, IV) en cas de méthanol.

Le 4 méthyl-pyrazole (*Fomepizole*) (inhibiteur de l'alcool déshydrogénase hépatique qui bloque la transformation du produit ingéré en son métabolite toxique) : 10 mg/kg IV toutes les 12 h, pendant 60 h.

L'hémodialyse est envisagée chez les patients vus tardivement avec une insuffisance rénale, une acidose métabolique non corrigée par l'alcalinisation et/ou une méthanolémie > 500 mg/L.

L'utilisation précoce du *Fomepizole* a radicalement transformé le pronostic antérieurement très sévère.

> **✚ Éléments de surveillance**
>
> Fréquence respiratoire, conscience, scope, pouls, pression artérielle, diurèse.

INTOXICATION AIGUË À LA CHLOROQUINE

Causes et mécanismes

La chloroquine est utilisée pour la prévention et le traitement du paludisme. Dans la grande majorité des cas, il s'agit d'intoxication volontaire, très rarement d'erreurs thérapeutiques. L'absorption de la chloroquine est très rapide et complète expliquant le caractère précoce et brutal des manifestations cardiovasculaires qui très rapidement vont mettre en jeu le pronostic vital.

Signes essentiels

60 % des intoxiqués présentent des signes cliniques dans la première heure ; la totalité dans les 3 h. Les troubles digestifs (nausées, vomissements), neurosensoriels (céphalées, agitation, obnubilation voire coma, vertiges, bourdonnements d'oreille, hypoacousie, vision floue, diplopie) ont une valeur d'alarme, attestant de l'intoxication et surviennent avant les complications cardiaques. Des troubles de la repolarisation précoces (ondes T négatives), un élargissement du QT ou du QRS constatés sur l'ECG initial sont des signes d'alarmes. Les complications cardiaques apparaissent très rapidement et peuvent survenir pendant plusieurs jours : hypotension, collapsus, arrêt cardiaque, troubles du rythme, torsades de pointe, tachycardie ventriculaire.

Examens paracliniques

- ECG.
- Ionogramme sanguin : hypokaliémie profonde (< 2 mmol/L), rapide (moins de 2 heures), corrélée à la dose absorbée.
- Lactacidémie.
- Dosage de la chloroquine.

> **✚ Éléments de surveillance**
>
> Prise en charge pré-hospitalière médicalisée (SAMU), admission en réanimation, scope, dépistage et surveillance des troubles du rythme surveillance toutes les 15 minutes, fréquence cardiaque et respiratoire, pression artérielle, saturation en oxygène, diurèse, troubles de la conscience.

Traitement et pronostic

L'extrême brutalité de survenue d'un arrêt cardiaque, de torsade de pointes ou de tachycardie ventriculaire impose une prise en charge immédiate, pré-hospitalière médicalisée.

Les modalités de prise en charge reposent sur la dose supposée ingérée (< ou > 2 g), la présence ou non de symptômes avec valeur pronostique.

En l'absence de symptômes initiaux, la chloroquinémie permet de confirmer ou d'infirmer l'intoxication et « d'alléger » le traitement.

En cas d'arrêt cardiaque ou de choc cardiogénique réfractaire : assistance circulatoire périphérique.

Le pronostic reste extrêmement sombre en cas d'intoxication massive et dépend des conséquences viscérales ou neurologiques des troubles du rythme ou des arrêts cardiaques à répétition.

INTOXICATION AIGUË AU MONOXYDE DE CARBONE (CO)

Causes et mécanismes

Le CO, gaz incolore, inodore, très diffusible, de densité proche de l'air, reste la première cause de décès par intoxication en France (300 à 500 décès par an). Le CO est produit par la combustion incomplète des dérivés carbonés. Les causes domestiques sont prédominantes (convecteur à charbon, chauffe-eau et chauffage au gaz mal réglés et absence d'évacuation correcte vers l'extérieur), et responsables d'intoxications collectives ; inhalation de gaz d'échappement de véhicule automobile dans un garage ou une voiture (suicide).

La très grande affinité du CO (230 fois celle de l'O_2) pour l'hémoglobine (Hb) forme la carboxyhémoglobine (HbCO) ($HbO_2 + CO \rightarrow HbCO + O_2$), responsable d'une anoxie tissulaire aiguë. Au cours de la grossesse, le CO traverse la barrière placentaire, et se fixe sur l'hémoglobine fœtale.

Signes essentiels

Si les formes suraiguës immédiatement mortelles (teinte cochenille, problème médico-légal) et les formes graves sont facilement diagnostiquées, les formes mineures sont dans 30 % des cas méconnues.

Les formes graves peuvent se traduire par un arrêt cardio-respiratoire, un coma inaugural sur le lieu de l'intoxication pouvant persister malgré la soustraction de l'atmosphère toxique et l'oxygénothérapie, un syndrome pyramidal ou extrapyramidal, une agitation, des crises hypertoniques, des convulsions (rares), un collapsus, des troubles du rythme cardiaque, une insuffisance coronarienne.

Les formes bénignes peuvent être responsables de céphalées, de vertiges, de faiblesse musculaire, de troubles digestifs, de perte de connaissance brève (+++), de manifestations psychiatriques, de troubles visuels.

Examens paracliniques

- Détection/mesure du CO dans l'atmosphère et/ou le dosage sanguin (HbCO > 10 %).
- ECG.
- Saturation en oxygène.
- Radiographie du thorax.
- Ionogramme sanguin.

Les complications neurologiques tardives (syndrome post-intervallaire) sont fréquentes (30 à 40 % des victimes), favorisées par : l'absence d'oxygénothérapie (diagnostic non fait), le retard au traitement, l'âge > 60 ans, l'existence d'un coma initial ; elles sont responsables de syndromes neuropsychiques : asthénie, troubles visuels ou de la mémoire, céphalées, irritabilité, syndrome parkinsonien.

+ Éléments de surveillance à court terme

Saturation en oxygène, fréquence respiratoire et cardiaque, pression artérielle, conscience.

Traitement et pronostic

- Antidote : O_2 pure.

Sur les lieux de l'intoxication : soustraction de la victime (risque d'explosion, protection des sauveteurs). Administration d'O_2 à fort débit à l'aide de masque à haute concentration. En cas de coma : intubation et ventilation mécanique en oxygène pur et transfert vers un centre d'oxygénothérapie hyperbare (OHD). Prélèvements sanguins.

En milieu hospitalier : O_2 normobare à l'aide d'un masque à haute concentration pendant au moins 6 heures. Traitement symptomatique des formes graves.

- Indications à l'oxygénothérapie hyperbare : coma, grossesse, perte de connaissance brève (pas d'indication en l'absence de trouble initial de la conscience, quel que soit le taux d'HbCO).
- Le pronostic immédiat peut être très sévère, il est dépendant du taux de CO, de la durée de l'intoxication et des pathologies antérieurs du patient (cardiopathie, insuffisance respiratoire...).

Les séquelles sont fréquentes et d'intensité variable.

Prévention des récidives : enquête technique obligatoire sur l'installation responsable.

Les cas certains doivent faire l'objet d'une déclaration, les sujets à risque devant être signalés.

Pour la pratique, on retiendra :

- Intoxication au CO responsable de 200 à 300 morts par an et 6 000 hospitalisations.
- De diagnostic difficile en l'absence de contexte évocateur et donc souvent méconnu.
- Responsable de séquelles neurologiques secondaires.
- Rôle de l'infirmière : après la prise en charge aiguë (prélèvement artériel, surveillance, prise en charge d'un coma, oxygénothérapie hyperbarre), organiser le suivi, éviter les récidives.

INTOXICATION ALCOOLIQUE AIGUË

Définition

Les intoxications aiguës par l'éthanol (ivresse aiguë) sont fréquentes, banalisées, parfois associées à des intoxications médicamenteuses. L'absorption digestive est rapide.

Signes essentiels

Parfois asymptomatiques et découvertes lors d'un contrôle de police, les intoxications alcooliques aiguës peuvent être responsables de tachycardie sinusale, d'agitation, de troubles du comportement, d'hallucinations, voire de coma qui peut se compliquer d'insuffisance respiratoire, de pneumopathie d'inhalation, d'hypothermie, d'hypotension, d'hypoglycémie et de rhabdomyolyse.

Éléments de surveillance

Conscience, fréquence respiratoire, glycémie, saturation en oxygène, pression artérielle.

Examens paracliniques

L'alcoolémie et en fonction de la symptomatologie : ECG, glycémie, ionogramme sanguin, gazométrie artérielle.

Traitement et pronostic

L'intoxication alcoolique relève d'un traitement avant tout symptomatique. Le pronostic est habituellement satisfaisant, le patient récupérant un état de conscience normal plus ou moins rapidement et n'en gardant généralement pas de souvenir. En cas d'intoxications associées le pronostic est lié au produit absorbé. Les accidents de la voie publique ou domestiques survenant au cours d'une intoxication restent responsables d'un nombre important de polytraumatismes et de décès.

Pour la pratique, on retiendra :

– Intoxication alcoolique très fréquente.
– Responsable de nombreux pièges aux conséquences parfois dramatiques.
– Justifiant une surveillance attentive ; l'absence d'amélioration dans les heures suivantes impose la recherche d'une cause associée.
– Rôle de l'infirmière : dépister un équivalent suicidaire et proposer une consultation d'addictologie.

Critères de gravité

		DSI	PAS		QRS
Intoxication	Bénigne	< 2 g	≥ 100 mmHg	et	≤ 0,10 s
	Intermédiaire	≥ 2 ″ 4 g	≥ 100 mmHg	et	≤ 0,10 s
	Grave	> 4 g	< 100 mmHg	ou	> 0,10 s

DSI : dose supposée ingérée ; PAS : pression artérielle systolique ; QRS : durée de QRS,
En plus : chloroquinémie > 25 µmol/L, acidose lactique (en l'absence de choc), délai entre prise et troubles.

INTOXICATION AUX ANTIDÉPRESSEURS POLYCYCLIQUES

Causes et mécanismes, pronostic

Les antidépresseurs sont utilisés pour le traitement des syndromes dépressifs. Ils représentent 20 % des intoxications médicamenteuses.

La majorité des intoxications est bénigne, toutefois la mortalité des formes graves est proche de 2 %.

Signes essentiels

Les signes cliniques apparaissent après un intervalle libre de quelques heures. Ils sont maximum avant la sixième heure :

- Il s'agit d'une encéphalopathie anticholinergique qui associe un syndrome confusionnel, un tremblement des extrémités, des troubles de l'articulation, une hypertonie.
- Peuvent également être présents : sécheresse de la bouche, mydriase, tachycardie, rétention d'urine.
- La survenue d'un coma est possible, souvent peu profond en cas d'intoxication pure, sans signe de localisation.
- Les convulsions sont fréquentes (11 % des cas). Elles surviennent presque toujours dans les 24 premières heures, exceptionnellement après. Une dose ingérée supérieure à trois grammes doit faire craindre leur survenue.
- Une atteinte cardiovasculaire est possible. Elle se manifeste par une tachycardie, des troubles de la repolarisation, des troubles de conduction intraventriculaire. Des troubles du rythme ventriculaire (tachycardie ventriculaire, torsade de pointe) sont possibles, mais beaucoup plus rares.

Examens paracliniques

- La réalisation d'un ECG est systématique.
- Ionogramme sanguin (une hypokaliémie est fréquemment associée aux intoxications graves).

Éléments de surveillance

Pouls, pression artérielle, fréquence respiratoire, encombrement, diurèse (risque de globe vésical), conscience.

Traitement

Les indications du lavage gastrique se limitent aux patients conscients, après ingestion d'une dose potentiellement mortelle sous réserve qu'il soit réalisé dans l'heure qui suit l'ingestion. Le charbon activé peut être proposé dans les intoxications bénignes ou vues tardivement.

Traitement des troubles cardiovasculaires : le traitement des blocs intra-ventriculaires repose sur l'administration de bicarbonate de sodium molaire ou de lactate de sodium molaire (alcalinisation). Le traitement des tachycardies ventriculaires est similaire. En l'absence d'affinement des complexes, la réalisation d'un choc électrique externe peut être nécessaire.

Le collapsus est habituellement lié aux troubles de conduction. En cas de persistance après alcalinisation, utilisation de catécholamines (dopamine ou noradrénaline).

En cas d'arrêt cardiaque ou de choc cardiogénique réfractaire, une assistance circulatoire périphérique doit être proposée.

Traitement des crises convulsives : en cas de crise unique, utilisation de benzodiazépines. L'intubation doit être envisagée rapidement car les crises sont multiples dans la moitié des cas et le risque d'état de mal élevé.

INTOXICATION AUX BENZODIAZÉPINES

Causes et mécanismes, pronostic

Les benzodiazépines sont utilisées dans le traitement de l'anxiété, des troubles du sommeil et comme myorelaxants. L'absorption digestive est rapide (pic plasmatique obtenu en 1 à 3 heures). Leur demi-vie plasmatique est très variable (de 3 à 70 heures), elle ne reflète pas la durée de l'action clinique : les dosages quantitatifs sont donc inutiles.

Signes essentiels

Troubles neurologiques à type d'obnubilation, de somnolence, de coma.

Dépression respiratoire soit d'origine centrale, soit liée à la relaxation des muscles dilatateurs des voies aériennes supérieures ou les deux.

L'évolution est parfois très lente (réveil au bout de plusieurs jours), notamment chez les sujets âgés.

Examens paracliniques

Gazométrie artérielle en cas d'atteinte respiratoire importante.

Éléments de surveillance

Scope, pouls, pression artérielle, diurèse, fréquence respiratoire, encombrement, saturation en oxygène, conscience.

Traitement et pronostic

- *Traitement évacuateur* : le lavage gastrique est inutile compte tenu de la rapidité d'absorption de ces molécules et de la faible quantité réellement évacuée. Le charbon activé peut être justifié dans les 30 minutes suivant l'ingestion.
- Le *traitement symptomatique* représente l'essentiel de la thérapeutique : oxygénothérapie, ventilation mécanique si nécessaire.

Le *flumazemil* (*Anexate*) est un antagoniste des benzodiazépines. Il modifie l'apparence clinique, mais ne modifie pas l'élimination du produit. Ses indications doivent être limitées à l'obtention d'un réveil satisfaisant pour éviter l'intubation dans quelques situations particulières comme chez le sujet âgé ou l'insuffisant respiratoire chronique, et au diagnostic étiologique d'un coma calme, hypotonique, sans mydriase d'étiologie inconnue (dans ce cas l'absence d'effet sur les troubles de la conscience permet d'exclure une intoxication par les benzodiazépines). Son utilisation ne diminue pas la survenue de complications.

INTOXICATION AUX ß-BLOQUANTS

Causes et mécanismes, pronostic

Les bêtabloquants sont utilisés dans le traitement de certaines maladies cardiovasculaires : hypertension, angine de poitrine, troubles du rythme. Leur absorption digestive peut être rapide. Il n'y a pas de corrélation entre les taux sanguins et la symptomatologie.

La mortalité globale est faible (0,3 %). Un seul produit (le propranolol) est responsable de 44 % des intoxications et de 71 % des décès. Plus de la moitié des arrêts cardiaques surviennent en milieu hospitalier. La co-ingestion d'autres molécules ou une maladie cardiaque sous-jacente aggravent le pronostic.

Signes essentiels

La symptomatologie est souvent de survenue brutale, sans prodrome, habituellement dans les 4 heures qui suivent l'ingestion. La présence de signes cliniques et/ou électriques témoigne de la gravité de l'intoxication. On peut observer : chute tensionnelle, bradycardie, troubles de conduction cardiaque (mis en évidence à l'ECG), convulsions, bronchospasme (tel un asthme).

Examens paraclinique

- ECG.
- Ionogramme sanguin : risque d'hyperkaliémie.
- Glycémie : risque d'hypoglycémie.

Éléments de surveillance

Scope, pouls, pression artérielle, diurèse, fréquence respiratoire, encombrement, saturation en oxygène, conscience.

Traitement

Nécessité d'une prise en charge immédiate.

Un traitement épurateur peut être proposé à la phase très précoce de l'intoxication : lavage gastrique si le patient est parfaitement stabilisé. Le charbon activé est inutile.

En cas de choc : remplissage vasculaire, parfois utilisation de dobutamine ou d'adrénaline à la seringue électrique.

En cas de bradycardie, on peut proposer du glucagon.

En cas de troubles de conduction cardiaque : adrénaline, voire mise en place d'un entraînement cardiaque électrosystolique.

En cas de convulsion : éviter la morsure de la langue, traitement symptomatique (*Rivotril*), parfois ventilation assistée.

En cas de troubles respiratoires : oxygénothérapie. Ventilation assistée d'autant plus qu'il existe un état de choc, des troubles cardiaques.

En cas d'arrêt cardiaque ou de choc cardiogénique réfractaire : assistance circulatoire périphérique.

INTOXICATION AUX DIGITALIQUES

Intoxications graves, dominées par les complications cardiaques (mortalité de 20 %), les intoxications digitaliques ont vu leur pronostic s'améliorer grâce aux fragments Fab d'anticorps spécifiques anti-digitaliques (chaque fragment Fab fixe une molécule du digitalique).

Définition causes et mécanismes

L'intoxication massive est le plus souvent volontaire ; le surdosage thérapeutique plus fréquent chez les sujets âgés ou insuffisants rénaux, mais il existe une grande variabilité inter-individuelle en partie due aux facteurs pronostiques associés. La gravité est due aux troubles cardiaques (+++).

Signes essentiels

- *Troubles digestifs* (80 % des cas) : nausées, vomissements dès les premières heures, sans parallélisme avec la gravité.
- *Troubles neuro-sensoriels* (25 % des cas) : céphalées, vertiges, obnubilation, agitation avec angoisse, syndrome confusionnel ou hallucinatoire. Les troubles visuels sont plus rares.
- *Autres anomalies ECG* : ondes T négatives, sous décalage de ST, raccourcissement de QT.
- *Décès* : fibrillation ventriculaire (65 %), asystolie (25 %), choc (10 %).

TROUBLES CARDIAQUES	
TROUBLES DE CONDUCTION	**TROUBLES DU RYTHME**
Risque vital Traitement d'urgence • Bradycardie sinusale • Pauses sinusales • BAV 1, 2 ou 3	**Tachycardie sinusale** • Extrasystoles ventriculaires (ESV) (Risques +++) • Tachycardie ventriculaire • Fibrillation ventriculaire

Facteurs pronostiques

Âge > 60 ans, sexe masculin, cardiopathie sous-jacente, BAV (quel que soit le degré), kaliémie > 5 mmol/L, dose ingérée.

Examens paraclinique

ECG, ionogramme sanguin (kaliémie), créatinine sérique, dosage spécifique.

Éléments de surveillance

Surveillance en réanimation pour tout patient : risque vital durant les 36 premières heures pour la digoxine (si fonction rénale normale), ou pendant 5 jours pour la digitoxine : scope, saturation oxygène, pression artérielle, fréquence cardiaque, nombre d'ESV/min, troubles du rythme, ECG, conscience.

Traitement et pronostic

En attendant les anticorps antidigitaliques, éviter les bradycardies extrêmes, surtout si ESV.

Décontamination digestive : charbon activé (25 à 50 g toutes les 6 h).

Traitement symptomatique :

- priorité absolue : correction de l'hypokaliémie ;
- contrôler la bradycardie (maintenir la fréquence cardiaque > 60/min) : Atropine : 1/2 à 1 mg en bolus, à répéter si besoin ;
- arythmie ventriculaire : les anti-arythmiques sont contre-indiqués, entraînement électrosystolique externe en attendant l'arrivée de l'antidote.

Immunothérapie par fragments Fab anti-digoxine (Digidot) : l'anticorps se fixe à une molécule circulante du digitalique, déplace les digitaliques libres intracellulaires et ceux fixés sur la pompe NaK-ATPase ; réversibilité des signes toxiques en 60 min, effet maximum dans les 4 h (demi-vie du complexe Fab-digitalique : 10 à 20 h).

La dose à injecter dépend de la gravité, de la quantité supposée ingérée ou de la concentration plasmatique et du poids. En cas de risque vital immédiat, ne pas attendre le résultat du taux plasmatique, administrer d'emblée 10 flacons (soit 800 mg de *Digidot*) qui neutralisent 10 mg de digitaliques. En cas d'échec (digitoxine), réinjecter 10 flacons.

Intoxications graves, dominées par les complications cardiaques (mortalité de 20 %), les intoxications digitaliques ont vu leur pronostic s'améliorer grâce aux anticorps spécifiques anti-digitaliques. Le pronostic dépend essentiellement des conséquences viscérales et en particulier neurologiques des troubles du rythme cardiaque responsables d'incompétence circulatoire. En l'absence d'inefficacité circulatoire, le pronostic est habituellement favorable.

INTOXICATION AUX INHIBITEURS CALCIQUES

Causes et mécanismes, pronostic

Les inhibiteurs calciques sont utilisés dans le traitement de certaines maladies cardiovasculaires : hypertension artérielle, troubles du rythme, insuffisance coronarienne. Ils entraînent une altération de la contractilité myocardique et une vasodilatation artérielle.

La mortalité globale est estimée à 18 %.

Signes essentiels

Hypotension dont la survenue a lieu le plus souvent dans les 6 heures qui suivent l'ingestion (liée soit à la vasodilatation, soit à l'atteinte de la contractilité myocardique).

Troubles de la conduction (bloc auriculoventriculaire ou dépression sinusale) précisés par l'ECG.

Une hyperglycémie est possible (liée à une diminution de la sécrétion d'insuline).

Examens paracliniques

- ECG.
- Ionogramme sanguin.
- Glycémie

✚ Éléments de surveillance

Scope, pouls, pression artérielle, diurèse, fréquence respiratoire, encombrement, saturation en oxygène, conscience.

Traitement

Traitement épurateur : il n'y a pas d'efficacité démontrée du charbon activé. Un lavage gastrique peut être réalisé avant la quatrième heure si l'état hémodynamique est stabilisé.

Traitement du choc : correction de la vasoplégie par dopamine ou noradrénaline, restauration de la contractilité myocardique par dobutamine ou adrénaline (les doses de catécholamines nécessaires peuvent être très supérieures à celles habituellement utilisées).

Traitement des troubles de conduction : fait préférentiellement par des catécholamines.

Un protocole insuline-glucose-(potassium) semble efficace sur les paramètres hémodynamiques et la survie.

En cas de résistance aux catécholamines, à l'insuline euglycémique et autres antidotes (chlorure de calcium et glucagon), une assistance circulatoire périphérique doit être discutée.

La gravité dépend de la dose ingérée. Elle est plus importante en cas de cardiopathie préexistante ou en cas d'intoxication associant d'autres anti-arythmiques.

INTOXICATION AU LITHIUM

Causes et mécanismes

Le lithium est utilisé pour le traitement des psychoses maniaco-dépressives (médicament de référence non dénué de toxicité rénale au long cours).

Les intoxications au lithium surviennent dans trois contextes bien différents. Le surdosage chronique diagnostiqué tardivement et l'intoxication aiguë du sujet traité sont les plus graves :

- Le surdosage chronique, de loin le plus fréquent, sans doute le plus grave, est favorisé par les anti-inflammatoires non stéroïdiens, les diurétiques, la déplétion sodée (déshydratation) et l'insuffisance rénale.
- L'intoxication volontaire du sujet traité est responsable d'une symptomatologie sévère, souvent retardée.

• L'intoxication aiguë en l'absence de traitement antérieur est nettement moins grave.

Signes essentiels

Tremblements la fin des extrémités persistant au repos, asthénie, nausées, vomissements, diarrhées, troubles de l'élocution, puis encéphalopathie myoclonique avec tremblements entre les accès cloniques, hypertonie, hyper-réflectivité, troubles de la repolarisation à l'ECG, collapsus.

Examens paracliniques

• ECG.
• Ionogramme sanguin : évaluation de la fonction rénale.
• Lithémie, mais il n'existe pas de corrélation entre la sévérité clinique et la lithémie car la forme active du lithium est intracellulaire.

> **✚ Éléments de surveillance**
> Agitation, tremblements, troubles de la conscience.
> Fréquence cardiaque et respiratoire, pression artérielle, encombrement pulmonaire, température.

Traitement

Évacuateur : lavage gastrique dans les 60 min. Corriger la déshydratation : soluté salé isotonique.

Épurateur : l'élimination du lithium est accélérée par une diurèse saline (minimum 2 L de soluté salé isotonique par 24 heures). L'hémodialyse est discutée en cas de symptomatologie neurologique grave (coma, convulsion), associée à une lithémie élevée et une demi-vie sérique > 36 h, et/ou une insuffisance rénale organique.

INTOXICATION AUX NEUROLEPTIQUES

Causes et mécanismes, pronostic

Les neuroleptiques sont utilisés dans le traitement de certaines maladies psychiatriques : psychoses, certaines formes de dépressions graves, anxiété et troubles graves du comportement avec agitation.

L'absorption digestive est importante et rapide.

Signes essentiels

Selon les différents neuroleptiques, on peut observer : un coma calme, volontiers prolongé, associé à une hypotonie, ou au contraire un coma agité, avec hypertonie et mouvements anormaux de la face. Enfin, certains autres neuroleptiques entraînent avant tout une agitation et une confusion.

> **✚ Éléments de surveillance**
> Scope, pouls, pression artérielle, diurèse, fréquence respiratoire, encombrement, saturation en oxygène, conscience.

Des troubles circulatoires (choc, troubles de la conduction cardiaque) peuvent être associés.

Examens paracliniques

ECG.

Traitement

• L'administration de charbon activé est possible dans les douze premières heures pour les formes retard.
• Traitement symptomatique des troubles neurologiques.
• En cas de troubles de la conduction auriculo-ventriculaire : *Isuprel* ou entraînement électrosystolique.
• Lactate de sodium en cas de troubles de la conduction intra-ventriculaire.

INTOXICATION PAR GAZ DE COMBAT

L'intoxication collective peut être connue, ou au contraire non diagnostiquée : tout service d'urgences peut être amené à recevoir le « cas-index », le diagnostic doit pouvoir être fait très rapidement afin de mettre en route le traitement adapté et donner l'alerte.

LES NEUROTOXIQUES OU ORGANOPHOSPHORÉS (OP) (Sarin, Soman, Tabun)

Définition et mécanismes

Les gaz de combat (gaz, vapeur ou aérosol) attaquent préférentiellement l'appareil respiratoire ; ils inhibent les cholinestérases.

Signes essentiels

Vision floue, myosis (+++), hypersécrétion bronchique, bradycardie, hypotension, crampes abdominales associées à des troubles digestifs (syndrome muscarinique) ; fasciculations musculaires (+++), faiblesse musculaire avec risque respiratoire (syndrome nicotinique) ; confusion, somnolence, tremblements, ataxie, dysarthrie.

Les formes graves associent : coma, épilepsie, détresse respiratoire et un état de choc.

En fonction de la symptomatologie, les patients sont répartis en quatre groupes de gravité.

Examens paracliniques

Gazométrie artérielle, radiographie des poumons, ionogramme sanguin, fonction rénale, dosage des cholinestérases (laboratoire spécialisé).

> **Éléments de surveillance**
>
> Fréquence respiratoire, saturation en oxygène, encombrement bronchique, pression artérielle, pouls, conscience, scope pour les plus graves.

Traitement et pronostic

Protection du personnel (++), décontamination cutanée et oculaire symptomatique et spécifique :

• *Atropine* dose de charge : adulte 2 mg IVD, (enfant 0,02 mg/kg) toutes les 5 à 10 min jusqu'à disparition du myosis, de la bradycardie et le tarissement bronchique, dose d'entretien ; 0,02 à 0,08 mg/kg/h ;

• *Contrathion* : 1 à 2 g/100 mL NaCl 0,9 % en 30 min (adulte), (enfant : 20 à 40 mg/kg), puis 10 mg/kg/h.

Le pronostic dépend essentiellement de la dose inhalée et des circonstances ; une pathologie cardiaque ou respiratoire antérieure peut aggraver l'évolution.

LES VÉSICANTS (Ypérite, Lewisite, Oxyme de phosgène)

Définition et mécanismes

Ils attaquent préférentiellement l'appareil respiratoire, la toxicité percutanée est très importante.

Signes essentiels

Après une période de latence variable :

• *lésions cutanées* : érythème avec des douleurs intolérables, vésicules, bulles confluentes responsables de phlyctènes évoluant vers la nécrose (régions humides) ;

• *lésions oculaires* : conjonctivite, photophobie, œdème palpébral ;

• toux, broncho-pneumonie, détresse respiratoire (inflammation, voire nécrose extensive des muqueuses). Une aplasie médullaire peut survenir ultérieurement.

Examens paracliniques

Gazométrie artérielle, radiographie des poumons, ionogramme sanguin, ECG.

> **Éléments de surveillance**
>
> Saturation en oxygène, pression artérielle, pouls, encombrement bronchique, scope.

Traitement et pronostic

Prophylaxie pour le personnel (+++) : tenue spéciale, attention une douche augmente la surface contaminée (+++).

Limiter la contamination : poudre absorbante (terre de foulon, talc, farine), puis décontamination : solution d'eau de Javel à 1 %.

Spécifique : intoxication à lewisite BAL : 3 mg/Kg IM toutes les 6 h.

Le pronostic dépend essentiellement de la dose inhalée et des circonstances ; une pathologie cardiaque ou respiratoire antérieure peut aggraver l'évolution.

LES SUFFOCANTS [Chlore, Phosgène (+++)]

Définition, causes et mécanisme

La majorité des agents suffocants sont à base de chlore, gaz très volatile responsable d'œdème pulmonaire lésionnel. Cette intoxication peut survenir lors d'attentat ou de guerre mais aussi lors du nettoyage des cuvettes de WC avec un détartrant acide et l'utilisation malencontreuse d'eau de Javel : « coup de chlore ». L'exposition au phosgène peut être suspectée grâce à son odeur caractéristique de « foin coupé », le phosgène provoque en 2 à 6 h : toux douloureuse, oppression thoracique, céphalées, irritation pharyngée vomissements, larmoiement, détresse respiratoire par OAP lésionnel (2 ppm).

En cas d'intoxication massive, la suffocation peut aboutir à la mort en moins de 3 min (3 ppm).

> **Éléments de surveillance**
>
> Suivant le contexte, attentat massif, accident industriel ou domestique, la surveillance dépend des moyens disponibles : gazométrie, fréquence et cardiaque, agitation, pression artérielle.

Traitement et pronostic

Le traitement est uniquement symptomatique, l'efficacité des corticoïdes n'est pas démontrée.

Le pronostic dépend essentiellement de la dose inhalée et des circonstances ; une pathologie cardiaque ou respiratoire antérieure peut aggraver l'évolution.

INTOXICATION PAR INGESTION DE PRODUITS CAUSTIQUES

Définition, causes et mécanismes

Les produits caustiques entrent dans la composition de nombreux produits à usage ménager, agricole ou industriel.

Les intoxications les plus fréquentes sont l'ingestion d'eau de Javel ou de soude caustique (*Destop*).

En dehors du risque vital, le risque essentiel est la survenue à distance d'une sténose œsophagienne.

Eau de Javel : elle est présentée en solution concentrée (berlingots ou flacons à 48e chlorométriques), ou diluée (bouteille). La solution concentrée est un caustique majeur entraînant des lésions du tube digestif responsables d'ulcérations, de perforations avec risque de diffusion du caustique et d'hémorragie. Les solutions diluées sont simplement irritantes.

Soude caustique (*Destop*) : essentiellement utilisée pour déboucher les tuyaux ou les WC, l'intoxication est le plus souvent volontaire (bouchon de sécurité).

La gravité dépend de la concentration du produit, de la présentation (paillettes), de la quantité absorbée, et des conséquences systémiques.

Signes essentiels

- Agitation, douleurs rétro-sternales et épigastriques, brûlures de la bouche, hypersalivation parfois sanguinolente, dysphagie, dysphonie, nausées, vomissements.
- Troubles psychiatriques ou de la conscience (gravité +++).
- Gêne respiratoire : dyspnée laryngée, encombrement, détresse respiratoire.
- État de choc.

Examens paracliniques

- En fonction de la gravité. ECG, radiographie du thorax, gaz du sang (hypoxémie, acidose métabolique), ionogramme sanguin (insuffisance rénale).
- Endoscopie digestive systématique avant la 6e heure.
- Endoscopie trachéo-bronchique en cas de doute de lésion trachéale.
- Voire scanner thoracique.

✚ Éléments de surveillance

Lorsque l'atteinte est sévère, surveillance en réanimation de la respiration, de la conscience, du pouls, de la pression artérielle, de la température, de la diurèse.

Traitement et pronostic

- *Lésions bénignes et absence de signes de gravité* : pansement gastrique, reprise de l'alimentation orale, fibroscopie de contrôle sous 15 jours.
- *Signes de gravité* : traitement symptomatique, antibiothérapie et en fonction des constatations endoscopiques soit intervention chirurgicale urgente (œsophagectomie), soit nutrition parentérale exclusive prolongée jusqu'à guérison des lésions.

Le pronostic vital est fréquemment engagé en cas d'ingestion de soude caustique ou d'eau de Javel concentrée, l'hospitalisation est souvent très longue en cas de lésions majeures, les séquelles sont très souvent sévères.

INTOXICATION PAR LE PARACÉTAMOL

Définition, cause et mécanismes

Le paracétamol est actuellement l'antalgique le plus utilisé, il entre dans la préparation de très nombreuses spécialités. La gravité de l'intoxication dépend de l'atteinte hépatique.

Doses toxiques : adultes > 150 mg/kg, adolescent > 125 mg/kg, l'enfant de moins de 10 ans serait plus tolérant.

En cas de surdosage, le mécanisme normal d'inactivation par le glutathion est dépassé avec pour conséquences une accumulation de métabolites toxiques responsables d'une cytolyse hépatique proportionnelle à la dose ingérée. Les doses toxiques sont plus faibles en cas de consommation d'alcool.

Signes essentiels

12 à 24 heures après l'ingestion, des nausées ou des vomissements apparaissent. En l'absence de traitement antidote surviennent entre le 3e et le 6e jour des douleurs abdominales de l'hypochondre droit, associées à une somnolence, une confusion, une hyperthermie, un ictère, une tendance hémorragique et une diminution de la diurèse.

Examens paracliniques

Le dosage de la paracétamolémie est primordial (à partir de la 4e heure) pour établir un pronostic. Les premières manifestations de l'atteinte hépatique débutent entre la 12e et la 24e heure ; l'augmentation des transaminases (ASAT, ALAT) est maximum au 3e jour.

Les signes biologiques se complètent entre le 3e et le 4e jour :

- augmentation de la bilirubine,
- troubles de l'hémostase : diminution de tous les facteurs de la coagulation et en particulier du facteur V, coagulopathie de consommation,

- thrombopénie,
- hypoglycémie,
- augmentation de la créatinine.

Éléments de surveillance

- Trouble de la conscience, glycémie, syndrome hémorragique, fréquence respiratoire et cardiaque, température, diurèse, bilan hépatique, créatinine sérique.
- *Patients à risque accru de toxicité :* alcoolisme chronique, dénutrition, cirrhose ; traitement par phénobarbital, phénytoïne, carbamazépine, isoniazide, rifampicine, prise chronique ou répétée.

Traitement et pronostic

Traitement épurateur : prise en charge urgente (+++) , lavage gastrique dans les 2 h suivant une prise > 125 mg/kg, le charbon activé réduit l'absorption, mais impose la voie veineuse pour l'antidote.

Traitement spécifique : en fonction de la paracétamolémie, déterminée au moins 4 h après l'ingestion, N-acétyl cystéine (NAC) par voie IV (*Flumicil*) : 150 mg/kg en 20 à 30 min, puis 50 mg/kg en 4 h (G5 % : 500 mL) et 100 mg/kg au cours des 16 h suivantes, à continuer jusqu'à la négativation de la paracétamolémie.

Lorsque le patient est pris en charge tardivement et en cas d'absorption supérieure à 125 mg/kg, débuter la NAC avant les résultats de la paracétamolémie.

Indications de transfert en unité de greffe hépatique : encéphalopathie + taux de prothrombine < 40 %, ou temps de thrombine supérieure à 100 secondes.

Le pronostic des intoxications par le paracétamol a été totalement transformé grâce à l'utilisation précoce de l'antidote (NAC). Actuellement, les formes graves s'observent chez les patients pris en charge tardivement ou lors de prises importantes et répétées ou chez les patients ayant une atteinte hépatique préalable. En cas d'hépatite fulminante, la mortalité reste élevée malgré les possibilités de transplantation hépatique en extrême urgence.

Pour la pratique, on retiendra :

– Intoxication au paracétamol relativement fréquente.
– Effets toxiques retardés avec risque d'hépatite fulminante.
– Rôle de l'infirmière :
- importance du respect des heures de prélèvement en fonction du délai après l'ingestion ;
- respect de la vitesse de perfusion de l'antidote ;
- expliquer la nécessite de la surveillance.

INTOXICATIONS ACCIDENTELLES (chez l'enfant)

Définition

Toute suspicion d'intoxication chez l'enfant doit être considérée comme une intoxication réelle. L'apparition brutale, chez un enfant jusque-là bien portant, de troubles neurologiques ou respiratoires doit faire évoquer systématiquement une intoxication.

Causes et mécanismes

Soit intoxication connue par un produit identifié (médicaments, produits de ménage, etc.), soit intoxication dite « de poubelle » par un produit inconnu, soit accident thérapeutique (erreur de prescription ou d'administration). En cas de doute sur la quantité ingérée, retenir le chiffre maximum (nombre de comprimés manquants...).

L'âge de survenue se situe entre 1 et 5 ans. Risques des produits à portée de main de l'enfant, des conditionnements trop faciles à ouvrir, des produits de ménage transvasés dans un récipient pour usage alimentaire etc.

Signes essentiels

Signes cliniques

Variables suivant le toxique : coma, convulsions, troubles du rythme respiratoire, cyanose, collapsus, douleurs abdominales, vomissements, diarrhée.

Un certain nombre de produits sont hautement toxiques (liste non exhaustive)

- Médicaments : antidépresseurs tricycliques, digitaliques, théophylline, quinine...
- Produits ménagers : insecticides, camphre, antigel, piles, boutons...

Des conseils et renseignements sont fournis par les centres anti-poison (→).

Signes biologiques

- À rechercher au lit du malade : hypoglycémie.
- À rechercher au laboratoire : ionogramme sanguin, recherche de toxiques dans les urines, le liquide gastrique ; éventuellement dosage sanguin.

Éléments de surveillance

- Fréquence respiratoire.
- Coloration (cyanose).
- Tension artérielle.
- Pouls.
- Pertes digestives.
- Diurèse.
- État de conscience.

Évolution et complications

Le plus souvent évolution favorable, mais certaines intoxications sont très graves, d'évolution fatale rapide en l'absence de traitement.

Traitement et pronostic

Ce qu'il ne faut pas faire

- Évacuer le contenu gastrique en cas d'intoxication par les caustiques, les dérivés de pétrole ; en cas de troubles de conscience.
- Faire boire du lait.

Ce qu'il faut faire

- Maintenir les fonctions vitales (oxygénation, pression artérielle, température, diurèse...).
- L'évacuation gastrique par un lavage ou par des émétiques est une technique actuellement discutée. Elle n'est donc pas systématique. Lorsqu'elle se révèle nécessaire (produit hautement toxique ingéré moins d'une heure avant l'arrivée aux urgences) et après avoir éliminé ses contre-indications (voir plus haut), on peut recourir au sirop d'*Ipéca* (1 c à c/10 kg) ou à l'Apomorphine (0,1 mg/kg, antidote : *Narcan* à portée de main). Le lavage gastrique, si le risque toxique est élevé, est effectué en position latérale de sécurité, avec un mélange moitié eau moitié sérum physiologique (salé à 9 ‰), par cycles de 20 mL/kg répétés une dizaine de fois ; après intubation trachéale, en cas de troubles de conscience.
- Limiter l'absorption du toxique par le charbon activé 1 g/kg dilué dans 5 fois son volume d'eau, qui peut être répété toutes les 4 à 6 heures.
- Mettre le malade en position latérale de sécurité pour éviter les fausses routes.
- Transférer en réanimation les intoxications graves et les malades présentant des signes de détresse vitale (respiratoires, cardio-vasculaires).
- Garder en surveillance pendant 24 heures au moins les autres malades ; suivant le toxique en cause, traitement par un antidote s'il en existe (par exemple, *Mucomyst* dans l'intoxication au paracétamol) ; diurèse osmotique neutre ou alcaline (4 L/m²/24 heures).

INTOXICATIONS PAR LES CHAMPIGNONS

Causes et mécanismes

Les intoxications par les champignons ne sont pas exceptionnelles et certaines sont particulièrement graves ; le pronostic dépend du champignon ingéré, mais l'identification est souvent difficile. Le délai écoulé entre l'ingestion et le début des symptômes est un élément clé pour suspecter le syndrome et établir un pronostic ; le diagnostic étant basé sur l'anamnèse, la symptomatologie, les données biologiques ± l'identification du champignon.

SYNDROMES PRÉCOCES : DÉLAI D'INCUBATION INFÉRIEUR À 6 HEURES

Signes essentiels

La symptomatologie dépend de l'espèce, de la quantité (donc de la dose de toxine) absorbée.

Nausées, vomissements, bouffées de chaleur, sueurs, goût métallique, tachycardie et vasodilatation (visage, thorax) sont les principaux symptômes du *syndrome coprinien* (inhibition du métabolisme de l'éthanol absorbé pendant le repas).

Nausées, vomissements, diarrhées, larmoiement, sueurs profuses, hypersécrétion salivaire et bronchique, myosis serré, bradycardie, hypotension, bronchospasme apparaissant entre 30 et 120 min après l'ingestion il s'agit d'une intoxication muscarinienne ou *syndrome muscarinien* (ou sudorien) dû à la fixation compétitive, mais réversible de la muscarine sur les récepteurs de l'acétylcholine.

Des hallucinations, une anxiété, une désorientation, une psychose, une tachycardie, une mydriase, une hypertension sont en faveur d'une intoxication par des champignons hallucinogènes ou *syndrome narcotinien*.

Syndrome résinoïdien (irritation gastro-intestinale), le plus fréquent, débute en 15 min, régresse en 4 heures : nausées, vomissements, diarrhées, douleurs abdominales.

Très rarement, hémolyse intravasculaire avec insuffisance rénale : *syndromes immuno-allergiques* (paxillus).

Examens paracliniques

- Ionogramme sanguin en cas de troubles digestifs importants : déshydratation.
- Numération globulaire.
- ECG.
- L'identification du champignon, voire des toxines.

> **Éléments de surveillance**
>
> Fréquence cardiaque, pression artérielle, fréquence respiratoire, état de conscience, scope en cas de signes de gravité.

Traitement et pronostic

Le traitement est symptomatique ; dans les formes sévères avec bradycardie : *Atropine* 0,5 mg IV, à répéter si besoin toutes les 30 min. Le pronostic est toujours satisfaisant, la majorité des troubles disparaissant dans les heures suivant l'absorption, parfois en 24 heures.

SYNDROMES TARDIFS : DÉLAI D'INCUBATION SUPÉRIEUR À 6 HEURES

Intoxication par amanite phalloïde ou vireuse

Ce sont les intoxications les plus graves, provoquées le plus souvent par les champignons contenant des amatoxines rapidement absorbées, qui inhibent la synthèse de l'ARN messager et entraînent une cytolyse hépatique.

Dose létale : 1 seule amanite phalloïde (5 à 6 mg d'amatoxine). Toute intoxication survenant après un délai d'incubation supérieur à 6 h, impose l'hospitalisation de tous les convives du repas incriminé.

Signes essentiels

Après une incubation totalement silencieuse (6 à 24 h), surviennent des troubles digestifs intenses avec syndrome cholériforme, responsable d'une déshydratation, d'un collapsus et d'une oligurie. Ces troubles peuvent durer plusieurs jours. Vers le 3e-4e jour apparaissent les signes d'insuffisance hépatocellulaire : ictère, encéphalopathie, syndrome hémorragique.

Examens paracliniques

- Ionogramme sanguin, bilan hépatique, troubles de la coagulation, glycémie, fonction rénale, gaz du sang artériel : acidose métabolique.
- L'identification du champignon, voire des toxines.

+ Éléments de surveillance

Scope, fréquence cardiaque et respiratoire, pression artérielle, diurèse, glycémie, conscience ; surveillance biologique toutes les 6 heures.

Traitement et pronostic

- *Le traitement symptomatique* est primordial : admission en réanimation ; correction rapide et agressive de l'hypotension et de l'hypovolémie ; maintien d'une diurèse (85 % de la toxine absorbée sont éliminés par le rein), maintien des diarrhées (élimination de la toxine), aspiration gastro-duodénale + charbon activé en l'absence de vomissements (empêche le cycle entéro-hépatique).
- *Les traitements spécifiques* sont discutés (efficacité clinique non prouvée), soit pénicilline G, soit silymarine (*Legalon*) : 5 mg/kg en 60 min, puis 20 mg/kg/j.

Une transplantation hépatique en super urgence est justifiée en cas de facteur V < 10 %, d'acidose lactique.

Le pronostic est très souvent sombre.

Délai d'incubation de plusieurs jours

Après une période de latence de quelques jours apparaissent des troubles digestifs, des douleurs lombaires, des céphalées, une somnolence, puis insuffisance rénale aiguë oligo-anurique : *syndrome orellanien*.

Le traitement est uniquement symptomatique. Les séquelles rénales sont sévères dans 30 à 50 % des cas.

INTOXICATIONS PAR PRODUITS ILLICITES OU LIÉES À UNE TOXICOMANIE

Les drogues impliquées peuvent être ingérées (éthanol, codéine, benzodiazépines), inhalées (cannabis, cocaïne, substances volatiles, phencyclidine) absorbées à travers la muqueuse nasale (cocaïne), ou injectés par voie veineuse (morphine, produits de substitution). Les consommateurs sont souvent poly-intoxiqués (produits illicites, alcool, médicaments), association majorant la toxicité à laquelle s'ajoutent le « degré de pureté » du produit et les risques inconnus des additifs.

Opiacés

L'héroïne, fumée ou injectée, est la plus fréquemment utilisée. Il peut aussi s'agir de préparation commerciale (*Moscontin*, *Skénan*), de codéine ou de produits de substitution (méthadone, *Subutex* IV). L'association coma, bradypnée, myosis, sites d'injections IV permet de porter le diagnostic **d'overdose** qui peut être compliquée d'œdème pulmonaire, d'arrêt cardiorespiratoire, de pneumopathie d'inhalation, de rhabdomyolyse. Antagoniste compétitif, la **naloxone** (*Narcan*) permet d'obtenir en 30 à 40 secondes une régression spectaculaire des troubles, mais sa demi-vie brève (20 mn), beaucoup plus courte que celle de l'héroïne, expose aux risques de rechute et d'arrêt respiratoire secondaire et n'évite pas les inhalations.

Les amphétamines – l'ectasy

Les amphétamines stimulent la vigilance, rendent l'utilisateur plus confiant, euphorique, logorrhéique, peuvent induire une agitation, un délire paranoïaque, des hallucinations, une hypertonie, des convulsions, une hyperthermie, une rhabdomyolyse, voire des troubles du rythme cardiaque mortel. Le traitement est symptomatique. **L'ectasy** (MDMA), est souvent associée à la prise d'alcool, de LSD, de cocaïne. Vendue sous forme de comprimés, elle peut être fumée, *crystal* ou être injectée par voie veineuse (comprimé écrasé, dilué, filtré). Les intoxications mineures se traduisent par une agitation, une tachycardie, une hypertension artérielle, une mydriase, un trismus, une sudation. Les intoxications graves entraînent des troubles psychiatriques, des crises d'épilepsie, un collapsus, une tachycardie, des troubles du rythme et une hyperthermie parfois mortelle. Le traitement est symptomatique.

LSD ; Phénylcyclidines (*Angel Dust, Peace Pill*)

Substances entraînant des hallucinations visuelles, un état d'excitation, avec risques de violences, de défenestration. Elles induisent une mydriase, une tachycardie, une hypertension, une hyperthermie, une ataxie, une dysarthrie, un nystagmus. Dans les formes massives, un coma, des crises convulsives, un arrêt respiratoire peuvent survenir.

Cocaïne

Alcaloïde présent dans les feuilles de coca, elle peut être mastiquée (feuilles sèches), fumée (*pasta* ou sulfate de cocaïne), inhalée ou injectée (chlorydrate). Mélangée avec du bicarbonate de sodium, elle peut être chauffée et fumée (crack). Le *speed ball* correspond à un mélange cocaïne-héroïne. La voie muqueuse oro-pharyngée est la plus utilisée (sniffer une ligne de cocaïne), mais les voies sous-cutanées, rectale ou vaginale peuvent être utilisées. L'absorption digestive est importante et risque de poser problème en cas de transport intracorporel (*Body packing*). L'absorption est rapide, la durée d'action courte (2 h), les métabolites urinaires sont retrouvés jusqu'à 1 semaine après la prise. La cocaïne entraîne un état de désinhibition ; aux doses élevées surviennent une agitation, une confusion, des mouvements stéréotypés, des convulsions, une hypertension artérielle, des sueurs, une mydriase, une hyperthermie maligne. des ischémies myocardiques, cérébrales ou digestives.

Le traitement est symptomatique. *La naloxone majore la toxicité de la cocaïne*, elle ne doit pas être utilisée en cas de *speed ball*.

Body packing (transport intracorporel)

Est une cause d'intoxication accidentelle et létale pour les transporteurs ayant ingéré ou placé par voie rectale ou vaginale un nombre important de sachets contenant de grandes quantités de cocaïne, d'héroïne, ou de cannabis. La toxicité est secondaire à la rupture du conditionnement ou à la diffusion à travers l'emballage. En cas d'ingestion digestive, l'administration de mucilage d'accélérateurs du transit est en général suffisante.

Cannabis

De consommation souvent collective, mais limitée dans le temps il est fumé directement (**marijuana**) ou mélangé avec du tabac (**haschich** : joint). Rapidement absorbé, mais d'élimination lente, on le retrouve plus de 5 semaines après une prise.

Il provoque une euphorie, une sensation de relaxation, une augmentation des sensations habituelles (couleurs, sons, sensations tactiles) et des risques lors de la conduite automobile ; une anxiété, un état de panique apparaissent à la première prise ; à doses élevées : des hallucinations, un syndrome de dépersonnalisation, une tachycardie, une hypotension et une ataxie. Un traitement symptomatique, une sédation (*Diazépam* : 10 mg IV) sont parfois nécessaires. Il est également responsable de répétition des hallucinations à distance de la prise : *flash-back*. Des effets au long cours (bronchite chronique, cancer ORL/œsophagien) sont probables.

Toxicomanie aux substances volatiles (inhalation de colle)

Toxicomanie de l'adolescent qui « sniffe » un « chiffon imprégné », un récipient ou dans un sac (risque de suffocation surajouté). Il peut s'agir d'essence, de white-spirit, d'acétone, de butane (gaz de briquet), de produits de nettoyage, de peinture, de vernis (hydrocarbures chlorés) ou de fluorocarbone (aérosols, extincteur d'incendie). L'inhalation entraîne une euphorie, des hallucinations, des troubles du comportement, une agitation, et à fortes doses un coma et un arrêt respiratoire. Un décès sur 2 est dû à l'anoxie ou à une inhalation par utilisation d'un sac plastique autour de la tête ! À long terme, une atteinte cérébelleuse apparaît. Le traitement est symptomatique, une sédation est parfois nécessaire.

Au décours de la phase aiguë, chaque patient devrait avoir une évaluation psychiatrique et être pris en charge par les intervenants en toxicomanie.

INVAGINATION INTESTINALE AIGUË

Définition

Occlusion intestinale due au retournement sur lui-même (en doigt de gant) de l'intestin (le plus souvent le grêle se déroule dans le côlon) fréquente chez le nourrisson entre 6 et 12 mois.

Causes et mécanismes

Chez le nourrisson, l'origine de l'invagination est soit inconnue soit infectieuse : virose responsable d'une hyperplasie du tissu lymphoïde dans la paroi intestinale et d'adénolymphite mésentérique.

Chez le grand enfant, il existe presque toujours une cause à rechercher : diverticule de Meckel, tumeur, polype. Survenue possible au cours du purpura rhumatoïde (*cf.* illustration).

Signes essentiels

Cliniques

Douleurs abdominales paroxystiques avec cris et agitation ; intervalle libre entre les crises ; vomissements ; refus de boire ; émission de sang rouge par l'anus ; palpation du « boudin » d'invagination. Signes trompeurs, neurologiques.

Radiologiques

Sur le cliché sans préparation, niveaux liquides. Échographie : visualisation du boudin (image en cible ou en sandwich). En cas de doute diagnostique à l'échographie, lavement opaque (prudent, en présence du chirurgien) : arrêt de progression du lavement ; image en cocarde, en trident, en pince de homard.

Évolution et complications

En l'absence de traitement : occlusion grave avec déshydratation ; nécrose intestinale avec péritonite par perforation.

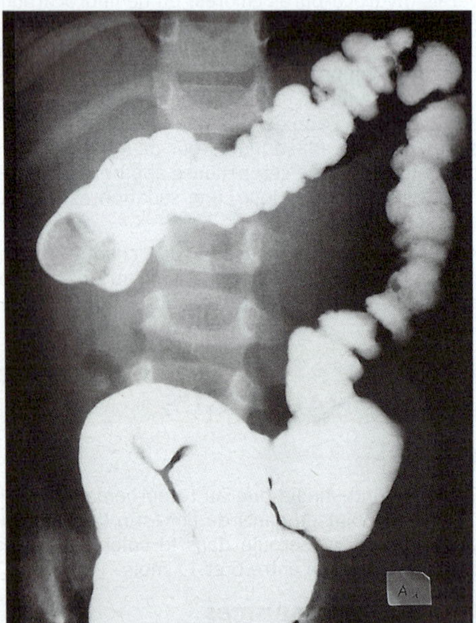

Lavement avec arrêt du produit de contraste au niveau de l'angle colique droit.

Sans traitement : pas de complications, récidives possibles.

Traitement et pronostic

Traitement :

• Lavement opaque qui refoule le boudin d'invagination et entraîne la désinvagination. Le lavement peut également être réalisé à l'air.

• Indications chirurgicales : les échecs du lavement baryté et les invaginations du grand enfant (traitement de la cause).

• Contre-indications du lavement : malade vu tard, signes de péritonite.

Le pronostic est lié à la précocité du diagnostic.

IRITIS ET IRIDOCYCLITES

Voir *Uvéites*.

ISCHÉMIE AIGUË DES MEMBRES

Définition

Oblitération aiguë de l'axe artériel d'un membre, l'ischémie aiguë est une urgence médico-chirurgicale en raison du risque d'une amputation en cas de retard à une thérapeutique efficace.

Causes et mécanismes

Il existe deux grandes causes d'ischémie aiguë des membres : l'embolie artérielle et la thrombose artérielle aiguë.

L'embolie survient généralement sur des artères saines, chez des sujets jeunes, porteurs d'une valvulopathie mitrale, d'un anévrisme artériel, d'un myxome de l'oreillette gauche, d'une cardiopathie ischémique, d'une prothèse valvulaire ou d'une endocardite aiguë.

La thrombose survient sur un terrain athéromateux, avec souvent des antécédents d'artériopathie chronique oblitérante et le début clinique de l'accident est souvent moins brutal que dans l'embolie (→).

À coté de ces deux grandes causes, il faut citer les ischémies aiguës post-traumatiques et par spasme artériel.

Signes essentiels

Cliniques : l'examen affirme le diagnostic sur une douleur d'un membre, brutale, dont il faut noter l'heure, violente, avec impotence fonctionnelle. L'examen comparatif trouve un membre livide, glacé, insensible, aréflectique, et surtout une abolition complète des pouls, en aval de l'occlusion. Le diagnostic topographique de l'obstruction repose sur le siège de la douleur initiale, le niveau de l'abolition des pouls et la limite supérieure des modifications cutanées ischémiques.

Paraclíniques : c'est l'artériographie en urgence, qui permet souvent seule de préciser le diagnostic étiologique et qui guide les indications thérapeutiques.

Surveillance

Elle est locale : recherche de critères d'irréversibilité (déficit sensitivo-moteur complet, dureté douloureuse des muscles) ; et générale : diurèse horaire, surveillance de la kaliémie, de l'urée sanguine, dépistage d'une insuffisance rénale aiguë.

Évolution

En l'absence de traitement rapide, mise en jeu du pronostic vital et du pronostic fonctionnel par le risque de gangrène imposant l'amputation.

Traitement et pronostic

Le traitement médical initial associe une héparinothérapie, des antalgiques et une éventuelle réanimation en cas de problèmes hémodynamiques.

La suite du traitement dépend des délais écoulés et des résultats de l'artériographie : la désobstruction chirurgicale est indiquée en cas d'embolie proximale, opérée de façon précoce ; en cas d'embolie distale ou de thrombose sur une artère pathologique, on a le choix entre la chirurgie (lorsqu'elle est possible), les thrombolytiques et l'héparinothérapie. En cas de gangrène ou si le malade est vu tardivement, l'amputation est souvent la seule solution.

Le pronostic est donc d'autant meilleur que le diagnostic est porté de façon précoce et le traitement tout de suite engagé, et qu'il s'agit d'une embolie proximale sur artère saine.

K

KAHLER (maladie de)

Voir *Myélome multiple*.

KALA-AZAR

Voir *Leishmanioses*.

KALIÉMIE (troubles de la)

Le potassium (K^+) extracellulaire représente 1 % du *pool* potassique ; ses variations cependant peuvent menacer le pronostic vital. Le dosage de la kaliémie (→) fait dans de bonnes conditions et l'électrocardiogramme permettent d'apprécier ses variations.

HYPOKALIÉMIES

Concentration plasmatique de $K^+ < 3{,}6$ mmol/L.

Signes cliniques

Ils apparaissent lorsque la kaliémie est < 2,5 mmol/L.

Ce sont l'asthénie musculaire, un ralentissement du transit intestinal, des troubles du rythme cardiaque. L'ECG montre un aplatissement de l'onde T, l'apparition d'une onde U, un sous-décalage du segment ST puis des extrasystoles supraventriculaires et ventriculaires (torsade de pointe).

Causes

Ce peuvent être :

- une insuffisance d'apport ;
- des pertes excessives : *digestives* : vomissements, diarrhée, fistules intestinales, tumeur villeuse, effet des laxatifs ; *rénales* : diurétiques, hypercorticisme, alcaloses, reprise de diurèse après une tubulonéphrite aiguë, syndrome de Bartter (→) ;
- un passage intracellulaire : apport d'insuline et de sucre (exemple, correction d'une acidocétose diabétique), alcalose, hypokaliémie familiale.

Traitement

L'apport de potassium doit toujours se faire lentement : soit en perfusion en quantités diluées, soit *per os*.

HYPERKALIÉMIES

Concentration plasmatique de $K^+ > 5$ mmol/L.

Signes cliniques

Ils sont tardifs : paresthésies, paralysie flasque, troubles du rythme, collapsus.

Ce sont des signes électriques : ondes T amples, symétriques, positives, élargissement progressif de QRS, allongement du segment PR, puis tachycardie ventriculaire.

Causes

Ce peuvent être :

- une rétention de potassium :
  - insuffisance rénale,
  - diurétique d'épargne potassique, IEC, sartans,
  - insuffisance surrénale,
  - surcharge iatrogène en K^+ ;
- un passage du potassium d'intra- en extracellulaire : acidose, souffrance cellulaire (exemple : arrêt cardiaque), chimiothérapies des hémopathies, intoxication digitalique, hyperosmolarité.

Traitement

L'alcalinisation, l'insuline et le glucose, les résines échangeuses d'ions (*Kayexalate*), le chlorure de calcium et l'épuration extrarénale sont les moyens du traitement symptomatique. Injection IVD de chlorure de calcium ou de gluconate de calcium en cas de trouble de conduction.

KAPOSI (maladie de)

Définition

Maladie pouvant atteindre plusieurs organes dont la peau, caractérisée par une double prolifération vasculaire endothéliale et conjonctive fibroblastique. Il existe quatre types de maladies de Kaposi, caractérisées par une épidémiologie particulière et ayant toutes pour lésions élémentaires cutanées des papules et des nodules fermes et violacés. On distingue la maladie de Kaposi classique ou « méditerranéenne », la maladie de Kaposi africaine, la maladie de Kaposi des patients immunodéprimés par un traitement (principalement les transplantés) et la maladie de Kaposi liée au Sida.

Causes

La maladie de Kaposi est due à un virus de la famille des *Herpes virus* (HHV8).

Voir aussi *Sida*.

Signes cliniques

Maladie de Kaposi classique :

• elle touche le sujet âgé de 60 ans, de sexe masculin, d'origine méditerranéenne ;
• *les signes cliniques* prédominent aux membres inférieurs, il s'agit de plaques violacées, de nodules parfois ulcérés ;
• *l'atteinte des muqueuses et des viscères* est rare ;
• *le diagnostic* est histologique ;
• *l'évolution* vers le décès est lente, sur plusieurs années. (*cf.* illustration)

Maladie de Kaposi africaine et du transplanté :

• *les signes cliniques* sont plus polymorphes, avec des formes nodulaires, végétantes, infiltrantes avec œdème locorégional ; les atteintes viscérales sont plus fréquentes ;
• *le diagnostic* est histologique ;
• *l'évolution* est plus ou moins rapide suivant les formes cliniques.

Maladie de Kaposi liée au sida :

• c'est actuellement la forme la plus fréquente ; elle est également observée dans d'autres cas d'immunodépression (transplantés rénaux, chimiothérapie, etc.) ;
• *les signes cliniques* peuvent siéger en n'importe quel endroit du tégument :
  – plaques rouges ou violacées, plus ou moins infiltrées,
  – nodules,
  – œdème, accompagnant volontiers les lésions des membres inférieurs ;
• *le diagnostic* est histologique ;

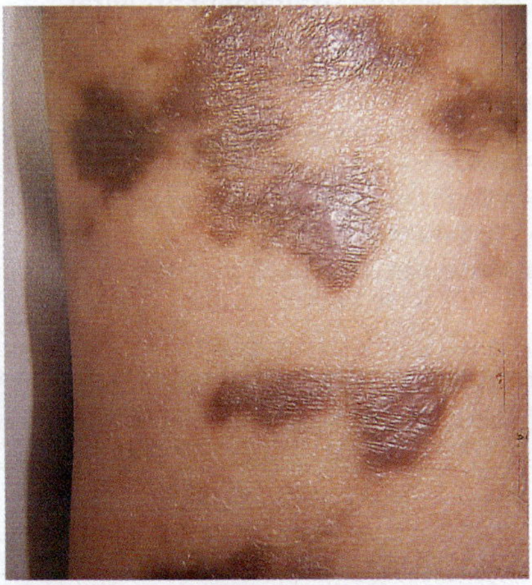

Maladie de Kaposi.

• *évolution :* la maladie de Kaposi est fréquente au cours de l'infection par le VIH, mais elle est rarement directement en cause dans la survenue du décès.

Traitement

La corticothérapie générale est un facteur aggravant et doit être proscrite.

Maladie de Kaposi classique

Le traitement est essentiellement local (cryothérapie, radiothérapie) associé à une monochimiothérapie dans les formes évolutives (bléomycine principalement).

Maladie de Kaposi du transplanté

Réduire autant que possible le traitement immunosuppresseur ; si cela est impossible, le traitement repose sur une monochimiothérapie type bléomycine.

Maladie de Kaposi africaine

Le traitement des formes agressives est proche de celui de la maladie de Kaposi liée au Sida ; il est systémique (mono- voire polychimiothérapie) parfois associé à une radiothérapie locale.

Maladie de Kaposi liée au Sida

Le traitement de la maladie VIH par une trithérapie antirétrovirale est, comme pour toute manifestation du Sida, primordial. En attendant l'efficacité de ce traitement sur la maladie de Kaposi, le choix du traitement sera fonction de l'intensité de la maladie, d'un simple traitement local (cryothérapie, radiothérapie) à une mono- ou polychimiothérapie notamment en cas d'atteinte pulmonaire dyspnéisante.

KAWASAKI (maladie de)

Définition

Maladie fébrile observée chez l'enfant entre 6 mois et 5 ans, le plus souvent.

Étiologie et mécanismes

Vascularite aiguë. Origine infectieuse possible mais non prouvée.

Signes essentiels

Fièvre élevée d'une durée supérieure à 5 jours, résistante aux antibiotiques ; éruption non spécifique du tronc ou/et des membres, œdème des paumes et des plantes suivie de desquamation ; conjonctivite, chéilite (fissuration des lèvres), langue framboisée, gorge rouge ; adénopathies cervicales ; atteintes multiviscérales possibles.

Signes paracliniques

• Hyperleucocytose à polynucléaires.
• Augmentation de la vitesse de sédimentation et de la C réactive protéine.
• Hyperplaquettose.
• Échographie cardiaque +++.

Évolution et complications

Risque majeur : survenue d'anévrysmes coronariens dont la fréquence croît avec le retard au traitement.

Possibilité d'atteinte méningée, articulaire ou hépato-biliaire.

Éléments de surveillance

- Courbe thermique.
- Numération des plaquettes, VS.
- Surveillance cardiaque prolongée.
- ECG.
- Échographie cardiaque ++.

Traitement

À débuter le plus tôt possible (prévention de l'atteinte coronaire).

Immunoglobulines IV 2 g/kg en une perfusion unique sur 12 heures. *Aspirine* 80 à 100 mg/kg pendant 5 à 10 jours (anti-inflammatoire), puis 3 à 5 mg/kg pendant 6 à 8 semaines (antiagrégant plaquettaire).

KÉRATITES

Définition

Affections inflammatoires et/ou dégénératives de la cornée, s'accompagnant ou non d'ulcération.

Signes cliniques

Douleurs oculaires, hyperhémie conjonctivale avec cercle périkératique, larmoiement, photophobie, blépharospasme, baisse de l'acuité visuelle.

L'ulcération est mise en évidence par l'instillation de *Fluorescéine* (→ Lampe à fente).

Étiologies

Kératites infectieuses :

- surinfection d'un ulcère cornéen post-traumatique ;
- kérato-conjonctivites microbiennes ;
- kératite amibienne *(Acanthamoeba)*, atteignant essentiellement les porteurs de lentilles de contact +++ ;
- kératomycoses *(Candida albicans)* ;
- kératites virales *: herpès* +++ (ulcère dendritique), *zona, adénovirus*, maladies infectieuses (rougeole, rubéole, varicelle, grippe).

Kératites traumatiques : kératite ponctuée superficielle, après phototraumatisme ou coup d'arc des soudeurs.

Kératites par sécheresse oculaire :

- kératite sèche par impossibilité de fermer les paupières (lagophtalmie), y penser chez les sujets comateux, par exophtalmie importante, par ectropion important ;
- syndrome de Gougerot-Sjögren.

Kératites dystrophiques : kératites neuroparalytiques par lésion du trijumeau, après zona ophtalmique.

Kératites allergiques : associées à une conjonctivite (→).

Évolution

Variable selon la cause. En l'absence de traitement, risque de perforation, d'endophtalmie de néovascularisation cornéenne ou de taie cornéenne persistante.

Il faut distinguer les kératites *superficielles* des kératites *profondes* (beaucoup plus graves).

Traitement

Il est fonction de l'étiologie.

Les corticoïdes en collyre ou pommade sont formellement contre-indiqués dans toutes les kératites virales ulcérées.

Dans tous les cas : collyre antibiotique (→), cicatrisant cornéen (→) et pansement occlusif, antalgiques par voie générale, atropine si très douloureux (→ Mydriatiques).

En cas d'herpès, traitement antiviral :

- soit local : *Zovirax*, pommade ophtalmique, 1 application x 5/j ; *Virgan*, *Virophta*, (→ Zona ophtalmique) ;
- soit général dans les formes graves : *Zovirax* de 400 à 800 mg x 5/j ; *Zelitrex* 1 g x 3/j.

Kératites neuroparalytiques : tarsorraphie (suture des paupières).

Au stade des cicatrices avec taie ou leucome : greffe de cornée (*cf.* illustration).

CICATRISANTS EN OPHTALMOLOGIE	
	INDICATIONS : LÉSIONS CORNÉENNES
Collyres cicatrisants : – Vitamine B12 ; – *Génac – Euronac.*	1 goutte 4 à 6/jour
Pommades cicatrisantes : – *Vitamine A pommade.*	2 à 3 applications/jour (surtout le soir au coucher)

Action :
Ils accélèrent la cicatrisation de la cornée.

Indications :
Plaies, brûlures, traumatismes cornéens ; ulcérations d'origine infectieuse en association avec des antibiotiques locaux.

Contre-indication :
Allergie à l'un des constituants.

Précautions d'emploi :
La vitamine B12 est à éviter chez les porteurs de lentilles souples (elle colore les lentilles en rose).

KÉRATO-ACANTHOME

Voir *Tumeurs cutanées non pigmentées*.

KÉRATOCÔNE

Définition

Dystrophie cornéenne survenant à l'adolescence, souvent familiale, caractérisée par une déformation conique progressive de la cornée.

Elle se traduit au début par un astigmatisme cornéen qui augmente progressivement ; en l'absence de traitement, la cornée s'amincit avec douleurs et risque de perforation.

Traitement

Au début, le port d'un verre de contact réduit l'astigmatisme, et parfois stoppe l'évolution ; plus tard, la kératoplastie (greffe de cornée) donne d'excellents résultats.

KÉRION

Voir *Dermatophyties*.

KLINEFELTER (syndrome de)

Voir *Hypogonadismes masculins*.

KORSAKOFF (syndrome de)

Voir *Alcoolisme (complications neurologiques)*.

KRUKENBERG (tumeur de)

Voir *Cancer de l'ovaire*.

KYSTE HYDATIQUE

Définition

Il s'agit d'une parasitose due au développement chez l'homme de la forme larvaire (hydatique) d'un tænia du chien : *Echinococcus granulosus*.

Causes et mécanismes

Le chien se contamine en consommant les viscères de bœuf ou de mouton parasités par les kystes. L'animal abrite *Echinococcus granulosus* dans son intestin. Il émet des œufs avec ses selles. L'homme se contamine au contact du pelage de chiens parasités, par l'intermédiaire de mains sales ou en consommant des végétaux souillés par des déjections de chiens. Chez l'homme, comme chez le bétail, les œufs ingérés ne se développent que sous forme kystique.

L'embryon traverse le tube digestif, gagne le foie (par voie porte) où il s'arrête dans 70 % des cas ; sinon il poursuit sa migration par voie sanguine et est arrêté dans le poumon (15 % des cas) ou bien s'embolise dans la grande circulation pouvant atteindre n'importe quel organe (rate, rein, squelette, cerveau, etc.). L'échinococcose sévit surtout dans les régions d'élevage : Amérique du Sud, Australie, Nouvelle-Zélande, Afrique du Nord et de l'Est, Espagne ; pour la France : Pyrénées, Landes, Normandie, Champagne (*cf.* illustration).

Surveillance, évolution et complications

Les complications sont fréquentes et graves :
- *Fissuration dans les voies biliaires*, source de douleurs de l'hypocondre droit, urticaire, ictère, angiocholite.
- ***Rupture dans le péritoine*** avec péritonite et choc anaphylactique (ou plus latente et source d'échinococcose secondaire multiple du péritoine) ; rupture dans la plèvre ou les bronches.
- ***Compression des voies biliaires, du système porte*** (hypertension portale), **des veines sus-hépatiques** (syndrome de Budd-Chiari).

Signes essentiels

Cliniques : *le kyste hydatique du foie* est le plus fréquent. C'est souvent une découverte d'examen systématique : coupole droite surélevée sur une radio pulmonaire ; palpation d'une masse hépatique arrondie, indolore ; bilan d'une hépatomégalie. Le kyste hydatique du poumon (25 à 40 %) est le plus souvent asymptomatique, découverte à la radio de thorax. Il peut être révélé par une vomique et se compliquer d'une suppuration. L'atteinte des os est rare.

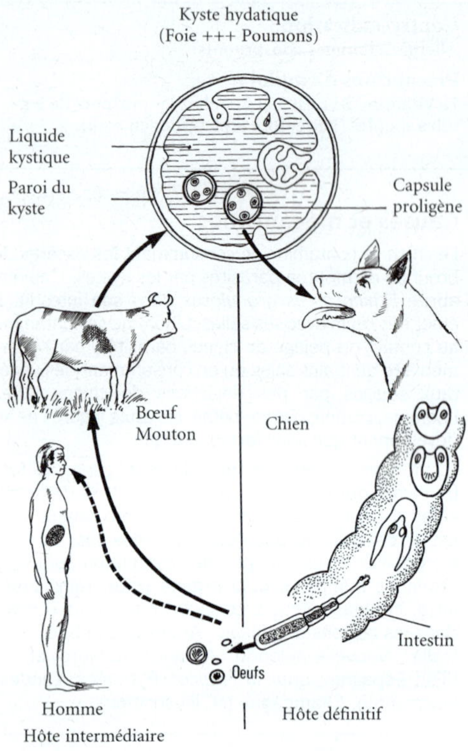

Kyste hydatique : cycle du tænia échinoccoque.

Examens complémentaires : éosinophilie en phase d'invasion ; en cas de localisation hépatique, l'échographie met en évidence à l'intérieur d'une masse hépatique une ou plusieurs images liquidiennes dans lesquelles apparaissent nettement des vésicules filles ou des calcifications. En cas de localisation pulmonaire, la radio thoracique montre une opacité hydrique arrondie bien limitée.

La sérologie doit utiliser deux techniques : l'une sensible, l'autre spécifique.

Le diagnostic de certitude ne peut être fait qu'après intervention chirurgicale et examen anatomopathologique (la ponction est formellement contre-indiquée pouvant entraîner une dissémination).

Pronostic et traitement

Compte tenu des complications possibles (voir *supra*) tout kyste diagnostiqué doit être opéré. La chirurgie est en règle générale faite après stérilisation du kyste : kystectomie si possible, sinon kystectomie partielle ou hépatectomie réglée. En cas d'exérèse incomplète et pour tenter de prévenir une éventuelle échinococcose secondaire, on a proposé l'albendazole qui peut être utilisé également en encadrant la chirurgie.

Prévention

Éducation des populations, surveillance de l'abattage des animaux de boucherie, euthanasie des chiens errants, traitement des chiens domestiques par praziquantel.

KYSTE DE L'OVAIRE

Définition

Les tumeurs bénignes de l'ovaire sont des kystes organiques, théoriquement non fonctionnels, développées aux dépens de l'ovaire, partiellement liquidiennes.

Il existe trois grands types de kystes de l'ovaire :

- les *kystes muqueux*, les plus fréquents, multiloculaires, contenant un liquide onctueux, filant ;
- les *kystes séreux*, contenant un liquide clair, présentant souvent des végétations endo- ou exokystiques, posant de très délicats problèmes d'interprétation histologique ; (*cf.* illustration)
- les kystes dermoïdes de contenu hétérogène avec présence de dérivé ecto-, méso- et endodermique (*cf.* illustration).

Signes essentiels

Les circonstances de découverte sont variables :

- soit progressivement :
  - troubles des règles, dysménorrhée ; vagues symptômes pelviens : gêne, tiraillements ;
  - vagues signes de compression vésicale ou rectale ;

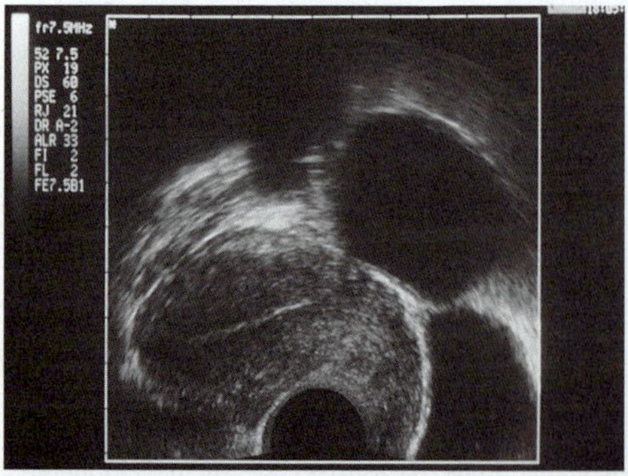

Kyste fonctionnel ou organique bénin

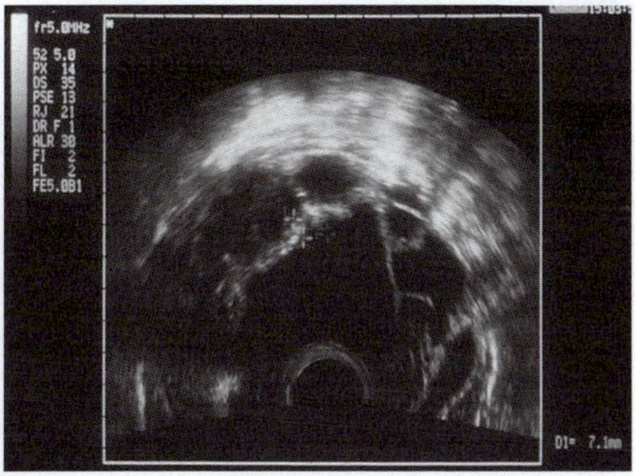

Kyste multiloculaire à parois épaisses

• soit brutalement : par une complication initiale : hémorragie intra-kystique, torsion, rupture.

L'examen gynécologique montre un utérus dévié latéralement par une *masse pelvienne* ou abdomino-pelvienne régulière, tendue, indolore, que l'on perçoit dans un cul-de-sac indépendant de l'utérus, dont elle est plus ou moins séparée par un sillon et dont elle ne suit pas les mouvements. L'utérus, en dehors d'une lésion associée, est normal et le col propre.

Examens complémentaires

Cliché sans préparation de l'abdomen pouvant objectiver des calcifications d'un kyste dermoïde.

L'échotomographie pelvienne et par voie endovaginale montre une masse pelvienne non utérine, précise sa structure interne et les critères de bénignité (masse liquidienne) ou malignité (présence de végétations, de zone solide).

Dosage de CA 125 et de CA 199.

Scanner si on suspecte une tumeur maligne.

Évolution et pronostic

L'évolution spontanée peut être émaillée de multiples complications expliquant la règle de l'intervention systématique :

• *torsion aiguë ou subaiguë* : elle se produit dans les kystes séreux à long pédicule, parfois aussi dans les kystes dermoïdes qui sont lourds. Elle débute par une vive douleur pelvienne brutale. Au toucher vaginal, on retrouve une masse latéro-utérine extrêmement douloureuse ;

• *dégénérescence cancéreuse*, complication la plus redoutable. Anatomiquement, des végétations se développent à l'intérieur du kyste puis à l'extérieur et gagnent les viscères voisins. Elle est suspectée devant une augmentation anormale, rapide et progressive du volume de l'abdomen (ascite +++ contenant des cellules néoplasiques) et un amaigrissement rapide ;

• *hémorragie intrakystique* à l'occasion d'une torsion subaiguë ou intrapéritonéale ;

• *rupture ;*

• destruction progressive du parenchyme ovarien dû à l'accroissement du volume du kyste.

Traitement

Le traitement d'un kyste de l'ovaire ne peut être que chirurgical : kystectomie par :

• laparotomie ;

• cœliochirurgie : kystectomie ;

• ovariectomie chez la femme ménopausée.

Pour la pratique, on retiendra :

Pathologies fréquentes pour les tumeurs fonctionnelles.
Examens paracliniques : font le diagnostic différentiel.

KYSTE DU SEIN

Voir *Tumeurs du sein non cancéreuses.*

KYSTES SYNOVIAUX

Définition

Ce sont des hernies, à partir de la membrane synoviale d'une articulation ou d'une gaine synoviale péritendineuse, contenant une quantité variable de liquide synovial, parfois très épais (gelée). Ils siègent le plus souvent au genou (kyste poplité), au poignet, au dos du pied, et plus rarement à l'épaule ou à la hanche. Ils sont fréquemment l'expression d'une pathologie articulaire sous-jacente (dégénérative ou inflammatoire).

Signes cliniques

Le kyste réalise une tuméfaction plus ou moins douloureuse, ferme et rénitente, parfois assez volumineuse. Il peut être le siège de phénomènes congestifs.

Le kyste poplité siège à la face postérieure du genou, et il peut être palpé lorsqu'il est volumineux. Cliniquement, en plus de la gêne douloureuse postérieure qu'il peut entraîner, il faut connaître les tableaux aigus, simulant une thrombophlébite par compression veineuse ou par rupture du kyste. Son diagnostic est facilité par une échographie.

Au poignet, le kyste siège habituellement à la face dorsale. Certains peuvent régresser spontanément.

Traitement

Ponction évacuatrice à l'aiguille, injections locales de dérivés de cortisone sont les traitements de référence de cette pathologie volontiers récidivante. Le traitement de la pathologie articulaire sous-jacente ne doit pas être négligé. L'exérèse chirurgicale, rare, est réservée aux échecs des méthodes précédentes ; elle doit être complète, et comporter l'excision de la base d'implantation du kyste.

L

LACTATION

Définition

La lactation est la sécrétion de lait par les glandes mammaires dans le *post-partum*.

Causes et mécanismes

La lactation est préparée dès le début de la grossesse par la transformation progressive de la glande mammaire. La mammogénèse, commencée dès la puberté, sous l'effet synergique des œstrogènes et de la progestérone va se compléter par la lactogénèse.

La montée laiteuse se réalise sous l'influence d'un complexe hormonal lactogénique (prolactine et chute des œstrogènes et de la progestérone).

L'entretien de la lactation ou galactopoïèse nécessite la présence de prolactine, mais aussi la vidange des acinis par la succion du mamelon qui entraîne la libération d'oxytocine et d'ACTH (mécanisme neurohormonal).

Signes cliniques

La montée laiteuse se produit le 3e jour qui suit l'accouchement. Les seins deviennent durs, turgescents, douloureux. Céphalées et fébricule aux alentours de 38 °C existent souvent.

L'entretien de la lactation se fait par la succion du mamelon qui entraîne l'évacuation périodique des seins.

Incidents et traitement

Engorgement mammaire : les seins sont durs, douloureux, le lait s'écoule mal.

Traitement : injection intramusculaire d'ocytocine *(Syntocinon)*, 5 UI 2 fois par jour 20 min avant les tétées. Un massage avec douche chaude et/ou cataplasme d'*Antiphlogistine*.

Crevasses

Traitement préventif : maintien des seins propres et secs, tétées inférieures à 10 minutes, bonne position du couple mère-enfant pendant la tétée.

Traitement curatif : suppression provisoire des tétées, traite au tire-lait, pommade aux antibiotiques.

Lymphangite aiguë : le sein est marqué par un placard rouge, chaud et douloureux, sans adénopathie, sans infiltration profonde.

Traitement : compresses chaudes alcoolisées ou vessie de glace sur le sein ou cataplasme d'*Antiphlogistine*.

Abcès du sein : les antibiotiques, la glace ou les compresses antiphlogistiques évitent la suppuration ; *le traitement* est chirurgical au stade de collection.

Blocage de la lactation

- un antiprolactinique : *Bromo-Kin* (2 cp à 2,5 mg par jour pendant 15 jours).

LAMBERT-EATON (syndrome de)

Voir *Syndromes neurologiques paranéoplasiques*.

LAMBLIASE

Voir *Giardiase*.

LA PEYRONIE (maladie de)

C'est l'induration plastique des corps caverneux. Elle est le plus souvent observée chez les diabétiques. *Le traitement* repose sur les anti-inflammatoires et la chirurgie des déformations acquises.

LARMES ARTIFICIELLES

Voir *Collyres et pommades en ophtalmologie*.

LARYNGECTOMIES (techniques et surveillance)

Les diverses techniques de laryngectomie s'adressent au cancer du larynx. Suivant la situation et l'extension du cancer laryngé et de ses métastases ganglionnaires cervicales, différentes techniques peuvent être utilisées.

Laryngectomie totale

La laryngectomie totale classique comporte l'exérèse de la totalité du larynx. Ceci a pour conséquence :

- l'interruption de la filière respiratoire et donc une trachéostomie définitive (abouchement de la trachée à la peau) ;
- la suppression de l'organe vocal, ce qui nécessite la création d'une voix œsophagienne par une réédu-

cation appropriée (phoniatrie) ; ou la pose d'un implant phonatoire ;
• la création d'une brèche pharyngée, fermée par une suture étanche sur une sonde naso-gastrique laissée en place 8 à 10 jours.

À l'exérèse laryngée s'ajoute, dans la grande majorité des cas, un curage ganglionnaire uni- ou bilatéral.

La fermeture de la voie d'abord comporte habituellement un drainage aspiratif et un pansement cervical compressif.

En dehors de la surveillance commune à tout opéré, certains points sont particuliers à la chirurgie pharyngo-laryngée :

• l'existence d'une trachéostomie ou d'une trachéotomie nécessite des aspirations fréquentes et aseptiques. Il importe surtout de prévenir la formation de *bouchons muqueux* trachéaux, responsables d'accidents asphyxiques qui peuvent être mortels, par l'instillation de produits huileux ;
• l'opéré doit, pendant la période postopératoire initiale, rejeter toute sécrétion salivaire en permanence.

La reprise de l'alimentation orale peut s'effectuer vers le 8e, 10e jour après vérification de l'étanchéité des sutures pharyngées.

Laryngectomie partielle

Lorsque la localisation et l'extension de la lésion le permettent, on peut utiliser diverses techniques de laryngectomie partielle conservant les 3 fonctions de *déglutition*, de *ventilation* et *de phonation* par les voies normales :

• cordectomie, effectuée le plus souvent par laser ;
• laryngectomie fronto-latérale ;
• laryngectomie sus-glottique ;
• hémilaryngo-pharyngectomie ;
• crico-hyoïdopexie.

Ces diverses interventions nécessitent une surveillance postopératoire très stricte, les complications sont plus fréquentes qu'après la laryngectomie totale classique. Elles s'adressent à des sujets en bon état général et de moins de 70 ans en principe.

À la chirurgie laryngée traditionnellement par voie cervicale externe commence à se substituer une chirurgie par voie endoscopique dont les suites sont plus rapides et plus simples.

LARYNGITES

Définition

Obstruction inflammatoire et œdémateuse du larynx réalisant une dyspnée obstructive haute.

Causes et mécanismes

Infection virale dans la laryngite sous-glottique (siégeant en dessous des cordes vocales).

Surinfection bactérienne possible (staphylocoque).

Signes essentiels

Apparition progressive : toux rauque, voix rauque, tirage inspiratoire, cornage.

Évolution et complications

Décompensation lente mais possible dans la laryngite ; ++ en cas de laryngo-trachéite bactérienne.

✚ Éléments de surveillance

• *Fréquence respiratoire :* importance des signes de lutte.
• *Signes de gravité :* cyanose, troubles de conscience, sueurs, agitation, hypertension artérielle ; pauses respiratoires +++ ; absence d'amélioration sous corticoïdes.

Traitement et pronostic

Laryngite simple peu dyspnéisante : *Célestène* 10 à 20 gouttes/kg.

Dyspnée marquée : *Célestène* + nébulisation d'adrénaline 2 ampoules (1 mL = 1 mg*) et de Soludécadron* 1 ampoule (mL = 4 mg). À renouveler éventuellement En l'absence d'amélioration, transfert en réanimation.

LARYNGITES AIGUËS

Les laryngites aiguës se définissent par une atteinte infectieuse et inflammatoire de la muqueuse laryngée. Le tableau clinique réalisé est très différent suivant qu'il s'agit de l'adulte ou de l'enfant.

Laryngite aiguë de l'adulte

Elle apparaît habituellement dans les suites d'une rhino-pharyngite infectieuse ou grippale et se traduit par une dysphonie (voix éteinte) ou une aphonie complète.

L'évolution est toujours favorable sous traitement anti-inflammatoire, éventuellement antibiotique, et le repos vocal.

Laryngite aiguë de l'enfant

Chez l'enfant, les laryngites aiguës ont une gravité toute particulière : en effet, l'étroitesse du larynx est à l'origine, dans les formes graves, d'une dyspnée qui peut être fatale.

La forme clinique habituelle est la *localisation sous-glottique* (en dessous des cordes vocales). Au décours d'une rhino-pharyngite apparaissent bruta-

Pour la pratique, on retiendra :

Deux situations très différentes :
– Chez l'adulte : la laryngite aiguë s'observe dans le cadre d'une atteinte virale des voies aériennes. Elle est spontanément résolutive en quelques jours, en dehors de quelque cas très rares d'épiglottites de l'adulte, dyspnéisantes, nécessitant une hospitalisation d'urgence pour corticothérapie et surveillance. On peut être conduit, dans ces cas extrêmes, à réaliser une trachéotomie.
– Chez l'enfant : comme chez l'adulte la forme clinique la plus grave est l'épiglottite aiguë qui reste toutefois relativement rare. La dyspnée s'aggrave en décubitus. L'hospitalisation en milieu pédiatrique s'impose avec antibiothérapie et corticothérapie. Dans les formes très dyspnéisantes l'intubation trachéale peut s'avérer très périlleuse et conduire à une trachéotomie. La forme clinique habituelle est la laryngite sous glottique, plutôt hivernale. En fonction de la sévérité de la dyspnée, le traitement peut être réalisé à domicile ou en milieu hospitalier pédiatrique. Le traitement comporte par voie parentérale antibio et corticothérapie. Il faut veiller à une humidification de la chambre de l'enfant.
Le rôle de l'infirmière est important. Lorsque la dyspnée se prolonge et que l'enfant s'épuise, une aggravation peut survenir, elle doit être prévenue par une décision d'intubation maintenue 24 à 48 h en réanimation pédiatrique.

lement une dysphonie mais surtout une dyspnée dont l'intensité est variable.

Dans les cas où la dyspnée reste de gravité modérée, le traitement peut être effectué à domicile : antibiotiques, anti-inflammatoires et humidification de l'air inspiré. En l'absence d'amélioration, il est nécessaire d'hospitaliser l'enfant, l'aggravation pouvant survenir brutalement.

Dans les formes graves, l'enfant doit être hospitalisé rapidement en service d'ORL ou de réanimation pédiatrique, la ventilation étant assurée par intubation naso-trachéale pendant 24 à 48 heures.

La laryngite aiguë sus-glottique ou épiglottite aiguë est plus rare, la dyspnée est souvent menaçante.

Lorsque l'intubation n'est pas réalisable, il peut être nécessaire d'effectuer une trachéotomie.

La laryngite striduleuse se définit par des épisodes de laryngite aiguë spontanément régressifs, mais récidivants.

LARYNGITES CHRONIQUES

Définition

Les laryngites chroniques se définissent par des altérations chroniques de la muqueuse du larynx et plus particulièrement des cordes vocales.

Les formes cliniques sont très nombreuses, de la laryngite érythémateuse aux hyperkératoses, mais la symptomatologie leur est commune : la *dysphonie*.

Ce type de laryngite s'observe le plus souvent chez les fumeurs. Certaines évolueront vers un cancer laryngé.

Traitement

Il comporte l'arrêt définitif de l'intoxication tabagique. La voix peut être améliorée par un geste chirurgical effectué le plus souvent au moyen du laser.

LARYNGOCÈLES

La laryngocèle est une hernie développée à partir de la cavité ventriculaire du larynx.

On distingue deux types de laryngocèles :

Les laryngocèles congénitales, apparaissant chez le sujet jeune, de traitement chirurgical.

Les laryngocèles acquises, habituellement liées à l'existence d'un cancer du larynx, et qui partagent son traitement et son pronostic.

LAXATIFS

MUCILAGES NE PAS PRENDRE LES MUCILAGES SECS : TOUJOURS BOIRE	
Transilane, Parapsyllium, Psyllium poudre	2 à 4 c à c par jour
Spagulax, Ispaghule granulé	3 à 9 c à c par jour

→

→

Mulkine, Mucipulgite, gomme guar granulé	2 à 3 c à s par jour
Polykaraya, gomme Karaya sachets	3 sachets par jour
FIBRES ALIMENTAIRES (SON DE BLÉ OU D'ORGE) POSOLOGIE À ATTEINDRE DE FAÇON TRÈS PROGRESSIVE	
Actison, Celluson, Fibroson galettes	2 à 4 ou 6 par jour
All-bran, Infibran granulé	2 à 4 c à s par jour
Céréfibre : sablés	2 à 4 par jour
LAXATIFS OSMOTIQUES	
Duphalac (fructose-galactose), *Lactulose* sachets à 10 grammes suspension buvable à 10 g/c à s	10 à 30 g par jour en une prise le soir
Importal (sorbitol-galactose) sachets à 10 grammes	30 à 90 g par jour en 3 prises, quand prescrits dans le cadre d'une encéphalopathie hépatique (effet hypoammoniémiant par réduction de l'absorption intestinale de l'ammoniac impliqué dans le développement de l'encéphalopathie hépatique)
Forlax, Movicaol, Transipeg (macrogol)	1 à 3 sachets par jour en une prise le matin
LAXATIFS LUBRIFIANTS (HUILE DE PARAFFINE OU DE VASELINE)	
Lubentyl, Lansoyl, Laxamalt pot de 150 à 300 grammes	1 à 4 c à s par jour
LAXATIFS PAR VOIE RECTALE	
Dyschelax (mannitol) *Microlax* (sorbitol) microlavements	1 à 2 tubes par jour
Eductyl suppositoires	1 sup. par jour

LAXATIFS STIMULANTS Ces laxatifs sont toxiques (risque de troubles hydro-électrolytiques, maladie des laxatifs) et ne doivent être prescrits que pendant une courte période.	
Jamylène (docusate de sodium) cp à 50 mg	1 à 4 cp/j en 1 à 2 prises (max 6/j)
Contalax (bisacodyl), *Dulcolax* cp à 5 mg	1 à 2 cp/j le soir (max 4/j)
Chlorumagène (magnésie hydratée) poudre à diluer	1 à 2 c à c/j le soir
Purganol (phénolphtaléïne) comp. à 250 mg à sucer	1/4 à 1 cp/j le soir
Modane (anthraquinonique) dragées *Fuca, Rex*…	1 à 2 cp/j

Actions :

Mucilages et fibres : hydratent le bol fécal dont le volume augmenté stimule le péristaltisme intestinal (délai d'action quelques jours).

Osmotiques : sucres non résorbés dans le tube digestif à effet osmotique : gardent l'eau (délai d'action 24 à 48 h). Les macogols sont de longs polymères linéaires sur lesquels sont retenues les molécules d'eau. Ils entraînent une augmentation du volume des liquides intestinaux.

Lubrifiants : effet mécanique en lubrifiant le contenu colique et en ramollissant les selles (délai d'action 8 à 72 h).

Laxatifs par voie rectale : provoquent le réflexe de la défécation (délai d'action 5 à 20 minutes).

Stimulants : augmentent la motricité et la sécrétion intestinale d'eau et d'électrolytes.

Indications :

Constipation de courte durée pour les stimulants,

Constipation par dyschésie rectale pour les laxatifs par voie rectale.

Constipation chronique ou encéphalopathie hépatique pour les laxatifs osmotiques.

Contre-indications :

Affections sténosantes digestives.

RCH, Crohn, grossesse, allaitement, utilisation prolongée (très fréquente bien que souvent niée).

Lésions proctologiques pour les laxatifs par voie rectale.

Effets secondaires :

Météorisme transitoire.

Diarrhée en cas de forte dose.

Suintement anal pour les lubrifiants.

Risque de rectite en cas d'usage continu des laxatifs par voie rectale.

Hypokaliémie parfois sévère +++ et irritation colique en cas d'usage prolongé des stimulants (maladie des laxatifs).

Interactions médicamenteuses :

Pour les laxatifs stimulants : médicaments responsables de torsade de pointe interdits (*Cordarone*, certains antiarythmiques...) ; surveiller la kaliémie en cas d'association hypokaliémiante (diurétiques, corticoïdes, digitaliques...).

LEGG-PERTHES-CALVÉ (maladie de)

Voir *Coxa plana* et *Ostéochondrite de hanche*.

LÉGIONELLOSE

Définition

La légionellose, pneumopathie à *Legionella* ou maladie dite « des légionnaires » est une maladie infectieuse due à une bactérie à Gram négatif (*Legionella pneumophila*).

Le réservoir naturel des *Legionella* se situe dans l'environnement (boue, lacs, rivières, les conduits d'eau chaude et les systèmes de climatisation).

La dissémination du germe se fait par voie aérienne, à partir d'un milieu contaminé, sous forme de petites épidémies parfois nosocomiales, ou de façon sporadique, et touche souvent l'homme de 50 à 55 ans en période estivo-automnale, selon les études en Europe et aux États-Unis, sa fréquence est entre 2 et 15 %.

Facteurs favorisants

Patient hospitalisé fragile avec une ou plusieurs de ces pathologies : insuffisance respiratoire chronique, diabète, insuffisance rénale chronique, dialysé, et surtout les malades immunodéprimés, quelle que soit l'origine, en particulier la greffe d'organe.

Clinique

En plus des signes classiques de la pneumopathie bactérienne, fièvre, frisson, toux, expectoration, il existe des signes extrathoraciques qui parfois dominent le tableau clinique, avec des signes neurologiques à type de céphalées, confusion, obnubilation ou agitation, des signes digestifs à type de douleurs abdominales, nausées, vomissements, et diarrhée aqueuse.

Examens complémentaires

Radiographie thoracique : objective des opacités alvéolaires, avec parfois une pleurésie associée.

Biologie : neutropénie, lymphopénie, et perturbation du bilan hépatique.

Le diagnostic bactériologique se fait par la mise en évidence du germe par *immunofluorescence directe*, sur le produit de l'expectoration bronchique et/ou le liquide du lavage broncho-alvéolaire, ou par *diagnostic sérologique*, par *immunofluorescence indirecte*.

Traitement

Le traitement repose sur les macrolides (érythromycine), et les quinolones (péfloxacine), pour une durée de 3 à 4 semaines en fonction de l'évolution clinique.

Évolution et pronostic

L'évolution est souvent favorable sous traitement, chez les patients immunocompétents, alors que le pronostic est moins bon, avec une mortalité non négligeable chez les malades immunodéprimés.

Éléments de surveillance

Fièvre, crachats, les signes de déshydratation, et les signes neurologiques.

Trouver la source de contamination, et l'éradiquer, permet d'arrêter la propagation de l'épidémie surtout en milieu hospitalier.

Pour la pratique, on retiendra :

Maladie peu fréquente, sporadique mais pouvant survenir par petites épidémies localisées.
Clinique : non spécifique, parfois dominée par les signes digestifs.
Examens : leur rôle permet d'identifier le germe en cause : *légionella, pneumophila*.
Rôle de l'infirmière :
– Pédagogique : expliquer les mesures prises en cas de légionellose nosocomiale ou d'épidémie dans les locaux professionnels.

LEINER MOUSSOUS (maladie de)

Voir *Érythrodermie desquamative du nourrisson*.

LEISHMANIOSES

Définition, causes et mécanismes

Il s'agit de parasitoses, communes à l'homme et à certains animaux, dues à des protozoaires flagellés (les leishmanies) et transmises par des insectes (des phlébotomes). Ceux-ci vivent dans les régions tropicales, subtropicales et même tempérées (sud de la France) et piquent la nuit. La prévalence est évaluée à 12 millions. Le réservoir est constitué par des animaux sauvages et domestiques dont les chiens.

Signes essentiels

Leishmanioses cutanées

On distingue :

• le *bouton d'Orient* (Asie, Afrique, pourtour du Bassin méditerranéen, midi de la France) débute par une lésion papulo-nodulaire qui finit par s'ulcérer et se recouvrir d'une croûte. La guérison survient après plusieurs mois ;

• la *leishmaniose cutanée américaine* (Amérique latine) prend souvent un aspect humide, extensif, souvent associé à une lymphangite.

Leishmaniose viscérale ou kala-azar

C'est une affection du système réticulo-endothélial qui s'observe en Afrique centrale ou orientale, en Amérique du Sud et centrale, dans le Bassin méditerranéen. La phase d'état associe fièvre et altération de l'état général avec pâleur et un syndrome spléno-hépato-ganglionnaire. Des signes cutanés sont possibles notamment chez l'adulte.

Les examens complémentaires montrent : pancytopénie, syndrome inflammatoire avec très forte hypergammaglobulinémie. Le diagnostic repose sur des réactions sérologiques et surtout sur la découverte de leishmanies à la ponction médullaire, hépatique, voire ganglionnaire.

Traitement

Leishmanioses cutanées et cutanéomuqueuses : on utilise selon les cas *Glucantime en intralésionel ou parentéral*, *Lomidine*, *Flagyl* ou *Fungizone* (leishmaniose américaine).

Leishmaniose viscérale : les médicaments utilisés sont :

• l'amphotéricine B en privilégiant la forme lysosomale chez l'enfant (*Ambisome*), qui est également de plus en plus utilisée chez l'adulte, mais coûteuse. C'est le traiment utilisé dans les pays industrialisés ;

• les dérivés de l'antimoine qui sont utilisés largement en Afrique et en Asie ;

• la miltefosine par voie orale a été utilisée en Inde dans des essais de phase IV, il y a un risque de résistance, la tolérance est bonne ainsi que l'efficacité. La paronomycine est en cours d'évaluation.

Prophylaxie : vaccin canin, répulsifs, moustiquaires.

LENTILLES CORNÉENNES

Elles sont de plus en plus utilisées, pour des raisons esthétiques ou pratiques (activités sportives), mais aussi optiques, la position de la lentille sur la cornée modifiant peu la taille de l'image, contrairement aux verres correcteurs.

Il existe deux types de lentilles de contact :

• les lentilles rigides perméables à l'oxygène ;
• les lentilles souples hydrophiles.

Pour les lentilles souples hydrophiles, il existe :

• les lentilles souples traditionnelles : on les retire chaque soir, on les renouvelle au bout de 12 à 18 mois ;

• les lentilles souples à renouvellement mensuel ou bimensuel : on les retire chaque soir, on les jette au bout d'un mois ou deux semaines ;

• les lentilles souples jetables journalières : on les retire et on les jette chaque soir, ce qui permet d'avoir chaque matin une lentille neuve.

La prescription des lentilles doit être réalisée par l'ophtalmologiste, après plusieurs essais et une période d'adaptation d'environ 1 mois, de façon à déterminer la lentille la mieux adaptée à chaque patient. Le maniement des lentilles exige un apprentissage et une **hygiène stricte** sous peine de voir apparaître les accidents les plus dramatiques conduisant à la perte fonctionnelle de l'œil :

- infections entraînant abcès ou ulcérations cornéennes (→ Kératites) ;
- néovascularisation cornéenne si anoxie.

LÈPRE

Définition

La lèpre est due à *Mycobacterium lepræ* ou bacille de Hansen. Ce germe est un parasite intracellulaire obligatoire qui se multiplie dans les macrophages.

Causes et mécanismes

L'homme malade constitue l'unique réservoir. Seuls les sujets atteints d'une forme lépromateuse (ou *border line*) sont contagieux, car ils éliminent de nombreux bacilles dans leur jetage nasal, les gouttelettes de Pflügge. Il y a 10 à 15 millions de lépreux répartis dans les pays de la zone intertropicale.

La période d'incubation est très longue, de 3 à 5 ans dans les formes tuberculoïdes et de 7 à 10 ans dans les formes lépromateuses. L'expression clinique et paraclinique de la maladie est le reflet de la réponse immunitaire vis-à-vis du bacille de Hansen. L'immunité à médiation cellulaire est principalement mise en cause. Dans la forme lépromateuse, cette immunité cellulaire est défaillante. Dans la lèpre tuberculoïde, aucune anomalie de l'immunité cellulaire importante n'est mise en évidence. Entre les formes tuberculoïdes et lépromateuses, on autonomise des formes dites *border line*.

Signes essentiels

Cliniques :

- la *lèpre tuberculoïde* est la plus fréquente, surtout chez le noir africain. Il existe une atteinte cutanée faite de plusieurs taches achromiques de taille variable limitées par un bord net plus ou moins saillant, évocatrices car hypopigmentées et hypoanesthésiques avec perte de la pilosité et anhydrose et une névrite hypertrophique siégeant typiquement au nerf cubital au coude, sur le nerf médian au canal carpien, sur le nerf sciatique poplité externe. Les lésions nerveuses peuvent s'aggraver avec des troubles trophiques : maux perforants plantaires, ostéoporose, résorption trophique des extrémités avec mutilation des doigts, des orteils ;
- la *lèpre lépromateuse* affecte la peau et la plupart des tissus : les lésions cutanées sont nombreuses de 50 à 100, peuvent être maculeuses ou infiltrées prenant l'aspect parfois de léprome (lésion saillante infiltrée : papule ou nodule) prédominant au niveau du visage ;
  - à la face, l'infiltration du lobe des oreilles est évocatrice, de même que la chute des sourcils et des cils. Le visage est dit léonin. Les manifestations ORL sont très fréquentes avec une rhinite presque constante, un jetage mucopurulent, parfois destruction de la cloison nasale. Les lésions neurologiques se traduisent par une plus grande atteinte nerveuse de topographie bilatérale et symétrique d'évolution lente. L'état général est altéré avec une fièvre fréquente. L'évolution spontanée se fait par poussées vers l'aggravation et la mort par cachexie. On peut observer une amylose secondaire ;
- *la forme indéterminée* se caractérise par des lésions cutanées planes, l'absence ou la rareté de bacilles ; surtout observée chez l'enfant avec des macules hypochromiques, une hypoesthésie et rareté des névrites.

Examens complémentaires :

- la *lèpre tuberculoïde* : la recherche de bacille négative dans le mucus nasal et dans la peau, IDR de Mitsuda à la lépromine presque toujours positive, le granulome tuberculoïde à l'histologie siège au contact de l'épiderme avec une topographie périnerveuse évocatrice ;
- *la lèpre lépromateuse* : la recherche de bacille de Hansen est constamment positive dans le suc dermique et dans le mucus nasal et est en règle positive dans les formes évoluées, l'IDR de Mitsuda est négative. L'infiltrat est fait de grands histiocytes contenant de nombreux bacilles, de lymphocytes ; ces lésions siègent dans le derme superficiel et profond avec une disposition périanexielle (*cf.* illustration).

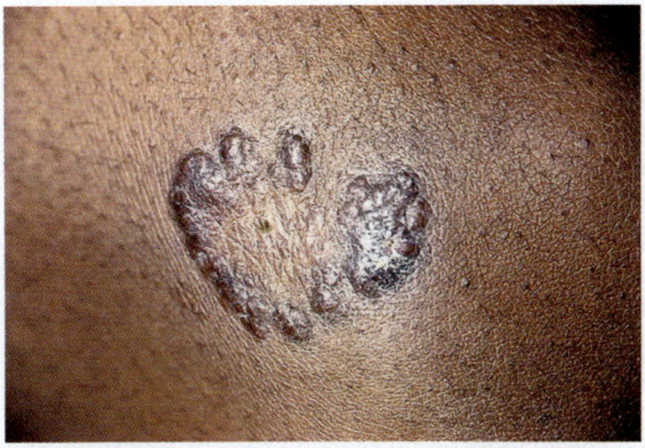

Lésions cutanées en rapport avec une lèpre.

Traitement

Il repose sur l'utilisation de plusieurs antibiotiques (évite la sélection de mutants résistants) dont la rifampicine (*Rifadine*), de la dapsone (*Disulone*), la clofamizine (*Lamprène*), l'éthionamide (*Trecator*) et le prothionamide (*Trevintix*). En cas d'intolérance ou résistance les fluoroquinolones, les cyclines, et la clarythromycine peuvent être utilisés.

Dans les névrites lépreuses, la libération chirurgicale du nerf peut être nécessaire. Elle est surtout réalisée sur le cubital au coude, sur le médian au niveau du canal carpien et sur le sciatique poplité externe au niveau de la tête du péroné. Enfin, le traitement des séquelles est difficile, nécessitant rééducation, utilisation de semelles particulières, chirurgie de propreté ou réparatrice.

LEPTOSPIROSES

Définition

Ce sont des infections dues à des germes du genre *Leptospira* touchant l'animal et transmises accidentellement à l'homme.

Causes et mécanismes

La leptospirose ictéro-hémorragique est transmise par le rat. L'infestation se fait par les bains de rivière ; elle touche aussi les travailleurs des égouts. Les autres formes étiologiques sont : la leptospirose grippo-typhosique (sans syndrome ictérique ni rénal), la maladie des jeunes porchers et la leptospirose canicolaire.

Signes essentiels

Cliniques : la leptospirose ictéro-hémorragique réalise le tableau d'un *ictère infectieux à rechute fébrile*. Après une semaine d'incubation apparaît une *phase préictérique* fébrile et douloureuse, avec azotémie, protéinurie, hyperleucocytose.

L'ictère apparaît au 5e jour, alors que le *syndrome rénal* s'intensifie, il y a un syndrome *méningé* (méningite lymphocytaire). Les symptômes s'amendent alors, sauf le syndrome rénal. Une *recrudescence fébrile* survient vers le 15e jour.

Les formes compliquées comprennent : insuffisance rénale aiguë, signes neurologiques, syndrome hémorragique, complications cardiaques.

Examens complémentaires : les 5 premiers jours on peut isoler le leptospire (hémocultures, LCR) ; vers le 12e jour, on le trouve dans les urines. Le sérodiagnostic de Martin et Pettit montrant une augmentation des anticorps à 2 prélèvements est de grande valeur.

Traitement et pronostic

Le pronostic est bon sous nos climats. Le traitement utilise la pénicilline G (5 à 10 millions/j pendant 10 jours) ; les cyclines sont également efficaces et utilisées en cas d'allergie.

C'est une maladie à déclaration obligatoire (n° 18) qui fait partie des maladies professionnelles.

Prévention

- Hygiène des élevages.
- Porter des gants et des bottes dans les eaux douces fréquentées par les rongeurs.

LERICHE (syndrome de)

Définition

Forme topographique particulière de l'artériopathie chronique oblitérante des membres inférieurs (→) caractérisée par une atteinte isolée de la bifurcation aortique, étendue à l'atteinte des deux artères iliaques primitives.

Signes essentiels

Cette localisation particulière se caractérise cliniquement par une claudication intermittente haute de la fesse. Elle est fréquemment associée à des troubles sexuels à type d'impuissance.

L'auscultation abdominale ou des fosses iliaques peut retrouver un souffle systolique. Absence de pouls fémoraux.

Le diagnostic repose dans tous les cas sur l'angiographie numérisée.

Traitement

Le syndrome de Leriche intéressant des vaisseaux de gros calibre représente le plus souvent une bonne indication chirurgicale : pontage aorto-bi-iliaque ou résection-greffe du carrefour aorto-bi-iliaque avec mise en place d'une prothèse.

LESCH-NYHAN (syndrome de)

C'est un trouble héréditaire du métabolisme de l'acide urique à transmission récessive liée au sexe. Il associe une hyperuricémie entraînant une néphropathie interstitielle chronique, des troubles neurologiques et mentaux avec tendance à l'automutilation.

LÉSIONS ÉLÉMENTAIRES EN DERMATOLOGIE

Définition

Les lésions élémentaires sont à la dermatologie ce que les lettres sont à l'alphabet : leur association permet de reconnaître une dermatose. Une terminologie précise doit être connue et reconnue cliniquement.

Signes cliniques

Macules : taches sans relief ni infiltration, elles sont de simples modifications de la couleur de la peau.

Macules par érythème actif : taches roses ou rouges, s'effaçant à la vitropression, elles sont secondaires à une dilatation active des vaisseaux dermiques, d'origine inflammatoire ; il existe trois grands types d'érythèmes actifs diffus :

- érythème roséoliforme : petites macules rose pâle à la limite du visible, exemples : *rubéole, syphillis secondaire, viroses diverses, toxidermies* ;
- érythème morbilliforme : macules rouges mal limitées, formant des plaques confluentes avec intervalles de peau saine, exemples : *rougeole, viroses diverses, toxidermies* ;
- érythème scarlatiniforme : vastes plaques rouge vif confluentes sans intervalle de peau saine, exemples : *scarlatine, toxidermies*.

Macules par érythème passif : taches rouges ou rouge violet, s'effaçant à la vitropression, elles sont secondaires à une dilatation passive des vaisseaux du derme, exemples : *syndrome de Raynaud, engelures*.

Macules vasculaires : par accumulation de sang dans les vaisseaux, elles s'effacent à la vitropression, exemples : *télangiectasies, angiomes plans*.

Un érythème peut se recouvrir de squames, on parle alors de lésions érythémato-squameuses, exemples : *le psoriasis, les parapsoriasis et les pityriasis*.

Un érythème généralisé sans intervalle de peau saine s'appelle une érythrodermie ; les principales causes en sont : le psoriasis, les médicaments, l'eczéma et les lymphomes cutanés.

Macules purpuriques : ou *purpura*, taches rouge sombre, *ne s'effaçant pas à la vitropression,* elles sont secondaires à une extravasation de sang dans le derme ; elles peuvent être en relief, prenant alors un aspect papuleux infiltré, orientant vers une vascularite ; un purpura peut prendre l'aspect de :

- pétéchies : petites macules purpuriques punctiformes ;
- vibices : macules purpuriques linéaires ;
- ecchymoses : macules purpuriques étendues, en placards.

Macules pigmentées : elles sont dues à une accumulation de pigment dans l'épiderme ou dans le derme (→ Lumière de Wood).

Macules achromiques : disparition du pigment, par exemple : *le vitiligo*.

Érythème : rougeur de la peau s'effaçant à la vitropression.

Papules : élevures saillantes et solides, palpables, inférieures à 1 cm de diamètre, superficielles ; elles sont d'origine :

- *épidermiques*, exemple : les *verrues,* par augmentation de la masse épidermique ;
- *dermiques*, exemples : *l'urticaire,* par accumulation de sérosités et d'œdèmes, *les amyloses, les mucinoses*, par accumulation d'une substance anormale, *les lymphomes, les carcinomes basocellulaires*, par prolifération cellulaire maligne ;
- *dermo-épidermique*, exemple : *le lichen plan*.

Nodules : lésions saillantes, palpables, fermes et profondes, elles correspondent le plus souvent à une prolifération cellulaire bénigne ou maligne ou à un processus inflammatoire, exemples : *histiocytofibrome, mélanome malin nodulaire, vascularites*.

Les nodules hypodermiques appelés *nouures*, correspondent soit à une atteinte des septa, avec ou sans vascularite, exemple : l'*érythème noueux*, soit à une atteinte des lobules graisseux.

Tubercules : lésions saillantes palpables, dermiques pures ayant tendance à se nécroser, exemples : *syphilis tertiaire, lèpre, sarcoïdose*.

En fait, la distinction, en pratique, entre nodule et tubercule peut être difficile ; une même maladie peut donner plusieurs aspects différents selon la localisation histologique et surtout selon la taille ; exemple : *les lésions de la sarcoïdose* peuvent être des papules, des nodules, des tubercules, en sachant que tous les intermédiaires entre ces lésions élémentaires peuvent exister.

Vésicules : élevures circonscrites de petite taille remplies d'un liquide transparent, exemples : *herpès, varicelle, zona, eczéma*.

Bulles : élevures circonscrites liquidiennes de grande taille, facilement rompues, exemples : *pemphigoïde bulleuse, pemphigus, phlyctènes*.

Pustules : élevures circonscrites contenant un liquide purulent ; les pustules sont folliculaires, centrées par un poil, exemples : *folliculite à staphylocoque, furoncle, acné*, ou non folliculaires, exemples : *psoriasis pustuleux, maladie de Behçet*, le contenu de ces dernières est *aseptique*.

Végétations : excroissances papillaires réalisant des élevures, exemple : *condylomes acuminés génitaux*.

Kératoses : lésions sèches, rugueuses, en relief, correspondant à un épaississement de la couche cornée, exemples : *cor, durillon, ichtyoses*.

Verrucosités : ou lésions verruqueuses, lésions en relief, irrégulières, dont la surface est hyperkératosique, exemples : *verrues vulgaires, verrues séborrhéiques*.

Érosions : pertes de substance intéressant l'épiderme, ne laissant pas de cicatrice, exemples : *chancre syphilitique, lésions de grattage*.

Ulcérations : pertes de substance, profondes, intéressant le derme, laissant une cicatrice indélébile, exemples : *ulcères de jambes, escarres, mal perforant plantaire, ulcérations muqueuses*.

Atrophie : amincissement de la peau par raréfaction de ses constituants, exemples : *lichen scléro-atrophique, corticothérapie, vieillesse*.

Sclérose : condensation des éléments constitutifs de la peau rendant celle-ci impossible à plisser, exemples : *sclérodermie, radiodermite, cicatrices*.

Squames : les squames correspondent à l'élimination de la couche cornée. Elles peuvent être très fines comme dans les pityriasis, elles peuvent être épaisses, nacrées et brillantes comme dans le psoriasis.

LÉSIONS ET TUMEURS BÉNIGNES DE LA MUQUEUSE BUCCALE

La muqueuse qui tapisse la cavité buccale est le siège d'affections nombreuses et variées.

Lésions de la muqueuse buccale ou stomatites

Les gingivo- stomatites

Les gingivites constituent une forme localisée de stomatite.

La flore buccale est extrêmement polymorphe. Plusieurs causes peuvent être à l'origine d'un développement anormal :

- les dents, au cours de leur évolution, peuvent traumatiser la gencive ;
- les dépôts de tartre sous-gingival ;
- le terrain peut déclencher ou aggraver ces lésions : maladies infectieuses, intoxications.

Les muqueuses sont douloureuses, hypersensibles au contact des aliments. La zone inflammatoire a tendance à s'étendre (→ Parodontopathies).

Les lésions buccales des fièvres éruptives

- Dans la *scarlatine* : la muqueuse est rouge et tuméfiée au début. Ensuite, un liseré rouge apparaît sur les bords de la langue et s'étend à toute la langue.
- La première manifestation de la *rougeole* est le signe de Köplick : apparition d'un groupe de points blancs à la face interne des joues n'étant visibles que quelques heures.
- La *varicelle* se manifeste par une stomatite généralisée associant des lésions blanches et rouges.

Les lésions buccales des maladies de sang

- La langue de l'*anémie de Biermer* ou *glossite de Hunter* : elle est lisse, rouge, tuméfiée et élargie.
- L'*hémophilie* est caractérisée par des hémorragies buccales.
- Les *leucémies aiguës* s'accompagnent de stomatites ulcérées et nécrotiques.

Les maladies professionnelles

La plupart des agents toxiques déterminent des lésions muqueuses.

C'est le cas, par exemple, de l'intoxication au plomb ou *saturnisme*, qui se traduit par un liseré grisâtre au collet des dents (*liseré de Burton*).

Tumeurs bénignes de la muqueuse buccale

On distingue des tumeurs épithéliales et des tumeurs conjonctives.

Les tumeurs épithéliales sont les plus fréquentes

- Les infections à *Papillomavirus* humain (HPV) :
  - les verrues : surtout sur les lèvres,
  - les papillomes : végétations exophytiques kératinisées.
- Le *kérato-acanthome* : bourgeon rempli de kératine siégeant essentiellement sur la demi-muqueuse des lèvres. Il guérit spontanément en quelques mois.

Les tumeurs conjonctives

- Le *nodule d'hyperplasie fibro-épithéliale* ou *diapneusie* siège souvent à la face interne des lèvres ou des joues. C'est un nodule fibreux qui nécessite une exérèse chirurgicale.
- L'*hyperplasie fibreuse sous-prothétique* : bourrelet « en feuillet de livre » prédominant chez les sujets âgés à prothèse ancienne et inadaptée.
- L'*épulis fibreux* : pseudotumeur inflammatoire de la gencive. Il s'agit d'une gingivite hypertrophique localisée, souvent en rapport avec un trouble hormonal (grossesse, puberté…). La chirurgie s'impose.
- *Fibrome, lipome*…

Ces tumeurs conjonctives nécessitent une exérèse chirurgicale et un examen histologique.

LEUCÉMIE À TRICHOLEUCOCYTES

Définition

C'est un syndrome lymphoprolifératif caractérisé par une insuffisance médullaire progressive avec myélofibrose et une infiltration sanguine, médullaire et splénique par des lymphocytes « chevelus ».

Signes cliniques

C'est une insuffisance médullaire avec splénomégalie. Le diagnostic repose sur l'hémogramme, le myélogramme ou la biopsie médullaire.

Traitement

Traitement symptomatique de l'insuffisance médullaire (→).

L'Interféron alpha permet le plus souvent de normaliser l'hémogramme. Il entraîne rarement une rémission complète. Utilisé à faibles doses, les effets secondaires s'estompent rapidement.

Un analogue de la purine (2cDA, *Pentostatine*) entraîne une rémission complète dans 90 % des cas, parfois en diminuant de façon prolongée le nombre de lymphocytes T4.

LEUCÉMIE LYMPHOÏDE CHRONIQUE

Définition

C'est une prolifération maligne de lymphocytes.

Signes cliniques et paracliniques

C'est une altération de l'état général, la survenue d'infections répétées, la découverte d'une adénopathie chez un sujet de plus de 50 ans qui amènent à consulter ou simplement une hyperlymphocytose sanguine.

Le diagnostic est posé sur :

- *les tumeurs lymphoïdes :* adénopathies volumineuses mobiles, indolores, disséminées, splénomégalie, hépatomégalie ;
- *la lymphocytose sanguine :* 4 000 à 300 000/mm^3 ;
- *le phénotype lymphocytaire* ;
- *l'envahissement médullaire.*

Le bilan est complété par :

- *la recherche d'un désordre immunitaire :* déficit immunitaire, immunoglobuline monoclonale, auto-immunisation ;
- *l'évaluation des facteurs pronostiques.*

Évolution et complications

Les formes peu évolutives ou sensibles au *Chloraminophène* peuvent passer 5, 10 ans sans incident. Les formes très envahissantes évoluent en 2 à 3 ans.

Les complications infectieuses sont les plus fréquentes, dues au déficit immunitaire de la maladie et engendré par le traitement.

Complications immunologiques : *anémie hémolytique* auto-immune à test de Coombs positif, thrombopénie immune.

La survenue d'un cancer viscéral est fréquente.

Le syndrome de Richter est l'évolution de la LLC vers un lymphome.

Complications hématologiques : apparition d'une insuffisance médullaire, évolution vers une forme plus immature : leucémie à prolymphocytes.

Traitement

Chimiothérapie : les sujets présentant une hyperlymphocytose supérieure à 10^5/mm^3, une masse lymphoïde volumineuse, une anémie ou une thrombopénie sont traités par *Chloraminophène*. La *Fludarabine* est utilisée en cas d'échec. La guérison n'est pas possible.

Traitement symptomatique : corticothérapie en cas d'anémie auto-immune.

Gammaglobulines en cas de déficit immunitaire avec complications infectieuses.

Transfusions, antibiothérapie.

LEUCÉMIE MYÉLOÏDE CHRONIQUE

Définition

C'est un syndrome myéloprolifératif survenant surtout chez l'adulte jeune.

Causes

C'est parfois une complication des radiations ionisantes, de l'exposition au benzène.

Signes cliniques et paracliniques

C'est l'apparition d'une très grosse rate. Elle est associée à une altération de l'état général, une fébricule et un amaigrissement. L'hémogramme montre une grande hyperleucocytose (100 000 à 400 000) avec myélémie harmonieuse (passage dans le sang de cellules médullaires) ; l'anémie est rarement importante et les plaquettes sont souvent élevées.

Les autres examens ne font que confirmer ce diagnostic évident :

- la biopsie de moelle montre une moelle très riche avec augmentation de la lignée myéloïde ; il n'existe pas de myélosclérose ;

• le lysozyme sanguin, la vitamine B12, l'uricémie sont élevés ;
• le caryotype révèle une translocation 9 ; 22 : chromosome Philadelphie ou Ph1.

> **Surveillance**
> L'effet du traitement est contrôlé sur l'hémogramme et l'uricémie. Sa toxicité éventuelle et la survenue d'une transformation aiguë doivent être surveillées.

Évolution

Le traitement permet d'obtenir une rémission. Il doit être poursuivi en continu, modulé par l'hémogramme.

La transformation aiguë est le terme habituel de la leucémie myéloïde chronique, elle atteignait 90 % des malades en moins de 4 ans. L'apparition de douleurs osseuses, de signes neurologiques, de signes d'insuffisance médullaire fait pratiquer le myélogramme qui montre une moelle riche en blastes.

Traitement et pronostic

Le *Glivec* est une antityrosine-kinase qui agit en inhibant la protéine issue de la translocation. Ce traitement a révolutionné la prise en charge de cette maladie, permettant une rémission cytogénétique complète chez plus de 80 % des patients porteurs du chromosome Philadelphie. Il a une très bonne tolérance, permettant son utilisation chez les personnes âgées. Pour le moment, ce traitement doit être poursuivi au long cours, sous surveillance du caryotype. Les autres traitements ne sont envisagés qu'en cas d'échec.

L'Hydréa est utilisé pour diminuer la masse cellulaire circulante et pour éviter les thromboses vasculaires.

L'Interféron alpha a permis d'allonger significativement la durée de vie de ces patients en permettant une rémission génétique (disparition du chromosome Philadelphie). Quarante pour cent des patients l'ont interrompu en raison des effets secondaires.

Seule l'allogreffe de moelle osseuse permet d'obtenir une guérison, d'autant plus efficace qu'elle est faite précocement dans l'évolution de la maladie.

Il n'existe pas de traitement efficace sur la transformation aiguë.

LEUCÉMIES AIGUËS

Définition

Ce sont des hémopathies malignes caractérisées par une prolifération de cellules hématopoïétiques immatures et une insuffisance médullaire souvent profonde.

Elles touchent plus fréquemment les enfants et les sujets âgés.

Circonstances

Il existe des circonstances favorisantes à l'apparition d'une leucémie aiguë : les radiations ionisantes, l'intoxication benzénique, certains antimitotiques, certaines tares génétiques.

Signes cliniques et paracliniques

Les signes révélateurs sont :

• *des signes d'insuffisance médullaire :* pâleur, asthénie, fièvre, purpura ;
• *des signes de prolifération :* splénomégalie, adénopathies, plus rarement des douleurs osseuses avec sur la radio des images en bande claire métaphysaire, une tumeur du testicule, des adénopathies médiastinales.

Le diagnostic de leucémie aiguë repose sur :

• *l'hémogramme,* qui montre l'anémie arégénérative, la neutropénie, la thrombopénie, reflet de l'insuffisance médullaire, et la présence de leucoblastes surtout nombreux lorsqu'il existe une hyperleucocytose ;
• *le myélogramme* qui montre un envahissement massif par des leucoblastes.

Le type cytologique de la leucémie aiguë est précisé sur l'aspect des blastes, aidé au besoin par des colorations spéciales :

• *leucémie aiguë lymphoblastique :* c'est la forme la plus fréquente chez l'enfant ; les cellules sont des blastes non granulaires, la réaction du PAS est positive, celle de la peroxydase négative ;
• *leucémie aiguë myéloblastique :* c'est la forme la plus fréquente chez l'adulte ; les cellules sont des blastes granulaires pouvant contenir une inclusion caractéristique : bâtonnet d'Auer. La réaction du PAS est négative, celle de la peroxydase positive ;
• *leucémie aiguë à promyélocytes :* elle est souvent accompagnée d'une *CIVD* (→ Coagulation intravasculaire disséminée) ;
• *leucémie aiguë monoblastique :* elle est souvent accompagnée de lésions cutanées et gingivales.

Le diagnostic posé, un bilan systématique est fait :

• recherche de tout foyer infectieux ;
• bilan de la coagulation à la recherche d'une *CIVD* ;
• bilans cardiaque, hépatique, rénal, dosage de l'uricémie ;
• étude du fond d'œil et évaluation des manifestations hémorragiques.

Évolution, complications

Une rémission complète est obtenue dans environ 90 % des leucémies aiguës lymphoblastiques et myéloblastiques.

Actuellement, les deux tiers des enfants porteurs d'une leucémie aiguë lymphoblastique sont guéris ; 50 % des rémissions complètes durent plus de 5 ans dans les leucémies aiguës myéloblastiques, mais avec un taux de rechutes beaucoup plus élevé après ce délai.

Les rechutes sont hématologiques, méningées ou testiculaires. La guérison est encore possible si la rechute survient après l'arrêt du traitement pour les leucémies lymphoblastiques.

Le décès est dû aux conséquences de l'insuffisance médullaire (infections, hémorragies), dans presque tous les cas.

Traitement d'attaque

Il est conduit en milieu spécialisé. L'alourdissement du traitement, devenu possible grâce à l'amélioration des antibiotiques et des transfusions, a permis d'améliorer le pronostic de la leucémie aiguë.

Leucémies aiguës lymphoblastiques et myéloblastiques

Il permet d'obtenir une rémission complète après une période d'aplasie de 3 à 5 semaines.

Leucémies aiguës promyélocytaires

L'acide rétinoïque a transformé le mauvais pronostic du traitement initial en faisant rapidement disparaître la *CIVD*. Une chimiothérapie reste nécessaire.

Une CIVD, quand elle existe, doit être traitée, avant la mise en route de la chimiothérapie, par des culots plaquettaires et de l'héparine.

La destruction des blastes entraîne une hyperuricémie qui peut être prévenue par la prescription de boissons alcalines abondantes, de *Zyloric* et d'*Uricozyme*.

L'aplasie médullaire, secondaire à la chimiothérapie, nécessite :

- la transfusion de culots globulaires en cas d'anémie ;
- la transfusion préventive de culots plaquettaires afin que les plaquettes restent > 20 000/mm^3 ;
- la prévention des infections par l'isolement en chambre stérile, la désinfection des orifices naturels, et une antibiothérapie intestinale (*Colimycine et Fungizone*). Lorsque l'infection est patente, une antibiothérapie à large spectre est prescrite, secondairement adaptée aux résultats de l'antibiogramme. Les indications d'une transfusion de globules blancs lorsque les polynucléaires neutrophiles sont < 500/mm^3, sont rarissimes : cellulite de la face par exemple.

La réanimation permet le maintien d'un équilibre nutritionnel et hydroélectrolytique correct : surveillance de la fonction rénale et hépatique.

L'allo-greffe de moelle osseuse, quand cela est possible, est pratiquée en seconde intention (après l'obtention d'une rémission complète).

Traitement d'entretien

Il est indispensable pour maintenir la rémission, au minimum 2 ans dans le cas des leucémies aiguës lymphoblastiques. Il est mis en œuvre après une phase de traitement intermédiaire de 2 à 4 mois.

Les localisations méningées sont prévenues par de fortes doses de *Méthotrexate* et l'injection intrarachidienne d'*Aracytine*.

Traitement des rechutes

On reprend un protocole d'induction en tenant compte des drogues auxquelles le malade est devenu résistant.

La greffe de moelle peut être tentée.

Pour la pratique, on retiendra :

Les patients dont l'état général permet une chimiothérapie d'induction doivent être pris en charge dans les services spécialisés (chambres stériles) en raison des complications cumulées de la maladie et du traitement. Une prise en charge psychologique est souvent proposée par l'infirmière.

Pour la leucémie lymphoblastique de l'enfant, l'induction est réalisée en milieu spécialisé, mais le traitement d'entretien peut être pratiqué plus près du domicile.

LEUCORRHÉES

Définition

Écoulements non sanglants provenant des voies génitales féminines : endocol, col, vagin, vestibule vulvaire.

Très fréquentes, isolées ou associées, elles sont à l'origine de 80 % des consultations de gynécologie courante.

Les leucorrhées sont le symptôme essentiel des vulvo-vaginites et des lésions infectieuses du col utérin.

Causes et mécanismes

Il existe un écoulement physiologique vaginal œstrogénodépendant.

L'origine des sécrétions est vaginale et cervicale :

- la sécrétion vaginale donne un enduit blanchâtre ;

• la sécrétion cervicale ou glaire cervicale est maximale au moment de l'ovulation, diminue pendant la phase lutéale et augmente en phase prémenstruelle. Elle donne un aspect de « blanc d'œuf cru ».

L'augmentation de cette sécrétion peut être liée à :

• une *poussée d'hyperœstrogénie* en phase parapubertaire et paraménopausique donnant une leucorrhée blanchâtre, opalescente parfois, non irritante, non infectieuse ;
• une infection :
 – vaginale (vaginite),
 – cervicale (cervicite, favorisée par l'existence d'un ectropion) ;
• une irritation muqueuse par :
 – une désinfection vaginale abusive,
 – la gelée spermicide, tampon, pessaire,
 – les antibiotiques locaux ou généraux…

TRAITEMENT DES VAGINITES À *TRICHOMONAS*	
VOIE LOCALE	VOIE GÉNÉRALE
– Métronidazole *(Flagyl ovules)* 1 ovule le soir pendant une semaine.	– Tinidazole (*Fasigyne* 500) 4 cp en une seule prise à renouveler 8 jours plus tard ; – ou nimorazole (*Naxogyn*) 12 cp en 3 fois, prises espacées de 12 heures.
Toilette vaginale avec un savon acide (*Cytéal*) et rapports protégés. Associer le traitement du partenaire, prévenir les nausées, ne pas associer d'alcool au traitement général et réaliser un contrôle après traitement en cas de récidive.	

TRAITEMENT DES VAGINITES MYCOSIQUES
VOIE LOCALE ++
Éconazole (*Gynopevaryl* LP 150 mg ovules), 1 ovule le soir renouvelable au 3e et au 6e jour associé à du *Pevaryl* crème ou lait dermique sur les extensions vulvaires, périanales et les plis pendant 10 jours. En cas de récidive, traitement par ovules de butoconazole (*Gynomyk*), 1 ovule pendant 3 jours consécutifs à renouveler 10 jours plus tard. Autres : *Fazol, Gyno-trosyd, Mycolog, Gyno-daktarin, Amphocycline…* Ne pas interrompre le traitement pendant les règles.
Il faut associer des mesures d'hygiène : éviter les douches vaginales, pas de tampons vaginaux, éviter les vêtements serrés, préférer les sous-vêtements en coton, pilule à climat œstrogénique. Toilette intime avec un savon surgras à pH neutre ou alcalin ou avec *Hydralin*, voire bains de siège (eau bicarbonatée 1 à 2 cuillères à soupe pour 5 L d'eau). Rechercher un diabète et une autre localisation (ongles, bouche, pieds). Traiter le partenaire par *Pevaryl* spray en cas de balanite et préconiser des rapports protégés.

TRAITEMENT DES INFECTIONS BASSES À GONOCOQUES	
VOIE GÉNÉRALE : TRAITEMENT MINUTE	VOIE GÉNÉRALE : TRAITEMENT NORMAL
– Spiramicyne (*Rovamycine*) : 12 cp en une seule prise. – Ceftriaxone (*Rocephine*) : 1 injection 250 mg en IM (utilisable chez la femme enceinte). – Spectinomycine (*Trobicine*) : 1 injection 2 à 4 g en IM (patients peu dociles ou en cas d'allergie aux céphalosporines).	– Spiramicyne (*Rovamycine*) : 4 cp à 500 mg pendant 4 jours. – Doxycycline (*Vibramicyne*) : 5 cp à 100 mg *per os* le premier jour, 2 cp par jour pendant 12 jours. – Amoxicline + acide clavulanique (*Augmentin*) : 2 g par jour pendant 4 jours.
On doit associer systématiquement au traitement minute, un traitement par doxycycline (*Vibramycine*), 1 cp à 100 mg *per os* 2 fois par jour ou érythromycine (*Érythrocine 1 000*), 2 sachets par jour pendant 15 jours, en raison de la fréquence des infections associées à *Chlamydiæ*. Il faut réaliser une sérologie BW, 20 jours après le contage et trois mois après, à la recherche d'une infection syphilitique associée et réaliser un contrôle de la guérison 8 jours après traitement. Associer le traitement du partenaire et préconiser l'arrêt des rapports sexuels pendant le traitement.	

TRAITEMENT DES INFECTIONS BASSES À *CHLAMYDIAE* ET MYCOPLASMES	
VOIE LOCALE	VOIE GÉNÉRALE ++
Amphocycline 1 cp intravaginal pendant 10 jours	– Doxycycline (*Vibramycine N* 100 mg) 2 cp le soir (attention à la photosensibilisation) ou minocycline (*Mynocine* 100 mg) 1 cp le soir ou *Rulid* 1 cp matin et soir ou oflaxine (*Oflocet* 100 mg), 2 cp/j pendant 15 jours. – Chez la femme enceinte, ces médicaments sont contre-indiqués. On utilise l'érythromycine (*Érythrocine* 1 000), 2 sachets par jour ou la spiramicyne (*Rovamycine*), 4 cp/j pendant 15 jours.
Associer le traitement du partenaire et préconiser des rapports sexuels protégés pendant le traitement. Contrôle 4 semaines après traitement.	

Signes essentiels

Étude clinique

L'interrogatoire recherche :

- les circonstances d'apparition de la leucorrhée, sa survenue dans le cycle, les symptômes associés, et surtout les habitudes d'hygiène : nombre d'injections, etc. ;
- l'existence d'un diabète.

L'examen local étudie successivement : vulve, vagin, col et se termine par le toucher vaginal qui recherche des lésions annexielles : salpingite ; du corps utérin : endométrite ; des paramètres : paramétrite.

Trois règles à respecter :

- absence de toilette depuis 24 heures, sans ovule depuis 3 jours ;
- spéculum non lubrifié ;
- examen direct entre lame et lamelle au microscope ; à la recherche de *Trichomonas*, filaments mycéliens.

Examens complémentaires :

- l'*examen bactériologique* et les cultures vaginales avec antibiogramme doivent être faits au laboratoire ;
- *la colposcopie*, pour rechercher une colpite, une ectopie infectée, un cancer du col ;
- *l'hystérosalpingographie*, si aucune cause cervico-vaginale n'explique les leucorrhées.

Étiologies

Leucorrhées mycosiques, de contamination endogène : mycose intestinale, ou exogène : elles sont caractérisées par un écoulement lactescent, épais, des brûlures vulvo-vaginales, une dyspareunie. Elles sont dues à *Candida albicans*.

Elles se rencontrent au cours de la grossesse, chez les diabétiques, chez les femmes sous contraceptifs oraux, après traitement par les antibiotiques.

Traitement des mycoses par les antifongiques : soit les polyènes soit les imidazolés, traitement local de la femme et du partenaire, soit en cure continue de 10 jours, soit 1 cure de 1 jour. En cas de récidive, penser à une mycose digestive associée et rajouter un antifongique *per os*.

Leucorrhées à *Gardnerella* traitées par antibiotiques orientés par l'antibiogramme.

Leucorrhées réactionnelles : suppression de la cause irritante.

Leucorrhées trichomonasiques de contamination vénérienne ; elles sont caractérisées par un écoulement verdâtre avec fines bulles, nauséabond, une dyspareunie, un prurit intense, douloureux, une vaginite et une cervicite rouge diffuse.

Traitement : métronidazole (*Flagyl*), oral et général, 3 cp à 250 mg pendant 10 jours pour la patiente et le partenaire ou *Naxogyn* ou *Fasigyne* 2 g en une prise à renouveler 8 jours plus tard.

Leucorrhées microbiennes aiguës, associées souvent à une vulvite, vaginite, une dyspareunie intense avec écoulement purulent, irritant, verdâtre.

Il faut toujours demander une recherche de gonocoque par le laboratoire et traiter les partenaires. Vérifier la guérison par de nouveaux prélèvements.

Leucorrhée d'origine cervicale, soit par *lésion chronique* (ectropion, dysplasie, cancer du col), soit par *lésion aiguë microbienne*, associée à une vulvite, une vaginite, des signes urinaires, une dyspareunie intense, des douleurs pelviennes ou lombosacrées.

Les frottis cervico-vaginaux avec biopsie guidée par la colposcopie seront toujours faits pour dépister un cancer.

Non traitées, les cervicites laissent souvent des cicatrices dysplasiques. Elles peuvent être à l'origine de douleurs pelviennes récidivantes, de dyspareunie, d'une stérilité. Elles seraient aussi un facteur favorisant du cancer du col *(Human Papilloma Virus)*.

Le traitement comporte les antibiotiques associés à une destruction des lésions locales existantes : ectropion, dysplasie, cancer, etc.

LEVÉE D'OBSTACLE (syndrome de)

Définition

Il s'agit d'un syndrome polyurique se développant dans deux situations :

- après la levée d'obstacle siégeant sur les voies excrétrices urinaires ;
- après traitement d'une sténose de l'artère rénale pour un rein unique fonctionnel.

Causes et mécanismes

Ce syndrome est dû à des altérations fonctionnelles rénales et à la surcharge osmotique existantes au moment de la levée de l'obstacle ; les néphropathies sous-jacentes sont un facteur aggravant.

Traitement

Il est préventif et curatif : correction de la fuite hydrosodée en tenant compte de la surcharge préexistante ou non.

LICHEN PLAN

Définition

Le lichen plan est une dermatose cutanée et muqueuse, papuleuse, atteignant les deux sexes et présent dans toutes les races ; son évolution est chronique.

Causes et mécanismes

Le lichen plan est le plus souvent primitif, d'étiologie inconnue ; il peut survenir au décours d'un choc psychoaffectif ; il peut, surtout dans ses formes atypiques érosive ou verruqueuse, être le témoin d'une affection hépatique (hépatite virale chronique, cirrhose biliaire primitive).

Les éruptions lichénoïdes, indistinguables souvent du lichen plan, peuvent être secondaires à différents facteurs :

- médicamenteux (sels d'or, diurétiques thiazidiques, etc.) ;
- professionnels (produit de développement des films couleurs) ;
- physiques (traumatisme : c'est le phénomène de Koebner) ;
- immunologiques (réaction du greffon contre l'hôte lors de greffes de moelle osseuse allogénique).

Signes cliniques typiques

La peau

L'éruption est faite de papules violines, à peine saillantes, plates, polygonales, de 1 à plusieurs millimètres, fermes et sèches, recouvertes d'un réseau de stries blanchâtres, et pouvant confluer en plaques ou rester isolées.

Ces lésions ont des sites d'élection : face antérieure des poignets et des avant-bras, mais peuvent siéger sur tout le corps.

Le prurit est constant, souvent intense (*cf.* illustration).

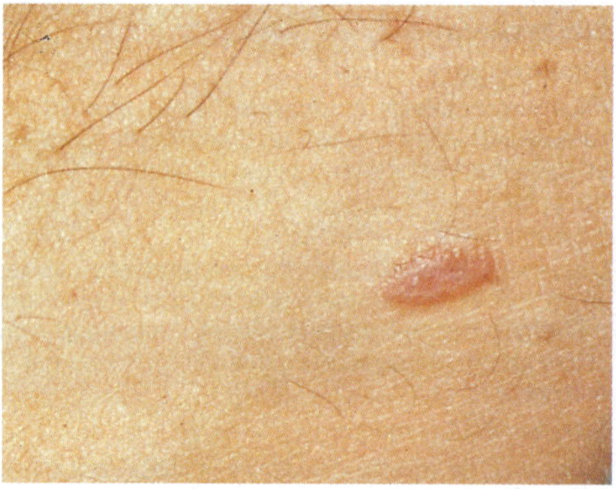

Lichen plan cutané.

Les muqueuses

Dans la bouche, il s'agit de stries blanches en réseau, « en feuilles de fougère », à la face interne des joues, sur le dos de la langue et sur le bord libre des lèvres, rarement érosives et douloureuses ; elles font la gravité du lichen plan en raison de leur possible dégénérescence en carcinome épidermoïde.

Sur les organes génitaux, il existe des papules typiques avec souvent sur la verge un centre déprimé donnant un aspect annulaire. (*cf.* illustration)

Le cuir chevelu : le lichen peut y être isolé. Il réalise une alopécie en aire cicatricielle, donc définitive.

L'atteinte unguéale est rare : striation longitudinale sur un ongle épaissi, avec parfois destruction complète et définitive.

Aspects cliniques atypiques

- Lichen verruqueux.

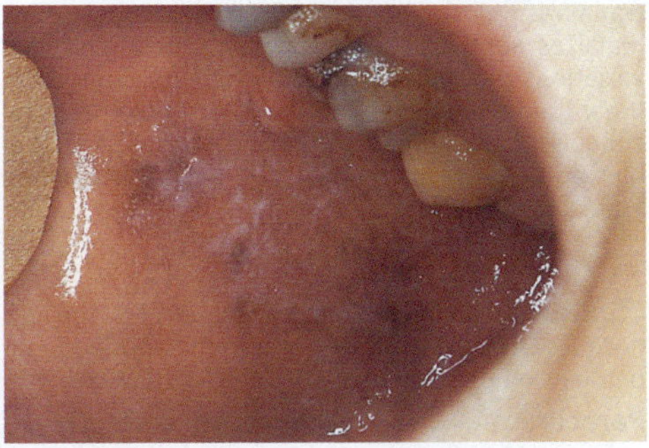

Lichen plan buccal.

- Lichen érosif.
- Lichen vésiculo-bulleux.

Examens complémentaires

La biopsie confirme le diagnostic en cas de doute : l'image histologique est caractéristique.

Évolution

Elle est lente dans la majorité des cas, spontanément régressive en 12 à 18 mois, laissant une tache pigmentée qui peut persister plusieurs années.

Les récidives sont possibles.

Les formes érosives buccales sont à surveiller, car elles peuvent être le siège de transformation en carcinome épidermoïde.

Traitement

Il n'existe pas de traitement spécifique du lichen plan. Il est fonction de l'intensité de l'atteinte cutanée et muqueuse, allant de l'abstention thérapeutique pour un lichen plan cutané peu étendu, jusqu'à des traitements généraux par corticoïdes ou rétinoïdes dans des formes étendues et très invalidantes :

- *traitements locaux :* corticothérapie locale (→) ; vitamine A acide à 0,1 % (*Locacid*) sur la muqueuse buccale ;
- *traitements généraux :*
  - corticothérapie à réserver aux formes aiguës ou érosives,
  - rétinoïdes (→), PUVA-thérapie (→), ou association des deux (Re-PUVA-thérapie).

LICHÉNIFICATIONS

Définition

Il s'agit d'un mode de réaction de la peau à un grattage local et chronique. (*cf.* illustration)

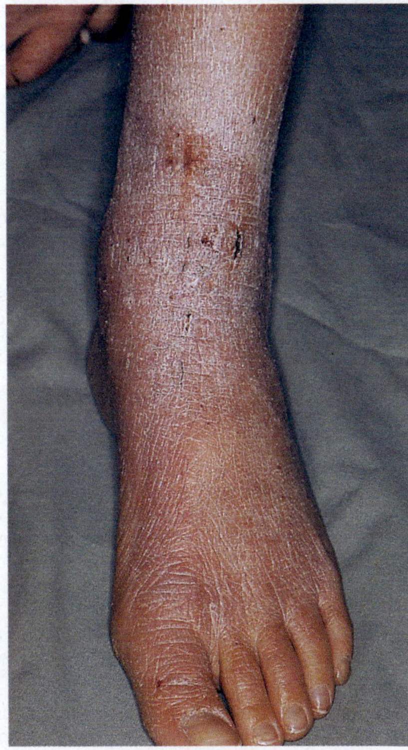

Lichénification.

Causes et mécanismes

On distingue deux types de lichénifications :

- *primitives* : la peau était saine. Il s'agit alors d'un *tic de grattage* chez un sujet anxieux d'où le nom de *névrodermites* ;
- *secondaires* : une dermatose préexistante est responsable du prurit : eczéma (→), en particulier atopique, lymphomes cutanés type mycosis fongoïde (→), lichen plan (→), mais aussi toutes les autres dermatoses prurigineuses.

Signes cliniques

La lichénification réalise une ou plusieurs plaques sur lesquelles la peau est épaissie, se laissant mal pincer, grossièrement quadrillée, brillante, rugueuse, rose grisâtre.

Dans les formes secondaires, cet aspect s'associe à la dermatose préexistante.

Dans les formes primitives, ou névrodermites, il existe des sites d'élection : la nuque, la crête cubitale, les chevilles, les mains, la région génitale.

Examens complémentaires

La biopsie, rarement pratiquée tant le diagnostic est clinique, montre une histologie caractéristique (et différente de celle du lichen plan).

Traitement

Dans une forme secondaire, le traitement de la dermatose préexistante est indispensable.

Dans une névrodermite, une psychothérapie de soutien associée à des tranquillisants peut être nécessaire.

Dans les deux cas, le traitement local est basé sur une corticothérapie jusqu'à amélioration, qui est souvent très lentement obtenue.

LINITE PLASTIQUE

Définition

C'est une forme anatomoclinique particulière du cancer de l'estomac (→) avec infiltration diffuse de la paroi qui est épaissie et rigide, et rétrécissement de la cavité gastrique.

Signes essentiels

Cliniquement, on observe une altération rapide de l'état général avec des vomissements, une diarrhée postprandiale, un amaigrissement important.

En fibroscopie, on note une intolérance à l'air et une muqueuse fragile et irrégulière. Les biopsies sont difficiles et souvent négatives, car les cellules cancéreuses sont dispersées en profondeur. Il faut donc pratiquer des biopsies profondes pour retrouver les cellules cancéreuses.

Radiologiquement, l'estomac est rigide, figé, rétréci et la baryte le traverse souvent en trombe.

Traitement

Lorsqu'il est possible, il est chirurgical et consiste en une gastrectomie. On peut compléter ce traitement par une chimiothérapie.

LIPOTHYMIE

Définition

Les accidents lipothymiques sont des sensations de malaise avec impression d'évanouissement imminent sans véritable perte de connaissance.

Causes et mécanismes

Les lipothymies sont observées de façon préférentielle chez les sujets neurotoniques, en particulier vagotoniques. Les circonstances de survenue du malaise sont souvent évocatrices : choc émotif, traumatisme, station debout prolongée, etc. Ces malaises sont probablement en rapport avec des variations du débit cérébral d'origine vasomotrice. Il n'y a en règle générale pas de véritable perte de connaissance ; en cas de perte de connaissance, il faut pratiquer le même bilan que dans une syncope vraie (→).

Signes essentiels

Cliniques : l'examen clinique est le plus souvent normal. On peut retrouver un rythme cardiaque un peu lent ou des signes d'éréthisme cardiaque.

Paracliniques : on pratique un ionogramme sanguin, un bilan phosphocalcique, une échocardiographie. L'électrocardiogramme peut montrer des troubles de la repolarisation avec de grandes ondes T positives en dérivations précordiales, qui, associées à une épreuve vagale positive, orientent vers un accident d'origine vagotonique.

Parfois, le bilan peut mettre en évidence une affection organique éventuellement responsable des malaises.

Évolution

Elle est favorable mais, dans certains cas, il sera difficile de faire disparaître les malaises malgré une psychothérapie, parfois associée à la prescription de sédatifs légers.

LISTÉRIOSES

Définition

Ce sont des maladies bactériennes dues à *Listeria monocytogenes* (petit bacille mobile à Gram positif). Elles sont communes à l'homme et à de nombreux animaux.

Causes et mécanismes

Elles sont surtout observées chez le nouveau-né et chez l'adulte atteint d'affection grave (hémopathies malignes, cancer, traitement immunosuppresseur).

Signes essentiels

Cliniques :

- la listériose de l'adulte revêt souvent un aspect peu évocateur : état pseudo-grippal ; infection génitale ou rhino-pharyngée ; méningite purulente avec souvent atteinte des paires crâniennes ou signes encéphaliques ; septicémie ;
- la listériose du nouveau-né s'observe surtout chez le prématuré. On observe : troubles respiratoires et neurologiques, ictère avec hépatosplénomégalie, syndrome hémorragique cutané, méningite. Il est des formes asymptomatiques.

Examens complémentaires : c'est la recherche de germes dans le sang, le LCR, les lochies, le placenta, et le sérodiagnostic.

Traitement

Listeria monocytogenes est très sensible aux antibiotiques. L'existence d'une méningite fait choisir ceux qui traversent bien la barrière méningée : pénicilline (30 à 50 millions U/j) ou ampicilline (12 g/j).

LITHIASE BILIAIRE

Définition

Il s'agit de calculs présents dans les voies biliaires : vésicule, canal cystique, canaux hépatiques, cholédoque (*cf.* illustration).

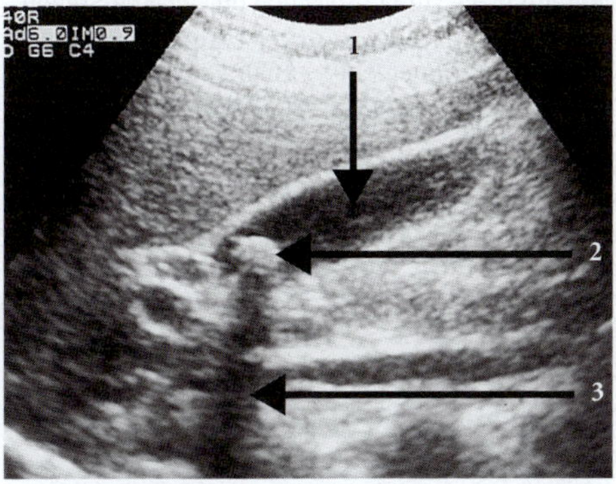

Échographie abdominale : lithiase vésiculaire (calcul hyperéchogène associé à un cône d'ombre postérieur).
1. Vésicule ; 2. Calcul ; 3. Cône d'ombre.

Causes et mécanismes

Cette affection très fréquente touche volontiers la femme après 40 ans.

On distingue deux types de calculs :

- *Lithiase cholestérolique* (80 % des cas) due à un taux de cholestérol biliaire dépassant les possibilités de solubilisation de la bile.
- *Lithiase de bilirubinate de calcium ou lithiase pigmentaire*, qui s'observe surtout au cours des anémies hémolytiques et de la cirrhose.

Signes essentiels

Cliniques

La lithiase biliaire est souvent asymptomatique, latente, et de découverte fortuite, par exemple au cours d'une échographie abdominale. Ailleurs, elle peut entraîner des douleurs à type de colique hépatique (→). Une douleur provoquée à la palpation de l'hypocondre, inhibant la respiration et reproduisant la douleur spontanée (signe de Murphy) est souvent retrouvée.

Examens complémentaires

- *L'échographie* est indispensable pour faire le diagnostic, c'est l'examen à pratiquer en première intention. Elle permet de rechercher des calculs vésiculaires et dans la voie biliaire principale, un épaississement de la paroi vésiculaire et un épaississement de la bile (boue biliaire ou *sludge*).
- *La radio d'abdomen sans préparation* a très peu d'intérêt. Elle peut montrer une lithiase radio-opaque (15 % des cas).
- *L'écho-endoscopie* est indiquée en cas de doute diagnostic, notamment pour la recherche d'un calcul cholédocien non visualisé par l'échographie transpariétale *classique*.
- *La cholangiographie rétrograde endoscopique* (→ Cholangio-pancréatographie rétrograde endoscopique) n'est indiquée que si un geste thérapeutique est prévu (sphinctérotomie endoscopique).

Éléments de surveillance

- *Cliniques* : fièvre, douleur de l'hypocondre droit, etc.
- *Biologiques* : bilirubine, phosphatases alcalines, gamma-GT, taux de prothrombine, etc.

Évolution et complications

- Cholécystite aiguë et chronique (→), iléus biliaire (→).
- Lithiase de la voie biliaire principale (→) et angiocholite.
- Calculo-cancer (→ Cancer de la vésicule).
- Pancréatite aiguë ou chronique (→).

Traitement et pronostic

Schématiquement, toute lithiase biliaire symptomatique doit être opérée. Il faut pratiquer une cholécystectomie sous cœlioscopie, la laparotomie étant réservée aux cas d'urgence et aux contre-indications de la cœlioscopie.

Une lithiase asymptomatique ne doit habituellement pas être opérée, sauf exceptions à discuter au cas par cas (sujet jeune, grand voyageur).

Pour la pratique, on retiendra :

– Maladie fréquente.
– Clinique : évidente, colique hépatique, fièvre, ictère.
– Examen : échographie abdominale.
– Surveillance : douleur, fièvre, fréquence cardiaque, diurèse.
– Rôle pédagogique essentiel dans l'explication de la maladie.
– Rôle technique : aide aux examens endoscopiques (CPRE), préparation à la chirurgie (cholécystectomie).

LITHIASE DU CHOLÉDOQUE

Voir *Angiocholite aiguë*.

LITHIASE SALIVAIRE

Définition

On désigne sous ce terme la présence de calculs siégeant dans la très grande majorité des cas au niveau du canal excréteur d'une glande salivaire et formant obstacle à l'élimination salivaire. La *glande sous-maxillaire* est le plus souvent en cause, plus rarement la *glande parotide*, exceptionnellement la *glande sublinguale* et les *glandes salivaires accessoires*.

Étiopathologie

La formation des calculs salivaires est due à des facteurs multiples que l'on peut ranger sous deux rubriques le plus souvent intriquées :

• des *facteurs locaux*, qui sont à la fois d'origine infectieuse, mécanique et chimique ;
• des *facteurs généraux*.

Il faut insister sur le terrain et l'importance du rôle des phénomènes réflexes secondaires à une irritation du trijumeau.

Signes essentiels

Accidents réflexes

Parfois longtemps latente, la lithiase salivaire se manifeste le plus souvent par des *accidents réflexes* purement mécaniques :

• soit simple gonflement passager indolore de la glande au moment d'un repas (hernie salivaire) ;
• soit tableau identique mais s'accompagnant de douleurs.

Le gonflement et la douleur disparaissent plus ou moins rapidement après une chasse salivaire (colique salivaire).

Accidents infectieux

Parfois, elle se manifeste par des *accidents infectieux* qui peuvent être les signes révélateurs, selon le cas, il peut s'agir :

• d'une infection localisée au canal excréteur ;
• d'une infection de la glande ;
• d'une infection péricanalaire et, en particulier, au niveau de la glande sous-maxillaire donnant un abcès sus-mylo-hyoïdien.

Diagnostic

Le diagnostic d'affection de la glande salivaire est facilement évoqué devant la survenue d'accidents réflexes ou d'accidents infectieux, car dans ce cas, fait fondamental, la pression de la glande donne issue à du pus à l'orifice de drainage de la glande.

L'origine lithiasique peut être affirmée devant la perception du calcul au toucher endobuccal si celui-ci est important et de siège antérieur, sinon, c'est l'examen radiographique, qui sera *de toute manière pratiqué*, qui permettra de confirmer ou d'imposer le diagnostic.

Pour la *parotide*, le cliché le plus significatif est le film dentaire placé sur la projection du canal de Sténon.

Pour la *sous-maxillaire*, deux clichés doivent être faits systématiquement : le film *en défilé*, en ayant soin de dégager le bord basilaire, et le film *occlusal*, indispensable car souvent le calcul semble se projeter à l'apex d'une molaire ou d'une prémolaire.

En l'absence de signes radiologiques positifs, si le calcul est soit invisible, soit trop petit, importance de la *sialographie* qui objectivera l'arrêt du *Lipiodol* en un point précis et permettra parfois de visualiser le calcul.

Traitement

Traitement médical

On peut faire appel à différentes catégories de médicaments : sialagogues, anti-inflammatoires, anti-spasmodiques, antibiotiques ; ce traitement est rarement suffisant.

Traitement essentiellement chirurgical

• *Au niveau de la parotide,* intervention facile par voie endobuccale si le calcul est situé en avant du bord antérieur du masséter (canal bloqué à l'ostium du Sténon). En revanche, dans les localisations postérieures, la parotidectomie peut être proposée mais il s'agit d'un acte lourd et difficile, à réserver aux formes très invalidantes avec épisodes infectieux graves à répétition.
• *Au niveau de la sous-maxillaire,* ablation du calcul par voie buccale. L'ablation de la glande, n'est indiquée que dans les cas de glandes exclues scléreuses avec infection à répétition.

Lithotripsie et microvidéo-endoscopie sont nouvellement proposées dans le traitement de la lithiase salivaire.

LITHIASE URINAIRE

Causes et mécanismes

Quatre-vingt-dix pour cent des calculs contiennent du calcium sous forme d'oxalates (60 %), de phosphates, de carbonates. La cause reste dans la majorité des cas inconnue, dans les autres cas plusieurs facteurs associés sont avancés (*cf.* tableau) (*cf.* illustration).

Signes cliniques et paracliniques

Une lithiase peut être totalement asymptomatique et détruire à bas bruit le rein d'où l'indication formelle d'une échographie, si nécessaire de quelques clichés d'UIV après la survenue d'une colique néphrétique (→). Une douleur plus vague, des troubles mictionnels, une hématurie mais aussi une septicémie peuvent être révélateurs.

Le scanner multibarrettes sans injection et l'uroscanner affirment la lithiase, précisent le nombre, la position des calculs et le retentissement sur le haut appareil. Ils peuvent mettre en évidence une cause urologique ; enfin, ils apprécient le rein opposé et le bas appareil.

Le bilan biologique indispensable comporte : l'examen cytobactériologique des urines, l'étude de la fonction rénale, l'analyse d'un calcul expulsé, les dosages de la calcémie, de la phosphorémie, de

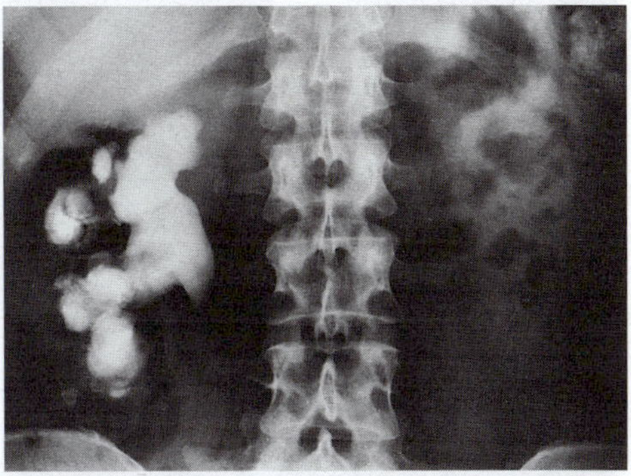

Cliché d'urographie intraveineuse montrant une lithiase coralliforme.

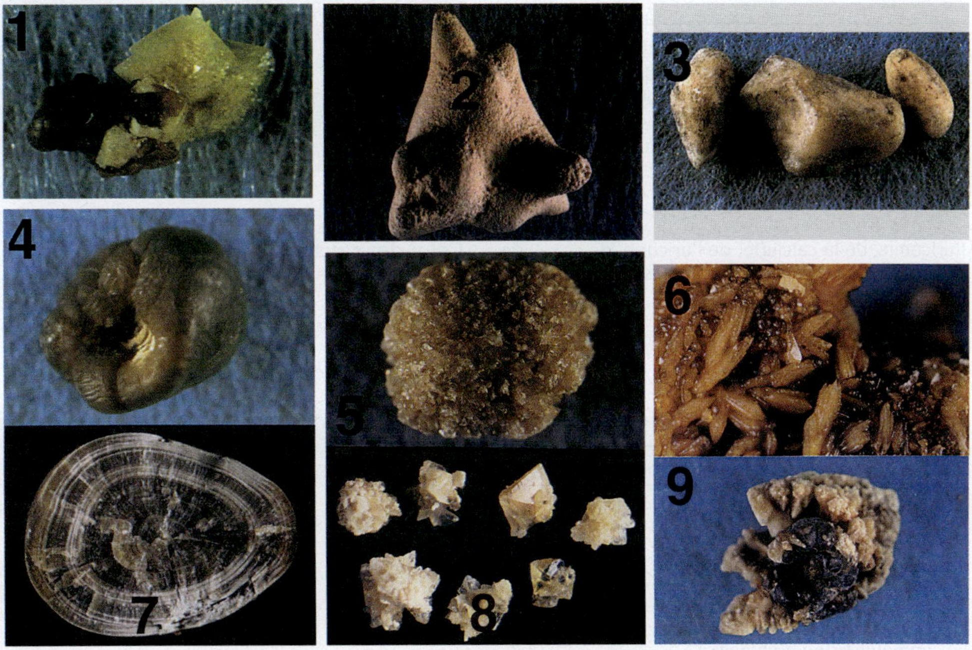

Aspect macroscopique de différents types de calculs rénaux. 1. Matrice protéique et cristaux ; 2. Coralliforme ; 3. Phosphate de calcium ; 4 et 7. Oxalate de calcium monohydraté ; 5. Oxalate de calcium déshydraté ; 5 et 8. Oxalate de calcium dihydraté ; 6 et 9. Oxalate de calcium mixte. (D'après F.-C. Berthoux, *Les lithiases urinaires*, Éditions Welcome.)

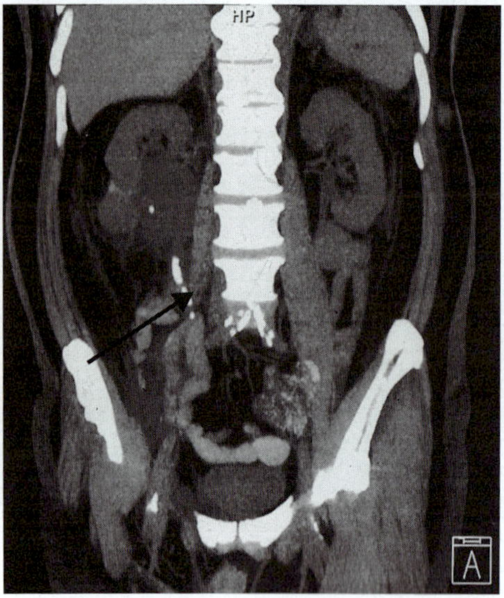

a

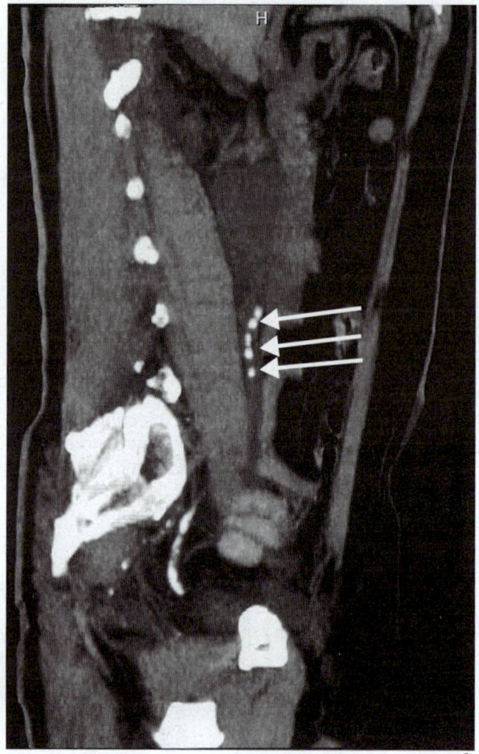

b

Scanner multibarettes sans injection.
Lithiases urétérales étagées.
a. Photo frontale. **b.** Photo sagittale.
Empierrement (calculs d'acide urique de l'uretère droit chez un patient colectomisé).

l'uricémie, de la calciurie, de l'uricurie, de l'oxalurie et la mesure du pH urinaire (*cf.* illustration).

Traitement

Celui des conséquences : contre la douleur et l'infection (→ Colique néphrétique).

Celui des causes : la cure de diurèse et l'alcalinisation en cas de lithiase urique.

Pour les calculs trop gros pour être spontanément expulsés, on fera appel à la lithotritie (→), la fragmentation par la chirurgie transcutanée, rarement aujourd'hui à la chirurgie à ciel ouvert (*cf.* illustration).

FACTEURS FAVORISANT LA LITHIASE URINAIRE
AUGMENTATION DE LA CONCENTRATION DES CONSTITUANTS URINAIRES
• ***Baisse de la diurèse :*** – boissons insuffisantes ; – déshydratation. • ***Excrétion exagérée de calcium :*** – adénome parathyroïdien ; – réabsorption intestinale exagérée ; – réabsorption rénale insuffisante ; – immobilisation prolongée ; – régime riche en calcium. • ***Excrétion exagérée d'oxalate :*** – oxalose ; – résection du grêle ; – shunt digestif.

• *Excrétion exagérée d'ammoniac :* – stase et infections par des germes uréasiques en pH alcalin. Effet de certains antibiotiques sur la flore intestinale. • *Excrétion exagérée d'acide urique :* – avec (goutte) ou par hyperuricémie ; – colectomie ; – chimiothérapie (syndrome de lyse). • *Excrétion exagérée de cystine* : → Cystinurie. • *Précipitation de certains médicaments* : sulfamides, triamtérène, indinavir.
MODIFICATION DU PH URINAIRE
• *pH acide* : précipitation d'acide urique. • *pH alcalin* : formation de calculs phospho-ammoniaco-magnésiens.
OBSTACLES ET STASES URINAIRES
Congénitaux ou acquis, tous favorisent la lithiase et sa récidive.

LITHIASE DE LA VOIE BILIAIRE PRINCIPALE

Voir *Angiocholite aiguë*.

LITHOTRITIE EXTRACORPORELLE

Définition

Technique de fragmentation de calculs par des ondes de choc, utilisée chez l'homme la première fois en 1980.

Technique

Le repérage du calcul est radiologique et échographique, continu pendant la durée des tirs par les ondes piézo-électriques (ultrasons). En cas de bilatéralité, un seul côté est traité par séance.

Préparation du patient

La prise d'aspirine au moment de la colique néphrétique contre-indique la lithotritie.

La présence d'un anesthésiste est obligatoire, mais l'anesthésie générale est l'exception.

Les antalgiques, la neuroleptanalgésie sont utilisés. Un calcul urétéral peut être traité par lithotritie extracorporelle (LEC) en ambulatoire, un calcul rénal en hospitalisation de jour.

Indications

La meilleure est le calcul de taille inférieure à 20 mm situé dans les calices supérieurs, et les calculs lombaires avec 90 à 100 % de succès. Les limites tiennent à la localisation du calcul, sa nature (cystinique), sa taille (coralliforme).

Des techniques complémentaires associées permettent d'éviter la chirurgie à ciel ouvert qui garde cependant des indications : *néphrolithotomie percutanée, néphrotomie endoscopique* avec ablation du calcul après fragmentation si nécessaire (ultrasons, laser pulsé, perfusion mécanique avec le *Lithoclast*) complété par le traitement d'un obstacle éventuel sur la voie excrétrice par exemple un syndrome de jonction.

✚ Incidents, accidents et surveillance

Microhématome du rein sans conséquence, obstruction par empierrement urétéral ; exceptionnelle insuffisance rénale aiguë en cas de rein unique, prévenue par la montée d'une sonde en double J.

LOBSTEIN (maladie de)

Voir *Ostéogenèse imparfaite*.

LOCKED IN SYNDROME ou verrouillage (syndrome de)

Conséquence d'une lésion vasculaire ou traumatique du tronc cérébral qui abolit toute commande motrice sauf la motricité oculaire, et préserve la conscience. Le patient est tétraplégique, incapable de parler, de ventiler seul (trachéo) mais conscient, et dans l'impossibilité de communiquer autrement que par des codes et avec l'aide d'orthophonistes ou d'aides informatiques commandées par la paupière et le regard.

C'est un syndrome rare mais une situation très lourde qui nécessite la coopération de toute l'équipe de rééducation et de la famille du patient. Il existe une association d'aide pour ces patients et familles (ALIS).

LOEFFLER (syndrome de)

Voir *Pneumopathies non infectieuses*.

LOMBALGIES (généralités)

Définition

On appelle lombalgie une douleur de la région lombaire, dont l'origine est à la colonne vertébrale. Sont exclues de cette rubrique les lombalgies dues aux coliques néphrétiques, aux affections gynécologiques, nerveuses ou intestinales.

Classement

On peut distinguer les lombalgies selon le rythme de la douleur (→ Douleur en rhumatologie).

Dans les lombalgies « mécaniques », où schématiquement la douleur ne réveille pas le patient et où la vitesse de sédimentation n'est pas augmentée, on peut opposer encore les lombalgies aiguës à début brusque ou brutal, et les lombalgies d'évolution chronique (plusieurs semaines ou plus encore).

Les lombalgies aiguës sont le plus souvent le fait d'un accident de blocage discal (on emploie souvent le terme lumbago [→] dans ces cas), mais parfois aussi le fait d'un tassement vertébral, traumatique ou quasi spontané sur un rachis fragilisé par une ostéoporose (→).

Dans les lombalgies d'évolution chronique la cause principale, mais non exclusive, est l'arthrose : discarthrose lombaire et arthrose interapophysaire postérieure :

- il s'agit de *douleurs lombaires diffuses*, médianes ou prédominant d'un côté, irradiant parfois dans une fesse, très caractéristiques par leurs circonstances de survenue : à l'effort, à la fatigue physique importante, aux mouvements de la colonne lombaire, après une station debout ou assise prolongée (expositions, cinéma, voiture) ; elles sont calmées par le repos et la nuit, mais le matin, au réveil, il existe fréquemment une raideur douloureuse qui cède après quelques mouvements : le dérouillage matinal est relativement court ;
- leur *intensité est très variable* d'un malade à l'autre, simple courbature pénible, mais supportable chez les uns, elles peuvent être plus intenses et créer un handicap fonctionnel considérable chez d'autres sujets, en particulier s'ils exercent des métiers nécessitant des efforts de soulèvement ;
- l'*évolution de ces douleurs* est également variable, mais généralement elle est discontinue dans le temps, par poussées qui durent plusieurs semaines à plusieurs mois, parfois aggravée d'épisodes aigus, de lumbago, de sciatique, ou de cruralgie ;
- l'*examen radiologique standard* montre des images caractéristiques de la discarthrose lombaire : pincement d'un ou des disques lombaires inférieurs, ostéosclérose des plateaux vertébraux adjacents, ostéophytes aux bords antérieurs ou latéraux des plateaux vertébraux (becs-de-perroquet), et de l'arthrose interapophysaire postérieure. D'autres lésions anatomiques peuvent participer : canal lombaire étroit, spondylolisthésis (→), hyperlordose (→), insuffisance musculaire. Enfin les facteurs psychologiques ou socioprofessionnels sont souvent associés, parfois prépondérants, qui devront être appréciés et discutés avec le patient car ils entretiennent les poussées.

Il faut souligner qu'il n'y a pas, à un moment donné, de parallélisme anatomoclinique : la discarthrose visible radiologiquement n'entraîne pas toujours de manifestation douloureuse, et sa présence ne signe pas obligatoirement la responsabilité de la détérioration du disque dans une lombalgie chronique.

On peut aussi individualiser **quelques autres tableaux de lombalgies chroniques :**

- *le syndrome trophostatique postménopausique*, avec hyperlordose, touche tout particulièrement les femmes obèses ;
- *les lombalgies par insuffisance musculaire douloureuse se rencontrent en particulier chez les femmes jeunes ;*
- *rarement, la lombalgie révèle une tumeur intrarachidienne ou une tumeur osseuse bénignes.*

Dans les lombalgies « inflammatoires », il s'agit schématiquement d'une lombalgie surtout nocturne, ou du petit matin (réveillant prématurément le malade), avec forte raideur rachidienne, diminuant plus ou moins pendant la journée ; la vitesse de sédimentation est souvent augmentée. Les principales causes en sont :

- *une spondylodiscite infectieuse* (→), *une tuberculose* (→ Mal de Pott) ;
- *une spondylarthrite ankylosante* (→) ;
- *une néoplasie vertébrale* (→ Tumeurs osseuses malignes), qu'elle soit primitive (myélome, etc.) ou secondaire (métastases osseuses, épidurites).

LOMBARTHROSE

Voir *Arthrose lombaire*.

LOMBOSCIATIQUES

Définition

On appelle lombosciatique un syndrome douloureux associant une lombalgie à une souffrance de l'une des racines du nerf sciatique lors de son émergence hors du canal rachidien.

Causes

La sciatique vertébrale commune, la plus fréquente, est due la plupart du temps à un *conflit disco-radiculaire*, le plus souvent par une hernie discale (→).

Certaines affections, plus graves, peuvent se manifester par une *sciatique* dite *symptomatique* : une spondylodiscite (→ Mal de Pott), un cancer vertébral (→).

Enfin, il existe des *sciatiques*, dites *tronculaires*, sans lombalgies, dues à une lésion pelvienne, à un abcès, à des injections intramusculaires mal faites, à un cancer, etc.

Signes cliniques

La sciatique vertébrale commune est parfois précédée par une lombalgie pure dans les quelques jours précédents. Puis, la crise se déclenche avec douleur vive, augmentée par les efforts, la toux, l'éternuement, la défécation. Cette douleur suit un trajet nerveux bien déterminé, celui de la racine du nerf sciatique qui est comprimée :

- *lombosciatique L5,* la douleur lombaire se prolonge sur la face *externe* de la cuisse et de la jambe, croise le dos du pied et gagne le gros orteil ;
- *lombosciatique S1,* la douleur lombaire se prolonge sur la face *postérieure* de la cuisse et de la jambe, et, passant par la plante du pied, atteint le 5ᵉ orteil après un trajet sur le bord latéral extérieur du pied.

Parfois existent des dysesthésies qui peuvent même remplacer la douleur.

L'examen montre un rachis en position antalgique croisée (incliné du côté opposé à celui de la sciatique) ou directe (penchant vers le côté atteint). Le rachis est raide et douloureux en particulier les mouvements qui vont dans le sens opposé à celui de l'attitude antalgique. Il existe une contracture musculaire paravertébrale, et parfois la pression latérale paravertébrale réveille la sciatique (signe de la sonnette).

Sur le sujet couché, la manœuvre de Lasègue (le membre inférieur tendu est surélevé, ce qui met le nerf sciatique en tension) réveille la douleur permettant de quantifier la douleur sciatique et de suivre son évolution sous traitement. On recherche une hypoesthésie dans le territoire cutané de la racine atteinte ou un déficit moteur (releveurs du pied et du gros orteil pour la racine L5, extenseurs du pied pour la racine S1). Lorsque le réflexe achilléen est diminué voire aboli, cela témoigne d'une atteinte de la racine S1.

Signes paracliniques

Ici, *la vitesse de sédimentation* est normale (en dehors de certaines sciatiques symptomatiques : *cf. supra*).

L'examen radiologique standard montre soit un pincement global du disque atteint, soit un bâillement du disque en cause. Il a surtout l'intérêt de s'assurer que la structure osseuse est normale, et qu'il n'y a pas d'autres lésions qu'une arthrose. *Le scanner* est actuellement l'examen de choix pour mettre en évidence la hernie discale et la compression de la racine sciatique. Toutefois, cet examen n'est pas indispensable et on ne doit le demander que si l'on a un doute diagnostique ou lorsqu'après un traitement médical prolongé et bien conduit, on envisage d'opérer le malade. Il en est de même pour l'*IRM*.

Traitement

Traitement médical

Il comporte :

- *le repos*, élément indispensable dans les formes très douloureuses, généralement sur un plan dur, en décubitus dorsal, jambes demi-fléchies. Dans certaines formes moins invalidantes ou traînantes, l'immobilisation par corset plâtré ou en résine peut être utile ;
- *les antalgiques* à dose suffisante, parfois les décontracturants musculaires ;
- *les anti-inflammatoires non stéroïdiens* par voie générale (orale ou plus rarement IM, voire en perfusion IV) ;
- *les infiltrations épidurales de corticoïdes*, c'est-à-dire dans l'espace épidural autour du cul-de-sac dure-mérien, soit au niveau L4-L5, soit au niveau du premier trou sacré ;
- *voire les infiltrations intradurales de corticoïdes* (selon la *technique dite de « Luccherini »*) à l'intérieur du cul-de-sac dure-mérien, après avoir soustrait quelques millilitres de liquide céphalorachidien ; mais ce geste n'est pas admis par certains thérapeutes.

Il est formellement interdit d'injecter par cette voie des anesthésiques locaux. L'asepsie doit être rigoureuse. Le sujet doit rester en position allongée pendant quelques heures et boire de façon abondante, pour éviter des céphalées (syndrome postponction lombaire).

Traitement radical

Dans les formes qui, après un traitement médical bien conduit, dépassent le délai habituel de guérison (6 à 8 semaines) ou dans certaines formes hyperalgiques ou compliquées, on est amené à discuter d'un traitement plus « radical ». *Son objectif est la guérison de la douleur « radiculaire » sciatique*, qui est alors obtenue dans la grande majorité des cas, mais il ne met pas nécessairement le malade à l'abri de douleurs lombaires ultérieures (le disque traité étant déjà pathologique), ni de sciatique par hernie à un autre étage.

En accord avec le patient, en fonction de critères anatomiques et cliniques propres à chaque méthode, le choix se fait entre :

• un traitement chirurgical conventionnel : exérèse de la hernie discale et curetage du disque pathologique pour limiter le risque de récidive. Les suites opératoires sont simples, avec sortie rapide, et reprise de l'activité habituelle, lorsqu'elle n'est pas déconseillée, entre la 4ᵉ et la 12ᵉ semaine ;
• une nucléotomie chirurgicale percutanée (microchirurgie), en cas de hernie de petit volume non « exclue » ; les suites immédiates sont raccourcies ;
• le résultat est satisfaisant dans la majorité des cas lorsque l'indication opératoire a été attentivement discutée et le patient correctement informé.

Évolution et surveillance

La plupart des lombosciatiques vertébrales communes guérissent sous l'influence du repos et du traitement « médical ».
La surveillance porte sur la douleur et l'importance du signe de Lasègue, l'aggravation éventuelle d'un déficit moteur. La présence de troubles mictionnels doit alerter : elle traduit une compression des racines de la « queue de cheval » et constitue une urgence.

Pour la pratique, on retiendra :

– L'origine habituellement discale et la guérison généralement « médicale » sans intervention chirurgicale.
– Les deux éléments essentiels du traitement « médical » : « mécanique » et « inflammatoire ».
– L'importance de détecter précocement un déficit moteur.
– Que la dénomination L5 ou S1 traduit uniquement l'atteinte de la racine nerveuse correspondante.

LUCITES

Définition

Les lucites sont des éruptions cutanées provoquées par la lumière.

Causes et mécanismes

La lumière solaire est composée de plusieurs radiations (les infrarouges, la lumière visible et les ultraviolets), les ultraviolets B sont les plus souvent en cause dans les pathologies cutanées dues à la lumière.

Certes, *le coup de soleil* banal est lié simplement à une exposition intense et prolongée de régions habituellement couvertes, chez des individus non accoutumés.

Mais *l'apparition d'une pathologie due à la lumière peut être provoquée par une phototoxicité* (exagération d'une réaction normale) *ou une photoallergie* (réaction de type allergique à la lumière). Ces photosensibilisations sont de causes différentes :

• *externe* (sulfamides locaux, parfums, essence de bergamote, etc.) ;
• *interne :* phénothiazines, cyclines, porphyries (→ Photodermatoses médicamenteuses) ;
• *inconnue :* c'est le cas pour les lucites, qui sont des photoallergies idiopathiques.

Enfin, une pathologie générale doit être évoquée, en particulier le lupus érythémateux systémique. (*cf.* illustration)

Signes cliniques

La lucite estivale bénigne est une affection fréquente, touchant le plus souvent la femme jeune ; bénigne, respectant le visage et survenant après une exposition intense ; elle s'améliore habituellement au cours des expositions suivantes.

La lucite polymorphe est une affection plus rare, survenant dès le printemps, pour une exposition solaire minime, atteignant toutes les régions cutanées photoexposées et prenant un aspect polymorphe (lésions papuleuses, vésiculeuses, lichénoïdes). L'évolution est chronique et invalidante, avec récidives.

L'urticaire solaire est rare ; elle se manifeste par une urticaire, apparaissant quelques minutes après une exposition solaire.

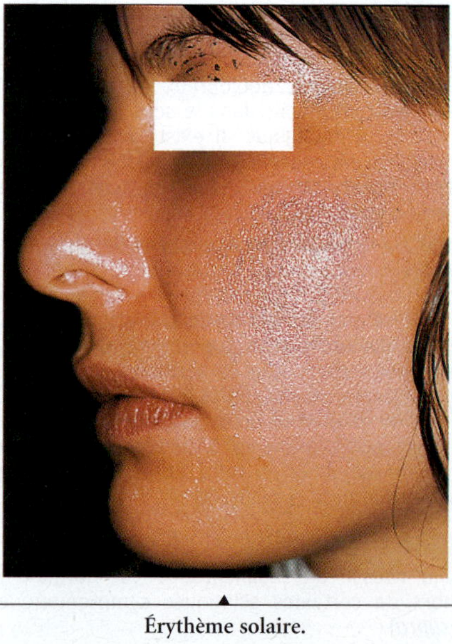

Érythème solaire.

L'hydroa vacciniforme est exceptionnel ; il touche l'enfant et réalise des vésicules sur le visage avec un aspect cicatriciel définitif.

La dermatite actinique chronique caractérisée par une sensibilisation permanente aux UVB essentiellement.

Examens complémentaires

Un examen histologique cutané et une immunofluorescence cutanée directe sont utiles, en particulier pour faire un diagnostic différentiel avec un lupus érythémateux.

Une exploration photobiologique est nécessaire sauf dans les cas typiques de lucite estivale bénigne.

Évolution

Elle est fonction de la lucite.

Traitement

Il est avant tout préventif : éviter les expositions solaires, utiliser une photoprotection externe, avec une crème écran solaire de haut indice ou un vêtement +++.

Certaines lucites peuvent être prévenues par un traitement général, par exemple par le β-carotène, les antipaludéens de synthèse ou la puvathérapie pour la lucite estivale bénigne.

LUMBAGO

Définition

On appelle lumbago une crise douloureuse de la région lombaire, particulière par sa survenue brusque ou brutale et par son intensité.

Causes et mécanismes

L'origine habituellement retenue est un blocage discal. Une contracture musculaire s'y associe.

Les circonstances de déclenchement sont souvent identiques à celles de la lombosciatique : effort de soulèvement, mouvement brusque, mais parfois un simple redressement lombaire.

Le terme lumbago est parfois utilisé aussi pour désigner une lombalgie *aiguë* d'autre origine : tassement vertébral.

Signes cliniques

Ce qui distingue le lumbago de la lombosciatique aiguë, c'est l'irradiation sciatique elle-même absente ici ; les signes lombaires sont les mêmes, le malade est bloqué par la douleur et souvent forcé de garder le lit (*tour de reins*).

Les signes radiologiques standards sont identiques à ceux de la sciatique.

Éducation du patient atteint d'un lumbago

Il convient de rassurer le malade, très vite inquiété par la sensation de blocage et l'intensité de la douleur.

Il faut lui conseiller d'éviter ultérieurement :

- le port de charges,
- les efforts de soulèvement,
- les mouvements brusques de flexion-extension du rachis lombaire,
- la station assise prolongée, les voyages ou trajets prolongés en voiture, train, etc.

On peut expliquer au patient que :

- une rééducation est souvent utile pour renforcer sa musculature lombaire et abdominale et lui faire prendre conscience des mouvements à éviter et de ceux qui sont préférables ;
- il a intérêt à avoir une activité physique régulière, par exemple la natation ;
- il a fait un « accident de parcours », certes susceptible de récidiver, voire de se compliquer de sciatique, mais il ne doit pas se considérer comme un « invalide de la colonne vertébrale ».

Dans les métiers exposés aux efforts, des aménagements de poste peuvent être demandés, temporairement ou définitivement, mais le changement de profession ne doit pas être demandé sans en avoir pesé tous les inconvénients.

Évolution, traitement, prévention

Sous l'influence du repos, strict quand l'impotence est absolue, ou simplement « relatif » dans les formes moins invalidantes, des médications antalgiques et rarement des anti-inflammatoires, la guérison complète, va survenir en 5 à 10 jours dans l'immense majorité des cas.

Cet épisode aigu peut rester unique dans l'existence du sujet (véritable *accident de parcours*), mais il expose à la survenue de récidives et à d'autres manifestations de la détérioration discale : sciatique, lombalgies chroniques. Rien ne permet d'en prévoir le rythme ni leur éventualité.

Toutefois la prise de mesures de prévention est importante, qui comporte des règles d'hygiène physique simples (renforcement de la musculature lombo-abdominale, éviter les mouvements automatiques et brusques du rachis lombaire, la station assise prolongée), l'amélioration des conditions de travail dans le domaine ergonomique.

LUPUS ÉRYTHÉMATEUX CHRONIQUE

Définition

Le lupus érythémateux est une connectivite. Le lupus érythémateux chronique, affection bénigne, se limite à la peau, par opposition à l'atteinte multiviscérale du lupus érythémateux systémique ou lupus érythémateux aigu disséminé (→), mais les formes de passage sont possibles, quoique très rares.

Causes et mécanismes

Ils sont mal connus :

- un désordre immunologique, de type auto-immun, est vraisemblable ; de même qu'un facteur hormonal mal précisé (affection beaucoup plus fréquente chez la femme) ;
- certains facteurs déclenchent des poussées : infection, traumatisme, mais, surtout, exposition solaire (aggravée parfois par un médicament photosensibilisant).

Signes cliniques

Le lupus érythémateux chronique atteint avec prédilection la femme adulte jeune.

Sur la peau : les lésions siègent volontiers dans les zones exposées à la lumière et forment des plaques caractéristiques :

- chroniques, fixes, bien limitées, non prurigineuses ;
- rouges, hyperkératosiques, infiltrées, avec une tendance atrophique au centre.

Sur le cuir chevelu : l'aspect est celui d'une alopécie cicatricielle (→).

Sur la muqueuse buccale : l'atteinte est rare, difficile à différencier du lichen plan.

Examens complémentaires

La biopsie cutanée s'impose au moindre doute ; l'image histologique est habituellement évocatrice.

L'immunofluorescence directe est positive en peau lésée, négative en peau saine.

Un bilan complet est nécessaire pour éliminer un lupus érythémateux systémique (→).

Évolution

Elle est capricieuse :

- régression, poussées se succèdent et laissent à la longue une zone d'atrophie cicatricielle inesthétique ;
- la possible transformation en lupus érythémateux systémique, bien qu'exceptionnelle, justifie une surveillance annuelle.

Traitement

La protection solaire est indispensable.

Localement : les corticoïdes en application sont utiles.

Par voie générale : les antipaludéens de synthèse ont un effet suppressif souvent durable (une surveillance ophtalmologique s'impose lors de leur prescription au long cours) (*cf.* illustration).

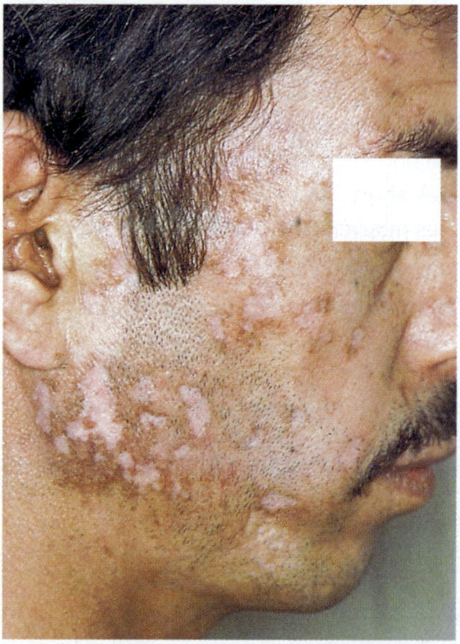

Lupus érythémateux chronique.

LUPUS ÉRYTHÉMATEUX SYSTÉMIQUE (maladie lupique)

Définition

La maladie lupique fait partie du groupe des « collagénoses » ou « connectivites », groupe de maladies ayant pour caractéristique commune des anomalies diffuses du tissu conjonctif (d'où ces noms). Le terme lupus vient des signes cutanés de la maladie.

Causes et mécanismes

Il s'agit d'une maladie auto-immune qui touche surtout les femmes jeunes, dont les poussées aiguës sont le plus souvent provoquées par quelques facteurs déclenchants : exposition au soleil, prise de certains médicaments (hydralazine, pénicilline, sels d'or, sérothérapie, etc.) et grossesse.

Sa cause est encore inconnue et si l'intervention de complexes antigènes-anticorps paraît certaine (théorie immunologique), l'intervention d'autres facteurs n'en est pas moins possible. Le problème se complique par la survenue d'authentiques lupus « induits » par une agression médicamenteuse ; on invoque alors un terrain prédisposé.

Signes cliniques

Elle survient en règle chez la femme jeune (20 à 30 ans) et peut réaliser plusieurs tableaux tantôt riches en symptômes et de diagnostic facile, tantôt moins, risquant d'égarer le diagnostic.

Les manifestations cutanées, fréquentes, apparaissent favorisées par une exposition solaire : elles siègent en effet électivement sur les zones découvertes (face, décolleté, mains), mais peuvent s'étendre à distance. Elles associent à des degrés divers un érythème, une hyperkératose (squames) et une atrophie. Le nom de « lupus » est dû à l'éruption du visage qui a la forme d'un masque (loup de carnaval) autour des yeux.

Les manifestations articulaires revêtent des aspects multiples : arthralgies tenaces, mono-, oligo- ou polyarthrite pouvant simuler tantôt un rhumatisme articulaire aigu, tantôt une polyarthrite rhumatoïde.

Une fébricule, une altération de l'état général, sont fréquemment notées.

Plus rares, mais leur association est évocatrice, apparaissent les manifestations pleuro-péricardiques (pleurésie, péricardite), endocardique, parenchymateuse pulmonaire, hépatique ou hématologique (purpura, anémie hémolytique).

Mais *le pronostic de la maladie* semble dépendre essentiellement des troubles nerveux et psychiques et surtout d'une éventuelle atteinte rénale (glomérulonéphrite, syndrome néphrotique). C'est pour tenter de dépister une atteinte rénale histologique infraclinique que l'on pratique souvent une biopsie rénale dont les résultats influencent la thérapeutique.

Signes biologiques

Le point commun de toutes ces formes aiguës généralisées ou au contraire chroniques est la présence, dans le sérum du malade, d'anticorps dirigés contre les noyaux cellulaires ou leurs constituants :

- anticorps antinucléaires globaux (ou facteurs antinucléaires), qui sont présents à un taux ≥1/100, mais ne sont pas spécifiques de cette affection ;
- anticorps anti-ADN natif dont la présence à un taux élevé est très caractéristique du lupus en poussée ;
- anticorps antiantigènes nucléaires solubles : anti-Sm, anti-RNP, etc.

Un syndrome biologique inflammatoire marqué est habituel (VS augmentée, etc.).

On note aussi souvent une *anémie, auto-immune ou inflammatoire, une leucopénie,* également une thrombopénie périphérique auto-immune.

✚ Évolution et surveillance

L'évolution est très variable. Certaines formes suraiguës évoluent vers la mort en quelques mois ; d'autres, quiescentes, permettent une survie très prolongée.

La surveillance doit porter sur le rein, car l'évolution vers l'insuffisance rénale terminale conditionne le pronostic de cette maladie.

Les grossesses aggravent la maladie et ne peuvent être autorisées qu'en période de rémission et sous stricte surveillance médicale.

Traitement

Le traitement, toujours délicat, fait appel dans les formes mineures aux antipaludéens de synthèse, nécessitant une surveillance oculaire *(Plaquénil)*, aux corticoïdes et aux médications immunosuppressives dans les formes graves. Il est guidé par l'existence ou non d'atteinte rénale, par la présence de troubles mettant en jeu le pronostic vital.

LUXATION CONGÉNITALE DE HANCHE

Définition

Instabilité de la hanche (ou dysplasie luxante) qui, en l'absence de traitement, perturbe le bon développement de l'articulation et conduit à la luxation.

Causes et mécanismes

- Facteur héréditaire, géographique (Bretagne, Auvergne).
- Rôle de la présentation du siège.
- Association fréquente à des malpositions des pieds.

Signes essentiels

- Limitation de l'abduction de la hanche ou abduction asymétrique.
- Signe du ressaut : manœuvre d'Ortolani.
- Signe du piston : manœuvre de Barlow.

Ces signes sont à rechercher systématiquement en période néonatale et lors de chaque examen jusqu'à 6 mois.

Au-delà de 3 mois, limitation de l'abduction et raccourcissement du membre ; asymétrie des plis fessiers.

Examens paracliniques

- *Échographie :* ne remplace pas l'examen clinique mais elle en est le complément indispensable chez les enfants à risques (poids de naissance élevé, siège, malposition des pieds, contexte familial prédisposant) ou lorsqu'il existe un doute à l'examen clinique.
- *Radiographie :* sans intérêt avant le 4e mois. La radio de bassin systématique à 4 mois n'est plus recommandée. En cas de défaut diagnostique à la naissance, elle permet alors un dépistage tardif. Elle est nécessaire à la surveillance du traitement.

Évolution et complications

Sans traitement, risque de luxation complète nécessitant un traitement orthopédique long. Si le traitement est mal conduit, il y a risque de nécrose de la tête fémorale.

Traitement et pronostic

Langeage en abduction des nouveau-nés présentant une dysplasie luxante par coussin d'abduction adapté à la taille de l'enfant (écart interpoplité) ou harnais de Pavlik, maintenu jusqu'à guérison clinique et radiologique (3 à 6 mois) sous surveillance orthopédique.

Pronostic excellent en cas de traitement précoce.

Pour la pratique, on retiendra :

Fréquence : 3 à 20 ‰ des naissances selon les régions.
Clinique : pas toujours aisée. Son diagnostic nécessite un examen soigneux et répété chez un nourrisson calme (après une tétée ou un biberon).
Surveillance par l'infirmière : vérifier la bonne position de la culotte d'abduction ou du harnais (contrôle échographique parfois nécessaire).
Rôle pédagogique : apprendre aux parents à reposer la culotte d'abduction ou le harnais après le change de l'enfant.

LUXATIONS DENTAIRES

Voir *Traumatologie dentaire.*

LUXATIONS TRAUMATIQUES

Définition

C'est le déplacement permanent des deux surfaces articulaires d'une articulation à la suite d'un traumatisme.

Formes cliniques

La luxation de l'épaule est la plus fréquente des luxations traumatiques. Son pronostic est habituellement favorable. Dans la **luxation antéro-interne**, variété habituelle, la tête de l'humérus est luxée hors de la cavité glénoïde de l'omoplate et se projette en avant et en dedans dans l'aisselle.

Il est indispensable de rechercher immédiatement une complication dont le blessé doit être averti, pour qu'il ne l'impute pas aux manœuvres thérapeutiques : complication vasculaire par la prise du pouls ; complication nerveuse surtout, **paralysie du nerf circonflexe** avec perte de la sensibilité du moignon de l'épaule. L'évolution d'une luxation de l'épaule correctement traitée (réduction sous anesthésie générale et contention coude au corps) est le plus souvent favorable, grâce à une rééducation active assidue, excluant les massages et commencée vers le 15e jour.

La luxation traumatique du coude est particulièrement fréquente chez l'enfant ; son pronostic est habituellement favorable grâce à une rééducation active assidue, excluant tout massage.

La luxation traumatique de la hanche, relativement rare, nécessite un traumatisme violent qui explique la fréquence des lésions associées engageant le pronostic immédiat. Le pronostic lointain est souvent sévère, menaçant la fonction articulaire de la hanche.

LYELL (syndrome de)

Définition

Toxidermie sévère caractérisée par le décollement d'au moins 10 % de la surface cutanée, par nécrose toxique, nécessitant le transfert en milieu spécialisé de réanimation dermatologique (*cf.* illustration).

Mécanismes

L'origine médicamenteuse est constante (antibiotiques, sulfamides, *Bactrim*, anti-inflammatoires non stéroïdiens, *Feldène*...).

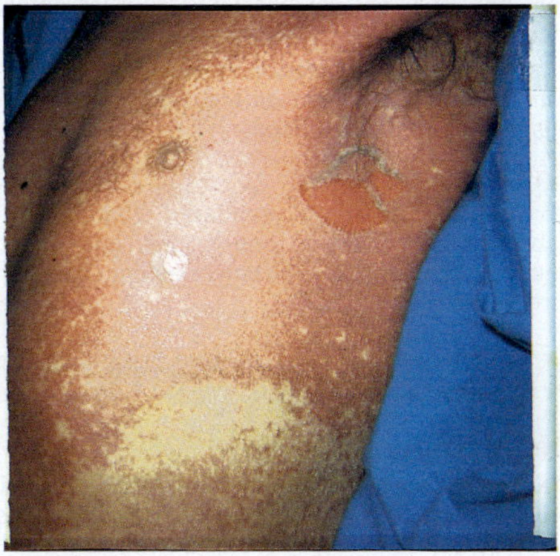

Syndrome de Lyell ; noter le décollement cutané en « linge mouillé ».

Traitement

Il s'envisage en milieu spécialisé de réanimation dermatologique ; les soins sont comparables à ceux des *grands brûlés*, ils associent :

- Lutte antibactérienne basée sur l'étude qualitative et quantitative quotidienne de la flore microbienne par des prélèvements sur de nombreuses zones ; antiseptie rigoureuse avec bains antiseptiques, excision des zones décollées, nettoyage de la région périnéale, des muqueuses buccales et nasales ; collyres antiseptiques.
- Compensation des pertes hydroélectrolytiques en utilisant la voie entérale au maximum.
- Détection et compensation régulière des facteurs de risque internes et généraux (risque cardiaque, risque respiratoire par décollement de la muqueuse bronchique, risque thrombo-embolique, etc.).

La qualité des soins locaux et la compétence de l'équipe médico-infirmière conditionnent pour beaucoup le pronostic fonctionnel et vital de cette affection très grave comportant 20 % de décès.

LYME (maladie de)

Définition

Due à l'infection par un spirochète : *Borrelia burgdorferi*, transmis à l'homme par une morsure de tique.

La maladie est ubiquitaire. Les tiques transmettent *Borrelia burgdorferi* à l'homme. Elles vivent dans les régions tempérées, boisées et humides. Les forestiers et les chasseurs sont donc particulièrement exposés à la maladie.

Signes essentiels

Cliniques : l'infection est asymptomatique dans 50 % des cas. Elle évolue en trois phases :

- la *phase primaire* se traduit par des manifestations cutanées localisées au site d'inoculation. Après une incubation moyenne de 8 à 21 jours, apparaît l'érythème chronique migrant (ECM). Il s'agit d'une macule rouge arrondie bien limitée (parfois d'une papule) s'étendant d'une manière centrifuge. Progressivement, le centre s'éclaircit et la peau redevient normale. Au centre de la lésion, peut coexister la trace de la morsure de tique. En général, le diamètre atteint 10 à 20 cm ;
- la *phase secondaire* peut révéler la maladie si l'ECM est passé inaperçu :
  - les *troubles neurologiques* sont les plus fréquents. Il existe toujours une méningite lymphocytaire symptomatique ou non, persistant des semaines voire des mois. L'atteinte périphérique est à prédominance radiculaire et sensitive (nerfs périphériques ou crâniens),
  - les *manifestations rhumatologiques* n'ont aucune spécificité : arthralgies précoces ou tardives, oligoarthrite évoluant par poussées ; les radiographies sont normales et le liquide articulaire est de type inflammatoire,
  - les *manifestations cutanées* se traduisent par un ECM multiple,
  - les *manifestations cardiaques* sont dominées par des troubles de conduction et une péricardite ;
- la *phase tertiaire* survient des mois ou des années après la piqûre contaminante et évolue sur le mode de la chronicité : l'atteinte cutanée réalise typiquement une acrodermatite chronique atrophiante ou maladie de Pick Herxheimer, mono- ou biarthrite chronique, méningite lymphocytaire chronique avec la présence d'anticorps spécifiques dans le LCR.

Examens complémentaires : le sérodiagnostic est la méthode de choix. Il est effectué par immunofluorescence indirecte ou par ELISA. Il existe des réactions croisées avec les autres *Borrelia*, les tréponèmes et les leptospires. On peut observer des faux positifs dus à la présence d'IgM au cours d'affections auto-immunes, et de la mononucléose infectieuse. Les anticorps spécifiques peuvent être présents chez des sujets asymptomatiques, exposés aux morsures de tiques. La sensibilité est mauvaise au stade I (50 % de positivité). Aux stades II et III, dans les formes articulaires, cardiaques ou neurologiques, elle est proche de 100 %.

Traitement

Le choix se tourne donc vers des antibiotiques ayant un effet bactéricide dans le LCR :

• *phase primaire* : 2 à 3 g d'amoxicilline pendant 10 jours, si l'ECM évolue depuis plusieurs semaines ou s'il y a des signes de dissémination (fièvre, arthralgies, céphalées), 4 à 6 g d'amoxicilline pendant 15 jours ; en cas d'allergie aux β-lactamines, doxycycline 200 mg/j pendant 15 jours ;

• *phase secondaire* : amoxicilline 4 à 6 g/j ou doxycycline 200 mg/j pendant 20 jours ou ceftriaxone 2 à 4 g/j IM ou IV pendant 15 jours ;

• *phase tertiaire* : ceftriaxone 4 g/j pendant au moins 20 à 30 jours pour les formes neurologiques et articulaires graves.

En cas de morsure de tique, il faut savoir retirer la tique le plus vite possible en l'endormant préalablement avec de l'éther, de l'essence ou du pétrole.

LYMPHANGITES

Définition

Inflammation aiguë des vaisseaux lymphatiques d'origine bactérienne.

Signes cliniques

Cordon érythémateux infiltré, douloureux, plus ou moins long, s'accompagnant de fièvre et d'une adénopathie.

Évolution

Propagation de l'infection dans l'hypoderme et le tissu celluleux.

Traitement

Antibiothérapie et suppression de la porte d'entrée.

LYMPHOGRANULOMATOSE VÉNÉRIENNE

Définition, causes et mécanismes

C'est une maladie sexuellement transmissible (également appelée maladie de *Nicolas Favre*) due à une petite bactérie intracellulaire du genre *Chlamydia*.

Signes essentiels

Cliniques : après une incubation de 3 jours à 3 semaines apparaît la *lésion primaire génitale* : petite vésicule ou papule ulcérée indolore, non indurée, localisée sur le pénis de l'homme, lèvre ou vagin chez la femme. Elle cicatrise en quelques jours. Il y a des *adénopathies*. Une périadénite fluctuante avec *orifices fistuleux* et signes généraux sont possibles. Les complications (rectales notamment) sont rares.

Examens complémentaires : le diagnostic est confirmé par l'isolement du *Chlamydia* à partir du pus d'aspiration d'un bubon.

Traitement

Doxycycline 200 mg/j pendant 20 jours. En l'absence de régression des lésions, une 2e cure peut être proposée. L'éythromycine peut également être utilisée.

LYMPHOME DE BURKITT

Définition

C'est un lymphome malin fait d'une prolifération de cellules souches lymphoïdes B frappant les adolescents de certaines régions d'Afrique équatoriale et de Nouvelle-Guinée. Il existe une forme européenne classée dans les lymphomes malins non hodgkiniens (→) de haut grade de malignité.

Causes

Le virus Epstein-Barr (EBV), agent étiologique de la mononucléose infectieuse, serait responsable du lymphome de forme africaine.

LYMPHOMES CUTANÉS

Définition

Prolifération cutanée maligne de lymphocytes.

LYMPHOMES CUTANÉS T

Le plus fréquent est le mycosis fongoïde ; la prolifération maligne débute dans la peau, et évolue lentement, sur plusieurs années.

Signes cliniques

La forme habituelle évolue en trois stades :

• le 1er stade, très progressif, est constitué de *lésions érythémato-squameuses* bien limitées, récidivantes, tenaces, associées à un prurit ; un mycosis fongoïde peut débuter à partir d'un parapsoriasis en plaques (→) ;

• le 2e stade est celui des plaques infiltrées, prurigineuses ;

• le 3e stade est caractérisé par l'apparition de tumeurs nodulaires, parfois ulcérées.

Examens complémentaires

• L'histologie cutanée est indispensable au diagnostic, elle peut être mise en défaut au début de l'évolution.

• Des immunomarquages permettent de savoir de quel type de lymphocyte il s'agit.

ANTIMITOTIQUES LOCAUX	
Chlorméthine : – *Caryolysine.*	*Indications* : en application locale dans le mycosis fongoïde et dans certains parapsoriasis. *Traitement* : une application par jour au début puis 2 à 3 fois par semaine en entretien.
Action : • agent alkylant de la famille des moutardes à l'azote, la chlorméthine est un antimitotique, utilisée par voie veineuse dans le traitement des lymphomes hodgkiniens et non hodgkiniens. **Indications de la voie locale :** • mycosis fongoïde ; • parapsoriasis. **Contre-indications :** • grossesse et allaitement.	**Précautions d'emploi :** • diluer 10 mg de *Caryolysine* dans 50 mL d'eau du robinet, appliquer la solution sur les lésions à l'aide d'une compresse, porter des gants et se laver les mains après l'application, appliquer la solution très prudemment dans les plis cutanés. **Effets secondaires :** • pigmentation, irritation, allergie de contact.

• Un génotypage lymphocytaire (sang et peau) montre le caractère monoclonal de la prolifération.

Évolution

Elle est variable, de quelques années à plusieurs dizaines d'années, mais parfois rapidement mortelle au stade du mycosis fongoïde tumoral.

Traitement

Au stade précoce du mycosis fongoïde, on utilise la Caryolysine en solution aqueuse, ou la PUVA-thérapie (→), voire la re-PUVA-thérapie.

Il existe d'autres lymphomes cutanés T

Le syndrome de Sézary est une érythrodermie (→), considérée comme la forme leucémique du mycosis fongoïde, dans laquelle des cellules de Sézary sont présentes en nombre important dans le sang.

LYMPHOMES CUTANÉS B

La clinique n'est pas spécifique, il s'agit de papules, de nodules, survenant en peau saine. L'histologie et les immunomarquages sont nécessaires au diagnostic. Le traitement est fonction du type de lymphome : mono- ou polychimiothérapie, radiothérapie localisée, voire simple surveillance clinique.

LYMPHOMES MALINS NON HODGKINIENS

Définition

Ce sont des hémopathies malignes caractérisées par une prolifération de cellules lymphoïdes en un point de l'organisme qu'elles envahissent secondairement.

Signes cliniques

Les lymphomes surviennent à tout âge, surtout chez l'adulte.

Les signes cliniques sont très variables ; ce sont ceux de la maladie de Hodgkin (→), mais certaines localisations sont plus fréquentes : ORL (amygdales, cavum), digestives (estomac, grêle, rectum) ou cutanées.

Le diagnostic évoqué ne peut être affirmé que sur l'étude histologique :

• *la ponction* ne permet qu'une étude cytologique et oriente vers le diagnostic ;

• *la biopsie* permet de poser le diagnostic, de préciser le type de lymphome en fonction de la différenciation cellulaire et de la structure nodulaire ou diffuse, éléments pronostiques des plus importants, et de faire une étude des marqueurs.

Le diagnostic posé, un bilan d'extension est réalisé, comme dans la maladie de Hodgkin (→).

Les facteurs de mauvais pronostic sont bien définis dans les formes de haut grade de malignité :

• l'âge (> 70 ans) ;
• l'état clinique (« performance statut » > 2) ;
• le taux anormal des LDH ;
• l'atteinte d'au moins deux organes extra-hématopoïétiques ;
• l'envahissement médullaire ;
• la présence d'une protéine oncogène (Bcl2).

Évolution

L'évolution est surtout dépendante du type histologique qui permet de distinguer les lymphomes :

• *de faible grade de malignité*, dont la durée de vie est en moyenne supérieure à 3 ans, l'évolution très lente vers les complications (transformation en lymphome de haut grade de malignité en cas de lymphome folliculaire) ;

• *de haut grade de malignité*, dont l'évolution est rapide. Mais ce sont les seules formes guérissables (70 % des cas en l'absence de facteur de mauvais pronostic).

Complications

De l'évolution : ce sont celles de l'envahissement d'organes par le lymphome : insuffisance médullaire, atteinte hépato-splénique, localisation cérébro-méningée ou compression d'organes vitaux.

De l'insuffisance immunitaire : ce sont des infections diverses.

Traitement

Les lymphomes sont très hétérogènes. Les moyens de traitement sont :

• *la chimiothérapie* : elle constitue le traitement de choix dans la plupart des cas. Diverses associations d'*Endoxan*, d'*Oncovin*, d'*Adriblastine*, de *Velbé*, de *Bléomycine* et de corticoïdes sont utilisées. La posologie est plus faible dans les formes de faible grade de malignité, plus forte pour les hauts grades de malignité, voire une autogreffe de moelle dans les formes de mauvais pronostic ;

• *la chirurgie* dans les formes localisées, extraganglionnaires ;

• *la radiothérapie* dans les formes localisées des lymphomes folliculaires (stades I et II) ou en complément sur les masses résiduelles après chimiothérapie. Elle est peu utilisée ;

• *l'immunothérapie* : l'association du *Mabthéra* (anticorps anti-CD 20, marqueur des lymphocytes B) à la chimiothérapie permet d'améliorer significativement les résultats, en particulier pour les lymphomes de haut grade de malignité, mais il peut être utilisé avec succès dans les autres formes ;

• *l'auto-greffe de moelle* a permis d'améliorer la survie des lymphomes diffus de haut grade de malignité.

M

MAIGREUR

Définition

Théoriquement, on parle de maigreur lorsque le rapport *masse grasse/poids corporel* est inférieur à 10 % chez l'homme et 14 % chez la femme. En fait, le plus souvent, il s'agit d'une appréciation approximative par rapport à la moyenne : perte de poids de 25 % par rapport au poids idéal théorique ou – 25 % par rapport au BMI *(Body Mass Index)* ou à l'index pondéral de Quetelet.

Causes et mécanismes

Maigreur constitutionnelle

Elle se caractérise par la stabilité du poids depuis plusieurs années, associée à un régime correct en quantité et en qualité. Ce n'est pas un état pathologique. Elle ne justifie aucune exploration, ni aucun traitement.

Maigreur liée à un hypercatabolisme

Ici, on retrouve *un élément dynamique : la perte de poids progressive,* avec apports alimentaires normaux. Il s'agit en réalité d'un amaigrissement. De nombreuses maladies peuvent être responsables : toutes les néoplasies, les maladies de système, les infections chroniques (tuberculose, viroses, abcès profond, etc.), les malabsorptions digestives, les insuffisances organiques sévères et au stade préterminal (cardiaque, respiratoire, hépatique, rénale), les endocrinopathies (hyperthyroïdie, diabète insulino-dépendant, insuffisance surrénale). Le pronostic dépend de l'étiologie.

Maigreur liée à une carence d'apport

Ce mécanisme peut s'associer au précédent dans le cadre des maladies générales du type cancer, collagénose, etc.

Par ailleurs, on peut distinguer :

- *les dénutritions liées aux conditions de vie :* personnes âgées, asociaux, immigrés ;
- *l'anorexie mentale* (→), où le trouble primitif est d'ordre psychologique ou psychiatrique. La maigreur s'accompagne très longtemps du maintien d'une activité physique normale, voire élevée et s'associe la plupart du temps à une aménorrhée ; l'anorexie peut être associée à des périodes de boulimie ;
- *autres maladies psychiatriques* (dépression, troubles du comportement alimentaire, etc.) ;
- *maladie digestive* (ulcère, gastrectomie, etc.).

Signes cliniques

La maigreur est appréciée sur le pli cutané, les pesées répétées, l'état musculaire et cutanéo-muqueux. L'examen clinique dépend par ailleurs de l'étiologie.

Examens complémentaires

Ils recherchent des signes de carence : hypoalbuminémie, anémie, ostéomalacie, etc.

Ils ne sont entrepris qu'en cas de maigreur pathologique (par hypercatabolisme ou carence d'apport) :

- NFS : anémie (carence en fer) ;
- ionogramme : hypokaliémie ;
- protides sériques : hypoalbuminémie ; hypopréalbuminémie ;
- hypoglycémie, hypocholestérolémie ;
- hypocalcémie (carence en vitamine D) ;
- baisse du TP (carence en vitamine K).

Traitement et pronostic

Son efficacité se juge sur la prise de poids et la réparation des signes de carence.

La renutrition doit être progressive chez les grands dénutris pour éviter les accidents de surcharge (diarrhée, collapsus) : on augmente de 100 calories tous les 2 jours en associant des préparations vitaminiques et des oligo-éléments.

Deux voies d'abord sont possibles : parentérale ou surtout entérale.

Dans l'anorexie mentale, le traitement psychothérapique est prédominant avec la mise en place d'un contrat strict et une séparation du milieu familial.

MAL DE BRIGHT

Voir *Insuffisance rénale chronique.*

MAL DE POTT

Définition

On désigne sous ce nom l'atteinte tuberculeuse du disque et des deux corps vertébraux adjacents (d'où le nom de spondylodiscite [→] tuberculeuse) [→ Arthrites tuberculeuses]. Le mal de Pott peut siéger à tous les étages de la colonne vertébrale.

Signes cliniques

Les signes révélateurs sont des douleurs rachidiennes apparues progressivement dans la région intéressée, incomplètement calmées par la position couchée et parfois associées à des douleurs radiculaires (sciatique, crurale, etc.). L'état général est altéré, un amaigrissement est fréquent, ainsi qu'une fébricule.

L'examen clinique révèle une diminution de la mobilité du segment du rachis touché par l'infection : raideur dans toutes les directions.

Des abcès tuberculeux accompagnent souvent les lésions osseuses et discales du mal de Pott. En cas de localisation lombaire, ils peuvent être perçus à distance du foyer osseux, à la palpation de la fosse iliaque (dans la gaine du psoas).

Signes paracliniques

Radiologie

Le scanner, l'imagerie par résonance magnétique, centrés sur la zone suspecte (parfois repérée par une hyperfixation à la scintigraphie osseuse), donnent souvent des images précoces de l'infection du disque, des géodes osseuses et d'éventuels abcès (image de fuseau paravertébral). Les signes radiologiques classiques sont trop tardifs ; le plus précoce est l'affaissement du disque intervertébral associé à des destructions osseuses de voisinage (*cf.* illustration).

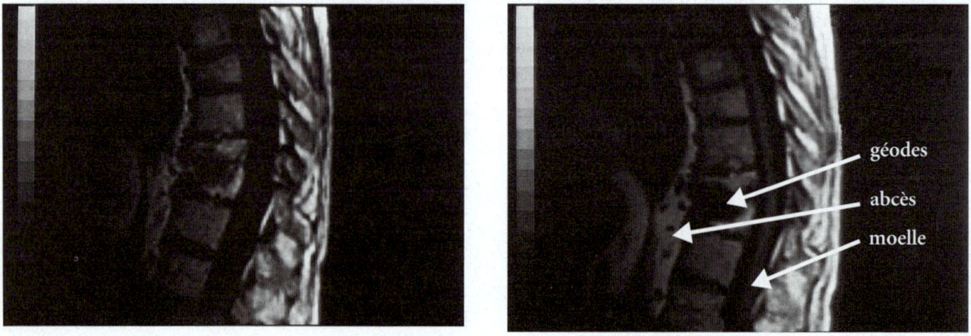

Mal de Pott (IRM).

Biologie

La vitesse de sédimentation est augmentée. L'intradermo-réaction à la tuberculine est habituellement positive.

Traitement

La preuve absolue de la nature tuberculeuse, c'est-à-dire la découverte de BK (bacille de Koch) ou de lésions histologiques typiques de tuberculose, n'est pas facile à obtenir au niveau du rachis. C'est pourquoi, en cas de doute avec une autre infection disco-vertébrale due à un autre germe (spondylodiscite à germes banals, plus fréquente), on est contraint de pratiquer une ponction-biopsie après repérage sous scanner, voire une intervention chirurgicale « exploratrice », qui permet de voir les lésions et d'effectuer les prélèvements nécessaires. Suivant les résultats de ces examens, on pourra alors prescrire l'antibiothérapie adaptée (→ Tuberculose pulmonaire).

Surveillance et évolution

La surveillance porte surtout sur l'état général et la mise du rachis en bonne position (immobilisation relative ou par lombostat, résine). Il faut également surveiller les poumons, la sphère génito-urinaire, autres sites de localisation tuberculeuse, et surveiller la bonne observance du traitement (couleur des urines : *Rifampicine*).

Favorable sous l'influence du traitement spécifique, l'évolution se fait vers la réparation osseuse sous forme d'une fusion plus ou moins complète entre les vertèbres touchées avec disparition du disque. Mais à tout moment, surtout en l'absence de traitement précoce, pèse le risque de compression de la moelle par un abcès intrarachidien ou par une vertèbre détruite, menaçant de paraplégie et engageant le pronostic fonctionnel.

MALABSORPTIONS

Définition

Il s'agit du défaut d'absorption au niveau du grêle d'un ou plusieurs nutriments malgré une action préalable correcte des enzymes gastriques et pancréatiques, et malgré la présence de bile en quantité suffisante.

Causes et mécanismes

Souvent intriqués, ils peuvent être schématisés selon le tableau ci-dessous.

MALABSORPTIONS			
Diminutions de la surface d'absorption	**Prolifération bactérienne ou parasitaire**	**Lésion muqueuse et/ou sous-muqueuse**	**Anomalies enzymatiques, etc.**
Résection. Fistules (Crohn).	Syndrome de l'anse afférente (→ *Gastrectomie, suites de*). Sténoses, sources de stagnation et de pullulation microbienne. Hypomotilité (sclérodermie, diabète). Lambliase.	Maladie de Crohn. Amylose. Sclérodermie. Suites de radiothérapie. Maladie de Whipple. Lymphomes. Sprue tropicale.	Déficit en lactase et autres disaccharidases. A-β-lipoprotéinémie. Maladie d'Hartnup. Cystinurie. Déficits immunitaires (carence en IgA, etc.).
Affections endocrines (diminution du temps de contact entre le bol alimentaire et la muqueuse intestinale lié à l'accélération du transit)			
Hyperthyroïdie. Cancer médullaire de la thyroïde. Zollinger-Ellison. Carcinoïde.		**Maladie cœliaque (+++) (intolérance au gluten)**	

Signes essentiels

Cliniques

- *Les manifestations digestives* sont dominées par la diarrhée (souvent > 500 g/j), d'aspect fréquemment jaune d'or, graisseuse, nauséabonde.
- *Les manifestations générales* reflètent diverses carences et sont polymorphes :
  - asthénie, anorexie, amaigrissement,
  - œdèmes, voire ascite, traduisant une hypoalbuminémie,
  - troubles cutanés, des phanères et stomatite traduisant des carences vitaminiques (PP, B12),
  - des crampes musculaires révélant une carence calcique, magnésienne ou potassique ; des douleurs osseuses liées à une ostéoporose ou à une ostéomalacie (carence en vitamine D),
  - l'anémie est quasi constante (carence en fer et/ou en folates, et/ou en vitamines B12).

Examens complémentaires

Ils comprennent l'examen des selles, des tests d'absorption et de temps de transit, la radiologie, l'étude histologique du grêle.

- Examen des selles :
  - l'examen microscopique confirme la stéatorrhée (acides gras et graisses neutres trop abondantes) et apprécie l'existence de fibres musculaires mal digérées (en faveur d'une maldigestion),
  - l'examen parasitologique des selles permet de rechercher certains germes ou parasites (lambliase),
  - le dosage pondéral de la stéatorrhée (N < 6 g/24 h) 3 jours de suite après surcharge en graisses, voire de la créatorrhée (N < 1,50 g/24 h), est très utile. Une étude pondérale plus complète est possible (fécalogramme).

Pour tous ces dosages, il est important de recueillir toutes les selles des 24 h, 2 ou 3 jours de suite, en régime alimentaire connu.

- Tests d'absorption :
  - absorption des glucides : test au D-xylose (→ Test au xylose) qui évalue l'absorption du grêle proximal ; on pratique un test au lactose si l'on suspecte un déficit en lactase ; ces tests sont en pratique exceptionnellement utilisés,
  - absorption des vitamines : le test de Schilling (→) sans et avec facteur intrinsèque évalue l'absorption de la vitamine B12 (iléon terminal) ces tests sont en pratique exceptionnellement utilisés ; le taux de prothrombine reflète l'absorption de la vitamine K,
  - absorption des lipides ; dosage de la stéatorrhée,

– absorption des protides jugée globalement sur la créatorrhée ; d'autres tests apprécient la fuite intestinale de protéines marquées (→ Entéropathie exsudative),
– absorption de l'eau et des électrolytes : ionogrammes sanguins, et si besoin fécalogramme,
– absorption du calcium : dosages sanguins du calcium, phosphore, de la parathormone,
– absorption du fer : dosage sanguin de fer, ferritine et coefficient de saturation de la transferrine.

• Examen histologique de la muqueuse du grêle : essentiel, il se fait par biopsies du deuxième duodénum au cours d'une fibroscopie (maladie cœliaque). Rarement, on peut avoir recours à une entéroscopie totale du grêle.

• Examens immunologiques : la présence d'anticorps anti-transglutaminase est très en faveur d'une maladie cœliaque. Les anticorps anti-gliadine et anti-endomysium sont moins sensibles. La recherche d'anticorps anti-transglutaminase est un excellent moyen diagnostic non invasif pour dépister une maladie cœliaque. Les anticorps de type IgA sont les plus spécifiques.

Évolution et complications

Non traitée, une malabsorption expose à la cachexie dans un syndrome multicarentiel.

La maladie cœliaque (→) peut se compliquer d'une pathologie maligne (cancers épithéliaux, lymphome malin du grêle).

Traitement et pronostic

Ils sont fonction de l'étiologie (voir tableau *supra*). Un traitement symptomatique est parfois utile : rééquilibration hydroélectrolytique, voire alimentation parentérale, supplémentation (au début par voie parentérale du fait du défaut d'absorption) en fer, folates, calcium, magnésium, vitamines A, D, K, E, etc.

MALADES MENTAUX (protection des biens des)

La loi sur les incapables majeurs va s'appliquer chaque fois que les facultés mentales sont altérées.

Le régime de protection des biens est totalement indépendant d'une mesure d'hospitalisation sous contrainte. Il peut s'appliquer à des malades non hospitalisés. Il existe trois régimes (loi de 1968).

La sauvegarde de justice

Mesure simple, souple, rapidement acquise, demandée par le médecin.

Transitoire, cette mesure d'urgence est protectrice.

Le juge des tutelles peut désigner un mandataire.

Cette mesure cède automatiquement au bout de deux mois en l'absence de demande de renouvellement mais peut lui succéder une curatelle ou une tutelle.

La tutelle

C'est un régime de protection durable et en principe totale. Les malades sont représentés de manière continue, et dans tous les actes de la vie civile, par un tuteur. La tutelle est prononcée par le juge des tutelles après une expertise. Le tuteur peut être un membre de la famille, une association.

Le majeur sous tutelle perd ses droits civiques et il ne peut se marier sans l'avis du conseil de famille.

La curatelle

C'est une mesure de protection intermédiaire entre tutelle et sauvegarde. Elle peut être simple (ou allégée) ou renforcée.

Le patient peut administrer ses biens, mais doit obtenir l'accord du curateur pour disposer de son patrimoine (vente, emprunt). Il peut voter.

MALADIE CŒLIAQUE

Définition

Définie comme une entéropathie induite par le gluten chez des sujets génétiquement prédisposés, la maladie coeliaque réalise un tableau de malabsorption avec diarrhée chronique et dénutrition profonde.

Causes et mécanismes

Le gluten est une fraction protidique de certaines céréales (blé, seigle, orge) ; sa toxicité sur la muqueuse digestive dépend de la gliadine qu'il contient. Elle est due à une activation inappropriée des lymphocytes T, situés au niveau de la muqueuse intestinale, par les peptides toxiques de la gliadine chez des sujets génétiquement prédisposés.

Signes essentiels

Signes cliniques

Les premiers signes apparaissent entre 6 et 18 mois, après un intervalle libre plus ou moins long par rapport à l'introduction du gluten dans l'alimentation, de façon insidieuse (anorexie, vomissements, selles molles volumineuses, cassure de la courbe de poids puis de la courbe de taille). Modifications du caractère. Puis fonte des masses musculaires contrastant avec la distension abdominale. (*cf.* illustration)

Signes biologiques

• Certains traduisent les troubles nutritionnels :
– numération formule sanguine et dosage du fer sérique (anémie hypochrome, hyposidérémique) ;
– étude de l'hémostase (déficit en facteurs du complexe prothrombique) ;

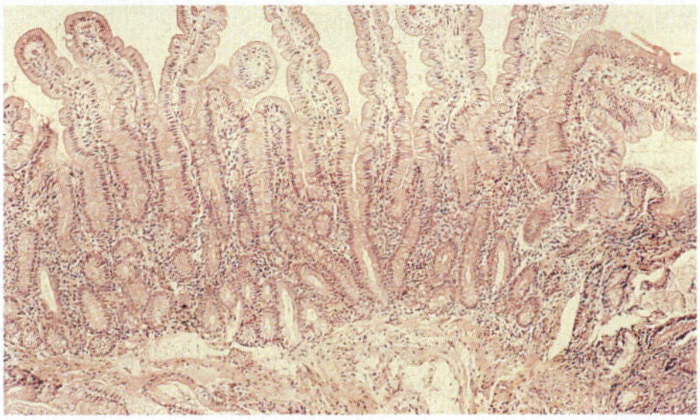

Biopsie du grêle : muqueuse normale.

– protides, lipides, cholestérol (taux abaissé) ;
– diminution des folates sanguins.

• D'autres mettent en évidence des marqueurs immunologiques : présence d'anticorps antigliadine, et d'auto-anticorps antiréticuline, anti-endomysium et anti-transglutaminase. Selon les recommandations actuelles, seule la recherche de ces deux derniers anticorps a sa place dans le dépistage de la maladie coeliaque.

Le diagnostic est confirmé par la biopsie intestinale qui montre la disparition des villosités intestinales associée une hypertrophie des cryptes.

Une seconde biopsie n'est plus nécessaire si, après régime sans gluten, les symptômes cliniques disparaissent et les anticorps se négativent (*cf.* illustration).

Éléments de surveillance

• *Clinique :* courbe de poids et de taille, aspect des selles, comportement de l'enfant.
• *Biologique :* correction des troubles nutritionnels, négativation des anticorps.

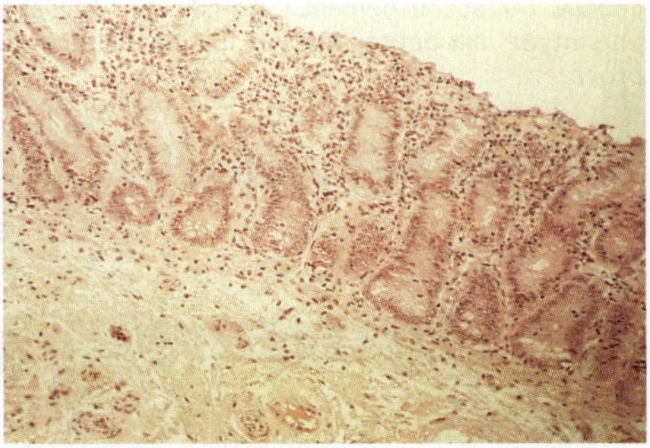

Biopsie du grêle : atrophie villositaire totale caractéristique de la maladie cœliaque.

Évolution et complications

Sous régime approprié, l'évolution est rapidement favorable après un délai de quelques semaines. La réparation des lésions histologiques est plus longue (1 à 2 ans). Les échecs du traitement peuvent être dus à des intolérances associées.

Conseils diététiques

• Supprimer les aliments contenant du gluten de blé, de seigle ou d'orge.
• Supprimer les bières.
• Supprimer le lactose durant les 1res semaines.
• Éviter durant les 1res semaines des aliments contenant de l'avoine.
• Se méfier de la présence de gluten dans les médicaments, les additifs alimentaires, les émulsifiants et les stabilisants.
• Utiliser seulement le riz, le maïs, le sarrasin, le soja, les pommes de terre, le tapioca.
• Rechercher les produits portant le symbole « sans gluten ».
• Vérifier la composition de tout aliment industriel.

Pour la pratique, on retiendra :

Fréquence : variable selon les pays. En France, elle toucherait 1/2 500 enfants.
Clinique : évocatrice en cas de cassure de la courbe de poids associée à une diarrhée chronique. Actuellement, les formes atypiques sont plus fréquentes.
Surveillance par l'infirmière : de la reprise du poids, contrôle de la négativation des anticorps.
Éducation : donner à la famille une liste des produits autorisés et ceux interdits (contenant du gluten).
Rôle pédagogique : soutien des familles et des enfants dans l'observance du régime d'exclusion. Association de patients souffrant de la maladie cœliaque.

Traitement et pronostic

Le traitement consiste à supprimer les aliments contenant de la farine de blé, de seigle et d'orge (pain, biscotte, pâtes et de nombreux produits d'origine industrielle). La suppression de l'avoine, n'est actuellement plus recommandée. Pendant les premières semaines du régime, on exclut également le lait, et une supplémentation en calcium, en fer et en vitamines est conseillée.

Le pronostic est bon. Cependant, il a été noté une fréquence plus élevée des cancers (lymphomes non hodgkiniens et carcinomes du tube digestif notamment) chez les adultes atteints de la maladie cœliaque que dans la population générale ; pour cette raison, la nécessité d'un régime sans gluten à vie est recommandée par de nombreuses équipes.

MALADIE À CORPS DE LEWY DIFFUS (MCL)

Associée à la présence dans les cellules du cortex de corps de Lewy (qui sont habituellement la marque d'une maladie de Parkinson et alors présents de manière presque unique dans la substance noire [*locus niger*] du tronc cérébral).

Maladie relativement fréquente dont la présentation peut associer à des degrés divers :

- un syndrome parkinsonien peu ou pas sensible à la L-Dopa ;
- des troubles cognitifs, une démence ;
- des troubles dépressifs sévères ;
- des hallucinations en particulier visuelles.

Ces malades sont très aggravés par les neuroleptiques, relativement améliorés par les anticholinestarasiques (*Exelon*), et justifient selon les cas d'aides humaines, de petites doses de L-Dopa, de la rééducation orthophonique/kiné.

MALADIE DES ÉLEVEURS D'OISEAUX

Voir *Pneumopathies non infectieuses.*

MALADIE HÉMOLYTIQUE NÉONATALE

Définition

Hémolyse secondaire à une incompatibilité sanguine fœto-maternelle.

Causes et mécanismes

Destruction des hématies de l'enfant par des anticorps présents chez la mère :

- soit agglutinines irrégulières (système Rhésus ou Kell) développées à la suite d'une immunisation (grossesse ou transfusion) responsables d'une hémolyse débutant pendant la vie fœtale ;
- soit anticorps immuns anti-A ou anti-B présents en excès, responsables d'une hémolyse débutant après la naissance.

Signes essentiels

Ictère précoce d'aggravation rapide. Pâleur. Hépatosplénomégalie.

Formes graves : avant la naissance, hépatomégalie, ascite voire anasarque ; à la naissance, en l'absence de traitement anténatal, pâleur, détresse respiratoire, collapsus, œdèmes généralisés, ascite, hémorragies.

Examens paracliniques

Diagnostic de l'incompatibilité

Mise en évidence des anticorps : chez la mère par les recherches d'agglutinines obligatoires pendant la grossesse (tous les mois chez les femmes Rhésus négatif ; en début et en fin de grossesse chez les femmes Rhésus positif) ; chez l'enfant, par le test de Coombs.

Diagnostic de la maladie : numération globulaire et bilirubine (sang fœtal et nouveau-né).

Évolution et complications

Risque de mort *in utero*, de décès postnatal et d'ictère nucléaire actuellement très faibles grâce à la prévention, au dépistage anténatal et aux thérapeutiques fœtales.

GROUPE DE LA MÈRE	GROUPE DE L'ENFANT	ANTICORPS
Rhésus négatif	Rhésus positif	Anti-D
Rhésus positif	Rhésus positif	Anti-C, E ou Kell
O ou B	A ou AB	Anti-A
O ou A	B ou AB	Anti-B

Traitement

- *Anténatal* : exsanguinotransfusion ou transfusion *in utero*.
- *Postnatal* : photothérapie intensive, transfusion.

Prévention : injection d'immunoglobulines anti-D aux femmes Rhésus négatif après toute fausse couche ou accouchement ; transfusion de sang phénotypé aux petites filles et femmes en âge de procréer.

MALADIE DE HORTON

Voir *Artérite giganto-cellulaire.*

MALADIE DES LAXATIFS

Définition

Due à l'emploi de laxatifs irritants au long cours, elle associe des troubles digestifs, métaboliques et psychologiques.

Causes et mécanismes

Les laxatifs en cause sont très nombreux et souvent faussement rassurants ; il faut étudier leur composition à la recherche de produits irritants : phénolphtaléine, anthraquinoniques, bourdaine, séné, etc.

Signes essentiels, évolution, complications

C'est l'alternance de diarrhée et de constipation. La prise de laxatifs est habituellement niée par les patients. Au cours d'une coloscopie, on peut observer une pigmentation anormale de la muqueuse colique (mélanose colique) en cas de prise d'anthraquinoniques.

Traitement et pronostic

Le traitement repose sur l'arrêt de la prise de laxatifs, parfois aidé d'une psychothérapie, et la mise en route d'un traitement rationnel de la constipation.

MALADIE MITRALE

Définition

Cardiopathie valvulaire associant un rétrécissement et une insuffisance de la valve mitrale.

Causes et mécanismes

Elle est essentiellement due à la maladie rhumatismale.

Les conséquences hémodynamiques sont l'hyperpression de la petite circulation et une dilatation du ventricule gauche.

Signes cliniques et paracliniques

Ils associent les signes du rétrécissement et de l'insuffisance mitrale (voir ces termes).

MALADIE PÉRIODIQUE

Définition

La maladie périodique ou fièvre méditerranéenne familiale est une maladie inflammatoire, héréditaire, transmise sur un mode autosomique récessif, qui touche essentiellement des sujets juifs séfarades, arméniens, turcs ou arabes.

Son évolution par crises périodiques, fébriles, douloureuses abdominales ou articulaires est très caractéristique.

Signes cliniques

Les crises durent quelques jours et se reproduisent selon un rythme relativement constant pour chaque patient.

La fièvre, quand elle est isolée, prend un aspect trompeur de crise de paludisme. Elle peut accompagner les autres manifestations, en particulier l'atteinte des « séreuses » : péritoine, plèvre, etc.

Les douleurs abdominales sont les plus fréquentes et peuvent conduire à des interventions chirurgicales inutiles (appendicectomies).

Les manifestations articulaires prennent l'aspect d'oligo- ou de polyarthrites fluxionnaires, pouvant toucher toutes les articulations et cédant généralement sans séquelles. Il n'y a alors aucun signe radiologique.

Les autres atteintes viscérales (plèvre, rate, peau, cœur, œil) sont plus rares, mais la néphropathie de la maladie périodique est fréquente (40 %) et l'évolution se fait vers *l'insuffisance rénale. La survenue d'une amylose est une des complications évolutives, qui peut engager le pronostic vital.*

Signes biologiques

Il existe une hyperleucocytose et une augmentation de la vitesse de sédimentation, même entre les crises. La *ponction-biopsie rénale* montre des lésions d'amylose.

Évolution et surveillance

Elle se fait par crises où les symptômes sont plus ou moins au complet.
Le pronostic de la maladie périodique est dépendant de l'atteinte rénale qui doit être étroitement surveillée (protéine urinaire, urée sanguine, créatinine sanguine).
La prise quotidienne de colchicine a grandement amélioré le pronostic.

Traitement

Il repose actuellement, une fois le diagnostic posé, sur la prise quotidienne et au long cours de colchicine (1 mg/j). On a parfois recours aux antipaludéens de synthèse, voire dans les cas évolués aux immunodépresseurs.

Certaines localisations viscérales ou articulaires nécessitent un traitement propre.

MALADIE DU POUMON DU FERMIER

Voir Pneumopathies non infectieuses.

MALADIES GÉNÉTIQUES

Ce terme recouvre les affections dues à une anomalie du matériel génétique. Ce matériel ou génome dont dépend l'ensemble des caractères génétiques d'un individu est constitué d'ADN (acide désoxyribonucléique) réparti presque exclusivement dans les chromosomes : 22 paires d'autosomes, identiques dans les 2 sexes ; 1 paire de chromosomes sexuels ou gonosomes (XY chez l'homme, XX chez la femme) ; seule une petite fraction de l'ADN génomique est localisée dans les mitochondries.

Les caractères génétiques sont codés par les gènes, au nombre de plusieurs dizaines de milliers. Les techniques de biologie moléculaire permettent peu à peu de les identifier : ils sont constitués par des fragments d'ADN chromosomiques qui transmettent leur information à une molécule d'ARN (acide ribonucléique) qui devient un ARN messager et induit la formation d'un enchaînement d'acides aminés ou protéines.

Les maladies génétiques peuvent être schématiquement classées en 3 groupes.

ABERRATIONS CHROMOSOMIQUES (→)

MALADIES GÉNIQUES

Définition

Elles sont dues à une anomalie (mutation) d'un gène ; l'anomalie de plusieurs gènes est responsable de maladies dites plurifactorielles.

L'anomalie génique peut atteindre un seul ou les 2 chromosomes de la paire et sa transmission obéit aux lois de Mendel.

Transmission autosomique dominante

La présence d'un seul gène mutant suffit à provoquer la maladie qui se retrouve, dans l'arbre généalogique, à chaque génération. Un des parents est atteint. Le risque statistique dans sa descendance est de 1 enfant atteint sur 2.

La maladie atteint autant les garçons que les filles.

Transmission autosomique récessive

Il est nécessaire que les 2 chromosomes portent l'anomalie pour que la maladie s'exprime. Les parents sont normaux, parfois consanguins.

Le risque statistique est de 1 enfant sur 4. La maladie atteint autant les filles que les garçons.

Transmission récessive liée à l'X

Le gène muté est porté par le chromosome X et l'atteinte de l'unique chromosome X de l'homme est toujours responsable d'une maladie clinique alors que celle-ci ne s'exprime chez la femme que si ses 2 chromosomes X sont porteurs de l'anomalie.

La maladie atteint donc beaucoup plus souvent les garçons que les filles. Celles-ci sont conductrices saines et dans leur descendance, le risque statistique est de 1 garçon atteint sur 2.

Certaines maladies génétiques ont une expressivité variable avec aggravation progressive de la symptomatologie au fil des générations (maladie de Steinert, syndrome de l'X Fragile, etc.).

Diagnostic

Il s'appuie sur la reconstitution précise de l'arbre généalogique.

Un prélèvement de sang (quelques gouttes sur papier buvard « Guthrie » et un tube de sang total sur EDTA congelé à – 20 °C sans centrifugation préalable) permettra une étude de l'ADN :

- soit pour confirmation du diagnostic ;
- soit dans l'éventualité d'un diagnostic anténatal si le gène responsable est déjà identifié ;
- soit dans l'attente de l'identification du gène responsable.

Le conseil génétique en prévision ou au cours d'une grossesse dépend de la gravité de la pathologie en cause, du risque calculé de récidive, des possibilités de diagnostic anténatal.

MALADIES MITOCHONDRIALES OU CYTOPATHIES MITOCHONDRIALES

D'individualisation récente, elles sont dues à une anomalie de la mitochondrie. L'ADN mitochondrial est toujours d'origine maternelle, mais leur mode de transmission est variable.

MALADIES HÉRÉDITAIRES DU MÉTABOLISME

Définition

Anomalies héréditaires, transmises le plus souvent sur le mode autosomique récessif, résultant d'une mutation génique affectant une synthèse enzymatique et créant un bloc sur une voie métabolique.

Causes et mécanismes

Trois mécanismes principaux :

- *Intoxication aiguë ou progressive* par accumulation en amont du bloc de produits toxiques : aminoacidopathies, phénylcétonurie, galactosémie, fructosémie, etc.
- *Défaut de synthèse en aval du bloc* de produits indispensables : hypoglycémie dans la glycogénose de type I.

• *Interruption d'une voie énergétique* indispensable en particulier au fonctionnement des organes consommateurs d'énergie (cerveau, myocarde, muscles).

Signes principaux

Troubles du métabolisme des acides aminés

• *Forme à révélation aiguë néonatale* : détresse neurologique (troubles de conscience, troubles du tonus, mouvements anormaux) ou insuffisance hépatique (hépatomégalie, ictère, hypoglycémie, troubles de l'hémostase). Notion d'intervalle libre (quelques heures ou quelques jours). Arbre généalogique évocateur. Absence d'amélioration sous traitement symptomatique.

• *Forme à révélation tardive* (nourrisson, grand enfant) :
- soit début aigu (déclenché par un épisode infectieux, le jeûne...) ; coma précédé de signes neurologiques ou digestifs ; insuffisance hépato-cellulaire ;
- soit forme chronique : encéphalopathie progressive avec régression psychomotrice et troubles du comportement (phénylcétonurie par ex.).

Troubles du métabolisme des glucides

• *Galactosémie* : révélation en période néonatale par une atteinte hépatique (troubles sévères de l'hémostase et ictère) puis atteinte cérébrale, oculaire (cataracte) et rénale en l'absence de régime d'exclusion.

• *Fructosémie* : accès d'hypoglycémie sévère dès l'introduction du fructose (fruits, saccharose) puis évolution vers la cirrhose.

• *Glycogénoses* : suivant le type, atteinte hépatique (hépatomégalie, hypoglycémie), atteinte musculaire ± sévère, atteinte généralisée (en particulier myocardique).

Cytopathies mitochondriales : atteinte pluriviscérale.

Examens paracliniques

Formes aiguës et néonatales

• Dans le sang : gaz du sang (acidose), glycémie, cétonémie, ionogramme, hémostase, lactate, pyruvate, ammoniémie. Chromatographie des acides aminés sanguins.

• Dans les urines : recherche de corps cétoniques, réaction à la DNPH, ionogramme. Chromatographie des acides aminés et organiques.

• EEG, PL.

En vue d'examens spécialisés :

• Plasma à congeler (5 mL de sang sur tube hépariné, centrifuger, décanter le plasma et garder à – 20 °C).

• Recueil des urines de 24 heures dont 10 à 20 mL d'urines fraîches congelées.

En cas de décès, prélèvements multiples (peau, foie, muscle) et conservation à – 20 °C d'un tube de sang total non centrifugé sur EDTA pour étude de l'ADN. Ces examens seront précieux pour établir un diagnostic rétrospectif dont découle un éventuel conseil génétique.

Formes chroniques

Examens orientés en fonction de la clinique :

• bilan neurologique avec IRM (atteinte de la substance blanche) ;

• bilan hépatique ;

• examen ophtalmologique ;

• bilan métabolique : chromatographie des acides aminés sanguins et urinaires et des acides organiques urinaires. Rapport lactate/pyruvate, cétonémie, cétonurie à jeun et après un repas.

Traitement

Formes aiguës et néonatales

• Perfusion pour hydratation, introduction rapide d'une nutrition entérale ou parentérale tenant compte des impératifs de restriction spécifique à chaque type d'anomalie (par ex. : exclusion du galactose dans la galactosémie).

• Traitement épurateur : dialyse, exsanguinotransfusion.

• Vitaminothérapie (efficace dans certaines amino-acidopathies).

Traitement de base : diététique appropriée.

Pronostic

Très variable suivant les pathologies, mais un nombre croissant d'entre elles sont accessibles à un traitement d'autant plus efficace qu'il est précoce :

• prévention de l'atteinte cérébrale par le régime pauvre en phénylalanine dans la phénylcétonurie, (dépisage par le test de Guthrie chez tous les nouveau-nés entre J3 et J5) ;

• *guérison* de la galactosémie par exclusion du galactose.

À l'inverse, certaines évolutions fatales ou défavorables sur le plan neurologique sont inéluctables. Ceci justifie le conseil génétique, basé sur un diagnostic précis (importance des prélèvements +++) qui permettra le diagnostic anténatal pour une autre grossesse.

Perspectives d'avenir : thérapie génique.

MALADIE DU SOMMEIL

Voir *Trypanosomiases*.

MALAISES GRAVES DU NOURRISSON

Définition

On définit le malaise grave du nourrisson comme la survenue inopinée de manifestations (modifications du teint : pâleur, cyanose ; accès d'hypo ou d'hypertonie) avec ou sans perte de connaissance, dont la sévérité donne à l'observateur l'impression de mort imminente et conduit à pratiquer des manœuvres de ressuscitation.

Causes et mécanismes

Étiologies multiples, souvent associées.

- Infectieuses.
- Digestives : reflux gastro-œsophagien responsable d'apnée et d'hypoxie par laryngospasme, fausse route.
- ORL : obstruction des voies respiratoires au niveau nasal ou laryngé.
- Cardiovasculaires : cardiopathie, bradycardie réflexe lors d'un reflux +++.
- Neurologiques : hémorragie intra-crânienne : syndrome des enfants secoués, convulsions.
- Métaboliques.

Signes

Signes prémonitoires

- Altération brutale de l'état général : difficultés respiratoires d'apparition rapide, refus d'alimentation, somnolence profonde, pleurs incessants avec enfant inconsolable.
- Reflux gastro-œsophagien mal toléré : rejets douloureux, tardifs, parfois sanglants. Malaise lors du biberon, du rot.
- Encombrement permanent, stridor, toux nocturne.
- Accès brutal de pâleur ou cyanose.
- Interruption brutale de l'activité avec regard fixe voire perte de connaissance.
- Troubles de la régulation thermique, sueurs profuses.
- Pauses respiratoires.

Signes cliniques au décours du malaise

- Le plus souvent, l'examen est redevenu normal. Il est donc impératif d'obtenir une description précise du malaise.

> **✚ Surveillance**
> - Rythme cardiaque (*monitoring*).
> - Fréquence respiratoire, pauses, accès de pâleur et cyanose.
> - Comportement digestif, fausses routes lors de la prise des biberons.

- Parfois détresse respiratoire, insuffisance cardiaque.
- Recherche de signes neurologiques +++.

Bilan paraclinique

Les examens complémentaires sont fonction de la clinique (circonstances et description du malaise). Ainsi, selon le contexte :

- Fond d'œil, PL, scanner cérébral, EEG.
- Bilan métabolique :
  - dosages de glycémie, calcémie. lactates, pyruvates, ammoniémie, gaz du sang ;
  - + recueil d'urines et plasma à congeler ; sang séché sur papier buvard.
- Examen ORL, pHmétrie.
- ECG, enregistrement de Holter avec étude du réflexe oculo-cardiaque.

Traitement

Fonction de l'étiologie. Prise en charge médico-chirurgicale urgente dans les hématomes intracrâniens, suivie d'une prise en charge sociale et judiciaire.

En cas de reflux avec hyper-réflectivité vagale démontrée, traitement antireflux associé à un traitement atropinique (diphémanil : *Prantal*) jusqu'à l'âge de 6-9 mois.

MALDIGESTIONS

Définition

Il s'agit de troubles évoluant sur un mode chronique, liés à la déficience d'une ou de plusieurs étapes de la digestion (nécessaires à l'absorption ultérieure par le grêle). Elles se distinguent des dyspepsies (→) et des indigestions.

Causes et mécanismes

Une maldigestion peut résulter d'une insuffisance hépatobiliaire, gastrique, ou pancréatique comme le schématise le tableau ci-après.

Signes essentiels

Cliniques : les uns sont digestifs (diarrhée, dyspepsie), les autres traduisent un état carentiel (anémie, ostéoporose et/ou ostéomalacie, amaigrissement).

Examens complémentaires

Ils sont dominés par le fécalogramme et le dosage de la stéatorrhée, d'autres examens sont demandés en fonction de l'orientation étiologique (test à la pentagastrine, test à la sécrétine, tomodensitométrie du pancréas).

Évolution et complications

Non traitée, c'est l'évolution vers la cachexie et diverses carences en fonction de l'étiologie.

Traitement et pronostic

Ils sont fonction de l'étiologie. Certaines thérapeutiques supplétives sont possibles ; vitamine D parentérale ou *Dédrogyl*, vitamine B12 intramusculaire, enzymes pancréatiques (*Créon, Eurobiol*).

MALDIGESTIONS		
CAUSES HÉPATOBILAIRES	CAUSES GASTRIQUES	CAUSES PANCRÉATIQUES
Déficit en sels biliaires (stéatorrhée, malabsorption, vitamines liposolubles K, D, etc.). Obstruction du cholédoque. Cirrhose biliaire primitive. Autres hépatites et cirrhoses.	Déficit en ions H^+ et pepsine, en facteur intrinsèque (source de malabsorption de la vitamine B12). Suites de gastrectomie. Gastrite atrophique (dont la maladie de Bierner). Cancers (dont la linite gastrique). *NB* : l'achlorhydrie favorise la pullulation microbienne.	Déficit en amylase, trypsine, lipase, etc. Pancréatite chronique. Cancer du pancréas.

MALFORMATIONS DE L'APPAREIL URINAIRE (chez le nouveau-né)

Circonstances du diagnostic

Anténatal par échographie fœtale dans 80 % des cas. Dilatation uni- ou bilatérale intéressant le bassinet seul (sténose de la jonction pyélo-urétérale), le bassinet et l'uretère (méga-uretère refluant ou obstructif), l'ensemble des voies urinaires y compris la vessie (valves de l'urètre postérieur, syndrome d'aplasie des muscles de la paroi abdominale). Oligo-amnios traduisant la réduction de la diurèse fœtale.

Bilan anténatal

Recherche de malformations associées. Caryotype fœtal. Évaluation de la fonction urinaire fœtale (dosage dans le liquide amniotique du sodium urinaire et de la β-microglobinurie).

Prise en charge anténatale

- Atteinte sévère : dilatation bilatérale majeure, anomalies du parenchyme rénal, anomalies chromosomiques et/ou malformations associées, insuffisance rénale. Il est légitime d'envisager une interruption médicale de grossesse.
- Situation intermédiaire : avenir post-natal impossible à préciser. Surveillance *in utero* avec décision (exceptionnelle) d'extraction prématurée voire de chirurgie *in utero* devant une obstruction en voie d'aggravation.
- Atteinte bénigne isolée, uni- ou bilatérale modérée : surveillance simple.

Prise en charge post-natale

Confirmation de la dilatation par une échographie après H48. En l'absence d'infection urinaire, l'antibioprophylaxie n'est plus recommandée aujourd'hui.

Complément d'investigations : cystographie rétrograde (recherche d'un reflux vésico-rénal primitif) ou sus-pubienne (valves de l'urètre postérieur). Scintigraphie au Mag 3 avec test au *Lasilix* pour évaluation de l'obstruction dans les syndromes de jonction pyélo-urétérales et les méga-uretères obstructifs.

Évolution et pronostic

En dehors des valves de l'urètre postérieur, où la levée d'obstacle est urgente, l'obstruction s'améliore progressivement de façon spontanée dans la majorité des cas. Indications chirurgicales actuellement exceptionnelles. Importance du dépistage et du traitement curatif et préventif des infections urinaires.

À long terme, les uropathies malformatives sont responsables de 20-30 % des insuffisances rénales de l'enfant.

MALFORMATIONS DE L'APPAREIL URINAIRE (principales malformations)

ANOMALIES	CONSÉQUENCES
REIN	
Absence d'un rein (agénésie).	Pas de trouble. Hypertrophie compensatrice controlatérale.
Rein insuffisamment développé (hypoplasie).	HTA.
Rein contenant un tissu étranger embryonnaire.	Pas de trouble mais fréquente anomalie de la voie excrétrice.
Rein kystique : kyste solitaire, multikystique ; rein polykystique.	Pas de trouble. Insuffisance rénale.
Fusion des deux reins : reins en fer à cheval.	Pas de trouble.
Reins en situation anormale : iliaque, pelvien.	Pas de trouble.
CALICES-BASSINET-URETÈRE	
Mégacalicose, Cacchi et Ricci (→).	Pas de trouble. Parfois lithiase, infection.
Anomalie de la jonction pyélo-urétérale. Anomalie de la jonction urétéro-vésicale : reflux. Méga-uretère, urétérocèle.	Stase. Infection. Destruction progressive du rein et des pyélons correspondants.
Duplication urétéro-pyélo-calicielle. Bifidité urétéro-pyélo-calicielle (dédoublement incomplet).	Pas de trouble, mais lésions associées fréquentes.
VESSIE	
Diverticule.	Rétention. Infection.
Maladie du col.	Rétention. Infection, distension du haut appareil.
URÈTRE	
Valvules. Sténoses.	Uropathies obstructives retentissant sur le haut appareil.
Hypospadias.	Déviation du jet. Sténose du méat souvent associée.

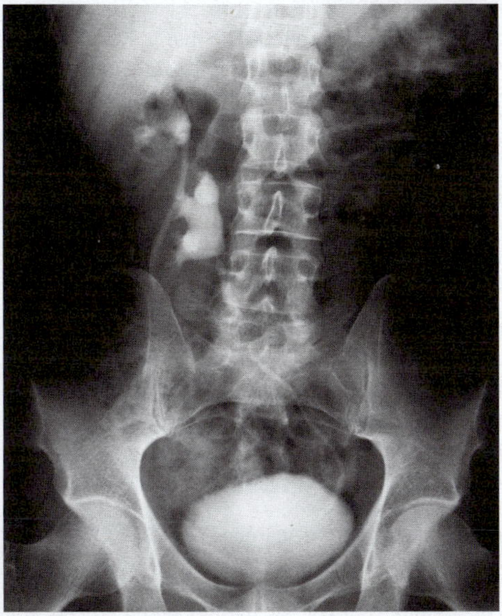

Malposition rénale. Les deux reins sont à droite ; l'abouchement de l'uretère gauche est en place normale.

MALFORMATIONS DE LA CHARNIÈRE, MALFORMATION D'ARNOLD-CHIARI

Définition

Les malformations de la charnière comprennent des anomalies osseuses de la jonction occipito-cervicale et/ou des anomalies nerveuses concernant la jonction bulbo-médullaire.

Anomalies osseuses :

- *l'impression basilaire* a une définition radiologique : c'est l'ascension de l'*apophyse odontoïde* au-dessus de ses repères radiologiques normaux (*cf.* illustration).

Anomalies nerveuses :

- il peut y avoir une compression du bulbe ou de la moelle cervicale haute par les lésions osseuses ;
- il peut y avoir une grosse moelle cervicale par une dilatation du canal épendymaire *(hydromyélie)* ou par une *cavité intramédullaire syringomyélique* (→ Syringomyélie) ;
- *la malformation d'Arnold-Chiari* réalise un allongement et un abaissement de la partie inférieure du 4ᵉ ventricule, du bulbe et de l'amygdale cérébelleuse. Les conséquences de la malformation peuvent être une compression des structures nerveuses ectopiques et/ou une hydrocéphalie par blocages à l'écoulement du liquide céphalo-rachidien.

Signes cliniques

Le mode de révélation et le groupement des symptômes sont variables d'un malade à l'autre :

- les plus typiques sont une *hypertension intracrânienne* permanente ou non, des céphalées à l'effort, à la toux ;
- il peut exister des *signes cérébello-bulbaires* : nystagmus battant vers le bas, troubles de la déglutition, hémiatrophie de la langue par atteinte du XIIᵉ nerf crânien, troubles cérébelleux ;
- il peut exister des *signes pyramidaux :* paraparésie ou une tétraparésie ;
- il peut exister des signes de la série syringomyélique (→), voire une atteinte dissociée de la sensibilité dans le territoire du nerf trijumeau.

L'évolution neurologique peut être lentement progressive mais elle peut être stable, voire comporter des poussées d'aggravation successives.

Le diagnostic différentiel est surtout celui d'une tumeur de la fosse postérieure, d'une sclérose en plaques ou enfin d'une compression médullaire haute.

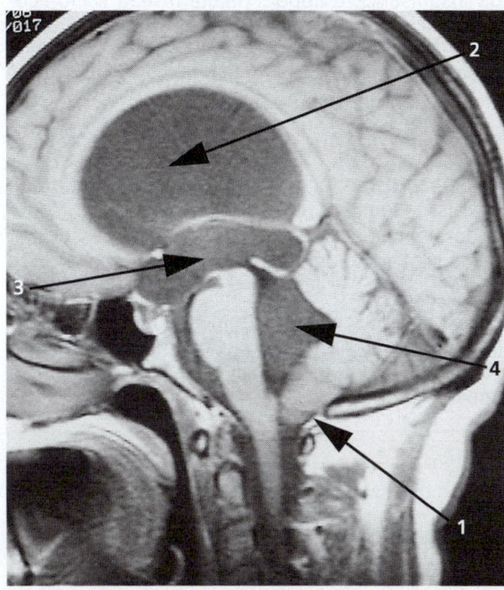

IRM cérébrale (coupe sagittale) ; malformation de Chiari et hydrocéphalie.

1. Malformation ; 2. Ventricule latéral dilaté ; 3. 3ᵉ ventricule ; 4. 4ᵉ ventricule.

Examens complémentaires

Le bilan des lésions nerveuses repose sur l'IRM.

Traitement

Il est neurochirurgical et sera réalisé en milieu spécialisé. L'abstention est légitime dans les formes peu sévères et non évolutives. La chirurgie est proposée dans les formes évolutives, dans les formes présentant des signes neurologiques marqués puis dans les formes associées à une hydrocéphalie.

MALFORMATIONS VASCULAIRES CÉRÉBRALES

Voir *Angiome* et *Anévrismes cérébraux*.

MALNUTRITION

Définition

Troubles dus à un régime carencé en calories et/ou en protéines. La malnutrition calorique réalise le *marasme* ; la malnutrition protéique, le *kwashiorkor*.

Causes et mécanismes

Soit insuffisance d'apport (faible niveau socio-économique, erreurs diététiques, pays du tiers-monde), soit troubles de l'absorption digestive (mucoviscidose, maladie cœliaque, allergie aux protéines du lait de vache).

Signes essentiels

Dans le marasme (âge : 6 à 8 mois) : disparition de la graisse sous-cutanée, fonte musculaire, chute pondérale, aspect sénile ; comportement normal. Pas de signes biologiques.

Dans la carence protéique (âge : 1 à 4 ans) : anorexie, fonte musculaire, œdèmes, chute pondérale, apathie, lésions de la peau et des phanères, hypoprotidémie, anémie, hypoglycémie, hyponatrémie, hypokaliémie.

Éléments de surveillance

- État des selles.
- Température.
- Signes de déshydratation.
- Courbes de poids et de taille.

Évolution et complications

Sans traitement, évolution mortelle. Aggravation à l'occasion de complications infectieuses : rougeole, gastro-entérite, parasitose, tuberculose.

Traitement

Renutrition très progressive, par gavage en cas d'anorexie, avec des aliments hypoallergèniques, sans saccharose et sans lactose. Perfusion en cas de déshydratation. Traitement des carences associées (vitamine, fer, etc.) et des infections.

MALTE (fièvre de)

Voir *Brucellose*.

MALTRAITANCE

Définition

Les sévices subis par des enfants peuvent être de plusieurs types :

- sévices physiques : syndrome de Silverman ;
- sévices sexuels (→) ;
- carence de soins et carence affective.

Causes et mécanismes

Les auteurs sont soit les parents ou un proche, soit un adulte qui a l'enfant en charge.

Facteurs de risque :

- liés aux circonstances de naissance : grossesse non désirée, non suivie, non déclarée ; demande d'IVG restée sans réponse ;
- liés aux antécédents des parents eux-mêmes maltraités dans l'enfance, abandonnés, placés... ;
- liés au contexte socio-familial : mère seule ou débordée, isolement social, toxicomanie, alcoolisme, difficultés socio-économiques, maladie psychiatrique ;
- liés à l'enfant : séparation à la naissance (prématurité), handicap...(*cf.* illustration)

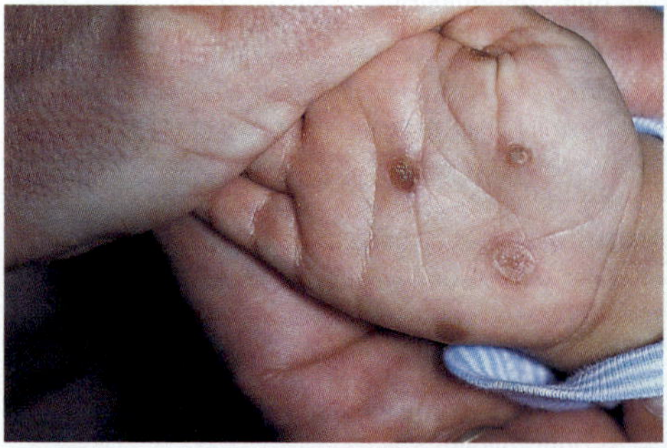

Syndrome de Silverman : brûlures de cigarettes au niveau des paumes des mains.

Signes essentiels

Diagnostic évident : aspect triste, apeuré, négligé ; ecchymoses et hématomes d'âges différents, disséminés ; cicatrices de griffures, striction par des liens ; brûlures ; fractures des membres, multiples ou répétées ; hématome sous-dural.

Penser aux mauvais traitements devant des lésions traumatiques d'âges différents, une fracture chez un enfant qui ne marche pas encore, en cas de retard à la consultation, d'incohérence ou d'invraisemblance dans les explications.

Bilan paraclinique

Dans le syndrome de Silverman :

- Radio de squelette : fractures anciennes et/ou récentes, arrachements épiphysaires ; décollements périostés.
- Fond d'œil : hémorragies rétiniennes.

Évolution et complications

En cas de sévices physiques, risque vital d'autant plus grand que l'enfant est jeune et risque de séquelles neurologiques ou orthopédiques.

Traitement et pronostic

L'hospitalisation permet un travail d'équipe (en lien avec les structures médico-sociales extra-hospitalières) avec 3 objectifs :

- l'observation de l'enfant, sa protection en cas de risque physique ;
- l'évaluation familiale ;
- l'élaboration d'un projet thérapeutique.

L'accord des parents pour l'hospitalisation doit être obtenu (sans leur en cacher les raisons) ; en cas de danger imminent ou de situation trop conflictuelle, le signalement immédiat soit aux forces de police, soit au substitut de permanence au tribunal de grande instance aboutit à une OPP (ordonnance de placement provisoire) confiant l'enfant à l'hôpital.

Le signalement d'un enfant en danger est fait (en dehors des situations d'urgence) à l'inspecteur de l'Aide sociale à l'enfance, représentant le président du Conseil général. Le code pénal prévoit la levée du secret professionnel dans ces situations et des sanctions en cas de non signalement aux autorités administratives de sévices ou privations infligés à un mineur.

L'inspecteur de l'enfance décide, en fonction de l'importance du risque et des possibilités de collaboration avec les parents, de transmettre ou non le signalement au procureur de la République ; celui-ci peut, éventuellement après enquête de police (brigade des mineurs), engager des poursuites pénales et surtout avertir le juge des enfants dont le rôle est la mise en place de mesures de protection, tout en préservant, dans toute la mesure du possible, les liens familiaux (placement ou plus souvent retour à domicile avec mesures d'assistance éducative en milieu ouvert : AEMO).

MANIACO-DÉPRESSIVE (maladie)

Voir *Bipolaire (troubles de l'humeur)*.

MANIE

Définition

La manie se définit par un état aigu d'excitation psychomotrice à l'opposé de la mélancolie.

La dépense excessive et désordonnée de l'énergie se manifeste dans les domaines *psychique* (excitation intellectuelle), *psychomoteur* (agitation motrice) et *somatique* (résistance à la fatigue et besoin de sommeil réduit).

La manie a donc un sens bien différent de celui que l'on donne dans le langage courant aux manies : attachements et habitudes un peu tyranniques auxquels s'adonnent certains sujets.

Causes et mécanismes

L'accès maniaque entre plus souvent dans le cadre d'un trouble de l'humeur bipolaire (80 % des cas). Mais elle peut être difficile à préciser en l'absence d'antécédents personnels maniaques ou mélancoliques, d'antécédents familiaux de troubles cycliques. Parfois, il s'agit d'un virage brutal de l'humeur chez un mélancolique traité.

Il convient d'éliminer d'abord les autres causes d'excitation psychomotrice :

- *intoxications et sevrage* :
  - médicamenteuses (corticoïdes, isoniazide),
  - toxicomaniaques (alcool, cocaïne, haschisch, hallucinogènes),
  - oxycarbonées.

Dans ces cas, on observe souvent une symptomatologie confusionnelle.

- *Traumatismes* : certains traumatismes crâniens peuvent déclencher un accès maniaque, souvent après une phase comateuse.
- *Tumeurs cérébrales* : tumeurs diencéphaliques ou tumeurs préfrontales qui réalisent une excitation euphorique puérile et niaise appelée *moria*.
- *Comitialité* : parfois, l'agitation motrice peut évoquer la fureur maniaque.
- *Endocrinopathies* : certains syndromes hypophysaires, surrénaliens, thyroïdiens peuvent comporter une excitation psychique.
- *Démences séniles* : chez le sujet âgé, l'apparition d'un état maniaque peut représenter le mode d'entrée dans la démence sénile.

• *États d'excitation des schizophrénies* : des symptômes schizophréniques sont associés.
• *Bouffées délirantes aiguës* : l'humeur est labile et associée à de nombreuses idées délirantes.
• *L'excitation névrotique* est exceptionnellement de type maniaque.

L'étiologie de la manie et du trouble de l'humeur bipolaire est encore imparfaitement connue. Endogène, elle survient le plus souvent sans cause déclenchante apparente.

Les facteurs héréditaires existent. Des études prouvent l'existence de troubles métaboliques des amines cérébrales dans la pathologie maniaco-dépressive.

Mais on ignore si les anomalies biochimiques sont à l'origine des troubles de l'humeur ou si elles sont témoins d'autres perturbations biologiques.

Les psychanalystes considèrent l'accès maniaque e un mécanisme de défense contre la dépression.

Signes cliniques

Le début est en général progressif, en quelques jours, marqué par une insomnie et une activité croissante, chez un adulte jeune (entre 18 et 40 ans). Le malade entreprend de multiples activités, fait des démarches un peu extravagantes, des dépenses inconsidérées. Une agitation sur la voie publique est possible (il crie, chante, gesticule), ses propos sont décousus.

L'état d'excitation psychique croissant peut être précédé d'un épisode dépressif de courte durée.

À la période d'état, la présentation du malade est caractéristique : sa tenue est débraillée, souvent extravagante. Il semble de contact facile, est hyperexpressif, familier, jovial, souvent sarcastique. Il gesticule et déambule sans arrêt. Les troubles de l'humeur sont au premier plan : expansivité, euphorie, jovialité, ludisme, alternant avec l'irritabilité. Il parle sans arrêt (logorrhée), chante, plaisante, mais souvent de façon caustique, passe du coq à l'âne.

Sans gêne, le malade ne cache rien de ce qui lui vient à l'esprit. Mais l'humeur est versatile. Il passe brusquement du rire aux larmes.

Sur le plan intellectuel, la manie est caractérisée par la *tachypsychie* (fuite des idées). La tachypsychie est une accélération des processus intellectuels. Les associations d'idées sont rapides par assonance, jeux de mots, etc.

La mémoire semble augmentée : il décrit des faits anciens avec force détails. Mais la fixation des faits récents est malaisée. D'ailleurs, le malade aura une amnésie partielle de son état.

Le patient a des idées de grandeur, de toute-puissance, des thèmes érotiques. L'attention soutenue est difficile. Ce tableau donne l'impression trompeuse d'un bon contact, alors qu'au contraire la communication est superficielle.

Son comportement est marqué par l'excitation psychomotrice et le ludisme. Le maniaque est dans un état d'agitation permanente qui peut aller de la simple instabilité à l'agitation incoercible. Il utilise les éléments de l'ambiance pour en jouer : distribue des rôles, improvise des scènes, etc.

Les troubles somatiques sont importants :

• l'insomnie est subtotale, mais le malade ne ressent pas la fatigue ;
• la faim et la soif sont intenses mais l'amaigrissement est rapide et important ;
• les troubles digestifs sont habituels (constipation fréquente).

Dans les formes plus graves, on peut observer une légère déshydratation, une hyperthermie modérée.

L'examen neurologique est normal dans l'accès maniaque de la psychose maniaco-dépressive.

L'hypomanie est une forme atténuée de manie qui n'en a pas la sévérité clinique et qui autorise un niveau de fonctionnement social, familial, professionnel encore conservé.

Examens paracliniques

Ils sont difficilement praticables avant une amélioration clinique. Ces examens ont plusieurs buts : bilan clinique habituel, recherche de désordres métaboliques (déshydratation, etc.), bilan prélithium, éventuellement recherche d'une étiologie organique.

On pratique donc :

• un bilan biologique sanguin : NFS-VS ; plaquettes ; ionogramme sanguin ; créatininémie ; urée, glycémie ; bilan thyroïdien ; TCA-TP ;
• urinaire : clairance de la créatinine ;
• un électroencéphalogramme éventuellement ;
• un électrocardiogramme ;
• un scanner cérébral est vivement recommandé (premier épisode).

Éléments de surveillance

L'hospitalisation d'urgence est nécessaire, même contre le gré du malade. L'état maniaque peut être une indication du service fermé, de préférence en chambre seule. Le maniaque ne doit pas quitter le service, car sa conduite peut être dangereuse pour lui-même et pour autrui (conséquences médico-légales).

L'observation du malade permet de préciser le comportement, en particulier alimentaire, de noter les troubles du sommeil et de repérer éventuellement des indices d'une étiologie exogène (désorientation temporo-spatiale, convulsions, céphalées, vomissements, attitude ébrieuse, etc.). On surveillera le poids, la température, l'état d'hydratation clinique et biologique.

Évolution et complications

La durée d'un accès maniaque varie de quelques jours à quelques semaines. Dans son évolution spontanée, il dure en moyenne 4 à 5 mois. Il guérit habituellement, mais récidive fréquemment. Une dépression peut lui succéder.

Les complications peuvent être médico-légales (attentat à la pudeur), financières (dépenses inconsidérées justifiant une mesure de protection des biens) et somatiques (alcoolisation, promiscuité sexuelle)

Rarement, la manie prend une forme chronique qui peut guérir ou évoluer vers un délire chronique ou une démence.

Traitement et pronostic

C'est une urgence thérapeutique :

• Il faut parfois recourir à une hospitalisation sous contrainte.

L'attitude thérapeutique est importante :

• éloigner les tiers ;

• ne manifester ni crainte, ni agitation, ce qui ne ferait qu'accroître l'agitation du patient ;

• l'infirmière ne doit pas rester seule en face de l'agité, car si la communication verbale est impossible, on peut être amené à une contention manuelle momentanée ;

• l'attitude et les propos des infirmiers ne doivent pas signifier une menace de sanction mais l'incitation à une communication qui ne passe pas par l'agitation ;

• préparer le matériel pour une injection intramusculaire d'un sédatif, en dehors du regard du malade, à qui l'on devra indiquer les raisons d'une telle injection ;

• les gestes médicaux usuels (prise de la tension artérielle, du pouls) peuvent favoriser ce climat rassurant ;

• au décours de l'agitation, on suscitera du malade la verbalisation de ses difficultés.

La chimiothérapie : on commence généralement par un traitement neuroleptique sédatif injectable, si besoin (IM) ou *per os*. On utilise le plus souvent du *Largactil*, du *Loxapac* ou de l'*Haldol* à doses importantes.

On peut être amené à associer des analeptiques cardio-vasculaires (correcteurs de l'hypotension induite par les neuroleptiques sédatifs) et des antiparkinsoniens correcteurs d'effets secondaires des neuroleptiques.

Le traitement est injectable, poursuivi pendant quelques jours, puis on peut utiliser la voie orale.

Il faut d'emblée introduire un thymorégulateur : carbamazépine ou lithium.

L'action du lithium dans le traitement de l'accès maniaque est plus lente que celle des neuroleptiques. L'amélioration apparaît vers le 8e jour avec une concentration sanguine suffisante (autour de 1 mEq/l).

Le traitement sera poursuivi plusieurs semaines aux mêmes doses avant de réduire les posologies.

Dans la manie de la psychose maniaco-dépressive, les thymorégulateurs jouent un rôle préventif des rechutes (→ Bipolaire (trouble)). Une phase dépressive succède souvent à l'accès maniaque.

Pour la pratique, on retiendra :

État aigu d'excitation psychomotrice survenant dans la plupart des cas dans le cours d'un trouble bipolaire, alternant états maniaque et mélancolique.
Cliniquement, l'agitation psycho-motrice est évidente. Il s'agit d'une urgence thérapeutique nécessitant l'hospitalisation en milieu fermé.
Le rôle de l'infirmière est très important :
– surveillance de l'état psychique et de son retentissement somatique ;
– administration de neuroleptiques et de thymorégulateurs, en particulier le lithium.

MARFAN (syndrome de)

Maladie héréditaire de transmission dominante autosomique touchant surtout le squelette, les yeux, le cœur et les vaisseaux. Le principal gène impliqué dans cette maladie est porté par le chromosome 15 et code pour une protéine du tissu conjonctif : la fibrilline 1.

• L'atteinte squelettique est marquée par une taille élevée due à une longueur anormale des membres, des doigts et des orteils. Cet excès de longueur est responsable d'un rapport envergure/taille supérieur à 1-1,05. S'y associent diversement : un visage long et étroit, un thorax également étroit et déformé, une scoliose et/ou une cyphose, une hyperlaxité ligamentaire.

• L'atteinte oculaire est caractérisée par l'ectopie (luxation ou sub-luxation) du cristallin, l'allongement du globe oculaire source de myopie, les anomalies de la cornée et le risque plus fréquent de décollement rétinien.

• L'atteinte cardio-vasculaire est marquée par la présence fréquente d'un prolapsus de la valve mitrale, le risque d'anévrisme ou de dissection de l'aorte.

Le diagnostic une fois posé, ces enfants doivent bénéficier d'une surveillance rigoureuse et régulière, à la recherche de complications à traiter éventuellement. Des conseils concernant l'activité physique doivent régulièrement être renouvelés. Un suivi psychologique pourra être proposé à ces enfants ainsi qu'à leurs familles (rôle des associations de patients).

MASSAGE CARDIAQUE EXTERNE

Préliminaires :

• le massage cardiaque externe doit être entrepris immédiatement en cas d'arrêt cardio-circulatoire ;
• l'arrêt cardiaque est certain chez un patient inconscient avec disparition des pouls fémoraux ou carotidiens ;
• le massage cardiaque doit impérativement être associé à une ventilation au masque ou par bouche à bouche.

Technique :

• le patient est mis à plat sur le dos idéalement sur un plan dur ;
• se placer à côté du malade à une bonne hauteur : le thorax du patient ne doit pas être plus haut que la ceinture de l'opérateur ;
• placer la paume d'une main à plat sur le milieu du sternum du patient au niveau de la moitié inférieure ; l'autre paume recouvre la première ;
• appuyer sur le sternum en donnant des impulsions fermes mais non brutales, suffisamment énergiques pour provoquer un pouls fémoral contrôlé par une autre personne ;
• le rythme des impulsions doit être de 80 à 90/min.

Remarque : le risque est la fracture de côtes qui est en fait réduit si les gestes sont correctement effectués.

MASTODYNIE

Définition

On appelle mastodynie l'existence de douleurs mammaires ou de sensation de pesanteur des seins ou de tension souvent associées à un œdème de la glande.

Causes et mécanismes

Cette douleur ou tension peut relever de trois causes :

• *endocrinienne cyclique prémenstruelle*, par insuffisance lutéale ;
• *psychosomatique*, avec, probablement, un relais endocrinien ;
• tumorale : certains cancers sont révélés lors d'une douleur permanente qui traduit une poussée évolutive.

Signes essentiels

La tension douloureuse à type de brûlure siège le plus souvent au niveau du quadrant supéro-externe, à gauche. Elle irradie dans l'aisselle et la face interne du bras.

La palpation de la zone douloureuse montre souvent une impression de granité glandulaire ou un véritable placard de mastose.

Le terrain de la mastodynie est souvent particulier : femme anxieuse, cancérophobe, stérile, ayant des problèmes sociaux, familiaux ou sentimentaux.

Les examens paracliniques ne montrent aucune anomalie.

Traitement

Le traitement est hormonal : progestatifs administrés par voie locale (gel) ou générale pendant 10 jours à partir du 15e jour ou pendant 20 jours en commençant le 5e jour du cycle. On associera des sédatifs nerveux sans action mammotrope ou/et une psychothérapie.

MASTOÏDITES AIGUËS DU NOURRISSON ET DE L'ENFANT

Définition

La mastoïdite est l'atteinte inflammatoire et infectieuse des cellules mastoïdiennes du rocher, elle constitue une complication des otites. Les lésions intéressent la muqueuse mastoïdienne, mais aussi parfois, à des degrés variables, les travées osseuses.

Dans l'évolution d'une otite aiguë ou d'une otite chronique, l'atteinte mastoïdienne se traduit par l'existence :

• de *signes locaux* : douleur à la pression de la mastoïde, otorrhée purulente persistante fétide, collection suppurée rétro-auriculaire (mastoïdite extériorisée) ;
• de *signes généraux* : syndrome infectieux, altération de l'état général, anomalies de la courbe pondérale ;
• de *signes radiologiques* : aspect « gommé » des cellules mastoïdiennes.

Actuellement, les mastoïdites aiguës sont devenues plus rares du fait de la généralisation du traitement antibiotique des otites, les complications mortelles ont pratiquement disparu. On observe le plus souvent des mastoïdites subaiguës d'évolution traînante.

Traitement

Dans un premier temps le traitement est *médical* (antibiotique). Devant un échec ou si la mastoïdite est extériorisée, le traitement devient *chirurgical* : la mastoïdectomie. Il permet d'éviter des complications très graves : thrombophlébite du sinus latéral, paralysies faciales, labyrinthites (surdité, vertiges), voire des abcès cérébraux.

MÉGACÔLON CONGÉNITAL (ou maladie de Hirschprung)

Définition

Défaut d'innervation de la paroi intestinale siégeant au niveau du rectum, pouvant s'étendre jusqu'à la jonction recto-sigmoïdienne, plus rarement au côlon, voire au grêle. La zone non innervée réalise un obstacle fonctionnel à la progression du bol intestinal.

Causes et mécanismes

Mécanisme génétique. Il s'agit de la mutation de l'oncogène RET.

Signes essentiels

Retard à l'élimination du méconium ; plus tard, constipation ou alternance de constipation et diarrhée ; ballonnement abdominal ; retentissement sur l'état général (*cf.* illustration).

Examens paracliniques

• Radio d'abdomen sans préparation : distension gazeuse du côlon ; absence d'air dans le petit bassin.

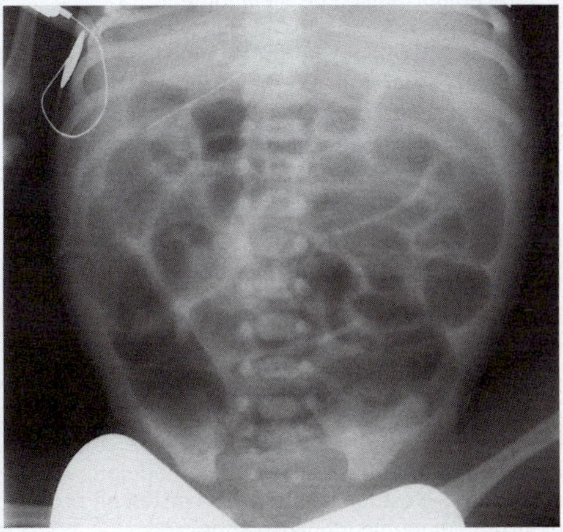

Mégacôlon congénital. Radiographie sans préparation d'un abdomen : aéroiléocolie avec distension des anses et absence d'air dans le petit bassin.

• Manométrie rectale : absence de réflexe anal inhibiteur lors de l'augmentation de pression intrarectale.
• Biopsie rectale : confirmation histologique.
• Lavement opaque : disparité de calibre entre le rectum de taille normale et la dilatation sus-jacente.

Éléments de surveillance

• Croissance : poids et taille.
• Selles.
• Ballonnement.
• Vomissements.

Évolution et complications

Les trois principales complications sont : l'occlusion intestinale, l'entérocolite ulcéro-nécrosante (très grave), la péritonite par perforation.

En l'absence de traitement, risque vital en cas d'entérocolite foudroyante.

Traitement et pronostic

Pendant la première année, le traitement a pour but d'assurer l'évacuation des selles par « nursing » (lavements, sonde rectale, etc.) ou par dérivation chirurgicale.

Le traitement chirurgical (suppression de la zone pathologique) est difficile et se fait vers l'âge de 1 an.

Le pronostic est fonction de la longueur du segment pathologique et du rétablissement de la continence anale.

MÉGACÔLON ET MÉGADOLICHOCÔLON

Définition

Le *mégacôlon* correspond à une dilatation chronique du côlon ; le *mégadolichocôlon* associe dilatation et allongement du côlon.

Causes et mécanismes

On oppose :

• *les mégacôlons idiopathiques* constitutionnels qui s'observent surtout chez l'enfant (→ Mégacôlon congénital) ;

• *les mégacôlons acquis* ou secondaires qui s'observent surtout chez l'adulte. Les principales causes sont des endocrinopathies (hypothyroïdie, acromégalie) ; certaines affections neurologiques ; la maladie de Chagas (en Amérique) ; certaines toxicomanies (morphine) ; l'hypokaliémie.

Il faut éliminer :

• un obstacle néoplasique ou inflammatoire ;

• la maladie de Hirschsprung où existe une anomalie de l'innervation intrinsèque du côlon.

Signes essentiels

Il existe une constipation souvent opiniâtre et douloureuse. Coloscopie et lavement baryté sont utiles.

Traitement et pronostic

C'est le traitement de la constipation (→) auquel s'ajoute parfois une psychothérapie. Il faut éviter les laxatifs irritants ; les lavements évacuateurs, parfois nécessaires, ne doivent pas être répétés.

✚ Évolution

Il peut apparaître un tableau occlusif dû à un fécalome.

MÉGALÉRYTHÈME ÉPIDÉMIQUE (Cinquième maladie)

Définition, causes et mécanismes

Le mégalérythème épidémique ou 5e maladie est une fièvre éruptive bénigne fréquente ; l'origine est le *Parvovirus* B19. Elle est contagieuse avant l'éruption et se transmet par voie respiratoire ou materno-fœtale.

✚ Signes essentiels, évolution, surveillance

Il touche surtout l'enfant de 5 à 15 ans. L'incubation est de 7 à 10 jours. Les premiers signes associent fièvre et myalgies. L'éruption sur le visage a un aspect soufflé et est maculaire sur le corps avec un aspect en arabesque. Il peut exister des arthralgies et arthrites plus fréquentes chez l'adulte

Traitement et pronostic

Le traitement est symptomatique (*Aspirine*, paracétamol).

L'évolution est bénigne dans la majorité des cas. Chez la femme enceinte, des manifestations sévères sont observées surtout si la contamination a lieu au 2e trimestre (anasarques fœtaux, anémies fœtales, myocardite…), nécessitant une surveillance obstétricale étroite.

MÉGA-ŒSOPHAGE

Voir *Achalasie du sphincter inférieur de l'œsophage.*

MÉGA-URETÈRE

Définition

C'est une dilatation congénitale d'une partie ou de la totalité d'un uretère.

Causes

Il existe une anomalie de la jonction urétéro-vésicale : sténose, reflux, urétérocèle.

Conséquences

Il réalise une uropathie obstructive responsable d'infections urinaires et de destruction du rein. Le méga-uretère bilatéral chez le petit enfant justifie l'indication formelle d'UIV devant toute infection urinaire récidivante. La cystographie rétrograde, la scintigraphie sous *Lasilix* complètent le bilan. La chirurgie est nécessaire pour les formes obstructives et avec reflux.

MÉLANOME CUTANÉ

Définition

Le mélanome est une tumeur maligne développée à partir des mélanocytes. La malignité peut y être une des plus agressives de tous les cancers. Le traitement à une phase initiale de l'évolution peut néanmoins guérir le patient.

Causes et mécanismes

Mal connus : on retient la notion de sujets à risque de mélanome cutané :

- antécédent familial de mélanome ;
- phototype 1, 2 ou 3 (peau claire, bronzant mal) ;
- expositions solaires surtout dans l'enfance ;
- existence de nombreux nævus pigmentaires ;
- nævus dysplasiques et congénitaux géants.

Le mélanome survient dans 80 % des cas en peau saine et dans seulement 20 % des cas sur un nævus préexistant.

Signes cliniques

Plusieurs aspects sont possibles.

Le mélanome de Dubreuilh est la forme la moins grave, elle touche le sujet âgé.

Un placard pigmenté, volontiers du visage, s'étend très lentement : la malignité y est alors purement locale.

Après une dizaine d'années, un nodule peut se constituer : c'est le signe d'une invasion en profondeur du mélanome (*cf.* illustration).

Le mélanome à extension superficielle touche le sujet jeune dans une zone non habituellement exposée à la lumière. Il est trop souvent confondu avec un nævus pigmentaire bénin alors que certains

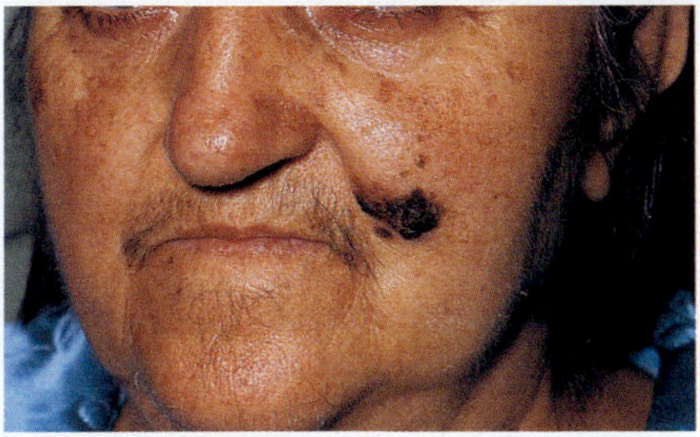

Mélanome de Dubreuilh.

caractères cliniques devraient inquiéter : transformation ou extension récente remarquée par le patient, irrégularité des bords, polychromie de la lésion (*cf.* illustration).

Le stade de la malignité locale est beaucoup plus court dans ce type de mélanome que dans le mélanome de Dubreuilh, avant l'envahissement en profondeur de la prolifération mélanocytaire.

Le mélanome nodulaire d'emblée est le plus grave (invasif d'emblée). Survenant à tout âge, il forme un nodule habituellement noir de croissance rapide, devenant bourgeonnant et hémorragique. Le pronostic est des plus sombres (*cf.* illustration).

Examens complémentaires

L'exérèse de toute lésion soupçonnée d'être un mélanome s'impose pour un examen histologique.

En cas de confirmation, une reprise chirurgicale et un bilan d'extension, fonction du stade du mélanome, sont entrepris :

- clinique : recherche d'adénopathies, de métastases (cutanées, pulmonaires, hépatiques, cérébrales, etc.) ;

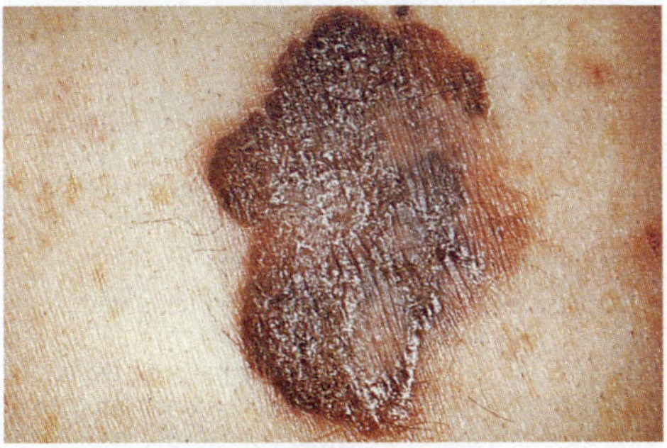

Mélanome cutané à extension superficielle.

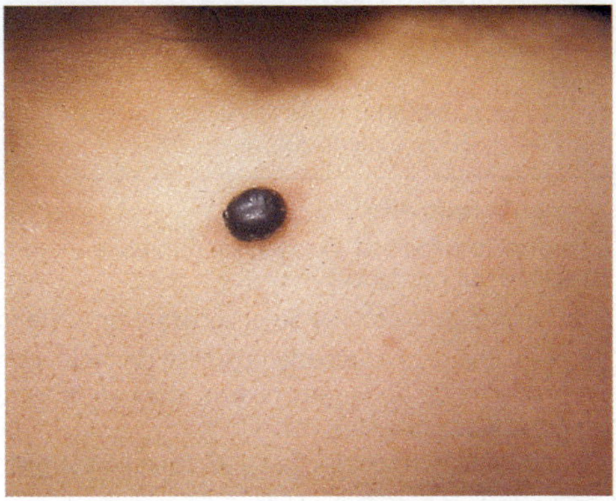

Mélanome cutané nodulaire d'emblée.

- paraclinique : radio pulmonaire, biologie et échographies hépatiques et ganglionnaires.

Éléments de surveillance

Ils concernent :
- le dépistage de métastases par des consultations répétées ;
- le dépistage de la survenue d'un second mélanome.

La surveillance de la tolérance des traitements entrepris.

Évolution

Schématiquement, moins le mélanome s'enfonce dans le derme, moins il est épais, plus le pronostic est favorable (c'est l'indice de Breslow qui mesure l'épaisseur de la tumeur : au-delà de 0,75 mm, le pronostic est réservé et d'autant plus mauvais que l'on s'éloigne de ce chiffre).

Traitement

L'importance de l'exérèse chirurgicale large de la lésion doit être répétée.

Aucun protocole thérapeutique n'a encore fait la preuve de son efficacité à un stade avancé de la maladie (chimiothérapie, immunothérapie, voire radiothérapie). L'interféron a est utilisé en traitement adjuvant pour certains mélanomes au stade 1 (fonction de l'épaisseur de la tumeur à l'indice de Breslow).

La détection du ganglion sentinelle est actuellement recommandée en France par un indice de Breslow > 1,5 mm.

Éducation du patient : mélanome cutané

Le mélanome cutané est le cancer de la peau le plus redoutable. Sa prévention est une préoccupation essentielle.

Ce qu'il faut dire

Le principal facteur externe responsable est le soleil (principalement les UVB et les coups de soleil reçus dans l'enfance).

Se reconnaître comme sujet à risque de mélanome cutané est fondamental :

– présence d'un antécédent familial de mélanome ;
– présence de nombreux nævus, dont certains atypiques ou présents dès la naissance ;
– phototype clair ;
– antécédent de coups de soleil dans l'enfance.

Connaître les bases de l'autosurveillance

Examen par soi-même 3 à 4 fois par an pour dépister une modification d'un nævus existant ou dépister l'apparition d'une nouvelle lésion pigmentée.

Connaître les signes d'alerte devant faire consulter le dermatologue en cas de modification d'un nævus. Ces signes reposent sur l'ABCDairE :

– A : Asymétrie du dessin.
– B : Bordure irrégulière.
– C : Plusieurs Couleurs ou modifications de la Couleur.
– D : Dimensions (> 6 mm de grand axe).
– E : Élargissement, c'est-à-dire toute augmentation de taille.

Ce qu'il faut conseiller d'éviter

Le soleil et particulièrement les expositions intenses générant des coups de soleil.

L'exposition des enfants au soleil sans protection vestimentaire.

Un retard de consultation du dermatologue en cas de tache pigmentée suspecte sur la peau ou de nævus récemment modifié (*cf.* l'ABCDairE).

MÉLANOME MALIN DE LA CHOROÏDE

Définition

Tumeur unilatérale de l'adulte d'âge moyen, d'évolution redoutable, métastasant à distance au foie, à l'os et au cerveau. Elle peut être décelée précocement par le changement d'aspect d'un nævus choroïdien connu et surveillé : augmentation de taille, aspect en voussure, hémorragie à l'intérieur de la tumeur. Plus tardivement, elle est révélée par un décollement de rétine avec baisse de la vision.

Le décollement tumoral sera confirmé par l'angiographie et l'échographie.

Les éléments du diagnostic seront étayés par l'angiographie et l'échographie.

Traitement

Le traitement classique par énucléation est de plus en plus souvent remplacé par un traitement conservateur : protonthérapie, radiothérapie.

MÉLÉNA

Voir *Hémorragie digestive d'origine haute.*

MENACE D'ACCOUCHEMENT PRÉMATURÉ (MAP)

Définition

La menace d'accouchement prématuré (MAP) est un accident survenant entre 26 et 37 semaines d'aménorrhée et évoluant spontanément vers l'accouchement en l'absence de traitement.

C'est une maladie sociale du fait de :

- sa *fréquence* : 6,8 % des accouchements en 2000 ;
- sa *gravité* : 30 à 60 % des prématurés décèdent par détresse respiratoire, hémorragie intraventriculaire ou infection, et pour les survivants, la proportion de séquelles psychomotrices et des retards intellectuels est très élevée.

Causes et mécanismes

Étiologie

La principale est un antécédent d'accouchement prématuré ou de fausse couche tardive. Les autres facteurs sont d'ordre social et organique. Parmi les facteurs sociaux, on note : les classes sociales défavorisées, la grande multiparité, le jeune âge ou l'âge avancé, les toxicomanies, le tabagisme.

Causes locales :

- utérines : hypotrophie utérine associée ou non à des malformations ;
- béance du col, fibromes, cervicite ;
- ovulaires : insertion vicieuse du placenta, prævia ; surdistension ovulaire, grossesse multiple ou hydramnios, rupture prématurée des membranes.

Causes générales : syndrome vasculo-rénaux, infections urinaires, maladies infectieuses (listériose), diabète, anémie.

Causes socio-économiques et mode de vie : la prématurité est de plus grande fréquence dans les milieux défavorisés où les femmes sont astreintes à de lourds travaux ménagers, de longs et difficiles déplacements pour aller à leur travail, des activités pénibles. Certaines professions où les stations debout sont longues ou bien les efforts physiques importants sont particulièrement exposées. Le célibat ajoute à ces facteurs favorisants. Cependant, le comportement des femmes enceintes, ou de leur conjoint, intervient aussi : les longs trajets en voiture lors de week-ends ou des vacances, le tabagisme, l'absence de repos.

Anomalies morphologiques et physiologiques générales :

- taille inférieure à 1,50 m ;
- prise de poids inférieure à 5 kg pendant la grossesse ;
- femme maigre.

Antécédents obstétricaux :

- curetages et dilatation du col lors d'avortements spontanés ou interruption volontaire de grossesse (IVG) ;
- accouchements prématurés antérieurs ;
- grossesses rapprochées.

Circonstances : parfois l'accouchement prématuré est redouté :

- dans certains cas, il existe une des causes connues, la déceler est un des buts des consultations prénatales ;
- dans d'autres cas, l'accouchement prématuré est inopiné. Il survient alors que rien ne le faisait craindre. C'est aussi un des buts des examens prénataux de déceler les premiers signes de « menace ».

Signes essentiels

La menace d'accouchement prématuré peut se traduire par plusieurs signes, plus ou moins associés, avec des degrés de gravité variables.

Les contractions utérines :

- il faut interroger la patiente à chaque consultation et lui apprendre à les reconnaître ;
- elles existent à l'état normal pendant la grossesse. L'utérus devient dur, il se met en boule, mais elles surviennent alors de façon intermittente et brève (moins d'une minute). Elles peuvent être déclenchées par la marche, la voiture ;
- elles sont anormales si elles deviennent fréquentes et/ou douloureuses ou en salves, ou si elles prennent un rythme régulier (une toute les 10 minutes et durant 35 secondes).

L'écoulement de liquide amniotique :

Il traduit la rupture prématurée des membranes.

Les métrorragies :

- l'examen retrouve un utérus tonique et contractile à la palpation et un col modifié. (Normalement, pour une première grossesse, jusqu'à 37 semaines, le col est long, dur, postérieur et fermé à l'orifice externe. Chez la multigeste, il est souvent perméable à l'orifice externe) ;
- anomalies aux Doppler utérins ou ombilicaux.

Pronostic et évolution

La gravité de la menace d'accouchement prématuré est variable, elle est jugée d'après l'importance des anomalies constatées.

Traitement

Actif :

- dans les menaces moyennes (contractions fréquentes, modification nette du col) : repos au lit jusqu'à disparition des signes, spasmolytiques intraveineux ou intramusculaires, tocolytiques, et/ou progestatif, hospitalisation si nécessaire ;
- dans les menaces graves (contractions régulières et fortes, col effacé et/ou dilaté) ou rupture des membranes : hospitalisation en urgence en milieu spécialisé.

Préventif

Essentiel, car les handicapés sont en majorité d'anciens prématurés, il comporte :

- le dépistage des circonstances favorisantes, à la première consultation ;
- la recherche des contractions et des modifications du col à chaque examen ;
- les consultations rapprochées en fonction des risques découverts ;
- l'arrêt de travail si la profession est pénible ;
- le cerclage du col à 15 semaines si nécessaire ;
- les tocolytiques.

Éducation

- arrêt du tabac et de la toxicomanie, des conduites à risque d'infections sexuelles. Limiter certaines activités physiques : voyages, courses, ménage... ;
- arrêt du travail si celui-ci est physiquement ou psychiquement épuisant ou lorsque le trajet est trop long ;
- dépister les infections urinaires ou vaginales ;
- demander la visite d'une sage-femme à domicile ;
- faire le suivi dans un service de niveau 3.

MENDELSON (syndrome de)

Définition

C'est une pneumopathie nécrosante secondaire à l'inhalation de liquide gastrique. On l'appelle aussi *pneumopathie d'inhalation*.

Causes et mécanismes

L'inhalation de liquide gastrique acide provoque au niveau de l'arbre bronchique et des alvéoles des lésions nécrotiques avec œdème pulmonaire et rupture des parois alvéolaires.

L'infection est fréquente. Cette inhalation survient lors d'une anesthésie, d'un coma, d'une intoxication éthylique, d'une crise convulsive.

Signes cliniques et paracliniques

Le tableau clinique et paraclinique est celui d'un œdème lésionnel qui peut être gravissime.

Traitement et pronostic

C'est un traitement de réanimation : le traitement doit être préventif lorsqu'il est possible. Intubation avec ballonnet gonflé et surveillé lors des anesthésies et des comas.

Le pronostic est sombre.

MÉNINGITE CÉRÉBRO-SPINALE À MÉNINGOCOQUES

Définition, causes et mécanismes

Elle est provoquée par le méningocoque *Neisseiria meningitidis*. L'habitat exclusif de ce germe est le rhino-pharynx de l'homme (il y a des porteurs sains) à partir duquel il peut envahir les méninges. La maladie atteint surtout l'adolescent et l'adulte jeune mais aussi l'enfant de moins de 2 ans.

Signes essentiels

Cliniques :

- chez le *grand enfant et l'adulte* le début est brutal après une incubation de 2 à 4 jours : fièvre à 39, 40 °C, céphalées, vomissements ; le syndrome méningé est bientôt évident avec hyperesthésie, raideur de la nuque, signes de Kernig et de Brudzinski. Des paralysies isolées de la musculature oculaire sont possibles. On peut noter encore un herpès labial, surtout un purpura, des arthralgies, une splénomégalie qui traduiraient une diffusion septicémique ;
- les *formes cliniques* comprennent : des formes atténuées (ou décapitées par une antibiothérapie aveugle), des formes graves avec coma fébrile, le *purpura fulminans* (→) ;
- la *MCS du nourrisson* est insidieuse avec une fièvre modérée et quelques troubles digestifs chez un enfant maussade et grognon. L'apparition de convulsions ou d'un déficit moteur impose la PL. Par ailleurs, il faut rechercher une tension de la fontanelle, un plafonnement du regard, une alternance de rougeur et de pâleur du visage. La raideur de la nuque est inconstante. Les séquelles neuropsychiques restent fréquentes en cas de traitement tardif.

Examens complémentaires : la ponction lombaire ramène un liquide opalescent, louche, ou encore limpide. L'examen direct montre des polynucléaires plus ou moins altérés et surtout, il peut montrer des diplocoques à Gram négatif, intracellulaires, la culture est systématique. L'albuminorachie est augmentée, la glycorachie est basse. Les hémocultures sont systématiques. La NFS montre une polynucléose neutrophile. Un prélèvement rhinopharyngé est pratiqué chez le malade et son entourage (*cf.* illustration).

Surveillance, évolution, complications

L'évolution sous antibiotiques est le plus souvent favorable. Elle est suivie sur la fièvre, les signes neurologiques, les examens de LCR. Des complications ou des séquelles (nourrisson notamment) restent possibles.

Traitement et pronostic

La pénicilline G, l'ampicilline et l'amoxicilline sont indiquées lorsque le germe est isolé et que l'on dispose d'un antibiogramme. Les céphalosporines de 3e génération sont actuellement les plus utilisées en cas de suspicion de méningite bactérienne. Il est recommandé de faire en urgence une injection de

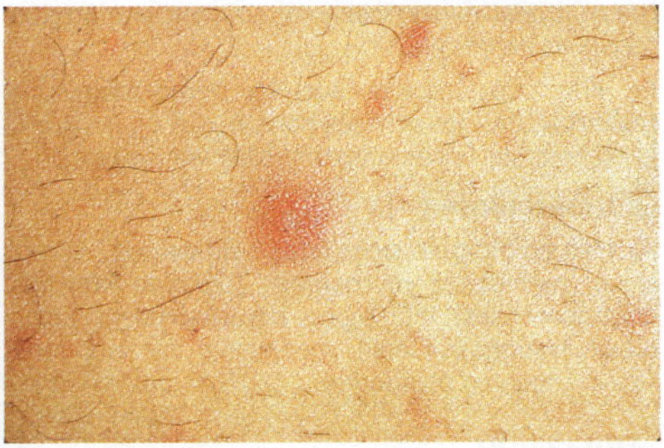

Méningite cérébro-spinale à méningocoques : *purpura.*

ceftriaxone (*Rocéphine*), 1 g en IM ou adapté au poids de l'enfant en cas de suspicion, dès la première consultation. Le pronostic est assez bon. La déclaration (n° 13) et l'isolement sont obligatoires. Deux prélèvements de gorge négatifs à 48 heures sont nécessaires pour parler de guérison. Une chimioprophylaxie doit être prescrite pour l'entourage et/ou le personnel (rifampicine ou spiramycine, *per os*).

MÉNINGITE À LIQUIDE CLAIR

On parle de méningite lorsque le LCR contient plus de 10 éléments par mm^3.

Diagnostic

Il est évoqué devant un *syndrome méningé aigu ou subaigu et fébrile*. Le syndrome méningé est reconnu par la triade céphalées-vomissements-raideur de nuque et la constatation de signes méningés impose la *pratique en urgence d'une ponction lombaire*. L'étude cytobactériologique et biochimique du liquide céphalo-rachidien permet de poser le diagnostic de méningite à liquide clair et le plus souvent il s'agira d'une *méningite lymphocytaire*.

Diagnostic différentiel

• Le *méningisme* se rencontre surtout chez l'enfant. Il est caractérisé par une réaction méningée clinique modérée, lors d'un état infectieux mais associée à un LCR normal.

• L'hémorragie méningée.

• La *sclérose en plaques* et certaines polyradiculonévrites (clinique évocatrice).

• Une réaction méningée aseptique associée à un abcès du cerveau (→) dont le diagnostic sera confirmé par un scanner cérébral ou une *méningite bactérienne aseptique* (c'est-à-dire sans mise en évidence de germes en culture) : liquide contenant des *polynucléaires* en nombre accru. L'altération de l'état général, l'hyperalbuminorachie marquée et l'hypoglycorachie sont en faveur d'une méningite bactérienne (→). En cas de doute, il convient d'effectuer une recherche des antigènes solubles dans le sang et le LCR, de pratiquer précocement une ponction lombaire de contrôle et surtout de traiter le malade par antibiotiques, comme dans une méningite purulente (→).

Étiologie et traitement

Le deuxième problème auquel est confronté le médecin est *celui du diagnostic étiologique* de cette méningite à liquide clair : il faut éliminer en premier le *diagnostic de méningite tuberculeuse* (et ceci malgré sa rareté) du fait de l'urgence et de la gravité que représente cette étiologie.

Les méningites virales : ce sont les plus fréquentes. Elles sont bénignes et guérissent spontanément, mais il s'agit néanmoins d'un diagnostic d'élimination.

Elles surviennent souvent par petites endémies, volontiers estivales. Un début brutal, la bonne tolérance d'un syndrome infectieux franc, les myalgies, une éruption cutanée sont des arguments cliniques en faveur d'une méningite virale.

L'étude du LCR montre une réaction cellulaire lymphocytaire (parfois panachée avec des polynucléaires), un liquide stérile, une glycorachie normale et une hyperalbuminorachie modérée.

Le type de virus en cause peut être identifié par deux sérodiagnostics successifs à 15 jours d'intervalle, mais il s'agit d'examens coûteux et rarement indispensables. Le traitement est limité au repos, aux antalgiques et aux antipyrétiques. Parmi les méningites virales, on peut citer les *méningites ourliennes* fréquentes et dont le diagnostic est facilité par la parotidite et/ou par *l'hyperamylasémie*.

La poliomyélite antérieure aiguë (PAA) est actuellement devenue très rare du fait de la vaccination obligatoire. La PAA peut réaliser une méningite lymphocytaire.

Le contexte, la survenue de déficits moteurs avec abolition des réflexes ostéo-tendineux, la majoration tardive de l'hyperalbuminorachie sont évocatrices. Le diagnostic sera confirmé par la recherche du virus dans les selles et surtout par le *sérodiagnostic*.

Les méningites à *Listeria* sont graves, en augmentation de fréquence, et de diagnostic difficile. Elles surviennent sur un *terrain évocateur* : grossesse, cirrhose, immunodépression, sujets âgés (après 50 ans). Le syndrome méningé peut être aigu, subaigu ou très discret. Il existe souvent des *signes d'atteinte du tronc cérébral* (atteinte multiple des nerfs crâniens, signes cérebelleux, mouvements anormaux). Il peut y avoir des troubles de la conscience d'aggravation progressive et il existe des formes comateuses souvent mortelles.

La ponction lombaire montre un LCR clair ou trouble. L'hypercytose peut être faite de lymphocytes ou de polynucléaires, en réalité *la réaction cellulaire est typiquement panachée*, faite de polynucléaires et de lymphocytes en pourcentage variable. L'hyperalbuminorachie est supérieure à 1 g par litre, la glycorachie peut être transitoirement abaissée. *Le diagnostic est bactériologique et repose sur les hémocultures et les cultures du LCR*. Le traitement antibiotique comporte une β-lactamine : pénicilline G ou ampicilline par voie IV. Il sera prolongé et associé à une réanimation symptomatique. Même en cas de traitement bien conduit, des séquelles neurologiques sont possibles.

Les leptospiroses peuvent s'accompagner d'une méningite lymphocytaire. Le contexte épidémiologique est évocateur (égoutiers, personnel des abattoirs). Il peut exister concomitamment une atteinte rénale et hépatique.

Le diagnostic repose sur les hémocultures, la recherche des spirochètes dans le LCR ou les urines et surtout sur le *sérodiagnostic de Martin-Pettit*.

La tuberculose (→)

Autres étiologies possibles : brucellose, rickettsiose, méningites mycosiques (*Candida albicans*, cryptococcoses), méningites parasitaires (toxoplasmose, trypanosomiase), méningites carcinomateuses, méningites blastiques.

Conclusion

Les méningites à liquide clair sont le plus souvent virales et bénignes. Mais il convient dans chaque cas d'exclure formellement les étiologies sévères : méningite purulente aseptique, méningite tuberculeuse, listériose méningée.

MÉNINGITES À LIQUIDE CLAIR : PRINCIPALES ÉTIOLOGIES	
MÉNINGITES LYMPHOCYTAIRES AIGUËS CURABLES	AUTRES MÉNINGITES À LIQUIDE CLAIR
Rappel clinique : • syndrome méningé franc, en règle générale chez un sujet jeune, avec céphalées, myalgies, rachialgies, raideur de la nuque et signes de Kernig et de Brudzinski, fièvre. *Aspect du LCR :* • clair, hypertendu, prédominance lymphocytaire, protéinorachie peu ou pas augmentée, glycorachie et chlorures normaux. Examen bactériologique (y compris la recherche de BK) négatif. *Étiologies possibles :* • poliomyélite, oreillons, autres virus (coxsackie, zona et varicelle, adénovirus, etc.) ; • leptospirose (le germe peut être isolé dans le LCR au début).	*Mis à part la méningite tuberculeuse (→), il peut s'agir de :* • *méningite purulente* décapitée par les antibiotiques ou vue tout au début ; • syphilis ; • méningite mycosique : la cryptococcose est la plus fréquente, surtout chez des diabétiques ou immunodéprimés. Des colorations spéciales (encre de Chine) et la culture sur milieu de Sabouraud permettent le diagnostic ; • méningites cancéreuses et des hémopathies malignes ; chimiothérapie par voie générale et méthotrexate par voie intrathécale peuvent être utiles ; • méningites du Sida, dues au virus VIH lui-même, à une cryptococcose, une tuberculose, etc.

MÉNINGITE LYMPHOCYTAIRE

Voir *Méningite à liquide clair*.

MÉNINGITE PURULENTE

Description du syndrome méningé dans une forme typique

Le début est brutal, marqué par l'apparition de céphalées, de vomissements, parfois de douleurs abdominales, et d'une fièvre élevée avec altération de l'état général. *Les céphalées* sont violentes, accompagnées de photophobie, de myalgies, de rachialgies et surtout *de vomissements en jets*.

Le syndrome infectieux est sévère avec une fièvre à 39 °C-40 °C. Il faudra apprécier l'importance de l'altération de l'état général et rechercher une déshydratation ou un collapsus éventuels.

L'examen clinique montre un *syndrome méningé* avec hyperesthésie cutanée, parfois une attitude en chien de fusil, *une raideur douloureuse de la nuque* et un *signe de Kernig* (raideur douloureuse lors de la tentative de mise en extension des membres inférieurs).

L'examen neurologique est par ailleurs normal dans cette forme ou montre des anomalies mineures : obnubilation légère, Babinski bilatéral, paralysies oculomotrices.

Le diagnostic facile dans cette forme repose sur une ponction lombaire faite en urgence.

Le diagnostic sera plus difficile *dans les formes atténuées et/ou décapitées* parfois par une antibiothérapie antérieure. Dans ces cas, le début sera moins brutal, le syndrome méningé moins net ainsi que le syndrome infectieux.

Dans les formes méningo-encéphaliques, le syndrome méningé passe cliniquement au second plan devant les autres désordres neurologiques : obnubilation marquée ou coma, déficits neurologiques focaux, crises convulsives. *Il faut pratiquer une ponction lombaire devant tout coma fébrile.*

Chez le nourrisson (et *a fortiori* chez le nouveau-né), le tableau est bâtard, fait surtout de troubles digestifs fébriles volontiers accompagnés d'une déshydratation, de *gémissements*. La raideur méningée est inconstante, pouvant être remplacée par une hypotonie. On recherchera le *bombement* (en dehors du cri) *de la fontanelle. Les indications de la PL doivent être très larges chez un nourrisson fébrile.*

Examens complémentaires

La *ponction lombaire* (→) faite en urgence, elle permet le diagnostic de méningite bactérienne. Le liquide céphalo-rachidien (LCR) est hypertendu, trouble ou franchement purulent. Il faut prélever au moins 3 tubes de LCR. Les prélèvements à destinée bactériologique seront transportés immédiatement et à l'abri du froid du fait de la fragilité de certains germes. Il faut réaliser un examen direct, positif une fois sur trois, et un ensemencement immédiat sur différents milieux du LCR.

L'étude biochimique montre une *hyperalbuminorachie* en règle générale supérieure à 0,80 g par litre, une glycorachie (comparée à la glycémie) abaissée. L'étude cytologique montre une réaction cellulaire dans le LCR faite de *polynucléaires* en règle générale *altérés*.

Le bilan infectieux sera complété par un *hémogramme* (hyperleucocytose), un *cliché pulmonaire* et surtout des *hémocultures* et un prélèvement de gorge.

Un bilan biologique général (ionogramme, glycémie, fonction rénale) et un *électroencéphalogramme* seront utiles.

Le traitement antibiotique sera instauré en urgence après les prélèvements.

Il est souhaitable de pratiquer une *recherche des antigènes solubles dans le sérum et le LCR* vis-à-vis du méningocoque, du pneumocoque et de l'hémophilus. Cette technique permet le diagnostic de méningite bactérienne dans certaines méningites « aseptiques » où les cultures du LCR sont négatives.

Le bilan étiologique est indispensable après la mise en route du traitement et l'amélioration de l'état du malade.

En effet, à côté des méningites dites *primitives, il existe des formes secondaires :* à un geste neuroradiologique ou à une intervention neurochirurgicale (*méningites d'inoculation*). Les brèches dure-mériennes secondaires à une fracture de l'étage antérieur donnent des méningites (surtout à pneumocoque) à répétition. Il faut rechercher à l'interrogatoire les conditions du traumatisme crânien ancien, l'existence d'un écoulement nasal de LCR (rhinorrhée). La brèche doit être recherchée par un bilan neuroradiologique (tomographies de l'étage antérieur, transit isotopique, scanner, IRM) en vue de son traitement neurochirurgical.

Il faut rechercher avec soin une porte d'entrée ORL ou sinusienne et pratiquer un *bilan ORL complet avec radiographies des sinus.*

Il peut exister des méningites secondaires à une *septicopyohémie* (staphylocoque) ou à une *endocardite bactérienne.*

Germes en cause dans les méningites purulentes

Le méningocoque : il s'agit du germe le plus souvent en cause et réalisant un tableau typique de méningite primitive touchant un sujet antérieurement sain. L'existence d'un *purpura pétéchial* y est très évocatrice. Le pronostic est excellent depuis les antibiotiques, mais il faut connaître l'existence de formes graves : *le purpura fulminans méningococcique* avec choc septique, collapsus, purpura extensif, troubles de la crase sanguine nécessitant une réanimation immédiate.

Le pneumocoque réalise une méningite de début très brutal avec des troubles de la conscience souvent marqués.

Il survient sur des terrains débilités : *splénectomisés*, alcooliques, drépanocytoses. La formation de cloisonnement sous-arachnoïdien perturbant la cinétique du LCR est fréquente.

L'Hœmophilus influenza donne des méningites chez le nourrisson ; le colibacille et le streptocoque chez le nouveau-né.

Les méningites d'inoculation sont souvent dues à des germes hospitaliers souvent multirésistants (Gram négatif, pyocyanique, staphylocoque).

Traitement

Les méningites à méningocoque et pneumocoque sont traitées par la pénicilline G : 20 à 30 millions en perfusion par jour ou 10 à 12 g d'ampicilline ou d'amoxicilline par jour en IV direct (200 mg/kg chez l'enfant). Il faut contrôler la sensibilité du germe par un antibiogramme. La durée habituelle du traitement est de trois semaines. Dans les formes les plus graves ou en cas d'échec ou de résistance aux pénicillines, on pourra avoir recours aux céphalosporines dites « de 3e génération ».

Surveillance

Les malades présentant des troubles de la conscience, des signes encéphalitiques, un choc toxi-infectieux, doivent être surveillés et traités en réanimation. Une assistance ventilatoire peut être nécessaire dans les formes graves. La surveillance porte sur la courbe thermique, la conscience, la raideur méningée, les PL de contrôle : stérilisation du LCR en 48 heures puis nouveau contrôle après 1 semaine de traitement. Surveillance de l'EEG.

Dans les méningites d'inoculation, on peut être amené à pratiquer une *ponction ventriculaire* recherchant une infection des ventricules. Parfois un drainage ventriculaire, neurochirurgical, sera indiqué. Il permet un traitement local plus efficace que par voie lombaire.

Pour la pratique, on retiendra :

Maladie grave, peu fréquente (environ 20 cas par million d'habitants) justifiant une approche parfaitement codifiée.
Tout syndrome méningé en contexte septique justifie une PL en urgence.
Le traitement est débuté immédiatement, sans attendre les résultats des prélèvemets.
Surveillance par l'infirmière : apparition d'un purpura, état de conscience (score de Glasgow), signes cardiorespiratoires.

MÉNINGITES PURULENTES DU NOURRISSON

Définition

Elles résultent de l'envahissement des méninges par un processus infectieux bactérien (origine ORL +++).

Principales étiologies

Les germes responsables sont essentiellement :

- Avant 1 mois : les mêmes germes que dans l'infection néonatale en particulier strepto B, *Listeria*, colibacille.
- Entre 1 et 3 mois : germes des 2 groupes.
- Après 3 mois : le méningocoque B ou C (petites épidémies), et le pneumocoque. (La vaccination anti-*Haemophilus* a entraîné la quasi-disparition des méningites à *Haemophilus* de type B.)

Signes essentiels

- Fièvre, refus du biberon, troubles du comportement (irritabilité, insomnie), pleurs à la mobilisation, cri geignard, enfant ne se calmant pas dans les bras de sa mère.
- Hypotonie de la nuque (ballante quand on cherche à amener l'enfant en position assise) ou raideur de la nuque. Mobilisation douloureuse de la tête. Tension de la fontanelle.
- Diagnostic sur la ponction lombaire : LCR trouble (réaction cellulaire faite de polynucléaires altérés > 500 éléments/mm^3 ou formule panachée : polynucléaires et lymphocytes), hyperalbuminorachie, hypoglycorachie, germes retrouvés à l'examen direct et/ou à la culture).

Aucun germe n'est retrouvé si la méningite a été décapitée par une antibiothérapie aveugle préalable. L'existence d'un syndrome inflammatoire se traduisant par une CRP élevée et un taux de procalcitonine (→) > 1 mg/l ainsi que la recherche d'antigènes solubles dans le LCR sont importants pour confirmer ou infirmer l'origine bactérienne en cas de doute.

En cas de doute diagnostique avec une méningite virale, en particulier herpètique, un tube supplémentaire de LCR permettra le dosage de l'interféron (élevé dans les méningites herpétiques) et la recherche du virus par PCR.

Évolution et complications

Pronostic fonction de la précocité du diagnostic et de la mise en route du traitement.

- Guérison habituelle après 2 à 7 jours de traitement.
- Complications immédiates : convulsions, troubles respiratoires, choc avec purpura (méningocoque).
- Plus tard : épanchements sous-duraux, cloisonnement, hydrocéphalie (pneumocoque), rechutes (*Haemophilus influenzae*).
- Séquelles possibles : retard psychomoteur, surdité, épilepsie, déficit moteur.

Éléments de surveillance

- Température.
- État cutané : purpura.
- Troubles hémodynamiques : temps de recoloration cutanée, tension artérielle, pouls.
- Conscience ; convulsions ; signes neurologiques.
- Diurèse.
- Étude du liquide céphalo-rachidien après 48 heures de traitement.
- Mesure du périmètre crânien.
- Échographie transfontanellaire et/ou scanner cérébral en cas de complications.

Traitement

- Antibiothérapie massive et précoce débutée dès le recueil d'un LCR suspect :
  - avant 3 mois, amoxicilline 4 x 50 mg/kg, céfotaxime 4 x 50 mg/kg, Gentamicine : 4 mg/kg/j ;
  - après 3 mois, en cas de méningite pneumococcique certaine ou suspectée, céfotaxime 4 x 75 mg/kg + vancomycine 4 x 15 mg/kg, puis adaptation du traitement en fonction de la sensibilité du pneumocoque au céfotaxime... Dans les autres cas : cefotaxime 4 injections IV de 50 mg/kg.
- Traitement préventif : vaccination anti-*haemophilus* et antipneumococcique (*Prévenar)*. En situation épidémique, vaccin anti-méningococcique (souches A et C).
- Traitement prophylactique dans l'entourage en cas de méningite à méningocoques : rifampicine pendant 48 h, adulte 2 x 600 mg/j, enfant de 1 mois à 12 ans 2 x 10 mg/kg/j, enfant < 1 mois 2 x 5 mg/kg/j.

Déclaration obligatoire à la DASS des méningites à méningocoques.

MÉNINGITE TUBERCULEUSE

Définition

La méningite tuberculeuse reste une maladie grave, malgré les progrès des traitements. Son diagnostic doit être envisagé largement mais la confirmation n'en est pas toujours facile, malgré les méthodes modernes d'imagerie et de biologie. L'infection VIH en a augmenté la fréquence.

Signes cliniques

Les formes à *symptomatologie méningée prédominante* se voient chez l'enfant et chez l'adulte. *Le terrain est évocateur* : immigré (en particulier africain noir) +++, éthylique, immunodéprimé, VIH connu. La méningite tuberculeuse est rare actuellement chez l'enfant du fait de la vaccination par le BCG.

Le tableau clinique est progressif ou insidieux. Il comprend un syndrome subfébrile (38 °C-38,5 °C), une altération marquée de l'état général, un syndrome méningé modéré, voire frustre (recherche d'une raideur méningée), quelques anomalies parfois de l'examen neurologique ; inégalité pupillaire, paralysie oculomotrice, signe de Babinski.

L'évolution peut être lente et pseudo-tumorale ou brutale par infarctus cérébral du fait d'une artérite. Tout peut se voir, de l'atteinte médullaire à celle du tronc cérébral ou de l'encéphale.

Examens complémentaires

Fond d'œil puis ponction lombaire : l'étude du LCR montre une méningite *lymphocytaire* avec hyperprotéinorachie entre 0,50 g et 2 g, et hypoglycorachie (comparée à la glycémie) de grande valeur. Les recherches de BK ne sont positives que dans 15-20 % des cas à l'examen direct, d'où la nécessité de cultures sur milieu de Loewenstein-Jensen positives dans 75 % des cas mais au bout de 3 à 4 semaines. Or, le traitement est une urgence médicale et doit être débuté dès que les prélèvements sont effectués. La technique de PCR tuberculeuse permet de rechercher la présence de l'ADN de *M. tuberculosis* et peut être obtenue en quelques heures.

Il faut faire un bilan de diffusion de la tuberculose : IDR, FO, radiographies pulmonaires, scanner (TDM), recherche de BK dans les urines et par tubage, fonction hépatique et rénale.

Une TDM et/ou IRM cérébrale sont indispensables pour mettre en évidence le ou les tuberculomes parfois symptomatiques et/ou une hydrocéphalie.

✚ Évolution et surveillance

La méningite tuberculeuse reste une affection sévère mais dont le pronostic a été transformé par les antituberculeux, à condition d'un traitement précoce et correct. Il reste un pourcentage de 20-30 % de mortalité dans les formes comateuses, cachectisantes ou de diagnostic trop tardif.

La surveillance portera sur l'amélioration de l'état général : courbe de température et de poids, normalisation de la VS, *sur la régression des signes neurologiques*. Les PL de contrôle montrent une normalisation de la glycorachie puis de la lymphocytose, et en dernier de la protéinorachie. *Des complications à distance peuvent survenir*, atteinte médullaire par arachnoïdite, hydrocéphalie à pression normale, épilepsie.

Traitement

Le traitement antituberculeux doit être instauré en urgence avant le résultat des cultures bactériologiques. L'association habituelle comprend l'isoniazide (3 à 5 mg/kg/jour ou posologie ajustée), la rifampicine (10 mg/kg) et le pyrazinamide (*Pirilène*) pendant 3 mois, puis poursuite de l'association, bactéricide et synergique, isoniazide et rifampicine (2-3 mois), jusqu'à concurrence de *9-12 mois de traitement*. Secondairement, et pour certains, on adjoint une corticothérapie à doses faibles (20 à 30 mg de *Cortancyl*).

La place de la neurochirurgie est limitée au cas de compression médullaire par épidurite ou à la pose d'une valve en cas d'hydrocéphalie.

MÉNOPAUSE

Définition

Étymologiquement, la ménopause est l'arrêt des menstruations de façon définitive ; en fait, il s'agit d'un phénomène progressif de la vie génitale au cours duquel les règles vont se modifier souvent en rythme et en abondance pour aboutir à l'arrêt définitif. La préménopause survient de 40 à 50 ans environ et la ménopause proprement dite survient entre 50 et 55 ans.

Causes et mécanismes

L'âge de la ménopause varie en fonction des femmes et, également, de l'hérédité. Pendant la préménopause les ovulations deviennent rares, la sécrétion de progestérone est déficiente (insuffisance lutéale). Pendant la ménopause se réalise le syndrome d'hypo-œstrogénie. On rencontre des ménopauses précoces lors de traumatismes émotionnels, certaines dysgénésies gonadiques, syndrome de l'ovaire restant, ménopause chirurgicale.

Les bases physiologiques de la ménopause ne sont pas encore complètement établies ; il semble bien que deux phénomènes coexistent et confirment la responsabilité de l'ovaire dans la genèse de la ménopause :

- une diminution de sensibilité de l'ovaire aux gonadotrophines ;
- une raréfaction du nombre de follicules sans qu'il y ait épuisement total.

Signes essentiels

Cliniques :

- arrêt brusque des règles ou plus souvent progressif, après troubles du cycle : ménométrorragie, syndrome prémenstruel, etc. ;
- bouffées de chaleur : elles touchent la moitié des femmes ; ce sont d'intenses manifestations vasomotrices, souvent nocturnes, accompagnées de crises sudorales qui provoquent l'insomnie ;
- syndrome dépressif, pollakiurie, acroparésie, céphalées ;
- troubles trophiques vulvo-vaginaux et ostéoporose par carence en œstradiol se rencontrent dans la ménopause confirmée.

Examens complémentaires :

- frottis vaginal atrophique ;
- dosages plasmatiques :
  - les taux de FSH sont de 5 à 10 fois supérieurs à la normale, les taux de LH plus de 3 fois supérieurs,
  - la progestérone est effondrée et l'œstradiol inférieur à 30 pg/mL ;
- le test à la progestérone négatif (10 J/mois pendant 3 mois consécutifs).

Évolution

Pendant la ménopause confirmée, les bouffées de chaleur s'estompent, la vulve devient atrophique, sèche, rétrécie. Les organes génitaux internes s'atrophient. Les seins deviennent ptosiques et vides.

Toute métrorragie (→) survenant 1 an après l'arrêt des menstruations doit être considérée comme pathologique et motiver des explorations gynécologiques complètes (échotomographie pelvienne, frottis de l'endomètre).

Traitement

La ménopause est un phénomène physiologique. Mais elle doit être considérée comme une véritable maladie qui retentit sur la biologie et aussi sur le psychisme de la femme : il s'agit d'un problème de bon sens.

Traitement de la préménopause :

- *but* : lutter contre l'hyperœstrogénie relative ;
- *par progestatifs* :
  - soit du 16e au 25e jour du cycle,
  - soit du 5e au 25e jour du cycle à titre de contraceptif.

Traitement de la ménopause confirmée :

- *but ou principe* : lutter contre l'atrophie génitale mais aussi généralisée ; cutanée, osseuse, musculaire qu'entraîne une hypo-œstrogénie ;
- traitement hormonal substitutif ; 2 schémas :
  - œstrogènes 25 jours par mois + progestatifs 12 à 14 jours par mois,
  - œstrogènes 21 jours sur 28 + progestatifs 14 jours ;
- contre-indications : cancer du sein, de l'endomètre.

En l'absence de contre-indications : traitement substitutif hormonal, comportant des œstrogènes naturels toujours associés à un progestatif naturel.

En cas de contre-indications : traitement symptomatique :

- des bouffées de chaleur : *Abufène* ;
- de la sécheresse vaginale : *Colpotrophine*, *Trophigil*, *Physiogyne*, *Trophicrème*.

Ce traitement substitutif nécessite une surveillance des lipides et de la pression artérielle ainsi que de l'endomètre car risque d'hyperplasie.

MÉRALGIE PARESTHÉSIQUE

Définition

La méralgie paresthésique est un trouble sensitif siégeant dans le territoire du nerf fémoro-cutané, à la face antéro-externe de la cuisse.

Causes et mécanismes

La cause doit être recherchée dans une compression du nerf fémoro-cutané au moment où il quitte le petit bassin pour pénétrer dans la cuisse, c'est-à-dire vers l'épine iliaque antéro-supérieure (à la suite de microtraumatismes répétés : appui de sac à dos avec sangle, par exemple ; il faut également rechercher une intervention chirurgicale récente en position ventrale). L'origine est parfois au rachis (irritation d'une des racines du fémoro-cutané, L2 et L3) ou au bassin.

Signes cliniques

Le malade, le plus souvent un homme entre 30 et 60 ans, ressent un engourdissement désagréable plus que douloureux sur une zone en raquette à manche supérieur, siégeant sur la face antéro-externe de la cuisse.

L'examen met en évidence une hyperesthésie cutanée, contrastant avec une hypoesthésie thermoalgésique. Tous ces troubles sont réveillés par la marche, la fatigue et la compression sous l'épine iliaque antéro-supérieure. Il n'y a aucun autre signe.

Évolution

Le pronostic est bénin, et il faut rassurer le malade, mais le traitement est fréquemment décevant et les paresthésies peuvent perdurer des années, mais souvent de façon intermittente.

Traitement

Infiltrations cortisonées autour du nerf à son émergence à la cuisse.

Électrothérapie, antalgiques banals.

MÉRYCISME

Définition

Il s'agit d'un symptôme dépressif chez le nourrisson lié à un trouble des interactions entre la mère et le bébé.

Signes

Début entre 5 et 9 mois. Régurgitations répétées, auto-déclenchées, sans nausées ni autres troubles digestifs survenant quand l'enfant est seul, au réveil accompagnées de « rumination ». Retentissement possible sur la courbe de poids.

Traitement

Prise en charge hospitalière initialement et pédopsychiatrique.

MÉSOTHÉLIOME PLEURAL

Définition

Il s'agit d'une tumeur de la plèvre, le plus souvent maligne. Elle peut atteindre les autres séreuses (péritoine, péricarde) (*cf.* illustration).

On retrouve souvent, au cours des mésothéliomes malins de la plèvre, une exposition professionnelle à l'amiante, avec un long temps de latence séparant la date de l'exposition et celle de la découverte de la tumeur.

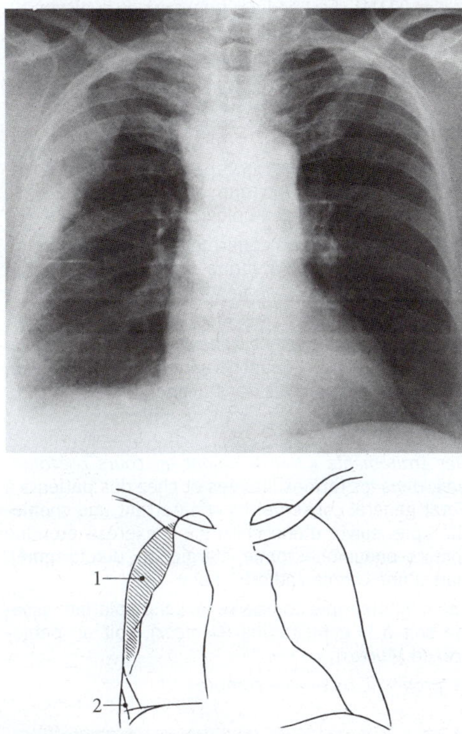

Mésothéliome pleural entraînant une opacité pleurale axillaire droite (1) avec discret épanchement pleural (2).

Signes cliniques

Les mésothéliomes malins sont souvent responsables de douleurs thoraciques importantes. L'altération de l'état général est fréquente (*cf.* illustration).

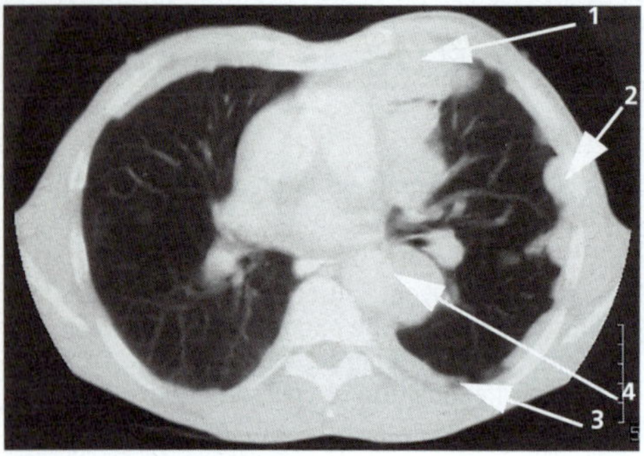

Important épaississement pleural festonné (aspect en TDM), avec nodules tumoraux de la plèvre antérieure (1) ; axillaire (2) ; postérieure (3) ; médiastinale (4).

Examens complémentaires

La radiographie thoracique peut montrer un épanchement pleural et/ou une opacité pleurale avec aspect mamelonné de la plèvre.

La tomodensitométrie confirme l'origine pleurale de l'opacité et précise l'étendue des lésions.

Le diagnostic histologique est obtenu par biopsies pleurales effectuées sous pleuroscopie qui permet, en outre, de préciser l'extension des lésions, et de réaliser, en cas d'épanchement pleural liquidien, une symphyse pleurale par talcage.

Traitement et pronostic

Des traitements « lourds » sont en cours d'évaluation, dans les formes limitées et chez des patients à l'état général conservé. Ils comportent une chimiothérapie, suivie d'une chirurgie d'exérèse étendue (pleuro-pneumonectomie élargie au diaphragme), puis d'une chimio-radiothérapie.

La chimiothérapie comporte un sel de platine, associé soit à la gemcitabine (*Gemzar*), soit au pemetrexed (*Alimta*).

Le pronostic reste très sombre.

MÉTASTASES OSSEUSES

Voir *Tumeurs osseuses malignes secondaires*.

MÉTRORRAGIES

Définition

Ce sont des hémorragies d'origine utérine survenant en dehors des règles.

Causes et mécanismes

Elles sont de deux types : *fonctionnelles ou organiques*, et très différentes en fonction de l'âge.

Avant d'affirmer l'origine fonctionnelle, il faut éliminer un cancer et une grossesse compliquée chez la femme en âge de procréer.

Étiologies

Quel que soit l'âge, la recherche étiologique comportera toujours :

- un interrogatoire sur :
  - les antécédents généraux et gynéco-obstétricaux,
  - le cycle menstruel,
  - le caractère des métrorragies : couleur, abondance, survenue dans le cycle, spontanées ou provoquées,
  - les phénomènes d'accompagnement des métrorragies : douleur, fièvre ;
- un examen général et génital minutieux ;
- des examens complémentaires :
  - βHCG,
  - NFS, CRP,
  - frottis cervicaux, vaginaux,
  - colposcopie,
  - biopsie d'endomètre et/ou du col,
  - échotomographie pelvienne,
  - hystéroscopie.

MÉTRORRAGIES DE LA PÉRIODE D'ACTIVITÉ GÉNITALE

Métrorragies organiques

Les métrorragies gravidiques doivent être recherchées en premier : fausses couches spontanées, grossesse extra-utérine, môle hydatiforme, rétention placentaire.

Les métrorragies organiques en dehors de la grossesse peuvent être tumorales ou non tumorales.

Les métrorragies non tumorales, de cause infectieuse, très fréquentes, peuvent intéresser tout l'appareil génital : vagin (vaginite), col (colpite, ectropion infecté, polype muqueux infecté), endomètre (endométrite), annexes (annexite, salpingite).

Les métrorragies tumorales sont dues à :

- des tumeurs bénignes :
  - fibromes, myomes, entraînant des ménorragies ou des ménométrorragies plus souvent que des métrorragies isolées avec caillots,

– polypes utérins,

– endométriose, entraînant plus souvent des ménorragies que des métrorragies ;

• des cancers qui doivent rester la hantise chez la femme en période d'activité génitale ; cancer du col, du corps, de la trompe, de l'ovaire.

Métrorragies fonctionnelles

En rapport avec un dysfonctionnement de l'axe diencéphalo-ovaro-utérin. Elles sont de même mécanisme que dans les hémorragies parapubertaires ou préménopausiques.

C'est autour du temps essentiel dans le cycle, qu'est l'ovulation, que se situent les anomalies de la fonction ovarienne :

• soit anovulation ;

• soit anomalie dans la durée et le potentiel fonctionnel du corps jaune ;

• soit retard important de l'ovulation.

Examens complémentaires :

• courbe de température ;

• dosage des stéroïdes plasmatiques, FSH, LH ;

• biopsie d'endomètre ;

• frottis et hystérographie ;

• échotomographie pelvienne ;

• hystéroscopie.

Étiologies :

• hyperplasie de l'endomètre simple ou glandulo-kystique avec hémorragies anarchiques succédant à une période plus ou moins longue ;

• états folliculiniques persistants se traduisant par une anovulation et une hyperménorrhée ;

• atrophie de l'endomètre par insuffisance œstrogénique ou mauvaise réceptivité hormonale.

Ce sont des métrorragies peu abondantes, capricieuses et récidivantes.

Métrorragies iatrogènes

• Sur stérilet, avec ou sans grossesse.

• Sous contraception orale par œstroprogestatifs ou progestatifs seuls.

• Par traitements anticoagulants, androgénique, digitalique.

MÉTRORRAGIES DES PÉRIODES CHARNIÈRES

Après les métrorragies de la période d'activité génitale, il y a des métrorragies des périodes charnières qui se ressemblent, mais les examens sont différents :

• vierge : le spéculum ne peut être mis ;

• ménopause : il faut toujours penser au cancer et absolument l'éliminer.

MÉTRORRAGIES DE LA PÉRIODE PARAPUBERTAIRE

Il faut éliminer une anomalie hématologique (Willebrand, thrombopathie, etc.) et les tumeurs du col utérin.

Les hémorragies fonctionnelles sont les plus fréquentes : par anovulation ou dysovulation par insuffisance ovarienne globale, souvent associée à des facteurs psychologiques.

Les pseudo-pubertés précoces révélatrices d'une tumeur endocrine de l'ovaire sont de bon pronostic à cet âge.

MÉTRORRAGIES POSTMÉNOPAUSIQUES

Survenant 2 à 3 ans après l'arrêt des règles, elles doivent être considérées comme une anomalie et faire rechercher un cancer du corps par frottis, biopsie d'endomètre, hystérosalpingographie, curetage biopsique, échotomographie.

Autres causes de métrorragies postménopausiques :

• infection ;

• atrophie muqueuse par hypo-œstrogénie idiopathique ;

• hyperœstrogénie médicamenteuse.

TRAITEMENT

Le traitement dépend de l'étiologie, toutefois, *toute hémorragie doit toujours être considérée comme organique jusqu'à preuve du contraire.*

Une fois le diagnostic de métrorragies par troubles fonctionnels affirmé, le traitement pourra être symptomatique, avant de traiter la cause de l'anovulation ou de dysovulation par :

• Les progestatifs administrés du 5e au 25e jour ou du 15e au 25e jour du cycle sont curateurs dans 98 % des cas.

• *Les œstrogènes* en IV à doses massives stoppent l'hémorragie dans les 2 h, mais ne peuvent être que d'indication exceptionnelle et unique devant une hémorragie très importante.

• *Les hémostatiques* : *Exacyl* 3 fois 2 comprimés par jour ou 1 comprimé 3 fois par jour, le *Méthergin* 3 fois 20 gouttes par jour dans les atonies utérines. Dans les cas extrêmes après échecs des traitements précédents il faut envisager un curetage hémostatique ou l'embolisation d'un fibrome.

Toujours dépister et traiter l'anémie.

MICRO-ANGIOPATHIE THROMBOTIQUE

Définition

C'est un syndrome associant une anémie hémolytique avec schizocytose, un purpura thrombopénique, une atteinte rénale, des troubles neurologiques.

Causes

Le syndrome hémolytique urémique s'observe surtout *chez l'enfant*, réalisant une entité anatomoclinique particulière secondaire à une infection intestinale par une souche d'*E. Coli* productrice d'une entérotoxine. *Chez l'adulte*, il s'agit le plus souvent de l'évolution d'une néphroangiosclérose maligne (→), parfois d'une complication du *post-partum*, d'un traitement œstroprogestatif ou par mitomycine, ciclosporine.

Signes cliniques et paracliniques

L'atteinte rénale se traduit par une protéinurie abondante, une hématurie, une HTA et rapidement une oligo-anurie. La biopsie rénale montre des lésions caractéristiques d'ischémie artériolaire.

Évolution et traitement

Le traitement repose sur le plasma frais (échange plasmatique), le contrôle strict de la pression artérielle, le traitement symptomatique de l'insuffisance rénale.

MIGRAINES

Généralités

Fréquente (12 % de la population), bénigne mais chronique et invalidante par le handicap qu'elle entraîne, la migraine expose à deux difficultés : le diagnostic, qui repose sur le seul interrogatoire, le traitement de la crise et/ou le traitement de fond.

La cause de la migraine est inconnue, il s'agit d'une céphalée dite *essentielle*, c'est-à-dire sans lésion organique sous-jacente, le mécanisme neurovasculaire de la douleur est discuté. Il existe une susceptibilité familiale. Les critères de migraine et des autres céphalées ont été précisés depuis 1988, puis révisés en 2004 (*International Headache Society*).

Description (migraine avec ou sans « aura ») Diagnostic d'interrogatoire

La *migraine sans « aura »* évolue par crises elle débute et finit rapidement et comporte une douleur sévère, pulsatile (« comme le sang qui bat ») en général de l'hémicrâne, de siège fronto-temporal, touchant tantôt un côté, tantôt l'autre (= alternante), accompagnée de symptômes digestifs (nausées, vomissements, diarrhée), et généraux (pâleur, gêne au bruit, aux odeurs, à la lumière, aggravation par le mouvement).

La crise dure de 4 à 72 heures et est calmée par le sommeil. Les premières attaques surviennent en général dans l'adolescence, ou chez l'adulte jeune. Les facteurs déclenchants sont variables : modification du sommeil, vins, contrariétés, climat, modifications hormonales (cycle, pilule...) chez la femme.

L'aura migraineuse correspond à des symptômes neurologiques qui précèdent ou accompagnent la douleur décrite ci-dessus chez certains malades. La plus fréquente est une *aura visuelle (autrefois dénommée migraine « ophtalmique »)* : étoiles, lignes brisées scintillantes, flou visuel, effacement de la vision d'un hémichamp visuel (= hémianopsie latérale homonyme) et/ou de la totalité de la vision. L'aura migraineuse s'installe, se développe en quelques minutes (et non pas secondes comme l'aura épileptique), puis disparaît progressivement comme elle est apparue. Elle peut comporter des symptômes non seulement visuels, mais aussi sensitifs, moteurs, aphasiques, des troubles de l'équilibre ou de la conscience, etc.

L'examen neurologique y compris le fond d'œil et l'auscultation du crâne sont négatifs. Un examen d'imagerie cérébral et/ou une hospitalisation ne sont utiles qu'en cas de crise atypique par l'intensité ou les symptômes, et notamment quand la douleur peut évoquer une hémorragie méningée.

Diagnostic différentiel

C'est d'abord celui des différentes causes de céphalées (→).

Les migraines avec aura peuvent parfois faire discuter une épilepsie focale ou un accident vasculaire transitoire.

Les formes hyperalgiques doivent faire éliminer une hémorragie méningée et faire pratiquer une imagerie cérébrale (TDM-IRM) en urgence et/ou une ponction lombaire au moindre doute.

Les formes atypiques doivent faire éliminer une tumeur ou une malformation vasculaire cérébrale par l'imagerie.

Pronostic et évolution

C'est une affection bénigne. La fréquence des crises et le retentissement de la migraine sur la vie quotidienne sont variables d'un malade à l'autre et selon les années pour un malade donné. Les facteurs déclenchant des crises et les facteurs sous-jacents associés sont appréhendés par l'interrogatoire. Les stress psychologiques ou un *syndrome dépressif associé, ou une mauvaise utilisation des traitements* ont un rôle aggravant, pouvant aboutir à des céphalées invalidantes quasi-quotidiennes.

Traitement

Le traitement de la migraine se divise en deux parties, il doit être précisément expliqué au malade ; il a été validé par une conférence de consensus (HAS 2002) :

Traitements de la crise : ils sont très nombreux, prescrits par voie orale, associés à des antiémétiques ou en suppositoires en cas de vomissements :

- *Aspirine* et autres anti-inflammatoires (AINS), sauf si ulcères ; contraception par stérilet car ils l'inactivent ;
- triptans (*Zomig*, *Naramig*, *Imigrane, Relpax, Almogran ; Tigreat*) dès le début de la céphalée ; ils peuvent avoir un effet *rebond* dans les heures suivantes (nécessitant alors une seconde prise) ;
- dérivés de l'ergotamine (*Gynergène*, *Diergo*) sauf HTA et insuffisance coronaire. **Ne JAMAIS les associer aux triptans, aux macrolides et aux β-bloquants (risque de vasocontriction).**

Traitement de fond : à utiliser si les crises sont fréquentes, chacun pour une durée d'au moins 4 mois avant de passer à une autre molécule en cas d'échec, et en général pendant un an au total (ce n'est pas un traitement au long cours). Pas de traitement de fond durant la grossesse (en général les migraines sont plus rares chez les femmes enceintes) et pas non plus de triptans ou dérivés de l'ergot.

- Certains β-bloquants (*Avlocardyl*, *Seloken*, *Lopressor*, etc.) sauf si asthme, insuffisance cardiaque ;
- des antisérotonines (*Sanmigran*, *Nocertone*) à doses progressives, car risque de somnolence ;
- un antidépresseur tricyclique (*Laroxyl*), sauf en cas de glaucome et d'adénome prostatique ;
- un inhibiteur calcique (*Sibélium*) ;
- certains antiépileptiques (*Épitomax, Depakine*...) ;
- le *Vidora*.

Surveillance du patient migraineux

– Repérer les facteurs déclenchants (alimentaires, hormonaux, stress).
– Tenir un agenda des crises et de la consommation de médicaments sur 2-3 mois.
– Traiter chaque crise dès le début, en renouvelant au besoin le traitement 20-30 min après la première prise. Parfois par suppos si vomissements, ou perfusions d'AINS. Chez la femme enceinte : oxygène nasal.
– Inciter à consulter si la migraine change de caractère ou augmente de fréquence.
– Expliquer la différence entre traitement de crise (épisodique, et en aucun cas quotidien) et traitement de fond (toujours quotidien), utile pour certains malades.
En cas de crise de céphalée inhabituelle ou mal calmée, consulter **le service d'urgences local.**

Un traitement mal expliqué, l'anxiété du malade, ou l'erreur de diagnostic faute en général d'un interrogatoire correct exposent à des céphalées iatrogènes par excès de traitements de crise, ce qui peut nécessiter un sevrage (céphalées par abus médicamenteux) en général en milieu hospitalier (perfusions de *Laroxyl*).

Pour la pratique, on retiendra :

– Fréquence élevée, sémiologie caractéristique.
– Les atypies peuvent être des urgences (hémorragie méningée, algie vasculaire de la face...).
– Le traitement est simple, efficace s'il est administré à temps.
– Rôle technique de l'infirmière : connaissance des traitements de crise et de fond, de leurs contre-indications et effets secondaires.
– Rôle pédagogique : aider à déterminer les facteurs déclenchants, parler de l'hygiène de vie qui peut être favorable.

TRAITEMENT DE LA CRISE : ANTIMIGRAINEUX		
Tartrate d'ergotamine *Gynergène caféiné,* Dihydroergotamine *Diergo-spray*	**Indication :** Migraine habituelle. **Action :** *Traitement* par 1 à 2 mg *PO* dès le début de la crise à renouveler si besoin 30 min après sans dépasser 6 mg/j ou 10 mg/semaine, ou une pulvérisation de *Diergo-spray* dans chaque narine, à renouveler si besoin 15-30 min après.	**Contre-indications :** HTA sévère, insuffisance coronaire, et maladie artérielle (dont syndrome de Raynaud), traitement par les antibiotiques macrolides. **Effets secondaires :** Nausées, picotements des extrémités, risque de syndrome de Raynaud, voire de troubles artériels des extrémités avec nécroses (ergotisme).

→

→

Triptans Sumatriptan = *Imigrane* Naratriptan = *Naramig* Zolmitriptan = *Zomig* Almotriptan = *Almogran* Élétriptan = *Relpax* Frovatriptan = *Tigreat* Rizatriptan = *Maxalt*	**Indication :** Migraine **Action :** Agoniste sélectif des récepteurs 5-HT 1 de la sérotonine. **Traitement** *PO* ou par voie nasale ou sublinguale.	**Contre-indications :** HTA sévère, âge de plus de 65 ans, insuffisance coronaire, antécédents d'AVC, association à des dérivés de l'ergotamine, IMAO. **Effets secondaires :** Oppression, fourmillements en des points variables du corps, nausées, somnolence, très rares cas de spasme coronaire.

MILIAIRES PULMONAIRES

Définition

C'est une définition radiologique : multitudes de petites opacités de 0,5 à 3 mm de diamètre, distinctes les unes des autres et réparties dans l'ensemble des champs pulmonaires.

Causes et mécanismes

Les causes de miliaires sont multiples :

- la tuberculose pulmonaire reste la plus fréquente ;
- la carcinose miliaire et la lymphangite carcinomateuse sont aussi fréquentes chez le sujet au-delà de 40 ans ; les images prédominent aux bases ; le diagnostic repose sur la découverte du cancer primitif et les biopsies bronchiques ; parfois, on retrouve une hémopathie ;
- sarcoïdose ;
- pneumoconioses (silicose, sidérose) ;
- infections : pneumopathies virales, staphylococcies, *Pneumocystis carinii* chez le sujet immunodéprimé ;
- histiocytose X ;
- fibroses interstitielles primitives ;
- insuffisance cardiaque gauche.

Les autres causes sont plus rares :

- collagénose (polyarthrite rhumatoïde, dermatomyosite) ;
- pneumopathies immuno-allergiques (poumon de fermier, produits industriels) ;
- syndrome de Goodpasture ;
- phacomatose ;
- protéinose alvéolaire, microlithiase alvéolaire.

Signes cliniques et paracliniques

Ils sont très variables en fonction de l'étiologie.

L'urgence est d'éliminer une miliaire tuberculeuse.

L'interrogatoire doit rechercher une exposition à un risque professionnel (mineur, fondeur, travailleur agricole, soudeur) ou médicamenteux.

La radiographie thoracique doit être de qualité parfaite montrant des images rondes de la taille d'un grain de mil disséminées dans les deux champs pulmonaires. Le scanner reste plus performant pour visualiser ces anomalies (*cf.* illustration).

Le tableau clinique peut être riche, orientant rapidement vers une étiologie précise. Parfois, c'est une découverte fortuite lors d'un examen radiologique.

Les autres examens sont à visée étiologique :

- réaction cutanée tuberculinique et recherche de bacilles tuberculeux dans les crachats, ou par tubage gastrique ;
- fibroscopie avec biopsies bronchiques étagées, aspiration et lavage broncho-alvéolaire ;
- épreuves fonctionnelles respiratoires avec gaz du sang et diffusion du CO ;
- bilan biologique standard.

Lorsque tous les examens sont négatifs, on peut proposer, selon l'état du malade, une biopsie pulmonaire.

Évolution et complication

Elles dépendent de l'étiologie.

Traitement et pronostic

Ils sont fonction de l'étiologie.

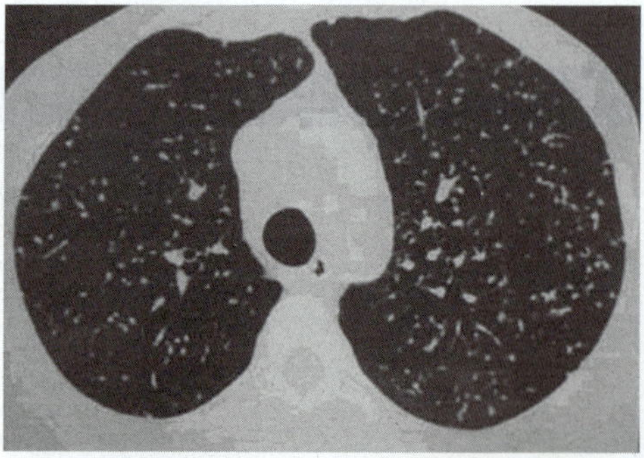

Scanner thoracique : miliaire tuberculeuse.

MINKOWSKI-CHAUFFARD (maladie de)

Définition

C'est une anomalie héréditaire de la membrane de l'hématie transmise selon le mode autosomique dominant.

Signes cliniques et paracliniques

C'est la cause la plus fréquente des anémies hémolytiques chroniques héréditaires en Europe. Le diagnostic repose sur l'anémie hémolytique chronique (→), le test de Coombs négatif, la microsphérocytose, la résistance globulaire aux solutions hypotoniques diminuée, l'enquête familiale.

Un ictère néonatal peut révéler la maladie.

Évolution, complications

C'est une anémie chronique avec des crises érythroblastopéniques survenant souvent après une infection virale.

La lithiase vésiculaire, un retard staturo-pondéral sont les principales complications.

Traitement

Ce sont les transfusions en cas d'hémolyse aiguë, la splénectomie si nécessaire après l'âge de 5 ans après en avoir pesé les conséquences (risques infectieux) complétée éventuellement par une cholécystectomie. L'acide folique permet d'éviter les crises d'érythroblastopénie.

MONGOLISME

Voir *Trisomie 21*.

MONOARTHRITES (généralités)

Définition

On appelle monoarthrite l'inflammation localisée à une seule articulation.

La plupart des affections rhumatismales peuvent se révéler ou se manifester par un tableau de monoarthrite isolée en apparence, l'enquête étiologique pouvant être difficile.

Signes cliniques

Ce sont les signes classiques de l'inflammation : douleur, rougeur, chaleur locale élevée, tuméfaction et gonflement de l'articulation avec impotence fonctionnelle. La *douleur* est certes mécanique, mais surtout inflammatoire, de la deuxième partie de la nuit et du début de la matinée.

La tuméfaction est faite de l'épaississement de la synoviale et de *l'épanchement* qu'il faudra *ponctionner* pour l'analyse bactériologique et cytologique.

Signes paracliniques

Les signes radiologiques sont rarement probants. L'échographie montre l'épaississement de la synoviale et l'épanchement articulaire.

Parmi les signes biologiques, la *vitesse de sédimentation* est augmentée (mais elle peut être normale au début de l'affection). On note de plus une augmentation de la fibrinémie et des $\alpha 2$- et γ-globulines sanguines reflet du syndrome inflammatoire et donc non spécifique d'une étiologie particulière. Les autres examens sanguins sont détaillés à chaque cause particulière de monoarthrite.

Dans le liquide synovial (→) existent une baisse de la viscosité et une augmentation des protéines et des éléments figurés : plus de 2 000 cellules au mm^3 (surtout des polynucléaires). Des éléments figurés spéciaux sont signalés *infra*.

La biopsie synoviale (→) importante dans les cas de diagnostic difficile, peut mettre en évidence certains signes propres à une affection définie, « rhumatismale » ou infectieuse.

Causes et mécanismes

On distingue, selon l'intensité des symptômes, les monoarthrites aiguës et subaiguës.

Monoarthrites aiguës

La goutte (→) survient chez un homme, et touche typiquement le gros orteil. L'uricémie est le plus souvent élevée, on trouve des cristaux uratiques dans le liquide synovial prélevé dans les grosses articulations.

La chondrocalcinose articulaire (→) peut mimer une goutte. On trouve des cristaux de pyrophosphate de calcium dans le liquide articulaire et une incrustation calcique des cartilages articulaires sur les radiographies.

Les monoarthrites septiques sont souvent dues au staphylocoque, parfois après injection intra-articulaire ; d'autres germes sont possibles (gonocoque, etc.).

Monoarthrites subaiguës

Parmi les monoarthrites septiques, la *tuberculose* est la plus fréquente. La ponction-biopsie articulaire permet de voir les lésions typiques et de mettre les fragments en culture, voire de les analyser par PCR.

Il existe également des monoarthrites parasitaires (souvent surinfectées).

Monoarthrites virales ou apparentées :

MONOARTHRITES INAUGURALES				
	PENSER D'ABORD À	CONTEXTE CLINIQUE	DEMANDER	PLUS RAREMENT
Monoarthrites infectieuses	Arthrite septique	Après infiltration Urétrite gonococcique Contexte infectieux	Culture du liquide Prélèvement urétral Hémocultures ECBU	Autres arthrites septiques, tuberculose, brucellose, Maladie parasitaire
Monoarthrites microcristallines	Goutte	Homme : siège au pied (1er MTP), genou	Cristaux d'urate dans le liquide synovial Uricémie élevée	
	Chondrocalcinose	Sujet âgé (homme ou femme) postopératoire	Uricémie normale Cristaux de pyrophosphate dans le liquide synovial Radios des poignets, genoux	
Monoarthrites inflammatoires	Maladie rhumatoïde	Femme, 35 à 55 ans	Latex, Waaler-Rose	Parfois : spondylarthrite et spondylarthropathies, rh. psoriasique
	Maladie rhumatismale isolée, d'étiologie inconnue	Fréquence + pronostic habituel favorable en quelques mois, mais réserves	Diagnostic d'élimination	Plus rarement autres rhumatismes inflammatoires

• *le syndrome de Fiessinger-Leroy-Reiter* (→) commence souvent par une monoarthrite, en particulier au genou ;

• *la maladie de Behçet* (→) s'accompagne d'une *aphtose* généralisée ou bipolaire, d'une atteinte oculaire (uvéite antérieure ou postérieure) et de pseudo-folliculites ;

• les hépatites virales, la rubéole, la grippe, etc. peuvent s'accompagner, voire commencer, par une monoarthrite.

Monoarthrites d'origine infectieuse : le rhumatisme postangineux (→) peut rester localisé à la médiotarsienne. C'est l'élévation progressive des antistreptolysines O qui permet le diagnostic.

Monoarthrites rhumatismales :

• *une polyarthrite rhumatoïde* (→) peut rester localisée à une seule articulation ;

• chez l'enfant, l'arthrite chronique juvénile, la maladie de Still, peuvent avoir un début mono- ou oligoarticulaire ;

• *les monoarthrites lupiques* sont plus rares, de même que la *monoarthrite psoriasique* (→ *Rhumatisme psoriasique*) ;

• on peut rencontrer des *monoarthrites rhumatismales* au cours de certaines spondylarthrites ankylosantes débutantes, de la *sarcoïdose*, de la *maladie périodique*.

Très souvent la monoarthrite ne peut pas être rattachée à une cause, malgré les examens. C'est alors l'évolution qui permettra de l'étiqueter, certaines monoarthrites n'étant que le prélude à une polyarthrite, dans des délais très variables.

✚ Évolution, traitement et surveillance

Ils dépendent de l'affection en cause. Dans tous les cas l'état général (pouls, température, urines, poids, etc.) doit être observé avec le plus grand soin.

Les monoarthrites peuvent souvent bénéficier d'un traitement local complémentaire, variable selon leur cause (lavage articulaire, infiltration de corticoïde, synoviorthèse).

MONONUCLÉOSE INFECTIEUSE

Définition, causes et mécanismes

C'est une infection due au virus d'Epstein-Barr, transmise par la salive et touchant surtout l'adolescent et l'adulte jeune.

Signes essentiels

Cliniques : après une incubation de 40 jours en moyenne apparaissent fièvre, céphalées et dysphagie. Il s'agit d'une *angine* érythémateuse ou érythématopultacée, parfois pseudo-membraneuse (pouvant évoquer la diphtérie).

On note des *adénopathies* (occipitales, cervicales, etc.) et souvent une *splénomégalie* (*cf.* illustration).

Surveillance, évolution, complications

La guérison spontanée est la règle, avec souvent une asthénie persistant assez longtemps. On peut aussi voir : des manifestations cutanées (purpura du voile, rash, notamment après ampicilline), des anomalies hématologiques (anémie hémolytique, thrombopénie), des atteintes viscérales (hépatique, neurologique, péricardite, etc.). La rupture de rate est exceptionnelle.

Examens complémentaires : la NFS montre (outre l'intégrité des lignées rouge et plaquettaire) une hyperleucocytose avec neutropénie légère et un pourcentage anormal d'éléments mononuclés normaux (lymphocytes et monocytes) et surtout la présence de *grands mononucléaires bleutés* (hyperbasophiles). Le MNI test est plus précocement positif que la réaction de Paul, Bunnell et Davidsohn mais aussi moins spécifique.

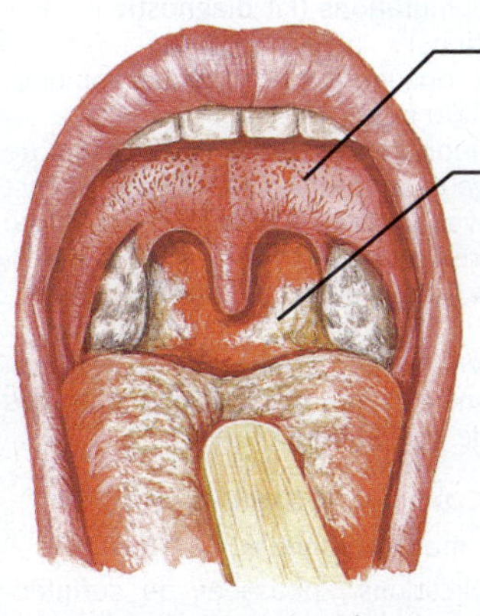

Angine à fausses membranes au cours d'une mononucléose infectieuse.

Traitement

Il est symptomatique. Le repos est très important. L'asthénie et certains signes peuvent durer plusieurs semaines.

MORT SUBITE DU NOURRISSON

Définition

Décès brutal et imprévu, généralement pendant le sommeil, d'un nourrisson en apparence bien portant ou présentant des signes considérés comme banals.

Causes et mécanismes

- Pathologie grave méconnue du fait de l'absence ou de la pauvreté des symptômes : choc infectieux, cardiopathie, malformation (ORL), pathologie métabolique...
- Maltraitance (1 % des cas) : hématome sous-dural, infanticide.
- Le plus souvent, accident multifactoriel :
  - vulnérabilité individuelle liée à l'âge (2-4 mois), antécédents de prématurité, terrain familial (hypertonie vagale) ;
  - facteurs d'environnement : hiver, tabac, literie défectueuse, position sur le ventre +++ ;
  - pathologie déclenchante (souvent mineure) : reflux gastro-œsophagien, virose, hyperthermie.
- Absence d'explication dans 10 à 25 % des cas.

Prise en charge

- *Examen de l'enfant* :
  - prise de température ; poids ; taille ;
  - symptômes à rechercher : éruption, purpura, déshydratation, sévices.
- *Bilan paraclinique* :
  - radio de thorax et de squelette ; prélèvements bactériologiques (hémoculture, PL) et virologiques (prélèvement pharyngé et/ou trachéal, écouvillonage rectal) ;
  - bilan sanguin (hémogramme, ionogramme), plasmathèque pour examens ultérieurs éventuels ;
  - autopsie médico-scientifique : pratiquée avec l'accord des parents indispensable pour conclure l'enquête étiologique.
- En cas de suspicion de mauvais traitements, signalement au Procureur qui demandera une autopsie médico-légale.

• *La prise en charge des parents* doit être précoce et prolongée, réalisée par une équipe comportant médecin et psychologue afin de fournir l'information la plus complète possible sur le décès de l'enfant, d'apporter une aide psychologique indispensable (sentiment de culpabilité, difficultés à accomplir le travail de deuil), d'assurer les meilleures conditions médicales, sociales et psychologiques lors d'une grossesse et d'une naissance ultérieures. Étant donné le caractère *accidentel* de la majorité des morts subites, le risque de récidives dans une même famille est extrêmement faible.

Prévention

Il n'y a pas à l'heure actuelle de méthode préventive efficace à moins que des signaux d'alarme ne soient identifiés (→ Malaises graves du nourisson).

Les conseils de sécurité diffusés à la sortie des maternités prennent en compte les facteurs de risque connus, et le fait de préconiser le couchage sur le dos a divisé par 3 voire 4 les chiffres de mort subite : 1991 = 1,93 ‰, 1997 = 0,49 ‰.

MORVE

Définition, causes et mécanismes

C'est une zoonose contagieuse commune à l'homme et aux solipèdes (chevaux, ânes, mulets) due à une parvobactérie, *Pseudomonas mallei*. La transmission à l'homme s'effectue par contact direct (professionnel).

Signes essentiels

La morve succède à l'infection d'une plaie. La muqueuse nasale est congestive avec jetage purulent. L'atteinte cutanée comprend un nodule inflammatoire dur et douloureux de la face ou une éruption bulleuse, des troubles respiratoires sont possibles. Il existe une fièvre et une asthénie. Des abcès à distance sont possibles.

Traitement

On utilise classiquement des cyclines associées aux aminosides.

MUCOPOLYSACCHARIDOSE

Voir *Maladies héréditaires du métabolisme, Encéphalopathies.*

Maladie de surcharge touchant le squelette (dysmorphie faciale ; retard de croissance et anomalies osseuses caractéristiques au niveau du rachis lombaire et du bassin) et le cerveau. Cellules de surcharge dans la moelle osseuse. Excrétion urinaire élevée de mucopolysaccharides urinaires. Confirmation du diagnostic et identification du type exact par dosage des enzymes leucocytaires (recherche ciblée).

MUCOVISCIDOSE

Définition

Appelée également *maladie fibrokystique du pancréas*, elle associe diarrhée chronique et troubles respiratoires.

Causes et mécanismes

La plus fréquente des maladies héréditaires. Transmission récessive autosomique. Mutation du gène (situé sur le chromosome 7) impliqué dans la synthèse de la protéine CFTR qui contrôle le transport du chlore à l'échelon cellulaire. La mutation la plus fréquente en France (50 % des cas) est la mutation Delta-F508. Elle induit la production d'un mucus anormalement épais, obstruant les canaux pancréatiques et les bronches, responsable d'infection et d'inflammation.

Signes essentiels

En période néonatale : iléus méconial (occlusion néonatale due à l'accumulation d'un méconium anormalement épais) ou simple retard à l'élimination du méconium, ictère prolongé.

Chez le nourrisson : toux coqueluchoïde, bronchites, diarrhée chronique, hypotrophie, prolapsus rectal.

Chez le grand enfant : bronchite chronique ; douleurs abdominales ; épisodes sub-occlusifs, insuffisance respiratoire, hépatomégalie.

Examens paracliniques

• *Confirmation du diagnostic* :
  – recherche des mutations (kit diagnostic recherchant 30 mutations) ;
  – avant 1 mois, dosage de la trypsine immunoréactive (→) > 800 mg/l ;
  – à partir de 1 mois et d'un poids = 4 kg : test de la sueur (dosage du chlore dans la sueur) ; 1 test de dépistage avec un taux > 60 mEq/L, confirmé par un test de référence.

• *Radio de thorax* (emphysème rétrosternal, atélectasie).

• *Diagnostic anténatal* par étude de l'ADN fœtal (après étude familiale) ou dosage des enzymes intestinaux dans le liquide amniotique.

Évolution et complications

Elle se fait sur un mode chronique.

Principales complications : poussées de surinfection bronchique (sensibilité particulière au pyocyanique). Apparition d'une insuffisance respiratoire chronique avec retentissement cardiaque.

À plus long terme : complications hépato-biliaires (lithiase, cirrhose), carences nutritionnelles, diabète, stérilité masculine à l'âge adulte.

Traitement

- *Prise en charge respiratoire* :
  - lutte contre l'obstruction bronchique : drainage bronchique quotidien par kinésithérapie ; aérosol mucolytique ou *rhDNase* (si efficace) ; apprentissage de la toux efficace, contrôlée, et de l'autodrainage ;
  - hygiène de vie ; sport ; éviction du tabac ;
  - lutte contre l'infection : vaccinations (ROR, grippe). Hygiène préventive des infections à *Pseudomonas* (siphons javellisés). Antibiothérapie en fonction de l'examen des crachats ; par voie IV (chambre implantable), à doses élevées (x 3 ou 4) et prolongées (15 j/3 mois) en cas d'infection à pyocyanique.
- *Prise en charge nutritionnelle* :
  - régime hypercalorique ; apports lipidiques normaux ou adaptés à l'état des selles ;
  - extraits pancréatiques gastro-protégés ;
  - supplément vitaminique A, D, E, K et oligo-éléments ;
  - suppléments d'eau et de sodium en cas de forte chaleur.

Pronostic

Transformé par les progrès thérapeutiques et le recours éventuel à des thérapeutiques d'exception (greffe cœur-poumon). 50 à 75 % des malades atteindront l'âge adulte. Perspectives d'avenir : thérapie génique. Nombreuses recherches thérapeutiques en cours.

Âge moyen de survie en 1969 : 8 ans ; en 1978 : 15 ans ; en 2000 : 30 ans.

✚ Éléments de surveillance

- *Clinique :*
  - croissance (taille et poids) ;
  - signes respiratoires et digestifs ;
  - activité générale (scolarité, endurance).
- *Paraclinique :*
  - examen des crachats (bactériologie) ;
  - radio du thorax ;
  - dosage des immunoglobulines et des précipitines ;
  - exploration fonctionnelle respiratoire.

MULTINÉVRITES

Voir *Polynévrites, Multinévrites*.

MUNCHAUSEN (syndrome de)

Il s'agit d'une pathomimie : état morbide caractérisé par le besoin de simuler une maladie, sans recherche de profit-conscient. C'est une pulsion inconsciente qui dicte ce type de trouble.

Les patients atteints de ce syndrome présentent de multiples cicatrices d'opérations à la suite d'hospitalisations répétées pour des affections simulées. Ils sont volontiers querelleurs, voire agressifs, s'ils n'obtiennent pas l'attention souhaitée.

Syndrome de Munchausen par procuration (ou syndrome de Meadow) : il s'agit de patients amenant leurs enfants de façon répétitive aux urgences pédiatriques pour des symptômes qu'ils ont eux-mêmes provoqués. Le syndrome de Munchausen est classé comme : « Trouble factice avec symptômes physiques. »

MYASTHÉNIE

La myasthénie est due à une mauvaise transmission neuromusculaire au niveau de la plaque motrice. Elle entre dans le groupe général des maladies « musculaires » et concerne environ 5 000 patients en France. La transmission neuromusculaire est altérée du fait d'un *mécanisme auto-immun* impliquant le thymus et des auto-anticorps dirigés contre le récepteur de l'acétylcholine (médiateur de la transmission nerf-muscle).

Signes cliniques

C'est une maladie débutant en règle générale chez l'adulte jeune.

Le « syndrome myasthénique » correspond à une fatigabilité musculaire anormale surtout marquée après un effort ou en fin de journée, l'intensité de la contraction musculaire décroît au fur et à mesure que l'effort se prolonge ou se reproduit.

Le début de la maladie est souvent marqué par l'atteinte d'un territoire musculaire réalisant une diplopie, un ptosis, un trouble de la mastication ou de la phonation, variable (selon la fatigue), isolé en apparence, et les erreurs de diagnostic sont possibles à ce stade.

À la phase d'état, le tableau clinique est plus facile à reconnaître. Le déficit moteur a une distribution analysable en termes de muscles. Il est variable dans la journée, exagéré par tout effort, et en partie amélioré par le repos.

L'atteinte musculaire prédomine à la face et on peut observer un ptosis, une difficulté à l'occlusion complète des paupières, la voix nasonnée, des difficultés à la mastication, une faiblesse du port de la tête. L'atteinte des membres est plus atténuée et de prédominance proximale ; on peut la révéler en demandant au malade de s'accroupir une dizaine de fois, ou de tenir les bras en avant ou les jambes à l'horizontale. L'examen des réflexes, de la sensibilité, de l'équilibre est normal, la maladie ne touche que la force musculaire.

Examens complémentaires

Le diagnostic de myasthénie est donc clinique et sera aidé par :

• *le test à la Prostigmine (1 ampoule IM)* entraîne une nette amélioration du déficit moteur ;

• *l'électromyogramme* objective le *phénomène myasthénique* avec une baisse progressive de la force musculaire enregistrée lors de stimulations nerveuses répétées (bloc neuromusculaire).

La recherche d'un thymome est systématique devant toute myasthénie (thymome : tumeur développée à partir des résidus thymiques situés dans le médiastin). Il faudra réaliser une TDM thoracique.

Il faudra pratiquer un *bilan immunologique* de principe :

• recherche d'anticorps anti-organe (antimuscles striés, antithyroïdiens, etc.), et *surtout antirécepteurs de l'acétylcholine* ou en cas de négativité anti-Mu SK ;

• recherche de maladies auto-immunes associées (polyarthrite rhumatoïde, lupus érythémateux disséminé, thyroïdite, Basedow, Biermer).

Les facteurs de décompensation peuvent être une infection intercurrente, une anesthésie générale et une intervention, certains médicaments (curare, quinidine, benzodiazépines, etc., dont la liste doit être connue du malade), voire un surdosage en anticholinestérasiques.

Traitement

Le traitement de la myasthénie sera conduit en milieu spécialisé, les indications, en particulier de la thymectomie et des traitements immunosuppresseurs, seront traitées cas par cas.

Les anticholinestérasiques inhibent l'enzyme de dégradation de l'acétylcholine, l'acétylcholinestérase, et augmentent ainsi la quantité d'acétylcholine disponible au niveau de la synapse neuromusculaire.

Il existe trois molécules :

• la néostigmine (*Prostigmine*, comprimés à 15 mg, action 2 heures) ;

• le *Mestinon* (cp à 60 mg), action 3-4 heures ;

• la *Mytélase* (10 mg), action 3-4 heures ;

L'augmentation des anticholinestérasiques doit être prudente et c'est le malade qui, par son confort, peut déterminer au mieux la posologie et la répartition des doses.

Le malade et l'*infirmier(e)* doivent connaître les signes de *surdosage* (dans ce cas la synapse est bloquée par un excès d'acétylcholine). En cas de surdosage, il y a une aggravation progressive de la myasthénie, des crampes et des fasciculations, une accentuation des effets secondaires (sueurs, hypersalivation, hypersécrétion bronchique) nécessitant parfois *une réanimation respiratoire.*

La thymectomie est systématique en cas de thymome, éventuellement complétée de radiothérapie. Encadrée par la réanimation pré- et postopératoire, cette intervention est devenue bénigne. Chez les malades sans thymome, la thymectomie tend également à devenir systématique dès les premiers mois de la maladie (malades jeunes). L'amélioration après thymectomie est retardée, mais elle est observée dans la plupart des cas.

Corticoïdes et immunosuppresseurs :

• les corticoïdes entraînent une amélioration dans 60 à 70 % des cas, que les malades soient thymectomisés ou non. On utilise la prednisone à la dose de 1 mg/kg pendant 1 mois, puis à doses progressivement décroissantes jusqu'à la dose d'entretien minimale efficace ;

• les immunosuppresseurs *(Endoxan, Imurel)* seuls ou en complément des corticoïdes et sous surveillance hématologique ;

• les plasmaphérèses peuvent être utilisées en cas de poussée aiguë.

La réanimation est nécessaire en cas d'aggravation brutale et de crise myasthénique aiguë. Le myasthénique doit savoir qu'il doit aller d'urgence à l'hôpital devant des troubles de la déglutition, une toux inefficace, des difficultés respiratoires. On a éventuellement recours à l'intubation. La rééquilibration du traitement et/ou les immunosuppresseurs permettent d'écourter la durée de la ventilation assistée. La trachéotomie est indispensable lorsque la ventilation assistée doit être prolongée.

Il faut insister sur l'éducation des malades, leur remettre une liste de médicaments contre-indiqués (+++).

La myasthénie comporte un certain nombre de contre-indications médicamenteuses.

Évolution et surveillance

L'évolution est faite de poussées d'aggravation et de phases d'amélioration, voire de rémissions prolongées sous traitement. Les aggravations peuvent être progressives, certaines formes stables, mais des aggravations brutales sont toujours possibles nécessitant une réanimation immédiate. Bien entendu, la gravité est liée aux atteintes possibles de la déglutition ou et de la respiration (diaphragme), avec un risque de fausses-routes et/ou d'asphyxie.

ANTICHOLINESTÉRASIQUES	
– Pyridostigmine (*Mestinon*) comprimés à 60 mg, dose maximale 5-6 cp/jour. – Chlorure d'ambémonium (*Mytélase*) comprimés à 10 mg, dose maximale 5-6 cp/jour. En cas d'urgence : ampoules de 0,5 mg de néostigmine (*Prostigmine*) par voie IM ou IV. **Action :** Inhibent l'enzyme de la dégradation de la cholinestérase, et donc augmentent et prolongent l'action de l'acétylcholine, ce qui facilite la transmission nerf-muscle.	**Indications :** Myasthénie, mais aussi en postopératoire de chirurgie abdominale pour favoriser la reprise de transit (progtigmine). **Posologie :** Individuelle, à atteindre progressivement, variable d'un jour à l'autre. Le patient doit apprendre à trouver lui-même la dose qui lui est nécessaire. **Effets indésirables :** Crampes, sueurs, hypersalivation, bradycardie, nausées et diarrhée = signes de surdosage. **Précautions d'emploi :** Asthme, maladie de Parkinson, obstruction digestive ou urinaire.

Médicaments contre-indiqués chez le myasthénique

Contre-indications absolues	Contre-indications relatives
– D-Pénicillamine – Myorelaxants curarisants – Hémicholine – Curares – Dexaméthonium – Succinylcholine – Aminosides, cyclines injectables – Colimycine, polymyxine, bacitracine – β-bloquants – Phénytoïne – Trimethadione – Dantrolène – Quinidine, quinine, chloroquine, procaïnamide	– Phénothiazines – Carbamazépine – Benzodiazépines – Méthimazole – Vérapamil – Progestérone – Lithium – Corticoïdes Liste non limitative : tout nouveau médicament doit être prescrit avec prudence en cas de myasthénie. L'AFM (1, rue de l'Internationale, BP 59, 91002 ÉVRY Cedex), publie une bonne brochure sur le sujet. Joindre si besoin, à l'Hôpital de Garches, le service de réanimation.

Éducation du patient myasthénique

Ce qu'il faut faire

Information complète sur la maladie, ses traitements symptomatiques, les possibilités de traitement de fond (thymectomie, immunosuppresseurs…) en suggérant l'adhésion à une association de malades (AFM = association française contre les myopathies).

Le patient doit porter une carte indiquant sa maladie, ses traitements et le médecin responsable.

Information sur le risque d'aggravation par certains traitements, mais aussi en cas d'infection, d'excès de fatigue ou de surdosage en anticholinestérasiques.

Donner les coordonnées d'un centre spécialisé dans la myasthénie (Hôpital de Garches, service de réanimation médicale).

Insister sur la possibilité de stabilisation et parfois de guérison de la maladie, rassurer le malade et l'entourage.

MYCOBACTÉRIOSES ATYPIQUES

Définition

Il s'agit des manifestations pathologiques liées à l'infection par un groupe de mycobactéries distinctes des mycobactéries tuberculeuses. Le réservoir des mycobactéries n'est pas l'homme, et reste à préciser dans l'environnement.

Classification

Les bactériologistes distinguent quatre groupes de mycobactéries, selon les caractéristiques des colonies, et les caractéristiques biochimiques des bactéries.

Les cliniciens distinguent :

• les mycobactéries commensales, non pathogènes : *Mycobacterium aquæ, gordonæ, terræ*, etc.,
• les mycobactéries potentiellement pathogènes pour l'homme, dont certaines peuvent être responsables d'atteinte respiratoire : *Mycobacterium kansasii, Mycobacterium xenopi, Mycobacterium avium-intracellulare*, ce dernier augmentant de fréquence depuis l'épidémie de Sida.

Signes cliniques et diagnostic

Aucune particularité clinique ne permet, avant les cultures, de suspecter la responsabilité d'une mycobactérie atypique.

Le diagnostic est donc une surprise bactériologique. *On ne le retient que si la mycobactérie est retrouvée à plusieurs examens bactériologiques successifs.*

Il faut insister sur certaines caractéristiques :

• l'absence habituelle de transmissibilité interhumaine ;
• une habituelle faible dissémination dans l'organisme, à partir des lésions pulmonaires ;
• la nécessité, pour leur typage, d'avoir recours à des laboratoires de référence pour les mycobactéries ;
• la plus grande fréquence de leur survenue sur des terrains prédisposants : séquelles de tuberculose, bulles d'emphysème, et surtout immunodépression sévère (Sida).

Traitement

Il est habituellement difficile. Seul *Mycobacterium kansasii* a les mêmes caractéristiques de sensibilité, *in vivo*, que le bacille tuberculeux humain.

Mycobacterium xenopi est résistant aux antituberculeux majeurs. Des essais sont en cours (certaines quinolones et ansamycines). Si les lésions sont limitées, une exérèse chirurgicale peut être indiquée.

Mycobacterium avium-intracellulare est responsable d'infections disséminées, en particulier au cours du Sida, où il pose de difficiles problèmes thérapeutiques ; des essais sont en cours pour déterminer les associations médicamenteuses les plus efficaces, associant aux antituberculeux classiques (*Rifadine*, isoniazide) divers antibiotiques actifs *in vitro* (rifabutine, amikacine, sparfloxacine, clarithromycine, clofazimine). *Il n'existe donc pas de traitement standardisé.*

MYCOPLASMA PNEUMONIÆ (pneumopathie à)

Définition, causes et mécanismes

Archétype des pneumonies atypiques, la pneumopathie à *Mycoplasma pneumoniæ* est une des plus fréquentes. L'agent isolé par Eaton est ultrafiltrable et cultivable sur embryon de poulet. Cette maladie survient par petites épidémies touchant l'adolescent et l'adulte jeune.

✚ Surveillance, évolution, complications

La résolution des anomalies radiologiques est lente (4 à 8 semaines) ; des rechutes sont possibles. Les complications sont pleuro-pulmonaires, ORL, hématologiques (anémies hémolytiques), mais l'évolution est le plus souvent bénigne en dehors de terrain taré (insuffisant respiratoire, cardiaque).

Signes essentiels

Cliniques : après une incubation d'une dizaine de jours apparaît un syndrome grippal avec atteinte des voies aériennes supérieures le plus souvent suivi d'une pneumopathie.

Examens complémentaires : la radio pulmonaire montre souvent des opacités unilatérales en règle générale basales, parfois reliées au hile par des faisceaux hilo-diaphragmatiques. L'expectoration est habituellement banale. La VS est élevée, la leuconeutropénie est rare mais évocatrice. On peut trouver des agglutinines froides et un test de Coombs positif. Le diagnostic est confirmé par la sérologie, et parfois par l'isolement du mycoplasme en culture.

Traitement

Les macrolides sont efficaces sur les mycoplasmes, de même que les cyclines et les fluoroquinolones.

MYCOSIS FONGOÏDE

Voir *Lymphomes cutanés*.

MYÉLODYSPLASIES

Définition

Ce sont des anémies chroniques d'origine médullaire, regroupant un ensemble de pathologies ayant en commun l'association d'une ou plusieurs cytopénies et la possibilité d'une évolution vers la leucémie aiguë. Elles sont plus fréquentes après 60 ans.

Classification

- Anémie régénérative avec excès de blastes (AREB).
- Anémie réfractaire.
- Anémie sidéroblastique.
- Leucémie myélomonocytaire chronique.

Signes cliniques et paracliniques

Il s'agit d'une anémie d'installation progressive, souvent macrocytaire, normochrome ou hypochrome. Le taux de réticulocytes est bas. Le fer sérique et la ferritinémie sont élevés. Une neutropénie et une thrombopénie peuvent être associées, avec leur symptomatologie propre (infections, hémorragies). La splénomégalie est fréquente.

Le myélogramme montre une moelle riche, comportant des anomalies morphologiques des trois lignées. On distingue :

- *l'anémie régénérative avec myéloblastose partielle,* caractérisée par un pourcentage élevé (6 à 30 %) de cellules jeunes dans la moelle (myéloblastes et promyélocytes) ;
- *l'anémie sidéroblastique,* caractérisée par l'augmentation du nombre des sidéroblastes (→), dont les grains de fer sont disposés en couronne ;
- *la leucémie myélomonocytaire chronique,* caractérisée par un nombre élevé de monocytes dans le sang. Les lysozymes sanguin et urinaire sont élevés ;
- *l'anémie réfractaire, qui ne comporte que les anomalies morphologiques communes aux trois précédentes.*

Évolution

En l'absence de traitement spécifique, les conséquences de l'insuffisance médullaire (infections, hémorragies, hémochromatose transfusionnelle) ou la survenue d'une leucémie myéloïde aiguë vont entraîner le décès, souvent après plusieurs années d'évolution. Des anomalies du caryotype sont un facteur de mauvais pronostic.

Pour la pratique, on retiendra :

– Il s'agit de pathologies hématologiques fréquentes après 60 ans pour lesquelles les possibilités thérapeutiques sont limitées.
– La prise en charge se fait généralement en milieu non spécialisé.
– La transfusion sanguine (concentrés de globules rouges phénotypés) permet de maintenir une bonne qualité de vie.
– En fonction de l'âge et de l'espérance de vie, une prévention de l'hémochromatose post-transfusionnelle peut être indispensable.

MYÉLOME MULTIPLE (maladie de Kahler)

Définition

Il s'agit d'une prolifération maligne de plasmocytes qui sécrètent en règle une immunoglobuline monoclonale. Il s'accompagne le plus souvent de lésions osseuses avec hypercalcémie et peut occasionner une insuffisance rénale.

Signes cliniques et paracliniques

Les circonstances de découverte sont variables, le plus souvent ce sont des douleurs osseuses, parfois une complication comme l'insuffisance rénale, une infection ou encore une découverte lors d'examens systématiques.

Le diagnostic est affirmé par la présence d'un pic étroit dans les γ ou β-globulines à l'électrophorèse des protéines (→), l'immunoélectrophorèse (→) caractérisant l'immunoglobuline, une diminution des immunoglobulines normales lors du dosage pondéral et le myélogramme (→), plus rarement la biopsie médullaire (→), montrant une augmentation de plasmocytes (> 15 %) anormaux.

La masse tumorale est évaluée sur l'importance de l'immunoglobuline monoclonale à l'électrophorèse, les radios du squelette qui montrent des lésions caractéristiques, à l'emporte-pièce, rarement une décalcification diffuse, la calcémie, l'insuffisance rénale et l'insuffisance médullaire secondaire à l'infiltration tumorale qui se manifeste surtout par une anémie, plus rarement par une pancytopénie. On quantifie la protéinurie de Bence-Jones (→).

Éléments de surveillance

Cliniquement : douleurs osseuses, infections.
Biologiquement : NFS, électrophorèse des protéines, créatininémie, calcémie, protéinurie.

Complications

Liées à l'immunoglobuline :

- syndrome d'hyperviscosité ;
- insuffisance rénale due à la protéinurie ou à l'hypercalcémie ; elle peut être aggravée par une déshydratation, même légère (le jeûne avant un examen) ;
- amylose.

De l'hypogammaglobulinémie : ce sont les infections graves, surtout pulmonaires ou ORL.

De la destruction osseuse :

- hypercalcémie ;
- compression médullaire.

De l'insuffisance médullaire secondaire à la maladie ou au traitement.

Traitement et pronostic

La chimiothérapie n'est utile que lorsque la masse tumorale correspond à un stade II ou III. Elle comporte :

- *une polychimiothérapie aplasiante suivie d'une autogreffe de moelle* par cellules souches périphériques chez le sujet jeune (< 65 ans). Ce traitement allonge la durée de vie ;
- *Alkéran* et prednisone, par cures toutes les 4 semaines après 65 ans. Ce traitement est poursuivi jusqu'à une phase de « plateau » (stabilité de l'immunoglobuline monoclonale). La rechute survient invariablement, en moyenne 40 mois après le diagnostic ;
- d'autres associations sont au mieux aussi efficaces (VAD : *Oncovin, Adriblastine* et *Dexaméthasone*) ;
- l'Interféron alpha a démontré son efficacité à retarder la rechute. Toutefois, il n'allonge pas la durée de vie ;
- d'autres traitements sont utilisés en cas d'échec, avec un certain succès : *Thalidomide, Velcade*.

La radiothérapie est utile en cas de compression médullaire ou de douleurs très importantes.

Les complications relèvent d'un traitement symptomatique.

Les diphosphonates (*Zometa*) corrigent l'hypercalcémie. Ils aident à prévenir les événements osseux en cas de lésions. La corticothérapie garde sa place en cas d'hypercalcémie modérée.

Les échanges plasmatiques sont pratiqués en cas d'hyperviscosité (rare).

MYOCARDITES

Définition

Les myocardites sont réalisées par des lésions inflammatoires du myocarde, aiguës ou subaiguës, parfois d'allure primitive, parfois rattachées à une étiologie précise.

Causes et mécanismes

Les myocardites peuvent être secondaires à une infection microbienne (en particulier streptococcique), à une infection virale ou parasitaire, à une intoxication, à un phénomène allergique. Elles peuvent parfois apparaître comme primitives ou être associées à une atteinte du péricarde.

Les mécanismes à l'origine des myocardites ne sont pas parfaitement élucidés : rôle direct d'un germe, rôle des toxines, réaction d'ordre allergique ou immunologique.

Signes essentiels

Cliniques : il s'agit le plus souvent de signes d'insuffisance cardiaque gauche, rapidement complétée par une insuffisance droite qui va dominer le tableau clinique.

Paracliniques :

- *radiologiques :* cardiomégalie globale avec parfois épanchements pleuraux ;
- *électrocardiographiques :* troubles du rythme (tachycardie sinusale, fibrillation ou flutter auriculaire, extrasystoles voire tachycardie ventriculaire) ; troubles de conduction intraventriculaire (blocs de branche gauche ou droit) ou auriculo-ventriculaires de degré variable ; troubles de repolarisation (sus- ou sous-décalage du segment ST, inversion de l'onde T) ;
- *échocardiographiques* : dilatation et hypocontractilité ventriculaire gauche en BD et TM. Un épanchement péricardique est souvent associé ;
- *biologiques :* syndrome inflammatoire avec augmentation de la vitesse de sédimentation et de la CRP (C reactive protein), hyperleucocytose non spécifique ; élévation inconstante des enzymes cardiaques dans le sang. Recherches sérologiques.

Évolution

Le plus souvent l'évolution des myocardites aiguës est favorable en quelques semaines. Elle peut se compliquer d'un passage à la chronicité. Il faut signaler à la phase aiguë un risque de mort subite en rapport avec un épisode de tachycardie paroxystique.

Surveillance

Surveillance du syndrome inflammatoire, de l'insuffisance cardiaque.

Traitement

Le traitement est celui de l'affection causale chaque fois qu'il est possible. Dans tous les cas, le repos prolongé est indiqué, et, en cas d'insuffisance cardiaque, on pourra associer selon les étiologies un traitement digitalo-diurétique et inhibiteur de l'enzyme de conversion.

MYOPATHIES

Définition

On distingue les *myopathies primitives* (génétiquement déterminées) et les *myopathies secondaires* métaboliques ou endocriniennes de moindre gravité.

Les caractères généraux des myopathies sont d'entraîner un déficit de la force, débutant plus ou moins tard dans la vie et d'aggravation plus ou moins rapide, mais en général invalidant, parfois grave, voire mortels du fait d'atteintes respiratoires ou cardiaques. Il existe un grand nombre de causes ; il faut, une fois qu'on a confirmé le diagnostic, organiser une prise en charge multidisciplinaire au sein d'équipes spécialisées (unités de Myologie), associant neurologues, généticiens, kinésithérapeutes, travailleurs sociaux, psychologues et associations de malades (AFM : Association française des myopathes). L'important au plan du diagnostic est moins de connaître la longue liste des causes possibles et des différentes formes cliniques que de savoir différencier myopathies **primitives**, à transmission génétique d'une part, et d'autre part affections musculaires **secondaires** à différentes causes (par exemple toxiques, endocriniennes, inflammatoires → Polymyosites).

Syndrome clinique fréquent dans les myopathies primitives

L'atteinte musculaire est *bilatérale et symétrique* et se développe lentement et *progressivement*. Sa topographie obéit le plus souvent à deux règles.

• *Prédominance proximale du déficit* avec atteinte des muscles fessiers : il en résulte une démarche dandinante avec bascule du bassin et des difficultés pour se relever. Il existe une atteinte des muscles de la ceinture scapulaire avec difficultés à lever les bras au-dessus de la tête et décollement des omoplates.

• *Diffusion de l'atteinte musculaire* : elle peut être décelable plus ou moins précocement, et peut toucher les muscles de la face, les muscles rachidiens, avec pour conséquence des troubles de la statique vertébrale graves (scoliose).

Il peut y avoir une atteinte myocardique entraînant une *cardiomyopathie*, une *atteinte de la déglutition* avec le risque de fausses-routes, *de la ventilation* (avec le risque d'insuffisance respiratoire) et parfois la nécessité d'une ventilation assistée, *de la motricité oculaire*.

Les modifications morphologiques du muscle varient selon les modifications du tissu interstitiel.

La sclérose peut être responsable de *rétractions* musculaires. Une prolifération scléreuse et/ou adipeuse peut masquer l'atrophie musculaire et il peut y avoir un *aspect pseudo-hypertrophique* de *certains groupes musculaires*. Le muscle a une consistance inégale à la palpation mais n'est pas douloureux ni œdématié.

Il existe des signes négatifs qui font la distinction avec les amyotrophies nerveuses : conservation prolongée des réflexes ostéo-tendineux, absence de fasciculations et de troubles sensitifs.

Examens complémentaires

L'électromyogramme montre la diffusion de l'atteinte musculaire et le caractère myogène primitif des altérations électriques.

Dosage des enzymes musculaires : aldolase, lacticodéshydrogénase (LDH) et surtout créatinine phosphokinase (CPK) qui peuvent être élevés ou normaux selon les cas.

La biopsie musculaire reste parfois indispensable, mais c'est un examen à faire en centre spécialisé : elle confirme le diagnostic de myopathie et en précise le type. Il existe des caractères histologiques précis. La microscopie optique avec de très nombreuses colorations histo-enzymologiques, mais également électroniques, puis les différentes méthodes de génétique moléculaire permettent désormais de classer précisément chaque malade.

Il convient d'effectuer une *enquête familiale et génétique*, un conseil génétique sera très souvent nécessaire. On recherche les marqueurs génétiques en fonction de l'aspect clinique (étude ADN et recherche de gène).

L'*infirmier(e)* pourra parfois participer à la prise en charge au long cours d'une maladie chronique souvent très invalidante et pour laquelle on ne dispose que de peu ou pas de traitement curatif.

Principales myopathies primitives

La maladie de Duchenne de Boulogne : c'est la plus fréquente et la plus sévère des dystrophies musculaires liées au chromosome X : elle touche le plus souvent les garçons à partir de 3 ans (troubles de la marche qui se fait sur la pointe des pieds, pseudo-hypertrophie des mollets) et évolue en deux décennies vers le décès par atteinte respiratoire ou cardiaque. Il existe des formes plus tardives, moins graves, mais aussi féminines. La connaissance du gène de la dystrophine (le défaut en cette protéine serait à la base du déficit musculaire) permet un conseil génétique.

Les myopathies congénitales : de très nombreux types existent, définis par un début précoce, et le type des anomalies histo-enzymologiques. Pronostic parfois bénin. Transmission variable, récessive, autosomique dominante, mais aussi des cas sporadiques.

Les myopathies mitochondriales : il s'agit d'affections non plus limitées au muscle, mais touchant de façon variable le système nerveux périphérique et/ou central, intéressant aussi souvent le muscle et regroupées sous le vocable de « cytopathies mitochondriales ». Elles sont dues à un ou des déficits enzymatiques de la chaîne respiratoire mitochondriale.

La dystrophie myotonique de Steinert associe une myopathie distale avec une *myotonie* d'évolution lente, débutant chez l'adulte jeune, la calvitie précoce, la cataracte précoce, une atrophie testiculaire primitive, des anomalies cardio-vasculaires à type de bloc auriculo-ventriculaire. Transmission autosomique dominante.

NB : La *myotonie* est la difficulté pour un muscle à se décontracter après effort (le sujet ne peut lâcher un objet, par exemple).

Myopathies métaboliques et endocriniennes

Paralysies périodiques avec dyskaliémie : il s'agit d'affections génétiques d'hérédité dominante caractérisées par la survenue d'accès intermittents de paralysie musculaire associés à des variations de la kaliémie (hypo- ou hyperkaliémie modérée) liées à des anomalies des canaux ioniques membranaires.

On distingue :

- *la paralysie familiale avec hypokaliémie* : les accès de paralysie musculaire surviennent soit après un repas abondant soit après un repos prolongé, la récupération se fait en quelques heures à quelques jours, l'atteinte musculaire correspond à une paralysie musculaire avec hypotonie et abolition des réflexes idiomusculaires, la kaliémie est approximativement à 3 mEq. Traitement par un apport de potassium, prévention des accès par des doses modérées de KCl et de spironolactone ;
- *l'adynamie épisodique héréditaire de Gamstorp* : les accès paralytiques sont plus brefs, provoqués par le repos et associés par une élévation modérée de la kaliémie (5 à 6 mEq). Action préventive de certains diurétiques hypokaliémants.

Atteintes musculaires dans les glycogénoses chez l'enfant.

Myoglobinuries : *c'est un symptôme commun à différentes myopathies, qui cause une coloration brun rougeâtre des urines ;* la myoglobine a une structure voisine de celle de l'hémoglobine et constitue le pigment des fibres musculaires striées. Une myoglobinurie entraîne le risque d'une *insuffisance rénale* aiguë avec hyperkaliémie. On distingue des myoglobinuries secondaires à un écrasement de membre, à une ischémie aiguë du membre ou secondaires à une myopathie toxique ou médicamenteuse, ou à une polymyosite.

Enfin, il existe des myoglobinuries caractérisées par des accès paroxystiques de myoglobinurie avec douleurs et paralysie musculaires, au cours de certaines myopathies.

Affections endocriniennes : elles sont importantes à reconnaître car ici, il s'agit de myopathies « curables » :

- *Dans la maladie de Basedow*, on a souvent une diminution de la force musculaire des muscles proximaux des membres inférieurs et le malade éprouve une fatigue à l'effort et une difficulté à se relever sans l'aide des mains : c'est le classique *signe du tabouret* :
  - l'accentuation du déficit, sa diffusion aux membres supérieurs, l'amyotrophie réalisent une véritable *myopathie hyperthyroïdienne* ;
  - dans les formes graves (thyrotoxicose aiguë), il peut y avoir des paralysies sévères et des signes d'atteinte bulbaire avec troubles de la déglutition.

  Dans l'exophtalmie basedowienne, il existe souvent des paralysies oculomotrices, en relation avec un œdème et une infiltration lymphocytaire des muscles oculomoteurs ; le mécanisme en serait un processus immunopathologique.
- *Dans le syndrome de Cushing*, il existe une faiblesse et une atrophie des muscles des ceintures. Il faut citer les altérations musculaires après corticothérapie, en particulier l'emploi de dérivés fluorés (triamcinolone).
- *Dans l'hypothyroïdie*, les crampes et l'enraidissement douloureux des muscles sont habituels. Il peut y avoir des formes myopathiques volontiers hypertrophiques.
- *Dans l'hyperparathyroïdie*, on peut avoir des signes musculaires : fatigabilité, hypotonie, amyotrophie, douleurs musculaires.

Rôle de l'infirmier(e)

Vis-à-vis des malades atteints de myopathies, vis-à-vis de leur famille, et que ce soit lors du diagnostic, ou au cours du suivi (en centres très spécialisés, ou dans des consultations hospitalières), le rôle de l'infirmier(e) est considérable ; il lui revient d'aider le malade dans ses gestes alors que parfois les locaux d'habitation ne sont pas adaptés, notamment aux fauteuils roulants et au cours des repas. Les *myopathes*, comme les dénomme le grand public, peuvent souffrir d'affections de gravité extrêmement différente, et dont le pronostic est pour beaucoup fonction de l'accueil qui leur est fait. Les myopathies ne comportent pas, aux exceptions près, de déficit intellectuel.

MYOPIE

Voir *Amétropies*.

MYRINGOPLASTIE

Voir *Tympanoplastie.*

MYXOME DE L'OREILLETTE

Définition

Le myxome de l'oreillette est une tumeur bénigne, pédiculée, mobile dans l'oreillette.

Causes et mécanismes

Tumeur bénigne, développée le plus souvent dans l'oreillette gauche, de taille variable (5 cm de diamètre en moyenne), implantée par un pédicule de 1 ou 2 cm de long sur le foramen ovale.

Signes essentiels

Cliniques : signes fonctionnels (dyspnée d'effort, épisodes de syncopes évocatrices du diagnostic quand elles surviennent aux changements de position, embolies périphériques). Signes généraux (fièvre, amaigrissement). Auscultation cardiaque : éclat du premier bruit, roulement diastolique, claquement d'ouverture et souffle d'insuffisance mitrale sont associés de façon variable.

Paracliniques :

- *biologiques :* augmentation inconstante de la vitesse de sédimentation, hyperfibrinémie ;
- *radiologiques :* silhouette cardiaque souvent normale ;
- *électriques :* hypertrophie auriculaire gauche, parfois ventriculaire gauche ; le rythme sinusal est le plus souvent conservé ;
- *échocardiographiques :* examen fondamental en BD qui suffit le plus souvent à poser l'indication opératoire sur la présence d'une image anormale intracavitaire mobile.

Évolution

En l'absence de traitement chirurgical, l'évolution peut être compliquée par une insuffisance cardiaque globale progressive, par la mort subite par blocage de la tumeur dans l'anneau auriculo-ventriculaire, par des embolies artérielles tumorales ou cruoriques.

Traitement

Il est chirurgical : exérèse de la tumeur sous circulation extracorporelle.

NÆVUS NÆVOCELLULAIRES

Définition

Les nævus nævocellulaires sont caractérisés par la présence de cellules mélanocytaires regroupées en thèques ; ils sont plus communément appelés *grains de beauté*. Ce sont certaines variétés qui peuvent dégénérer en mélanomes. Ainsi les tumeurs noires non mélanocytaires (exemples : *verrue séborrhéique, histiocytofibrome*) ne sont pas susceptibles de donner naissance à un mélanome.

Causes et signes cliniques

Il existe une chronologie dans la survenue des nævus : absents à la naissance ou rares (ce sont les nævus congénitaux), ils apparaissent dans l'enfance par poussées favorisées ensuite par la puberté et les grossesses. Ce sont les adultes jeunes qui en présentent le plus grand nombre. Ils disparaissent ensuite avec l'âge. Leur aspect se modifie également avec le temps : plans dans l'enfance, ils ont tendance à se surélever progressivement.

On distingue ainsi :

- **des nævus plans,** ce sont des nævus en plaques parfois étendues, volontiers recouvertes de poils : cet aspect est évocateur de *nævus congénitaux*, susceptibles exceptionnellement de se transformer en mélanome. Ailleurs, il peut s'agir de petites lésions très pigmentées, monochromes, régulières, évocatrices de nævus jonctionnels, susceptibles exceptionnellement de dégénérer en mélanome (*cf.* illustration) ;
- **des nævus surélevés pigmentaires** parmi lesquels : *des nævus en dômes* arrondis et sphériques, fréquents en particulier sur le visage et le tronc ; ils peuvent également être pileux, bien limités et de couleur homogène ; ils sont évocateurs de nævus dermiques, variété qui ne dégénère pas en mélanome ;
- **le nævus bleu,** de teinte très foncée, encre de Chine ;
- **des nævus entourés d'un halo achromique :** nævus de Sutton, qui doivent être respectés car très souvent ils disparaissent spontanément en quelques années ;
- **des nævus dits « atypiques » :** polychromes, aux bords irréguliers, de grande taille ; ce sont des lésions susceptibles de dégénérer en mélanome (*cf.* illustration).

Traitement

On a le choix entre deux attitudes.

L'abstention thérapeutique, avec surveillance régulière par le malade lui-même de sa lésion et par le médecin, en lui expliquant les signes éventuels d'alarme, qui doivent faire consulter le dermatologue.

(*Cf.* ABCDairE → Mélanome.)

L'exérèse chirurgicale s'adresse aux nævus :

- *dont on redoute particulièrement la dégénérescence :* nævus atypique et nævus congénital géant ;
- *exposés à des irritations multiples* : nævus palmoplantaires, nævus de la barbe, de la ceinture, du soutien-gorge. L'ablation préventive peut être encore conseillée, bien que le traumatisme d'un nævus n'ait jamais provoqué sa transformation en mélanome ;
- *récemment modifiés dans leurs caractères :* c'est l'éventualité clinique la plus fréquente. Les modifications peuvent porter sur :

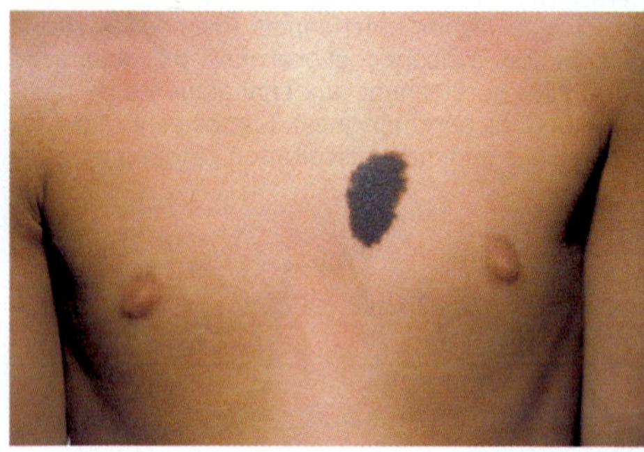

Nævus congénital.

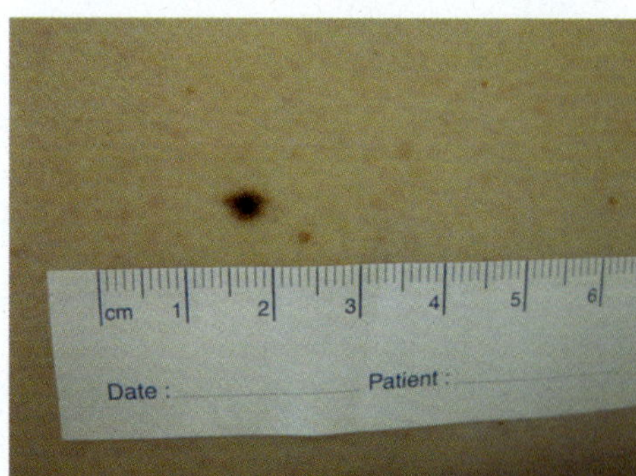

Nævus.

– *la couleur,* normalement homogène, brun plus ou moins foncé. L'apparition d'une polychromie est hautement suspecte et doit faire prendre un avis spécialisé,

– *les contours,* normalement nets et symétriques. L'apparition d'un caractère déchiqueté, irrégulier, asymétrique, doit inquiéter,

– *la taille :* un accroissement rapide de la taille doit inquiéter,

– *la surface :* une disparition des striations normales de la peau peut être un signe de transformation maligne de même que l'apparition d'un nodule sur un nævus préexistant,

– *une sensation locale de prurit, de douleur,* n'a pas de signification particulière ;

- l'ablation sera systématiquement suivie d'un examen histologique de la tumeur retirée.

En bref, les modifications rapides des nævus dans leur taille, leur couleur ou leur surface doivent être dépistées. L'exérèse dès lors est indispensable pour dépister la survenue éventuelle d'un mélanome malin : ici, en effet, seule l'exérèse précoce permet l'amélioration d'un pronostic qui reste très sombre dès lors que le mélanome est plus ancien.

NANISME

Définition

Habituellement, on parle de nanisme ou de retard de croissance lorsque la taille, à un âge donné, est inférieure à la moyenne de la population de référence de plus de deux écarts types. Des courbes types sont établies en fonction du sexe dans les carnets de santé.

Causes et mécanismes

Causes endocriniennes :

Insuffisances hormonales :

- insuffisance en hormone de croissance : insuffisance antéhypophysaire, déficit d'origine hypothalamique ;
- insuffisance en facteurs de croissance (IGF ou somatomédines) ;
- insuffisance thyroïdienne ;
- insensibilité des cartilages de conjugaison à l'hormone de croissance (nanisme de Laron).

Soudure prématurée des cartilages de conjugaison :

- hypercorticisme ;
- hyperplasie bilatérale des surrénales ;
- tumeur sécrétante de l'ovaire ;
- tumeur des cellules de Leydig ;
- hypoparathyroïdie.

Anomalies chromosomiques :

L'erreur peut porter sur les gonosomes X et Y (syndrome de Turner, mosaïque) ou sur les autosomes (trisomie 21, etc.). Aucune thérapeutique n'est susceptible de normaliser la taille, les polymalformations sont fréquentes.

Nains achondroplasiques :

Mutations sur les récepteurs de l'IGF des cartilages de croissance.

Maladies viscérales chroniques :

Les insuffisances cardio-respiratoires, rénales, hépatiques chroniques de l'enfant entraînent toujours un nanisme, quelle que soit leur origine, de même les maladies générales (collagénose) et les infections chroniques (rares en France).

Malnutrition et malabsorption :

Les carences alimentaires prolongées et profondes ainsi que les troubles de l'absorption digestive (intolérance au gluten, entéropathies exsudatives, résection digestive) sont des causes non exceptionnelles et d'assez bon pronostic si elles sont identifiées précocement.

Maladies métaboliques :

Diabète, intolérance au fructose, glycogénose, muccopolysaccharidose.

Causes iatrogènes :

Corticothérapie au long court, utilisation abusive d'hormones sexuelles chez l'enfant qui entraîne une accélération de la maturation osseuse et une petite taille définitive.

Il faut mettre à part le retard de croissance psychoaffectif (qui disparaît lorsque l'enfant est changé de milieu) mais qui reste un diagnostic d'élimination.

Causes squelettiques : Chondrodystrophies.

Signes cliniques et paracliniques

La question principale est d'éliminer un nanisme vrai par rapport à un simple retard de croissance. Il faut alors avoir recours à l'étude familiale et avoir une étude évolutive de la taille de l'enfant afin de rechercher une cassure (carnet de santé).

L'étude de l'âge osseux est très importante pour le pronostic fonctionnel, car un retard osseux permet d'espérer une taille supérieure en fin de croissance.

✚ Éléments de surveillance

C'est essentiellement la taille qui doit être notée régulièrement sur une courbe de croissance.

Il faut surveiller l'apparition des signes pubertaires qui annoncent la soudure des cartilages de conjugaison et l'arrêt de croissance dans les années suivantes.

Le bilan paraclinique sera orienté par la clinique : dosages hormonaux, caryotype, bilan digestif, etc.

Pronostic

Il dépend de l'étiologie. Cependant, la comparaison entre l'âge légal, l'âge statural (âge des sujets normaux de la même taille) et l'âge osseux permet de mesurer le potentiel de croissance du sujet. Si l'âge osseux est inférieur ou égal à l'âge statural, la taille définitive peut être subnormale, alors que si l'âge osseux est supérieur à l'âge statural, la taille définitive sera petite.

NÉCROSE CORTICALE RÉNALE

Définition

C'est la nécrose totale ou partielle de la zone corticale des deux reins due à l'obstruction des artérioles irriguant normalement les territoires correspondants.

Causes

Dans plus de la moitié des cas, c'est la complication d'une grossesse pathologique (hématome rétroplacentaire, choc obstétrical d'un avortement septique). Il existe de nombreuses autres causes : septicémie, brûlures, micro-angiopathie thrombotique.

Signes cliniques

C'est une anurie totale.

Évolution

Une nécrose parcellaire peut être suivie d'une récupération partielle de la fonction rénale permettant de suspendre le seul traitement symptomatique : l'hémodialyse chronique.

NÉCROSE PAPILLAIRE RÉNALE

Définition

C'est la nécrose ischémique des papilles rénales.

Causes

Elle peut survenir au cours des pyélonéphrites aiguës ou chroniques, des néphropathies des analgésiques, liées à la prise de phénylbutazone ; c'est une complication du diabète et de la drépanocytose, d'un état de choc chez l'enfant.

Signes cliniques et paracliniques

Une nécrose papillaire aiguë se traduit par une hématurie macroscopique, une atteinte de la fonction rénale et en cas d'infection associée, un syndrome septicémique mettant en jeu le pronostic rénal et vital.

Une nécrose papillaire chronique est une complication évolutive de la néphropathie interstitielle chronique. Une hématurie, une colique néphrétique font pratiquer une UIV. Celle-ci montre des images cavitaires intrapapillaires et des fragments des papilles détachées.

Traitement

C'est le traitement du syndrome septicémique dans les formes aiguës et l'épuration extrarénale si nécessaire.

NÉPHROANGIOSCLÉROSE

Définition

On désigne sous ce terme les altérations du rein secondaires à l'hypertension artérielle commune.

Signes cliniques et paracliniques

Ce n'est qu'au bout de plusieurs années d'évolution de l'HTA que l'atteinte rénale se dévoile par l'apparition d'une protéinurie, d'une hématurie modérée et d'une insuffisance rénale progressive. Les explorations mettent en évidence une baisse du pouvoir de concentration des urines, une chute du débit sanguin rénal, avec conservation de la filtration glomérulaire. L'échographie montre deux reins diminués de volume, de contours irréguliers. La biopsie rénale montre les altérations des artérioles et l'ischémie qui en résulte.

Évolution

Seul un contrôle efficace de l'HTA peut ralentir l'évolution vers l'insuffisance rénale et éviter les complications malignes.

NÉPHROANGIOSCLÉROSE MALIGNE

Cette néphropathie très sévère peut être observée d'emblée ou après plusieurs années d'évolution d'une HTA commune, sur des reins irradiés, ou en cas de sclérodermie.

Signes cliniques

Ce sont une HTA sévère, un amaigrissement, une protéinurie abondante, une hématurie et une insuffisance rénale rapidement progressive. Le fond d'œil est gravement altéré. L'activité rénine plasmatique (→) est élevée et entraîne une hypokaliémie. La biopsie rénale montre des lésions proches de celles des micro-angiopathies thrombotiques (→).

Évolution

Elle se fait en quelques semaines ou mois vers l'insuffisance rénale terminale. Le pronostic vital dépend de la réponse aux thérapeutiques antihypertensives les plus puissantes incluant les IEC.

NÉPHROBLASTOME

Définition

Tumeur maligne du rein, d'origine embryonnaire, survenant le plus souvent entre 1 et 5 ans, parfois dès la naissance.

Signes essentiels

- Découverte fortuite d'une masse abdominale.
- Rarement, signes d'appel : douleurs, fatigue, fièvre, hématurie.
- Confirmation du diagnostic par échographie.
- Bilan d'extension local : scanner avec injection.
- Recherche de métastases hépatiques (échographie) et pulmonaires (radio).

Évolution et complications

Les récidives surviennent dans les 2 ans suivant l'intervention, au niveau du rein, du foie ou du poumon.

Traitement et pronostic

Il est chirurgical. Chimiothérapie pré- et postopératoire.

Le pronostic est généralement bon. La survie est fonction de l'extension locorégionale de la tumeur et de l'existence de métastases (proche de 100 % dans les formes localisées sans métastases).

NÉPHROCALCINOSE

Définition

C'est l'infiltration calcaire du tissu rénal (*cf.* illustration).

Causes

Il s'agit soit de calcifications d'un tissu rénal détruit (tuberculose, nécrose papillaire), soit de dépôts calcaires dans le rein (hypercalciuries quelle qu'en soit la cause, acidose tubulaire chronique).

Signes cliniques et paracliniques

C'est généralement au cours du bilan d'une polyurie, d'une lithiase, d'une insuffisance rénale ou d'une hypercalciurie que l'on découvre sur la radiographie de l'abdomen sans préparation (ASP) et à l'échographie la présence de calcifications parenchymateuses bilatérales sur le cliché.

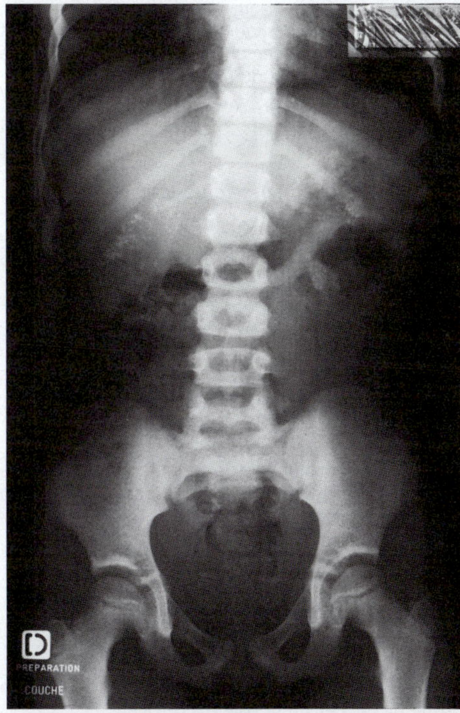

α

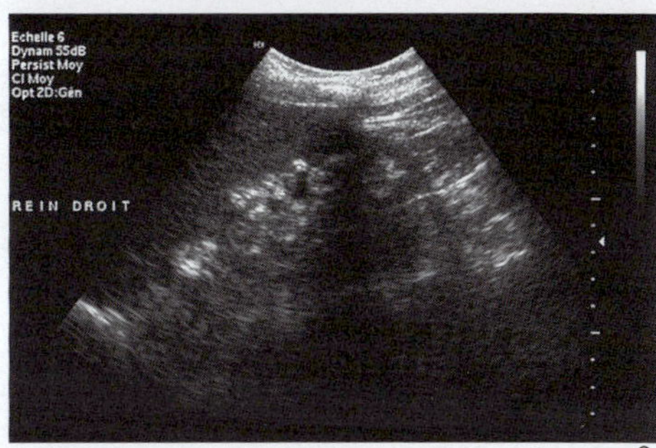

β

Néphrocalcinose.
a. Cliché d'abdomen sans préparation.
b. Échographie (patiente atteinte du syndrome hypercalciurie - hypomagnésémie).

Évolution

La néphrocalcinose est irréversible. L'insuffisance rénale par néphropathie interstitielle chronique est l'aboutissement des cas où la cause n'est pas traitée (ex. : adénome parathyroïdien) ou lorsque surviennent les complications (ex. : lithiase, infections). En cas d'anomalie génique, l'enquête familiale peut diagnostiquer précocement une hypercalciurie et la traiter (ex. : anomalie du gène de la paracelline).

NÉPHRONOPHTISE

Voir *Néphropathies héréditaires urémigènes*.

NÉPHROPATHIE DES ANALGÉSIQUES

Définition

Ce sont des néphropathies interstitielles associées fréquemment à une nécrose papillaire.

Causes

C'est la prise prolongée de phénacétine (plusieurs kilogrammes), de paracétamol associé aux AINS ou à l'*Aspirine* chez les sujets mal hydratés, d'aminosalicylés (*Pentasa*).

Signes cliniques et paracliniques

C'est une néphropathie interstitielle (→).

Complications

C'est la survenue d'une nécrose papillaire (→) et le risque de cancer de la voie excrétrice.

Traitement

L'arrêt de l'intoxication peut stopper l'évolutivité de l'insuffisance rénale souvent accélérée par des infections urinaires associées.

NÉPHROPATHIE GRAVIDIQUE

Définition

C'est l'association à des degrés variables d'une HTA, d'une protéinurie et d'œdèmes au cours de la grossesse et dans les jours suivant l'accouchement.

On distingue :

• *la femme indemne de toute néphropathie préexistante*, chez qui le syndrome vasculo-rénal apparaît après le sixième mois : prise de poids trop rapide, apparition brusque d'œdèmes, apparition d'une protéinurie, tension artérielle supérieure à 14/9 au repos. L'élévation de la créatininémie et de l'uricémie sont le reflet de l'ischémie rénale ;

• *la femme présentant des lésions vasculaires ou rénales préexistantes* : l'HTA, la protéinurie peuvent être observées dès le début de la grossesse, qui joue ici le rôle de facteur aggravant la néphropathie sous-jacente. Le pronostic maternel et fœtal est dans l'ensemble plus mauvais : apparition d'un syndrome néphrotique aggravant l'hypovolémie, d'une HTA sévère. Les grossesses ultérieures exposant aux mêmes risques seront déconseillées ;

• *chez une patiente présentant une insuffisance rénale chronique*, le seuil de créatininémie pour espérer un bon déroulement d'une grossesse est de 200 µmol/L.

Évolution et surveillance

Voir *Toxémie gravidique*.

NÉPHROPATHIES HÉRÉDITAIRES URÉMIGÈNES

SYNDROME D'ALPORT

La plus fréquente, à transmission dominante liée au chromosome X. Le gène a été isolé. Il s'agit d'une néphropathie se manifestant par un syndrome néphrotique et une hématurie. Une surdité, une déformation du cristallin sont associées.

Évolution

L'insuffisance rénale chronique terminale concerne tous les hommes entre 20 et 50 ans et 15 % des femmes.

MALADIE DES MEMBRANES BASALES FINES

Définition

Maladie à transmission autosomique récessive révélée par une hématurie mocroscopique.

Évolution

Habituellement sans insuffisance rénale.

POLYKYSTOSE RÉNALE

Définition

Maladie à transmission autosomique dominante, de pénétrance variable, touchant les deux reins. Le gène a été isolé : gène PKD1 sur le chromosome 16. Elle se caractérise par le développement de kystes qui détruisent en comprimant peu à peu le rein (*cf.* illustration).

Signes cliniques et paracliniques

Ce sont des lombalgies, des hématuries, une HTA sévère. L'examen retrouve souvent deux gros reins tumoraux bosselés. L'échographie et le scanner confirment le diagnostic : gros reins, refoulement des cavités, multiples tumeurs non échogènes.

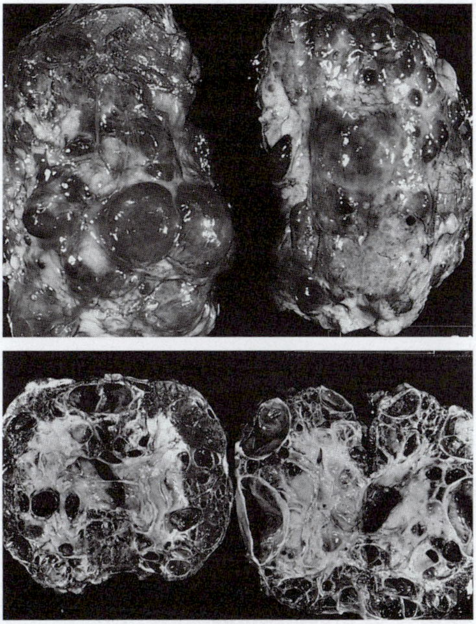

Polykystose rénale.

> **Surveillance**
> C'est l'enquête familiale par l'échographie.

L'échographie permet également de rechercher des kystes hépatiques, spléniques, souvent associés.

Évolution

L'insuffisance rénale chronique terminale est atteinte généralement vers 55 ans. Une greffe rénale est possible. Une malformation vasculaire cérébrale associée (6 %) peut écourter la survie. Les infections urinaires, la lithiase et l'HTA sont trois complications fréquentes (*cf.* illustration).

NÉPHRONOPTHISE

Définition

Maladie à transmission autosomique récessive. Le gène a été isolé : gène NPH1 sur le chromosome 2. C'est une néphropathie caractérisée par la présence de kystes dans la médullaire rénale et par une fibrose tubulo-interstitielle diffuse.

Évolution

Elle se révèle entre 2 et 8 ans par un syndrome polyuro-polydipsique et s'accompagne d'un syndrome tubulaire complet et d'une insuffisance rénale en 10 à 15 ans.

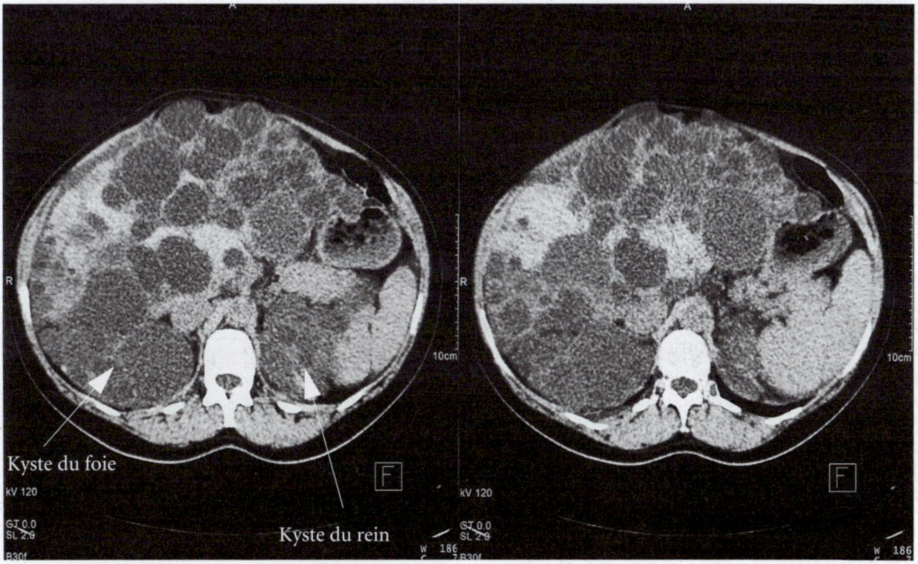

Polykystose hépatorénale (clichés de scanner).

CONCLUSION

Aucune maladie héréditaire décrite ne se reproduit sur le rein transplanté.

Des associations pour l'information et la recherche sur les maladies génétiques, les consultations de conseil génétique sont là pour aider les patients et la famille.

NÉPHROPATHIES INTERSTITIELLES CHRONIQUES

Définition

Il s'agit de néphropathies dues à une atteinte prédominante de l'interstitium rénal, à l'origine de 30 % des néphropathies chroniques.

Causes

Elles sont :

Infectieuses : pyélonéphrite chronique (→).

Mécaniques : obstacles sur la voie excrétrice.

Toxiques : néphropathies des analgésiques (→) : lithium, *Pentasa*, butazolidine, herbes chinoises.

Métaboliques : oxaloses (→), goutte (→), certaines hypercalcémies (→), hypokaliémies (→).

Immunologiques : rejet de greffe, syndrome de Sjögren primitif.

Vasculaires : drépanocytose, diabète, amylose.

Signes cliniques et paracliniques

Le syndrome de néphropathie interstitielle est défini par une protéinurie inférieure à 2 g/24 h, une leucocyturie chiffrée par un compte d'Addis (>10 000 L/min), ou par un compte d'Addis sur urines fraîches (> 10 L/mm^3), une baisse du pouvoir de concentration et du pouvoir d'acidification des urines. L'absence d'hématurie, l'absence d'HTA et la présence d'une bactériurie dans les pyélonéphrites chroniques complètent le syndrome.

L'échographie montre une diminution asymétrique du rein de contour régulier, une diminution de l'épaisseur de la corticale, des calices à fond convexe pouvant affleurer la corticale.

Au stade d'insuffisance rénale, l'accentuation des troubles tubulaires entraîne une polyurie et une polydipsie, une acidose métabolique (→) avec hyperchlorémie ; il existe une fuite obligatoire du sodium. Une HTA apparaît lors de l'aggravation de l'insuffisance rénale.

Évolution

Elle se fait lentement vers l'insuffisance chronique, mais une stabilisation prolongée peut être obtenue après suppression d'une cause urologique, toxique, et le traitement d'une cause métabolique. Inversement, l'HTA, une infection, une nécrose papillaire (→) peuvent accélérer la dégradation de la fonction rénale.

NÉPHROPATHIES VASCULAIRES

Voir *Micro-angiopathie thrombotique, Néphroangiosclérose* et *Thrombose des veines rénales*.

NÉPHROSE LIPOÏDIQUE

Définition

Syndrome néphrotique pur et primitif associant hypoprotidémie, hypoalbuminémie, hyperlipidémie et protéinurie, sans hypertension ni hématurie. L'histologie rénale est normale en microscopie optique d'où le nom de lésions glomérulaires minimes (LGM).

C'est la forme la plus fréquente du syndrome néphrotique chez l'enfant.

Causes et mécanismes

Le mécanisme immunologique est mal connu. Il existe fréquemment un terrain atopique.

Signes essentiels

• Œdèmes généralisés ; parfois épanchements (ascite, épanchement pleural, péricardique). Oligurie. Protéinurie massive à la bandelette. Tension artérielle normale.

• Principaux signes biologiques : hypoprotidémie inférieure à 60 g/L. Hypoalbuminémie inférieure à 30 g/L. Hyperlipidémie. Parfois élévation transitoire de la créatinine.

• Troubles de l'hémostase avec hypercoagulabilité. Abaissement du taux d'antithrombine III.

• Protéinurie supérieure à 50 mg/kg/jour ou 3 g/24 h chez l'adulte.

• Natriurèse effondrée. Absence d'hématurie.

Éléments de surveillance

• *Clinique* :
- diurèse ;
- boissons ;
- poids ;
- tension artérielle.

• *Biologique* :
- protéinurie de 24 heures ;
- protides totaux ;
- ionogrammes sanguin et urinaire ;
- albuminémie.

• Bilan étiologique négatif dans la néphrose lipoïdique (antistreptolysines, complément, anticorps antinucléaires).
• Pas d'indication à la biopsie rénale (sauf si hématurie et/ou hypertension).

Évolution et complications

Évolution selon trois modalités :

• Habituellement, corticosensibilité ; rémission rapide (10 à 15 jours) et guérison dans la plupart des cas.
• Possibilité de rechutes, espacées ou dès l'arrêt du traitement (corticodépendance).
• Rarement échec du traitement : corticorésistance (indication à une biopsie rénale).

Complications :

• Au début, collapsus, thromboses, infections bactériennes, pancréatite.
• Ultérieurement, complications iatrogènes : retard de croissance, infections virales (varicelle), syndrome cushingoïde.

Traitement et pronostic

Traitement :

• Hospitalisation non indispensable ; pas de repos au lit.
• Restriction sodée (0,5 mEq/kg/jour) ; régime normocalorique. Restriction hydrique tant qu'il y a une oligurie. Parfois, diurétiques et perfusion d'albumine, en cas d'œdèmes importants.
• Traitement par le *Cortancyl* (2 mg/kg/jour) tous les jours pendant 1 mois puis 1 jour sur 2 pendant 2 mois, puis arrêt progressif (4 à 5 mois au total).
• Supplémentation en calcium et en vitamine D. Pansements gastriques.
• En cas de corticorésistance ou corticodépendance de haut niveau, traitement immunosuppresseur : ciclosporine, cyclophosphamine, mycophénolate, azathioprine.

Le pronostic à long terme est constamment favorable dans les formes corticosensibles malgré la possibilité de rechutes avec évolution longue. Il est réservé dans les formes corticorésistantes (insuffisance rénale).

NÉPHROSE LIPOÏDIQUE DE L'ENFANT

C'est la forme la plus fréquente du syndrome néphrotique (→) de l'enfant, elle est observée entre 1 an et 4 ans.

C'est un syndrome néphrotique pur primitif : le rein est normal en microscopie optique.

La corticosensibilité est la règle et le pronostic est favorable.

NEURINOME DU VIII (neurinome de l'acoustique)

Définition

C'est une tumeur intracrânienne fréquente, bénigne, qui siège sur le VIIIe nerf crânien, responsable d'une surdité unilatérale progressive (à ce stade elle peut souvent être opérée avec un minimum de séquelles) et de vertiges, puis si la tumeur évolue, d'atteintes des nerfs crâniens de voisinage (paralysie faciale, névralgie du trijumeau) voire d'une compression du tronc cérébral (syndrome cérébelleux, hydrocéphalie).

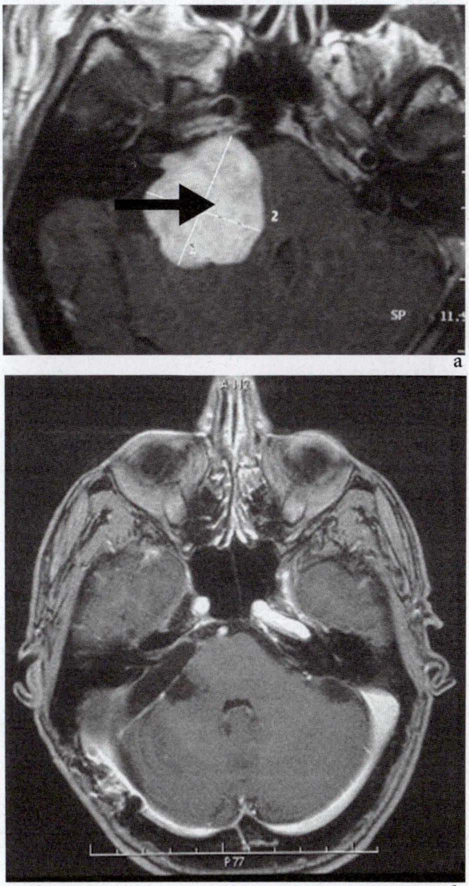

a

b

Neurinome du VIII (Cliché Dr S. Gaillard).
a. Neurinome de l'acoustique (IRM préopératoire).
b. Neurinome de l'acoustique (IRM postopératoire).

Circonstances de découverte

Le diagnostic est évoqué par le médecin généraliste puis l'ORL ou le neurologue qui font effectuer un audiogramme (surdité de perception), une étude des potentiels évoqués auditifs, une IRM cérébrale (*cf.* illustration).

Traitement

• À un stade précoce le traitement chirurgical, ou parfois la radiochirurgie (radiothérapie hyperfocalisée) peuvent permettre la guérison complète au prix d'une surdité.

Dans la neurofibromatose de type 2, les neurinomes du VIII peuvent être multiples, ou s'associer à d'autres tumeurs du système nerveux central et périphérique.

NEUROBLASTOME

Voir *Sympathoblastome*.

NEUROLEPTIQUES

Voir *Antipsychotiques et neuroleptiques*.

NEUROPATHIES OPTIQUES

Définition

Atteintes aiguës inflammatoires ou dégénératives du nerf optique.

On distingue les papillites qui atteignent la partie antérieure du nerf optique et les neuropathies optiques rétrobulbaires.

Signes cliniques

Baisse de vision importante et brutale, associée à des douleurs rétro-oculaires, augmentées par les mouvements du globe oculaire.

Vision des couleurs, champ visuel et PEV (→) sont anormaux (*cf.* illustration).

Selon l'aspect de la papille au fond d'œil, on distingue :

• *les papillites :* la papille est hyperhémiée, œdémateuse ;

• *les neuropathies optiques rétrobulbaires :* le fond d'œil reste normal au début (« Le patient ne voit rien, le médecin non plus »).

Étiologies

Ischémiques :

• artériosclérose +++ ;
• maladie de Horton (→).

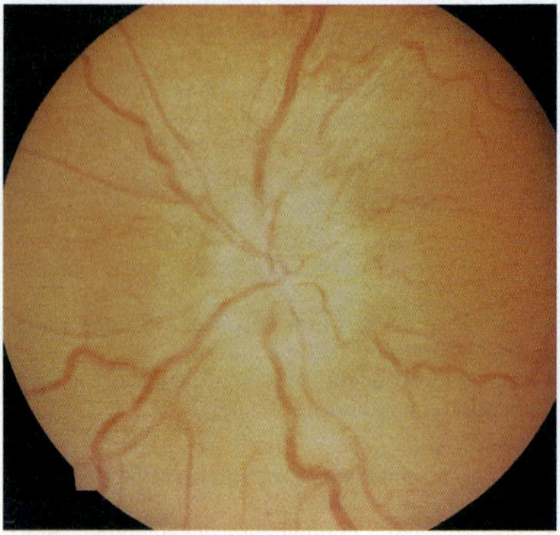

Œdème papillaire.

Inflammatoires :

• sclérose en plaques (→) ;
• complication d'une sinusite, d'un foyer dentaire ;
• dans le cadre d'une uvéite, d'une uvéoméningite, maladie de Behçet (→).

Toxiques :

• alcoolisme +++ ;
• tabac ;
• *éthambutol* (traitement antituberculeux), *quinine*.

La sclérose en plaques (SEP) et les causes toxiques donnent une neuropathie optique rétrobulbaire ; les autres atteintes inflammatoires, plutôt une papillite.

Traitement

• Suppression de la cause (traitement d'un foyer infectieux, arrêt du toxique incriminé).

• Corticoïdes par voie générale pour la maladie de Horton (→) et la sclérose en plaques.

NEUTROPÉNIE

Définition

C'est une diminution des polynucléaires neutrophiles circulant au-dessous de 1 800/mm^3. On parle d'agranulocytose quand ce chiffre est inférieur à 500/mm^3.

Causes

Insuffisance de production :

• insuffisance médullaire globale ;

• neutropénie centrale isolée : immuno-allergique, toxique, constitutionnelle ;
• hyperconsommation : auto-immunisation (lupus), hypersplénisme (→) ;
• ethnique chez les sujets de race noire et les populations qui en sont issues : Antilles, Afrique du Nord.

Signes cliniques et paracliniques

Devant une neutropénie modérée, on éliminera une cause bactérienne, virale ou parasitaire s'accompagnant d'une neutropénie : typhoïde, certaines septicémies, hépatite virale, paludisme, Kala-Azar.

Outre les signes dus à la maladie causale, l'agranulocytose (→) s'accompagne de fièvre, d'infection sévère : angine ulcéro-nécrotique, infections cutanées, pulmonaires, septicémies.

L'hémogramme révèle la neutropénie. En cas d'agranulocytose, il impose le myélogramme (→).

Le diagnostic repose sur l'interrogatoire (prise de médicaments), l'examen clinique et le myélogramme.

Si la lignée granuleuse est normale au myélogramme : on recherche une grosse rate, un mécanisme auto-immun.

Si la lignée granuleuse est anormale : il s'agit d'une aplasie médullaire globale, d'un envahissement leucémique ou cancéreux, d'une anémie mégaloblastique (→). Lorsque l'atteinte de la lignée granuleuse est *isolée*, il s'agit d'un accident immuno-allergique : pénicilline, *Pyramidon*, phénylbutazone, sulfamide, phénothiazine ou d'une anomalie constitutionnelle.

Évolution

Elle dépend de l'affection causale. En cas d'allergie, une nouvelle prise de médicament sera suivie d'une agranulocytose. Seules les neutropénies centrales comportent un risque infectieux grave.

Traitement

L'agranulocytose impose l'isolement du malade et une antibiothérapie intraveineuse à large spectre en cas de fièvre. Les transfusions de globules blancs sont utiles si indiquées.

Les neutropénies chroniques idiopathiques ne nécessitent aucun traitement.

Le traitement est étiologique chaque fois que possible : traitement de la maladie causale, proscription des médicaments jugés responsables.

NÉVRALGIE CERVICO-BRACHIALE

Définition

La névralgie cervico-brachiale réalise un syndrome douloureux touchant le cou et le membre supérieur, par souffrance d'une racine nerveuse.

NÉVRALGIE CERVICO-BRACHIALE RHUMATISMALE OU ESSENTIELLE

Elle touche des femmes dans plus de 60 % des cas.

Causes

Elle est due, le plus souvent, à un conflit unco-disco-radiculaire au cours d'une arthrose cervicale.

Signes cliniques

Il existe une douleur cervicale qui irradie vers le bras. La douleur a souvent une exacerbation nocturne. Au bras, elle suit un trajet radiculaire à identifier :

• C5 : face externe du bras, ne dépassant pas le coude ;
• C6 : face externe du membre supérieur jusqu'aux pouce et index ;
• C7 : face antérieure du membre supérieur, atteignant les trois doigts médians ;
• C8 : face interne du bras et de l'avant-bras, jusqu'aux 4e et 5e doigts.

Parfois, le trajet est écourté, et remplacé par des paresthésies distales.

Le rachis cervical est raide, limité, douloureux ; sa mobilisation réveille souvent la douleur radiculaire. Dans le territoire nerveux touché existent souvent une hypoesthésie et des troubles des réflexes.

Signes paracliniques

La radiographie met en évidence des signes d'arthrose cervicale ; dans des cas particuliers on peut demander un scanner ou une IRM qui montrent l'arthrose, mais parfois aussi une hernie discale.

Parfois demandé, l'électromyogramme révèle des signes de souffrance nerveuse périphérique et permet de quantifier la gravité de l'atteinte compressive neurologique.

Évolution

Dans la majorité des cas, il existe une phase initiale nettement plus douloureuse, qui dure 2 à 3 semaines. Quatre-vingts pour cent des névralgies cervicobrachiales communes guérissent dans un délai maximal de 8 semaines.

Traitement

Il est comparable à celui de la lombosciatique commune, mais il est très rare de recourir à l'exérèse chirurgicale d'une hernie discale.

NÉVRALGIE CERVICO-BRACHIALE SYMPTOMATIQUE

On envisage dans ce cadre les névralgies cervicobrachiales dont la cause n'est ni une arthrose ni une hernie discale. Les signes cliniques sont comparables à ceux décrits *supra*.

Causes

Les côtes cervicales provoquent une névralgie avec troubles vasculaires par compression dans le membre supérieur. La topographie est celle des racines C8, voire D1.

Dans le syndrome du défilé des scalènes, la symptomatologie montre aussi des signes de compression vasculaire, mais il n'y a pas de côte cervicale.

Cancer vertébral : ici la névralgie est hyperalgique, très pénible, et l'état général altéré. La vitesse de sédimentation est augmentée.

Le syndrome de Pancoast-Tobias est dû à une lésion cancéreuse de l'apex pleural. Il s'accompagne d'un syndrome de Claude Bernard-Horner.

Le neurinome radiculaire est une tumeur bénigne que l'on peut évoquer devant l'élargissement d'un trou de conjugaison, sur les radiographies en oblique. Le scanner et l'IRM en facilitent le diagnostic.

Névralgies infectieuses : toutes les causes des spondylodiscites infectieuses sont possibles, y compris le mal de Pott. La vitesse de sédimentation est augmentée et l'état général altéré.

Rarement, on met en évidence une syringomyélie.

Évolution et traitement

Ils varient selon l'étiologie.

NÉVRALGIE FACIALE ESSENTIELLE

La névralgie essentielle du trijumeau (sans étiologie décelable) s'oppose aux douleurs trigéminales symptomatiques d'une lésion au niveau du trijumeau (= *névralgies « secondaires »*).

Signes cliniques de la névralgie faciale essentielle

Cette douleur est une véritable *urgence*, touchant en général des personnes de 60-80 ans. La douleur a des caractères précis permettant un diagnostic clinique rapide. Elle est *discontinue et paroxystique*. Elle est formée de paroxysmes groupés en salve durant quelques secondes à quelques minutes, de très grande intensité, ressentis comme des *décharges électriques*. Entre ces paroxysmes douloureux, le malade ne souffre pas. La douleur est *strictement unilatérale* et a pour territoire une *branche du trijumeau* : le plus souvent le maxillaire supérieur ou inférieur. Les paroxysmes, spontanés parfois, sont le plus souvent *provoqués* par un mouvement (mastication, parole) ou l'attouchement d'une zone très localisée appelée *zone gâchette*. La douleur est telle qu'il existe un risque de dépression grave. L'examen neurologique est normal, il n'y a pas d'anesthésie faciale et le réflexe cornéen est normal.

Diagnostic différentiel

Il s'agit des névralgies faciales secondaires. La douleur siège également dans le territoire du trijumeau ou de l'une de ses branches mais elle est continue sans paroxysmes aussi nets et s'accompagne souvent d'un trouble de la sensibilité du visage.

Les affections en cause sont :

- *des tumeurs de la fosse postérieure* (située au niveau de l'angle ponto-cérébelleux) : neurinome du trijumeau, méningiome ou cholestéatome ;
- *l'anévrisme du tronc basilaire*, les tumeurs de la base du crâne liées à la propagation d'un cancer sinusien ou du cavum ;
- *la sclérose en plaques* (chez un sujet jeune), la syringobulbie et surtout le zona du trijumeau et les algies postzostériennes.

Examens complémentaires

Devant toute névralgie du trijumeau atypique (sujet jeune, douleur atypique, anomalie de l'examen neurologique), il faut un bilan précis :

- un examen ORL ;
- IRM cérébrale, avec étude de la fosse postérieure ;
- chez un sujet jeune, éventuellement *PL avec dosage des gamma-globulines* pour éliminer une sclérose en plaques.

Traitement

Le traitement médical repose sur le *Tégrétol*, de 600 à 1 200 mg/jour ou le *Trileptal* (très voisin) en fonction de la tolérance et de l'efficacité ; il est possible de baisser secondairement les doses. En appoint, on peut utiliser dans les périodes les plus pénibles un antidépresseur tricyclique utilisé comme antalgique (*Anafranil* ou *Tofranil*), éventuellement associé à un neuroleptique sédatif type *Nozinan, ou encore le Lioresal, le Rivotril, le Neurontin ou le Lyrica.*

Les traitements chirurgicaux sont indiqués en cas d'échec d'un traitement médical bien conduit. Il s'agit de la *thermocoagulation sélective du ganglion de Gasser.* C'est une intervention bénigne qui est réalisée par voie transcutanée, en neurochirurgie, sous AG. L'analgésie est obtenue dans 90 % des cas au prix d'une hypoesthésie tactile. *En cas d'hypoesthésie ou d'anesthésie cornéenne* postopératoire (1 fois sur 5) une *surveillance ophtalmologique* s'impose du fait du risque de kératite et le malade utilisera quotidiennement des *collyres antiseptiques.* Les récidives douloureuses (5 % par an) sont accessibles à une nouvelle thermocoagulation.

S'il existe un conflit vasculonerveux à l'origine de la névralgie, si le malade est jeune et en bonne condition physique on peut proposer une chirurgie plus lourde (crâniectomie) visant à séparer le trijumeau d'une boucle vasculaire.

NÉVRALGIE INTERCOSTALE

Définition

C'est une douleur unilatérale, qui part du dos et suit un trajet costal ou intercostal, atteignant la poitrine. Cela résume également les signes cliniques.

Causes

Toute névralgie intercostale est suspecte, car la dorsarthrose, souvent mise en évidence sur les radiographies, est très rarement en cause.

On doit donc rechercher un cancer dorsal, un myélome, un tassement vertébral (→ Décalcifications osseuses), une compression par une épidurite, une spondylodiscite, une tumeur intrarachidienne (neurinome) ou intrathoracique postérieure. L'apparition d'un zona thoracique peut être précédée de quelques jours par une névralgie intercostale.

Cependant, les névralgies intercostales peuvent être dues à des séquelles de fracture de côtes ou de pleurésie.

NÉVRALGIE DU TRIJUMEAU (symptomatique ou secondaire)

Dans cette forme de névralgie du trijumeau, il y a une cause organique dont la suppression est la base du traitement.

Signes cliniques

La douleur, fait capital dans ce cas, n'est pas intermittente, mais continue, avec certes des paroxysmes, mais ceux-ci n'ont jamais l'intensité de la forme essentielle.

Cette douleur n'est pas provoquée ; elle n'a pas d'irradiations en dehors du territoire atteint. Cependant, dans ce cas, il est fréquent que plusieurs branches du nerf trijumeau soient intéressées en même temps.

Fait capital, il existe dans ce cas des *troubles de la sensibilité, soit une hyperesthésie cutanée*, ou, au contraire, *une hypoesthésie*. Parfois, il existe des troubles moteurs. De plus, selon l'étiologie, on peut noter l'association d'autres signes neurologiques ou des anomalies radiologiques.

Étiologie

Les névralgies du trijumeau sont secondaires à une atteinte soit des branches terminales, soit des racines, soit des noyaux par un processus lésionnel.

- *Les causes centrales ou de la base du crâne* sont des lésions tumorales, bénignes ou malignes, soit vasculaires, soit secondaires à certaines maladies neurologiques.
- *Les causes périphériques :* il peut s'agir soit de causes ophtalmologiques, soit de causes ORL, ou le plus souvent, de causes buccodentaires, soit tumorales, malignes, ostéitiques, traumatiques, ou purement dentaires, le plus souvent, lésions pulpaires ou inclusions dentaires.

Traitement

Bien entendu, le traitement est celui de la cause quand celle-ci est accessible au traitement.

- Le *Tégrétol* est sans aucun effet d'où l'emploi d'antalgiques, voire le recours à certaines interventions neurochirurgicales contre la douleur.

NÉVROSE D'ANGOISSE

Elle associe un fond anxieux chronique et des crises d'angoisse paroxystiques.

Elle a été scindée, dans la nouvelle nosographie, en trouble anxieux généralisé et en trouble panique. L'anxiété est retrouvée dans toute la pathologie psychiatrique avec des intensités variables et elle aussi liée à la pathologie somatique.

Définition

L'anxiété chronique ou trouble anxieux généralisé correspond à la présence permanente d'attente craintive, anticipation du pire, hypervigilance et de symptômes physiques (tension, gorge serrée).

Il ne faut pas confondre avec l'anxiété induite par une substance (café, cannabis), l'anxiété liée à une maladie organique, l'anxiété réactionnelle après un stress, l'anxiété du trouble panique.

Évolution

L'évolution est chronique influencée par les événements de vie. Les complications dépressives, l'alcoolisation, l'abus de substances toxiques sont fréquents. Elle précède parfois l'apparition d'un trouble panique.

Elle peut évoluer vers des états névrotiques plus structurés (névroses hystérique, obsessionnelle) et peut donner des complications psychosomatiques.

Traitement

Les tranquillisants benzodiazépines et antidépresseurs sont fréquemment prescrits. Les psychothérapies cognitives, de soutien, la relaxation peuvent être très utiles.

NÉVROSE HYSTÉRIQUE

Définition

Il faut distinguer la personnalité hystérique de la névrose hystérique qui associe personnalité hystérique et troubles conversifs : somatiques et psychiques ;

L'hystérie est une affection à manifestations polymorphes dont l'originalité réside en ce que les conflits psychiques inconscients s'y expriment symboliquement en des symptômes corporels et/ou psychiques variés, paroxystiques ou durables.

Le terme d'hystérie est trop souvent utilisé pour désigner péjorativement des symptômes apparaissant sans substrat organique.

L'hystérie est différente de la simulation. Le simulateur veut tromper alors que l'hystérique se trompe lui-même en même temps qu'il nous trompe.

Causes et mécanismes

Par définition, il n'y a pas d'étiologie organique. Freud a établi l'origine sexuelle des conflits, et les rôles du refoulement et de la conversion, avec en particulier la résolution très défectueuse du complexe d'Œdipe.

Signes cliniques

Le polymorphisme symptomatique est remarquable. La névrose est très répandue ; elle est à peine moins fréquente chez l'homme que chez la femme.

Les symptômes de conversion peuvent être durables ou paroxystiques.

Les manifestations durables sont des atteintes motrices ou sensorielles diminuant les possibilités d'action :

- les atteintes motrices :
  - l'astasie-abasie : incapacité de la station debout avec sensation vertigineuse,
  - des paralysies et des crampes qui sont localisées, capricieuses, sans signes objectifs, en particulier les aphonies ou dysphonies ; le blépharo–spasme ;
- les atteintes sensitives :
  - des anesthésies non systématisées pouvant s'associer à des points hyperesthésiques,
  - les douleurs sont très fréquentes, entraînant des impotences fonctionnelles disproportionnées ;
- les atteintes sensorielles :
  - les troubles visuels : brouillard visuel, diplopie, sont volontiers transitoires,
  - la surdité survient surtout après des chocs émotionnels ;
- le système neurovégétatif est presque toujours atteint chez l'hystérique : les spasmes des muscles lisses sont habituels.

Les manifestations paroxystiques ne sont plus guère représentées par la classique crise tonico-clonique de Charcot, mais des crises syncopales, tétaniques, sont fréquentes. Parfois, des modifications de la conscience sont observées.

D'autres symptômes, psychiques, sont habituels :

- les troubles de la mémoire, en particulier la difficulté à évoquer certains souvenirs, rendant la biographie imprécise ;
- les troubles de la sexualité ;
- l'inhibition intellectuelle.

Les manifestations peuvent apparaître chez des personnalités de type hystérique associant théâtralisme, mythomanie, falsification de l'existence, suggestibilité et inconsistance du moi.

Le diagnostic demande une prudence exceptionnelle, car il faut savoir reconnaître l'hystérie, ne pas se contenter de ce diagnostic, et s'aider d'examens appropriés sans se laisser entraîner dans un circuit interminable d'examens inutiles et coûteux.

Attention à la facilité face à un tableau clinique mal expliqué d'incriminer l'hystérie et de passer à côté d'une organicité vraie.

Évolution

Les symptômes surviennent soit aux tournants significatifs de l'existence, soit à l'occasion d'un événement fragilisant.

L'évolution de l'hystérie est étroitement conditionnée par le milieu. Les relations interpersonnelles modèlent la physionomie, déterminent les ruptures et les crises.

Lorsque le symptôme a perdu sa raison d'être, lorsque les bénéfices secondaires sont devenus négligeables, et si la situation de malade s'avère inconfortable, on peut assister à des stabilisations rapides.

La dépression est une complication fréquente.

Traitement

Il repose d'abord sur une attitude *compréhensive*, mais *neutre*.

Le recours à l'hospitalisation permettant l'isolement est souvent utile, privant ainsi l'hystérique de son recours au *spectaculaire*.

Il faut recourir aux anxiolytiques et aux antidépresseurs lors des épisodes anxio-dépressifs. Il faut souligner le faible effet placebo chez l'hystérique, ses réactions paradoxales aux médicaments, le danger possible d'une assuétude ; le désir fréquent de changement et de manipulation des traitements.

Les méthodes psychothérapiques sont parfois utiles. En particulier la relaxation permet d'aborder le corps en évitant les agressions médico-chirurgicales.

Les psychothérapies d'inspiration analytique permettent une stabilisation parfois prolongée.

Surveillance

Le rôle des infirmiers est fondamental, il faut observer les situations au cours desquelles le malade semble plus détendu et plus dégagé de ses troubles. Il faut écouter et prendre note des plaintes du malade, mais il faut insister sur les aspects positifs en sachant que l'hystérique, très suggestible, est toujours soucieux de ce que l'on pense de lui et de son état de santé. Lors des accès aigus et des malaises ne doivent apparaître chez le personnel ni scepticisme, ni inquiétude excessive quant à la crise qui s'est déroulée.

En conclusion, il faut insister sur l'aspect inconscient des troubles de l'hystérique, totalement différents de la simulation, se méfier du terme hystérique, ayant souvent un caractère péjoratif ; et éviter la multiplication d'examens et de traitements médicaux inutiles.

NÉVROSE OBSESSIONNELLE

Voir *Troubles obsessionnels compulsifs (TOC)*.

NÉVROSE PHOBIQUE

Définition

La névrose phobique se caractérise par des symptômes phobiques sur une organisation de personnalité proche de l'hystérie.

« La phobie se définit comme la crainte angoissante déclenchée par un objet ou une situation n'ayant pas en eux-mêmes un caractère objectivement dangereux, l'angoisse disparaissant en l'absence de l'objet ou de la situation. Le malade reconnaît le caractère absurde de sa crainte qui garde cependant son incoercibilité. » (P. Pichot)

Causes et mécanismes

pour la psychanalyse, la phobie symbolise un conflit inconscient : « Pour éviter l'angoisse liée à une pulsion d'origine sexuelle, le conflit est déplacé sur une source extérieure sans rapport avec lui. »

dans le courant cognitivo comportemental, les phobies résulteraient d'un apprentissage, associant l'angoisse à certains objets ou situations, sans danger.

la psychanalyse, la phobie symbolise un conflit inconscient : « Pour éviter l'angoisse liée à une pulsion d'origine sexuelle, le conflit est déplacé sur une source extérieure sans rapport avec lui. »

Signes cliniques

La personnalité phobique est à distinguer des symptômes phobiques.

Le caractère phobique associe certains traits de personnalité :

- état constant d'alerte, de vigilance ;
- une conduite de fuite :
  - par évitement de tout engagement,
  - par passivité et inhibition,
  - ou au contraire par une fuite en avant : c'est l'hyperactivité du phobique.

La symptomatologie phobique se développe sur une personnalité phobique.

Les phobies peuvent être :

- les phobies de situation :
  - agoraphobies (peur des espaces vides et étendus ou au contraire de la foule),
  - claustrophobies (peur des espaces clos et étroits),
  - phobies des moyens de transports, etc. ;
- les *phobies sociales* : peur en public de parler ou d'écrire, de trembler, de rougir ;
- les *phobies simples* : peur isolée d'une situation ou d'un seul objet, par exemple, le sang, les animaux, les voyages, l'orage.

La phobie peut s'associer à des éléments obsessionnels réalisant une névrose phobo-obsessionnelle.

Les conduites contraphobiques tentent de lutter contre l'angoisse déclenchée par ces situations phobogènes. Ce sont des :

- conduites d'*évitement* : le sujet évite les situations phobogènes ;
- conduites de *réassurance* : un objet familier ou une personne familière peuvent par leur simple présence éviter l'angoisse.

Éléments de surveillance

Ils sont cliniques. Il convient d'évaluer l'angoisse qui n'a pu être évitée, c'est-à-dire l'efficacité des conduites contra phobiques.

Évolution

Elle peut se faire de quatre manières :

- soit les conduites contraphobiques sont efficaces et le sujet peut vivre ainsi des années durant ;
- soit le sujet est obligatoirement confronté aux circonstances phobogènes, il est alors en situation d'angoisse et de crise ;
- soit les conduites contraphobiques sont invalidantes, n'autorisant plus les sorties, l'activité professionnelle, etc. Le handicap social peut être considérable ;
- la survenue d'un état dépressif est courante.

Traitement et pronostic

Le traitement peut comporter des anxiolytiques à doses modérées dans les moments de crise.

Mais un traitement de fond peut être nécessaire et consiste selon les cas en :

- la relaxation ;
- parfois une psychothérapie d'inspiration psychanalytique ;
- une psychothérapie cognitino-comportementale (désensibilisation, immersion) ;
- les antidépresseurs tricycliques.

NICOLAS FAVRE (maladie de)

Voir *Lymphogranulomatose vénérienne*.

NODULE THYROÏDIEN

Souvent une découverte d'échographie systématique. Parfois, plus gros lors de la palpation du cou. Seulement 14 % d'entre eux sont malins. Les nodules inférieurs à 0,5 mm ne sont pas accessibles à la ponction et doivent être respectés. Ceux supérieurs rejoignent les goitres et les cancers thyroïdiens. L'action frénatrice des hormones thyroïdiennes n'est pas démontrée, mais l'habitude est d'en donner.

Voir *Goitre*, *Cancer de la thyroïde*.

NYSTAGMUS

Définition

Le nystagmus est un élément de la sémiologie vestibulaire, c'est une succession de secousses des globes oculaires. Il comprend une secousse *lente*, qui définit le sens *réel* du nystagmus, et une secousse *rapide* de rappel, qui donne le sens *conventionnel*, parce que plus facile à observer.

Les caractères du nystagmus, sa direction, sa fréquence, ses circonstances d'apparition sont des éléments qui permettent de préciser la topographie d'une lésion vestibulaire et, dans une certaine mesure, l'étiologie d'un vertige.

Dans certains cas, il peut être utile d'enregistrer un nystagmus par l'électronystagmographie (→) ou la vidéonystagmographie (VNG).

La vidéonystagnoscopie facilite l'examen ou l'interprétation du nystagmus.

O

OBÉSITÉ

Définition

La définition de l'obésité est difficile à donner précisément. En effet, l'obésité est l'excès de masse grasse, mais celle-ci n'est pas mesurable facilement.

Finalement, on considère comme obèse les sujets dont le poids excède de 20 % leur poids idéal théorique calculé par la formule de l'indice de masse corporelle (IMC ou BMI pour *Body Mass Index*) :

$$\textbf{BMI} = \textbf{P (kg)/T}^2 \textbf{ (m)}$$

BMI (normal) = 21 pour les femmes, 23 pour les hommes.

On admet qu'il y a surpoids pour un BMI de 25 à 30 et obésité au-dessus de 30.

Il faut éliminer du cadre de l'obésité les dysmorphies par répartition anormale du tissu adipeux sans excès pondéral, surtout fréquentes chez la femme.

Causes et mécanismes

L'étude de l'obésité est très difficile à conduire étant donné le grand nombre de facteurs intervenant dans sa constitution. Trois facteurs déterminent la survenue d'une obésité.

La génétique du sujet (20 % de la prise de poids) qui détermine l'équilibre entre la lipogenèse et la lipolyse. Elle intéresse les centres de la faim et de la satiété, la répartition du tissu adipeux brun (responsable de la thermogenèse) et le métabolisme lipidique des cellules.

Les facteurs d'environnement : l'obésité est une maladie évolutive au cours du temps. Il existe le plus souvent un déséquilibre du bilan calorique soit par diminution des dépenses, soit surtout par excès d'apport soit l'association des deux troubles. Les obèses ne sont pas tous gros mangeurs ou buveurs à un moment donné, mais ils l'ont tous été à un moment de leur vie.

Les facteurs psychologiques : stress, dépression, anxiété sont des facteurs majeurs dans la constitution d'une obésité (à l'inverse, un état maniaque peut entraîner un amaigrissement rapide).

Les causes endocriniennes, si souvent évoquées par les malades, sont exceptionnelles et entraînent d'autres symptômes qui permettent de les reconnaître facilement : hypothyroïdies, hypercorticisme, tumeur hypothalamo-hypophysaire, dysfonctionnement ovarien, insulinome.

Prise de médicaments : neuroleptiques, anabolisants, corticoïdes, œstroprogestatifs.

Signes cliniques et examens complémentaires

L'interrogatoire précise les modalités d'installation et les circonstances déclenchantes : problèmes psychologiques, conflits familiaux ou professionnels, grossesse. L'interrogatoire est primordial (histoire de l'obésité) ; on distingue, les obésités acquises des obésités constitutionnelles : stables ou dynamiques, hypophages ou hyperphages, psychogènes ou non psychogènes.

L'examen distingue l'obésité *gynoïde,* prédominant à la moitié inférieure du corps, de l'obésité *androïde,* atteignant la partie supérieure du tronc. Il faut étudier le retentissement de l'excès pondéral (cardio-vasculaire, respiratoire, articulaire, psychologique). Enfin, c'est dès ce stade que l'on peut le plus souvent éliminer une cause endocrinienne.

Biologiquement, il faut rechercher des troubles métaboliques associés : diabète, hyperlipidémie, hyperuricémie.

Complications

Cardio-vasculaires : insuffisance cardiaque, coronarienne, HTA, insuffisance veineuse.

Métaboliques : diabète non insulino-dépendant avec hyperinsulinisme, hyperlipoprotéinémie, hyperuicémie.

Hépatique : stéatose, hépatique, cirrhose, élévation des transaminases et de la γ-GT.

Respiratoires : dyspnée d'effort, apnées du sommeil, insuffisance respiratoire obstructive ou restrictive ou mixte.

Ostéoarticulaires : arthrose des membres inférieurs (hanche, genoux), crise de goutte.

Veineuses : troubles veineux des membres inférieurs, risque accru de thromsoses veineuses profondes.

Digestives : hernie hiatale, stéatose hépatique.

Traitement et pronostic

Le traitement est dominé par le régime hypocalorique dont le taux est fixé par l'interrogatoire alimentaire. Ce régime restrictif est fixé au tiers des apports antérieurs.

L'augmentation de l'activité physique est tout aussi importante.

Tous les exercices physiques sont conseillés à condition qu'ils soient pratiqués de façon suffisante (au moins une fois par jour), régulière, et progressive.

Un *soutien psychothérapique* est indispensable, assuré par le personnel soignant. Des anxiolytiques et éventuellement des antidépresseurs peuvent s'avérer indispensables.

Il faut interdire : diurétiques, anorexigènes, hormones thyroïdiennes, qui sont inutiles et dangereux.

L'utilisation des médicaments : Xénical (orlistat) ou de *Sibutral* (sibutramine) n'a pas démontré d'action amaigrissante majeure.

Les courts-circuits digestifs sont des indications rares devant des obésités morbides. Ils sont désormais remplaçés par la réduction gastrique à l'aide de la pose d'un anneau gonflable de silicone, réalisée sous cœlioscopie. Ces méthodes ne sont pas efficaces chez tous les patients et ne sont pas exemptes de complications digestives, nutritionnelles ou psychologiques. Elles doivent être décidées par une équipe multidisciplinaire et faire l'objet d'une information complète du patient sur les avantages et les risques.

La *chirurgie esthétique* est souvent indispensable après amaigrissement : les réfections mammaires, les lipectomies et lipoaspirations empêchent parfois les reprises de poids.

Le pronostic est variable. On admet qu'avec une bonne prise en charge diététique, médico-infirmière, psychologique, les amaigrissements durables sont de l'ordre de 30 %.

Pour la pratique, on retiendra :

– Fréquence : plus de 40 % de la population est en surpoids (IMC > 25 kg/m^2) et 10 % est obèse (IMC > 30 kg/m^2). L'obésité apparaît de plus en plus tôt, dès l'enfance.
– Clinique évidente, mais il faut savoir reconnaitre les obésités à risque : morphotype androïde, présence d'un syndrome des apnées du sommeil.
– Surveillance de la courbe de poids, et lorsque le patient est hospitalisé, de la conformité des repas, en collaboration avec la diététicienne.
– Rôle de l'infirmière dans l'écoute du patient obèse et la prise en charge psychologique.
– Rôle pédagogique de l'infirmière pour faire comprendre qu'il n'y a pas de médicament miracle et le traitement ne repose pas seulement sur le régime hypocalorique, mais aussi sur le mode de vie quotidien (activité physique, rythme alimentaire).
– Rôle technique de l'infirmière lors des investigations paracliniques et des actes chirurgicaux, souvent plus difficiles chez l'obèse.

OBLITÉRATION DE L'ARTÈRE CENTRALE DE LA RÉTINE (OACR)

Définition

C'est l'arrêt aigu de toute circulation rétinienne entraînant au bout de 20 minutes une ischémie de l'ensemble des cellules rétiniennes qui conduisent la sensation visuelle au cerveau.

L'oblitération de l'artère centrale de la rétine (OARC) est extrêmement grave sur le plan :

- local : cécité souvent irréversible ;
- général : elle traduit une souffrance de l'ensemble de tout le territoire vasculaire (cerveau, cœur).

Elle nécessite un bilan complet et un traitement urgent (*cf.* illustration).

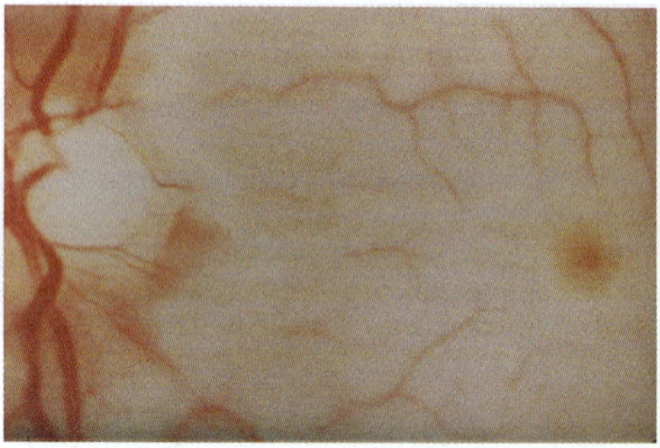

Occlusion de l'artère centrale de la rétine : œdème maculaire et macula rouge cerise.

Signes cliniques

Oblitération du tronc : cécité totale, brutale, unilatérale, indolore, avec mydriase et abolition du réflexe photomoteur. L'aspect au fond d'œil est caractéristique : artères filiformes, œdème rétinien.

Oblitération d'une branche : si la macula est respectée, la vision reste conservée.

Oblitération artérielle transitoire : cécité monoculaire transitoire, cécité totale, brutale, unilatérale, ou déficit du champ visuel, de durée brève, totalement réversible.

C'est un signe prémonitoire capital, qui doit conduire absolument à explorer l'artère carotide interne homolatérale par écho-Doppler. En l'absence de traitement, on doit craindre des récidives, et des accidents *visuels et cérébraux définitifs*.

Étiologies

- Le plus souvent, pathologie cardio-vasculaire et/ou emboligène : athéromatose, artériosclérose, plaques d'athérome carotidienne, voire sténose carotidienne, aggravées par un diabète ou une hypertension artérielle.
- Cause inflammatoire : maladie de Horton (→).
- Embolie d'origine cardiaque (valvulopathie, endocardite bactérienne, arythmie cardiaque).
- Rarement spasme (après traumatisme, variation tensionnelle, intoxication à la *Quinine*).

Traitement en urgence

En effet, si on débute le traitement avant 20 minutes, les vaisseaux peuvent se reperméabiliser. Il sera :

- local : injection rétrobulbaire de vasodilatateur ;
- général : perfusion de vasodilatateur et d'anticoagulant, éventuellement thrombolytiques ;
- étiologique +++ : corticothérapie en urgence à fortes doses, si la vitesse de sédimentation est élevée pour éviter la bilatéralisation en cas de maladie de Horton ; traitement chirurgical d'une sténose de la carotide interne à rechercher par écho-Doppler des vaisseaux du cou +++.

Il faut toujours rechercher et traiter l'étiologie et les facteurs aggravants : diabète, hyperlipidémie, HTA, tabagisme.

Pronostic

Il reste très défavorable. La récupération visuelle est souvent médiocre malgré le traitement entrepris en urgence.

OBLITÉRATION DE LA VEINE CENTRALE DE LA RÉTINE (OVCR)

Définition

Accident fréquent, moins dramatique dans l'immédiat que la thrombose artérielle, mais qui peut se compliquer ensuite gravement. Il faut distinguer les thromboses du tronc et les thromboses d'une branche, moins graves (*cf.* illustration).

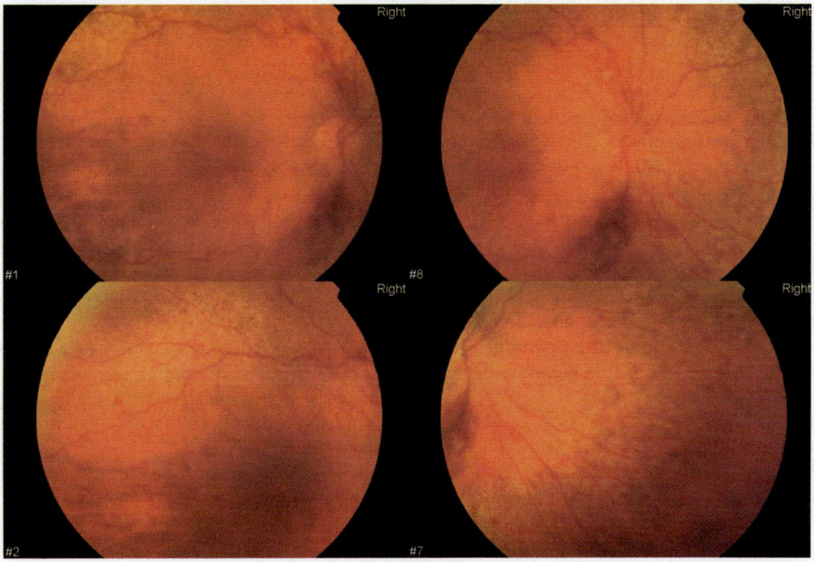

Clichés couleurs.

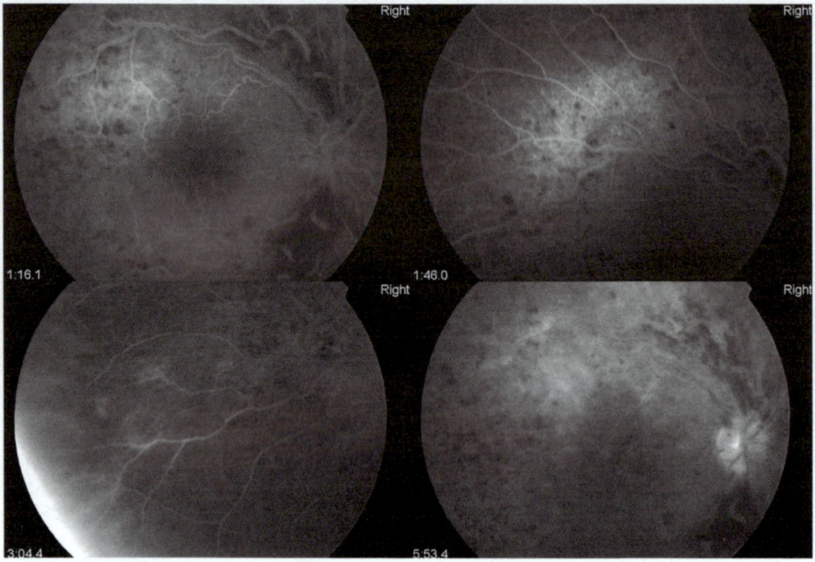

Séquence angiographique en fluorescéine.

Signes cliniques

Brouillard visuel avec impression de pluie de suie, la vision peut être relativement conservée. Au fond d'œil : nombreuses hémorragies, œdème rétinien.

Ultérieurement, un glaucome peut apparaître, ainsi que des néovaisseaux rétiniens.

Étiologies

- Artériosclérose +++ : c'est la cause la plus fréquente chez le sujet de plus de 50 ans.
- Inflammation veineuse (phlébites, périphlébites), parfois secondaire à une maladie générale (sarcoïdose, syphilis, maladie de Behçet).
- Hypercoagulabilité.

Traitement

Il est souvent décevant. Il faut rechercher et traiter tous les facteurs de risque cardiovasculaires (consultation chez le cardiologue ; échographie-doppler des vaisseaux du cou).

Antiagrégants, hémodilution, Troxérutine (*Veinamitol*).

La photocoagulation sur les zones d'ischémie rétinienne a pour objectif d'éviter le développement de néovaisseaux dans l'angle iridocornéen, responsables du redoutable glaucome néovasculaire.

OBSTRUCTION NASALE

Définition

La fonction de la muqueuse nasale est de modifier les caractères de l'air inspiré, celui-ci est humidifié, réchauffé et stérilisé. L'obstruction nasale oblige à respirer par voie buccale et supprime donc ces trois phénomènes. Elle peut alors être responsable de lésions muqueuses pharyngo-laryngées et trachéales.

Chez le nouveau-né, les complications sont plus importantes, la respiration buccale n'étant acquise que vers la 3e semaine, l'obstruction nasale sera responsable de difficultés de respiration et d'alimentation.

L'obstruction peut être unie ou bilatérale, elle peut être transitoire ou permanente.

Étiologie

- **Congénitale :** exceptionnelle, imperforation choanale – dont le traitement est chirurgical.
- **Inflammatoire infectieuse :** rhinites microbiennes ou virales, polypose naso-sinusienne.
- **Allergique :** allergie naso-sinusienne.
- **Traumatique :** déviation de cloison dont le traitement est chirurgical (septoplastie).

Traitement

Le traitement médical de l'obstruction nasale fait appel à l'instillation locale de substances à effet vasoconstricteur, dont la complication à long terme est l'atrophie muqueuse ; à la prise par voie générale d'antihistaminiques, et dans certains cas à la cautérisation des cornets dont l'effet peut se maintenir quelques années. La corticothérapie locale y trouve également quelques indications. Dans quelques cas rebelles au traitement médical, on a pu recourir à la résection chirurgicale des cornets (turbinectomie) mais dont les suites sont souvent difficiles.

OCCLUSION INTESTINALE

Définition

C'est l'arrêt de la progression du contenu intestinal.

MÉCANISME	STRANGULATION	OBSTRUCTION
Début	Brutal. Douleurs vives.	Progressif. Douleurs moins intenses.
État général	Rapidement altéré.	Longtemps conservé.
Météorisme	Asymétrique. Localisé. Immobile.	Symétrique. Diffus. Mobile.
ASP	Une seule image hydroaérique en « U renversé ».	Nombreuses images hydroaériques.

Causes et mécanismes

On distingue les occlusions mécaniques, par strangulation ou obstruction des occlusions fonctionnelles.

Occlusion mécanique par strangulation

Il peut s'agir d'une bride qui étrangle le tube digestif, d'un volvulus ou d'une invagination.

L'occlusion s'accompagne d'une oblitération des vaisseaux et menace donc la vitalité du fragment intestinal intéressé : il existe un risque de nécrose (sphacèle) intestinale. C'est donc une **extrême urgence chirurgicale**.

Occlusion mécanique par obstruction

Ce sont des occlusions liées à une obstruction de la lumière intestinale par un obstacle qui peut être :

• dans la lumière même de l'intestin : tumeur (obstacle pariétal) ou corps étranger (calcul) ;

• en dehors de l'intestin ; il s'agit dans ce cas d'une compression extrinsèque de l'intestin.

Occlusion fonctionnelle

Elle est caractérisée par une paralysie intestinale réactionnelle à une affection médicale ou à un processus intrapéritonéal.

Les conséquences d'une occlusion sont doubles :

• locales : distension gazeuse puis liquidienne, pullulation microbienne, stase vasculaire ;

• générales : déshydratation extracellulaire, hypovolémie et exsudation plasmatique en cas de strangulation.

Signes essentiels

Cliniques

Quatre symptômes, non toujours réunis, font évoquer l'occlusion :

• une *douleur*, réalisant typiquement des coliques intermittentes ;

• les *vomissements*, d'autant plus précoces que l'occlusion est haute (grêle), hydriques puis fécaloïdes ;

• un *arrêt des matières et des gaz* ;

• un *météorisme* (qui peut manquer en cas d'occlusion haute) ; l'examen apprécie le siège du météorisme (diffus ou localisé), son tympanisme, recherche une douleur ou un empâtement localisé, une hernie étranglée.

Le toucher rectal est systématique, de même que la recherche d'une cicatrice abdominale (occlusion sur bride) et la palpation des orifices herniaires (hernie étranglée) ; enfin, l'état général (hydratation, pouls, TA, température) est évalué.

Examens complémentaires

Le scanner permet de rechercher des niveaux hydroaériques et de localiser approximativement le siège de l'occlusion.

Les radios d'abdomen sans préparation (ASP) sont moins performantes.

Le niveau hydroaérique est l'image clé d'une occlusion intestinale. Il s'agit d'une opacité liquidienne (claire à la radio) surmontée d'une opacité gazeuse (noire à la radio) et séparée par un niveau horizontal (niveau liquide).

Le nombre et la taille des niveaux hydroaériques varient en fonction du siège de l'obstruction :

• sur le grêle, les niveaux sont plus larges que hauts ;

• sur le côlon, les niveaux sont plus hauts que larges.

Le caractère localisé des images oriente vers une partie précise de l'abdomen alors que des niveaux diffus sont plutôt en faveur d'une atteinte fonctionnelle.

En cas d'obstruction colique progressive, un lavement aux hydrosolubles (puis parfois une endoscopie) peuvent découvrir un cancer rectocolique ou une sigmoïdite diverticulaire.

✚ Éléments de surveillance

Ils sont *locaux* (état de l'abdomen, ASP), et *généraux* (état d'hydratation, température, diurèse, urée et ionogramme, NFS).

Traitement et pronostic

La réanimation est indispensable (correction des pertes hydroélectrolytiques, d'une hypokaliémie, d'un état de choc), associée à une aspiration digestive. En cas d'occlusion mécanique, une intervention chirurgicale en urgence doit lever l'obstacle. En cas d'occlusion fonctionnelle, la réhydratation associée au traitement médical peut suffire.

Lorsqu'une résection intestinale a été pratiquée, le rétablissement de la continuité peut être réalisée dans le même temps opératoire (pour éviter une stomie) ou bien secondairement si les lésions le nécessitent.

Dans certains cas, la levée de l'obstacle peut être instrumentale : lavement dans l'invagination intestinale aiguë, rectosigmoïdoscopie dans le volvulus du côlon pelvien, coloscopie d'exsufflation dans le syndrome d'Ogilvie (pseudo-obstruction colique aiguë).

Différences entre occlusion intestinale haute et basse

LOCALISATION	HAUTE (GRÊLE)	BASSE (CÔLON)
Début	Brutal. Douleurs vives.	Progressif. Douleurs moins intenses.
Vomissements	Précoces.	Retardés.
Arrêt des matières et des gaz	Peu net (vidange de l'intestin d'aval).	Franc.
Météorisme	Discret, péri-ombilical.	Franc, en cadre.
ASP	Niveaux hydroaériques centraux, plus larges que hauts.	Niveaux hydroaériques périphériques, plus hauts que larges.

Causes de l'occlusion intestinale

OBSTRUCTION	STRANGULATION	ILÉUS PARALYTIQUE
Lésions pariétales : – tumeurs malignes ou bénignes – sténose inflammatoire (sigmoïdite diverticulaire, Crohn, tuberculose, etc.), – hématomes pariétaux, (anticoagulants, traumatismes), – malformations (atrésie). Corps étranger : – calcul (iléus biliaire), – ascaris, – félacome. Compressions extrinsèques : – néoplasies, – adhérences postopératoires.	(À l'obstacle mécanique s'associent des lésions ischémiques) – hernies étranglées, – volvulus sur bride (grêle) ou spontané (côlon), – invagination (en particulier iléo-iléale de l'enfant).	→ Occlusion fonctionnelle. **Mixtes** – postopératoire, – appendicite, – cholécystite

OCCLUSIONS INTESTINALES DU NOUVEAU-NÉ

Causes et mécanismes

Elles sont :

• soit *d'origine malformative* réalisant une occlusion haute : l'obstacle siège le plus souvent au niveau du grêle ou du duodénum (atrésie, sténose, anomalie de rotation, duplication) ;

• soit *d'origine fonctionnelle* réalisant une occlusion basse : péritonite, entérocolite (→), maladie de Hirschprung (→), iléus méconial (révélateur d'une mucoviscidose).

Signes essentiels

Diagnostic anténatal échographique de l'atrésie duodénale.

Chez le nouveau-né :

• Occlusion haute : vomissements verts +++, abdomen plat.

• Occlusion basse : retard à l'émission du méconium, abdomen ballonné.

Examens paracliniques

• *Caryotype* en cas de diagnostic anténatal (association trisomie 21, sténose duodénale).

• *Signes radiologiques* : abdomen sans préparation, de face debout et couché, profil couché à rayons horizontaux :

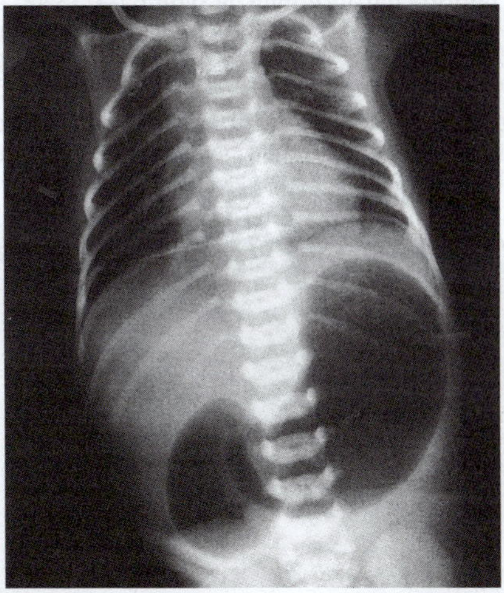

Occlusion intestinale du nouveau-né. Radiographie d'abdomen sans préparation : sténose duodénale ; image en « double estomac ».

– occlusion haute, abdomen peu ou non aéré ; distension du duodénum et de la partie initiale du grêle (aspect de double estomac) ;

– occlusion basse, distension des anses, images hydroaériques, parfois calcifications (iléus méconial) (*cf.* illustration).

Éléments de surveillance

• État d'hydratation.
• Poids.
• Température.
• Glycémie capillaire.
• Risques de fausses routes : vider l'estomac et laisser une sonde gastrique en place.
• Respiration.

• *Bilan préopératoire* :

– chez la mère, carte de groupe complète et recherche d'agglutinines irrégulières (ou envoi d'un tube de sang pour effectuer ce bilan) ;

– chez l'enfant, groupe sanguin ; test de Coombs ; numération complète ; hémostase ; ionogramme sanguin. Bilan bactériologique (*cf.* illustration).

Traitement et pronostic

Dans tous les cas : arrêt de l'alimentation, aspiration gastrique, perfusion.

Le traitement est chirurgical dans les occlusions malformatives (chirurgie spécialisée, difficile).

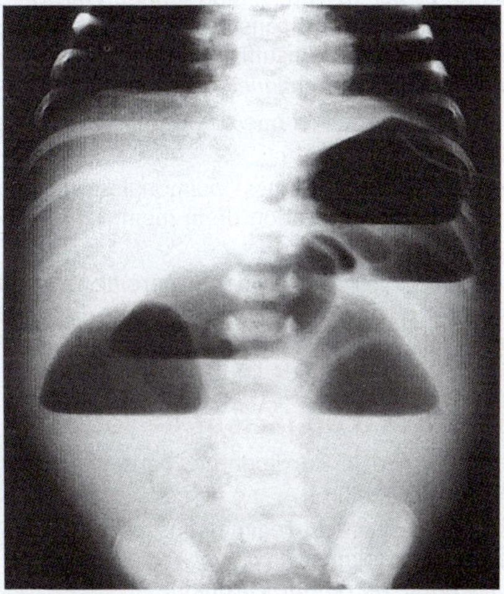

Occlusion intestinale du nouveau-né. Radiographie d'abdomen sans préparation : atrésie du grêle.

Il n'est jamais chirurgical d'emblée dans les occlusions fonctionnelles : lavement à la gastrografine pour diluer le méconium dans l'iléus méconial. Colostomie dans la maladie de Hirschprung.

Le pronostic est lié au type de malformation (longueur de grêle fonctionnel après intervention) et à la pathologie sous-jacente (Hirschprung, mucoviscidose...).

OCHRONOSE

Voir *Arthropathies métaboliques*.

ŒDÈME AIGU PULMONAIRE

Définition

L'œdème aigu pulmonaire (OAP) est un état asphyxique causé par l'inondation paroxystique des alvéoles pulmonaires par du plasma. C'est la forme aiguë de l'insuffisance cardiaque gauche.

Causes et mécanismes

Œdèmes hémodynamiques, dus à une augmentation brutale de la pression capillaire pulmonaire, causée par :

- *l'insuffisance ventriculaire gauche :* infarctus du myocarde au stade aigu ainsi que les séquelles d'infarctus, hypertension artérielle, cardiopathies dilatées, cardiopathies hypertrophiques ;
- *l'atteinte valvulaire :* l'œdème aigu du poumon constitue un tournant capital dans l'évolution de la maladie et fait discuter l'intervention chirurgicale : rétrécissement mitral, insuffisance mitrale ; rétrécissement aortique, insuffisance aortique ;
- *une surcharge volémique.*

Nous ne traiterons ici que des œdèmes hémodynamiques.

Remarque : les œdèmes pulmonaires lésionnels sont dus à une altération de la membrane alvéolo-capillaire :

- toxique (oxyde de carbone, héroïne, gaz suffocants) ;
- infection ;
- noyade, inhalation de liquide gastrique.

Recherche d'un facteur déclenchant

En dehors de la cardiopathie causale initiale, le médecin recherche :

- un non-respect du régime sans sel ou une interruption du traitement ;
- un trouble du rythme cardiaque ;
- une surinfection broncho-pulmonaire ;
- une mauvaise tolérance d'un médicament récemment institué (*cf.* illustration).

Signes cliniques

Le diagnostic est clinique et on n'attend pas les résultats pour débuter le traitement si :

- le malade est assis dans son lit, extrêmement essoufflé et angoissé, avec une sensation d'étouffement ;
- la fréquence respiratoire est très rapide (polypnée), elle s'accompagne d'un grésillement laryngé lors de l'inspiration et d'une toux qui ramène des crachats mousseux ;
- le patient est plus ou moins cyanosé, en sueurs (signe d'hypercapnie) ;
- l'auscultation pulmonaire entend des râles crépitants dans les deux champs pulmonaires.

Signes paracliniques

La radiographie pulmonaire montre :

- une baisse de la transparence pulmonaire ;
- des hiles surchargés et des opacités périhilaires floues, variables, d'un examen à l'autre ;
- des culs-de-sac pleuraux comblés voire de réels épanchements pleuraux.

Les gaz du sang artériel montrent un effondrement de la pression artérielle en oxygène (pO_2) avec une pression artérielle en gaz carbonique (pCO_2) le plus souvent basse (effet shunt) ; dans les formes graves, la pCO_2 est très élevée (hypercapnie).

L'électrocardiogramme est systématique à la recherche d'une cause (infarctus du myocarde, trouble du rythme).

Enzymes cardiaques.

Le peptide natriurétique de type B (→) (BNP) sera très élevé et permet de faire le diagnostic différentiel avec une dyspnée aiguë qui n'est pas d'origine cardiaque.

L'échographie cardiaque va apprécier la dysfonction ventriculaire gauche systolique et/ou diastolique et va aider à la recherche étiologique.

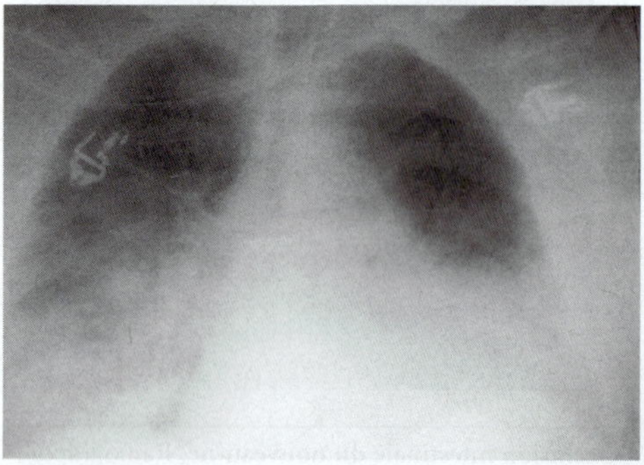

Œdème aigu pulmonaire.

Évolution

Immédiate, elle est souvent favorable sous traitement adapté.

Traitement de l'œdème pulmonaire hémodynamique

Mis en route le plus rapidement possible :

- maintien en position demi-assise ;
- oxygène nasal à fort débit (8 à 12 L/min) par sonde nasale ;
- diurétique puissant (*Lasilix* 80 à 120 mg) injecté en intraveineux direct ; des doses plus fortes peuvent être utilisées en continu à la seringue électrique ;
- perfusion de trinitrine en intraveineux à la seringue électrique (dérivés nitrés injectables) si la tension le permet ;
- anticoagulation efficace systématique par héparine de bas poids moléculaire (→) ;
- traitement du facteur déclenchant (reprise du régime désodé, antibiothérapie, correction d'un trouble du rythme cardiaque, etc.).

En cas d'aggravation

On utilise :

- les agents inotropes positifs (→) (dobutamine, dopamine) en cas de chute tensionnelle ou de mauvaise réponse aux diurétiques ;
- la ventilation assistée après intubation trachéale en cas d'épuisement respiratoire.

ŒSOPHAGITE CAUSTIQUE

Définition

C'est une agression chimique de l'œsophage, secondaire à l'ingestion volontaire ou accidentelle d'un produit caustique.

Causes et mécanismes

L'absorption peut être accidentelle, surtout chez l'enfant (eau de Javel, sels de potasse) ou volontaire dans un but suicidaire (acide chlorhydrique ou sulfurique, etc.). Les lésions sont d'abord inflammatoires, puis sténosantes. L'estomac peut être atteint en cas d'ingestion d'une base forte. Les lésions sont plus graves lors des tentatives de suicide, où le produit est avalé en quantité importante, qu'au cours d'intoxications involontaires où le caustique est immédiatement recraché.

Signes essentiels

Cliniques

Il existe des *brûlures* œsophagiennes et une *dysphagie* intense et douloureuse. Une perforation avec *médiastinite* entraîne des signes cardiorespiratoires.

Après 2 à 3 jours s'installe une période de rémission, soit définitive, soit préludant à l'installation d'une dysphagie ultérieure due à un rétrécissement scléreux.

Chez l'enfant, le diagnostic peut être plus difficile : il faut y penser devant des douleurs et des pleurs de survenue brutale alors que l'enfant manipulait des produits dangereux. Dans ce cas, la quantité ingérée est minime et le risque toxique est nul : la gravité est due à la possibilité d'une sténose cicatricielle ultérieure.

Examen complémentaire

La gastroscopie réalisée avec prudence peut montrer : *au début*, un aspect érythémateux, abrasé ou ulcéré, voire nécrosé ; *à distance*, un éventuel aspect cicatriciel, scléreux et sténosé de l'œsophage.

Traitement et pronostic

En urgence, certains gestes doivent absolument être interdits.

IL NE FAUT PAS :

- faire boire ;
- faire vomir ;
- faire absorber un antidote ;
- tenter de neutraliser un acide par une base ou inversement une base par un acide ;
- mettre en place une sonde nasogastrique.

En revanche, IL FAUT :

- mettre en place une voie veineuse périphérique ;
- prélever un bilan préopératoire ;
- faire des soins buccaux avec des compresses sèches.

Les formes bénignes bénéficient d'une surveillance en milieu hospitalier de quelques jours et de contrôles endoscopiques réguliers (risque de sténose secondaire après quelques semaines d'évolution).

Les formes graves doivent être opérées en urgence (on réalise souvent une ablation de l'œsophage et de l'estomac) puis traitées en unité de soins intensifs.

Les formes intermédiaires doivent être surveillées en milieu spécialisé avec une surveillance par fibroscopie régulièrement du fait du risque de sténose secondaire. Le mode d'alimentation (entérale par sonde ou parentérale) doit être discuté au cas par cas.

✚ Surveillance et risque

Une surveillance par fibroscopie est indispensable en raison du risque de cancérisation à long terme. À distance, si une sténose œsophagienne suspendue apparaît, il faudra discuter une dilatation endoscopique de l'œsophage. En revanche, en cas de sténose plus étendue, une chirurgie peut être nécessaire.

Les risques sont : *médiastinite, cachexie,* voire *cancérisation* sur sténose.

ŒSOPHAGITE PEPTIQUE

Définition

C'est une inflammation de l'œsophage compliquant le reflux gastro-œsophagien ; c'est une des complications majeures des hernies hiatales (*cf.* illustration).

Causes et mécanismes

- Hernie hiatale par glissement.
- Surcharge pondérale, grossesse, médicaments diminuant le tonus du sphincter inférieur de l'œsophage (dérivés nitrés, théophylline, inhibiteurs calciques…).
- Séquelles de chirurgie gastrique.
- Sonde nasogastrique laissée trop longtemps en place.

Les risques évolutifs sont l'ulcère peptique, une hémorragie et/ou une anémie et la sténose œsophagienne.

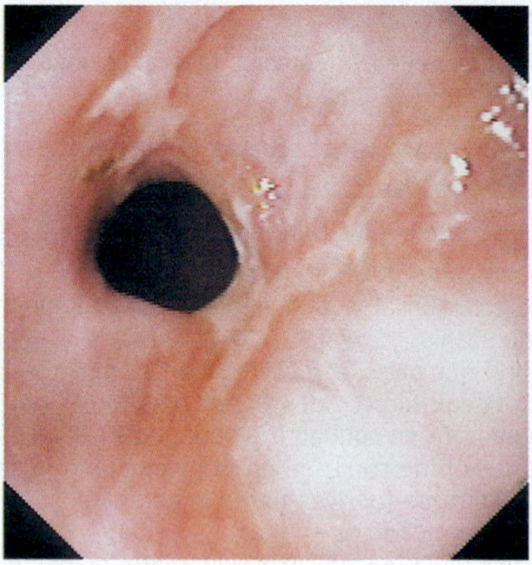

Œsophagite peptique stade IV : sténose œsophagienne.

Signes essentiels

Cliniques

L'œsophagite peptique succède le plus souvent à un *reflux gastro-œsophagien* (pyrosis, régurgitations, facteur postural). C'est la fibroscopie qui permet de porter le diagnostic. On peut observer des symptômes évocateurs : anémie par carence en fer, voire survenue d'hémorragies d'importance variable, dysphagie douloureuse.

Examens complémentaires

- *La gastroscopie* est l'examen de référence. L'œsophagite prédomine près du cardia et les lésions se classent en quatre stades. Des biopsies peuvent être pratiquées en cas de doute sur une lésion cancéreuse. La fibroscopie permet de rechercher des complications (endobrachyœsophage [→] notamment, pouvant lui-même se compliquer d'un adénocarcinome) ou une autre pahologie (ulcère).
- *Le transit baryté gastro-œsophagien* n'est utile qu'en cas de sténose peptique infranchissable par l'endoscope.

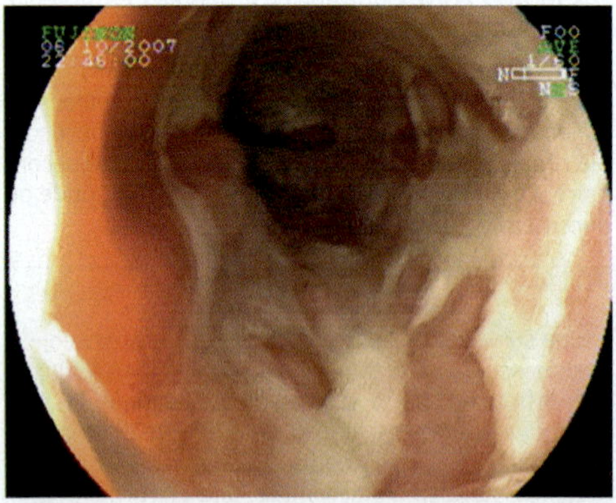

Ulcération œsophagiennes confluentes et circonférentielles.

Évolution et complications

Non traitée, des complications sont possibles : perforation (rare et souvent bouchée), dysphagie, endobrachyœsophage (→) et ses complications (cancer à type d'adénocarcinome).

Traitement et pronostic

Le traitement médical associe le traitement d'une hernie hiatale (→) à des antisécrétoires. Les antisécrétoires les plus efficaces sont les inhibiteurs de la pompe à protons type oméprazole.

En cas de sténose peptique, on peut pratiquer des dilatations endoscopiques de l'œsophage associées à un traitement médical.

La durée du traitement d'une œsophagite est de 8 semaines. En cas de persistance des symptômes, il faut pratiquer à nouveau une fibroscopie pour voir si les lésions persistent puis discuter un traitement d'entretien.

Le traitement chirurgical ne se justifie qu'en cas d'échec du traitement médical bien conduit ou en cas de complications graves. Il consiste à réaliser un mécanisme antireflux en modifiant l'anatomie de la jonction œsogastrique.

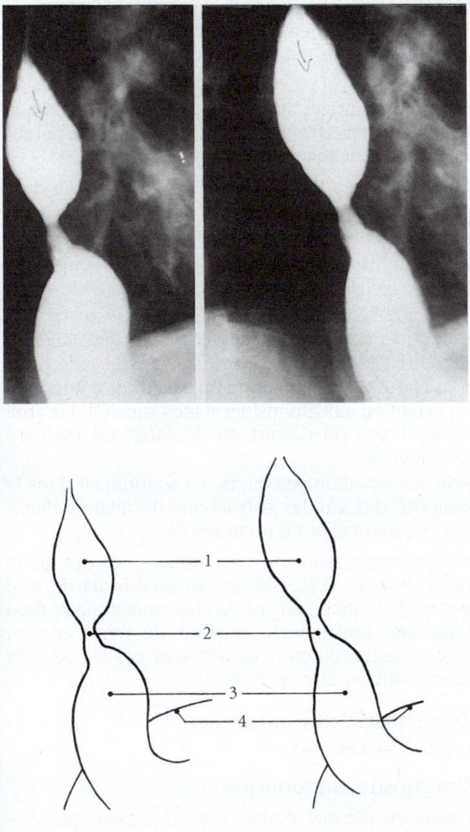

Il existe un rétrécissement suspendu régulier, centré. Au-dessus, c'est l'œsophage ; au-dessous, c'est une hernie hiatale par glissement : œsophagite peptique confirmée par l'endoscopie avec biopsie (qui a montré aussi un ulcère peptique). 1. Œsophage ; 2. Rétrécissement ; 3. Hernie ; 4. Diaphragme.

ONYCHOMYCOSES

Voir *Dermatophyties*.

ORCHITES ET ORCHI-ÉPIDIDYMITES

Il s'agit soit d'une complication d'une épididymite, soit d'une localisation microbienne ou virale (oreillons).

Au stade inflammatoire, *le traitement* est médical. L'importance des douleurs nécessite l'immobilisation (suspensoir). En cas de suppuration, il est chirurgical.

OREILLETTE (maladie de l') *ou* MALADIE RYTHMIQUE AURICULAIRE

Définition

Alternance de crises de tachycardie d'origine auriculaire (tachycardie, fibrillation, flutter) et d'accès de bradycardie d'origine également auriculaire (rythmes nodaux, blocs sino-auriculaires, bradycardie sinusale) survenant en dehors de toute thérapeutique. Cela nécessite le plus souvent la mise en place d'un *pacemaker* (→).

OREILLONS

Définition, causes et mécanismes

C'est une maladie contagieuse due à un virus (*Paramyxovirus parotidis*) ayant une affinité élective pour les glandes salivaires, le testicule et le système nerveux. Elle frappe surtout l'enfant d'âge scolaire. La salive est la source principale de contamination. La maladie est immunisante.

Signes essentiels

Cliniques : la *phase d'invasion* (après une incubation de 3 semaines) dure 2 à 3 jours et associe : malaise général, arthralgies, rougeur de l'orifice interne du canal de Sténon. Puis, apparaît la *parotidite* bilatérale, souvent asymétrique, comblant le sillon rétromaxillaire ; la douleur irradie vers l'oreille. On recherche une atteinte des glandes sous-maxillaires et sublinguales et des adénopathies : fièvre, bradycardie et céphalée sont fréquentes.

Les autres localisations peuvent précéder, accompagner, ou succéder à la parotidite, elles sont rarement isolées. Il s'agit de :

• l'*orchite* (chez le sujet pubère), l'atrophie testiculaire est une séquelle possible (risque de stérilité si l'atteinte est bilatérale) ;
• la *pancréatite* avec douleurs abdominales, vomissements. Le diabète postourlien est discuté ;
• la *méningite* réalise un tableau typique de méningite aiguë curable à liquide clair. Sont aussi possibles : encéphalite et atteinte du nerf auditif (surdité possible).

Examens complémentaires : on peut noter une leuconeutropénie et une augmentation de l'amylasémie. Le diagnostic virologique n'est pas de pratique courante. La certitude repose sur l'ascension des anticorps sériques sur deux sérologies à 15 jours d'intervalle.

Traitement

Il est symptomatique. L'éviction scolaire est de 21 jours. La vaccination peut être faite conjointement avec celle contre la rougeole et la rubéole (ROR).

ORGELET

Définition

C'est un furoncle centré sur le follicule pilo-sébacé d'un cil, isolé ou associé à une blépharite. Il peut s'abcéder avec œdème palpébral, puis régional. Il est le plus souvent dû au staphylocoque (*cf.* illustration).

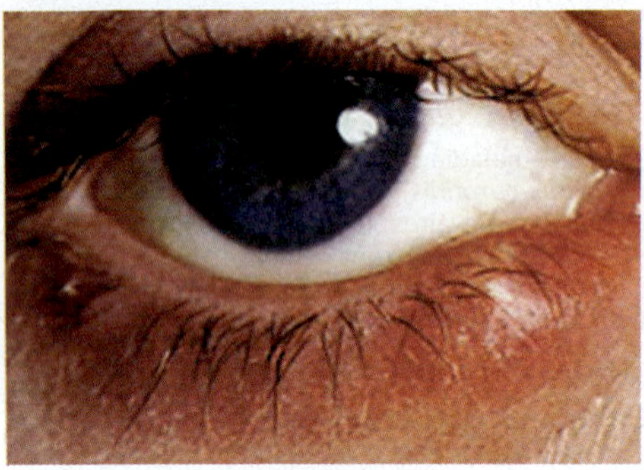

Orgelet.

Traitement

Pommade antibiotique active sur le staphylocoque, telle *Fucithalmic gel*. Parfois, une incision est nécessaire pour évacuer le pus. Il faut éviter toute manipulation intempestive. S'il existe un œdème facial, antibiothérapie générale. En cas de récidives, il faut rechercher un diabète.

ORNITHOSE

Voir *Psittacose*.

ORTHOPÉDIE DENTO-FACIALE

Définition

Le but de l'orthopédie dentofaciale (ODF) est de redonner une harmonie fonctionnelle entre les deux arcades dentaires en agissant sur le squelette et sur les dents (traitements orthopédiques et orthodontiques). On parle maintenant d'architecture craniofaciale.

L'équilibre obtenu tant sur le plan squelettique que dentaire permettra d'assurer la stabilité et la pérennité de la fonction masticatoire.

Les techniques thérapeutiques en orthopédie dentofaciale ont réalisé de réelles avancées ces 20 dernières années, notamment dans :

- la prophylaxie des anomalies de la croissance des bases osseuses et des dysfonctions ;
- la biomécanique, par l'utilisation de matériaux modernes très performants dans le déplacement dentaire ;
- la chirurgie orthognatique permettant d'apporter une solution aux grands décalages squelettiques qui ne sont pas du ressort du déplacement dentaire uniquement ;
- la conservation des dents, en supprimant dans la majorité des cas les extractions de dents définitives, en particulier de prémolaires.

Il n'en reste pas moins que la disposition des dents dans l'espace reste soumis en grande partie à la donne génétique, tant sur le plan squelettique, dentaire que fonctionnel ; le désir de perfection au niveau dentaire émis fréquemment par les parents devra souvent être relativisé.

Diagnostic et examens complémentaires

Diagnostic anatomique

L'examen clinique établit avec précision les différentes anomalies des mâchoires et des dents.

Les moulages en plâtre de la denture permettent la classification et l'étude des troubles de l'articulé dentaire.

Le maxillaire et la mandibule munis de leurs dents devront être intégrés dans le contexte de la face. En effet l'esthétique du visage est largement dépendant de la situation dans l'espace du squelette et des dents. L'examen clinique se portera en particulier sur l'anatomie de la mandibule et de son menton, du maxillaire et de la lèvre supérieure, du nez et de sa taille actuelle et du futur. Les troubles squelettiques et dentaires devront être individualisés, mais sont étroitement liés, c'est dire l'importance des déplacements dentaires voire osseux sur le profil cutané, qui devra toujours être amélioré par les traitements.

On distingue globalement :

- les classes I qui correspondent à un équilibre normal du squelette et des dents dans le sens antéro-supérieur ;

- les classes II : décalage du maxillaire et de la mandibule dans le sens antéropostérieur, soit par avancée du maxillaire ou des dents supérieures, soit par recul de la mandibule ou des dents inférieures ; le profil de ces enfants est convexe ;
- les classes III : décalage dans le sens antéropostérieur, soit par recul du maxillaire ou des dents supérieures, soit par avancée de la mandibule ou des dents inférieures ; le profil est concave.

Outre le sens sagittal, la description des anomalies devra être effectuée dans les 2 autres sens de l'espace :

- sens transversal : symétrie par rapport à un plan médian des mâchoires et des dents ;
- sens vertical : hauteur du visage, des maxillaires et des dents.

Les anomalies de l'alignement des dents peuvent occulter d'autres problèmes plus sévères, en particulier squelettiques ou fonctionnels. Elles sont secondaires :

- soit à une anomalie de croissance des bases osseuses ;
- soit à des dents trop grosses pour le squelette avec encombrement majeur, nécessitant une diminution du nombre des dents définitives : syndrome bien connu sous l'appellation DDM (dysharmonie dentomaxillaire).

Diagnostic fonctionnel

Les dents évoluent sur leurs bases osseuses, mais également en fonction des tissus mous qui les entourent, en particulier de la langue à l'intérieur et des joues et lèvres à l'extérieur ; on parle de couloir musculaire où les dents sont en équilibre. De même les différentes fonctions : phonation, respiration, déglutition qui mettent en jeu un nombre très important de groupes musculaires, sont déterminantes.

Examens

La téléradiographie de profil (étude du crâne de profil) permet l'étude des différentes pièces squelettiques (forme, taille, orientation) du crâne et de la face. La denture est en effet une extrémité fonctionnelle d'un **édifice architectural** à plusieurs étages, **on distingue ainsi de haut en bas** :

- le crâne constitué de la voûte et de sa base ;
- le maxillaire et la mandibule qui s'insèrent sur la base ;
- les tiroirs alvéolaires ;
- les dents.

Il existe chez l'homme une constante architecturale entre ces 4 éléments permettant une fonction masticatoire optimale. **Les anomalies se situent à différents niveaux** :

- les déformations de la base du crâne ont une répercussion sur le maxillaire et la mandibule ;
- le maxillaire peut être grand ou petit, basculé en avant ou en arrière (promaxillie et rétromaxillie) ;
- la mandibule peut être grande ou petite (promandibulie et rétromandibulie), en flexion ou en extension (mandibule en rotation antérieure ou postérieure) ;
- la face trop longue ou trop courte (dolichocéphalie ou brachycéphalie) ;
- les alvéoles dentaires en avant ou en arrière sur leurs bases osseuses (proalvéolie ou rétroalvéolie) ;
- les dents plus ou moins versées en avant ou en arrière (palato ou linguoversion- vestibuloversion).

Traitement

Il dépend de l'étiologie de la dysmorphose et aura pour but de redonner un équilibre dentosquelettique et un meilleur alignement dentaire. On distingue globalement :

Les traitements orthopédiques

Ils visent à modifier la croissance des bases osseuses. Ils peuvent être indiqués dès 4 ans dans les classes III, grâce aux possibilités de stimulation des sutures de la face et dans les classes II en période pubertaire en agissant sur la croissance de la mandibule.

Les traitements orthodontiques concernent essentiellement le déplacement des dents et leur environnement alvéolaire.

Les traitements chirurgicaux

Ils sont indiqués chez l'adolescent ou l'adulte, lorsque les anomalies squelettiques sont trop importantes. Ils permettent, un traitement étiologique, une amélioration de l'esthétique du visage tout en évitant les extractions de dents permanentes souvent nécessaires en orthodontie classique. On distingue :

- les avancées mandibulaires dans les classes II ;
- les reculs mandibulaires ou les avancées maxillaires dans les classes III ;
- les impactions du maxillaire dans les sourires gingivaux ;
- les corrections des asymétries faciales.

Ces 3 types de traitements seront toujours associés à une rééducation des fonctions (déglutition, respiration et phonation) qui peuvent être à l'origine d'une instabilité des résultats obtenus.

Les appareils

Ils sont mobiles ou fixes (bagues et boitiers collés) et peuvent être utilisés dans les 3 types de traitements. L'utilisation de forces extra-orales peut être nécessaire (casque ou masque).

La durée des traitements est très variable : les phases de traitement actifs pourront être interrompues par des phases de surveillance notamment lors des traitements associant orthopédie et orthodontie.

Pronostic

La stabilité du résultat dépend de l'équilibre squelettique dentaire et musculaire obtenu après traitement. L'importance des facteurs génétiques reste néanmoins un facteur péjoratif sur le pronostic de certaines dysmorphoses, d'autant que la rééducation des fonctions, en particulier linguale, aura été un échec.

Une contention de longue durée, voire définitive, peut parfois être la seule solution pour prévenir une récidive des anomalies dans les cas où un équilibre satisfaisant n'a pu être obtenu.

Globalement, l'orthopédie dentofaciale apporte des solutions positives dans la majorité des dysmorphoses à condition de prendre en compte l'identité anatomique et fonctionnelle de chaque patient.

OSLER (maladie d')

Voir *Endocardites infectieuses.*

OSTÉITES ET OSTÉOMYÉLITES

Définition

Lorsque l'os est atteint par un processus infectieux, bactérien en général, on parle d'ostéite ou d'ostéomyélite quand la moelle osseuse est aussi atteinte.

L'infection est parfois de nature tuberculeuse, plus rarement d'origine mycosique ou parasitaire.

Son risque principal est le passage à la chronicité.

Ces ostéites infectieuses, septiques, s'opposent aux très rares ostéites aseptiques d'origine inflammatoire.

Ostéites staphylococciques (ou ostéomyélites)

L'ostéomyélite est une infection de l'os et de la moelle osseuse, presque toujours par un staphylocoque doré. Elle survient presque exclusivement à l'âge de la croissance et surtout de 5 à 15 ans. Les garçons sont plus souvent atteints que les filles. Les os longs, surtout le fémur et le tibia, sont touchés avec prédilection. Près de la moitié des ostéomyélites siègent au voisinage du genou.

C'est généralement une infection staphylococcique cutanée (furoncle, panaris) qui est le point de départ de la diffusion des germes par voie sanguine. Mais bien souvent, la porte d'entrée n'est pas retrouvée.

La symptomatologie s'installe de manière brutale et comporte :

- une douleur osseuse violente, d'apparition subite, exacerbée par le moindre mouvement, très localisée, au niveau de la métaphyse de l'os atteint. En revanche, l'articulation de voisinage n'est pas atteinte ;
- un syndrome infectieux aigu : fièvre élevée (conduisant à pratiquer des hémocultures et un ECBU), tachycardie, augmentation des polynucléaires neutrophiles, augmentation de la vitesse de sédimentation et de la CRP ;
- l'ensemble de ces signes suffit à évoquer le diagnostic.

Les radiographies sont nécessaires mais peu utiles, car normales au début. Si l'on peut disposer en urgence d'une imagerie par résonance magnétique (IRM), elle apportera une confirmation diagnostique précieuse.

Mais on ne saurait attendre cet examen, car **le traitement** de l'ostéomyélite doit être entrepris de toute urgence et le diagnostic doit être essentiellement clinique.

Sous l'influence du traitement antibiotique, on obtient, dans la quasi-totalité des cas, un résultat rapide et favorable. On aura ainsi pu éviter la diffusion de l'infection à tout l'organisme (avec son risque vital), l'atteinte de l'articulation de voisinage par propagation des germes (avec son retentissement fonctionnel). Assez rarement, depuis l'ère des antibiotiques, on observe la formation d'un abcès sous-périosté dont l'évacuation est nécessaire et permet souvent la guérison. Parfois, malgré cette intervention, l'évolution se fait vers l'ostéomyélite chronique (abcès centro-osseux de Brodie) dont le cours s'étend sur des années et procède par poussées entre lesquelles les signes cliniques disparaissent.

Ostéites tuberculeuses

Elles sont plus rares que les ostéoarthrites tuberculeuses. *Le syndrome infectieux* est discret. Les *signes locaux* sont parfois peu importants, mais il existe souvent un *abcès froid.*

Les signes radiologiques permettent de distinguer des formes *ulcéreuses*, des formes *géodiques*, des formes *périphériques* et *hyperostosantes*. Les *abcès froids* peuvent se fistuliser à la peau.

Si l'antibiothérapie spécifique a bouleversé le pronostic, il faut cependant *surveiller les sphères pulmonaire* et *génito-urinaire* à la recherche d'une éventuelle dissémination tuberculeuse.

Ostéites diverses

Tous les germes sont possibles, depuis le tréponème (rare), jusqu'au gonocoque et au bacille d'Eberth. La lèpre, à côté des lésions de lèpre nerveuse, peut donner des ostéites ressemblant à la tuberculose osseuse. Les ostéites mélitococciques (brucellose) ne sont pas rares sur le pourtour méditerranéen (→ Arthrites mélitococciques).

Ostéites mycosiques

Elles sont rares et donnent surtout des formes chroniques.

Ostéites parasitaires

Parmi elles l'échinococcose est la plus fréquente et donne des signes ressemblant à ceux des tumeurs osseuses bénignes.

La radiologie montre des images claires arrondies, en nid d'abeille.

La localisation la plus fréquente est au rachis ; le diagnostic est porté par la biopsie osseuse.

Parmi les signes biologiques, il faut retenir l'hyperéosinophilie sanguine qui a valeur d'orientation.

Le traitement est représenté par l'exérèse chirurgicale.

OSTÉO-ARTHROPATHIE HYPERTROPHIANTE PNEUMIQUE

Définition

On appelle ainsi un syndrome paranéoplasique qui touche principalement les mains et les pieds (→ Polyarthrites).

Causes

Dans 60 % des cas, il s'agit d'un cancer bronchique. D'autres causes malignes intrathoraciques sont plus rares (mésothéliomes pleuraux, maladie de Hodgkin, cancers de l'œsophage, etc.).

Les causes non malignes ou extrathoraciques sont très rares.

Signes cliniques

Il s'agit d'un homme dans 90 % des cas, vers la cinquantaine. Dans plus de 3 cas sur 4, la maladie précède la révélation de la tumeur en cause.

Les déformations associent un hippocratisme digital (→) à une hypertrophie distale des mains et des pieds bilatérale et symétrique. Les extrémités sont boudinées, élargies en battoir. En revanche, la racine des membres est respectée.

Parfois existe une gynécomastie. Le syndrome est douloureux, sous forme d'une polyarthrite subaiguë, *fluxionnaire*, évoluant parfois par crises. Il s'y associe des douleurs osseuses, des troubles vasomoteurs cutanés et des dysesthésies distales, sudation des extrémités et parfois œdèmes.

Signes paracliniques

Les radiographies montrent une *prolifération périostée* engainant les phalanges, les métacarpiens et les métatarsiens. Cette périostose est épaisse, en coulée de bougie.

Les signes biologiques dépendent de la cause cancéreuse : augmentation de la vitesse de sédimentation, hypercalcémie, hyperphosphatasémie, etc.

> **✚ Surveillance**
>
> C'est la surveillance habituelle des cancers bronchiques qui prime.

Évolution et traitement

L'évolution se fait par poussées. Le traitement radical de la lésion causale, lorsqu'il est efficace, guérit les symptômes.

OSTÉOCHONDRITE DISSÉQUANTE DU GENOU

Définition

Il s'agit d'une ostéonécrose aseptique du *condyle fémoral interne*, au cours de laquelle un petit fragment osseux nécrosé va être isolé du reste de l'os sain.

Causes

On incrimine des troubles vasculaires locaux et des troubles du métabolisme lipidique. L'affection touche surtout les enfants ou les adultes jeunes.

Signes cliniques

Dans une première période existent des douleurs du genou, « mécaniques », avec souvent un épanchement de synovie.

Dans une seconde période, le séquestre osseux peut se détacher, et il se comporte alors comme un corps étranger intra-articulaire, provoquant des crises d'hydarthrose, des *blocages vrais* et des dérobements du genou.

Signes paracliniques

Dans la première période, les *radiographies* montrent le foyer d'ostéonécrose dessiné à la face inférieure du condyle fémoral interne, image en coup d'ongle concave vers le bas, radiotransparente.

À la seconde période, la niche nécrotique est vide et le séquestre est libre dans l'articulation (mais il n'est pas toujours visible).

Il n'y a pas de signes sanguins. Le *liquide de ponction* est d'allure mécanique.

Évolution et traitement

L'évolution est différente selon que l'ostéochondrite disséquante est diagnostiquée chez l'enfant avant la soudure du cartilage de conjugaison ou après, et d'autre part selon que le séquestre est resté dans sa niche ou qu'il est libre. Au début, sous l'influence d'une mise en décharge, l'évolution est favorable dans la majorité des cas, la lésion va cicatriser. À un stade plus tardif, la maladie peut évoluer vers une arthrose du genou. Si le séquestre est libre, son ablation (sous arthroscopie) est justifiée.

OSTÉOCHONDRITE DE HANCHE ou MALADIE DE LEGG-PERTHES CALVÉ

Définition

Nécrose de la tête fémorale survenant entre 2 et 12 ans. Plus fréquente chez le garçon.

Causes et mécanismes

Inconnues. L'obésité est un facteur de risque.

Signes essentiels

Cliniques : boiterie ; limitation des mouvements ; douleur au niveau de l'aine, parfois du genou.

Radiologiques : fragmentation du noyau épiphysaire puis déformation.

Traitement et pronostic

Suivant l'importance de l'atteinte radiologique :

- soit abstention thérapeutique ;
- soit mise en traction voire traitement chirurgical.

Le *pronostic* est lié à l'importance de l'atteinte de la tête fémorale.

OSTÉOCHONDROMATOSE ARTICULAIRE

Définition

La maladie est caractérisée par le développement de corps étrangers intra-articulaires développés par *métaplasie cartilagineuse* aux dépens de la synoviale d'une articulation saine par ailleurs.

En dehors de cette ostéochondromatose « primitive », il existe une ostéochondromatose « secondaire » qui survient sur une articulation déjà lésée, en général par une arthrose ; c'est souvent le cas au cours de l'arthrose du genou.

Signes cliniques

Toutes les articulations peuvent être touchées, mais ce sont surtout le genou, le coude et la hanche qui sont atteints.

Parfois existent des douleurs chroniques, mais le plus souvent la symptomatologie est la même que celle de l'ostéochondrite disséquante à la seconde période (crises d'hydarthrose, blocages, dérobements). On peut parfois palper les corps étrangers sous la peau.

Radiologie

Les *chondromes* sont parfois calcifiés et donc spontanément visibles dans l'articulation comme de petites billes plus ou moins nombreuses. On est souvent obligé de recourir à *l'arthrographie opaque* ou à *l'arthroscanner* lorsque les chondromes sont encore cartilagineux (donc « radiotransparents ») voire à l'arthroscopie.

Évolution et traitement

L'évolution se fait, par poussées, vers l'arthrose.

Le traitement est chirurgical : synovectomie et ablation des corps étrangers.

OSTÉOGENÈSE IMPARFAITE

Définition

Maladie héréditaire à transmission autosomique dominante, caractérisée par une fragilité osseuse excessive, appelée également *maladie de Lobstein* ou *maladie des os de verre*.

Signes essentiels

Dans les formes congénitales : fractures très nombreuses avant la naissance ; déformations considérables.

Dans les formes tardives : fractures fréquentes après des traumatismes minimes ; sclérotiques bleues ; surdité.

Traitement et pronostic

Dans les formes sévères, un traitement préventif par perfusions régulières de biphosphonate (*Aredia*) peut être proposé, de même que l'enclouage des tibias et fémurs en cas de fractures répétées. La gravité de la maladie est très variable suivant les malades.

OSTÉOMALACIE

L'ostéomalacie, qui signifie littéralement ramollissement de l'os, est une déminéralisation ou décalcification de l'os moins fréquente que l'ostéoporose. Elle résulte d'un défaut de la minéralisation de la trame protéique de l'os : les travées osseuses sont de dimensions normales, mais elles sont incomplètement minéralisées.

Étiologie

L'ostéomalacie (ou rachitisme chez l'enfant) peut résulter d'**une carence d'apport ou d'absorption** :

régime pauvre en calcium et phosphore, apport ou formation de la vitamine D insuffisants (ces substances sont contenues dans les produits laitiers et dans les graisses), troubles digestifs (gastriques, intestinaux, pancréatiques), par exemple les gastrectomies (avec « exclusion duodénale »), les stéatorrhées (c'est-à-dire les déperditions intestinales trop importantes de graisses).

Certains médicaments, en inhibant l'action ou la formation de la vitamine D, diminuent l'absorption de calcium dans l'intestin *(Gardénal, corticoïdes)*.

L'insuffisance rénale peut aussi participer à la genèse d'une ostéomalacie d'apport, car elle entrave l'absorption intestinale du calcium (la vitamine D étant normalement métabolisée en partie dans le rein).

Elle peut aussi résulter d'un **excès d'élimination urinaire** du calcium et du phosphore ; ce mécanisme est beaucoup plus rare que les précédents et dû généralement à une atteinte du tubule rénal par des affections soit acquises, soit congénitales.

Signes cliniques

Les douleurs commencent habituellement aux os de la ceinture pelvienne (région du pli de l'aine). Elles sont aggravées par la station debout et par la marche, calmées par la position couchée. Elles sont très intenses, responsables d'une impotence à la marche qui est lente, précautionneuse, parfois dandinante. Plus tardivement, les douleurs gagnent le thorax, le rachis et parfois la ceinture scapulaire. À un stade très évolué, le malade est confiné au lit.

Des fractures peuvent survenir, pour un traumatisme minime.

Enfin, par opposition à l'ostéoporose, **l'état général** du patient est souvent déficient : l'amaigrissement est habituel, l'asthénie constante, la pâleur fréquente.

Signes radiologiques

Ils sont caractéristiques dans la majorité des cas :

- augmentation de la transparence osseuse, les os ont un aspect flou, délavé, mais les contours osseux sont moins nets que dans l'ostéoporose ;
- fissures ou stries osseuses de Looser-Milkman, qui sont très fréquentes et caractéristiques de l'ostéomalacie. On les observe surtout sur les os du bassin (branches ischio-pubiennes, extrémité supérieure du fémur), mais aussi aux os de la ceinture scapulaire. Ce sont des stries ou des bandes claires de quelques millimètres de large, traversant l'os en totalité ou en partie ;
- les déformations du squelette, bien que tardives, ne sont pas exceptionnelles : déformations du thorax « en cloche », du bassin en « cœur de carte à jouer », incurvation des fémurs.

Signes biologiques

La calcémie est habituellement diminuée de façon modérée (1,75 à 2,10 mmol/L, la normale étant autour de 2,5 mmol/L).

La phosphorémie est presque toujours diminuée.

Les phosphatases alcalines sanguines sont discrètement élevées.

Le taux de vitamine D est effondré.

La calciurie des 24 heures est presque constamment abaissée (sauf dans les ostéomalacies non carentielles).

Signes histologiques

La ponction-biopsie osseuse, qui n'est pas indispensable, permet de confirmer histologiquement l'ostéomalacie en révélant que les travées osseuses ont de larges bordures faites de tissu ostéoïde en excès.

Traitement

La vitamine D représente l'essentiel du traitement. Elle est administrée généralement par voie orale, vitamine D2 ou *Stérogyl*, soit quotidiennement à dose faible, soit à doses plus fortes et de façon espacée ; parfois, on utilise la voie intramusculaire. Le 25-hydroxycholécalciférol, le 1-α-25 $(OH)_2D_3$, sont des métabolites de la vitamine D3, beaucoup plus actifs qu'elle, et se révèlent très utiles, surtout dans les ostéomalacies résistantes aux autres thérapeutiques et dans l'ostéodystrophie rénale, qui complique certaines insuffisances rénales chroniques.

Un traitement par la vitamine D, quel que soit le produit employé, nécessite une surveillance régulière de la phosphorémie et de la calciurie, dont la normalisation précède toujours celle de la calcémie. Les sels de calcium (et éventuellement de phosphore) ainsi qu'un régime riche en fromage (gruyère notamment) et en lait complètent l'action de la vitamine D sur le tissu ostéomalacique.

OSTÉOME

Voir *Tumeurs osseuses bénignes*.

OSTÉOMYÉLITE ET OSTÉO-ARTHRITE DE L'ENFANT

Définition

Infection de l'os et/ou d'une articulation par voie sanguine, le plus souvent.

Causes et mécanismes

Porte d'entrée : infection cutanée.

Infection nosocomiale : microponction du talon chez le nouveau-né ; voie d'abord veineuse au membre inférieur.

Germes en cause : staphylocoque doré, streptocoque, entérobactéries, *Haemophilus influenzae*.

Terrain favorisant : drépanocytose (salmonelle, pneumocoque).

Signes essentiels

• *Fièvre* ; douleur intense (comme une fracture) ; impotence due à la douleur ; boiterie fébrile.

• *Siège* :
 – chez l'adolescent : genou, cheville, épaule, coude ;
 – chez le nourrisson : hanche.

• *Signes radiologiques* : absents au début, puis réaction périostée. Au niveau de la hanche : distension de l'articulation, sub-luxation.

• *Signes échographiques* : œdème des parties molles, épanchement articulaire, abcès sous-périosté.

• *Signes inflammatoires* : numération (leucocytose avec polynucléose) ; VS augmentée ; C réactive protéine augmentée.

• *Bilan bactériologique* : hémoculture, ponction articulaire voire ponction osseuse.

• *Scintigraphie au technétium* : foyer d'hyperfixation.

Évolution et complications

• Évolution favorable en cas de traitement précoce.

• Risque de constitution d'un abcès sous-périosté, d'une lésion d'ostéite chronique avec géodes et séquestres.

• Risque de destruction de la tête fémorale et de séquelles articulaires au niveau de la hanche.

✚ Éléments de surveillance

• Température.
• Vitesse de sédimentation.
• Radio.

Traitement et pronostic

Traitement

• Ostéomyélite : immobilisation plâtrée habituellement ; traitement antibiotique par voie parentérale (selon le germe : amoxicilline-ac. clavulanique, cloxacilline, vancomycine + rifampicine puis orale, prolongé 4 à 8 semaines).

• Traitement chirurgical en cas d'arthrite (arthrotomie, lavage, drainage), d'abcès sous-périosté, d'ostéite avec séquestre.

Pronostic : fonction de la précocité du diagnostic et du traitement. Surveillance prolongée nécessaire : troubles de la croissance.

OSTÉONÉCROSE ASEPTIQUE DE LA TÊTE FÉMORALE

Définition

Il s'agit d'une nécrose (atteinte vasculaire) de la tête fémorale sans atteinte infectieuse.

Causes

Les hommes sont atteints dans 80 % des cas.

On incrimine des troubles vasculaires banals, des troubles lipidiques (surtout des triglycérides), un éthylisme. D'autres fois, des traumatismes sont à l'origine de la maladie (fracture du col du fémur, contusions, luxations). On y joint les troubles dus à l'hypercorticisme, certaines pancréatites, les radiations ionisantes, les brûlures locorégionales, certains lupus érythémateux systémiques, certaines drépanocytoses (→), des traitements cortisoniques, un contexte d'embolie graisseuse etc.

Signes cliniques

L'affection se manifeste un peu comme une arthrose de la hanche avec cependant quelques nuances : début brutal fréquent, recrudescence nocturne et impulsion douloureuse à la toux.

Signes paracliniques

Radiologie

Fait capital, les signes radiologiques sont en retard sur la clinique de 1 ou 2 mois. Puis, il se constitue une condensation arciforme de la tête fémorale à son sommet, avec parfois une ligne claire séparant cette condensation du périoste (comme une coquille d'œuf). La tête perd ensuite sa rotondité et il se produit un effondrement céphalique (*cf.* illustration). Le cotyle, lui, reste toujours intact, car il n'y a pas d'atteinte articulaire. La scintigraphie et surtout l'IRM permettent de porter le diagnostic précocement.

Évolution

Elle se fait le plus souvent vers l'arthrose de la hanche.

Traitement

Il repose sur les antalgiques. Une mise au repos de l'articulation est nécessaire (interdiction de l'appui). Après quelques mois, en fonction de la tolérance fonctionnelle, de l'âge et de l'état général du patient, et de l'étiologie de l'ostéonécrose, une solution chirurgicale peut être discutée, en général mise en place d'une prothèse de hanche.

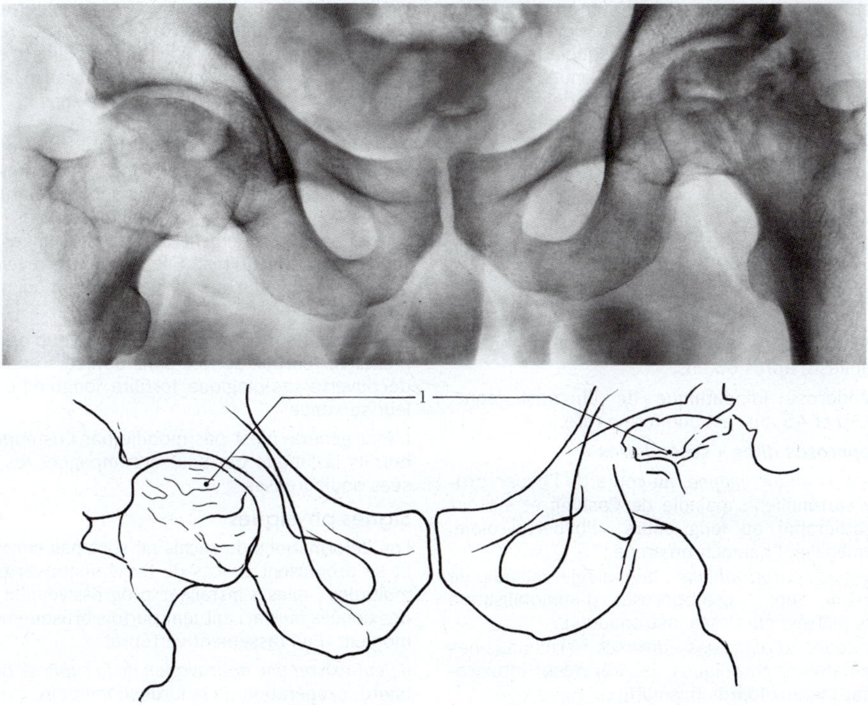

Ostéonécrose aseptique des deux hanches.
1. Aplatissement de la tête fémorale avec destruction importante à gauche.

OSTÉOPOROSE

L'ostéoporose est la plus fréquente des décalcifications diffuses du squelette. Elle est inégalement répartie dans la population et prédomine chez la femme, après la ménopause.

Physiopathologie

Elle se caractérise par une rupture de l'équilibre dynamique physiologique entre la résorption et la formation osseuse du fait d'une insuffisance d'édification de la trame organique ou d'un excès de résorption.

La fragilité osseuse qui en résulte expose à un risque important de fractures (tassements vertébraux, fractures du poignet et du col fémoral), mais celles-ci ne sont pas inéluctables.

On oppose plusieurs tableaux d'ostéoporose et il est utile de faire la distinction entre :

L'ostéopénie physiologique qui exprime le vieillissement normal du squelette et s'observe chez tous les sujets.

L'ostéoporose « commune » : *très fréquente*, se définit anatomiquement par une diminution un peu plus importante de la masse osseuse. Elle ne serait que l'aggravation pathologique de l'ostéopénie physiologique. Chez le sujet normal, le capital osseux se constitue jusqu'à l'âge de 30 ans, puis commence une diminution progressive. Cette perte s'accentue chez la femme après la ménopause du fait du déficit physiologique en œstrogènes. La femme perd jusqu'à 40 % de son capital osseux entre 20 et 80 ans. Toutefois, cette perte osseuse est cliniquement très souvent latente. Sur les mesures de densitométrie osseuse les sujets se situent dans la zone correspondant à la moyenne des sujets de même âge.

L'ostéoporose « maladie » : elle se définit anatomiquement par une diminution franchement plus importante de la masse osseuse (en densitométrie osseuse, le « seuil fracturaire » est souvent atteint), par une hypertransparence du squelette sur les radiographies et surtout par la survenue de complications : tassements vertébraux à l'origine de douleurs et de déformations du rachis et fractures des os longs.

Étiologies de l'ostéoporose

Ostéoporoses dites « primitives »

L'ostéoporose commune est la plus fréquente. Elle atteint essentiellement la femme (4 fois sur 5) après la ménopause. On en rapproche l'ostéoporose précoce après castration thérapeutique. Elle est aussi appelée ostéoporose de la sénescence quand elle se manifeste après 65 ans.

L'ostéoporose idiopathique de l'homme jeune, entre 40 et 45 ans, est une forme rare.

Ostéoporoses dites « secondaires » :

- *d'origine endocrinienne,* au cours de l'hypercorticisme surrénalien : maladie de Cushing et surtout corticothérapie au long cours ; l'hyperthyroïdie, l'acromégalie, l'hémochromatose ;
- *d'origine neurotrophique :* hémiplégie, maladie de Parkinson, etc., ostéoporose d'immobilisation (sujets plâtrés, paralysés, astronautes) ;
- *au cours d'affections diverses :* rhumatismes inflammatoires chroniques, mastocytose, intoxication par métaux lourds (bismuth) ;
- *enfin, d'origine génétique :* ostéogenèse imparfaite (maladie de Lobstein).

Ostéoporose postménopausique

Elle intéresse l'os trabéculaire (ostéoporose de type I), dont la complication évolutive est donc constituée par les fractures-tassements vertébraux.

Signes fonctionnels

Très fréquemment, il n'existe aucun signe fonctionnel, aucune douleur, et l'ostéoporose commune est latente, de découverte fortuite sur un examen radiologique ou sur une densitométrie osseuse demandée au moment de la ménopause.

Parfois cependant, il existe des douleurs vertébrales modérées, de type mécanique : accentuées par l'effort et la station debout, plus importantes en fin de journée ; calmées par le repos et le décubitus ; de siège dorsal ou lombaire (et non cervical). Ces douleurs, qui ne sont pas permanentes au cours de l'évolution, sont d'intensité modérée, et fréquemment intriquées avec des douleurs liées à des troubles statiques ou à une arthrose du rachis. La gêne fonctionnelle qui en résulte est discrète.

Les douleurs liées à des fractures caractérisent l'ostéoporose « maladie ».

Douleurs des tassements vertébraux :

- elles sont d'intensité variable mais généralement assez fortes pendant 2 à 3 semaines, rendant nécessaire le repos ou l'alitement. Elles s'estompent progressivement, la crise douloureuse liée à un tassement pouvant durer 4 à 8 semaines ;
- elles siègent dans la région de la vertèbre atteinte, rachis dorsal ou rachis lombaire (mais jamais le rachis cervical), ne s'accompagnent qu'exceptionnellement d'irradiation en ceinture ;
- elles sont aggravées par les mouvements, par la toux et par l'éternuement ; elles sont calmées par le repos et le décubitus. Elles peuvent réveiller le patient pendant la nuit à l'occasion d'un mouvement brusque.

Il est essentiel de rappeler que beaucoup de tassements vertébraux se font sans douleurs et sont de découverte radiologique fortuite longtemps après leur survenue.

L'état général n'est pas modifié par l'ostéoporose, hormis la fatigue qui peut accompagner les poussées douloureuses.

Signes physiques

Les déformations du rachis ne sont pas constantes et se produisent en cas de tassements vertébraux multiples ; elles s'installent progressivement au fil des années ou s'accentuent parfois brusquement au moment d'un tassement vertébral.

Il peut exister une aggravation de la cyphose dorsale haute, exagération de la lordose lombaire avec tassement du tronc, les côtes inférieures venant au contact des crêtes iliaques.

La diminution de la taille du sujet est très caractéristique ; elle est la conséquence des tassements vertébraux et de l'insuffisance de la musculature.

On peut parfois noter la saillie de l'épineuse d'une vertèbre, plus ou moins douloureuse selon que le tassement est récent ou ancien.

Signes radiologiques

L'augmentation diffuse de la transparence osseuse est le signe fondamental. Celle-ci siège principalement au niveau du rachis et se traduit par un aspect clair des vertèbres dont le contour reste cependant bien dessiné.

Du fait des tassements vertébraux fréquents, certaines vertèbres sont aplaties, surtout en avant (vertèbres cunéiformes), d'autres ont des plateaux concaves (vertèbres de poisson). Dans tous les cas, les disques intervertébraux demeurent normaux.

La déminéralisation n'est pas limitée au rachis : l'augmentation de la transparence osseuse s'observe également au niveau du bassin et des os des membres, dont la corticale est amincie.

Le scanner, et surtout l'IRM, ont peu d'indications dans l'ostéoporose, hormis les cas où l'on évoque une déminéralisation de nature cancéreuse.

Densitométrie osseuse

Les méthodes modernes d'appréciation de la densité osseuse, densitométrie osseuse ou ostéo-densitométrie par tomodensitométrie ou par absorptiométrie biphotonique, sont des méthodes d'approche non invasives, permettant d'évaluer les facteurs de risque de tassement vertébral d'un sujet donné par rapport aux sujets de la même tranche d'âge et du même sexe. Elles n'ont pas d'intérêt diagnostique et, à elles seules, ne permettent pas de décider d'un traitement.

Dans l'ostéoporose, la densitométrie osseuse donne des chiffres abaissés par rapport à la normale (critères établis par l'OMS) :

• *le T score*, qui se réfère aux valeurs théoriques de la densité osseuse présumée maximale enregistrée chez l'adulte jeune entre 20 et 25 ans, est abaissé pour l'ostéoporose de 2,5 DS (déviation standard), et pour l'ostéopénie se situe entre – 1,5 et – 2,5 DS ;

• *le Z score* se réfère à la valeur moyenne des sujets de même sexe et de même âge ; il diminue normalement avec l'âge. Dans l'ostéoporose il est abaissé de 2 DS ;

• *le seuil fracturaire* est une valeur théorique, calculée dans une population souffrant d'une ostéoporose compliquée de fracture, au-dessous de laquelle le risque de fracture est considéré comme plus important. Il ne signifie pas que la survenue d'une fracture soit inéluctable.

Signes biologiques : calcium, phosphore et phosphatases alcalines sont retrouvés à des taux normaux ou subnormaux dans le sang et généralement dans les urines. Les phosphatases alcalines peuvent être augmentées dans les suites proches d'un tassement vertébral. Certaines ostéoporoses s'accompagnent d'hypercalciurie.

Ostéoporose sénile

Il s'agit d'une ostéoporose touchant principalement l'os cortical (ostéoporose de type II). Le principal risque évolutif est la fracture du col fémoral. La présentation tant clinique que radiologique ou biologique est superposable à celle de l'ostéoporose commune.

Traitements de l'ostéoporose

Il faut opposer le traitement des douleurs à celui de la maladie.

Traitement des douleurs de l'ostéoporose, c'est-à-dire essentiellement les douleurs qui accompagnent un tassement vertébral

L'immobilisation au lit, puis au fauteuil, est indispensable quand le tassement est récent et quand la douleur est forte. On lui associe des antalgiques usuels, et souvent, à l'occasion d'une hospitalisation, une perfusion d'un biphosphonate. La prévention des phlébites et des escarres est indispensable chez ces sujets âgés.

Traitement de l'ostéoporose-maladie

Il est en constant remaniement et vise, au moins, à freiner l'évolution et à empêcher de nouveaux tassements ou de nouvelles fractures. Parmi les méthodes proposées, on retrouve :

• *la prescription de calcium,* isolée ou associée aux autres méthodes, est essentielle. En effet, les apports calciques alimentaires actuels de la population sont relativement faibles par rapport à la ration calcique minimale (variable selon l'âge et le statut, elle est toujours augmentée pendant la croissance, la grossesse et l'allaitement, et après la ménopause) ; les enquêtes montrent que seulement 25 % des adolescentes et 30 à 40 % des sujets âgés atteignent les apports recommandés (1,8 g/j pour l'OMS) ;

• *la prise de vitamine D*, sous l'une de ses différentes formes : vitamine D2 (*Stérogyl* en gouttes quotidiennes ou *Stérogyl 15A* en ampoule buvable 1 à 2 fois par an) ou ses métabolites plus actifs (*Dédrogyl* gouttes) ; beaucoup de produits associent calcium et vitamine D3 ;

• *les bisphosphonates,* qui freinent la résorption osseuse et ont un effet stabilisant sur le cristal osseux, sont très souvent utilisés. Prescrits par voie orale, on dispose de formes à prise quotidienne, hebdomadaire ou mensuelle ; du fait d'effets indésirables possibles (œsophagite par reflux) le produit doit être avalé à jeun, sans se recoucher pendant 1/2 h environ ; la prise de calcium doit être décalée. Certains médicaments commercialisés associent un biphosphonate et la vitamine D. Pour certains cas précis, on dispose également d'une forme utilisable par voie veineuse, en perfusion annuelle ;

• *le ranélate de strontium,* qui augmente la formation osseuse et diminue la résorption osseuse. Le produit, utilisé par voie orale quotidienne, réduit le risque de fractures vertébrales et du col du fémur ;

• *l'hormone parathyroïdienne,* par voie sous-cutanée quotidienne pendant 18 mois, est réservée aux femmes ménopausées ayant déjà eu au moins 2 fractures vertébrales.

La surveillance de la calciurie et de la calcémie est faite à intervalles réguliers de quelques mois, pour éviter un surdosage, une lithiase urinaire.

Prévention de l'ostéoporose

Elle est très importante :

• d'abord dès le jeune âge, par des apports protidiques, calciques et vitaminiques D réguliers et suffisants et par une activité physique en charge ;

• mais aussi au moment de la ménopause, chez les femmes « à risque » (ménopause précoce, naturelle ou chirurgicale, patiente maigre, tabagisme et antécédents familiaux d'ostéoporose-maladie), pour

tenter de retarder la survenue de l'ostéoporose-maladie et d'empêcher la survenue de tassements vertébraux ou de fractures. Il semble bien que ce but puisse être atteint par la prescription prolongée d'un *traitement hormonal substitutif* sous couvert d'une stricte surveillance gynécologique. La durée de cette hormonothérapie substitutive est préconisée pendant au moins 7 ans. Quand elle est contre-indiquée (antécédents directs ou familiaux de cancer de l'utérus ou du sein) on peut envisager de traiter avec un « modulateur sélectif de l'activation des récepteurs aux œstrogènes » (SERM) ;
• enfin, au cours d'une corticothérapie au long cours, à la dose la plus faible dans la mesure du possible, un traitement adapté peut être nécessaire (calcium et certains diphosphonates).

Prévention des chutes

Elle est un élément important :
– éviter les somnifères et les benzodiazépines à effet prolongé ;
– améliorer les troubles de la vue et de l'équilibre ;
– améliorer la force musculaire des membres inférieurs et la marche ;
– aménager l'environnement : éviter les tapis qui glissent, les meubles mal placés, etc.

Pour la pratique, on retiendra :

– La très grande fréquence de l'ostéoporose, certes maladie féminine mais relativement fréquente aussi chez l'homme.
– Le risque notable, mais pas inéluctable, de fractures, et l'importance de la prévention des chutes.
– L'intérêt de la prévention dès le jeune âge et à la ménopause.
– L'infirmière insistera sur l'utilité de la mise en œuvre d'une prise en charge thérapeutique, rapidement après la première fracture.

OSTÉOSARCOME

Voir *Tumeurs osseuses malignes primitives*.

OTALGIES

L'otalgie est une douleur localisée à l'oreille. Ses causes sont très nombreuses et dépassent les limites anatomiques de l'oreille.

Causes otologiques : otites externes, otites moyennes aiguës et chroniques.

Causes pharyngées : accidents de la dent de sagesse, dysfonctionnement temporo-mandibulaire, amygdalites, cancer de l'amygdale.

Causes parotidiennes : parotidites.

Causes pharyngo-laryngées : cancer du larynx, cancer de l'hypopharynx, thyroïdites.

Exceptionnellement : névralgie du VII bis, névralgie du IX.

OTITES EXTERNES

Furoncle du conduit auditif externe

Le furoncle siège dans le tiers externe du conduit auditif. Il se manifeste par une douleur aiguë aggravée par la pression. L'évolution locale est celle de tout furoncle. Le traitement est essentiellement local par application de produits antiseptiques ou antibiotiques. Il est préférable de ne pas intervenir chirurgicalement.

Otite externe diffuse

L'otite externe diffuse réalise une atteinte inflammatoire et infectieuse très douloureuse de l'ensemble du revêtement cutané du conduit auditif externe qui apparaît rétréci et inflammatoire. Elle est habituellement de nature bactérienne, mais elle est parfois due à une mycose. Elle s'observe souvent après une baignade, après des manœuvres de nettoyage ou de grattage, notamment chez les sujets atteints d'eczéma du conduit. Le traitement associe l'antibiothérapie par voie générale et locale et éventuellement les anti-inflammatoires.

Chez le patient diabétique, elle peut revêtir l'aspect de l'otite externe maligne, nécrosante, éventuellement mortelle. Au moindre doute, le scanner s'impose.

OTITES MOYENNES AIGUËS

Définition

L'otite moyenne aiguë est déterminée par une atteinte infectieuse et inflammatoire de la muqueuse de l'oreille moyenne. Elle peut être de nature bactérienne ou plus rarement virale. La contamination de l'oreille est réalisée à partir du rhinopharynx par l'intermédiaire de la trompe d'Eustache, elle ne s'effectue par le conduit auditif externe qu'en cas de perforation tympanique. Il s'agit alors plutôt du réchauffement d'une otite chronique.

L'otite moyenne aiguë atteint surtout les enfants, plus rarement les adultes.

Signes cliniques

Elle est souvent caractéristique : à la suite d'une rhino-pharyngite apparaît brusquement une otalgie violente associée à un syndrome infectieux et une hypoacousie.

L'examen otoscopique montre des aspects variables suivant le stade évolutif, c'est essentiellement sur les données de cet examen que sont posées les indications thérapeutiques.

Au stade d'otite congestive, le tympan est inflammatoire mais son relief est conservé, le traitement est celui de la rhino-pharyngite causale.

Au stade d'otite suppurée, au caractère inflammatoire s'ajoute un aspect bombé du tympan qui indique une rétention purulente et donc le traitement consiste en une paracentèse évacuatrice associée ou non à une antibiothérapie par voie générale. Chez l'enfant de moins de trois ans, le pneumocoque résistant à la pénicilline est très fréquent (70 % des pneumocoques). Le traitement associe acide clavulanique et amoxicilline en majorant les doses d'amoxicilline.

Au stade d'otite perforée spontanément, il existe une otorrhée purulente qui nécessite un traitement antibiotique par voie générale.

Dans tous les cas, la guérison anatomique du tympan doit être vérifiée à la fin du traitement.

Si une paracentèse a été faite, il est utile d'effectuer après un délai de 24 à 48 heures et pendant quelques jours des lavages très doux du conduit auditif externe avec du sérum physiologique ou de l'eau boratée tiédie.

Complications

Les complications classiques des otites moyennes aiguës sont devenues plus rares, qu'il s'agisse :

- des mastoïdites aiguës et de leurs complications encéphalo-méningées ;
- des labyrinthites aiguës,
- des paralysies faciales.

Otite aiguë du nourrisson

Elle doit être reconnue car la symptomatologie est trompeuse, elle est souvent apyrétique, annoncée par des vomissements, de la diarrhée, de la toux, une altération de l'état général, d'où la règle d'examiner systématiquement les tympans chez le nourrisson devant toute anomalie clinique. La paracentèse est quasi systématique avec prélèvement bactériologique.

Pour la pratique, on retiendra :

– Fréquence dans la petite enfance.
– Cliniquement : otalgie violente et fièvre ; parfois signes atypiques (digestifs) chez le nourrisson.
– Antbiothérapie et antalgiques sont efficaces ; la paracentèse est parfois indiquée.
– L'infirmière est alors amenée, en dehors de la surveillance clinique, à faire des lavages d'oreille.

OTITES MOYENNES CHRONIQUES À TYMPAN FERMÉ OU OTITES SÉREUSES

Définition

L'otite moyenne chronique à tympan fermé est définie par l'existence d'un épanchement chronique séreux ou muqueux (*Glue-ear*) dans l'oreille moyenne. Le tympan n'est pas perforé mais apparaît modifié dans son aspect. Cette otite est responsable d'une hypoacousie de type transmissionnel.

Chez l'enfant : l'otite séreuse est fréquente, responsable d'une hypoacousie bilatérale, d'otalgies répétées. Elle est souvent associée à une rhinorrhée purulente chronique et à l'hypertrophie des végétations adénoïdes. Le traitement comporte l'adénoïdectomie, le drainage par paracentèse et aspiration et dans les cas récidivants par la mise en place de drains aérateurs transtympaniques.

Les drains améliorent l'audition, ils restent en place dans le tympan pendant quelques mois. Leur présence oblige à éviter la pénétration d'eau dans les conduits auditifs externes (bains, shampooings, etc.), sauf lorsque ces drains sont des tubes.

Chez l'adulte : l'otite séreuse est plus rare, elle survient parfois à la suite d'une rhino-pharyngite mais peut aussi révéler l'existence d'une tumeur maligne du rhino-pharynx.

OTITES MOYENNES CHRONIQUES AVEC PERFORATION TYMPANIQUE

Otites moyennes chroniques

Elles sont l'une des principales causes de surdité. Elles sont aussi à l'origine de complications très graves.

L'otite moyenne chronique se manifeste cliniquement par l'existence d'une perforation tympanique, donc d'une surdité de transmission. L'infection et l'inflammation de la muqueuse de l'oreille moyenne sont à l'origine d'épisodes de surinfection marqués par une otorrhée purulente. La persistance des phénomènes infectieux conduit à la production d'une ostéite qui peut intéresser la chaîne des osselets, l'interrompre et aggraver la surdité, ou les parois de l'oreille moyenne avec atteinte du nerf facial, de l'appareil cochléo-vestibulaire, voire des méninges temporales.

On distingue schématiquement deux types d'otites chroniques.

Otite moyenne chronique d'origine tubaire

Le dysfonctionnement de la trompe d'Eustache est à l'origine de cette otite chronique. Elle est marquée par l'existence d'une perforation tympanique, d'une otorrhée purulente permanente ou intermittente. La surdité de type transmissionnel est due à la perforation tympanique et, dans certains cas, à l'interruption de la chaîne des osselets.

Le traitement a pour but d'améliorer la perméabilité nasale, de supprimer les foyers infectieux bucco-rhino-pharyngés. Lorsque l'assèchement de l'oreille a pu être obtenu médicalement ou chirurgicalement, on peut entreprendre la restauration de l'audition par la tympanoplastie. Le traitement comporte cependant un certain pourcentage d'échecs dus aux difficultés de traiter le dysfonctionnement tubaire.

Otite chronique cholestéatomateuse

Le cholestéatome a l'aspect d'un kyste épidermique développé dans l'oreille moyenne. Le cholestéatome peut être d'origine congénitale mais le plus souvent acquise à travers une perforation tympanique. Il se développe en envahissant toutes les cavités de l'oreille moyenne et en détruisant la chaîne des osselets et les parois osseuses. Cette extension s'associe souvent à l'infection. Les complications en sont nombreuses et graves : surdité, vertiges, paralysie faciale, méningites, abcès du cerveau ou du cervelet.

Le traitement chirurgical doit être effectué le plus rapidement possible. Lorsqu'après un délai suffisant de surveillance on a pu constater l'absence de récidive, on peut entreprendre la reconstruction de l'oreille et de l'audition (→ *Tympanoplastie*).

OTITES SÉREUSES

Voir *Otites moyennes chroniques à tympan fermé.*

OTORRHÉES

On distingue plusieurs types d'otorrhées qui ont leur signification sémiologique particulière.

Otorrhée de liquide céphalo-rachidien

L'issue de liquide céphalo-rachidien s'observe dans les suites d'un traumatisme crânien avec fracture du rocher. Elle traduit une communication traumatique entre l'oreille externe et l'espace méningé sous-arachnoïdien avec le risque permanent de méningite septique.

Otorrhée purulente

L'otorrhée purulente peut provenir d'une infection de l'oreille *externe* (otite externe) ou de l'oreille *moyenne* (otite moyenne aiguë ou chronique) ; dans ce dernier cas, il existe une perforation tympanique.

OTOSPONGIOSE

Définition

L'otospongiose est une surdité de transmission héréditaire. Elle est bilatérale et asymétrique.

La maladie apparaît le plus souvent chez l'adulte jeune et notamment chez les jeunes femmes, à la suite d'une grossesse.

La surdité s'aggrave progressivement et peut s'accompagner de bourdonnements d'oreille.

Traitement

Le traitement est essentiellement *chirurgical*. Il consiste à enlever l'étrier et sa platine immobilisés par un bloc d'os néoformé, et à le remplacer par une prothèse métallique ou en matière plastique qui assure la transmission à l'oreille interne. Les deux oreilles doivent être opérées en deux temps distincts.

Les résultats de l'intervention sont habituellement bons. Lorsqu'il existe une contre-indication chirurgicale, l'audition peut être améliorée par une audioprothèse. Toutefois, seule la chirurgie est susceptible d'arrêter l'aggravation de la surdité.

OXALOSE

Définition

Maladie génétique à transmission autosomique récessive liée à une anomalie du métabolisme des oxalates à l'origine des dépôts dans différents organes, dont le rein, d'oxalate de calcium. On en décrit trois types.

Signes cliniques et paracliniques

Une maladie lithiasique bilatérale (→ Lithiase urinaire) survenant dans l'enfance, rapidement accompagnée d'une néphrocalcinose et d'une néphropathie interstitielle chronique ; une oxalurie élevée et la présence de cristaux d'oxalate de calcium dans la moelle osseuse et le rein font le diagnostic.

Traitement

Il fait appel à la suppression des aliments riches en acide oxalique, à la pyridoxine. La transplantation hépatique (type 1, hyperoxalurie primitive) et rénale est parfois réalisée.

OXYUROSE

Définition, causes et mécanismes

Parasitose liée à *Enterobius vermicularis*, elle est très fréquente et touche essentiellement les enfants d'âge scolaire. Il existe souvent une contamination familiale, les enfants contaminant la fratrie et les parents. C'est l'helminthiase la plus répandue en France.

Les vers adultes mâles et femelles vivent dans la région iléo-cæcale, se nourrissant des excréments et s'accouplent à ce niveau. Les femelles après avoir été fécondées migrent vers le rectum et se fixent sur la muqueuse anale afin de pondre les œufs. La fixation se produit le soir et en début de nuit. Environ 10 000 œufs sont pondus en une fois. Ils sont très résistants et sont véhiculés par l'intermédiaire des mains du patient (auto-infestation), par la poussière, le linge... Les œufs sont ingérés et l'éclosion de vers adultes se fait dans l'intestin.

Signes essentiels

Un *prurit anal* le soir au moment de la fixation des vers entraîne des troubles du sommeil et de l'humeur chez l'enfant, douleurs abdominales, vulvo-vaginites.

Le *ver* peut être vu au niveau de la marge anale. *Scotch test* : mise en évidence des œufs en collant un ruban adhésif sur l'anus.

Traitement

Le traitement est à administrer en une prise à renouveler 21 jours plus tard (auto-infestation ou réinfestation) car il s'agit d'une parasitose récidivante +++. Voir tableau.

La prévention repose sur : changement de linge, port d'un pyjama, les ongles courts, traitement de la famille.

ANTIHELMINTHIQUES	
Flubendazole : *Fluvermal*	cp à 100 mg susp. buv. : 100 mg/c à c
Pamoate de pyrantel : *Combantrin*	cp sécable à 125 mg susp. buv. : 125 mg par cm
Pamoate de pyrvinium : *Povanyl*	cp à 50 mg susp. buv. : 50 mg par c à c
Albendazole *Zentel*	cp à 400 mg susp. buv. : 400 mg pour 10 mL
Action : • *Combantrin* : immobilise les helminthes et favorise leur expulsion du tube digestif. • *Povanyl* : destruction des oxyures dans la lumière intestinale. **Indications :** • Nématodes strictement localisés dans la lumière de l'intestin grêle ou du côlon : ascaris, ankylostomes, trichocéphales, oxyures.	**Contre-indications :** • *Combantrin, Povanyl* : grossesse et allaitement. **Effets secondaires :** • *Fluvermal* : très bien toléré. Exceptionnellement : troubles digestifs, somnolence, parésies. • *Combantrin* : troubles digestifs, fièvre, céphalées, vertiges. • *Povanyl* : vomissements, douleurs abdominales ; colore les selles en rouge.

P

PACEMAKER

Définition

C'est un appareil miniaturisé implanté sous les muscles pectoraux relié au cœur par des sondes et qui sert à maintenir une fréquence cardiaque acceptable en cas de ralentissement excessif du rythme spontané. On parle aussi couramment de « PM » ou de « pile ».

Indications

- Blocs auriculo-ventriculaires syncopaux.
- Blocs auriculo-ventriculaires complets ou de haut degré.
- Blocs sino-auriculaires symptomatiques ou bradycardie sinusale extrême symptomatique.
- Maladie rythmique auriculaire.
- Traitement de certaines tachycardies (*cf.* illustration).

Techniques de mise en place

- Installation du patient en décubitus en salle d'électrophysiologie ou au bloc opératoire.

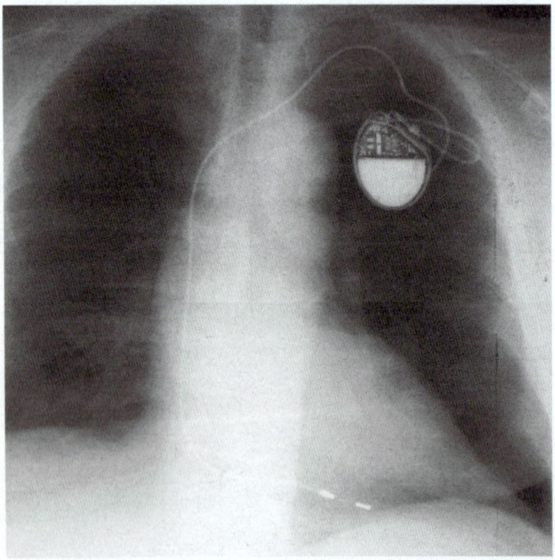

Pacemaker endocavitaire (radio du thorax).

- Dans des conditions d'asepsie parfaite, on désinfecte la région sous-claviculaire.
- Intervention sous anesthésie locale soigneuse suivie d'une incision de la peau et des plans sous-cutanés puis d'une dissection jusqu'au grand pectoral.
- Ponction de la veine sous-clavière à travers laquelle la ou les sonde(s) sont positionnées dans le ventricule droit et l'oreillette droite ; fixation de l'extrémité distale des sondes par un système de vissage.
- Le boîtier est ensuite raccordé aux sondes et enfoui sous le grand pectoral, fermeture plan par plan, mise en place d'un pansement stérile occlusif.

Complications

Complications liées au geste chirurgical : infection locale, septicémie, hématome de loge.

Complications de la stimulation : contractions musculaires, défauts d'entraînement liés aux sondes, dysfonctionnement du générateur d'impulsions.

Surveillance

Au retour du patient après la pose :
- vérifier l'absence d'hématome, de douleur locale ;
- électrocardiogramme, radiographie pulmonaire, numération-formule sanguine.

Les jours suivants :
- électrocardiogrammes quotidiens ;
- pansement quotidien ; ablation des fils entre le 7e et le 10e jour ;
- un enregistrement Holter sur 24 heures peut être demandé pour vérifier le bon fonctionnement du pacemaker.

Surveillance régulière bisannuelle ou annuelle :
À l'aide du carnet de surveillance que le patient doit toujours avoir avec lui ; il indique les principales caractéristiques du pacemaker et les critères d'usure.
L'électrocardiogramme permet l'analyse du ou des stimulus et constate l'efficacité de la stimulation spontanée ou après application d'un aimant en regard du boîtier.
Le compteur électronique permet de déterminer avec une grande précision la fréquence, la période de stimulation et la durée d'impulsion du stimulus et de suivre le vieillissement du stimulateur.

PAGET (maladie cutanée de)

Définition

La maladie de Paget du sein est le signe visible d'un cancer mammaire sous-jacent ; la maladie de Paget cutanée peut également, plus rarement, se développer sur certaines muqueuses – par exemple la vulve.

Signes cliniques

Une plaque rouge squameuse eczématiforme se constitue progressivement autour de l'aréole d'un sein.

Mais les limites très nettes, le caractère un peu infiltré, unilatéral, très localisé, l'évolution chronique rebelle aux thérapeutiques locales symptomatiques, doivent attirer l'attention et imposer la biopsie cutanée.

Les localisations cutanées extra-mammaires et vulvo-périnéo-anales sont plus rares (*cf.* illustration).

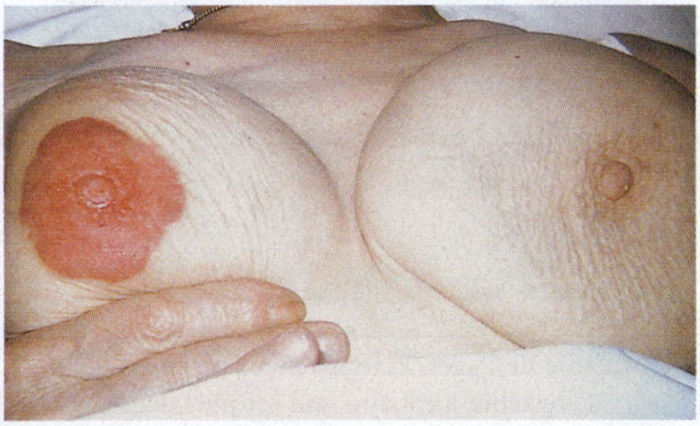

Maladie de Paget du sein.

Examens complémentaires

La biopsie, pratiquée au moindre doute, montre une image histologique caractéristique.

Évolution

Dans sa localisation mammaire, l'évolution spontanée se fait vers la malignité : le mamelon se rétracte, s'ulcère et saigne : un nodule dur se constitue suivi d'adénopathies envahies et de métastases.

Les localisations cutanées extramammaires sont à considérer comme un adénocarcinome prenant naissance dans l'épiderme et peuvent donc envahir le derme et métastaser. Elles peuvent révéler un cancer sous-jacent à toujours rechercher.

Traitement

La localisation mammaire, même dans sa phase de début, impose un traitement radical qui est celui du cancer du sein.

La localisation cutanée extramammaire impose une exérèse complète et profonde : le pronostic dépend de la présence ou non d'un cancer sous-jacent.

La localisation vulvaire impose l'exérèse de la lésion.

Une surveillance clinique et paraclinique est indispensable.

PAGET (maladie osseuse de)

Définition

La maladie de Paget est une dystrophie osseuse condensante, localisée, d'aspect radiologique très particulier et évocateur.

Causes

C'est une ostéopathie de cause encore inconnue, qui est très fréquente et s'observe dans les deux sexes à partir de 40 ans.

Signes cliniques

Cliniquement, elle est le plus souvent silencieuse et est habituellement une découverte radiologique fortuite. Elle se traduit volontiers par une déformation des os : augmentation de volume du crâne, épaississement et incurvation des os longs (tibia en « lame de sabre »). La localisation au genou et à la hanche peut entraîner une arthropathie dite « pagétique ». Très rarement, elle entraîne des douleurs, des fractures spontanées, des troubles sensoriels (surdité) et nerveux (*cf.* illustration).

Signes paracliniques

Dans le sang, l'augmentation des phosphatases alcalines sans modification de la calcémie et de la phosphorémie est fréquente.

Dans les urines, l'hydroxyprolinurie des 24 heures (→) peut être élevée.

La ponction-biopsie osseuse, exceptionnellement faite, met en évidence la juxtaposition de zones de résorption et des zones d'hypertrophie irrégulière de l'os, avec structure en mosaïque.

Les radiographies sont très caractéristiques, tant par l'aspect des lésions (épaississement des os et modification de la trame osseuse qui a un aspect filamenteux, fibrillaire, anarchique) que par la localisation disséminée (et non généralisée), prédominant sur les vertèbres, élargies en cadre, le bassin, le crâne, les tibias et les fémurs (*cf.* illustration).

La scintigraphie montre une hyperfixation locale et intense typique et permet de faire un bilan topographique des lésions pagétiques (paramètre de surveillance évolutive).

Évolution

L'évolution est très lente, avec peu de retentissement sur l'activité du sujet.

Les fractures sont assez peu fréquentes, mais de bon pronostic.

Toutes les articulations peuvent être le siège d'une arthropathie pagétique, mais la hanche est le plus fréquemment atteinte.

Les complications neuropsychiatriques sont rares. Néanmoins, la surdité est relativement fréquente (par atteinte du rocher). Des compressions médullaires peuvent faire suite à une atteinte vertébrale haute.

Les complications cardio-vasculaires sont dues à l'augmentation du débit sanguin dans l'os atteint. Les hypertensions artérielles sont fréquentes et peuvent évoluer vers l'insuffisance cardiaque à haut débit.

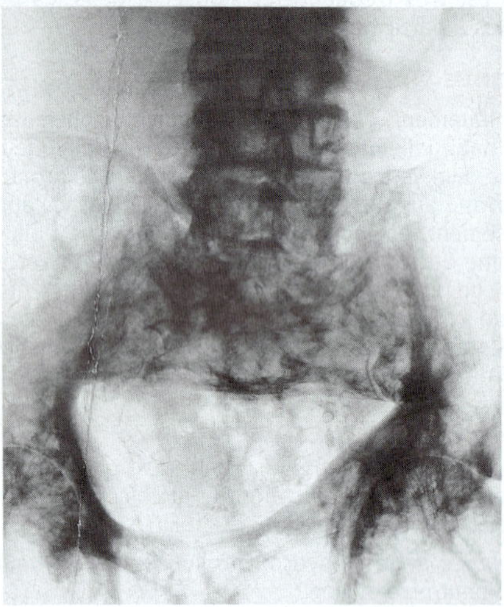

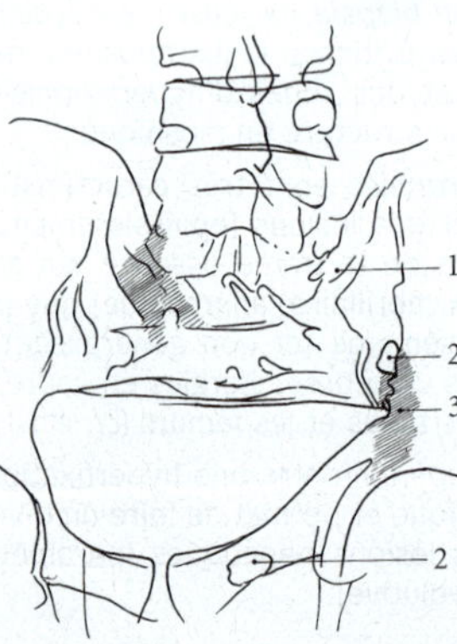

Maladie de Paget. 1. Disparition de la trame normale ; 2. Pseudo-géodes ; 3. Densification.

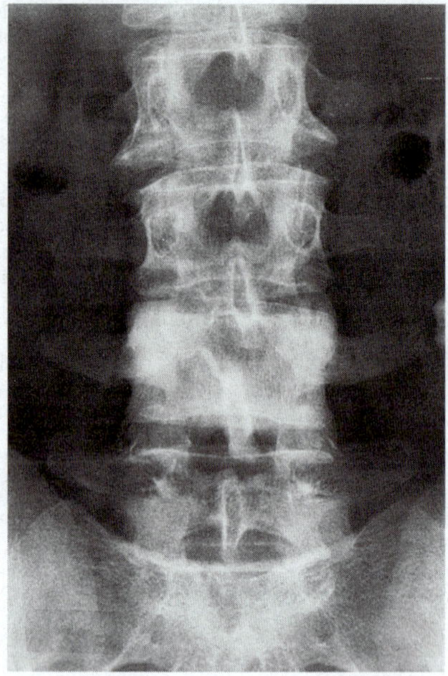

Maladie de Paget. Élargissement du corps de la 4e vertèbre lombaire, qui est plus dense.

La dégénérescence sarcomateuse, grave, est exceptionnelle (l'IRM est d'un grand apport diagnostique).

Traitement

Le traitement ne s'adresse qu'aux formes douloureuses, aux formes biologiquement très évolutives, aux formes compliquées ou aux localisations « à risque ». Il fait appel aux biphosphonates.

Dans le cas de lésions peu graves, il suffit d'une simple surveillance clinique et radiologique.

Surveillance

Il faut particulièrement surveiller la tension artérielle, la fonction auditive et les localisations articulaires.

PALUDISME

Définition

C'est une maladie parasitaire due à des protozoaires, les *plasmodiums*, transmis par des moustiques du genre anophèle, et sévissant dans les régions tropicales et intertropicales. C'est la maladie infectieuse la plus répandue dans le monde, elle menace 2,2 milliards de personnes, soit environ 40 % de la population mondiale, et touche 100 à 200 millions de personnes par an. Un à 3 millions de décès sont imputables par an à cette maladie. Une centaine de pays sont concernés, notamment les zones tropicales défavorisées d'Afrique, d'Asie et d'Amérique latine.

Causes et mécanismes

Les quatre espèces plasmodiales parasites de l'homme sont : *Plasmodium vivax* (tierce bénigne), *P. falciparum* (tierce maligne), *P. malariœ* (fièvre quarte) et *P. ovale*. Ces parasites sont intracellulaires, se reproduisant par schizogonie (cycle asexué) chez l'homme et sporogonie (cycle sexué) chez le moustique. L'agent vecteur est l'anophèle femelle, insecte diptère qui pond ses œufs à la surface des eaux.

Signes essentiels

Cliniques : la phase d'incubation silencieuse varie de 10 à 20 jours. Lors de la *phase d'invasion* (d'une durée identique) la fièvre s'élève peu à peu jusqu'à 39-40 °C, puis, soit persiste en plateau, soit décrit une courbe irrégulière. Elle s'accompagne d'une asthénie majeure, de céphalées, de courbatures et de troubles digestifs avec subictère (*cf.* illustration).

Les premiers accès apparaissent alors : un jour sur deux *(fièvre tierce)* s'il s'agit de *P. falciparum* ou *vivax*, un jour sur trois *(fièvre quarte)* si l'accès est dû à *P. malariœ*. Chaque accès débute par de grands frissons, suivis d'une ascension thermique brutale à 40-41 °C pendant quelques heures, et se termine par une crise sudorale intense. À l'examen, la *splénomégalie* est inconstante, il s'associe parfois d'une hépatomégalie.

Examens complémentaires : outre la notion de séjour (même très bref) en pays d'endémie palustre, le diagnostic repose sur la découverte du parasite dans les hématies (goutte épaisse et frottis). Anémie et leuconeutropénie sont habituelles.

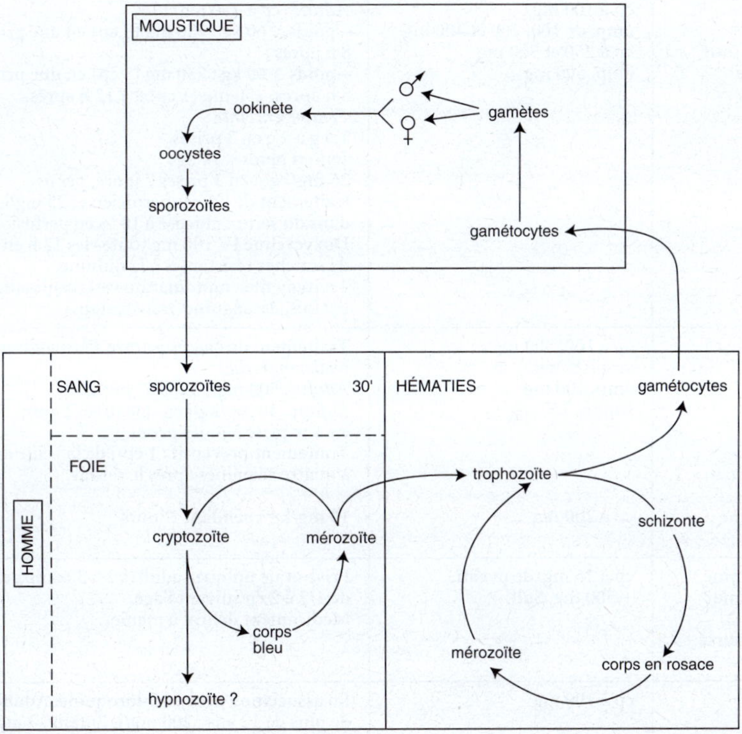

Cycle du *Plasmodium.*

Traitement

Le traitement du paludisme à P. falciparum est une urgence étant donné le risque d'accès pernicieux palustre. Le diagnostic est rapidement posé par l'examen du frottis sanguin. Il fait appel à des schizonticides naturels ou de synthèse agissant sur les formes asexuées intra-érythrocytaires.

• Halofantrine (*Halfan*) : 6 cp en 3 prises espacées de 6 h (1,5 g) chez l'adulte, enfant si > 10 kg (c.m. = 5 mL = 100 mg) 24 mg/kg en 3 prises espacées de 6 h *per os* (*cf.* illustration).

ANTIPALUDÉENS		
Halofantrine : *Halfan* (non remboursé SS)	cp sécable à 250 mg	*Adulte* : 6 cp en 3 prises espacées de 6 h Dose totale : 1,5 g. *Enfant si > 10 kg* (c.m. = 5 mL = 100 mg) 24 mg/kg en 3 prises espacées de 6 heures *per os.*
Méfloquine : *Lariam* (non remboursé SS)	cp à 250 mg	*Adulte* : – poids < 60 kg : 750 mg (3 cp) en une prise, 500 mg 8 h après ; – poids > 60 kg : 750 mg (3 cp) en une prise, 500 mg 8 h après, 250 mg (1 cp) 8 à 12 h après. *Enfant :* 25 mg/kg en 2 prises espacées de 6 à 12 h
Quinine *Quinimax* *Quinine Lafran* *Quiniforme*	cp à 100 mg amp. de 100, 200 et 400 mg cp à 250 et 500 mg amp. 500 mg	*Adulte* (cp à 250 mg) : – poids < 60 kg : 750 mg (3 cp) en une prise, 500 mg 8 h après ; – poids > 60 kg : 750 mg (3 cp) en une prise, 500 mg 8 h après, 250 mg (1 cp) 8 à 12 h après. *Femme enceinte* : 1,5 g à 2 g en 3 prises. *Enfant poids < 10 kg* : 25 mg/kg/j. en 3 prises 7 jours, *per os* ; traitement de l'accès pernicieux : 25 mg/kg/j dans du sérum glucosé à 10 % en perfusion continue Doxycycline IV 100 mg toutes les 12 h en cas de souches résistantes à la quinine. Traitement symptomatique en réanimation. Parfois, exsanguino-transfusion.
Chloroquine : *Nivaquine* Amiodaquine *Flavoquine*	cp à 100, 300 mg susp. 25 mg/c. m amp. 100 mg suppo. 150 mg cp à 200 mg	Traitement de l'accès à autre *Plasmodium (vivax, ovale, malariæ).* *Adulte* : 500 mg/j 5 jours, *per os.* *Enfant* : 10 mg/kg/j en une prise 2 jours, 5 mg/kg/j en une prise 3 jours *per os.* Traitement préventif : 1 cp/j de la veille du départ à quatre semaines après le retour. 10 mg/kg/j pendant 3 jours
Pyriméthamine + sulfadoxime : *Fansidar* (non remboursé SS)	cp à 25 mg. de pyrim. + 500 mg. Sulf.	Prise orale unique : adultes 2 à 3 comp., enfants de 1/2 à 2 cp suivant l'âge. Médicament délicat à manier.
Proguanil : *Paludrine* (non remboursé SS)	cp à 100 mg	En association avec la chloroquine. Adulte et enfant de plus de 12 ans : 200 mg/j. Enfant : 3 mg/kg/j À adapter en fonction de la clairance de la créatinine.

Chloroquine + proguanil : *Savarine* Atovaquone et Proguanil *Malarone* Artesunate *Arsumax* *Arinate* *Rectocaps* Arthemether et luméfantrine *Coartem, Riamet*	cp à 200 mg cp à 100 et 250 mg IV cp à 50 mg cp à 100 mg suppos à 200 mg cp à 20/120 mg	Adulte ou enfant de plus de 15 ans : 1/j Prévention : 1/j de la veille du départ à 4 semaines après le retour. Adulte : 4 cp/j en une prise 3 jours de suite et enfant de plus de 40 kg. La forme enfant est utilisée en prophylaxie. Adulte 2 cp 2 fois/j à J1, 1 cp 2 fois/j J2 à J5 Enfant : 2,4 mg/kg/j J1 puis 1,2 mg/kg/j J2 à J5 Adulte : 4 cp matin et soir le premier jour puis 4 cp en une prise les 2 jours suivants Enfant entre 5 et 15 kg : 1 cp matin et soir J1 puis 1 cp à J2 et J3, entre 15 et 25 kg 8 cp en 2 jours, entre 25 et 35 kg 12 cp en 2 jours

Action :

• Interférence avec la synthèse de l'ADN parasitaire au niveau des hématies (pas d'action en phase exoérythrocytaire, sauf pour la *Paludrine*).

• Agit au niveau des membranes cellulaires.

Indications :

• Halofantrine : traitement de l'accès simple à *Plasmodium falciparum.*

• Méfloquine : traitement de l'accès simple à *Plasmodium falciparum* résistants aux autres antipaludéens et prophylaxie en zone III pour des séjours inférieurs à 3 mois.

• Quinine : traitement des paludismes à *Plasmodium falciparum* si l'accès est sévère, s'il existe des vomissements et en cas de grossesse.

• Chloroquine : essentiellement prophylaxie en zones I et II, traitement de l'accès simple chez la femme enceinte en zones I et II.

• *Fansidar* : traitement des accès palustres résistants aux amino-4-quinoléines.

• *Paludrine* : prévention du paludisme en association avec la chloroquine dans les pays du groupe II.

Contre-indications :

• Halofantrine : espace QT long nécessitant un ECG avant le début du traitement, femmes enceintes.

• Méfloquine : femmes enceintes.

• Quinine : troubles de conduction intraventriculaire.

Effets secondaires :

• Halofantrine :

– dans moins de 10 % des cas : diarrhées et troubles digestifs ;

– prurit et éruptions cutanées dans 1 à 2 % des cas, myalgies, céphalées, élévation modérée des transaminases, toux ;

– troubles du rythme.

• Méfloquine :

– troubles gastro-intestinaux ;

– vertiges, céphalées ;

– troubles neuropsychiatriques (parfois sévères) ;

– rashs cutanés ;

– asthénie, anorexie, tachychardie.

• Quinine :

– hypoacousie, vertiges, bourdonnements d'oreille ;

– troubles de conduction auriculaire et ventriculaire en cas de surcharge volontaire ;

– hypoglycémie.

• Chloroquine :

– dépôts cornéens et rétiniens après prises prolongées, plusieurs mois, voire années, pouvant entraîner des troubles de vue (surveillance par électrorétinogramme) ;

– prurit, pigmentation ardoisée de la peau et des ongles après prise prolongée, myopathies ;

– troubles digestifs, leuconeutropénie.

• *Fansidar* : idem sulfamides.

• *Paludrine* : intolérance digestive modérée, rares réactions cutanées et chute de cheveux. À utiliser avec précaution en cas d'insuffisance rénale sévère.

Interactions :

• Chloroquine : avec les antiacides, nécessitant une prise espacée d'au moins 2 heures.

• Méfloquine : contre-indiquée en association avec la *Dépakine*, risque accru de bradycardie avec les β-bloquants.

Surveillance, évolution et complications

L'accès pernicieux à *Plasmodium falciparum* peut être très grave. Il comporte une atteinte pluriviscérale, en particulier neurologique, hépatique et rénale.
La fièvre bilieuse hémoglobinurique est rare. C'est une hémolyse intravasculaire avec insuffisance rénale aiguë. *L'évolution à distance* est fonction de la survie du parasite (3 à 6 semaines pour *P. falciparum*, des mois voire des années pour *P. vivax* et surtout *P. malariœ*) et du traitement subi.
Le paludisme viscéral évolutif survient en zone d'endémie chez un sujet soumis à des infestations itératives, mal ou insuffisamment traité. Il peut survenir chez l'adulte en cas de souches chloroquinorésistantes. Les signes sont les suivants : anémie, splénomégalie importante, hépatomégalie modérée, fébricule, hémolyse, hypergammaglobulinémie.

- Méfloquine (*Lariam*) : 750 mg (3 cp) en une prise, 500 mg 8 h après chez l'adulte et si poids > 60 kg, 250 mg (1 cp) 8 à 12 h après.
- Quinine (*Quinimax*, *Quinine Lafran*) femme enceinte : 1,5 g à 2 g en 3 prises, enfant poids < 10 kg, 25 mg/kg/j en 3 prises 7 jours, *per os*.

Traitement de l'accès pernicieux : 25 mg/kg/j dans du sérum glucosé à 10 % en perfusion continue, traitement symptomatique en réanimation : Chloroquine (*Nivaquine*) : traitement de l'accès à autre *Plasmodium* (*vivax*, *ovale*, *malariœ*), adulte 500 mg/j 5 jours, *per os*, enfant 10 mg/kg/j en une prise 2 jours, 5 mg/kg/j en une prise 3 jours *per os*.

Prophylaxie

- Protection contre les piqûres de moustique.
- Chimioprophylaxie.

Cas général :

- pays groupe I (pas de chloroquinorésistance) ou pas de *P. falciparum* : chloroquine (*Nivaquine*) : 100 mg/j (1,5 mg/kg/j) de J-1 à J+30 ;
- pays groupe II (chloroquinorésistance) : chloroquine (*Nivaquine*) : 100 mg/j (1,5 mg/kg/j) *per os* ; et proguanil (*Paludrine*) : 200 mg/j (3 mg/kg) en une prise orale, ou associés dans un seul comprimé (*Savarine*) de J-1 à J+30 ;
- pays groupe III (chloroquinorésistance) : méfloquine (*Lariam*) : 250 mg/semaine (4 mg/kg) de J-1 à J+30.

Si zone méfloquinorésistante : proguanil + atovaquone (*Malarone*), 1 cp/j de J-1 à J+30 ou doxycycline (*Doxypalu*), 100 mg/j de J+1 à J+30.

Jeunes enfants :

- placer, la nuit, les lits et les berceaux dans des moustiquaires imprégnées ;
- prophylaxie par chloroquine et proguanil ;
- méfloquine utilisable à partir de 15 kg.

Femmes enceintes et en âge de procréer :

- pays groupe I : prophylaxie semblable au cas général groupe I ;
- pays groupe II et III : prophylaxie semblable au cas général groupe II ;
- traitement de réserve : quinine ;
- éviter toute grossesse pendant et jusqu'à 3 mois après arrêt de la méfloquine.

PANARIS

Définition

Infection aiguë des doigts quels que soit sa nature et son mode de propagation. Tourniole = panaris sous unguéal, panaris periunguéal = périonyxis aigu.

Clinique

Au stade débutant la pression douce laisse sourdre une goutte de pus ; à un stade plus avancé l'évolution se fait vers un abcès.

Évolution

Abcèdation, diffusion de l'infection en profondeur.

Traitement

Antiseptique, antibiotique général, chirurgical en cas d'abcèdation.

PANCRÉATITE AIGUË

Définition

La pancréatite aiguë est une inflammation aiguë du pancréas au pronostic parfois grave, se caractérisant par une vive douleur. Cette inflammation est due à une libération anormale des enzymes pancréatiques dans la cavité abdominale et dans la circulation sanguine.

Causes et mécanismes

Les deux principales causes sont :

La lithiase biliaire

La migration d'un calcul dans le cholédoque peut entraîner, lors de son passage ou de son blocage au niveau de l'ampoule de Vater (calcul enclavé), une inflammation pancréatique.

L'alcool

Cette cause se retrouve surtout chez l'alcoolique chronique plutôt que chez le buveur occasionnel.

Les pancréatites aiguës représentent souvent les premières manifestations d'une pancréatite chronique.

Les autres causes sont plus rares :

• métaboliques : hypertriglycéridémie et hypercalcémie ;
• certains médicaments et toxiques (venins, insecticides...) ;
• traumatismes directs ou iatrogènes (chirurgie, CPRE...) ;
• obstruction (par une tumeur...) ;
• virus (oreillons, coxsackie, herpès...) ;
• maladies auto-immunes (lupus, périartérite noueuse...) ;
• mucoviscidose.

Enfin, dans un nombre de cas non négligeable aucune cause ne peut être retrouvée : pancréatite idiopathique.

Quelle que soit l'étiologie de la pancréatite aiguë, les conséquences sont les mêmes.

Signes essentiels

Cliniques

Le symptôme essentiel est une douleur de type pancréatique : épigastrique, très intense, irradiant dans le dos, pliant le malade en deux (position en chien de fusil). Les autres signes d'accompagnement dépendent de la sévérité de la pancréatite. L'examen clinique est en général assez pauvre (défense épigastrique) et contraste avec l'intensité des symptômes. Cependant en cas de pancréatite grave le tableau clinique peut montrer des signes de défaillance multiviscérale.

Examens complémentaires

• La lipasémie est augmentée à plus de 3 fois la normale (le dosage de l'amylasémie doit être abandonné, remplacé par celui de la lipasémie plus spécifique).

• Les examens morphologiques comme l'échographie et surtout le scanner abdominal montrent les remaniements du pancréas : infiltration œdémateuse en cas de pancréatite bénigne, plages de nécrose (coulée et faux kystes) en cas de pancréatite grave. Ils recherchent aussi des signes en faveur d'une lithiase biliaire. Le scanner abdominal doit être pratiqué idéalement 72 heures après le début des douleurs pour évaluer la gravité de la pancréatite. Il permet de semi-quantifier les plages de nécrose et les coulées inflammatoires qui caractérisent les pancréatites graves.

• Les autres examens évalueront en fonction du contexte :
  – les complications et le degré de gravité de la pancréatite : bilan hydroélectrolytique sanguin, calcémie et glycémie, hémocultures, ECG, ASP et radiographie pulmonaire...,
  – l'étiologie : recherche d'une cytolyse et d'une hyperbilirubinémie en faveur d'une migration lithiasique, recherche d'une hypertriglycéridémie,
  – et enfin des examens morphologiques tels que l'écho-endoscopie et la CPRE qui ont une bonne rentabilité dans la mise en évidence de calculs biliaires.

> **✚ Éléments de surveillance**
>
> La surveillance doit être attentive, clinique et paraclinique, si possible en réanimation chirurgicale.

Évolution et complications

Le pronostic dépend du type de pancréatite.

La mortalité varie en fonction de la gravité de la pancréatite. Elle est faible en cas de pancréatite œdémateuse et élevée en cas de nécroses importantes (de l'ordre de 40 %). En cas de pancréatite bénigne, la guérison est rapide avec cédation des douleurs et normalisation du taux des enzymes pancréatiques dans le sang. La récidive est toujours possible tant que la cause persiste.

Au cours des pancréatites graves les complications peuvent être :

• précoces : collapsus cardio-vasculaire, syndrome de détresse respiratoire, hypocalcémie, hypoglycémie, insuffisance rénale... ;

• ou plus tardives : formation de pseudo-kystes nécrotiques, abcès et surinfection des plages de nécrose, destruction tissulaire ou compression des organes de voisinage par la nécrose...

Le score de Ranson, établi sur des données cliniques et biologiques à l'entrée et à la 48e heure, permet de prédire le risque de gravité de la pancréatite. Le score de Balthazar permet d'évaluer la gravité sur le scanner en fonction de l'étendue des zones de nécrose.

Traitement et pronostic

Le traitement doit être à la fois étiologique et symptomatique.

Traitement symptomatique

Maintien à jeun strict et antalgiques. Aucun autre traitement supplémentaire n'a fait la preuve de son efficacité. Une réhydratation par voie parentérale est donc nécessaire.

En cas de pancréatite grave ou de signes de mauvais pronostic, le traitement des complications en milieu de soins intensifs s'impose : correction des troubles hydroélectrolytiques et nutrition entérale parfois prolongée ou parentérale, oxygénothérapie nasale voire ventilation assistée, remplissage vasculaire, etc.

La chirurgie (ou parfois l'endoscopie ou la radiologie interventionnelles) peut être nécessaire pour dériver des kystes compliqués et infectés, voire des plages de nécroses surinfectées.

Traitement étiologique

Il s'adresse surtout aux pancréatites lithiasiques. La voie biliaire principale doit être rapidement libérée de tout calcul. Celle-ci sera préférentiellement réalisée par une sphinctérotomie au cours d'une CPRE quand elle est possible. Secondairement, en fonction de l'âge, la chirurgie permettra d'enlever la vésicule (où se forment les calculs).

Le sevrage de l'alcool est impératif lorsque celui-ci est en cause. Dans le cas contraire, la récidive est inéluctable.

Pour la pratique, on retiendra :

- Maladie rare.
- Clinique : évidente.
- Examens : scanner abdominal.
- Surveillance : des constantes en réanimation, de la douleur.
- Rôle pédagogique essentiel dans le respect du jeûne pendant la période douloureuse, dans la suppression de l'alcool en cas de pancréatite alcoolique.
- Rôle technique : de la réanimation, du traitement et de la surveillance de la douleur.

PANCRÉATITE CHRONIQUE

Définition

La pancréatite chronique se définit par le développement de lésions inflammatoires chroniques du parenchyme pancréatique provoquant une sclérose progressive, souvent calcifiée, et entraînant la destruction du parenchyme. L'évolution vers l'insuffisance pancréatique est émaillée, surtout au début, de poussées de complications aiguës (*cf.* illustration).

Causes et mécanismes

L'alcool

C'est la cause la plus fréquente et quasi exclusive dans les pays occidentaux (90 %). La durée de l'intoxication (souvent > 15 ans) et son degré (consommation excessive) sont des facteurs importants.

Les autres causes sont rares :

- obstacle du canal pancréatique principal (pancréatite obstructive) : les lésions pancréatiques se développent en amont de l'obstacle dont la nature peut être variable (petite tumeur, séquelle cicatricielle traumatique...) ;
- hypercalcémie (hyperparathyroïdie) ;
- hérédité ;

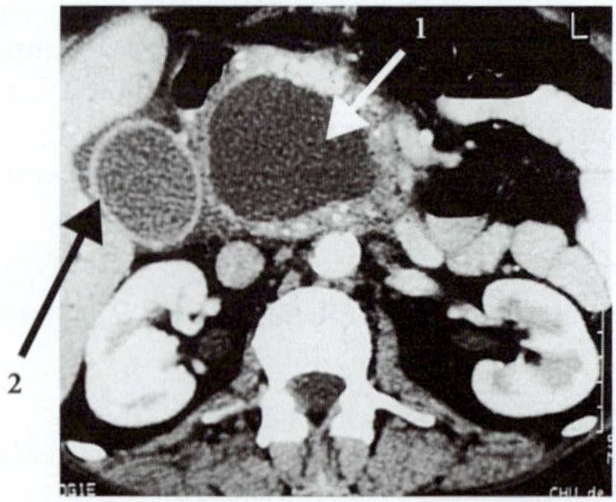

Tomodensitométrie abdominale : pancréatite chronique calcifiante compliquée d'un volumineux faux-kyste.
1. Faux-kyste ; 2. Vésicule biliaire.

- mucoviscidose ;
- malnutrition lipido-protidique de l'enfance (pancréatite tropicale) : c'est une cause très fréquente dans les pays en voie de développement qui touche le sujet jeune (environ 20 ans) ;
- idiopathie.

Signes essentiels

Cliniques

Elle est variable en fonction du stade de la pancréatite chronique (voir *Évolution*), les circonstances de découverte sont multiples, parfois à l'occasion d'une complication.

Les principaux symptômes retrouvés sont les suivants :

- *la douleur* : principal symptôme, de type pancréatique c'est-à-dire épigastrique, transfixiante à irradiation postérieure, calmée par l'antéflexion et *l'Aspirine*. Elle est le plus souvent déclenchée par l'alimentation et surtout l'alcool ;
- *l'ictère* : survient dans 25 % des cas, soit fugace, contemporain d'une poussée aiguë ou subaiguë, soit prolongé en rapport avec une compression du bas cholédoque par un faux kyste ;
- *l'amaigrissement* : fréquent, dû à une restriction alimentaire du fait de son rôle déclenchant dans les phénomènes douloureux, à une malabsorption par insuffisance pancréatique exocrine... ;
- *une diarrhée graisseuse* : témoin d'une insuffisance pancréatique exocrine.

L'examen clinique est pauvre, il peut retrouver une masse épigastrique en rapport avec un volumineux faux kyste, un ictère... Il recherchera des stigmates d'alcoolisme.

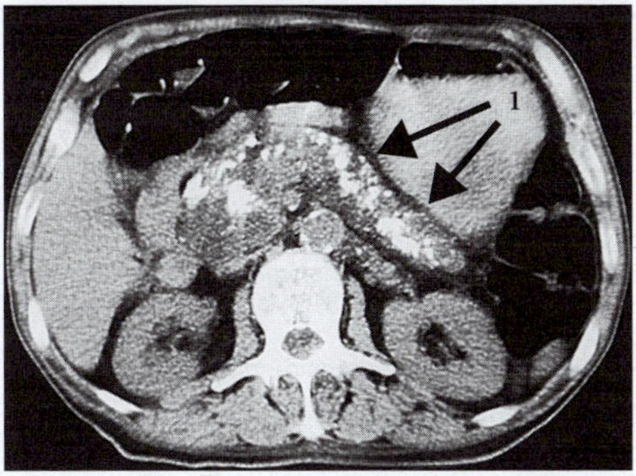

Tomodensitométrie abdominale : pancréatite chronique calcifiante.
1. Calcifications.

Examens complémentaires

• *Les examens biologiques :* la lipasémie est augmentée en cas de poussée ; la glycémie est élevée en cas de diabète ; des stigmates de maldigestion (malabsorption, stéatorrhée) et d'alcoolisme (Gamma-GT, VGM, etc.) doivent être recherchés.

• *Les examens morphologiques* peuvent être contributifs et utiles en fonction du contexte clinique :
- l'échographie et surtout le scanner peuvent montrer des calcifications et permettent de préciser le volume et les contours du pancréas, la présence de kystes ou autres complications et le retentissement éventuel sur les voies biliaires,
- l'écho-endoscopie montre des remaniements pancréatiques canalaires et parenchymateux caractéristiques ; elle permet de visualiser des lésions de pancréatite débutante lorsque les autres examens sont normaux.

✚ Éléments de surveillance

Il faut vérifier que les règles hygiéno-diététiques sont suivies (abstinence d'alcool), qu'il n'y a pas d'insuffisance pancréatique exocrine (stéatorrhée) ni endocrine (glycémie), et savoir que des complications sont possibles.

Évolution et complications

Évolution générale en 3 périodes

Schématiquement :

• *les 5 premières années* : toutes les complications peuvent survenir, notamment les poussées de pancréatite aiguë (→) ;

• *entre 5 et 10 ans* : les poussées aiguës s'espacent et il persiste surtout le risque de faux kyste ;

• *après 10 ans* : le risque de complication aiguë est minime, voire exceptionnel. L'évolution aboutit à l'insuffisance pancréatique exocrine et éventuellement endocrine, témoin d'une destruction de plus de 90 % du parenchyme pancréatique fonctionnel.

EXTRAITS PANCRÉATIQUES	
POUDRE DE PANCRÉAS	
Créon gél. à 12 000 U de lipase gél. à 25 000 U de lipase	2 à 3 gél. avant chaque repas
Alipase gél. à 7 500 U de lipase	2 à 3 gél. avant chaque repas
Eurobiol gél. à 25 000 U de lipase	2 gél. avant chaque repas
Propriétés : Extraits de pancréas apportant les activités enzymatiques pancréatiques nécessaires à la digestion (activité lipolytique, amylolytique et protéolytique). Les spécialités en gélules sont gastrorésistantes, évitant une destruction des enzymes par l'acidité gastrique. **Indications :** Insuffisance pancréatique exocrine : pancréatite chronique, mucoviscidose, séquelles de gastrectomie et de pancréatectomie.	**Précautions d'emploi :** Risque de troubles digestifs chez les sujets ayant une hypersensibilité aux extraits pancréatiques. Ouvrir les gélules en cas de gastrectomie. Deux à trois mois de traitement sont nécessaires pour obtenir l'efficacité optimale. La posologie peut être exceptionnellement augmentée en cas de stéatorrhée rebelle ; un traitement antisécrétoire complémentaire peut être utile.

Complications liées à l'évolution

Ce sont celles des :

- poussées de pancréatite aiguë (→) qui peuvent être bénignes ou graves ;
- pseudo-kystes (→) :
  - hémorragie intrakystique,
  - surinfection kystique,
  - compression des organes de voisinage : par exemple compression de la voie biliaire provoquant un ictère, du duodénum provoquant une obstruction digestive, de la veine splénique entraînant une hypertension portale segmentaire,
  - fistulisation : par exemple vers la cavité péritonéale ou vers la plèvre, provoquant respectivement une ascite ou un épanchement pleural riches en enzymes pancréatiques... ;
- diabète : fréquent mais tardif ;
- thrombose de la veine porte et/ou splénique (vaisseaux au contact du foyer inflammatoire chronique pancréatique) provoquant une hypertension portale (risque hémorragique) ;
- ulcère duodénal...

Traitement et pronostic

Le sevrage alcoolique est la 1re mesure indispensable ; son non-respect est la cause majeure de la persistance des douleurs et des complications.

Traitement médical et mesures générales

Ils s'appliquent en cas d'insuffisance pancréatique exocrine :

- prise d'enzymes pancréatiques sous forme orale au moment des repas (*Créon, Eurobiol*) ;
- apports caloriques suffisants ; régime pauvre en graisse mais supplémentation en lipides directement absorbables (triglycérides à chaînes moyennes) ;
- antidiabétiques oraux voire insulinothérapie en cas de diabète ;
- antalgiques en cas de douleurs ; une alcoolisation percutanée du plexus splanchnique peut être réalisée en cas de douleurs résistantes aux antalgiques usuels ;
- traitement des poussées de pancréatite aiguë.

Traitement chirurgical

Il s'applique au traitement de certaines complications persistantes après échec des mesures médicales, il s'agit d'une chirurgie délicate :

- drainage chirurgical ou parfois endoscopique des pseudo-kystes compliqués ou volumineux, persistants plus de 6 semaines ;
- dérivation biliaire en cas de compression du bas cholédoque, dérivation digestive en cas de compression duodénale (gastro-entérostomie) ;
- rarement exérèse d'une portion du pancréas pour douleurs invalidantes et persistantes malgré un sevrage complet et un traitement antalgique adapté.

PANSEMENTS CUTANÉS

Voir tableau ci-dessous.

PANSEMENTS PERMETTANT LES SOINS DE TOUS LES TYPES DE PLAIES CUTANÉES OBSERVÉES

FAMILLE	PANSEMENT (LABORATOIRES)	INDICATIONS	FRÉQUENCE DE CHANGEMENT	DIMENSIONS	UNITÉS/ BOÎTE
Alginates	*Algostéril* (Brothier)	Plaies chroniques exsudatives, plaies infectées (exsudatives), plaies hémorragiques	Quotidien	10 × 10 cm 10 × 20 cm mèche 30 cm	10 10 6
Films adhésifs transparents	*Tégaderm* (3M)	Protection des plaies ou d'une suture ou pansement secondaire	De 1 à 4 jours selon l'indication	6 × 7 cm 10 ×12 cm	100 50
Hydrocolloïdes – pâtes – plaques	*DuoDerm* (Convatec) *pâte*	Tous les stades de la cicatrisation	Selon la saturation	tube de 30 g	1
	DuoDerm E (Convatec) *Comfeel plus* (Coloplast)	Sauf les plaies cliniquement infectées	Jusqu'à 7 jours max.	10 × 10 cm 15 × 15 cm 20 × 20 cm	16 10 10

	DuoDerm E bordé (sacrum)			15 × 18 cm	10
	DuoDerm extramince (Convatec)			10 × 10 cm	20
	Comfeel plaque transparente (*Coloplast*)			10 × 10 cm 15 × 15 cm	16 10
Hydrofibres	*Aquacel* (Convatec)	À tous les stades de la plaie exsudative	Tous les 2 à 7 jours	10 × 10 cm	10
Hydrogels	*DuoDerm* Hydrogel (Convatec)	Détersion des plaies sèches ou peu exsudatives	Quotidien au début du traitement	tube de 15 g	10
	Purilon (Coloplast) *Nu-gel* (Johnson & Johnson)			tube de 15 g	5
Hydrocellulaires	*Allevyn* Cavity sphérique (Smith & Nephew)	Plaies exsudatives au stade de bourgeonnement jusqu'à épidermisation	De 3 à 6 jours selon le type de plaie et l'exsudat	10 cm 5 cm	5 10
	Tielle (Johnson & Johnson) *Biatain* (Coloplast)			11 × 11 cm 15 × 20 cm 15 × 15	10 10
Pansements au charbon	*Actisorb* plus 25 (Johnson & Johnson) *Alione charbon* (Coloplast)	Plaies malodorantes, plaies cancéreuses	Quotidien selon le type de plaie	10,5 × 10,5 cm 10,5 × 19 cm 15 × 15 cm	10 25 12
Pansements gras – tulles – interfaces	*Jelonet* (Smith & Nephew)	Stade d'épidermisation (dermabrasion, plaies postchirurgicales)	Toutes les 48 heures	5 × 5 cm 0 × 10 cm 10 × 40 cm 15 cm × 2 m	50 10 10 1
	Adaptic (Johnson & Johnson)			20,3 × 7,60 cm 7,60 × 7,60 cm	24 50
Polysaccharides	*Débrisan* pâte (Pharmacia)	Détersion de plaies exsudatives	Quotidien	sachet 10 g	10

Source : docteur Olivier Pasquier, pharmacien hospitalier, CH Le Mans, unité de stomathérapie. Date de rédaction : février 1999.

PAPILLOME DU LARYNX

Voir *Tumeurs bénignes du larynx.*

PAPILLOME DU PHARYNX

Voir *Tumeurs bénignes du pharynx.*

PARALYSIE FACIALE PÉRIPHÉRIQUE

Sont étudiées ici les paralysies faciales périphériques (PFP) essentielles ou *a frigore* qui sont les plus fréquentes. Les autres étiologies sont abordées au diagnostic différentiel. Il s'agit d'une affection bénigne qui ne nécessite pas d'hospitalisation.

La paralysie faciale (PF) idiopathique est souvent postvirale : le nerf facial est œdématié et comprimé dans son trajet intrapétreux. Autrefois on évoquait le rôle d'un refroidissement (d'où sa dénomination ancienne *a frigore*).

Signes cliniques de la paralysie faciale idiopathique (*a frigore*)

La paralysie faciale s'installe brutalement. Elle est souvent *précédée de douleurs mastoïdiennes du même côté*. Il s'agit d'une PF périphérique touchant également le facial supérieur et le facial inférieur, la face est asymétrique au repos et surtout au mouvement. Les rides du front sont effacées, l'occlusion oculaire est impossible du côté atteint et l'œil se porte alors vers le haut et le dehors (signe de Charles-Bell). Il y a une chute de la commissure labiale et *à l'ouverture la bouche est déviée du côté sain. La perception des bruits peut sembler augmentée (hyperacousie) et le goût atteint sur la partie antérieure de la langue. L'examen neurologique est par ailleurs normal.*

Bilan

Devant une PF évoquant une PF *a frigore*, on réalise les examens suivants :

- *examen ORL complet* avec recherche du réflexe stapédien, d'une tumeur de la parotide, d'un zona du conduit externe de l'oreille ;
- *recherche d'un diabète* (glycémie), d'une cause infectieuse si contexte (VIH, maladie de Lyme) ;
- éventuellement *électromyogramme du nerf facial* ;
- *IRM cérébrale +/– ponction lombaire* si le contexte évoque une SEP ou une polyradiculonévrite ;
- *surtout : surveillance oculaire* par l'ophtalmologiste (++) en raison du risque de kératite.

Autres étiologies des paralysies faciales

Il faut éliminer les étiologies suivantes avant de poser le diagnostic de PF essentielle :

- *zona* du ganglion géniculé ;
- *polyradiculonévrites* (→) pouvant donner une double atteinte faciale (diplégie faciale) ;
- *méningoradiculites* (*maladie de Lyme, etc.*) ;
- lésions de l'angle ponto-cérébelleux : *tumeurs de la fosse postérieure*, début d'une *sclérose en plaques* ;
- envahissements néoplasiques de la base du crâne (syndrome de Garcin) ;
- atteintes du nerf facial après fracture du rocher ;
- atteintes extracrâniennes du nerf facial : dans les *tumeurs de la parotide* et dans la *sarcoïdose.*

> **✚ Surveillance**
>
> La surveillance porte avant tout sur l'état oculaire ; l'inocclusion palpébrale fait courir un risque d'irritation cornéenne. L'*infirmier(e)* veillera tout particulièrement à l'administration des collyres antiseptiques et cicatrisants plusieurs fois par jour.
>
> La régression est complète dans 80 % des cas, mais il peut y avoir une *persistance du déficit ou un hémispasme facial* constitué d'un mélange de paralysie et contracture de repos et de contractions anormales au mouvement.

Traitement des paralysies faciales essentielles

Protection oculaire par les collyres antiseptiques et un sparadrap posé transversalement sur la paupière supérieure pour la rigidifier.

À la phase précoce, pour faciliter la récupération sur le plan neurologique une *corticothérapie* (0,5 mg/kg/jour de prednisone, par exemple) à décroître sur 3-4 semaines.

PARALYSIE GÉNÉRALE

Méningo-encéphalite d'origine syphilitique, la paralysie générale (PG) est un accident tardif d'une syphilis non traitée ou insuffisamment traitée. Elle apparaît dix à vingt ans après le chancre.

Maladie devenue exceptionnelle depuis l'efficacité du traitement de la syphilis primo-secondaire. Les lésions anatomiques sont diffuses, mais le cerveau est atrophique surtout dans la région fronto-temporale.

Il faut y penser devant un état démentiel de la cinquantaine (→ Syphilis).

PARALYSIE DU PLEXUS BRACHIAL

Causes et mécanismes

Étirement ou rupture d'une ou plusieurs racines du plexus brachial lors d'un accouchement difficile (siège, dystocie des épaules) (*cf.* illustration).

La lésion peut concerner soit les racines supérieures (atteinte de l'épaule et du coude), soit les racines inférieures (main, poignet), soit la totalité du plexus brachial.

Il peut s'agir d'un étirement (récupération rapide, spontanée), d'une rupture extra-rachidienne (récupération incomplète mais possibilité de réparation par microchirurgie). La rupture intra-rachidienne avec arrachement au niveau de la moelle est irréversible.

Les lésions du plexus inférieur sont toujours plus graves que celles du plexus supérieur.

Signes essentiels

Attitude du bras en adduction, rotation interne ; avant-bras en pronation. Diminution de la motilité spontanée. Paralysie diaphragmatique possible.

Examens paracliniques

- Radio (pour éliminer une fracture).
- IRM médullaire.
- Examen électrique pour surveiller la récupération.

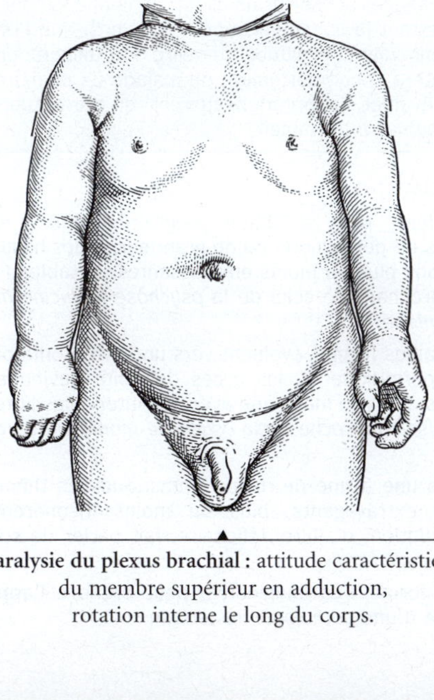

Paralysie du plexus brachial : attitude caractéristique du membre supérieur en adduction, rotation interne le long du corps.

Évolution et complications

Elle est fonction de l'importance des lésions (rupture ou non). Atteinte partielle : le plus souvent, récupération totale en quelques semaines. Atteinte totale : récupération partielle voire persistance d'une paralysie complète.

Traitement

• *Dès la naissance,* manipulations quotidiennes et postures pour éviter rétraction et ankylose. La kinésithérapie doit être poursuivie jusqu'à la fin du traitement (2 ans dans les formes les plus sévères).

• *Entre 3 et 6 mois,* réparation des lésions nerveuses (microchirurgie) après bilan.

Après 18 mois, traitement orthopédique des séquelles (transferts musculaires).

PARALYSIES OCULOMOTRICES

Signes cliniques

• *Diplopie,* c'est-à-dire le dédoublement de l'objet fixé.

• *Déviation des globes oculaires,* dont les axes ne sont plus parallèles.

• *Limitation* dans le champ d'action du muscle.

La déviation des globes oculaires et la limitation dans le champ d'action du muscle paralysé sont explorées par le test de Lancaster (→).

Étiologies

Traumatismes :

• fracture du plancher de l'orbite par incarcération du muscle droit inférieur dans le foyer de fracture ;

• traumatisme crânien.

Tumeurs intracrâniennes

Elles sont responsables de paralysies oculomotrices, soit directement, soit par l'intermédiaire de l'hypertension intracrânienne qu'elles entraînent.

Vasculaires :

• anévrismes carotidiens ;

• fistule carotido-caverneuse ;

• hémorragie méningée.

Inflammatoires et infectieuses :

• méningites, encéphalites, abcès du cerveau ;

• maladies éruptives de l'enfant, botulisme, diphtérie, tétanos ;

• sclérose en plaques.

Causes générales :

• maladie de Basedow ;

• diabète ;

• myasthénie.

PARALYSIES DU PHARYNX ET DU LARYNX

Le pharynx et le larynx ont une fonction motrice dans la phonation, la respiration et la déglutition, qui est sous la dépendance du nerf pneumogastrique (X^e^ nerf crânien) et de ses branches (nerfs pharyngiens, nerf récurrent).

La paralysie peut intéresser le pharynx (voile du palais) et l'hémilarynx du même côté.

La lésion est située soit à la base du crâne, soit dans le tronc cérébral (tumeurs, accidents vasculaires, etc.).

Cette paralysie est responsable de troubles importants de la déglutition : reflux nasal, fausses routes laryngées, d'une dysphonie.

Paralysie récurrentielle

La lésion est située sur le nerf récurrent, surtout du côté gauche où le nerf a un long trajet thoracique et cervical. À l'examen laryngoscopique, une corde vocale est immobile. La symptomatologie associe une dysphonie (voix bitonale) et des fausses-routes rapidement régressives.

Les étiologies des paralysies récurrentielles sont nombreuses : thyroïdectomies, cancers thyroïdiens, cancers, bronchique ou œsophagien, adénopathies ou tumeurs médiastinales, paralysie récurrentielle *a frigore*.

Lorsque l'étiologie est curable, la dysphonie se compense spontanément. La rééducation orthophonique améliore la voix dans tous les cas.

Diplégie laryngée

Elle est bilatérale.

L'étiologie peut être chirurgicale : thyroïdectomie bilatérale, virale, ou vasculaire.

La symptomatologie est dominée par une dyspnée qui nécessite souvent une trachéotomie.

L'évolution peut être spontanément régressive, sinon il faut recourir aux interventions à type de laryngoplasties, notamment par laser.

PARAPHRÉNIE

Définition

La paraphrénie est un délire chronique imaginatif, intense, très riche de thèmes fantastiques dont l'absence de systématisation contraste avec une longue adaptation du malade au monde réel.

Causes et mécanismes

Les paraphrénies sont considérées à l'étranger comme des variétés de schizophrénies.

Signes cliniques et paracliniques

Le début est le plus souvent lent et progressif, entre 30 et 45 ans. Le processus délirant peut se poursuivre pendant des années sans que l'on ait à voir le malade qui a longtemps « les pieds sur terre et la tête dans les nuages ».

À la période d'état, l'intensité du tableau délirant, la richesse et la variété des thèmes sont tels que le paraphrène représente le prototype du « fou » dans l'imagerie populaire. Les thèmes délirants les plus fréquents sont : les filiations célèbres, la métamorphose, les idées de grandeur, de mission importante, de bouleversement cosmique et fantastique.

Le délire n'est pas systématisé : il s'enrichit et varie sans cesse, sans aucune construction logique.

On parle de *pensée paralogique* car le malade bouscule les notions de temps, d'espace, de chronologie.

Les hallucinations sont absentes ou discrètes. C'est l'imagination qui domine le tableau. Les facultés intellectuelles sont conservées.

Enfin, l'adaptation à la réalité quotidienne contraste avec ce monde délirant extravagant. Ces malades peuvent longtemps mener une vie normale, le délire restant inaperçu.

Les examens paracliniques n'apportent rien. On pratique néanmoins un bilan systématique : sanguin (NFS-VS, iono, urée, glycémie), et scanner cérébral.

> **+ Éléments de surveillance**
>
> Lorsque l'hospitalisation est nécessaire, la surveillance repose sur un climat de confiance permettant la communication. C'est ainsi que l'on peut suivre l'évolution du délire. Par ailleurs, on notera le comportement du malade de manière à évaluer l'adaptation au réel, et d'éventuels troubles du sommeil.

Évolution

Le délire peut se limiter progressivement à des idées de persécution ou de grandeur, à des hallucinations plus ou moins envahissantes, le tableau se rapprochant de celui de la *psychose hallucinatoire chronique*.

Certaines formes évoluent vers une symptomatologie périodique où les accès délirants deviennent aigus, d'allure maniaque avec des intervalles libres. Ceci se rapproche de la *psychose maniaco-dépressive*.

Dans une forme de délire fantastique, les thèmes sont extravagants, plus ou moins incohérents. L'évolution, d'allure déficitaire, fait parler de *schizophrénie tardive*.

Une forme très imaginative peut prendre l'apparence d'une *pathologie hystérique*.

Traitement

On utilise les neuroleptiques, en particulier l'*Haldol*, à doses progressivement croissantes.

On y associe éventuellement des correcteurs des effets secondaires :

• de l'hypotension orthostatique : analeptiques cardio-vasculaires (*Hept-A-Myl*, etc.) ;
• des signes neurologiques extrapyramidaux : antiparkinsoniens de synthèse (*Lepticur*, *Akineton*).

L'efficacité du traitement est aléatoire et souvent le délire persiste, mais atténué, permettant pendant longtemps le maintien de l'adaptation à la vie quotidienne.

Des mesures sociales sont proposées pour éviter la désinsertion.

PARAPSORIASIS

Définition

Les parapsoriasis représentent un groupe de lésions cutanées proches cliniquement du psoriasis (*cf.* illustration).

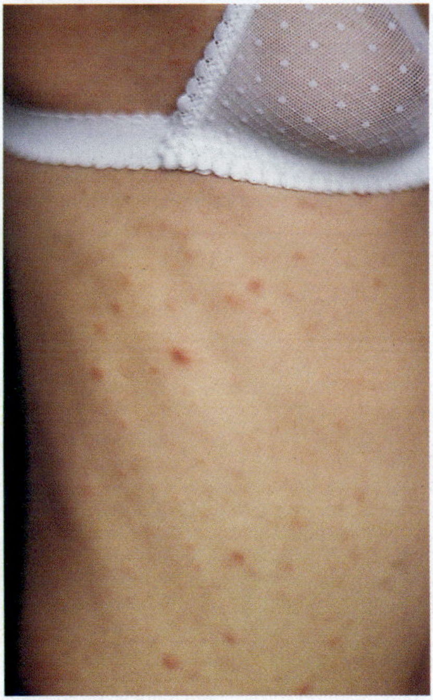

Parapsoriasis en gouttes.

Causes et mécanismes

Ils sont inconnus.

Certaines formes (parapsoriasis en grandes plaques) peuvent être un mode de début de mycosis fongoïde (→ Lymphomes cutanés).

Signes cliniques

Parapsoriasis en gouttes

• Survenant chez l'adulte jeune, il associe :
  – des petites plaques rouges, lisses ou recouvertes d'une squame sèche, grisâtre,
  – des taches rosées sur lesquelles une squame se détache d'un seul tenant ;
• ces lésions siègent sur le tronc et les membres et ne sont pas prurigineuses ;
• l'évolution est chronique avec poussées et rémissions.

Parapsoriasis en plaques

Deux groupes se distinguent :

• *petites plaques ovalaires,* en grand nombre, d'aspect digitiforme, bien limitées, rouge jaunâtre ; l'évolution y est chronique mais bénigne ;
• *grandes plaques rouge violacé,* légèrement fripées, non prurigineuses : l'évolution est également chronique et peut se faire vers la constitution d'un mycosis fongoïde (*cf.* illustration).

Examens complémentaires

Les biopsies cutanées, au besoin répétées, sont indispensables dans la forme en grandes plaques pour dépister l'évolution vers un mycosis fongoïde.

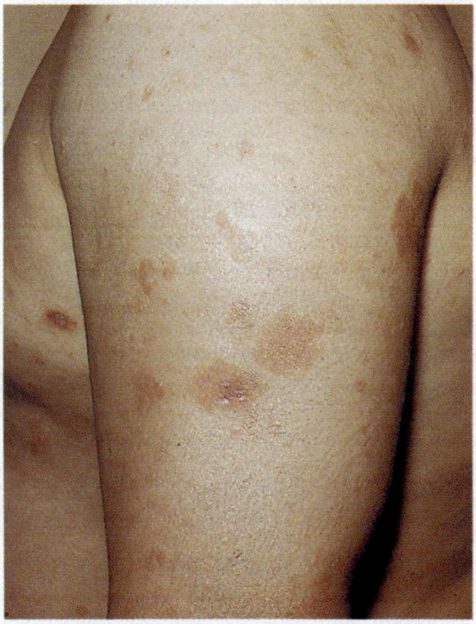

Parapsoriasis en plaques.

Traitement

L'abstention thérapeutique est le plus souvent retenue. Néanmoins, une surveillance étroite s'impose, en particulier dans les parapsoriasis en grandes plaques.

PARKINSON (maladie de)

Maladie fréquente, débutant en règle générale entre 50 et 65 ans. Il s'agit d'une maladie dégénérative du système nerveux central avec des anomalies histologiques au niveau des noyaux pigmentés du tronc cérébral (*locus niger*) et des noyaux gris centraux (*pallidum*). Il existe principalement un déficit en dopamine au niveau du système nigrostriatal.

Signes cliniques

Akinésie, tremblement de repos, hypertonie sont associées de façon variable.

L'akinésie est définie par la lenteur et la rareté du mouvement. Le malade paraît économe de ses gestes et semble vouloir limiter tous ses mouvements. L'akinésie se traduit en particulier par un visage figé inexpressif où la mimique est pauvre, par la perte du balancement des bras lors de la marche, se lever d'un siège devient difficile, la micrographie (écriture se rapetissant au fur et à mesure de la ligne), la voix est assourdie et monotone, l'existence d'un retard au début et à la fin du mouvement.

L'hypertonie dite de type « extrapyramidal » : il existe une opposition à l'étirement des membres qui cède par à coups et réalise le *phénomène de roue dentée*, une attitude dystonique axiale *en flexion* intéressant la tête, le tronc parfois incliné d'un côté, les membres supérieurs ; la marche *se fait à petits pas* et l'équilibre est mauvais avec tendance à la rétropulsion. Il peut exister une dystonie au niveau des mains avec flexion des métacarpophalangiennes et extension des interphalangiennes.

Le tremblement est un tremblement de repos majoré par les émotions et les efforts intellectuels, disparaissant au mouvement volontaire. Il réalise l'aspect caractéristique d'émiettement du pain à la main ou du pied qui « bat la mesure ».

Il peut exister par ailleurs un excès de salive (hypersialorrhée) ; une hypotension orthostatique est fréquente ; le réflexe naso-palpébral est exagéré et inépuisable.

Sur le plan psychique, fréquemment un syndrome dépressif.

Dans la maladie de Parkinson, akinésie, hypertonie et tremblement sont en règle générale réunis, le plus souvent *asymétriques au début* mais il existe des formes dissociées, soit hypertonique et akinétique sans tremblement ou les formes dominées par le tremblement souvent de meilleur pronostic. L'efficacité de la L-Dopa (*Modopar*, *Sinemet*) permet presque d'affirmer le diagnostic (test thérapeutique).

Diagnostic différentiel

Autres étiologies des syndromes parkinsoniens :

- syndromes extrapyramidaux induits par les neuroleptiques (→) [ce sont les plus fréquents] ;
- syndromes parkinsoniens post-traumatiques ;
- maladie de Wilson (→) ;
- maladie de Steele-Richardson (raideur axiale + +, syndrome frontal, troubles oculomoteurs, chutes précoces) ;
- maladie à corps de Lewy (→) diffus (associant syndrome parkinsonien + démence + troubles psychiques, le tout fluctuant avec des chutes, des hallucinations) ;
- atteintes dites multisystématisées (AMS) associant atteinte du cervelet plus ou moins sphinctérienne, plus ou moins intellectuelle ;
- intoxications oxycarbonées, manganèse, etc.

Bilan

Le diagnostic de maladie de Parkinson est clinique, les examens complémentaires sont inutiles si les symptômes et les signes sont typiques et que le malade répond au traitement.

Bilan préthérapeutique :

- prise régulière de la tension artérielle, recherche d'une *hypotension artérielle orthostatique* que les médicaments peuvent aggraver ;
- recherche d'un adénome prostatique ou d'un glaucome (contre-indique les anticholinergiques) ;
- apprécier l'état psychique de base du malade.

Surveillance

Elle portera :
- sur l'état cardio-vasculaire, la tension artérielle couché et debout ;
- sur l'état moteur : facilité du mouvement et de la marche, périodes « *on* » et « *off* » ; score moteur UPDRS ;
- sur l'apparition de mouvements anormaux ou dyskinésies, sur une résurgence parkinsonienne avec reprise de l'akinésie ;
- sur la tolérance et les effets secondaires des différents médicaments ;
- sur l'état psychique : syndrome dépressif, état confusionnel, état hallucinatoire ou délirant intermittent ou non.

Traitement

Il évolue selon la forme, l'ancienneté de la maladie et l'état du malade. L'efficacité du traitement est un test thérapeutique. La base du traitement est représentée par la L-Dopa (avec inhibiteur de la Dopa-décarboxylase périphérique pour limiter les effets secondaires de la L-Dopa = *Sinemet* ou *Modopar*).

Au début : *Déprényl* seul ou association avec la L-Dopa (avec inhibiteur de la Dopa-décarboxylase périphérique) + agoniste dopaminergique (*Parlodel*, *Célance*, *Requip* ou *Dopergine*). Chez un sujet jeune, on est tenté de retarder l'introduction de la L-Dopa pour limiter les risques de fluctuations après 10-15 ans. Chez un sujet âgé, L-Dopa (avec inhibiteur) dès le début. En cas de tremblement invalidant, *Artane* et autres anticholinergiques (*Lepticur*) si sujet de moins de 65 ans.

Poursuite du traitement : rééducation discontinue, par cures de 10-15 séances, orthophonie si besoin, traitement maintenu à la dose efficace la plus faible possible.

Période de fluctuations : fractionner les doses en cas de fluctuations, essai des agonistes dopaminergiques, des formes « retard » (à libération prolongée) de la L-Dopa qui limitent les fluctuations des taux sériques du médicament, renforcement de la rééducation, ajout d'Entacapone (*Comtan*) un inhibiteur de la dégradation cérébrale de la L-Dopa.

Déclin moteur (et/ou intellectuel) : se méfier des effets iatrogènes, renforcer la prise en charge médicalisée au domicile, assurer une nutrition et une hydratation suffisantes.

En cas de troubles psychiques, L-Dopa seule, éventuellement associée à de très petites doses de neuroleptiques atypiques (*Leponex*) en cas d'hallucinations. Si troubles de déglutition, orthophonie et éventuellement sonde de gastrostomie percutanée. Si blocages, auto-injections d'apomorphine en SC. Si démence associée, essayer les anticholinergiques (*Aricept*...).

Pronostic

Il a été transformé par la L-Dopa. Néanmoins, après 5-10 ans de traitement où le bénéfice est maximal (« lune de miel »), on assiste en général à un déclin des performances sous traitement qui nécessite un ajustement délicat des différents médicaments, et permet un résultat convenable au prix d'associations médicamenteuses complexes et de fluctuations motrices. Plus tard (10-20 ans d'évolution) survient la période de déclin moteur et souvent psychique avec chutes, confusion, voire démence, obligeant à limiter le traitement à de très petites doses de L-Dopa.

L'entourage du parkinsonien est fondamental, ainsi que la kinésithérapie pour entretenir la motricité quand le sport et la marche ou la natation ne sont plus possibles.

L'orthophonie en cas de troubles de la phonation et/ou de déglutition, les associations jouent un rôle important (France-Parkinson). D'une façon générale, les parkinsoniens sont des malades à suivre en consultation, car l'hôpital est un lieu trop différent de leur domicile et les horaires de prises médicamenteuses y sont difficiles à régler.

La chirurgie de neurostimulation : en cas de fluctuations sévères ou de dyskinésies sévères, implantation d'électrodes sous-thalamiques pour stimulation cérébrale, dans des cas sélectionnés, patients en bon état général, de moins de 65 ans sans troubles confusionnels ou psychiques. Un petit nombre de patients peuvent être opérés chaque année en France, et le temps d'attente est en général long. Cette intervention doit être précédée d'un bilan neurologique et neuropsychologique très complet.

ANTIPARKINSONIENS		
L-DOPA + INHIBITEUR		
Sinemet *Modopar*	Comprimés sécables de 100-250-200 LP de L-Dopa + carbidopa Gélules de 62,5-125-250-125 LP, et comprimés dispersibles de 125 mg de L-Dopa + benzérazide	**Indication :** Maladie de Parkinson. **Action :** Précurseur de la dopamine. Traitement entre 300 et 1 000 mg de L-Dopa en moyenne par jour, début progressif. **Contre-indications :** Peu nombreuses sinon syndrome démentiel. **Effets secondaires :** Nausées, hypotension.

→

→

AGONISTES DOPAMINERGIQUES		
Piribedil = *Trivastal* Lisuride = *Dopergine* Bromocriptine = *Parlodel* Ropinirole = *Requip LP* Pramipexole = *Sifrol*	100 à 250 mg soit 2 à 5 cp de *Trivastal* LP 50 3 cp à 0,2 mg jusque 4 cp à 0,5 mg 3 gél. à 5 mg jusque 4 ou 5 gél. de 10 mg de 2 à 12 mg/j cp en 3 prises de 0,7 mg	**Indication :** Maladie de Parkinson, en monothérapie ou en association avec la L-Dopa. **Action :** Complète l'action de la L-Dopa par stimulation des récepteurs dopaminergiques. **Contre-indications :** Confusion et démence. **Effets secondaires :** Cauchemars, somnolence, hallucinations, nausées et vomissements, hypotension, fibroses myocardiques (*Celance*) nécessitant une échographie cardiaque de surveillance.
MÉDICAMENTS DIVERS		
Trihexyphenidyle *Artane*	1 à 2 cp de 2 mg jusqu'à 2 cp de 5 mg/j	**Indication :** Maladie de Parkinson, en cas de forme tremblante. **Contre-indications :** Confusion, patient âgé de plus de 65 ans, glaucome et adénome de prostate. **Effets secondaires :** Sécheresse buccale, constipation.
Sélégiline *Déprényl, Otrasel*	1 cp à 5 mg matin et midi Ou 1 lyophylisat *d'Otrasel* sous la langue	**Indication :** Maladie de Parkinson. **Action :** Complète l'action de la L-Dopa en diminuant sa dégradation, soit en début de maladie pour retarder la L-Dopa, soit plus tard pour économiser la L-Dopa et réduire les fluctuations. **Contre-indications :** Association au *Prozac.* **Effets secondaires :** Syndrome confusionnel.
Apomorphine *Apokinon* 1 %		**Indication :** Blocages moteurs dans la maladie de Parkinson. Traitement par injections sous-cutanées par le malade lui-même (stylo injecteur), après établissement des doses adéquates. **Contre-indication :** Confusion. **Effets secondaires :** Vomissements à prévenir par le *Motilium*, nodules cutanés.
Entacapone *Comtan* existe aussi en association au *Sinemet* : *Stalevo*	Env. 1 cp par prise de L-Dopa	**Indication :** Renforcement de l'action de la L-Dopa. **Action :** Ralentit la dégradation de la L-Dopa au niveau cérébral. **Effets secondaires :** Dyskinésies, coloration rouge brun des urines.

Éducation du patient : maladie de Parkinson

Le parkinsonien est un patient fidèle, attachant, souvent anxieux, qui vit quotidiennement avec un handicap limitant ses gestes et son autonomie. Il est lent ; il faut savoir prendre son temps avec lui/elle.

Il faut :	**À un stade plus tardif :**
– Le rassurer en lui expliquant l'importance d'un traitement quotidien à doses suffisantes à heures fixes, mais sans excès de dose. – L'inciter à faire de l'exercice (marche, natation…) et éventuellement de la kiné (équilibre, posture, massages, mouvements des grosses articulations). – Veiller au maintien de son poids, car un amaigrissement n'est jamais un bon signe : ses repas doivent être équilibrés, en évitant les aliments qui constipent. – Surveiller sa tension couchée et debout (risque d'hypotension orthostatique). – Suggérer des aides extérieures régulières : aide-soignante, auxiliaire de vie pour le stimuler dans les actes quotidiens, détecter un état dépressif, car il justifie un traitement adapté. – L'inciter à être en relation avec une association de malades (France-Parkinson), favoriser le langage oral (orthophoniste si besoin) et écrit (au besoin par un clavier d'ordinateur).	– L'aider à repérer les périodes de liberté de mouvement (*on*) et de blocages (*off*), ou les mouvements anormaux, *via* un graphique, afin de faciliter le fractionnement des doses et leur répartition dans la journée. – Se méfier du risque croissant de chutes, anticiper en repérant les différents risques, mais encourager la poursuite de la marche, au besoin avec des aides. – Se méfier du risque de troubles de déglutition qui peuvent interférer avec la prise des traitements (*NB* : se souvenir que les gélules de *Modopar* ne doivent PAS être ouvertes), repérer les phénomènes d'intolérance (confusion mentale, hallucinations…) et les signaler au médecin. – Si alitement, prévention des complications de décubitus.

PARODONTOPATHIES

Les maladies parodontales sont des affections qui se caractérisent par l'inflammation ou la dégénérescence des tissus qui entourent et soutiennent les dents. La maladie commence le plus souvent par une gingivite et évolue vers la parodontite.

Étiologie

Défaut d'hygiène

C'est la cause la plus fréquente, caractérisée par la formation de la plaque bactérienne (colonies microbiennes étroitement adhérentes à la surface des dents).

Autres facteurs locaux

Ce sont : les malocclusions, le tartre, les restaurations dentaires défectueuses et les rétentions alimentaires.

Causes générales

- Perturbation hormonale (diabète, grossesse, affections hormonales).
- Troubles vasculaires.
- Hémopathie.
- Déséquilibre alimentaire.
- Diminution des défenses immunitaires (infection HIV).
- Altération de l'état général.
- Prise prolongée de phénytoïne.
- Intoxication (tabac, alcool).

Clinique

Gingivites

- Maladies gingivales pouvant être induites par la plaque dentaire : gingivites modifiées par des facteurs systémiques, soit par la prise de médicaments, soit par la malnutrition.
- Maladies gingivales non induites par la présence de plaque dentaire : origine bactérienne, virale, fongique, génétique ou traumatique.

Parodontites chroniques et agressives

Elles peuvent être localisées ou généralisées et sont caractérisées par une atteinte de la totalité des tissus parodontaux : gencive, ligament parodontal, os alvéolaire, cément.

Parodontites en tant que manifestation de maladies systémiques

- Associées à des désordres hématologiques : neutropénies acquises, leucémies.

• Associées à des désordres génétiques : neutropénies cycliques et familiales, syndrome de Down, de Papillon-Lefèvre, trisomie 21, histiocytose, agranulocytoses infantiles génétiques, hypophosphatasie, etc.

Traitement

Le traitement consiste à contrôler ou éliminer la plaque dentaire ainsi que les facteurs locaux et généraux (les troubles systémiques doivent être corrigés). Les phases aiguës répondent rapidement à l'antibiothérapie.

La parodontite au stade avancé avec poches gingivales profondes et mobilité dentaire peut nécessiter une chirurgie parodontale et mise en place d'attelles pour la contention des dents mobiles.

Après la thérapeutique initiale ou chirurgicale, la phase d'entretien est indispensable pour une stabilité dans le temps (contrôle, détartrage, motivation à l'hygiène).

PAROTIDITES AIGUËS

Les parotidites aiguës sont des affections inflammatoires et infectieuses d'une ou des deux glandes parotides. Elles peuvent être de nature *virale* ou *bactérienne*.

Parotidites virales

L'étiologie la plus fréquente est représentée par les oreillons.

Le diagnostic est habituellement facile sur la notion de contage, l'existence d'une parotidite aiguë, douloureuse, bilatérale, non suppurée. Le diagnostic est confirmé par l'existence d'une amylasémie élevée, éventuellement par les réactions immunologiques. La maladie confère l'immunité et ne récidive pas. Des complications sont possibles : orchite, méningite, etc.

Parotidites aiguës bactériennes

Elles se distinguent de la forme précédente par l'existence d'une suppuration. L'écoulement purulent est constaté au niveau de l'orifice buccal du canal de Sténon. En l'absence de traitement la tuméfaction parotidienne augmente et peut évoluer vers la fistulisation cutanée et, dans certains cas, vers la paralysie faciale périphérique.

Les données bactériologiques montrent le plus souvent qu'elles sont de nature staphyloccique, et parfois polymicrobienne.

Le traitement est fonction de l'étiologie.

Les parotidites aiguës bactériennes s'observent essentiellement dans deux circonstances :

• lithiase parotidienne surinfectée ;

• sujets en état de déficience immunitaire, de dénutrition, à la suite d'une intervention chirurgicale, en l'absence de soins de bouche attentifs.

Le traitement médical est souvent efficace, associant antibiotiques et anti-inflammatoires.

Dans quelques cas, il peut être nécessaire d'effectuer un drainage chirurgical, ou l'ablation d'un calcul du canal de Sténon.

L'apparition d'une parotidite aiguë doit toujours être prévenue par la pratique de soins de bouche pluriquotidiens, notamment chez les malades dénutris, déshydratés ou grabataires.

PAROTIDITES CHRONIQUES

Définition

La lithiase parotidienne est responsable de parotidites chroniques évoluant par poussées de surinfection. Le diagnostic de certitude repose sur les radiographies standard ou par l'échographie qui mettent en évidence les calculs, lorsqu'ils ne sont pas visibles autrement.

L'examen est complété par une sialographie (opacification du canal de Sténon et de ses branches).

Il existe des parotidites chroniques récidivantes dont l'étiologie est mal connue et qui guérissent sans séquelles, notamment chez l'enfant.

Traitement

Le traitement des parotidites chroniques est fonction de l'étiologie.

Au stade aigu et en présence d'une surinfection, le traitement est antibiotique et anti-inflammatoire.

Lorsqu'il existe une lithiase, celle-ci doit faire l'objet d'une exérèse chirurgicale endoscopique ou par lithotritie.

PASTEURELLOSES

Définition, causes et mécanismes

Ce sont des infections dues à des germes du genre *Pasteurella*, agents de maladies animales accidentellement transmises à l'homme. Seront décrites la *pasteurellose vraie* due à *P. septica* ou *multocida* et la tularémie due à *P. tularensis* (→ Tularémie). Ce sont des coccobacilles à Gram négatif.

Signes essentiels

Cliniques :

• la *forme cutanéo-ganglionnaire* est la plus fréquente ; elle survient quelques heures après la griffure ou la morsure d'un animal ;

• la *forme subaiguë* est dominée par des manifestations *articulaires* (mains) ;
• les *formes systémiques* se voient sur terrain débilité : septicémies, infections respiratoires, localisations neuroméningées...

Examens complémentaires : ce sont l'isolement du germe (sérosité des plaies, hémocultures, LCR, etc.), la présence d'anticorps sériques (à un taux supérieur à 1/160) et l'intradermo-réaction dans les formes subaiguës.

Traitement

Dans les *formes aiguës* : antibiothérapie, β-lactamines, cyclines, imidazoles, fluoroquinolones.

Dans les *formes subaiguës*, c'est l'antigénothérapie (2 à 4 intradermo-réactions au rythme de 1 fois par semaine).

PELVISPONDYLITE RHUMATISMALE

Voir *Spondylarthrite ankylosante*.

PEMPHIGOÏDE BULLEUSE

Définition

Cette dermatose bulleuse auto-immune est une maladie sévère et relativement fréquente du sujet âgé.

Causes et mécanismes

La bulle est due à un clivage dermo-épidermique au niveau duquel on retrouve des dépôts linéaires d'immunoglobulines et de complément : le rôle directement pathogène de ceux-ci n'est toutefois pas démontré.

Signes essentiels

Cliniques : le début est rapide, marqué par un prurit d'abord isolé puis rapidement associé à des placards eczématiformes, œdémateux et bulleux : les bulles sont claires, tendues, de taille variable, souvent grosses, reposant sur une base érythémateuse. L'atteinte muqueuse est possible mais rare (*cf.* illustration).

Paracliniques :

• *la numération de la formule sanguine* montre une hyperéosinophilie ;
• *la biopsie cutanée* doit porter sur une bulle récente, l'image histologique est celle d'une bulle sous-épidermique par clivage de la jonction dermo-épidermique, à toit épidermique intact, avec un infiltrat dermique riche en éosinophiles ;

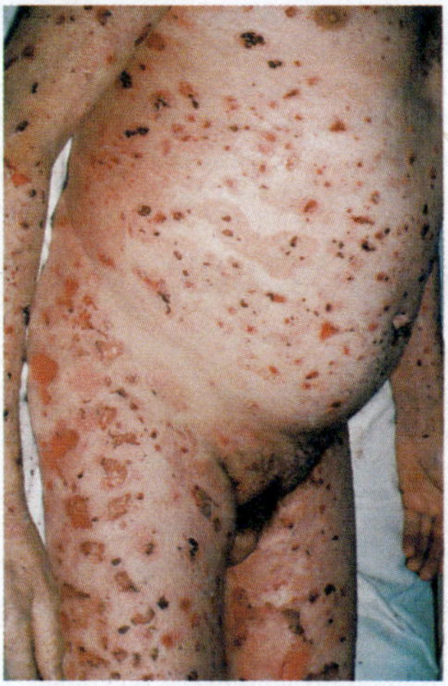

Pemphigoïde bulleuse. Collection du Pr L. Laroche avec l'aimable autorisation du Pr J.-C. Roujeau. Unité d'Immuno-Dermatologie. Hôpital Avicenne.

• *l'immunofluorescence directe* (→), réalisée à partir d'une biopsie en peau péribulleuse, montre des dépôts linéaires à la jonction dermo-épidermique, d'IgG et de complément ;
• *l'immunofluorescence indirecte* (→) révèle souvent la présence d'anticorps antimembrane basale. Elle est réalisée également sur peau clivée et montre alors un marquage au toit de la bulle.

Évolution

Elle se fait par poussées, en l'absence de traitement, aboutissant à une cachexie proche de celle des grands brûlés avec en particulier les mêmes problèmes de pertes hydroélectrolytiques et de surinfection cutanée.

On surveille, outre l'amélioration sous traitement, l'apparition d'éventuels effets secondaires de la corticothérapie qui sera longtemps maintenue (1 an), à doses progressivement décroissantes.

Traitement

La corticothérapie générale a transformé un pronostic autrefois dramatique. Les fortes doses nécessaires (1 mg par kg et par jour) de même que les soins locaux antiseptiques imposent une hospitalisation en milieu spécialisé.

La corticothérapie locale par *Dermoval* est actuellement en France le traitement de première intention permettant d'éviter les effets secondaires de la corticothérapie générale.

Un traitement immunosuppresseur est parfois associé dans les formes rebelles. Le méthotrexate à faible dose semble constituer une alternative intéressante chez le sujet très âgé.

PEMPHIGUS VULGAIRE

Définition

Le pemphigus vulgaire est une dermatose bulleuse auto-immune cutanée et muqueuse acquise, mortelle en l'absence de traitement.

Causes et mécanismes

La survenue des bulles est due à la dissociation des cellules épidermiques, réalisant une image histologique caractéristique (l'acantholyse).

Un mécanisme auto-immun est en cause : des auto-anticorps, dirigés contre le ciment *intercellulaire des cellules épidermiques*, sont retrouvés dans le sang (→ Immunofluorescence indirecte) et dans la peau (→ Immunofluorescence directe).

Les causes de la survenue de tels anticorps sont inconnues (*cf.* illustration).

Signes cliniques

Au début : quelques bulles apparaissent sur la peau ou les muqueuses et peuvent y rester longtemps isolées.

Puis, le pemphigus se généralise :

• nombreuses bulles en peau saine ou sur base érythémateuse, souvent rompues, laissant des érosions volontiers douloureuses, facilement surinfectées ;

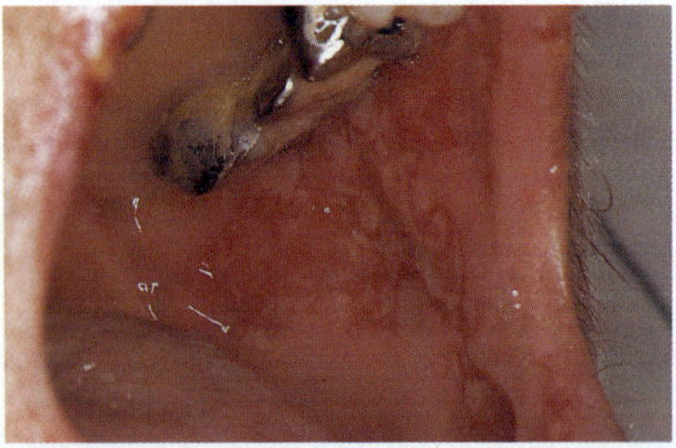

Ulcérations buccales au cours d'un pemphigus vulgaire.

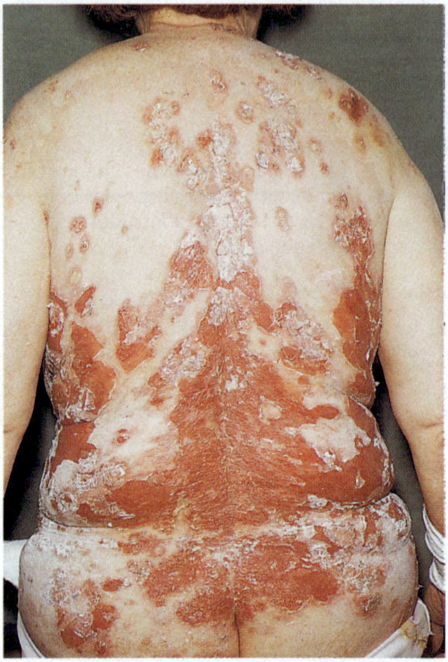

Pemphigus vulgaire.

• nombreuses érosions buccales, voire de toute la sphère ORL, douloureuses, gênant l'alimentation, la phonation, etc (*cf.* illustration).

Examens complémentaires

Ils sont indispensables.

Le cytodiagnostic (→) : le frottis du plancher d'une bulle montre des images caractéristiques de l'acantholyse.

La biopsie cutanée a une double visée :

• *histologique :* bulle intra-épidermique avec acantholyse, caractéristique ;

• *immunologique* (→ Immunofluorescence directe), avec présence d'immunoglobulines dans l'épiderme.

L'immunofluorescence indirecte (→) révèle la présence d'auto-anticorps circulants antisubstance intercellulaire.

Évolution

En l'absence de traitement : l'évolution est presque constamment mortelle en 6 à 18 mois, par cachexie et septicémie à point de départ cutané.

Sous traitement : l'évolution est moins défavorable mais reste préoccupante, en particulier du fait des effets secondaires des traitements lourds nécessaires (corticoïdes et immunosuppresseurs).

✚ Éléments de surveillance

Ils sont nombreux et concernent :
- l'évolution de la dermatose :
  - compter matin et soir le nombre de nouvelles bulles,
  - surveiller la surinfection possible des lésions érosives (aspect des lésions, température matin et soir),
  - autoriser l'alimentation (régime semi-liquide) ;
- la tolérance des traitements :
  - corticothérapie générale (→),
  - immunodépresseurs (→).

Traitement

Traitement local :

- antisepsie des lésions bulleuses cutanées et muqueuses ;
- *bains de bouche au Solupred et Xylocaïne visqueuse* avant les repas.

Surtout, traitement général :

- *corticothérapie* à très fortes doses (1,50 à 2 mg/kg/j) en traitement d'attaque pendant 1 mois, puis très lentement dégressive et maintenue 2 à 3 ans à faibles doses ;
- *immunodépresseurs (Endoxan, Imurel)* associés si besoin.

PERFUSION INTRA-OSSEUSE

Définition

Voie d'abord vasculaire exceptionnelle, réservée aux situations d'extrême urgence chez l'enfant lorsque aucun abord veineux n'est accessible. Elle permet l'administration de tous les solutés et médicaments utilisés en réanimation à un débit rapide.

Indications

Arrêt cardio-respiratoire. Choc traumatique, infectieux, hémorragique. Déshydratation sévère. Brûlures étendues. État de mal convulsif.

Contre-indication absolue : infection au site de ponction.

Matériel et technique

On utilise soit une aiguille à ponction de moelle osseuse (calibre 13 à 18) soit un kit spécial type *surfast intraosseous infusion needle*. Le site d'élection de la ponction chez l'enfant est l'extrémité supérieure du tibia. Après asepsie rigoureuse à la *Bétadine* et si possible anesthésie locale à la *Xylocaïne*, on pique soit directement, soit à travers une petite incision au bistouri. L'aiguille est inclinée dans la direction opposée à l'espace articulaire ; une fois la corticale franchie, on perfuse à la seringue 5 mL de sérum physiologique (perfusion très facile si l'aiguille est en place). Dès que la situation circulatoire est rétablie, il faut prendre un abord veineux classique et retirer la voie osseuse. En aucun cas celle-ci ne doit être maintenue plus de 24 heures en raison du risque majeur d'infection.

PÉRIARTÉRITE NOUEUSE

Définition

La périartérite noueuse fait partie du groupe des maladies du collagène (« collagénose », « connectivite » ou « maladies systémiques ») en ce sens qu'elle peut toucher de très nombreux tissus de l'organisme, avec une lésion anatomique commune caractérisée par des altérations en foyer des petites artères, entourées d'un nodule inflammatoire.

On la classe aussi dans le groupe des vascularites rhumatismales (→ Polyarthrites).

Causes

Si le mécanisme des lésions paraît pouvoir être d'ordre immunologique (maladie auto-immune), la cause initiale reste encore inconnue.

On a remarqué la forte prépondérance des patients atteints par le virus de l'hépatite B et le risque évolutif plus important chez ces patients séropositifs pour l'hépatite.

Signes cliniques

Cliniquement, la périartérite noueuse est une maladie déroutante en raison de la diversité de ses symptômes, mais l'atteinte de l'état général avec fièvre, fatigue, est presque constante.

Tous les autres signes sont variables, les plus fréquents et évocateurs étant :

- l'atteinte douloureuse des nerfs périphériques : mono- ou multinévrites ;
- les signes cutanés : œdèmes, nodules (nouures) sur le trajet des artères ;
- les arthrites ;
- l'atteinte rénale (glomérulonéphrite) ;
- l'hypertension artérielle.

Mais certaines périartérites noueuses se révèlent par des manifestations atypiques isolées, pulmonaires ou digestives (douleurs pseudo-chirurgicales) par exemple.

Signes paracliniques

Dans le sang existe une augmentation de la vitesse de sédimentation, une *hyperéosinophilie*. Le facteur rhumatoïde est souvent retrouvé. Il existe des anticorps antinucléaires et des anticorps anticytoplasme de polynucléaires (ANCA, positif également dans la maladie de Wegener). Cette pathologie est souvent associée à une hépatite chronique virale B ou C qu'il faut systématiquement rechercher.

Le diagnostic est difficile et repose essentiellement sur l'association des symptômes et la biopsie d'un nodule, quand il existe ou sur la biopsie d'un nerf ou d'un fragment d'un muscle.

Évolution

L'évolution de la périartérite noueuse est variable. Elle est parfois lente avec des poussées espacées et régressives. Le plus souvent elle est sévère, entraînant une insuffisance rénale, une hypertension artérielle, une cachexie.

> **Surveillance**
>
> C'est celle de toute maladie systémique grave : état général, poids, tension artérielle, urines, pouls, fonction respiratoire, fonctions neurologiques, fonctions rénales. La biopsie rénale est contre-indiquée sans angiographie préalable compte tenu du risque d'anévrisme et de saignement.

Traitement

La corticothérapie, les immunosuppresseurs et les plasmaphérèses sont susceptibles de freiner l'évolution.

> **Pour la pratique, on retiendra :**
>
> – La très grande diversité des symptômes et leur association aléatoire, ce qui contribue aux difficultés diagnostiques.
> – La grande variabilité des évolutions cliniques, donc du pronostic.
> – L'extrême gravité de certaines formes malgré les traitements entrepris.

PÉRIARTHRITE DE LA HANCHE

Définition

On appelle périarthrite de la hanche une affection douloureuse des structures périarticulaires (tendons, bourses séreuses) sans atteinte du cartilage ou de la membrane synoviale. Elle est plus fréquente chez la femme.

Signes cliniques

La douleur siège à la face externe de la hanche, dans la région du grand trochanter ; elle irradie à la cuisse et même à la jambe. Elle est provoquée ou augmentée par la marche et est calmée par le décubitus. Elle peut subir une recrudescence nocturne, en particulier lorsque la malade se couche sur le côté atteint.

L'examen retrouve une douleur localisée à l'angle postéro-supérieur du trochanter et une douleur à l'abduction contrariée de la cuisse. La mobilité de l'articulation de la hanche est normale.

La radiographie de la hanche montre souvent une calcification au contact du grand trochanter, et écarte une affection articulaire.

Traitement

L'évolution, souvent chronique en l'absence de traitement, est favorable sous l'influence d'infiltrations locales de dérivés de la cortisone ou d'un traitement anti-inflammatoire. Les récidives ne sont pas rares.

PÉRIARTHRITE SCAPULO-HUMÉRALE

Voir *Épaule (affections de l')*.

PÉRICARDITE CHRONIQUE CONSTRICTIVE

Définition

La péricardite chronique est un épaississement du péricarde plus ou moins calcifié, entraînant une gêne au remplissage ventriculaire et des signes d'insuffisance cardiaque droite.

Causes et mécanismes

Au cours des péricardites chroniques constrictives, les deux feuillets du péricarde sont épaissis et symphysés. Les feuillets peuvent se calcifier après une longue évolution.

La distension diastolique ventriculaire gauche est entravée par la rigidité du péricarde, d'où l'adiastolie.

L'effet hémodynamique le plus net est l'obstacle au retour veineux.

La cause la plus fréquente est la tuberculose, mais la preuve bactériologique est souvent difficile à obtenir.

Les autres causes sont rares :

- hémopéricarde traumatique, suites de chirurgie cardiaque ;
- après radiothérapie ;
- néoplasiques ;
- exceptionnellement, les séquelles d'une péricardite aiguë.

Signes cliniques

Le patient présente un tableau d'insuffisance cardiaque droite typique (→) avec des œdèmes des membres inférieurs, une turgescence jugulaire et un reflux hépato-jugulaire.

L'auscultation cardiaque retrouve parfois un bruit surajouté lié à la rigidité du péricarde : vibrance ou claquement protodiastolique.

Signes paracliniques

L'examen radiologique apporte des arguments importants :

- le volume cardiaque est petit ou normal, rarement augmenté ;
- le cliché de face et surtout de profil recherche des calcifications péricardiques.

L'échocardiographie est l'examen essentiel : il recherche un épaississement du péricarde et des signes de gêne au remplissage ventriculaire (adiastolie).

Le scanner thoracique peut permettre de mesurer l'épaisseur du péricarde.

Le cathétérisme cardiaque droit (→) montre :

- l'élévation des pressions veineuses et auriculaires ;
- l'aspect en « dip-plateau » de la courbe ventriculaire droite (dépression proto-diastolique brutale, suivie d'une remontée de la pression qui se maintient en plateau jusqu'à la fin de la diastole) ;
- il y a une tendance à l'égalisation des pressions des veines caves jusqu'au capillaire pulmonaire ;
- le débit cardiaque est le plus souvent diminué.

Examens complémentaires pour rechercher l'étiologie tuberculeuse.

> ### ✚ Éléments de surveillance
> ***Cliniques*** : ce sont essentiellement les signes d'insuffisance cardiaque, qui permettent de juger de la tolérance, ainsi que les paramètres hémodynamiques.
> ***Paracliniques :*** ce sont essentiellement les signes échographiques et hémodynamiques.

Évolution et complications

L'évolution est variable :

- sous traitement médical, certaines sont bien tolérées ;
- d'autres imposent l'indication chirurgicale.

Les formes tuberculeuses risquent, en l'absence de traitement, de généraliser l'infection.

Traitement

Traitement médical :

- celui de l'insuffisance cardiaque ;
- antituberculeux : quand l'étiologie est certaine ou présumée, et avant l'intervention si elle est indiquée.

Traitement chirurgical :

La péricardectomie est une intervention chirurgicale lourde qui consiste en une ablation complète du péricarde. Lors de l'intervention, le chirurgien doit faire face aux nombreuses adhérences et à l'épaisseur du péricarde.

PÉRICARDITES AIGUËS

Définition

Inflammation aiguë du péricarde sans épanchement péricardique associé (péricardite sèche) ou avec sécrétion de liquide qui met le sac péricardique sous tension (*cf.* illustration).

Causes et mécanismes

Péricardites aiguës bénignes : ce sont les plus fréquentes. L'étiologie est virale mais elle ne peut être prouvée que très rarement. Cette forme de péricardite peut être sèche ou avec épanchement. L'évolution est bénigne, avec des rechutes possibles.

Péricardites tuberculeuses : elles sont le plus souvent subaiguës. Elles doivent faire rechercher la tuberculose du fait de leur évolution vers la constriction péricardique en l'absence de traitement spécifique.

Péricardites septiques : elles surviennent dans le cadre des septicémies, le pronostic est très grave.

Autres causes :

- au cours d'un infarctus du myocarde ;
- syndrome postpéricardotomie (→) ;

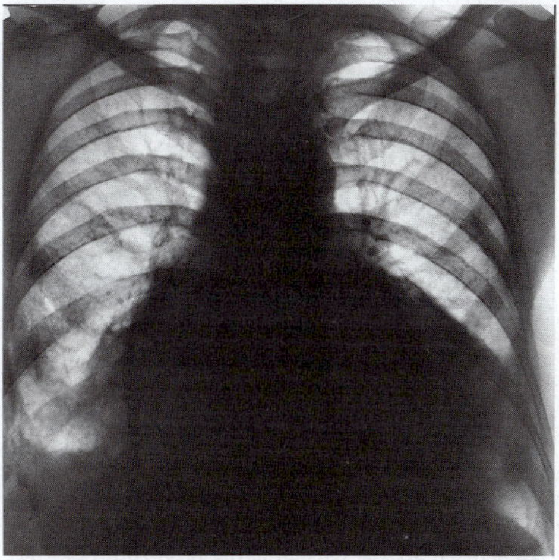

Péricardite aiguë. Volumineux épanchement péricardique avec aspect en théière de l'ombre cardiaque. Les contours cardiaques sont flous, le pédicule est étroit. Noter l'épanchement pleural droit.

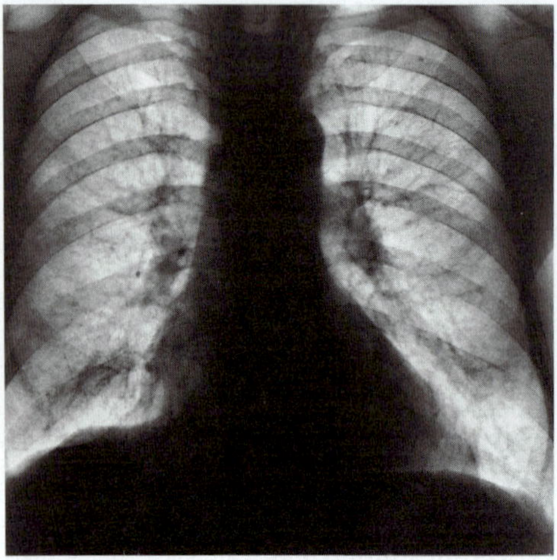

Péricardite aiguë. Chez le même malade 45 jours après le début du traitement, l'ombre cardiaque est redevenue presque normale. Évolution clinique satisfaisante. Disparition de l'épanchement pleural.

- maladies de système (surtout lupus érythémateux disséminé) ;
- envahissement du péricarde par une tumeur maligne ;
- insuffisance rénale chronique ;
- hypothyroïdie.

Signes cliniques

La fièvre est entre 38 et 38,5 °C le plus souvent. En faveur d'une péricardite aiguë bénigne, on retrouve souvent un antécédent de syndrome grippal 7 à 10 jours avant le début de la péricardite, correspondant à l'infection virale initiale.

La douleur thoracique est rétrosternale, à type de brûlure ou constrictive. Elle est augmentée par l'inspiration profonde et le décubitus et soulagée par la position penchée en avant.

Le frottement péricardique est un bruit surajouté superficiel, râpeux, systolique et/ou diastolique, mésocardiaque, variable d'un instant à l'autre et avec la position du patient.

Signes paracliniques

La radiographie thoracique montre un élargissement de l'ombre cardiaque, avec une rectitude du bord droit du cœur. Elle peut être normale en cas de péricardite sèche.

L'électrocardiogramme montre des troubles de la repolarisation diffus, concordants dans toutes les dérivations, sans image en miroir. Une tachycardie sinusale et des troubles du rythme auriculaire sont souvent associés. Un microvoltage est surtout observé en cas d'épanchement abondant.

L'échocardiographie montre l'épanchement péricardique situé derrière la face inférieure du cœur. Si l'épanchement est abondant, on le retrouve circonférentiel autour du cœur. On recherche des signes de mauvaise tolérance de l'épanchement : compression des cavités droites, dilatation de la veine cave inférieure.

Évolution

La péricardite aiguë virale est bénigne dans la majorité des cas ; cependant les complications peuvent être la tamponnade cardiaque (→), la récidive après arrêt des anti-inflammatoires non stéroïdiens ou l'évolution exceptionnelle vers une forme chronique.

Traitement

Péricardite virale : anti-inflammatoires non stéroïdiens (*Aspirine* à 3 g/24 h ou *Voltarène* à 150 mg/24 h) toujours associés à des prostaglandines *(Cytotec)* pour prévenir l'ulcère gastro-duodénal sous anti-inflammatoires.

Pour les autres étiologies : le traitement est celui de la maladie initiale.

En cas de mauvaise tolérance ou de persistance d'un épanchement péricardique abondant après plus d'une semaine de traitement, on propose un drainage chirurgical.

Pour la pratique, on retiendra :

– Maladie assez fréquente, le plus souvent d'origine virale, bénigne. Peut être avec ou sans épanchement.
– Clinique : fièvre, antécédent récent de syndrome grippal, douleur thoracique, frottement péricardique variable.
– Diagnostic échocardiographique.
– Surveillance : douleur, fièvre, tolérance hémodynamique.
– Éducation, rôle pédagogique de l'infirmière : rassurer le patient sur le pronostic, le plus souvent favorable, expliquer l'importance de l'observance du traitement, surveiller la tolérance digestive du traitement.

PÉRICHONDRITES AIGUËS

Le cartilage du pavillon de l'oreille est recouvert d'un périchondre. L'infection de ces structures, la périchondrite, revêt une gravité toute particulière.

La périchondrite se manifeste par une augmentation de volume du pavillon de l'oreille qui prend un aspect inflammatoire, il s'y associe parfois un syndrome infectieux.

L'étiologie de la périchondrite est essentiellement traumatique ou postopératoire (otoplastie).

Le traitement antibiotique doit être institué très rapidement, en sachant que le germe en cause est souvent le bacille pyocyanique. Le risque créé par l'existence d'une périchondrite aiguë est essentiellement représenté par ses séquelles esthétiques : déformations, atrophie du pavillon de l'oreille.

PÉRITONITE AIGUË GÉNÉRALISÉE

Définition

Inflammation aiguë du péritoine, le plus souvent d'origine septique.

Causes et mécanismes

La péritonite est secondaire à la *perforation* d'un organe surinfecté (appendicite, cholécystite) ou contenant un liquide septique (estomac, côlon) ou bien à la *diffusion* de l'infection de ce même organe. Elle est généralisée lorsque l'effraction se fait en péritoine libre, sinon elle reste localisée (→ Péritonite localisée). Certaines péritonites apparaissent *primitives* (enfant). Les péritonites *postopératoires* sont dues à un lâchage de suture ou à une contamination peropératoire.

Signes essentiels

Cliniques

Trois symptômes font évoquer le diagnostic : une *douleur* abdominale, d'apparition souvent brutale et dont la localisation initiale est en rapport avec l'étiologie, elle est augmentée par les mouvements ; des nausées et des *vomissements* ; un *iléus* paralytique.

À l'examen, l'abdomen est immobile, ne respirant pas, douloureux à la palpation, surtout il existe une *contracture* d'abord localisée, puis généralisée. Une disparition de la matité hépatique à la percussion témoigne d'un pneumopéritoine traduisant la perforation d'un organe creux (estomac, côlon). Les *touchers pelviens* provoquent une douleur intense au niveau du cul-de-sac de Douglas.

Examens complémentaires

Les *clichés d'abdomen sans préparation* prenant les coupoles diaphragmatiques (de face, debout et couché ; de profil, couché) recherchent le croissant clair inter-hépato-diaphragmatique, un pneumopéritoine, et les niveaux liquides d'un iléus paralytique. *Le bilan préopératoire* est systématique.

Traitement et pronostic

Le traitement est chirurgical sur un malade réanimé (aspiration, réhydratation, antibiothérapie, etc.) : ablation ou drainage du foyer infectieux, suture d'une perforation gastroduodénale, grande toilette de la cavité péritonéale.

Le traitement médical isolé doit rester l'exception : péritonite primitive relevant de la seule antibiothérapie ; perforation ulcéreuse chez un sujet à jeun, mis rapidement sous aspiration et évoluant favorablement (méthode de Taylor) ; sujet âgé avec un risque opératoire majeur.

PÉRITONITE LOCALISÉE

Définition

C'est une infection péritonéale cloisonnée, encore appelée plastron, évoluant en règle générale spontanément vers l'abcédation.

Causes et mécanismes

Ils sont identiques à ceux des péritonites généralisées (→).

Signes essentiels

Après un tableau évocateur d'une affection abdominale aiguë (appendicite, cholécystite, sigmoïdite) le diagnostic de plastron est évoqué devant l'association : blindage pariétal dans la région concernée, douleurs, tableau infectieux.

Surveillance, évolution, complications

L'évolution de ces plastrons se fait souvent vers l'abcédation, marquée par une fièvre oscillante, une fluctuation de la masse, et parfois une image aérique localisée sur l'ASP. Ces abcès sont souvent dus à une antibiothérapie abusive donnée sans diagnostic précis, ou le fait d'un attentisme excessif.

L'abcès sous-phrénique est habituellement secondaire à une intervention sur l'étage sus-mésocolique. On l'évoque devant une douleur (sous-costale, thoracique basse, lombaire ou scapulaire) augmentée par la respiration et accompagnée de hoquet. L'échographie et le scanner permettent de porter le diagnostic.

Traitement

Une antibiothérapie doit être rapidement débutée, adaptée secondairement à l'antibiogramme. Classiquement, l'intervention chirurgicale peut être retardée (une péritonite localisée peut créer des adhérences qui gênerait le drainage chirurgical). Cependant, en pratique, on intervient rapidement pour drainer l'infection. La cause est traitée selon le cas dans le même temps ou ultérieurement.

PÉRITONITE TUBERCULEUSE

Voir *Tuberculose digestive*.

PERSONNALITÉS PATHOLOGIQUES

Définition

Encore appelées troubles de la personnalité.

La personnalité pathologique peut être définie comme des comportements profondément imprimés, mal adaptés, d'une gravité suffisante pour provoquer un déficit de l'adaptation ou une souffrance subjective.

Les personnalités pathologiques ont une situation nosographique intermédiaire entre normalité et autres entités psychopathologiques ; la question de leurs limites reste très débattue.

Clinique

Personnalité évitante

Il existe un retrait social, une réticence à se lier aux autres coexistant avec un désir d'être reconnu, aimé. Une vive hypersensibilité au rejet s'accompagne d'une faible estime de soi avec timidité, crainte de ne pas être à la hauteur, d'être ridicule.

Les décompensations anxieuses et dépressives sont fréquentes.

Personnalité dépendante

Le besoin pour agir d'être conseillé, rassuré par autrui est constant. Ainsi les responsabilités dans les secteurs importants de la vie sont assurées par autrui. Il existe une crainte du rejet et de la désapprobation liés à une mauvaise estime et confiance en soi.

La personne dépendante fait beaucoup d'efforts pour se faire aimer, éviter la solitude ; elle se sent particulièrement vulnérable quand une relation proche s'interrompt.

Les décompensations anxieuses et dépressives sont fréquentes.

Personnalité *borderline* : voir état limite

Personnalité histrionique (hystérique)

Elle existe souvent isolément en dehors de manifestations symptomatiques hystériques ; lorsque celles-ci sont présentes, on parle de *névrose hystérique*.

On retrouve un théâtralisme (ou histrionisme : comportement qui vise à séduire, accaparer l'attention d'autrui), une dramatisation des affects, une suggestibilité, une labilité de l'humeur avec crises de larmes spectaculaires, caprices, menaces suicidaires, une intolérance à la frustration avec égocentrisme. La dépendance affective est grande. L'hypersexualité affichée masque en réalité une crainte, voire un dégoût de la sexualité.

Chez l'homme, où elle est plus rare, le tableau est marqué par la dépendance affective avec passivité liée à une immaturité affective ; parfois, il s'agit d'un histrionisme marqué avec don juanisme.

Les décompensations anxieuses, dépressives, les pathologies de la dépendance (abus d'alcool, de médicaments, troubles alimentaires) sont fréquentes.

Personnalité obsessionnelle-compulsive

Elle est marquée par un perfectionnisme excessif avec obstination, une dévotion pour le travail, une scrupulosité et une rigidité morales grandes. Les doutes, ruminations interminables parfois agrémentées de rituels modérés sont à l'origine de l'indécision et de l'aboulie (incapacité à agir).

Les décompensations vers un trouble obsessionnel compulsif, un trouble psychosomatique, un état dépressif, une pathologie addicitive (alcool, médicaments…), un trouble anxieux sont possibles.

Personnalité paranoïaque

La surestimation de soi, l'orgueil ambitieux, la psychorigidité, l'obstination, l'intolérance s'associent à la méfiance, la susceptibilité, la fausseté de jugement et conduisent le sujet à un isolement social relatif. Les idées de grandeur, de persécution sont fréquentes (le sujet se sent entouré d'un univers envieux et malveillant).

L'attitude globale est exaltée avec comportement rancunier, revendicatif, procédurier.

Ce type de personnalité peut décompenser sur un mode délirant (délire paranoïaque de jalousie surtout), dépressif ou hypochondriaque. Le retentissement professionnel et familial est constant.

Personnalité narcissique

Il existe une surestimation de soi (besoin d'être admiré, attentes de faveurs spéciales) alternant avec un sentiment de dévalorisation, un manque d'empathie (incapacité à se mettre à la place d'autrui), une exploitation d'autrui pour arriver à ses propres fins ainsi qu'une grande sensibilité au jugement de l'autre. La relation à l'autre oscille entre dévalorisation avec rejet et idéalisation démesurée.

Les décompensations dépressives sont fréquentes.

Personnalité schizotypique

Elle constituerait une forme atténuée de schizophrénie dont elle peut être une modalité évolutive.

On retrouve des bizarreries de la pensée et du comportement : croyances bizarres (6e sens, télépathie), pensée magique (prendre une pensée pour une réalité), idéation persécutoire.

Le discours est pauvre ou métaphorique, difficile à saisir ; les affects sont distants, l'anxiété sociale excessive.

Personnalité schizoïde

Elle est marquée par une attitude de retrait social marqué, une froideur affective et une insensibilité aux sentiments d'autrui (critique ou éloges). Il n'y a pas de bizarreries de la pensée ou du comportement.

Personnalité antisociale ou psychopathique

Voir *Psychopathie*.

NB : la personnalité multiple

Décrite surtout par les Nord-Américains, elle est caractérisée par l'existence chez un sujet de 2 ou plus « états de personnalité » distincts ; en fait, il s'agirait d'une manifestation conversive psychique d'une névrose hystérique.

PERVERSIONS SEXUELLES

Définition

On dit qu'il y a perversion quand :

- l'orgasme est obtenu avec d'autres objets (au sens psychanalytique du terme) sexuels (pédophilie, bestialité, etc.) ou par d'autres zones corporelles (coït anal, par exemple) ;
- quand l'orgasme est subordonné de façon impérieuse à certaines conditions extrinsèques (fétichisme, voyeurisme). Celles-ci peuvent même apporter à elles seules le plaisir sexuel.

La liste des perversions est longue. Elles peuvent être classées :

Soit en anomalies dans le choix de l'objet sexuel :

- fétichisme : fixation érotique sur un objet ou un type d'objet matériel (sous-vêtement, mèche de cheveux...) ;
- pédophilie ou commerce charnel avec des enfants ou des adolescents ;
- gérontophilie ;
- bestialité ;
- nécrophilie.

Soit en anomalies dans l'acte sexuel :

- voyeurisme : érotisation de la vue ;
- exhibitionnisme : érotisation du regard de l'autre ;
- sadisme : érotisation de la souffrance d'autrui ;
- masochisme : érotisation de la douleur ressentie ;
- pratiques coïtales extragénitales.

Un groupe important des pervers sexuels sont des malades.

Au cours des psychoses schizophréniques et des délires chroniques, les anomalies sexuelles ont valeur de symptômes. Dans aucun autre domaine de la psychiatrie les implications morales et scientifiques ne sont aussi étroitement liées.

La loi du 18 mai 1998 relative à l'injonction thérapeutique pour les pédophiles est une organisation originale des soins psychiatriques sous contrôle judiciaire.

PESTE

Définition, causes et mécanismes

C'est une maladie bactérienne *(Yersinia pestis)*, contagieuse (déclaration obligatoire, n° 9), atteignant de nombreuses espèces de rongeurs. La puce du rat transmet la maladie à l'homme. Les épidémies ont disparu d'Europe à la fin du siècle dernier. Elle sévit actuellement en Afrique, Asie et Amérique latine.

Signes essentiels

Trois formes sont possibles : la peste *bubonique transmise par la piqûre de puce*, la peste *pulmonaire transmise par voie aérienne* et la peste *septicémique*. Le diagnostic repose sur l'isolement du germe et les réactions sérologiques (intérêt épidémiologique).

Traitement

Cyclines, fluoroquinolones, céphalosporines de 3e génération, aminosides, chloramphénicol sont efficaces. Les malades doivent être isolés et déclarés ; il existe une vaccination.

« PETIT MAL »

Voir *Épilepsie*.

PEUTZ-JEGHERS (syndrome de)

C'est une affection héréditaire rare, associant une lentiginose péri-orificielle à une polypose digestive, du grêle notamment.

Il s'agit de polypes dont la dégénérescence est exceptionnelle (2 à 3 % des cas) et alors volontiers de siège gastroduodénal. Les polypes peuvent entraîner douleur, occlusion et hémorragies.

Certains cancers peuvent être associés à ce syndrome : sein, ovaire, testicule, pancréas. Ils sont diagnostiqués par les examens radiologiques et endoscopiques du tube digestif, voire par l'artériographie digestive.

PHARYNGITES CHRONIQUES

Le terme de *pharyngite chronique* regroupe un certain nombre de symptômes pharyngés relevant d'étiologies très diverses.

Signes cliniques

La symptomatologie clinique associe à des degrés variables :

- des douleurs pharyngées ;
- une sensation de sécheresse ou de corps étranger ;
- une toux avec expectoration.

L'aspect du pharynx est peu caractéristique : muqueuse sèche, atrophique, ou au contraire hypertrophique, granuleuse.

Étiologies

Elles sont nombreuses et comportent leur orientation thérapeutique propre.

Étiologie infectieuse : rhino-pharyngites, infections bucco-dentaires, sinusites chroniques.

Étiologie respiratoire : intoxication tabagique surtout, obstruction nasale.

Étiologie digestive : gastro-œsophagienne.

Pharyngites allergiques.

PHARYNGOSTOMES

Le terme de pharyngostome désigne une fistule pharyngo-cutanée ; le pharynx ou l'hypopharynx sont donc ouverts à la peau.

Les pharyngostomes s'observent dans les suites de la chirurgie des cancers pharyngo-laryngés, dont ils constituent une complication fréquente.

Chez les patients non irradiés, le pharyngostome postopératoire indique l'existence d'une fuite de la suture pharyngée qui guérit spontanément.

Chez les patients ayant subi préalablement à l'intervention une irradiation cervicale (chirurgie de rattrapage), le pharyngostome est plus fréquent, il évolue plus rarement vers la guérison et nécessite habituellement une intervention de réparation plastique.

Les pharyngostomes posent de difficiles problèmes de nutrition qui sont habituellement résolus par une gastrostomie provisoire.

PHÉNYLCÉTONURIE

Définition

Trouble du métabolisme d'un acide aminé, la phénylalanine, appelé également *idiotie phénylpyruvique*.

Causes et mécanismes

Maladie génétique à transmission autosomique récessive.

Signes essentiels

Arriération mentale, convulsions, troubles du comportement, dépigmentation des cheveux, eczéma.

Le diagnostic doit être fait avant l'apparition de ces signes par le *test de Guthrie* (→) effectué systématiquement à la fin de la première semaine de vie.

Nouveau-nés de mère phénylcétonurique : microcéphalie et débilité.

✚ Éléments de surveillance

- Développement psychomoteur.
- Taux de phénylalanine dans le sang (entre 4 et 8 mg/100 mL).

Traitement et pronostic

Régime pauvre en phénylalanine pendant au moins 4 ans. Pour les femmes phénylcétonuriques, grossesses programmées avec reprise du régime pauvre en phénylalanine avant la conception (pas de risque fœtal si la phénylalaninémie de la mère est normale lors du début de la grossesse).

Sans traitement, évolution vers l'arriération mentale grave.

Traitée, le pronostic est d'autant meilleur que le traitement a été précoce (QI entre 90 et 100).

PHÉOCHROMOCYTOME

Définition

Le phéochromocytome est une tumeur de la médullo-surrénale qui sécrète des hormones faisant partie de la catégorie des catécholamines : l'adrénaline (AD) et la noradrénaline (NA) dont le rôle essentiel est le maintien de la pression artérielle et la mobilisation énergétique (vigilance, réflexes, comportement, réserves énergétiques-glucose) en cas d'agression.

Les produits intermédiaires sont les métanéphrines et les normétanéphrines.

Le terme métabolique commun est l'acide vanylmandélique (VMA) dont l'élimination urinaire est inférieure à 1 mg/24 h.

Les phéochromocytomes s'observent de l'enfance à l'âge de 60 ans environ, et sont un peu plus fréquents chez la femme.

Signes cliniques

Formes habituelles

Elles se manifestent par des signes de décharge adrénalinique :

• *l'hypertension paroxystique* (45 % des phéochromocytomes) est souvent déclenchée par un *effort*, une *émotion*, un changement brusque de position (passage en décubitus latéral), la palpation douce de l'abdomen (+++). Elle débute *brutalement* et se manifeste par une *tétrade :* douleur, pâleur, sueurs, palpitations. Elle *peut se compliquer* d'accidents (œdème aigu du poumon, hémorragie cérébrale ou cérébroméningée). Elle revient en général à la normale en moins d'une heure ;
• *la douleur* est ascendante : crampes des jambes, douleur abdominale et lombaire, douleur thoracique angineuse angoissante, céphalée atroce. En fait, la douleur est souvent atténuée ;
• *la pâleur* est impressionnante ;
• *les sueurs* sont constantes. Elles s'accompagnent souvent alors d'une rougeur du visage ;
• *les palpitations* sont à début brutal et s'accompagnent d'angoisse.

Plusieurs autres aspects sont aussi possibles :

• *hypertension artérielle permanente* (60 % des cas) ; elle est peu sensible au traitement médical ;
• *formes avec collapsus :* le collapsus est souvent *provoqué* (chirurgie, grossesse et accouchement) ;
• *formes cliniques plus rares* : angor, infarctus du myocarde, intolérance au glucose, troubles du rythme cardiaque (+++).

Formes étiologiques :

• phéochromocytomes isolés : 90 % sont bénins, 10 % malins ;
• phéochromocytomes dans le cadre de maladies générales :
  – polyendocrinopathies malignes multiples,
  – maladie de Recklinghausen,
  – neuro-angiomatose de Von Hippel-Lindau.

Examens biologiques

Ils permettent de faire le diagnostic.

Les catécholamines urinaires doivent être dosées sur les urines de 24 heures après exclusion des aliments et des médicaments pouvant interférer avec le dosage. On dose :

• les catécholamines libres totales (adrénaline, noradrénaline, dopamine, méthyldopa) (N = 100 à 150 µg/j) ;
• les métanéphrines totales (métadrénaline et normétadrénaline) (N < 1,3 mg/j) ;
• l'acide vanyl-mandélique (VMA), terme commun du catabolisme des catécholamines (N < 7 mg/j).

Il n'est guère de phéochromocytome sans augmentation nette des métanéphrines et moins souvent du VMA. Le bloc des métanéphrines peut être proportionnellement plus augmenté que les catécholamines en cas de phéochromocytome malin.

Les catécholamines plasmatiques sont supérieures aux taux normaux (500 pg/mL), souvent > 2 000 pg/mL. Cependant, la grande variabilité des taux fait que ce dosage est complémentaire des catécholamines urinaires (*cf.* illustration).

Le taux plasmatique de la chromogranine A est augmenté.

Mise en évidence de la tumeur

Tumeurs abdominales

La tomodensitométrie permet de visualiser toutes les tumeurs de plus de 2 cm de diamètre. Au-dessous de cette dimension, le diagnostic est difficile même avec l'IRM.

La scintigraphie à la MIBG (méthyliodobenzylguanidine) peut dans ces cas être très démonstrative.

La topographie est importante à définir car la chirurgie est souvent délicate (formes intra-abdominale : 80 %, formes thoraciques : 10 à 20 %, formes cervicales : < 2 %).

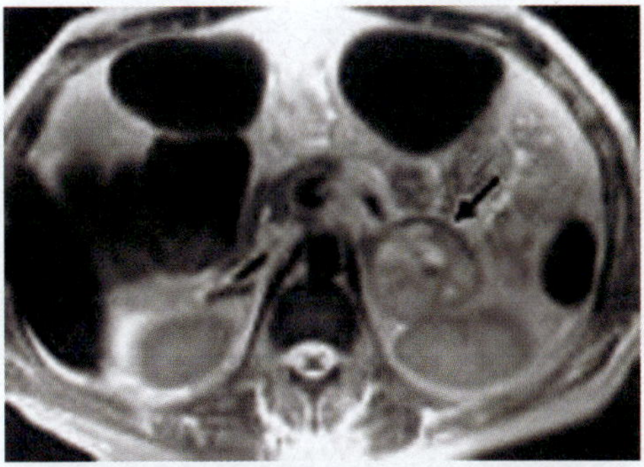

Visualisation d'un phéochromocytome par le scanner.

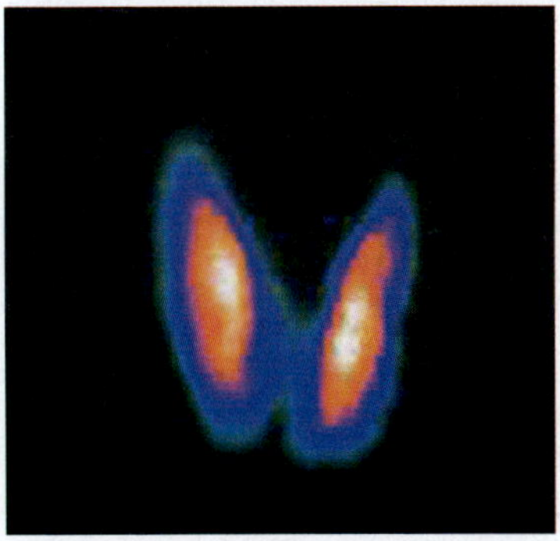

Visualisation d'un phéochromocytome par la scintigraphie à la MIBG.

Tumeurs extra-abdominales

Outre le scanner, la scintigraphie à la MIBG et les artériographies sélectives peuvent montrer la tumeur appendue à son pédicule vasculaire.

Traitement

Le seul traitement du phéochromocytome est chirurgical précédé, accompagné et suivi d'une réanimation parfaite. Il a été largement facilité par le développement de la chirurgie endoscopique.

PHIMOSIS

Rétrécissement d'orifice du prépuce gênant le décalottement du gland.

Le phimosis vrai est un rétrécissement de l'anneau préputial empêchant le décalottage. C'est une indication à la circoncision. Il s'agit le plus souvent d'adhérences préputiales qui doivent être levées de façon atraumatique.

Devant le phimosis acquis chez le vieillard, il faut chercher un cancer sous-jacent.

PHLÉBITE

Voir *Thrombose veineuse profonde*.

PHLÉBITE CÉRÉBRALE

Voir *Thrombose veineuse cérébrale*.

PHLEGMON DE L'AMYGDALE

Le phlegmon de l'amygdale est une complication de l'amygdalite chronique. La collection suppurée est en réalité plus souvent périamygdalienne qu'intra-amygdalienne.

Signes cliniques

Le tableau clinique est caractéristique, associant :

- un syndrome infectieux sévère ;
- une douleur pharyngée violente ;
- une dysphagie très importante ;
- une limitation à l'ouverture buccale (trismus) et souvent une déflexion latérale antalgique du cou.

À l'examen, le pilier antérieur de l'amygdale apparaît bombé sous l'effet de la collection purulente.

Traitement

Il est urgent et consiste en un drainage du phlegmon. Un traitement antibiotique général peut être associé au geste chirurgical.

À distance de l'épisode aigu, il est nécessaire de procéder à une amygdalectomie afin de prévenir les récidives.

PHLEGMON PÉRINÉPHRÉTIQUE (PPN)

Définition

C'est une suppuration dans l'atmosphère cellulo-graisseuse périrénale.

Causes

Le PPN est soit la complication d'une lithiase rénale infectée à germes Gram –, soit la complication d'un abcès rénal lui-même en rapport avec une staphylococcie cutanée.

Signes cliniques et paracliniques

Il existe un gros rein tumoral et un syndrome infectieux sévère. Le scanner montre un retard de sécrétion, une augmentation de l'ombre rénale avec effacement du bord du psoas. Le germe est isolé dans les hémocultures et dans les urines.

Traitement

Un drainage sous scanner et une antibiothérapie massive adaptée peut juguler l'infection. En cas d'échec, le drainage chirurgical, voire la néphrectomie sont réalisés.

PHOTODERMATOSES MÉDICAMENTEUSES

Définition, causes et mécanismes

Une photodermatose sera évoquée de principe pour toute éruption apparaissant ou prédominant sur les zones photoexposées ; l'aspect microvésiculeux ou érythémateux souvent réalisé et le caractère en règle très prurigineux sont également évocateurs.

La recherche d'une cause médicamenteuse doit être systématique étant donné sa fréquence.

Les médicaments peuvent être responsables d'une photosensibilisation par contact ou par voie systémique. Nous citerons les produits le plus souvent incriminés.

Principaux médicaments responsables d'une photosensibilisation par contact

Psoralènes topiques :

- plantes : céleri, fane de carotte, fenouil, persil, bergamote, citron, bouton d'or, figue, etc. ;
- parfums : eau de Cologne, lotion après rasage ;

• médicaments proprement dits : *Méladinine solution* pour photothérapie locale (vitiligo en particulier).

Antiseptiques :
• carbanilides type *Cutisan, Nobacter, Septivon, Solubacter* ;
• colorants type *Éosine, Fluorescéine*.

Goudrons de houille (*Coaltar*) et dérivés.

Antiacnéiques : trétinoine type *Locacid, Effederm, Effacné*, et peroxyde de benzoyle type *Cutacnyl, Eclaran*.

Divers : *Éfudix, Phénergan crème, Auréomycine pommade.*

Principaux médicaments responsables d'une photosensibilisation par voie systémique

Psoralènes : *Méladinine* en comprimés (PUVA).

Sulfamides :
• antibactériens type *Adiazine* ;
• hypoglycémiants type *Glucidoral, Diabinese, Dolipol* ;
• diurétiques type *Modurétic, Lasilix.*

Phénothiazines, qu'ils soient neuroleptiques ou antihistaminiques : citons *Largactil*, *Majeptil*, et aussi *Phénergan*, *Théralène*.

Quinolones type *Négram*, *Pipram*.

Divers :
• amiodarone *(Cordarone*) ;
• griséofulvine ;
• anti-inflammatoires non stéroïdiens : *Butazolidine, Indocid, Feldène* ;
• antimitotiques ;
• quinidiniques.

PIAN

Définition, causes et mécanismes

C'est une maladie infectieuse due à *Treponema pertenue*, et répandue dans les régions intertropicales d'Afrique. La transmission se fait au contact des plaies pianiques, elle touche surtout enfants et adolescents.

Signes essentiels

Cliniques : la *lésion primaire* est une ulcération à bords nets, prurigineuse, avec adénopathie. La *période secondaire* associe malaise général, pianides (régions palmo-plantaires) et pianomes ulcéro-croûteux. La *période tertiaire* est rare (gommes pianiques, lésions osseuses).

Examens complémentaires : c'est la recherche des tréponèmes à l'ultramicroscope. Les réactions sérologiques sont croisées avec celles de la syphilis. La PCR permet de différencier les différents types de tréponématoses.

Traitement

La pénicilline est très efficace, les cyclines et macrolides peuvent être utilisés en cas d'allergie.

PIED BOT

Définition

Malposition irréductible du pied en varus équin.

Causes et mécanismes

Malposition du pied *in utero* ; le plus souvent, cause inconnue ; parfois cause neurologique, responsable d'une immobilité fœtale (paraplégie dans le spina bifida ; maladie de Steinert néonatale).

Signes essentiels

Pied varus (tourné en dedans) avec bord interne incurvé (plus court que le bord externe) ; la plante du pied regarde en dedans ; pied équin (en extension) avec rétraction du tendon d'Achille.

Recherche d'une dysplasie luxante de hanche (souvent associée).

Évolution et complications

Rétractions musculaires, déformations osseuses (*cf.* illustration).

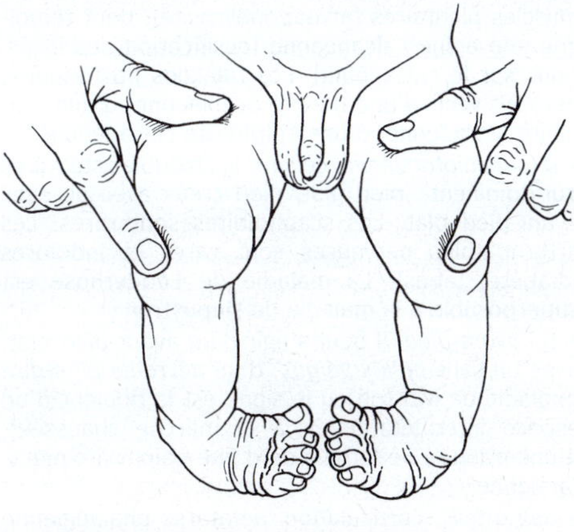

Attitude des pieds en varus (plante du pied tournée en dedans) et équin (pointe du pied vers le bas).

Traitement

• Kinésithérapie : manipulations pluriquotidiennes et rééducation active dès la naissance avec mise en place d'attelles plâtrées pour redressement progressif et maintien en bonne position. À poursuivre sans interruption jusqu'à 18 mois.

• Si besoin, intervention chirurgicale secondairement.

PIEDS ET CHEVILLES (affections ostéo-articulaires des, généralités)

Signes cliniques

Ces affections se manifestent par des douleurs dont l'interrogatoire précise le siège, le rythme, l'intensité. Il existe le plus souvent une boiterie et parfois des déformations. L'examen au *podoscope à miroir* est un temps très important du diagnostic.

Causes

On peut classer toutes ces affections en fonction des caractères de la douleur (mécanique ou inflammatoire) et de la vitesse de sédimentation.

Affections mécaniques (vitesse de sédimentation normale) :

• *à la cheville,* l'arthrose est rare. Elle survient surtout après fracture ou chez certains diabétiques. Elle se manifeste par une raideur douloureuse. La radiographie met en évidence le pincement de l'interligne articulaire et les ostéophytes ;

• *au talon,* les talalgies plantaires sont souvent en rapport avec une irritation de l'aponévrose et des muscles plantaires (myoaponévrosite), dont témoigne une épine calcanéenne (ossification des insertions sur le calcanéum). Les talalgies postérieures peuvent venir d'une bursite achilléenne, d'une tendinite achilléenne, d'une épiphysite calcanéenne ;

• *à la médiotarsienne,* ce sont les troubles statiques qui dominent : pied plat, pied creux avec ou sans avant-pied plat. Les scaphoïdites sont rares. Les arthropathies nerveuses sont rares et indolores (diabète, tabès). La maladie de Ledderhose est superposable à la maladie de Dupuytren ;

• *à l'avant-pied,* il peut s'agir d'un avant-pied plat, avec ou sans *hallux valgus*, d'un *névrome plantaire* (maladie de Morton où le signe est la douleur d'un espace intermétatarsien à la marche chaussée), d'une fracture de fatigue ou d'une épiphysite métatarsienne ;

• *aux orteils,* l'articulation métatarso-phalangienne du 1er orteil peut être luxée en dedans : c'est un *hallux valgus (→),* parfois très douloureux. La 5e métatarso-phalangienne peut se luxer en dehors : c'est le *quintus varus.* Les autres orteils peuvent être en griffe, en marteau, etc. Les arthroses interphalangiennes sont fréquentes ;

• *tout le pied* peut être douloureux du fait d'une algodystrophie ou d'un syndrome du tunnel tarsien (→ Acroparesthésies).

Affections inflammatoires (avec souvent augmentation de la vitesse de sédimentation)

Toutes les arthrites peuvent toucher l'un des éléments du pied ou de la cheville. *La polyarthrite rhumatoïde* entraîne des lésions destructrices souvent très invalidantes.

On peut signaler les *talalgies inflammatoires*, par lesquelles peuvent parfois débuter les spondylarthrites ankylosantes.

Les arthrites métaboliques, la goutte surtout et la chondrocalcinose sont fréquentes.

Enfin, toutes les ostéites et les tumeurs osseuses peuvent se localiser au pied.

Traitement et surveillance

Ils dépendent de l'affection en cause.

PIERRE ROBIN (syndrome de)

Définition

Syndrome associant, au minimum, un défaut de développement du massif facial inférieur et des troubles fonctionnels de la succion-déglutition.

Causes et mécanismes

Anomalie embryonnaire touchant le tronc cérébral (ce qui explique les troubles fonctionnels) et les structures qui en dérivent pour former le maxillaire inférieur. Parfois syndrome polymalformatif. Étiologie inconnue ; parfois origine génétique.

Signes essentiels

• *Triade caractéristique* :
  - microrétrognathisme ;
  - chute de la langue en arrière ;
  - fente palatine.

• *Troubles fonctionnels d'importance variable* :
  - difficultés de succion et déglutition ;
  - reflux gastro-œsophagien ;
  - malaises avec bradycardie (hyperréflectivité vagale) ;
  - dyspnée obstructive ;
  - pauses respiratoires.

• *Malformations associées :* cardiaques, ostéo-articulaires, oculaires.

Bilan paraclinique

Gaz du sang. EEG polygraphique (pauses respiratoires). pHmétrie. Holter avec étude du réflexe oculocardiaque. Échocardiographie. Radio de squelette. Échographie transfontanellaire, voire scanner ou IRM cérébrale. Bilan ophtalmologique.

Surveillance

Courbe de poids.
Prise des biberons (fausses routes, cyanose).
Rythme respiratoire et cardiaque.
Enregistrement de la saturation en oxygène.

Évolution et complications

Fonction de l'importance des troubles fonctionnels et des malformations.

Traitement et pronostic

- *Formes mineures :* position proclive ventrale ; stimulation de la succion (tétine entre la prise des biberons) ; traitement antireflux.
- *Formes intermédiaires :* nécessité de recourir en partie au gavage ; oxygénothérapie en fonction de l'oxymétrie.
- *Formes graves :* intubation puis trachéotomie en cas de dyspnée sévère ; alimentation par gavage (tout en stimulant la succion +++). Retour progressif à la normale en 12 à 18 mois.

Dans tous les cas, réparation chirurgicale de la fente au cours de la 1re année.

À long terme, séquelles (retard psychomoteur, surdité) dans la moitié des cas.

PIQÛRES D'HYMÉNOPTÈRES : ABEILLE, GUÊPE, BOURDON

La sévérité des lésions est très variable, allant de la réaction locale au choc anaphylactique fatal (USA : 50 décès/an ; France : 10 décès/an).

Type d'hyménoptère

Piqûres d'abeille (*apis mellifera*)

Les abeilles ne piquent que lorsqu'elles se sentent menacées, en abandonnant leur dard, muni de crochets avec le réservoir et l'appareil musculaire associé permettant l'injection pendant 20 mn après la piqûre. L'élimination doit être réalisée en raclant la peau avec l'ongle ou la lame du couteau (éviter de pincer le réservoir !). Lors de la piqûre, elle libère une phéromone qui alerte la colonie et incite à venir à son aide (attaque massive de l'agresseur).

Piqûres de guêpes (*vespula vulgaris et germanica*)

Dotées d'un dard lisse, elles peuvent piquer plusieurs fois. Leur venin contient un puissant neurotoxique utilisé pour neutraliser les larves (la guêpe est un prédateur).

Le bourdon (*bombus terrestris*)

Les piqûres sont rares (faible agressivité), mais l'utilisation des bourdons dans les serres risque d'accroître le nombre de victimes.

Réactions anaphylactiques au venin d'hyménoptères

Lors d'un second contact (réaction d'hypersensibilité immédiate de type 1), les substances antigéniques se fixent aux IgE, et libèrent de l'histamine en grande quantité. Si 5 à 45 % de la population possède des IgE spécifiques, le choc ne survient que dans 0,02 à 4 % des piqûres.

Tableaux cliniques

Réactions locales directes : placard érythématopapuleux, douloureux, prurigineux (maximum à la 24e heure) pouvant atteindre tout le membre (10 %). Les risques d'obstruction des voies respiratoires sont importants lors de l'ingestion accidentelle.

Réactions systémiques directes : elles peuvent être sans risque vital (urticaire, œdème angiocutané) ou correspondre à des risques vitaux (choc anaphylactique, arrêt cardiorespiratoire) ou potentiels (bronchospasme, œdème de Quincke) ; en cas de piqûres multiples (> 50), risque de cytolyse, de rhabdomyolyse, de nécrose tubulaire aiguë.

Traitement

Affections potentiellement létales ; administration immédiate d'**adrénaline** (IV, SC, sublingual), remplissage vasculaire + O_2 ± aérosols de β2 (si bronchospasme). Les corticoïdes et les anti-histaminiques, sans effet à la phase aiguë, permettent d'éviter la récidive.

Affections locales sans caractère vital : s'assurer que le dard n'est plus en place (abeille), crème anti-inflammatoire, antalgique (paracétamol) ± anti-histaminique, vérifier vaccination anti-tétanique. *Angio-œdème cutané* : corticoïdes (5 à 8 jours) + anti-histaminiques.

Pour la pratique, on retiendra :

– Le plus souvent bénignes avec réaction locale banale transitoire.
– Gravité :
- piqûres multiples avec réactions toxiques ;
- réaction allergique (3 à 5 % de la population).

– Rôle de l'infirmière : une désinfection et des soins locaux règlent généralement le problème.
– Le traitement des formes graves est symptomatique.

PITYRIASIS ROSÉ DE GIBERT

Définition

Il s'agit d'une dermatose éruptive érythémato-squameuse, bénigne, spontanément régressive.

Causes et mécanismes

Sa survenue automno-printanière chez un sujet jeune plaide en faveur d'une origine microbienne, peut-être virale, non démontrée.

Cette affection, néanmoins, n'est pas ou très peu contagieuse (*cf.* illustration).

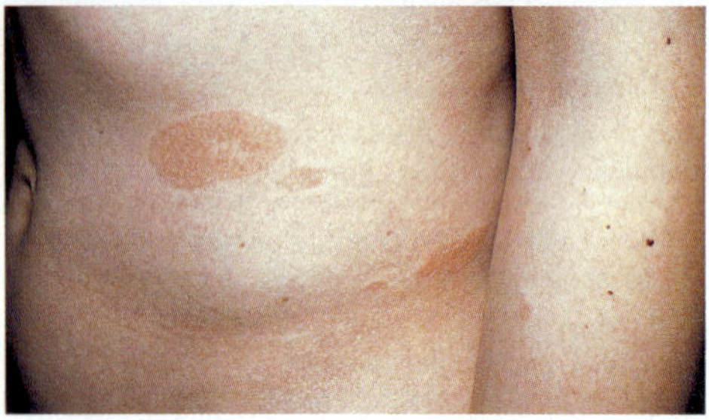

Pityriasis de Gibert.

Signes cliniques

De petites plaques, survenant après un médaillon initial, ovalaires, à bordure rose, surélevées, fripées par de fines squames (« d'où pityriasis ») apparaissent sur le tronc, le cou et la partie proximale des membres.

Ces lésions ne sont pas prurigineuses en général.

Elles sont très caractéristiques.

Examens complémentaires

Le diagnostic est clinique.

Évolution

Un médaillon thoracique unique précède habituellement de plusieurs semaines une éruption plus diffuse évoluant par poussées.

Les éléments régressent ensuite, sans laisser de trace, en 4 à 8 semaines.

La récidive est exceptionnelle.

Traitement

La guérison est spontanée : aucune thérapeutique locale n'est habituellement nécessaire.

Une crème corticoïde de niveau II peut être utile à visée symptomatique en cas de prurit.

PITYRIASIS VERSICOLOR

Définition

Le pityriasis versicolor est une mycose cutanée superficielle très fréquente, sans gravité, due à *Malassezia furfur*, volontiers récidivante.

Causes et mécanismes

C'est la prolifération d'un champignon saprophyte de la peau.

Un terrain réceptif : peau moite, chaleur, sudation.

Signes cliniques

De petites taches, de coloration variée, jaune chamois, brunes ou blanches, rondes, ovalaires, bien limitées, sont recouvertes de petites squames (« pityriasis »), se détachant d'un seul bloc « en copeau ».

Elles siègent sur les régions sternale et interscapulaire, plus dispersées à la base du cou, aux membres supérieurs.

Elles ne sont pas habituellement prurigineuses.

Examens complémentaires

L'examen à la lampe de Wood montre une fluorescence jaune-verdâtre.

Une bande adhésive transparente, appliquée sur une tache, colle les champignons, visibles immédiatement à l'examen, sur verre ou microscope, sous forme de grappes de raisin.

La culture mycologique confirme le diagnostic.

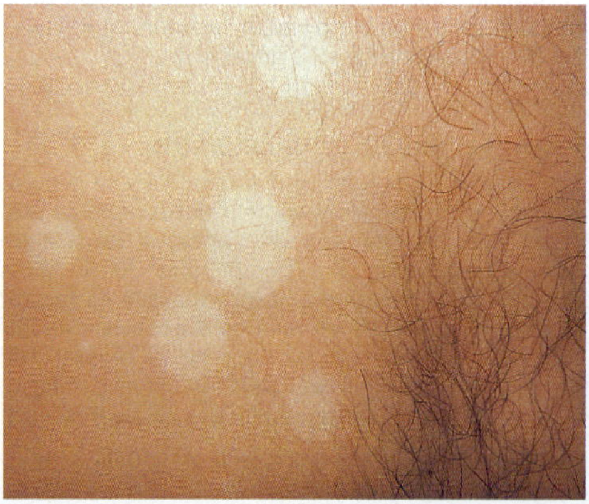

Pityriasis versicolor achromiant.

Évolution

Une fois contracté et non traité, le pityriasis versicolor s'étale chaque année et régresse incomplètement l'hiver.

Les récidives peuvent être le fait d'un foyer non traité du cuir chevelu.

Traitement

• La place est actuellement à une thérapeutique locale permettant de traiter l'ensemble du tégument (*Kétoderm monodose* → Antifongiques).
• Dans les formes extensives et rebelles, on peut utiliser une cure brève (10 j) de *Nizoral* (→ Antifongiques) (*cf.* illustration).

PLASTRON

Voir *Péritonite localisée.*

PLEURÉSIES PURULENTES

Définition

Il s'agit d'un épanchement pleural contenant du pus.

Causes et mécanismes

Elles sont devenues plus rares depuis l'utilisation des antibiotiques dans les pneumopathies.

La pleurésie purulente est secondaire à une infection de voisinage (pneumopathie, abcès du poumon, cancer bronchique surinfecté, infection médiastinale, abcès sous-phrénique, ponction pleurale septique), ou à un foyer à distance dans le cadre d'une septicémie. Il faut toujours rechercher un facteur favorisant local (tumeur bronchique, corps étrangers, fausses routes, fistule œsotrachéale) ou général (diabète, cachexie, immunodépression).

Le germe en cause est variable : pneumocoque, staphylocoque, streptocoque, colibacille, pyocyanique, *Proteus*, anaérobies. Actuellement, l'origine tuberculeuse d'une pleurésie purulente est devenue exceptionnelle.

En l'absence de traitement adapté la pleurésie purulente passe par trois stades :

• *diffusion*, où toute la cavité pleurale contient du pus ;
• *cloisonnement*, où des adhérences entre la plèvre pariétale et viscérale apparaissent et créent des poches de pus ;
• enfin, *enkystement* vers le 20e jour, où la plèvre s'est épaissie, créant une pachypleurite qui gênera la réexpansion du poumon lors de l'évacuation.

Signes cliniques

Habituellement, le début est brutal, comportant une douleur hémithoracique avec dyspnée ou polypnée et un syndrome infectieux avec fièvre, altération de l'état général. Parfois le tableau est plus trompeur, car d'installation progressive ou en deux temps, mais devant tout syndrome fébrile traînant, il faut rechercher une localisation pleurale.

À l'examen : matité, abolition des vibrations vocales et silence respiratoire (*cf.* illustration).

Examens complémentaires

La radiographie pulmonaire de face et de profil est essentielle. Elle montre *au stade* initial une opacité comblant le cul-de-sac costo-diaphragmatique avec une limite supérieure floue ; *aux stades de cloisonnement ou d'enkystement*, l'opacité peut être suspendue de face ; de profil, elle est souvent accolée à la paroi postérieure avec une limite antérieure convexe.

La tomodensitométrie permet une meilleure analyse de la poche pleurale, et la recherche d'une cause locale favorisante (*cf.* illustration).

Dans tous les cas, la ponction pleurale s'impose, parfois difficile lors d'importante pachypleurite. Elle ramène un liquide épais purulent, ou simplement louche mais riche en albumine et en polynucléaires altérés. Il faut rechercher le germe en cause (examen direct et mise en culture) et réaliser un antibiogramme. Parfois, le germe n'est pas retrouvé dans les formes décapitées par une antibiothérapie empirique prescrite avant la ponction pleurale exploratrice.

La recherche de bacilles tuberculeux est systématique.

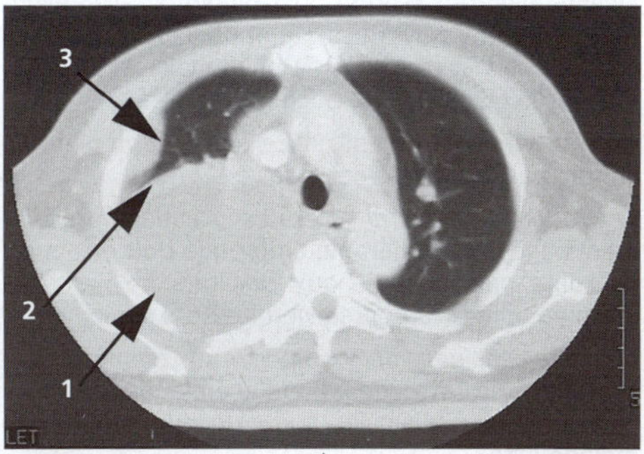

Pleurésie purulente. Aspect en TDM. Volumineuse poche enkystée (1) postérieure droite, à coque épaisse (2) ; poche enkystée axillaire antérieure droite (3).

La recherche d'un foyer infectieux est indispensable, notamment aux niveaux ORL et dentaire.

La fibroscopie bronchique recherche une tumeur bronchique.

Les examens biologiques standard montrent une hyperleucocytose à polynucléaires neutrophiles, une élévation de la VS, et recherchent une anomalie métabolique (diabète).

Au moindre doute clinique, il faut pratiquer une *fibroscopie œsophagienne* et éventuellement un transit œsophagien à la recherche d'une tumeur ou d'une fistule œsotrachéale ou œsobronchique.

Évolution et complications

L'évolution sous traitement est longue.

Les complications sont dominées par l'enkystement. La fistulisation broncho-pleurale réalise un pyopneumothorax avec une image de niveau liquide dans la cavité pleurale.

Après la guérison, les feuillets pleuraux, pariétal et viscéral, sont adhérents et la pachypleurite séquellaire dépend de l'efficacité du traitement, et surtout de la kinésithérapie. Il persiste habituellement un comblement du cul-de-sac pleural costo-diaphragmatique.

> **+ Éléments de surveillance**
>
> • *Cliniquement* : sur le syndrome infectieux et la reproduction de l'épanchement ; on tiendra une courbe des quantités évacuées par jour.
> • *Biologiquement* : sur les caractères du liquide, des cultures, la NFS et de la VS.

Traitement et pronostic

Le traitement local a une importance majeure : le drainage pleural soustrait le liquide, permet des lavages pleuraux (sérum physiologique, avec éventuellement fibrinolytiques), quotidiens au début, qui conduiront à la réexpansion pulmonaire et viseront à éviter la formation de poches enkystées.

Au stade d'enkystement, une décortication pleurale chirurgicale peut être nécessaire.

Le traitement général : dès les premiers prélèvements une antibiothérapie empirique doit être mise en route puis adaptée aux résultats de l'antibiogramme. Elle sera poursuivie plusieurs semaines.

Le traitement adjuvant comporte un régime hyperprotidique, la correction d'une anémie, des troubles hydroélectrolytiques, les soins de nursing chez le malade alité.

La kinésithérapie respiratoire doit être débutée précocement, car son rôle est essentiel pour limiter l'enkystement pleural ; elle sera poursuivie suffisamment longtemps pour éviter les séquelles pleurales.

Le pronostic à court terme dépend du terrain, souvent déficient, qui explique la gravité de cette maladie.

Le pronostic à long terme dépend surtout de l'efficacité de la kinésithérapie respiratoire. Les séquelles pleurales peuvent entraîner un trouble ventilatoire restrictif.

PLEURÉSIES SÉRO-FIBRINEUSES

Définition

Épanchement de liquide citrin dans la cavité pleurale. Ce sont les plus fréquentes des pleurésies.

Causes et mécanismes

On distingue deux types d'épanchement :

• *l'exsudat* : riche en protides (> 30 g/L), secondaire à une inflammation de la plèvre ;

• *le transsudat* : pauvre en protides (< 30 g/L), de type mécanique, secondaire à une augmentation de pression. Ce sont essentiellement les épanchements d'origine cardiaque. La baisse de la pression oncotique (cirrhose) est elle aussi responsable de transsudats.

Les causes des exsudats sont multiples.

Infectieuses :

• *tuberculeuse* : la cytologie du liquide montre une formule à nette prédominance lymphocytaire. La recherche de bacilles tuberculeux dans le liquide est souvent négative, la biopsie pleurale est le plus souvent positive ;

• *infection bactérienne de voisinage* (abcès du poumon, pneumopathie, dilatation des bronches), ou générale. La formule cellulaire est riche en polynucléaires ;

• *infection virale* : s'il peut exister une petite réaction pleurale au cours des pneumopathies virales, les pleurésies virales autonomes n'existent pas. En revanche, on tend à qualifier de virales, les pleurésies associées à un épanchement péricardique en apparence primitives ;

• *infections parasitaires* : hydatidose, amibiase, ascaridiose, distomatose.

Néoplasiques :

• *pleurésie secondaire* à des métastases pleurales d'un cancer à distance (sein, ovaire, prostate, rein, thyroïde, cancer digestif, cancer ORL) ; le liquide est souvent hémorragique, il faut rechercher des cellules atypiques et la biopsie pleurale est souvent positive ;

• *pleurésie contemporaine* d'un cancer bronchique ;

- *pleurésie des hémopathies* (Hodgkin, leucémies, myélome, Waldenström) ;
- *cancer primitif de la plèvre* (mésothéliome).

Cardiaques : en dehors de l'insuffisance cardiaque qui donne un transsudat le plus souvent bilatéral, on peut rencontrer une pleurésie exsudative au décours d'une embolie pulmonaire, d'un infarctus du myocarde.

Les causes les plus fréquentes des transsudats :

- insuffisance cardiaque ;
- cirrhose hépatique ;
- syndrome néphrotique ;
- syndrome de Demons-Meigs (tumeur bénigne de l'ovaire avec ascite et pleurésie).

Autres causes :

- *collagénoses* (lupus, périartérite noueuse, sclérodermie, polyarthrite rhumatoïde) ;
- *affections sous-diaphragmatiques* (cirrhose, cholécystite, pancréatite aiguë ou chronique, abcès sous-phrénique) ;
- *pleurésie* en rapport avec une exposition ancienne à l'amiante ;
- *pleurésie radique* ;
- *traumatisme thoracique* : un traumatisme thoracique, même minime, peut être à l'origine d'un épanchement dont l'apparition est souvent retardée, alors même que le patient a oublié le traumatisme. Il s'agit souvent d'épanchements riches en éosinophiles.

Parfois, toutes les explorations sont négatives.

Signes cliniques

Les symptômes d'une pleurésie de la grande cavité pleurale sont indépendants de l'étiologie : douleur hémithoracique accentuée par les mouvements respiratoires, toux sèche provoquée par les changements de position, dyspnée. Des signes généraux (fièvre, altération de l'état général) existent parfois, en fonction de l'étiologie.

À l'examen clinique, on trouve un syndrome d'épanchement liquidien : matité déclive, abolition des vibrations vocales et du murmure vésiculaire.

Dans les formes localisées, le diagnostic est plus souvent radiologique, car les symptômes fonctionnels sont modérés en dehors du tableau propre à l'étiologie (*cf.* illustration).

Examens complémentaires

La radiographie pulmonaire, de face et de profil, montre une opacité franche et homogène d'une base, comblant les culs-de-sac costo-diaphragmatiques, dont la limite supérieure est floue : de face, concave en dedans et en haut, de profil concave en avant et en haut.

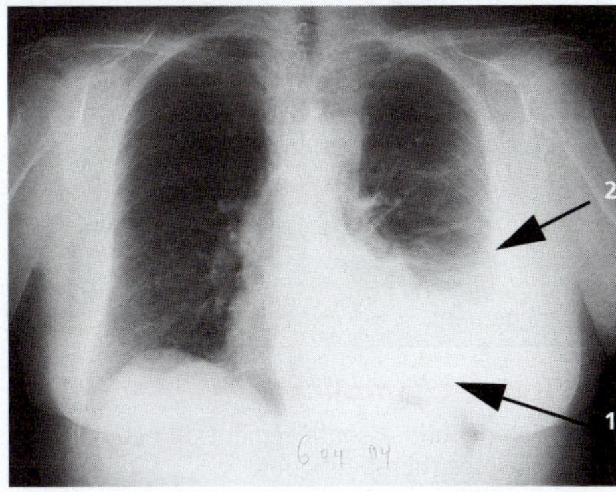

Pleurésie séro-fibrineuse gauche. 1. opacité dense, homogène, basale gauche ; 2. à limite supérieure concave.

Il faut rechercher un refoulement médiastinal *dans les formes de grande abondance* où tout le poumon peut être opaque.

Dans les formes localisées, l'opacité est pariétale, médiastinale ou diaphragmatique. Les pleurésies interlobaires donnent un aspect en raquette de profil.

Dans les formes de faible abondance, on peut s'aider de clichés déclives, de face, en décubitus latéral.

La tomodensitométrie précise le volume de l'épanchement, l'aspect de la plèvre, les éventuelles lésions parenchymateuses et médiastinales associées.

La ponction pleurale exploratrice ramène un liquide clair citrin. Il faut demander :

- *un examen biochimique* (taux de protides, de glucides, amylase, cholestérol, triglycérides, marqueurs tumoraux) ;
- *un examen cytologique* (nombre d'hématies, nombre de leucocytes et formule : pourcentage des lymphocytes, polynucléaires altérés ou non, présence d'éosinophiles) avec recherche de cellules anormales ;
- *un examen bactériologique* : germes banals, bacilles tuberculeux.

Les autres examens recherchent une cause :

- ponction-biopsie pleurale ;
- radiographie et scanner après évacuation complète ;
- fibroscopie bronchique ;
- sérologies virales ;
- recherche de bacilles tuberculeux dans les crachats et les urines, intradermo-réaction (IDR) ;

- échographie cardiaque ;
- bilan immunologique de collagénose ;
- la pleuroscopie est indiquée en cas de bilan étiologique négatif.

✚ Éléments de surveillance

- *Cliniquement* : sur la fièvre, la douleur, la toux, la dyspnée.
- *Radiologiquement* : sur la reproduction de l'épanchement.

Évolution et complications

L'évolution dépend essentiellement de l'étiologie et des possibilités thérapeutiques.

Les complications sont d'ordre *mécanique*, insuffisance respiratoire des épanchements abondants par compression médiastinale et du poumon controlatéral, et d'ordre *infectieux* par ensemencement du liquide lors des ponctions, justifiant une asepsie rigoureuse.

Il peut exister des malaises de type vagal lors de la mobilisation.

Traitement et pronostic

Ils sont fonction de l'étiologie.

Dans tous les cas, il faut assurer une évacuation la plus complète possible, après la biopsie pleurale, par un drainage par pleuro-cathéter.

Lorsque l'épanchement ne se reproduit plus, il faut débuter la kinésithérapie intensive et prolongée pour éviter la pachypleurite séquellaire, qui peut amputer la fonction respiratoire de façon définitive.

PNEUMATURIE

Présence d'air dans la vessie.

Elle signe une fistule colo-vésicale le plus souvent due à la perforation d'un diverticule sigmoïdien, plus rarement à un cancer (vessie, prostate, côlon, rectum).

PNEUMOCONIOSES

Définition

Ce sont des maladies pulmonaires secondaires à l'inhalation et à la rétention de poussières inorganiques.

Mécanismes

L'inhalation de certaines particules entraîne une réaction pulmonaire à type de fibrose interstitielle ou péribronchiolo-alvéolaire.

La durée d'exposition à la poussière est l'élément essentiel dans la survenue d'une pneumoconiose.

Causes et manifestations

On distingue deux types de pneumoconiose :

- *pneumoconioses non fibrosantes* dites « de surcharge » : stannose (étain), barytose (baryum), sidérose (fer). Elles donnent des images réticulonodulaires sans atteinte importante de la fonction respiratoire ;
- *pneumoconioses fibrosantes* : certaines particules (silice, amiante) sont réactives biologiquement et aboutissent à une réaction inflammatoire, puis à la fibrose :
  - silicose (→) rencontrée chez les mineurs, les fondeurs,
  - asbestose (→),
  - d'autres pneumoconioses sont secondaires à l'inhalation de mica ou d'autres minéraux.

Évolution et traitement

L'évolution des formes fibrosantes risque de se faire vers l'insuffisance respiratoire restrictive avec troubles de la diffusion du CO.

Le traitement est surtout préventif par la surveillance des sujets exposés et les précautions (travail avec masque) et par l'arrêt de l'exposition dès les premiers symptômes.

Il faut éviter tout facteur aggravant : infection, tabac.

PNEUMOCYSTIS CARINII (pneumonie à)

Définition, causes et mécanismes

P. carinii est un petit organisme de 2 à 4 mm. qui ne se cultive pas *in vitro*. L'affection est contagieuse par inhalation au contact de sujets malades. L'infection est apparente surtout chez les sujets immunodéprimés (infection par le virus VIH, greffés).

Épidémiologie

Elle a changé depuis le début des premiers cas de Sida. Initialement, la pneumocystose pulmonaire a été inaugurale du Sida dans 40 % des cas. Actuellement, cette infection est moins fréquente en raison de traitements prophylactiques ; elle reste néanmoins la pathologie inaugurale du Sida la plus fréquente. Le facteur prédictif est un taux de CD4 inférieur à 200/mm^3.

Signes essentiels

Cliniques : c'est une affection respiratoire aiguë avec toux, polypnée, tirage, cyanose, sueurs ; la fièvre est inconstante.

Examens complémentaires : la radio pulmonaire montre un infiltrat s'étendant du hile à la base, puis à tout le poumon sauf aux lobes supérieurs. Des bulles d'emphysème sont possibles. Il y a un trouble de la diffusion aux explorations fonctionnelles respiratoires. La NFS est normale. On recherche *P. carinii* dans les sécrétions bronchoalvéolaires au cours d'un lavage bronchiolo-alvéolaire (en théorie, des résultats positifs peuvent être obtenus lors de crachats induits).

Traitement

Le traitement curatif administré pendant 15 à 21 jours doit être suivi d'un traitement d'entretien indéfini. Le triméthoprime-sulfaméthoxazole (*Bactrim*) est essentiellement utilisé. En cas d'intolérance, la pentamidine, l'association trimétoprime-dapsone, l'atovaquone peuvent être utilisées.

La prophylaxie primaire de la pneumocystose est débutée quand le taux de CD4 devient inférieur à 200/mm^3, essentiellement par le *Bactrim*. Quand la sérologie de toxoplasmose est positive, le *Bactrim* permet une prophylaxie de la toxoplasmose.

PNEUMOPATHIE INTERSTITIELLE ET FIBROSE PULMONAIRE DIFFUSES

Définition

Il s'agit d'une pathologie qui regroupe un ensemble hétérogène d'affections qui ont en commun une infiltration cellulaire et/ou œdémateuse de la trame conjonctivo-élastique (tissu de soutien) de l'interstitium pulmonaire, quel que soit le mode évolutif des lésions, de l'alvéolite jusqu'à la fibrose pulmonaire irréversible.

Causes et mécanismes

Les causes sont nombreuses, connues et inconnues :

- agent étiologique connu :
  - tuberculose pulmonaire,
  - Sida et infections opportunistes,
  - néoplasie pulmonaire : lymphangite, hémopathies,
  - pneumoconioses : asbestose, silicose, etc.,
  - pneumopathies d'hypersensibilité : poumon de fermier, poumon d'éleveur d'oiseaux, etc.,
  - poumon cardiaque,
  - pneumopathie iatrogène : médicaments (*Cordarone*...), radiothérapie, etc. ;
- agent étiologique inconnu :
  - sarcoïdose, histiocytose « X » : cette affection s'observe chez le sujet jeune, fumeur ; le diagnostic est fait par la découverte de corps « X » dans le liquide de lavage broncho-alvéolaire, en microscopie électronique,
  - collagénoses : sclérodermie, lupus érythémateux disséminé, polyarthrite rhumatoïde...,
  - fibrose pulmonaire idiopathique : c'est une fibrose interstitielle diffuse sans étiologie retrouvée.

L'hypertrophie et la fibrose du tissu interstitiel entraînent une diminution de l'élasticité pulmonaire et une réduction de la surface d'échange air – sang, ce qui explique les anomalies des gaz du sang. L'épaississement de la membrane alvéolo-capillaire provoque une diminution de la diffusion de l'oxygène et du monoxyde de carbone (*cf.* illustration).

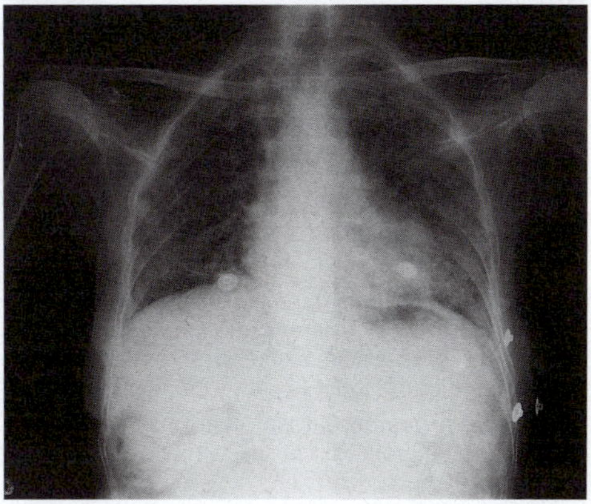

Fibrose interstitielle diffuse primitive.

Signes cliniques

Le tableau est dominé par la dyspnée d'effort puis de repos, associée à une cyanose et à un hippocratisme digital. D'autres symptômes sont plus inconstants : toux sèche.

Chaque étiologie complète la symptomatologie de ses signes propres.

L'examen pulmonaire trouve des râles crépitants prédominants aux bases.

Examens complémentaires

La radiographie pulmonaire standard et surtout le scanner thoracique montrent des opacités en verre dépoli, des opacités réticulo-micronodulaires bilatérales. À un stade plus évolué, des hyperclartés microkystiques apparaissent réalisant l'image en nid d'abeilles (*cf.* illustration).

Les épreuves fonctionnelles respiratoires révèlent un trouble ventilatoire restrictif avec diminution de la

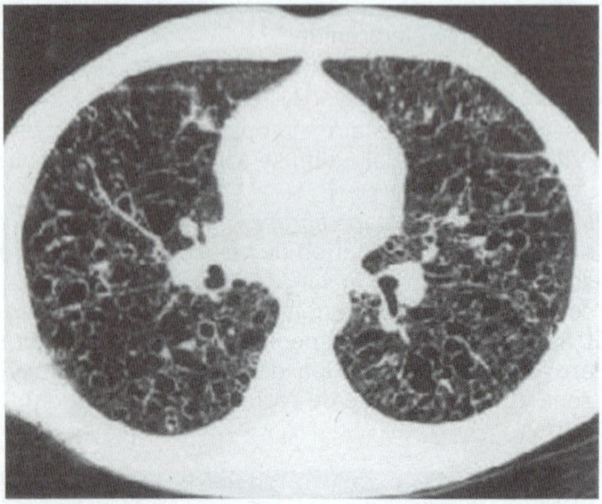

Scanner thoracique au cours de l'histiocytose X (cavités kystiques).

capacité pulmonaire totale. La diffusion de l'oxyde de carbone est diminuée. La compliance statique est diminuée.

Les gaz du sang permettent de mesurer l'hypoxémie qui parfois est discrète au repos, se majore à l'effort et régresse sous oxygène alors que la capnie est normale ou basse.

Mais il n'y a pas de parallélisme entre la clinique, les images pulmonaires et la perturbation des gaz du sang.

L'étude du lavage broncho-alvéolaire montre une hypercellularité associée à une alvéolite lymphocytaire, neutrophile, éosinophile, macrophagique ou panachée en fonction de l'étiologie.

Le diagnostic de certaines pneumopathies interstitielles doit pouvoir être posé sans preuve anatomopathologique.

Mais, lorsque la preuve histologique est justifiée, le site biopsique est choisi en tenant compte de l'agressivité de chaque examen, de la simple biopsie cutanée jusqu'à la biopsie pulmonaire chirurgicale.

+ Éléments de surveillance

Ils reposent sur la dyspnée, les gaz du sang, la radiographie pulmonaire et les EFR.

Évolution et complications

L'évolution dépend de la cause et des possibilités thérapeutiques.

Dans les *formes primitives*, l'évolution est progressive vers l'insuffisance respiratoire chronique avec retentissement cardiaque droit.

Des complications peuvent survenir : pneumothorax, surinfection.

Traitement et pronostic

Les traitements sont très limités, le plus souvent, en dehors de l'arrêt de l'exposition à un produit toxique.

La corticothérapie (sarcoïdose) et/ou les immunosuppresseurs (collagénose, *Goodpasture*), peuvent donner de bons résultats.

Le traitement symptomatique repose sur :

- l'oxygénothérapie ;
- l'antibiothérapie dès la moindre infection ;
- la prophylaxie de foyers dentaires et ORL ;
- la vaccination antigrippale et antipneumococcique.

La greffe pulmonaire peut être proposée au stade d'insuffisance respiratoire terminale d'une fibrose pulmonaire diffuse.

Le pronostic est souvent sombre, mais fonction de l'étiologie.

PNEUMOPATHIES BACTÉRIENNES

Définition

Atteinte aiguë du parenchyme pulmonaire par des agents bactériens responsables de lésions inflammatoires non suppurées.

On distingue deux types de pneumopathies bactériennes (PB) :

- communautaires, contractées en milieu extrahospitalier ;
- nosocomiales, acquises à l'hôpital, 48 heures après l'admission.

Causes et mécanismes

Ce sont des maladies relativement fréquentes. La contamination du poumon se fait le plus souvent par voie aérienne, plus rarement par voie sanguine lors d'une septicémie.

Normalement, les germes inhalés sont éliminés par les systèmes de défense broncho-pulmonaires (mucus, cils bronchiques, anticorps, macrophages alvéolaires), mais lorsque les germes sont très nombreux (infection dentaire ou ORL) ou les systèmes de défense dépassés (vieillard, diabète, éthylisme, immunodéprimé, intubation), la pneumopathie peut s'installer.

Les germes en cause les plus souvent rencontrés dans les *pneumopathies communautaires* sont le pneumocoque, l'*Hæmophilus influenzæ*, le mycoplasme, et les légionelles, alors que dans les *pneumopathies nosocomiales* ce sont les bacilles à Gram négatifs (pyocyanique, *Acinetobacter*) et les cocci-Gram positifs (staphylocoque, etc.) qui sont les plus répandus.

Anatomiquement, le foyer pneumonique correspond à un œdème avec exsudat intra-alvéolaire riche en germes qui évoluera vers la régression.

Signes cliniques

Habituellement, le début est brutal avec fièvre, douleurs thoraciques, altération de l'état général et frissons. La toux est initialement sèche puis ramène une expectoration purulente. La dyspnée est d'intensité variable.

L'examen clinique, pauvre au début, met rapidement en évidence un syndrome de condensation avec matité, augmentation des vibrations vocales et foyer de râles crépitants.

Il existe des formes diffuses, souvent dues au staphylocoque ou aux germes à Gram négatif qui entraînent un tableau de détresse respiratoire fébrile avec dyspnée et cyanose et des signes auscultatoires bilatéraux. Elles surviennent surtout chez des sujets fragilisés.

La pneumopathie à légionnelle est classée à part. Les légionnelles sont des bactéries très souvent mises en évidences dans l'environnement (boues, eau tiède et stagnante des climatiseurs, par exemple). Le tableau clinique est proche de la pneumopathie à mycoplasme. Il s'y associe souvent une note digestive (diarrhée), neurologique (vertiges, torpeur, etc.). Le diagnostic repose sur la mise en évidence des légionnelles par immunofluorescence dans les liquides biologiques (sécrétions bronchiques, liquide de lavage alvéolaire, liquide pleural), et par réactions sérologiques.

Examens complémentaires

La radiographie pulmonaire montre dans les formes localisées une image dense, volontiers triangulaire à base externe et sommet vers le hile correspondant à un segment ou à un lobe. Dans les broncho-pneumopathies il existe des images bronchiques associées.

L'examen cytobactériologique des crachats n'a aucun intérêt (sauf pour le BK) car le prélèvement est contaminé par les germes oropharyngés. Lorsque l'identification du germe est primordiale, on peut le rechercher par brossage protégé sous fibroscopie.

La recherche de bacilles tuberculeux est systématique devant des images radiologiques évocatrices.

La fibroscopie bronchique se doit d'éliminer une tumeur bronchique associée, surtout chez le fumeur.

Les hémocultures systématiques à la recherche du germe, ainsi que l'antigénurie légionelle et pneumocoque.

Les gaz du sang sont habituellement normaux en dehors d'une discrète hypoxie, sauf en cas de pathologie broncho-pulmonaire préexistante.

Les examens standards montrent une hyperleucocytose à polynucléaires, une CRP et une vitesse de sédimentation élevées ; recherche d'un diabète.

✚ Éléments de surveillance

- *Cliniquement* : le syndrome fébrile, l'expectoration et l'auscultation pulmonaire.
- *Radiologiquement* : la régression du foyer, parfois très lente.

Évolution et complications

L'évolution est habituellement favorable sous antibiotiques, avec rapide retour à l'apyrexie et tarissement de l'expectoration. La normalisation de la radiographie est plus lente.

Les complications (abcès du poumon, pleurésie, détresse respiratoire, insuffisance rénale fonctionnelle) sont surtout le fait du staphylocoque et des germes à Gram négatif, d'autant plus qu'ils atteignent des sujets fragilisés (éthylisme, bronchopathie chronique, diabète, suites opératoires, réanimation, immunodéprimé, vieillard).

Traitement et pronostic

Le traitement repose sur l'antibiothérapie dès les prélèvements faits, sans attendre les résultats des examens bactériologiques :

- *dans les pneumopathies communautaires*, on fait le plus souvent appel à l'amoxicilline ou à un macrolide, chez le sujet présumé sain. En revanche, chez le sujet fragile, on utilisera l'association amoxicilline-acide clavulanique (*Augmentin*), ou une fluoroquinolone ;
- *dans les pneumopathies nosocomiales*, les germes sont volontiers résistants, et on utilisera en première intention l'association de deux antibiotiques, par voie veineuse, dont le choix dépendra en particulier des traitements antibiotiques déjà reçus par le malade, et de l'écologie bactérienne au sein du service. Dans un second temps, si la bactérie a pu être isolée, on se guidera sur l'antibiogramme (*cf.* illustration).

La durée du traitement est fonction du germe isolé, ou présumé, et des pathologies associées :

- *aux antibiotiques*, il faut associer dans tous les cas :
  - arrêt du tabac,
  - kinésithérapie respiratoire,
  - traitement de foyers infectieux ORL ou dentaire ;

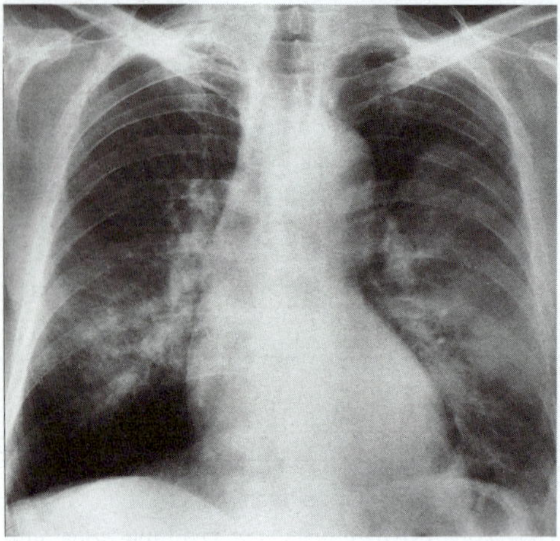

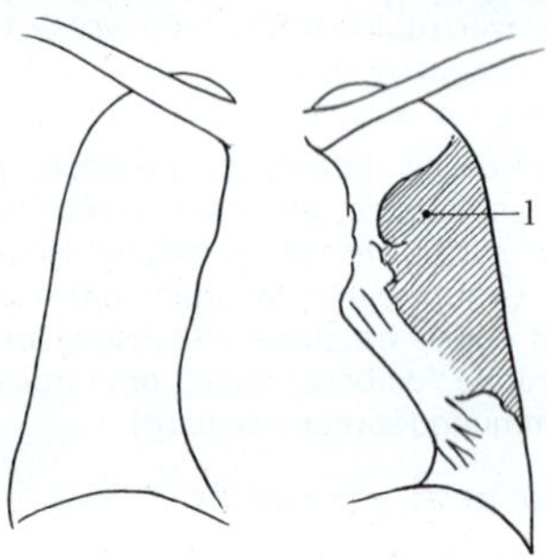

Pneumopathie à pneumocoque du poumon gauche. Le foyer pneumonique se traduit par une opacité occupant la quasi-totalité du poumon.
1 : opacité pneumonique.

- *dans certains cas, on associe* :
  - réanimation hydroélectrolytique,
  - réanimation respiratoire,
  - oxygénothérapie.

Le pronostic dépend essentiellement du terrain, du germe, des tares associées et de la rapidité de la prise en charge. Il est le plus souvent favorable.

PNEUMOPATHIES INFECTIEUSES NON BACTÉRIENNES

Définition

Atteinte parenchymateuse pulmonaire infectieuse due à des virus ou des micro-organismes non bactériens. L'infection provoque une alvéolite et une atteinte du tissu interstitiel.

Signes cliniques et paracliniques

Le début est parfois brutal, souvent en période épidémique, avec fièvre, douleurs diffuses, atteinte de l'oropharynx.

Ensuite l'altération de l'état général est modérée, mais la toux est fréquente ramenant une expectoration muqueuse. L'auscultation pulmonaire est souvent subnormale.

Radiologiquement, il existe des images hétérogènes réticulo-nodulaires, partant du hile et s'évasant vers la périphérie ; elles peuvent être bilatérales ; une réaction pleurale est possible, mais toujours minime.

Biologiquement, la VS est élevée, mais il n'y a pas d'hyperleucocytose, les recherches de germes et de bacilles tuberculeux sont négatives.

Le diagnostic étiologique repose sur la sérologie qui doit montrer une ascension des taux à 15 jours d'intervalle.

L'évolution est habituellement favorable en quelques semaines (*cf.* illustration).

Les complications sont dominées par le risque de surinfection bactérienne, surtout chez les sujets fragiles (vieillard, diabétique, éthylique, insuffisant respiratoire, ou immunodéprimé). Ce tableau général est bien sûr modifié en fonction de l'agent causal.

Causes et manifestations particulières

Pneumopathies virales

Elles sont de plus en plus fréquentes.

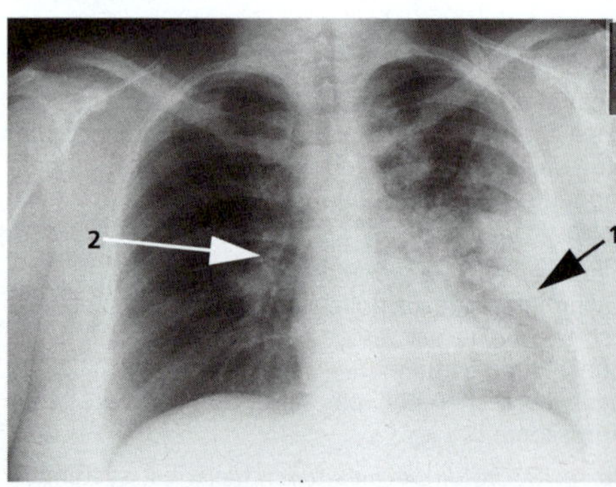

Pneumopathie à mycoplasmes. Opacité alvéolo-interstitielle à limites imprécises du champ pulmonaire gauche (1) ; opacité para-pédiculaire droite (2).

• *Myxovirus influenzæ ou* pneumopathie grippale (Grippe) [→] : la pneumopathie est découverte dans un tableau de grippe (fièvre, céphalées, myalgies), en période épidémique.
• *Adénovirus :* ils atteignent surtout l'enfant. Le tableau associe à la pneumopathie une conjonctivite, des adénopathies cervicales, une splénomégalie.
• *Cytomégalovirus* : surtout chez l'enfant et l'immunodéprimé, il provoque une dyspnée importante. La radiographie montre des images réticulo-nodulaires. Il peut s'y associer un ictère avec hépato-splénomégalie.
• *Autres virus* : virus respiratoire syncytial, parainfluenzæ, rougeole, entérovirus, varicelle, oreillons.

Pneumopathies à micro-organismes non viraux

• *Pneumopathies à Chlamydia* : elles regroupent l'ornithose transmise par le pigeon et la psittacose (→) par la perruche et le perroquet. Les signes pulmonaires sont souvent précédés par une épistaxis, une éruption cutanée et un catarrhe rhino-pharyngé. Le diagnostic est sérologique. L'évolution est lente sous antibiotiques (cyclines).
• *Pneumopathies à Mycoplasma pneumoniæ* : la symptomatologie comporte une toux sèche, importante, parfois des hémoptysies. Il peut s'y associer un ictère (anémie hémolytique). À la radiographie, il existe un aspect granité uni- ou bilatéral prédominant aux bases, un épanchement pleural est possible. L'évolution est lente, mais les antibiotiques sont efficaces (macrolides, cyclines).
• *Pneumopathies à rickettsies* (fièvre Q) : *Rickettsia burnetti* donne une fièvre à 40 °C avec des signes méningés et manifestations respiratoires. Radiologiquement, on trouve un aspect en verre dépoli prédominant aux bases. Le traitement par les cyclines doit être prolongé. L'évolution est habituellement favorable.
• *Pneumopathies à Pneumocystis carinii* (→) : elles surviennent chez les sujets immunodéprimés (VIH, hémopathies, cancers et traitement immunosuppresseur). Le début est insidieux, puis s'installe un tableau sévère avec dyspnée, cyanose, sueurs, tirage.
La toux ramène une expectoration mousseuse. La poussée thermique est brève. L'auscultation pulmonaire est pauvre. La radiographie du thorax montre des opacités de type variable, souvent alvéolo-interstitielles, mais parfois elle est normale dans la phase initiale.

La recherche étiologique est primordiale avec le lavage broncho-alvéolaire (fibroscopie bronchique).

L'évolution sans traitement se complique souvent d'insuffisance respiratoire aiguë et de pneumothorax aboutissant au décès. Le traitement est symptomatique (oxygène, réanimation), associé au *Bactrim* ou à la pentamidine.

Dans bien des cas, aucune étiologie certaine n'est retrouvée.

Traitement et pronostic

Ils dépendent de l'agent infectieux.

Le traitement, en dehors des traitements spécifiques, est symptomatique : oxygène, prévention d'une surinfection, repos.

Le traitement préventif est nécessaire avec l'arrêt du tabac et la vaccination préventive.

Le pronostic est cependant le plus souvent favorable avec guérison complète clinique et radiologique.

PNEUMOPATHIES NON INFECTIEUSES

Définition

On réunit sous ce terme les pneumopathies immuno-allergiques (du milieu agricole, du milieu industriel, médicamenteuses) et les pneumopathies à éosinophiles.

Elles sont réunies par l'existence de foyers d'alvéolite responsables d'opacités radiologiques.

Mécanismes

Leurs origines sont variables, mais elles résultent d'une réaction immuno-allergique en réponse à une stimulation antigénique.

PNEUMOPATHIES IMMUNO-ALLERGIQUES IATROGÈNES

Les médicaments reconnus comme potentiellement responsables de pneumopathies iatrogènes sont multiples :

• cytotoxiques (busulfan, méthotrexate, bléomycine…) ;
• anti-infectieux (nitrofurantoïne, pénicilline, ampicilline…) ;
• antiparasitaires (*Mintézol*, pyriméthamine, *Sulfadoxine*…) ;
• médicaments cardiologiques (amiodarone…) ;
• médicaments rhumatologiques (sels d'or, *Pénicillamine*…) ;
• médicaments neurologiques (méthysergide, imipramine…) ;
• médicaments métaboliques (clofibrate…) ;
• antiallergiques (cromoglycate disodique).

Cette liste n'est pas limitative, et il faut toujours penser, devant une pneumopathie non infectieuse, à une pathologie iatrogène, et dresser l'inventaire des médicaments pris par le patient.

Diagnostic et traitement

Le diagnostic repose sur la régression de la pneumopathie à l'arrêt du médicament suspecté. Dans certains cas, les tests immunologiques *in vitro* (test de transformation lymphoblastique, test d'inhibition de la migration des lymphocytes), les données du lavage broncho-alvéolaire (lymphocytose, augmentation des lymphocytes CD4 et surtout CD8) apportent des arguments.

En ce qui concerne *le traitement*, il convient avant tout d'interrompre le médicament responsable. Parfois, il est prescrit une corticothérapie à forte dose, 0.5 à 1 mg/kg/jour, pendant plusieurs mois.

PNEUMOPATHIES IMMUNO-ALLERGIQUES EN MILIEUX AGRICOLE ET INDUSTRIEL

La maladie du poumon du fermier est la plus fréquente.

Elle survient à l'occasion de la manipulation de foin moisi.

• *Les manifestations aiguës* sont bruyantes : tableau pseudo-grippal, fièvre, asthénie, toux, expectoration muqueuse, dyspnée. Chaque poussée nouvelle aiguë dure 24 à 48 heures et se répète à chaque exposition nouvelle.

• *Les manifestations cliniques sont insidieuses* : fièvre modérée, asthénie, dyspnée, douleur thoracique, altération de l'état général. L'examen clinique est pauvre.

• *La radiographie pulmonaire* montre des images réticulo-nodulaires diffuses bilatérales, prédominant aux bases ; elle peut être normale.

• *La VS* est élevée.

• *Les épreuves fonctionnelles* respiratoires montrent un trouble ventilatoire restrictif avec baisse de la diffusion du CO.

• *Le diagnostic* repose sur les circonstances d'apparition (interrogatoire) et sur l'étude immunologique qui retrouve un anticorps spécifique.

• *L'évolution est variable* : favorable initialement si l'exposition au risque est stoppée, sinon elle peut se faire vers la fibrose avec insuffisance respiratoire chronique.

La maladie des éleveurs d'oiseaux (tourterelles, colombes, pigeons et volailles) : dans un contexte évocateur, on recherche l'antigène aviaire.

Les autres pneumopathies immuno-allergiques *sont plus rares*. On individualise plusieurs maladies :

• maladie des fromagers, des champignonnistes, des bois exotiques, des fourreurs, des torréfacteurs de café ;

• bagassose (canne à sucre), subérose (poussière de liège), byssinose (coton), cannabiose (chanvre et lin) ;

• pneumopathies induites par les climatiseurs d'air qui sont contaminés par un actinomycète ;

• pneumopathies des sujets exposés aux poussières de métaux, aux isocyanates, etc.

Traitement et pronostic

Le traitement repose sur la surveillance régulière des sujets exposés, et leur soustraction au risque dès les premiers symptômes. Dans certains cas, il est prescrit une corticothérapie.

Le pronostic est bon si l'arrêt de l'exposition est obtenu précocement, sinon l'évolution se fait vers la fibrose pulmonaire et l'insuffisance respiratoire chronique.

PNEUMOPATHIES À ÉOSINOPHILES

Elles associent une pneumopathie à une hyperéosinophilie sanguine. On distingue deux formes :

Infiltrat labile ou *syndrome de Loeffler* :

• *cliniquement*, tout se limite à une toux sèche, une fébricule, des douleurs basithoraciques, plus rarement une dyspnée ;

• *la radiographie pulmonaire* montre un ou plusieurs infiltrats peu denses, mal limités, sans siège particulier. Les images sont labiles, migratrices, variables d'un cliché à l'autre ;

• *l'expectoration* est riche en éosinophiles ;

• *la vitesse de sédimentation* est élevée, ainsi que l'éosinophilie qui va atteindre 50 à 70 % au cours de l'évolution ;

• *l'image radiologique* disparaît en 10-15 jours ; l'hyperéosinophilie se corrige plus lentement ;

• les causes sont multiples :
  - parasitoses : ascaridiose, toxocarose, ankylostomiase, anguillulose, distomatose, bilharziose, *tæniasis*, trichinose, amibiase,
  - aspergillose broncho-pulmonaire allergique,
  - asthme atopique,
  - médicaments : pénicilline, sulfamides,
  - idiopathiques.

Formes chroniques :

• le tableau est plus sévère : asthénie, fièvre, dyspnée, amaigrissement ;

• *la radiographie* révèle des infiltrats ou des opacités disséminés ;

• *l'hyperéosinophilie* est très nette, associée aux perturbations propres de la maladie causale (vascularite) : périartérite noueuse (→) avec ses autres atteintes viscérales, granulomatose de Churg et Strauss (→), granulomatose de Wegener (→) qui associe une insuffisance rénale sévère et une suppuration rhinopharyngée ;

• *le traitement* repose sur la corticothérapie et les immunosuppresseurs, le pronostic est sévère, fonction de la maladie sous-jacente.

PNEUMOTHORAX

Définition

Le pneumothorax correspond à un épanchement gazeux dans la cavité pleurale.

Causes et mécanismes

L'existence d'une plaie de la plèvre viscérale ou plus rarement pariétale permet un passage d'air dans la cavité pleurale où règne habituellement une pression négative. Les pressions intrapleurale et atmosphérique s'équilibrant, le poumon se rétracte en raison de son élasticité.

Les causes sont multiples en dehors du pneumothorax (PNO) provoqué par un traumatisme thoracique :

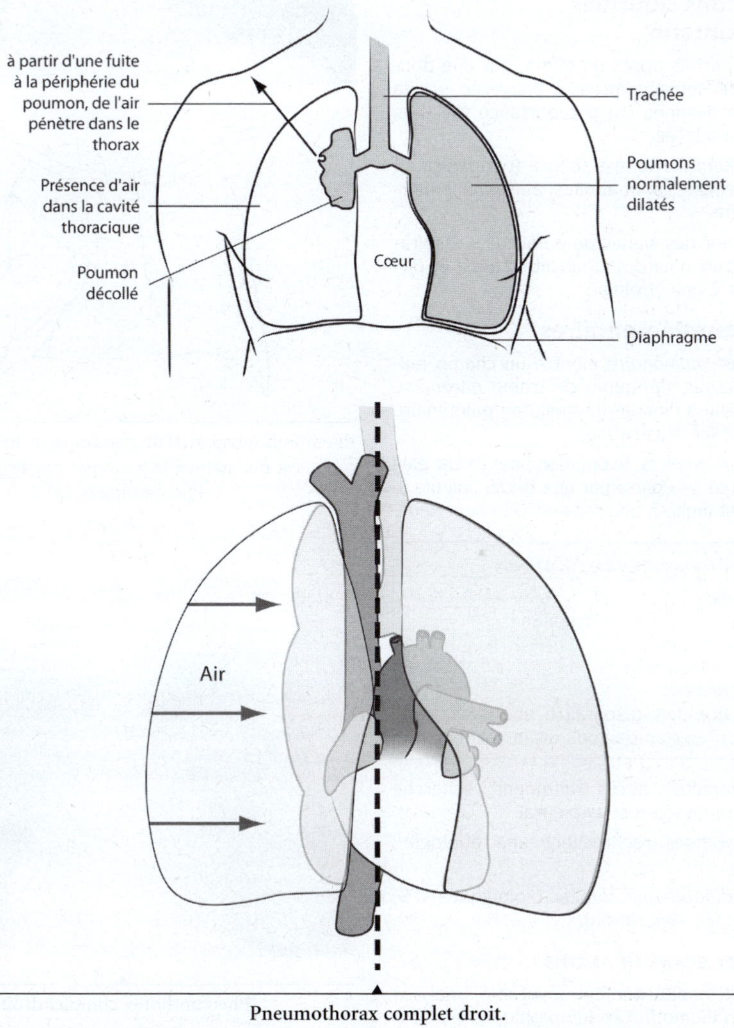

Pneumothorax complet droit.

• *PNO spontané idiopathique* dont l'origine est inconnue. C'est le cas le plus fréquent. Dans certains cas, on trouve des petites bulles d'emphysème sous-pleural des sommets. Il est caractéristique par l'âge du malade (20-40 ans) et sa prédominance chez l'homme longiligne ;
• *PNO spontané secondaire à une infection* à germe banal (staphylocoque) responsable d'un pyopneumothorax, ou à une lésion tuberculeuse ;
• *PNO spontané secondaire à la rupture* d'une bulle d'emphysème, juxtapleurale dans le cadre de l'emphysème, d'une fibrose, d'une histiocytose X, d'un asthme.

Manifestations cliniques du PNO spontané

Début brutal, parfois après un effort, par une douleur thoracique souvent intense, exagérée par la respiration. La dyspnée est d'importance variable, mais souvent modérée.

À l'examen, l'hémithorax est sonore (tympanisme), les vibrations vocales sont abolies, ainsi que le murmure vésiculaire.

Il faut rechercher des signes de défaillance respiratoire, d'insuffisance cardiaque droite, rares, et des signes propres à une étiologie.

Examens complémentaires

La radiographie pulmonaire montre un champ pulmonaire hyperclair, dépourvu de trame parenchymateuse, associé à l'image du moignon pulmonaire rétracté au hile (*cf.* illustration).

Dans les PNO incomplets, le poumon peut rester partiellement accolé à la paroi par une bride, ailleurs le décollement est limité à un croissant clair supérieur.

Éléments de surveillance

• *Cliniquement* :
– la douleur thoracique, la dyspnée ;
– le pouls, la tension ;
– le résultat du drainage.
• *Radiologiquement* :
– l'image claire doit disparaître et ne pas se reproduire après clampage du drain.

La tomodensitométrie, après traitement, recherche des bulles d'emphysème sous-pleural.

Les autres examens recherchent une étiologie : tuberculose.

Dans le PNO idiopathique, le bilan biologique (NFS, VS) est normal (*cf.* illustration).

Évolution et complications

L'évolution est habituellement favorable, mais la récidive des pneumothorax idiopathiques est fré-

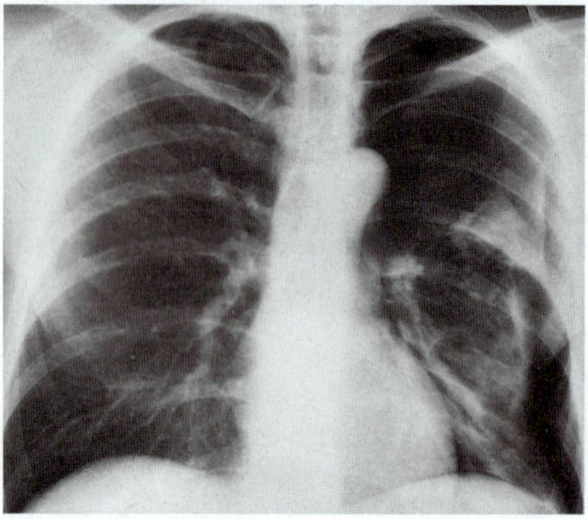

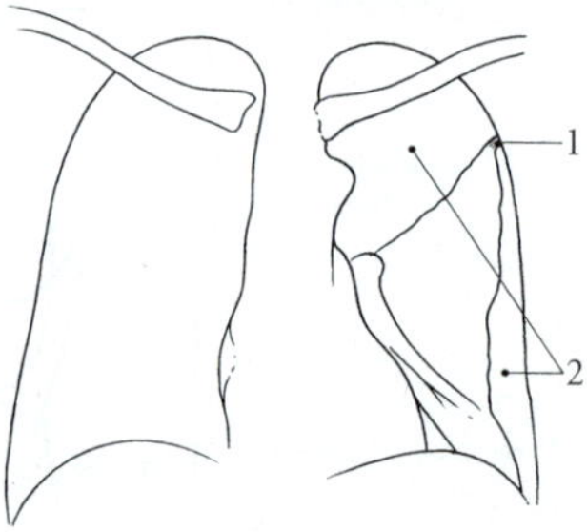

Pneumothorax partiel du poumon gauche. Le poumon est maintenu à la paroi par une bride (1). Pneumothorax (2).

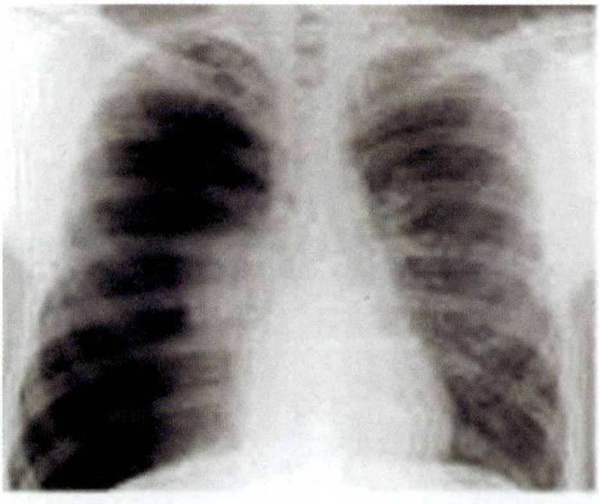

Pneumothorax complet droit.

quente, homo- ou controlatérale. Le patient doit en être averti.

Les complications sont dominées par les PNO suffocants secondaires soit à une fistule à soupape qui alimente le PNO sans permettre l'évacuation de l'air, soit plus rarement au PNO bilatéral, soit surtout au PNO chez l'insuffisant respiratoire chronique, de pronostic sombre. C'est une complication classique et grave de la ventilation mécanique assistée en réanimation.

Traitement et pronostic

Dans les formes limitées, on a tendance à temporiser pendant 3-4 jours pour laisser cicatriser la fistule, le patient étant au repos complet. Parfois, l'air se résorbe lentement et le poumon revient spontanément à la paroi, l'exsufflation à l'aiguille pourrait accélérer la guérison. Dans le cas contraire, il faut mettre en place un drainage aspiratif.

Dans les formes complètes et dans les formes suffocantes, le traitement repose sur la mise en place d'un drain aspiratif. Il s'impose d'urgence dans les formes suffocantes.

Les PNO récidivants (1re ou la 2e récidive homolatérale, ou la 1re récidive controlatérale) nécessitent une intervention chirurgicale (avivement pleural, pleurectomie pariétale), qui peut se faire sous vidéo-thoracoscopie.

Le pronostic est habituellement bon, en dehors des PNO chez l'insuffisant respiratoire chronique grave.

Pour la pratique, on retiendra :

Maladie fréquente chez l'adulte jeune.
Clinique : typique, révélatrice.
Examens : radiographie thoracique pour le diagnostic.
Rôle de l'infirmière : expliquer la maladie et la technique du drainage pleural et surtout évaluer la douleur avant, pendant et après le drainage pleural.
Surveillance : rôle majeur de l'infirmière pour surveiller le bullage du drain pleural.

POIGNETS ET MAINS (affections ostéo-articulaires des, généralités)

Signes cliniques

De très nombreuses affections articulaires (dégénératives arthrosiques ou rhumatismales inflammatoires), des parties molles ou osseuses, siègent aux mains. Qu'elles entraînent une déformation, une raideur ou simplement des douleurs, le retentissement fonctionnel est essentiel à considérer.

Causes

Parmi les rhumatismes inflammatoires, citons :

- la *polyarthrite rhumatoïde* (→), où l'atteinte symétrique, prédomine sur les métacarpophalangiennes et les interphalangiennes proximales, et finit par s'accompagner d'une déviation en « coup de vent cubital » des doigts ;
- la *polyarthrite psoriasique* avec ses atteintes évocatrices : « doigt en saucisse », atteinte des interphalangiennes distales ;
- la *goutte, la chondrocalcinose* peuvent se manifester à la main.

Parmi les affections dégénératives arthrosiques, citons :

- la localisation sur les interphalangiennes distales, qui porte le nom de *nodosités d'Heberden*, et celle sur les interphalangiennes proximales ou *nodosités de Bouchard* ;
- la localisation à la racine du pouce, ou *rhizarthrose*, sur l'articulation trapézométacarpienne, qui entraîne dans les formes évoluées une subluxation en dehors du pouce. L'arthrose des doigts, où entrent en jeu des facteurs familiaux, héréditaires, est très fréquente, habituellement bilatérale, volontiers déformante, mais ses manifestations cliniques sont rarement douloureuses et de façon intermittente. Une gêne fonctionnelle est parfois notée.

Parmi les affections touchant les tendons et les gaines synoviales, citons :

- la *ténosynovite de De Quervain* : très fréquente chez la femme après 40 ans, souvent en relation avec des microtraumatismes professionnels, elle entraîne une douleur d'apparition et d'aggravation progressives à la face externe du poignet, sur la styloïde radiale ; elle est exacerbée par les mouvements d'extension et d'abduction du pouce et par la pression sur la styloïde radiale. L'examen retrouve souvent une tuméfaction sous-cutanée allongée verticalement, douloureuse. L'évolution est souvent traînante, mais elle est améliorée par le traitement médical qui consiste en infiltrations de dérivés de la cortisone et en immobilisation locale (attelle) ;
- le *syndrome du canal carpien* (→) ;
- le *« doigt à ressaut »* ou *« à ressort »* : il est dû à un nodule situé sur le tendon du fléchisseur profond d'un doigt qui accroche pendant son passage dans la coulisse ostéofibreuse de la métacarpo-phalangienne, et entraîne lors de l'extension du doigt un ressaut douloureux ou un blocage en position de flexion ; le patient doit alors s'aider de l'autre main pour étendre son doigt. Volontiers d'origine microtraumatique, on le rencontre aussi au cours des rhumatismes inflammatoires. Lorsqu'il est gênant, 1 ou 2 injections locales d'un dérivé corticoïde don-

nent habituellement un bon résultat. En cas d'échec et de gêne fonctionnelle importante, ce qui est rare, ou de récidives trop fréquentes, le traitement chirurgical est simple et efficace : section de la gaine fibreuse ;
- les *kystes synoviaux* (→) fréquents au dos du poignet et du carpe.

Parmi les affections des parties molles, citons :
- les infections (panaris, phlegmons) ;
- la maladie de Dupuytren (→), caractérisée par un épaississement nodulaire puis une rétraction de l'aponévrose palmaire avec flexion irréductible des doigts. Fréquente chez l'homme après 50 ans, elle peut bénéficier lorsqu'elle est fonctionnellement gênante, d'une aponévrotomie à l'aiguille ou chirurgicale ;
- le syndrome de Raynaud, les acrosyndromes (→) ;
- les déformations de l'hippocratisme digital (→) et de l'acromégalie (→).

Parmi les affections osseuses, citons :
- l'algodystrophie réflexe (→), dont c'est une localisation fréquente ;
- les tumeurs osseuses bénignes, rarement malignes, exceptionnellement les métastases osseuses.

POLIOMYÉLITE ANTÉRIEURE AIGUË

Définition, causes et mécanismes

C'est une maladie aiguë virale due à un entérovirus appartenant au groupe des poliovirus. La contamination est plus digestive que rhino-pharyngée. C'est une affection immunisante. Le nourrisson est protégé par les anticorps maternels pendant les premiers mois. Les manifestations cliniques sont variées : formes latentes, formes pseudo-grippales, formes neurologiques. L'éradication en France est réalisée.

Signes essentiels

Cliniques :

- la *forme spinale de l'enfant* est la plus habituelle. Après une incubation de 1 à 2 semaines apparaissent fièvre, rhino-pharyngite, troubles digestifs. Peuvent éveiller l'attention : myalgies exacerbées par la pression, syndrome méningé, rétention d'urines ou abolition d'un réflexe. Les *paralysies* s'installent après 2 à 3 jours de fièvre en une ou plusieurs poussées. Elles sont de *type périphérique avec hypotonie, abolition des réflexes et d'importants troubles vasomoteurs et trophiques. La topographie est asymétrique*, prédominant aux *membres inférieurs*. On recherche avec soin une atteinte des *muscles abdominaux ou respiratoires*. Il n'y a pas de trouble de la sensibilité objective (l'atteinte siège sur la corne antérieure de la moelle). La régression débute vers le 10e jour, rapide au début, puis plus lente sur des semaines ou mois. Le pronostic nécessite des bilans musculaires répétés, cliniques et électriques. Les *séquelles* peuvent comprendre : amyotrophies et rétractions tendineuses, troubles trophiques cutanés et osseux, anomalies de la croissance ;
- les *formes hautes cervico-bulbaires* sont dominées par les paralysies respiratoires, dont il faut déterminer le mécanisme (paralysie d'exécution ou paralysie bulbaire, paralysie des nerfs crâniens). Le risque est l'encombrement trachéo-bronchique et pulmonaire ;
- les *autres formes* comprennent : paralysies isolées des nerfs crâniens, formes encéphaliques ou méningées pures, formes frustes et inapparentes très fréquentes.

Examens complémentaires : les éléments du diagnostic sont l'isolement du virus (prélèvements pharyngés, de selles, de LCR) et l'ascension du titre des anticorps sériques à 3 semaines d'intervalle.

+ Surveillance, évolution et complications

Voir *supra*.

Traitement

Les moyens thérapeutiques comprennent : repos strict au lit, prévention des attitudes vicieuses, rééducation, corrections chirurgicales et orthopédiques, centre spécialisé en cas d'atteinte respiratoire. La paralysie isolée de la déglutition impose l'arrêt de l'alimentation orale, la mise en position déclive, des aspirations pharyngées répétées.

Prophylaxie : la déclaration est obligatoire (n° 14), isolement, désinfection des selles, éviction scolaire des sujets contacts. La vaccination est obligatoire.

POLLAKIURIE

C'est la fréquence exagérée de mictions. Elle traduit habituellement une pathologie du bas appareil urinaire.

POLYARTHRITE RHUMATOÏDE

Définition

La polyarthrite rhumatoïde est la plus fréquente des polyarthrites chroniques, qui touche environ 0,8 %

de la population en France et surtout les femmes (6 fois sur 10) autour de 50 ans. Elle est caractérisée par une atteinte inflammatoire et relativement symétrique des articulations, évoluant par poussées vers la déformation et la destruction des articulations intéressées (d'où le nom de polyarthrite chronique évolutive qu'on lui donnait auparavant).

Causes

Son origine est encore inconnue. Des mécanismes auto-immunitaires entrent en jeu, mais d'autres facteurs de risque existent, familiaux ou hormonaux.

Signes cliniques au début

La maladie a un début généralement insidieux et progressif qui peut s'étaler sur plusieurs semaines ou mois, avec des douleurs et une raideur de plusieurs articulations, évocatrices par :

• leur siège aux petites articulations des mains surtout : interphalangiennes proximales (ou IPP, entre 1re et 2e phalange) et métacarpo-phalangiennes (ou MCP, entre le métacarpien et la 1re phalange) des 2e et 3e doigts ; mais aussi des pieds : interphalangiennes proximales et métatarso-phalangiennes (ou MTP) des orteils. Les articulations interphalangiennes distales (ou IPD, entre 2e et 3e phalange) sont toujours respectées. D'autres articulations peuvent être atteintes : poignets, genoux ou, plus rarement au début, épaules et coudes (*cf.* illustration) ;

• leur topographie, en général bilatérale et grossièrement symétrique ;

• le caractère franchement inflammatoire des douleurs et de la raideur : recrudescence nocturne et le matin au réveil avec un « dérouillage articulaire » prolongé. Il en résulte une impotence fonctionnelle notable ;

• les signes inflammatoires locaux, avec tuméfaction rouge et chaude qui peut donner un aspect très évocateur de la main et des doigts : gonflement de la face dorsale du poignet et des MCP, déformation en fuseau des IPP ;

• des ganglions dans l'aisselle ou des nodosités sous-cutanées, les nodules rhumatoïdes, sur les faces d'extension des membres (dos de l'avant-bras) sont parfois retrouvés ;

• des signes généraux : fièvre modérée à 38 °C, fatigue, amaigrissement, sont parfois notés, plus ou moins importants selon l'intensité de la poussée.

Signes biologiques

La maladie est caractérisée par la présence dans le sérum du malade du facteur rhumatoïde. Cette immunoglobuline est mise en évidence par les réactions de Waaler-Rose et du latex, dont la positivité est un argument très important du diagnostic. Ces réactions peuvent être positives dans d'autres maladies et surtout rester négatives pendant la première année d'évolution de la maladie. Le dosage

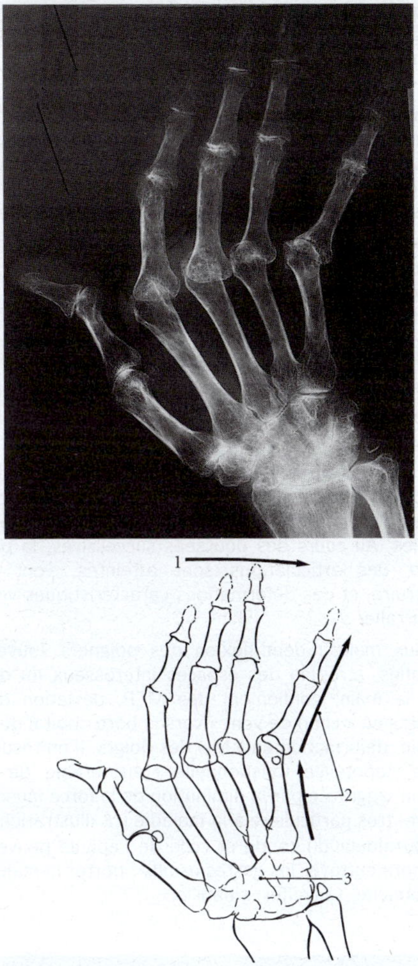

Polyarthrite rhumatoïde (stade évolué). 1. « Coup de vent » cubital ; 2. Désaxation ; 3. Fusion du carpe.

des anticorps anti-CCP (→) peut être utile au début dans les formes de diagnostic délicat.

La vitesse de sédimentation globulaire est généralement augmentée et cet examen non spécifique est un élément utile de surveillance, de même que le chiffre de l'hémoglobine : une anémie (dite « inflammatoire ») est en effet fréquemment retrouvée.

Signes radiologiques

Ils sont discrets au début : déminéralisation osseuse de part et d'autre de l'interligne articulaire, traduite par une transparence accrue de l'os, et augmentation de l'opacité des parties molles adjacentes.

Ce n'est que plus tardivement qu'apparaîtront les signes radiologiques caractéristiques de l'arthrite : pincement de l'interligne articulaire, microgéodes osseuses, l'aboutissement des lésions étant la destruction articulaire, et au niveau des os du carpe une ankylose caractéristique (carpite fusionnante).

L'échographie est très utile dans les formes débutantes, ainsi que l'IRM éventuellement ; la mise en évidence d'érosions constitue un argument pour un traitement actif très précoce.

Évolution

Rarement, la maladie peut s'éteindre après la ou les premières poussées, pour une durée plus ou moins longue.

Le plus souvent, l'évolution, qui s'étale sur des dizaines d'années, se fait par poussées, entrecoupées de rémissions de rythme et de durée imprévisibles. Au cours des poussées successives, la plupart des articulations sont atteintes, vont se détruire, et des déformations caractéristiques vont s'installer :

- aux mains : demi-flexion des poignets souvent gonflés, atrophie des espaces interosseux du dos de la main, gonflement des MCP, déviation des doigts en « coup de vent » vers le bord cubital de la main, déformation en « M » des doigts. Il en résulte une impotence fonctionnelle considérable de la main, aggravée par la diminution de la force musculaire, très particulière à la maladie (*cf.* illustration) ;
- la raideur du coude et celle de l'épaule peuvent encore entraver les gestes usuels : porter la main à la bouche, se coiffer, s'habiller ;
- aux membres inférieurs, l'atteinte des chevilles et des pieds, avec les déformations qui en résultent : déviation latérale des orteils, orteils « en marteau », affaissement de la voûte plantaire, vont rendre la marche très douloureuse et difficile de même que l'atteinte des genoux, constante au cours de l'évolution. Il faut enfin signaler la possibilité d'atteinte des hanches et celle du rachis cervical.

Au cours des poussées évolutives, l'altération de l'état général est habituelle, avec fièvre, amaigrissement, fatigue, anémie.

D'autres atteintes portant sur des organes extra-articulaires sont possibles : poumons, cœur, système nerveux périphérique, « syndrome sec » avec œil sec et bouche sèche (syndrome de Gougerot-Sjögren).

Chez la majorité des malades, la maladie ne s'éteint jamais et finit par entraîner, du fait de l'inflammation, de la destruction et des déformations articulaires, une grave invalidité sur le plan fonctionnel. Le retentissement psychologique peut être considérable. Dans ses formes graves, elle relève d'une prise en charge à 100 % dans le cadre des affections de longue durée (ALD 30).

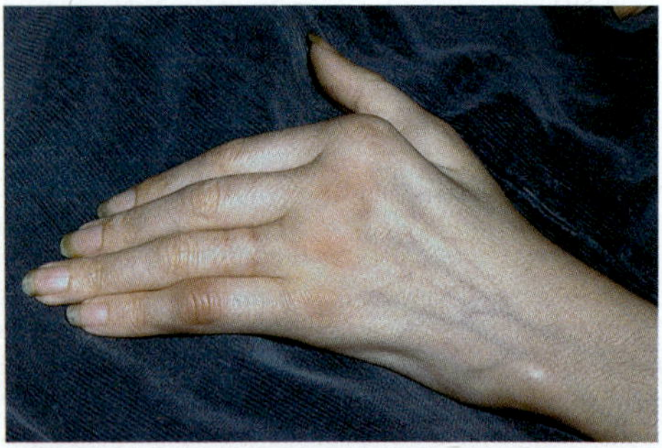

Main de polyarthrite rhumatoïde évoluée, avec « coup de vent » cubital.

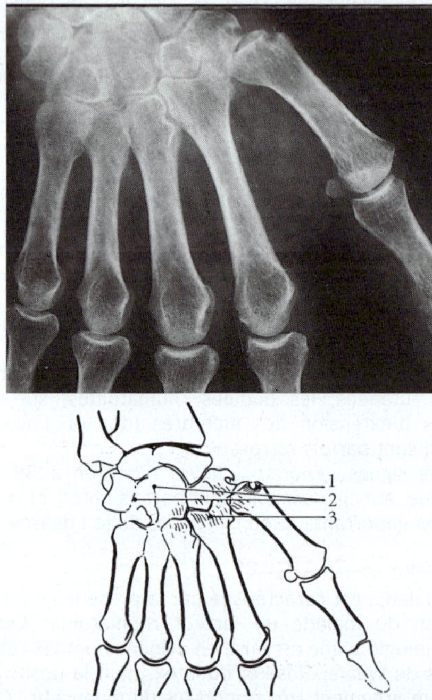

Polyarthrite rhumatoïde débutante. 1. Géode ; 2. Pincements ; 3. Déminéralisation.

Grâce aux nouveaux traitements de la maladie (anti-TNF alpha, etc.), on peut enfin espérer freiner cette évolution grave.

Traitement

L'étiologie de la maladie étant inconnue, le traitement ne peut s'adresser qu'aux symptômes. Il doit être constamment révisé en fonction du stade évolutif de la maladie et des articulations atteintes. Une véritable stratégie de traitement doit être établie, faisant appel à :

- *un traitement symptomatique* qui vise au soulagement immédiat des symptômes et comporte le repos, très important lors des poussées, les médications antalgiques : *Aspirine*, paracétamol, les anti-inflammatoires non stéroïdiens, les corticoïdes à dose modérée, qu'on évite d'entreprendre d'emblée et à forte dose, sous peine de voir s'installer un état de corticodépendance, et qu'il ne faut pas interrompre brusquement sous peine de rebond de la poussée ; beaucoup de ces médications présentent un risque d'effets secondaires et de complications ;
- *des traitements « de fond » qui visent à freiner l'évolution de la maladie :*
  - certains sont maintenant pratiquement abandonnés : sels d'or, D-Pénicillamine ;
  - certains sont utilisés dans les formes *a priori* peu agressives, et tant qu'ils contrôlent la maladie. Il s'agit, des antipaludéens de synthèse (*Nivaquine, Plaquénil*), de la sulfasalazyne (*Salazopyrine*), du méthotrexate (*Méthotrexate, Novatrex*) ou du léflunomide (*Arava*). Le début de leur efficacité n'est pas immédiat (1 à 2 mois) ; ils peuvent éventuellement être associés entre eux pour en améliorer l'efficacité ;
  - certains sont encore utilisés dans des formes graves, comme les immunosuppresseurs (*Endoxan, Imurel, Chloraminophène*, voire la ciclosporine : *Néoral*), ou les « bolus » de corticoïdes ;
  - les biothérapies d'introduction plus récente, semblent pouvoir freiner considérablement le caractère destructeur propre à la polyarthrite rhumatoïde. Jusqu'alors réservées aux formes graves de la maladie, elles sont actuellement utilisées précocement dans les formes à potentiel évolutif sévère, en général en association au *Méthotrexate*. Les produits de la famille des anti-TNF-alpha sont les plus utilisés : etanercept (*Enbrel*), infliximab (*Remicade*), adalimumab (*Humira*). D'autres familles médicamenteuses visent d'autres molécules impliquées dans la réaction inflammatoire : anakinra (*Kineret*) ; et, d'introduction thérapeutique plus récente : rituximab (*Mabthera*), abatacept (*Orencia*). Ces produits, lorsqu'ils sont efficaces, le sont rapidement, mais à moyen ou plus long terme des échappements sont possibles. L'initiation du traitement, voire sa poursuite, sont encore de prescription hospitalière et ils nécessitent une surveillance et des précautions d'emploi attentives (détection et traitement d'une tuberculose susceptible d'être réveillée). Leur intérêt majeur, en plus de leur effet symptomatique rapide et brillant, est qu'ils semblent freiner considérablement l'évolution destructrice qui caractérise la polyarthrite rhumatoïde. Enfin, dans l'état actuel, leur prix est encore élevé, même si les patients ainsi traités relèvent d'*une prise en charge à 100 %* ;
- *des traitements locaux* : injections intra-articulaires de dérivés corticoïdes, synoviorthèse médicamenteuse par injection dans l'articulation d'isotopes radioactifs, visant à la modification ou à la destruction de la synoviale pathologique ;
- *des mesures orthopédiques* : règles d'hygiène et exercices de posture, attelles, orthèses, qui s'opposent aux attitudes vicieuses et aux déformations articulaires, et qui peuvent être portées pendant la nuit, voire interventions chirurgicales.

Pour la pratique, on retiendra :

– Que le diagnostic peut être difficile au début et que l'avis d'un rhumatologue doit être pris rapidement.
– Qu'il est important de commencer un traitement actif avant que n'apparaissent des lésions articulaires irréversibles.
– Que l'on a des raisons d'espérer que les nouvelles biothérapies puissent changer le visage de la polyarthrite rhumatoïde.
– Que les objectifs du traitement de fond sont :
- le contrôle de l'activité de la maladie, voire une rémission ;
- la prévention du handicap fonctionnel ;
- la limitation des conséquences psycho-sociales ;
- l'amélioration de la qualité de vie.

POLYARTHRITES (classification)

Définition

On appelle polyarthrite toute affection inflammatoire (aiguë ou chronique selon le mode évolutif) qui touche simultanément ou successivement plusieurs articulations.

Au début, l'inflammation se traduit par une congestion et un œdème de la synoviale qui laisse sourdre dans la cavité articulaire un liquide ; c'est l'hydarthrose ou épanchement de synovie. Si l'inflammation dure peu, l'articulation revient à la normale. Lorsque l'inflammation se prolonge et évolue d'une façon chronique, la synoviale prolifère et s'épaissit ; le bourgeonnement synovial va éroder, puis détruire, le cartilage articulaire et l'extrémité osseuse : les lésions sont alors irréversibles et c'est ce qui fait la gravité de ces formes destructrices.

Classification

On peut proposer plusieurs classifications des polyarthrites, dont la suivante (→ tableau ci-après) qui repose sur l'origine de l'inflammation, qui peut être :

• *directement microbienne* : les polyarthrites bactériennes, avec présence de l'agent infectieux responsable à l'intérieur même de l'articulation, réalisent une arthrite septique et constituent une urgence thérapeutique. Les polyarthrites qui accompagnent beaucoup de maladies virales sont habituellement brèves et de très bon pronostic ;

• *indirectement d'origine infectieuse* comme dans les arthrites dites « réactionnelles » ou « réactives » où la maladie fait suite à une infection virale ou microbienne sans que l'agent infectieux soit mis en évidence dans l'articulation. C'est le cas du syndrome de Fiessinger-Leroy-Reiter (→). Le rhumatisme articulaire aigu (→), (qui a pratiquement disparu en France) est une variété particulière où l'agent infectieux, le streptocoque-β hémolytique du groupe A, induit une réaction immunologique à l'origine des signes articulaires de la maladie ;

• immunitaire, comme dans la polyarthrite rhumatoïde (→), le lupus érythémateux aigu disséminé (→) et les autres collagénoses et vascularites immunitaires ;

• inconnue, comme dans la spondylarthrite ankylosante (→) où intervient en outre un facteur génétique (présence de l'antigène HLA B27) ;

• métabolique, comme dans la goutte (→) où l'inflammation articulaire est due à la précipitation de microcristaux d'urate de sodium, et comme dans la chondrocalcinose articulaire (→) (microcristaux de pyrophosphate de calcium).

TABLEAU DES PRINCIPALES POLYARTHRITES

CLASSEMENT	PENSER D'ABORD À	PUIS À
Polyarthrites bactériennes septiques	Septicémie Endocardite (Osler) Gonocoque	Brucellose Maladie de Lyme Méningocoque Pasteurellose, etc.
Polyarthrites virales	Hépatite B Parvovirus	Hépatite A, C Oreillons, rubéole, varicelle, herpès, mononucléose infectieuse, cytomégalovirus (CMV), Sida, etc.
Polyarthrites « réactionnelles »	Fiessinger-Leroy-Reiter Infections génitales à *Chlamydia*	Infections à *Shigella* Infections digestives à *Yersinia* etc. RAA Rhumatisme articulaire subaigu
Polyarthrites « métaboliques »	Goutte Chondrocalcinose	Hémochromatose Maladie de Wilson Maladie de Weber-Christian, etc.
Polyarthrites de cause inconnue	Polyarthrite rhumatoïde Spondylarthrite ankylosante Lupus érythémateux aigu disséminé Pseudo polyarthrite rhizomélique Maladie de Horton chez le sujet âgé	Rhumatisme palindromique Syndrome de Goujerot-Sjögren Rhumatisme psoriasique Rectocolite hémorragique Maladie de Crohn Maladie de Whipple PAN Vascularites Purpura rhumatoïde Sclérodermie et autres collagénoses Sarcoïdose Érythème noueux Maladie périodique Maladie de Behçet Maladie de Still Maladie sérique Agammaglobulinémie, etc.

POLYGLOBULIE

Définition

C'est l'augmentation de la masse globulaire totale de l'organisme. Elle est fausse lorsqu'il n'existe qu'une diminution du volume plasmatique.

Causes et mécanismes

Polyglobulie par anoxie : haute altitude, insuffisance respiratoire chronique, shunt droit gauche.

Polyglobulie par hypersécrétion d'érythropoïétine : tumeurs sécrétantes du rein, hépatomes, hémoglobines anormales ayant une forte affinité pour l'oxygène.

Polyglobulies primitives (→ Vaquez [maladie de]).

Signes cliniques et paracliniques

Les troubles fonctionnels sont souvent révélateurs : céphalées, vertiges, paresthésie, prurit, somnolence, asthénie.

L'érythrose est très évocatrice.

L'hémogramme montre une augmentation de l'hémoglobine (supérieure à 17,5 g/100 mL chez l'homme), un hématocrite supérieur à 50 %.

Le diagnostic va être affirmé par la mesure de la masse globulaire (→).

Le diagnostic posé, l'enquête cherche une cause évidente d'hypo-oxygénation tissulaire, puis une tumeur rénale ou hépatique (échographie), cérébelleuse (examen clinique, scanner).

Ces causes éliminées, on recherche les arguments en faveur de la maladie de Vaquez (→) chez un sujet de plus de 40 ans, une anomalie de l'hémoglobine avec affinité augmentée pour l'oxygène chez un sujet jeune.

Évolution, complications

Une thrombose veineuse ou artérielle, des hémorragies spontanées, un ulcère gastroduodénal, peuvent être révélateurs ou compliquer la maladie.

Traitement

C'est celui de la cause.

La saignée est le traitement symptomatique, son rythme est adapté sur l'hémogramme et la symptomatologie.

POLYKYSTOSE RÉNALE

Voir *Néphropathies héréditaires urémigènes.*

POLYMYOSITES ET DERMATOMYOSITES

Définition

Atteinte inflammatoire et dégénérative du muscle. L'association de signes cutanés aux signes musculaires réalise une *dermatomyosite.* Dans les deux cas, il s'agit *d'une maladie de système* ou connectivite. L'affection survient chez l'adulte.

Signes cliniques

Le diagnostic peut être facile si les signes musculaires et cutanés apparaissent brutalement et de manière évocatrice. Souvent, il existe un retard au diagnostic car le début peut être atypique : signes musculaires discrets, signes cutanés passant inaperçus ou au contraire restant isolés.

Syndrome musculaire : il existe une atteinte myogène caractérisée par sa topographie bilatérale symétrique, proximale, touchant les muscles des deux ceintures. Il peut y avoir une atteinte des muscles pharyngés avec voix nasonnée et risque de troubles de la déglutition.

Les muscles sont douloureux dans les formes aiguës et subaiguës : ces *myalgies* peuvent être spontanées et intenses ou seulement provoquées par la pression ou la percussion des muscles. Dans les formes aiguës *les muscles sont œdématiés*, de contours imprécis, mous à la palpation. Il existe des signes négatifs importants : conservation des réflexes ostéo-tendineux, pas de signes sensitifs objectifs. En revanche, *les réflexes idiomusculaires sont abolis* (*cf.* illustration).

Les signes cutanés sont présents dans 2 cas sur 3 : l'aspect le plus typique est l'érythème facial de topographie péri-orbitaire, en lunettes. L'aspect « lilas » des paupières est évocateur. D'autres

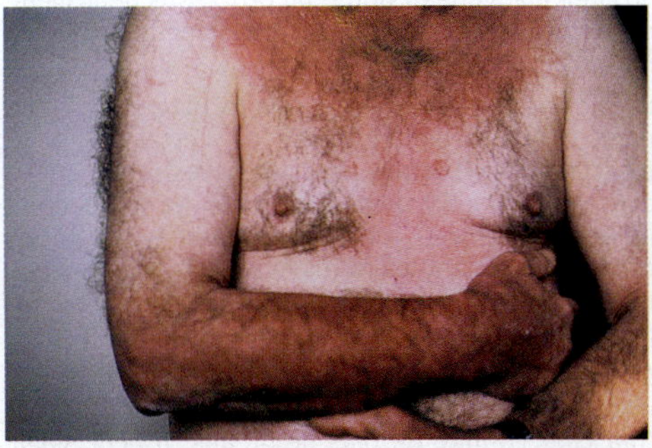

Dermatomyosite. Atteinte du thorax et de l'avant-bras.

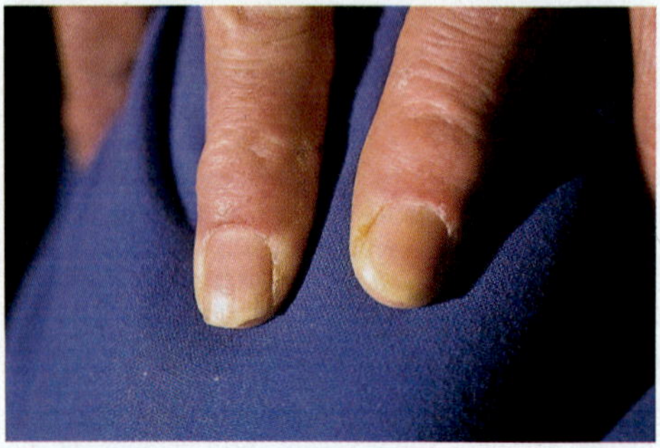

Hyperhémie péri-unguéale (signe dit « de la manucure »).

manifestations sont possibles : livedo, atrophie cutanée, éruption bulleuse, aspect sclérodermique.

Autres manifestations cliniques : les signes articulaires sont fréquents et peuvent inaugurer la maladie. Il s'agit d'une polyarthrite proche de la polyarthrite rhumatoïde. Cette atteinte articulaire est peu destructrice et de bon pronostic. On peut noter également un syndrome de Raynaud, un syndrome sec (Gougerot-Sjögren) associé.

Les signes généraux (amaigrissement, fièvre) existent dans les formes graves. Le profil évolutif permet de distinguer les *formes aiguës*, urgence thérapeutique, des *formes subaiguës* et *des formes chroniques* sans douleurs musculaires mais avec rétraction et atrophie musculaire.

Examens complémentaires

Il existe en général *un syndrome inflammatoire* avec augmentation de la VS. L'hyperleucocytose à polynucléaires et l'hyperéosinophilie sont inconstantes, *les enzymes musculaires* et surtout les CPK sont élevés sauf dans les formes chroniques.

L'électromyogramme confirme qu'il s'agit d'une atteinte myogène et non d'un processus neurogène et permet de guider topographiquement la biopsie musculaire.

La biopsie musculaire confirme le diagnostic : elle montre une dégénérescence de certaines fibres musculaires coexistant avec des fibres œdématiées et des fibres normales. L'intensité de la réaction inflammatoire est variable : il peut y avoir un œdème dissociant les fibres musculaires, une vasodilatation et des infiltrats cellulaires faits de lymphocytes et d'histiocytes.

Il faut pratiquer un bilan à la recherche d'un cancer viscéral sous-jacent présent dans 1 cas sur 5 et surtout chez l'adulte de plus de 50 ans. Il peut s'agir d'un cancer bronchique, mammaire, digestif, ovarien ou d'un lymphome.

Traitement

Il repose sur les corticoïdes (→), à fortes doses initialement (60 mg de *Prednisone*/j), jusqu'à une amélioration nette clinique et biologique, puis baisse très lente, par paliers de 2,5 ou 5 mg, pour déterminer une dose minimale efficace comprise entre 5 et 20 mg permettant de stopper l'évolutivité de la maladie.

Traitements adjuvants : respiration assistée pour les cas les plus graves avec atteinte des muscles respiratoires, kinésithérapie et attelles pour prévenir les déformations articulaires, plasmaphérèse en cas d'échec des corticoïdes.

Surveillance

– Surveillance au stade aigu du poids et de la température.
– Surveillance de la NFS et de la VS.
– Surveillance de *la déglutition*, de *l'absence de troubles respiratoires*.
– Surveillance de la tolérance de la corticothérapie.
– Surveillance du traitement par l'amélioration clinique et le retour progressif vers la normale de la VS et des CPK.

POLYNÉVRITES ; MULTINÉVRITES

Généralités, définitions

Dues à l'atteinte des nerfs périphériques, elles se traduisent par un déficit *moteur* de type périphérique (diminution de la force avec atrophie musculaire, fasciculations, hypotonie, hypo- ou aréflexie) et/ou *sensitif* (hypo- ou anesthésie au tact, à la douleur, au chaud et au froid, aux vibrations diapason, au sens de position des articulations, crampes, paresthésies, douleurs), et *trophique*. Certaines neuropathies périphériques comportent en outre une atteinte *végétative* responsable d'hypotension orthostatique, de troubles du transit gastro-intestinal, de la sudation, ou génito-sexuels.

- Les *mononévrites* touchent un nerf isolé (exemples : nerf médian au canal carpien, nerf cubital au coude, sciatique poplité externe au col du péroné) et sont souvent dues à une compression mécanique en un point de fragilité anatomique. On peut en rapprocher certaines atteintes des nerfs crâniens (→ Paralysie faciale). Quand il existe plusieurs troncs nerveux atteints, on parle de mononévrite multiple ou multinévrite.
- Les *multinévrites* et *polynévrites* diffèrent par la répartition des troubles : symétrique et prédominant aux extrémités dans les polynévrites touchant

les fibres nerveuses les plus longues, asymétriques, asynchrones et disséminées dans les multinévrites. Elles partagent bien des causes identiques.

• Les *polyradiculonévrites* correspondent à une atteinte des racines nerveuses, elles sont évolutives, en général aiguës, et de mécanisme différent (→ Polyradiculonévrites).

Signes cliniques

Le diagnostic des polyneuropathies est clinique : il peut être confirmé par l'EMG, le diagnostic étiologique repose sur l'interrogatoire, les antécédents, la biologie (sang et parfois LCR), éventuellement la biopsie neuromusculaire (un fragment de nerf sensitif, le musculo-cutané est prélevé à la face externe de jambe, et analysé au microscope).

Dans une polynévrite de sévérité moyenne, l'atteinte prédomine aux loges antéro-externes de jambe, entraînant une perte de force des releveurs et à la marche un steppage ; la peau est épaissie ou fragile, siège de plaies, les ongles sont épaissis, il existe des troubles vasomoteurs des pieds, des réflexes et une sensibilité diminués ou abolis. Plus tard, l'atteinte remonte et peut toucher les membres supérieurs.

Causes des polynévrites

Elles sont très nombreuses, mais en France, il faut retenir le rôle de l'alcool, du diabète, de certains médicaments, et dans le monde la lèpre qui est la cause la plus fréquente des multinévrites.

Toxiques :

- alcool (+++) ;
- médicaments (chimiothérapies, *Rimifon*, *Flagyl*, traitements anti-VIH, *Cordarone*) ;
- toxiques professionnels, saturnisme, etc.

Infectieuses :

- diphtérie ;
- botulisme ;
- lèpre (+++) ;
- VIH (+++).

Métaboliques :

- diabète (++) ;
- insuffisance rénale chronique ;
- porphyrie aiguë intermittente ;
- hypothyroïdie.

Inflammatoires et associées :

- amylose ;
- collagénoses et maladies inflammatoires, périartérite noueuse (+++) ;
- dysglobulinémies, cryoglobulinémies, lymphomes ;
- syndromes paranéoplasiques.

Génétiques :

- maladie de Charcot-Marie-Tooth (++) ;
- neuropathies héréditaires sensitivo-motrices ;
- maladie de Dejerine-Sottas.

Causes inconnues : enfin, dans un pourcentage élevé de cas, le bilan est négatif. Il s'agit de malades qu'il faut surveiller régulièrement pour découvrir une cause et la traiter.

Traitement

• Celui de la *cause* si elle est connue : arrêt de l'alcool, équilibration du diabète, traitement d'un lymphome.

• Celui des *conséquences* : rééducation motrice et de l'équilibre, traitement des douleurs (*Rivotril*, *Lyrica*, *Tégrétol*, etc.), ou des crampes (*Hexaquine*) dépistage et traitements des troubles cutanés (surinfections, escarres, etc.), correction des rétractions tendineuses (attelles).

POLYPE DU LARYNX

Voir *Tumeurs bénignes du larynx*.

POLYPES ADÉNOMATEUX

Voir *Polypes coliques et rectaux*.

POLYPES COLIQUES ET RECTAUX

Définition

Le terme de polype désigne « toute tumeur développée en saillie sur une muqueuse ». Il s'agit d'une définition macroscopique. Le taux de prévalence est élevé (10 % des adultes de plus de 45 ans asymptomatiques) et augmente avec l'âge pour atteindre environ 30 % au-dessus de 60 ans. Les polypes sont multiples dans 40 % des cas (*cf.* illustration).

Étiologie

Les adénomes, développés à partir des glandes muqueuses intestinales, sont les polypes rectocoliques les plus fréquents. On en distingue trois types en fonction de leur architecture tissulaire :

- les adénomes tubuleux (70 %) ;
- les adénomes tubulovilleux (20 %) ;
- les adénomes villeux (10 %) (→ Tumeurs villeuses).

On rencontre aussi :

- des tumeurs *bénignes d'origine conjonctive* (lipomes et myomes) ;
- des tumeurs *malignes rares* comme les carcinoïdes et les lymphomes ;

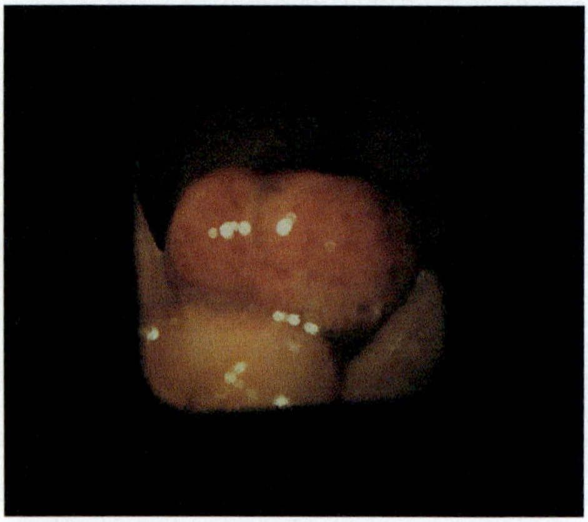

Polype pédiculé.

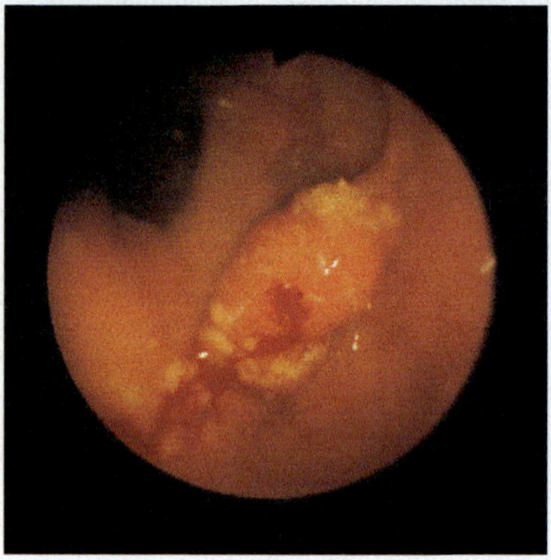

Polype sessile (vue endoscopique).

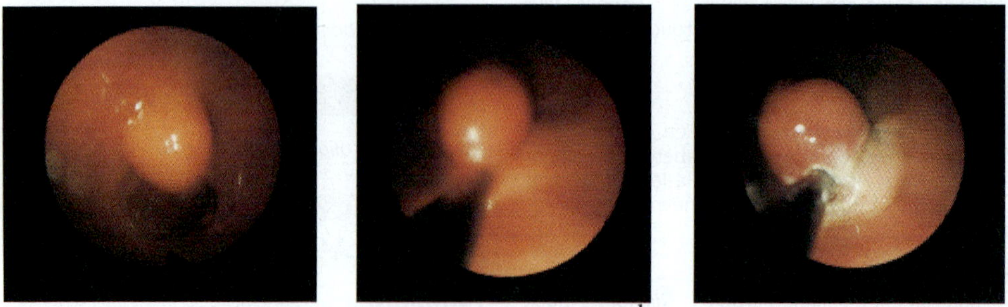

Polypectomie endoscopique.
a. Vue du polype. **b.** Placement de l'anse autour du polype. **c.** Polypectomie.

- des polypes *juvéniles* (chez l'enfant, parfois chez l'adulte) qui sont constitués de glandes kystiques ;
- des pseudo-polypes *inflammatoires* comme dans la rectocolite hémorragique, la maladie de Crohn, la bilharziose intestinale.

La polypose rectocolique familiale est traitée à part (→ Polyposes multiples).

Signes essentiels

Cliniques

La grande majorité des adénomes est asymptomatique. Les signes cliniques, dans les autres cas, peuvent être :

- des rectorragies, le plus souvent ;
- des émissions glaireuses, surtout dans le cas des polypes villeux de grande taille, pouvant conduire jusqu'à une hypokaliémie et une hypoprotidémie par déperdition ;
- rarement, des troubles du transit et des douleurs en cas de volumineux polype.

L'examen clinique est pauvre. Le toucher rectal peut retrouver un polype bas situé.

Examens complémentaires

La *coloscopie* permet de voir le(s) polype(s) et de le(s) enlever dans un même temps. Les polypes se présentent sous forme d'élévations plus ou moins volumineuses, recouvertes d'une muqueuse normale (rose) ou rouge, rattachées au plan de la muqueuse soit par un pied individualisable (polype pédiculé), soit par une base d'implantation large (polype sessile).

Une coloscopie doit être pratiquée devant toute rectorragie avant de l'attribuer à une cause hémorroïdaire.

Le *lavement baryté* en double contraste doit être réservé aux rares cas où la coloscopie est contre-indiquée (sténose, risque anesthésique…).

Seul *l'examen anatomopathologique* du polype permet d'affirmer la nature adénomateuse, et de rechercher une dysplasie.

Surveillance, évolution et dépistage

Une surveillance (coloscopie) est indispensable après ablation d'un polype, car environ 10 % des polypes adénomateux dégénèrent en cancer. Le risque de dégénérescence maligne augmente avec la taille et le nombre de polypes. De même la composante villeuse est un facteur de risque.
C'est la filiation polyadénome-cancer qui donne tout son intérêt au dépistage par coloscopie. Celui-ci s'adresse :
- dès l'âge de 45 ans à tout patient ayant un apparenté atteint de cancer colorectal, principalement avant 60 ans ;
- aux sujets ayant des antécédents familiaux de polypose rectocolique ou de cancers familiaux sans polypose (*Hereditary Non Polyposis Colorectal Cancer*) ;
- aux sujets ayant des antécédents personnels de cancer rectocolique, de polypes, de colite inflammatoire.

La recherche de sang dans les selles (*Hemoccult*) n'a pas d'indication à titre individuel mais seulement à l'échelle d'une population.

Traitement et pronostic

En raison de leur risque de dégénérescence, les polypes doivent être enlevés.

L'exérèse endoscopique est le traitement idéal. Elle se fait au cours de la coloscopie, à condition que l'hémostase soit satisfaisante, et doit emporter tout le polype. On utilise soit une pince, soit une anse diathermique. La pièce d'exérèse doit être récupérée pour être analysée en anatomopathologie.

L'exérèse chirurgicale est nécessaire lorsque la taille du polype est trop importante pour une exérèse complète par voie endoscopique ou dans le cas des tumeurs villeuses du rectum.

La présence de très nombreux polypes adénomateux (> 100) dans le côlon s'observe au cours de pathologies héréditaires le plus souvent (polypose) qui se transforment inévitablement en cancer et nécessitent une prise en charge spécialisée adaptée (→ Polyposes multiples).

Dépistage

C'est celui du cancer colo-rectal (→).

POLYPE VÉSICAL

Voir *Tumeurs vésicales*.

POLYPOSE NASALE

Définition

La polypose nasale, ou plus souvent naso-sinusienne, est une affection bénigne caractérisée par la présence dans les fosses nasales et les sinus de polypes œdémateux.

Les polypes habituellement nombreux et bilatéraux sont implantés au niveau du méat moyen et sont à l'origine d'une obstruction nasale d'aggravation progressive.

La polypose nasale peut apparaître après la quarantaine chez un sujet sans antécédents rhinologiques, mais elle s'intègre souvent dans l'évolution d'une rhinosinusite allergique.

Elle peut témoigner de l'existence d'une maladie de Widal associant également un asthme et une intolérance à l'*Aspirine*.

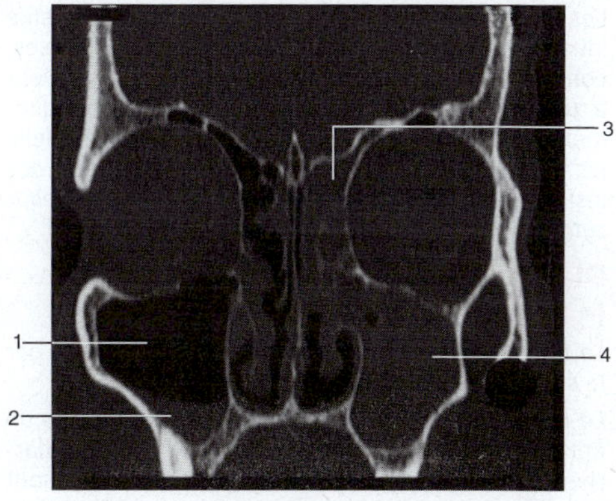

Polypose nasale (scanner).
1. Sinus maxillaire ; 2. Sinusite ; 3. Sinus frontal ; 4. Polypose.

Traitement

Le traitement médical est fonction de l'existence d'une étiologie allergique. En l'absence d'étiologie, l'exérèse chirurgicale des polypes permet de restaurer la perméabilité nasale. Toutefois, les récidives sont très fréquentes et obligent souvent à des interventions itératives. C'est à ce stade de l'évolution que l'on propose une ethmoïdectomie bilatérale par voie endonasale, après exploration de l'ensemble des cavités naso-sinusiennes par l'endoscopie et le scanner. La corticothérapie inhalée est indispensable en pré- et postopératoire (*cf.* illustration).

POLYPOSES MULTIPLES

Définition

De 1 à 8 polypes, il est admis de parler de polypes, et au-dessus de polypose (→ Polypes coliques et rectaux).

Étiologies

Les principales étiologies sont indiquées dans le tableau ci-après.

Signes essentiels

Au cours de la polypose rectocolique familiale, des tumeurs osseuses ou des parties molles sont parfois associées (syndrome de Gardner). D'autre part, des adénomes peuvent se voir sur d'autres segments digestifs que le côlon (grêle par exemple).

Traitement et pronostic

La polypose rectocolique familiale, étant donné le risque de cancérisation quasi inéluctable, doit être traitée soit par coloprotectomie totale, soit par colectomie totale et anastomose iléorectale, sous couvert d'une surveillance endoscopique du rectum à vie. Les techniques d'anastomose iléo-anales sont intéressantes dans cette maladie.

Polyposes multiples

POLYPOSE ADÉNOMATEUSE FAMILIALE	POLYPOSE JUVÉNILE	PSEUDOPOLYPES INFLAMMATOIRES	PEUTZ-JEGHERS
Héréditaire (transmission autosomique dominante), rare, dégénérescence +++ Traitement : colectomie totale	Enfant de 2 à 8 ans. N'évolue pas vers la malignité.	Ce ne sont pas des lésions précancéreuses RCH Crohn Bilharziose	Voir *Peutz-Jeghers (syndrome de)*

POLYRADICULONÉVRITES (PRN)

Généralités

Les PRN répondent le plus souvent à un mécanisme inflammatoire. Les PRN aiguës postinfectieuses, comme le syndrome de Guillain-Barré, répondraient à un mécanisme *immuno-allergique*. Anatomiquement, les lésions touchent de manière préférentielle les racines des nerfs rachidiens et associent des lésions de *démyélinisation* et des *infiltrats lymphocytaires* dans les formes inflammatoires de PRN.

Diagnostic d'une PRN aiguë (= urgence)

La forme la plus typique décrite ici est réalisée par le syndrome de Guillain-Barré.

Le début survient souvent quelques jours après un épisode infectieux, bronchique ou ORL, ou une diarrhée, banal et régressif. Les signes de début sont soit *des paresthésies* douloureuses des membres inférieurs, soit *une faiblesse musculaire* des membres inférieurs, soit l'association des deux.

La phase d'extension des paralysies dure de 3 à 20 jours en moyenne.

La période d'état : le déficit moteur a suivi une progression ascendante et symétrique et peut toucher les 4 membres. Il existe une abolition des réflexes ostéo-tendineux et une hypotonie. Sur le plan sensitif, il existe des paresthésies plus ou moins importantes, mais les troubles sensitifs objectifs sont discrets. Il existe souvent une atteinte des nerfs crâniens avec possibilité de troubles de la déglutition et/ou d'une paralysie faciale bilatérale (diplégie faciale). Un des risques est l'atteinte du système nerveux autonome : troubles du transit, troubles urinaires, mais surtout variation du pouls et de la pression artérielle. *L'étude du LCR* montre une *hyperprotéinorachie* modérée, sans augmentation des éléments en général. *L'EMG montre un allongement des latences distales, des « blocs de conduction » sur les nerfs moteurs.*

Principales étiologies des PRN aiguës ou chroniques

Les étiologies suivantes sont énoncées :

- PRN paranéoplasiques d'un cancer, d'une hémopathie (par infiltration des racines) ;
- PRN secondaires ou associées *à des maladies métaboliques* : diabète, insuffisance rénale, amylose, porphyries ;

- PRN symptomatiques d'une collagénose ou d'une sarcoïdose ;
- PRN secondaires à un syndrome infectieux : c'est le groupe dans lequel la forme aiguë, typique et régressive constitue le syndrome de Guillain-Barré. Les types d'infections en cause sont variés : hépatite virale B ou C, VIH, EBV (mononucléose infectieuse), mycoplasmes, campylobacter, viroses diverses… Les méningo-radiculites après piqûres de tique en particulier la maladie de Lyme (→) due à *Borrelia burgdorferi*, et dont le traitement repose sur la *Rocéphine*. En pratique, chaque malade aura un ensemble de sérologies.

Traitement du syndrome de Guillain-Barré

Traitement symptomatique :

- hospitalisation à proximité d'une unité de réanimation, arrêt de toute alimentation en cas de troubles de la déglutition. Alimentation parentérale si nécessaire ;
- ventilation assistée si nécessaire. Trachéotomie si la ventilation assistée doit être prolongée ;
- anticoagulation préventive par l'héparine sous-cutanée (risque élevé de phlébites) ;
- perfusion d'immunoglobulines IV (Ig IV) sur plusieurs jours, en cas d'échec plasmaphérèses.

✚ Évolution et surveillance

Le pronostic à la phase d'état d'une PRN aiguë est dominé par le risque de survenue brutale d'une dysphagie avec fausses-routes et surtout d'une insuffisance ventilatoire aiguë nécessitant une assistance respiratoire, l'hospitalisation à proximité d'une unité de réanimation est donc indispensable pour surveillance biquotidienne de la déglutition et de l'efficacité du jeu des muscles respiratoires.

Les complications à la phase aiguë sont dominées par les complications thromboemboliques et par les infections et autres complications de la ventilation assistée.

Dans la grande majorité des cas, le syndrome de Guillain-Barré guérit en quelques semaines à quelques mois (moins de 6 mois) sans séquelles ou avec des séquelles mineures. Il faut néanmoins connaître l'existence de syndromes de Guillain-Barré peu régressifs, d'évolution prolongée, ou à rechutes, pouvant nécessiter la mise sous corticoïdes.

Il existe enfin des PRN de début plus lent ou subaigu ou d'évolution chronique ou enfin cliniquement atypiques. C'est dans ces formes atypiques que le bilan étiologique devra être le plus approfondi.

PONTAGE AORTO-CORONARIEN

Les pontages coronariens sont indiqués en cas de sténoses coronaires multiples et/ou inaccessibles à l'angioplastie, visualisées lors de la coronarographie.

L'intervention chirurgicale se fait à thorax ouvert sous circulation extracorporelle, le cœur étant arrêté et refroidi temporairement pour limiter les besoins en oxygène. Actuellement, certains chirurgiens réalisent des pontages sur cœur battant.

Le cœur n'est pas ouvert lors de cette intervention car les artères coronaires se situent à la surface du myocarde.

Le chirurgien prélève l'artère mammaire interne gauche (branche de l'artère sous-clavière) ainsi que des greffons veineux sur les veines superficielles des membres inférieurs. Certains chirurgiens prélèvent également l'artère mammaire interne droite et une artère radiale sur la face antérieure de l'avant-bras. Ils seront cousus un à un, d'une part sur la face antérieure de l'aorte initiale, et d'autre part, en aval du rétrécissement des artères à ponter. L'artère mammaire interne sert en général de pont pour une artère coronaire importante anatomiquement.

C'est une technique sûre et les résultats sont le plus souvent satisfaisants. Lorsque l'intervention est programmée, le taux de complications est faible.

Avec les pontages coronariens, les résultats à moyen terme sont meilleurs qu'avec l'angioplastie à condition que les facteurs de risque cardio-vasculaires soient corrigés. À moyen et à long terme, les pontages artériels *résistent* mieux que les pontages veineux.

PORPHYRIES (généralités)

Définition

Affections le plus souvent héréditaires, parfois acquises, en rapport avec des anomalies enzymatiques au niveau de la chaîne de synthèse de l'hémoglobine.

Le résultat est une augmentation des taux sanguins des précurseurs de l'hémoglobine, les porphyrines.

Classification

Les porphyries sont classées en deux groupes.

Selon le tissu où prédomine l'anomalie enzymatique, on distingue :

- *Les porphyries hépatiques* qui comprennent :
  - la porphyrie aiguë intermittente ;
  - la porphyrie cutanée tardive ;
  - la coproporphyrie héréditaire.
- *Les porphyries érythropoéitiques* plus rares.

PORPHYRIES CUTANÉES

Définition

Affections le plus souvent héréditaires, elles traduisent un défaut dans la chaîne de synthèse de l'hème (constituant de l'hémoglobine) avec accumulation des porphyrines précurseurs, responsables de troubles divers, dont une photosensibilité.

Porphyries cutanées tardives (PCT)

Causes et mécanismes

Divers facteurs, héréditaires, enzymatiques, toxiques (éthylisme, médicaments : barbituriques, neuroleptiques, griséofulvine, sulfamides) sont responsables.

Clinique

Chez un homme de 50 ans, surviennent en été, sur les régions exposées à la lumière, des bulles qui se rompent pour former des cicatrices dépigmentées ; il existe par ailleurs une fragilité cutanée et une sénescence précoce de la peau photoexposée. Une hypertrichose malaire est fréquente.

Examens complémentaires

Recherche dans les urines des porphyrines précurseurs.

Bilan hépatique (cirrhose éthylique souvent associée) ; sérologies hépatite C et VIH.

L'histologie cutanée est caractéristique avec une bulle sous-épidermique.

Traitement

Les mesures préventives sont indispensables :

- abstention d'alcool et de médicaments hépatotoxiques ;
- protection contre la lumière solaire.

Les traitements généraux comportent des saignées de 250 cm^3 répétées. Les antipaludéens de synthèse sont également utiles.

Porphyrie aiguë intermittente (PAI)

Elle ne donne pas de signes cutanés et se caractérise par l'association d'un syndrome douloureux abdominal et d'un syndrome neuropsychique.

Protoporphyrie érythropoïétique

Héréditaire autosomique dominante, elle est responsable d'un érythème œdémateux du visage, retardé par rapport à l'exposition, ou de lésions bulleuses proches de la porphyrie cutanée tardive.

Ici, la recherche de précurseurs est à faire dans le sang.

Le traitement repose sur le β-carotène.

Porphyries mixtes

Elles associent les signes de porphyrie cutanée à ceux de porphyrie aiguë intermittente.

POUMON RADIOTHÉRAPIQUE

Définition

On regroupe sous le terme poumon radiothérapique, ou poumon radique, les manifestations en rapport avec les lésions parenchymateuses, bronchiques, pleurales ou vasculaires provoquées par la radiothérapie thoracique dans le cadre du traitement du cancer broncho-pulmonaire.

Causes et mécanismes

Son apparition est fonction de la dose reçue, de la durée d'exposition et de l'existence d'un traitement chimiothérapique associé. La radiothérapie plus localisée, l'étalement et l'hyperfractionnement du traitement ont réduit, mais non supprimé, les risques. L'irradiation provoque des réactions œdémateuses et cellulaires qui aboutissent à une fibrose.

Signes cliniques et paracliniques

Initialement, on peut noter une toux sèche ou avec expectoration muqueuse associée à des râles crépitants fins à l'auscultation. Plusieurs semaines après l'arrêt de la radiothérapie, c'est un tableau de fibrose pulmonaire : dyspnée d'effort, puis de repos, tachycardie, toux, râles crépitants bilatéraux, hippocratisme digital.

Radiologiquement : opacités réticulo-nodulaires diffuses ou opacité rétractile, épanchement pleural ou pachypleurite.

Les épreuves fonctionnelles respiratoires montrent un trouble ventilatoire restrictif avec trouble de la diffusion du CO et hypoxémie à l'effort, en fonction de l'étendue des lésions radiques.

Évolution et complications

Il s'agit d'une maladie dont l'évolution peut se poursuivre longtemps après l'arrêt de l'irradiation : les lésions pulmonaires peuvent s'étendre ou rester stables. Elle peut se compliquer d'insuffisance respiratoire chronique ou aiguë, notamment à l'occasion d'infection.

Traitement et pronostic

Au stade initial, la corticothérapie peut améliorer les symptômes.

Au stade de fibrose, il n'y a pas de traitement spécifique mais seulement un traitement préventif des complications : prophylaxie anti-infectieuse, kinésithérapie, arrêt du tabac.

Le pronostic est réservé, car le poumon radiothérapique aggrave le pronostic propre du cancer sous-jacent.

PRÉÉCLAMPSIE

Voir *Toxémie gravidique*.

PRÉEXCITATION VENTRICULAIRE

Définition

Les syndromes de préexcitation ventriculaire réalisent une activation prématurée de tout ou partie des ventricules du fait de l'existence d'une voie anormale de conduction qui court-circuite l'activation nodo-hisienne normale.

Classification et électrocardiogramme

On distingue différents types de voies accessoires :

• *le faisceau de Kent*, qui relie oreillettes et ventricules : responsable du syndrome de Wolff-Parkinson-White (→), caractérisé à l'électrocardiogramme par un espace PR court, inférieur à 0,12 s et par un empâtement du pied du complexe ventriculaire (onde delta) ;

• *le faisceau de James* ; qui relie les oreillettes au faisceau de His : c'est le syndrome de Lown-Galong-Levine, caractérisé à l'électrocardiogramme par un espace PR court inférieur à 0,12 s sans déformation du pied du complexe ventriculaire ;

• *les fibres de Mahaim*, qui relient le faisceau de His aux ventricules, et qui se manifestent à l'électrocardiogramme par un empâtement isolé du pied du complexe ventriculaire (onde delta).

Évolution

L'existence d'une ou de plusieurs voies de préexcitation ventriculaire fait principalement courir des risques de survenue de troubles du rythme. Il peut s'agir d'épisodes de tachycardie supraventriculaire par rythme réciproque généralement sans gravité et bien contrôlés par le traitement médical antiarythmique. Mais il peut s'agir également d'épisodes d'arythmie complète par fibrillation auriculaire ou de flutter avec un rythme ventriculaire rapide pouvant se transformer en fibrillation ventriculaire et être à l'origine de morts subites.

PRÉMATURÉ

Définition

Un prématuré est un enfant né avant la 37e semaine de gestation (terme calculé à partir du premier jour des dernières règles). Les prématurés nés avant 32 semaines sont appelés « grands prématurés ». Avant 28 semaines, on parle de très grands prématurés.

Causes et mécanismes

• Causes maternelles : anomalies utérines (malformations, béance).

• Contexte socio-familial.

• Causes ovulaires : grossesses multiples +++ ; placenta *praevia* ; rupture prématurée des membranes avec chorioamniotite (facteur de risque ++ d'atteinte neurologique : leucomalacie).

• Décision médicale (sauvetage maternel et/ou fœtal) : toxémie gravidique, souffrance fœtale, pathologie maternelle aggravée par la grossesse.

Signes essentiels

• Poids, taille et périmètre crânien sont en rapport avec le terme (prématuré simple) ou discordants en cas de dysmaturité associée.

• Aspect : teint rouge, peau fine, œdèmes, lanugo (duvet) sur le dos, oreilles molles.

• Examen neurologique variable selon le terme : hypotonie, réflexes incomplets (succion/déglutition à partir de 34 semaines). En l'absence d'atteinte cérébrale, évolution de l'examen neurologique : à 41 semaines d'âge corrigé, un prématuré a les mêmes compétences neurologiques qu'un enfant né à terme.

Évolution et complications

Les risques de la prématurité

Ils sont fonction de l'âge gestationnel et de l'âge postnatal.

• Pendant les 10 premiers jours de vie :
  – problèmes métaboliques : hypothermie, pertes hydriques importantes ; hypoglycémie, hypocalcémie ;
  – problèmes respiratoires : détresse respiratoire par immaturité du surfactant (maladie des membranes hyalines), pauses respiratoires, encombrement ;
  – problèmes cardio-vasculaires : instabilité hémodynamique, réouverture du canal artériel ;
  – problèmes digestifs : iléus fonctionnel, fausses routes, entérocolite ulcéro-nécrotique ;
  – problèmes hépatiques : ictère, troubles de l'hémostase ;
  – problèmes infectieux : contamination materno-fœtale ;
  – problèmes neurologiques : hémorragie intraventriculaire.

• Au-delà de J 10 : leucomalacie périventriculaire (nécrose ischémique de la substance blanche), rétinopathie du prématuré (liée à une oxygénation excessive).

• À tous les stades de l'évolution : anémie, infection nosocomiale.

MATURATION NEUROLOGIQUE

État de conscience au moment de l'examen : Date :

Age :

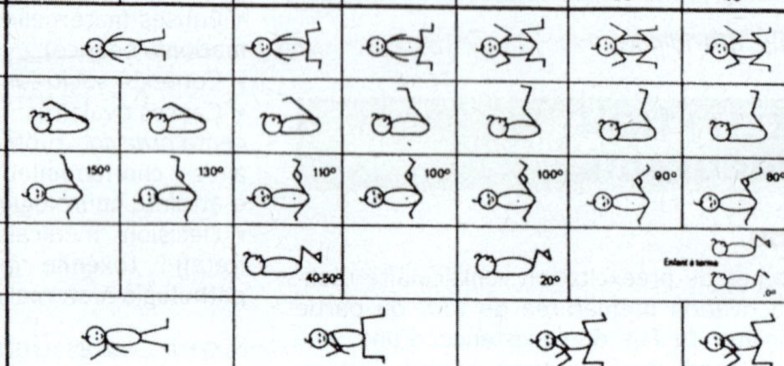

	SEMAINES	28	30	32	34	36	38	40
TONUS PASSIF	POSTURE							
	TALON-OREILLE							
	ANGLE-POPLITE	150°	130°	110°	100°	100°	90°	80°
	ANGLE PIED-JAMBE			40-50°		20°		Enfant à terme 0°
	FOULARD							
	RETOUR EN FLEXION DE L'AVANT-BRAS	0	0	0	faible	inhibé	rapide et non inhibé	
TONUS ACTIF	FLECHISSEURS NUQUE	0	0	±	tête ne passe pas le tronc	tête tombe en avant	tête se maintient quelques sec. verticalement	maintient de la tête ++
	EXTENSEURS NUQUE	0	0	±	+	tête tombe en arrière		
	REDRESSEMENT M.I.	0	±	+ transitoire	+	++	+++	
	REDRESSEMENT TRONC	0	0	0	+ transitoire	+	++	
RÉFLEXES ARCHAIQUES	POINTS CARDINAUX	réponse lente et imparfaite		réponse complète et plus rapide	réponse complète, rapide, durable.			
	MORO	extension bras et ouverture des mains		réflexe complet avec abduction des bras et cri.				
	GRASPING	+ doigts	+ bras	+ épaule et dos		enfant soulevé du plan du lit		
	EXTENSION CROISEE			abduction	indifférent	adduction →		
	MARCHE			ébauche sur pointes des pieds	bonne sur pointes des pieds	excellente : préma : pointe puis talon terme : talon puis plante		
MORPHOLOGIE						36	38	40
	NODULES MAMMAIRES					2 mm	4 mm	7 mm
	CRETES PLANTAIRES					1/3 ant.	2/3 ant.	3/3 ant.
	CARTILAGE DES OREILLES					0	+	+
	POST-MATURITE							

▲

Différentes étapes de la maturation neurologique et morphologique pendant le dernier trimestre de la gestation.

La prévention des complications

Elle débute avant la naissance : corticothérapie maternelle dans un but de prévention de la maladie des membranes hyalines.

Dès la prise en charge en salle de naissance puis dans le service de médecine néonatale, les soins de nursing très rigoureux sont fondamentaux pour la prévention des complications en particulier infectieuses.

Traitement et pronostic

L'accueil à la naissance doit être préparé (incubateur chaud, matériel de réanimation respiratoire). En cas de transfert, les soins doivent être assurés de façon continue.

Les soins de base sont les suivants :

- réchauffement (incubateur stérile humidifié) :
  - installation sur un matelas d'eau (prévention des escarres),
  - bonnet et chaussons pour limiter les pertes en eau ;
- liberté des voies aériennes (aspiration nasale et pharyngée) ;
- prévention des apnées par la caféine ;
- photothérapie à partir d'un chiffre de bilirubine > 10 % du poids du corps ;
- maintien de l'équilibre glucidique et hydro-électrolytique par perfusion ;
- alimentation précoce, par gavage gastrique, continu ou discontinu, en augmentant les apports très progressivement (complément nutritionnel par voie IV). Au-dessous de 32 semaines/1 500 g, mise en place d'un microcathéter central épicutanéo-cave ;
- supplément vitaminique.

Tous ces soins sont exécutés avec une asepsie rigoureuse et dans le souci constant de favoriser les liens parents-enfants.

Le pronostic est fonction du terme

Après 32 semaines, taux faible de mortalité et de séquelles.

Avant 32 semaines, mortalité et risque de séquelles neurologiques d'autant plus élevés que le terme est faible. Même si des progrès ont été faits dans la compréhension des lésions cérébrales (rôle déterminant des chorioamniotites), il n'existe pas à l'heure actuelle de traitement préventif. La nécessité d'un transfert augmente la mortalité des grands prématurés ; pour cette raison la politique périnatale actuelle a déterminé des maternités de niveau différent ; suivant le risque prévisible pour l'enfant, la mère sera transférée avant la naissance (transfert *in utero*) dans la structure la mieux adaptée.

- Centres obstétrico-pédiatriques de *type 1* : pas de prise en charge de grossesse pathologique ; possibilité de prise en charge sur place de pathologies courantes du nouveau-né (*cf.* illustration).
- Centres obstétrico-pédiatriques de *type 2*, *2a* ou *2b* suivant la technicité des soins pédiatriques réalisés, prise en charge :
  - des nouveau-nés de terme > 32 semaines et/ou PN > 1 500 g,
  - nouveau-nés de mère diabétique,
  - détresse respiratoire ne nécessitant pas de ventilation assistée, etc.
- Centres obstétrico-pédiatriques de *niveau 3*, ils sont seuls autorisés à pratiquer la ventilation assistée et prennent en charge :
  - des nouveau-nés de terme < 32 semaines,
  - des détresses respiratoires sévères chez des enfants d'âge gestationnel plus élevé, etc.

Éléments de surveillance

- *Cliniques :*
  - Pluriquotidienne tant que l'état de l'enfant n'est pas stabilisé et/ou l'âge gestationnel égal à 32 semaines.
  - Température (ou monitorage par sonde thermique).
  - Fréquence respiratoire et cardiaque (monitoring).
  - Couleur, saturation en oxygène : < 92 % = risque d'hypoxie ; > 96 % = risque d'hyperoxie.
  - Signes de lutte (Silverman).
  - Tension artérielle.
  - Résidus gastriques, selles.
  - Glycémie capillaire.
  - Pesée quotidienne.
- *Biologiques :*
  - Prélèvements bactériologiques, hémogramme, hémostase, gaz du sang, ionogramme sanguin, bilirubine, radio de thorax et d'abdomen.
- *Surveillance hebdomadaire :*
  - Fond d'œil, échographie transfontanellaire et numération globulaire.

Pour la pratique, on retiendra :

Fréquence : près de 6 % de naissances avant 37 semaines.
Surveillance par l'infirmière des principales fonctions vitales (FR, FC, PA, Sat O_2) par monitoring continu, température, glycémie capillaire, apparition de signes de détresse respiratoire, alimentation, transit digestif, comportement neurologique,
Rôle pédagogique : soutien des parents, information régulière sur l'état de santé de leur enfant, aide à réaliser certains soins, à donner le 1er bain. Préparation à la sortie au domicile.
Rôle technique : haute technicité des soins. Chacun d'entre eux doit cependant être réalisé avec le minimum de douleur et d'inconfort.

PRÉMATURITÉ (Prévention de la)

• L'accouchement est prématuré lorsque la naissance de l'enfant a lieu à moins de 37 semaines d'aménorrhée. La limite inférieure pour la naissance prématurée est de 22 semaines d'aménorrhée ou 500 grammes.
• La prématurité est le problème crucial de l'obstétrique puisque les 2/3 des morts prénatales lui sont liées et elle est la première cause d'handicap congénital.

Principaux facteurs de risque préexistants à la grossesse

• Facteurs sociaux :
– âge < 18 ans et > 35 ans,
– primiparité,
– multiparité > 4,
– bas niveau socio-économique,
– isolement de la mère,
– intervalle rapproché entre deux grossesses,
– mauvaises conditions de travail,
– mauvaise nutrition.
• Facteurs médicaux :
– HTA,
– maladies chroniques : néphropathies, HIV, cardiopathie,
– diabète,
– toxicomanie, tabagisme,
– grossesse issue d'une fécondation in vitro.
• Antécédents obstétricaux :
– avortements > 2,
– mort in utero et mort néonatale,
– accouchement prématuré ou fausse couche tardive,
– nouveau-né hypotrophique,
– malformation congénitale,
– prééclampsie,
– isoimmunisation.

Principaux facteurs de risque apparaissant en cours de grossesse

• Absence de surveillance prénatale.
• Grossesse multiple.
• Métrorragies.
• Prééclampsies.
• Anémie.
• Infections urinaires ou génitales.
• Séroconversion de toxoplasmose, rubéole, isoimmunisation RH.
• Retard de croissance intra-utérin.
• Hydramnios ou oligoamnios.
• Malformation fœtale.
• Menace d'accouchement prématuré.

Prévention : par une politique sanitaire organisée du public et du corps médical

• Prévention primaire par le dépistage des facteurs de risques et le repos prénatal.
• Prévention secondaire :
– par le traitement spécifique : cerclage de béance du col,
– par le traitement des menaces : repos, antibiotiques, tocolytiques.

PRESBYTIE

Voir *Amétropies*.

PRIAPISME

Définition

C'est une érection prolongée ou douloureuse indépendante du désir sexuel.

Causes

Il peut s'agir d'une thrombose des corps caverneux (infections, leucoses, drépanocytose), d'une maladie neurologique (tumeurs, traumatisme crânien), d'une cause iatrogène (drogue, médicament, injection intracaverneuse).

Traitement

Ponction du corps caverneux avec une aiguille IM. Si échec, chirurgie.

PRIMO-INFECTION TUBERCULEUSE

Voir *Tuberculose pulmonaire*.

PRIONS ET MALADIE DE CREUTZFELDT-JAKOB

Définition, causes et mécanismes

Les maladies liées aux prions sont connues depuis longtemps, et décrites au XVIIe siècle en Angleterre dans les troupeaux d'ovins atteints de la « tremblante du mouton ». *Les prions* sont des agents transmissibles non infectieux. La protéine du prion (PrP) est une protéine dont la pathogénie est liée à une modification de sa structure tridimensionnelle la faisant passer d'une structure **a** à une structure **b** lui conférant un aspect rigide et amyloïde.

La voie de contamination dans le cas de la tremblante du mouton est la suivante : contamination orale, infection des amygdales, atteinte du tissu lymphatique intestinal et la rate, contamination du système nerveux central par les nerfs splanchniques.

Les lésions histologiques sont caractéristiques ; dépôts amyloïdes avec réalisation de plaques.

Signes essentiels

Les prions sont à l'origine des encéphalopathies spongiformes subaiguës transmissibles, affections dégénératives cérébrales, les maladies de Creutzfeldt-Jakob, séparées en 4 entités :

- les formes sporadiques (environ 85 % des cas) ;
- les formes familiales avec mutations du gène de la protéine prion (moins de 10 % des cas) (l'insomnie fatale familiale est une encéphalopathie à prions liée à une mutation génétique) ;
- les formes iatrogènes par contamination de tissus ou substances infectées (hormone de croissance, greffe dure-mérienne) ;
- et la nouvelle variante de la maladie de Creutzfeldt-Jakob liée à l'encéphalopathie spongiforme bovine (ESB).

Les signes cliniques associent une détérioration mentale, des signes cérebelleux, des troubles oculomoteurs.

Évolution

L'évolution se fait vers une démence, la grabatisation qui conduit au décès.

L'imagerie cérébrale est le plus souvent normale, le liquide céphalorachidien retrouve une protéinorachie discrètement élevée, l'électroencéphalogramme montre des activités périodiques caractéristiques ; seule l'histologie permet d'établir formellement le diagnostic.

Traitement

Il n'y a aucun traitement ; seul un traitement prophylactique est envisageable dans les formes iatrogènes et dans la nouvelle variante liée à l'ESB.

PROCRÉATION MÉDICALEMENT ASSISTÉE (PMA)

Le choix s'effectue en tenant compte des risques éventuels de la contrainte que les techniques imposent aux couples.

Deux grandes catégories :

- PMA avec gamètes du couple ;
- PMA avec gamètes étrangers.

PMA AVEC GAMÈTES DU COUPLE

Inséminations avec sperme du conjoint (IAC)

IAC intracervicale

Principe : injection des spermatozoïdes au niveau de la glaire cervicale au moment de l'ovulation.

Indications : troubles balistiques (hypospadias, paraplégie).

Résultats : 5 à 10 % par cycle.

IAC intra-utérines

Principe : injections intra-utérines de spermatozoïdes le jour de l'ovulation après stimulation.

Indication et résultats :

- anomalies de la glaire cervicale : électrocoagulation, conisation. 15 % de grossesse par cycle ;
- stérilités inexpliquées d'au moins 3 ans avec bilan normal du couple. 10 % de grossesse par cycle ;
- stérilité d'origine masculine : oligo-asthénospermie modérée ; 3 à 5 % de grossesse par cycle.

Fécondation *in vitro* (FIV) et transfert d'embryon (FIVETE)

Principe et technique : il s'agit de reproduire *in vitro* ce qui se passe naturellement dans la trompe par quatre étapes techniques :

- stimulation de la croissance folliculaire ;
- ponction folliculaire sous contrôle échographique ;
- fécondation proprement dite ;
- transfert des embryons à l'intérieur de la cavité utérine.

Indications et résultats de grossesse par stimulation :

- stérilité tubaire : 20 % ;
- endométriose : 15 % ;
- stérilité inexpliquée : 23 % ;
- anticorps antispermatozoïdes chez la femme ou chez l'homme : 35 %.

GIFT (*Gamete Intra-Fallopian Transfer*)

Principe : replacer dans la trompe un mélange d'ovocytes et de spermatozoïdes, rendus efficaces par voie cœlioscopique.

Indications et résultats : les mêmes indications que pour la FIV chez des patientes à trompes normales : 20 %.

Autres techniques de PMA

Fécondation intrapéritonéale : technique IAC intrapéritonéale dans le cul-de-sac de Douglas.

ZIFT (*Zygote Intra-Fallopian Transfer*) : technique FIV et remise dans les trompes des zygotes.

TET : technique FIV et remise des embryons dans les trompes.

ICSI : injection intracytoplasmique de spermatozoïdes.

FIV-ICSI

En France, 4 cycles de FIV sont pris en charge à 100 % sous condition d'entente préalable si la femme n'a pas plus de 42 ans.

Diagnostic préimplantatoire

Il s'agit d'un diagnostic moléculaire de maladie génétiquement transmise par le couple, effectué sur un blastomère de l'embryon avant son transfert intra-utérin au cours d'un cycle de FIV. La mucoviscidose et les maladies dégénératives type myopathies ou chorées sont de loin les plus fréquemment en cause.

PMA AVEC UTILISATION DE GAMÈTES ÉTRANGERS AU COUPLE

Insémination artificielle avec sperme de donneur (IAD)

Principe : on dépose un sperme congelé et décongelé au niveau du col de l'utérus au moment de l'ovulation.

Indications et résultats : stérilité masculine définitive : 18 %.

Le don d'ovocytes

Principe : consiste à faire une stimulation de la croissance folliculaire suivie d'une ponction chez une donneuse volontaire puis réaliser une FIV avec le sperme de l'homme du couple receveur et transférer les embryons dans l'utérus de la receveuse.

Indications et résultats : insuffisance ovarienne définitive : 20 %.

PROLAPSUS

Définition

Descente à travers le petit bassin osseux des viscères de la filière pelvi-génitale (du vagin, de l'utérus, de la vessie et du rectum).

Causes et mécanismes

L'étiologie est dominée par quatre facteurs :

- le *traumatisme obstétrical* dont l'incidence doit être diminuée par l'obstétrique moderne ;
- la *mauvaise trophicité tissulaire, ainsi que le vieillissement ;*
- les *anomalies congénitales*, qui rendent compte des prolapsus de la nullipare ;
- *chirurgical*, après *hystérectomie*.

Signes essentiels

Cliniques

Les femmes atteintes de prolapsus viennent consulter soit pour :

- l'apparition d'une « boule au vagin » ;
- des douleurs lombaires et pelviennes, une sensation de pesanteur ou de « fuite d'organe » qui s'exacerbe en fin de journée ;
- des troubles mictionnels : pollakiurie, petite dysurie associée ou non à une incontinence ;
- des troubles rectaux plus rarement.

L'interrogatoire se renseigne sur :

- le passé obstétrical : gros enfant, accouchement par forceps, déchirures obstétricales importantes ;
- le désir éventuel de maternité ;
- la persistance ou non de rapports sexuels.

Examen clinique du prolapsus

La femme est allongée en position gynécologique :

- l'inspection juge du degré de béance de l'orifice vulvaire après réintégration éventuelle du prolapsus et apprécie l'état du périnée, béant ou cicatriciel, après périnéotomie obstétricale ;
- on demande à la patiente de pousser. Peuvent apparaître alors quelques gouttes d'urine, caractéristiques de l'incontinence d'effort ; on observe surtout le déroulement des parois vaginales antérieures et postérieures ou colpocèle antérieure ou postérieure ;
  - si la colpocèle antérieure est lisse, régulière, convexe, c'est une cystocèle,
  - si elle est striée transversalement, c'est une urétrocèle ; en fait, habituellement, c'est une urétrocystocèle avec une partie inférieure lisse et une partie supérieure striée,
  - le col peut apparaître à la vulve spontanément, c'est une hystérocèle ; le col peut être normal ou allongé, on peut attirer le col avec une pince de Pozzi. La facilité extrême avec laquelle une traction sur une pince de Pozzi l'amène à la vulve traduit la dégradation des éléments de suspension,
  - la colpocèle peut contenir le rectum : c'est la rectocèle appréciée à l'aide d'un doigt intrarectal,
  - elle peut contenir du péritoine, c'est l'élytrocèle ;
- le toucher vaginal réduit le prolapsus, précise le volume et la situation du corps utérin et des annexes ; on apprécie en même temps l'état de la paroi abdominale et du noyau fibreux central, par le testing des muscles releveurs de l'anus (*cf.* illustration).

Examens complémentaires :

- *frottis cervico-vaginal*, systématique ;
- *colpocystogramme*, qui opacifie à la fois la vessie, le vagin et le rectum et visualise radiologiquement leur degré de déplacement au repos et à l'effort ;

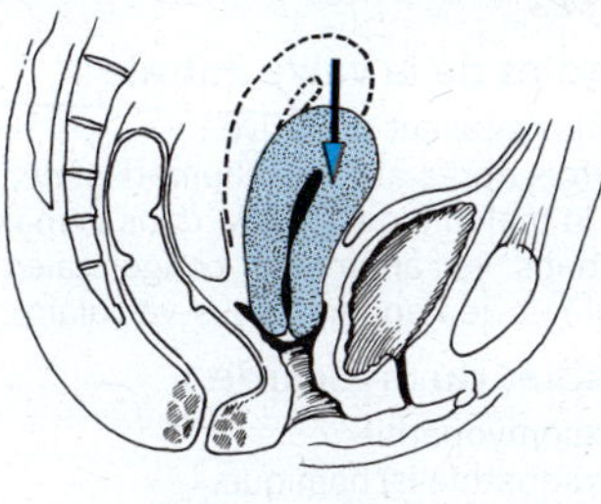

Prolapsus du 1er degré

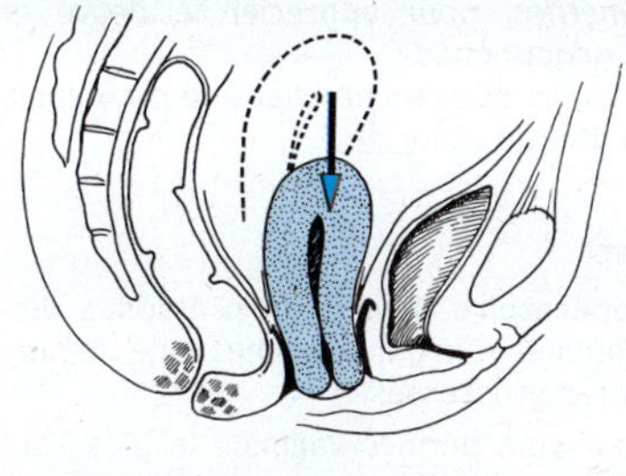

Prolapsus du 2e degré

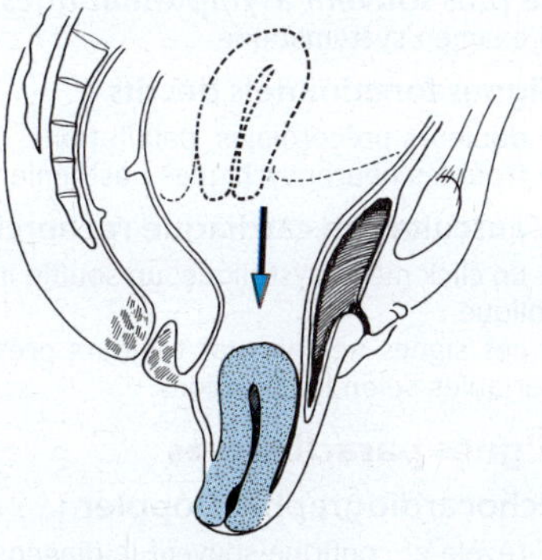

Prolapsus du 3e degré

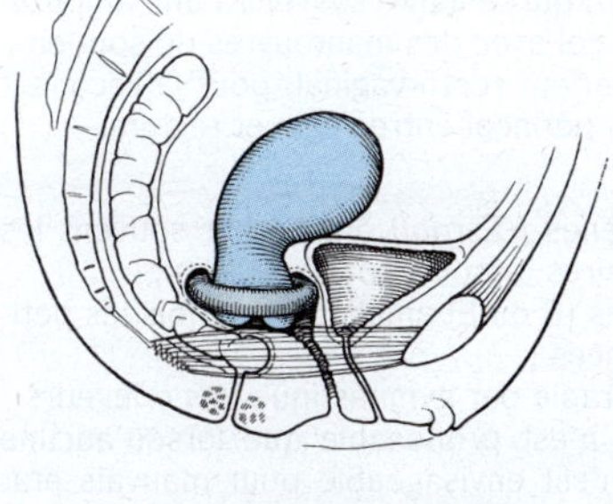

Cure du prolapsus par pessaire

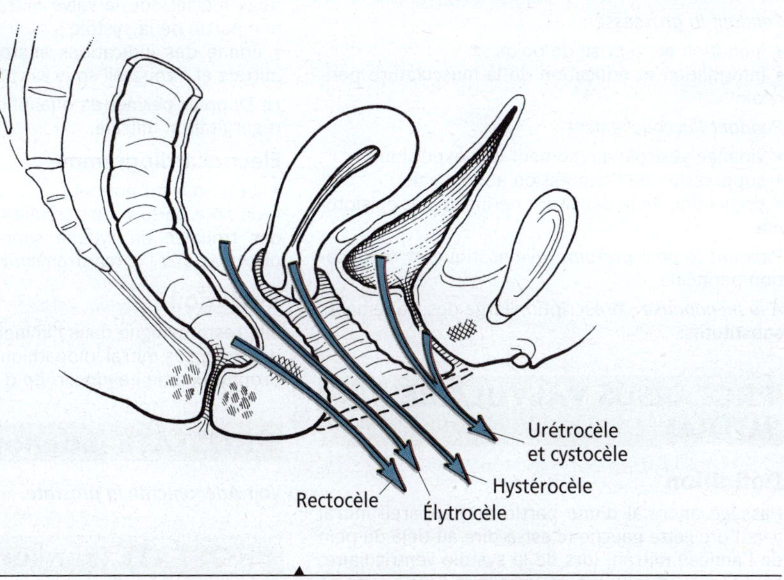

Différents types de prolapsus.

• *cystomanométrie* : pour apprécier le degré et l'origine de l'incontinence ;
• *échotomographie* pour rechercher une pathologie annexielle ou utérine associée ;
• *UIV.*

Traitement

Abstention opératoire devant un prolapsus discret sans troubles fonctionnels chez une femme désirant d'autres grossesses.

Chirurgical, par voie périnéo-vaginale le plus souvent. De multiples techniques ont été décrites, toutefois la plupart des interventions ont en commun certains temps :

• temps *antérieur*, pour la remise en place et le maintien de la vessie ;
• temps *utérin*, qui se limite souvent à une amputation haute du col avec des manœuvres de soutien ;
• temps postérieur recto-vaginal, pour la reconstitution du coin périnéal entre vagin et rectum.

Médical :

• les œstrogènes *(Œstriol)* améliorent souvent les troubles urinaires, associés par voie locale ;
• les vitamines (B ou E) améliorent parfois les petites incontinences ;
• la kinésithérapie par gymnastique des releveurs ;
• le pessaire n'est proposable que lorsqu'aucune intervention n'est envisageable pour mauvais état général.

Prévention du prolapsus

Pendant la grossesse :

• limitation de la prise de poids ;
• information et éducation de la musculature périnéale.

Pendant l'accouchement :

• vidange vésicale au moment de l'expulsion ;
• suppression de l'expression abdominale ;
• prévention de la déchirure périnéale par épisiotomie.

Pendant le post-partum : gymnastique et rééducation périnéale.

À la ménopause : prescription large des traitements substitutifs.

PROLAPSUS VALVULAIRE MITRAL

Définition

Passage anormal d'une partie de l'appareil mitral vers l'oreillette gauche (c'est-à-dire au-delà du plan de l'anneau mitral), lors de la systole ventriculaire, ce qui provoque une fuite valvulaire plus ou moins importante.

Causes

Maladies de la valve mitrale :

• le plus souvent primitive ;
• parfois après atteinte rhumatismale, bactérienne, dans la maladie de Barlow, dans la maladie de Marfan, dans les anomalies congénitales de la valve mitrale et de l'appareil sous-valvulaire.

Maladies du myocarde :

• cardiomyopathie ;
• cardiopathie ischémique.

Signes cliniques

Le plus souvent asymptomatiques, découverte d'examen systématique.

Signes fonctionnels décrits :

• douleurs précordiales, palpitations, dyspnée ;
• troubles neuropsychiques : asthénie, anxiété.

L'auscultation cardiaque recherche :

• un click méso-systolique, un souffle méso-télésystolique ;
• ces signes ne sont pas toujours présents et sont variables selon les positions.

Signes paracliniques

Échocardiographie-Doppler :

• révèle et confirme souvent le diagnostic ;
• montre le prolapsus (en mode TM et bidimensionnel) avec le mouvement postérieur de l'un ou des deux feuillets de la valve mitrale, pendant tout ou une partie de la systole ;
• donne des indications anatomiques sur la valve mitrale et l'appareil sous valvulaire.

Le Doppler permet de quantifier l'importance de la régurgitation mitrale.

Électrocardiogramme :

• il est souvent normal ;
• on note parfois : des troubles de la repolarisation, des troubles du rythme supraventriculaire (mieux objectivés par l'enregistrement Holter sur 24 heures).

Évolution

Elle reste bénigne dans l'immense majorité des cas de prolapsus mitral idiopathique. Il faut prévoir une prophylaxie de l'endocardite d'Osler.

PROSTATE (adénome de la)

Voir *Adénome de la prostate*.

PROSTATE (cancer de la)

Voir *Cancer de la prostate*.

PROSTATITE

Définition

C'est l'infection bactérienne de la prostate par voie hématogène ou par diffusion d'une infection du bas appareil.

Signes cliniques et paracliniques

Prostatites aiguës : il existe une cystite fébrile avec une hématurie initiale ou terminale, une dysurie, peut-être une rétention aiguë d'urine.

Au TR, la prostate est grosse et douloureuse. Les urines sont troubles. Un germe banal (Gram –, staphylocoque) est retrouvé à la culture des urines, parfois à l'hémoculture. L'ASP et l'échographie éliminent une autre cause urologique de fièvre. L'évolution est favorable sous antibiothérapie durant un minimum de 2 semaines. Le sondage vésical est contre-indiqué ; en cas de rétention aiguë, un drain sus-pubien doit être posé.

Prostatite chronique : elle complique une prostatite aiguë mal traitée, ou une urétrite récidivante. Le malade se plaint de douleurs pelvi-périnéales, de dysurie, de troubles sexuels. Il est difficile d'isoler un germe ; la culture du sperme peut être utile ; l'UIV et l'échographie recherchent une cause favorisante, apprécient le volume prostatique et recherchent un adénome associé. Le traitement antibiotique offrant les meilleures concentrations tissulaires sera essayé. En l'absence de germe isolé, un traitement efficace contre *Chlamydia* et le mycoplasme sera essayé associé aux anti-inflammatoires.

PRURIT

Définition

Le prurit est la sensation cutanée conduisant au désir de se gratter.

Causes et mécanismes

Le prurit répond à de nombreuses étiologies :

- *une dermatose associée :* eczéma, lichen, mycosis fongoïde, par exemple ;
- *une parasitose externe* (gale, poux) ou *interne* (anguillulose, par exemple) ;
- *une cause générale :* maladie de Hodgkin, insuffisance rénale, cholestase, polyglobulie, hyperuricémie, diabète sucré, médicaments (sels d'or).

Ailleurs, il paraît isolé : prurit *sine materia* des névrodermites, par exemple (→ Lichénifications).

Signes cliniques

Certaines lésions cutanées sont dues au grattage :

- érythème immédiat ;
- follicules pileux turgescents excoriés, petites croûtelles noirâtres discrètement hémorragiques ;
- excoriations linéaires (stries de grattage) ;
- papules simples ou vésiculeuses, voire papulonodules : ces papules, qui accompagnent le prurit, sont dénommées *prurigos* ;
- lichénifications (→).

Évolution et traitement

Ils sont fonction de l'étiologie.

À titre symptomatique, on utilise :

- les émollients ;
- les antihistaminiques généraux, sédatifs ;
- les photothérapies ;
- les antidépresseurs.

PRURIT ANAL

Définition

Il s'agit de démangeaisons péri-anales.

PRURIT ANAL		
CAUSES LOCALES	CAUSES DERMATOLOGIQUES	CAUSES GÉNÉRALES
Suppuration : – fistule, – abcès, cryptite. **Ulcération :** – fissure ancienne, – syphilis, – herpès, **Hémorroïdes.** **Papillomes « vénériens ».** **Cancer anal.** **Oxyurose (enfant) ++.**	Eczémas. Mycose (candidose post-antibiothérapie notamment). Prurit allergique.	Diabète sucré. Maladie de Hodgkin.

Causes et mécanismes

Les principales étiologies sont indiquées dans le tableau page précédente. Assez souvent, il s'agit d'un prurit idiopathique ou psychogène.

Signes essentiels

- Cliniques :
  - *examen local* : examen de la marge anale en déplissant les plis radiés, toucher rectal, anuscopie et rectoscopie ; l'examen gynécologique recherche une infection,
  - *examen général* : à la recherche d'un diabète, d'une hémopathie (Hodgkin), de troubles psychologiques.
- *Examens complémentaires :* prélèvements mycologiques, bactériologiques, recherche de parasites (scotch-test notamment à la recherche d'une oxyurose), glycémie, NFS, VS.

Traitement

Il doit être adapté à chaque cas particulier.

PRURIT VULVAIRE

Définition

C'est une démangeaison de la région vulvaire et périvulvaire localisée ou généralisée.

Causes et mécanismes

Le prurit vulvaire est un symptôme, non une maladie. Il relève de causes nombreuses, organiques ou psychoaffectives.

Il peut être aussi :

- soit un élément d'une grande dermatose prurigineuse ou d'une hémopathie : mycoses, Hodgkin, érythrodermie, leucémie, eczémas aigus ou chroniques ;
- soit un élément isolé dominant, amenant à consulter.

Signes essentiels

Cliniques

L'interrogatoire approfondi note :

- la date de début : après traitement antibiotique, après leucorrhée, après ménopause, etc. ;
- la recherche de notion de diabète : dosage de la glycémie, hyperglycémie provoquée ;
- l'étude du terrain psychologique.

L'examen gynécologique et dermatologique rigoureux doit aboutir à un diagnostic lésionnel précis. Tout traitement symptomatique sans diagnostic précis peut être dangereux.

Examens complémentaires :

- examen bactériologique des prélèvements : vagin, vulve, endocol ;
- biopsie vulvo-vaginale si nécessaire.

Traitement

Le traitement est étiologique quand la cause est connue :

- infectieuse : Trichomonas (*Flagyl* pour les deux partenaires), Candida albicans (éconazole, *Pévaryl*), microbiens : gonocoque (*Trobicine*, 1 inj. IM dans chaque fesse) ;
- *dystrophie :* eczéma vulvaire, allergie (suppression du facteur irritant), atrophie vulvaire, lichen scléro-atrophique (corticoïdes locaux), carcinome *in situ* : maladies de Bowen et Paget (chirurgie) ;
- *diabète* : équilibration ;
- virale : herpès (traitement antiherpétique), végétations vénériennes (*Aldara* locale, laser).

Lorsque le prurit est essentiel, le traitement est plus délicat.

Traitements généraux :

- antihistaminiques, sédatifs ;
- suppression alcool, vin, réduction des hydrates de carbone.

Traitements locaux :

- compresses humides à la camomille ;
- solution de permanganate en bain de siège à 1/20 000, *Saforelle crème* ;
- bains vulvaires froids.

PSEUDO-KYSTE DU PANCRÉAS

Définition

C'est une cavité développée dans le pancréas (mais pouvant le déborder) et contenant du suc pancréatique et des débris nécrotiques. On parle de faux kyste ou de pseudo-kyste du fait de l'absence de paroi propre, contrairement aux vrais kystes.

Ils sont à différencier des kystes congénitaux ou parasitaires (hydatiques) et des cystadénomes.

Causes et mécanismes

On distingue :

- les *pseudo-kystes nécrotiques* suivant une poussée de pancréatite aiguë ;
- les *pseudo-kystes par distension canalaire* avec ou sans obstacle sur le Wirsung ;
- les *pseudo-kystes post-traumatiques*.

Signes essentiels

- *Cliniques* : à côté des signes dus à l'affection causale (→ Pancréatites aiguës et chroniques), on peut noter une masse palpable, un ictère, des vomissements et un épanchement (plèvre, péritoine) riche en amylase.

• *Examens paracliniques* (→ Pancréatites chroniques) : l'échographie et le scanner sont les examens les plus utiles. L'écho-endoscopie est l'examen le plus performant. En cas de doute diagnostic, la ponction d'un faux kyste ramène un liquide riche en lipase.

✚ Éléments de surveillance

État digestif et abdominal, température, courbe de lipasémie, tomodensitométrie

Évolution et complications

Hémorragie intrakystique, fissuration, suppuration, compression d'organes de voisinage (estomac et duodénum, cholédoque).

Pronostic et traitement

Un pseudo-kyste peut régresser de façon spontanée. Parfois, la survenue de complications justifie un geste chirurgical : drainage du kyste (kysto-jéjunostomie, par exemple) associé éventuellement au traitement de l'affection causale (lithiase biliaire, pancréatite chronique). Une kysto-gastrostomie (ou une kysto-duodénostomie) peut parfois être réalisée par voie endoscopique. Une ponction guidée par échographie ou scanner peut être utile.

PSEUDO-POLYARTHRITE RHIZOMÉLIQUE

Définition

La pseudo-polyarthrite rhizomélique (PPR) ou maladie de Forestier est un rhumatisme inflammatoire à évolution chronique qui atteint le sujet âgé et se caractérise par une raideur douloureuse des ceintures scapulaire et pelvienne (d'où le nom de rhizomélique), sans lésions connues des structures articulaires (d'où le nom de pseudo-polyarthrite).

Causes

C'est une affection de nature inconnue, qui est étudiée dans le groupe des maladies systémiques (collagénoses). Elle peut avoir beaucoup de signes communs avec l'artérite giganto-cellulaire ou maladie de Horton (→), dont certains pensent qu'il s'agit de la même pathologie.

Signes cliniques

La raideur des ceintures, à prédominance nocturne et surtout matinale, est le signe articulaire principal : ceinture scapulaire avec difficulté de lever les bras, ceinture pelvienne avec douleurs des fesses et des cuisses lorsque le malade se lève et marche, créant un handicap fonctionnel considérable, raideur cervicale. Certaines articulations périphériques sont parfois atteintes.

Il s'y associe une altération de l'état général, qui peut être considérable et même parfois isolée, avec fièvre, asthénie et amaigrissement.

Signes paracliniques

Il n'y a pas de signe radiologique de l'affection.

Dans le sang : la vitesse de sédimentation est très augmentée ainsi que les autres protéines de l'inflammation, et l'on trouve souvent une anémie inflammatoire.

La biopsie de l'artère temporale, qui est normale, n'est pas indispensable sauf en cas de suspicion d'association avec une maladie de Horton.

✚ Évolution et surveillance

L'évolution est longue : 18 à 24 mois et plus, mais elle est très favorablement influencée par le traitement qui en a transformé le pronostic.
La surveillance doit porter sur l'état général et sur la vision : la survenue d'une atteinte oculaire traduit l'association à une maladie de Horton dont elle partage alors le pronostic plus sévère.

Traitement

Corticothérapie générale, commencée à faible dose, et poursuivie à la dose minimale active, avec surveillance clinique et biologique. Ce traitement doit être poursuivi très longtemps, d'où la nécessité d'une prévention de l'ostéoporose induite.

PSITTACOSE

Définition, causes et mécanismes

C'est une maladie infectieuse transmise par les oiseaux, et due à *Chlamydia psittaci*. Il s'agit d'un organisme à Gram négatif, parasite intracellulaire, classé comme une bactérie. Le terme *ornithose* désigne la maladie contractée à partir d'autres oiseaux que les perruches et les perroquets. C'est une maladie fréquente dans les élevages d'oiseaux. La déclaration n'est pas obligatoire. C'est une maladie professionnelle indemnisable, n° 52 du régime agricole, n° 87 du régime général.

Signes essentiels

Cliniques : après une incubation de 1 à 2 semaines survient un malaise général fébrile avec céphalées et myalgies ; des troubles neuropsychiques sont possibles. Il y a une toux sèche, avec parfois une splénomégalie, voire une hépatomégalie.

Examens complémentaires : la radio pulmonaire montre un aspect de pneumonie atypique. La NFS et le LCR sont normaux. Les réactions sérologiques affirment le diagnostic. L'isolement de l'agent causal est difficile (sang, sécrétions bronchiques).

Traitement

Les cyclines sont efficaces.

PSORIASIS

Définition

Le psoriasis est une dermatose érythémato-squameuse en plaques bien limitées, très caractéristiques, d'une grande fréquence (environ 2 % de la population).

Causes et mécanismes

Ils sont mal connus. Un facteur génétique est probable, compte tenu de la fréquence des formes familiales.

Un choc psychoaffectif est fréquemment retrouvé à l'origine d'une poussée.

Les sujets infectés par le VIH font des formes aiguës de psoriasis.

Des médicaments sont inducteurs de psoriasis.

En fait, il s'agit typiquement d'une dermatose exacerbée par des facteurs environnementaux et survenant sur un terrain génétiquement prédisposé (*cf.* illustration).

Signes cliniques

La peau, le cuir chevelu, les ongles, voire les muqueuses, peuvent être concernés.

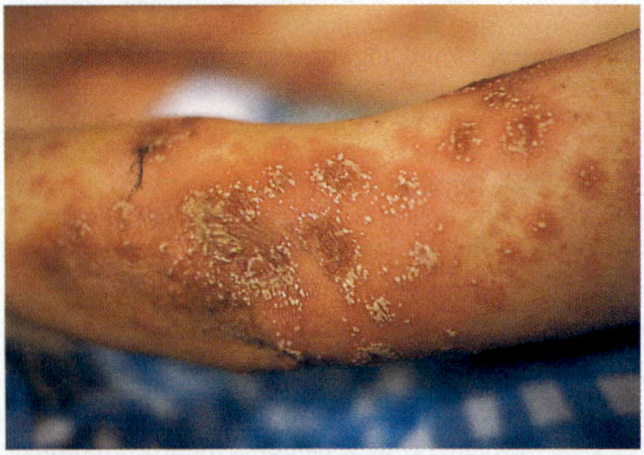

Psoriasis.

La peau

Les plaques de psoriasis sont très caractéristiques par :

- leurs limites nettes ;
- leur aspect érythémato-squameux : les squames nacrées plus ou moins épaisses, en taches de bougie, masquent l'érythème sous-jacent, révélé par le grattage à la curette ;
- leur topographie enfin : faces d'extension des coudes et des genoux, lombes, périnée, ombilic, cuir chevelu.

L'atteinte des plis est possible (*cf.* illustration).

Le cuir chevelu

La plaque y est typique, sans chute des cheveux.

Les ongles :

- soulèvement du bord libre par une accumulation de squames sèches ;

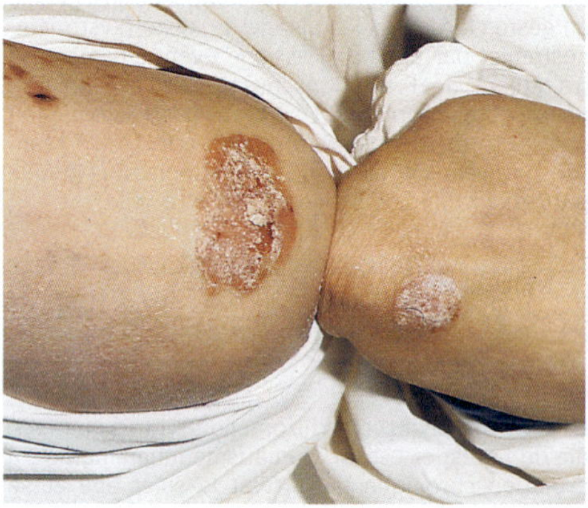

Psoriasis des coudes.

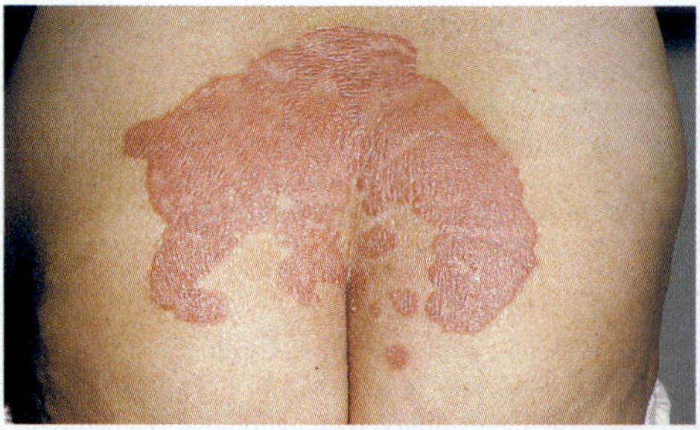

Psoriasis lombo-sacré.

• ou dépressions punctiformes du lit, réalisant l'ongle en dé à coudre (*cf.* illustration).

Les muqueuses

Taches rouges, vernissées, du gland.

Examens complémentaires

La biopsie cutanée n'est pratiquée qu'en cas de doute, pour un examen histologique.

Évolution

Elle est habituellement chronique : des lésions localisées peuvent persister indéfiniment, subir des poussées imprévisibles, parfois secondaires à un médicament (β-bloquant), un choc psychoaffectif, ou régresser à l'occasion d'une exposition solaire.

Cette relative quiescence peut se compliquer par l'apparition :

- *d'un psoriasis pustuleux* (pustulose amicrobienne) :
  - parfois localisé en périphérie de certaines plaques,
  - ailleurs, généralisé dans un contexte fébrile à 40 °C (érythrodermie) ; la répétition de ces poussées peut mettre en jeu le pronostic vital ;
- *d'une* érythrodermie (→) ;
- *d'un rhumatisme psoriasique inflammatoire* touchant le rachis ou les articulations périphériques ou les deux.

Traitement

Ils sont nombreux, tant locaux que généraux, ce qui indique l'absence de traitement spécifique.

Local :

- décaper les squames (goudrons, vaseline salicylée) ;
- rétinoïdes locaux (tazarotène : *Zorac* gel) ;
- vitamine D (*Daivonex, Apsor, Silkis*) ;
- corticothérapie locale (→) ;
- PUVA-thérapie (→) ou photothérapie UVB TL 01 (spectre étroit à 311 mm).

Éducation du patient : psoriasis

Le psoriasis est une dermatose inflammatoire chronique très sensible aux facteurs environnementaux et survenant sur un terrain génétiquement prédisposé. L'évolution est émaillée de nombreuses poussées et de rémissions. Il est important de bien expliquer au patient sa maladie en termes simples, et de lui préciser les facteurs aggravants connus et les différentes possibilités thérapeutiques.

Ce qu'il faut dire

Le psoriasis est une maladie de la peau qui évolue tout au long de la vie.

L'évolution est marquée par des poussées et par des rémissions spontanées ou avec un traitement.

Ce n'est pas une maladie contagieuse ni allergique.

Il existe un terrain génétique prédisposant et on retrouve souvent des cas de psoriasis dans la famille.

Les traitements actuellement disponibles sont nombreux et permettent de mettre le psoriasis en rémission, c'est-à-dire de blanchir la peau.

En revanche il n'existe pas de possibilité de débarrasser définitivement le patient de sa « tendance à faire du psoriasis ».

Ce qu'il faut conseiller d'éviter

Tous les facteurs favorisant le déclenchement ou l'aggravation du psoriasis :

- la sécheresse cutanée, la peau doit être hydratée à l'aide d'émollients ;
- l'arrêt trop rapide d'une corticothérapie locale ;
- les médicaments suivants : bêtabloqueurs, aspirine et autres anti-inflammatoires non stéroïdiens, antipaludéens de synthèse, iode, lithium, corticoïdes par voie générale ;
- les stress au sens large ;
- les traumatismes locaux : phénomène de Koebner (apparition sur le trajet d'une égratignure d'éléments de la dermatose dont le sujet est déjà porteur).

Général

Jamais de corticothérapie générale responsable de rebond redoutable à son arrêt (érythrodermie, psoriasis pustuleux).

Rétinoïdes (→) seuls ou en association avec la PUVA-thérapie (Re-PUVA-thérapie).

Le Méthotrexate et la ciclosporine restent des traitements d'exception.

Les cures thermales sont utiles. Des traitements biologiques sont à venir.

ANTIPSORIASIQUE LOCAL	
Calcipotriol : – *Daivonex* pommade et crème (tubes de 30 et 100 mg).	*Traitement :* 1 à 2 applications par jour sans dépasser 100 mg par semaine, pour une durée de 6 semaines, parfois plus.
Action : • dérivé de la vitamine D, il inhibe la prolifération des kératinocytes ; il est peu résorbé par voie percutanée et ne présente pas de risque d'hypercalcémie dans les conditions normales d'utilisation. Son efficacité semble comparable à celle des dermocorticoïdes. **Indications :** • psoriasis en plaques, atteignant moins de 40 % de la surface corporelle. **Contre-indications :** • hypercalcémies, application sur le visage et dans les plis, grossesse et allaitement.	**Précautions d'emploi :** • ne pas appliquer sur le visage, dans les plis ou sous occlusion ; ne pas traiter plus de 40 % de la surface cutanée et ne pas dépasser 100 mg par semaine. **Effets secondaires :** • irritation locale et lésions eczématiformes, risque d'hypercalcémie, réversible à l'arrêt du traitement, en cas de surdosage.

Pour la pratique, on retiendra :

– Maladie fréquente.
– Clinique très évocatrice.
– Surveillance : retentissement psychologique, signes de gravité (atteinte articulaire, pustules, extension).
– Rôle pédagogique de l'infirmière dans l'explication de la maladie (chronicité, terrain) et des traitements notamment de l'utilisation des topiques, suppression de l'alcool.
– Rôle technique éventuel dans l'application des topiques si zones étendues, dans la réalisation des traitements injectables (méthotrexate, biothérapies).

PSYCHOPATHIE

Définition

La psychopathie, encore appelée personnalité antisociale, se définit par :

• importance des troubles du comportement et des conduites ;

• déséquilibre et impulsivité.

Avec absence de symptomatologie psychotique et névrotique.

Causes et mécanismes

Les carences affectives précoces et les ruptures sont largement incriminées.

Signes cliniques

Il faut distinguer la personnalité psychopathique de l'affection patente.

la personnalité psychopathique comporte :

• une humeur labile ;
• une irritabilité avec une immaturité affective, instabilité affective et professionnelle, impulsivité ;
• des conduites perverses, une falsification du vécu ;
• des traits hystériques, paranoïaques.

L'affection patente

La psychopathie se manifeste très tôt puisque la biographie permet de retrouver :

• dans l'enfance : fugues, larcins, école buissonnière, etc. ;
• un engagement volontaire au service militaire, dans des régiments durs, avec souvent une désertion ;
• une instabilité professionnelle et affective ;
• presque toujours des démêlés avec la justice, de façon itérative ;
• parfois des tendances toxicomaniaques allant de l'alcool aux drogues ;
• des manifestations sadiques ;

- des paroxysmes psychopathologiques : dépression, confusion, agitation, bouffée délirante, tentatives de suicide.

Les troubles du comportement du psychopathe sont généralement des :

- perversions sexuelles ;
- conduites médico-légales ;
- toxicomanies.

Signes paracliniques

Aucun signe paraclinique n'est pathognomonique. Des tests psychométriques peuvent parfois être utiles au diagnostic différentiel.

Évolution et complications

La psychopathie débute généralement à l'adolescence, chez les garçons le plus souvent. Les premiers troubles du comportement apparaissent souvent comme une rébellion contre un milieu parental rigide et perturbé.

L'affection devient évidente au début de l'âge adulte.

À partir de la quarantaine, les troubles du comportement s'atténuent. Ces patients se stabilisent dans une vie plus ou moins marginale.

Mais, parfois, ils se clochardisent ou évoluent vers une affection psychotique chronique (paranoïa en particulier) ou/et toxicomaniaque.

Le décès est souvent précoce (désinsertion, complications de la toxicomanie, règlement de comptes dans un milieu délinquant).

Traitement

La prise en charge thérapeutique est difficile car sans cesse émaillée de ruptures, de discontinuités.

Le patient sera hospitalisé brièvement à l'occasion de moments dépressifs ou psychotiques dans un cadre strict en se donnant tous les moyens d'éviter les transgressions.

Les neuroleptiques, thymorégulateurs et antidépresseurs pourront être proposés.

Enfin, il faut parfois rappeler au patient que l'hospitalisation en psychiatrie n'efface pas sa responsabilité en cas de problème médico-légal.

Éléments de surveillance

La surveillance est difficile car les psychopathes viennent épisodiquement aux consultations. Lorsqu'ils sont hospitalisés, à l'occasion d'un état dépressif, d'un sevrage toxicomaniaque, etc., la surveillance ne concerne pas uniquement celle de la pathologie en question, il faut éviter les éventuelles conduites médico-légales (vols, menaces, etc.).

PSYCHOSE DÉLIRANTE AIGUË

Voir *Bouffée délirante aiguë*.

PSYCHOSE HALLUCINATOIRE CHRONIQUE

Définition

La psychose hallucinatoire chronique est une psychose délirante chronique caractérisée par l'importance et l'intensité des hallucinations (perception sans objet).

Causes et mécanismes

Différentes conceptions s'opposent quant à la pathogénie des hallucinations et du délire.

Les auteurs étrangers considèrent cette entité comme une schizophrénie tardive, ou comme des délires paranoïaques.

Signes cliniques

Le tableau est caractérisé par la survenue, le plus souvent chez une femme, entre 30 et 40 ans, d'un délire d'évolution chronique et de mécanisme hallucinatoire.

Le début peut être assez brusque : des hallucinations apparaissent : hallucinations auditives (pensée sonore, voix qui commandent, critiquent, ordonnent), hallucinations tactiles (courant électrique), olfactives (gaz), gustatives (aliments empoisonnés). Il existe des idées de persécution avec sentiment d'être espionné, traqué, volé (vol de la pensée).

Le malade est déconcerté, perplexe devant ces sensations. Mais le début n'est pas toujours aussi soudain : il peut être progressif, avec une longue période de doute, de perplexité, de sentiment d'étrangeté de l'ambiance.

Pendant longtemps, parfois des années, le malade n'exprime pas ses convictions délirantes. L'adaptation socio-professionnelle est longtemps conservée.

À la période d'état, le tableau est dominé par les hallucinations. Multiples, elles sont surtout *auditives et psychiques* : voix malveillantes, menaçantes, injurieuses, parfois absurdes.

- La pensée est évincée et commentée ainsi que les actes (commentaire des actes).
- Le malade ressent un devinement de sa pensée.

Cet ensemble constitue l'automatisme mental.

Les hallucinations cénesthésiques sont fréquentes : impressions désagréables ou douloureuses qu'il attribue à des influences malveillantes. Les hallucinations visuelles, olfactives, gustatives, plus rares, sont aussi désagréables et pénibles.

Le syndrome d'influence : le malade se sent téléguidé, a perdu sa liberté de penser, d'agir. Il se sent sous l'emprise de quelqu'un qui le commande, à distance. Ses persécuteurs sont souvent des inconnus ou des groupes sociaux (police, francs-maçons, etc.).

Le patient, plutôt déprimé, ne présente pas de troubles du comportement. Aucun signe clinique n'est spécifique.

Les idées délirantes de persécution peuvent conduire à des passages à l'acte (agressivité verbale, plainte auprès de la police).

Éléments de surveillance

Ils ne seront que cliniques, en dehors d'un bilan habituel dans le but d'éliminer une affection organique.
Le comportement du malade donne des indices évolutifs : attitudes d'écoute, parfois réponses à des propos hallucinatoires.

Évolution

La plus habituelle se fait dans le sens d'une conservation de l'adaptation au monde réel qui contraste avec le noyau délirant et hallucinatoire.

Parfois le malade affecte de ne plus prêter attention à son délire.

Traitement

Il repose sur les antipsychotiques ou neuroleptiques.

Les effets secondaires devront être corrigés s'ils apparaissent (→ Neuroleptiques).

La posologie est fonction de l'efficacité et de la tolérance du malade. Il doit être poursuivi des années et ne sera diminué que très progressivement après atténuation importante du tableau délirant.

Le pronostic est assez bon étant donné la conservation de l'adaptation dans la vie quotidienne, pendant de longues années. L'évolution déficitaire est rare.

PSYCHOSE MANIACO-DÉPRESSIVE

Voir *Bipolaire (trouble)*.

PSYCHOSES INFANTILES

Elles comprennent l'autisme de Kanner, les psychoses de la première enfance (avant 5-6 ans) et les psychoses de la 2e enfance (de 6 à 13 ans).

Causes

Le poids des facteurs génétique pour les psychoses infantiles est beaucoup moins lourd que pour l'autisme ; la majorité des théories (systémiques, psychanalytiques) restent au rang d'hypothèses.

Clinique

On retrouve des manifestations appartenant au développement normal, mais qui durent anormalement et deviennent des symptômes appartenant au développement anormal.

Autisme de Kanner

Voir *Autisme infantile*.

Psychoses de la première enfance

Début entre 2 ans et demi et 6 ans.

Plus fréquente que l'autisme de Kanner.

Sémiologie associant :

- retrait social, isolement ;
- crises d'angoisse ;
- labilité émotionnelle ;
- instabilité motrice, agitation ou inhibition ;
- stéréotypies motrices et verbales ;
- rituels ;
- troubles du langage ;
- développement cognitif dysharmonieux.

Psychoses de la 2e enfance

La petite enfance est en apparence normale encore que rétrospectivement on retrouve des troubles (sommeil, appétit, rituels).

Les troubles sont manifestes entre 5 et 13 ans.

La personnalité est déjà structurée, le langage est acquis et les processus cognitifs sont déjà investis.

On retrouve :

- retrait, isolement croissants ;
- refus scolaire ;
- crises de colère, d'agressivité ;
- trouble du contact, bizarreries, conduites impulsives ;
- agitation psychomotrice ou attitude figée ;
- désorganisation comportementale ;
- régression langagière et intellectuelle ;
- phobies archaïques ;
- bouffées d'angoisses hypochondriaques ;
- idées délirantes floues, labiles proches d'une fantasmatique facilement extériorisée.

Évolution

Elle peut se faire vers :

- la débilité profonde ou sévère ;
- une forme d'autisme franche ;
- une psychose déficitaire ou schizophrénique ;
- une amélioration partielle avec conduites phobiques ou caractérielles ;

• une évolution favorable avec régression des troubles, acquisitions et adaptation sociale.

Traitement

Il passe par l'instauration de mesures thérapeutiques précoces pluridisciplinaires.

Scolarisation en milieu spécialisé (CLIS), si possible.

Hôpital de jour, voire internat thérapeutique.

Psychothérapies (packs, comportementales…).

Psychomotricité.

Orthophonie.

Traitement médicamenteux anxiolytique ou sédatif (neuroleptiques).

Mesures d'aide et de soutien aux parents.

PSYCHOSES PUERPÉRALES

Définition

Ce sont les accidents psychotiques aigus de la puerpéralité, survenant soit de façon précoce (dans les six premières semaines après l'accouchement), soit, plus rarement, tardivement (25 % des cas).

Au cours de la grossesse, la survenue de troubles psychotiques est rare.

Causes et mécanismes

Ils sont discutés, de même que la spécificité nosographique des psychoses puerpérales. Néanmoins, les complications obstétricales ou néonatales semblent favorisantes.

Signes cliniques

Type de description : le cas des psychoses précoces (75 % des cas).

Elles réalisent des bouffées délirantes aiguës avec pour caractéristiques :

• une période d'anxiété, cauchemars et agitation nocturne précédant ;

• l'apparition entre le 5e et 25e jour d'une altération de la conscience, variable dans son intensité et fluctuante dans la journée ;

• l'humeur est généralement triste avec anxiété, mais peut alterner avec l'exaltation ;

• les thèmes et mécanismes délirants sont centrés autour de la relation mère-enfant avec fréquemment une négation de la grossesse et de l'accouchement, etc.

Les formes tardives peuvent être :

• des accès franchement dysthymiques, mélancoliques, maniaques ou mixtes ;

• des épisodes paranoïdes : délire flou avec discordance.

Signes paracliniques

Ils seraient liés à une pathologie associée : infectieuse, ou autre complication obstétricale.

Évolution et complications

L'évolution se fait généralement vers une guérison rapide (80 % des cas).

Les complications peuvent être :

• la récidive de type dysthymique ou délirant lors des grossesses ultérieures ;

• le passage à la schizophrénie ou la maladie maniaco-dépressive.

Le risque de récidive en cas de grossesse ultérieure est inférieur à 20 %.

Traitement

C'est une urgence psychiatrique. Le traitement repose sur la *chimiothérapie neuroleptique*, parfois les *sismothérapies*.

Une *psychothérapie* axée sur la relation mère-enfant est souhaitable.

Certaines hospitalisations peuvent être proposées en unité mère-enfant.

> **✚ Éléments de surveillance**
>
> La surveillance se fait obligatoirement en milieu spécialisé, étant donné l'agitation et le risque (*suicidaire* ou *infanticide*).
>
> Certains auteurs conseillent la reprise du contact entre la mère et l'enfant de façon précoce, avec sa participation aux soins à l'enfant de manière à aider la mère à assumer sa fonction maternelle. Mais bien entendu, cela ne peut se faire que sous la surveillance rigoureuse et rassurante des infirmières.

PSYCHOTHÉRAPIES

Définition

Les psychothérapies forment un ensemble de traitements qui utilisent des moyens psychologiques (la parole, la pensée, les émotions, les comportements) plutôt que des agents physiques ou chimiques.

Réalisées par des professionnels, elles ont pour but de réduire ou faire disparaître des symptômes existants, modifier des comportements inadaptés ou favoriser un développement harmonieux de la personnalité.

Il existe des psychothérapies individuelles et des psychothérapies collectives ; on en dénombre plusieurs centaines.

Psychothérapies individuelles

Psychothérapie de soutien

Elle ne vise aucun remaniement psychologique en profondeur. L'objectif est une amélioration symptomatique et un renforcement des défenses préexistantes. Elle est utilisée chez des patients pour lesquels un soutien est nécessaire sans autre thérapie plus structurée.

Psychothérapie d'inspiration analytique et psychanalyse

Leur but est d'amener une prise de conscience progressive des conflits intra psychiques à l'origine des symptômes.

La finalité est un dégagement pour le sujet de l'emprise de la répétition des conflits infantiles permettant un fonctionnement psychique plus souple et plus libre.

Psychothérapies comportementales et cognitives (TCC)

Elles visent à modifier un ou plusieurs comportements cibles sans chercher à agir nécessairement sur la personnalité du sujet.

Elles sont plus particulièrement indiquées dans les troubles anxieux et dépressifs.

Hypnose

Elle repose sur l'induction d'une transe hypnotique au cours de laquelle des techniques de suggestion (ordres à effets post-hypnotiques) sont utilisées.

Elle est indiquée dans les états névrotiques peu symptomatiques en particulier lorsqu'il existe des manifestations somatiques.

Relaxation et thérapie corporelle

Leur principe est de réaliser un apprentissage qui permet au sujet d'aboutir à une détente musculaire ce qui diminue son niveau d'anxiété. Elles sont surtout utilisées dans les états anxieux, les manifestations somatiques d'anxiété et les troubles psychosomatiques.

Psychothérapies collectives

Thérapies familiales

Leur but est d'améliorer la communication et l'individuation des différents membres de la famille.

Elles sont particulièrement indiquées dans l'anorexie mentale.

Psychodrames

Ils utilisent l'improvisation dramatique à des fins thérapeutiques.

Groupes de parole

Leur action thérapeutique est souvent liée à des mécanismes d'identification croisée entre les membres du groupe.

PTÉRYGION

Définition

Voile de conjonctive triangulaire à base limbique, s'étendant sur la cornée à l'angle interne de l'œil. Il serait dû à une irritation chronique liée à la vie au grand air : vent, poussière. En cas de progression, il se produit un astigmatisme et des complications inflammatoires.

Traitement

Résection chirurgicale simple, kératoplastie lamellaire en cas de ptérygion évolué (*cf.* illustration).

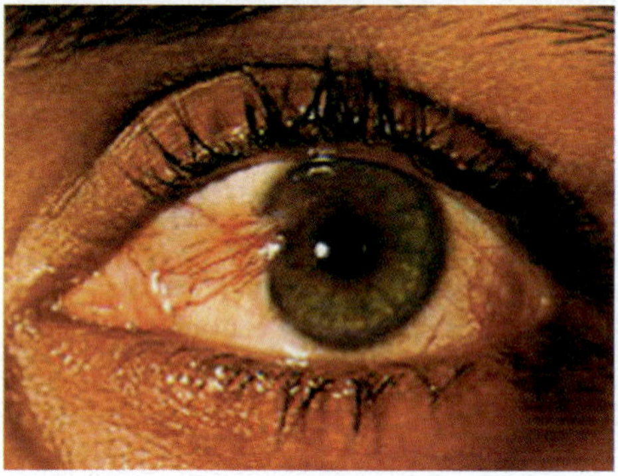

Ptérygion envahissant l'axe visuel.

PTOSIS

Définition

Chute de la paupière supérieure due à une impotence du releveur de cette paupière (*cf.* illustration syndrome Claude Bernard-Horner).

Principales étiologies

Ptosis congénital : héréditaire et parfois familial, uni- ou bilatéral, plus ou moins accentué. La bascule de la tête en arrière chez ces enfants permet d'éviter l'amblyopie.

Ptosis neurogènes :

- *associé à une paralysie du IIIe nerf crânien* (œil dévié en dehors, impossibilité de regarder ni en haut, ni en bas, ni en dehors). De nombreuses étiologies sont possibles : tumeurs, infections, traumatismes, déficits vasculaires ;
- *syndrome de Claude Bernard-Horner* : ptosis par lésion du sympathique cervical.

Ptosis myogènes :

• *ptosis de la myasthénie* (diagnostic confirmé par l'épreuve à la prostigmine) ;
• *ptosis des myopathies* ; *ptosis de la myotonie de Steinert* ;
• *ptosis* sénile par perte de la tonicité des muscles.

Ptosis traumatiques : par section nerveuse ou lésion traumatique directe du muscle releveur de la paupière supérieure.

Traitement

En cas de ptosis unilatéral modéré, l'abstention est la règle. En cas de gêne importante du patient, le traitement est chirurgical.

PUBERTÉ

Définition

Période de transition entre l'enfance et l'état adulte, accompagnée de transformations somatiques, métaboliques, psychologiques et plus particulièrement hormonales conduisant à la possibilité de procréer.

Mécanismes de la puberté

La puberté semble due à la maturation du système nerveux central qui aboutit à la disparition du frein inhibant l'hypothalamus antérieur. Une fois cette inhibition levée, les centres hypothalamiques vont sécréter des *releasing factors*, c'est-à-dire des neurohormones qui stimulent la sécrétion antéhypophysaire.

En même temps qu'apparaissent FSH et LH, la sécrétion de STH s'accroît, ainsi que la sécrétion d'ACTH.

Puberté

Modifications sexuelles féminines

On distingue :

• l'apparition des caractères sexuels secondaires :
  – la croissance mammaire est la première en date, en moyenne à 10 ans et 6 mois (soulèvement puis bombement : S1-S5),
  – l'apparition de la pilosité pubienne succède au développement des seins (P1-P5). Elle est suivie de l'apparition des poils axillaires (A) qui précède de peu l'apparition des règles (R), en moyenne à 13 ans et demi ;
• la modification des organes génitaux externes et internes : la vulve, le vagin se développent, l'utérus et les ovaires augmentent de volume, les grandes lèvres se développent, les petites lèvres s'étendent et se pigmentent. La muqueuse vaginale devient rosée et sécrétante ; le développement de la muqueuse utérine est suivi d'une première desquamation qui résulte souvent de la seule action des œstrogènes, car les premiers cycles sont presque toujours anovulatoires.

Modifications somatiques :

• la taille augmente rapidement de 4,7 cm par an à 9-10 ans, de 8,4 cm par an à 12-13 ans, puis existe un ralentissement 2 ans après le début des règles ;
• l'étude des points d'ossification de la main et du coude est un excellent moyen de vérifier le taux de croissance. L'apparition du sésamoïde du pouce correspond à P2S2 à 11 ans ;
• la morphologie générale se modifie, liée d'une part aux dépôts graisseux, mais aussi à la musculature particulière dans le sexe féminin. Il faut un poids moyen de 48 kg pour être réglée ;
• enfin, le psychisme s'individualise.

Modifications hormonales :

• les surrénales sont responsables de la pilosité pubienne et axillaire ; les hormones surrénaliennes précèdent la puberté gonadique, le taux des 17 cétostéroïdes s'accroît progressivement ;
• les frottis vaginaux traduisent la sécrétion œstroprogestative, apparition des cellules intermédiaires lorsque l'on s'approche de la puberté. Les œstrogènes sont responsables des cellules superficielles, la progestérone des cellules intermédiaires ;
• à la puberté, le taux de 17-β-œstradiol augmente 2 ans avant les règles avec variations cycliques :
  – FSH augmente au stade P2S2,
  – LH augmente au stade P3S3,
  – les pics de LH préovulatoire apparaissent au stade P4S4,
  – les œstrogènes augmentent à partir du stade P2S2 pour aboutir aux valeurs adultes aux stades P4 ou P5,
  – la testostérone suit les œstrogènes.

Modifications sexuelles masculines

L'augmentation de volume testiculaire est le premier signe, précédant de 6 mois l'apparition des caractères sexuels secondaires (dus à l'imprégnation par les hormones mâles). En moyenne la puberté apparaît vers 13 ans.

Les caractères sexuels secondaires apparaissent 6 mois plus tard : début de pilosité pubienne, axillaire.

Enfin, progressivement, sur 2 ans, on observe la croissance de la verge, les modifications du scrotum en même temps que mue la voix et qu'apparaissent barbe et moustache.

Il est à noter que chez le garçon il peut exister une gynécomastie (→) passagère.

Examens complémentaires

Suivant les cas :

- radios osseuses pour apprécier l'âge osseux ;
- gonadotrophines plasmatiques (FSH/LH) ;
- œstrogènes ;
- frottis vaginal ;
- androgènes, (testostérone, DHT) ;
- tests de stimulation :
  – test au LH-RH, étudie la maturation du rétrocontrôle hypophyso-gonadique,
  – test au Clomid, étudie l'intégrité de l'axe hypothalamo-hypophysaire.

Anomalies de la puberté

- Puberté précoce (→).
- Retard pubertaire (→).

Dans les pubertés survenant à une date normale, on peut constater un certain nombre de troubles :

- dysménorrhée (→) ;
- obésité, qui demande des prescriptions prudentes, limitées à des habitudes alimentaires et hygiéniques strictes ;
- acné et hyperpilosité sont le plus souvent à respecter.

PUBERTÉ PRÉCOCE

Définition

Apparition de signes pubertaires avant 8 ans chez la fille, avant 10 ans chez le garçon.

Causes et mécanismes

Puberté précoce vraie, gonadotrophine dépendante : puberté harmonieuse complète, par augmentation de la sécrétion de gonadotrophines, le plus souvent idiopathique, parfois tumorale : hydrocéphalie, gliome du chiasma, harmartome hypothalamique…

Fausse puberté précoce non gonadotrophine dépendante : développement isolé des caractères sexuels secondaires, d'origine tumorale le plus souvent (surrénale ou ovaire).

Puberté précoce dissociée : développement isolé des seins, de la pilosité, parfois iatrogène (prise d'œstrogènes par voie orale ou percutanée), souvent idiopathique.

Signes essentiels

Poussée de croissance

Chez la fille : développement des seins, puis pilosité pubienne et axillaire, puis apparition des règles.

Chez le garçon : augmentation de volume des testicules, puis développement de la verge, de la pilosité ; souvent gonflement mammaire transitoire ; mue de la voix.

Examens paracliniques

Pour confirmer la puberté précoce : âge osseux ; taux sanguins de gonadotrophines (FSH et LH) élevés en cas de puberté précoce vraie ; augmentation de la testostérone chez le garçon ; de l'œstradiol chez la fille.

Pour rechercher une étiologie : radio de crâne ; fond d'œil ; tomodensitométrie cérébrale (lésion intracrânienne) ; radio d'abdomen ; échographie ; artériographie ; dosages des stéroïdes sanguins, en particulier la DHA, androgène d'origine surrénale (tumeur surrénale ou gonadique).

> **+ Éléments de surveillance**
> - Croissance.
> - Âge osseux.

Évolution et complications

Risque de blocage prématuré de la croissance ; difficultés psychologiques ; complications propres aux étiologies tumorales.

Traitement

Traitement étiologique et traitement frénateur pour préserver la taille définitive (médroxyprogestérone : 10 à 20 mg/jour ; acétate de cyprotérone, *Androcur* : 75 à 150 mg/m^2/j). Traitement par les analogues de LH-RH dans les formes gonadotrophines dépendantes : *Suprefact* ou *Décapeptyl*, *Enantone*.

PULPITES

Voir *Caries dentaires*.

PURPURA RHUMATOÏDE

Définition

C'est un purpura inflammatoire, atteignant essentiellement l'enfant.

Causes

Mécanisme allergique et facteurs infectieux sont discutés.

Signes cliniques et paracliniques

Il s'agit d'un enfant présentant un purpura pétéchial des deux membres inférieurs aggravé par l'orthostatisme, des arthralgies avec signes locaux, des douleurs abdominales, parfois un méléna ou une invagination intestinale aiguë. Une glomérulonéphrite traduite par une hématurie et une protéinurie est fréquente.

L'hémostase et l'*hémogramme* sont normaux.

Évolution

Elle est bénigne dans la grande majorité des cas.

La régression des symptômes se fait en quelques semaines, mais *les rechutes sont fréquentes*.

Un certain nombre de malades vont évoluer vers l'*insuffisance rénale chronique*.

Traitement

C'est le repos au lit dans les premières semaines. Le lever doit être progressif, sous surveillance des signes cutanés et de l'HLM.

Les corticoïdes n'ont pas fait preuve d'efficacité sur l'atteinte rénale ; leur emploi en cas de manifestations abdominales ne saurait se concevoir que sous stricte surveillance clinique et radiologique.

PURPURA THROMBOPÉNIQUE IMMUNOLOGIQUE (PTI)

Définition

C'est une thrombopénie due à un mécanisme probablement auto-immun touchant essentiellement l'enfant et l'adulte jeune.

Causes

Une étiologie virale du purpura thrombopénique immunologique (PTI) aigu de l'enfant est vraisemblable dans la plupart des cas. Le VIH, la mononucléose infectieuse, la rubéole et les vaccins sont des causes classiques.

Signes cliniques et paracliniques

C'est une thrombopénie isolée avec un myélogramme riche en mégacaryocytes.

C'est le bilan étiologique de la thrombopénie totalement *négatif* qui fait porter le diagnostic de PTI.

La durée de vie des plaquettes est inférieure à 1 jour, un anticorps fixé sur les plaquettes est retrouvé chez 65 % des malades.

Évolution

Les purpuras thrombopéniques aigus survenant surtout chez l'enfant avant 10 ans apparaissent brutalement et guérissent en quelques semaines. *La rechute est possible*. Passé un délai de 6 mois, la chronicité est certaine.

Les purpuras thrombopéniques chroniques survenant surtout après 16 ans débutent progressivement et évoluent de façon variable avec des phases d'aggravation durant quelques mois ou toute la vie. Onze pour cent des malades ne répondant pas au traitement classique meurent d'hémorragies neuroméningées ou viscérales.

Traitement

Les immunoglobulines intraveineuses, 0,5 g/kg/j. pendant 2 jours, sont très efficaces chez l'enfant, permettant d'obtenir la guérison (ou de normaliser les plaquettes jusqu'à la guérison spontanée), tout autant chez l'adulte, mais d'une durée très limitée.

Corticothérapie : 1 mg/kg durant 4 semaines, parfois plus longtemps. De très fortes doses ont montré leur efficacité dans les formes résistantes.

Splénectomie : l'indication est posée dans les formes chroniques après un délai supérieur à 6 mois.

Les transfusions de plaquettes sont réservées aux manifestations hémorragiques graves.

PURPURAS

Définition

C'est l'ensemble des lésions cutanées ou muqueuses en rapport avec l'extravasation de sang hors des capillaires.

Causes

Anomalies plaquettaires : thrombopénie (→), thrombocytémie (→), thrombopathie (→).

Anomalies plasmatiques : hyperglobulinémie (→) Waldenström (maladie de) [→], Willebrand (maladie de) [→].

Anomalies vasculaires :

- maladie d'Osler ;
- purpuras infectieux ;
- purpura rhumatoïde ;
- fragilité capillaire constitutionnelle.

Signes cliniques et paracliniques

Le purpura peut se présenter sous forme de pétéchies (lésions punctiformes), de *vibices* (stries), d'*ecchymoses*. La lésion apparue spontanément ne s'efface pas à la pression, sa couleur passe par les stades de la « biligénie locale. » Dans certains cas, le purpura vasculaire évolue vers la nécrose : *purpura nécrotique*.

Le purpura peut être isolé ou *associé* à d'autres manifestations hémorragiques cutanées ou viscérales.

Le diagnostic d'un purpura isolé repose sur :

- *l'interrogatoire :* antécédents familiaux, prise de médicaments ;
- *l'examen clinique :* caractère du purpura, état des organes hématopoïétiques ;
- *un bilan complet de l'hémostase :* numération de plaquettes, temps de saignement, étude de la coagulation plasmatique, étude des fonctions plaquettaires.

Si le purpura est secondaire à une diminution des plaquettes (en règle < 20 000/mm^3), le *myélogramme* précise la nature périphérique ou centrale de la thrombopénie.

Si le chiffre de plaquettes est normal, c'est une thrombopathie ou un purpura vasculaire.

PUVATHÉRAPIE

Le principe de la PUVA-thérapie est d'administrer per os au patient un médicament photosensibilisant (psoralène), et de l'exposer aux rayons ultraviolets A.

L'irradiation se passe dans une cabine ; il existe des variantes de cette technique : irradiation localisée à une petite surface cutanée après application locale du psoralène, irradiation avec des UVB, avec une association UVA-UVB, application du psoralène sur la peau au cours d'un bain (balnéo-PUVA-thérapie).

PUVATHÉRAPIE	
PSORALÈNES	
5-MOP : – *Psoraderm* comprimés. 8-MOP : – *Méladinine* comprimés, solution alcoolique à 0,1 et 0,75 %.	Les comprimés sont à prendre 2 h avant la séance de PUVA, il faut porter des lunettes de soleil durant les 8 h suivant l'exposition et mettre un écran solaire.
Indications : • psoriasis ; • parapsoriasis et mycosis fongoïde peu évolués ; • vitiligo ; • pelade ; • prurit chronique et prurigos ; • certaines photodermatoses. **Contre-indications :** • phototype I, antécédent de mélanome ou de carcinome cutané, âge inférieur à 18 ans ; • grossesse ; • médicament photosensibilisant, lupus érythémateux ; • porphyries, maladies bulleuses auto-immunes ;	• allergie aux psoralènes ; • tare viscérale, accident vasculaire récent ; • cataracte (contre-indication relative). **Précautions d'emploi :** • bilan préthérapeutique, comprenant un examen ophtalmologique à la lampe à fente à la recherche d'une cataracte, urée et créatinine sanguines, ASAT, ALAT et phosphatases alcalines ; • protection des yeux et du scrotum pendant la séance de PUVA. **Effets secondaires :** • les plus graves sont à long terme l'apparition de cancers cutanés, vieillissement cutané précoce.

PYÉLONÉPHRITE AIGUË

Définition

C'est l'infection du bassinet et du rein, le plus souvent à germes banals.

Causes et mécanismes

L'infection ascendante est un mécanisme plus fréquent que la voie hématogène, elle signifie que les germes peuvent à partir de l'urètre gagner la vessie et le haut appareil en forçant un orifice urétéro-vésical défectueux : reflux malformatif ou transitoire. Toutes les causes d'obstruction et de stase vont pérenniser l'infection installée : lithiase, malformations, tumeurs de la voie excrétrice, grossesse.

Signes cliniques et paracliniques

C'est un tableau d'infection sévère : fièvre à 40 °C, frissons avec douleurs lombaires uni- ou bilatérales, reins douloureux à la palpation. Les urines sont troubles.

En l'absence de signes de gravité, d'antécédent uronéphrologique, d'un terrain à risque, l'hospitalisation n'est pas nécessaire, mais dans tous les cas, un ECBU, un ASP et une échographie doivent être faits dans les 24 heures.

Traitement

À domicile, l'antibiothérapie probabiliste est débutée juste après l'ECBU, réévaluée à 24-48 h et adaptée à l'antibiogramme.

L'hospitalisation est décidée en cas de signes de gravité, de conditions sociales défavorables, d'absence d'amélioration, de rechutes. Un bilan urologique est nécessaire, UIV, uroscanner ; à distance urétrocystographie rétrograde si un reflux vésico-rénal est suspecté.

Cas particulier de la femme enceinte : compte tenu du risque de pyélonéphrite aiguë, toute infection urinaire symptomatique et asymptomatique doit être traitée.

PYÉLONÉPHRITE CHRONIQUE

Définition

Il s'agit de lésions inflammatoires, sclérosantes, de l'interstitium rénal d'origine microbienne. Elles sont la première cause de néphropathie interstitielle chronique (→).

Causes

C'est la conséquence d'infections urinaires ascendantes, d'une gêne organique ou fonctionnelle à l'écoulement des urines dont la cause peut siéger à tous les niveaux de l'appareil urinaire (*cf.* illustration).

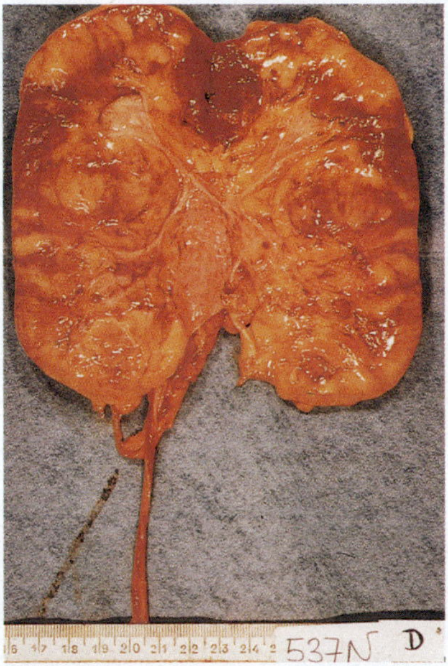

Malakoplakie rénale : section longitudinale du rein. Multiples masses d'aspect tumoral, infiltrant l'ensemble du parenchyme rénal.

Signes cliniques et paracliniques

Il existe une infection urinaire chronique et récidivante et un syndrome de néphropathie interstitielle chronique (→). L'échographie et l'UIV montrent deux petits reins asymétriques avec des cavités déformées et une corticale en regard atrophiée donnant une encoche sur le contour. On tiendra compte de la présence d'un germe même à une concentration dans les urines inférieure à 10^5/mL.

Évolution

Elle est lente, elle peut être stoppée si un geste urologique est faisable. Elle peut être accélérée par un épisode infectieux aigu, une nécrose papillaire (→).

Une évolution particulière : pyélonéphrite xanthogranulomateuse, malakoplakie. Il s'agit de lésions pseudo-tumorales de néphrite interstitielle chronique dues à un défaut de phagocytose des germes infectants et à une réaction granulomateuse au sein du parenchyme rénal.

Traitement

C'est celui de l'infection, qui n'est efficace qu'après traitement des causes favorisantes.

PYONÉPHROSE

Définition

C'est la destruction du rein par une infection à pyogènes.

Causes

- Surinfection d'une hydronéphrose.
- Complication d'un calcul coralliforme.
- Évolution d'un abcès du rein (diabète).

Signes cliniques et paracliniques

Douleur, syndrome tumoral de la fosse lombaire, tableau d'infection grave, état de choc.

Le diagnostic est fait sur l'anamnèse, l'échographie, le scanner. La présence d'air signe une infection à germe anaérobie.

Traitement

Le pronostic vital est en jeu. La néphrectomie d'urgence est souvent le seul geste capable de rendre efficace le traitement de l'état septicémique.

Q

QUEUE DE CHEVAL (Syndrome de la)

Il s'agit des symptômes causés par la compression mécanique des dernières racines lombaires et sacrées, soit dans le canal lombaire (grosses hernies discales lombaires +++, neurinomes des dernières racines, tumeurs, hématomes, séquelles de chirurgie lombaire) soit par une épidurite (inflammation au niveau du cul de sac méningé) ou encore via une méningite (en particulier carcinomateuse compliquant en général un cancer ou un lymphome disséminés).

L'atteinte comporte :

- un déficit moteur des dernières racines lombaires, avec faiblesse des muscles d'un ou des deux membres inférieurs de topographie L4, L5, S1 ;
- une diminution ou abolition des réflexes tendineux dans le territoire concerné ;
- un trouble sensitif dans le territoire correspondant, mais touchant également les régions génitale et péri-anale ;
- des troubles sphinctériens (perte de la sensation du passage des urines, incontinence urinaire, rétention, troubles ano-rectaux, dysérection) qui sont les éléments les plus graves du syndrome de la queue de cheval.

Les examens à demander sont d'abord l'IRM lombaire pour rechercher une compression locale et poser une éventuelle indication chirurgicale, parfois urgente ; la PL en cas d'IRM négative, avec recherche de cellules anormales, cultures, etc. ; le bilan urodynamique.

R

RACHITISME COMMUN AVITAMINIQUE

Définition

Lésion osseuse due à un défaut de calcium dans les zones de croissance de l'os.

Cette affection est devenue très rare dans notre pays en raison de la supplémentation systématique, en vitamine D, de tous les laits « 1er âge » et « de suite ».

Causes et mécanismes

Le rachitisme commun est dû à la carence en vitamine D normalement synthétisée par la peau sous l'effet des rayons du soleil (*cf.* illustration).

Signes essentiels

Craniotabès (ramollissement de la partie centrale des os du crâne). Bourrelet au niveau des poignets, de l'extrémité antérieure des côtes (chapelet costal). Éventuellement convulsions.

Sur la radio de poignet : élargissement de la métaphyse avec déformation en cupule et irrégularité.

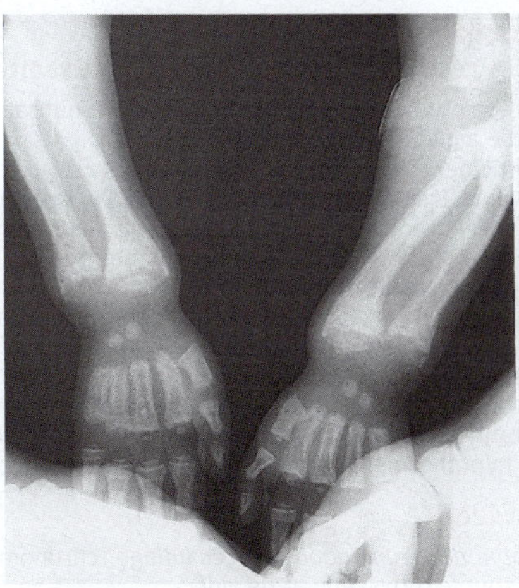

Rachitisme. Radiographie du poignet : déformation en cupule de la métaphyse.

Signes biologiques : hypocalcémie, hypophosphorémie, phosphatases alcalines élevées. Taux bas de 25OH D3 plasmatique (forme de réserve de la vitamine D).

Évolution et complications

Risque de déformation des os longs et du bassin, de complications respiratoires (troubles de ventilation, infection pulmonaire) et cardiaques (troubles du rythme).

Traitement et pronostic

Traitement curatif : vitamine D, 100 000 unités. En cas d'hypocalcémie, apport calcique par voie IV ou orale avant l'administration de vitamine D (risque de convulsions au début du traitement).

Traitement préventif : administration quotidienne de la naissance à 2 ans d'une dose de 1 000 unités de vitamine D (dose double chez les enfants à peau pigmentée). Actuellement, tous les laits « 1er âge » et de suite sont supplémentés en vitamines D.

RAGE

Définition

C'est une méningo-encéphalite virale mortelle, transmise à l'homme par la morsure de divers animaux, chiens, renards, chauves-souris. C'est une maladie à déclaration obligatoire.

Causes et mécanismes

Le virus rabique est un RNA virus du groupe des rhabdovirus. Le chien enragé, contaminé par la morsure d'animaux sauvages, est l'animal le plus dangereux pour l'homme. Les animaux sauvages (renard) permettent l'extension de la maladie. Celle-ci était réapparue ces dernières années dans l'est de la France ; mais elle semble désormais complètement éradiquée. L'incubation est d'autant plus longue que les morsures sont éloignées des centres nerveux. Chez l'animal, elle est de 2 mois ; puis la période d'état associe des accès d'agressivité où il cherche à mordre et des troubles du comportement avec apathie.

Signes essentiels

Cliniques : après une incubation de 20 à 60 jours, la phase prodromique associe un aspect inflammatoire et des paresthésies au niveau de la morsure. À la période d'état, la rage est furieuse ou paralytique.

Dans la *rage furieuse ou spastique,* on note une agitation psychomotrice avec angoisse et un *spasme hydrophobique* en présence d'eau. Hallucinations, fièvre et déshydratation surviennent ensuite puis la mort dans un tableau d'asphyxie ou de collapsus.

La *rage paralytique* débute par des rachialgies puis apparaît une paralysie ascendante. Paralysies respiratoires et troubles bulbaires emportent le malade en quelques jours.

Examens complémentaires : si l'animal mordeur meurt ou est abattu, il faut l'adresser par transport spécial à un centre de diagnostic de la rage pour rechercher le virus et ses lésions histologiques caractéristiques. Chez l'homme, la confirmation biologique est surtout sérologique.

Traitement

Il se résume en trois points.

Destruction du réservoir animal et contrôle des animaux suspects.

Immunisation des sujets exposés et des animaux dans les régions menacées.

En cas de morsure, possibilités schématiques :

- *animal sain au premier examen* : pas de vaccination si blessure légère. Sérothérapie si blessure grave ;
- *animal suspect* : vaccination que l'on arrête au 5e jour si l'animal n'est pas mort ;
- *animal mort, apparemment sain* : attendre les résultats du laboratoire si la blessure est légère. Sérovaccination si la blessure est grave ;
- *animal perdu* : vaccination si morsure légère, sérovaccination si morsure grave.

Il n'y a pas de traitement curatif de la rage déclarée, qui est mortelle dans tous les cas.

RAYNAUD (syndrome et maladie de)

Définition

Crises de vasoconstriction artériolaire des extrémités déclenchées par le froid.

Causes et mécanismes

On parle de syndrome de Raynaud lorsqu'il est possible de retrouver une étiologie : syndrome du hile du membre supérieur (côte cervicale, pince costoclaviculaire, syndrome du défilé scalénique, syndrome d'hyperabduction), microtraumatismes professionnels, syndrome du canal carpien, maladie de Leo Buerger, sclérodermie, cryoglobulinémies, intoxications (polyvinyle), cause iatrogène (médicaments β-bloqueurs).

Lorsqu'aucun facteur étiologique n'a pu être retrouvé, on parle de *maladie de Raynaud*.

Le mécanisme de la crise vasomotrice est en rapport avec un spasme artériolo-capillaire suivi d'un spasme veinulaire ou d'une vasodilatation généralisée.

Signes

Cliniques : la crise survient à l'occasion d'une exposition au froid ou lors d'un stress ; elle est faite de deux phases successives : une première phase de syncope, les doigts devenant exsangues, suivie d'une deuxième phase de cyanose, les doigts devenant cyanotiques et très douloureux. La durée de la crise est variable et progressivement les douleurs s'apaisent, la sensibilité reparaît et les symptômes disparaissent. L'examen en dehors de la crise est normal.

Paracliniques : les examens complémentaires ont pour but de déterminer la sévérité et le pronostic de l'affection, de suivre l'efficacité d'un traitement et de dépister une cause éventuelle. *On peut citer :* l'oscillométrie, la thermographie, la capillaroscopie. Il faut insister sur l'exploration des artères des membres supérieurs (angiographie numérisée, artériographie) qui peut montrer un aspect normal, un rétrécissement spasmodique ou des lésions d'artérite spasmodique.

Évolution

Le plus souvent très capricieuse, parfois marquée par des complications trophiques : acrosclérose progressive, faux panaris et escarre pulpaire.

Traitement

Traitement étiologique chaque fois que possible.

Traitement médical : protection contre le froid, sédatifs, vasodilatateurs et sympatholytiques.

Traitement chirurgical : sympathectomie ganglionnaire dans les formes sévères.

RÉANIMATION À LA NAISSANCE

Principes fondamentaux de la réanimation en salle de naissance

- Prévoir les besoins de réanimation (→ Souffrance fœtale aiguë).
- Anticiper : dans près de la moitié des cas, le risque de détresse vitale n'est pas prévisible. Le matériel doit être disponible, en état de marche, régulièrement vérifié. Une personne compétente apte à initier une réanimation doit être présente à chaque naissance. Il s'agit en premier de la sage-femme et/ou du médecin anesthésiste. L'aide d'une infirmière est capitale pour certains gestes.
- Assurer une ventilation alvéolaire efficace en respectant 3 impératifs : rapidité, asepsie, prévention de l'hypothermie.

Matériel

- *Table de réanimation* avec chauffage, chronomètre, source d'oxygène et de vide.
- *Matériel d'aspiration :* système d'intensité réglable (source de vide < 100 mm Hg = 136 cm H_2O), sondes d'aspiration (n° 6, 8, 10), flacon de rinçage.

• *Matériel de ventilation :* ventilateur manuel avec masque adapté (type *Neopuff* à pression contrôlée, ou à défaut type *Ambu*), source d'O_2 (4 à 6/l : mini réservoir d'oxygène, valve de sécurité de pression) ; laryngoscope avec lames droites 0 et 1 ; pince de *Magyll* ; sondes d'intubation n° 2, 5 et 3 ; moustaches en sparadrap pour fixation de la sonde.

• *Matériel de perfusion* (cathéters courts G24, G22 ; épicrâniennes ; cathéter ombilical 3,5 et 5) ; gants, champs stériles, seringues, robinets à 3 voies.

• *Drogues* : bicarbonate semi-molaire (42 ‰) ; glucosé à 5 et 10 % ; adrénaline (ampoules de 1 mL = 0,25, 0,5 ou 1 mg ; à diluer dans du sérum physiologique ; *cf.* tableau).

MODALITÉS D'UTILISATION DE L'ADRÉNALINE CHEZ LE NOUVEAU-NÉ

Solution à 1/10 000	Amp. 1 mL = 1 mg Ajouter 9 mL de sérum → 10 mL = 1 000 µg	Posologie intratrachéale 30 µg/kg = 0,3 mL/kg	Posologie intraveineuse 10 µg/kg = 0,1 mL/kg
Solution à 1/10 000	Amp. 1 mL = 0,5 mg Ajouter 4 mL de sérum → 5 ml = 500 µg	Idem	Idem
Solution à 1/10 000	Amp. 1 mL = 0,25 mg Ajouter 1,5 mL de sérum → 2,5 mL = 250 µg	Idem	Idem

Les étapes de la réanimation néonatale

Après évaluation initiale : respiration, fréquence cardiaque (sur 6 secondes), coloration (ou mieux Sa O_2).

1re étape. Manœuvres initiales

Placer l'enfant sur la table chauffante en décubitus dorsal, légèrement déclive.

Le sécher +++ puis l'installer sur un linge chaud et sec. Stimulations tactiles (dos, plante des pieds) qui peuvent déclencher les mouvements respiratoires.

Libération des voies aériennes par a*spiration naso-pharyngée*. Une seule fois chaque narine ; aspiration buccale douce (10 mmHg) sans stimulation de la paroi postérieure du pharynx, ni aspiration gastrique trop précoce (risque de bradycardie réflexe).

2e étape. En l'absence de mouvements respiratoires et/ou bradycardie < 100/min

Ventilation au masque en oxygène pur (fréquence 40/min pour un nouveau-né à terme ; 60/min pour un prématuré) ; efficacité jugée sur le soulèvement du thorax et l'amélioration de l'enfant.

L'intubation peut être décidée dès ce stade en cas de liquide amniotique méconial, de suspicion de hernie diaphragmatique congénitale, de prématurité < 28 semaines.

3e étape. Intubation nasotrachéale

Si la bradycardie (< 100) persiste malgré une ventilation au masque bien conduite.

4e étape. Massage cardiaque

Si la bradycardie persiste (< 60) malgré une ventilation sur tube en O_2 pur depuis 30 secondes. Technique du massage cardiaque utilisant les pouces avec empaumement thoracique. Rythme de 90 compressions pour 30 insufflations.

5e étape. Massage cardiaque associé à une ventilation adéquate

En l'absence de récupération d'une fréquence cardiaque > 60 après 30 secondes de massage cardiaque, administration d'adrénaline intratrachéale, 30 µg/kg, renouvelable une ou deux fois.

6e étape. Pose d'une voie d'abord

De préférence périphérique (ou cathétérisme de la veine ombilicale) :

• adrénaline IV, 10 µg/kg toutes les 5 minutes ;

✚ Évolution et surveillance

Indice d'APGAR à 3, 5, 10 et 20 minutes.

• *En l'absence de récupération après 15 minutes*, l'arrêt des manœuvres de réanimation est envisagé.

En cas d'amélioration rapide et franche (APGAR > 7 à 5 minutes) :
- réchauffement ;
- mesure de la glycémie capillaire ;
- surveillance cardio-respiratoire (fréquence respiratoire, Sa O_2).

• *En cas de récupération incomplète,* poursuite des manœuvres de réanimation jusqu'au transfert (maintien des chaînes de la chaleur, du sucre, de l'oxygène et de l'asepsie).

• L'injection lente de bicarbonate semi-molaire IV, 2 à 4 mL/kg se discute en l'absence de réponse aux traitements précédents.

Situations particulières

Liquide amniotique contenant du méconium

Débuter la désobstruction avant le 1er cri, dès le dégagement de la tête.

Ne pas ventiler au masque avant d'avoir désobstrué la trachée en cas de liquide teinté épais voire franchement méconial.

Grands prématurés (< 28 semaines)

Lutte contre l'hypothermie (matelas préchauffé, bonnet, mise en sac de polyéthylène). Ventilation au masque avec contrôle de pression d'insufflation et de la saturation en O_2. Application dès la salle de naissance d'une Pression Positive Continue nasale. Éventuellement, administration prophylactique de surfactant.

RECKLINGHAUSEN (maladie de) = neurofibromatose de type 1 (NF1)

Définition

Affection héréditaire à transmission autosomique dominante, caractérisée par des manifestations multiples au niveau des tissus dérivés de l'ectoblaste (feuillet embryonnaire à l'origine du tissu nerveux et de l'épiderme). La NF1 fait partie des phacomatoses (affections congénitales liées à des anomalies de développement au niveau des feuillets embryonnaires).

Causes et mécanismes

Le gène responsable siège sur le chromosome 17, induisant des anomalies des facteurs de croissance des tissus embryonnaires. Leur expression clinique est très variable.

Signes cliniques

Les manifestations cutanées pigmentaires sont constantes, apparaissant en général au cours de la première décennie. Ce sont des taches « café au lait » de taille variable, siégeant surtout dans les régions couvertes.

Les tumeurs cutanées sont des neurofibromes se présentant comme des tumeurs pédiculées (molluscum pendulum) intradermiques ou sous-cutanées.

Les manifestations neurologiques sont en rapport essentiellement avec des tumeurs intracrâniennes de siège très variable : gliome du chiasma optique, astrocytome du tronc cérébral, neurinome de l'acoustique, neurofibrome au niveau des racines rachidiennes.

Peuvent également s'observer : des altérations osseuses au niveau des vertèbres et des os longs, des tumeurs du mediastin postérieur, des localisations digestives en particulier au niveau de l'estomac, des phéochromocytomes, des sténoses vasculaires…

Évolution et pronostic

Ils sont liés essentiellement aux localisations nerveuses, les tumeurs entraînant des signes de compression. Une dégénérescence maligne est possible.

RECTITES (anorectites)

Définition

Il s'agit d'affections inflammatoires du rectum et de l'anus.

Causes et mécanismes

Les principales étiologies peuvent être classées selon le tableau ci-dessus.

Signes essentiels

Cliniques : des écoulements glaireux, purulents, et/ou hémorragiques sont la règle, ils accompagnent ou non les selles.

Des faux besoins aboutissant à des évacuations non fécales sont habituels, de même que ténesme et douleurs locales.

RECTITES (ANORECTITES)			
CRYPTOGÉNÉTIQUES	INFECTIEUSES	PARASITAIRES	IATROGÈNES
Rectocolite hémorragique. Maladie de Crohn.	Syphilis (chancre + adénopathie ou syphilide papulo-érosive). Gonococcie. Virales (papillomes). Maladie de Nicolas-Favre (exceptionnelle évolution sténosante). Tuberculose.	Amibiase. Bilharziose.	Postantibiotique (candidose). Thérapeutiques locales (suppositoires). Laxatifs (mélanose). Ulcération thermométrique (risque de saignement abondant). Radique.

Examens complémentaires : ils comprennent un examen proctologique complet avec biopsies et examen de selles.

D'autres examens sont faits en fonction de l'étiologie suspectée (voir tableau).

Traitement

Il est fonction de la cause.

RECTOCOLITE HÉMORRAGIQUE

Définition

La rectocolite hémorragique est une maladie inflammatoire prédominant sur la muqueuse, atteignant tout ou une partie du rectum et du côlon, et évoluant par poussées caractérisées par des émissions muco-hémorragiques (*cf.* illustration).

Causes et mécanismes

D'étiologie inconnue, elle touche surtout l'adulte jeune. De nombreux facteurs ont été allégués : *héréditaires* (des formes familiales), *immuno-allergiques*, *psychiques* (un choc psychologique peut déclencher une poussée évolutive).

Signes essentiels

Cliniques

La maladie se caractérise par des poussées entrecoupées de périodes de rémission. Au cours des poussées les signes sont :

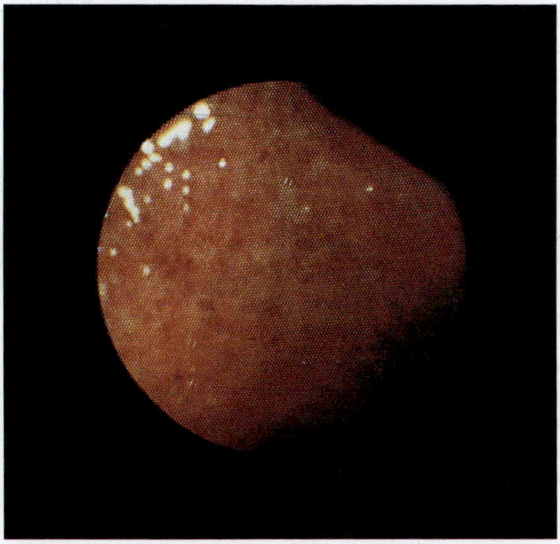

Rectocolite hémorragique (muqueuse inflammatoire).

- diarrhée avec présence de sang, glaires et parfois pus ;
- douleurs abdominales ;
- asthénie ;
- au cours des poussées sévères : de la fièvre, un amaigrissement, une anémie, une altération de l'état général ;
- des manifestations extradigestives sont possibles :
  - cutanées (érythème noueux, etc.),
  - articulaires (arthrites périphériques ou pelvispondylite),
  - oculaires (uvéite, etc.),
  - hépatique (cholangite sclérosante primitive).

Examens complémentaires

La *coloscopie* est le principal examen diagnostique. Elle montre des lésions inflammatoires de la muqueuse : érythème, ulcérations, présence de pus... La répartition de ces lésions est caractéristique puisqu'elle touche le rectum et peut s'étendre en amont plus ou moins haut d'un seul tenant, sans intervalle du muqueuse saine. Dans tous les cas, l'atteinte se limite au côlon et au rectum et n'atteint pas le grêle. Elle permet d'apprécier l'intensité des lésions et d'éventuels signes de gravité. Elle permet aussi de pratiquer des biopsies. Les signes histologiques sont souvent évocateurs de rectocolite hémorragique (congestion, abcès cryptiques, ulcérations superficielles) mais ne sont pas spécifiques.

L'*ASP* recherche une dilatation signe de gravité (colectasie).

Les examens biologiques apprécient le syndrome inflammatoire (VS, CRP...) et l'éventuelle anémie. Des examens de selles (coproculture, parasitologie) éliminent une cause infectieuse.

> **Éléments de surveillance**
>
> • *Cliniques* : état général, état de l'abdomen (palpation), nombre et aspect des selles ;
> • *Paracliniques* : NFS, VS, CRP, ionogrammes, électrophorèse des protéines, ASP.
> *La coloscopie*, outre son intérêt diagnostique (aspect macroscopique, atteinte diffuse sans intervalle de muqueuse saine), permet de surveiller la régression des lésions. À long terme, elle permet de dépister un éventuel cancer (voir *Évolution*).

Évolution et complications

L'évolution se fait par poussées entrecoupées de rémissions. Il est impossible de prédire ces poussées. Cependant, des facteurs infectieux ou psychologiques peuvent en favoriser la survenue. De même, l'arrêt du tabac (par l'arrêt de la nicotine) peut également déclencher des poussées. La rectocolite augmente les risques de développement d'un cancer rectocolique. Les facteurs de risques sont les formes anciennes (> 10-20 ans) et étendues (pancolite), ainsi que l'association à une cholangite sclérosante primitive. Ces formes doivent donc bénéficier d'un dépistage systématique par coloscopie.

Au cours des formes graves d'intensité sévère, les complications suivantes sont à craindre :

- perforation colique ;
- dilatation colique aiguë ;
- hémorragies massives.

Les formes graves sont donc à surveiller très attentivement de façon à décider rapidement d'une chirurgie.

Traitement et pronostic

Pendant les poussées :

Le traitement médical utilise les anti-inflammatoires aminosalicylés (mesalazine ou 5-ASA, *Pentasa ;* sulfasalazine, *Salazopyrine*) ou les corticoïdes *per os* ou localement par lavements. Le choix du mode d'administration, du type d'anti-inflammatoire et de sa posologie dépend de l'extension et de l'intensité des lésions.

Dans les formes graves, pour éviter une intervention chirurgicale, on peut proposer un traitement immunosuppresseur par infliximab (*Remicade*) ou ciclosporine IV.

Le traitement chirurgical est nécessaire au cours des poussées graves qui ne répondent pas très rapidement à un traitement médical intensif. La chirurgie consiste à enlever tout le côlon, même s'il n'est pas touché dans sa totalité (un segment resté en place pourrait à son tour être atteint ultérieurement). Le geste réalisé est donc soit une proctocolectomie avec anastomose iléo-anale (et confection d'un réservoir iléal), soit une colectomie totale avec conservation du rectum et anastomose iléorectale. La conservation du rectum nécessite ensuite sa surveillance, car il peut ultérieurement être le siège de nouvelles poussées.

Les traitements non spécifiques comme la réhydratation et l'alimentation parentérale sont parfois nécessaires. Un traitement antidiarrhéique (type lopéramide, *Imodium*) peut être utile.

RECTORRAGIES

Voir *Hémorragie digestive d'origine basse.*

REFLUX GASTRO-ŒSOPHAGIEN

Définition

C'est le reflux du contenu gastrique à travers le sphincter inférieur de l'œsophage.

Causes et mécanismes

Ce reflux témoigne d'une insuffisance des structures permettant l'obturation du cardia (sphincter inférieur de l'œsophagien inférieur, angle de Hiss et fibres musculaires le cravatant).

Les facteurs favorisants sont :

- la hernie hiatale (→) par glissement ;
- la surcharge pondérale, la grossesse ;
- les médicaments diminuant la pression du sphincter inférieur de l'œsophage (dérivés nitrés, inhibiteurs calciques, théophylline, β-stimulants utilisés dans l'asthme comme la *Ventoline* ou le *Bricanyl*) ;
- les séquelles de chirurgie gastrique ou œsophagienne ;
- la présence d'une sonde nasogastrique.

Signes essentiels

Cliniques

Le syndrome de reflux comprend des brûlures ascendantes rétrosternales, des régurgitations acides (pyrosis) et des éructations.

Les facteurs favorisants sont l'augmentation de la pression intra-abdominale (toux, défécation, gaine trop serrée, réplétion postprandiale) et le facteur postural (antéflexion du tronc, décubitus).

Examens complémentaires

L'examen essentiel est la fibroscopie qui permet de rechercher une hernie hiatale (→) et/ou une œsophagite (→). La pH-métrie et la manométrie sont parfois utiles en cas de doute diagnostique ou d'échec du traitement médical.

> **+ Éléments de surveillance**
>
> C'est surtout la gastroscopie : recherche d'une œsophagite peptique (→).

Évolution et complications

Le risque majeur est l'apparition d'une œsophagite peptique et ses complications : anémie, ulcère, sténose. Des manifestations ORL et respiratoires (pharyngite, toux chronique) sont possibles (*cf.* illustration).

Traitement et pronostic

Ils sont fonction de la cause, la plus fréquente étant la hernie hiatale.

GEL ANTIREFLUX	
ACIDE ALGINIQUE	
Gaviscon, Algicon, Topaal	
suspension buvable, cp, sachets	1 à 2 c à s ou sachets (ou 2 à 4 cp), 90 à 120 min après les repas et éventuellement au coucher
Actions : L'acide alginique forme un gel qui flotte au-dessus du contenu gastrique au niveau de la jonction gastro-œsophagienne. En cas de reflux, le gel remonte avant le contenu gastrique et forme une barrière physique qui permet d'éviter le contact entre la muqueuse œsophagienne et le liquide gastrique acide. **Indications :** Reflux gastro-œsophagien. Œsophagite par reflux. **Contre-indications :** Aucune.	**Précautions d'emploi :** Ces produits sont riches en sel, il faut en tenir compte en cas de régime désodé. En cas d'insuffisance rénale chronique, il faut éviter une administration prolongée du fait du risque de surcharge en aluminium. **Effets secondaires :** On peut exceptionnellement observer une constipation du fait de la présence d'aluminium. **Interactions médicamenteuses :** En cas de prise concomitante d'acide alginique et d'un autre médicament, l'acide alginique doit être absorbé en dernier.

Règles hygiéno-diététiques

Elles peuvent suffire en l'absence d'œsophagite : repas pris au calme, à heures fixes en mâchant bien, sans boissons gazeuses, éviter le tabac, l'alcool, le chocolat notamment le soir, pas de décubitus post-prandial, surélever la tête du lit, éviter les ceintures trop serrées.

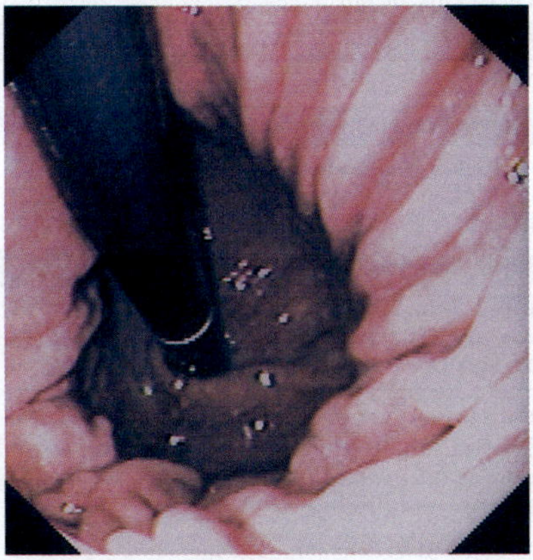

Gastroscopie. Hernie hiatale vue en rétrovision. Le cardia est en position sus-diaphragmatique.

Traitement médical

Le traitement médicamenteux repose sur les inhibiteurs de la pompe à protons pour supprimer la sécrétion acide ; par exemple, *Mopral* 20 mg/j. La durée du traitement est de 4 semaines en l'absence d'œsophagite et 8 semaines en cas d'œsophagite. En cas de récidive, un traitement d'entretien peut être proposé.

On peut éventuellement :

- protéger la muqueuse œsophagienne du reflux : *Gaviscon* et divers antiacides ;
- favoriser la vidange gastrique et renforcer le tonus du sphincter œsophagien avec des modificateurs du comportement digestif (métoclopramide : *Primpéran* ; dompéridone : *Motilium*.

Traitement chirurgical : il est indiqué en cas d'échec du traitement médical bien conduit.

Pour la pratique, on retiendra :

- Maladie fréquente.
- Clinique : évidente.
- Examens : rôle majeur de l'infirmière dans la gastroscopie.
- Surveillance : des symptômes de reflux.
- Rôle pédagogique essentiel dans le respect des règles hygiéno-diététiques.
- Rôle technique : aide aux examens endoscopiques.

REFLUX GASTRO-ŒSOPHAGIEN DU NOURRISSON

Définition

Reflux dans l'œsophage des aliments et/ou du liquide gastrique acide.

Causes et mécanismes

Défaut de fonctionnement du dispositif antireflux :

- Anomalie anatomique ; habituellement, anomalie transitoire se corrigeant avec la croissance ; rarement malposition cardio-tubérositaire.
- Anomalie fonctionnelle par immaturité.

Signes essentiels

- Reflux non compliqué : régurgitations postprandiales, vomissements.
- Œsophagite : douleurs à la prise des biberons ou après le repas ; régurgitations sanglantes.
- Manifestations extra-digestives : toux nocturne, bronchites répétées, laryngites, rhino-pharyngites et otites à répétition.
- Malaises graves : cyanose, pauses respiratoires.

Surveillance

Courbe de poids.

Examens paracliniques

- Inutiles dans le reflux non compliqué.
- Fibroscopie digestive pour le diagnostic d'œsophagite.
- pHmétrie de 24 heures pour le diagnostic de reflux en cas de manifestations extra-digestives.

Évolution

Disparition progressive du reflux après acquisition de la marche.

Traitement

Voir tableau ci-dessous.

LES MÉDICAMENTS DU REFLUX GASTRO-ŒSOPHAGIEN CHEZ L'ENFANT

PROKINÉTIQUES (LISTE NON EXHAUSTIVE)			
Dompéridone	*Motilium* *Péridys*	0,5 mg/kg/j	en 3 ou 4 prises
Métoclopramide	*Primpéran*	1 goutte/kg 4 fois/j soit 0,4 mg/kg/j	en 3 ou 4 prises
ÉPAISSISSANTS, POUDRE ADDITIONNÉE AU LAIT			
Gélopectose		2 à 3 g/100 mL de lait	
Gumilk		1 à 2 g/100 mL de lait	
LAIT ÉPAISSI PRÊT À L'EMPLOI			
Laits *AR* ou *Prémium* ou *Confort*			
PROTECTEURS DE LA MUQUEUSE ŒSOPHAGIENNE (LISTE NON EXHAUSTIVE)			
Gel de Polysilane *Phosphalugel* *Gaviscon*		1 noisette après chaque repas 1 mL/kg/prise 1 mL/kg/j	
INHIBITEURS DE LA SÉCRÉTION ACIDE (EN CAS D'ŒSOPHAGITE PROUVÉE PAR LA FIBROSCOPIE)			
Oméprazole	*Mopral*	Enfants > 1an : 10 mg/j Après 2 ans : 20 mg/j	en 1 prise par jour
Ranitidine	*Raniplex*	15 mg/kg/j	en 2 prises

Indications :
Dans les formes simples, traitement prokinétique associé à des mesures diététiques (épaississants) et posturales (proclive). En cas de symptômes douloureux, association à un protecteur de la muqueuse œsophagienne. En cas d'œsophagite prouvée (fibroscopie), traitement anti-acide pendant un mois.

Contre-indication :
Le cisapride (*Prépulsid*) n'est plus utilisé en 1re intention (risque de troubles du rythme cardiaque).

Précautions d'emploi :
Administration du prokinétique 15 minutes avant le biberon et du protecteur de la muqueuse œsophagienne après le biberon.

Effets secondaires :
Troubles du transit (diarrhée ou constipation) induits par les épaississants.

REFLUX VÉSICO-RÉNAL

Définition

C'est le passage de l'urine à chaque miction de la vessie vers l'uretère et le rein (*cf.* illustration).

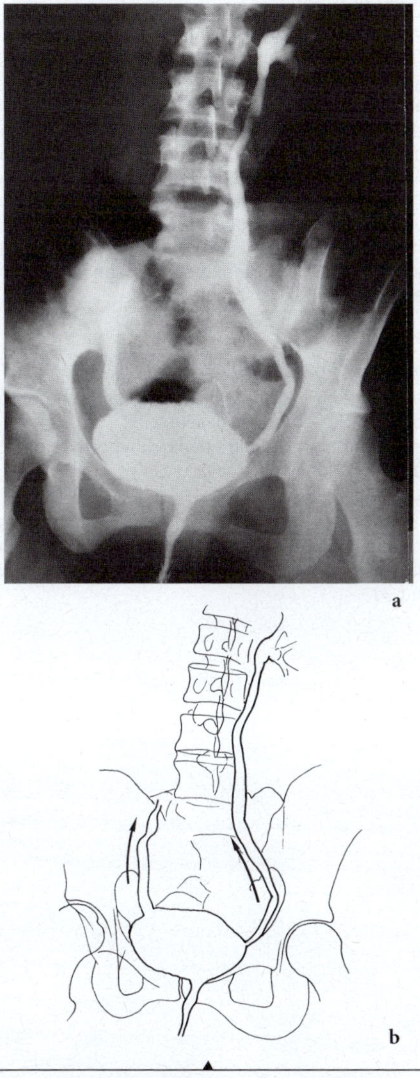

a. Cliché d'urétrocystographie rétrograde.
b. Cliché permictionnel : reflux actif bilatéral.

Causes et mécanismes

L'abouchement urétéro-vésical ne joue pas son rôle habituel de valve. Le reflux primitif est dû à une anomalie du trajet de l'uretère dans la paroi vésicale ; il est fréquent au niveau de l'uretère inférieur drainant le pyélon supérieur lors d'une duplication (→). Le reflux secondaire est la conséquence d'un obstacle cervical ou vésical, d'une vessie neurogène. Un reflux peut accompagner une dysplasie rénale.

Signes cliniques et paracliniques

Une douleur lombaire ascendante à chaque miction, une cystite, une pyélonéphrite accompagnent le reflux.

L'UIV et la cystographie rétrograde avec produit iodé ou un isotope permettent le diagnostic.

Évolution

Un reflux peut être bien toléré ou avoir les mêmes conséquences que les uropathies obstructives jusqu'à la néphropathie interstitielle aiguë ou chronique.

Traitement

C'est celui de la cause du reflux. Il est alors habituellement chirurgical : intervention de Cohen qui consiste à désinsérer l'uretère puis à le réimplanter dans la région controlatérale du col vésical (90 % de succès) – ou celui des complications.

RÉFRACTIVE (chirurgie)

Il s'agit de l'ensemble des techniques chirurgicales ayant pour but de corriger les anomalies de la réfraction : myopie, hypermétropie, astigmatisme, presbytie. Le but est de permettre au patient de mieux voir sans lentilles ni lunettes. Ces interventions n'améliorent pas la vue.

Ces interventions présentent toujours un risque : le résultat recherché ne peut jamais être garanti car il dépend des phénomènes de cicatrisation. Une correction complémentaire par lunettes, lentilles de contact, ou réintervention est parfois nécessaire.

Différentes techniques sont utilisées :

• les interventions les plus courantes consistent à modifier la courbure de la cornée en prélevant quelques microns de son épaisseur qui seront vaporisés par le laser excimer : photokératectomie réfractive, LASIK. Ces techniques sont utilisées pour la correction de la myopie, de l'astigmatisme et de l'hypermétropie ;

• anneaux cornéens (myopies faibles) : mise en place d'anneaux dans l'épaisseur de la cornée pour aplatir la cornée ;

• ablation du cristallin clair (fortes myopies -10 à -15 dioptries) : on retire le cristallin atteint de cataracte et on le remplace par un implant ;
• implants myopiques (fortes myopies) : on rajoute dans l'œil une lentille divergente (implant) qui va agir comme le verre de lunettes ou la lentille cornéenne.

RETARD DE CROISSANCE

Définition

Taille inférieure à moins 2 déviations-standard ou au 3e percentile.

Nanisme : retard d'au moins 3 déviations-standard.

Il y a également retard de croissance en cas d'arrêt ou de cassure de la courbe de croissance (*cf.* illustration).

Causes et mécanismes

• *Enfant petit depuis la naissance :* aberrations chromosomiques (syndrome de Turner chez la fille) ; dysplasies osseuses (achondroplasie) ; maladies héréditaires du métabolisme (mucopolysaccharidoses) ; nanisme constitutionnel ; séquelles d'un retard de croissance intra-utérin (le plus souvent rattrapage d'une taille normale en 1 à 2 ans).
• *Cassure de la courbe de taille :* maladies chroniques sévères (cardiopathie, hémoglobinopathies, insuffisance rénale...).
• *Pathologies digestives* (maladie cœliaque, Crohn...), endocrinienne (hypothyroïdie, déficit en hormone de croissance hypophysaire, retard pubertaire ; corticothérapie prolongée en traitement continu) ; carence affective.
• *Petite taille génétique* (taille-cible définie en fonction de la taille des parents).

Signes essentiels

Soit petite taille harmonieuse isolée.

Sinon rechercher : une dysmorphie (croissance dysharmonieuse des membres, du tronc, de la tête), une malnutrition, un retard psychomoteur, des signes endocriniens associés (soif, polyurie, signes pubertaires, etc.).

Le bilan effectué comprend :

• reconstitution de la courbe de taille depuis la naissance ; âge osseux, éventuellement squelette complet. Caryotype chez la fille ;
• bilan de malabsorption et bilan inflammatoire : numération, vitesse de sédimentation ; anticorps antigliadine, antiréticuline (voire biopsie du grêle) à la recherche d'une maladie cœliaque. Bilan rénal, voire fibroscopie colique (→ Maladie de Crohn) ;
• bilan thyroïdien (T_3, T_4, TSH plasmatiques) ; étude de la sécrétion d'hormone de croissance (GH) : taux de base et pic sous stimulation.

Traitement et pronostic

Variables suivant l'étiologie.

• Absence de rattrapage dans le nanisme constitutionnel et les maladies osseuses.
• Traitement possible dans l'hypothyroïdie, les malabsorptions.

Les indications du traitement par l'hormone de croissance sont le déficit prouvé en GH, le syndrome de Turner et la persistance à 3 ans d'une taille < - 3 DS après retard de croissance intra-utérin (→).

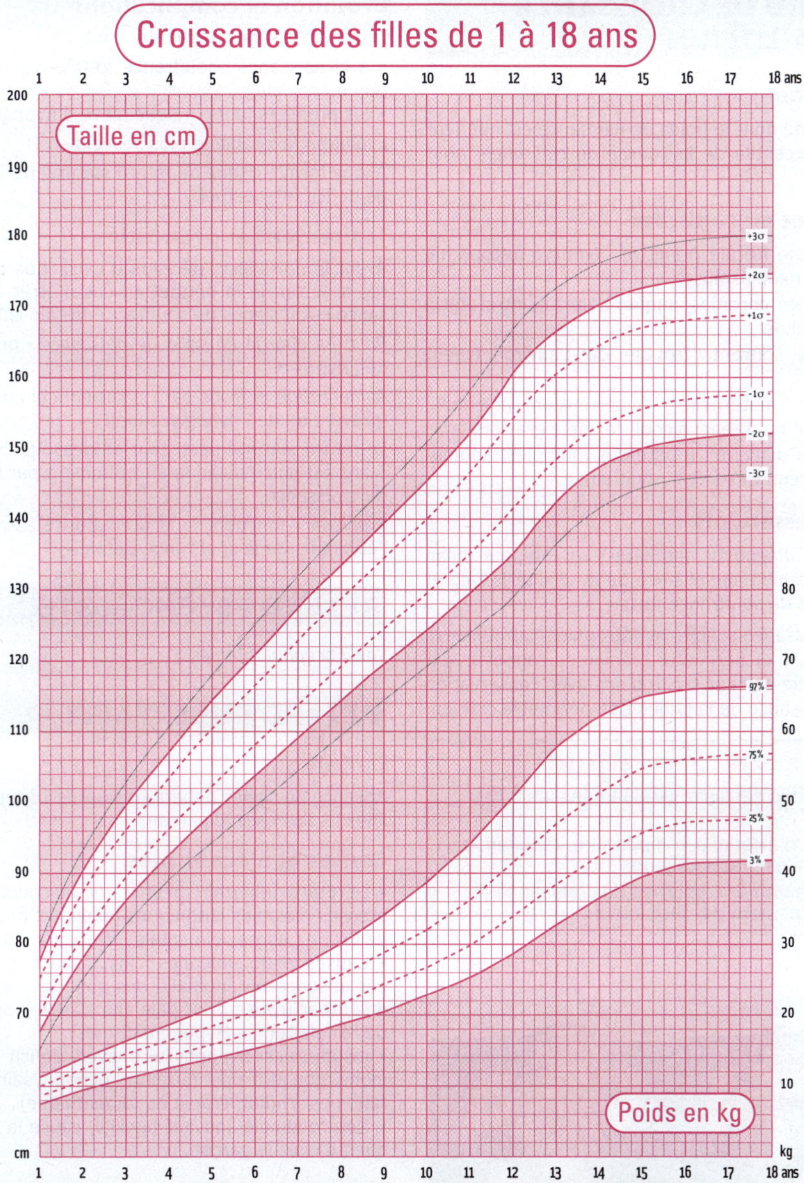

Tracés établis à partir des données de l'étude séquentielle française de la croissance CIE-INSERM. (M. Sempé)
Variations en écarts-types (σ) [1 σ = 1 DS] pour la taille, en centiles pour le poids

▲

Courbes de croissance de Sempé et Pédron.

RETARD DE CROISSANCE INTRA-UTÉRIN

Définition

Nouveau-né dont le poids de naissance est inférieur au 10e percentile de la courbe de référence, pour son terme.

Causes et mécanismes

• Pathologie fœtale primitive : embryo-fœtopathie virale ou toxoplasmose.

• Aberration chromosomique, nanisme intra-utérin constitutionnel.

• Le plus souvent, trouble de l'environnement fœtal :

– origine maternelle : hypertension artérielle, malnutrition, tabac, alcool, toxémie gravidique ;

– origine ovulaire : grossesses multiples, anomalies placentaires (*cf.* illustration).

Signes essentiels

En cas de diagnostic anténatal : caryotype et bilan de fœtopathie ; surveillance de la vitalité fœtale et des signes de souffrance fœtale.

À la naissance : soit hypotrophie harmonieuse (poids, taille et périmètre crânien en rapport), soit hypotrophie portant sur le poids avec conservation de la croissance de la taille et du périmètre crânien.

✚ Éléments de surveillance

– Glycémie capillaire (+++) toutes les 3 heures.

– Tension artérielle, température, respiration pendant les premiers jours.

– Ultérieurement, courbes de croissance et développement psychomoteur.

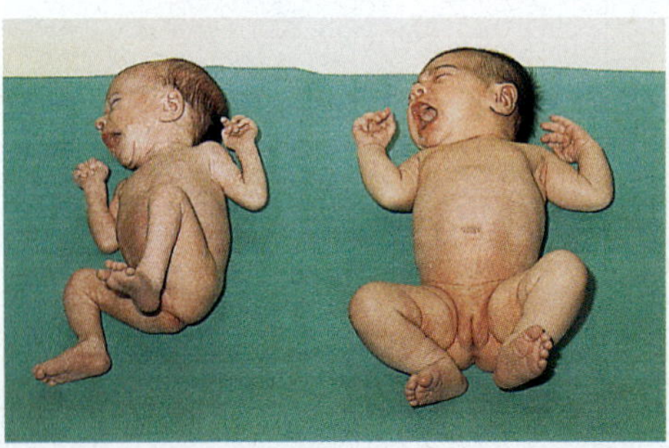

Nouveau-né à terme hypotrophique et eutrophique.

Évolution et complications

Les complications à craindre sont :

• à la naissance : souffrance fœtale aiguë, inhalation méconiale ;

• les premiers jours : risque élevé d'hypoglycémie.

Évolution favorable le plus souvent.

À long terme, risque de retard statural persistant et de déficit intellectuel.

Traitement et pronostic

Avant la naissance, décision d'extraction prématurée si le terme le permet en cas d'arrêt de croissance et/ou signes de souffrance fœtale chronique.

Prise en charge en salle de naissance : prévention de l'hypoxie.

Alimentation précoce par du lait enrichi en glucides (prévention de l'hypoglycémie).

Le retard statural persistant en dessous de 3 DS à 3 ans est une indication au traitement par hormone de croissance.

Pronostic : fonction de la prématurité associée, de l'étiologie, de la souffrance fœtale.

RETARD PSYCHOMOTEUR

Voir *Encéphalopathies.*

RETARD PUBERTAIRE

Définition

Absence de signes pubertaires après 13 ans chez la fille, 14 ans chez le garçon.

Causes et mécanismes

• Le retard pubertaire peut se voir au cours de nombreuses maladies chroniques (malnutrition, maladie de Crohn ; anorexie mentale ; drépanocytose etc.).

• Causes endocriniennes : insuffisance gonadique par absence ou anomalie des gonades : syndrome de Turner (cause principale chez la fille), syndrome de Klinefelter (→ Hypogonadismes).

• Insuffisance hypophysaire avec déficit en hormone gonadotrope (atteinte hypophysaire tumorale, post-radiothérapie ou idiopathique).

• Retard simple souvent familial, cause la plus fréquente chez le garçon.

Signes essentiels

Absence de signes pubertaires (testicules infantiles chez le garçon ; peu ou pas de pilosité). Ralentissement de la croissance (motif habituel de la consultation chez le garçon). Recherche d'une dysmorphie turnérienne chez la fille, de signes associés d'insuffisance hypophysaire.

POIDS

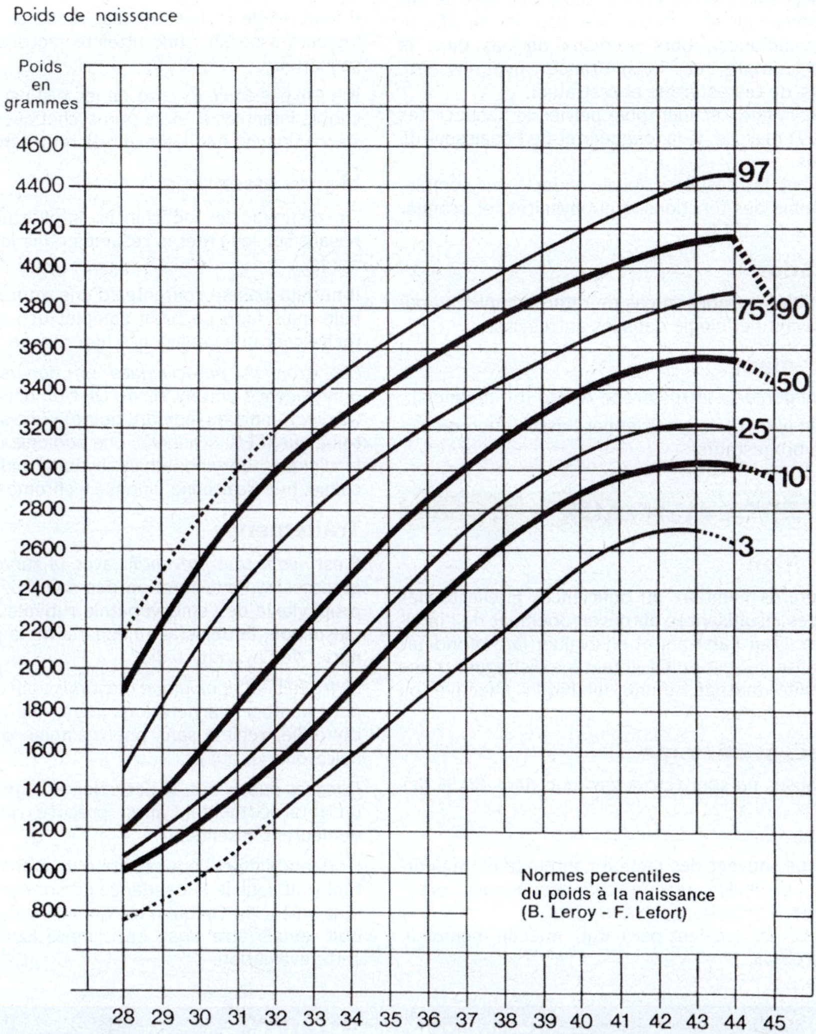

Terme théorique : Sem.

Age gestationnel : Sem.

Age anthropométrique :

Courbes de croissance de Leroy-Lefort (3e trimestre de grossesse).

Examens paracliniques

• Âge osseux. Caryotype chez la fille.
• Dosages de FSH et LH au cours d'un test de stimulation au LH-RH : taux élevés dans les insuffisances gonadiques ; taux normaux ou bas dans le retard simple et l'insuffisance hypophysaire. Dosage de testostérone et œstradiol.
• Chez la fille : échographie pelvienne : aspect des ovaires ; mesure de la longueur et de l'épaisseur de l'utérus.
• Suivant les résultats, bilan endocrinien complet (ensemble des fonctions hypophysaires) et scanner cérébral (ou IRM).

Évolution

Évolution favorable en cas de retard simple ; variable suivant l'étiologie dans les autres cas.

Traitement

Chez le garçon : testostérone-retard (50 mg/mois).

Chez la fille : cycle artificiel par l'association œstrogènes-progestatifs.

RETARDS MENTAUX

Définition

Les retards mentaux ou déficiences intellectuelles sont des insuffisances du développement de l'intelligence. Pour l'affirmer et en évaluer la profondeur, on réalise un test de QI. Il faut les distinguer d'une instabilité motrice, d'une inhibition affective ou d'une psychose.

Causes et étiologie

Les causes ne sont retrouvées que dans 50 % des cas.

Ce sont :

• le plus souvent des facteurs anténataux : malformation cérébrale, erreurs chromosomiques, enzymopathies, infections intra-utérines ;
• parfois un accident périnatal : anémie, hémorragie cérébrale ;
• enfin des lésions acquises plus tardivement : par exemple, méningite, encéphalite, traumatisme crânien.

Il importe de rechercher une cause curable et des facteurs associés : une atteinte motrice, un déficit sensoriel.

Il n'est pas toujours aisé de les distinguer des psychoses infantiles et états prépsychotiques. L'autisme s'accompagne fréquemment de retard mental.

Signes essentiels

On distingue les déficiences intellectuelles en se basant sur les critères résumés dans le tableau ci-après.

Il ne faut pas se contenter d'une appréciation globale mais faire un bilan complet des aptitudes et rechercher une intelligence hétérogène.

Les examens paracliniques en dehors des tests d'intelligence doivent rechercher un déficit sensoriel (audiogramme au moindre doute) ; une atteinte neurologique (EEG, scanner) ; une étiologie orientée par la clinique : enzymopathies, hypothyroïdie, hypoglycémie, hypercalcémie, anomalie chromosomique.

Traitement

Il est avant tout préventif : avec la surveillance des grossesses, l'amélioration des soins périnataux, la prophylaxie de l'embryopathie rubéoleuse et toxoplasmique, le dépistage néonatal de la phénylcétonurie, de l'hypothyroïdie.

Le traitement étiologique n'est possible que dans un petit nombre d'arriérations (thyroxine dans l'hypothyroïdie, régime sans phénylalanine dans la phénylcétonurie, etc.).

Dans les autres cas, la détection et la prise en soins du retardé mental, aussi précoce que possible, demeurent essentiels.

L'adaptabilité et l'éducabilité d'un déficient intellectuel sont sous la dépendance de nombreux facteurs et la valeur du QI (qui n'est qu'un « instantané ») ne doit jamais être prise en compte isolément dans cette évaluation.

DÉFICIENCES INTELLECTUELLES				
	QI	LANGAGE	AUTONOMIE	SCOLARITÉ
ARRIÉRATION PROFONDE	< 30	0	0	0
DÉBILITÉ PROFONDE	< 50	ébauché	2-6 ans	Centre d'aide par le travail
DÉBILITÉ MOYENNE	< 70	oui	oui	Tâche routinière
DÉBILITÉ LÉGÈRE	< 80	oui	oui	Travail normal

Il faut s'efforcer de développer la maturité sociale. De plus, il faut considérer la famille, qui mérite l'attention médicale, pour aider au mieux l'enfant atteint.

Parfois, les neuroleptiques à petites doses ou les tranquillisants peuvent diminuer les troubles caractériels.

Enfin, la qualité des échanges affectifs, la richesse de l'environnement en stimulations et la tolérance à l'égard des conduites du sujet entraînent des résultats objectifs très intéressants.

Des prises en charge psychothérapiques, orthophoniques, psychomotrices peuvent être proposées chez l'enfant. Des orientations en lieu de vie ou externat, internat médicalisé varient selon le handicap. Des mesures de protection des biens sont nécessaires chez le majeur. Une réadaptation socioprofessionnelle peut être possible (ateliers protégés).

Le pronostic est conditionné par l'existence d'autres troubles intellectuels, de perturbations affectives et de troubles somatiques associés.

RÉTENTION D'URINE

Définition

C'est l'impossibilité de la miction.

Causes

Les principales causes sont rappelées dans le tableau suivant.

Rétention aiguë d'urine

Les signes cliniques sont des douleurs pelviennes vives avec agitation, un globe vésical et l'impossibilité d'uriner.

Conduite à tenir : il faut drainer d'urgence les urines en évitant l'infection et l'hématurie *a vacuo*, en sondant le malade ou en posant de préférence un drain sus-pubien s'il s'agit d'une rétention aiguë transitoire chez un malade qui va pouvoir être opéré de son obstacle.

La principale complication est la surinfection des urines.

ÉTIOLOGIES DES RÉTENTIONS D'URINE		
Chez l'homme : L'obstacle sous-vésical.	Cervical.	Sclérose du col.
	Prostatique.	Adénome. Cancer.
	Urétral.	Sténose. Corps étrangers.
Chez la femme : • *Les affections gynécologiques.* • *Les lésions urétrales.*	Fibrome. Tumeur de l'ovaire. Sténose.	
Chez l'enfant : • *Les malformations.*	Valvules et sténoses urétrales. Rétrécissement congénital de l'urètre.	
Dans les deux sexes : • *Caillotage par hématurie abondante.* • *Affections neurologiques.* • *Certains médicaments : atropiniques, tranquillisants, dérivés de l'imipramine.*		

RÉTICULOSES

Définition

Appelées également *histiocytoses X,* elles sont dues à une prolifération de cellules histiocytaires.

Causes et mécanismes

Inconnus.

Signes essentiels

Trois formes de la maladie sont différenciées :

• *Granulome éosinophile* (grand enfant) : lacune osseuse parfois douloureuse au niveau du crâne, des côtes, des vertèbres.

• *Maladie de Hand-Schuller-Christian* (après 3 ans) : otite, adénopathies, splénomégalie, exophtalmie, lacunes osseuses, diabète insipide.

• *Maladie de Letterer-Siwe* (nourrisson) *:* fièvre, éruption purpurique et maculo-croûteuse, splénomégalie, polyadénopathies, pneumopathie interstitielle, lacunes osseuses.

Diagnostic sur la biopsie osseuse.

Évolution

Évolution grave dans les formes généralisées.

Traitement

Curetage chirurgical et radiothérapie des lésions osseuses.

Corticoïdes, antimitotiques dans les formes disséminées.

DDAVP ou *Minirin* en cas de diabète insipide.

RÉTINOBLASTOME

Définition

Tumeur maligne de la rétine d'origine embryonnaire. Cette affection redoutable touche les jeunes enfants (entre 1 et 4 ans). L'atteinte est bilatérale dans environ 20 % des cas. Dans certains cas, il s'agit d'une forme héréditaire.

Circonstances de découverte

Les deux plus fréquentes sont : *pupille blanche et strabisme.*

Tout enfant porteur d'un strabisme doit être examiné rapidement avec examen soigneux du fond d'œil +++.

Les autres circonstances de découverte : cataracte unilatérale, hémorragie de la chambre antérieure.

Le diagnostic, évoqué par l'examen du fond d'œil (masse blanchâtre bosselée, parcourue de vaisseaux) est affirmé par l'échographie et le scanner.

Évolution

En l'absence de traitement, elle est catastrophique : la tumeur envahit toute la cavité endo-oculaire, gagne le nerf optique, envahit l'orbite, et donne des métastases à distance (cérébro-méningées, osseuses, hépatiques).

Pronostic

Le pronostic vital est en jeu.

Le pronostic fonctionnel dépend de l'uni- ou de la bilatéralité de la tumeur.

Traitement

Traitement conservateur : cryothérapie, curiethérapie, thermochimiothérapie, radiothérapie externe, lorsqu'une partie de la rétine est saine, surtout si l'atteinte est bilatérale.

Énucléation, en cas de tumeur unilatérale, avec radiothérapie et chimiothérapie associées, en cas d'envahissement du nerf optique.

RÉTINOÏDES

RÉTINOÏDES ORAUX	
Isotrétinoïne : – *Roaccutane* (→ Acné)	*Indications* : → Acné.
Acitrétine : – *Soriatane*	*Indications :* psoriasis. *Traitement :* dose optimale comprise entre 25 et 35 mg/jour en une prise à l'un des repas.

Action :

- dérivés de synthèse de la vitamine A, l'acitrétine, inefficace dans l'acné, réduit la prolifération cellulaire et la kératinisation de l'épiderme.
- troubles de la kératinisation : ichtyoses héréditaires, kératodermies palmo-plantaires, maladie de Darier, pityriasis rubra pilaire ;
- dermatoses inflammatoires : lichen plan.

Contre-indications :

- femmes en âge de procréer sans contraception efficace, grossesse et allaitement ;
- dyslipidémie, hypervitaminose A, insuffisance hépatique ou rénale.

Précautions d'emploi :

- contraception efficace chez la femme en période d'activité génitale, débutée un mois avant le début du traitement par rétinoïde et poursuivie deux ans après la fin du traitement par acitrétine, deux mois après la fin du traitement par isotrétinoïne ;
- contrôle avant le début du traitement et surveillance régulière des enzymes hépatiques et des lipides sanguins pendant toute la durée du traitement ;
- recherche d'anomalies osseuses lors des traitements prolongés (acitrétine).

Indications :

- psoriasis sévères : érythrodermique, pustuleux, rhumatisme psoriasique, kératodermie palmo-plantaire, psoriasis résistants aux autres traitements classiques.

Effets secondaires :

- tératogènes +++ ;
- cutanéo-muqueux : chéilite, xérose, sécheresse buccale, desquamation palmo-plantaire, érythème facial, chute de cheveux, fragilité des ongles, poussée transitoire de l'acné dans le 1er mois ;
- osseux : douleurs osseuses, arthralgies, hyperostoses, soudure prématurée des cartilages de conjugaison chez l'enfant ;
- ophtalmologiques : sécheresse oculaire, intolérance au port des lentilles cornéennes, conjonctivite, opacités cornéennes, myopie ;
- divers : myalgies, céphalées par hypertension intracrânienne, élévation des phosphatases alcalines et des transaminases, hépatites, élévation du cholestérol total et des triglycérides.

Interactions :

- association avec la phénytoïne à surveiller, contre-indication des contraceptifs progestatifs microdosés en raison du risque de leur inefficacité contraceptive.

RÉTINOÏDES LOCAUX	
Vitamine A acide ou trétinoïne – Spécialités à 0,025 % : *Retacnyl Crème 0,025 %.* – Spécialités à 0,05 % : *Retacnyl Crème 0,05 %, Effederm Crème et Lotion, Ketrel crème, Locacid Crème, Retin, Retitop Crème, Tretinoïne Gel.* – Spécialités fortement dosées : *Locacid Solution* à 0,1 %. *Isotrétinoïne topique.* *Roaccutane Gel, Isotrex.* *Tazarotène, Zorac gel (0,05 et 0,1 %) : uniquement indiqué dans les psoriasis en plaques limités.*	*Indications :* acné, verrues planes, lichen plan buccal, langue noire villeuse, troubles localisés de la kératinisation, photovieillissement, chloasma et kératoses actiniques en association avec d'autres traitements. *Traitement :* utilisation essentiellement sous forme de tampons dans les acnés de type rétentionnel, en ne faisant que trois applications par semaine en début de traitement pour limiter les effets irritants ; on passera à une application quotidienne au bout d'un mois de traitement.
Action : • les effets des rétinoïdes locaux sont nettement moins importants que ceux des rétinoïdes oraux, ils se limitent à une action kératolytique. **Indications :** • acnés de type rétentionnel ; • prévention du photovieillissement.	**Précautions d'emploi :** • application prudente en début de traitement (touche d'essai sur une petite partie du visage), éviter les expositions solaires, se laver les mains après les applications, espacer les applications et réduire la concentration du topique en cas d'irritation. **Effets secondaires :** • irritation locale fréquente, poussée transitoire de l'acné.

RÉTINOPATHIES PIGMENTAIRES

Définition

Ce sont des dégénérescences héréditaires de la rétine et de l'épithélium pigmentaire. Elles touchent l'adulte jeune ; elles sont très hétérogènes sur le plan génétique (formes héréditaires avec tous les modes de transmission possibles : dominant, récessif, lié à l'X, mitochondrial ; formes sporadiques très fréquentes), clinique et évolutif.

Signes cliniques

La maladie débute dans l'enfance, quelquefois plus tard, vers la quarantaine, par une *héméralopie* (gêne à la vision crépusculaire) qui augmente progressivement ; l'examen du fond d'œil montre un aspect pigmenté caractéristique. Le diagnostic est confirmé par l'étude du champ visuel (scotome annulaire), l'étude de la vision des couleurs, et l'électrorétinogramme (*cf.* illustration).

Le pronostic visuel est très grave : l'acuité visuelle baisse progressivement.

Traitement

Aucun traitement n'est curatif. La protection par des verres teintés, et l'absorption de vitamines antioxydantes et d'acides gras polyinsaturés de type oméga 3 au long cours permettraient de ralentir l'évolution de la maladie.

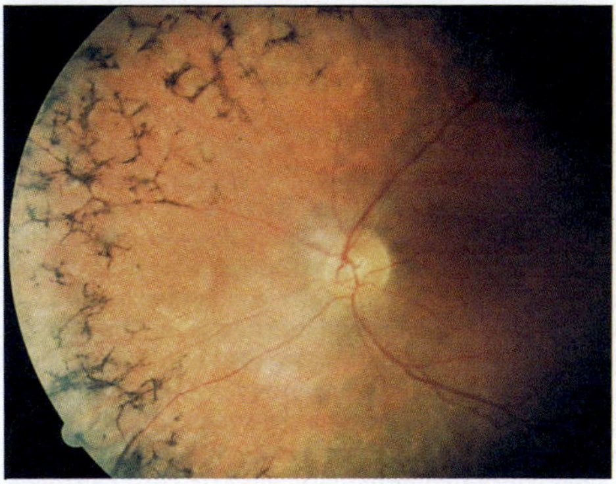

Fond d'œil de rétinopathie pigmentaire : formations en forme d'ostéoblastes en périphérie, artères grêles, papille pâle.

RÉTRÉCISSEMENT AORTIQUE

Définition

Cardiopathie valvulaire caractérisée par une réduction de l'ouverture des sigmoïdes aortiques, réalisant ainsi un obstacle à l'éjection ventriculaire gauche.

Causes et mécanismes

La surface normale de l'orifice aortique est entre 3 et 3,5 cm^2. Lorsque la surface aortique est inférieure à 1,5 cm^2, on parle de rétrécissement aortique moyennement serré. Le rétrécissement est dit serré en dessous de 0,75 cm^2.

Il existe trois causes principales de rétrécissement aortique :

- la dégénérescence calcifiée des sigmoïdes aortiques du sujet âgé (maladie de Monckeberg) est la cause la plus fréquente. Les dernières données de la littérature évoquent un processus athéromateux ;
- le rhumatisme articulaire aigu ;
- les malformations de la valve (type bicuspidie).

Signes essentiels

Cliniques : les signes fonctionnels sont la dyspnée d'effort, l'angor d'effort, les syncopes d'effort. À l'examen, l'auscultation retrouve le souffle systolique d'éjection, rapeux, maximal au foyer aortique, avec irradiation dans les vaisseaux du cou ; le deuxième bruit du cœur, correspondant à la fermeture des valves aortiques, est plus ou moins diminué, voire aboli dans les rétrécissements très serrés.

Paracliniques :

- *radiologiques :* silhouette cardiaque de taille longtemps normale, dilatation de l'aorte sus-sigmoïdienne et calcifications valvulaires fréquentes ;
- *électriques :* hypertrophie ventriculaire gauche de type systolique ;
- *échocardiographiques avec Doppler :* l'examen en mode TM et BD permet souvent d'apprécier le degré de sténose : limitation de l'ouverture des sigmoïdes aortiques et hypertrophie des parois ventriculaires gauches. Le Doppler continu permet d'évaluer de façon non invasive et précise, le gradient de pression entre le ventricule gauche et l'aorte, ainsi que la surface fonctionnelle de l'orifice. On recherche également des lésions associées ;
- *hémodynamiques :* non systématique. Le cathétérisme gauche confirme le diagnostic sur l'existence d'un gradient de pression systolique entre le ventricule gauche et l'aorte d'au moins 30 mmHg. L'angiocardiographie sus-sigmoïdienne permet de dépister une éventuelle fuite associée. Enfin une coronarographie est souvent faite à titre préopératoire pour poser l'indication d'éventuels pontages associés à la chirurgie valvulaire.

Évolution

La valvulopathie peut rester longtemps bien tolérée, mais l'apparition de signes fonctionnels est de mauvais pronostic. L'évolution peut être marquée par un certain nombre de complications : endocardite bactérienne, troubles du rythme, infarctus du myocarde, embolies calcaires et mort subite. L'existence d'un rétrécissement aortique nécessite une surveillance échocardiographique régulière annuelle ou bi-annuelle.

Traitement

Il est chirurgical quand le rétrécissement devient serré et symptomatique : remplacement valvulaire sous circulation extracorporelle. Différents types de prothèses peuvent être utilisées : soit prothèses mécaniques à bille, à disque ou à ailettes, soit bioprothèses.

La dilatation du rétrécissement aortique par voie percutanée est actuellement quasi abandonnée, du fait de mauvais résultats à moyen terme.

RÉTRÉCISSEMENT MITRAL

Définition

Cardiopathie valvulaire définie par la diminution de l'ouverture de la valve mitrale en diastole entraînant un obstacle au remplissage ventriculaire gauche.

Causes et mécanismes

La surface mitrale normale en diastole est de 4 à 6 cm^2. Un rétrécissement mitral est significatif au-dessous de 2 cm^2, et serré au-dessous de 1,2 cm^2.

La cause principale est le rhumatisme articulaire aigu :

- le rétrécissement mitral apparaît le plus souvent quelques années après le rhumatisme articulaire aigu, du fait de la longue évolution des lésions ;
- les valves sont épaisses, rétractées, les commissures sont soudées, leur calcification est fréquente ;
- l'appareil sous-valvulaire est souvent remanié.

L'obstacle mitral entraîne une augmentation des pressions d'amont. Les principales manifestations fonctionnelles cliniques sont pulmonaires (dyspnée d'effort, œdème pulmonaire) et ventriculaires droites.

D'autre part, l'altération de la paroi auriculaire gauche associée à l'augmentation des pressions favorisent les troubles du rythme supraventriculaire, la stase sanguine, la thrombose intra-auriculaire.

Signes cliniques

Signes fonctionnels : dyspnée d'effort, œdème aigu ou subaigu du poumon. On recherche des épisodes d'hémoptysies, de palpitations, des accidents aigus évoquant une embolie artérielle.

Signes physiques : à l'auscultation on entend un éclat du premier bruit du fait de la rigidité des valves, puis un roulement diastolique suivi d'un renforcement présystolique qui précède l'éclat du premier bruit. L'ensemble réalise une onomatopée caractéristique RRRR FFFFTTT TA TA (Duroziez). Tous ces bruits sont entendus à l'apex. En cas d'hypertension artérielle pulmonaire associée on entend aussi un souffle systolique à la base du cœur.

Signes radiologiques : la radiographie du thorax est éloquente : il existe une saillie de l'artère pulmonaire et de ses branches, et parfois la dilatation de l'oreillette gauche est visible, tandis que le ventricule gauche paraît petit (cœur en « sabot »).

La radiographie permet aussi de voir l'état des poumons (retentissement du rétrécissement mitral).

Signes électrocardiographiques : l'ECG montre l'hypertrophie auriculaire gauche et l'hypertrophie ventriculaire droite lorsqu'elle existe déjà.

Signes échographiques : c'est l'examen fondamental. L'échographie transthoracique (→) visualise l'épaississement des valves, la limitation de l'ouverture, la fusion commissurale et l'état de l'appareil sous-valvulaire. On mesure avec précision la surface mitrale fonctionnelle par écho-Doppler ; on mesure également la taille de l'oreillette gauche et les pressions pulmonaires.

L'échographie transœsophagienne (→) permet de préciser l'état de la valve et de rechercher un thrombus dans l'auricule ou l'oreillette gauche.

Le cathétérisme cardiaque n'est fait qu'en cas de dilatation mitrale percutanée.

Complications

RM pur et serré :

- œdème aigu pulmonaire ;
- troubles du rythme supraventriculaire, essentiellement flutter et fibrillation auriculaires ;
- thrombus dans l'oreillette gauche ; embolies artérielles notamment vasculaires cérébraux ;
- insuffisance cardiaque droite ;
- œdème pulmonaire au cours de la grossesse ;
- endocardite possible, mais rare sur le rétrécissement mitral pur.

Le rétrécissement mitral peut être associé à d'autres valvulopathies rhumatismales.

Traitement

Traitement médical : digitalo-diurétique et régime sans sel.

Valvuloplastie percutanée : c'est une technique qui consiste à dilater la valve par voie de cathétérisme droit, à l'aide d'un ballonnet gonflé au travers de l'orifice mitral. Le résultat est apprécié par écho-Doppler cardiaque. L'avantage de la technique est la réouverture mitrale avec des bons résultats à long terme, et ceci sans recours à une intervention à cœur ouvert. Les complications à craindre sont la rupture de la valve mitrale et les complications thrombotiques.

Remplacement valvulaire mitral : en cas d'atteinte trop évoluée ou de fuite mitrale associée, le traitement est chirurgical et consiste en un remplacement valvulaire sous circulation extra-corporelle. Plus rarement, la valvuloplastie mitrale est possible.

RÉTRÉCISSEMENT TRICUSPIDIEN

Définition

Réduction du calibre de l'orifice valvulaire tricuspidien secondaire à une fusion des commissures des valves.

Causes et mécanismes

Valvulopathie d'origine le plus souvent rhumatismale, parfois congénitale ou liée à une tumeur carcinoïde. Le retentissement se fait en amont sur l'oreillette droite et sur la circulation hépatique.

Signes essentiels

Cliniques : à l'auscultation, roulement diastolique, séparé du deuxième bruit, maximal au foyer tricuspidien et se renforçant lors de l'inspiration. À l'examen, hépatomégalie sensible, avec expansion systolique caractéristique, turgescence jugulaire.

Paracliniques :

- *radiologiques :* dilatation de l'oreillette droite, champs pulmonaires clairs ;
- *électriques :* hypertrophie auriculaire droite, rythme sinusal longtemps conservé ;
- *échocardiographiques :* aspect identique à celui du rétrécissement mitral au niveau de la valve antérieure de la tricuspide. Le Doppler continu ou pulsé permet d'évaluer le gradient diastolique entre l'oreillette et le ventricule droits ;
- *hémodynamiques :* le cathétérisme droit met en évidence un gradient de pressions entre ventricule droit et oreillette droite.

Évolution

Elle se fait progressivement vers une insuffisance cardiaque droite irréversible.

Traitement

Il est chirurgical : soit commissurotomie, soit remplacement valvulaire prothétique.

RÉTRÉCISSEMENT DE L'URÈTRE

Causes

Il s'agit soit d'un rétrécissement congénital, soit des séquelles d'un traumatisme, de tuberculose, d'une urétrite négligée (gonocoque).

Signes cliniques et paracliniques

Il existe une dysurie et chez la femme des cystites récidivantes. Le cliché d'urétrographie mictionnelle de l'UIV, l'urétrographie rétrograde, l'endoscopie confirment le diagnostic.

Complications

Ce sont l'infection et le retentissement en amont.

Traitement

C'est celui du rétrécissement (dilatation, urétrotomie, urétroplastie) et celui des complications.

RHINITES AIGUËS DE L'ENFANT ET DE L'ADULTE

Rhinites aiguës de l'adulte

Coryza aigu

Le rhume d'origine microbienne ou virale se manifeste par une rhinorrhée muqueuse puis mucopurulente, une obstruction nasale, une sensation d'oreille bouchée, associées parfois à des signes généraux.

Les traitements médicaux par voie générale ou locale sont peu efficaces. L'évolution se fait vers la guérison en quelques jours, mais des complications sont possibles : otite moyenne aiguë, sinusite.

Rhinite allergique

Elle est caractérisée par l'existence d'un prurit nasal, d'éternuements en salves et d'une rhinorrhée muqueuse de caractère paroxystique. Suivant l'allergie en cause, les circonstances de déclenchement sont variables, parfois saisonnières (pollens), parfois annuelles (poussières, plumes…).

Le traitement symptomatique est souvent efficace, notamment par l'administration de produits antihistaminiques. *Le traitement étiologique* nécessite une enquête allergologique qui peut conduire à une désensibilisation. Il est toujours nécessaire de rechercher systématiquement un foyer infectieux latent : dentaire, sinusien, amygdalien, qui est susceptible d'aggraver une allergie naso-sinusienne.

Rhinite vasomotrice ou rhinite non allergique

Certaines rhinites aiguës ne relèvent pas d'une étiologie allergique. Un mécanisme neurovégétatif serait alors en cause, elles s'observent surtout chez les sujets jeunes. Les corticoïdes inhalés peuvent être efficaces.

Rhinites aiguës du nourrisson et de l'enfant

Les rhinites de l'enfant sont très fréquentes, marquées par une rhinorrhée intermittente. Le traitement consiste essentiellement en une désinfection rhino-pharyngée appliquée par voie locale.

Chez le nourrisson, la rhinite aiguë est responsable de difficultés respiratoires du fait de l'inaptitude du nourrisson à respirer par voie buccale avant l'âge de 3 semaines. Dans les cas graves, il est nécessaire de désobstruer régulièrement les fosses nasales par l'aspiration et l'application locale d'une solution d'adrénaline au 1/1 000, seul produit vasoconstricteur autorisé chez l'enfant. (1 ampoule d'*Adrénaline* 1 mg/mL à diluer dans 10 mL de sérum physiologique, 1 à 2 gouttes dans chaque narine avant chaque repas pendant dix jours.)

RHINO-PHARYNGITES DE L'ENFANT

La rhino-pharyngite ou adénoïdite traduit une atteinte infectieuse ou inflammatoire des végétations adénoïdes chez l'enfant.

Rhino-pharyngite aiguë de l'enfant

Très fréquente dans les premières années de la vie, la rhino-pharyngite aiguë se manifeste par :

- une fièvre élevée d'apparition souvent brusque ;
- une rhinorrhée muqueuse, puis mucopurulente, qui est également visible dans le pharynx derrière le voile du palais ;
- des adénopathies cervicales ;
- il peut s'y associer une otite congestive, une bronchite.

L'évolution de la rhino-pharyngite aiguë peut se faire vers une guérison spontanée en quelques jours ou vers l'apparition de complications locales ou à distance : otite moyenne aiguë, bronchite, laryngite, douleurs abdominales, diarrhée, voire une déshydratation.

Le traitement de la rhino-pharyngite aiguë comporte une désinfection rhino-pharyngée, des antipyrétiques et anti-inflammatoires. Lorsque l'évolution fébrile se prolonge ou qu'apparaît une complication, il est indiqué de prescrire un traitement antibiotique.

Rhino-pharyngite chronique de l'enfant

Chez certains enfants, les épisodes de rhino-pharyngites aiguës se répètent à intervalles rapprochés. L'infection chronique des végétations adénoïdes est alors en cause et nécessite l'adénoïdectomie qui trouve là sa meilleure indication.

RHUMATISME ARTICULAIRE AIGU OU MALADIE DE BOUILLAUD

Définition

Le rhumatisme articulaire aigu (RAA) est une maladie inflammatoire consécutive à une angine streptococcique. Il est devenu exceptionnel dans les pays développés.

Les manifestations cliniques sont polymorphes, la gravité est liée aux séquelles cardiaques valvulaires fréquentes.

Causes et mécanismes

Le rhumatisme articulaire aigu se développe 15 à 20 jours après une angine à streptocoques du groupe A β-hémolytique, méconnue ou non ou mal traitée. Il s'observe essentiellement chez l'enfant entre 6 et 14 ans.

Signes cliniques

Les signes cliniques sont nombreux, inconstants, et peuvent être associés ou isolés.

Signes articulaires : manifestation la plus typique ; elle réalise une polyarthrite aiguë fébrile, douloureuse, asymétrique, mobile (atteignant électivement les grosses articulations), fugace, ne laissant aucune séquelle articulaire.

La fièvre est constante, s'élève à chaque poussée articulaire.

Les signes cutanés sont plus rares, à type de :

• érythème marginé ;
• nodosités de Meynet.

Il faut rechercher l'association de *signes de chorée*.

Les manifestations cardiaques (→ Rhumatisme articulaire aigu, manifestations cardiaques) sont inconstantes, mais font toute la gravité de la maladie et doivent être recherchées systématiquement ; elles sont un argument diagnostique et dominent le pronostic (risque vital à brève ou longue échéance) :

• atteinte valvulaire, apparition de souffle organique ; à brève échéance, insuffisance mitrale ou aortique ; plus longtemps après, rétrécissement mitral ou aortique ;
• péricardite aiguë ;
• myocardite.

Signes paracliniques

On observe :

• présence d'un syndrome inflammatoire ;
• élévation des antistreptolysines O (ASLO), ou autres anticorps antistreptococciques dans le sang ;
• recherche systématique de streptocoque A β-hémolytique par un prélèvement de gorge.

Évolution et complications

Sans traitement, fièvre et manifestations articulaires disparaissent en quelques jours. Mais une localisation cardiaque peut apparaître, elle fait toute la gravité de la maladie.

Ultérieurement des récidives sont possibles à la faveur d'une nouvelle infection streptococcique pharyngée. D'où la valeur de la prophylaxie par l'antibiothérapie préventive prolongée, après la première crise de RAA.

Traitement et pronostic

Prophylactique : traitement antibiotique de toute angine.

Traitement curatif de la crise :

• repos, pénicillinothérapie, anti-inflammatoires ;
• traitement digitalo-diurétique en cas d'insuffisance cardiaque.

Traitement au décours de la crise :

• pénicillinothérapie au long cours ; ce traitement vise à éviter les récidives ;
• cure des foyers infectieux ;
• traitement des valvulopathies séquellaires.

Le pronostic est fonction de l'éventuelle complication valvulaire cardiaque, de sa sévérité, de sa tolérance.

RHUMATISME ARTICULAIRE AIGU (manifestations cardiaques)

Définition

C'est l'ensemble des manifestations cardiaques du rhumatisme articulaire aigu (→). C'est la manifestation la plus redoutable de la maladie inflammatoire poststreptococcique. Elle peut être mortelle à brève ou longue échéance ou laisser des séquelles invalidantes. Ces manifestations sont de plus en plus rares dans nos pays développés et industrialisés.

Causes et mécanismes

Elle est d'autant plus fréquente que le sujet est jeune.

Elle se développe soit au cours d'un tableau clinique typique de rhumatisme articulaire aigu (première ou deuxième poussée), soit sans autre manifestation clinique que les signes généraux (fièvre) et biologiques de la maladie inflammatoire poststreptococcique.

Signes cliniques

L'atteinte peut frapper isolément et simultanément chacune des trois tuniques cardiaques (péricarde, myocarde, endocarde). Les signes cliniques doivent être recherchés systématiquement au cours et au décours de la crise de rhumatisme articulaire aigu.

La péricardite aiguë se traduit par des douleurs précordiales et un frottement péricardique, un élargissement de l'ombre cardiaque à la radiographie, et au plan électrocardiographique par des troubles de la repolarisation. L'échocardiogramme peut en confirmer le diagnostic et l'importance. L'évolution est favorable.

La myocardite :

- le plus souvent, elle se traduit par des troubles de la conduction auriculo-ventriculaire à l'électrocardiogramme ;
- parfois, elle se manifeste par une tachycardie, assourdissement des bruits du cœur, signes de défaillance cardiaque. En cas d'atteinte sévère, la myocardite peut être mortelle en quelques jours ou semaines.

L'endocardite rhumatismale se traduit par l'apparition de souffles organiques :

- souffle systolique d'insuffisance mitrale (→) ;
- souffle diastolique toujours organique, d'insuffisance aortique (→) ;
- ou association de deux atteintes ;
- plus tardivement (mois ou années après), associés ou non aux atteintes précédentes, peuvent apparaître des signes de rétrécissement mitral et/ou aortique.

✚ Éléments de surveillance

Ils sont essentiellement cliniques : auscultation cardiaque systématique, recherche de signes d'insuffisance cardiaque ; et *paracliniques* : électrocardiogramme, radiographie du thorax, surtout surveillance des échocardiographies.

Évolution et complications

La complication essentielle à long terme est la présence éventuelle de séquelles valvulaires définitives, avec toujours le risque :

- de défaillance myocardique secondaire à l'atteinte valvulaire ;
- d'endocardite bactérienne (→) ;
- d'une nouvelle poussée de rhumatisme articulaire aigu et des manifestations cardiaques.

Traitement et pronostic

Le traitement est le même que pour le rhumatisme articulaire aigu (→), avec éventuellement associé le traitement d'une insuffisance cardiaque.

Le pronostic et le traitement des atteintes valvulaires dépendent de leur sévérité et de la tolérance (→ Insuffisance mitrale, Rétrécissement mitral, Insuffisance aortique, Rétrécissement aortique).

RHUMATISME ARTICULAIRE SUBAIGU CURABLE DE L'ADULTE ET RHUMATISMES POSTANGINEUX

Définition

Il s'agit d'oligo-arthrites inflammatoires, fluxionnaires, non erratiques, touchant les grosses articulations et ne se *compliquant jamais d'atteintes cardiaque ou viscérale* par opposition au rhumatisme articulaire aigu (→ Polyarthrites).

Causes

Ces rhumatismes sont dus à l'action des toxines du streptocoque hémolytique (groupe A), comme pour le rhumatisme articulaire aigu vrai. Ce sont surtout les adultes jeunes qui sont touchés, après une angine, une avulsion dentaire ou une otite.

Signes cliniques

Le début est progressif et se fait sur les grosses articulations des membres inférieurs. Il y a des signes d'épanchement, mais l'atteinte est fixe, non erratique, au contraire du rhumatisme articulaire aigu, et en tout cas, les signes locaux sont moins intenses. *Il n'y a aucune atteinte cardiaque ou pleurale* ni d'érythème noueux. L'état général reste conservé, hormis une fièvre vers 38,5 °C.

Signes paracliniques

Il n'y a pas de signe radiologique.

Biologie : dans le sang, hyperleucocytose avec réaction neutrophile. Augmentation de la vitesse de sédimentation et hyperfibrinémie. Élévation progressive des antistreptolysines O au-dessus de 200 unités. Hyper-α2- et hyper-γ-globulinémie. Les prélèvements pharyngés sont en général négatifs.

✚ Évolution et surveillance

L'évolution se fait en 3 à 7 mois vers la guérison. Des rechutes sont possibles ainsi que des formes de passage vers un rhumatisme articulaire aigu vrai. Aussi doit-on particulièrement surveiller le cœur par électrocardiogrammes répétés et échocardiographie au moindre doute.

Traitement

Aspirine, pénicilline ou équivalents au début. Puis la pénicilline est remplacée par de l'*Extencilline* 1 200 000 ou 2 400 000 unités tous les 15 jours. Il faut de plus éradiquer tous les foyers infectieux (dents, amygdales, etc.).

RHUMATISME PSORIASIQUE

Définition

On appelle ainsi les arthropathies qui accompagnent (mais parfois précèdent) le psoriasis. Les manifestations articulaires peuvent ressembler soit à celles de la polyarthrite rhumatoïde, soit à celles de la spondylarthrite ankylosante.

Signes cliniques

Ils évoluent en parallèle avec les signes cutanés (plaques rouges recouvertes de squames blanc nacré, sur les coudes, les genoux et le cuir chevelu), mais peuvent les précéder.

Dans la forme « périphérique », l'atteinte articulaire est souvent *asymétrique* et certains aspects (« doigt en saucisse ») ou localisations (articulations interphalangiennes distales) sont évocateurs (par opposition à la polyarthrite rhumatoïde). Des formes sévères, destructrices, sont possibles.

Dans la forme « axiale », c'est l'atteinte des articulations de la colonne vertébrale et du bassin qui prédomine ; la maladie fait alors partie du groupe des spondyloarthropathies ; l'antigène HLA B27 y est souvent retrouvé.

Signes paracliniques

Biologie : la vitesse de sédimentation, qui traduit le degré d'inflammation, est modérément augmentée. L'uricémie est souvent élevée. Les réactions du latex et de Waaler Rose sont négatives.

Radiologie : elle montre que le rhumatisme psoriasique est une maladie *destructrice*. Les lyses osseuses conduisent à des destructions articulaires qui peuvent être graves. Par la suite se constituent des images de construction ostéophytique, des appositions périostées, et une ankylose du rachis peut apparaître tardivement.

✚ Évolution et surveillance

Le rhumatisme psoriasique est une maladie d'évolution très variable, souvent bien tolérée mais parfois invalidante. Il faut donc surveiller de près les fonctions articulaires.

Traitement

Il repose sur les anti-inflammatoires non stéroïdiens et les antalgiques, les traitements complémentaires locaux (infiltrations de corticoïdes, synoviorthèses) et dans les formes sévères sur des traitements de fond à action lente, comme dans la polyarthrite rhumatoïde ou la spondylarthrite ankylosante, dont certaines biothérapies.

RHUMATISMES INTESTINAUX

Définition

Ce sont des arthrites qui se développent au cours de certaines affections chroniques du tube digestif (→ Polyarthrites).

Causes

Les plus fréquentes sont :

- le syndrome oculo-urétro-synovial de Fiessinger-Leroy-Reiter (→) ;
- la maladie de Whipple (→), qui est une stéatorrhée ;
- l'iléite de Crohn (→ Maladie de Crohn) ;
- la recto-colite ulcéro-hémorragique (→) ;
- la dysenterie (rare).

Signes cliniques et paracliniques

Tantôt les manifestations articulaires atteignent les articulations des membres (polyarthrite « périphérique »), souvent parallèlement aux poussées digestives, tantôt elles réalisent une forme axiale et périphérique, pouvant évoluer comme une spondylarthrite ankylosante et indépendamment des poussées digestives.

La difficulté du diagnostic est due au fait que des manifestations articulaires précèdent parfois l'entéropathie.

Traitement

C'est, en priorité, celui de la cause, mais un traitement symptomatique des manifestations articulaires est nécessaire. Certaines biothérapies de la polyarthrite rhumatoïde (→) peuvent être utilisées.

RHUMATISMES POSTANGINEUX

Voir *Rhumatisme articulaire subaigu curable de l'adulte et rhumatismes postangineux.*

RICKETTSIOSES

Définition

Les rickettsioses sont des maladies causées par des bactéries des groupes *Rickettsia* et *Ehrlichia*, le plus souvent transmises par des tiques, à développement exclusivement intracellulaires.

Signes cliniques et paracliniques

La clinique associe diversement un syndrome fébrile après piqûre de tiques, une éruption cutanée parfois nécrotique, une méningo-encéphalite, une leucopénie et/ou une thrombopénie, une cytolyse hépatique.

La fièvre Q, liée à *Coxiella burnetti*, réalise un tableau de pneumopathie atypique avec hépatite ; la transmission est également aérienne et digestive avec de petites épidémies cosmopolites.

La fièvre boutonneuse méditerranéenne, liée à *Rickettsia conori* transmise par la tique du chien, évolue l'été en Méditerranée, au Moyen-Orient, en Afrique Noire ; après une incubation d'une semaine, les signes associent une fièvre, une éruption cutanée diffuse ainsi qu'une escarre d'inoculation, des myalgies, des céphalées.

La fièvre pourprée des montagnes Rocheuses qui sévit en Amérique du Nord est responsable d'un exanthème purpurique avec tuphos. Parmi les autres rickettsioses, on peut citer le typhus exanthématique, le typhus murin, la fièvre d'Astrakhan, l'ehrlichiose monocytaire, la fièvre boutonneuse japonaise...

Examens complémentaires

Le diagnostic est fait par les sérologies, l'isolement par PCR sur sang ou tissu, les biopsies cutanées.

Traitement

Le traitement repose sur des antibiotiques à forte pénétration intracellulaire, en pratique les cyclines et les fluoroquinolones.

ROSACÉE

Définition

Dermatose chronique du visage caractérisée par l'association d'un érythème de la face avec ou sans couperose, et de lésions inflammatoires à type de papulopustules.

Causes et mécanismes

Ils sont mal connus.

Le rôle de facteurs infectieux, alimentaires (épices, alcool), psychologiques, climatiques (froid, vent, soleil, chaleur) est discuté.

Aspects cliniques

La rosacée survient entre 30 et 60 ans, et est plus fréquente chez la femme.

Les lésions sont distribuées de façon symétrique sur le visage.

L'érythème siège sur les joues, le nez, plus rarement sur le menton et le front. Il est aggravé par des poussées congestives, notamment postprandiales.

Les télangiectasies forment la couperose.

Sur ce fond érythémateux surviennent :

- des papules rouges ;
- des pustules ;
- des nodules.

Examens complémentaires

Le diagnostic est clinique. L'examen histologique, rarement pratiqué, ne montre pas de lésions spécifiques.

Évolution

Elle est chronique, ponctuée de poussées inflammatoires et de rémissions.

Elle peut être aggravée par :

- *l'apparition d'un rhinophyma*, le plus souvent chez l'homme : rosacée intense du nez ;
- *l'apparition de lésions oculaires* : conjonctivite, blépharite, kératite rosacée ;
- *une corticothérapie locale*, à éviter absolument.

Traitement

Général :

- suppression d'un éventuel facteur favorisant : boissons chaudes, alcool ;
- traitement des *flushs* (vasodilatation aiguë du visage) par *Catapressan* ;
- antibiothérapie prolongée (cyclines à faibles doses).

Local :

- préparations à base de métronidazole ;
- électrocoagulation fine ou laser vasculaire pour la couperose (*cf.* illustration).

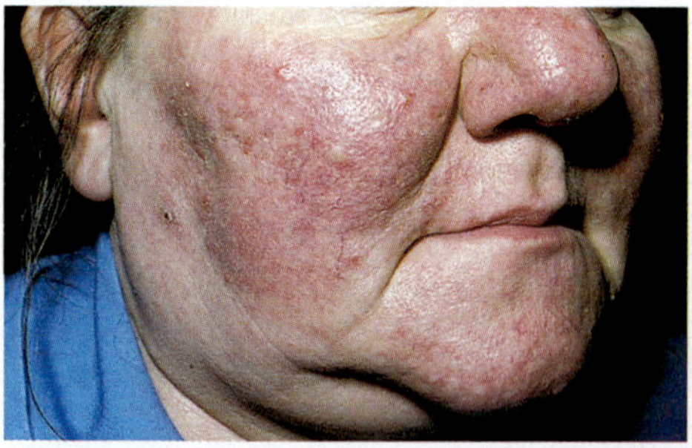

Rosacée papulopustuleuse.

ROSACÉE OCULAIRE

Voir aussi *Blépharites*.

Cas particulier

- Elle peut s'associer à une rosacée cutanée du visage (→ *Rosacée*).
- Elle est due à la rétention de sécrétions meibomiennes trop épaisses à l'intérieur des glandes de Meibomius dans l'épaisseur des paupières.
- Elle est responsable de blépharite et de sécheresse oculaire, et peut se compliquer de chalazion (→), en cas d'obstruction complète d'une glande de Meibomius.

Traitement

Il consiste à réchauffer, puis à masser les paupières, pour évacuer le meibum fluidifié par la chaleur. Dans les cas sévères, un traitement par cyclines *per os* peut être utilisé en cures de 2-3 mois pour aider à fluidifier le meibum.

ROUGEOLE

Définition, causes et mécanismes

Infection due à un virus du groupe des myxovirus, c'est une maladie éruptive très contagieuse de la seconde enfance, immunisante.

Signes essentiels

Cliniques : après une incubation de 10 jours, la période d'invasion comprend : fièvre à 39 °C, catarrhe nasal et oculaire, toux rauque, voie enrouée, aspect grognon, et parfois troubles digestifs.

L'existence d'un signe de Köplick (petits éléments blanchâtres entourés d'une auréole rouge à la face interne des joues) permet le diagnostic dès ce stade (contagieux). La période d'état est marquée par l'éruption (14 jours après le contage) : exanthème maculo-papuleux non prurigineux, dont les éléments isolés ou plus ou moins confluents respectent des intervalles de peau saine. Elle suit une progression descendante (touchant d'abord la tête) en une seule poussée de 3 à 4 jours. L'enfant est apyrétique au 5e jour de l'éruption. Splénomégalie et adénopathies sont possibles.

Examens complémentaires : la NFS montre une leuconeutropénie. La radio pulmonaire montre des opacités hilifuges. L'isolement du virus est rarement réalisé. Il y a un diagnostic sérologique.

Traitement

Il faut isoler les malades. En cas de surinfection, on institue une antibiothérapie.

Prophylaxie : gammaglobulines dans les 3 jours suivant le contage chez les enfants débilités, les enfants de moins de 3 ans, les femmes enceintes non immunisées. En France, la vaccination systématique est proposée avec deux injections à 5 ans d'intervalle, surtout en association avec oreillons et rubéole (ROR).

✚ Surveillance, évolution, complications

L'évolution est habituellement simple (la convalescence débute avec la desquamation qui se fait sans cicatrice) et il suffit de surveiller la courbe thermique : tout retard dans la défervescence ou toute rechute thermique doit faire rechercher une complication.

Les complications précoces (dues au virus) sont la laryngite striduleuse avec bradypnée inspiratoire et tirage, l'encéphalite et la rougeole maligne, exceptionnelles en France.

Les complications tardives (dues à des surinfections) sont les otites, les laryngites tardives, les bronchites et broncho-pneumonies. La NFS montre une polynucléose neutrophile.

ROUGET DU PORC

Définition, causes et mécanismes

C'est une affection surtout professionnelle (éleveurs, ouvriers d'abattoir) succédant à une inoculation cutanée par le bacille du rouget du porc *(Érysipelothrix rhusopathiœ)* à partir de viande contaminée. C'est une dermatose professionnelle.

Signes essentiels

Cliniques : on distingue une forme localisée avec un placard cutané inflammatoire et une forme septicémique avec manifestations cutanées et articulaires. Une greffe endocardique est possible.

Examens complémentaires : ce sont l'isolement du germe (prélèvement cutané, hémocultures) et l'intradermo-réaction à l'endotoxine.

Traitement

On utilise la pénicilline G ou les macrolides.

RUBÉOLE

Définition, causes et mécanismes

C'est une infection contagieuse, immunisante, due à un myxovirus. Bénigne chez l'enfant, elle peut être grave chez la femme enceinte en raison du risque de malformations congénitales. Heureusement 80 à 95 % des femmes sont immunisées avec un taux qui augmente avec les vaccinations systématiques dans l'enfance. La contagion débute une semaine avant l'éruption et persiste deux semaines après.

Surveillance, évolution, complications

Les formes compliquées sont rares : manifestations articulaires, purpura thrombopénique, méningo-encéphalite.

Rubéole congénitale : le risque fœtal est d'autant plus grand que l'infection survient plus précocement (30 % au premier mois, 7 % au 3e). On peut voir : avortement, malformations congénitales touchant les yeux, le cœur, l'oreille interne, anomalies dentaires, retard psychomoteur.

La rubéole congénitale chronique évolutive du nouveau-né peut associer chez un enfant hypotrophique : hépatosplénomégalie avec ou sans ictère, adénopathies, lésions osseuses, atteintes myocardique et neurologique, purpura thrombopénique et anémie hémolytique.

Signes essentiels

Cliniques : après une incubation de 2 semaines apparaît une fièvre modérée avec céphalées, pharyngite, *adénopathies cervicales*, conjonctivite. L'éruption apparaît en 48 h : *exanthème maculeux* non prurigineux qui débute à la face et s'étend à tout le corps en quelques heures, d'abord morbilliforme, puis scarlatiniforme. Elle prédomine à la face, aux régions lombaires et fessières et disparaît en 3 à 4 jours. Mais il faut insister sur la fréquence des *formes atténuées* ou *asymptomatiques*.

Examens complémentaires : la NFS montre une leucopénie et parfois une plasmocytose (5 à 10 %) maximale au 4e jour. L'ascension des anticorps sériques ou un taux élevé d'IgM traduisent une rubéole actuelle.

Traitement

Il n'y a pas de traitement curatif. Il faut vacciner les filles séronégatives à la puberté.

Pour la pratique, on retiendra :

Infection bénigne chez l'enfant.

Gravité : rubéole chez la femme enceinte. La vaccination par le ROR a permis une diminution importante des cas de contamination pendant la grossesse (39 en 2001 versus 7 en 2006) avec l'absence de rubéole congénitale en 2006.

Recommandations OMS : obtention d'une couverture vaccinale de 95 % par 2 vaccinations, la première est prévue vers un an.

RUBÉOLE ET GROSSESSE

Définition

Maladie infectieuse, surtout printanière, épidémique, éruptive sans prurit, responsable d'embryopathies sévères si l'atteinte rubéolique de primo-infection se fait au cours du premier trimestre de la grossesse.

Causes et mécanismes

L'infection se fait par contage direct. La période dangereuse pour l'embryon est très courte.

Les IgM apparaissent en premier et disparaissent entre la 3e et la 8e semaine ; les IgG persistent toute la vie à un taux variable qui s'élève en cas de réinfection. La réinfection semble dépourvue de risque embryopathique sévère.

Signes essentiels

Le diagnostic clinique de rubéole est pratiquement impossible, l'éruption fugace manque deux fois sur trois.

Le diagnostic sera affirmé sur *le sérodiagnostic* qui permet de titrer les anticorps totaux (IgG et IgM). La séparation des immunoglobulines autorise l'isolement de la fraction IgM dont la présence est corrélée à une primo-infection récente.

Évolution

- Si primo-infection avant la 11e *semaine :* risques d'anomalies congénitales à 90 %.
- Si atteinte entre la 11e et la 18e semaine : 20 % d'avortements spontanés et 40 % d'atteinte.
- Si atteinte après la 18e semaine : les anomalies observées sont moindres mais l'enfant présente une rubéole congénitale et naît contagieux.

Traitement

Chez la femme enceinte, si absence d'immunité et notion de contage unique dans les 24 h : immunoglobuline spéciale rubéole du CNTS (à faire pendant le 1er trimestre de la grossesse), 0,4 mL par kg de poids en 2 injections à 48 h d'intervalle. La protection est de l'ordre de 30 jours. Elle peut être éventuellement renouvelée.

La prévention hors de la grossesse : le titrage des anticorps à l'examen prénuptial est obligatoire. Elle est fortement conseillée chez toute femme dès la puberté.

Si absence d'immunisation : la vaccination s'impose *(Rudivax* ou *Ervevax)* par une seule injection sous-cutanée. La prudence impose, chez des femmes ayant des rapports sexuels, d'établir une contraception efficace 1 mois avant et 1 mois après l'injection du vaccin qui est un virus vivant atténué.

RYTHME IDIOVENTRICULAIRE

Définition

On distingue deux types de rythmes idioventriculaires :

- *le rythme idioventriculaire proprement dit* correspond à une bradycardie régulière (autour de 40 par minute), qui survient au cours des blocs auriculoventriculaires (→) et en particulier dans les blocs du troisième degré où il existe une dissociation auriculo-ventriculaire complète ;
- *le rythme idioventriculaire accéléré* est différent : c'est un rythme ventriculaire plus rapide, entre 60 et 100 par minute, qui survient à la phase aiguë de l'infarctus du myocarde et/ou lors d'une fibrinolyse. Certains auteurs en parlent comme d'un critère de reperfusion myocardique.

Signes essentiels

Cliniques : on peut noter des lipothymies si le rythme cardiaque est trop lent, sinon, les deux troubles du rythme sont bien supportés.

Électriques : dans les deux cas, il s'agit de rythmes d'échappement qui se manifestent sous la forme de complexes ventriculaires élargis dont la fréquence est variable.

Évolution

L'évolution du rythme lent rejoint celle du bloc auriculo-ventriculaire complet avec ses risques de syncopes prolongées. L'évolution du rythme rapide est en général favorable, mais nécessite une surveillance du fait du risque, bien que rare, de passage en tachycardie ou fibrillation ventriculaire.

Traitement

En cas de mauvaise tolérance du rythme lent, son traitement rejoint celui du bloc complet. Le rythme idioventriculaire rapide ne nécessite en règle générale aucun traitement.

S

SALMONELLOSES DIGESTIVES NON TYPHIQUES

Définition, causes et mécanismes

De nombreux sérotypes de salmonelles (en dehors de *S. typhi* et *paratyphi* A, B, C) peuvent infecter l'homme, réalisant des gastro-entérites aiguës (les plus fréquentes sont *S. typhi murium* et *S. enteritidis*).

Elles succèdent à l'ingestion d'aliments contaminés (viande hachée, lait, charcuterie, coquillages, pâtisseries), mais la propagation se fait parfois aussi de sujet à sujet (épidémies de crèches, ou hospitalières).

Signes essentiels

Cliniques : on observe 48 heures après l'ingestion de l'aliment contaminant un tableau de gastro-entérite aiguë fébrile, avec douleurs abdominales et diarrhée. Une déshydratation peut se voir. L'évolution est en règle générale favorable en 2 à 3 jours.

Examens complémentaires : le diagnostic repose sur la coproculture.

Traitement

Il est double.

Curatif : traitement de la déshydratation, notamment chez le nourrisson, et antibiothérapie (fluoroquinolones, ampicilline, etc.) ou antiseptiques intestinaux.

Prophylactique : cuisson correcte des aliments, dépistage des porteurs de germes, enquête et déclaration obligatoire (n° 12). Contrôle des systèmes d'alimentation collective.

SALPINGITE TUBERCULEUSE

Voir *Tuberculose génitale de la femme*.

SALPINGITES

Définition

Infection des trompes de Fallope, le plus souvent associée à une atteinte utérine (infection utéro-annexielle). C'est une cause importante de stérilité.

Causes et mécanismes

Infection ascendante du vagin vers l'endomètre (endométrite) puis vers les trompes. Les facteurs favorisants sont : le stérilet, la multiplicité des partenaires, le *post-abortum*.

Signes cliniques

Douleurs pelviennes ou hypogastriques associées à des leucorrhées sales. Fièvre vers 38-39 °C.

À l'examen gynécologique :

- écoulement leucorrhéique, vagin inflammatoire au spéculum avec glaire purulente qui sera prélevée ;
- au toucher vaginal : douleur vive, bilatérale à la mobilisation utérine.

Il existe de nombreuses formes atypiques : atténuées, voire silencieuses ou au contraire associées à une endométrite.

Examens complémentaires

- Les prélèvements mettent en évidence le germe responsable : gonocoque (20 % des cas), *Chlamydia* (40 % des cas). Dans ces deux cas, il s'agit de MST. L'infection à *Chlamydia* peut se compliquer de périhépatite (syndrome de Fitz-Hugh-Curtis). D'autres germes peuvent être en cause : pyogènes, mycoplasme, BK (→ Tuberculose génitale de la femme).
- Échographie à la recherche d'un pyosalpinx.
- Cœlioscopie confirmant le diagnostic et précisant les atteintes associées.

Évolution

- Favorable en cas de traitement précoce.
- Sinon, des complications importantes sont à craindre :
  - pyosalpinx pouvant évoluer vers une pelvipéritonite,
  - séquelles à type de douleurs pelviennes, de risque de grossesse extra-utérine et surtout de stérilité.

Traitement

Antibiothérapie adaptée (*Augmentin*, céphalosporines) contre les germes banals, cyclines ou quinolones contre le *Chlamydia*.

Ultérieurement : traitement par cœlioscopie des séquelles.

Pour la pratique, on retiendra :

Incidence de 1,5 % par an dans la population entre 15 et 40 ans.
Clinique : signes trompeurs.
Bilan paraclinique : le plus spécifique pour mettre en évidence les germes impliqués.
Rôle pédagogique de l'infirmière : importance de la prévention primaire.
Rôle technique : information des jeunes concernant les IST (infections sexuellement transmissibles) et dépistage précoce des infections gynécologiques basses.

SARCOÏDOSE

Définition

C'est une maladie d'étiologie inconnue, atteignant plusieurs organes, responsable à leur niveau d'un granulome épithélioïde et giganto-cellulaire. On l'appelle aussi *maladie de Besnier-Boeck-Schaumann.*

Causes et mécanismes

Son origine est inconnue. Elle atteint surtout les sujets jeunes (15 à 30 ans) avec une légère prédominance féminine.

Elle peut atteindre tous les organes, ainsi que le système lymphatique. L'étude histologique montre un granulome fait de cellules épithélioïdes et de cellules géantes entourées d'une couronne lymphocytaire.

Cet aspect ne permet pas un diagnostic de certitude, car il se rencontre également dans d'autres affections (tuberculose par exemple) (*cf.* illustration).

Signes cliniques et paracliniques

Les diverses localisations sont :

Pulmonaires

Elles sont très fréquentes.

• *Cliniquement*, la sarcoïdose peut être asymptomatique ou se manifester par une dyspnée et une toux modérée.

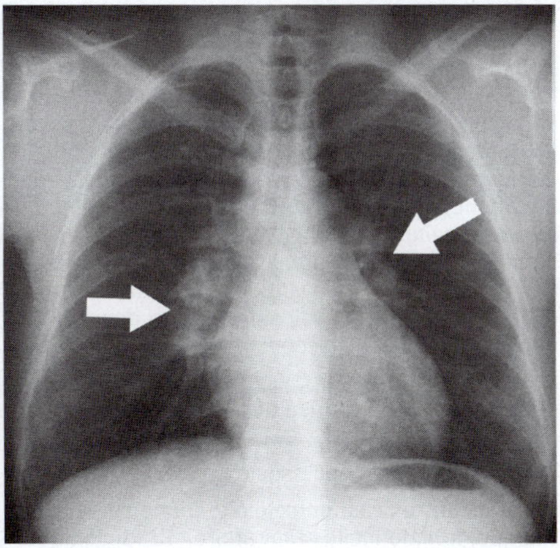

Sarcoïdose. Adénopathies médiastinales bilatérales, prédominant à droite (stade I).

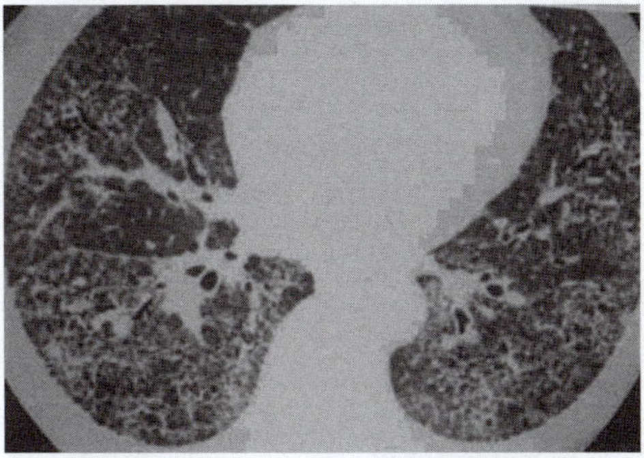

Scanner thoracique : sarcoïdose stade III.

C'est bien souvent une *découverte radiologique fortuite*.

• *La radiographie pulmonaire peut montrer* : des adénopathies médiastinales hilaires, bilatérales symétriques et non compressives (stade I radiologique), des images réticulo-nodulaires ou micronodulaires, associées aux adénopathies (stade II, succédant au stade I), ou des images parenchymateuses isolées (stade III qui recouvre en fait des lésions de pronostic différent : lésions nodulaires, susceptibles de régresser, ou bien images de fibrose, de destruction parenchymateuse, irréversibles, et enfin le stade IV avec des lésions de fibrose diffuse irréversible). Les images pleurales sont exceptionnelles.

• *Le scanner thoracique* en coupes fines précise les lésions. En particulier, il peut fréquemment montrer des images d'atteinte parenchymateuse, alors que la radiographie standard ne montre que des adénopathies médiastinales (*cf.* illustration).

• *Les épreuves fonctionnelles respiratoires*, initialement normales peuvent montrer un trouble de la diffusion du CO, puis un trouble ventilatoire mixte à prédominance restrictive avec hypoxémie à l'effort.

• *L'évolution* est souvent spontanément régressive aux stades d'atteinte ganglionnaire ou nodulaire, alors qu'au stade de lésions fibreuses, la maladie ne guérit pas et peut soit rester stationnaire, soit évoluer vers l'insuffisance respiratoire (*cf.* illustration).

Cutanées et muqueuses

Les localisations cutanées sont les sarcoïdes à gros ou à petits nodules. Ce sont des tuméfactions rosées puis brunâtres siégeant au visage, sur le thorax et sur les faces d'extension des membres. D'autres manifestations cutanées sont possibles : par exemple, l'érythème noueux, qui, associé à un lymphome hilaire bilatéral et des arthralgies, réalise

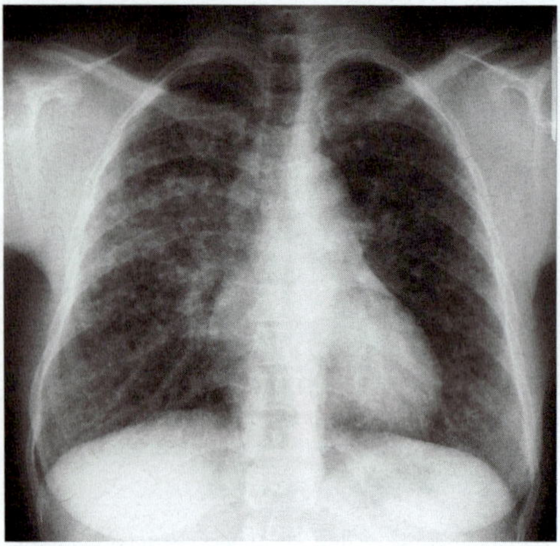

Sarcoïdose. Évolution chez la même patiente. Disparition des adénopathies, et apparition de nodules disséminés des deux champs pulmonaires (stade III).

le syndrome de Löfgren, forme fréquente de découverte, qui régresse habituellement rapidement.

Les atteintes muqueuses sont plus rares : conjonctivite, amygdalite, atteinte des muqueuses nasales.

Osseuses

Elles peuvent entraîner des douleurs et des tuméfactions. La radiographie montre des images géodiques. Elles atteignent surtout les mains et les pieds.

Lymphoïdes

Il existe souvent des adénopathies dures, mobiles. La splénomégalie est plus rare.

Oculaires

Elles sont fréquentes et se manifestent par une uvéite, une iridocyclite, une conjonctivite.

Autres localisations

Elles sont plus rares : cardiaques (myocardites, péricardite), nerveuses (neuropathie périphérique, atteinte des nerfs crâniens, atteinte hypothalamo-hypophysaire, méningite), rénales (glomérulonéphrite, néphropathie interstitielle), glandes salivaires (parotidite) ou lacrymales, hépatiques (muettes cliniquement, biopsie hépatique positive).

Manifestations générales : la sarcoïdose peut entraîner une fièvre avec altération modérée de l'état général, asthénie et amaigrissement.

Biologiquement, la NFS et la VS sont peu modifiées en dehors de poussées évolutives.

On peut observer une hypercalcémie avec hypercalciurie, qui témoigne d'une hypersensibilité à la vitamine D ; ceci doit faire proscrire toute exposition solaire prolongée.

Diagnostic

En dehors de l'association de plusieurs localisations le diagnostic repose sur *l'association* de certains arguments :

- la négativité, et surtout la négativation des réactions cutanées à la tuberculine ;
- l'étude histologique d'un organe atteint et l'étude systématique des biopsies bronchiques étagées, montrant le follicule épithélioïde à cellules géantes et sans nécrose caséeuse ;
- l'étude du lavage broncho-alvéolaire montrant dans les formes actives une forte élévation du pourcentage des lymphocytes ; l'apparition de polynucléaires témoignerait de la constitution d'une fibrose ;
- le dosage sérique de l'enzyme de conversion de l'angiotensine la montre élevée dans 70 % des cas (formes actives) ;
- l'existence d'une hypercalcémie ;
- une hyperfixation des organes touchés par la granulomatose, à la scintigraphie au gallium.

Évolution

Elle est très difficile à schématiser étant donné le caractère polymorphe de la maladie. On peut en effet observer des régressions spontanées dans les stades I et II, des stabilisations, mais aussi des évolutions graves par insuffisance respiratoire, rénale ou cardiaque dans les stades III et IV.

Traitement et pronostic

Habituellement, on réserve la corticothérapie aux formes avec localisations viscérales mettant en jeu un pronostic fonctionnel, voire vital (oculaires, cardiaques, nerveuses, rénales) et aux formes pulmonaires tendant à évoluer vers la fibrose (altération de la fonction respiratoire). C'est un *traitement uniquement symptomatique*, mais non curatif. Il faut habituellement le maintenir pendant plusieurs mois (voire années), en essayant de trouver la dose minimale efficace des corticoïdes, pour diminuer au maximum les effets secondaires.

À l'arrêt du traitement, les signes peuvent réapparaître imposant la reprise des corticoïdes.

En cas d'inefficacité des corticoïdes, d'autres médicaments immunosuppresseurs peuvent être utilisés.

Dans les autres cas, on se limite à une surveillance clinique, fonctionnelle respiratoire et radiologique.

Le pronostic est en fonction du stade évolutif, du degré de l'atteinte viscérale et de la réponse au traitement.

SATURNISME CHEZ L'ENFANT

Définition

Intoxication chronique par le plomb.

Causes et mécanismes

Absorption du plomb contenu dans les peintures des logements anciens (avant 1948, date de l'interdiction des peintures au plomb). Facteurs favorisants : âge (moins de 3 ans), origine africaine, bas niveau socio-économique, carence en fer à l'origine de Pica, terme qui désigne le fait d'ingérer des substances non alimentaires (en l'occurrence, les écailles de peinture au plomb).

Signes essentiels

Troubles peu spécifiques au début (anorexie, douleurs abdominales, constipation) puis troubles neurologiques (retard du développement psychomoteur, troubles du sommeil, irritabilité, diminution de l'activité, troubles du langage, altérations de la vision et de l'audition).

- Examens paracliniques :
  - NFS : anémie microcytaire ;
  - radio des os longs : bandes opaques métaphysaires ;
  - radio d'abdomen sans préparation : opacités métalliques dans le côlon.
- Dosage de la plombémie :
  - normal : < 100 mg/L ;
  - surveillance, bilan martial et mesures nutritionnelles et d'hygiène : > 100 à 250 mg/L ;
  - traitement chélateur selon l'âge de l'enfant : entre 300 et 450 mg/L ;
  - traitement urgent si > 450 mg/L.

Évolution et complications

Encéphalopathie sévère. Altération du QI et des performances scolaires aux faibles doses, d'où l'importance du dépistage systématique dans les populations à risques, avant l'apparition de signes cliniques.

Traitement et prévention

Enquête environnementale pour identifier et supprimer les sources de plomb.

Conseils diététiques (supplémentation en fer et calcium).

Traitement chélateur à l'hôpital si plombémie > 300 mg/L selon l'âge de l'enfant.

La prévention du saturnisme repose sur le dépistage des enfants à risque.

SCARLATINE

Définition

C'est une toxi-infection due à des streptocoques β-hémolytiques du groupe A, sécréteurs de toxines érythrogènes.

Causes et mécanismes

C'est une affection immunisante touchant surtout les enfants de 5 à 15 ans, exceptionnelle avant 1 an. Elle succède à une infection focale habituellement pharyngée. Elle expose, comme toute infection streptococcique, aux complications tardives rhumatismales ou rénales.

Signes essentiels

Cliniques : après une incubation de 3 à 5 jours, la période d'invasion comprend fièvre à 40 °C, céphalées, vomissements et surtout une *angine* érythémateuse avec dysphagie. L'*exanthème* apparaît vers la 48e heure, d'abord sur le thorax, puis sur les ceintures scapulaire et pelvienne, enfin sur les membres. Il prédomine aux plis de flexion (ou il peut être purpurique). C'est un érythème diffus, en nappe, provoquant une impression de cuisson. L'angine persiste ; la langue subit une glossite exfoliatrice : l'enduit blanchâtre disparaissant de la périphérie vers le centre, ensuite l'éruption pâlit et il y a une desquamation.

Examens complémentaires : le prélèvement de gorge cherche le streptocoque β-hémolytique du groupe A. La NFS montre une polynucléose. Le taux des antistreptolysines O (ASLO) augmente.

✚ Surveillance, évolution et complications

Bien qu'actuellement les formes frustes, atténuées, soient fréquentes, on peut encore observer des complications : scarlatines malignes, surinfections locales (otites, etc.), complications rénales (soit néphrite précoce toxinique, d'évolution favorable ; soit néphrite tardive s'apparentant aux néphrites postangineuses streptococciques), complications rhumatismales (soit rhumatisme scarlatiforme précoce ; soit rhumatisme tardif proche du rhumatisme articulaire aigu).

Traitement

Il faut isoler le malade et imposer le repos au lit.

L'éviction scolaire est de 15 jours ; 2 prélèvements de gorge à 48 heures doivent être négatifs. On emploie la pénicilline ou l'érythromycine en cas d'allergie.

SCHEUERMANN (maladie de)

Voir *Épiphysite vertébrale*.

SCHIZOPHRÉNIE

Définition

La schizophrénie est une psychose chronique qui comporte une dissociation de la pensée et de l'affectivité, un délire peu structuré (riche ou pas) et une tendance au repli hors de la réalité et qui entraîne, de façon plus ou moins rapide et sévère, une détérioration de la qualité de vie familiale, personnelle, sociale. Les étiologies sont multifactorielles : génétique, biochimique et relationnelle (perturbation de la communication).Elle concerne 1 % de la population générale.

Signes cliniques

Le signe principal est la discordance qui se traduit dans les domaines de :

- l'*affectivité* : inappropriée, inadaptée au contexte, au discours et à la pensée. C'est l'amour et la haine pour une même personne au même instant ;
- la *pensée* : La pensée revêt un caractère étrange, hermétique, impénétrable ; l'enchaînement des idées est souvent flou et incohérent
- le *comportement* est bizarre, insolite, étrange, paradoxal.

il existe un détachement du malade par rapport à la réalité, un retrait du monde extérieur.

Le début peut revêtir plusieurs formes et apparaît chez l'adulte jeune.

Il peut être marqué par :

- un épisode aigu :
  – *bouffée délirante aiguë* : toute bouffée délirante, même la plus typique, peut constituer « l'expérience délirante primaire »,
  – *état dépressif atypique* : état dépressif franc, d'aucune autre étiologie, et associé à une angoisse importante avec parfois des impulsions, des sentiments de dépersonnalisation, de persécution, avec un contact flou et lointain,
  – *état d'excitation atypique* avec une incohérence l'emportant sur la fuite des idées,
  – *état confusionnel* avec une conservation de la vigilance ;
- un début progressif dont les formes peuvent être variées :
  – *pseudo-caractérielles* : ruptures scolaires, irritabilité, indifférence, impulsivité,
  – *pseudo-névrotiques* : avec des symptômes de l'une des névroses, associés à une certaine bizarrerie,
  – *héboïdophréniques*, proches de la psychopathie.

À la période d'état, la schizophrénie peut revêtir l'une des quatre formes suivantes :

- *hébéphrénie* : c'est une forme dominée par la perte d'intérêt, le désinvestissement avec repli, la pauvreté affective et l'indifférence. Les idées délirantes sont en arrière-plan. Le malade présente donc une dissociation intellectuelle avec des troubles du cours de la pensée (*barrages*, le malade s'arrête brusquement de parler, et repart sur un autre sujet, sans s'en apercevoir), un *flou*. Les associations d'idées sont fortuites, ce qui donne de l'incohérence au discours. Le malade est parfois muet, ou répond à côté, emploie de temps en temps des mots de son invention (néologisme). Le sujet est indifférent, avec des mimiques paradoxales et déconcertantes (sourires et rires immotivés). Il est apragmatique (inactif), reste allongé souvent. L'hébéphrénie s'installe de bonne heure (adolescence) et rapidement sans délire exprimé ;
- *la schizophrénie paranoïde* comporte au premier plan idées délirantes et hallucinations. Le délire paranoïde comporte une angoisse, une impression d'étrangeté, de dépersonnalisation du sujet lui-même, de transformation corporelle, de morcellement. Les thèmes sont plus ou moins variés, mais le délire est toujours flou, hermétique, illogique, incohérent, souvent à contenu symbolique magique, mystique. Le malade se constitue un monde propre qui a tendance à se clore sur lui-même ;
- *la catatonie* est caractérisée par la perte de l'initiative motrice. C'est un syndrome à expression psychomotrice qui se manifeste par des stéréotypies, un maniérisme, un comportement moteur inhabituel, un négativisme (refus de la main tendue, etc.), parfois un état de stupeur. La catalepsie se rencontre parfois : elle est marquée par une conservation des attitudes données au malade. Mais parfois peuvent survenir, dans cet état de stupeur, des épisodes de furie, avec mouvements impulsifs violents ;
- *la schizophrénie dysthymique* : elle correspond à la survenue de crises délirantes dissociatives ou catatoniques accompagnées de manifestations dépressives, maniaques ou mixtes. Elle est parfois difficile à distinguer d'une maladie maniaco-dépressive.

Signes paracliniques

Ils ne révèlent aucune anomalie.

L'EEG en particulier est normal.

Par contre, les tests de personnalité peuvent contribuer au diagnostic, les tests d'intelligence mettent souvent en évidence une intelligence normale, voire supérieure.

Éléments de surveillance

Ils sont cliniques et reposent sur l'évaluation des troubles thymiques (avec le risque suicidaire toujours présent), des idées délirantes et de l'adaptation à la vie quotidienne et au travail éventuellement.
Souvent, les comportements du malade sont en réaction à une incompréhension, un rejet de l'entourage.

Évolution et complications

L'évolution est variable selon la forme clinique.

• *L'hébéphrénie* débute précocement à l'adolescence comme la catatonie, et peut évoluer vers un isolement très net.

• *La schizophrénie paranoïde* débute souvent légèrement plus tard, vers l'âge de 25 ans. Elle est d'évolution plus lente et généralement plus sensible aux traitements actuels.

En effet, un certain nombre de schizophrénies évoluent très favorablement, avec reprise des intérêts, personnels et sociaux. Cette stabilisation est fréquemment précédée d'épisodes dépressifs.

Mais, souvent, les résultats sont précaires avec répétitions des épisodes pathologiques, souvent liés à des interruptions thérapeutiques.

Un petit nombre de malades demeurent sévèrement invalides.

La mortalité par suicide est particulièrement élevée. Les passages à l'acte hétéroagressifs même s'ils sont très médiatisés restent rares.

La dangerosité d'un individu n'est pas l'apanage de la schizophrénie !

Traitement

Le traitement comprend plusieurs volets variablement associés entre eux :

• médicamenteux :
– les antipsychotiques (*Zyprexa, Risperdal, Abilify*) ont l'avantage d'une meilleure tolérance générale. Les neuroleptiques d'actions prolongées (une injection musculaire toutes les trois à quatre semaines) sont réservés aux sujets moins compliants,
– les prescriptions d'antiparkinsoniens, d'antidépresseurs, d'anxiolytiques, de thymorégulateurs sont fréquentes ;

• psychologique :
– des mesures psychothérapiques individuelles (soutien, éducation du patient, ergothérapie, remédiation cognitive, entraînement aux habiletés sociales) et parfois familiale sont nécessaires,
– c'est dans une relation de réassurance et d'échange que le patient et son entourage adhéreront à un projet de soins ;

• social :
– activités en hôpital de jour, centre d'activités thérapeutiques à temps partiel (CATTP),
– reclassement professionnel par la Cotorep (Commission technique d'orientation et de reclassement professionnel) avec travail en centre d'activités thérapeutiques (CAT), ateliers protégés,
– séjour en foyer ou appartement thérapeutique, en postcure,
– prestations sociales (allocation aux adultes handicapés, AAH), exonération du ticket modérateur, mesure de protection des biens.

SCHWARTZ-BARTTER (syndrome de)

Définition

Sécrétion inappropriée d'hormone antidiurétique (ADH) aboutissant à une rétention d'eau dans l'organisme. L'ADH ou vasopressine est une hormone polypeptidique habituellement secrétée par la posthypophyse.

Causes et mécanismes

L'hypersécrétion d'ADH est souvent le fait d'une tumeur maligne dont la plus fréquente est le cancer bronchique à petites cellules. Beaucoup plus rarement, il s'agit de cancer pancréatique, de thymome ou de réticulosarcome. C'est un syndrome paranéoplasique.

D'autres causes sont possibles :

• affection du système nerveux central (séquelle de méningites, accident vasculaire cérébral, etc.) ;

• maladies pulmonaires non cancéreuses (tuberculose, pleurésies bactériennes, etc.) ;

• porphyrie aiguë intermittente ;

• *médicaments :* carbamazépine *(Tégrétol)*, antidépresseurs, barbituriques, opiacés.

Manifestations cliniques et biologiques

Le tableau est dominé par l'anorexie et les vomissements associés à des troubles neuropsychiques (agitation, confusion, troubles du comportement, voire coma) ; ces signes sont secondaires à l'hyperhydratation intracellulaire. La tension artérielle est normale et il n'y a pas d'œdèmes.

Biologiquement, on trouve une *hyponatrémie* associée à une natriurèse élevée ; l'osmolarité plasmatique est basse, contrastant avec l'hyperosmolarité urinaire. Le malade est incapable de diluer ses urines. La mesure de l'activité antidiurétique est élevée dans le sang.

Traitement et pronostic

Le pronostic est celui de la cause.

Le traitement symptomatique repose sur la restriction hydrique à 500 cm^3/j, qui fait disparaître les symptômes. Dans les formes résistantes, on peut utiliser certains médicaments : *Ledermycine*, lithium, acide étacrinique.

> **✚ Éléments de surveillance**
>
> Ils reposent sur les troubles neurologiques, sur l'ionogramme sanguin et urinaire et sur la surveillance de la maladie causale.

SCIATIQUE

Voir *Lombosciatique*.

SCLÉRITES ET ÉPISCLÉRITES

Définition

Inflammation de la sclère et de l'épisclère, souvent en fait difficile à distinguer l'une de l'autre (*cf.* illustration).

Signes cliniques

Douleurs oculaires, augmentées par les mouvements du globe, rougeur violacée localisée par vasodilatation des vaisseaux épiscléraux.

Étiologies

Allergies +++, rosacée, spondylarthrite ankylosante, polyarthrite rhumatoïde, périartérite noueuse, polychondrite atrophiante.

Souvent, aucune cause n'est identifiée.

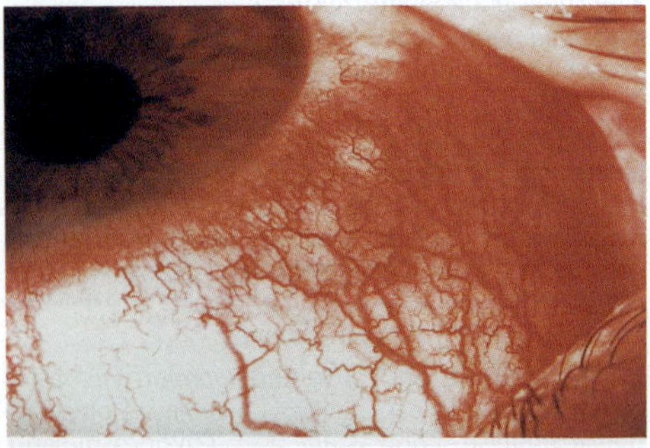

Foyer d'épisclérite en relation avec un granulome dentaire.

Traitement

- Symptomatique : les corticoïdes locaux (→) et les anti-inflammatoires non stéroïdiens font rapidement diminuer l'inflammation.
- Étiologique : quand elle est retrouvée.

SCLÉRODERMIE

Définition

La sclérodermie est une collagénose atteignant surtout les femmes entre 30 et 50 ans et caractérisée par une sclérose du tissu conjonctif. Sa cause est inconnue. Les sclérodermies généralisées s'accompagnent de lésions viscérales. Des manifestations articulaires sont relativement fréquentes, dont certaines peuvent évoluer sous forme d'une polyarthrite chronique (→ Polyarthrites).

Signes cliniques

L'état général s'altère progressivement, avec fièvre modérée.

Il existe un *syndrome vasomoteur* : accès de cyanose au début, puis syndrome de Raynaud prédominant aux doigts (3 phases : syncopale, asphyxique, congestive), avec parfois gangrène de l'extrémité des doigts.

Le *syndrome cutané* évolue en 3 stades : œdème dur, puis durcissement des téguments, la peau ne plisse plus. Enfin, stade atrophique, la bouche se rétrécit, le sourire devient impossible (faciès de momie), les doigts s'amincissent en sucre d'orge. Les mouvements deviennent difficiles, les articulations étant comme bridées par la sclérose de la peau. Il existe aussi des téléangiectasies et des calcifications sous-cutanées.

Le *syndrome articulaire* se voit dans 1 cas sur 3 et peut réaliser une polyarthrite chronique.

L'atteinte viscérale est faite de *sclérose œsophagienne* (dysphagie), *fibrose pulmonaire, atteinte cardiaque. L'atteinte rénale* est de très mauvais pronostic. Très souvent, il y a une *cataracte.*

À côté de la forme généralisée, un certain nombre de sclérodermies restent localisées à un territoire et ont de ce fait un pronostic beaucoup plus bénin.

Signes paracliniques

Radiologie : il n'y a pas de signes radiologiques articulaires de la maladie. L'opacification de l'œsophage montre une hypotonie et une dilatation de celui-ci. Parfois existent aux mains des calcifications sous-cutanées, surtout lorsqu'il y a un syndrome de Raynaud.

Biologie : la vitesse de sédimentation est modérément augmentée. Les facteurs rhumatoïdes sont retrouvés dans 1 cas sur 3. Les IgG sont augmen-

Évolution et surveillance

L'évolution est longue. Elle peut être marquée par des périodes d'aggravation et de rémission. Il faut particulièrement surveiller le cœur, les poumons et surtout la fonction rénale, car l'évolution peut se faire vers une atteinte gravissime de ces organes.

tées et il existe des anticorps anti-DNA et antinucléolaires.

Traitement

Les traitements proposés n'ont qu'une efficacité très limitée : corticothérapie, immunodépresseurs, etc. Les traitements symptomatiques des atteintes viscérales sont très utiles.

SCLÉROSE EN PLAQUES (SEP)

Notions anatomopathologiques

Les lésions de la SEP sont des plaques de démyélinisation disséminées dans la substance blanche du système nerveux central (cerveau, tronc cérébral, moelle). Elles prédominent au niveau de la moelle, du cervelet, des voies optiques et du tronc cérébral ce qui explique l'aspect clinique des différents modes de début. La lésion initiale, de cause inconnue entraîne une démyélinisation brutale et une réaction inflammatoire au niveau de la plaque. Au début les lésions sont totalement ou partiellement réversibles d'autant que les axones sont le plus souvent respectés. Puis, il peut survenir une réaction secondaire de sclérose cicatricielle mais irréversible s'accompagnant d'une démyélinisation persistante et d'une destruction des axones, les lésions sont alors définitives.

Généralités cliniques

De ces notions anatomiques se dégage *l'évolution de la maladie*. Elle comprend deux phases, une phase dite « rémittente », initiale, faite de poussées successives partiellement ou totalement régressives polymorphes (*cf. infra*), et une seconde phase progressive et caractérisée par une *lente aggravation des symptômes*. La maladie est fréquente, surtout chez la femme. On estime qu'elle concerne 50-60 000 personnes en France.

Le diagnostic de sclérose en plaques repose sur la mise en évidence clinique et paraclinique de poussées en différents points du système nerveux central (dissémination spatiale et temporelle) ; sur l'évolution caractéristique de la maladie, sur les anomalies évocatrices du LCR et surtout de l'IRM. Il s'agit néanmoins d'un diagnostic d'élimination et des examens sont toujours nécessaires pour éliminer d'autres affections. Enfin, la SEP n'est jamais un diagnostic urgent, et c'est avec prudence que l'on établit puis qu'on annonce le diagnostic.

Il existe un grand polymorphisme clinique et évolutif qui rend difficile toute schématisation.

Symptômes de début les plus courants :

- *symptômes visuels* : *la névrite optique rétrobulbaire (NORB)* réalise une baisse de l'acuité visuelle unilatérale, brutale et régressive avec une douleur aux mouvements de l'œil ou une diplopie (paralysie des voies oculomotrices) ;
- *les symptômes sensitifs* (impression de *ruissellement*, d'étau, de toile d'araignée, picotements, fourmillements, etc.) sont surtout subjectifs avec paresthésies, signe de Lhermitte (sensation d'électricité des membres à la flexion du cou) ;
- les déficits *moteurs* = paraparésie, hémiparésie ou monoparésie ; l'examen montre des signes pyramidaux discrets ;
- on pourra avoir parfois *d'autres signes de début* : troubles génito-sexuels, sphinctériens, vertige aigu avec nystagmus, syndrome cérébelleux, etc.

La forme évoluée comporte une atteinte motrice d'un ou deux membres inférieurs avec hypertonie et signes pyramidaux, des troubles cérébelleux aggravant la gêne à la marche et aux mouvements volontaires des membres supérieurs, des troubles urinaires (incontinence) et génitaux (impuissance) et parfois des troubles psychiques (troubles du caractère, syndrome dépressif, éventuellement détérioration intellectuelle).

Examens complémentaires

La ponction lombaire (→) peut retrouver des anomalies caractéristiques du LCR : *protéinorachie un peu élevée,* vers 0,60 ; 0,80 g/L, toujours inférieure à 1 g ; *réaction inflammatoire* modérée avec une réaction cellulaire inférieure à 20 lymphocytes/mm^3 ; augmentation des gamma-globulines supérieure à 15 % avec plusieurs pics (bandes *oligoclonales*).

Un examen ophtalmologique est nécessaire (fond d'œil, champ visuel, vision des couleurs, examen orthoptique en cas de diplopie).

Surtout :

- *l'IRM cérébrale et/ou médullaire* est l'examen clé pour mettre en évidence les plaques qui apparaissent comme des images multiples avec prise de contraste quand elles sont récentes ;
- *les potentiels évoqués* qui peuvent mettre en évidence une atteinte infraclinique des voies optiques.

La biologie sanguine est normale.

Il convient d'*éliminer d'autres diagnostics prioritaires* :

Éducation du patient : sclérose en plaques

Ce qu'il faut faire

Il est important de :

– S'adapter à chaque malade, à une forme et une évolution, à un vécu de la maladie qui sont toujours individuels ; son retentissement sur l'existence sera très variable, parfois discret, parfois dramatique.

– Insister sur le travail de recherche clinique, sur les possibilités actuelles des traitements : de crise, de fond, sur le soutien et l'information par des associations de malades (ARSEP, NAFSEP).

– Repérer les éléments dépressifs et soutenir l'entourage.

– Encourager le maintien d'une activité professionnelle régulière, même à temps partiel, encourager la rééducation, douce et sans forcer.

– Repérer les activités et les moments de la journée où telle ou telle fonction est altérée : marche, mouvement, vision, parole. Repérer une aggravation qui pourrait signaler une poussée ou une progression de la maladie et justifierait une consultation.

– Prévenir et détecter à temps une infection : pulmonaire, urinaire, car elle risque d'aggraver le malade et doit être traitée tôt.

– Interroger le malade sur les troubles sphinctériens fréquents dans la maladie, pour un traitement adapté et précoce.

– Si le malade a un traitement de fond par interféron : veiller à ce que le protocole des injections soit bien suivi, que la tolérance (« syndrome pseudo-grippal ») en soit correcte, qu'il n'existe pas de nécroses cutanées.

• une tumeur, en particulier de la fosse postérieure par l'imagerie ;
• une malformation de la charnière cervico-occipitale (→) ;
• dans les formes médullaires pures, une compression médullaire et surtout un angiome médullaire pouvant lui aussi évoluer par poussées (IRM) ;
• lupus, maladie de Sjögren, sarcoïdose... par la biologie.

Étiologie

Si les lésions anatomiques de la SEP sont bien connues, impliquant une réaction inflammatoire et lymphocytaire au sein du système nerveux central, les causes en restent inconnues. On sait actuellement que :

• le risque est plus élevé dans les zones tempérées (la maladie est fréquente en Europe, rare en Afrique et aux Antilles) ;
• il existe des formes familiales ; ce qui suppose dans ces familles des facteurs génétiques (susceptibilité liée aux groupes HLA ?) ;
• certains modèles animaux peuvent être mis au point à partir d'infections par différents virus, et chez l'homme, certains rétrovirus (en particulier HTLV 1 présent aux Antilles et au Japon) peuvent être associés à des tableaux neurologiques proches de la SEP par leurs symptômes ;

Évolution, pronostic, surveillance

La surveillance porte sur l'état neurologique, le retentissement fonctionnel (score EDSS), l'infirmier(e) peut très bien juger des progrès ou reculs de l'autonomie du malade. Surveillance des complications habituelles du décubitus chez les malades graves. Surveillance régulière de l'ECBU. Des échographies urinaires et/ou un bilan urodynamique sont nécessaires. Surveillance de la tolérance des traitements entrepris.

L'évolution est capricieuse ; dans certaines SEP, il peut y avoir d'emblée une phase progressive.

Pronostic : s'il existe des formes graves avec installation d'emblée des signes neurologiques d'atteinte diffuse du névraxe, il existe des formes bénignes (10 % ou plus) peu invalidantes à long terme et même des formes où il y a une extinction de la maladie.

On peut dégager des *facteurs de pronostic* : plus le délai séparant les deux premières poussées est long, meilleur est le pronostic.

L'apparition de la phase progressive a un caractère péjoratif.

• enfin, l'existence de formes cliniques différentes (rémittentes, rémittentes progressives, progressives d'emblée) peut faire envisager l'existence de plusieurs maladies voisines relevant de traitements différents.

Principes de traitement

Dans cette maladie chronique il faut savoir se garder d'une attitude résignée ou au contraire trop agressive.

La kinésithérapie a une importance capitale, elle doit maintenir les forces existantes, éviter les rétractions, sans fatiguer les muscles. Elle se fait au domicile ou en centre de réadaptation (*cf.* illustration).

En cas de spasticité (raideur pyramidale), myorelaxants : *baclofène* (*Liorésal*, 30 à 60 mg/j) ou *dantrolène* (*Dantrium*, 100 à 300 mg/j) en surveillant les transaminases.

Rééducation et traitement des vessies neurologiques en collaboration avec un urologue.

Traitement de la poussée quand elle est handicapante : corticoïdes en perfusion (*flashs* de 1 000 mg de *Solu-Médrol*) pendant 3-5 jours : ceci améliore l'évolution immédiate de la poussée mais n'influencerait pas le pronostic à long terme. Vérifier que l'ECBV est stérile, qu'il n'existe pas d'infection évolutive.

Traitement de fond :

• interféron synthétique (*Avonex*, *Bétaféron*, *Rebif*) injecté tous les deux jours ou chaque semaine par voies SC ou IM dans les formes rémittentes (poussées) ou secondairement progressives ;

• il ralentit l'évolution du handicap et l'apparition de nouvelles lésions IRM. C'est un traitement coûteux (1 000 euros/mois) qui peut donner un syndrome pseudo-grippal, une leucopénie, une atteinte hépatique, des troubles psychiques ;

• dans les formes plus graves : mitoxantrone (*Novantrone*) : une perfusion par mois pendant six mois (toxicité cardiaque) ; risque de leucémie à distance ; en cas d'intolérance à l'interféron le copolymère (*Copaxone*), lui aussi injectable, ou certains immunosuppressseurs (*Imurel*, *Endoxan Méthotrexate*) ;

• le *Tysabri* ou natalizumab, est un anticorps monoclonal qui est actif sur les molécules d'adhésion des lymphocytes sanguins et qui limite la pénétration de ces cellules dans le système nerveux central. Ce

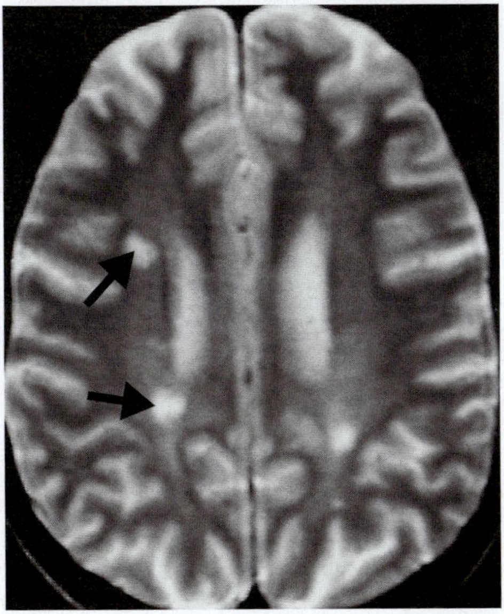

Sclérose en plaques en IRM cérébrale : hypersignaux de la substance blanche.

Rôle de l'infirmier(e)

Comme dans toute maladie chronique, le rôle du personnel paramédical est très important vis-à-vis des malades qui entrent pour la première fois à l'hôpital et chez qui les examens doivent être expliqués, puis dans le suivi, quand les poussées successives interviennent. Il faut savoir rassurer sans minimiser les choses, adapter son discours pour expliquer que les formes graves représentent un risque, mais nullement une certitude, et qu'en tout état de cause la recherche médicale sera amenée à faire des progrès dans le domaine du traitement.

La plupart des malades atteints de SEP devront être encouragés à garder une activité professionnelle, parfois à mi-temps compte tenu de leur importante fatigue, et conserver une vie familiale aussi normale que possible, malgré les difficultés conjugales et le handicap psychologique (dépression, détérioration intellectuelle) d'une maladie fréquente, hélas, et touchant des individus dans la force de l'âge.

La grossesse n'est pas contre-indiquée.

Il faut bien souligner enfin qu'une grande proportion de malades SEP est valide, insérée socialement et peu ou pas hospitalisée ; de par son rôle d'accueil du handicap, l'hôpital reçoit les cas les plus dramatiques de cette affection fréquente.

Les associations de malades sont une aide pour l'information et le soutien des patients.

produit est utilisé en perfusions mensuelles chez les patients atteints d'une SEP agressive, qui continuent de s'aggraver sous un traitement de fond classique (*Interféron, Copaxone*). Les allergies sont rares, le bilan immunologique avant traitement est fondamental pour exclure les patients immunodéprimés et éviter le risque d'une leuco-encéphalite multifocale progressive (LEMP).

Pour la pratique, on retiendra :

– Maladie neurologique fréquente.
– Évolue par poussées régressives, puis handicap permanent, patients jeunes.
– La phase de diagnostic est raccourcie depuis l'IRM, l'annonce du diagnostic est un moment très difficile et déterminant.
– Les traitements sont nombreux, actifs.
– Rôle technique de l'infirmière : soutien psychologique, explication des divers traitements lors des poussées et des traitements préventifs (interférons).
– Rôle pédagogique : aide dans la prise en charge d'un éventuel handicap moteur, urinaire, de la dépression.

SCLÉROSE LATÉRALE AMYOTROPHIQUE

Généralités

La sclérose latérale amyotrophique (SLA) ou *maladie de Charcot* est une affection dégénérative qui réalise une sclérose progressive du *motoneurone de la corne antérieure et des faisceaux pyramidaux. Il peut également exister une atteinte bulbaire touchant les noyaux des nerfs crâniens*. La maladie débute souvent entre 45 et 60 ans, elle est actuellement mortelle en quelques années, par atteinte de la déglutition et de la respiration. D'intenses recherches, en particulier par des équipes françaises ont permis d'envisager les premiers traitements susceptibles de ralentir l'évolution (Riluzole).

Description de la maladie

La forme commune de SLA comprenant *une atteinte brachiale et bulbaire* est ici décrite.

Le déficit moteur évolue parallèlement à la fonte musculaire ou *amyotrophie*. Déficit moteur et amyotrophie touchent plus ou moins symétriquement les petits muscles de la main et donnent aux mains un aspect décharné caractéristique appelé *main de singe* ou *main d'Aran-Duchenne*. Puis, il existe une extension progressive et ascendante des troubles neurologiques. Les *fasciculations* sont fréquentes et abondantes dans la SLA. Il s'agit de secousses musculaires, limitées à une fibre, arythmiques et asynchrones. Parfois, elles sont rares et il faut les rechercher à la percussion musculaire. Les malades se plaignent souvent de *crampes musculaires*.

Rôle de l'infirmier(e)

Les soins doivent s'adapter à ces malades fatigables (parfois en fauteuil roulant).
Aider et adapter l'alimentation par des repas fractionnés, avec une nourriture pâteuse plus que liquide lorsqu'existent des troubles de la déglutition et/ou de la respiration qui peuvent entraîner la mort.
Rôle d'accompagnement dans les diverses étapes d'une existence de plus en plus dépendante.
Il faut souligner le rôle des associations de malades et des conseils qu'elles peuvent apporter et qu'il faut traduire dans les faits pour chaque malade selon sa profession ou son entourage familial.
L'attitude de la plupart des médecins est actuellement en train de changer. Ils apprennent peu à peu à « dire », à avertir, à écouter et accompagner les malades, pour apaiser leur angoisse et leur solitude en leur proposant selon le stade d'évolution :
– toujours une kinésithérapie d'entretien ;
– une assistance nutritionnelle (gastrostomie percutée endoscopique qui permet de limiter la perte musculaire) ;
– voire, quand c'est le moment et avec un accord du malade, certaines formes de réanimation respiratoire qui visent à maintenir le malade au domicile, ventilation nasale non invasive (VNI).
Tout ce travail ne peut être réalisé qu'en équipe pour maintenir la stricte cohérence du discours et de l'action thérapeutiques vis-à-vis de ces malades graves.

L'amyotrophie est *associée de manière paradoxale à un syndrome pyramidal* plus ou moins accentué. Ce syndrome pyramidal est marqué par des réflexes ostéo-tendineux vifs en regard des muscles atrophiés, parfois par un signe de Babinski, ou il peut être marqué par une hypertonie modérée des membres inférieurs.

Les signes d'atteinte bulbaire peuvent être présents d'emblée ou apparaître secondairement. Ils réalisent *classiquement une paralysie* labio-glosso-laryngée. La voix est *nasonnée*, on note une atrophie avec des fasciculations de la langue.

Il existe une paralysie du voile du palais avec des *troubles de la déglutition* et risque de fausses-routes.

Il n'y a pas de *troubles sensitifs objectifs dans la SLA* et les troubles des fonctions supérieures sont rares (syndrome frontal).

Diagnostic et examens complémentaires

Le diagnostic positif de SLA est essentiellement clinique.

Les examens complémentaires sont utiles pour exclure d'autres affections :

- le liquide céphalo-rachidien est normal ;
- *l'électromyogramme* montre des signes d'atteinte neurogène périphérique et enregistre les fasciculations. Les vitesses de conduction nerveuses motrices et sensitives sont normales ;
- *l'imagerie* (IRM médullaire en particulier) permet d'exclure une compression cervicale dont le début serait voisin par des troubles moteurs des mains et de la marche.

Pronostic, évolution et formes cliniques

La SLA s'aggrave progressivement et inexorablement. Les troubles bulbaires et respiratoires conditionnent le pronostic. La mort survient souvent en 2 à 3 ans, mais il existe des cas d'évolution prolongée ou stable (périodes de plateau) pouvant évoluer 5 à 15 ans.

Les formes débutant par des signes bulbaires isolés. Il faut les distinguer de certaines myopathies ou des syndromes pseudo-bulbaires.

À l'opposé, les formes touchant initialement les membres inférieurs.

Il peut s'agir d'une forme *pseudo-polynévritique* simulant une polynévrite purement motrice et des *formes paraparétiques* où les signes pyramidaux sont plus marqués qu'habituellement. Dans cette dernière forme, il faut éliminer une *myélopathie cervicarthrosique (IRM cervicale)*.

Traitement

Il n'y a pas de traitement étiologique de la SLA puisque sa cause reste inconnue malgré les travaux en cours, mais un grand nombre de petits moyens permet d'atténuer le handicap par l'équipement ergothérapique du domicile, les aides à domicile, les traitements symptomatiques des crampes ou des douleurs d'immobilisation, sans oublier le rôle indispensable des kinésithérapeutes et orthophonistes. C'est tout un réseau de soins qui peut et doit progressivement être développé autour du malade pour l'aider et seconder l'entourage, matériellement et psychologiquement. Le *riluzole* (un médicament antiglutamate susceptible de ralentir la mort neuronale) est la première substance chimique à pouvoir apporter un espoir aux malades. D'autres substances (facteurs de croissance) sont en cours d'étude.

Association à conseiller aux patients et familles : l'ARS (Association pour la recherche sur le SLA).

SCLÉROSE RÉTROPÉRITONÉALE

Voir *Fibrose rétropéritonéale*.

SCOLIOSE

Définition

La scoliose vraie comporte une déviation de la colonne vertébrale avec rotation des vertèbres et gibbosité (saillie costale).

Causes et mécanismes

Neurofibromatose, maladie neuromusculaire, malformations vertébrales. Tumeur. Le plus souvent, pas d'étiologie.

Signes essentiels

Pas de symptôme particulier (sauf scoliose tumorale). Découverte de la scoliose par dépistage systématique au cours de la puberté (+++ âge scolaire).

- Déplacement latéral de la ligne des épineuses.
- Gibbosité mesurée l'enfant penché en avant.
- Asymétrie des épaules, du bassin.
- Raideur et douleur, dans les scolioses tumorales.
- Examen cutané et neurologique complet.
- Signes radiologiques, recherchés en station debout et en décubitus : déviation rachidienne avec mesure de l'angle de la scoliose, rotation des corps vertébraux.

> **+ Éléments de surveillance**
> - Croissance : taille, âge osseux.
> - Signes pubertaires.
> - Radio : angle de la scoliose ; recherche d'une malformation vertébrale.

Évolution et complications

Évolution souvent très rapide vers l'aggravation au moment de la puberté (surveillance +++).

Complications : raideur responsable de douleurs ; surtout insuffisance respiratoire.

Traitement et pronostic

Traitement : kinésithérapie ; appareillage si la scoliose est très évolutive ou d'emblée grave (corset plâtré ou corset de Milwaukee) ; intervention chirurgicale en cas d'échec.

Pronostic :

• Pronostic grave des scolioses d'origine malformative et des scolioses du nourrisson.
• Évolutivité imprévisible des scolioses de l'adolescence.

SÉCHERESSE DE LA BOUCHE

Le rôle de la salive est très important à de multiples points de vue. Ainsi toute diminution de sécrétion qui se traduit par une sensation de sécheresse buccale peut-elle avoir des conséquences importantes.

Rôle de la salive

Produite à raison d'environ un litre par jour, d'un pH relativement constant, la salive a :

• un rôle digestif ;
• un rôle mécanique ;
• une action anti-infectieuse par certains de ses constituants (lysozyme) ;
• une fonction excrétrice (urée, alcool, etc.).

Causes et mécanismes

L'origine de la sécheresse buccale est très variable.

Origine médicamenteuse

À l'heure actuelle, c'est la plus fréquente. Depuis longtemps l'atropine, la belladone, les diurétiques ont été à l'origine de sécheresse buccale. L'extension de la chimiothérapie neuropsychotrope amène en consultation stomatologique de très nombreux malades. L'action sialoprive de ces médicaments varie selon les individus, la durée et le mode d'utilisation (la voie buccale semble plus rapidement nocive).

Certains hypnotiques agissent faiblement. En revanche les neuroleptiques, les tranquillisants, les antidépresseurs, les antiparkinsoniens peuvent être très souvent suspectés.

Les traitements prolongés aboutissent à des lésions organiques irréversibles au niveau des cellules sécrétrices. Certains traitements antimitotiques semblent produire des effets identiques.

Le syndrome de Gougerot-Sjögren

Cette affection est demeurée longtemps une des seules causes de sécheresse buccale. Celle-ci s'accompagne d'ailleurs souvent de phénomènes oculaires (xérophtamie) et articulaires (polyarthrite).

La radiothérapie cervico-faciale

Lorsqu'elle atteint les glandes salivaires, elle engendre des perturbations définitives.

La sénescence

Par ses modifications cellulaires, aboutit à une diminution de plus en plus importante du nombre des cellules sécrétrices.

De nombreuses affections, notamment les maladies infectieuses, les entérites

Elles s'accompagnent d'un déficit salivaire ; la polyurie du diabétique a les mêmes conséquences tout comme les intoxications tabagique, alcoolique, mais évidemment de manière plus durable.

Des affections générales

Elles touchent les glandes salivaires : amylose, sarcoïdose…

Signes cliniques

Le tableau clinique traduit l'importance du trouble.

Le patient se plaint de sécheresse buccale (xérostomie), de douleur à type de brûlure, de mastication difficile, de sa prothèse dentaire devenue insupportable. La muqueuse conserve un aspect normal.

Parfois, les signes objectifs sont seuls importants et la consultation peut s'en trouver retardée. La muqueuse est recouverte d'un épais enduit blanc, mousseux. D'autres fois, elle est rouge, vernissée ou ulcérée. Les lèvres sont fendillées avec les lésions évoquant la perlèche.

Dans les deux cas, l'existence de polycaries dentaires cervicales traduit le déficit de sécrétion salivaire.

Ces caries sont profondes, peuvent aboutir à une fracture de la couronne dentaire. L'alvéolyse est aussi souvent rencontrée. Le déséquilibre de la flore buccale engendré par le déficit salivaire est à l'origine de toutes ces lésions. Dans le cas particulier de la radiothérapie, l'effet des rayons X sur les tissus calcifiés vient se surajouter.

Examens paracliniques

• Des *procédés simples* permettent de vérifier l'existence d'un déficit salivaire :
  – un morceau de sucre placé sur la langue doit se déliter en trois minutes ;
  – un rouleau de coton placé durant trois minutes dans le vestibule supérieur ou dans la région sublinguale est pesé avant et à la fin du test.
• La *sialographie* avec substance de contraste est l'élément déterminant du pronostic.
• La *biopsie des glandes salivaires accessoires* est indispensable si on suspecte un syndrome de Gougerot-Sjögren ou une maladie générale (amylose, sarcoïdose…).

Traitement

Local

- *Mucosodine* en bains de bouche pour alcaliniser le milieu buccal.
- *Nystatine* à garder dans la bouche pour prévenir l'apparition des mycoses.
- Mise en état de la bouche : les visites seront rapprochées et les lésions dentaires traitées régulièrement.
- L'application bi-journalière de gel fluoré sur les dents au moyen d'une gouttière en matière plastique donne des résultats spectaculaires.
- La salive artificielle en pulvérisations (*Artisial*).

Général

Les sialogogues seront conseillés : *Seglor*, *Génésérine*, *Sulfarlem S 25*.

Les conséquences de la sécheresse buccale peuvent être retardées, voire très réduites par un suivi rigoureux associé à une hygiène locale et alimentaire stricte. Ceci est d'autant plus important que les répercussions locales d'un déficit sécrétoire peuvent avoir rapidement des conséquences générales (→ Carie dentaire et Parodontopathies).

SÉCHERESSE OCULAIRE

Définition

Les sécheresses oculaires constituent une des affections ophtalmologiques les plus fréquentes et les plus bénignes – environ 15 % des sujets de plus de 65 ans en souffrent.

Signes fonctionnels

Sensation **d'œil sec**, fatigue visuelle, sensation de corps étranger, irritation, démangeaisons, picotements, larmoiement, photophobie, brûlure, douleur, difficultés à ouvrir les yeux le matin.

Examen clinique

- Irritation conjonctivale.
- Kératite ponctuée superficielle, ulcération cornéenne, kératite filamenteuse.
- Voire opacification progressive de la cornée, symblépharon dans les formes graves.

Tests diagnostiques couramment pratiqués en consultation

Test de Schirmer :

- papier filtre placé environ 1/3 ext. – 2/3 int. au niveau de la paupière inférieure sans anesthésique de contact ;
- la consultation s'effectue au bout de 5 minutes en regardant jusqu'à quelle graduation la bandelette est imbibée de larmes ;
- Nl ≥5 d en 5 minutes.

***Break up time* (BUT) :**

- temps de rupture du film lacrymal : intervalle entre le dernier clignement palpébral et la rupture du film lacrymal ;
- Nl ≥10 sec.

Vert de Lissamine :

Une goutte de colorant (vert) est instillée dans les culs-de-sac conjonctivaux. Il se fixe sur l'épithélium conjonctival et cornéen dévitalisé, ainsi que sur les zones de discontinuité du film lacrymal.

Rose Bengale :

Identique au vert de Lissamine, mais test douloureux peu à peu abandonné au profit du vert de Lissamine.

Étiologies des syndromes secs

- Absence de glande lacrymale.
- Maladies systémiques : Lyell, Stevens Johnson, pemphigoïde oculaire cicatricielle, pemphigoïde bulleuse, épidermolyse bulleuse, dermatite herpétiforme.
- Syndrome de Goujerot-Sjögren, polyarthrite rhumatoïde, lupus érythémateux disséminé, sclérodermie, polymyosite, dermatomyosite.
- Amylose, hémochromatose, sarcoïdose.
- Kératite neuroparalytique, zona ophtalmique.
- Inocclusion palpébrale.
- Kératoconjonctivite épidermique.
- Kératoconjonctivite allergique.
- Rosacée oculaire.
- Iatrogène +++ :
  - collyres β-bloquants, conservateurs dans les collyres,
  - médicaments : antidépresseurs, neuroleptiques, antiémétiques, antitussifs, anxiolytiques, antiparkinsoniens, antihistaminiques,
  - sécheresse environnementale : climatisation ++,
  - involution liée à l'âge +++.

Traitement

- Hygiène de vie :
  - éviter les atmosphères sèches et enfumées,
  - installer des humidificateurs,
  - arrêter le tabac.
- Substituts lacrymaux sans conservateur :
  - sérum physiologique : larmes artificielles (*Larmabak*, *Phylarm*),
  - gels lacrymaux (*Celluvisc unidoses*),
  - éviter au maximum les collyres avec conservateur ; choisir si possible des équivalents du principe actif sans conservateur (unidoses ou formes *Abak*).
- Obturation des méats lacrymaux (clous) pour augmenter la rivière lacrymale.
- Lunettes à chambre humide.
- Traitement d'une cause spécifique.

SELLE TURCIQUE VIDE (invagination méningée intrasellaire)

Définition

Syndrome caractérisé par une image radiologique laissant suspecter une absence de glande hypophyse au niveau de la selle turcique. La selle turcique apparaît donc vide aussi bien sur les radiographies standard de profil que sur le scanner et l'IRM cérébrale.

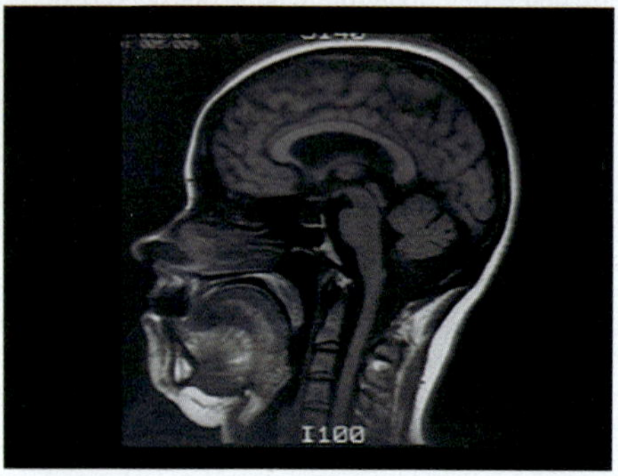

Aspect de la selle turcique à l'IRM.

Causes et mécanismes

La selle turcique est envahie par une expansion (diverticule) des méninges contenant du LCR. Ce diverticule pénètre comme un ballon élastique dans la selle turcique et comprime l'hypophyse sur les parois osseuses, réduite à une mince lame tissulaire.

Signes cliniques

Les signes liés au diverticule méningé : ce sont des céphalées périodiques ou permanentes, parfois pulsatiles ; il n'y a jamais d'hypertension intracrânienne.

Les signes liés à l'atteinte hypophysaire : ils sont inconstants et consistent le plus souvent en signes dissociés ou complets d'insuffisance antéhypophysaire (→). Parfois existe une hyperprolactinémie (→).

Il peut exister des troubles visuels (diminution de l'acuité visuelle, amputation du champ visuel), dus à la chute du chiasma optique dans la selle turcique.

Signes radiographiques

Le diagnostic de selle turcique vide repose sur le scanner ou mieux l'IRM qui met en évidence l'absence apparente d'hypophyse à l'intérieur de la loge osseuse.

Traitement

Lorsque la selle turcique vide est découverte à l'examen systématique et qu'il n'y a pas de troubles, aucun traitement ne s'impose.

En cas de manifestations cliniques sévères, l'intervention consiste en un abord par voie nasale et un comblement de la selle turcique par de l'aponévrose.

SEPTICÉMIES À GERMES GRAM NÉGATIF

Définition

Elles sont dues à des bacilles à Gram négatif, aérobies, appartenant en règle générale aux genres *Escherichia coli, Proteus, Klebsiella* (famille des entérobactéries) ou *Pseudomonas*.

Causes et mécanismes

La porte d'entrée urinaire est la plus fréquente ; dans d'autres cas, la septicémie complique une intervention digestive, une infection des voies biliaires, ou différents gestes de réanimation (cathéters, sondes, trachéotomie).

Signes essentiels

Cliniques : les *signes septicémiques* (fièvre oscillante, frissons, splénomégalie) sont parfois peu nets (antibiothérapie préalable, malade affaibli) et un choc endotoxinique peut révéler l'infection. Les localisations secondaires se rapprochent de celles des septicémies à staphylocoque (→). Recherche d'une *porte d'entrée* : voir *supra*.

Examens complémentaires : ils sont dominés par les hémocultures répetées.

Traitement

Les règles sont les mêmes que pour la septicémie à staphylocoques (→). Les antibiotiques utilisés sont en règle générale parmi les suivants : pénicilline du groupe A avec acide clavulanique, céphalosporines de 3e génération, fluoroquinolones, aminosides, dont le choix est guidé par l'antibiogramme.

✚ Surveillance, évolution, complications

Le choc endotoxinique, le retentissement hépatique et rénal représentent les principales complications.

SEPTICÉMIES À STAPHYLOCOQUES

Définition

Ce sont des infections générales dues à des décharges répétées de staphylocoques dans le sang à partir d'un foyer septique initial, habituellement par l'intermédiaire d'une thrombophlébite satellite.

Causes et mécanismes

La plupart des septicémies à staphylocoques ont comme point de départ une infection cutanée (furoncle, plaie infectée), ou génitale (avortement provoqué). En milieu hospitalier la porte d'entrée est souvent iatrogène (cathéters, etc.) et due à des germes multirésistants. Le haut pouvoir pathogène du staphylocoque lui permet de nombreuses localisations secondaires susceptibles d'évoluer pour leur propre compte et d'entretenir le phénomène septicémique.

Signes essentiels

Cliniques

On distingue :

• le *syndrome septicémique*, caractérisé par un début brutal, une fièvre oscillante avec grands frissons. L'état général est altéré, la splénomégalie est inconstante ;
• les *portes d'entrée* : furoncle, anthrax, panaris, staphylococcie maligne de la face ; lésion génitale, ORL, cathéters IV, sonde urinaire, ponction articulaire, etc. ;
• les *foyers secondaires* : leur recherche est fondamentale, ils peuvent (comme la porte d'entrée) nécessiter un traitement particulier.

On peut observer :

• des signes *cutanés* (purpura vésiculopustuleux) où l'on recherchera le germe, et évocateurs d'une endocardite associée ;
• une atteinte *pulmonaire* (abcès ou images miliaires, épanchements) et la radio est systématique ;
• des localisations *neuroméningées* (PL au moindre doute) ;
• des manifestations *ostéo-articulaires* : ostéites, arthrites, spondylodiscites ;
• des localisations *génito-urinaires*, abcès cortical, phlegmon périnéphrétique ;
• une *endocardite* greffée sur cœur sain ou lésé, exposant aux embolies septiques, à l'insuffisance aortique et cardiaque.

Le diagnostic est d'abord évoqué sur la persistance de la fièvre et des hémocultures.

Examens complémentaires : on cherche à isoler le germe au niveau de la porte d'entrée, des lésions secondaires (cutanées) et surtout par les hémocultures répétées. La radio pulmonaire est systématique ; selon les cas on fera PL ou radios osseuses.

✚ Surveillance, évolution, complications

L'évolution peut être moins sévère grâce aux progrès de l'antibiothérapie : apyrexie en quelques jours, normalisation de l'hyperleucocytose et de la VS, stérilisation des lésions secondaires. Des complications (voir *supra*) et des séquelles (endocardite, localisations osseuses) restent possibles. La mort peut survenir du fait d'un staphylocoque multirésistant, de métastases septiques multiples ou graves, d'un terrain débilité.

Traitement

La conduite thérapeutique de première intention est différente selon qu'il s'agit d'un staphylocoque communautaire (40 % des septicémies à staphylocoques) ou hospitalier. Dans le premier cas, le traitement de choix est l'association d'oxacilline avec un aminoside au moins pendant les premiers jours. Dans le deuxième cas, le traitement de première intention doit être la vancomycine ou la teicoplanine seule ou associée à la fosfomycine ou la rifampicine. Une fluoroquinolone, la rifampicine ou l'acide fusidique ne peuvent être utilisés en monothérapie en première intention. Leur utilisation n'est possible qu'au vu de l'antibiogramme, et toujours en association initiale afin d'éviter l'émergence de mutants résistants.

L'antibiothérapie doit être précoce, prolongée, bactéricide, guidée par la sensibilité du germe cultivé *in vitro*, et par le pouvoir bactéricide du sérum sous antibiothérapie.

SHEEHAN (syndrome de)

Voir *Insuffisance antéhypophysaire*.

SIDA DE L'ENFANT

Causes et mécanismes

Transmission materno-fœtale quasi exclusive, le plus souvent en fin de grossesse ou pendant l'accouchement. Transmission possible par le lait maternel.

Taux de transmission, sans mesures préventives, proche de 20 %. Variations du taux de transmission et de la gravité de la maladie de l'enfant en fonction de facteurs maternels (taux de lymphocytes CD4, charge virale) ; du traitement reçu pendant la grossesse et l'accouchement ; du mode d'accouchement. Sous AZT (*Retrovir*) avant et pendant l'accouchement, le taux de transmission actuel est de 2 %.

Signes essentiels

Asymptomatique à la naissance.

- Forme précoce : au cours des premiers mois, adénopathies, hépato-splénomégalie, infections à germes opportunistes (muguet buccal récidivant, pneumopathies interstitielles à *Pneumocystis*, diarrhée subaiguë à cryptosporidies, infection herpétique), hypotrophie.
- Forme tardive : au-delà de 2 ans.

Examens paracliniques

- Recherche virale (culture, PCR, antigène p24) à 1 semaine, 1, 3 et 6 mois permettant le diagnostic entre 1 et 3 mois. Suivi sérologique (négativation entre 10 et 16 mois si enfant non infecté).
- Recherche des co-infections (toxoplasmose, hépatite B et C, CMV).

Évolution et complications

Formes précoces rapidement évolutives (10-15 % des Sida de l'enfant) ; encéphalopathie sévère. Décès avant 4 ans.

Formes tardives d'évolution lente : 50 % des enfants infectés sont asymptomatiques à 8 ans.

Traitement et pronostic

Prévention

- **Traitement de la mère :**
  - si celle-ci reçoit un traitement efficace, celui-ci ne doit pas être modifié, sauf s'il comporte un médicament contre-indiqué en raison de sa toxicité sur l'embryon, comme le DDC (*Hivid*) ;
  - si celle-ci n'est pas traitée, un traitement antirétroviral (trithérapie habituellement) pour prévenir la transmission materno-fœtale peut être débuté à partir du 3e trimestre de la grossesse ;
  - l'intérêt de la césarienne réalisée, à membranes intactes, en début de travail, a été montré chez la femme dont l'infection n'est pas contrôlée ;
  - Au moment de l'accouchement, dès le début du travail, administration chez la mère d'AZT : 2 mg/kg/h durant la 1re heure, puis 1 mg/kg/h jusqu'au clampage du cordon ombilical.
- **Traitement de l'enfant :**
  - Le traitement du nouveau-né par AZT : 2 mg/kg toutes les 6 heures jusqu'à 6 semaines, reste le traitement de référence.

Contre-indication à l'allaitement et au BCG. Traitement du syndrome de sevrage (si mère toxicomane). Sérovaccination vis-à-vis de l'hépatite B.

Prise en charge psychosociale.

Surveillance du traitement

Numération globulaire, transaminases, phosphatases alcalines, bilirubine toutes les semaines. Surveillance au long cours : risque cancérigène ?

Enfant infecté : prise en charge thérapeutique superposable à celle de l'adulte.

Espérance de vie : formes précoces, inférieure à deux ans ; formes tardives, 85 % de survie à 7 ans.

SIDA (infection par le VIH)

Définition

Le VIH (virus de l'immunodéficience humaine) appartient au groupe des rétrovirus et infecte spécifiquement l'homme. Deux virus, le VIH1 et le VIH2 sont à l'origine d'une pathologie évoluant sur plusieurs années et dont le stade ultime est le Sida (Syndrome d'immunodéficience acquise). Il n'y a pas jusqu'à présent de traitement antiviral permettant d'éliminer le virus de l'organisme humain et virucide. La prévention de la contamination a donc une importance primordiale.

Mécanismes

Les virus VIH sont des *virus à ARN*, possédant une enzyme, *la transcriptase inverse*. Grâce à la transcriptase inverse, il est possible de fabriquer un brin d'ADN complémentaire de l'ARN viral. Le brin d'ADN ainsi synthétisé, s'intègre dans l'ADN de la cellule infectée devenant ainsi un gène de cette cellule. Le provirus, intégré dans l'ADN de la cellule infectée, peut dans certaines circonstances produire de nouvelles particules virales en transcrivant des ARN messagers donnant naissance à l'ARN viral et les protéines virales.

Les cellules cibles du VIH sont celles exprimant à leur surface la molécule CD4 : la sous-population lymphocytaire CD4 *helper*, les monocytes et macrophages, les cellules dendritiques des ganglions et microgliales du cerveau.

Le VIH est caractérisé par une grande variabilité génétique lui permettant d'échapper aux défenses immunitaires de l'hôte et de sélectionner des variants très virulents.

Transmission

La contamination est exclusivement interhumaine.

La contamination sexuelle

Dans les populations occidentales, la contamination sexuelle a été prépondérante dans la *communauté homosexuelle*. Actuellement, la contamination hétérosexuelle est le mode de contamination le plus en progression. Dans la population africaine où l'infection sévit à l'état endémique, le mode de contamination est de façon prépondérante hétérosexuelle et la prévention est encore peu efficace. *La seule prévention efficace est le rapport sexuel protégé par un préservatif.*

La contamination par voie sanguine :

- *transfusion et greffe d'organes* : la transfusion sanguine a été à l'origine à partir du début des années 1980 en France de la contamination de près de 2 000 sujets. Depuis l'instauration du *dépistage systématique* en juin 1985, effectif à partir du 1er août 1985, le risque de contamination au cours d'une transfusion est peu fréquent (environ 1 don sur 600 000 en France). Il est lié aux patients qui sont prélevés en période d'incubation (6 à 8 semaines) avant l'apparition des anticorps spécifiques. La même rigueur que celle adoptée pour la transfusion est bien évidemment appliquée aux greffes d'organes ;
- les *seringues* chez les toxicomanes ;
- les *accidents professionnels* : le risque de contamination au cours d'un accident professionnel a été évalué à 0,3 %. Elle a lieu lors d'une piqûre ou coupure avec du matériel souillé par du sang de malade contaminé, ou lors d'un contact cutané sur des plaies, la peau saine étant imperméable au virus (ex. : excoriations cutanées sur les mains). Les gestes les plus à risque sont : le prélèvement artériel puis veineux, la pose et dépose de perfusions, l'hémoculture, les manipulations de chambre implantable.

La contamination mère-enfant

En Europe, elle est évaluée entre 15 et 25 %, aux États-Unis autour de 30 %, en Afrique à 45 %. Elle est plus importante si la mère a un taux de CD4 inférieur à 200/mm^3 et une charge virale élevée. L'utilisation du *Retrovir* pendant la grossesse, après la 14e semaine, de *Névirapine* juste avant l'accouchement a considérablement diminué la fréquence de la transmission actuellement dans les pays développés (< 5 %). La césarienne est recommandée chez les femmes ayant une charge virale positive.

Épidémiologie

Trente-huit millions de personnes sont atteintes par le Sida dans le monde. La répartition en 2005 à travers le monde est la suivante :

- Afrique subsaharienne : 25 millions ; prévalence chez l'adulte 6 % ;
- Asie du Sud-Est : 8,3 millions ; prévalence chez l'adulte 0,4 % ;
- Amérique latine : 1,6 million ; prévalence chez l'adulte 0,6 % ;
- Amérique du nord : 1 million ; prévalence chez l'adulte 0,6 % ;
- Asie de l'Est et Pacifique : 950 000 ; prévalence chez l'adulte 0,1 % ;
- Europe occidentale : 580 000 ; prévalence chez l'adulte 0,3 % ;
- Europe orientale et Asie centrale : 1,5 million ; prévalence chez l'adulte 0,8 % ;
- Caraïbes : 330 000 ; prévalence chez l'adulte 1,6 %.

La prévalence en France fin 2003 est estimée à 6 700 personnes... Les nouveaux cas diagnostiqués en France sont dans 53 % des cas liés à une contamination hétérosexuelle (1 cas sur 2 est le fait d'une population étrangère originaire de l'Afrique subsaharienne), dans 21 % des cas liés à une contamination homosexuelle, et seulement dans 3 % des cas liés à la toxicomanie, environ 20 % des modes de contamination sont indéterminés.

Signes essentiels

Primo-infection : elle est le plus souvent peu symptomatique (90 %). Lorsque les signes cliniques sont présents, ils sont communs à la plupart des primo-infections virales : fièvre, asthénie, amaigrissement, myalgies, éruption cutanée (érythème, urticaire), sueurs, troubles digestifs, polyarthralgies, splénomégalie, polyadénopathies, céphalées, méningite, rarement polyradiculonévrite ou encéphalite. Anomalies de la NFS : leucopénie, thrombopénie, syndrome mononucléosique.

STADES DE L'INFECTION PAR LE VIH : CLASSIFICATION CENTER DISEASE CONTROL 1993

NOMBRE DE CD4	A : ASYMPTOMATIQUE PGL* PRIMO-INFECTION	B : SYMPTOMATIQUE SANS CRITÈRES A ET C	C : SIDA
> 500/mm^3	A1	B1	C1
> 200/mm^3	A2	B2	C2
< 200/mm^3	A3	B3	C3

* *Persistent Generalized Lymphadenopathy*

Stade A : il correspond à la période s'étendant de l'apparition des anticorps aux premiers signes cliniques témoignant d'une altération de l'immunité. Le sujet est en bonne santé. On peut parfois retrouver des polyadénopathies (PGL). La durée du stade A est variable allant de quelques mois à plusieurs années.

Stade B : le patient présente des manifestations cliniques en rapport avec l'altération de l'immunité cellulaire n'appartenant pas aux maladies définissant le Sida :

- altération de l'état général ;
- angiomatose bacillaire ;
- candidose de l'oropharynx ;
- candidose vaginale récidivante ;
- dysplasie du col de l'utérus, carcinome *in situ* ;
- leucoplasie chevelue de la langue ;
- neuropathie périphérique ;
- purpura thrombopénique idiopathique ;
- salpingite.

Stade C : il correspond à la définition du Sida. Un sujet classé dans la catégorie C y reste définitivement. Les pathologies faisant entrer dans ce stade sont les suivantes :

- candidose bronchique, trachéale ou pulmonaire ;
- candidose œsophagienne ;
- cancer invasif du col ;
- coccidioidomycose disséminée ou extrapulmonaire ;
- cryptococcose extrapulmonaire ;
- cryptosporidiose intestinale supérieure à un mois ;
- infection à CMV (autre que foie, rate et ganglions) ;
- rétinite à CMV ;
- encéphalopathie due au VIH ;
- infection herpétique, ulcères chroniques supérieurs à un mois ou atteinte bronchique, pulmonaire ou œsophagienne ;
- histoplasmose disséminée ou extrapulmonaire ;
- isosporidiose intestinale chronique ;
- sarcome de Kaposi ;
- lymphome de Burkitt ;
- lymphome immunoblastique ;
- lymphome cérébral primaire ;
- infection à mycobactérie disséminée ou extrapulmonaire ;
- infection à *Mycobacterium tuberculosis*, quel que soit le site ;
- pneumopathie à *Pneumocystis carinii* ;
- pneumopathie bactérienne récurrente ;
- leuco-encéphalopathie multifocale progressive ;
- septicémie à salmonelle non typhi récurrente ;
- toxoplasmose cérébrale ;
- syndrome cachectique lié au VIH.

Manifestations spécifiques liées au virus VIH :

- *l'encéphalopathie due au VIH* réalise un tableau de démence d'aggravation progressive. Sa fréquence est imprécise (9 à 36 % selon les séries). Elle a diminué significativement depuis l'utilisation des antiretroviraux ;
- les *neuropathies périphériques* à type de mononévrites, multi- et polynévrites sont fréquentes (10 à 35 %) ;
- la *thrombopénie* est évaluée entre 30 % et 40 % des cas. Elle survient à n'importe quel stade l'infection VIH, préférentiellement chez les toxicomanes. Le traitement consiste en *Retrovir* à la dose de 750 mg à 1 g/j ; les immunoglobulines polyvalentes sont utilisées en cas de thrombopénies menaçantes requérant une correction immédiate.

Une autre classification en 4 stades uniquement basée sur la clinique a été proposée par l'OMS, elle est plus facile à utiliser dans les pays dont les moyens d'exploration paracliniques sont limités.

Aspects psychologiques et psychiatriques du sida

Les troubles réactionnels chez les patients séropositifs et/ou atteints de Sida sont très fréquents. Il y a peu d'attaques de panique et d'états dépressifs majeurs, en revanche les états anxio-dépressifs sont très fréquents. Ils apparaissent tôt, l'annonce de la séropositivité (isolement social et affectif, perte des projets d'avenir, angoisse de la dégradation physique, angoisse de la mort, renoncement à la maternité et à la paternité…) et peuvent dès lors bénéficier d'une prise en charge psychothérapique (séances de groupe, séances individuelles, contacts avec les associations). Les traitements médicamenteux sont très largement prescrits au cours de l'évolution de la maladie VIH : anxiolytiques, le plus souvent de type benzodiazépines dans les manifestations d'anxiété diffuse, antidépresseurs s'il existe un réel syndrome dépressif.

Examens complémentaires

La séropositivité ne peut être affirmée que si deux tests sérologiques sont retrouvés positifs : le test de dépistage utilisant la technique ELISA (*Enzyme Linked Immuno Sorbent Assay*) et la confirmation par un Western Blot.

La technique ELISA est très sensible et donc d'une bonne fiabilité pour le dépistage. En revanche, il existe de faux positifs et la confirmation par Western Blot est impérative. On rappelle qu'il existe une période entre la contamination et l'apparition des anticorps où les sérologies sont négatives, allant de 6 à plusieurs semaines.

PHARMACOLOGIE PRATIQUE : INHIBITEURS DE LA TRANSCRIPTASE INVERSE (IN)

INHIBITEURS NUCLÉOSIDIQUES DE LA REVERSE TRANSCRIPTASE (IRNT)

Zidovudine : *Retrovir*	cp à 100 et 250 mg sol. buv. 1 g/100 mL amp. à 200 mg	500 à 600 mg/j en 2 ou 3 prises orales
Didanosine (DDI) : *Videx*	gél. à 25, 50, 100 et 150 mg	Dose habituelle chez l'adulte : – 400 mg/j. si poids > 60 kg ; – 250 mg/j. ; si poids < 60 kg, prise orale, 2 fois/j. à distance des repas, 3 à 5 mg/kg/j
Lamivudine (3TC) : *Epivir*	cp à 150 mg sol. buv. 1 g/100 mL	300 mg/j. en 2 prises
Stavudine (D4T) : *Zerit* Ténofovir *Viread* Emtricitabine *Emtriva*	gél. à 15, 20, 30 et 40 mg Buvable 1 mg/ml cp à 245 mg	Adultes < 60 kg : 2 prises de 30 mg/j Adultes > 60 kg : 2 prises de 40 mg/j Enfant : 1 mg/kg 2 fois/j Uniquement chez l'adulte 1 cp/j au milieu du repas
Abacavir-Ziagen	cp à 300 mg	600 mg/j en 2 prises

Action :

• Inhibent la transcriptase inverse virale.

Indications :

• Patients symptomatiques (témoin d'une évolutivité de l'infection VIH), quel que soit le taux de CD4 < 350/mm^3 ou < 500/mm^3 avec une charge virale élevée.

• Primo-infection symptomatique.

• Prophylaxie en cas de contamination accidentelle.

Retrovir : indications particulières.

• Grossesse à partir de la 14e semaine et pendant l'accouchement.

• Thrombopénie ou atteinte neurologique à la dose de 1 g/j.

Précautions d'emploi :

• NFS-plaquettes, enzymes hépatiques et musculaires, amylasémie.

Effets secondaires :

• *Retrovir* : anémie et neutropénie (macrocytose constante pendant le traitement), myopathie, céphalées, asthénie, nausées, hyperpigmentation de la peau et des ongles.

• *Videx* : pancréatite dose dépendante, diarrhée, hépatite, neuropathies périphériques, modification du goût.

• *Hivid* : neuropathies périphériques, pancréatite, ulcération buccale.

• *Epivir* : anémie en association avec *Retrovir*, cytolyse hépatique.

• *Zerit* : troubles digestifs, neuropathies périphériques, hépato-toxicité, pancréatite.

• *Ziagen* : accidents d'hypersensibilité dans 2 à 5 % des cas, risque de choc anaphylactique en cas de réintroduction.

Interactions :

• *Retrovir* : immunosuppresseurs et le ganciclovir.

• *Hivid, Videx, Zerit* : médicaments neurotoxiques.

INHIBITEURS NON NUCLÉOSIDIQUES DE LA REVERSE TRANSCRIPTASE (INNRT)

Névirapine : *Viramune*	cp à 200 mg susp. buv. 50 mg/5 mL	200 mg/j les 14 premiers jours, puis 400 mg/j en 2 prises 4 mg/kg/j en 1 prise les 14 premiers jours, puis doubler la dose
Efavirenz : *Sustiva*	gél. à 50,100 et 200 mg	– – Adulte : 600 mg/j en une prise – – Enfant : en fonction du poids

→

→

Actions :

• Ils inhibent la transcriptase inverse virale.

Indications :

• Idem INRT. Ils doivent être utilisés en association dans le cadre de multithérapies.

Précautions d'emploi :

• *Viramune*: débuter le traitement à petites doses (1 gél. pendant 14 jours) en raison d'un risque de rashs cutanés ; si l'atteinte cutanée est étendue avec fièvre et atteinte muqueuse, interrompre le traitement.

Effets secondaires :

• *Viramune* : rashs cutanés dans 15 % des cas, le plus souvent modéré, hépatite cytolytique.

• *Sustiva* : rashs cutanés (5 %), céphalées et vertiges (20-30 %).

Interactions :

• *Viramune*: diminution d'environ 25 % de la concentration plasmatique de l'indinavir (*Crixivan*) et du saquinavir (*Invirase*).

• *Sustiva* : diminution d'environ 35 % de la concentration plasmatique de l'indinavir (*Crixivan*) et du saquinavir (*Invirase*) et diminution de 45 % de la clarithromicine (*Zeclar*).

• Augmentation de la concentration de lorazépam (*Témesta*).

INHIBITEURS DE PROTÉASE (IP)		
Ritonavir : *Norvir*	gél. à 100 mg	1 200 mg/j en 2 prises au cours des repas
Indinavir : *Crixivan*	gél. à 200, 400 mg	2 400 mg/j en 3 prises à jeun
Saquinavir : *Invirase* *Fortovase*	gél. à 200 mg caps. molles à 200 mg	1 800 mg/j en 3 prises au cours des repas 1 200 mg/j en 3 prises
Nelfinavir : *Viracept*	cp à 250 mg	2 250 mg/j en 3 prises au cours des repas, sachet à 50 mg
Amprenavir : *Agenerase*	caps. molles à 150 mg	1 200 mg/j en 2 prises
Atazanavir : *Reyataz*	gél. à 150 et 200 mg	300 à 400 mg/j en une prise avec les repas*
Lopinavir/ritonavir : *Kaletra*	caps. à 133,3/33,3 sol. buv. 400/100/5 mL	3 capsules matin et soir au cours des repas 230/57,5 mg/m^2
Fosamprenavir : *Lexiva* *Telzir*	cp à 700 mg	2 cp 2 fois/j*
Tipranavir *Aptivus*	cp à 500 mg	1 cp 2 fois par jour
Daranavir *Prezista*	cp à 600 mg	1 cp 2 fois par jour

Action : • Inhibiteurs de la protéase virale, bloquent la synthèse de nouvelles protéines virales. **Indications :** • Idem INRT et INNRT. • En association avec au moins 2 autres antirétroviraux, le plus souvent des inhibiteurs de la reverse transcriptase. • Le saquinavir a une moins bonne absorption orale. **Effets secondaires :** • Hyperglycémie avec insulinorésistance, dyslipidémie, modification de la répartition des graisses avec perte de la graisse du visage, du volume des fesses et des cuisses au profit du cou et du tronc correspondant à une lipodystrophie sauf pour l'atazanavir. • *Viracept* : diarrhées. • *Norvir* : intolérance digestive, neuropathies, lésions cutanées. • *Crixivan* : lithiase rénale nécessitant une hydratation de 1,5 à 2 litres par jour, hyperbilirubinémie, vertiges, céphalées, cytolyse.		• *Reyataz* : hyperbilirubinémie. **Interactions :** • Le problème essentiel de l'utilisation des antiprotéases est l'existence de nombreuses interactions médicamenteuses. • Le mécanisme est l'existence d'un défaut de dégradation des médicaments au niveau hépatique par inhibition d'un système enzymatique (cytochrome). Les interactions sont plus importantes avec le ritonavir. Il est important de vérifier les mentions légales les plus récentes avant la prescription de l'un de ces médicaments, d'en informer le malade et de lui remettre les notices d'utilisation fournies par les laboratoires pharmaceutiques. • L'association du *Norvir*, à doses réduites, aux autres inhibiteurs de protéase, peut être proposée pour réduire le nombre de gélules et/ou de prises quotidiennes ; le *Norvir*, puissant inhibiteur du CYP3A, augmente, en effet, les concentrations plasmatiques des autres IP et, en particulier, celle de l'invirase.
* Les inhibiteurs de protéase sont prescrits en association avec une faible dose de ritonavir (100 mg x 2). Le ritonavir augmente la demi-vie d'élimination des autres antiprotéases et/ou augmente la concentration maximale permettant ainsi de diminuer les doses des autres antiprotéases en réduisant les effets secondaires.		
INHIBITEURS DE FUSION		
Enfurvitide *Fuzeon*		1 injection SC 2 fois par jour, réactions au point d'injection, reconstitution du produit lente
Certains médicaments sont associés dans la même forme galénique. *Combivir* : zidovudine et lamivudine. *Trizivir* : ritonavir, lamivudine et abacavir. *Kixeva* : abacavir et lamivudine *Truvada* : tenofovir emtricitabine		
ANTIINTÉGRASE		
Raltegravir *Isentress*	cp à 400 mg	1 cp matin et soir
Action : • Inhibiteur de l'intégrase, enzyme qui permet l'intégration de l'ARN viral dans les cellules humaines. **Indications :** • Patients ayant des résistances (traitement de 2e intention).		**Effets secondaires :** • Peu fréquents. • Élévation acide lactique modérée, pancréatite, perte de graisse sous-cutanée exceptionnelle.

Pendant cette période, seules l'antigénie et la mesure de la charge virale peuvent témoigner de l'infection virale.

Il s'agit donc d'une période à risque dans le cadre des *dons du sang*, expliquant la persistance de cas sporadiques de contamination chez les sujets transfusés.

Traitement antirétroviral

Actuellement, aucun traitement n'a permis d'éliminer le virus de l'organisme. Plusieurs médicaments ont démontré une efficacité *in vivo* et *in vitro en* ralentissant la réplication virale. Ils sont classés en fonction de la cible virale sur laquelle ils agissent :

• inhibition de la reverse transcriptase comprenant les inhibiteurs nucléosidiques (INRT) et les inhibiteurs non nucléosidiques (INNRT) ;
• inhibition de la protéase (IP) ;
• inhibition de la fusion.

Les modalités de prescription sont en perpétuel remaniement, fonction de l'introduction de nouveaux médicaments de plus en plus efficaces et des résultats des essais cliniques et virologiques. La stratégie actuelle est la suivante :

• la décision d'initier ou de modifier un traitement antirétroviral est guidée par la mesure de la charge virale, le taux de CD4 et l'état clinique des patients ;
• le but du traitement est d'obtenir une charge virale indétectable ;
• il ne faut plus utiliser les monothérapies (à l'exception de la grossesse) du fait de l'émergence de résistances et d'une activité antirétrovirale trop faible. Les trithérapies doivent être privilégiées.

Le traitement doit être prescrit chez tous les patients symptomatiques et présentant moins de 350 CD4/mm^3. Le traitement privilégié est l'association de 2 INRT et d'une antiprotéase ou l'association de 2 INRT et d'un INNRT.

Le traitement de seconde intention est discuté en cas d'intolérance ou d'échec thérapeutique.

La résistance aux antirétroviraux est liée à l'apparition de mutations diminuant l'affinité de l'enzyme virale pour l'inhibiteur. La résistance à l'AZT est très fréquente et peut apparaître dès les six premiers mois de traitement. Elle est très fréquente à un stade avancé de la maladie (80 à 90 %). Actuellement, plus de 10 % des patients présentant une primo-infection ont une résistance à l'AZT. La résistance au 3TC se développe très rapidement en monothérapie et ce traitement ne doit être utilisé qu'au sein d'une association antirétrovirale très puissante. Des résistances ont été décrites avec tous les produits, présentant dans certains cas des résistances croisées (didanosine [*Videx*] et zidovudine [*Retrovir*] ; névirapine [*Viramune*] et zidovudine [*Retrovir*]). Cela rend difficile le choix des associations thérapeutiques. Les tests de sensibilité génotypiques permettant d'apprécier la résistance aux antirétroviraux sont indiqués dans les situations suivantes :

• lors de l'institution d'un premier traitement antirétroviral quand le sujet source est connu comme étant résistant ;
• lors d'une primo-infection ou infection récente inférieure à 6 mois à visée de surveillance épidémiologique, et pour adapter un traitement ultérieur ;
• en cas d'échec thérapeutique, lorsque la charge virale est supérieure à 1 000 copies/mL sous traitement, si une décision de changement de traitement est envisagée.

Les tests de sensibilité phénotypique ne sont pas réalisés en pratique courante.

Complications du traitement antirétroviral

De nombreuses complications sont associées à l'utilisation d'antirétroviraux.

Les anomalies de la répartition des graisses

Elles se caractérisent par une fonte des graisses et atrophie des muscles, fesses, visage, une accumulation du tissu graisseux au niveau abdominal. La prévalence est élevée de 20 à 60 % et l'incidence augmente avec le temps d'utilisation du traitement. La correction des anomalies de la répartition des graisses fait appel à des conseils diététiques et surtout à la chirurgie plastique.

Les troubles métaboliques

Environ 30 % des patients présentent une intolérance au glucose avec une résistance à l'insuline, certains développent un diabète de type 2, parfois insulino-requérant. Ce sont les inhibiteurs de protéase qui induisent la résistance à l'insuline. La surveillance de la glycémie à jeun s'impose dans la surveillance de ces traitements.

Une hypertriglycéridémie et une hypercholestérolémie sont observées chez 15 à 60 % des patients sous antiprotéases, nécessitant un dépistage au moins une fois par an avec l'institution d'un traitement en cas de perturbations (régime, médicaments). Une modification de l'antiprotéase peut être discutée.

Les troubles métaboliques favorisent le développement de maladies cardiovasculaires, en particulier des coronaropathies.

La toxicité mitochondriale

Les manifestations cliniques sont les myopathies, les neuropathies périphériques, les pancréatites. Une complication rare est l'acidose lactique responsable d'une insuffisance hépatique et de défaillances viscérales multiples.

Des complications osseuses à type d'ostéoporose et d'ostéonécrose sont notées.

Pour la pratique, on retiendra :

En Afrique sub-saharienne, la coinfection VIH et paludisme aggrave chacune des maladies. Les sidéens immunodéprimés ont un risque accru de développer des crises de paludisme, luimême entraînant de façon prolongée l'élévation de la charge virale, favorisant ainsi la transmission sexuelle pendant cette période.

SIGMOÏDITE DIVERTICULAIRE

Définition

C'est l'inflammation ou l'infection d'une diverticulose sigmoïdienne.

Causes et mécanismes

La stase stercorale favorise l'infection. L'inflammation du diverticule s'accompagne d'érosions, d'ulcérations et de suppuration et parfois de gangrène, source de perforation.

Celle-ci peut se faire en péritoine *libre* (péritonite généralisée), mais plus souvent en péritoine *cloisonné* (source d'abcès). La répétition de poussées entraîne une sclérolipomatose et une périsigmoïdite, source de sténose colique et d'occlusion.

Signes essentiels

La sigmoïdite aiguë

Elle associe douleurs de la fosse iliaque gauche (FIG), douleur au toucher rectal, syndrome infectieux et troubles du transit (c'est un tableau d'appendicite à gauche).

Les formes perforées

Elles sont de trois types :

- *périsigmoïdite aiguë* avec masse douloureuse de la FIG, fièvre, tableau occlusif ;
- *fistules* : colo-vésicales ou vaginales, colo-intestinales, etc. ;
- *péritonite aiguë généralisée*, à forme souvent asthénique chez des sujets âgés, à l'état général altéré.

Les formes pseudotumorales

Réalisant un syndrome d'occlusion basse, elles sont à différencier d'un cancer.

Le scanner est l'examen complémentaire de choix : il montre un épaississement de la paroi colique, une diminution de la lumière et un éventuel abcès.

> **✚ Éléments de surveillance**
>
> Ils sont *cliniques* (état abdominal, transit intestinal, température), et *paracliniques* (NFS, urée, hémoculture, scanner).

Évolution

Les différentes modalités évolutives d'une sigmoïdite aiguë ont été envisagées avec la clinique.

Traitement et pronostic

Dans une forme aiguë modérée, c'est le régime sans résidu, les antispasmodiques, l'antibiothérapie, le repos sous surveillance médico-chirurgicale.

La chirurgie (colectomie segmentaire en un ou deux temps) est indiquée :

- lorsque le traitement médical est inefficace ;
- ou à distance d'une poussée aiguë, le plus souvent après le second épisode de sigmoïdite, pour éviter les récidives.

Elle s'impose également en cas de doute avec un cancer colique (certains cancers coliques infectés peuvent provoquer le même tableau qu'une sigmoïdite), et dans les formes compliquées de perforation ou d'occlusion. Dans ces derniers cas, la mortalité est assez importante. Dans les formes graves avec abcès, une antibiothérapie intraveineuse suivie d'une intervention chirurgicale de drainage (avec colostomie temporaire éventuelle) en urgence est nécessaire.

Ainsi, on préconise une chirurgie à froid après deux poussées de sigmoïdite aiguë modérée, pour éviter une récidive et les risques qu'elle implique.

SILICOSE

Définition

C'est une pneumoconiose due à l'inhalation de silice libre cristalline.

Causes et mécanismes

C'est une maladie professionnelle des mineurs qui extraient du charbon et qui travaillent dans les roches riches en quartz. On la rencontre également chez les sableurs, les fondeurs, les céramistes et les prothésistes dentaires.

La silice inhalée provoque la lyse des macrophages avec libération d'enzymes intracellulaires. Une fibrose nodulaire s'installe, associée à des zones de destruction parenchymateuse (emphysème). L'intensité des lésions est fonction de la durée d'exposition ; elle peut évoluer après l'arrêt de l'exposition.

Signes cliniques et examens complémentaires

Pendant longtemps, la silicose est latente cliniquement, son dépistage est *radiologique*. À un stade évolué, apparaît une dyspnée d'effort.

Le diagnostic est évoqué par les radiographies qui peuvent montrer des petites opacités punctiformes, micronodulaires et nodulaires débutantes et prédominant aux lobes supérieurs. La confluence d'opacités nodulaires constitue des opacités « pseudotumorales », évoquant un cancer bronchique. On peut trouver des adénopathies pédiculaires bilatérales, souvent calcifiées, en « coquille d'œuf ». Selon le type d'opacité, et leur dissémination, on classe la silicose en plusieurs catégories.

La tomodensitométrie met précocement en évidence cette atteinte nodulaire.

Les épreuves fonctionnelles respiratoires ne sont que tardivement perturbées, avec trouble ventilatoire mixte et altération de la diffusion du CO (*cf.* illustration).

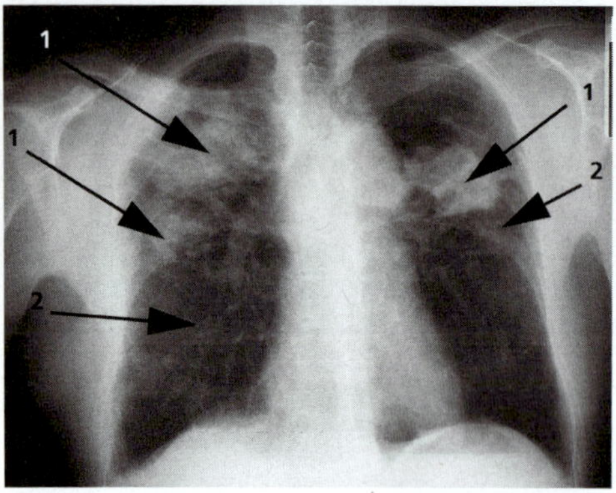

Silicose avec masses pseudo-tumorales (1) et fibrose interstitielle (2).

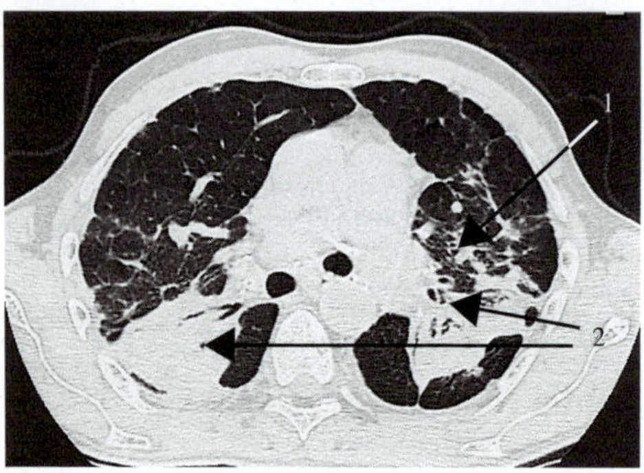

Silicose à forme pseudo-tumorale. Aspect en TDM. Lésions de fibrose (1), associée à des masses denses pseudo-tumorales (2).

✚ Éléments de surveillance

Ils reposent sur la *radiographie, le scanner et les épreuves fonctionnelles*. Il faut veiller à l'absence de surinfection banale ou tuberculeuse.

Évolution et complications

L'évolution est lentement progressive. Elle s'arrête habituellement, mais non constamment, lorsque cesse l'exposition au risque.

Complications : insuffisance respiratoire chronique avec retentissement cardiaque droit. La tuberculose est particulièrement fréquente, de même que le pneumothorax. Le risque de cancer bronchique est plus élevé chez le silicotique.

Traitement et pronostic

Le traitement est essentiellement préventif : surveillance des travailleurs exposés, port de masque, installation de gaines aspirantes dans les ateliers, contrôle du taux de pollution, etc.

Le pronostic est fonction de l'importance des lésions.

La silicose est une maladie professionnelle qui ouvre droit à une indemnisation.

SILVERMAN (syndrome de)

Voir *Maltraitance*.

SINUSITES AIGUËS D'ORIGINE DENTAIRE

Définition

Les sinusites aiguës d'origine dentaire sont liées à l'existence d'un foyer infectieux dentaire et de ses rapports, très proches, avec la cavité du sinus maxillaire.

L'abcès dentaire crée une fistule osseuse et se draine dans le sinus maxillaire créant un empyème.

Signes cliniques

La symptomatologie clinique est caractéristique :

- douleur sous-orbitaire spontanée et provoquée par la pression ;
- odeur fétide ressentie par le patient ;
- rhinorrhée purulente unilatérale ;
- les radiographies montrent l'existence d'un niveau liquide.

Traitement

Il comporte dans un premier temps un geste dentaire et un traitement antibiotique. En fait, il est souvent nécessaire d'effectuer une ponction et un drainage du sinus maxillaire, voire une intervention chirurgicale par voie endoscopique.

SINUSITES AIGUËS D'ORIGINE NASALE

La sinusite aiguë peut affecter chacune des différentes cavités sinusiennes ou parfois l'ensemble des sinus réalisant alors une *pansinusite*. De toutes les localisations, la *sinusite maxillaire* est la plus fréquente.

Diagnostic

Le diagnostic de sinusite maxillaire aiguë est habituellement clinique :

- douleur sous-orbitaire aiguë irradiant vers les dents, impression de pesanteur du sinus. La douleur est surtout diurne, elle apparaît le matin et disparaît le soir ;
- fièvre ;
- rhinorrhée purulente uni- ou bilatérale.

À l'examen, la rhinoscopie montre l'écoulement purulent par l'orifice nasal du sinus maxillaire.

Le scanner confirme le diagnostic : le sinus maxillaire est opaque ou contient un niveau liquide et il montre éventuellement la participation des autres sinus : frontal, ethmoïdal, sphénoïdal.

Traitement

En période aiguë, il est surtout *médical* : vasoconstricteurs locaux, antibiotiques et anti-inflammatoires corticoïdes par voie générale.

L'indication d'une *ponction du sinus maxillaire* à ce stade aigu est exceptionnelle en dehors d'une sinusite hyperalgique.

Il est souhaitable de vérifier la guérison par un cliché de contrôle en fin de traitement.

Pour la pratique, on retiendra :

– Affection fréquente, le plus souvent évidente avec douleurs sus-orbitaires, rhinorrhée purulente, fièvre.
– Parfois tableau atypique, l'examen tomodensitométrique permet le diagnostic.
– Antibiothérapie et corticoïdes entraînent habituellement la guérison.

SINUSITES CHRONIQUES

Les sinusites chroniques peuvent être la conséquence de sinusites aiguës non ou mal traitées, ou apparaître dans l'évolution de l'allergie naso-sinusienne. Elles sont gênantes par leur symptomatologie récidivante et parfois très graves par leurs éventuelles complications.

Signes cliniques

La plus fréquente est la *sinusite maxillaire chronique* d'un ou des deux côtés.

La symptomatologie associe :

- une rhinorrhée purulente chronique antérieure ou postérieure (pharyngée) ;
- des épisodes de *réchauffement* souvent douloureux.

L'endoscopie nasale recherche l'existence de polypes et permet d'examiner les orifices des sinus maxillaires.

Les radiographies standard montrent un épaississement de la muqueuse sinusienne, parfois un niveau liquide, mais l'appréciation exacte des lésions et leur extension nécessite un scanner.

Complications

Les complications sont nombreuses, liées à l'existence d'un foyer infectieux chronique sinusien :

- pharyngites, otites chroniques ;
- bronchites, broncho-pneumopathies ;
- exceptionnellement, des abcès cérébraux, surtout à l'occasion de poussées de *réchauffement* des sinusites frontales.

Traitement

Il consiste en :

- antibiotiques et anti-inflammatoires par voie générale, qui n'ont qu'une efficacité transitoire ;
- traitement d'entretien par l'utilisation de produits soufrés, ou de cures thermales.

Le traitement médical essentiel utilise les corticoïdes inhalés qui peuvent être utilisés pendant plusieurs années.

Sinusites chroniques d'origine dentaire : la radiographie ou le scanner montre l'existence de fragments métalliques traduisant la sinusite aspergillaire dont le traitement est chirurgical par voie endoscopique.

En cas d'échec des traitements précédents, on peut procéder à certaines interventions chirurgicales endoscopiques par voie endonasale :

- méatotomies : amélioration de la ventilation des sinus maxillaires ;
- ethmoïdectomies : suppression des foyers infectieux chroniques.

SODOKU

Définition

C'est une infection à *Spirillum morsus muris* due à la morsure d'un rat.

Signes essentiels

Après une incubation de 3 à 6 semaines apparaît au niveau de la cicatrice de morsure une tuméfaction indurée, parfois phlycténulaire avec une adénopathie satellite. On note un syndrome méningé fébrile, puis une éruption. Plusieurs poussées sont possibles. Le diagnostic bactériologique est difficile.

Traitement

La pénicilline et les cyclines sont très efficaces.

SOUFFRANCE FŒTALE AIGUË (réanimation à la naissance)

Définition

Situation d'hypoxie aiguë à la naissance pouvant aboutir à la constitution de lésions cérébrales irréversibles et à une défaillance de l'adaptation cardio-respiratoire du nouveau-né.

Causes et mécanismes

- Pathologie maternelle (hypotension, choc, diabète, toxémie).
- Pathologie fœtale : prématurité, post-maturité, retard de croissance intra-utérin, grossesses multiples, infection, anémie.
- Pathologie placentaire : placenta praevia, hématome rétroplacentaire.
- Accident obstétrical : procidence du cordon, hypertonie utérine, présentation du siège, disproportion fœto-pelvienne.

Signes essentiels

Avant la naissance : anomalies du rythme cardiaque fœtal ; émission de méconium (liquide amniotique teinté ou méconial) ; acidose (mesure du pH fœtal).

À la naissance, évaluation de l'état de l'enfant par le score d'APGAR évalué à 1, 5 et 10 minutes de vie.

Interprétation :

- score > 7 : normal ;
- score < 3 : état de mort apparente ;
- score entre 3 et 7 : état instable nécessitant des gestes de réanimation.

Traitement

(→ Réanimation à la naissance.)

La souffrance fœtale aiguë met en jeu le pronostic vital et neurologique.

SCORE D'APGAR			
PARAMÈTRES	0	1	2
Battements cardiaques	Absents	< 100/min	> 100/min
Mouvements respiratoires	Absents	Lents irréguliers	Vigoureux avec cri
Tonus musculaire	Nul	Faible : légère flexion des extrémités	Fort : quadriflexion Mouvements actifs
Réactivité à la stimulation	Nulle	Faible : grimace	Vive : cri, toux
Coloration	Globalement bleue ou pâle	Corps rose Extrémités bleues	Totalement rose

SOUFFRANCE NEUROLOGIQUE DU NOUVEAU-NÉ

Définition

Manifestations cliniques de la souffrance cérébrale du nouveau-né.

Causes et mécanismes

Anoxie et/ou ischémie cérébrales secondaires à un accouchement pathologique, à une pathologie respiratoire ou cardio-vasculaire ; anomalies métaboliques (hypoglycémie, hypocalcémie, plus rarement amino-acidopathie) ; méningite ; hémorragies intracrâniennes ; malformation cérébrale.

Signes essentiels

- Hypertonie, hyperexcitabilité, trémulations, anomalies du cri, du regard (yeux grand ouverts, plafonnement), puis convulsions (localisées ou généralisées) suivies de troubles de la conscience, hypotonie, aréactivité.

• Troubles neurovégétatifs : pauses respiratoires, cyanose, hypo- ou hyperthermie, bradycardie.
• Signes électroencéphalographiques : soit absents, soit tracé irritatif, soit tracé plat ou paroxystique (état de mal convulsif).
• Examens à visée étiologique : ponction lombaire, glycémie, calcémie, échographie transfontanellaire et scanner ou IRM. Éventuellement bilan métabolique (lactates, pyruvates, ammoniémie, chromatographie des acides aminés sanguins et urinaires).

Évolution et complications

Trois types d'évolution possibles :

• *Évolution parfois rapidement favorable* avec récupération en moins de 1 semaine d'un état neurologique normal.
• *À l'inverse, évolution grave,* voire mortelle, de l'état de mal convulsif avec électroencéphalogramme plat ou paroxystique.
• *Régression lente et incomplète des troubles neurologiques :* constitution d'une atrophie cérébrale ou d'une hydrocéphalie (intérêt du scanner pour le pronostic).

Éléments de surveillance

• *Dans les premiers jours* : température, fréquence respiratoire, pouls, tension artérielle, mouvements anormaux, état de conscience, encombrement respiratoire, *glycémie capillaire*.
• *Ultérieurement :* mesure du périmètre crânien, examen neurologique.

Traitements et pronostic

• *Traitement symptomatique :* réchauffement. Si nécessaire, oxygénation voire intubation et ventilation assistée, prévention de l'hypoglycémie (perfusion).
• *Traitement anticonvulsivant : Gardénal* (dose de charge de 0,02 g/kg, puis entretien par 0,005 g/kg), *Valium* (0,5 à 1 mg/kg/injection) ; éventuellement recours au *Dilantin*.

Pronostic en fonction de l'étiologie (gravité de l'hypoglycémie, des méningites), de la vitesse de régression des signes neurologiques, des signes électroencéphalographiques (gravité du tracé plat ou paroxystique), des lésions anatomiques (scanner).

SPASMOPHILIE

Voir *Syndrome d'hyperventilation*.

SPINA BIFIDA

Définition

Malformation vertébrale avec absence de fermeture du canal médullaire osseux au niveau du rachis lombosacré habituellement. Mise à nu des méninges (méningocèle) ou de la moelle épinière (myéloméningocèle).

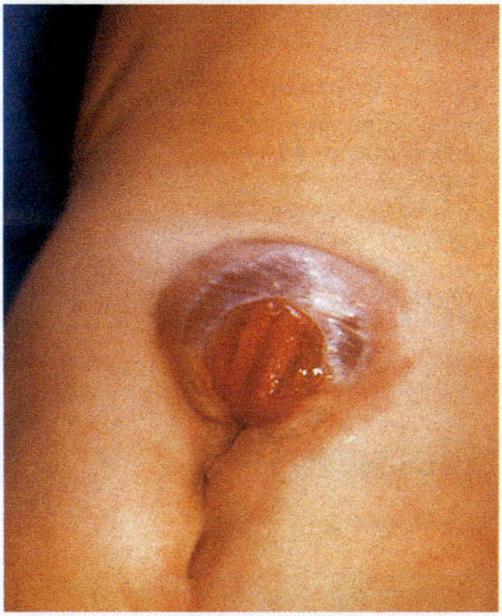

Myéloméningocèle.

Causes et mécanismes

Inconnus. Rôle des carences en acide folique. Caractère parfois familial. Variations géographiques.

Signes essentiels

Diagnostic anténatal par échographie.

À la naissance : tuméfaction médiane dorsale, lombaire ou lombo-sacrée, soit recouverte de peau (méningocèle), soit rouge suintante (myéloméningocèle).

Paraplégie à début anténatal possible (immobilité fœtale) : évolution secondaire vers la constitution d'une hydrocéphalie et de troubles sphinctériens (*cf.* illustration).

Éléments de surveillance

• Périmètre crânien.
• Fièvre.
• Examen cytobactériologique d'urines.

Évolution et complications

Évolution marquée par les risques liés à la paraplégie et l'hydrocéphalie, vessie neurologique avec retentissement rénal, complications orthopédiques. Déficit intellectuel inconstant.

Traitement et pronostic

La gravité du pronostic conduit à proposer l'interruption médicale de grossesse en cas de diagnostic anténatal.

Sinon, *prise en charge précoce* par une équipe pluridisciplinaire : neurochirurgien pour fermeture de la brèche cutanée et traitement de l'hydrocéphalie. Traitement urologique et orthopédique. Rééducation. Prise en charge psychologique.

Pronostic réservé : mortalité par complications infectieuses. Séquelles importantes.

SPIROCHÉTOSE

Voir *Leptospiroses*.

SPLÉNOMÉGALIE MYÉLOÏDE

Définition

C'est un syndrome myéloprolifératif survenant chez l'adulte.

Signes cliniques et paracliniques

Au stade prolifératif, c'est un tableau semblable à la leucémie myéloïde chronique avec hyperleucocytose modérée, le plus souvent une anémie avec myélémie et une très grosse rate. Le myélogramme est difficile à pratiquer, la biopsie médullaire met en évidence une myélosclérose.

Les lysozymes sanguins (→), la vitamine B12, l'uricémie sont élevés, il n'y a pas de chromosome Philadelphie.

L'épreuve isotopique dite du « fer rapide » montre une captation splénique et une érythropoïèse splénique importante.

À un stade avancé d'insuffisance médullaire, le tableau est alors celui d'une pancytopénie avec myélémie, grosse rate et fibrose médullaire.

Évolution et complications

Le risque de thrombose est modéré.

L'évolution se fait en général sur plusieurs années (3 à 15 ans) : les complications de l'insuffisance médullaire, la transformation aiguë fatale (13 %) diminuent la survie.

Traitement

L'*Hydréa* peut réduire le volume splénique et hyperleucocytose. *Traitement symptomatique* et androgénothérapie au stade d'insuffisance médullaire globale. La splénectomie peut être discutée mais la mortalité du geste est élevée.

SPONDYLARTHRITE ANKYLOSANTE

Définition

La spondylarthrite ankylosante ou pelvispondylite rhumatismale est un rhumatisme inflammatoire de l'homme jeune, qui atteint électivement les articulations sacro-iliaques, la colonne vertébrale (avec une tendance à l'ankylose osseuse) et les enthèses qui sont les zones d'attache des tendons, des ligaments sur le squelette au niveau des articulations. Des manifestations articulaires périphériques et parfois viscérales sont associées.

On appelle *spondylarthropathies* les rhumatismes inflammatoires, souvent liés à l'antigène HLA B27, qui évoluent selon un mode et un tableau voisins de la spondylarthrite ankylosante.

Causes

Bien que sa cause soit inconnue, il existe une prédisposition génétique : plus de 90 % des sujets atteints sont porteurs de l'antigène tissulaire HLA B27. Cet antigène qui existe chez 6 % de la population en France est un facteur prédisposant mais ni nécessaire ni suffisant pour que la maladie apparaisse.

Dans certains cas, la spondylarthrite succède ou est associée à un autre facteur étiologique : syndrome oculo-urétro-synovial de Fiessinger-Leroy-Reiter, rhumatisme psoriasique, rhumatismes intestinaux. Dans ces cas, la présence de l'antigène HLA B27 est moins fréquente.

Signes cliniques

L'affection débute par des lombalgies ou des douleurs fessières, bilatérales ou à bascule, pseudosciatiques, d'horaire typiquement inflammatoire : elles ont une recrudescence nocturne et réveillent le malade dans la deuxième partie de la nuit. Elles s'accompagnent fréquemment de douleurs thoraciques inférieures ; parfois les premières manifestations cliniques sont des douleurs dorsales ou cervicales de type inflammatoire ou des douleurs des talons (talalgies), voire une ou des arthrites des membres inférieurs.

La raideur de la colonne vertébrale est un signe essentiel. Elle a tendance à diminuer au cours de la journée. Au cours de l'évolution on doit lutter contre la tendance à l'ankylose osseuse, irréversible.

Au cours de la maladie, des manifestations extra-articulaires sont parfois associées et il faut signaler l'atteinte oculaire (iritis) relativement fréquente et l'atteinte cardiaque (insuffisance aortique) beaucoup plus rare.

Signes paracliniques

Les signes radiologiques caractéristiques siègent au bassin et à la colonne vertébrale (*cf.* illustration) :

- arthrite sacro-iliaque bilatérale, avec, au début flou de l'interligne, condensation des berges de l'articulation, et géodes finissant par donner à l'interligne un aspect dentelé en « timbre-poste ». Ultérieurement, il y aura fusion osseuse des articulations sacro-iliaques ;
- syndesmophytes vertébraux, c'est-à-dire des bandes d'ossification verticales reliant les vertèbres entre elles, prédominant au niveau des vertèbres dorsales inférieures et lombaires hautes, et qui aboutiront à une ankylose des corps vertébraux (colonne bambou) ;
- calcification des ligaments vertébraux postérieurs (image en rails de métro) ;
- le scanner et l'IRM permettent des diagnostics plus précoces. L'échographie met en évidence l'atteinte inflammatoire des enthèses.

Biologie : la vitesse de sédimentation augmentée traduit le degré d'inflammation. On retrouve l'antigène HLA B27 dans près de 90 % des cas.

Évolution

Elle se fait par poussées, séparées par des rémissions de durée très variable, qui touchent au début les articulations sacro-iliaques et la colonne vertébrale lombaire, puis la colonne dorsale et les articulations costo-vertébrales et sterno-costales, enfin la colonne cervicale. Les articulations des membres

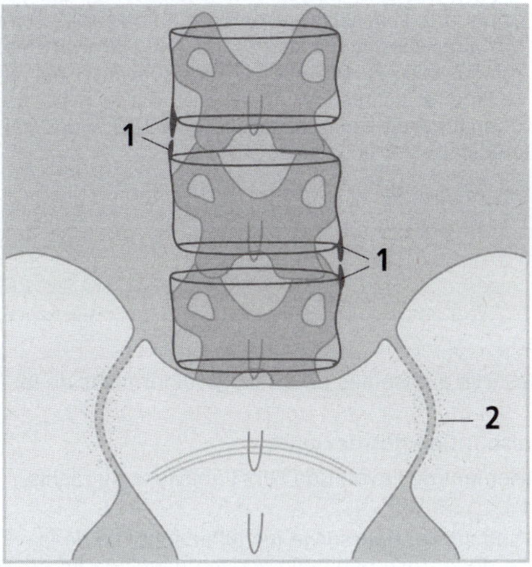

Spondylarthrite ankylosante (phase de début) :
1. Commencement de la réalisation d'un syndesmophyte : les ossifications le long des ligaments latéraux sont verticales et tendent à se rejoindre ;
2. L'interligne sacro-iliaque est flou (la déminéralisation donne souvent l'aspect d'un pseudo-élargissement de l'interligne).

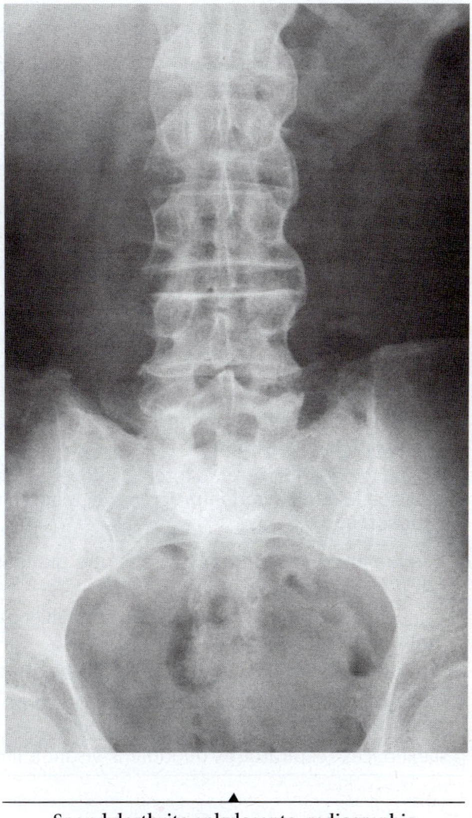

Spondylarthrite ankylosante, radiographie (phase évoluée) : syndesmophytes reliant les vertèbres, arthrite sacro-iliaque bilatérale.

inférieurs sont très fréquemment atteintes : chevilles et genoux, entravant la marche et la station debout, hanches dont l'atteinte est un élément de gravité majeur, car, contrairement aux autres articulations des membres, elle a une tendance à l'ankylose osseuse.

Surveillance

On surveille l'expansion thoracique (normalement plus de 7 cm), la flèche cervicale, les fonctions articulaires périphériques, la fonction respiratoire (amplitude respiratoire) et l'état cardiaque.
Les traitements exposent à des effets secondaires et à des complications justifiant une surveillance rigoureuse des malades, sur le plan digestif en particulier (gastrites, ulcères gastroduodénaux), mais aussi cutané, hématologique et rénal.

Traitement

Essentiellement symptomatique, il fait appel aux anti-inflammatoires non stéroïdiens, grâce auxquels la tendance à l'ankylose semble actuellement atténuée et retardée.

Pour la pratique, on retiendra :

– Le caractère évocateur de certaines manifestations : lombalgies matinales « inflammatoires », talalgies, douleurs des enthèses.
– L'apport récent de l'IRM lombaire ou des sacro-iliaques dans le diagnostic précoce ou des formes atypiques.
L'infirmière doit expliquer :
– la nécessité de vérifier attentivement la tolérance des AINS prescrits au long cours ;
– l'introduction récente des biothérapies dans la prise en charge précoce des formes sévères.

Kinésithérapie active avec gymnastique respiratoire.

Hygiène de vie.

Dans les formes sévères de la maladie, il est utile de proposer un traitement de fond à action lente, comme dans la polyarthrite rhumatoïde, qui fait appel à la sulfasalazyne ou au méthotrexate, voire aux nouvelles médications anti-TNFα (Polyarthrite rhumatoïde →). De telles formes sont inscrites sur la liste des affections de longue durée (ALD 30) donnant droit à la prise en charge à 100 % des frais médicaux par la Sécurité sociale.

Éducation du patient atteint de spondylarthrite

Le traitement anti-inflammatoire non-stéroïdien :

– n'est que symptomatique. Il est habituellement réservé aux seules poussées douloureuses de la maladie ;

– son efficacité se juge avant tout sur la clinique : disparition des douleurs ;

– en diminuant l'inflammation il participe au ralentissement de l'évolution vers l'ankylose du rachis, qui n'est pas inéluctable ;

– la posologie doit être adaptée : à dose d'emblée suffisante, poursuivie jusqu'au contrôle de la poussée, puis diminution progressive, à la recherche de la dose minimale active, jusqu'à la fin de la poussée.

Les mesures orthopédiques ont une place importante, dès le début de l'affection, et même en dehors des poussées :

– coucher sur un plan dur (interposition éventuelle d'une planche entre matelas et sommier) ; il faut tolérer un mince traversin ;

– des mouvements en extension lutteront contre la tendance à la cyphose dorsale ;

– gymnastique posturale, dos au mur, le corps touchant le mur par les talons, les épines iliaques postérieures, les omoplates et l'occiput ;

– exercices respiratoires quotidiens visant à limiter la diminution de l'amplitude respiratoire.

SPONDYLODISCITES

Définition

On appelle spondylodiscite *l'atteinte inflammatoire* d'une ou plusieurs *vertèbres* et du *disque* intervertébral adjacent.

Causes

Infectieuses, surtout :

- mal de Pott (→) ;
- staphylococcies, brucellose ;
- tous les germes peuvent être retrouvés.

Rhumatismales, parfois :

- *la polyarthrite rhumatoïde* atteint parfois le rachis cervical en C1-C2 avec luxation ; c'est un facteur de gravité ;
- *spondylarthrite ankylosante*.

Signes cliniques

Le signe essentiel consiste en une douleur inflammatoire rachidienne avec raideur segmentaire. Il y a parfois des irradiations de type sciatique ou névralgie cervico-brachiale.

Dans les spondylodiscites infectieuses, le début est souvent brusque avec fièvre élevée et parfois frissons, douleurs rachidiennes très intenses. L'état général est souvent altéré.

Signes paracliniques

Radiologie

Dans les spondylodiscites infectieuses, les signes radiologiques sont très en retard par rapport aux symptômes cliniques. Le plus précoce est l'affaissement du disque intervertébral ; il s'y associe plus ou moins vite une irrégularité et des érosions des plateaux vertébraux adjacents avec parfois des encoches. Le scanner et surtout l'IRM peuvent montrer des signes beaucoup plus précocement, et en particulier l'image d'un abcès (fuseau paravertébral).

Dans les spondylodiscites inflammatoires d'origine rhumatismale, il n'y a pas d'image d'abcès.

Biologie

Dans les spondylodiscites infectieuses, une hyperleucocytose à polynucléaires, une augmentation importante de la vitesse de sédimentation et de la CRP sont fréquentes. Les hémocultures, un ECBU, voire la ponction-biopsie guidée sous scanner, contribuent à mettre en évidence le germe responsable.

> **+ Évolution et surveillance**
>
> Elles sont fonction de la cause, mais en général l'évolution se fait vers une consolidation par fusion vertébrale, qui doit se faire en bonne position.

Traitement

Dans les spondylodiscites infectieuses, il comporte une antibiothérapie adaptée au germe, longtemps prolongée (en général 3 mois), une immobilisation relative en corset plâtré ou en matériau léger thermoplastique.

Dans les spondylodiscites rhumatismales, il s'adresse aux anti-inflammatoires et parfois à une immobilisation.

SPONDYLOLISTHÉSIS

Définition

On appelle spondylolisthésis le glissement (olisthésis) d'une vertèbre (spondyle) par rapport à la vertèbre sous-jacente : spondylolisthésis antérieur (ou antélisthésis), ou postérieur (rétrolisthésis). Le siège le plus fréquent est lombaire.

Causes

Le glissement vertébral est rendu possible par :

- soit une lyse isthmique, affection qui survient habituellement pendant l'enfance ou à l'adolescence, et qui correspond à une fracture de fatigue. L'isthme est la partie de l'arc postérieur de la vertèbre, située entre les apophyses articulaires supérieure et inférieure d'une même vertèbre. Toutes les lyses isthmiques n'évoluent pas vers le spondylolisthésis ;
- soit une arthrose interapophysaire postérieure (qui atteint l'articulation entre l'apophyse articulaire supérieure d'une vertèbre et l'apophyse articulaire inférieure de la vertèbre sus-jacente) évoluée : le spondylolisthésis est alors qualifié de « secondaire ».

Signes cliniques

Les douleurs sont banales : lombalgies, lombosciatique, non inflammatoires. Il existe souvent une hyperlordose lombaire. Mais les formes asymptomatiques, de découverte radiologique fortuite, ne sont pas rares.

Signes radiologiques

Sur un cliché de profil, on voit le décalage d'une vertèbre par rapport à sa voisine. De plus, on voit s'il s'agit d'un spondylolisthésis par lyse de l'isthme ou par arthrose postérieure.

Évolution

Le glissement peut s'aggraver occasionnant des crises douloureuses de plus en plus fréquentes. L'obésité est un facteur d'aggravation ainsi que les traumatismes.

Traitement

Il est représenté essentiellement par un traitement symptomatique, antalgique associé à des mesures hygiéno-diététiques. La *chirurgie* (arthrodèse) est réservée aux cas graves.

La lyse isthmique de l'enfant ou de l'adolescent, lorsqu'elle est diagnostiquée au moment de sa constitution devant un tableau douloureux, relève alors du repos et d'une immobilisation par corset pour obtenir une consolidation et prévenir le glissement.

SRAS (syndrome respiratoire aigu sévère)

Définition

C'est une infection récente décrite en 2003, liée à un coronavirus, se transmettant par voie aérienne. La première victime humaine est originaire d'une région du Sud de la Chine. Une épidémie mondiale de syndrome respiratoire aigu sévère (SRAS) a été observée après contamination à partir de personnels soignants ou chez des patients en contact avec des sujets contaminés dans des hôtels. Le lieu initial de la contamination a été la Chine et le Sud-Est asiatique. Des patients contaminés en Asie ont ultérieurement développé des symptômes en Amérique du Nord et en Europe.

Signes essentiels

Après une incubation de quelques jours, les signes sont les suivants : fièvre constante, myalgies et frissons dans 75 % des cas, suivis d'une toux non productive constante, d'une dyspnée et d'infiltrats pulmonaires radiologiques. La NFS retrouve une lymphopénie, un taux élevé d'ALAT et LDH. L'évolution se fait vers une condensation alvéolaire et une insuffisance respiratoire nécessitant dans 25 à 30 % des cas une ventilation assistée. Le taux de décès chez les malades les plus sévères est élevé, le taux global de mortalité est de 5 %.

Diagnostic

À évoquer en contexte épidémique, éliminer les autres causes de pneumopathies (bactériennes, grippe...), tests spécifiques en laboratoire spécialisé.

Traitement

- Isoler le patient.
- Port de gants, masque, lunettes pour les soignants en limitant le nombre de soignants prenant en charge le malade.
- Oxygénothérapie.
- Antibiothérapie type pneumopathie communautaire.
- Ribavirine 8 mg/kg toutes les 8 heures en perfusion intraveineuse.

STAPHYLOCOCCIES PULMONAIRES (chez le nourrisson)

Définition

Infection pulmonaire due au staphylocoque doré, associée à une pleurésie purulente.

Causes et mécanismes

Enfants en collectivité. Rôle favorisant : malnutrition, dépression immunitaire en rapport avec des infections virales (rougeole). Actuellement, exceptionnelle dans les pays industrialisés.

Signes essentiels

- *Altération de l'état général* : hyper- ou hypothermie, teint gris, pâleur, cri geignard.
- *Signes respiratoires* : toux, cyanose, polypnée, tirage avec matité à l'examen.
- *Signes digestifs* : refus d'alimentation, diarrhée, ballonnement.
- *Signes radiologiques* : opacités pulmonaires nodulaires uni- ou bilatérales, image d'épanchement pleural (ligne bordante).
- *Anomalies de la formule sanguine*. Le germe est recherché dans le liquide pleural, l'hémoculture.

+ Éléments de surveillance

- Teint de l'enfant (cyanose).
- Fréquence et rythme respiratoire.
- Troubles hémodynamiques (TA, pouls, recoloration cutanée).
- Température.

Évolution et complications

Au début, risque de choc septique, de pneumothorax. Possibilité d'évolution traînante de la pleurésie. Risque de bulles extensives.

Traitement

Antibiothérapie antistaphylococcique.

STÉATOSE HÉPATIQUE

Définition

C'est l'accumulation de graisse dans les hépatocytes (visible au microscope sur une biopsie hépatique) et donnant au foie une coloration jaunâtre-beurre frais.

Causes et mécanismes

Il s'agit en règle générale d'une accumulation de triglycérides due :

- soit à un défaut de sécrétion dans le plasma (défaut de synthèse des lipoprotéines) ;
- soit à un excès de synthèse hépatique des triglycérides à partir des acides gras qui lui sont amenés ;
- soit à un excès d'apport en chylomicrons d'origine intestinale.

Les principales étiologies sont indiquées dans le tableau en page suivante, selon un schéma volontairement simplifié.

Signes essentiels

Cliniques

Le plus souvent latente, la stéatose entraîne parfois quelques douleurs de l'hypocondre droit. Le bord antérieur du foie est régulier, mousse. L'ictère est rare.

Examens complémentaires

Le bilan hépatique est peu perturbé, avec surtout une augmentation des γ-GT. Les transaminases et les phosphatases alcalines peuvent aussi être élevées. Le diagnostic repose (après vérification de la crase sanguine) sur la biopsie hépatique. L'échographie et le scanner permettent aussi d'évoquer une stéatose.

Surveillance, évolution et complications

Au cours de l'alcoolisme, l'hépatomégalie régresse rapidement lors du sevrage ; il existe parfois des signes d'hépatite alcoolique associée ; on peut observer l'association d'une hyperlipémie et d'une anémie hémolytique réalisant le syndrome de Zieve.

Traitement et pronostic

Mis à part la stéatose aiguë gravidique, le pronostic est bon (régression) si l'on peut supprimer la cause (arrêt de l'alcool, réduction pondérale, etc.).

Lorsque la cause n'est pas supprimée (persistance de la consommation d'alcool, persistance du surpoids), le risque est l'évolution vers une hépatite (stéatohépatite alcoolique ou non-alcoolique), une fibrose voire une cirrhose qui aura alors ses propres complications (→ Cirrhose). La ponction-biopsie hépatique permet d'évaluer ce risque.

CAUSES DE LA STÉATOSE HÉPATIQUE

NUTRITIONNELLES	SECONDAIRES	ENZYMATIQUES
Alcool (+++). Obésité (+++). Diabète. Jeûne protidique (*kwashiorkor*).	Maladies digestives (maladie de Crohn). Corticothérapie. Intoxications (CCI4) phosphore. Grossesse (stéatose gravidique aiguë, rare mais grave).	Troubles enzymatiques congénitaux (galactosémie, fructosémie, glycogénose de type I). Dyslipoïdoses (maladie de Gaucher et de Niemann-Pick).

STEINERT (maladie de)

Voir *Myopathies*.

STEIN-LEVENTHAL (*syndrome de*)

Voir *Syndrome des ovaires polykystiques*.

STÉNOSE AORTIQUE

Définition

Rétrécissement sur la voie aortique pouvant se situer à différents niveaux : valvulaire, le plus fréquent ; sous-valvulaire ; supravalvulaire, plus rare.

Causes et mécanismes

Cardiopathie d'origine congénitale, qui entraîne un gradient des pressions systoliques entre le ventricule gauche et l'aorte.

Signes essentiels

Cliniques : de façon inconstante, dyspnée d'effort, angor, syncopes d'effort, et à l'auscultation : souffle systolique intense et frémissant avec abolition du deuxième bruit au foyer aortique.

Paracliniques :

- *radiologiques :* cœur de volume subnormal, dilatation poststénotique de l'aorte ascendante dans les sténoses orificielles ;
- *électriques :* déviation gauche de l'axe de QRS, hypertrophie ventriculaire gauche de type systolique ;

• *échocardiographiques :* permet de situer le niveau anatomique de la sténose aortique ; surtout le Doppler continu qui permet une estimation précise du gradient de pression ventricule gauche-aorte ;
• *hémodynamiques :* le cathétérisme gauche confirme la sténose et en évalue le degré sur l'importance du gradient ventricule gauche-aorte ; l'angiocardiographie objective la sténose et en précise le siège.

Évolution

Elle est dominée par deux risques : la mort subite et l'aggravation de la sténose et des lésions valvulaires. Peuvent également survenir : insuffisance cardiaque gauche progressive, greffe bactérienne, rupture aortique et infarctus du myocarde.

Traitement

Il est chirurgical *: remplacement valvulaire* dans les formes valvulaires, *résection* dans les formes sousvalvulaires et *élargissement prothétique* dans les formes supravalvulaires.

STÉNOSE DE L'ARTÈRE RÉNALE

La sténose est soit athéromateuse, soit fibreuse, acquise ou due à une dysplasie de la paroi artérielle (*cf.* illustration).

Signes cliniques et paracliniques

Hypertension artérielle : HTA sévère, rebelle au traitement. Souffle abdominal, HTA maligne.

Œdème aigu du poumon.

Insuffisance rénale aiguë : après prise d'IEC en cas de sténose sur rein unique fonctionnel ou anatomique (ex.: greffon), de sténose bilatérale.

Diagnostic

L'écho-Doppler, l'angioscanner multibarrettes, l'IRM avec injection sont les techniques de choix avec pour chacune des limites. L'IRM avec injection détecte les sténoses avec une sensibilité de 100 %, une spécificité de 89 à 98 % ; elle détecte les artè-

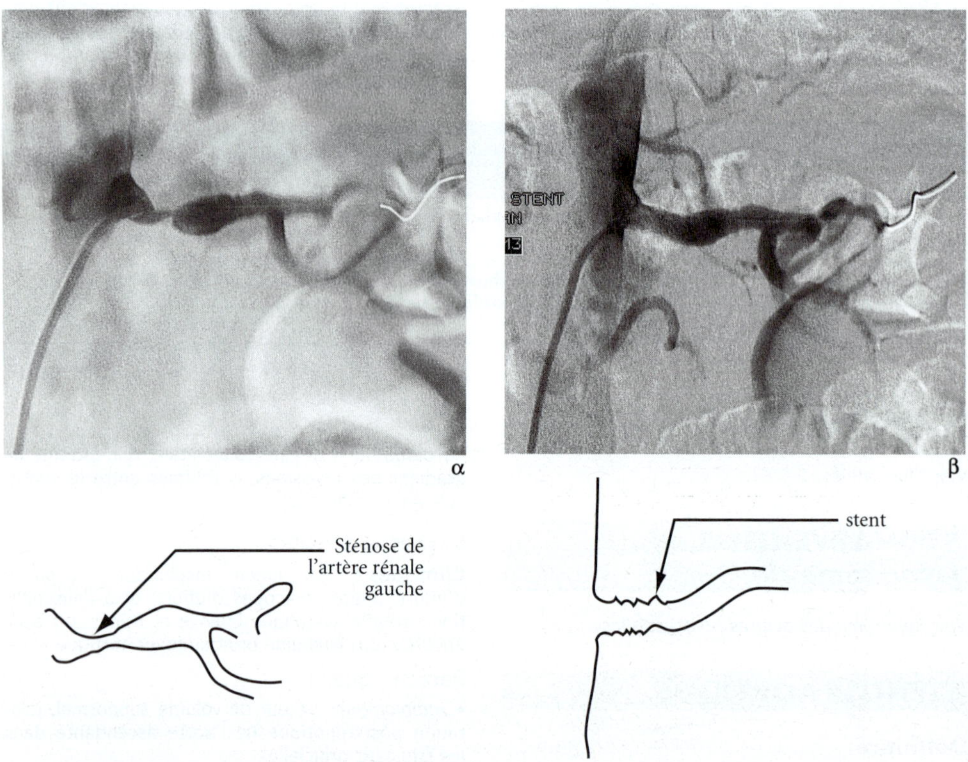

Hypertension réno-vasculaire. a. Angiographie numérisée des artères rénales ; b. Angioplastie : dilatation d'une sténose de l'artère rénale gauche, complétée par la pose d'un stent.

res accessoires, mais inconstamment les sténoses distales et les dysplasies. L'angiographie numérisée des artères rénales (→) est le premier temps d'une angioplastie endoluminale.

La scintigraphie au DTPA ou au MAG3 (→) avec test au *captopril* est un moyen non invasif pour diagnostiquer une sténose et apprécier son retentissement sur la pression artérielle systémique.

Traitement

C'est l'angioplastie endoluminale avec pose de stent, la chirurgie étant devenue beaucoup plus rare. Il existe deux types d'indications : l'HTA et la préservation du parenchyme rénal menacé par le risque de thrombose de l'artère rénale.

STÉNOSE HYPERTROPHIQUE DU PYLORE

Définition

Hypertrophie de la musculature pylorique en forme d'olive, réalisant un obstacle à l'évacuation gastrique.

Causes et mécanismes

Inconnus. Caractère familial. Plus fréquente chez le garçon (*cf.* illustration).

Signes essentiels

Début vers l'âge de 3 semaines. Vomissements en jet, abondants, 15 à 20 minutes après le repas. Conservation de l'appétit. Constipation. Ondulations de la paroi gastrique sous la peau.

Diagnostic par l'échographie : olive pylorique. Parfois examen négatif s'il est fait trop tôt. En cas de doute diagnostique, transit baryté.

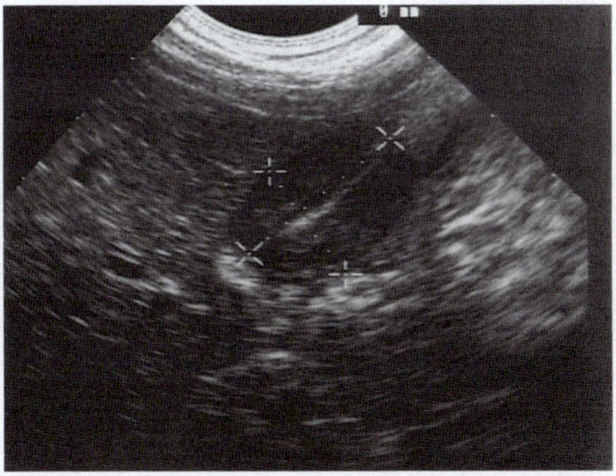

Échographie montrant l'olive pylorique caractéristique de la sténose hypertrophique.

Évolution et complications

Risques de déshydratation et dénutrition en cas de retard au diagnostic.

Traitement

Le traitement est chirurgical. L'alimentation peut être reprise dans les heures suivant l'intervention.

Pronostic

Excellent.

STÉNOSE DU PYLORE DE L'ADULTE

Définition

Les sténoses pyloriques (ou pyloroduodénales) réalisent un obstacle mécanique à l'évacuation gastrique.

Causes et mécanismes

Les principales étiologies sont :
• *le cancer antropylorique* ;
• *la maladie ulcéreuse* où la sténose est due à un ulcère chronique non traité. Elle est lié à une sclérose cicatricielle. Grâce aux moyens diagnostiques (fibroscopie) et thérapeutiques (antisécrétoires) ce type de sténose est devenu rare ;
• *des affections pancréatiques* (pancréatite ou cancer) par compression ou envahissement ;
• *l'hypertrophie musculaire du pylore*, rare chez l'adulte, elle est primitive ou plus souvent secondaire à une inflammation.

Signes essentiels

Cliniques

Les vomissements alimentaires sont le maître symptôme, rares et postprandiaux au stade de début ; ils sont ensuite constants, abondants et tardifs (pouvant contenir des aliments ingérés la veille). On peut noter un clapotage à jeun, des ondulations péristaltiques, et des signes généraux (amaigrissement, déshydratation).

Examens complémentaires

La biologie objective souvent une hypochlorémie, une hypokaliémie et une alcalose métabolique. Ces troubles sont essentiellement dus aux vomissements.

L'endoscopie, après préparation correcte, confirme la sténose et permet souvent une orientation étiologique (biopsies d'un cancer).

Traitement et pronostic

Il faut d'abord corriger les troubles hydroélectrolytiques et la déshydratation. Dans l'ulcère duodénal, le traitement médical peut être tenté ; en cas d'échec ou au stade cicatriciel, la sténose doit être traitée par endoscopie (dilatation) ou chirurgie.

En cas de cancer gastrique, il faut opérer rapidement, l'intervention étant, selon les cas, palliative ou curative.

STÉRILITÉ DU COUPLE

Définition

On ne peut parler de stérilité que lorsqu'il y a eu 2 ans de rapports sexuels complets sans méthode anticonceptionnelle.

On distingue les stérilités primaires, chez les patientes qui n'ont jamais conçu ; les stérilités secondaires quand il existe des antécédents de grossesse menée à terme ou de fausse couche.

L'approche la plus logique est une première consultation où le mari et la femme sont présents tous les deux. L'hypofertilité peut être le fait, à des degrés divers, des deux partenaires. Plus la femme est jeune, plus grande est la participation masculine.

L'interrogatoire du couple est le premier temps de la consultation. Il renseigne sur : l'ancienneté de l'infécondité (du couple présent), la fréquence et la qualité des coïts, la contraception antérieurement utilisée et le cadre socioprofessionnel (mariage, divorce).

Stérilité féminine

Causes et mécanismes

La stérilité peut être d'origine mécanique ou fonctionnelle.

Signes essentiels

Interrogatoire :

- âge ;
- durée de la stérilité ;
- chronologie de la stérilité : primaire ou secondaire ;
- antécédents généraux : thyroïde, diabète, tuberculose ;
- antécédents gynécologiques : caractère du cycle (insuffisance lutéale), dysménorrhée secondaire (endométriose, annexite), abondance des règles (fibromes, polypes), infection (salpingite) ;
- vie sexuelle du couple ;
- la courbe de température a un intérêt majeur.

Examen clinique et résultats anormaux possibles :

- vulvo-vaginite ;
- spéculum : glaire infectée ;
- col : ectropion ;
- toucher vaginal : fibrome, adénomyose, mobilité des culs-de-sac : réduite, douloureuse, annexite ; excessive : déchirure du ligament large.

Examens complémentaires :

- dosages hormonaux plasmatiques : œstradiol, progestérone, prolactine ;
- vérification de la perméabilité tubaire par hystérosalpingographie (HSG) ;
- test de Huhner (doit contenir 5 à 10 spermatozoïdes vivants par champ) ;
- spermocytogramme chez le partenaire.

Stérilité masculine

L'interrogatoire précisera :

- l'âge, l'ethnie, la profession (exposition aux rayons X, chaleur, pesticides, plomb, cadmium...), la consommation de tabac et d'alcool ;
- les antécédents médicaux : infections générales, chimiothérapie... et les antécédents chirurgicaux : cure de hernie... ;
- les antécédents urogénitaux : infectieux (épididymites, orchite ourlienne...), l'ectopie testiculaire, le phimosis ainsi que des troubles de l'érection ou de l'éjaculation, les conceptions antérieures.

L'examen clinique comportera :

- l'aspect général : hypoandrie, obésité gynoïde... ;
- la recherche d'une varicocèle, spontanément ou après l'épreuve de Valsalva ;
- la palpation des testicules : siège, volume, consistance, sensibilité ;
- la palpation des épididymes (volume, empâtement, nodules) et des déférents ;
- le toucher rectal : taille et sensibilité de la prostate.

Examens paracliniques :

- dosages hormonaux : FSH, LH, testostérone, prolactine ;
- spermocytogramme.

Au total

Il existe une cause évidente :

Chez la femme :

- malformations : vulvaires, vaginales, utérines ou annexielles ;
- anomalies de la glaire cervicale ;
- sténose du col, fibrome ;
- sténose tubaire surtout post-infectieuse (cause essentielle) ;
- ovaires polykystiques ;
- dysgénésie ovarienne ;
- hyperprolactinémie.

Chez l'homme :

- azoospermie ;
- oligoasthénospermie ;
- varicocèle ;
- cryptorchidie ;
- infections génitales.

Il n'existe pas de cause évidente

Malgré un bilan complet, 5 à 10 % des stérilités du couple restent sans explication ; un facteur immunologique ou psychique a été invoqué. Ces patients peuvent alors bénéficier d'inductions d'ovulations ou d'insémination intra-utérine, parfois d'une fécondation *in vitro*.

Pour la pratique, on retiendra :

Fréquence : 3 à 10 % des couples en âge de procréer souffriraient d'une stérilité définitive.
Signes cliniques : peu contributifs mais indispensables.
Rôle de l'infirmière pour expliquer les différents prélèvements et examens.
Rôle pédagogique dans les centres de PMA (procréation médicale assistée).

STEVENS-JOHNSON (syndrome de)

Voir *Érythème polymorphe*.

STOMATITES

Voir *Lésions et tumeurs bénignes de la muqueuse buccale*.

STOMATODYNIES

C'est une des causes les plus fréquentes de consultation chez le stomatologiste.

Il s'agit de douleurs ou dysesthésies localisées aux muqueuses buccopharyngées qui ne peuvent être associées à aucune cause organique décelable.

Épidémiologie

Les femmes sont beaucoup plus touchées que les hommes. L'âge moyen se situe autour de 50 ans, les femmes ménopausées étant les plus concernées.

Aucun cas décrit chez l'enfant.

Causes et mécanismes

Une intervention hormonale est suggérée par la forte prévalence chez les femmes ménopausées.

Un facteur neuropathique est aussi évoqué.

Il semble que le facteur psychologique soit de loin le plus important, mais il ne peut être retenu dans tous les cas.

Signes cliniques

Il s'agit de sensations de brûlure, le plus souvent bilatérales. Les localisations les plus fréquentes sont la pointe de la langue et les deux tiers antérieurs de la langue, le palais, les crêtes alvéolaires, les faces internes des lèvres.

Leur intensité est variable, allant de la simple gêne à la véritable douleur invalidante. Elles sont exclusivement diurnes, continues ou intermittentes sans caractère paroxystique. Elles sont absentes au réveil.

Elles s'associent à une impression de xérostomie, de soif (50 %), de perte ou d'altération du goût (30 à 40 %), une dysphagie ou une gêne pharyngée, une altération de l'olfaction.

Le contexte psychologique est important, généralement anxiodépressif : altération du sommeil, troubles de la personnalité, cancérophobie +++...

Il est important de savoir que le patient accepte souvent sa maladie à partir du moment où il est assuré de sa bénignité.

Diagnostic et traitement

Devant tout syndrome douloureux chronique, la qualité de l'entretien est déterminante (description de la douleur, personnalité du patient).

L'examen minutieux de la cavité buccale doit être pratiqué ainsi qu'un orthopantomogramme (radiographie panoramique dentaire).

Ils doivent élimer toute étiologie organique.

Il faut rassurer le patient, lui expliquer que sa pathologie est connue et qu'il n'y a pas de malignité sous-jacente.

Traitements locaux

Ils sont envisagés pour certains, bien que souvent décevants :

- sialagogue ;
- bains de bouche à l'acide salicylique.

Traitements généraux

- anxiolytiques ;
- clonazepam (antiépileptique) ;
- antidépresseurs : il semble que les antidépresseurs inhibiteurs de la recapture de la sérotonine (*Zoloft*) soient plus efficaces que les antidépresseurs tricycliques.

Psychothérapie

STRABISME

Définition

Le strabisme est un trouble de la vision binoculaire qui aboutit chez l'enfant à la non-perception d'une des deux images perçues par les deux yeux.

Normalement, le cerveau fusionne les deux images provenant de chacun des yeux. Lorsque les axes visuels ne sont plus parallèles, le cortex reçoit deux images différentes d'un même objet : il y a vision double ou *diplopie*.

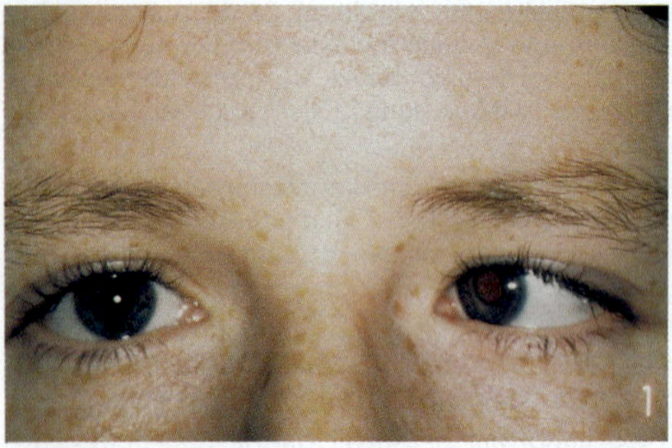

Strabisme convergent.

Mais les centres visuels de l'enfant sont encore malléables, et vont donc s'adapter par *neutralisation* : le cerveau choisit l'une des deux images, et neutralise l'image provenant de l'œil dévié ; ce dernier va perdre progressivement sa fonction : il devient *amblyope*.

La déviation des axes visuels est le signe le plus évident du strabisme, mais c'est le trouble de la vision binoculaire qui est la principale préoccupation du traitement.

Signes cliniques

Strabisme convergent : déviation d'un œil en dedans (*cf.* illustration).

Strabisme divergent : déviation d'un œil en dehors.

Strabisme vertical : déviation d'un œil dans le sens vertical.

> **Surveillance**
>
> *Il faut toujours garder à l'esprit que le strabisme est une des circonstances de découverte du rétinoblastome. Tout enfant porteur d'un strabisme doit être examiné rapidement avec examen soigneux du fond d'œil +++.*

Étiologies

Causes optiques : toute anomalie oculaire responsable d'une faible acuité visuelle unilatérale : *anisométropie* (l'un des yeux a une réfraction très différente de l'autre), cataracte congénitale, atrophie optique, rétinoblastome, décollement de rétine…

Causes musculaires : défauts constitutionnels de l'ensemble musculo-ligamentaires, à l'origine d'une déviation oculaire.

Causes fonctionnelles : il existe normalement une synergie entre accommodation et convergence. L'hypermétrope qui sollicite exagérément son accommodation aura tendance à converger ; on parle alors de *strabisme accommodatif*, très fréquent chez l'enfant. Inversement, le myope, qui utilise très peu son accommodation aura tendance à diverger.

Traitement

Le résultat dépend de la précocité du diagnostic et du traitement ; après 3 ans, l'amblyopie restera ancrée.

Le principe est de donner aux deux yeux les conditions du meilleur développement fonctionnel :

- *traitement optique :* lorsqu'il existe une amétropie (→), le premier geste thérapeutique est de la corriger totalement par des verres correcteurs à porter en permanence +++ ;
- *traitement de l'amblyopie :* il consiste à cacher le bon œil pour obliger l'œil amblyope à prendre la fixation (occlusion sur peau, cache ou secteur collés sur les lunettes, verres correcteurs volontairement surcorrigés) ;
- *suivi orthoptique :* il vérifie la régression de l'amblyopie, les variations de l'angle du strabisme ;
- *traitement chirurgical :* il est effectué vers 4-5 ans après préparation orthoptique optimale, si la déviation persiste. Il corrige le défaut esthétique, mais ne rétablit pas la vision binoculaire. Le traitement chirurgical ne dispense pas du port permanent de verres correcteurs.

> **Pour la pratique, on retiendra :**
>
> – Fréquence : très fréquent : 4 % des enfants par classe d'âge. Grave : en effet, qu'il soit important ou léger, permanent ou intermittent, la fonction de l'œil dévié est menacée.
> Un strabisme est à prendre en charge sans tarder pour 2 raisons :
> • il peut être l'expression d'une anomalie organique du globe oculaire ; rétinoblastome, cataracte congénitale ;
> • en l'absence de traitement, un strabisme conduit à l'amblyopie qui peut être irrécupérable.
> – Clinique : c'est la déviation d'un œil qui attire l'attention. Savoir qu'il existe des microstrabismes non visibles par l'entourage qui ont les mêmes conséquences qu'un strabisme à plus grand angle de déviation : d'où l'importance d'un dépistage systématique par un examen ophtalmologique chez l'enfant tout petit (recommandé entre 1 an et 2 ans et demi).
> – Examens et prise en charge : recherche d'une amblyopie, réfraction sous cycloplégique, prescription de la correction optique totale, traitement d'une amblyopie.
> – Rôle pédagogique de l'infirmière +++ : savoir qu'une suspicion de strabisme nécessite d'adresser l'enfant rapidement chez l'ophtalmologiste, sans attendre les délais usuels de RV.

STRIDOR

Définition

Bruit inspiratoire aigu ou rauque.

Causes et mécanismes

• Laryngomalacie (mollesse anormale du larynx), isolée et idiopathique (attribuée à une immaturité du carrefour aérodigestif) ou secondaire à une hypotonie importante (encéphalopathie).

• Compression laryngo-trachéale (goitre, anomalies vasculaires de la crosse aortique ou de ses branches), malformation laryngée (sténose, angiome), reflux acide (laryngite chimique), paralysie laryngée (stridor néonatal).

Signes essentiels

• *Bruit inspiratoire* intermittent ou permanent, majoré par les cris, souvent atténué en position ventrale ; dyspnée avec tirage sus-sternal ; troubles de déglutition ; parfois attitude en hyperextension du cou.

• *Bilan paraclinique :* fibroscopie laryngée, gaz du sang, saturation en O_2, pHmétrie. Dans les formes graves, enregistrement polygraphique de sommeil (détection du risque d'apnées obstructives).

Évolution et complications

Le plus souvent bénin. Retentissement possible sur la courbe de poids. Majoration de la gêne respiratoire lors des épisodes infectieux. Parfois dyspnée permanente ou pauses respiratoires obstructives.

Au-delà de 8 mois, disparition habituelle du stridor.

✚ Éléments de surveillance

• Fréquence respiratoire.
• Signes de lutte.
• Courbe pondérale.
• Surveillance ++ lors des repas.

Traitement et pronostic

Traitement symptomatique : décubitus ventral ; alimentation prudente, par gavage si nécessaire, éventuellement traitement anti-reflux. Les formes graves peuvent bénéficier d'un geste chirurgical sur le larynx.

Pronostic réservé pendant les premiers mois dans les formes graves (risque de pauses respiratoires) ; bon au-delà de 8 mois.

SUICIDE

Définition

Décès obtenu par une action volontaire dirigée contre soi. La tentative de suicide n'est pas un simple échec du geste suicidaire. C'est un mode de comportement particulier dont l'épidémiologie et la signification psychologique ne sont pas superposables au suicide. Il représente le risque majeur de mortalité des maladies mentales.

Le suicide abouti est fréquent, environ 15 suicides pour 1 000 morts, avec une nette prépondérance masculine. Le taux de mortalité par suicide augmente de façon dramatique avec l'âge. Il y a eu 12 000 décès par suicide en France en 1999.

Les tentatives de suicide ou parasuicides sont beaucoup plus fréquents (1,5 pour 1 000 habitants). Elles concernent environ deux femmes pour un homme, et s'observent souvent au cours de la première moitié de l'existence.

Toutes les conduites suicidaires sont sous-tendues par un trouble fondamental de la communication interhumaine.

Le suicide n'est pas nécessairement un symptôme psychiatrique, mais l'examen d'un suicidant doit toujours comporter la recherche systématique d'une maladie mentale, en particulier *la mélancolie.* On estime qu'environ 15 % des mélancoliques finissent par se suicider ; le risque est majeur, nécessitant l'hospitalisation d'urgence et une surveillance de tous les instants.

Il est très souvent associé à des troubles mentaux :

• *les états dépressifs : où il apparaît comme seule solution de soulagement face à une douleur morale intense. Le suicide est la COMPLICATION à redouter chez tout déprimé. Il faut toujours rechercher chez le déprimé des idées ou projet de suicide. Contrairement à une croyance bien enracinée, l'expression d'idées suicidaires n'incite pas au suicide. Au contraire ;*

• *les schizophrénies*, où le suicide est consécutif à une injonction hallucinatoire, un sentiment de persécution généralisé insupportable, un moment dépressif lié à la prise de conscience des troubles ;

• *les états limites :* le suicide ou la TS peut être lié à un moment de désespoir profond ou même une tentative de mobilisation affective d'autruii ;

• *les troubles anxieux :* raptus suicidaire au cours d'une attaque de panique, trouble obsessionnel compulsif décompensé, PTSD.

• *les addictions : l'alcool est un grand facilitateur du passage à l'acte ; l'alcoolo dépendance, par l'effet dépresseur de l'humeur, peut accroître la suicidalité. on peut comprendre l'alcoolisme et les autres toxicomanies comme des équivalents suicidaires.*

Signes cliniques

• Contrairement à une opinion très répandue, l'annonce de l'intention suicidaire n'est pas synonyme de manque de sérieux de l'acte. Il faut rechercher la précision de la préparation de l'acte suicidaire. On ne peut *a priori* établir de rapport entre le choix du moyen et l'authenticité du désir de mort.

On apprécie :

- le climat psychologique des idées de suicide ;
- leur degré d'élaboration, leur intensité et leur fréquence ;
- la réaction du sujet à ces idées ;
- leur impact sur la vie relationnelle et professionnelle ;
- la qualité du support familial, professionnel et social.

S'il y a eu tentative de suicide, il faut préciser :

- le moyen utilisé, en recherchant ce qui a pu motiver ce choix, les circonstances de l'acte, la communication ou non à un tiers d'un message ;
- l'opinion du sujet sur les suites de son acte et son degré de critique du geste suicidaire ; en particulier, il est fréquent de constater une méconnaissance de la toxicité exacte des produits utilisés ;
- les motifs invoqués : ces facteurs ne sont pas spécifiques du suicide, mais par la signification qu'ils revêtent aux yeux du sujet, ils peuvent avoir un rôle déclenchant.

L'appréciation du profil psychologique et la recherche d'une pathologie mentale permettent de compléter la connaissance du suicidant. La conduite à tenir et le pronostic essayent d'être établis.

Cas particuliers

Les suicides d'enfants sont rares avant 12 ans. Ils sont souvent impulsifs ; parfois, les facteurs d'imitation sont au premier plan.

Les suicides d'adolescents sont la 1re ou 2e cause de décès avec les AVP (accidents de la voie publique). Ils se caractérisent par la rapidité de passage à l'acte, la futilité apparente des motivations, le choix préférentiel de l'intoxication médicamenteuse, la rareté d'une pathologie mentale franche associée.

Le suicide des sujets âgés : il existe une importante mortalité qui n'incombe pas seulement à la fragilité somatique du sujet âgé, mais aussi au choix de moyens efficaces (pendaison, noyade, arme à feu). Les conditions socio-économiques précaires et surtout l'isolement affectif sont quasi constamment retrouvés (perte du conjoint dans les mois qui précèdent en particulier chez l'homme).

Pronostic

Il est bon de partir du postulat qu'une tentative de suicide n'est jamais à banaliser. Le pronostic est difficile à établir, mais il ne faut jamais se décourager. Il varie selon l'affection et le contexte associés (importance du support environnemental). Ainsi, de multiples tentatives de suicide peuvent évoluer de façon satisfaisante. Ceci est éprouvant pour les services d'urgence et de réanimation qui reçoivent les récidives de tentatives de suicide ; mais il ne faut jamais minimiser les comportements, sinon on risque de provoquer ainsi une récidive.

Conduite à tenir

Les soins d'urgence médicaux et chirurgicaux de la tentative de suicide devront s'articuler dès que possible avec la prise en charge psychologique du suicidant.

Il faut prévenir le passage à l'acte en présence d'idées de suicide, et prévenir la récidive. Aux besoins divers peuvent répondre des solutions variées.

Après les premiers entretiens qui ont permis de cerner grossièrement la demande du sujet et de déceler un trouble pathologique, on pourra proposer :

- *soit une hospitalisation* : elle est *nécessaire* en cas de pathologie mentale, type dépression mélancolique, car le risque de récidive, parfois dans l'heure, est majeur. Elle est *utile* en cas de situation de conflit aigu avec l'entourage. Dans tous les cas, lorsqu'elle est décidée, l'hospitalisation doit être réalisée sans retard afin de ne pas accentuer la situation d'insécurité du malade. L'hospitalisation psychiatrique est utile dans de nombreuses tentatives de suicide ;
- *soit un traitement ambulatoire* associant de façon variable chimiothérapie et psychothérapie ; les anxiolytiques et les antidépresseurs sont utiles ;
- *soit une aide sur le plan social*, conjointement à une surveillance médicale moins intensive ;
- *soit enfin de simples recommandations* parfois suffisantes (clubs, SOS Amitié, etc.).

- Il est important de mobiliser l'entourage du suicidant car de la qualité du soutien environnemental dépend aussi le pronostic.

Lors de l'hospitalisation

Il faut veiller particulièrement aux suicidants et être vigilant aux propos et aux comportements des patients. Dans certains cas, il convient de supprimer objets tranchants (couteaux, ciseaux, rasoirs), contendants et strangulants (lacets) ainsi que briquets

La surveillance étroite des déprimés est beaucoup mieux assurée par la présence de l'infirmière que par toute autre précaution. Il est néanmoins nécessaire d'aménager les locaux et l'environnement de façon à éviter tout geste impulsif.

Il faut transmettre toute observation concernant des idées de suicide exprimées.

Tous les soignants doivent être vigilants sur la verbalisation d'idée de suicide chez les patients mais aussi chez les collègues et dans l'entourage personnel.

La prévention du suicide

C'est l'affaire de tous ; elle s'articule avec la lutte contre l'alcoolisme et les toxicomanies et la lutte contre les maladies mentales.

SURDITÉS BRUSQUES

Une surdité brusque est une surdité de perception d'installation brutale, le plus souvent unilatérale.

Étiologie et mécanisme

Ils sont mal connus. En revanche, certains traitements sont efficaces et doivent être mis en œuvre très rapidement, il s'agit donc d'une urgence.

La surdité s'installe brutalement en quelques minutes, accompagnée de bourdonnements d'oreille et parfois de vertiges.

À l'examen les tympans sont normaux, l'audiogramme montre une surdité de perception. L'examen vestibulaire est normal ou légèrement asymétrique.

Traitement

Il doit être institué le plus rapidement possible. Il comprend des vasodilatateurs, des corticoïdes. L'hospitalisation est maintenant considérée inutile.

Malgré le traitement, il n'est pas toujours possible d'obtenir la récupération complète de l'audition.

SURDITÉS DE PERCEPTION DE L'ADULTE

Les surdités de perception sont liées à une lésion des voies neurosensorielles de l'audition :

- cochlée, nerf auditif : *surdité périphérique* ;
- noyaux du tronc cérébral, voies centrales, centre cortical de l'audition : *surdité centrale*.

Les étiologies des surdités de perception sont nombreuses.

Causes infectieuses ou inflammatoires

L'atteinte infectieuse virale ou bactérienne du labyrinthe antérieur (cochlée) réalise une labyrinthite qui peut compliquer une otite aiguë, une méningite, une infection virale : oreillons, zona (*cf.* illustration).

Causes traumatiques

Il s'agit de :

- fractures du rocher ;
- traumatismes sonores aigus dont le traitement est également une urgence ;
- barotraumatiques : accidents dus à une variation brusque de pression ;
- surdités professionnelles.

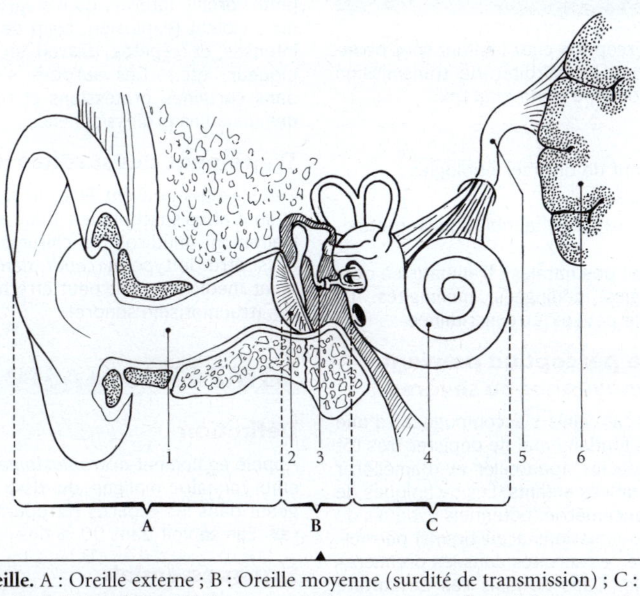

Coupe de l'oreille. A : Oreille externe ; B : Oreille moyenne (surdité de transmission) ; C : Oreille interne (surdité de perception). 1. Conduit auditif externe ; 2. Tympan ; 3. Osselets ; 4. Limaçon ; 5. VIII ; 6. Cerveau.

Causes toxiques

Essentiellement d'origine médicamenteuse, notamment de certains antibiotiques du genre aminoglucosides : gentamicine, streptomycine, etc.

Causes dégénératives

Le vieillissement de l'oreille interne ou presbyacousie touche l'ensemble des humains à des degrés divers et à un âge variable, en moyenne après 60 ans.

Causes tumorales

La surdité tumorale la plus fréquente est due au neurinome de l'acoustique (→), tumeur bénigne qui se développe sur le nerf vestibulo-cochléaire et qui peut atteindre un volume important. Son traitement est chirurgical mais comporte une certaine mortalité si la tumeur est volumineuse. Certains cas sont traités par radiothérapie stéréotaxique (*gamma knife*).

Traitement des surdités de perception

Les traitements médicaux sont pratiquement inefficaces sur les surdités de perception, à l'exception des surdités brusques ou traumatiques. Le seul recours si la surdité est incomplète est le port d'un appareillage auditif.

SURDITÉS DE PERCEPTION DE L'ENFANT

Les surdités de perception chez l'enfant sont beaucoup plus rares que les surdités de transmission dues à une pathologie du rhino-pharynx.

Étiologies

Ces surdités relèvent de diverses étiologies :

- surdités héréditaires ;
- embryopathies : rubéole, antibiotiques ototoxiques ;
- étiologies néo- ou postnatales : traumatisme obstétrical, hémorragies méningées, méningites. La prématurité semble pouvoir être incriminée.

Les surdités de perception peuvent être légères, moyennes ou sévères

Dans les derniers cas, elles s'accompagnent d'une mutité. Il est donc fondamental de dépister très tôt ces surdités afin de les appareiller et d'améliorer l'insertion sociale de ces enfants. Les techniques de dépistage (impédancemétrie, potentiels évoqués du tronc cérébral, oto-émissions acoustiques) permettent de reconnaître ces surdités dans les premières semaines de la vie. Dans certains cas de surdité acquise de l'enfant, il existe des techniques d'implants cochléaires mais dont les indications sont très restreintes.

SURDITÉS TRAUMATIQUES, BAROTRAUMATIQUES ET PROFESSIONNELLES

L'audition peut être détériorée par différents types de traumatismes.

Fractures du rocher

Au cours des traumatismes crâniens, il est fréquent de constater l'existence d'une fracture du rocher. Ces fractures peuvent se compliquer d'une surdité de transmission ou d'une surdité de perception (→ Fractures du rocher).

Surdités barotraumatiques

Lors d'une variation brusque de la pression ambiante, et particulièrement s'il existe un défaut de fonctionnement de la trompe d'Eustache, il peut se produire des lésions de l'oreille moyenne (otite séreuse, hématome) ou de l'oreille interne. De tels accidents s'observent chez les aviateurs ou leurs passagers et chez les plongeurs sous-marins.

Surdités professionnelles et traumatisme sonore

Les bruits intenses peuvent constituer un danger pour l'oreille interne, qu'il s'agisse d'un bruit bref, mais violent (explosion, coup de feu), ou de bruits intenses et répétés (travail en atelier, marteau-piqueur, etc.). Ces surdités s'observent surtout dans certaines professions et figurent au tableau des maladies professionnelles.

Traitement des surdités traumatiques

Ces surdités peuvent être de type *transmissionnel* et sont alors susceptibles d'une amélioration par un traitement médical ou chirurgical. Elles peuvent aussi être de type *perceptif*, dans ce cas un traitement médical urgent peut être tenté dans certains cas (traumatisme sonore).

SYMPATHOBLASTOME

Définition

Appelé également *neuroblastome,* c'est une tumeur embryonnaire maligne du tissu sympathique siégeant dans les espaces rétropéritonéaux ou le thorax. Elle se voit dans 90 % des cas avant 6 ans.

Signes essentiels

Découverte fortuite d'une masse abdominale.

Parfois atteinte de l'état général, amaigrissement, pâleur, fièvre.

Éventuellement, métastases révélatrices : douleurs osseuses, hématomes périorbitaires.

Confirmation du diagnostic par l'échographie (masse hétérogène avec calcifications) et le *dosage urinaire des catécholamines* (sécrétés par la tumeur) et des dérivés (VMA-HVA). Le *spot test* donne un résultat très rapide.

En préopératoire, bilan d'extension local par le scanner. Recherche des métastases par biopsies ostéo-médullaires et la scintigraphie au MIBG (méta-iodobenzylguanidine).

Traitement

Exérèse chirurgicale précédée éventuellement d'une chimiothérapie. Après l'exérèse, chimiothérapie et/ou radiothérapie.

Pronostic

Il est fonction :

- de l'âge de l'enfant : avant 1 an, 90 % de survie voire guérison spontanée dans les formes néonatales ;
- du stade : petite tumeur sans métastases, près de 100 % de survie ; présence de métastases, 40 % de survie.

SYNCOPES

Définition

Perte de connaissance brutale, totale et brève secondaire à une ischémie cérébrale transitoire.

Causes et mécanismes

Le principal problème devant une syncope est celui de son étiologie : elle est dominée par deux causes fréquentes, les syncopes d'origine cardio-vasculaire et les syncopes d'origine réflexe. Les premières sont plus graves, car faisant courir un risque de mort subite, et les secondes plus fréquentes.

Les syncopes peuvent survenir au cours de l'évolution d'une maladie connue, mais le plus souvent, elles surviennent de façon inopinée et nécessitent une enquête étiologique.

Les syncopes cardiaques peuvent être dues à un bloc auriculo-ventriculaire, à un trouble de conduction sino-auriculaire, à une tachycardie, à un infarctus, à une embolie pulmonaire, à une dissection aortique.

Certaines syncopes survenant à l'effort font évoquer un rétrécissement aortique, une cardiomyopathie obstructive ou un angor. Une syncope peut être liée à une hypotension orthostatique dont il faudra déterminer l'origine.

Les syncopes d'origine réflexe ou neurologique sont les plus fréquentes et seront soupçonnées à l'interrogatoire. Enfin, chez le sujet âgé, les syncopes peuvent être en rapport avec un accident vasculaire cérébral.

Signes essentiels

Cliniques : l'interrogatoire est primordial pour déterminer les circonstances de survenue de la syncope, le caractère brutal ou non du début et de la fin de l'épisode et sa durée. Il faut pratiquer un examen cardiaque complet (pouls, tension artérielle, auscultation du cœur et des artères cervicales, examen des veines des membres inférieurs) ; il faut aussi pratiquer un examen neurologique complet à la recherche de signes déficitaires et un examen général.

Paracliniques : le bilan d'une syncope comprend ionogramme sanguin, calcémie, magnésémie, glycémie à jeun et postprandiale, électrocardiogramme, électro-encéphalogramme, ± scanner cérébral, échocardiographie, examen Doppler cervical, Holter rythmique sur 24 heures et tous autres examens qui seront indiqués par le contexte.

Pronostic

Il est fonction de l'étiologie et est dominé par le risque de mort subite que fait courir un trouble de conduction par bloc auriculo-ventriculaire complet, permanent ou paroxystique, et dont le diagnostic est souvent difficile. La majorité des syncopes chez le sujet jeune est d'origine nerveuse ou émotive. Le diagnostic étiologique d'une syncope est toujours difficile et amène fréquemment à des explorations spécialisées cardiologiques ou neurologiques.

SYNDROME DES ANTIPHOSPHOLIPIDES

Définition

Ensemble des manifestations cliniques et biologiques secondaires à la présence d'anticorps dirigés contre les phospholipides et/ou leurs cofacteurs. On distingue le syndrome primaire, isolé, des états secondaires ou associés.

Pathologies associées

Maladies auto-immunes : lupus érythémateux disséminé, connectivites mixtes, polyarthrite rhumatoïde, syndrome de Gougerot-Sjögren, sclérodermie systémique ; mais également purpura thrombopénique immunologique, thyroïdite auto-immune, diabète insulinodépendant (pour plus de détail, voir chacun de ces termes).

Néoplasies (surtout hématologiques), infections (notamment à VIH), médicaments.

Signes cliniques et paracliniques

Les thromboses veineuses ou artérielles représentent la principale symptomatologie. Elles peuvent toucher tous les organes et se manifestent volontiers par des accidents obstétricaux (fausses couches à répétition, mort fœtale).

L'atteinte cardiaque consiste en valvulopathies dont la physiopathologie reste inconnue.

Le diagnostic repose sur la mise en évidence d'anticorps antiphospholipides β2-GP1 dépendants. La présence d'anticorps anti-β2-GP1 permettrait de distinguer les malades à risque. L'association avec d'autres facteurs de thrombophilie (→) n'est pas rare et doit être systématiquement recherchée.

Traitement

En cas de manifestations cliniques, le traitement du syndrome primaire repose sur une anticoagulothérapie efficace (INR entre 2,5 et 3,5) qui doit être poursuivie tant que persistent les antiphospholipides. Les thromboses sous anticoagulothérapie bien conduite sont exceptionnelles. Un traitement comprenant *Aspirine* à doses antiagrégeantes et/ou héparine sous-cutanée est préconisé pour la prévention des accidents obstétricaux.

SYNDROME DU CANAL CARPIEN

Voir aussi *Acroparesthésies*.

Définition

Il s'agit d'un syndrome dont les manifestations sont liées à la souffrance du nerf médian dans son trajet au niveau du poignet, où il passe dans un canal formé en arrière par la gouttière des os du carpe et en avant par le ligament annulaire du carpe.

Causes

Très souvent, il survient pendant ou après la ménopause sans qu'on ne décèle d'autre facteur favorisant.

Chez la femme jeune, il peut être dû à une polyarthrite rhumatoïde, une ténosynovite non spécifique des fléchisseurs des doigts, et peut survenir au cours ou au décours de la grossesse.

Il se voit aussi dans l'hypothyroïdie, l'amylose, le myélome, qui entraîne une infiltration du tissu conjonctif, ou après des traumatismes du poignet ayant modifié l'anatomie osseuse du canal carpien.

Signes cliniques

Les signes caractéristiques sont des accès de paresthésies et d'engourdissement des doigts (respectant en général le 5e doigt), accompagnés de douleurs très vives pouvant irradier à l'avant-bras, voire au bras.

Ces symptômes, souvent bilatéraux, ont une recrudescence nocturne fréquemment génératrice d'insomnie. La malade est obligée de se lever et d'agiter sa main douloureuse et engourdie pour que les symptômes s'atténuent. Il existe aussi une recrudescence au réveil, avec impression de gonflement des doigts, et lors de la répétition de certains travaux (couture, tricot, repassage).

À l'examen, on constate une diminution de la sensibilité superficielle dans le territoire du nerf médian (face antérieure des trois premiers doigts et moitié du quatrième), un réveil des symptômes par la percussion de la face antérieure du poignet (signe de Tinel), parfois un gonflement du canal carpien, et rarement, dans les formes prolongées, une atrophie des muscles de la partie externe de l'éminence thénar.

Examens complémentaires

La radiographie des mains, en incidence explorant le canal carpien, analyse les structures osseuses si l'on a la notion d'une fracture ancienne.

L'électromyogramme, qui n'est pas indispensable, précise éventuellement le diagnostic essentiellement clinique, écarte d'autres atteintes nerveuses et oriente le traitement médical ou chirurgical selon la gravité de l'atteinte électrique.

Traitement

L'évolution est souvent longue, mais se fait par ondes évolutives et les symptômes sont intermittents et d'intensité très variable.

Le traitement le plus efficace consiste en des infiltrations de corticoïdes dans le canal carpien au moment des poussées douloureuses.

En cas d'échec, de récidive trop fréquente ou si l'électromyogramme est très perturbé, on a recours à la chirurgie sous anesthésie loco-régionale, et éventuellement par arthroscopie (libération du nerf comprimé, par section du ligament annulaire du carpe, dite *neurolyse*) dont les suites sont très simples et ne nécessitent en principe pas de rééducation postopératoire.

SYNDROME ÉPAULE-MAIN

Voir *Algodystrophie réflexe*.

SYNDROME HÉMOLYTIQUE ET URÉMIQUE

Définition

Le syndrome hémolytique et urémique (SHU), appelé également *microangiopathie thrombotique*, est la cause la plus fréquente d'insuffisance rénale aiguë (IRA) de l'enfant de moins de 3 ans. Il se définit par l'association d'une anémie hémolytique, d'une thrombopénie et d'une IRA.

Causes et mécanismes

Le plus souvent, le SHU est causé par une bactérie (*E. Coli*) dont certaines souches produisent une toxine (shigatoxine).

Signes essentiels

Au début, fièvre, diarrhée sanglante puis apparition brutale de pâleur, ictère discret, purpura, oligo-anurie, hématurie, protéinurie.

Signes biologiques : anémie avec déformation des hématies (schizocytes) ; réticulocytose élevée ; thrombopénie ; élévation de la créatinine.

Évolution et complications

Risque de poussées d'hémolyse, d'insuffisance rénale aiguë avec anurie et hypertension artérielle.

Complications extra-rénales : colite hémorragique sévère, pancréatite nécrosante, atteinte cérébrale (coma et convulsions).

Évolution irréversible en cas de nécrose corticale rénale bilatérale.

✚ Éléments de surveillance

- Pression artérielle.
- Poids.
- Diurèse.
- Signes hémorragiques.
- Numération.
- Fonction rénale.

Traitement et pronostic

Traitement symptomatique de l'anémie (transfusion) et traitement conservateur de l'insuffisance rénale (*Lasilix,* apports hydriques, protidique et potassique contrôlés, éventuellement dialyse péritonéale), de l'hypertension artérielle.

Le recours aux méthodes d'épuration extra-rénale a transformé le pronostic vital ; le taux de mortalité de la phase aiguë reste cependant voisin de 5 %.

Pronostic favorable dans 70 % des cas avec reprise de la diurèse en une semaine. Sinon, la biopsie rénale permet de faire l'évaluation pronostique.

SYNDROME D'HYPERVENTILATION OU SPASMOPHILIE

Définition

La spasmophilie est une prédisposition aux crises de tétanie normocalcémique. Elle est caractérisée par une hyperirritabilité neuromusculaire particulière. Elle est considérée comme proche des attaques de panique.

La spasmophilie est à différencier des tétanies hypocalcémiques (hypoparathyroïdies).

Son origine n'est pas connue. Il semble à peu près admis que le phénomène d'hyperexcitabilité neuromusculaire coïncide avec une personnalité très voisine de l'hystérie (*cf.* illustration).

Signes essentiels

La banalité des signes laisse un doute quant à leur appartenance directe à l'hyperexcitabilité.

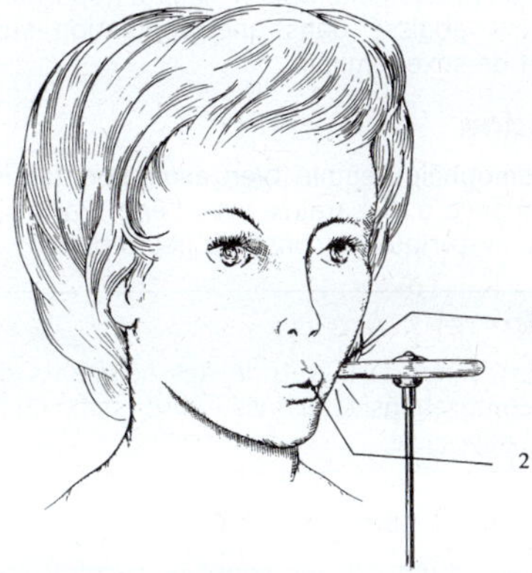

Signe de Chvostek. 1. lieu de percussion ; 2. contraction des lèvres.

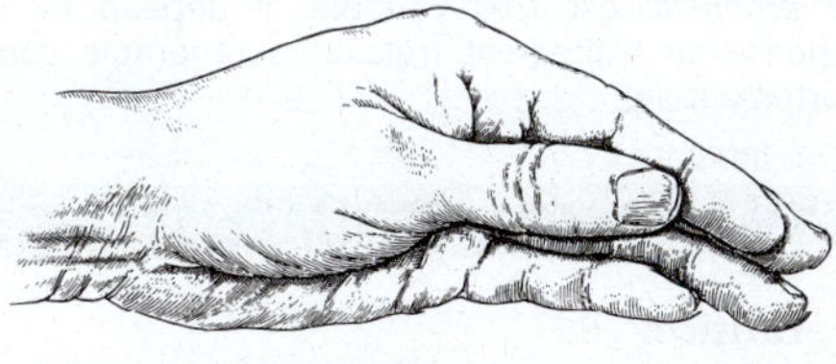

Main d'accoucheur.

Les malaises lipothymiques sont très fréquents, associés à des sanglots et à une respiration saccadée.

L'asthénie peut s'associer aux céphalées, palpitations, troubles digestifs ou rachialgies.

Lors des malaises, une crise de tétanie avec contractures de la main peut survenir.

L'examen clinique recherche un signe de Trousseau rarement retrouvé (la pose d'un garrot déclenche un accès de contracture en main d'accoucheur) et un signe de Chvostek (déviation en éclair de la commissure labiale après percussion à mi-distance de la ligne lobe de l'oreille – commissure labiale).

Un bilan paraclinique est parfois utile.

• Le bilan sanguin recherche une hypocalcémie et une hypomagnésémie ; en particulier le calcium ionisé peut être abaissé préférentiellement.

• L'EEG montre une réactivité exagérée à l'hyperpnée qui ne peut être vraiment considérée ni comme spécifique, ni comme constante.

L'électromyogramme au cours d'épreuves de facilitation permet la détection de doublets, triplets ou multiplets. C'est actuellement le critère le moins discutable, mais il n'est pas pathognomonique. Cela semble un phénomène dont le seuil d'apparition est nettement abaissé dans une population surtout jeune et de sexe féminin.

Évolution

La spasmophilie semble bien avoir spontanément une tendance à disparaître avec l'âge. Parfois, une névrose hystérique se constitue peu à peu.

> **+ Surveillance**
>
> Elle est clinique. L'attitude des soignants doit être compréhensive et rassurante, sans indifférence excessive.

Traitement et pronostic

On essaie d'obtenir un contrôle respiratoire en induisant une relaxation.

Le traitement de fond en cas de récidive peut nécessiter une psychothérapie.

Le pronostic est très variable, il dépend de la réponse au traitement (relaxation, thérapie comportementale).

SYNDROME INTERMENSTRUEL

Définition

Douleur et hémorragies intermenstruelles caractérisent le syndrome intermenstruel. Il est apparemment lié à l'ovulation, bien que le mécanisme exact en soit mal connu.

Signes cliniques

La douleur intermenstruelle est d'intensité et de durée variables. L'hémorragie d'abondance variable peut ou non s'y associer.

Traitement

Le plus souvent : aucun (traitement symptomatique).

Si la nature fonctionnelle de l'hémorragie n'est pas évidente, il faut en rechercher l'étiologie.

SYNDROME DE JONCTION

Voir *Hydronéphrose*.

SYNDROME DE MENACE

Définition

Le syndrome de menace ou angor instable est caractérisé par une aggravation des douleurs angineuses qui deviennent plus fréquentes, plus longues qui surviennent même au repos et qui deviennent moins sensibles à la trinitrine sublinguale (angor crescendo). Il peut aussi constituer le mode de révélation d'une insuffisance coronaire (angor de novo).

Physiopathologie

La déstabilisation de l'angor est due à des phénomènes de thrombose coronaire avec alternance d'occlusion et de réouverture de l'artère. Un spasme coronarien peut éventuellement s'ajouter au mécanisme thrombotique.

Signes cliniques

On précise à l'interrogatoire la fréquence des crises angineuses, leurs caractéristiques, leur durée et leur sensibilité à la trinitrine sublinguale.

Une douleur angineuse de plus de 30 minutes doit faire suspecter un infarctus du myocarde.

Examens complémentaires

Dès l'arrivée en soins intensifs cardiologiques, on pratique :

• un bilan biologique sanguin avec des enzymes cardiaques qui restent le plus souvent normales dans un syndrome de menace ;

• un électrocardiogramme douze dérivations de repos. On retrouve alors des anomalies de la repolarisation à type de sous-décalage du segment ST, d'inversion de l'onde T ou d'ondes T diphasiques.

Évolution

Si le diagnostic de syndrome de menace est confirmé, en cas de revascularisation envisageable, on pratique une coronarographie après quelques jours de stabilisation par le traitement médical.

Si la douleur a été peu typique et en l'absence de critères diagnostiques formels à l'électrocardiogramme, on pratique une épreuve d'effort pour confirmer ou infirmer une origine coronarienne.

L'évolution d'un syndrome de menace peut se faire vers l'infarctus du myocarde (→).

Traitement

Hospitalisation en urgence en unité de soins intensifs cardiologiques :

- repos complet au lit pendant les deux premiers jours, le temps que le traitement stabilise les symptômes ;
- traitement anticoagulant par héparine de bas poids moléculaire à doses efficaces ;
- traitement antiagrégant plaquettaire (→) par l'aspirine débuté d'emblée ;
- traitement vasodilatateur et antispastique par trinitrine intraveineuse (voir tableau ci-dessous) ;
- traitement β-bloquant (→) en l'absence de contre-indication afin de ralentir la fréquence cardiaque et de diminuer les besoins myocardiques en oxygène ;
- traitement hypocholestérolémiant de type statine (*Zocor*, *Tahor*) ;
- utilisation d'autres antiangineux en association ou en cas de contre-indication des β-bloquants : inhibiteurs calciques essentiellement (→).

DÉRIVÉS NITRÉS INJECTABLES

(DCI) *NOM DU MÉDICAMENT*	PRÉSENTATION	POSOLOGIE
Trinitrine : *Nitronal injectable*	amp. à 1 mg/mL	0,5 à 10 mg/h
Isosorbide dinitrate : *Risordan injectable*	amp. à 10 mg/10 mL	1 à 8 mg/h

Mise en garde :
- les dérivés nitrés injectables s'utilisent en perfusion intraveineuse à la seringue électrique ;

Action :
Effet vasodilatateur puissant mixte artériel et veineux avec un délai d'action rapide.

Indications :
- syndrome de menace, angor instable ;
- infarctus du myocarde à la phase aiguë ;
- œdème aigu pulmonaire.

Contre-indications :
- collapsus cardio-vasculaire (pression artérielle systolique inférieure à 90 mmHg) ;
- cardiomyopathie obstructive.

Effets secondaires :
- chute tensionnelle voire collapsus cardio-vasculaire ;
- céphalées.

Surveillance :
Traitement à utiliser de préférence en unités de soins intensifs sous surveillance continue de la pression artérielle et de la fréquence cardiaque.

SYNDROME NÉPHROTIQUE

Définition

Le syndrome néphrotique se caractérise par l'association :

- *d'une protéinurie permanente* supérieure à 3 g/24 heures, pouvant dépasser 20 g/24 heures, sélective ou non sélective suivant le type de néphropathie ;
- *d'une hypoprotidémie* inférieure à 60 g/L, souvent à 40 g/L, due essentiellement à une hypoalbuminémie inférieure à 30 g/L ;
- *d'un tracé électrophorétique* montrant également une hyper-α2-globulinémie et une hypo-γ-globulinémie.

À ces trois éléments définissant le syndrome néphrotique, s'ajoutent fréquemment :

- *une hyperlipidémie* portant sur toutes les fractions lipidiques : cholestérol, triglycérides, phospholipides ;
- *des œdèmes généralisés* : ils peuvent se traduire par une simple prise de poids, le plus souvent ils sont majeurs : œdèmes déclives, blancs, mous, indolores, prenant l'empreinte du doigt (signe du godet), épanchements des séreuses et œdèmes viscéraux.

Un syndrome néphrotique est dit *pur* s'il n'y a ni anomalie cytologique urinaire, ni HTA, ni insuffisance rénale.

Causes des syndromes néphrotiques

Le syndrome néphrotique traduit toujours une lésion glomérulaire. Certains sont primitifs (→ Glomérulonéphrites chroniques primitives), d'autres sont secondaires (→ Glomérulonéphrites secondaires), certains apparaissent à la naissance (néphropathie familiale).

Évolution

Outre les crises douloureuses abdominales, *les complications propres au syndrome néphrotique* sont :

- les thromboses vasculaires : veineuses (phlébite, thrombose des veines rénales, etc.), artérielles ;
- les embolies à partir des thromboses ;
- les infections.

L'évolution du syndrome néphrotique chez l'enfant comme chez l'adulte suit celle de la néphropathie glomérulaire :

- régression accompagnant un traitement efficace ;
- disparition accompagnant la dégradation complète de la fonction rénale (forme proliférative) ;
- persistance ou aggravation accompagnant les néphropathies pour lesquelles aucun traitement n'est efficace : le syndrome néphrotique peut persister des années si l'évolution de la néphropathie est lente (maladie à dépôts) ;
- rechute : néphropathie nécessitant un traitement constant.

✚ Éléments de surveillance

L'apparition d'un syndrome néphrotique au cours de l'évolution d'une glomérulonéphrite chronique est un élément de mauvais pronostic. Les malades sont suivis sur leur poids, les œdèmes, la diurèse, les ionogrammes sanguins et urinaires, la créatininémie.

Traitement

C'est celui de la néphropathie causale s'il existe et le traitement symptomatique : repos, régime désodé, anticoagulants. L'association de furosémide et d'inhibiteur de l'enzyme de conversion peut réduire la protéinurie. Les statines sont indiquées en cas de syndrome néphrotique d'une longue durée.

SYNDROME DES OVAIRES POLYMICROKYSTIQUES (PCOS) OU DYSTROPHIES OVARIENNES

Définition

En 1935, Stein et Leventhal ont décrit le syndrome dit des ovaires polykystiques. Celui-ci se retrouvait chez un type de femmes stériles, oligo-aménorrhéiques, possédant deux gros ovaires lisses indolents, avec de nombreux petits kystes sous une coque fibreuse. Ce syndrome s'associe souvent à une obésité, à une hypertrichose.

Causes et mécanismes

C'est une maladie auto-entretenue.

Il existerait une hypersensibilité hypophysaire au LH-RH entraînant une hypersécrétion de LH. À l'hypersécrétion de LH succède une production ovarienne accrue d'androgènes, en particulier d'androstènedione, cause possible de virilisation, mais contribuant aussi au maintien d'un taux élevé d'œstrogènes par conversion périphérique. Ce taux élevé d'œstrogènes engendre à son tour une augmentation de la réponse hypophysaire au LH-RH endogène qui accentue l'hypersécrétion de LH.

La sécrétion discordante entre FSH et LH serait responsable de la mauvaise maturation folliculaire, d'où suppression du pic préovulatoire d'œstradiol et finalement absence d'ovulation par absence de sélection du follicule dominant.

Signes essentiels

Cliniques :

- spanioménorrhée anovulatoire progressive aboutissant à l'anovulation ;
- associée dans 40 % des cas à une obésité, et dans 70 % des cas à un hirsutisme, de l'acné, une hyperséborrhée ; l'examen gynécologique combiné au palper abdominal montre une hypertrophie ovarienne bilatérale dure et lisse, invariable.

Examens paracliniques :

- *l'échotomographie* montre la présence de plus de 12 follicules de 2 à 3 millimètres de diamètre dans chaque ovaire et l'augmentation de volume de ceux-ci ;
- *la cœlioscopie* montre des ovaires ovoïdes, réguliers, de couleur gris perle ou blanchâtre, de même grosseur que l'utérus sans follicules visibles ;
- les dosages hormonaux :
  - statiques : œstrogènes (valeurs modérées 15 à 35 µg/mL), prégnandiol (constant, bas < 1 mg), androstènedione plasmatique (supérieur à 3 ng/mL), testostérone libre,
  - dynamiques : test au LH-RH (au cours de ce test, la FSH s'élève normalement, par contre la LH a une réponse explosive).

Traitement

Traitement de la stérilité :

- citrate de clomifène ; ce n'est qu'en cas d'échec du clomifène que l'on proposera une résection cunéiforme des ovaires ;
- analogue du LH-RH ou FSH pure et fécondation in vitro (FIV) pour éviter les hyperstimulations.

Traitement en dehors du désir de grossesse : il se fait par un apport séquentiel de progestatifs, une réduction du surpoids et le traitement de l'hirsutisme par antiandrogène.

SYNDROME POSTPÉRICARDOTOMIE

Définition

Syndrome pleuro-péricardique observé après une intervention chirurgicale ayant comporté l'ouverture du péricarde.

Causes et mécanismes

Il semble s'agir d'un phénomène immunologique.

Signes cliniques

Ce sont essentiellement :

- la douleur, de type péricarditique ;
- et la fièvre qui peut être très élevée.

Signes paraclinique

On observe :

- un syndrome inflammatoire majeur ;
- *à l'électrocardiogramme et à l'échocardiographie :* signes de péricardite ;
- *la radiographie du thorax* peut montrer un épanchement pleural.

Évolution

Elle est pratiquement toujours bénigne.

Traitement

Abstention thérapeutique le plus souvent.

Traitement anti-inflammatoire si les signes cliniques sont très gênants.

SYNDROME PRÉMENSTRUEL

Définition

On désigne sous l'appellation syndrome prémenstruel un ensemble de manifestations survenant dans la période qui précède les règles. Ces manifestations sont presque constantes dans les années qui précèdent la ménopause.

Causes et mécanismes

Ce syndrome résulte le plus souvent d'une action hormonale déséquilibrée, par insuffisance lutéale après l'ovulation.

Signes cliniques

Manifestations cliniques très polymorphes apparaissant le plus souvent 3 à 5 jours avant les règles, mais disparaissant avec la survenue de ces dernières.

Elles peuvent être groupées en trois rubriques.

Manifestations congestives :

- congestion des seins : les seins sont tendus, durs, avec une hyperesthésie cutanée rendant impossible le port du soutien-gorge ;
- congestion abdomino-pelvienne isolée ou non : la femme se plaint de « prendre du ventre » et de se sentir ballonnée ;
- rétention d'eau avec une prise de poids de 1 à 2 kg.

Manifestations nerveuses :

- soit simple : nervosité, irritabilité, anxiété, troubles du sommeil, etc. ;
- soit bouffées délirantes, survenue de migraines, recrudescence de crises d'épilepsie, etc.

Manifestations viscérales :

- symptômes digestifs : crises de diarrhée ou constipation, dyspepsie, colite ;
- symptômes respiratoires et laryngés : enrouement prémenstruel, asthme ;
- poussée d'herpès prémenstruel.

Traitement

Quel que soit le traitement, celui-ci doit être prolongé, associant :

- *des progestatifs de synthèse* comme l'acétate de chlormadinone (*Lutéran 5*, 1 cp par jour du 16e jour au 25e jour du cycle) ou l'acétate de noréthistérone (*Primolut-Nor*, 10 mg par jour les mêmes jours) ou nomégestrol acétate (*Lutényl*, 1 cp par jour du 16e au 25e jour du cycle) ou progestatifs en continu ;
- *de la progestérone naturelle* par voie percutanée pour les troubles mammaires ;
- *une psychothérapie active*.

SYNDROMES NEUROLOGIQUES PARANÉOPLASIQUES

Définition

Les syndromes paranéoplasiques sont des manifestations parfois dermatologiques, endocriniennes, mais souvent neuromusculaires survenant au cours de l'évolution d'un cancer, reliées à celui-ci, mais n'étant pas la conséquence d'un envahissement néoplasique direct.

Ils peuvent se révéler en même temps que le cancer ou au cours de l'évolution de celui-ci, mais ils *peuvent aussi précéder la découverte du cancer*, et devant ces tableaux neurologiques apparemment primitifs, il faut savoir rechercher un cancer viscéral associé.

Le cancer en cause est le plus souvent *bronchique* (50 % des cas) mais tous les épithéliomas ont été signalés. Les lymphomes, les leucémies, la maladie de Hodgkin peuvent donner également des syndromes neurologiques paranéoplasiques.

Enfin, *le pronostic* de ces syndromes est lié à celui de l'affection maligne sous-jacente.

Principaux syndromes paranéoplasiques neurologiques

• *L'atrophie cérébelleuse subaiguë* : les signes cliniques observés sont un syndrome cérébello-vestibulaire, des troubles de l'oculomotricité.

• *La neuropathie sensitive de Denny-Brown* révèle et/ou accompagne surtout les cancers bronchiques. Le tableau se constitue progressivement : paresthésies des 4 membres, ataxie, douleurs, abolition des réflexes ostéo-tendineux, troubles de la sensibilité d'abord vibratoire (diapason), puis globale.

• *L'encéphalite limbique* avec au premier plan un trouble mnésique, du fait d'une atteinte de la face interne des deux lobes temporaux.

• *Le syndrome de Lambert-Eaton* est associé dans 70 % des cas à un cancer, surtout bronchique. Il s'agit d'une *fatigabilité musculaire anormale à l'effort* au niveau des membres associée à des douleurs et à une sécheresse buccale. Elle *rappelle le phénomène myasthénique* mais ne touche pas les muscles du carrefour aérodigestif et oculaire. Le syndrome de Lambert-Eaton peut se différencier de la myasthénie *par un électromyogramme* grâce à la mise en évidence du phénomène de potentiation (la tétanisation du muscle corrige son déficit).

• *Les* dermatomyosites *et* polymyosites (→) de l'adulte sont associées dans 20 % des cas environ à un cancer qu'elles peuvent révéler.

• *Polyradiculonévrites paranéoplasiques*.

• Enfin, il existe des *neuromyopathies paranéoplasiques* associant une atteinte myogène et neurogène périphérique.

• La recherche *d'anticorps antineuronaux* (Anti-HU, Anti-YO, etc.) peut permettre de rapprocher un type de manifestation neurologique du cancer en cause.

SYNDROME DE L'X FRAGILE, OU DU CHROMOSOME X FRAGILE (X FRA)

Définition

Retard mental héréditaire lié à une anomalie (présence d'un site fragile) sur le chromosome X (1 garçon atteint sur 4 000 naissances). Mode de transmission complexe soit par la mère à ses enfants (garçons et filles) soit par le père à ses petits-enfants de sexe masculin. Atteinte plus sévère et 2 fois plus fréquente chez le garçon.

Signes essentiels

Retard mental. Comportement autistique. Épilepsie. Hyperlaxité ligamentaire. Dysmorphie faciale surtout marquée chez l'adulte.

Examens paracliniques

Technique de biologie moléculaire (PCR) à la recherche de l'X fragile.

Prise en charge

Éducation spécialisée. Conseil génétique.

SYPHILIS

Définition

La syphilis (ou vérole) est une MST due à un spirochète : *Treponema pallidum* (tréponème pâle) qui n'est pas cultivable.

Épidémiologie

La syphilis est encore très fréquente à travers le monde ; seule la syphilis tertiaire décline. Il existe à l'heure actuelle de nombreuses formes atypiques dues à l'utilisation fréquente d'antibiotiques pour d'autres pathologies. Il est donc recommandé de rechercher une syphilis latente chez la femme enceinte pendant le premier trimestre de grossesse, de penser à la syphilis devant toute ulcération génitale, devant toute éruption de l'adulte, du corps, des paumes ou des plantes des pieds, de rechercher une syphilis chez les sujets à risque.

Signes essentiels

Cliniques

L'incubation dure trois semaines :

• la période primaire est marquée par le chancre : au niveau du *gland* c'est une érosion plane, lisse, indolore, rose jambonné, reposant bientôt sur une base indurée. L'adénopathie inguinale apparaît au bout d'une semaine, elle est unique ou multiple. *Les formes cliniques sont nombreuses : selon l'aspect* (chancre punctiforme ou fissuraire, croûteux, ulcéreux, multiple) ; selon le siège (du frein, du méat, cutané du fourreau ou du pubis, vulvaire, vaginal, du col, buccal, amygdalien, etc.) ; *associés* à un chancre mou de Ducrey ;

• la période secondaire peut s'étendre du 2e mois à la 4e année. La première floraison est marquée de quelques signes généraux (fièvre, céphalées, douleurs osseuses) et comprend des polyadénopathies et une éruption difficile à voir : la *roséole*. Des érosions muqueuses (également contagieuses) se voient au niveau de la bouche et des muqueuses génitales. Une alopécie en clairière est possible. La syphilis de 2e floraison comporte des *syphilides papulo-squameuses* cuivrées, à base indurée, prédominant aux orifices, aux paumes des mains et des plantes des pieds ;

• la période tertiaire : seuls quelques patients feront des complications tardives 2 à 20 ans après la contamination. La syphilis tertiaire se caractérise par une destruction et une sclérose des tissus conduisant au décès.

Manifestations cardio-vasculaires : anévrisme de la crosse de l'aorte, aortite avec ou sans insuffisance aortique.

Manifestations cutanées : les *gommes* siègent dans les tissus sous-cutanés, les muqueuses, les os, les viscères, le système nerveux central. Ce sont des nodules de la taille d'une noisette, non douloureux, non contagieux, qui se ramollissent, s'ulcèrent et cicatrisent.

Manifestations neurologiques : la paralysie générale entraîne non pas une paralysie, mais une détérioration rapide des facultés intellectuelles. Le tabès apparaît plus tardivement réalisant une sclérose des cordons postérieurs de la moelle épinière et des méninges.

Examens complémentaires : le tréponème se recherche (à partir d'un grattage du chancre, d'une ponction ganglionnaire, d'une lésion cutanée ou muqueuse de la période secondaire) à *l'ultramicroscope sur fond noir*. C'est le seul examen positif avant le dixième jour. Cet examen n'a pas d'intérêt pour les chancres buccaux en raison de la présence de spirochètes saprophytes dans la bouche.

Interprétation des sérologies syphilitiques : la positivité des tests sérologiques syphilitiques n'est pas synonyme de syphilis chez les patients d'origine d'un pays tropical en raison de la présence de tréponématose non vénérienne (Béjel, Pian, Caraté). Plusieurs situations sont envisageables :

• les VDRL et TPHA négatifs : pas de syphilis, syphilis primaire dans les premiers jours du chancre (moins de 5 jours), syphilis traitée précocement et guérie ;

• TPHA et VDRL positifs : il s'agit d'une tréponématose vénérienne ou non vénérienne ;

• TPHA négatif et VDRL positif : il s'agit d'un faux positif du VDRL, observé au cours des maladies infectieuses telles que les viroses (infections par le VIH), les parasitoses, diverses maladies bactériennes et des maladies non infectieuses comme les maladies systémiques, la toxicomanie intraveineuse, les dysglobulinémies, les hépatopathies chroniques enfin au cours de la grossesse ;

• VDRL négatif et TPHA positif, séquelles sérologiques d'une tréponématose non vénérienne, syphilis tertiaire, séquelle sérologique d'une syphilis (guérie) chez l'immunocompétent.

Le diagnostic de la neurosyphilis repose sur la présence d'une hyperprotéinorachie, d'une lymphocytose du LCR, et de la positivité du VDRL ou du FTA-ABS (immunofluorescence) dans le liquide céphalorachidien.

Relation VIH-syphilis

Le chancre favorise la contamination par le virus VIH. L'infection VIH aggrave la symptomatologie de la syphilis primo-secondaire.

Le VDRL peut être faussement positif au cours de l'infection par le VIH. Des sérologies peuvent être faussement négatives dans les formes évoluées de l'infection par le VIH. La ponction lombaire est systématique en cas de syphilis au cours de l'infection par le VIH, la réponse au traitement est diminuée en cas de co-infection (*cf.* illustration).

Traitement

La pénicilline G est le traitement de référence bactéricide sur le tréponème. La préférence va à l'utilisation retard (*Extencilline, une seule injection*). En cas d'allergie aux pénicillines, les cyclines sont utilisées.

La réaction de Jarish Herxheimer est une aggravation des manifestations cliniques au début du traitement antibiotique dans la syphilis secondaire floride, cette réaction doit être prévenue par

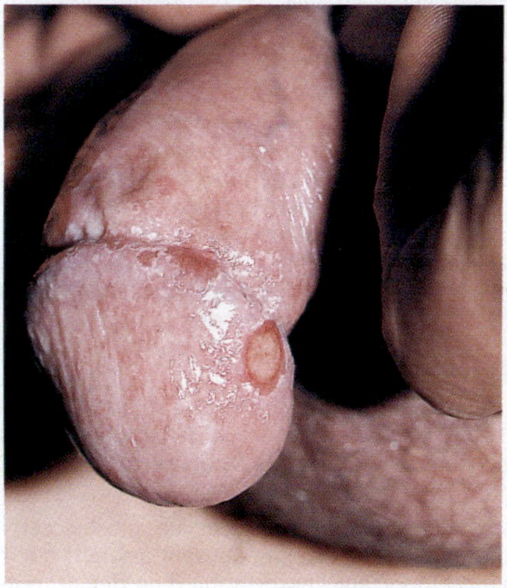

Syphilis (chancre du gland).

l'administration conjointe de prednisone à la posologie de 0,5 mg/kg/j. la veille et pendant les 3 premiers jours de traitement.

• Le dépistage et le traitement du ou des partenaires doivent être systématiques.

Prévention

Rapports sexuels protégés par des préservatifs.

> **Pour la pratique, on retiendra :**
>
> Maladie rare dans les années 80, recrudescence importante depuis 1999 chez les homosexuels masculins.
> Maladie très contagieuse, avec un risque de transmission de 30 à 40 % chez le partenaire.
> La forme primaire est un chancre sur les organes génitaux.
> Le diagnostic est clinique et sérologique.
> Nécessité d'un dépistage des sujets à risque (au minimum une fois par an quand les risques sont répétés), des femmes enceintes lors du premier examen prénatal. Risque de transmission du VIH plus important en cas de co-infection.

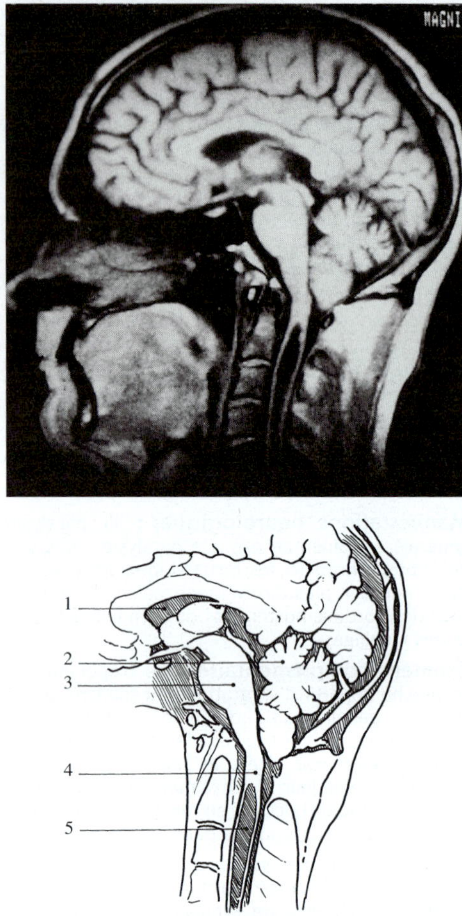

Cliché d'IRM illustrant la présence dans la moelle d'une cavité syningomyélique, associée à une petite malformation d'Arnold Chiari. 1. IIIe ventricule ; 2. Cervelet ; 3. Protubérance ; 4. Moelle ; 5. Fente syringomyélique.

SYRINGOMYÉLIE

Définition et étiologies

Il s'agit d'une maladie de l'adulte. La syringomyélie peut se définir comme l'existence d'une *cavité intramédullaire*, plurisegmentaire et contenant du liquide sous tension. Elle concerne essentiellement la moelle cervicale mais parfois la fente syringomyélique peut concerner le bulbe rachidien : on parle alors de *syringobulbie* (*cf.* illustration).

Il existe *des syringomyélies primitives*, mais aussi des formes associées à une malformation d'Arnold-Chiari (→) et des formes secondaires à une *paraplégie traumatique*, ou à une réaction inflammatoire de l'enveloppe méningée appelée *arachnoïdite.* Il existe enfin des syringomyélies symptomatiques, d'une malformation vasculaire, d'une tumeur du trou occipital et surtout *d'une tumeur intramédullaire* (épendymome ou gliome).

Signes cliniques

Le début de l'affection est le plus souvent insidieux. Le tableau complet comprend des troubles moteurs et sensitifs lésionnels, des troubles trophiques et un syndrome sous-lésionnel.

Les troubles moteurs signant un niveau cervical comprennent une atteinte souvent asymétrique des mains comportant l'association d'un déficit moteur et d'une amyotrophie des petits muscles réalisant un aspect de main d'*Aran-Duchenne.* Un ou plusieurs réflexes ostéo-tendineux sont abolis aux membres supérieurs.

Troubles sensitifs : dysesthésies, douleurs importantes dans les *formes algiques* de la maladie. Il existe, surtout à l'examen, de manière très caractéristique une hypoesthésie puis une *anesthésie thermoanalgésique suspendue* : c'est-à-dire que le trouble sensitif ne touche que la sensibilité au chaud, au froid et à la douleur et qu'il est limité topographiquement entre deux niveaux radiculaires.

Les troubles trophiques : *arthropathies nerveuses* touchant en particulier l'articulation de l'épaule, une *cyphoscoliose dorsale*, un aspect dit « succulent » des mains avec œdème, des panaris et des maux perforants.

Le syndrome sous-lésionnel réalise inconstamment une paraparésie lentement évolutive des membres inférieurs.

Examens complémentaires

Le seul examen indispensable est la résonance magnétique (IRM) médullaire qui étudiera dans le même temps la jonction bulbo-médullaire à la recherche d'une malformation osseuse associée.

L'évolution est difficilement prévisible

Une syringomyélie peut présenter des périodes de stabilité prolongée, mais aussi des périodes d'évolutivité avec risque d'aggravation relativement rapide.

Traitement

Il sera réalisé en milieu neurochirurgical.

L'indication opératoire concerne essentiellement les formes algiques, les formes évolutives et les formes associées à une malformation d'Arnold-Chiari et consiste en un drainage de la poche syringomyélique et/ou un élargissement du trou occipital.

T

TACHYCARDIE SINUSALE

Définition

Accélération du rythme normal au-dessus des limites physiologiques au repos : 100 par minute chez l'adulte.

Causes et mécanismes

Tachycardie sinusale symptomatique au cours de :

- épisodes fébriles, anémies ;
- état de choc, poussée d'insuffisance cardiaque ;
- hyperthyroïdie.

Tachycardie sinusale essentielle : chez les sujets neurotoniques, émotifs, ou lors d'abus de café, thé, tabac.

TACHYCARDIES SUPRAVENTRICULAIRES

Définition

Tachycardie dont le point de départ de l'activation ventriculaire est situé au-dessus de la division du faisceau de His.

Classification

Selon l'analyse de l'électrocardiogramme :

- *tachycardie sinusale* (→) ; l'activation part du nœud sinusal ;
- *tachycardie auriculaire :* l'activation part d'un point de l'oreillette, en dehors du nœud sinusal (→ Tachysystolie auriculaire) ;
- fibrillation et flutter auriculaires (→) ;
- *tachycardies nodales ou jonctionnelles :* l'activation part du tissu nodal de la jonction auriculo-ventriculaire ;
- *tachycardie supraventriculaire paroxystique ou maladie de Bouveret :* elle réalise des crises de tachycardie à début et fin brusques. Elle survient sur des cœurs sains en apparence ou porteurs d'un syndrome de préexcitation ventriculaire.

Diagnostic électrocardiographique

Les complexes ventriculaires sont fins.

La forme et la place de l'onde P par rapport au complexe QRS permettent de définir le point de départ de l'activation.

TACHYCARDIES VENTRICULAIRES

Définition

Trouble du rythme grave où les contractions ventriculaires sont déclenchées par un foyer ectopique d'excitation ventriculaire. Son traitement est urgent.

Causes et mécanismes

Les tachycardies ventriculaires se rencontrent principalement au cours de l'infarctus du myocarde à la phase aiguë, parfois à distance, mais traduisent alors une ectasie ventriculaire ; elles viennent également compliquer les myocardiopathies évoluées et peuvent également être le fait d'une anomalie congénitale (dysplasie arythmogène du ventricule droit).

Il existe deux mécanismes différents possibles : soit un foyer irritatif, soit un mécanisme de réentrée.

Diagnostic

Il repose sur l'électrocardiogramme, l'aspect réalisé est celui d'une tachycardie (entre 150 et 250 par minute) et il existe trois critères classiques permettant de porter le diagnostic de tachycardie ventriculaire (*cf.* illustration) :

- *l'élargissement du complexe ventriculaire* ;
- *la dissociation auriculo-ventriculaire :* l'activité auriculaire marquée par les ondes P est indépendante de l'activité ventriculaire ;
- *l'existence de complexes de fusion ou de capture :* la capture se traduit par un complexe ventriculaire normal, fin et la fusion réalise un complexe intermédiaire entre le complexe normal et celui, élargi, de la tachycardie (→).

Évolution

La durée de la tachycardie est variable, de même que la tolérance de celle-ci. La tolérance est d'autant moins bonne que la tachycardie est rapide et que le muscle cardiaque est pathologique. L'arrêt de l'épisode peut être spontané ou provoqué par le

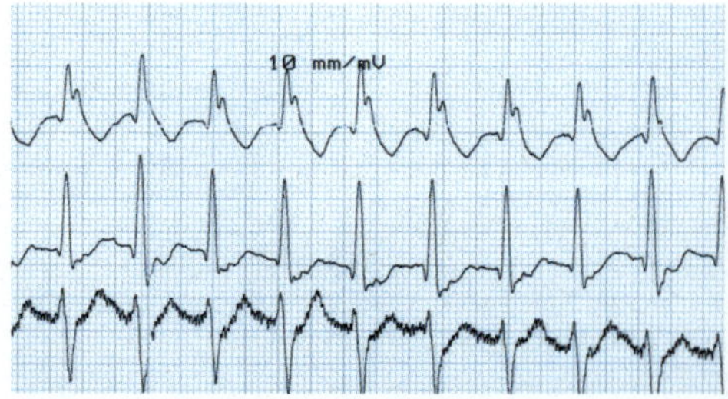

Tachycardie ventriculaire (TV) : tachycardie régulière à complexes larges.

traitement. Le pronostic vital est mis en jeu à chaque fois du fait du risque de passage en fibrillation ventriculaire (→) mortelle, en particulier dans le cadre d'un infarctus du myocarde.

Traitement

Une tachycardie ventriculaire soutenue durant plus de 30 secondes nécessite l'hospitalisation d'urgence en unités de soins intensifs cardiologiques. Le traitement dépend de la tolérance clinique :

• en cas de bonne tolérance, on tente de réduire la tachycardie par un antiarythmique injectable : *Xylocaïne* ou *Cordarone* le plus souvent ;

• en cas d'échec des antiarythmiques ou en cas de mauvaise tolérance (arrêt cardiaque, douleur angineuse, œdème pulmonaire), on pratique un choc électrique externe.

TACHYSYSTOLIE AURICULAIRE

Définition

La tachysystolie est une activité automatique des oreillettes qui battent de 200 à 320 par minute. La fréquence des ventricules est généralement deux fois moins rapide (100 à 160 par minute).

Causes et mécanismes

Elle est due à la dépolarisation rapide d'un foyer ectopique auriculaire, qui siège en un point quelconque du myocarde auriculaire en dehors du nœud sinusal et du nœud d'Aschoff-Tawara. Les causes sont :

- le surdosage digitalique ;
- les cardiopathies valvulaires, surtout mitrales ;
- l'insuffisance respiratoire chronique, décompensée ;
- les péricardites aiguës, l'embolie pulmonaire.

Parfois aucune cause n'est trouvée.

Aspect électrocardiographique

Ondes P individualisées avec retour à la ligne isoélectrique, très rapides autour de 220 par minute.

Complexes ventriculaires fins à une fréquence deux fois moins rapide (transmission d'un battement sur deux).

Traitement

Traitement de la cause éventuelle, notamment arrêt des digitaliques.

On essaie de restaurer un rythme sinusal par un traitement antiarythmique (généralement de la *Cordarone* par voie orale), avec systématiquement un traitement anticoagulant.

En cas d'échec, on peut proposer une stimulation auriculaire par sonde œsophagienne ou un choc électrique externe sous anesthésie générale.

TÆNIASIS

TÆNIASIS À TÆNIA SAGINATA

Définition, causes et mécanismes

Le « ver solitaire » ou *tænia inerme* ou *tænia du bœuf* est un ver plat, cestode parasite de l'homme, qui vit à l'état adulte dans l'intestin grêle. Le ver mesure de 4 à 8 m de longueur, sa tête ou scolex, minuscule, possède 4 ventouses.

Le corps est formé d'anneaux ou proglottis, dont les plus postérieurs (contenant des œufs) sont émis lors des défécations ou spontanément ; ingérés par un ruminant (le bœuf), l'embryon se développe en larve enkystée (cysticerque) dans le tissu musculaire. L'infestation humaine se fait par ingestion de viande crue ou mal cuite, et en 3 mois apparaît un tænia adulte éliminant des anneaux (*cf.* illustration).

Signes essentiels

Avant l'élimination des anneaux sont possibles : asthénie, troubles psychiques, anorexie, douleurs abdominales, urticaire et une éosinophilie de l'ordre de 30 %. À la période d'état, le diagnostic est fait sur l'examen des anneaux émis.

Traitement

La niclosamide (*Trédémine*) est très efficace : 2 prises de 2 cp à 1 heure d'intervalle mâchées avec très peu d'eau le matin à jeun.

Prévention

Éviter de consommer de la viande de bœuf et de porc insuffisamment cuite, contrôle des abattoirs.

TÆNIA SOLIUM

Définition, causes et mécanismes

Ce cestode, encore appelé *tænia armé* ou *tænia du porc*, peut parasiter l'homme à la fois à l'état adulte et à l'état larvaire (cysticercose humaine). Il est rare en Europe. La cysticercose est très répandue dans les pays en voie de développement.

Modes de contamination

• Tæniase : absorption de viande de porc insuffisamment cuite.

• Cysticercose : ingestion d'œufs par aliments ou eau souillée.

Signes essentiels

Ce sont soit un tæniasis, soit une cysticercose pouvant toucher le muscle, l'œil, l'encéphale.

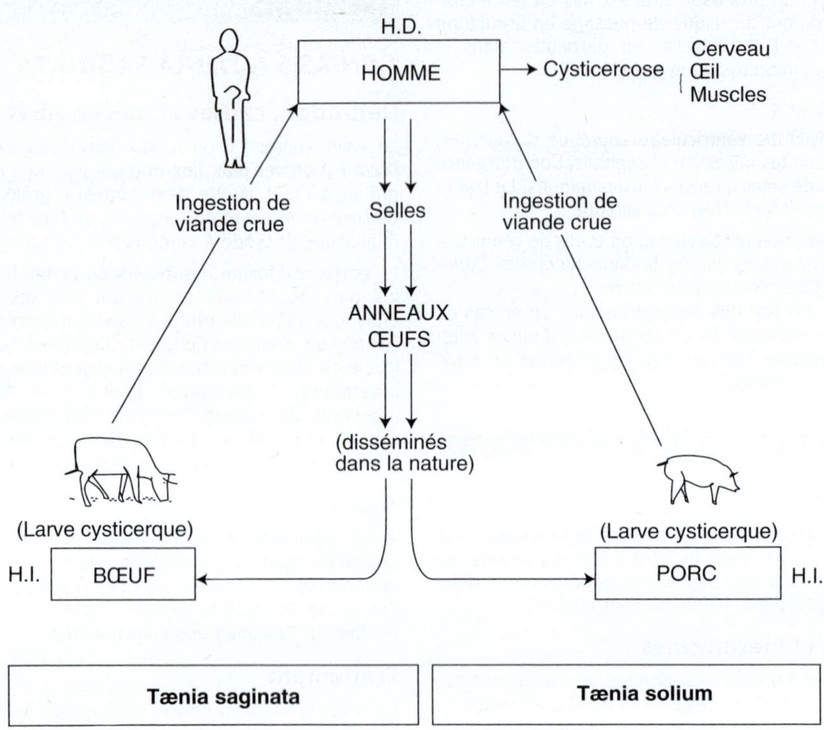

Cycles de Tænia saginata et Tænia solium. HD : hôte définitif ; HI : hôte intermédiaire.

ANTITÆNIASIS		
Niclosamide : *Trédémine*	cp à 500 mg	*Adultes et enfants > 7 ans* : 2 cp le matin à jeun, 2 cp une heure plus tard. *Enfants de 2 à 7 ans* : 1/2 dose. *Enfants < 2 ans* : 1/4 dose.

Action :
Agit au niveau du métabolisme hydrocarboné du ver et provoque une accumulation d'acide lactique entraînant la mort du tænia. Le tænia est rejeté entier ou fragmenté dans les selles.

Indications :
- *Taeniasis.*
- Douves intestinales et pulmonaires (n'existent pas en Europe).

Contre-indications :
Aucune.

Effets secondaires :
- Gastralgies, nausées et/ou vomissements (16 %), troubles du transit.
- Somnolence, céphalées, étourdissements.

Interactions :
Le médicament n'est pas absorbé ; l'absorption intestinale est favorisée par l'ingestion de boissons alcoolisées et les prises médicamenteuses.

Traitement

Contre le tæniasis, c'est la *Trédémine*. Contre les cysticerques mal tolérés, le traitement ne peut être que chirurgical.

TAMPONADE CARDIAQUE OU CONSTRICTION AIGUË DU CŒUR OU ADIASTOLIE AIGUË

Définition

Une tamponade est un collapsus provoqué par une compression aiguë des cavités cardiaques droites par un épanchement péricardique abondant ou rapidement constitué.

Causes et mécanismes

La tamponade peut compliquer n'importe quel épanchement péricardique (→ Péricardite aiguë).

La constitution rapide d'un épanchement péricardique abondant entraîne une compression des cavités droites. Le cœur droit ne peut plus se remplir (adiastolie), ce qui entraîne une dysfonction du ventricule gauche et une chute du débit cardiaque. L'augmentation de pression intrapéricardique lors de l'inspiration aggrave la chute du débit cardiaque et rend le pouls imperceptible.

Signes cliniques

Le patient est très gêné, dyspéique au moindre effort. On retrouve des signes de collapsus (pression artérielle basse et pincée, tachycardie).

La pression artérielle diminue franchement en inspiration profonde, avec disparition du pouls radial (pouls paradoxal de Küssmaul).

Il existe des signes francs d'insuffisance cardiaque droite : turgescence jugulaire avec reflux hépato-jugulaire.

Le diagnostic doit être évoqué surtout si un épanchement péricardique était antérieurement connu ou en postopératoire de chirurgie cardiaque.

Signes paracliniques

L'échographie cardiaque est faite en urgence et montre l'épanchement péricardique abondant avec écrasement des cavités droites et variation des flux en fonction de la respiration.

Si le diagnostic est confirmé à l'échographie cardiaque, on prélève un bilan sanguin préopératoire.

Traitement

Le traitement est le drainage chirurgical en urgence. Il se fait sous anesthésie générale par une incision sous-xyphoïdienne. On prélève du liquide et on pratique une biopsie du péricarde pour analyse bactériologique et histologique (afin d'éliminer une tumeur ou une tuberculose).

En cas d'arrêt cardiaque par désamorçage, on peut tenter un drainage percutané à l'aide d'un trocart enfoncé sous la pointe de l'apophyse xyphoïde. Le risque de ce geste est la perforation ventriculaire, mais il peut sauver la vie du patient.

TEIGNE

Voir *Dermatophyties*.

TEMPORO-MANDIBULAIRE (pathologie de l'articulation)

Les articulations temporo-mandibulaires font partie intégrante du système manducteur et relient la mandibule à la base du crâne. Elles participent à la mastication, la phonation, la déglutition et à l'esthétique du visage. Leurs physiologies sont étroitement liées à la morphologie dentaire occlusale.

La pathologie temporo-mandibulaire est dominée par ce qu'on appelle le syndrome algo-dysfonctionnel de l'appareil manducateur (SADAM).

Signes cliniques

La clinique associe de façons diverses :

- douleurs : locales (otalgies +++), régionales ou à distance (cervicalgies…) ;
- bruits articulaires (craquements…) ;
- subluxations ;
- limitation de l'ouverture buccale.

On note une forte prédominance féminine (> 75 %) avec une moyenne d'âge de 30 ans « femmes anxieuses et stressées ».

Classification anatomoclinique :

- pathologie musculaire des articulations temporo-mandibulaires sans atteinte méniscale ;
- dérangements internes des articulations temporo-mandibulaires ou luxations méniscales dont la gravité est déterminée par la position plus ou moins antérieure du ménisque et la réductibilité ou non de cette luxation ;
- complications à long terme :
  - anomalies synoviales (adhérences synoviales),
  - anomalies discales dégénératives (perforation…),
  - atteinte osseuse dégénérative, arthrose, ankylose.

Étiologie

La richesse des hypothèses étiologiques et la multiplicité des thérapeutiques témoignent de notre méconnaissance dans le domaine. Cependant, il est classique de présenter les facteurs étiologiques en 3 groupes :

- facteurs locaux de nature somatique (mal-occlusion, para-fonctionnel...) ;
- facteurs généraux (métabolique, hormonaux...) ;
- facteurs psychiques (troubles psychiques somatotropes considérés comme très importants).

Examens paraclinique

Le diagnostic du dérangement interne et des atteintes disco-ligamentaires repose sur l'IRM.

Le diagnostic des atteintes osseuses repose sur le scanner.

Traitement

Il n'existe pas d'attitude univoque ; de multiples traitements sont proposés : antalgiques, anti-inflammatoires, myorelaxants, gouttière occlusale, rééquilibration occlusale (meulage dentaire hypersélectif), orthodontie, rééducation, auto-gymnastique, psychothérapie, relaxation, infiltration, arthroscopie, chirurgie.

TENDINITES, TÉNOSYNOVITES ET BURSITES

Définition

On appelle *tendinites les manifestations inflammatoires ou dégénératives d'un tendon* à son insertion osseuse.

Les *ténosynovites sont caractérisées* par *l'extension de l'inflammation vers la gaine synoviale* du tendon, le long de celui-ci.

Une *bursite* est l'*inflammation* d'une *bourse séreuse de glissement.*

Causes

Le plus souvent, ces phénomènes sont localisés et sont dus à un *surmenage* d'un tendon, soit par mouvements professionnels ou domestiques, soit au cours d'exercices sportifs, ou après un mouvement brusque étirant le tendon.

Cependant ces affections peuvent révéler ou s'intégrer à des rhumatismes inflammatoires définis.

Signes cliniques

Toutes les tendinites et ténosynovites ont en commun des signes caractéristiques pour porter le diagnostic : moins une douleur à la palpation appuyée, qu'une douleur à l'étirement du tendon, et une douleur à la mise en tension contrariée du tendon.

Signes paracliniques

- Les *radiographies*, souvent normales, montrent parfois de très fines calcifications tendineuses. Certaines explorations sont quelquefois demandées pour faire un bilan des lésions : échographie, arthroscanner, IRM.
- Les *signes biologiques* dépendent de la maladie causale si elle existe.

Classification

La plupart des affections de l'épaule (→ Épaule [classification des affections de l']), les épicondylites (→ Coude [affections du]), les épines calcanéennes sont des tendinites d'insertion. Il y en a d'autres, la liste est longue.

La ténosynovite : ténosynovite chronique sténosante de De Quervain touche le long abducteur et le court extenseur du pouce (→ Poignets et mains [affections des]). Le doigt à ressort est constitué par une ténosynovite d'un fléchisseur d'un doigt. Il provoque un ressaut douloureux lors de l'extension (→ Poignets et mains [affections des]). Au pied, on décrit les ténosynovites du jambier antérieur, des péroniers latéraux etc.

Traitement

Repos, antalgiques, infiltrations cortisonées, anti-inflammatoires non stéroïdiens.

Mesures hygiéniques et rééducation visant à éviter les facteurs d'irritation, à l'origine de ces inflammations non spécifiques.

TERME DÉPASSÉ (grossesse prolongée)

Définition

La grossesse est dite à terme lorsque sa durée se situe entre 259 et 293 jours. Elle est qualifiée de prolongée lorsqu'elle excède 42 semaines d'aménorrhée, c'est-à-dire 294 jours (soit 9 mois et 1 semaine de grossesse). Elle est rare : 4 %.

Causes et mécanismes

Hormis les cas d'anencéphalie sans hydramnios où la prolongation peut être très longue, on ne retrouve pas de cause actuellement.

Signes essentiels

La patiente vient consulter parce que l'accouchement n'a pas eu lieu dans les délais prévus. L'interrogatoire s'enquiert des mouvements actifs : ils sont parfois diminués, ce qui peut traduire une souffrance fœtale.

L'examen apporte peu de chose :

- modifications de la hauteur utérine, par comparaison avec l'examen précédent, surtout une baisse traduisant une diminution du liquide amniotique ;
- il faut rechercher le terme, car la confusion ne doit pas être faite avec une erreur de terme.

Bien des « termes dépassés » sont en réalité des « termes mal calculés ».

Le calcul du terme se fera sur :

- la date des dernières règles ;
- la longueur et l'irrégularité éventuelle des cycles ;
- la courbe de température ;
- la date d'une réaction de grossesse positive ;
- la date de perception des premiers mouvements actifs du fœtus (environ 4 mois 1/2 chez la primigeste, et 3 mois 1/2-4 mois chez la multigeste) ;
- l'appréciation du volume utérin et la hauteur utérine aux examens prénataux précédents ;
- le résultat d'une échographie faite entre 6 et 14 semaines.

Examens complémentaires

- *La radiographie fœtale*, pour l'étude des points d'ossification.
- L'échotomographie, pour mesurer les diamètres fœtaux et le placenta.

Ces examens permettent de dire que le fœtus a atteint 36-37 semaines, donc n'est plus prématuré, mais ne peuvent affirmer le dépassement de terme.

Pronostic et évolution

Dans les cas de véritables termes dépassés, le fœtus peut continuer à grandir et à grossir jusqu'à l'accouchement, ce qui est source de dystocie mécanique.

Mais, il peut surtout souffrir *in utero* et mourir avant, pendant ou après la naissance. L'enfant a un aspect caractéristique : maigre, fripé, les ongles et les cheveux longs, une peau recouverte d'enduit jaunâtre et desquamant largement.

Traitement

Si dépassement de terme réel :

- mise en milieu obstétrical pour surveillance fœtale : mouvements actifs, enregistrement du rythme cardiaque fœtal, amnioscopie à la recherche d'un liquide teinté, échotomographie et Doppler pour rechercher des signes de souffrance fœtale, d'oligoamnios et d'hypotrophie ;
- accouchement provoqué, voie basse ou voie haute suivant les conditions obstétricales, les antécédents :
  - antécédents de dépassement de terme avec mort in utero,
  - signes de souffrance fœtale.

TESTICULE FÉMINISANT

Voir *Ambiguïtés sexuelles*.

TÉTANOS

Définition

C'est une toxi-infection très grave due à l'atteinte du système neuromusculaire par l'exotoxine du bacille tétanique (ou bacille de Nicolaïer, *Clostridium Tetani*), qui est un germe à Gram négatif anaérobie strict, sporulé, se trouvant dans le sol et l'intestin de certains animaux.

Causes et mécanismes

Le germe se multiplie au niveau de la plaie (plaie souillée, anfractueuse ou au contraire minime, ulcère de jambe, avortement septique, intervention chirurgicale) et sécrète une toxine qui diffuse vers les centres nerveux.

Signes essentiels

Le *trismus* est le symptôme initial principal. Un faciès caractéristique l'accompagne bientôt : contraction des muscles peauciers du visage et du cou, aspect plissé des yeux.

Il existe une dysphagie.

Les contractures intéressent d'abord le tronc, puis les membres : tête en arrière, opisthotonos ; elles s'exagèrent en paroxysmes lors d'excitations de toute nature, et peuvent entraîner l'arrêt respiratoire par blocage thoracique ou spasme glottique. Dès le diagnostic (uniquement clinique) posé, il faut transférer le malade en milieu spécialisé.

Pronostic, surveillance, complications

La gravité est fonction de la rapidité de généralisation des contractures, de l'âge et du terrain.
Le malade trachéotomisé est placé sous assistance ventilatoire et on attend la disparition des signes toxiniques (3 à 4 semaines).
Les complications sont :
- celles de la réanimation (infections secondaires, maladie thromboembolique, décompensation d'une tare, etc.) ;
- les séquelles musculaires et articulaires.

Traitement

Traitement de la porte d'entrée si elle n'a pas guéri, pénicilline. Le traitement est surtout symptomatique : phénobarbital, *Valium* et respiration assistée. La seule prophylaxie est la vaccination antitétanique associée à la sérothérapie en l'absence de vaccination antérieure correcte.

TÉTRALOGIE DE FALLOT

Définition

La tétralogie de Fallot associe un rétrécissement de la voie pulmonaire, une communication interventriculaire, une dextroposition aortique et une hypertrophie ventriculaire droite.

Causes et mécanismes

Cardiopathie congénitale cyanogène la plus fréquente, l'élément essentiel en est le rétrécissement de la voie pulmonaire. La communication interventriculaire est large, l'aorte la chevauche et l'hypertrophie ventriculaire droite est surtout la conséquence de la sténose pulmonaire. La tétralogie de Fallot entraîne donc un shunt droit-gauche du fait du gradient entre ventricules droit et gauche, secondaire à la sténose pulmonaire. Le shunt est ainsi responsable d'une cyanose.

Signes essentiels

Cliniques : signes fonctionnels, cyanose, dyspnée d'effort, soif, hippocratisme digital, accroupissement (*squatting*) à l'effort. À l'auscultation : souffle systolique intense, maximal aux 2e-3e espaces intercostaux gauches avec deuxième bruit normal.

Paracliniques :

- *biologiques :* polyglobulie à la numération formule sanguine ;
- *radiologiques :* aspect de cœur en sabot avec coup de hache au niveau de l'arc moyen gauche, hypovascularisation pulmonaire ;
- *électriques :* surcharge ventriculaire droite systolique ;
- *échographiques :* les enregistrements TM et BD permettent de retrouver les différents éléments de la cardiopathie. Le Doppler pulsé et continu analyse les shunts et les sténoses ;
- *hémodynamiques :* au cathétérisme droit, passage direct de la sonde du ventricule droit dans l'aorte, égalité des pressions ventriculaires droite et gauche ;
- *à l'oxymétrie* : désaturation périphérique, pas de shunt gauche-droit ;
- *à l'angiocardiographie* : opacification simultanée de l'artère pulmonaire et de l'aorte, visualisation de la sténose pulmonaire.

Évolution

L'évolution spontanée est grave, émaillée de complications : accidents neurologiques par thrombose cérébrale ou abcès du cerveau, endocardite bactérienne, syncopes, accès de cyanose paroxystique.

Traitement

Toute tétralogie de Fallot doit être opérée.

Médical : éviter toute déshydratation, traiter toute infection, oxygénothérapie lors des poussées de cyanose.

Chirurgical :

- *méthodes palliatives :* de type anastomose de Blalock entre l'artère pulmonaire et l'artère sous-clavière, pratiquée de nécessité avant l'âge de 5-6 ans ;
- *méthodes radicales :* ouverture de la voie pulmonaire, fermeture de la communication interventriculaire sous circulation extracorporelle pratiquée de principe à partir de 5 ans, voire plus tôt si les conditions anatomiques sont favorables car les résultats de cette méthode sont en règle générale excellents.

THALASSÉMIES

Définition

Il s'agit d'anomalies héréditaires quantitatives de la synthèse la chaîne β de l'hémoglobine (β-thalassémie). La forme homozygote ou maladie de Cooley touche les sujets originaires du bassin méditerranéen, d'Afrique et d'Extrême-Orient. Les anomalies de synthèse de la chaîne α entraîne un décès in utéro ou (et surtout) des anémies légères à modérées.

Causes et mécanismes

Chez les homozygotes, l'absence de chaîne β entraîne d'une part une synthèse d'hémoglobine insuffisante et d'autre part une hémolyse par précipitation dans le globule rouge des chaînes α4.

Chez les hétérozygotes, la synthèse d'hémoglobine n'est que modérément perturbée.

Signes cliniques et paracliniques

Forme homozygote : il s'agit d'un enfant présentant une anémie microcytaire hypochrome, hypersidérémique, modérément régénérative. Le faciès est mongoloïde, la radio du crâne montre un aspect en « poils de brosse », il existe une hépatosplénomégalie. Les signes d'hémolyse sont importants.

L'électrophorèse de l'hémoglobine (→) montre une diminution ou l'absence de l'HbA1, l'élévation de l'HbF (30 à 80 %) et de l'HbA2 (5 à 10 %).

Forme hétérozygote : c'est la découverte sur l'hémogramme d'une anémie microcytaire hypochrome (pseudo-polyglobulie), qui fait pratiquer l'électrophorèse de l'hémoglobine ; il existe une élévation de l'HbA2 (> 3,5 %).

Évolution

Forme homozygote : la mort survenait avant 25 ans, par hémochromatose post-transfusionnelle. Les nouveaux chélateurs oraux du fer (*Exjade*, *Ferriprox*) ont une efficacité inférieure à celle du *Desferal*, mais les associations permettent de normaliser les réserves en fer.

Forme hétérozygote : elle n'entraîne aucun symptôme, le risque est la transmission de la tare.

Traitement

Seules les transfusions permettent au sujet homozygote de survivre.

THROMBOCYTÉMIE

Définition

Augmentation du nombre des plaquettes au-dessus de 450 000/mm³.

Causes

Thrombocytémie primitive (essentielle) : syndrome myéloprolifératif.

Thrombocytémie secondaire : syndrome inflammatoire ; carence martiale ; maladies inflammatoires de l'intestin ; maladie de Horton ou après une splénectomie.

Évolution, complications

Le risque de thrombose n'est pas lié au chiffre de plaquettes. Un traitement héparinique ou antiagrégeant peut être nécessaire en cas de syndrome inflammatoire important (augmentation des facteurs de la coagulation) ou après une splénectomie réalisée pour des raisons hématologiques.

Chez certains patients, les thrombocytémies primitives s'accompagnent de thrombopathie (→). Le risque est alors la survenue d'hémorragies.

THROMBOPATHIES

Définition

Ce sont des maladies caractérisées par des anomalies fonctionnelles des plaquettes, alors que le chiffre de plaquettes est le plus souvent normal.

Causes

On distingue :

- les *thrombopathies constitutionnelles* ;
- les *thrombopathies acquises* : syndrome myéloprolifératif, insuffisance rénale, alcool, anti-agrégants plaquettaires (aspirine, *Plavix*), anti-inflammatoires non stéroïdiens.

Signes cliniques et paracliniques

C'est la survenue d'hémorragies post-traumatiques ou postopératoires et l'allongement du temps de saignement (→) disproportionné au nombre de plaquettes qui vont faire poser le diagnostic.

Le type d'anomalie sera précisé par des tests diagnostiques plus précis.

THROMBOPÉNIES

Définition

Diminution du nombre de plaquettes au-dessous de 150 000/mm³.

Causes et mécanismes

Origine centrale : l'insuffisance médullaire (→) est généralement globale mais la thrombopénie peut être le premier signe.

Origine périphérique :

- immuno-allergie médicamenteuse : quinine, digitaline, phénylbutazone, chlorothiazide, méprobamate, sulfamides ;
- auto-immunisation (exemple : lupus) ;
- hypersplénisme ;
- affections virales : rubéole, oreillons, mononucléose infectieuse, hépatite virale ;
- coagulation intravasculaire disséminée (→) ;
- purpura thrombopénique immunologique (PTI) [→].

Chez le nouveau-né :

- affection bactérienne, virale, parasitaire, toxique (prise de chlorothiazide par la mère) ;
- immunisation : transmission d'anticorps par la mère atteinte de PTI ;
- allo-immunisation fœto-maternelle ;
- angiome géant consommant les plaquettes ;
- anomalies constitutionnelles.

Signes cliniques et paracliniques

La thrombopénie peut être asymptomatique.

Le purpura (→) et les hémorragies muqueuses et viscérales n'accompagnent que les thrombopénies importantes, surtout d'origine centrale.

La découverte sur l'hémogramme d'une thrombopénie ou l'apparition d'un purpura va entraîner :

- un *interrogatoire* et un examen minutieux ;
- un *hémogramme complet* avec compte des réticulocytes à la recherche d'une atteinte d'une autre lignée sanguine ;
- un *bilan d'hémostase* à la recherche d'une coagulopathie ;

• un *myélogramme* (→) permet de diagnostiquer les thrombopénies d'origine centrale et de confirmer l'absence d'anomalie en cas de PTI.

THROMBOPHILIE

Définition

État congénital ou acquis d'hypercoagulabilité favorisant les thromboses veineuses ou artérielles. Il peut exister une discordance entre la clinique et les anomalies biologiques retrouvées (thrombose sans facteur étiologique, présence d'anomalies biologiques sans épisode de thrombose). Il s'agit d'un domaine de recherche relativement récent comportant de nombreuses interrogations. La protéine C, activée par le complexe thrombine/thrombomoduline, inhibe l'activation du facteur V et du facteur VIII. La protéine S, cofacteur de la protéine C, est fixée à la C4 BP, protéine de liaison de la fraction C4 du complément. L'antithrombine est un cofacteur de l'héparine.

Facteurs étiologiques

Causes héréditaires : déficit en antithrombine, déficit en protéine C ou anomalie empêchant son mode d'action : déficit en protéine S (cofacteur de la protéine C), anomalie de la résistance à la protéine C activée qui traduit le plus souvent une anomalie du facteur V (V Leiden), anomalie du facteur II. Le déficit en facteur XII de la coagulation peut également s'accompagner de thromboses de même que l'hyperhomocystéinémie.

Causes acquises : cancer, syndrome des antiphospholipides, lupus érythémateux disséminé, syndrome myéloprolifératif avéré ou latent (maladie de Vaquez ou thrombocythémie essentielle), syndrome néphrotique par fuite rénale de l'antithrombine, maladie de Behçet, hémoglobinurie paroxystique nocturne, insuffisance cardiaque.

Situations à risque : la grossesse (risque multiplié par 5), les contraceptifs oraux contenant des œstrogènes, même faiblement dosés (risque multiplié par 4,5), la chirurgie orthopédique ou viscérale, l'alitement prolongé, l'obésité, les longs voyages en avion ou en voiture.

Signes cliniques et paracliniques

Les thromboses sont inhabituelles de par l'âge de survenue, leur localisation, l'absence de situation à risque ou la répétition des épisodes. Elles ne surviennent chez l'enfant qu'en cas d'anomalie héréditaire homozygote. Chez l'adulte, le risque augmente avec l'âge. Les thromboses se voient plus souvent au cours de situations à risque ou lors d'anomalies multiples.

Le bilan biologique n'est réalisé qu'en cas de thrombose inhabituelle ou lors d'antécédents familiaux.

Le diagnostic repose sur l'interrogatoire (antécédents personnels et familiaux de thrombose, situation à risque, symptomatologie associée à une cause acquise) et la mise en évidence d'anomalies congénitales ou du diagnostic sous-jacent. Une anomalie n'est retrouvée que dans environ la moitié des cas.

L'interprétation des résultats doit tenir compte de plusieurs facteurs d'erreur :

• la protéine C et la protéine S sont vitamine K dépendantes ; elles sont abaissées lors d'un traitement par antivitamine K. Elles sont diminuées en cas d'atteinte hépatique et de grossesse ;

• la protéine S peut être abaissée en cas de thrombose ou de syndrome inflammatoire ;

• la contraception orale peut diminuer le taux de la protéine S et d'antithrombine ;

• l'antithrombine peut être abaissée lors d'une héparinothérapie.

Traitement

C'est le traitement de l'épisode thrombotique et le traitement de la maladie sous-jacente le cas échéant. Actuellement, le traitement par anticoagulants est prescrit pour un an lors d'une anomalie congénitale. La prévention joue un rôle important : locale (bas de contention...), anticoagulothérapie lors de situations à risque.

THROMBOSE DES VEINES RÉNALES

Chez le nourrisson

Une thrombose aiguë peut compliquer une déshydratation aiguë.

Chez l'adulte

Le syndrome néphrotique, en particulier celui lié à une glomérulonéphrite extramembraneuse, peut se compliquer d'une thrombose cruorique.

Chez le transplanté, la thrombose tardive est responsable d'une anurie, d'une insuffisance rénale.

Au cours d'un cancer du rein, un envahissement tumoral peut se développer dans la veine rénale, la veine cave, prolongé par un thrombus cruorique.

Diagnostic

Il repose sur l'écho-Doppler, l'IRM, l'angioscanner.

THROMBOSE VEINEUSE PROFONDE

Définition

La *phlébite* est un terme impropre pour désigner l'oblitération plus ou moins complète d'une veine profonde par un thrombus. Le terme approprié est une thrombose veineuse profonde.

Causes et mécanismes

Les thromboses veineuses profondes touchent presque exclusivement les membres inférieurs.

Celles touchant un membre supérieur font rechercher une anomalie locale : compression veineuse extrinsèque, syndrome du défilé cervico-thoracique.

La formation d'un thrombus dans une veine profonde est favorisée par un état d'hypercoagulabilité ou par un ralentissement local du flux sanguin.

Plusieurs facteurs peuvent être en cause ;

- alitement d'autant plus que le patient est obèse ; insuffisance cardiaque surtout droite ;
- tabagisme, traitement par œstroprogestatifs ;
- *post-partum*, postopératoire d'une chirurgie des membres inférieurs ou du petit bassin ;
- longs voyages les jambes pliées.

Parfois, aucune cause n'est retrouvée.

Dans un premier temps, le thrombus flotte librement dans la lumière. Le risque d'embolie pulmonaire est alors le plus grand. Dans un second temps, le thrombus adhère à la paroi.

Signes cliniques des thromboses veineuses des membres inférieurs

Ils doivent être recherchés systématiquement chez tout patient alité par un interrogatoire et un examen comparatif.

Les signes sont unilatéraux :

- douleur spontanée ;
- fièvre discrète, pouls plus rapide que le voudrait la température, angoisse inexpliquée ;
- signes cliniques locaux : augmentation de chaleur de la peau, augmentation du périmètre d'un mollet, diminution du ballottement, douleur provoquée à la pression profonde du mollet, douleur à la dorsiflexion du pied (signe de Homans).

Examens paracliniques

Le dosage des D-Dimères est précieux : un dosage négatif élimine la thrombose veineuse.

Écho-Doppler veineux des membres inférieurs : il permet de visualiser la veine thrombosée et de préciser la hauteur exacte de la thrombose. Plus les caillots sont hauts au-dessus des veines poplitées, plus le risque d'embolie pulmonaire est important.

La phlébographie des membres inférieurs est de moins en moins pratiquée à visée diagnostique.

Électrocardiogramme, gaz du sang artériel, radiographie pulmonaire systématiques : afin de rechercher une embolie pulmonaire.

En dehors des facteurs favorisants cités, on explore volontiers la coagulation à la recherche d'une thrombophilie, d'autant plus que la thrombose est extensive (dosage de l'antithrombine III, protéines C et S, mutation du facteur V Leiden et mutation du gène de la prothrombine).

Évolution et complications

Le traitement est une urgence.

L'évolution traitée est le plus souvent favorable.

L'embolie pulmonaire (→) est la complication la plus grave, pouvant mettre en jeu le pronostic vital.

Une maladie postphlébitique peut être la séquelle d'une thrombose veineuse tardivement traitée (œdèmes, douleur, troubles trophiques cutanés).

Traitement

Curatif :

- il n'est plus préconisé d'immobilisation ;
- le traitement anticoagulant actuel utilise une héparine de bas poids moléculaire (HBPM) en deux injections en sous-cutané par 24 heures, relayée rapidement par les antivitamines K. La dose initiale d'HBPM est de 100 UI/kg toutes les 12 heures. Dès J1, on débute les antivitamines K, dont la dose est ajustée pour obtenir un INR entre 2 et 3. Quand l'INR est dans cette fourchette, l'HBPM est arrêtée. Les AVK doivent être maintenus entre 3 et 6 mois avec contrôles réguliers de l'INR (→). Certaines HBPM ont obtenu l'indication d'une seule injection par jour en sus-cutané en traitement curatif. Parfois les AVK doivent être poursuivis au long cours ;
- éducation du patient pour un port de bandes de contention qu'il doit mettre systématiquement le matin avant de se lever afin d'éviter une maladie postphlébitique.

Préventif :

- mobilisation et lever précoce des opérés et des accouchées ;
- traitement anticoagulant à doses préventives dans les situations à risque.

Pour la pratique, on retiendra :

– Maladie fréquente dont il faut redouter la complication principale : l'embolie pulmonaire.
– Clinique : mollet douloureux, gros, chaud, dont le ballottement est diminué et la pression douloureuse.
– Surveillance : signes à rechercher systématiquement chez tout patient alité, examen clinique comparatif quotidien, surveiller l'état respiratoire.
– Éducation, rôle pédagogique de l'infirmière : expliquer le port d'une contention veineuse, expliquer le traitement anticoagulant, éduquer le patient vis-à-vis des facteurs favorisants pour éviter les récidives (alitement, chirurgie, voyages en avion prolongés, histoire familiale veineuse.

THROMBOSES VEINEUSES CÉRÉBRALES (phlébites cérébrales)

Définition

Il s'agit d'une urgence neurovasculaire, nullement exceptionnelle, pouvant survenir à tout âge et qu'on traite par les anticoagulants.

Étiologie

La thrombose peut intéresser un ou plusieurs sinus duraux et/ou veines corticales. Le pronostic est fonction de la rapidité du diagnostic. Il peut se constituer secondairement un *infarctus cérébral*, volontiers hémorragique et pouvant se compliquer d'une hémorragie méningée ou d'un hématome intracérébral. Les causes générales sont les mêmes que celles de toutes les autres phlébites en général (Behçet, maladies générales et hémopathies, pilule…), en plus des traumatismes crâniens, des causes méningées et/ou infectieuses locales (ORL).

Diagnostic

Il peut s'associer de manière variable des signes neurologiques déficitaires, des crises comitiales, des céphalées, des troubles de la conscience, des signes méningés et/ou d'hypertension intracrânienne, le mode de début est variable, trompeur, rapide et simulant un AVC artériel, ou lentement progressif, pseudo-tumoral. La règle est simple : évoquer la possibilité d'une phlébite cérébrale devant tout tableau neurologique central comportant des atypies et/ou des facteurs favorisants.

Examens complémentaires

L'IRM cérébrale est le premier, voire le seul examen à demander si on envisage le diagnostic, elle montre nettement la thrombose d'un ou plusieurs sinus veineux.

Les examens comporteront aussi : bilan biologique de routine, infectieux éventuel (hémoculture), ORL, des tests de coagulation détaillés, étude du LCR (composition, pression) à faire avant la mise au traitement.

Surveillance

Constantes vitales (conscience, température, respiration, pouls, tension artérielle), état neurologique, hémostase sous traitement anticoagulant.

Principes du traitement

Traitement anticoagulant par héparine puis AVK, associé parfois à des corticoïdes, des antiépileptiques, des antibiotiques selon les symptômes et les causes.

THYMOME

Voir *Tumeurs du médiastin*.

THYROÏDITES

Définition

On réunit sous ce terme des atteintes inflammatoires diverses de la glande thyroïde, qui seront envisagées ci-après.

THYROÏDITE SUBAIGUË DE De QUERVAIN

Son origine est probablement virale (oreillons, hépatite virale, *Coxsackie*, virus écho) mais pas souvent prouvée. La prédominance est féminine.

Cliniquement :

- *la fièvre oscille à 38-39 °C, associée à des douleurs cervicales* irradiant vers les mâchoires et les oreilles, faisant évoquer une angine. Il peut exister une dysphagie. Le corps thyroïde est augmenté de volume, *douloureux*, ferme, inhomogène ;
- le tableau clinique est souvent beaucoup plus fruste, sans fièvre ni atteinte de l'état général ;
- *il peut exister des signes passagers d'hyperthyroïdie* au début de la maladie puis passage par un stade d'*hypothyroïdie* et enfin normalisation clinique et biologique spontanée.

Biologiquement :

• la VS est augmentée avec une leucocytose modérée sans polynucléose associée à une légère anémie reflet du syndrome inflammatoire ;
• T3 et T4 peuvent être élevées ou normales au début avec TSH basse ;
• l'échographie montre une thyroïde bosselée, hétérogène (parenchyme et vascularisation). Les échographies permettent de suivre l'évolution de la thyroïdite ;
• la fixation d'iode est basse, la scintigraphie est blanche (hypofixation) ;
• la thyroglobuline plasmatique est élevée ;
• les anticorps antithyroïdiens peuvent être élevés mais de façon non spécifique et transitoire.

Évolution et traitement

Dans près de 80 % des cas, l'évolution est favorable en plusieurs mois avec parfois une phase d'hypothyroïdie transitoire. Un certain nombre de thyroïdites surtout dans leur forme silencieuse, évoluent vers l'atrophie thyroïdienne définitive.

Le traitement par les anti-inflammatoires tels l'aspirine, les AINS dans les formes plus importantes et surtout les corticoïdes (test diagnostic et thérapeutique) poursuivi 4 à 6 semaines raccourcit notablement cette évolution.

> **+ Éléments de surveillance**
> • Clinique (diminution des signes locaux) et VS.
> • Hormonale (T4 et TSH).
> • Échographique.
> La scintigraphie, pour rechercher un nodule froid résiduel, est très rarement utile.

THYROÏDITE CHRONIQUE DE HASHIMOTO

C'est une atteinte auto-immune de la thyroïde avec développement d'auto-anticorps antithyroïdiens ; l'association est fréquente à d'autres maladies auto-immunes (maladie de Biermer, anémie hémolytique, maladie d'Addison, vitiligo, etc.).

Histologiquement, il existe une infiltration lymphoplasmocytaire de la thyroïde.

Cliniquement : le tableau varie en fonction du temps :

• le début est souvent très discret, seulement marqué par l'apparition progressive d'un goitre ferme et indolore ; il peut s'y associer une poussée d'hyperthyroïdie ;
• ensuite, tout se limite à un goitre homogène ou hétérogène avec des anticorps élevés et une fonction thyroïdienne normale ;
• à un stade plus tardif, l'hypothyroïdie peut s'installer alors que le goitre a pu régresser en partie.

L'association goitre et hypothyroïdie est très évocatrice de thyroïdite de Hashimoto.

L'exploration biologique est donc variable dans ses résultats en fonction du temps : eu- puis hypothyroïdie. Les anticorps antithyroïdiens (antimicrosomes et antithyroglobuline) sont élevés. La thyroglobuline plasmatique est élevée. La constatation relativement fréquente d'un taux d'anticorps élevé au cours des hypothyroïdies fait supposer une incidence plus grande des thyroïdites d'Hashimoto dans la pathologie thyroïdienne.

L'imagerie est intéressante pour le diagnostic et l'évolution :

• l'échographie montre un goitre dont elle précise les dimensions et un parenchyme hétérogène et vascularisé *en damier* ;
• la scintigraphie est peu contributive car elle montre des zones fonctionnellement très hétérogènes.

Traitement

Il n'y a pas de traitement étiologique.

Le traitement repose sur l'hormonothérapie substitutive. Là encore, la constatation d'un nodule froid imposerait la chirurgie.

THYROÏDITE LIGNEUSE DE RIEDEL

Symptômes

Elle est très rare et entraîne une infiltration dure de la glande qui ressemble à un cancer. Elle s'accompagne souvent d'une hypothyroïdie modérée.

Traitement

Le traitement est chirurgical. Un traitement substitutif par lévothyroxine est ensuite nécessaire.

THYROÏDITE AIGUË SUPPURÉE

C'est l'atteinte de la glande thyroïde par un germe banal responsable d'un tableau fébrile et de signes locaux inflammatoires. Elle guérit sous antibiothérapie. Elle est exceptionnelle.

TORSADES DE POINTE

Définition

Accès de tachycardie ventriculaire caractérisée par l'amplitude variable des complexes ventriculaires qui inversent régulièrement leur sens, décrivant une sorte de *torsion* autour de la ligne isoélectrique.

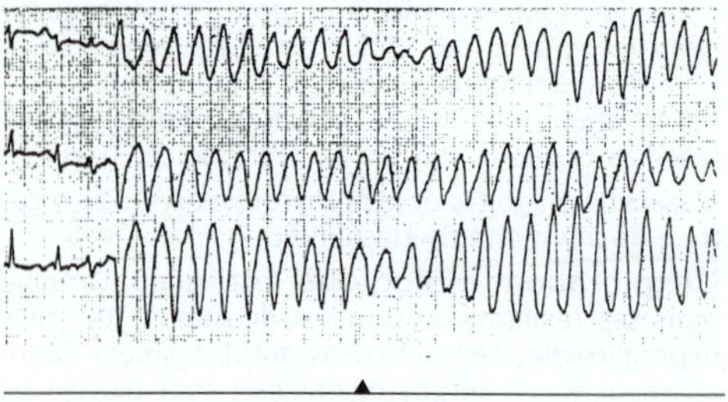

Torsades de pointes.

Causes et mécanismes

Les torsades de pointe sont la conséquence d'un trouble de conduction intraventriculaire diffus qui entraîne une désynchronisation de la repolarisation étendue à tout le myocarde.

Toutes les causes de désynchronisation diffuse de la repolarisation peuvent être responsables de torsades de pointe : hypokaliémie importante, certains antiarythmiques comme le *Rythmodan, Sérécor, Cordium*, plus rarement *Sotalex*.

Signes essentiels

Cliniques : la symptomatologie est fonction de la durée de l'accès qui peut entraîner une syncope s'il dépasse quelques secondes.

Paracliniques : le diagnostic est électrocardiographique.

L'ECG montre des salves de tachycardie à complexes larges, dont les pointes sont alternativement en haut, puis en bas (aspect en « accordéon »).

Évolution

Elle est suivie sur l'électrocardiogramme ou en milieu spécialisé par une surveillance continue. Les torsades de pointes peuvent dégénérer en fibrillation ventriculaire (→) (*cf.* illustration).

Traitement

Le but du traitement est d'accélérer la fréquence cardiaque :

• une injection de 2 mg de sulfate de magnésium en intraveineux direct peut casser la torsade de pointe ;

• mise en place d'une perfusion *d'Isuprel*, avant la pose d'une sonde d'entraînement électrosystolique ;

• perfusion de magnésium et recharge potassique sont associées ;

• le médicament éventuellement responsable sera définitivement arrêté.

TORSION DU CORDON SPERMATIQUE

C'est le premier diagnostic à envisager devant toute « bourse aiguë » de l'enfant et de l'adolescent.

Signes cliniques

Une douleur de début brutal, de siège inguinal ou iliaque, l'absence d'antécédent urétral, l'absence de fièvre conduisent à l'exploration chirurgicale d'urgence, le testicule se nécrosant en 3 heures.

TORTICOLIS CONGÉNITAL

Définition

Rétraction du muscle sterno-cléido-mastoïdien.

Causes et mécanismes

Hématome dans la gaine du sterno-cléïdo-mastoïdien, post-traumatique, ou malposition *in utero.*

Signes essentiels

• Attitude de la tête en inclinaison latérale et rotation du côté opposé.

• Asymétrie du crâne (plagiocéphalie).

• Radio de rachis cervical pour rechercher une anomalie vertébrale.

• Association possible à d'autres stigmates de malposition *in utero* (dysplasie luxante de hanche, pieds bots).

Traitement et pronostic

Abstention thérapeutique le plus souvent. Kinésithérapie.

Bon pronostic.

TOUX

Définition

C'est une brusque et brève expiration à glotte fermée. La toux est un phénomène réflexe ou volontaire physiologique déclenché le plus souvent par une irritation de la muqueuse trachéo-bronchique. Plus rarement, il s'agit d'une toux provoquée par une excitation permanente du centre de la commande nerveuse au niveau bulbaire.

Signes cliniques

Suivant les modalités d'apparition

La toux d'apparition brutale est le plus souvent en rapport avec une fausse-route, un corps étranger. La toux récente est plus fréquemment en rapport avec une infection aiguë (grippe, bronchite). La toux chronique, s'installant en quelques semaines ou mois est plus inquiétante, souvent témoin d'une affection sévère (tuberculose, cancer).

Il faut s'abstenir de traiter en administrant systématiquement un antitussif car on peut gêner l'expectoration et méconnaître une maladie sévère.

Suivant la productivité

On sépare les toux productives, s'accompagnant d'une expectoration séreuse, muqueuse, muco-purulente, purulente ou sanglante et les toux non productives, sèches, souvent gênantes ou douloureuses.

Suivant le timbre

On distingue la toux bitonale (timbre aigu et grave), en cas de paralysie d'une corde vocale, et la toux rauque, en cas d'inflammation du larynx.

Suivant le rythme de la toux

La toux quinteuse ou spasmodique, observée au cours de la coqueluche, est appelée aussi toux coqueluchoïde, ou toux moniliforme, avec 1 à 2 secousses de toux irrégulièrement espacées de temps à autre.

Causes et mécanismes

Toux récente :

- les corps étrangers ;
- les reflux d'origine digestive ;
- les infections aiguës.

Toux chronique :

- les infections chroniques ;
- les tumeurs : cancer bronchique ;
- les affections chroniques des bronches :
  - asthme, bronchite chronique,
  - dilatation des bronches,
  - fistules bronchiques,
  - atteintes bronchiques au cours des maladies générales (sarcoïdose, lupus érythémateux disséminé, maladie de Horton, lymphomes) ;
- les cardiopathies avec retentissement circulatoire pulmonaire (cardiopathies mitrales, insuffisance cardiaque) ;
- toux médicamenteuses ;
- toux psychogènes ou « nerveuses ».

ANTITUSSIFS	
ANTITUSSIF D'ACTION CENTRALE	INDICATION : TOUX SÈCHE
Dextrométorphane, codéine.	10 à 20 mg *per os* 4 à 6/j (adulte). 15 à 30 mg *per os* 1 à 4/j.
Actions : Ces médicaments suppriment le réflexe par dépression du centre bulbaire de la toux. **Indications :** • Toux douloureuse, invalidante. • Toux symptomatique d'une maladie traitée par ailleurs. **Contre-indications :** • Toux indispensable pour assurer la liberté des voies aériennes (exemple : dilatation des bronches). • BPCO.	**Effets secondaires :** Pour la codéine : • effet desséchant des sécrétions bronchiques ; • effet sédatif ; • dépression respiratoire.

Traitement

Seules les toux d'irritation, non productives, avec un retentissement gênant sur l'état général et nerveux doivent être traitées par antitussif. En effet, les seuls médicaments efficaces sont dépresseurs des centres respiratoires : ils sont à base de dérivés morphiniques :

- dextrométorphane (*Dexir*, *Nodex*, *Tuxium*) ;
- noscapine (*Tussisédal*) ;
- pholcodine (*Dénoral*, *Trophirès*) ;
- codéine (*Néo-codion*).

Les autres antitussifs non opiacés ne sont pas dépresseurs respiratoires, mais leur efficacité est nettement inférieure : éprazinone (*Mucitux*), clobutinol (*Silomat*). Ce dernier dérivé peut être administré par voie parentérale.

Les antihistaminiques ont également un effet calmant sur le centre de la toux.

TOXÉMIE GRAVIDIQUE

Définition

C'est l'association d'une HTA du 3e trimestre de la grossesse et d'une protéinurie supérieure ou égale à 0,30 g/24 h.

Les différents synonymes de cette toxémie gravidique sont : maladie gravidique tardive, prééclampsie, HTA de type I.

Elle comporte un risque élevé d'accidents maternels : hématome rétroplacentaire (HRP), éclampsie, HELLP syndrome (*Hémolysis, Elevated Liver enzyme, Low Platelet count*) association d'hémolyse, de thrombocytopénie et de cytolyse hépatique d'étiologie imprécise, souffrance fœtale chronique sévère pouvant aboutir à un RCIU et à une mort fœtale *in utero*.

Causes et mécanismes

Les causes sont multiples : hypotrophie utérine, grossesse gémellaire, diabète, hydramnios, processus immunologique, HTA génétique, obésité, hypercholestérolémie.

Le mécanisme exact encore mystérieux pourrait être dû à une maladie de l'endothélium qui entraînerait une placentation défectueuse, source de résistance vasculaire élevée (anomalie au Doppler), un excès de thromboxane, source de vasoconstriction et d'hyperagrégabilité placentaire et une activation de l'hémostase, source de thrombose.

Signes essentiels

Trois signes dominent :

- l'œdème : au début, prise de poids anormale, puis signe du godet aux membres inférieurs et supérieurs (l'alliance serre le doigt), puis œdème généralisé : face lunaire ;
- l'HTA : 14/9 est la limite d'alarme ;
- la protéinurie : supérieure à 0,30 g de protéines dans les urines de 24 h.

Examens complémentaires

- Fond d'œil et électrocardiogramme.
- Exploration rénale : urée, créatininémie, uricémie +++, protides, électrophorèse des protides, triglycérides, cholestérolémie, phospholipides et lipoprotéines, iono sang et urine.
- NFS, plaquettes, fibrinogène, produits de dégradation de la fibrine (PDF) et D-dimères.
- Examen du culot urinaire et hématies, leucocytes/minute.
- Bilan hépatique.
- Échotomographie avec Doppler.
- Enregistrement du rythme cardiaque fœtal.

Traitement

Curatif : maternel, repos strict en décubitus latéral gauche ; régime normosodé ; hypotenseurs (on utilise surtout *Népressol, Adalate, Loxen)*, neurosédatif.

Accouchement anticipé si souffrance fœtale chronique et maturité pulmonaire acquise.

Préventif : la surveillance rigoureuse de la mère et du fœtus devrait dépister toute dysgravidie débutante.

TOXICOMANIES-ADDICTIONS

Définition

La toxicomanie (dépendance à la drogue) est la pulsion à absorber des substances toxiques de façon abusive et répétée afin d'en retrouver les effets psychiques et d'éviter les sensations de manque.

La dépendance à la drogue se différencie bien sur tous les plans (épidémiologique, pronostique, thérapeutique, judiciaire) de l'abus occasionnel de drogue

L'alcoolisme est une toxicomanie, la plus répandue dans notre pays (→ Alcoolisme).

l*L'accoutumance* est un état d'adaptation caractérisé par la nécessité d'augmenter les doses pour obtenir les mêmes effets. Elle n'implique pas obligatoirement une dépendance physique.c

*La pharmacodépendance est un état psychique parfois physique caractérisé par des modifications comportementales qui comprennent une pulsion à prendre une drogue afin d'en retrouver les effets (*annuler une tension intérieure ou procurer un plaisir : dépendance psychique) *et d'éviter le malaise du sevrage (*dépendance physique).

En dehors des effets nocifs graves sur l'individu (troubles psychotiques, troubles anxio-dépressifs, désadaptation psychosociale avec troubles des conduites risque de contamination infectieuse [hépatite, Sida]), il existe des répercussions sur la société : prosélytisme, criminalité.

Causes et mécanismes

À toutes les époques, dans toutes les civilisations, des hommes ont cherché dans la drogue l'évasion, la stimulation intellectuelle ou créatrice. Mais, actuellement, les toxicomanies intéressent la jeunesse dans le cadre de poly-intoxications.

La causalité de la conduite toxicomaniaque est multifactorielle, résultat de la « rencontre entre une personnalité, un produit et un moment » (C.Olivenstein).

H.Loo distingue les toxicomanies socio-culturelles résultant d'une interaction entre un contexte social et une fragilité propre à l'adolescence et les toxicomanies psychopathologiques résultant de troubles psychiatriques (pré-psychotique, psychotique, dépressif)

Parmi les facteurs sociaux majorant le risque de prise de drogue, on retrouve :

- le besoin d'appartenance à un groupe,

- la tendance familiale à recourir à des psychotropes en cas de tension,
- les relations familiales perturbées,
- l'accessibilité des toxiques.

Signes cliniques

L'expansion des toxiques rend impossible l'inventaire des produits utilisés. Les plus fréquents sont les suivants :

- les hallucinogènes et onirogènes :
  - les cannabinols : il s'agit de la drogue la plus répandue dans le monde.les dérivés du chanvre indien (marijuana, haschisch, résine), entraînent une sensation d'euphorie avec effacement du temps, attitude extatique, dés inhibition, dépersonnalisation-déréealisation et hyperesthésie sensorielle,
  - les complications à court terme peuvent être ; décompensation anxiese, dépressive ou délirante (paranoïaque, hallucinatoire). A long terme, elles sont discutées mais le danger d'une escalade vers des toxiques majeurs (dont les opiacés),
  - le LSD, l'ecstasy, la mescaline, la psilo-cybine, le LSD induit syndrome délirant hallucinatoire, dépersonnalisation-déréalisation, anxiété, euphorie, dépression
  l'ectasy possède une activité amphétaminique et hallucinatoire à forte dose.
- Les opiacés : morphinique, codéine, le plus habituel et le plus fréquent étant l'héroïne. De toutes les drogues, c'est celle qui donne lieu à la pharmacodépendance la plus intense et la plus rapide, qu'elle soit administrée en intraveineuse (*shoot*) ou par voie orale (*sniff*). Ils procurent au début une sensation de bien être et d'euphorie puis une douloureuse sensation de manque qui appelle une autre prise. Trois sortes d'accidents conduisent ces patients à l'hôpital :
  - les *surdosages* provoquent une dépression respiratoire et cardio-vasculaire. Les cas de mort subite sont fréquents,
  - les *complications infectieuses* : hépatite virale, endocardite, tétanos, septicémie, Sida,
  - le *syndrome de sevrage* survient entre 6 et 10 heures après la dernière prise, avec crampes, céphalées, douleurs musculaires diffuses, angoisse ;
- les psychostimulants :
  - *les amphétamines, la cocaïne, le crack* entraînent une stimulation de la vigilance, une excitation intellectuelle et motrice,
  - les accidents sont graves ; tremblements, convulsions, HTA, dépression respiratoire,
  - l'effet paranoïde : délire à mécanisme interprétatif, en général d'évolution favorable lorsque cède l'intoxication,
  - les psychoses chroniques ou pharmaco-psychoses sont induites par les prises prolongées ;
- les médicaments à usage détourné :
  - les benzodiazépines (*Tranxène, Rohypnol*) peuvent induire une très forte dépendance physique et psychique ;
  - les intoxications chroniques aux hypnotiques, surtout barbituriques d'action rapide, sont très souvent couplées à l'alcool et aux amphétamines,
- les solvants :
- colle, trichloréthylène, poppers, éther…
  - utilisés pour le « sniffing », ils induisent des syndromes confuso-oniriques. Les accidents sont nombreux et fréquents. De très fortes doses peuvent induire un coma avec convulsions, complications cardio-respiratoire graves (arythmies, OAP lésionnel) et séquelles irréversibles à type d'encéphalopathie.

Examens paracliniques

- Certains laboratoires spécialisés dosent qualitativement dans les urines les substances les plus utilisées : THC, cocaïne, héroïne, amphétamines, permettant ainsi une surveillance.
- La recherche d'une atteinte hépatique biologique, la sérologie syphilitique, la sérologie HIV doit être systématique.

Surveillance

L'hospitalisation peut se faire soit dans des unités spécialisées, soit dans des services de psychiatrie de préférence fermés avec un contrat précis au départ. Il faut *veiller aux éventuelles manipulations du malade*.
Une attitude d'écoute permet souvent de faire mieux supporter la phase initiale de sevrage, qui n'a de valeur *que si elle est volontaire*.

Évolution

Elle est émaillée de nombreuses rechutes qui font partie de la guérison. Le sevrage complet ne peut être assuré qu'au bout de plusieurs années. Mais à travers des institutions d'orientation très différentes, on obtient malgré une réputation d'échec des prises en soins 30 % de toxicomanes guéris.

Complications

- confusion mentale : lors d'un sevrage ou d'un excès de toxiques,
- bouffées délirantes : plus fréquentes avec la prise de cannabis, hallucinogènes, psychostimulants,
- pharmacopsychose (psychose induite ou aggravée par les toxiques),
- syndrome amotivationnel ou déficitaire,
- troubles anxieux (trouble panique) et troubles du sommeil,
- troubles dépressifs,
- démence.

Traitement

La prise en charge des toxicomanes est particulièrement difficile en raison de leur ambivalence au traitement, de leur attitude manipulatrice, souvent agressive face aux soignants. Un travail sur la motivation au changement est particulièrement indiqué.

Le processus thérapeutique est habituellement de longue durée, émaillée de rechutes et d'obstacles divers.

La période initiale de « sevrage » est la plus facile à réaliser, en milieu hospitalier. Le traitement est d'abord médical (réhydratation). Pour les toxicomanes aux opiacés, actuellement le plus souvent est utilisée la cure au *Catapressan* associée à des antalgiques, des neuroleptiques sédatifs et des antispasmodiques.

Le syndrome déficitaire peut justifier la prescription d'antidépresseurs ou de neuroleptiques désinhibiteurs (*Dogmatil, Prazinil*).

La prise en soins au long cours est diverse, mais un suivi régulier est un facteur de réussite important.

Le traitement de substitution est proposé lorsque les risques de rechute, de désocialisation et les conduites à risque sont très marquées. Il peut durer jusqu'à plusieurs années : l'objectif est une sortie de cure progressive tenant compte des possibilités du sujet. La méthadone et la buprénorphine (*Subutex*) sont les deux produits utilisés en France. La méthadone distribuée quotidiennement dans un centre agréé est un excellent médiateur pour une prise en charge rapprochée.

Aspects médico-légaux

Les soins aux toxicomanes sont régis par la loi du 31/12/1970 où le toxicomane est davantage considéré comme un malade qu'un délinquant. Il peut être amené à se faire soigner sur injonction thérapeutique.

TOXIDERMIES

Définition

Il s'agit d'éruptions cutanées variées dues à une prise médicamenteuse.

Causes et mécanismes

Ils sont très variés, complexes, souvent mal connus. Un mécanisme allergique est volontiers en cause, mais d'autres mécanismes sont possibles (surdosage, effet cumulatif, effet annexe pharmacologique, susceptibilité individuelle anormale, photosensibilité) (*cf.* illustration).

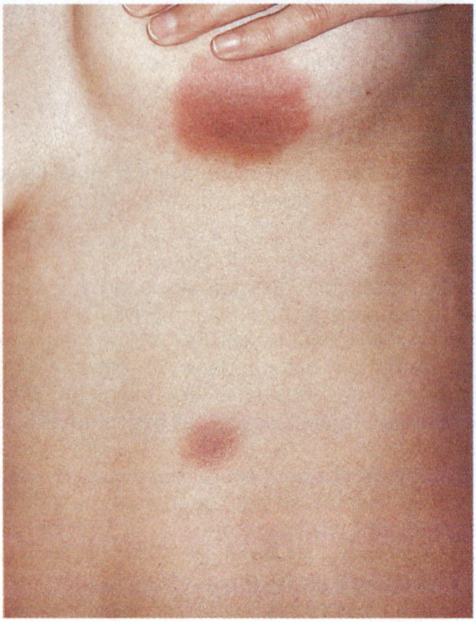

Érythème pigmenté fixe.

Signes cliniques

Ils sont extrêmement nombreux. On peut citer :

- urticaire (→) : pénicilline, ampicilline, sérum, aspirine, iode, colorants, etc. ;
- érythème polymorphe (→) : sulfamides, pyrazolés, barbituriques, etc. ;
- érythrodermie (→) : parfois bulleuse alors très grave (syndrome de Lyell) [→] ;
- exanthèmes variés : pénicilline, sulfamides, sels d'or ;
- acné (→) : vit. B12, *Rimifon,* psychotropes, corticoïdes ;
- accident de photosensibilisation (→ Photodermatoses médicamenteuses) : *Largactil*, griséfuline, cycline ;
- érythème pigmenté fixe : phénolphtaléine, barbituriques, aspirine, pyrazolés ;
- purpura infiltré (vascularite leucocytoclasique) ;
- lichen plan (→) : sels d'or ;
- lupus induit (hydralazine).

Examens complémentaires

La biopsie cutanée peut orienter vers l'origine toxique de la dermatose.

Mais aucun examen complémentaire (y compris les examens immunologiques actuels) ne permet d'associer de façon formelle un médicament particulier à la dermatose observée.

Évolution

Régressive à l'arrêt du médicament responsable ; elle est dominée par le risque de récidives, parfois plus graves, lors de la réintroduction involontaire.

C'est dire l'importance d'un interrogatoire soigneux et la connaissance des médicaments les plus réactogènes dans le cas de patients polymédicamentés.

Traitement

Dès qu'une éruption est suspecte de toxidermie, l'arrêt de toute thérapeutique est le premier temps impératif.

En cas de traitement vital, un produit voisin sera utilisé en se méfiant des allergies croisées.

Un traitement symptomatique adapté à l'éruption est souhaitable.
Les agents les plus fréquemment impliqués dans les toxi-infections alimentaires sont :

TOXI-INFECTIONS ALIMENTAIRES

• **Les staphylocoques :**
C'est habituellement une complication, heureusement rare, d'une antibiothérapie *per os*, prolongée et à large spectre (cyclines, par exemple), qui détruit la flore microbienne intestinale saprophyte et permet le développement de souches de staphylocoques pathogènes.

On observe une diarrhée liquide, glaireuse, contenant parfois des grains riziformes et des fausses membranes. La déshydratation est marquée par une oligurie, une insuffisance rénale fonctionnelle, voire un collapsus.

Le diagnostic est confirmé par la présence de staphylocoques pathogènes multirésistants dans les selles, à l'état presque pur. Urée, ionogramme, hématocrite, etc., sont systématiques.

C'est une affection grave. Le traitement symptomatique cherche à compenser les pertes hydroélectrolytiques dues à la diarrhée. L'antibiotique responsable est arrêté, et remplacé par un antibiotique antistaphyloccique adapté.

• **Les salmonelles :**
Responsables de gastro-entérites, elles évoluent sur le mode endémique ou épidémique, la transmission se fait par l'alimentation (œufs, viandes, coquillages) ou par de l'eau contaminée. Elles sont très fréquentes, 200 000 cas par an. Elles sont beaucoup plus fréquentes dans les pays en voie de développement (*cf. Diarrhée au retour d'un pays tropical*). L'incubation est courte et le tableau est celui d'une diarrhée fébrile.

• ***Le Listeria monocytogenes*** responsable de la listériose (→), infection rare (0,7 cas pour 100 000 habitants), plus fréquente chez les enfants, les immunodéprimés et les sujets âgés. La contamination se fait à partir d'aliments contaminés : fromages, lait, rillettes, langue de porc, poulet, hot-dog, crevettes... Le bétail peut être contaminé avec des produits d'ensilage. Les signes cliniques sont dominés par la gravité de l'atteinte neurologique (méningo-encéphalite), mais l'infection peut revêtir parfois un tableau de gastro-entérite (→). La prévention passe par l'ingestion de produits laitiers pasteurisés, la cuisson de la viande, le lavage soigneux des légumes crus.

• ***La Brucella melitensis*** est transmise à partir de produits laitiers ou de crudités contaminées par du fumier. La phase aiguë est septicémique avec lors de la phase secondaire des localisations ostéo-articulaires et neuroméningées. La brucellose est devenue rare, le diagnostic repose sur l'isolement de la bactérie dans le sang, le LCR et le sérodiagnostic de Wright (→).

• **Le *Clostridium botulinum*,** bacille à Gram positif anaérobie, présent dans la terre sous forme de spores. La contamination se fait essentiellement lors de la mise en conserve d'aliments dans le cadre familial avec stérilisation insuffisante. La toxine, sécrétée par la bactérie bloque la transmission neuromusculaire. Le diagnostic est facile à évoquer car en sus des troubles digestifs, il existe des paralysies touchant les nerfs crâniens et ensuite les muscles squelettiques.

• **Les « Norwalk-like virus »** découverts en 1972 sont responsables de gastro-entérite aiguë, la contamination se fait par l'alimentation ou l'eau, mais peut être interhumaine. L'incubation est brève 48 heures et les vomissements sont abondants.

• **L'hépatite A** est transmise par voie orale à partir de l'alimentation, ainsi que les poliovirus.

• **Les intoxications par les champignons** sont en rapport avec l'ingestion de toxines. Les signes associent une gastro-entérite aiguë avec vomissements, parfois associée à des signes neurosensoriels et neurovégétatifs. Dans les intoxications graves, parfois mortelles, il existe une cytolyse hépatique avec insuffisance hépatocellulaire et une insuffisance rénale aiguë. Le traitement est symptomatique et la prévention repose surtout sur l'information.

TOXOCAROSE

Définition

Liée à la présence chez l'homme des larves de l'ascaris du chien (*Toxocara canis*), réalisant un syndrome de *larva migrans*.

Causes et mécanismes

Le parasite infecte 80 % des chiens dans les régions tropicales et environ 20 % des chiens en Europe. Elle touche plus volontiers les personnes ayant des contacts avec les chiens et vivant dans des conditions sociales défavorables.

Les vers adultes vivent dans le tube digestif du jeune chien et pondent des œufs éliminés dans les selles, les œufs sont ingérés au cours de l'alimentation et libèrent des larves dans l'intestin qui traversent la muqueuse, se rendant au foie, puis aux poumons remontant dans les voies aériennes jusqu'au carrefour aérodigestif où elles sont dégluties.

Signes essentiels

Cliniques : touche de façon préférentielle les jeunes enfants. On note : fièvre, anorexie, amaigrissement ; des troubles digestifs (nausées, vomissements, diarrhée) ; arthralgies, myalgies ; des signes broncho-pulmonaires (toux, dyspnée, infiltrats pulmonaires), des signes cutanés (macules, urticaire, érythème noueux), parfois une hépatosplénomégalie, exceptionnellement atteinte neurologique centrale avec convulsions.

Examens complémentaires : le diagnostic est orienté par la NFS qui montre une hyperleucocytose importante avec une grande hyperéosinophilie (50 à 80 %), sérologie de toxocarose positive.

Traitement

Le traitement prophylactique : traitement systématique des chiens de chenil ou d'origine inconnue, écarter les enfants des jeunes chiens, interdire la géophagie.

Le traitement curatif repose sur l'albendazole (*Zentel*), 10 à 15 mg/kg/j pendant 14 jours.

TOXOPLASMOSE

Définition

C'est une maladie fréquente, due à *Toxoplasma gondii,* parasite intracellulaire, commune à l'homme et à de nombreux animaux ; elle est le plus souvent bénigne et inapparente.

Causes et mécanismes

L'homme se contamine de trois façons : ingestion d'oocystes par l'alimentation souillée par les déjections de chats, l'ingestion de kystes toxoplasmiques vivants (viande insuffisamment cuite) est le mode de contamination le plus fréquent et il peut y avoir aussi passage du parasite de la mère au fœtus lorsque la mère fait une primo-infection pendant la grossesse déterminant chez le fœtus une maladie sévère.

Signes essentiels

La primo-infection résulte de la multiplication des trophozoïtes dans les cellules du système réticulo-endothélial. Elle est le plus souvent asymptomatique. Lorsque les symptômes existent, ce sont des adénopathies de petite taille, indolores, siégeant essentiellement au niveau cervical sur les chaînes occipitales, une éruption fugace, un fébricule et une asthénie (*cf.* illustration).

La réponse immunitaire normale limite la multiplication parasitaire et ceux-ci vont se transformer en kystes latents siégeant au niveau des muscles et du système nerveux central.

La toxoplasmose chez l'immunodéprimé est liée soit à une primo-infection, soit le plus souvent à une résurgence de l'infection à partir des kystes toxoplasmiques à l'occasion du déficit immunitaire. Elle survient chez les patients recevant des traitements immunosuppresseurs (greffés, corticothérapie) ou présentant des déficits immunitaires congénitaux ou acquis (Sida). Elle détermine une infection sévère : fièvre, atteinte myocardique, pulmonaire, ophtalmique, cérébrale (abcès).

La toxoplasmose congénitale se produit quand la femme enceinte fait une primo-infection, nécessitant la détermination sérologique avant et en début de grossesse si celle-ci est négative. Elle peut donner lieu à un avortement, à des séquelles neurologiques sévères (hydrocéphalies, convulsions, déficits neurologiques multiples), à une atteinte oculaire. Les formes atténuées sont ophtalmologiques avec la présence de kystes rétiniens qui en se rompant donnent une choriorétinite aiguë, plus rarement une uvéite postérieure. La contamination est particulièrement sévère quand elle se produit en début de grossesse.

Diagnostic

La *sérologie* est fondamentale. Plusieurs techniques sont utilisables : test de lyse, ELISA, immunofluorescence indirecte, hémagglutination...

Lors de la primo-infection, une sérologie positive est en faveur d'une infection récente dans trois conditions : sérologie antérieure négative, présence

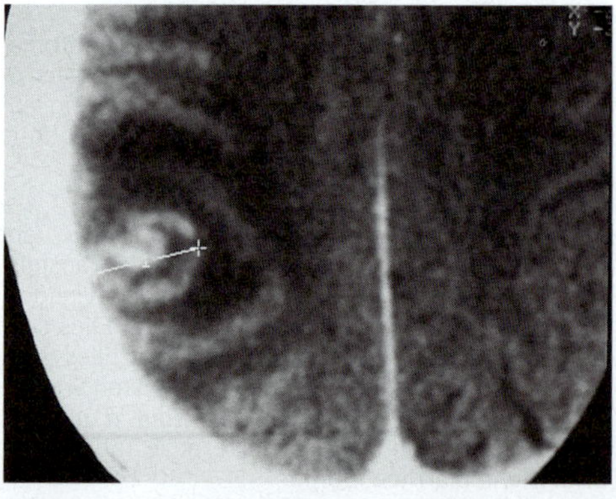

Toxoplasmose cérébrale en TDM.

d'IgM, élévation du titre des anticorps IgG à 3 semaines d'intervalle.

Le diagnostic de toxoplasmose chez l'immunodéprimé est fait à partir de l'examen clinique (examen neurologique, fond d'œil), des examens radiologiques (tomodensitométrie, IRM) et de l'existence d'une sérologie antérieure positive.

Le diagnostic de toxoplasmose congénitale peut se faire entre la 20e et 24e semaine de grossesse en prélevant du sang fœtal au niveau de la veine ombilicale et du liquide amniotique pour une recherche d'IgM.

Traitement

Il ne concerne que les formes sévères de toxoplasmose : choriorétinite, immunodéprimé. Il associe la sulfadiazine (*Adiazine*) et la pyriméthamine (*Malocide*). Chez la femme enceinte, la spiramycine (*Rovamycine*) est prescrite à la dose de 2 à 3 g/j pendant toute la grossesse, en cas de séroconversion sans atteinte fœtale documentée. La *Rovamycine* passe la barrière placentaire et permet un traitement préventif de l'infection fœtale.

Prophylaxie

Concerne la femme enceinte séronégative et les immunodéprimés : consommation de viande très cuite, bien laver les fruits et crudités, éviter le contact avec les chats.

TOXOPLASMOSE CONGÉNITALE

Définition

Infection parasitaire transmise par voie transplacentaire au décours d'une primo-infection maternelle. En fonction de la date de l'infection maternelle :

• Avant 18 semaines, transmission plus rare ; atteinte fœtale sévère.
• Après 18 semaines, transmission plus fréquente, atteinte moins sévère souvent infra-clinique.

Signes essentiels

Avant la naissance : hydrocéphalie (échographie).

À la naissance, tableau de fœtopathie :

• éruption, purpura, convulsions ; ictère, hépatosplénomégalie ;
• ou tableau neurologique sévère avec hydrocéphalie ou atteinte oculaire grave.

Infection infraclinique le plus souvent (*cf.* illustration).

Examens paracliniques

Diagnostic de l'infection

Avant la naissance : recherche du toxoplasme par PCR sur le liquide amniotique, après 18 semaines, et suivi échographique +++.

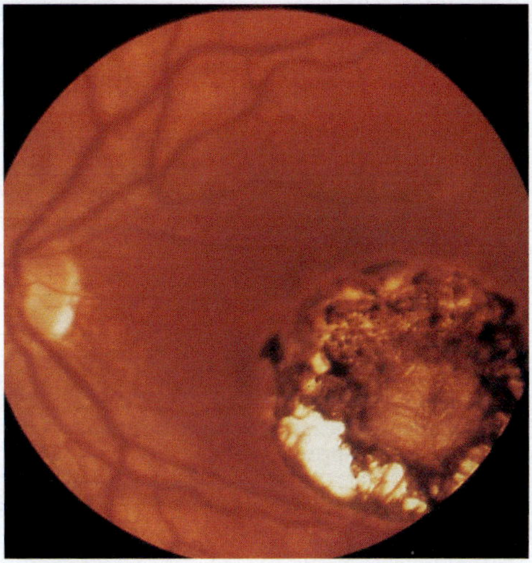

Fond d'œil : choriorétinite toxoplasmique.

À la naissance : sérologie à J3 (IgG, IgA, IgM spécifiques) et étude de la charge immunitaire ; inoculation du placenta à la souris.

Ultérieurement, suivi sérologique (disparition des anticorps en 6 à 12 mois chez l'enfant non infecté).

Bilan de l'infection : étude du LCR, échographie transfontanellaire, FO.

Évolution et complications

Atteinte neurologique (hydrocéphalie) et ophtalmologique (choriorétinite) d'apparition retardée (quelques mois ou années).

Surveillance

Développement psychomoteur, périmètre crânien, FO jusqu'à 2-4 ans.
NFS pendant toute la durée du traitement (toxicité hématologique).

Traitement et pronostic

• Pronostic très sévère des infections patentes à la naissance. Dans les formes infracliniques, risque de séquelles neurologiques et oculaires, diminué par le traitement.
• En cas d'infection avec atteinte fœtale prouvée : soit interruption médicale de grossesse, soit traitement maternel par pyriméthamine-*Adiazine*-acide folinique. Cures alternées avec la *Rovamycine* jusqu'à la naissance.
• Chez le nouveau-né, en cas d'infection certaine, traitement prolongé (*cf.* tableau).

TRAITEMENTS SELON LA FORME			
	INFRA-CLINIQUE	PATENTE MODÉRÉE	PATENTE SÉVÈRE
Foyer oculaire	0	1	> 1
Calcifications cérébrales	0	< ou = 3	> 3
Signes neurologiques	0	0	+/-
Pyriméthamine (*Malocide per os*) – *1 mg/kg/j puis tous les jours*	2 mois 1/2	2 mois 1/2	6 mois
– *1 mg/kg/j* 3 fois/semaine	jusqu'à 1 an	jusqu'à 1 an	jusqu'à 1 an
Sulfadiazine (*Adiazine*) 100 mg/kg/j en 2 prises	pendant 1 an	pendant 1 an	pendant 1 an
Acide folinique 50 mg/semaine	pendant 1 an	pendant 1 an	pendant 1 an

TOXOPLASMOSE ET GROSSESSE

Définition

La toxoplasmose est une maladie infectieuse due à un protozoaire : *Toxoplasma gondii*, ingéré par la mère et qui provoque une maladie *in utero* dont les séquelles sont redoutables :

- hydrocéphalie avec calcifications intracrâniennes ;
- retard psychomoteur ;
- signes oculaires à type de microphtalmie, choriorétinite ;
- avortement.

Causes et mécanismes

La toxoplasmose évolue en deux périodes :

- une *période aiguë*, où les trophozoïtes végètent dans les cellules et se propagent directement avant que l'hôte ne s'immunise ;
- une période chronique, ou latente, où l'hôte est immun : les parasites ne prolifèrent plus, mais survivent protégés par la membrane de leurs kystes qui les isole des défenses cellulaires de l'hôte.

L'infection toxoplasmique ne devient une maladie que lorsque l'immunité de l'hôte est en défaut : c'est le cas du fœtus.

Une femme ayant des anticorps au moment de la conception ne peut transmettre l'infection en dehors des défaillances de l'immunité.

Les lésions de la toxoplasmose congénitale résultent davantage des conflits immunitaires provoqués par le parasite que de sa virulence elle-même. Les lésions de nécrose périventriculaire résultent des complexes formés entre antigènes présents dans les ventricules et anticorps apportés par la circulation.

En cas de toxoplasmose acquise pendant la grossesse, le risque global d'infection fœtale est de 39 %.

Signes essentiels

Cliniques : la maladie de la mère est en général méconnue : les adénopathies multiples, en particulier cervicales, restent le meilleur signe clinique.

Diagnostic :

Méthodes : 85 % des femmes sont immunisées, le dépistage est sérologique et repose surtout sur deux réactions :

- le *dye test* qui caractérise les IgG ; son résultat est exprimé en unités internationales par mL (UI/mL) ;
- le *test de Remington*, qui caractérise les IgM ; dans l'infection acquise les IgM antitoxoplasmes apparaissent immédiatement, pour disparaître, en moyenne, après 5 mois. Au contraire, les IgG antitoxoplasmose apparues après 7 à 14 jours atteignent un maximum (300 à 3 000 UI) après 2 mois, restent en plateau plusieurs mois, puis s'abaissent mais persistent, à taux faibles, toute la vie de l'hôte.

Résultats :

- le test de lyse est compris entre 20 UI/mL et 300 UI/mL, le test de Remington est *négatif*, la femme est immunisée et n'a pas besoin d'être surveillée ;
- le test de lyse et le test de Remington sont *négatifs* : la femme non immunisée doit subir une surveillance rigoureuse par la recherche d'une séroconversion possible tous les mois ;
- le test de lyse et le test de Remington sont positifs, la femme est atteinte de toxoplasmose évolu-

tive et doit être tout de suite traitée, après vérification de l'atteinte congénitale in utero par amniocentèse et dosage par PCR.

Traitement

Pendant la grossesse : *Rovamycine*, 9 millions UI/j jusqu'à l'accouchement + *Sulfadiazine* sous surveillance d'échographies bimensuelles.

Au moment de l'accouchement, chez les femmes traitées, on doit faire :

- un examen sérologique sur sang du cordon et de la mère ;
- deux prélèvements placentaires, l'un pour examen histologique, l'autre pour inoculation à la souris ;
- une échotomographie transfrontanellaire à la recherche de dilatation ventriculaire et de calcifications ;
- un examen du fond de l'œil pour rechercher des signes de choriorétinite.

TRACHÉOTOMIE-TRACHÉOSTOMIE

TRACHÉOTOMIE

Définition

La trachéotomie est un geste chirurgical qui consiste à court-circuiter la voie respiratoire nasale habituelle en ouvrant directement un orifice trachéal.

On peut être conduit à réaliser ce geste dans des circonstances très différentes :

- en chirurgie réglée, dans le contexte d'une laryngectomie ou chez un patient préalablement intubé (réanimation) ;
- en catastrophe : corps étranger laryngé, traumatisme facial ou cervical, sténose sous-glottique… (*cf.* illustration)

Techniques

Deux techniques sont utilisables :

- *la trachéotomie percutanée* effectuée au moyen d'un trocart. Elle est l'apanage des réanimateurs. L'avantage de cette technique : sa rapidité. Elle peut être réalisée en l'absence d'un chirurgien ORL. Son inconvénient : le prix du matériel à usage unique, la nécessité de recalibrer chirurgicalement l'orifice si la trachéotomie doit être prolongée ;
- *la trachéotomie chirurgicale* : elle nécessite la présence d'un chirurgien entraîné, surtout en cas de détresse respiratoire chez un sujet non intubé. Elle est plus longue que la technique précédente, mais lorsque la nécessité l'impose, elle peut être réalisée en quelques minutes.

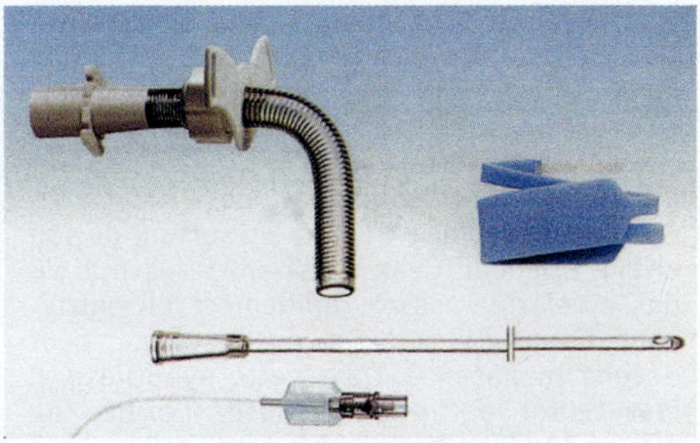

Canule de trachéotomie à ballonnet.

Éducation du patient trachéotomisé

Ce qu'il faut faire	Ce qu'il faut conseiller
L'éducation du patient trachéotomisé ou trachéostomisé est indispensable avant d'autoriser la sortie. Il faut aussi s'assurer du niveau de compréhension de l'opéré et de son entourage. La prise en charge est plus complexe pour une trachéotomie que pour une trachéostomie, dans ce dernier cas l'orifice trachéal est cutané et l'accès est plus aisé. Dans le cas contraire, la trachéotomie, la manœuvre de remplacement de la canule nécessite l'apprentissage d'un geste qui consiste à reposer la canule sans fausse-route.	Chaque service doit tenir à la disposition des patients des documents clairement rédigés décrivant : • les constituants d'une canule ; • le matériel permettant son nettoyage et son changement ; • des indications sur les incidents éventuels, leur niveau de gravité, la conduite à tenir et les coordonnées de l'établissement à contacter.

Surveillance

Certains incidents peuvent survenir chez un patient trachéotomisé. Ils doivent être bien connus de l'infirmier car la situation peut devenir rapidement dangereuse :

• *Saignement postopératoire*. Un saignement péricanulaire peut persister, il cède facilement à la compression, il nécessite rarement de reprendre chirurgicalement l'hémostase.

• Ultérieurement une *ulcération de la paroi trachéale* peut se compliquer d'une *ulcération d'une artère médiastinale*, à l'origine d'une hémorragie sévère. Si celle-ci ne peut être contrôlée par le ballonnet, seule une intervention thoracique peut éviter l'issue fatale.

• *Obstruction de la canule* par un bouchon. La formation d'un bouchon muqueux peut être à l'origine d'une dyspnée. Un effort de toux peut entraîner l'évacuation du bouchon, sinon il faut recourir à l'aspiration. Dans certains cas l'introduction de 2 cc de sérum physiologique ou de produit huileux peut être nécessaire. En cas de trachéostomie, la solution la plus simple consiste à retirer la canule ce qui facilite l'expulsion du bouchon.

• *Déplacement de la canule*. La situation de la canule doit être vérifiée régulièrement, notamment lors des aspirations. Il peut arriver que la canule se déplace en sortant de son orifice trachéal. Celui-ci est alors susceptible de se refermer assez rapidement en entraînant l'apparition d'une dyspnée qui peut devenir menaçante. Dans cette hypothèse, il faut tenter de reperméabiliser l'orifice au moyen d'une canule de plus petite taille. Dans les cas difficiles, une sonde d'intubation peut être plus facile à introduire dans la lumière trachéale.

Canules de trachéotomie

Il existe divers types de canules de trachéotomie adaptées à différentes situations.

Dans les suites immédiates d'une trachéotomie, et pour les jours suivants, on utilise une canule à ballonnet qui a le *double* avantage d'éliminer les fausses-routes, d'éviter un saignement intrabronchique et de permettre une ventilation sans fuite par la canule.

Si cela est possible il est souhaitable de dégonfler périodiquement le ballonnet afin de limiter la compression de la muqueuse trachéale, le risque d'ulcération avec ses conséquences hémorragiques gravissimes.

Lorsque l'orifice de trachéotomie est calibré, après quelques jours, et si la ventilation mécanique n'est plus nécessaire, on peut remplacer la canule à ballonnet par une canule en acrylique (les canules en argent ont été abandonnées).

Pour les trachéotomies prolongées, ce type de canule peut être fenêtré au niveau de la partie supérieure de la courbure afin de réaliser une canule parlante qui autorise la phonation laryngée.

TRACHÉOSTOMIE

Définition

Elle diffère de la trachéotomie par l'abouchement de la trachée à la peau cervicale. C'est la conséquence d'une laryngectomie totale, l'orifice de trachéostomie est définitif. La surveillance en est donc simplifiée.

TRACHOME

Définition

C'est une affection kérato-conjonctivale chronique, contagieuse, menaçant la vue, et due à un microorganisme du groupe des chlamydacées (*Chlamydia trachomatis*).

Causes et mécanismes

Cette épithélite cornéo-conjonctivale s'observe dans les pays à bas niveau de vie, la contagiosité est secondaire aux mauvaises conditions d'hygiène.

Signes essentiels

On distingue :

• le trachome simple : conjonctivite et larmoiement puis kérato-conjonctivite avec pannus cornéen ;

• le trachome compliqué avec atteinte palpébrale, lacrymale, cornéenne.

Le diagnostic est clinique et biomicroscopique (pannus cornéen bilatéral supérieur et follicules conjonctivaux ou cornéens).

Traitement

On utilise collyres et antibiothérapie générale (sulfamides, cyclines).

Éducation du patient traité au lithium

Une information éclairée donnée au patient concernant le traitement par lithium est garante d'une meilleure compliance, d'une meilleure prévention des effets secondaires et de la toxicité.

L'infirmière devra fournir quelques recommandations au patient concernant :

La prescription médicale :

Nécessité de se conformer à cette prescription : prendre uniquement le nombre de comprimés aux horaires indiqués.

Ne pas augmenter la dose prescrite, même en cas d'oubli ou de doute sur une prise. Mieux vaut être sous-dosé que surdosé pendant 1 ou 2 jours. Le danger est en effet le pic hyperlithiémique responsable d'une toxicité neurologique et rénale.

Le régime :

Nécessité d'avoir un régime normosodé stable.

Le régime sans sel est formellement interdit car il peut entraîner un surdosage.

Les pertes hydriques (fièvre, effort physique important) doivent être compensées.

Une prise de poids possible doit être prévenue par un régime hypocalorique.

La contraception :

Une contraception efficace est nécessaire ; le lithium est contre-indiqué en début de grossesse où il doit être remplacé par un autre thymorégulateur.

En cas de grossesse, la patiente doit en référer rapidement à son médecin.

La surveillance biologique :

Une lithiémie est nécessaire tous les 2 mois lorsque le traitement est équilibré ; il est important de se conformer à cette surveillance afin d'éliminer un sous-dosage responsable d'inefficacité thérapeutique ou un surdosage responsable de toxicité. Il faut rappeler au patient que les résultats attendus dépendent de la forme galénique.

Le patient doit tenir un carnet de surveillance lithiémique.

Il faut également vérifier tous les 6 mois la fonction thyroïdienne (TSH) et la fonction rénale (créatinine).

Les signes de surdosage :

Le patient doit parfaitement connaître les signes de surdosage et consulter très rapidement lorsqu'ils apparaissent :

- soif intense, nausées, vomissements, diarrhées ;
- vertiges, troubles de la conscience, difficultés articulatoires ;
- secousses musculaires, tremblements amples ;
- fièvre.

Les associations médicamenteuses :

Le patient ne doit pas prendre de médicament sans avis médical en particulier des diurétiques, antihypertenseurs, anti-inflammatoires.

Les effets indésirables :

Le patient doit connaître les effets indésirables les plus fréquents :

- tremblements fins ;
- prise de poids ;
- miction fréquente, augmentation de la soif ;
- hypothyroïdie.

TRAITEMENT PAR LITHIUM

Voir tableau ci-dessus.

Voir également *Maladie maniaco-dépressive*.

TRANQUILLISANTS

Voir *Anxiolytiques*.

TRANSFUSION SANGUINE

La transfusion de produits sanguins labiles (PSL) est réalisée par un médecin, ou par un infirmier sous la responsabilité d'un médecin présent dans l'établissement. Elle est règlementée, en particulier par la circulaire du 15 décembre 2003, pour assurer la sécurité transfusionnelle.

Règles de compatibilité en transfusion

Transfusion de globules rouges (apport d'antigènes)	Transfusion de plasma (apport d'anticorps)
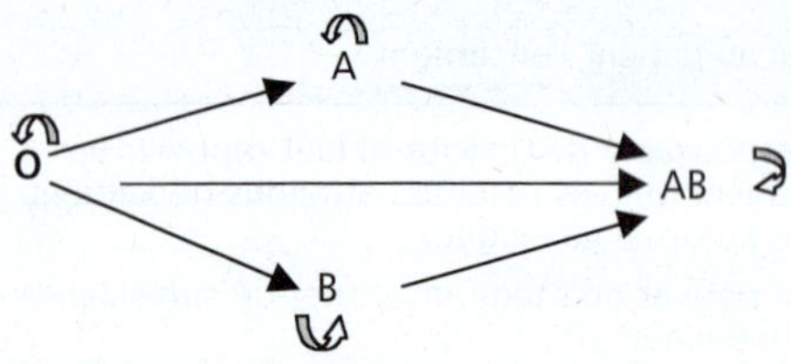	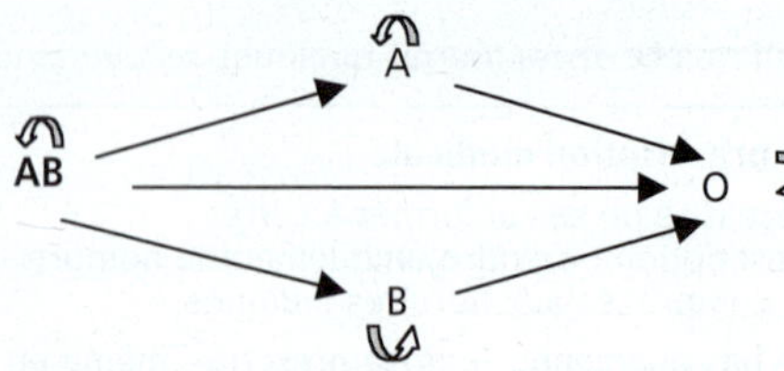

Réalisation de la transfusion

Prescription

Elle est toujours rédigée par le médecin, qui doit compléter **tous** les items (identité du patient, type et nombre de produits ainsi que l'indication s'il s'agit de plasma, la numération de plaquettes et le poids du patient s'il s'agit de plaquettes), écrire son nom lisiblement et signer. Un encadré spécial permet de noter le degré d'urgence. La prescription doit être accompagnée de la carte de groupe complète et du résultat de RAI valide ou des tubes nécessaires à la réalisation des examens manquants, en vérifiant la concordance *stricte* d'identité.

L'autorisation d'un délai de validité de la RAI de 21 jours, si tel est le cas, doit également être signée par le médecin.

Réception des produits dans le service

Elle comporte la vérification de la destination du colis (le bon service), de son intégrité (bon état des produits sanguins) et de sa conformité par rapport à la prescription (type et nombre de produits). L'heure de réception doit être notée afin de définir le délai de 6 heures au cours duquel le ou les produits doivent être transfusés (délai maximum entre la réception dans le service et le début de la transfusion).

Contrôle ultime au lit du malade

Il doit toujours être réalisé au lit du patient, pour chaque produit, y compris les produits autologues et la transfusion en urgence vitale immédiate.

1er temps : vérification des concordances :

- Identité en faisant décliner son identité au patient : vérification de la prescription, de la carte de groupe et du bon de délivrance.
- Immuno-hématologiques : entre le groupe de la carte, celui du produit sanguin et celui du bon de délivrance…
- Des numéros de don entre le bon de délivrance et le produit.

2e temps : Beth-Vincent réalisé sur la carte de contrôle ultime avec le sang du patient prélevé au bout du doigt juste avant. Toute utilisation d'un prélèvement antérieur représente un risque d'erreur.

Pose de la transfusion et surveillance

Le produit sanguin, quel qu'en soit le type, doit toujours être branché sur une tubulure à filtre, dans de strictes conditions d'aseptie. Le patient doit être surveillé **en continu** pendant les 15 premières minutes (les accidents les plus graves sont ceux qui surviennent le plus précocement). Tout effet indésirable impose l'arrêt immédiat (→ Accidents). Dans les faits, le bordereau de traçabilité parvient trop tardivement au dépôt pour être utilisé au signalement des effets indésirables.

Traçabilité

La personne débutant la transfusion doit remplir le bordereau de traçabilité, qui ne sert qu'à confirmer l'identité du sujet ayant reçu ce produit. Ce bordereau doit parvenir au dépôt de sang dans les 24 heures.

TRANSFUSION (accidents de la)

Les accidents aigus surviennent dans les 12 heures qui suivent la transfusion. Tout évènement indésirable survenant au cours de la transfusion impose son arrêt immédiat, le maintien d'une voie d'abord et l'appel au médecin responsable. Le dépôt de sang doit en être informé le plus rapidement possible.

Les accidents retardés apparaissent des mois, voire des années après la transfusion.

Tous doivent être déclarés à l'hémovigilance.

ACCIDENTS IMMUNOLOGIQUES

Causes

Destruction des globules rouges transfusés : erreur de groupe ABO, agglutinines irrégulières.

Destruction des globules rouges du receveur : présence d'hémolysines.

Destruction des plaquettes transfusées : anticorps anti-HLA.

TRALI (Transfusion Related Acute Lung Injury) ou détresse respiratoire aiguë liée à la transfusion, actuellement la première cause de mortalité par transfusion. Il semble lié à la présence d'anticorps anti-HLA chez le *donneur*.

Allergie aux composants du plasma.

Signes cliniques

Ils sont variables :

- *l'hémolyse intravasculaire* se traduit chez un malade *conscient* par l'apparition de céphalées, de lombalgies, de frissons et une chute tensionnelle ; chez le malade *anesthésié*, par la survenue d'un collapsus ; une hémoglobinurie est possible (urines couleur porto) ;
- *l'ictère* apparaissant plusieurs jours après une transfusion, l'inefficacité des transfusions chez un malade signent une hémolyse le plus souvent due à des agglutines irrégulières ;
- *le syndrome frissons-hyperthermie* est généralement bénin. Il est dû à des substances pyrogènes ou à des anticorps anti-HLA. On doit néanmoins toujours éliminer une incompatibilité érythrocytaire et une infection ;
- *la survenue de manifestations allergiques* type œdème de Quincke, urticaire, est possible ;
- *le TRALI se manifeste par une dyspnée d'apparition plus ou moins rapide.*

Évolution

L'hémolyse peut se compliquer de collapsus irréversible, d'anurie, de *CIVD*. L'incompatibilité ABO entraîne le décès dans 50 % des cas. Le TRALI peut évoluer vers une insuffisance respiratoire justifiant une intubation.

Traitement

La suspicion d'un accident d'incompatibilité impose la recherche de la cause : erreur de poche, de carte, etc.

La mise en évidence d'agglutinines irrégulières impose l'utilisation ultérieure de sang phénotypé et compatibilisé.

Les corticoïdes et les antihistaminiques entraînent la régression rapide des manifestations allergiques. Ils peuvent prévenir le syndrome frissons-hyperthermie.

ACCIDENTS INFECTIEUX

Causes

Accident aigu : contamination bactérienne de sang transfusé. Elle est devenue très rare grâce à la dérivation des 15 premiers mL de sang prélevés chez le donneur.

Accident retardé : transmission de maladies infectieuses : hépatite B, C, paludisme, VIH. Elle est devenue très rare (1/1 350 000 pour le VIH, 1/1 000 000 pour l'hépatite C).

Signes cliniques

La survenue d'un syndrome frissons-hyperthermie, d'un collapsus, de signes digestifs sont très évocateurs.

Traitement

La transfusion de sang contaminé par des bactéries peut être mortelle. Elle nécessite, après hémocultures (en périphérie et si nécessaire sur la chambre implantable) la mise en œuvre très rapide d'antibiotiques à large spectre. La culture du produit sanguin n'est réalisée que si la clinique est évocatrice.

Surveillance

- *Le sujet fragile* (ex. : nouveau-né, insuffisant cardiaque, hypertendu) doit être transfusé très lentement.
- *En cas de transfusions massives ou d'exsanguino-transfusions chez le nouveau-né,* l'injection de gluconate de calcium doit être systématique.
- *La répétition de transfusions* expose à un risque d'hémochromatose : 1 litre de sang contient 500 mg de fer.

Pour la pratique, on retiendra :

– Aucun argument (surcharge de travail, vérification consciencieuse de l'identité, ne pas vouloir prélever le malade deux fois) ne justifie la prise de risque que représente la réalisation des 2 déterminations de groupe sur un seul prélèvement.

– L'hémovigilance montre que de nombreuses erreurs transfusionnelles auraient pu être évitées si les contrôles avaient été respectés, en particulier les contrôles d'identité entre tous les documents avant la pose de la transfusion et la vérification d'identité avant la pose du 2e produit.

ACCIDENTS DE SURCHARGE

Causes

Surcharge volémique. L'OAP post transfusionnel, bien que facile à prévenir, est la 2e cause de mortalité par transfusion sanguine.

Surcharge en citrate avec hypocalcémie.

Accident retardé : Surcharge ferrique.

TRANSPLANTATION CARDIAQUE

La transplantation cardiaque est le traitement en dernier recours chez les patients porteurs d'une insuffisance cardiaque terminale et pour lesquels le traitement médical maximal est totalement inefficace. La limite d'âge, pour proposer une transplantation cardiaque, se situe entre 50 et 60 ans selon les équipes.

Bilan prégreffe

Avant de transplanter un patient, on pratique un bilan très complet des fonctions cardiaque, respiratoire, vasculaire, digestive, hépatique, rénale, urogénitale et psychologique afin de rechercher une maladie grave, notamment cancéreuse, qui serait une contre-indication à la greffe.

En l'absence de contre-indication, le patient est mis sur une liste de greffe, c'est-à-dire en attente d'un greffon.

Principes techniques

Les greffons cardiaques sont prélevés sur des patients en état de mort cérébrale (quand ils ont donné leur accord de leur vivant par écrit ou par oral).

Pour que le « donneur » soit compatible avec le « receveur », il faut que le groupe sanguin du receveur soit identique à celui du donneur pour les antigènes A, B, O et Rhésus.

La greffe se déroule en trois étapes :

- prélèvement du greffon sur le donneur ;
- acheminement le plus vite possible du greffon vers le receveur ;
- implantation du greffon chez le receveur après ablation du cœur malade sous circulation extracorporelle.

Traitement immunosupresseur

Un traitement immunosuppresseur est débuté immédiatement après la greffe. Son but est d'éviter un rejet du greffon par le receveur ; en effet, la compatibilité HLA n'est pas exigée en greffe cardiaque, ainsi la similitude entre le donneur et le receveur n'est pas parfaite. Le rejet entraînerait donc la destruction rapide du greffon en l'absence d'un tel traitement.

Les immunosuppresseurs les plus utilisés sont les corticoïdes (*Cortancyl* ou *Solupred per os*), la ciclosporine et l'azathioprine *(Imurel)*.

Complications à long terme

Le rejet, plus ou moins aigu, peut survenir à tout moment, notamment pendant la première année de la greffe ; on diagnostique un rejet en pratiquant régulièrement des biopsies endomyocardiques lors d'un cathétérisme droit et on le traite en renforçant le traitement immunosuppresseur.

La ciclosporine a une toxicité rénale et entraîne à moyen terme une insuffisance rénale.

Le traitement immunosuppresseur facilite l'éclosion d'infections virales, bactériennes, parasitaires et mycosiques et également de tumeurs malignes. L'incidence des cancers est augmentée chez les patients greffés.

Résultats de la greffe cardiaque

Avec des équipes médico-chirurgicales entraînées, le pourcentage de survie actuel est de 90 % à 1 an, 80 % à 5 ans et 70 % à 6 et 7 ans. Le progrès viendra par une meilleure préparation avant la greffe des receveurs potentiels et par une amélioration des drogues immuno-suppressives.

TRANSPOSITION DES GROS VAISSEAUX

Définition

On distingue :

- *les transpositions non corrigées* des gros vaisseaux où l'aorte naît du ventricule droit, l'artère pulmonaire du ventricule gauche, les cavités cardiaques étant normales et à leur place ;
- *les transpositions corrigées* des gros vaisseaux dont les conséquences physiopathologiques sont corrigées par une inversion des relations entre oreillettes et ventricules.

Causes et mécanismes

Transpositions corrigées : l'aorte naît d'un ventricule droit inversé (en position gauche) recevant du sang oxygéné de l'oreillette gauche, l'artère pulmonaire naît du ventricule gauche inversé (en position droite) recevant du sang veineux de l'oreillette droite. Cette cardiopathie n'entraîne idéalement aucun trouble mais est souvent associée à d'autres lésions congénitales.

Transpositions non corrigées : c'est la deuxième cardiopathie congénitale cyanogène après la tétralogie de Fallot. Elle réalise une urgence néonatale.

Signes essentiels

Seule la transposition non corrigée des gros vaisseaux est étudiée.

Signes cliniques : le tableau est celui d'un nouveau-né qui présente une cyanose réfractaire isolée (pas de souffle à l'auscultation).

Signes paraclinique :

- *radiologiques* : hypervascularisation pulmonaire avec cœur de taille initialement normale puis augmentée ;
- *hémodynamiques* : c'est une étude hémodynamique en urgence qui fait le diagnostic sur les trajets de sondes (passage direct du ventricule droit dans l'aorte), l'oxymétrie (saturation en oxygène égale dans le ventricule droit et l'aorte) et l'étude des pressions. Le cathétérisme permet en outre de pratiquer le premier temps thérapeutique : l'atrioseptostomie qui réalise une communication interauriculaire artificielle permettant la survie ;
- *échocardiographiques* : l'examen BD confirme les anomalies de position des gros vaisseaux. Le Doppler pulsé et continu recherche une sténose pulmonaire et une fuite tricuspide. L'examen écho-Doppler sera indispensable en surveillance postopératoire.

Évolution

En l'absence de traitement immédiat, l'évolution spontanée se fait vers la mort quelques semaines après la naissance.

Traitement

Le traitement curatif réalise une inversion du retour veineux pratiquée vers l'âge de 1 ou 2 ans.

TRAUMATISMES DE L'APPAREIL URINAIRE ET GÉNITAL MASCULIN

Traumatismes rénaux (rares)

Causes : ce sont les traumatismes lombaires mais aussi thoraciques ou abdominaux, les chocs de décélération.

Signes cliniques et paracliniques : ce sont l'hématurie, l'hématome lombaire et l'état de choc. L'échographie, l'artériographie et le scanner montrent un hématome périrénal par rupture de la capsule, une fissure du bassinet avec extravasation d'urines, une rupture complète avec épanchement uro-hématique périrénal ou péritonéal, une rupture du pédicule avec un gros rein muet.

Complications tardives : c'est la destruction des reins par une hydronéphrose ou l'organisation d'un hématome périrénal. Une HTA signe une thrombose artérielle.

Traitement : c'est d'abord la surveillance de tous les traumatisés, l'intervention dans les cas défavorables.

Traumatisme urétéral

Causes : le plus souvent il survient au cours d'une chirurgie lourde intéressant le trajet de l'uretère.

Complications : c'est l'hydronéphrose sur l'uretère lié, l'urinome en cas d'uretère coupé.

Traumatisme vésical

Causes : ce sont les contusions pelviennes sur vessie pleine avec ou sans fracture du bassin. La rupture peut être intra- ou sous-péritonéale.

Signes cliniques et paracliniques : le liquide de lavage ne revient pas, la cystographie rétrograde montre une diffusion du liquide.

Traitement

Il est chirurgical : évacuation des épanchements, sutures.

Traumatismes de l'urètre

Causes : ce sont les fractures du bassin (urètre membraneux) ou les chutes à califourchon (urètre périnéal).

Signes cliniques et paracliniques : il existe une urétrorragie, un hématome périnéal, un globe vésical, souvent un état de choc. L'urétrographie rétrograde montre la perte complète ou incomplète de la continuité.

Complications : c'est un rétrécissement, une incontinence, une impuissance.

Traitement : une cystostomie dérive les urines et permet de faire secondairement une urétrographie mictionnelle. Des opérations reconstructives sont nécessaires secondairement.

Traumatismes des bourses

Une fracture du testicule sera recherchée ; elle impose l'intervention chirurgicale pour éviter l'atrophie.

TRAUMATISMES CRÂNIENS (TC)

Fréquents, ils sont à l'origine de tableaux variés mais d'évolution le plus souvent favorable quand ils sont traités rapidement et avec méthode. Les complications sont dues aux lésions cérébrales sous-jacentes (déficits, épilepsie) et/ou aux complications infectieuses générales et de décubitus en particulier chez les gens âgés.

Conduite à tenir générale

À l'arrivée dans un hopital général : l'interrogatoire note les antécédents du malade, son âge, les circonstances du traumatisme, l'heure du TC, l'existence ou non d'une perte de connaissance initiale, la survenue de vomissements, tout ce qui s'est passé depuis le TC, l'heure du dernier repas.

L'examen apprécie avec soin la conscience et l'état neurologique : recherche d'un déficit moteur, réflexes ostéo-tendineux, réflexes cutanés plantaires, recherche d'anomalies pupillaires. Il faut par un examen général et les examens radiologiques appropriés rechercher un autre traumatisme associé, enfin le malade et en particulier son cou ne doit pas être mobilisé avant la fin des examens complémentaires.

La TDM cérébrale est toujours nécessaire, s'il y a eu perte de connaissance.

Suture d'une plaie du cuir chevelu (pouvant saigner abondamment).

Prévention du tétanos.

L'hospitalisation pour surveillance est nécessaire dans les circonstances suivantes :

- troubles mêmes discrets de la conscience ;
- perte de connaissance initiale ;
- fracture du crâne ;
- jeune enfant.

La surveillance, initialement toutes les demi-heures, porte sur des critères simples : conscience, déficit moteur éventuel, état des pupilles. Le scanner cérébal est devenu quasi-systématique si le malade est hospitalisé de même TDM cervicale si traumatisme du cou et TDM thoraco-abdominale si polytraumatisme.

Indications d'un transfert en urgence dans le service de neurochirurgie de garde (par le SAMU) :

- troubles de la conscience et/ou déficit neurologique existant d'emblée ou survenant après un intervalle libre (lequel fait suspecter un hématome extradural). Toute aggravation chez un sujet ayant eu un TC récent est l'indication d'un transfert, d'où l'importance de la surveillance ;
- fracture en regard de la fosse postérieure, embarrure, fracture de l'étage antérieur de la base du crâne, hématome extradural découvert à la TDM ;
- les indications d'un transfert sont larges chez l'enfant (fracture importante, troubles de la vigilance même discrets).

En neurochirurgie : intervention chirurgicale en urgence si nécessaire. Sinon, poursuite de la surveillance du malade en réanimation spécialisée ou même retour du malade à l'hôpital général d'origine si toute gravité du TC peut être écartée.

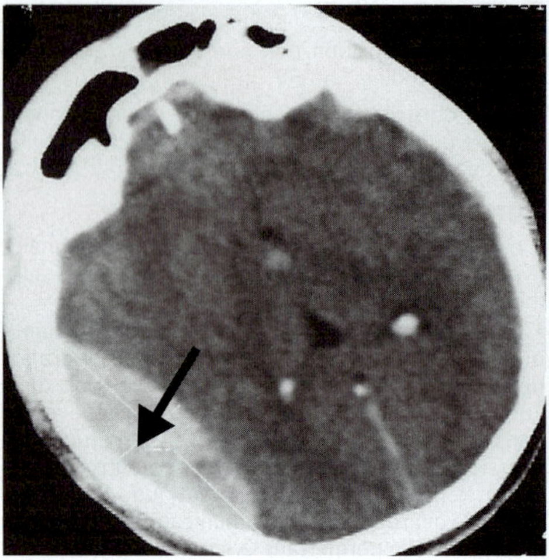

TDM. Traumatisme crânien : hématome extra-dural.

Complications précoces et graves des traumatismes crâniens

L'hématome extradural se voit chez l'enfant et l'adulte jusqu'à l'âge moyen de la vie. L'hématome est situé entre l'os et la dure-mère et comprime le cerveau sous-jacent. Le saignement est le plus souvent artériel (branches de l'artère méningée moyenne), plus rarement, il est d'origine veineuse ou osseuse. *C'est une urgence neurochirurgicale*, d'autant que le pronostic postopératoire est excellent s'il n'y a pas de lésions cérébrales graves associées et si le traitement est suffisamment précoce.

Après un TC d'intensité moyenne, accompagné souvent d'une brève perte de connaissance initiale, le malade présente *un intervalle libre* de quelques heures, 4 à 6 heures en moyenne, parfois moins dans les formes suraiguës. À la TDM, l'hématome spontanément hyperdense est convexe et refoule le système ventriculaire médian. Après l'intervalle libre apparaissent, de manière rapidement progressive, obnubilation, céphalées, puis coma. Parallèlement se développe un déficit moteur controlatéral au trait de fracture. *Il faut transférer d'urgence le malade en neurochirurgie.* Le pronostic vital est d'emblée mis en jeu par une *hypertension intracrânienne aiguë* avec aggravation du coma, *mydriase unilatérale* (du côté opposé à l'hémiplégie) traduisant un engagement temporal et en absence de traitement, apparition de signes de décérébration et décès du malade en quelques heures (*cf.* illustration).

Traitement chirurgical d'urgence avec volet crânien, évacuation de l'hématome, suspension de la dure-mère, exploration du cerveau sous-jacent, hémostase soigneuse. Si le traitement est précoce, la récupération postopératoire est excellente.

L'hématome sous-dural aigu entraîne des troubles de la conscience et un déficit neurologique s'aggravant progressivement plus ou moins rapidement et sans intervalle libre initial. Le traumatisme causal est souvent sévère et une *contusion cérébrale* est souvent associée à l'hématome ce qui aggrave un pronostic déjà réservé. Il est rarement opéré.

L'hématome intracérébral post-traumatique présente un tableau voisin de celui de l'hématome sous-dural aigu. Le diagnostic repose sur la TDM cérébrale. L'évacuation chirurgicale n'est réalisée que lorsque l'hématome réalise une menace vitale aiguë.

L'hémorragie méningée traumatique est souvent associée aux autres lésions, elle ne nécessite pas de soins particuliers.

Surveillance infirmière

S'il y a eu perte de connaissance simple, le malade est souvent hospitalisé 24 heures pour détecter :
- un trouble de conscience ;
- une céphalée croissante ;
- des signes de localisation (asymétrie du mouvement, mydriase ou asymétrie pupillaire) ;
- une otorragie ou l'écoulement de LCR par le nez (rhinorrhée) ou l'oreille (otorrhée).

Une aggravation dans les heures ou les jours suivant un traumatisme (intervalle libre) fait craindre un hématome extradural ou sous-dural. On doit fournir à l'entourage une fiche signalant les symptômes qui doivent amener à consulter, mais en même temps encourager le patient à reprendre une activité adaptée, pour limiter les risques de syndrome post-traumatique.

Si le trauma crânien est plus grave :
- dépister les complications d'un polytraumatisme (rachis cervical, thorax, abdomen, membres... plaies à nettoyer : s'il existe une plaie du crâne associée à une fracture, risque de sepsis et d'abcès cérébral, c'est l'équivalent d'une fracture ouverte) ;
- surveiller attentivement les constantes, la PA, la température (infections) ;
- repérer les modifications de la conscience (somnolence), l'évolution d'un déficit moteur, vérifier la symétrie des pupilles, l'existence de céphalées, de vomissements, de crises d'épilepsie.

Si coma, surveillance spécialisée en milieu de réanimation.

Le pronostic est bon et le traitement est médical (surveillance, antalgiques, sédation).

Les contusions cérébrales associent une *dilacération* d'une zone du parenchyme cérébral, des *lésions hémorragiques* et un *œdème cérébral*. Les contusions cérébrales sont souvent associées aux hématomes intracrâniens.

Elles peuvent siéger au contact du choc, compliquer une embarrure ou siéger à l'opposé du point d'impact lorsque les lésions résultent d'un mécanisme de contrecoup.

Les signes de contusion cérébrale ne sont pas spécifiques : troubles de la conscience, signes déficitaires neurologiques en foyer (déficit moteur, sensitif, visuel) ou épilepsie.

La TDM permet de mettre en évidence la contusion, un hématome intracrânien éventuellement associé et est un élément important de surveillance. Les lésions peuvent être discrètes mais les contusions cérébrales sont souvent graves, soit par leur étendue, soit par l'atteinte du tronc cérébral.

Le traitement est médical (réanimation neurochirurgicale) et vise à lutter contre l'œdème cérébral et l'hypertension intracrânienne. Des améliorations lentes mais parfois inattendues sont possibles, surtout chez le sujet jeune.

Complications tardives des traumatismes crâniens

Hématome sous-dural chronique (→)

Les fractures de l'étage antérieur de la base du crâne peuvent être associées à un écoulement nasal de liquide céphalo-rachidien par le nez (rhinorrhée) ou par l'oreille (otorrhée). Lorsqu'il existe une fistule ou communication entre les espaces méningés et les cavités sinusiennes, il y a un risque important de méningite bactérienne à répétition. Il faut alors pratiquer un bilan précis : TDM osseuse de l'étage antérieur, et proposer un traitement neurochirurgical de la fistule.

L'épilepsie post-traumatique survient dans les 2 ans qui suivent le TC, souvent après un temps de latence de quelques mois. Le risque de comitialité post-traumatique est surtout marqué en cas de TC sévère avec coma prolongé ou avec embarrure ou hématome intracrânien.

L'hydrocéphalie à pression normale post-traumatique (→) consécutive à l'hémoragie méningée.

Il faut citer les lésions du nerf optique, les paralysies faciales dans les fractures du rocher, les fistules carotido-caverneuses, les surdités ou syndromes vestibulaires post-traumatiques.

Le syndrome subjectif des traumatisés crâniens survient chez 35 à 40 % des sujets ayant eu un TC le plus souvent bénin. L'intensité du syndrome subjectif est indépendante de la gravité du TC. On observe des *céphalées*, souvent localisées au point d'impact du traumatisme. Il existe une *symptomatologie fonctionnelle* riche : sensations lipothymiques, sueurs, sensations vertigineuses, asthénie marquée.

Les signes psychiques sont nombreux aussi : irritabilité inhabituelle, troubles de la concentration, de l'attention et de la mémoire, perturbation du sommeil. Parfois, il existe également des manifestations anxieuses et des *thèmes dépressifs*.

Le traitement est délicat et le syndrome subjectif des TC risque d'être sévère ou de se pérenniser surtout s'il existe des difficultés socioprofessionnelles ou une personnalité pathologique sous-jacente. Il faut *rassurer le malade*, le suivre, utiliser les *antidépresseurs* si les signes dépressifs sont marqués et assurer progressivement une *réinsertion sociale* et professionnelle.

TRAUMATISMES LARYNGO-TRACHÉAUX

Les traumatismes laryngo-trachéaux sont peu fréquents. Ils sont observés dans le cadre des polytraumatismes du travail ou de la route, mais aussi par traumatisme cervical direct. On distingue les traumatismes laryngo-trachéaux *ouverts* et les traumatismes laryngo-trachéaux *fermés*.

Traumatismes laryngo-trachéaux ouverts

On les observe notamment dans les accidents de la voie publique et dans les tentatives d'autolyse par arme blanche.

Les phénomènes dyspnéiques sont peu fréquents, la ventilation est possible par les voies naturelles ou par la plaie. L'examen cherche à préciser le niveau du traumatisme et l'existence de lésions associées pharyngo-œsophagiennes vasculaires et nerveuses.

La réparation chirurgicale est effectuée en urgence.

Traumatismes laryngo-trachéaux fermés

L'existence d'un traumatisme laryngé se traduit parfois par une dyspnée menaçante qui nécessite une intubation ou une trachéotomie d'extrême urgence. Dans d'autres cas, la symptomatologie se résume à une dysphonie, une dyspnée modérée, des ecchymoses cervicales. L'examen doit alors être effectué avec prudence, le moindre geste étant susceptible d'aggraver des lésions incomplètes. L'attitude thérapeutique est fonction des lésions rencontrées : de la simple surveillance à l'intervention chirurgicale en urgence.

TRAUMATOLOGIE DENTAIRE

Les traumatismes dentaires sont des accidents fréquents qui concernent la denture permanente de 20 % des enfants avant la fin de leur scolarité.

Formes cliniques

Fractures dentaires

En fonction de l'importance et du niveau d'atteinte, on distingue :

- la fêlure : craquelure sans perte de substance au niveau de l'émail ;
- les fractures coronaires : perte de substance localisée soit au niveau de l'émail, soit au niveau de l'émail et de la dentine, soit au niveau de l'émail, de la dentine et de la pulpe ;
- les fractures coronoradiculaires : il existe des fractures coronoradiculaires simples (pulpe indemne) ou compliquées ; elles intéressent alors le tissu pulpaire ;
- les fractures radiculaires : elles peuvent siéger au niveau du 1/3 cervical moyen ou apical de la racine.

Luxations dentaires

- la contusion : ébranlement de la dent et conservation de l'intégrité du desmodonte ;
- la subluxation : ébranlement de l'organe dentaire avec rupture de certaines fibres desmodontales ;
- l'extrusion : déplacement partiel de la dent hors de son alvéole ;
- luxation latérale : déplacement latéral de la dent ;
- intrusion : impaction de la dent dans son alvéole ;
- expulsion de la dent hors de son alvéole ou luxation complète.

Traitement

Fractures dentaires

Le traitement est variable en fonction du niveau d'atteinte, mais, dans tous les cas, on cherche à préserver la vitalité pulpaire et à reconstituer la dent fracturée.

Luxations dentaires

Dans le cas de luxation partielle, on réduira la luxation et on immobilisera de façon partielle la dent à l'aide d'une contention la plus souple possible.

Dans les cas de luxation totale, on réimplantera la dent le plus tôt possible dans son alvéole. Dans tous les cas, il faudra conseiller aux parents de conserver la dent dans du lait, qui est le milieu qui possède les conditions de stérilité et d'osmolarité optimales.

Complications pulpaires et parodontales

Les complications les plus fréquemment observées intéressent la pulpe (nécrose) et le parodonte (ankylose de la dent, puis résorption de la racine ou rhysalyse).

TRICHIASIS

Définition

Malformation caractérisée par l'incurvation des cils qui viennent frotter sur la cornée (risque de kératite).

L'origine est souvent cicatricielle : traumatisme, trachome.

Traitement

L'électrolyse ciliaire est à éviter. Les plasties palpébrales sont efficaces.

TRICHINOSE

Définition, causes et mécanismes

Rare en France, cette parasitose est fréquente en Europe du Nord et de l'Est, et due à un petit ver rond *Trichinella spiralis* (1,5 mm pour le mâle et 4 mm pour la femelle). Les adultes vivent dans le grêle, les larves s'enkystent dans les muscles. L'infestation se fait par ingestion de viande parasitée (viande de porc surtout).

Signes essentiels

Cliniques : après une incubation de 48 h surviennent fièvre et troubles digestifs (diarrhées, douleurs abdominales).

La période d'état (ou de dissémination), vers le 10e jour, comprend : fièvre, myalgies, œdèmes de la face et du cou, et d'autres manifestations allergiques. À la place de l'enkystement, on observe surtout des myalgies ; parfois des manifestations viscérales (cardiaque, neurologique, etc.).

Examens complémentaires : le diagnostic repose sur l'éosinophilie (50 %), les réactions sérologiques, la biopsie musculaire.

Traitement

Le traitement est essentiellement symptomatique : correction des troubles hydroélectrolytiques, corticothérapie pour limiter les réactions inflammatoires et les douleurs.

L'albendazole (*Zentel*) tue les vers adultes dans l'intestin mais n'atteint pas les larves présentes dans les muscles. La dose est de 400 mg 2 fois par jour pendant 10 à 15 jours chez l'adulte et 15 mg/kg/j en 2 prises chez l'enfant.

TRICHOCÉPHALOSE

Définition

C'est une parasitose fréquente, bénigne, due à *Trichuris trichiura,* petit ver rond (5 cm), parasite hématophage du tube digestif. L'infestation se fait à partir d'eau polluée contenant des œufs.

Signes essentiels

Cliniques : habituellement asymptomatique sous nos climats, elle peut entraîner troubles digestifs, anémie, et parfois invagination intestinale, appendicite.

Examens complémentaires : le diagnostic repose essentiellement sur la découverte d'œufs dans les selles.

Traitement

Un traitement par albendazole (*Zentel*) en une prise unique de 400 mg est prescrit au-dessus de 2 ans ; 200 mg/j en-dessous de 2 ans.

TRICHOMONASE GÉNITO-URINAIRE

Définition, causes et mécanismes

Elle est due à *Trichomonas vaginalis*, protozoaire flagellé (de 10 à 30 μm) transmis par voie vénérienne.

Signes essentiels

Cliniques :

- chez *la femme*, on peut observer une vaginite tenace et récidivante avec leucorrhées crémeuses, prurit vulvaire, dysurie, dyspareunie ;
- chez *l'homme*, on peut observer une urétrite aiguë ou subaiguë.

Examens complémentaires : le diagnostic parasitologique est fait sur prélèvement vaginal ou goutte urétrale.

Traitement

C'est le métronidazole (*Flagyl*) ou le tinidazole (*Fasigyne*) ; il ne faut pas oublier de traiter le(s) partenaire(s). Chez la femme, on ajoute un traitement local et une acidification vaginale.

TRISOMIE 21 OU MONGOLISME

Définition

Aberration chromosomique due à la présence de 3 chromosomes 21 (au lieu de 2).

Causes

Mère âgée (> 38 ans) ; anomalie du caryotype de l'un des parents.

Signes essentiels

• *Avant la naissance :* signes d'appel échographique (nuque épaisse, fémur court, malformations) et/ou biologiques (taux maternel d'α-fœtoprotéine et de β-HCG).

• *Après la naissance :* faciès caractéristique, visage rond, lunaire ; fentes palpébrales obliques en haut et en dehors ; épicanthus (3e paupière) à l'angle interne de l'œil ; nez court, épaté ; anomalies de la forme du pavillon de l'oreille ; petite bouche ; grosse langue :

– *au niveau des mains :* pli palmaire transverse unique, main large et trapue, 5e doigt court ;

– au niveau des pieds : pli plantaire profond entre le 1er et le 2e orteil ;

– *anomalies viscérales* (30 à 50 % des cas) : cardiopathies (canal atrio-ventriculaire), uropathies, sténose duodénale ;

– *anomalies squelettiques* (radio du bassin).

• *Le diagnostic* est confirmé par le caryotype : avant la naissance, prélèvement de villosité choriale ou amniocentèse ; après la naissance, prélèvement sanguin (résultat en 3-4 jours) (*cf.* illustration).

Évolution et complications

Mortalité pendant la première enfance du fait des cardiopathies et des malformations digestives.

Sensibilité aux infections respiratoires ; risque plus élevé de leucémies.

Débilité mentale constante (QI ne dépassant pas 60).

Actuellement, les mongoliens parviennent souvent à l'âge adulte mais leur vieillissement est précoce.

Traitement

En cas de diagnostic anténatal, il est légitime de proposer une interruption de grossesse, tout en respectant la décision des parents et en leur apportant un soutien particulier s'ils souhaitent la poursuite de la grossesse.

À la naissance, l'annonce du diagnostic doit être faite dans la mesure du possible aux deux parents, à la fois par un médecin ayant l'expérience de ce type de problèmes, capable de répondre aux interrogations des parents et de les revoir aussi souvent qu'ils le

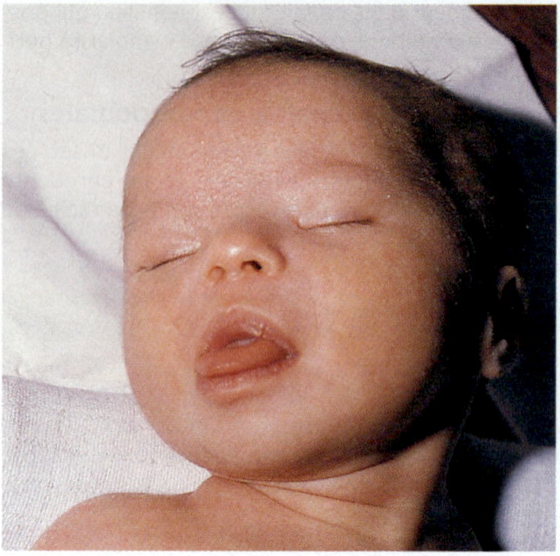

Faciès caractéristique avec fentes palpébrales obliques en haut et en dehors, anormalement écartées (hypertélorisme) ; épicanthus (repli à l'angle interne de l'œil) ; grosse langue.

souhaitent. Il faut connaître et respecter les étapes de leur cheminement psychique : successivement choc, déni, dépression (deuil de l'enfant normal), adaptation puis réorganisation (construction d'un projet avec un enfant différent). La présence, lors de cette annonce, d'une infirmière permettra d'assurer un relais dans le soutien aux parents. Mise en place de mesures d'aide sociale puis éducatives.

Conseil génétique.

TROUBLES DU COMPORTEMENT ALIMENTAIRE : GÉNÉRALITÉS

L'alimentation constitue un domaine privilégié d'expression psychopathologique ; en effet elle comporte une dimension sociale et représente la première grande fonction physiologique servant au déploiement de la vie affective.

Les perturbations du comportement alimentaire ne sont pas spécifiques d'une entité nosographique donnée.

Ces perturbations peuvent être :

• quantitatives :

– par défaut : anorexie mentale (→) restrictive par refus alimentaire d'abord (sitiophobie), puis par perte d'appétit (anorexie),

– par excès : hyperphagie paroxystique = boulimie (→),

– hyperphagie régulière ;
- qualitatives :
  – portant sur la soif et l'ingestion de boissons : potomanie,
  – portant sur des substances non nutritives : pica, géophagie, coprophagie des débilités profondes,
  – portant sur des toxiques : alcoolisme, toxicomanie (→),
  – portant sur le choix des aliments : végétalisme.

Il existe des liens avec d'autres troubles : troubles de l'humeur, kleptomanie, etc.

TROUBLES DU COMPORTEMENT DE L'ENFANT

Définition

Anomalies du comportement de l'enfant, traduisant une perturbation du développement affectif ou du psychisme (à distinguer de certaines particularités de comportement habituelles à un certain stade de développement ; par exemple : opposition au cours de l'adolescence).

L'hyperactivité motrice avec déficit de l'attention constatée à la fois dans le milieu familial et dans le milieu scolaire en est la forme principale.

Causes et mécanismes

- Pathologie neurologique ou sensorielle : épilepsie, syndrome frontal, lésions cérébrales mineures ; encéphalopathie ; traitement barbiturique ; fœtopathie alcoolique ; hydrocéphalie, déficience intellectuelle, surdité ; etc.
- Troubles d'apprentissage : dyslexie +++.
- Pathologie psychiatrique : autisme, syndrome dépressif.

Signes essentiels

Avant 2-3 ans, manifestations d'opposition : colères, spasmes du sanglot (accès de pleurs se terminant par une apnée avec pâleur ou cyanose).

À l'âge scolaire : instabilité psychomotrice ou syndrome hyperkinétique associant hyperactivité motrice, impulsivité, trouble de l'attention.

Bilan paraclinique : bilan neurologique (EEG, IRM), tests auditifs.

Traitement

Dans les troubles mineurs : conseils éducatifs.

Dans la forme complète (déficit attentionnel-hyperactivité) : psychothérapie de l'enfant et du milieu familial. Moyens médicamenteux : psychostimulants (méthylphénidate ou *Ritaline*) ou traitement antidépresseur (neuroleptiques, anxiolytiques).

L'avenir psychologique est très variable selon les sujets.

TROUBLES CONVERSIFS

Voir *Névrose hystérique*.

TROUBLES DE L'EAU ET DU SODIUM

Bien que leur mécanisme régulateur soit différent, les perturbations des bilans de l'eau et du sodium sont le plus souvent contemporaines. La perturbation initiale porte toujours sur le secteur extracellulaire, puis les mouvements d'eau se font ensuite selon les lois de l'osmose. La natrémie est le reflet de l'eau intracellulaire.

EAU DANS L'ORGANISME		
VOLUMES LIQUIDIENS CHEZ UN HOMME DE 70 KG		
Secteur	Quantité en eau	Volumes en litre
Eau totale	60 % masse corporelle (*)	42
Eau intracellulaire	40 % masse corporelle	28
Eau extracellulaire (ECF)	20 % masse corporelle	14
Liquides interstitiels	2/3 ECF	9,4
Secteur plasmatique (SP)	1/3 ECF	4,6
Secteur veineux	85 % SP	3,9
Secteur artériel	15 % SP	0,7

(*) 50 % chez la femme.
L'eau dans l'organisme diminue avec l'âge pour les deux sexes.

TROUBLE DE L'HYDRATATION EXTRACELLULAIRE

Déshydratation extracellulaire isolée

Les signes cliniques sont le pli cutané, l'hypotension orthostatique, la pression veineuse centrale proche de 0, la soif, la perte de poids, la tachycardie.

Les signes biologiques sont la natrémie et l'osmolarité normales, *l'hémoconcentration* traduite par une élévation de l'hématocrite et de la protidémie, une alcalose métabolique, une concentration des urines lorsque le rein est sain : U/P osmotique > 2, U/P urée > 15, une natriurèse inférieure à 10 mEq/L. En revanche une natriurèse supérieure à 30 mEq/L signe une fuite rénale de sodium (voir tableau *infra*).

Surveillance du traitement : elle se fait sur la TA, l'asthénie, la diurèse, les signes d'hémoconcentration. La surveillance clinique, la prise de la pression veineuse évitent les accidents de surcharge.

Hyperhydratation extracellulaire isolée

L'augmentation de volume peut porter à la fois sur le secteur intravasculaire et interstitiel ou de façon prédominante sur l'un de ces secteurs, en fonction notamment de la pression oncotique.

Les signes cliniques sont la prise de poids, l'élévation de la pression artérielle, les œdèmes périphériques et viscéraux.

Les signes biologiques sont la natrémie et l'osmolalité normales, l'hémodilution traduite par une diminution de la protidémie et de l'hématocrite.

Surveillance du traitement : elle se fait sur le poids, la tension, les œdèmes, la natriurèse, la pression veineuse centrale.

TROUBLE DE L'HYDRATATION CELLULAIRE

C'est la conséquence d'une modification de la pression osmotique efficace extracellulaire liée le plus souvent aux variations de la natrémie. Le rapport U/P osmotique est indispensable pour la compréhension des troubles.

Déshydratation cellulaire

Les signes cliniques sont la sécheresse des muqueuses, la fièvre, la soif, les troubles neuropsychiques, la perte de poids.

Les signes biologiques sont l'élévation de l'osmolalité plasmatique efficace (> 290 mOsm/L), une hypernatrémie. Il peut s'agir également d'une hyperazotémie, d'une hyperglycémie. La natriurèse est variable (voir tableau *ci-dessous*).

Surveillance du traitement : elle se fait sur les signes cliniques, les bilans électrolytiques, le poids, qui sous-estime les besoins (pertes urinaires cutanées, respiratoires).

Hyperhydratation cellulaire

Les signes cliniques sont le dégoût de l'eau, les muqueuses de la cavité buccale humides, l'œdème cérébral (confusion mentale, torpeur, agitation), la prise de poids.

Les signes biologiques sont la baisse de l'osmolalité plasmatique efficace (< 290 mOsm/L), l'hyponatrémie.

> **+ Surveillance du traitement**
>
> Elle note la gravité de l'hyponatrémie, l'état d'hydratation extracellulaire, les défaillances viscérales associées. Le traitement des maladies sous-jacentes toujours indispensable peut suffire à améliorer les troubles hydroélectrolytiques.

TROUBLES DU LANGAGE

Causes et mécanismes

- Surdité ++.
- Retard mental.
- Autisme.
- Carence massive de stimulations, éventuellement bilinguisme.

Signes essentiels

En cas de troubles de l'audition, raréfaction des émissions orales à partir de l'âge de 6 à 9 mois. Absence de mots à 18 mois – 2 ans. Absence de phrases à 3 ans. Troubles de l'articulation (zozotement, nasonnement), de la parole (mots déformés, « parler bébé »).

Recherche de signes neurologiques associés.

Bilans psychométrique (tests) et audiométrique +++.

Consultation de pédopsychiatrie (dépistage de troubles névrotiques, d'état prépsychotique).

Traitement

Prise en charge orthophonique le plus tôt possible en cas de surdité ; à partir de l'âge de 4 ans dans les autres cas.

TROUBLES OBSESSIONNELS COMPULSIFS (TOC)

Définition

La névrose obsessionnelle est caractérisée par l'association d'une personnalité obsessionnelle à des symptômes obsessionnels : obsessions (existence de sentiments, d'idées, de conduites qui s'imposent de façon contraignante) et compulsions (rituels) qui entraînent le sujet dans une lutte incessante.

Ces obsessions *assiègent* le malade, s'imposent malgré lui. Il a conscience de leur caractère pathologique.

La névrose obsessionnelle est une névrose grave et difficile à traiter. Elle survient sur une personnalité obsessionnelle, marquée par le souci de l'ordre, la tendance au doute, aux scrupules, aux vérifications.

Causes et mécanismes

Selon Pierre Janet, il s'agit d'un abaissement du tonus psychologique qui dérive les processus psychiques et l'activité vers les obsessions.

Selon la psychanalyse, c'est une régression des pulsions sexuelles à la phase anale.

Dans l'obsession, un facteur déterminant serait le mécanisme de déplacement de l'angoisse sur l'activité psychique elle-même.

Signes cliniques

Symptômes obsessionnels :

L'obsession peut faire irruption à tout moment en dehors de circonstances particulières.

Le malade ne peut ni l'empêcher d'apparaître, ni la faire disparaître.

Elle est toujours désagréable, car en contradiction avec les tendances conscientes du sujet.

Les obsessions peuvent être :

• *idéatives* : morales, religieuses, agressives, elles paraissent toujours absurdes. Ce peut être : auto-interrogations, doutes sans fin, répétitions de chiffres, de mots, etc. ;

• *impulsives* : ce sont des actes impulsifs que le sujet redoute de commettre (actes ridicules, inconvenants ou même agressifs). Le sujet ressent désir et crainte du passage à l'acte (qui est exceptionnel) ;

• *phobiques* : crainte spécifique mais non liée à la présence de l'objet (crainte de maladie, de souillure, de contamination...) ;

Les compulsions sont des actes ou pensées conjuratoires utilisés pour lutter contre l'angoisse obsessionnelle.

La lutte contre les obsessions étant vaine, le sujet utilise des stratagèmes pour les conjurer. Ces rituels sont des actes formels, précis, évoquant des pratiques magiques. Ce sont des actes désadaptés qui, au maximum, réalisent un véritable cérémonial (lavage répété des mains, gestes divers, formules stéréotypées, formules de comptage). Ces rites se déroulent toujours de la même façon et se répètent de plus en plus. Ils sont censés soulager l'angoisse, mais leur réalisation est anxiogène et ils deviennent invalidants.

Personnalité de l'obsessionnel :

• *la psychasthénie* : fatigue intense physique et psychique, impuissance à agir, timidité, tendance aux scrupules ;

• doutes, hésitations, scrupules, vérifications, ordre, méticulosité, superstition, manque de confiance en soi ;

• parcimonie, entêtement, collectionnisme, obséquiosité, soumission à toute autorité

+ Éléments de surveillance

Ils sont là encore cliniques, en rapport avec l'évolution et les complications possibles.

Évolution

L'évolution de la maladie est chronique, même traitée, avec des fluctuations d'intensité. Les formes les plus sévères conduisent à un handicap très grave.

La survenue d'épisodes dépressifs, avec risque suicidaire, est toujours possible.

Traitement et pronostic

Le traitement comporte plusieurs volets.

L'attitude à l'égard de l'obsessionnel. Il convient :

• d'admettre les symptômes, aussi ridicules puissent-ils paraître ;

• de ne pas contrer brutalement les rituels, mais de tenter de les réduire progressivement ;

• de ne pas insister sur l'asthénie, mais de le convier à participer aux activités.

La psychothérapie, qu'elle soit psychanalytique (cure type ou psychothérapie d'inspiration psychanalytique) ou comportementale, est longue et difficile.

La chimiothérapie est un bon traitement symptomatique :

• antidépresseurs tricycliques ou inhibiteurs de la recapture de la sérotonine (IRS), même en l'absence de dépression ;

• neuroleptiques sédatifs ou anxiolytiques quand l'angoisse est particulièrement intense.

TROUBLES DU SOMMEIL

Voir aussi *Insomnies*.

Circonstances

Ils sont un motif de plainte médicale fréquente, en particulier du fait des insomnies, mais se pose aussi le problème des hypersomnies. Le traitement des troubles du sommeil dépend avant tout de la qualité de l'interrogatoire.

Insomnie

C'est une plainte fréquente : elle doit être analysée en fonction des antécédents, de son ancienneté, des traitements associés et recherche d'abord des causes organiques (ex. : douleurs inflammatoires, adénome de prostate…). Le rythme de travail (celui des infirmières par exemple !) avec des horaires décalés de sommeil, les voyages, l'abus de café, d'excitants, de bruit sont autant de causes évidentes de troubles du sommeil qu'il convient de traiter non par les hypnotiques (benzodiazépines) mais en changeant si on le peut l'élément causal. L'insomnie est aussi, avec l'amaigrissement un des signes physiques de la dépression ; elle peut annoncer celle-ci, c'est une des raisons pour lesquelles la plainte concernant l'insomnie doit être écoutée attentivement.

La prescription d'hypnotiques, quand elle est faite, doit être limitée dans le temps (4 semaines). Dans les cas rebelles, des consultations spécialisées du sommeil avec interrogatoire, polygraphie EEG de nuit peuvent préciser des affections plus rares.

Hypersomnie

Il s'agit d'une somnolence diurne excessive. Elle peut être due à un mauvais sommeil de nuit, à l'abus de psychotropes, mais également trois affections particulières :

Narcolepsie (syndrome de Gélineau)

il s'agit d'une affection débutant dans la jeunesse, plus souvent chez l'homme, et associée à un déterminisme génétique (groupage HLA). Elle associe accès de sommeil brutaux (narcolepsie), chutes par rupture de tonus (cataplexie) et hallucinations de l'endormissement. Le diagnostic est clinique, aidé par l'EEG de sommeil ou de sieste. Le traitement associe *Anafranil* et modiodal (*Modafinil*) uniquement délivré à l'hôpital.

Apnées du sommeil

Il s'agit d'un trouble de la ventilation pendant le sommeil, habituellement des hommes parfois gros et souvent fort ronfleurs. La chute de la langue et l'hypotonie du pharynx causent des apnées, d'où un « micro-éveil » et des variations cardio-vasculaires néfastes du pouls et de la tension ; d'où aussi une somnolence diurne. Le diagnostic repose sur la constatation d'une somnolence diurne (échelle d'Epworth), de ronflements et d'apnées (conjoint), d'une perte de libido et de céphalées matinales. La polygraphie étudie à la fois le sommeil, la ventilation, la saturation en oxygène du sang capillaire. Le traitement repose non sur les hypnotiques mais sur l'amaigrissement s'il est nécessaire, sur une opération ORL d'élargissement du pharynx ou surtout sur l'utilisation d'un masque nasal de ventilation nocturne.

Syndrome des jambes sans repos

Agitation des membres en décubitus, perturbant le sommeil (traitement par *Sifrol*, *Adartrel* = dopaminergiques).

TROUBLES DU SOMMEIL (chez l'enfant)

Définition

On englobe dans ce chapitre :

- les insomnies : difficultés d'endormissement ou réveils nocturnes ;
- les incidents pendant le sommeil :
  - terreurs nocturnes : état d'agitation brutale avec cris, aspect terrifié, durant moins de 5 minutes, puis l'enfant se rendort et ne se souvient de rien au réveil,
  - cauchemars, qui entraînent le réveil avec souvenirs anxiogènes,
  - myoclonies d'endormissement : secousses musculaires des membres avec sensation de chute lors de l'endormissement,
  - somnambulisme.

Causes et mécanismes

Causes organiques (rares)

De 0 à 6 mois : psychoses précoces ; intolérance aux protéines du lait de vache.

De 6 mois à 3 ans : otites récidivantes ; reflux gastro-œsophagien.

De 3 à 6 ans : obstruction respiratoire chronique (végétations, hypertrophie des amygdales), asthme.

À l'adolescence : syndrome dépressif.

Facteurs favorisants

De 0 à 6 mois : méconnaissance des besoins individuels et du rythme personnel de l'enfant. Enfant mal réglé, hyperstimulé. Difficultés dans la relation mère-enfant.

De 6 mois à 3 ans : manque de régularité dans l'horaire du coucher, cohabitation avec les parents. Mode de vie trop agité, bruyant. Apprendre à l'enfant à s'endormir ou à se réendormir après les réveils nocturnes (physiologiques) seul et sans repas nocturne. Respecter le rituel du coucher.

Facteurs déclenchants

Angoisse de séparation (à la suite d'une intervention, d'une hospitalisation…).

Dépression maternelle, deuil récent, histoire personnelle des parents (placements, abandon…).

Signes essentiels

Retentissement sur l'état trophique : somnolence diurne.

Troubles du comportement : instabilité psychomotrice, difficultés d'alimentation.

Éventuellement difficultés d'apprentissage scolaire.

Traitement

Restaurer des habitudes de sommeil normales : respect des rythmes de vie du nourrisson (ne pas le réveiller pour boire…) ; respect des rites d'endormissement (balancement, succion du pouce) ; entre 3 et 6 mois, permettre à l'enfant de trouver le moyen de s'apaiser et de s'endormir seul ++ (pas dans le lit des parents ! ! !).

Éviter les traitements médicamenteux (sevrage progressif si nécessaire).

Prise en charge psychologique.

TRYPANOSOMIASES

Elles sont dues à des parasites flagellés du genre trypanosome et sont transmises par des arthropodes hématophages. On distingue : une maladie africaine (maladie du sommeil) et une maladie américaine (maladie de Chagas).

Trypanosomiase africaine

L'agent vecteur est la *glossine* (ou *mouche tsé-tsé*) ; hématophage, elle vit près des cours d'eau ou dans la savane.

Elle évolue en deux phases : *lymphatico-sanguine* puis *nerveuse*. Altération de l'état général et fièvre sont précoces ; il s'y associe des polyadénopathies, parfois une hépatosplénomégalie et une éruption tronculaire : placards érythémateux (trypanides). Les signes nerveux apparaissent quelques semaines après : indifférence, torpeur, avec périodes d'agitation à prédominance nocturne. Céphalées, troubles sensitifs et moteurs viennent ensuite.

La *recherche de trypanosomes* se fait sur sang frais, sur frottis ganglionnaire, dans le LCR.

Trypanosomiase américaine

La *maladie de Chagas* sévit en Amérique du Sud, elle est transmise par des punaises ; elles piquent l'homme la nuit déterminant un nodule érythémateux (chagome).

On peut ensuite observer : fièvre, atteinte myocardique, anasarque, et plus rarement atteinte méningoencéphalique ; les autres manifestations (hépatosplénomégalie, adénopathie, rashs, etc.) sont moins graves. À distance, des atteintes viscérales chroniques sont possibles : cardiopathies, méga-organes dont méga-œsophage, encéphalopathies.

Le diagnostic repose sur la découverte du trypanosome dans le sang et la sérologie (*cf.* illustration).

Traitement

Trypanosomiase africaine : le traitement de la première période repose sur la pentamidine, le traitement de la deuxième période sur le melarsoprol (dérivé arsenical) et l'eflornithine.

Trypanosomiase américaine : il existe 2 traitements de référence, le nifurtimox (*Lampit*) et le benznidazole (*Radanile*).

TUBERCULOSE DIGESTIVE

Il s'agit de localisations digestives de la tuberculose, qu'elles soient *intestinales et/ou péritonéales*. Elles s'observent principalement dans les populations défavorisées et dans les pays du tiers-monde.

Définition

C'est l'atteinte tuberculeuse d'un segment de l'intestin, le plus souvent la région iléocæcale. Le diagnostic différentiel principal est représenté par la maladie de Crohn.

Causes et mécanismes

Elle est le plus souvent primitive, due à l'ingestion de bacilles tuberculeux (BK) bovins (lait) et rarement secondaire à une tuberculose pulmonaire.

Signes essentiels

Cliniques

Il peut s'agir de formes pseudo-occlusives (syndrome de Kœnig), pseudo-appendiculaires, pseudo-tumorales ou révélées par une ascite.

Examens complémentaires

La coloscopie doit être complète et permettre de visualiser l'iléon. Elle permet de pratiquer des biopsies qui doivent être mises en culture pour rechercher le BK. L'examen histologique de ces biopsies permet parfois de retrouver des granulomes épithélioïdes et gigantocellulaires avec une nécrose caséeuse caractéristique.

En cas d'ascite, une ponction doit être pratiquée. Elle ramène un liquide riche en protides et en lymphocytes. Le taux d'adénosine désaminase est élevé ce qui très en faveur du diagnostic. L'ascite doit être mise en culture sur milieu de Lowenstein-Jensen pour rechercher le BK.

Le BK doit également être systématiquement recherché dans les crachats et les urines. Une intradermoréaction à la tuberculine doit être pratiquée. Il faut systématiquement rechercher une infection par le virus du Sida (VIH).

Traitement

Le traitement est médical (triple ou quadruple association d'antibiotiques antituberculeux). L'évolution

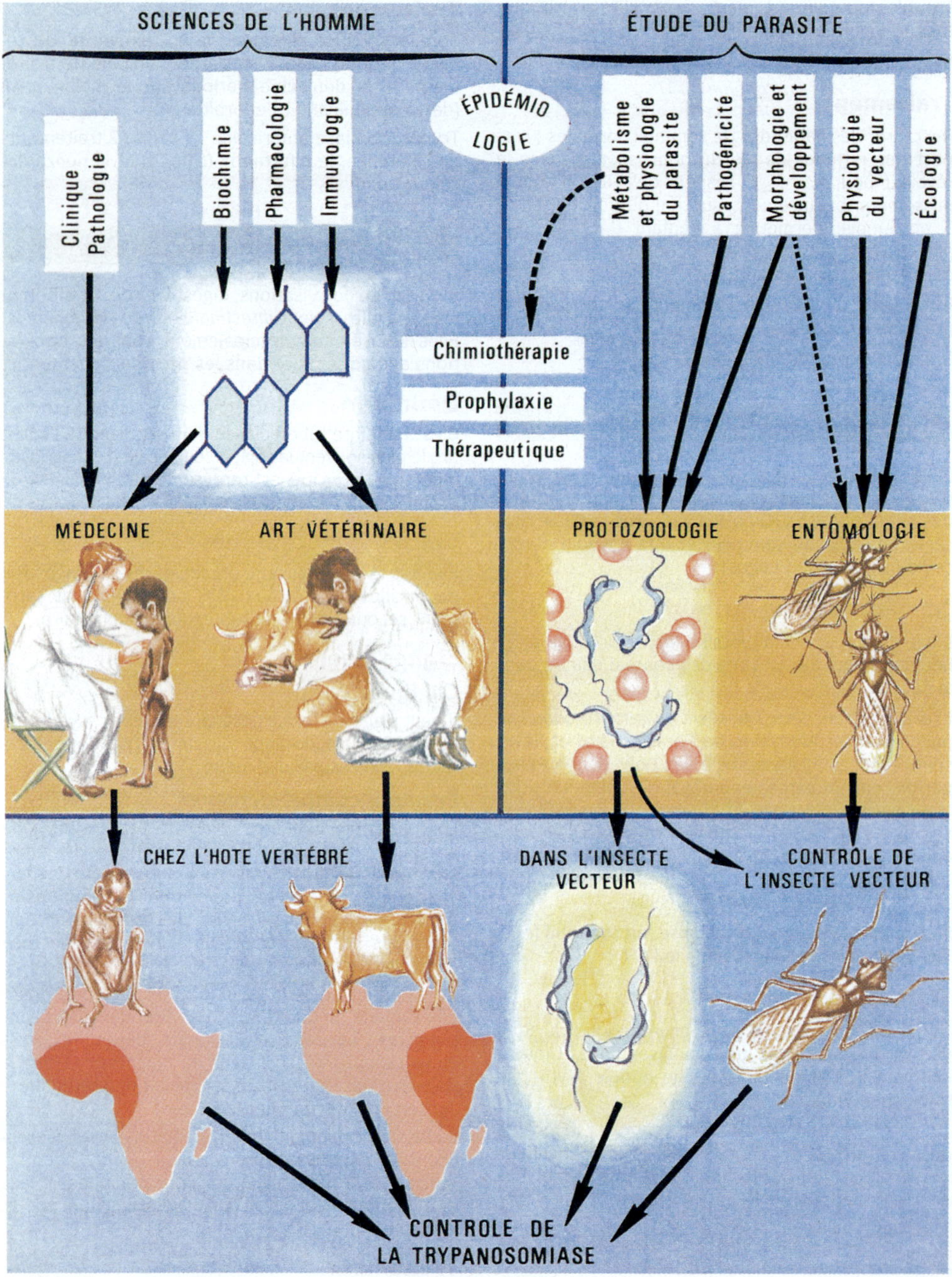

Trypanosomiase africaine.

est rapidement favorable. En cas d'occlusion, la chirurgie s'impose et permet un diagnostic histologique (nécrose caséeuse entourée de cellules épithélioïdes et géantes).

TUBERCULOSE GÉNITALE DE LA FEMME

Cause principale des salpingites silencieuses il y a 40 ans, elle est rare en France sauf chez les immigrées non vaccinées de certains pays : Afrique noire, Turquie. Elle est due au bacille de Koch.

Signes cliniques

Le plus souvent silencieuse, elle est découverte lors d'un bilan de stérilité primaire.

Diagnostic

Le diagnostic est fait par :

• l'hystérosalpingographie qui montre des anomalies utérines : synéchies plus ou moins étendues ; des anomalies des trompes : alternance d'images de sténose et de dilatations étagées ;

• la biopsie de l'endomètre montrant des images avec cellules giganto-folliculaires ;

• la cœlioscopie qui permet l'observation des lésions tubaires et séreuses caractéristiques : lésions nodulaires, miliaires ou caséeuses.

Un bilan général de la maladie tuberculeuse sera fait.

Traitement

Traitement médical de la tuberculose pendant 6 mois à 1 an.

Traitement chirurgical : salpingectomie bilatérale et cure de synéchie peuvent être tentées dans le but d'une FIV si désir de grossesse.

TUBERCULOSE HÉPATIQUE

Définition

C'est l'atteinte tuberculeuse du foie.

Causes et mécanismes

Elle est, en règle générale, secondaire à une diffusion hématogène du bacille tuberculeux humain et s'observe dans 60 % des tuberculoses miliaires. Il s'agit le plus souvent d'une granulomatose hépatique et exceptionnellement de tuberculome (abcès caséeux).

Signes essentiels

Cliniques : la symptomatologie est habituellement pauvre : fièvre isolée, subictère, discrète hépatomégalie. On peut observer une altération de l'état général.

Examens complémentaires

Une ponction biopsie hépatique doit être pratiquée. Le fragment de foie recueilli doit être mis en culture pour rechercher le BK. De plus, l'examen histologique du prélèvement permet de rechercher des granulomes épithélioïdes et gigantocellulaires avec une nécrose caséeuse caractéristique.

Le BK doit également être systématiquement recherché dans les crachats et les urines. Une intradermoréaction à la tuberculine doit être pratiquée. Il faut systématiquement rechercher une infection par le virus du Sida (VIH).

Traitement

C'est une triple association d'antibiothérapie antituberculeuse.

TUBERCULOSE PULMONAIRE

Définition

La tuberculose pulmonaire est une maladie infectieuse contagieuse du poumon et ou de la plèvre due au bacille de Koch (BK), *Mycobacterium tuberculosis hominis*.

Causes et mécanismes

La localisation pulmonaire est la plus fréquente des atteintes tuberculeuses.

Le cycle de la maladie comporte plusieurs phases : la *tuberculose-infection* **(primo-infection tuberculeuse)** correspond aux conséquences du premier contact de l'organisme avec le bacille tuberculeux. Celui-ci contamine le poumon par voie aérienne et provoque dans l'alvéole une réaction cellulaire : les macrophages se transforment en cellules géantes et épithélioïdes.

Une partie des bacilles contamine le ganglion satellite où la même réaction cellulaire se produit. Ainsi, se trouve réalisé le complexe primaire *(chancre + adénopathie)*. La multiplication des bacilles tuberculeux entraîne, d'une part une *réponse immunitaire* (positivation des épreuves cutanées à la *tuberculine*), et, d'autre part une *réaction locale* qui vise à empêcher le développement des bacilles tuberculeux. Deux possibilités s'offrent alors :

• soit la guérison par *calcification* ;

• soit le *ramollissement du caseum*, qui permet la multiplication des bacilles tuberculeux et favorise la dissémination de la maladie, c'est alors la tuberculose-maladie. Cette dissémination peut survenir à n'importe quel moment après la primo-infection.

Le diabète, l'alcoolisme, la dénutrition, la gastrectomie, la corticothérapie, toutes causes d'immunodépression (Sida) favorisent cette dissémination.

Signes essentiels

Les différentes formes d'atteinte pulmonaire de la tuberculose sont :

La primo-infection tuberculeuse (tuberculose infection)

Elle atteint plutôt des sujets jeunes.

• *Elle est le plus souvent latente*, se manifestant simplement par une positivation des réactions cutanées à la tuberculine (« virage ») en dehors de toute vaccination. La clinique et la radiographie thoracique sont normales. Si la notion de virage est certaine (réaction antérieure négative), le diagnostic est certain.

• *Le tableau clinique peut être plus explicite :* asthénie, amaigrissement, fébricule traînante, érythème noueux, adénopathies cervicales.

• *La radiographie* recherche le complexe ganglio-pulmonaire. Le *chancre* est une petite opacité ronde, il est bien souvent invisible à la radio. L'*adénopathie satellite* est faite d'un ou de plusieurs ganglions formant une image opaque, polycyclique, unilatérale.

• *Le diagnostic* repose sur le virage récent des réactions cutanées à la tuberculine, qui deviennent positives 6 semaines après la contamination (*cf.* illustration).

• *L'évolution* se fait soit vers la guérison apparente avec calcification des images radiologiques, soit vers la dissémination. L'adénopathie peut se compliquer de troubles de la ventilation par compression bronchique (atélectasie) ou de fistulisation dans une bronche, entraînant l'apparition de bacilles tuberculeux dans les crachats, et d'infiltrats à la radiographie.

La tuberculose pulmonaire commune (tuberculose maladie)

• *Les manifestations révélatrices* sont variables : toux, hémoptysie, fièvre, altération de l'état général, amaigrissement, sueurs nocturnes, pneumothorax. Bien souvent, il s'agit d'une *découverte radiologique* à l'occasion d'un examen systématique.

• *L'interrogatoire* recherche un antécédent tuberculeux personnel ou familial, précise l'état antérieur des réactions cutanées à la tuberculine.

• *L'examen clinique* est le plus souvent négatif (en dehors de l'existence d'une pleurésie).

• *La radiographie pulmonaire standard de face et de profil* permet une étude des lésions. Toutes les images sont possibles, mais certaines sont plus évocatrices par leur topographie (apicale et postérieure) et leur aspect :

– nodules de contours flous,
– infiltrations minimes,

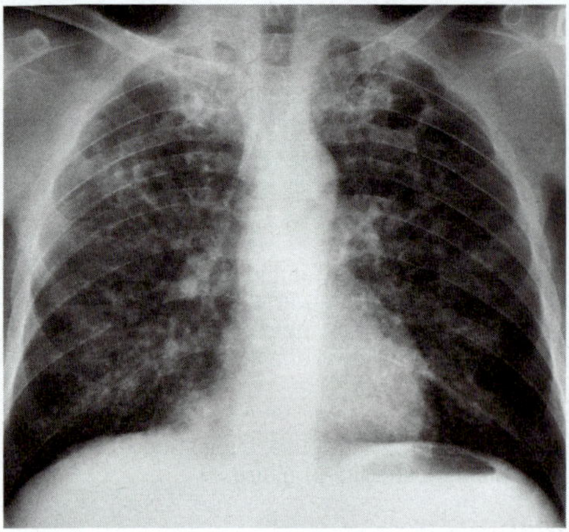

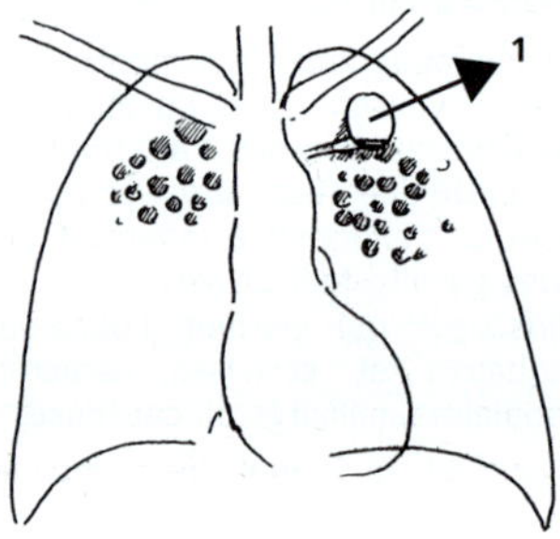

Tuberculose pulmonaire ulcéro-modulaire.
1. caverne du sommet gauche.

– infiltrats étendus hétérogènes mal limités et non systématisés,
– cavernes : à un stade plus tardif, isolées ou multiples, réalisant des images claires, à parois épaisses, entourées par une opacité mal limitée avec parfois l'image d'une bronche de drainage se dirigeant vers le hile. De telles lésions signent une haute contagiosité. Ces différentes images sont souvent associées, bilatérales et asymétriques, mais une image unique est possible.

• Certaines images font évoquer des lésions séquellaires :

– opacités rétractiles,
– nodules fibro-calcifiés,
– épaississements pleuraux ou pachypleurite.

• *La recherche de bacilles tuberculeux* est l'examen essentiel permettant d'affirmer le diagnostic :

– dans les crachats ou par tubage gastrique, le matin à jeun, 3 jours de suite, et après fibroscopie,
– l'examen direct positif affirme la présence de bacilles acido-alcoolo-résistants (BAAR),

ANTIBIOTIQUES ANTITUBERCULEUX	
Isoniazide (INH) *Rimifon*	Règle générale : 5 mg/kg en une prise matinale, à jeun. *Éventuellement :* voie intraveineuse possible.
Rifampicine (RMP) *Rimactan, Rifadine*	Règle générale : 10 mg/kg en une prise matinale à jeun. *Éventuellement :* voie intraveineuse possible.
Ethambutol (EMB) *Myambutol, Dexambutol*	Règle générale : 20 mg/kg en une prise matinale à jeun. *Éventuellement :* voie intraveineuse possible.
Pyrazinamide (PZA) *Pirilène*	Règle générale : 30 mg/kg, uniquement per os.
Streptomycine (SMY) *Streptomycine*	*Règle générale :* (attention, doses cumulatives !) 1 g/j en intramusculaire. Utilisation exceptionnelle en France.
Il existe des associations médicamenteuses à doses fixes : • *Rifater* (INH + RMP + PZA) ; • *Rifinah* (INH + RMP).	

Actions :

Les antituberculeux sont des antibiotiques ; le bacille de Koch se multiplie lentement (toutes les 20 heures) ; c'est la raison pour laquelle une prise par jour est suffisante.

Indications :

- Toutes les formes de tuberculose maladie ; quadruple ou triple association pendant 2 mois, puis double pendant 4 ou 7 mois. Le traitement est éventuellement adapté en fonction de l'antibiogramme.
- Primo-infection : deux antituberculeux (INH +RMP pour 3 mois ou INH seul pendant 6 mois).

Contre-indication :

Pyrazinamide pendant la grossesse.

Effets secondaires :

- Isoniazide : toxicité hépatique et neurologique.
- Pyrazinamide : hépatotoxique, élévation uricémie, arthralgies.
- Rifampicine : coloration des urines en orange ; interactions médicamenteuses ; réaction immuno-allergique.
- Streptomycine : oto- et néphrotoxicité.

Interactions médicamenteuses :

La rifampicine est un inducteur enzymatique ; il augmente donc la toxicité hépatique des autres antituberculeux (INH, PZA) et modifie le métabolisme d'autres médicaments pris de façon chronique. Ainsi, il convient de modifier la contraception (œstroprogestatifs inactifs), de surveiller les bilans de coagulation des patients sous AVK, de vérifier les taux circulants de théophylline chez les patients traités par ces médicaments. La corticothérapie devra être augmentée de 30 à 50 % en association avec la RMP.

– la mise en culture permet l'identification du BAAR ; les résultats sont obtenus en 6 semaines environ, parfois et en cas d'urgence diagnostique et thérapeutique, on utilise une méthode d'amplification génique, coûteuse mais rapide, pour identifier le BAAR en quelques jours, par PCR (réaction de polymérisation en chaîne), réservée à quelques laboratoires à cause de la complexité de l'examen,

– l'antibiogramme est systématique.

- *L'intradermo-réaction à la tuberculine* est positive.
- *Le bilan biologique* peut montrer une VS accélérée avec numération formule sanguine normale ou une neutropénie.
- *L'évolution* est favorable sous traitement pouvant parfois laisser des cavités séquellaires qui risquent de s'infecter ou de favoriser une greffe aspergillaire.

La miliaire tuberculeuse

Elle est moins fréquente, mais grave.

- *Le tableau clinique* est souvent bruyant : fièvre élevée, altération de l'état général, parfois dyspnée. La fièvre peut manquer (miliaire froide).
- *La radiographie pulmonaire* est typique d'une miliaire, avec micronodules de même taille, disséminés à l'ensemble des deux poumons.
- *La recherche de bacilles tuberculeux* n'est pas toujours positive. La dissémination se fait par voie hématogène (« septicémie à bacilles tuberculeux »).

• *Le lavage alvéolaire* peut être utile, montrant une hyperlymphocytose et retrouvant parfois le bacille.

• Il est impératif de rechercher une dissémination, notamment par FO (fond d'œil), ponction lombaire, recherche de bacilles dans les urines.

• *Le traitement* doit être entrepris rapidement (après prélèvement), souvent sans preuve formelle de maladie tuberculeuse.

La pleurésie tuberculeuse (→ Pleurésie sérofibrineuse) :

• *Le tableau clinique et radiologique* est celui d'une pleurésie sérofibrineuse banale avec fièvre, altération de l'état général. Le parenchyme pulmonaire peut être indemne d'anomalie et la recherche de bacilles tuberculeux dans les crachats peut être négative.

• *Le diagnostic* repose sur l'intradermo-réaction à la tuberculine, positive, la recherche de bacilles tuberculeux dans le liquide qui est très riche en lymphocytes et surtout sur la ponction-biopsie pleurale, qui montre les granulomes épithélioïdes et giganto-cellulaires, entourés par une couronne lymphoïde, et contenant un foyer de nécrose caséeuse.

• *Sous traitement, l'évolution* est favorable, mais les séquelles à type de pachypleurite et trouble ventilatoire restrictif sont possibles. À distance, la radiographie pulmonaire peut montrer des calcifications pleurales.

Éducation du patient atteint d'une tuberculose pulmonaire

Patient hospitalisé avec des recherches de BK positives sur l'expectoration à l'examen direct.

Ce qu'il faut dire

• Expliquer au patient et à sa famille avec des mots simples la tuberculose pulmonaire, le mode de contamination, et l'intérêt de l'isolement, et que la guérison est obtenue dans la majorité des cas, après un traitement bien conduit, et surtout qu'il est bien toléré.

• L'isolement dure 2 à 3 semaines, dans une chambre individuelle, aérée, porte fermée, avec un équipement nécessaire pour l'isolement, notamment le masque « spécial BK », qui doit être porté obligatoirement par les soignants et les visiteurs quand ils pénètrent dans la chambre du malade ; celui-ci doit mettre un masque pour tout déplacement à l'extérieur de sa chambre.

• La conduite du traitement : on doit expliquer au patient l'intérêt du bilan préthérapeutique pour diminuer les effets secondaires des antituberculeux, et les interactions médicamenteuses de la *rifampicine* avec notamment les AVK, corticoïdes, théophylline où les doses seront ajustées, et les œstroprogestatifs (contraception orale) dont il faut choisir une autre méthode pendant toute la durée du traitement.

• Expliquer l'intérêt de la prise matinale à jeun de toute la dose, de façon régulière, pendant toute la durée du traitement.

• Soutien moral et traitement de toute plainte physique ou psychique permettant une bonne observance thérapeutique.

• Dépistage concentrique de la tuberculose dans l'entourage du malade.

• Déclaration obligatoire à la DDASS.

• Prise en charge du ticket modérateur.

• Séjour posthospitalier en maison de convalescence, en fonction des conditions socio-économiques du patient.

Arguments du diagnostic en faveur d'une atteinte tuberculeuse

La mise en évidence des BAAR à l'examen direct des prélèvements (crachats, tubage, liquide pleural) suffit au diagnostic, mais il faut parfois attendre le résultat des cultures, pour l'identification du BK, qui poussent en 4 à 6 semaines, ou par méthode rapide (PCR) en cas d'urgence.

Certains arguments plaident en faveur de la tuberculeuse :

• la notion de *contact* avec un tuberculeux ;

• la positivité des *réactions cutanées à la tuberculine*, surtout si elles étaient négatives antérieurement. Mais des réactions négatives n'éliminent pas le diagnostic : on peut se situer dans la phase préallergique de 6 semaines environ ; la technique ou le produit peuvent être défectueux ; certaines maladies associées sont anergisantes (coqueluche, rougeole, Hodgkin, sarcoïdose) ; certaines formes aiguës peuvent s'accompagner initialement de réactions négatives ;

• la notion d'*atteinte de l'état général* avec fébricule, asthénie, amaigrissement ;
• la recherche d'*autres localisations de la maladie :* tubercules de Bouchut au FO, méningée, hématologique, urogénitale, osseuse, hépatique.

Traitement et pronostic

Le pronostic a été transformé depuis l'avènement des antibiotiques antituberculeux.

Les médicaments les plus utilisés sont : rifampicine, isoniazide, éthambutol et pyrazinamide.

Primo-infection tuberculeuse

Le traitement est systématique :

• dans les formes avec image radiologique, et/ou symptômes cliniques évocateurs, c'est le *traitement classique triple, ou quadruple* ;
• dans les formes asymptomatiques, on utilise le *Rimifon* pendant 6 mois, ou *Rimifon* et *Rifadine* (*Rifinah*) pendant 3 mois.

Tuberculose commune

Schéma thérapeutique :

• la trithérapie comporte 3 médicaments : rifampicine, isoniazide, pendant 9 mois, associées à pyrazinamide les 2 premiers mois ;
• la quadrithérapie : comporte 4 médicaments : rifampicine, isoniazide, pendant 6 mois, associés à pyrazinamide et éthambutol les 2 premiers mois.
La dose est adaptée en fonction du poids et des dosages sériques du *Rimifon.*

L'ensemble des comprimés doit être pris le matin à jeun en une seule prise de façon régulière et continue.

Le traitement est poursuivi durant 6 ou 9 mois selon le schéma thérapeutique. Après 2 mois, si l'antibiogramme montre une sensibilité normale du BK et/ou si les lésions diminuent significativement, seuls la *Rifadine* et le *Rimifon* sont poursuivis.

Le traitement impose une surveillance régulière des transaminases (bilan hépatique).

En dehors des formes contagieuses (présence de bacilles à l'examen direct), le traitement peut se faire de façon ambulatoire.

Les patients chez qui le bacille a été retrouvé à l'examen direct sont contagieux pour leur entourage. Mais il a été montré qu'un traitement de 15 jours à 3 semaines suffit à diminuer considérablement ce risque de contagion.

Les malades vivant dans des conditions sociales difficiles seront mieux surveillés en maison de convalescence.

Dans les pleurésies, on associe au traitement antituberculeux l'évacuation de l'épanchement s'il est important, et une kinésithérapie respiratoire active.

Traitement préventif

Il devrait faire disparaître la maladie grâce à :

• la vaccination par le BCG n'est plus obligatoire chez l'enfant et l'adolescent, depuis le décret du 17 juillet 2007. Cette vaccination reste indiquée et doit cibler une population originaire de pays à haut risque de tuberculose.
• l'identification et isolement précoces des tuberculeux contagieux ;
• le dépistage dans l'entourage d'un patient tuberculeux (test tuberculinique et radiographie chez l'enfant, radiographie chez l'adulte) ;
• le traitement médical préventif de toute primo-infection.

Pour la pratique, on retiendra :

Maladie relativement fréquente dans les populations à risques (patients fragiles et immunodéprimés, et originaires de pays à haute prévalence de tuberculose).
Clinique : typique, parfois tardive.
Rôle technique de l'infirmière : pour réaliser la recherche de BK dans les crachats ou par tubage gastrique.
Rôle pédagogique : rôle essentiel de l'infirmière auprès du patient et de son entourage pour expliquer la mesure de l'isolement respiratoire, le bilan diagnostique, la nature du traitement avec ses contraintes et d'éventuels dépistages dans l'entourage familial.

TUBERCULOSE URO-GÉNITALE

Mécanismes

C'est la plus fréquente des tuberculoses extrapulmonaires. Elle se fait par voie hématogène.

Au niveau du rein, les lésions cortico-médullaires s'ouvrent dans les calices. La sténose de la tige calicielle va exclure la caverne intrapapillaire. Le rein mastic est l'aboutissement de la nécrose caséeuse du rein (*cf.* illustration).

Au niveau de la voie excrétrice, les lésions sténosantes se développent à la jonction pyélo-urétérale, à l'uretère pelvien, à la vessie.

Signes cliniques et paracliniques

La cystite à urines claires, rebelle, la pyurie sans germes et l'épididymite (→) chez l'homme sont les signes révélateurs les plus fréquents. L'ASP peut montrer des calcifications dans l'aire rénale ou urétérale. L'UIV aide au diagnostic en montrant les cavernes, les sténoses des tiges calicielles et du bassinet avec dilatation de plusieurs calices, les

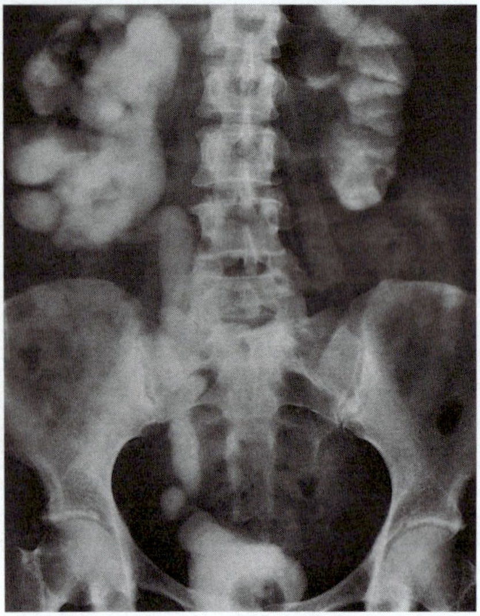

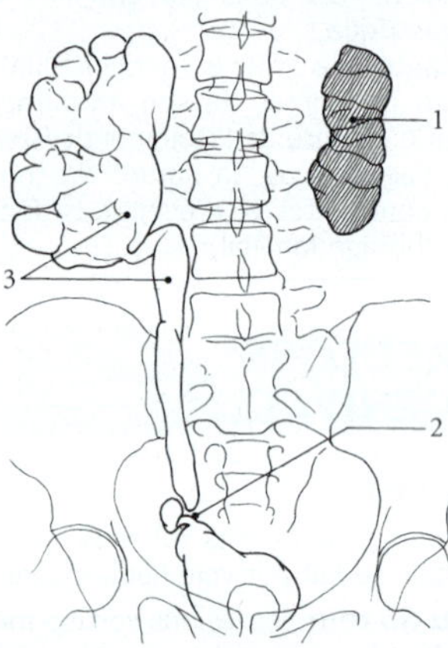

Cliché d'urographie : 1. Rein mastic ; 2. Sténose urétérale ; 3. Urétérohydronéphrose en amont d'une lésion urétérale tuberculeuse.

rétrécissements urétéraux. La mise en évidence de BK dans les urines et/ou le sperme affirme la tuberculose (*cf.* illustration).

Le scanner, la scintigraphie précisent les lésions, l'état anatomique et fonctionnel du parenchyme restant.

Complications

La cicatrisation des lésions peut se faire vers la sténose, d'où la nécessité d'une surveillance urographique.

Traitement

C'est un traitement médical de 9 mois débutant par une quadrithérapie antituberculeuse. Le *traitement chirurgical* est l'ablation des organes détruits contenant toujours du BK (rein mastic, hydronéphrose partielle, épididymite) et le traitement des obstacles sur la voie excrétrice.

TUBULOPATHIES CHRONIQUES

Il s'agit d'anomalies génétiquement transmises touchant certaines fonctions tubulaires, se manifestant surtout dans l'enfance. Il peut s'agir également d'anomalies acquises secondaires à une maladie héréditaire ou non.

ACIDOSE TUBULAIRE

Définition

C'est un défaut d'excrétion des ions H^+ d'origine tubulaire, entraînant une acidose métabolique.

Causes

L'anomalie est soit primitive : atteinte proximale ou distale (syndrome d'Albright) ; soit *secondaire* : uropathies métabolique ou toxique.

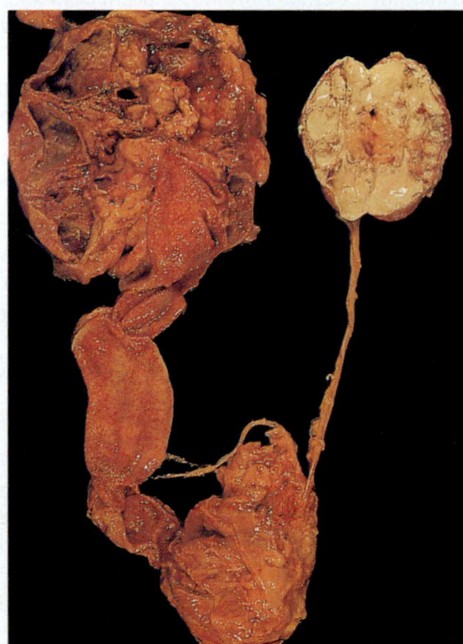

Tuberculose uro-génitale.
Aspect macroscopique des lésions à l'autopsie.

Le syndrome d'Albright atteint deux fois plus souvent la fille que le garçon. La transmission est autosomique dominante, l'acidose est sporadique. Chez le nourrisson, elle entraîne un retard de croissance, une ostéoporose et une ostéomalacie, une néphrocalcinose et évolue spontanément vers l'insuffisance rénale. L'alcalinisation peut stopper l'évolution.

L'épreuve d'acidification (→) permet de diagnostiquer le type d'acidose tubulaire proximale ou distale.

SYNDROME DE BARTTER

C'est un diabète potassique transmis sur le mode autosomique récessif. Il se traduit *chez le nourrisson* par une polyurie, des troubles digestifs, un retard de croissance ; *chez l'adulte*, par une néphropathie interstitielle avec perte de potassium. L'indométacine peut corriger le trouble. Une forme particulière avec hypocalciurie : le syndrome de Gitelman.

SYNDROME DE LIDDLE

Anomalies du transport Na-K au niveau du tube distal responsable d'une hypertension artérielle sévère avec hypokaliémie sensible aux modamides.

SYNDROME DE TONI-DEBRE-FANCONI

Définition

Il s'agit d'un trouble complexe du tube proximal associant glycosurie, aminoacidurie, hémoglobinurie, fuite de potassium, de bicarbonates, d'acide urique et une polyurie. Le syndrome de Fanconi peut être *primitif*, transmis sur le mode autosomique récessif, ou *secondaire*, dû à une anomalie héréditaire ou acquise : myopathie mitochondriale, cystinose, myélome, intoxication par les métaux lourds, les tétracyclines périmées.

Évolution

Le syndrome de Fanconi primitif se révèle à la fin de la première année par un retard staturo-pondéral, un rachitisme. Un traitement substitutif peut stabiliser l'évolutivité de la maladie.

DIABÈTE INSIPIDE NÉPHROGÈNIQUE

Il s'agit soit d'une maladie à transmission dominante où les épisodes de déshydratation aiguë peuvent mettre en jeu le pronostic vital chez le nourrisson, soit d'une maladie secondaire à une néphropathie héréditaire (cystinose, hypercalciurie) ou à une néphropathie acquise de l'adulte (néphrocalcinose, néphropathie tubulo-interstitielle chronique).

DIABÈTE RÉNAL

Il s'agit d'anomalies fonctionnelles tubulaires proximales à transmission récessive intéressant :

- *le glucose :* glycosurie rénale normoglycémique ;
- *le potassium* : Syndrome de Bartter ;
- *le phosphore :* rachitismes familiaux hypophosphatémiques ;
- *les bicarbonates :* acidoses tubulaires proximales héréditaires ;
- *le calcium :* hypercalciurie idiopathique ;
- *les acides aminés :* cystinurie, lysinurie.

Ces anomalies peuvent entraîner un retard de croissance chez l'enfant ou comme dans les deux derniers cas être une cause de lithiase urinaire.

SYNDROME OCULO-CÉRÉBRO-RÉNAL DE LOWE

De transmission récessive liée au sexe, n'atteignant que le garçon, il associe une insuffisance tubulaire complexe, un retard mental et une cataracte.

TULARÉMIE

Définition, causes et mécanismes

C'est une infection contagieuse due à *Pasteurella Francisella tularensis,* commune à l'homme et à certains animaux (rongeurs, mammifères, oiseaux). L'homme se contamine par contact direct, à la faveur d'une excoriation cutanée, plus rarement par de la viande infectée, mais également par morsure de tiques (USA).

Signes essentiels

Cliniques : après une courte incubation le malade est fébrile, frissonne ; la papule prurigineuse développée au point d'inoculation s'ulcère et s'accompagne d'une lymphangite et d'adénopathies (*forme ulcéro-ganglionnaire*). Ensuite les ganglions se fistulisent. La guérison spontanée est possible, mais longue. Les formes cliniques sont les formes oculo-ganglionnaires et les cas sans chancre d'inoculation retrouvé. Les complications (pleuro-pulmonaires, méningées, péricardiques) sont exceptionnelles.

Examens complémentaires : on recherche le germe dans la sérosité ganglionnaire. La sérologie est positive à partir du 10e-12e jour, les agglutinines persistent à un taux appréciable pendant des années. L'intradermo-réaction à la tularine est spécifique.

Traitement

Le traitement de première intention repose sur les fluoroquinolones pendant 14 jours ; en cas d'intolérance, utilisation des cyclines pendant 21 jours. La déclaration est obligatoire (n° 23).

TUMEUR VILLEUSE

Définition

Parmi les polypes adénomateux c'est la forme la plus rare, mais aussi la plus grave : 50 % de cancérisation sur les pièces opératoires. Souvent sessiles et d'aspect framboisé, elles sont constituées de fins axes conjonctifs bordées par une seule couche de cellules cylindriques.

Signes essentiels

Cliniques : les circonstances de découverte sont identiques à celles des autres tumeurs polypoïdes (→) ; des écoulements glaireux (rappelant le blanc d'œuf) par l'anus sont évocateurs.

Examens complémentaires : biologiquement, une hypokaliémie peut se rencontrer. La coloscopie permet le diagnostic histologique grâce aux biopsies et parfois une polypectomie. Celle-ci peut souvent permettre un traitement définitif. La totalité du côlon doit toujours être explorée à la recherche de lésions associées (autres polypes, cancers, etc.).

✚ Éléments de surveillance

C'est la coloscopie, qui doit être pratiquée régulièrement, à la recherche de récidives.

Évolution et complications

Les risques majeurs sont la cancérisation et la récidive. Certaines tumeurs volumineuses, en nappe, peuvent par le volume de leurs sécrétions (parfois plusieurs litres) entraîner déshydratation, hyponatrémie, hypokaliémie et insuffisance rénale fonctionnelle. Elles restent cependant exceptionnelles.

Traitement et pronostic

Les méthodes thérapeutiques (→ Tumeurs polypoïdes du côlon et du rectum) sont endoscopiques (polypectomie, laser, etc.) et chirurgicales.

TUMEURS BÉNIGNES DU FOIE

Causes et mécanismes

On distingue schématiquement :

- les kystes biliaires ;
- les angiomes ;
- les adénomes ;
- les hyperplasies nodulaires focales.

TUMEURS BÉNIGNES DU FOIE

	KYSTE BILIAIRE	ADÉNOME	HYPERPLASIE NODULAIRE FOCALE	HÉMANGIOME
Terrain clinique	4 % des patients ayant une écho hépatique Asymptomatique	Femme 25-35 ans (95 %) Asymptomatique Favorisé par les contraceptifs oraux de première génération riches en œstrogènes	Rare Femme 85 % Asymptomatique	Fréquent Asymptomatique
Échographie	Lésion régulière anéchogène avec renforcement postérieur et paroi fine	Aspécifique : tumeur moins échogène que le parenchyme hépatique	Aspécifique : fibrose centrotumorale inconstante de grande valeur	Lésion hyperéchogène bien limitée à discret renforcement postérieur
Angioscanner	Hypodense avant et après injection de produit de contraste	Avant injection : hypodense Après injection : hyperdense	Avant injection : hypodense Après injection : hyperdense Fibrose centrotumorale inconstante de grande valeur	Accumulation lente du produit de contraste du centre vers la périphérie

IRM	Inutile	T1 : hypo- ou iso-intense T2 : faiblement hyperintense	T1 : hypo- ou iso-intense T2 : hyperintense en son centre	T1 : hypodense T2 : très hyperdense (flash)
Traitement	Abstention	Résection	Abstention, mais diagnostic différentiel avec l'adénome difficile sans chirurgie	Abstention

Signes essentiels

Cliniques

La latence est fréquente et c'est parfois un examen systématique qui découvre une hépatomégalie ou une masse hépatique. D'autres se révèlent par une douleur et/ou un hémopéritoine. L'adénome est une tumeur favorisée par les estrogènes. Sa fréquence a diminué depuis que le dosage en éthynil-estradiol des pilules contraceptives a diminué.

Examens complémentaires

L'échographie, l'angioscanner et l'IRM ont des caractéristiques différentes en fonction du type de tumeur et aident à porter le diagnostic (voir tableau).

Parfois, il est très difficile de faire la différence entre un adénome et une hyperplasie nodulaire focale et seule une biopsie, voire une intervention chirurgicale, permet de porter le diagnostic définitif.

Traitement et pronostic

Le traitement est en règle générale chirurgical pour l'adénome, car il existe un risque de dégénérescence. *Le pronostic* est bon.

L'abstention thérapeutique est la règle pour les autres tumeurs.

TUMEURS BÉNIGNES DE LA GLANDE SOUS-MAXILLAIRE

Ces tumeurs bénignes sont très rares. Elles se limitent pratiquement aux tumeurs mixtes de la glande sous-maxillaire.

Cliniquement, ces tumeurs se manifestent par l'existence d'une masse dure située à l'intérieur de la glande et augmentant progressivement de volume.

Le traitement est chirurgical, l'exérèse de la tumeur et de la glande doit être complète. Le risque de récidive est plus élevé que pour la localisation parotidienne.

TUMEURS BÉNIGNES DU LARYNX

Les tumeurs bénignes du larynx sont nombreuses. Sont à citer parmi les plus fréquentes : les polypes, les granulomes et les papillomes.

Polypes

Les polypes sont des formations arrondies, sessiles ou pédiculées, siégeant sur une ou sur les deux cordes vocales. Ils sont responsables d'une dysphonie.

L'ablation du polype est effectuée en laryngoscopie indirecte sous anesthésie locale ou le plus souvent en laryngoscopie directe sous anesthésie générale ; en microchirurgie ou au laser. Il est souhaitable que l'exérèse chirurgicale du polype s'accompagne d'un traitement orthophonique.

Granulomes

Les granulomes du larynx sont d'origine traumatique, on les observe le plus souvent à la suite d'une intervention sous anesthésie générale du fait de l'intubation trachéale. L'exérèse en est faite par laryngoscopie directe.

Papillomes

Les papillomes de l'adulte se présentent sous la forme d'une tumeur unique, plus ou moins volumineuse, dont l'exérèse est effectuée en laryngoscopie. Certaines formes de papillomes mal limités ou récidivants sont en fait des lésions précancéreuses et réclament un traitement carcinologique.

Papillomatose laryngée de l'enfant

Elle est très différente. Les papillomes y sont très nombreux et peuvent engendrer des difficultés respiratoires. Classiquement, la maladie guérit spontanément à la puberté. Pendant de nombreuses années, les enfants atteints de papillomatose étaient parfois trachéotomisés. Actuellement, le traitement par le laser évite la trachéotomie et permet la guérison dans de nombreux cas.

TUMEURS BÉNIGNES DE LA PAROTIDE

Les tumeurs de la glande parotide sont le plus souvent bénignes. Leur traitement est toujours chirurgical.

Signes cliniques

Les tumeurs sont révélées par une tuméfaction située dans la glande parotide, de volume progressivement croissant, de consistance dure ou fluctuante. Elles ne s'accompagnent pratiquement jamais de paralysie faciale, le nerf facial situé au contact de la tumeur est refoulé mais pas envahi.

Dans certains cas, ces tumeurs peuvent acquérir un volume considérable, réalisant une déformation de la région rétromaxillaire.

Type histologique

Il est variable. Les tumeurs les plus fréquentes sont les tumeurs dites *mixtes ou adénomes pléomorphes*, susceptibles de récidives voire de transformation maligne. Mais on peut rencontrer également des tumeurs kystiques : *cystadénolymphome.*

Examens complémentaires

La sialographie montre un refoulement canalaire, mais ce sont surtout l'échographie et le scanner, voire l'IRM qui précisent la localisation de la tumeur.

Traitement

Le traitement est toujours chirurgical : *parotidectomie totale* ou *superficielle* avec conservation du nerf facial.

L'intervention peut entraîner une parésie faciale périphérique qui est habituellement régressive, et parfois un syndrome de Frei qui se manifeste par une sudation localisée lors des repas.

TUMEURS BÉNIGNES DU PHARYNX

Les tumeurs bénignes du pharynx sont rares.

Papillome

Il peut être observé sur le voile du palais ou les piliers de l'amygdale, sous forme d'une petite tumeur arrondie de surface granitée. Il ne donne habituellement aucun symptôme, il est découvert à l'occasion d'un examen systématique.

L'exérèse en est effectuée simplement à la pince. On peut parfois se contenter d'une simple surveillance.

TUMEURS BÉNIGNES DES SINUS

Les tumeurs bénignes des sinus maxillaire, frontal, ethmoïdal ou sphénoïdal ont une symptomatologie très discrète et sont souvent découvertes par des radiographies effectuées à titre systématique ou lorsqu'elles ont atteint un volume très important (*cf.* illustration).

Kystes des sinus

Ils siègent surtout dans le sinus maxillaire, notamment dans sa partie inférieure. Ces kystes sont très fréquents et ne nécessitent en règle générale pas de traitement particulier, en l'absence d'évolutivité.

Mucocèles

Ces tumeurs kystiques à point de départ muqueux augmentent progressivement de volume. Elles ont souvent une origine traumatique, qui peut être très ancienne. Elles entraînent parfois des destructions osseuses importantes et en imposent alors pour une tumeur maligne. Le diagnostic exact est posé lors de l'intervention chirurgicale. Le plus souvent les mucocèles sont traités par voie endoscopique.

Ostéomes

Ce sont des tumeurs osseuses bénignes, composées d'os condensé. Ils siègent surtout dans le sinus frontal et peuvent s'accompagner de céphalées

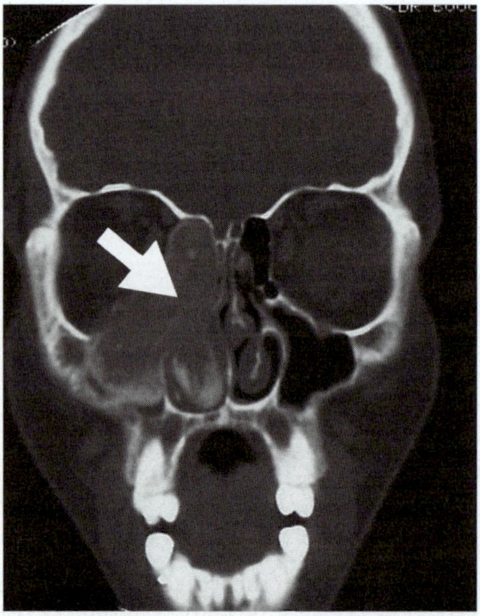

Tumeur bénigne des sinus.

frontales. Lorsque l'ostéome augmente de volume, il est nécessaire d'en effectuer l'exérèse chirurgicale.

TUMEURS CÉRÉBRALES (de l'enfant)

Définition

Tumeur solide la plus fréquente chez l'enfant, presque toujours primitive.

Par ordre de fréquence, astrocytome (sus ou sous-tentoriel) ; médulloblastome ou épendymome (fosse postérieure le plus souvent), craniopharyngiome.

Signes essentiels

• Signes d'hypertension intracrânienne : céphalées de la seconde moitié de la nuit et du matin, vomissements matinaux, apathie ou irritabilité, troubles du sommeil chez le grand enfant.

• À un stade plus avancé, attitude guindée et enraidie du cou (faux torticolis).

• Hydrocéphalie (→) chez le nourrisson.

• Signes neurologiques, variables suivant la localisation de la tumeur : troubles de l'équilibre (atteinte cérébelleuse), paralysies des nerfs crâniens, troubles visuels, troubles endocriniens, crises épileptiques partielles, déficit moteur (*cf.* illustration).

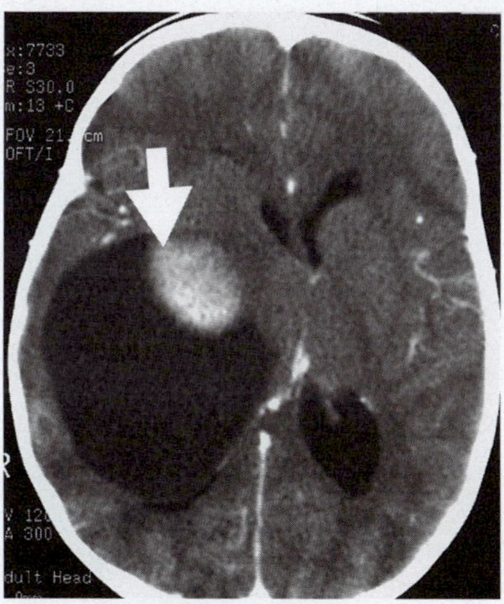

Scanner cérébral : volumineux astrocytome kystique révélé par un déficit moteur (trouble de la marche) chez un enfant de 4 ans.

Examens paracliniques

Le diagnostic est porté par l'IRM cérébrale, ou, à défaut, par le scanner avec injection.

La ponction lombaire est formellement contre-indiquée.

Évolution et complications

Elle est fonction :

• du siège de la tumeur, qui conditionne les possibilités d'exérèse ;

• de sa nature et des risques de récidives.

Traitement et pronostic

Le traitement est *chirurgical,* complété ou non par la radiothérapie et la chimiothérapie à hautes doses.

Le pronostic est lié au type histologique et aux possibilités chirurgicales. Risque de séquelles motrices, sensorielles, endocriniennes et intellectuelles. Risques propres de la radiothérapie. Récidives possibles à plus ou moins long terme.

TUMEURS CÉRÉBRALES (troubles psychiques des)

Définition

On observe dans plus de la moitié des cas, au cours de l'évolution des tumeurs cérébrales, des troubles psychiques dont la survenue et l'allure clinique dépendent de la nature de la tumeur, de sa localisation, de l'équilibre psychologique et de la personnalité antérieure.

Signes cliniques

On observe le plus souvent :

• des troubles de la conscience ;

• un affaiblissement intellectuel global : troubles de mémoire, de jugement, désorientation temporo-spatiale ;

• des modifications de la personnalité ;

• des troubles de l'humeur : euphorie ou dépression ;

• des troubles du caractère : agressivité, impulsivité, désinhibition ;

• des troubles confuso-délirants, des hallucinations.

Certains tableaux sont évocateurs d'une localisation tumorale : dans les tumeurs frontales, les troubles psychiques sont retrouvés dans 2/3 des cas.

Le plus typique est caractérisé par un mélange d'excitation euphorique avec perte de l'éthique (moria) alternant parfois avec des phases dépressives. On retrouve des réflexes anormaux (*grasping*), des troubles sphinctériens.

Dans les tumeurs temporales, la symptomatologie est paroxystique : crises d'épilepsie, crises auditives, crises olfactives.

D'où l'importance, devant toute pathologie psychiatrique, d'examiner complètement les patients.

Examens para cliniques

Ils sont, à cause de cette suspicion, quasi systématiques en psychiatrie.

L'EEG recherche des signes de localisation. *Le FO* cherche une hypertension intracrânienne.

Actuellement, le *scanner* est l'examen essentiel de dépistage. Il permet de mettre en évidence des tumeurs supérieures à 0,5 cm.

Lors du bilan ultérieur, des *opacifications vasculaires* sont utiles en préopératoire.

Traitement et pronostic

Le traitement est chirurgical si possible.

Le pronostic est très variable : excellent si la tumeur est bénigne et bien localisée ; dramatique en cas de malignité.

TUMEURS CUTANÉES NON PIGMENTÉES

TUMEURS BÉNIGNES

Elles sont classées d'après le type cellulaire initial.

Épithéliales

Les verrues séborrhéiques

Elles sont très fréquentes après 50 ans, de cause mal connue : une prédisposition génétique est possible.

Différents types cliniques sont observés : les VS sont toujours bien limitées, de couleur variable (jaune ou noire), de surface régulière et rugueuse, papillomateuses, marquées par la présence de bouchons cornés, plates, posées sur la peau (thorax) ou pédiculées (cou, paupières).

L'évolution est lentement extensive. Elles ne dégénèrent jamais.

Le traitement est local, cryothérapie (→) ou ablation à la curette tranchante (*cf.* illustration).

Le kérato-acanthome

Il apparaît chez l'homme d'âge moyen.

Au début, c'est une papule rosée, le plus souvent unique, dont le centre se déprime puis se comble d'une masse cornée, donnant un aspect en « tomate farcie ». La régression s'effectue spontanément en 6 semaines laissant une cicatrice inesthétique (*cf.* illustration, ci-contre).

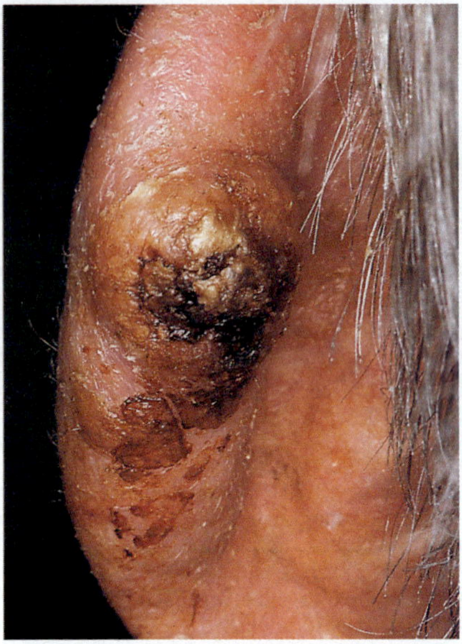

Kérato-acanthome de l'oreille.

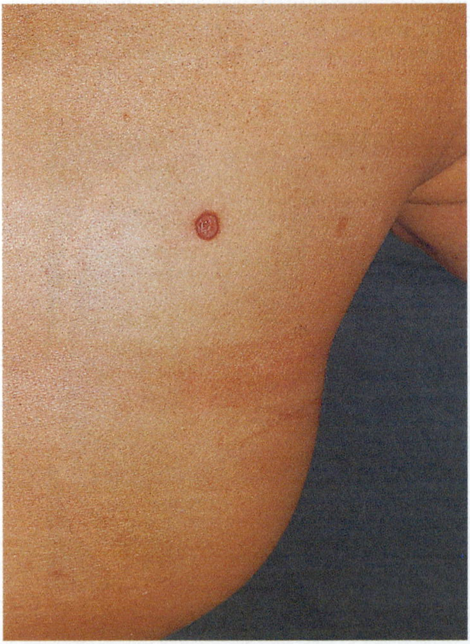

Histocytofibrome.

L'exérèse chirurgicale est souhaitable. Elle permet :
- la confirmation histologique (l'aspect clinique peut faire évoquer parfois un carcinome spinocellulaire) ;
- d'éviter la constitution de cicatrice inesthétique.

Du follicule pileux

Le trichoépithéliome est le plus fréquent : petites tumeurs symétriques et multiples du visage, souvent familiales.

L'exérèse des plus gros éléments confirme le diagnostic et règle le problème esthétique.

De la glande sébacée

- Adénomes sébacés à traiter par électrocoagulation.
- Hamartome sébacé.
- Rares kystes sébacés.

Du follicule pilo-sébacé

Kystes épidermoïdes (communément appelés kystes sébacés).

Grains de milium.

Conjonctives

Histocytofibrome (→ Tumeurs noires non mélanocytaires).

Chéloïde (→) et cicatrices hypertrophiques.

TUMEURS MALIGNES

En dehors des carcinomes basocellulaires et spinocellulaires (→), les tumeurs cutanées malignes non pigmentées sont très rares. Ce sont :
- *les sarcomes* ;
- *les tumeurs métastatiques*, en particulier du cancer du sein, siégeant volontiers au cuir chevelu où elles réalisent une alopécie (→) infiltrée ;
- la *tumeur de Merkel* (développée au dépens du disque de Merkel, terminaison nerveuse de la sensibilité tactile) ;
- les *carcinomes annexiels* ;
- le *mélanome achromique* ;
- les *lymphomes*.

TUMEURS DE L'ESTOMAC

Définition

C'est une néoformation gastrique bénigne ou maligne.

Causes et mécanismes

Les principales étiologies peuvent être classées selon le tableau ci-après.

Signes essentiels

Pour le diagnostic des tumeurs gastriques : → Cancer de l'estomac.

Les tumeurs bénignes sont en règle générale latentes (découverte à la gastroscopie, au cours de la surveillance d'une maladie de Biermer, par exemple), ou alors se révèlent lors d'une complication, le plus souvent une hémorragie. Leur diagnostic est surtout endoscopique.

La gastroscopie permet parfois une orientation diagnostique, mais il arrive parfois que les biopsies, en cas de tumeur sous-muqueuse, ne permettent pas un diagnostic précis. Dans ce cas, l'examen radiologique le plus performant est l'écho-endoscopie qui permet de bien visualiser les tumeurs sous-muqueuses. Le scanner est moins utile.

Traitement chirurgical

- Gastrectomie plus ou moins large, exérèse locale avec une collerette de muqueuse adjacente.
- Polypectomie endoscopique qui permet une étude histologique de la pièce dans sa totalité.

TUMEURS MALIGNES	TUMEURS BÉNIGNES
Épithéliale (carcinome) : – cancer gastrique. *Lymphoïde* : – lymphome malin, – maladie de Hodgkin. *Musculaire* : – léiomyosarcome, – léiomyoblastome. *Autres* : – schwannome dégénéré, – mélanosarcome.	*Épithéliale* : – adénomes, se développent en règle générale sur une gastrite atrophique (fréquents), – tumeur villeuse (rare). *Mésenchymateuse* : – léiomyome, – schwannome, – lipome.

TUMEURS DU FOIE

Définition

Il s'agit de tumeurs du foie dont l'étiologie n'est ni parasitaire, ni infectieuse.

Causes et mécanismes

Les principales étiologies peuvent être classées selon le tableau ci-après.

TUMEURS MALIGNES	TUMEURS BÉNIGNES
Primitives : • carcinome hépatocellulaire +++ • cholangiocarcinome • hémangiosarcome *Secondaires* : • métastases hépatiques +++	*Épithéliales* : • Adénome (pilule, etc.) • cholangiome bénin *Mésenchymateuses* : • angiome • lymphangiome • fibrome, lipome, myxome *Mixtes* : • hamartomes *Kystes non parasitaires* : • maladie polykystique • kyste biliaire solitaire

Signes essentiels

Cliniques

Les signes révélateurs peuvent être des douleurs, une hépatomégalie, etc.

Examens complémentaires

• *biologiques* : NFS, VS, bilan hépatique, α-fœtoprotéine, antigène carcino-embryonnaire ; sérologie de l'hydatidose et de l'amibiase, comme diagnostic différentiel ;

• *morphologiques* :

– l'échographie est un bon examen de dépistage mais elle peut être en défaut dans certains cancers iso-échogènes de petite taille (qui n'entraînent pas non plus de déplacement des structures biliaires ou vasculaires),

– le scanner avec en règle injection de produit de contraste et l'IRM permettent de visualiser les tumeurs et de préciser leurs caractéristiques (vascularisation notamment),

– une ponction de la tumeur, guidée par échographie ou scanner permet de pratiquer un examen histologique et de faire ainsi le diagnostic.

Traitement et pronostic

Ils sont fonction de la cause et du terrain :

• chirurgie et/ou chimiothérapie en cas de métastase ;

• chirurgie ou traitement local en cas de carcinome hépatocellulaire (→).

TUMEURS GASTRIQUES

Voir *Tumeurs de l'estomac*.

TUMEURS HÉPATIQUES

Voir *Tumeurs du foie*.

TUMEURS HYPOPHYSAIRES

Définition

Ce sont des tumeurs développées aux dépens de l'antéhypophyse. Elles sont histologiquement bénignes.

Causes et mécanismes

L'origine du développement d'un adénome hypophysaire est mal connue. Il s'agit probablement de clones cellulaires anormaux. Il faut distinguer deux types d'adénomes selon leur caractère histologique :

• *les adénomes non secrétants qui* ne produisent pas d'hormones hypophysaires ;

• *les adénomes sécrétants* sont responsables de signes tumoraux et de signes en rapport avec leur hypersécrétion.

La selle turcique vide (→) est un diagnostic différentiel des tumeurs hypophysaires.

Signes cliniques

Trois ordres de symptômes sont possibles.

Syndrome tumoral

Il peut associer des céphalées frontales ou diffuses, des signes d'hypertension intracrânienne (vomissements, nausées, somnolence) lorsque la tumeur est à développement suprasellaire, une amputation du champ visuel avec hémianopsie bitemporale par compression du chiasma optique.

Insuffisance antéhypophysaire (→) lorsque la tumeur est volumineuse, elle détruit le reste de la glande et entraîne donc un hypopituitarisme qui peut être incomplet.

Symptômes en rapport avec une hypersécrétion éventuelle

Ils doivent être envisagés en fonction des différentes stimulines :

• *GH* (→ Acromégalie) ;

• *ACTH* (→ Cushing [maladie de]) ;

• *TSH* : le tableau est celui d'une hyperthyroïdie avec TSH élevée ; cette tumeur est exceptionnelle ;

• *FSH-LH :* ce sont des adénomes gonadotropes : paradoxalement, l'hypersécrétion de FSH entraîne un tableau d'hypogonadisme ;

• *prolactine :* c'est probablement le type d'adénome le plus fréquent, après les adénomes chromophobes ; il se manifeste par un syndrome aménorrhée-galactorrhée chez la femme ;

• *adénome mixte :* prolactine associée à la GH, plus rarement d'autres associations sont possibles (*cf.* illustration).

Examens complémentaires

Bilan tumoral

• *La radiographie du crâne* a perdu beaucoup de son intérêt ;

• *le scanner hypophysaire* recherche plus précisément la tumeur ; le scanner peut être normal car il permet seulement de voir les anomalies de taille supérieure à 3 mm ;

• *l'IRM* permet au mieux de visualiser les extensions hautes de la tumeur hypophysaire ;

• *l'étude du champ visuel* est systématique afin de rechercher une atteinte du chiasma du nerf optique.

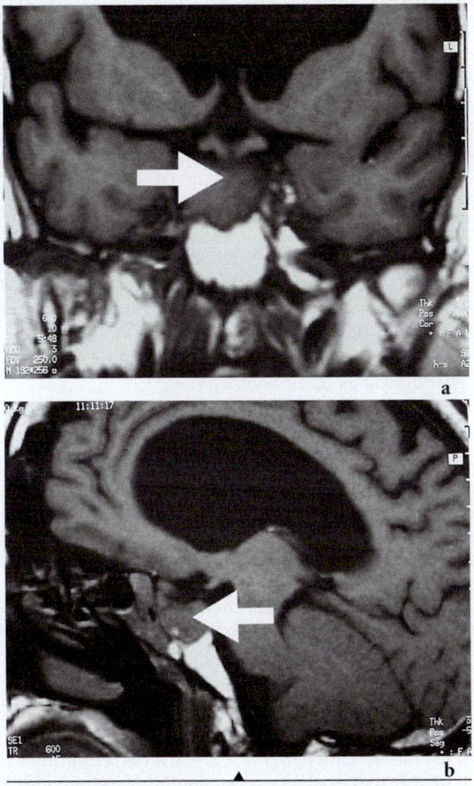

Tumeur hypophysaire (a. face ; b. profil) sécrétant de la gonadotrophine.

Bilan endocrinien

Il repose sur le dosage des hormones hypophysaires de base et sous stimulation (→ Insuffisance antéhypophysaire) et sur les dosages des hormones périphériques.

En cas d'adénome sécrétant, le taux des hormones produites par les cellules adénomateuses sont élevées, celui des autres hormones est normal ou diminué.

Évolution et complications

L'évolution dépend du type de l'adénome, mais aussi de sa taille lors du diagnostic ; en effet, le caractère bénin à l'histologie ne préjuge en rien de la capacité de croissance et des récidives parfois sévères si le traitement a été incomplet.

Les complications, en dehors des symptômes déjà vus, sont représentées par une extension tumorale vers le sinus caverneux et le chiasma optique. Le diabète insipide est rare dans les adénomes hypophysaires. L'insuffisance antéhypophysaire est revanche fréquente dans les adénomes importants (macroadénomes).

Traitement et pronostic

Le traitement repose le plus souvent sur la chirurgie d'exérèse par voie rhinoseptale à laquelle on peut associer de la radiothérapie chez les sujets jeunes en cas de tumeur difficilement extirpable. En postopératoire, il faut prévenir une insuffisance antéhypophysaire, puis contrôler à distance le fonctionnement de l'hypophyse. Un diabète insipide transitoire est fréquent.

Dans l'adénome à prolactine, on a recours aux antiprolactiniques (*Parlodel, Norprolac, Dostinex*) souvent pendant de longues années (→ Adénome à prolactine).

Dans les *tumeurs à GH* le traitement est celui d'une acromégalie (→).

Éléments de surveillance

L'étude régulière du champ visuel est indispensable. Par ailleurs, la surveillance repose sur la disparition des symptômes éventuels et sur les précautions indispensables en cas d'insuffisance antéhypophysaire.

Après traitement, surveillance :

• ophtalmologique: acuité visuelle, champ visuel ;

• scanner hypophysaire ;

• bilan hormonal sous traitement.

Dans la plupart des tumeurs hypophysaires si la chirurgie est inefficace on peut lui associer de la radiothérapie à haute énergie.

TUMEURS INTRACRÂNIENNES

TUMEURS DE LA FOSSE POSTÉRIEURE (TFP) OU TUMEURS SOUS-TENTORIELLES

Les tumeurs de la fosse postérieure (TFP) représentent 20 à 30 % des tumeurs intracrâniennes de l'adulte et plus de la moitié des tumeurs intracrâniennes de l'enfant. Quelle que soit la nature de la tumeur, *l'exérèse chirurgicale est difficile* (espace étroit et proximité du tronc cérébral) et les suites opératoires sont souvent délicates.

Signes cliniques

Elle est dominée par l'hypertension intracrânienne et/ou les signes déficitaires focaux.

L'hypertension intracrânienne (HIC) [→] : elle est *liée à la compression du système ventriculaire*. Les céphalées peuvent être occipitales, sus- et rétro-orbitaires ou occipito-frontales. Les vomissements peuvent dominer le tableau et être accompagnés de douleurs abdominales chez l'enfant. L'œdème papillaire au fond d'œil est constant chez l'enfant en cas d'HIC, il est inconstant chez l'adulte surtout après 50 ans. Il peut exister une raideur de nuque avec attitude guindée du port de tête évocatrice.

L'existence d'une TFP avec HIC est *une grande urgence neurochirurgicale* du fait du *risque oculaire* et surtout du *risque vital par engagement*.

Si l'HIC est importante, une dérivation interne du LCR par valve ventriculo-péritonéale précédera l'exérèse de la tumeur et lèvera l'HIC.

Les signes focaux peuvent manquer ou peuvent schématiquement réaliser trois tableaux :

- *le syndrome cérébelleux* (axial et/ou hémisphérique) réalise une difficulté du geste (dysmétrie), une démarche ébrieuse. Il existe souvent des *troubles vestibulaires* associés (vertiges, troubles de l'équilibre, nystagmus) ;
- en cas *d'atteinte du tronc cérébral*, l'HIC est tardive, il existe des paralysies souvent multiples des nerfs crâniens, des signes d'atteinte des voies longues avec troubles sensitifs et pyramidaux (Babinski, déficit moteur) ;
- *les tumeurs de l'angle ponto-cérébelleux* sont des tumeurs de l'adulte, et concernent en particulier le VIIIe nerf crânien (neurinome de l'acoustique [→]). Les signes cérébelleux et pyramidaux sont plus tardifs ainsi que l'HIC.

Diagnostic, examens complémentaires

Devant une suspicion de TFP, a fortiori *s'il existe une HIC, il faut hospitaliser d'urgence le malade en service de neurochirurgie.*

Examens complémentaires

- La ponction lombaire est formellement contre-indiquée ;
- FO à la recherche d'un œdème papillaire ou d'une atrophie optique ;
- *l'IRM cérébrale* est indispensable au diagnostic. Elle précise le siège de la tumeur, son retentissement sur le système ventriculaire et l'importance de la dilatation ventriculaire d'amont. En revanche, le diagnostic étiologique, s'il est souvent évoqué par l'âge, la clinique et l'aspect en imagerie de la tumeur, *n'est définitivement connu que lors de l'intervention avec étude histologique*.

✚ Surveillance

Elle portera en milieu neurochirurgical sur la vigilance et la conscience, l'état neurologique, les paramètres respiratoires et cardio-vasculaires. La surveillance sera étroite du fait du risque d'aggravation brutale et d'engagement.

Étiologies des TFP de l'enfant

Le médulloblastome vermien (tumeur maligne) se voit chez l'enfant entre 5 et 10 ans. Le tableau associe une HIC d'évolution rapide, des signes cérébelleux, une altération de l'état général. Le traitement repose sur la chirurgie et l'irradiation.

L'*astrocytome cérébelleux*, volontiers kystique est une tumeur bénigne de bon pronostic après traitement chirurgical.

Parmi les tumeurs bénignes, citons également *les épendymomes du IV*[e] *ventricule.*

Les tumeurs de la fosse postérieure de l'adulte

La plus fréquente est *le neurinome du VIII* (→). C'est une tumeur bénigne d'évolution lente. La première phase dite otologique *est marquée par une surdité progressive unilatérale de perception.*

Les autres tumeurs de l'angle ponto-cérébelleux : *méningiome de l'angle* et *cholestéatome*, sont moins fréquentes que les neurinomes de l'acoustique.

Les tumeurs du cervelet sont, chez l'adulte, dominées par *les métastases* de cancer viscéral en particulier mammaire ou bronchique.

L'hémangioblastome cérébelleux : tumeur bénigne, d'évolution lente hypervasculaire à l'artériographie. Il peut être associé à une angiomatose rétinienne, à une polyglobulie et à une polykystose rénale (maladie de Von Hippel-Lindau). Traitement chirurgical.

Enfin, parmi les tumeurs bénignes, on peut citer les *méningiomes de la tente du cervelet, du clivus et du trou occipital* et les *astrocytomes infiltrants* du tronc, inopérables du fait de leur localisation (*cf.* illustration).

TUMEURS INTRACRÂNIENNES SUPRATENTORIELLES

Les tumeurs intracrâniennes comprennent les tumeurs cérébrales, mais aussi les tumeurs développées à partir des enveloppes méningées, de l'hypophyse et des nerfs intracrâniens.

Tumeurs supratentorielles

Elles sont par définition situées au-dessus de la *tente du cervelet.* Le pronostic va dépendre surtout de l'histologie (tumeur bénigne ou maligne) et de *la localisation* qui conditionne l'opérabilité d'une tumeur.

Signes cliniques

La sémiologie est en général progressive. Trois grands types de symptômes peuvent, associés ou non, révéler une tumeur cérébrale : les signes déficitaires focaux, les crises comitiales et l'hypertension intracrânienne.

L'hypertension intracrânienne est souvent tardive et liée à une tumeur volumineuse. Elle sera plus précoce dans les tumeurs malignes associées à une réaction œdémateuse péritumorale importante (glioblastome, métastase) ou situées dans la fosse postérieure. Elle peut être isolée quand la tumeur siège dans une zone dite « muette » (frontale antérieure, temporale droite) et ne donne pas de signes focaux.

Épilepsie tumorale : des crises d'épilepsie peuvent révéler une tumeur cérébrale, que les crises soient focales ou généralisées. *Toute épilepsie débutante de l'adulte doit faire l'objet d'un bilan étiologique* avec bilan neuroradiologique (TDM, IRM).

Les signes focaux sont déterminés par la localisation de la *tumeur :* ils seront tardifs dans une tumeur qui ne fait que refouler le cerveau (méningiome), plus précoces dans les tumeurs qui infiltrent le parenchyme cérébral (astrocytome) et plus importants encore en cas de destruction et d'envahissement parenchymateux (gliomes malins). *L'œdème cérébral péritumoral majore* ces signes focaux, il est réversible sous antiœdémateux (surtout en cas de métastase).

Les signes focaux sont habituellement de survenue régulièrement progressive (en tache d'huile), par exemple, hémiparésie puis hémiplégie dans une tumeur fronto-rolandique, hémianopsie latérale homonyme dans une tumeur occipitale, aphasie dans une tumeur temporale gauche. On peut obser-

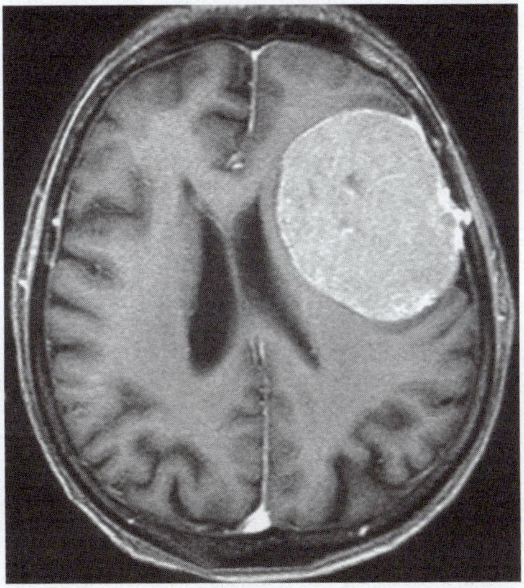

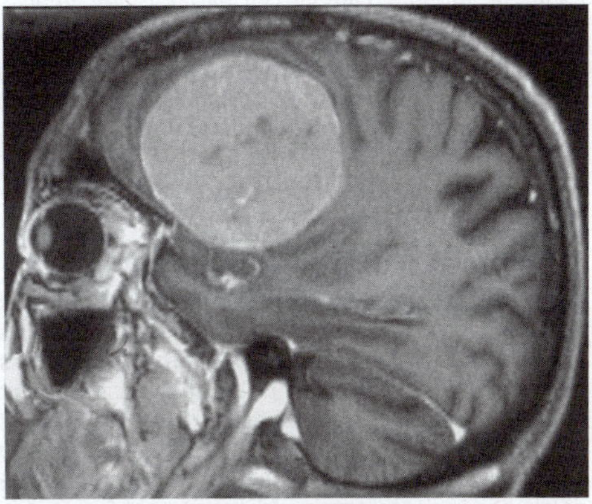

Tumeur intracrânienne (méningiome).
Tumeur intracrânienne (méningiome de face) (Cliché Dr S. Gaillard).
Tumeur intracrânienne (méningiome de profil) (Cliché Dr S. Gaillard).

ver une hémianopsie bi-temporale dans une tumeur hypophysaire par compression du chiasma optique.

Parfois, ce sont des *troubles psychiques atypiques et récents* qui révèlent une tumeur cérébrale ; ceci s'observe en particulier dans les tumeurs frontales (*syndrome frontal* : apathie, indifférence, euphorie, subconfusion, réflexes de préhension pathologiques (*grasping*), perte des inhibitions). Les troubles de la mémoire sont dominants dans les tumeurs fronto-calleuses (médianes) : *tout trouble psychique récent et inexpliqué* de l'adulte doit *faire rechercher une tumeur cérébrale par des examens neuroradiologiques.*

Des troubles endocriniens peuvent annoncer des tumeurs hypophysaires ou les *craniopharyngiomes* chez l'enfant (diabète insipide, insuffisance endocrinienne, acromégalie).

Diagnostic et examens complémentaires

L'examen clef est l'imagerie cérébrale : TDM et surtout IRM, sans et avec injection.

Le fond d'œil doit rechercher un *œdème papillaire*. *L'existence d'une hypertension intracrânienne accentue le caractère d'urgence* du diagnostic et du traitement (risque d'atrophie optique et de cécité).

L'artériographie cérébrale : elle est rarement nécessaire depuis l'IRM.

La *nature exacte de la tumeur* n'est reconnue qu'à l'examen histologique de la pièce opératoire ou après une simple biopsie chirurgicale. Néanmoins, l'âge, le tableau clinique et évolutif, les images TDM-IRM donnent souvent une bonne orientation.

Un bilan général peut être nécessaire si le tableau évoque des métastases, en particulier à partir d'un cancer bronchique, rénal ou mammaire.

Classification des tumeurs intracrâniennes supratentorielles

Pronostic et principes de traitement

Les méningiomes surviennent avec prédilection chez l'adulte et en particulier chez la femme (tumeurs hormono-sensibles). Ce sont des *tumeurs bénignes* de développement lent. Le traitement est purement neurochirurgical. L'exérèse est plus facile dans les méningiomes de la convexité que dans ceux de la faux ou de la base. Ces tumeurs se développent à partir des espaces arachnoïdiens et sont fixées à la dure-mère intracrânienne. Lorsque l'exérèse chirurgicale peut être complète, *elle assure la guérison définitive du malade* (*cf.* illustration).

Les gliomes bénins : *astrocytomes* (grades 1 et 2), sont des lésions bénignes mais *infiltrant* le parenchyme cérébral. Elles sont d'évolution lente et souvent révélées par des manifestations épileptiques.

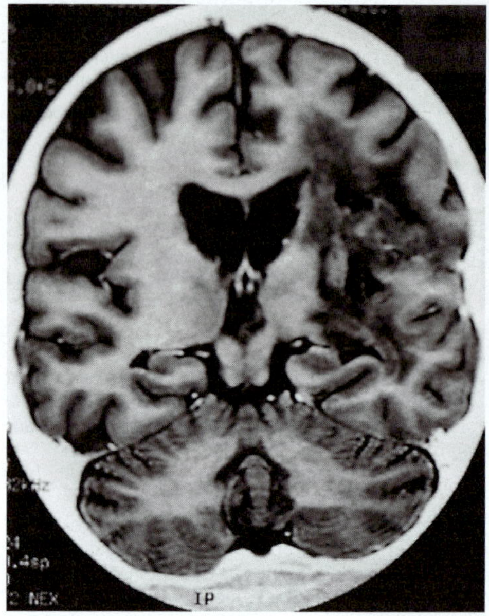

Tumeur intracrânienne (astrocytome, IRM).

La gravité de ces tumeurs tient à leur caractère infiltrant qui rend rarement possible une exérèse complète et surtout au risque important de récidive et de dégénérescence. Le traitement associe radio- et chimiothérapie (*Temodal*) (*cf.* illustration).

Les oligodendrogliomes sont des tumeurs d'évolution lente et infiltrantes, à potentiel malin mais souvent assez radio-chimiosensibles selon l'analyse de l'ADN tumoral.

Les glioblastomes : astrocytomes malins (grade 3 ou 4) surviennent surtout après 50 ans. Ils évoluent rapidement associés à une HIC. Leur pronostic est mauvais. La survie est souvent une question de mois, et elle ne dépasse que rarement 18 mois. Le traitement associe une réduction chirurgicale de la masse tumorale suivie parfois d'une chimiothérapie en général (chimiosensibilité variable) et d'une radiothérapie.

Les métastases d'un cancer viscéral sont d'évolution souvent assez rapide et parfois de début brutal. Elles sont assez souvent révélatrices du cancer viscéral. Elles siègent surtout dans les hémisphères cérébraux et le cervelet et surviennent après 50 ans.

Le traitement neurochirurgical n'est indiqué que si la localisation est unique et que le traitement carcinologique du cancer primitif est possible.

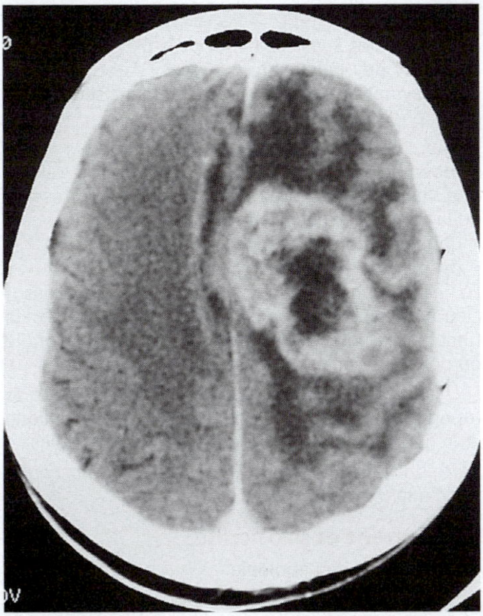

Tumeur intracrânienne (glioblastome, scanner).

On citera les *pinéalomes* développés à partir de l'épiphyse, les *épendymomes* et *kystes colloïdes* du 3e ventricule.

Les adénomes hypophysaires (→).

Les craniopharyngiomes (→).

Surveillance

Elle porte sur l'état neurologique : déficit moteur, état de conscience, état oculaire, et sera vigilante car une aggravation brutale est toujours à craindre surtout en cas d'hypertension intracrânienne (HIC) associée.

TUMEURS MALIGNES DE L'INTESTIN GRÊLE

Définition

Ces tumeurs sont rares, les types les plus fréquents sont l'*adénocarcinome,* les *lymphomes*, les *sarcomes* (lymphosarcomes, léiomyosarcomes, etc.) et les *carcinoïdes* (→ Carcinoïdes du grêle).

Signes essentiels

Cliniques : la symptomatologie n'est pas spécifique : douleurs abdominales médianes, avec parfois syndrome de Kœnig (coliques, météorisme localisé, sédation après borborygmes et sensation de filtration), nausées et vomissements, hémorragie digestive, etc.

Examens paracliniques : la vidéocapsule, le transit baryté du grêle, l'entéroscopie totale du grêle (avec biopsies) permettent de bien visualiser la lumière digestive. Le scanner montre surtout l'extension extraluminale. On pratique de plus le bilan habituel de toute néoplasie (échographie hépatique, marqueurs tumoraux, bilan du terrain...).

Complications

Ce sont l'occlusion (invagination, volvulus, etc.), l'hémorragie, la perforation.

Traitement

Une résection chirurgicale est la règle ; radiothérapie et chimiothérapie sont parfois utiles.

TUMEURS DU MÉDIASTIN

Définition

On appelle tumeurs du médiastin toutes les néoformations dont le siège se situe dans le médiastin.

Causes et mécanismes

On classe les tumeurs du médiastin soit en fonction de leur *type histologique* soit en fonction du *siège* antérieur, moyen ou postérieur et inférieur, moyen ou supérieur.

Parmi ces tumeurs médiastinales, environ 25 % sont des tumeurs malignes.

Selon le type histologique, on distingue :

Les tumeurs neurogènes : neurinomes, schwannomes, ganglio-neuromes, sympathoblastomes, chordomes. Elles se situent dans le médiastin postérieur (*cf.* illustration).

Les tumeurs thymiques situées dans le médiastin antérieur et supérieur. Il faut séparer les tumeurs encapsulées et les tumeurs invasives. Les circonstances de découverte sont variables ; il peut parfois s'agir de syndromes évoquant une maladie auto-immune (myasthénie) (*cf.* illustration).

Les kystes du médiastin moyen ou postérieur : kystes bronchogéniques, kystes pleuro-péricardiques.

Les lymphomes : maladie de Hodgkin, lymphomes non hodgkiniens. Ils sont situés dans le médiastin antérieur ou moyen.

Les tumeurs germinales : le séminome (tumeur de l'homme jeune) et les tumeurs germinales non séminomateuses sont situés dans le médiastin antérieur. Les marqueurs tumoraux à doser sont les hCG et l'alpha-fœtoprotéine. Ce sont des tumeurs chimio- et radiosensibles.

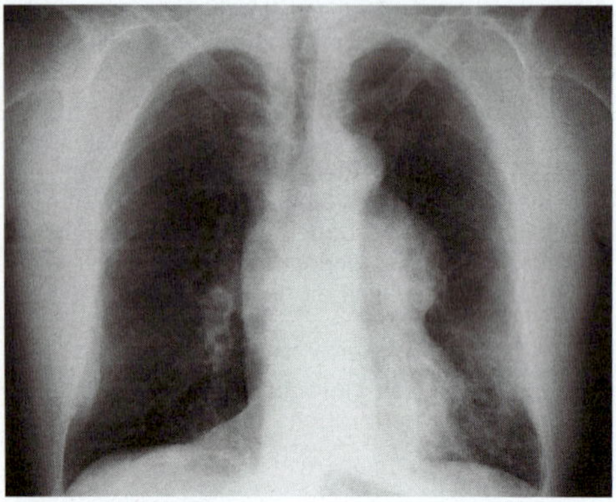

Thymome avec volumineuse tumeur médiastinale gauche.

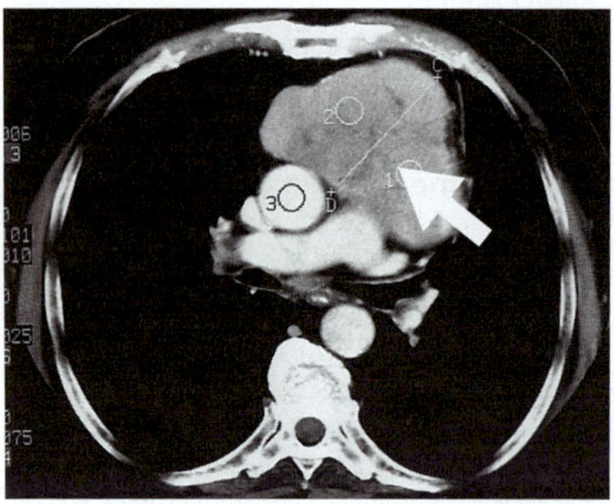

Thymome avec volumineuse tumeur du médiastin antérieur. Aspect en TDM.

Les tumeurs de la thyroïde et des parathyroïdes : il peut s'agir de goitre plongeant, de goitre endothoracique, de thyroïdes aberrantes et de tumeurs parathyroïdiennes ectopiques. Elles sont situées dans le médiastin supérieur et antérieur.

Les tumeurs mésenchymateuses : lipomes, liposarcome, fibrome et fibrosarcome peuvent se situer dans le médiastin antérieur, moyen ou postérieur.

Enfin, il faut citer les adénopathies d'une sarcoïdose, d'une tuberculose, de métastases d'un cancer viscéral. Elles se situent dans le médiastin moyen.

Il faut savoir que la plupart des tumeurs malignes du médiastin sont en fait métastatiques d'un autre site primitif.

Signes essentiels

En dehors des symptômes propres à l'étiologie, les tumeurs du médiastin peuvent s'accompagner d'une symptomatologie essentiellement secondaire à des phénomènes compressifs :

- toux, dyspnée, s'accentuant au décubitus ;
- œdème de la moitié supérieure du corps, dilatation veineuse du thorax, cyanose par compression de la veine cave supérieure ;
- douleurs thoraciques, cervico-brachiales ;
- dysphagie, dysphonie, hoquet.

La radiographie du thorax de face, de profil, associée à la tomodensitométrie permet de localiser la tumeur. Habituellement, il s'agit d'opacité arrondie ou polylobée, mais assez bien limitée.

Le bilan étiologique est guidé par la clinique et la topographie de la tumeur. La fibroscopie bronchique et la fibroscopie œsogastrique peuvent être utiles.

Parfois il faut avoir recours à la *médiastinoscopie*, voire à la *thoracotomie*.

Traitement et pronostic

Ils dépendent de l'étiologie.

+ Éléments de surveillance

- *Cliniquement* : sur la régression ou la réapparition des signes compressifs.
- *Radiologiquement* : sur la variation des images.

TUMEURS NOIRES NON MÉLANOCYTAIRES

Définition

Par définition, ces tumeurs, bien que noires, ne sont pas mélanocytaires.

Au moindre doute néanmoins, la biopsie cutanée s'impose pour éliminer un mélanome malin (→).

Causes et mécanismes

Ces tumeurs non mélanocytaires sont noires à cause :

- d'une surcharge passive en mélanine ;
- d'un dépôt d'hémosidérine ;
- d'une oxydation de surface de la kératine.

Signes cliniques

Quatre tumeurs sont ici à connaître :

Verrues séborrhéiques : elles ne sont pas toujours noires (→ Tumeurs cutanées non pigmentées) (*cf.* illustration).

Histocytofibromes : lentilles très fermes enchâssées dans la peau, plus ou moins pigmentées, volontiers multiples sur les membres d'une femme jeune.

Dans le cas d'une forme unique très noire, la biopsie s'impose.

Carcinomes basocellulaires (→) : certains sont pigmentés et sont dits « tatoués ».

La présence de perles épithéliomateuses en périphérie permet d'établir le diagnostic cliniquement. L'histologie le confirme.

Angiome thrombosé : nodule très noir, volontiers entouré d'un halo inflammatoire, constitué très rapidement chez un sujet jeune : la biopsie élimine un mélanome nodulaire (→).

Traitement

Il est fonction de la nature de la tumeur.

Verrues séborrhéiques : cryothérapie.

Histiocytofibromes : l'exérèse chirurgicale n'est faite qu'à la demande du malade, étant donné l'évolution toujours bénigne.

Carcinomes basocellulaires : chirurgie.

Angiome thrombosé : exérèse chirurgicale.

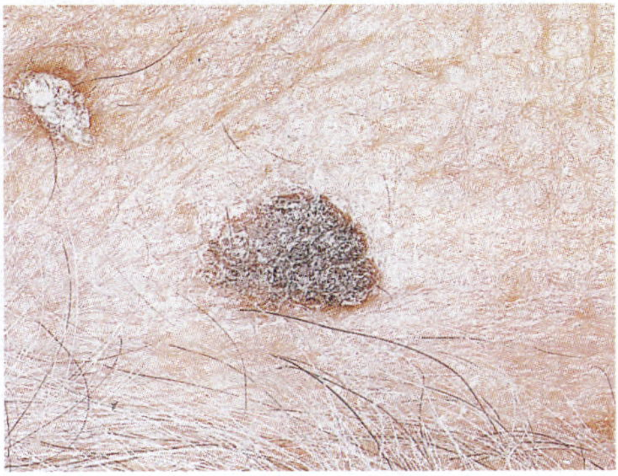

Verrue séborrhéique.

TUMEURS DE L'ORBITE

Définition

Elles sont en règle générale révélées par une exophtalmie (→) unilatérale, associée à une baisse de l'acuité visuelle.

L'examen clinique doit rechercher une masse palpable associée à l'exophtalmie ; explorations radiographiques, scanner et IRM du crâne et des orbites s'imposent pour préciser l'étiologie tumorale :

- *tumeurs vasculaires :* angiomes, hémangiomes caverneux ;
- *tumeurs nerveuses :* gliome du nerf optique, névrome plexiforme (plus fréquent chez les patients atteints de maladie de Recklinghausen) ;
- *tumeurs osseuses* : granulome éosinophile, sarcome, ostéome ;
- *tumeurs lymphoïdes* ;
- *kystes dermoïdes* de la queue du sourcil (bénin) ;
- *tumeurs de voisinage* propagées à l'orbite : tumeur maligne du sinus ;
- *tumeurs mésenchymateuses* : réticulo-sarcome, rhabdomyosarcome ;
- *métastases d'un cancer à distance :* sein, prostate, poumon, hémopathie.

Traitement

Chirurgical par exérèse ou électrocoagulation, puis radiothérapie en cas de tumeur maligne.

TUMEURS OSSEUSES BÉNIGNES

Définition

Les tumeurs bénignes des os sont caractérisées par la *néoformation intra-osseuse de masses tumorales à cellules non malignes.*

Signes cliniques

Ils sont à peu près identiques : douleurs localisées, tuméfaction sous-cutanée, fracture spontanée. Il n'y a pas d'atteinte de l'état général, ni de fièvre, ni d'adénopathies satellites.

Signes paracliniques

Radiologiques : les tumeurs osseuses bénignes présentent en général une zone claire radiotransparente, avec des contours nets, parfaitement limités, *sans rupture de la corticale* et *sans atteinte des parties molles,* ce que confirment éventuellement le scanner et l'IRM qui permettent une analyse plus fine. Lorsque la tumeur est très volumineuse, elle paraît dilater l'os intéressé qui reste en tout cas entouré dans une coque osseuse. Certaines tumeurs bénignes donnent un aspect radiologique différent, fortement radio-opaque (c'est-à-dire plus sombre que l'os normal).

Biologiques : la vitesse de sédimentation reste normale.

Si certaines tumeurs bénignes ont un aspect très caractéristique, ceci n'est pas constant ni formel et un examen histologique est parfois nécessaire.

Classification

Tumeurs ostéoformatrices :

- *l'ostéome* siège sur le frontal. Il donne à la radiographie une image de pastille opaque ;

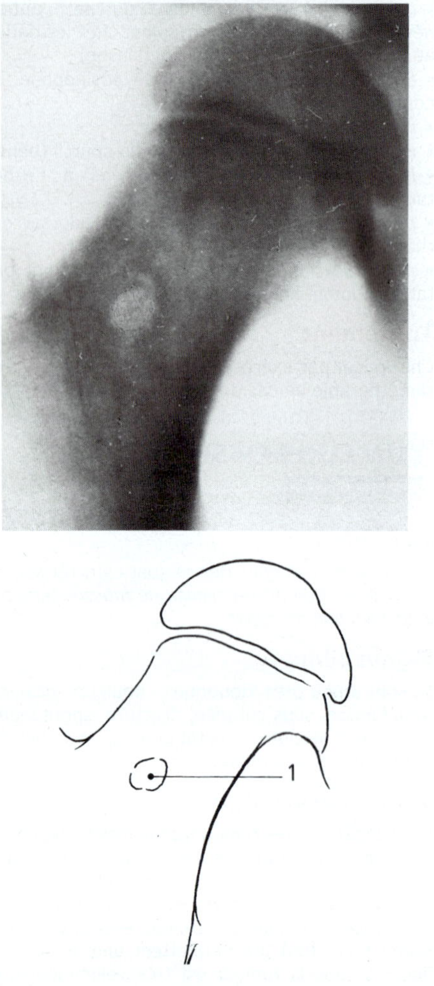

Ostéome ostéoïde (1).

- *l'ostéome ostéoïde* siège sur les os longs. Les douleurs sont nocturnes, pseudo-inflammatoires. Les signes radiographiques, en retard sur la clinique, montrent une zone radiotransparente avec ossification centrale et ostéosclérose de pourtour (image en cocarde) (*cf.* illustration) ;
- *l'ostéoblastome bénin* ou fibrome ostéogénique est rare et donne une image de radiotransparence avec ostéosclérose de pourtour.

Tumeurs cartilagineuses : ce sont les ostéochondromes et chondromes, très fréquents, qui donnent des images claires aux radiographies. Elles peuvent se révéler par des compressions nerveuses de voisinage. Les chondromes, pour certaines de leurs localisations, se transforment souvent en tumeurs malignes.

Tumeurs bénignes conjonctives : il faut citer les tumeurs à myéloplaxes, le fibrome non ostéogénique des os, les myxomes et lipomes.

Tumeurs vasculaires : ce sont les angiomes osseux, qui touchent surtout le rachis (aspect grillagé d'une vertèbre) ; rarement symptomatiques, ils peuvent parfois entraîner des tassements vertébraux.

Kystes osseux : ils touchent les os longs. C'est le cas du kyste essentiel, formé d'une zone radiotransparente homogène et bien limitée, entourée d'une zone d'ostéocondensation.

Traitement

L'évolution de ces tumeurs est très favorable après l'exérèse chirurgicale qui représente le traitement le plus communément employé.

TUMEURS OSSEUSES MALIGNES PRIMITIVES

Définition

Elles sont caractérisées par la *néoformation intra-osseuse de masses tumorales à cellules à caractère malin.* Le plus souvent, ce sont des ostéosarcomes, plus fréquents chez l'enfant, qui siègent sur les métaphyses des os longs, particulièrement au voisinage du genou.

Signes cliniques

Toutes les tumeurs osseuses malignes primitives ont en commun : des *douleurs inflammatoires,* devenant rapidement continues et très vives, puis peuvent apparaître : *tuméfaction, fractures pathologiques, adénopathies satellites* et *baisse rapide de l'état général.* Parfois existent des arthrites de voisinage.

Signes paracliniques

Radiologiques : avec quelques nuances, on retrouve toujours une zone radiotransparente, mal limitée, avec réaction périostée en bulbe d'oignon, images en feu d'herbes dans les parties molles adjacentes, rupture de la corticale. Le scanner et surtout l'IRM permettent au mieux d'apprécier le caractère destructeur des lésions et leur extension, apportant ainsi des arguments en faveur de la malignité et des éléments pronostiques, dans le cadre du bilan préthérapeutique (*cf.* illustration).

Biologiques : on peut noter une augmentation de la vitesse de sédimentation, parfois une hypercalcémie, et une augmentation des phosphatases alcalines.

La biopsie est la seule méthode sûre de diagnostic. On la réalise la plupart du temps chirurgicalement,

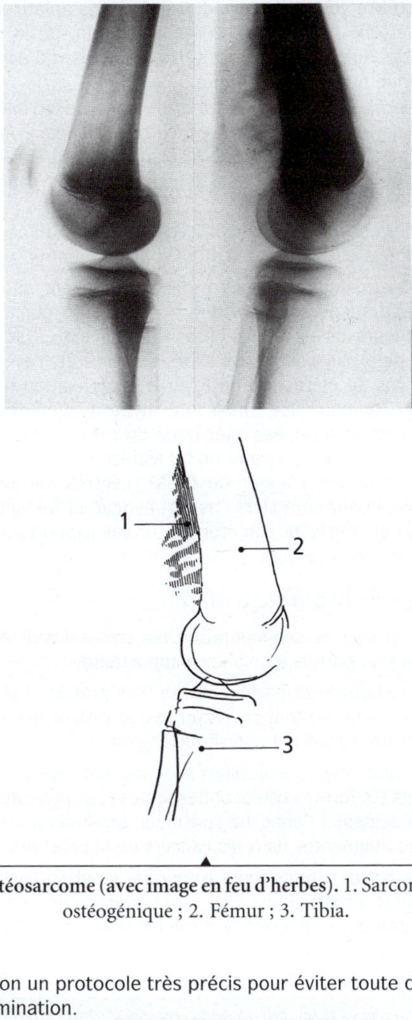

Ostéosarcome (avec image en feu d'herbes). 1. Sarcome ostéogénique ; 2. Fémur ; 3. Tibia.

selon un protocole très précis pour éviter toute dissémination.

> **✚ Évolution et surveillance**
>
> L'évolution des ostéosarcomes, autrefois toujours fatale, est actuellement beaucoup plus favorable, dans les cas où le diagnostic est porté précocement.
>
> La surveillance porte surtout sur l'état général et les douleurs, la recherche de métastases pulmonaires.

Classification

Le sarcome ostéogénique est le plus fréquent des ostéosarcomes. Il donne des métastases pulmonaires fréquentes. Tous les tissus de l'os (os, cartilages : *chondrosarcome*, tissu conjonctif : *fibrosarcome*), peuvent être touchés.

Traitement

Il associe la chimiothérapie et la chirurgie-exérèse (suivie de reconstruction dans certains cas), parfois la radiothérapie, permettant d'éviter l'amputation, dans les cas où le diagnostic est porté précocement.

> **✚ Scanner et IRM dans les tumeurs osseuses**
>
> Ces examens viennent compléter les renseignements fournis par la radiographie standard (indispensable) et la scintigraphie osseuse (quand elle est indiquée).
>
> Ils ne sont pas toujours nécessaires quand la lecture des radiographies suffit à répondre aux questions que se pose le clinicien. Comme les renseignements qu'ils fournissent sont différents, le choix sera fonction de ces questions.
>
> Le scanner permet une analyse plus fine de la corticale osseuse.
>
> L'IRM permet une analyse plus précoce du tissu osseux spongieux, des tissus adjacents.

TUMEURS OSSEUSES MALIGNES SECONDAIRES (métastases osseuses)

Définition

Les tumeurs secondaires des os sont les métastases osseuses des cancers (envahissement de l'os par un tissu néoformé malin à point de départ extra-osseux).

Causes

Toutes les néoplasies peuvent être en cause, mais le plus souvent il s'agit d'un cancer de la prostate, du sein, du poumon ; les cancers du rein, de la thyroïde ont aussi un tropisme particulier pour l'os.

Dans près de 30 % des cas l'origine n'est pas retrouvée.

Signes cliniques

Les douleurs sont presque toujours le signe révélateur. Elles sont particulières, quel que soit leur siège, après un certain temps d'évolution, par leur violence extrême empêchant le sommeil et résistant très souvent aux antalgiques habituels. En cas de localisation aux vertèbres (ce qui est très fréquent), les racines nerveuses peuvent être comprimées, source de douleurs radiculaires. La moelle épinière peut également être lésée par le processus tumoral avec risque de paraplégie. Une fracture spontanée révèle parfois une métastase osseuse.

Signes radiologiques

Les lésions siègent habituellement aux vertèbres, aux os des ceintures pelvienne ou scapulaire, sur les côtes. Leur caractéristique principale est d'être le plus souvent multiples, ce qui les oppose aux tumeurs primitives (où la localisation est unique). Les métastases osseuses des cancers se présentent radiologiquement sous trois formes :

• *Forme « ostéolytique »*, la plus commune : zone radiotransparente à bord irrégulier, de taille variable. Parfois, cette destruction (ou lyse) efface complètement une partie de l'os, comme un pédicule vertébral réalisant l'image de la vertèbre « borgne » (*cf.* illustration). Dans les cas les plus évolués, une vertèbre complètement détruite peut s'aplatir « en galette ». Les cancers du sein, du rein, de la thyroïde, du poumon donnent des métastases d'aspect fréquemment ostéolytique.

• *Forme « ostéocondensante »* : opacités arrondies ou de forme irrégulière (« taches de bougie »), vertèbre totalement opaque (vertèbre « ivoire »). Cette forme s'observe principalement dans les cancers prostatiques.

• *Formes mixtes* associant les deux types d'images, lytiques et condensantes qui sont fréquentes.

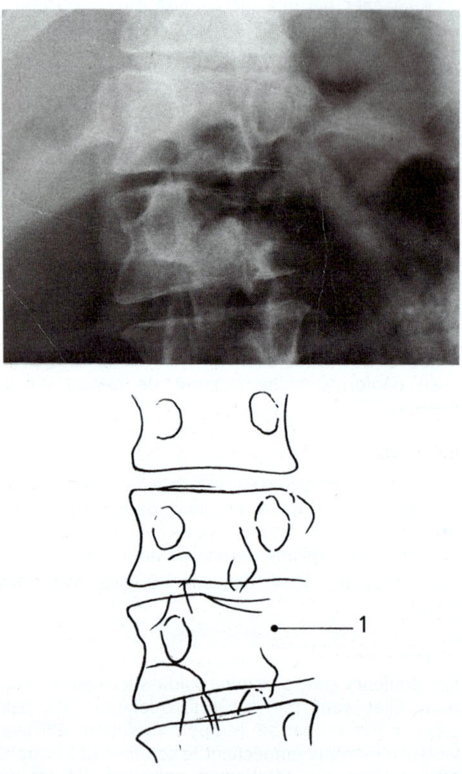

Vertèbre « borgne ». 1. Disparition du pédicule articulaire.

Dans quelques cas, les radios ne révèlent aucune image suspecte, alors que le patient se plaint de douleurs osseuses violentes et tenaces. La scintigraphie osseuse trouve alors son intérêt, révélant en cas de métastase un foyer d'hyperfixation de la zone douloureuse ; mais une hyperfixation scintigraphique n'est pas spécifique du cancer, d'autres lésions pouvant donner un tel aspect, l'arthrose par exemple. Le scanner ou l'IRM, centrés sur cette zone, confirment alors l'aspect évocateur de métastase et précisent son étendue et ses rapports avec les tissus adjacents.

Signes biologiques

La vitesse de sédimentation est très souvent augmentée, parfois de manière importante.

La calcémie est parfois élevée. Les grandes hypercalcémies (→) font courir un risque vital et nécessitent un traitement spécifique urgent.

Les phosphatases alcalines sont souvent augmentées dans les formes ostéocondensantes. Les phosphatases acides et l'antigène spécifique prostatique (PSA) sont augmentés dans les cancers de la prostate.

Les autres « marqueurs tumoraux » ont surtout un intérêt pronostique pour apprécier l'efficacité du traitement et déceler la survenue d'une rechute.

✚ Évolution, surveillance et traitement

Le pronostic des cancers secondaires des os, bien que mauvais dans l'ensemble, est sous la dépendance de la nature du cancer primitif. En effet, certaines métastases osseuses ont la particularité de réagir relativement bien à un traitement hormonal ou antihormonal ; on parle parfois de cancers hormonodépendants, pour le cancer du sein et le cancer de la prostate et leurs métastases.

La combinaison des diverses méthodes thérapeutiques (antalgiques, radiothérapie, chirurgie d'une fracture, etc.) permet souvent aux malades d'obtenir un confort notable.

TUMEURS DE LA PLÈVRE

Définition

Ce sont des proliférations cellulaires aux dépens de la plèvre proprement dite (*cf.* illustration ci-dessous).

Causes et mécanismes

Elles sont dominées par les tumeurs malignes :

• *primitives* ou mésothéliomes : on retrouve souvent la notion d'exposition professionnelle à l'amiante (→ Mésothéliome pleural) ;

• *secondaires :* ce sont les métastases pleurales d'un cancer primitif (sein, ovaire, prostate, cancer ORL, digestif, etc.). Parfois, la tumeur primitive n'est pas retrouvée.

Les tumeurs bénignes sont exceptionnelles. Elles ne provoquent pas d'épanchement et sont souvent découvertes à l'occasion d'une radiographie thoracique. Il faut en pratiquer des biopsies pour étude histologique.

Signes cliniques et paracliniques

Voir *Mésothéliome pleural*.

Traitement et pronostic

Ils dépendront de la nature histologique de la lésion, de l'opérabilité ou non, et de la réponse à la chimio-radiothérapie de cette tumeur.

TUMEURS DU REIN

Voir *Cancer du rein*.

TUMEURS DU SEIN NON CANCÉREUSES

Les maladies du sein se divisent en deux grands groupes : les *mastopathies non cancéreuses* et le *cancer du sein*.

Technique d'examen des seins

L'examen clinique des seins d'une femme qui vient consulter car elle a découvert de façon fortuite « une grosseur dans un sein », ou lors de tout examen gynécologique, doit être conduit de façon systématique.

Technique : la femme est dénudée jusqu'à la ceinture, l'examen se fait assis, puis couché, de préférence deux fois : avant et après les règles (si la femme n'est pas ménopausée).

L'inspection note le volume et la symétrie des seins, la couleur de l'aréole, l'aspect du mamelon saillant ou invaginé ; l'existence de cicatrices, l'état du réseau veineux sous-cutané, l'adhérence à la peau en élevant les bras et en éclairant le sein sous diverses incidences, la couleur et l'aspect inflammatoire du tégument.

La palpation : la main à plat comprime la glande sur le plan costal, recherche une ou des tuméfactions en précisant leur adhérence au mamelon, à la peau, au plan musculaire par ébranlement en masse de la tumeur pendant une adduction contrariée du bas.

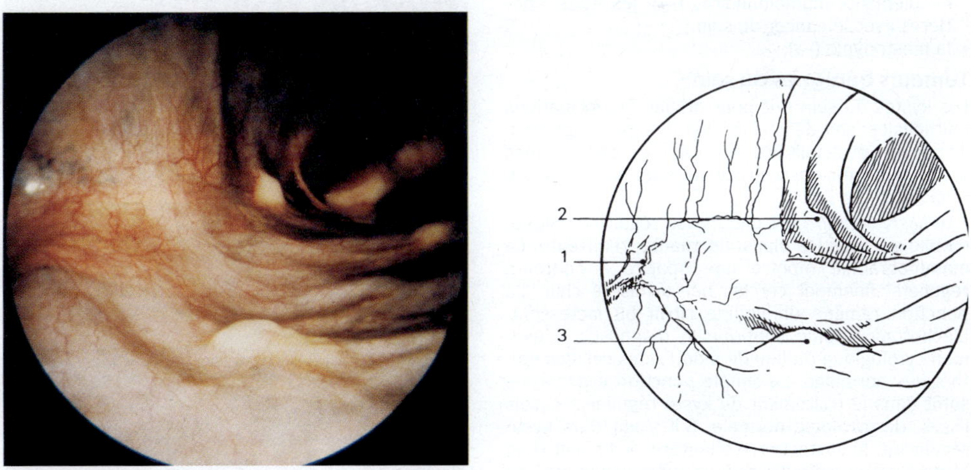

Image de thoracoscopie chez un patient porteur d'un adénocarcinome pleural. On visualise deux nodules blanchâtres tumoraux. Le reste de la plèvre est normal. 1. aspect de plèvre normale ; 2 et 3. nodules tumoraux (adénocarcinomes pleuraux).

La recherche d'un écoulement du mamelon se fait en exprimant doucement la glande. Il peut être bilatéral ou unilatéral, venu d'un orifice galactophorique ou de plusieurs. Le recueil se fait sur une lame comme un frottis vaginal.

Recherche d'une adénopathie : la palpation de l'aisselle et de la région axillaire se fait plus facilement sur une femme assise. On note le nombre, la taille, la consistance et la sensibilité des adénopathies.

Au terme de l'examen, un schéma daté doit toujours être fait. On termine par un examen général avec touchers pelviens.

Examens complémentaires (non sanglants) :

• *mammographie* : examen très fiable dans les cancers précoces, met en évidence des microcalcifications non palpables ; *galactographie* dans les écoulements anormaux ;
• *échographie* : possède le même rendement diagnostique que la radiographie ;
• cytologie : examen fondamental, sa mauvaise qualité résulte de mauvais prélèvements.

Mastopathies non cancéreuses

Classification : les mastopathies non cancéreuses comprennent :

• les infections du sein ou mastites (→ Lactation) ;
• les *dystrophies du sein*, qui touchent les divers tissus composant le sein :
  – diffuses ou mastoses : sclérose à partir du tissu conjonctif, lipomatose à partir du tissu adipeux, adénose à partir de l'épithélium glandulaire,
  – nodulaires ou tumeurs bénignes : kyste du sein, adénofibrome, dystrophie des galactophores ou écoulements mamelonnaires (→), les états frontières avec le cancer du sein ;
• la mastodynie (→).

Tumeurs bénignes du sein

Les kystes du sein ont pour origine les formations épithéliales, soit des acinis, soit des galactophores. Ils peuvent être solitaires ou multiples, enchatonnés dans un milieu de sclérose formant une mastose sclérokystique ;

• le *kyste solitaire* est une masse régulière unique, mobile sur tous les plans, fluctuante, rénittente. La mammographie montre une opacité à contours réguliers, finement cerclée par un liseré clair. La ponction ramène un liquide citrin ou lactescent. L'échotomographie confirme le diagnostic. L'examen cytologique du liquide montre des cellules épithéliales normales. La simple ponction évacuatrice suffit dans le traitement du kyste régulier à parois lisses, de cytologie normale. S'il s'agit d'un kyste récidivant, la kystectomie s'impose. S'il s'agit d'un kyste à parois irrégulières ou à contenu sanglant ou à cytologie douteuse, c'est la kystectomie large avec examen extemporané qui s'impose ;

• les *kystes multiples* sont toujours enchatonnés dans un milieu de sclérose, c'est la mastose sclérokystique. La palpation douloureuse révèle un semis de grains de plomb ou de multiples nodosités ;

• cette mastose peut être localisée ou étendue aux deux seins, il s'agit alors de la maladie de Reclus qui peut s'accompagner d'écoulement mamelonnaire dû à la fistulisation des kystes dans les galactophores.

Traitement chirurgical : par exérèse du placard s'impose dès qu'il y a doute sur la bénignité ou lorsque la douleur n'est pas abolie par le traitement médical.

Traitement médical : c'est surtout la surveillance clinique, échotomographique et mammographique et l'utilisation des progestatifs, par voie locale *(Progestogel)* ou générale (progestatifs de synthèse).

• *Les adénofibromes uniques ou multiples* résultent d'une hyperplasie épithéliale et conjonctive simultanée. Ils se traduisent par des noyaux durs, bien limités, parfaitement mobiles, ou polylobés sans adénopathie satellite. La mammographie et l'échotomographie confirment la bénignité en montrant une opacité plus intense que celle d'un kyste, à contours nets, arrondis ou polylobés. Après quelques années l'adénome se calcifie. Il s'agit de macrocalcifications.

Le traitement est toujours chirurgical avec surveillance clinique et radiologique pour les fibroadénomes multiples.

TUMEURS DU TESTICULE

Voir *Cancer du testicule.*

TUMEURS VÉSICALES

Elles sont parmi les plus fréquentes des tumeurs génito-urinaires. Les tumeurs épithéliales sont les plus fréquentes chez l'homme, elles peuvent siéger également au niveau des calices, du bassinet, de l'uretère et de l'urètre (*cf.* illustration).

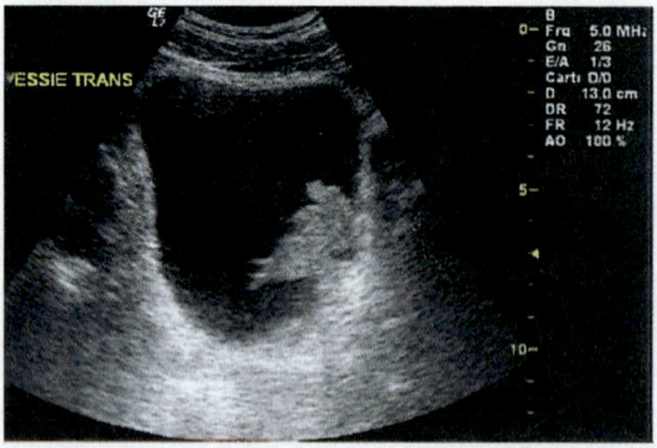

Tumeur : papillome vésical (échographie).

Causes

Certains facteurs carcinogènes sont démontrés : teinture d'aniline, tabac, cyclophosphamide, phénacétine, bilharziose.

CLASSIFICATION OMS DES TUMEURS VÉSICALES D'APRÈS LE DEGRÉ D'ANAPLASIE CELLULAIRE
A. CLASSIFICATION HISTOLOGIQUE A Papillomes bénins : végétations fines, franges séparées revêtues d'un urothélium bénin. B Carcinomes à cellules transitionnelles *Grade G1 : pédicule long, franges coalescentes* *Grade G2 : couches cellulaires > 10. Atypies et mitoses des couches les plus superficielles ou plus profondes.* *Grade G3 : désorganisation architecturale. Atypie marquée. Nombreuses mitoses. Infiltration tumorale sous-jacente.*
B. CLASSIFICATION TNM C'est une classification par stades cliniques, le stade représentant l'extension apparente de la maladie (stade déterminé pour la vessie par la clinique, l'endoscopie et la biopsie), et non le degré d'évolution progressive et inévitable. *T1 :* infiltration limitée à la sous-muqueuse. *TiS :* carcinome *in situ.* *Ta :* carcinome papillaire non invasif. *T2 :* invasion partielle du muscle. *T3a :* invasion totale du muscle. *T3b :* extension périvésicale. *T4 :* envahissement des organes pelviens voisins. *MO :* absence de métastases. *M1 :* présence de métastases. *NO :* absence de ganglions envahis. *N1 :* présence de ganglions envahis.

Signes cliniques et paracliniques

Les signes révélateurs sont une hématurie terminale, une cystite, une dysurie, la cytologie urinaire avec étude chromosomique chez les sujets exposés. Les touchers pelviens apprécient l'infiltration tumorale. *L'UIV* montre une lacune vésicale sur les clichés de remplissage, le retentissement sur le haut appareil, parfois, elle permet de diagnostiquer une tumeur à ce niveau (point de départ de la tumeur vésicale), elle permet également de voir l'état du bas appareil. *La cystoscopie* précise les caractères de la tumeur, son siège, ses rapports avec les orifices urétéraux, elle permet la biopsie et la résection éventuelle, ainsi que la surveillance. *Le scanner pelvien* précise l'extension locale (*cf.* illustration).

Complications

Ce sont les hématuries abondantes, la cystite rebelle, l'obstruction du haut appareil. Excepté le papillome bénin, toutes les tumeurs vésicales sont potentiellement malignes, capables de récidiver, s'étendre, de donner des métastases.

Traitement et résultats

Tumeurs superficielles : résection endoscopique, chimiothérapie intravésicale, BCG, mitomycine.

Tumeurs infiltrantes : cystectomie radicale, dérivation des urines par urétérostomie cutanée, dérivation de type Bricker avec interposition d'un segment intestinal entérocystoplastie (néo-vessie intestinale), radiochimiothérapie (jusqu'à 70 grays), chimiothérapie néoadjuvante par M-VAC (méthotrexate, vinblastine, adriamycine, cisplatine), traitement palliatif.

Les chances de guérison à 5 ans sont de 66 % lorsque la sous-muqueuse n'est pas atteinte, de 20 % lorsque la musculeuse est envahie.

Pour la pratique, on retiendra :

Au second rang des cancers urogénitaux.
Clinique : évocatrice si hématurie macroscopique.
Examens : la cystoscopie permet le diagnostic et parfois le traitement (résection).
Surveillance : surveillance postopératoire (après cystectomie).
Éducation : pour la prise en charge d'une urostomie par le patient.
Rôle pédagogique de l'infirmière : dans la suppression du tabac.
Rôle technique : aide aux examens endoscopiques, instillations endovésicales, soins après cystectomie avec dérivation urinaire.

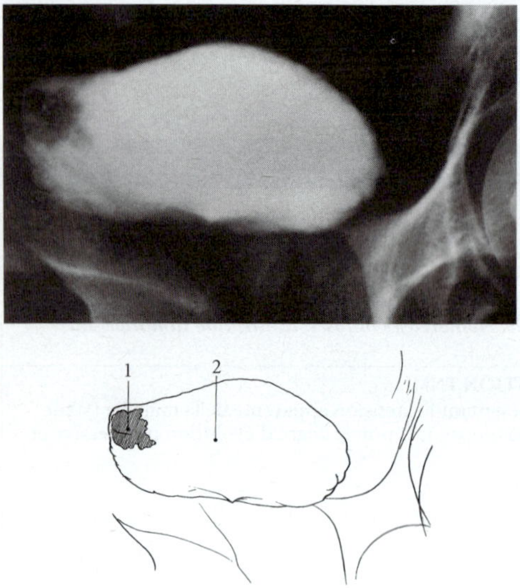

Cystographie. Papillome vésical (1) au niveau de la corne droite de la vessie (2).

TURNER (syndrome de)

Voir *Hypogonadismes féminins*.

TYMPANOPLASTIES

Les tympanoplasties constituent un groupe d'interventions otologiques microchirurgicales destinées à corriger les conséquences des otites moyennes chroniques, soit à reconstruire un système tympano-ossiculaire et restaurer l'audition.

L'otologiste dispose d'une gamme d'interventions dont la complexité croît en fonction de la gravité des différentes lésions de l'oreille moyenne.

Myringoplastie

Elle est indiquée devant une perforation de la membrane tympanique sans interruption de la chaîne des osselets.

La perforation tympanique expose à une surinfection des cavités de l'oreille moyenne qui sont ouvertes à l'extérieur (interdiction de baignades) et est responsable d'une surdité de transmission du fait de la perte de substance tympanique (entre 10 et 50 décibels de perte suivant la surface de la perforation).

La fermeture de la perforation est obtenue, le plus souvent, par une greffe d'aponévrose temporale.

La myringoplastie est une intervention dont les résultats sont souvent favorables ; des échecs sont cependant possibles, notamment en cas de dysfonctionnement majeur de la trompe d'Eustache.

Tympanoplasties

À la perforation tympanique peut s'associer une interruption de la chaîne des osselets (marteau, enclume, étrier).

En fonction des lésions qui sont appréciées par le bilan pré- et peropératoire, de nombreuses techniques peuvent être utilisées pour rétablir la chaîne des osselets : os, cartilage, prothèses plastiques ou métalliques, et compléter la greffe tympanique.

L'ensemble de ces tympanoplasties ne trouve d'indication que lorsque tout processus infectieux ou inflammatoire de l'oreille moyenne a pu être éliminé par le traitement médical ou par le traitement chirurgical.

TYPHOÏDE

Voir *Fièvre typhoïde*.

TYPHUS EXANTHÉMATIQUE

Voir *Rickettsioses*.

U

ULCÉRATION THERMOMÉTRIQUE

Définition

C'est une complication locale de la prise intrarectale de la température (*cf.* illustration).

Causes et mécanismes

Elle est surtout traumatique (thermomètre non lubrifié, introduit trop profondément) mais la fragilité de la muqueuse peut être une cause favorisante (→ Rectites).

Signes essentiels

Il s'agit d'hémorragies, parfois importantes ou répétées, source d'anémie. Le diagnostic est fait par l'endoscopie qui montre une ulcération ou un granulome excavé sur la face antérieure basse du rectum (à 6 cm de la marge).

Traitement

L'arrêt spontané est habituel ; il faut arrêter les prises de température rectale. Il est parfois nécessaire de faire un tamponnement, une sclérose, une électrocoagulation ou un point de suture.

Des transfusions sont parfois nécessaires.

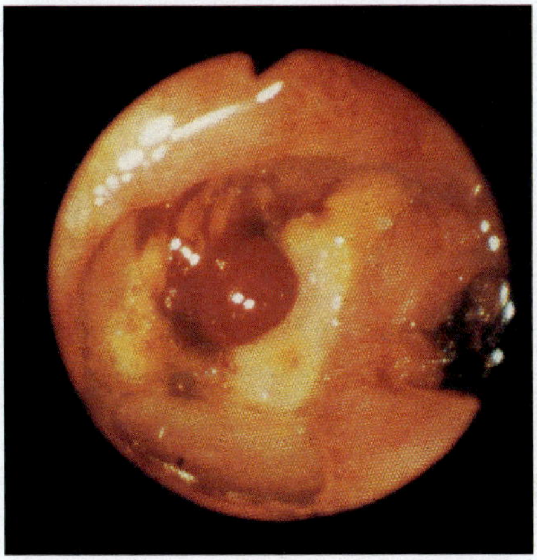

Ulcère hémorragique duodénal avec caillot adhérent.

La prévention est essentielle : interdiction de prise de la température par voie rectale chez les sujets ayant un risque hémorragique (hémophiles, patients sous anticoagulants, etc.).

ULCÈRE DUODÉNAL

Définition

C'est une perte de substance pariétale au niveau du duodénum, en règle générale, au niveau du bulbe.

Causes et mécanismes

Il n'existe pas de cause unique à l'ulcère duodénal. La découverte récente du rôle de l'infection gastrique à *Helicobacter pylori* a profondément modifié les connaissances sur cette maladie. On reconnaît plusieurs facteurs pouvant être intriqués et favorisant l'ulcère duodénal :

- l'infection à *Helicobacter pylori* retrouvée dans 90 % des ulcères ;
- une diminution des défenses de la barrière muqueuse ;
- une hypersécrétion acide.

Il existe d'autres facteurs favorisants particuliers : l'hyperparathyroïdie (→), une insuffisance rénale (→), le syndrome de Zollinger-Ellison (→) les ulcères de stress (grands brûlés, patients en réanimation...), etc.

Signes essentiels

Cliniques

Il existe typiquement des crampes épigastriques, postprandiales tardives (3 à 4 heures), ne cessant qu'avec le repas suivant qui les calme. Certains ulcères sont latents et se révèlent par une complication (voir *infra*). D'autres sont asymptomatiques.

Examens complémentaires

La fibroscopie permet de porter le diagnostic d'ulcère, de préciser son siège, sa forme et sa taille. L'ulcère apparaît comme une ulcération bien limitée, à fond blanchâtre, à bords nets, plane ou creusante.

Des biopsies peuvent être réalisées. En cas d'ulcère duodénal, on réalise des biopsies au niveau de l'antre pour rechercher *Helicobacter pylori* ; la biopsie de l'ulcère duodénal lui-même est inutile.

La recherche d'*Helicobacter pylori* est faite par examen anatomopathologique. Pour vérifier son éradication après traitement, on peut utiliser un test respiratoire à l'urée. Il existe d'autres techniques, mais qui ne sont pas utilisées en pratique courante.

Lorsque les ulcères sont multiples, atypiques ou résistants au traitement, on recherche un ulcère secondaire, notamment par les dosages de la gastrinémie (syndrome de Zollinger-Ellison) et de la calcémie (hyperparathyroïdie).

Éléments de surveillance

Ils sont surtout cliniques. Le contrôle endoscopique de la cicatrisation de l'ulcère ou de l'éradication d'*Helicobacter pylori* est inutile dans la plupart des cas ; ce n'est qu'en cas de persistance des symptômes qu'une nouvelle endoscopie doit être pratiquée. Dans ce cas, si l'infection à *Helicobacter pylori* persiste, on peut pratiquer un antibiogramme. Dans tous les cas, la prise d'anti-inflammatoires et d'*Aspirine* doit être formellement évitée.

Évolution et complications

Des complications parfois révélatrices sont possibles :

- *hémorragies* (hématémèse et/ou méléna) de plus ou moins grande abondance ;
- *perforation*, source de péritonite ;
- syndrome de *sténose* pyloroduodénale (→).

L'ulcère duodénal ne dégénère pas.

L'évolution de l'ulcère est chronique et cyclique en l'absence de traitement, (ulcère, cicatrisation, ulcère, etc.). Sur ce fond évolutif peuvent se greffer des complications aiguës.

Traitement et pronostic

Traitement médical

Les éléments du traitement médical comprennent :

- règles hygiéno-dététiques : elles ont longtemps été considérées comme essentielles. Seul l'arrêt du tabac a vraiment démontré son efficacité. Les autres règles n'ont que peu d'intérêt pour la cicatrisation de l'ulcère. Un régime équilibré excluant l'alcool, le café et les épices peut être proposé. Les anticoagulants et les médicaments gastrotoxiques (*Aspirine* et AINS) doivent être arrêtés sauf indication vitale ;
- traitement antisécrétoire : il permet, associé à des antibiotiques, d'éradiquer *Helicobacter pylori*, d'accélérer la cicatrisation et d'atténuer les douleurs en diminuant la sécrétion acide de l'estomac. On propose habituellement un inhibiteur de la pompe à protons : oméprazole (*Mopral*) ou lanzoprazole (*Lanzor*) ou pantoprazole (*Inipomp*) à double dose pendant une semaine ; le traitement peut éventuellement être poursuivi à simple dose pendant 3 semaines (4 semaines de traitement au total) ;
- éradication d'*Helicobacter pylori* par des antibiotiques : permet de faire diminuer les récidives ulcéreuses et d'éviter l'utilisation d'un traitement d'entretien. L'association d'antibiotiques la plus utilisée est amoxicilline (*Clamoxyl*) + clarythromycine (*Zéclar*) pendant 1 semaine. On peut également proposer le métronidazole (*Flagyl*). Dans les pays anglo-saxons, on utilise le bismuth (interdit en France).

Le traitement chirurgical : du fait de l'efficacité du traitement médical, il est réservé aux ulcères compliqués (hémorragie, sténose).

INHIBITEURS DE LA POMPE À PROTONS	
OMÉPRAZOLE (LISTE II)	
Mopral gél. à 20 mg gél. à 10 mg Amp. à 40 mg	Œsophagite évolutive, ulcère gastroduodénal évolutif : 1 gél. (20 mg)/j Éradication d'*Helicobacter pylori* : 1 gél. (20 mg) 2/j pendant 7 j, associé avec des antibiotiques Traitement symptomatique du RGO (si échec des autres traitements) : 10 mg/j Traitement d'entretien des œsophagites grade III et IV : 1 gél. (10 ou 20 mg)/j Traitement préventif et curatif des lésions induites par les AINS : 1 gél. (20 mg)/j Syndrome de Zollinger-Ellison : jusqu'à 80 mg/j Voie IV si voie orale impossible : 40 à 80 mg/j en IV lent (5 min)
Zoltum gél. à 20 mg gél. à 10 mg	idem
LANZOPRAZOLE (LISTE II)	
Lanzor gél. à 30 mg gél. à 15 mg	idem oméprazole

Ogast gél. à 30 mg gél. à 15 mg	idem oméprazole
PANTOPRAZOLE (LISTE II)	
Inipomp cp à 40 mg cp à 20 mg fl. à 40 mg	idem oméprazole
Eupantol cp à 40 mg cp à 20 mg fl. à 40 mg	idem oméprazole 20 mg
RABÉPRAZOLE (LISTE II)	
Pariet cp à 10 mg cp à 20 mg	idem oméprazole
ÉSOMÉPRAZOLE	
Inexium cp à 40 mg cp à 20 mg	idem oméprazole

Propriétés :

Inhibiteur extrêmement puissant de la sécrétion acide gastrique par inhibition de la pompe à protons H + K + ATPase de la cellule pariétale gastrique. Efficacité supérieure aux autres antiulcéreux.

Indications :

Œsophagite par reflux gastro-œsophagien (prouvée par endoscopie) : traitement d'attaque ; traitement d'entretien si stade III ou IV.

Traitement symptomatique du *reflux gastro-œsophagien* avec ou sans œsophagite, après échec du traitement de première intention (règles hygiéno-diététiques, alginates).

Ulcère gastrique et duodénal évolutif.

Éradication d'*Helicobacter pylori* en association avec les antibiotiques.

Traitement préventif et curatif des lésions gastroduodénales induites par les anti-inflammatoires non stéroïdiens.

Syndrome de Zollinger-Ellison.

Contre-indications :

Allaitement.

Précautions d'emploi :

Grossesse : l'utilisation de l'oméprazole au cours de la grossesse est autorisée.

Toutefois, la prescription de ce produit ne doit être envisagée que si nécessaire.

Ulcère gastrique : vérifier l'absence de malignité par biopsie avant de traiter.

Insuffisance hépatique : ne pas dépasser 20 mg/j d'oméprazole, 30 mg/j de lanzoprazole et 40 mg/j de pantoprazole.

Effets secondaires :

Rares (plus fréquent avec l'oméprazole) et réversibles à l'arrêt de traitement.

Digestifs : diarrhée, constipation, nausées, vomissements.

Cutanés : éruption, prurit, urticaire.

Neuropsychiques : céphalées, vertiges, confusion, agitation, hallucinations (sujets âgés).

Hématologiques : leucopénie, neutropénie, trombopénie ; exceptionnellement anémie hémolytique et pancytopénie.

Hépatiques : élévation des transaminases.

Oculaires : quelques rares cas de cécité ont été rapportés avec l'oméprazole IV mais l'imputabilité du produit reste douteuse.

Interactions médicamenteuses :

Ces produits sont des inducteurs enzymatiques : ils peuvent en théorie diminuer l'efficacité de la théophylline et des contraceptifs oraux (mais en pratique courante, l'effet sur la contraception est négligeable).

ULCÈRE GASTRIQUE

Définition

L'ulcère gastrique est une perte de substance au niveau de la paroi de l'estomac.

Causes et mécanismes

Ce sont à peu près les mêmes que pour l'ulcère duodénal (→). Le rôle d'*Helicobacter pylori* semble moins important puisqu'il n'est retrouvé que dans 70 % des cas.

Signes essentiels

Cliniques : ils sont semblables à ceux de l'ulcère duodénal (→).

Examens complémentaires

Ce sont les mêmes que pour l'ulcère duodénal (→).

Il est important de souligner que tout ulcère gastrique doit être biopsié même si son aspect est bénin. En effet, alors qu'un ulcère duodénal ne dégénère jamais, la cancérisation d'un ulcère gastrique est possible et doit donc être recherchée sur biopsies. Celles-ci sont également nécessaire pour rechercher une infection à *Helicobacter pylori*.

Évolution et complications

Des complications (parfois révélatrices) sont possibles : hémorragies (hématémèse et/ou méléna) de plus ou moins grande importance, parfois déclenchées par une prise d'anti-inflammatoires ; perforation, source de péritonite (→) ; sténose pylorique (→). La cancérisation (ou le cancer ulcériforme) impose de biopsier tout « ulcère » gastrique, et d'intervenir chirurgicalement s'il ne disparaît pas grâce au traitement médical.

> **✚ Éléments de surveillance**
>
> Ils sont cliniques et endoscopiques (contrôle systématique de la cicatrisation du fait du risque de dégénérescence). La prise d'anti-inflammatoires et d'*Aspirine* doit être formellement évitée.

Traitement et pronostic

Le traitement est le même que celui de l'ulcère duodénal (→) mise à part une durée plus importante du traitement antisécrétoire (6 semaines au lieu de 4).

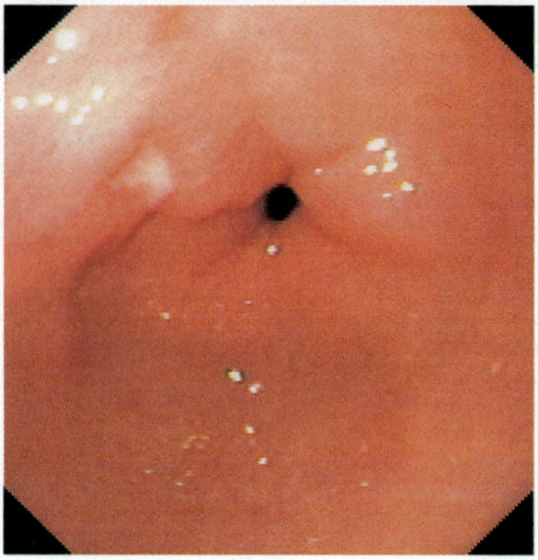

Ulcère gastrique pré-pylorique.

ULCÈRES DE JAMBE

Définition

Les ulcères de jambe sont des pertes de substance cutanée, de profondeur variable, pouvant atteindre l'os.

Causes et mécanismes

Le plus souvent

Il s'agit de l'ultime complication de troubles trophiques, dus à des difficultés circulatoires, locales, artérielles ou veineuses :

- *veineux :* dans un contexte d'insuffisance veineuse chronique :
  - ulcère variqueux,
  - ulcère potsphlébitique ;
- *artériel :* dans un contexte d'artérite des membres inférieurs (→).

D'autres causes sont plus rares :

- traumatiques, infectieuses (streptocoques, staphylocoques) ;
- ulcère des vascularites nécrosantes, débutant par une plaque de purpura infiltré ;
- angiodermite nécrotique, variété particulièrement douloureuse d'ulcères de jambe d'origine artérielle, due à une hypertension artérielle, un diabète, chez une femme âgée ;
- escarres de décubitus et maux perforants plantaires (pertes de substances cutanées, particulières par leur siège en regard des zones d'appui). Un facteur neurologique est alors souvent en cause.

Signes cliniques

L'ulcère est défini par plusieurs critères.

Son siège est volontiers malléolaire, le plus souvent tiers inférieur de jambe dans les insuffisances veineuses, face externe de jambe, haut situé en plein mollet, dans les artérites.

Sa taille, grande pour les ulcères veineux, est petite pour les ulcères artériels.

Sa profondeur : les ulcères artériels sont très creusant au contraire des ulcères veineux (*cf.* illustration).

L'aspect du fond :

- jaune nécrotique ;
- vert suintant ;
- atone ou bourgeonnant ;
- rouge sec.

Le nombre d'ulcères :

- unique (veineux) ou multiple (artériel) ;
- uni- ou bilatéral.

Examens complémentaires

Ils visent essentiellement à reconnaître l'étiologie, en particulier Doppler artério-veineux, voire artériographie ou phlébographie.

Évolution

Elle est volontiers chronique, persistante : la mauvaise trophicité locale ne permet pas toujours une cicatrisation définitive.

Certaines complications peuvent survenir :

- *la surinfection :* marquée par une fièvre, une lymphangite, une adénopathie inguinale douloureuse ; le prélèvement bactériologique avant tout traitement est souhaitable. Un tétanos peut avoir un ulcère comme porte d'entrée, ce qui impose une mise à jour de la vaccination antitétanique chez tout sujet ayant un ulcère de jambe ;

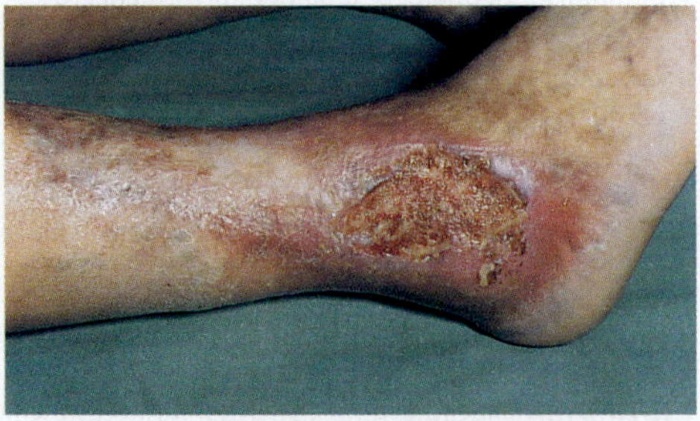

Ulcère de jambe d'origine veineuse.

- *l'hémorragie :* en particulier dans les ulcères variqueux ;
- *un eczéma* est fréquent autour de la zone ulcérée ;
- *une dégénérescence maligne* (carcinome spinocellulaire) peut intervenir dans le cas d'un ulcère chronique : un bourgeonnement exubérant doit faire pratiquer une biopsie.

Traitement

Il est local et général.

Localement

Trois temps impératifs ; dans l'ordre chronologique :

- **détersion** de l'ulcère :
après nettoyage au sérum physiologique,
  - détersion mécanique à la curette,
  - détersion enzymatique protéolytique, éventuellement (*Papaïne, Élase*) ;
- **bourgeonnement :**
  - il vise à ramener le fond de l'ulcère au niveau des plans épidermiques ; tulles gras (*Jelonet*, *Adaptic*, *Physiotulle*),
  - le bourgeon charnu ne doit pas dépasser les plans épidermiques : on utilise l'application de NO_3Ag ou de *Corticotulle* pour aplanir un bourgeon charnu hypertrophique ;
- **épidermisation :** sérum physiologique ou vaseline. Le pansement au sérum physiologique est laissé 24 h en place et arrosé régulièrement pour le garder humide. On peut utiliser aussi des pansements semi-perméables, type *Comfeel* ; des autogreffes de peau peuvent être envisagées.

Traitement général :

- des douleurs (antalgiques) ;
- de l'insuffisance veineuse chronique (→) ;
- de l'artérite (→) ;
- correction de facteurs associés (anémie, hypoprotidémie, carence en zinc et en vitamine C).

URÉTÉROCÈLE

Définition

C'est la dilatation kystique de la partie terminale de l'uretère.

Complications

Chez l'enfant, il intéresse l'uretère du pyélon supérieur d'une duplication. Il existe souvent un méga-uretère sus-jacent, source d'infections nécessitant un geste chirurgical. Une dysplasie rénale uni- ou bilatérale est souvent associée.

Chez l'adulte, il siège sur un uretère unique. La survenue d'une complication souvent révélatrice (infection, lithiase) impose la chirurgie.

URÉTRITES

Il s'agit d'infections sexuellement transmissibles dont la progression s'explique par des causes sociologiques et culturelles, l'existence de porteurs sains, l'infection mixte, les résistances transmissibles aux antibiotiques (gonocoques), le traitement mal conduit.

Signes cliniques et paracliniques

Les brûlures mictionnelles et l'écoulement urétral chez l'homme, une vulvo-vaginite ou une cystite chez la femme sont les circonstances de consultation, mais elles sont de mauvais témoins étiologiques. Elles conduisent à l'examen direct et à la mise en culture indispensable pour avoir un examen bactériologique précis guidant le traitement.

Les germes causes d'urétrites infectieuses sont :

- Gonocoque : 30 % ;
- *Candida* : 18 % ;
- *Trichomonas* : 16 % ;
- *Chlamydia* : 9 %.

La recherche d'une syphilis est systématique.

Traitement

Les traitements antibiotique, antimycotique, antiparasitaire sont efficaces. Au traitement minute antigonococcique, on associe toujours le traitement d'une urétrite non gonococcique. Ils s'adressent aux deux partenaires. Le vaccin antigonococcique est d'avenir. La recontamination explique les récidives. Les rétrécissements urétraux et la sténose des trompes sont les deux complications à redouter.

L'urétrite chronique

Elle est généralement non infectieuse, des *Chlamydiæ* doivent être cependant recherchées. Une irritation mécanique est fréquente. Les antibiotiques ne sont indiqués que si des bactéries sont retrouvées : on donne des cyclines en cas d'infections à mycoplasmes ou à *Chlamydiæ*.

Le syndrome de Reiter

Il s'agit de l'association d'une urétrite amicrobienne, de fièvre, d'une conjonctivite avec uvéite antérieure, d'une polyarthrite, de douleurs abdominales et de lésions cutanées ou muqueuses. Il peut précéder une spondylarthrite ankylosante, les malades sont fréquemment porteurs du groupe HLA B 27.

URTICAIRE

Définition

L'urticaire est une éruption faite de papules œdémateuses, prurigineuses, fugaces et variables. Elle est aiguë (rapidement régressive) ou chronique.

Causes et mécanismes

Ce syndrome peut répondre à de multiples étiologies non toujours retrouvées, surtout dans les formes chroniques.

Urticaire d'origine physique (majorité des cas) :

- retardée à la pression ;
- au froid ;
- solaire ;
- chaleur, émotion, effort (urticaire cholinergique).

Urticaire alimentaire : due à l'aliment lui-même (fraise, chocolat, œuf, etc.) ou à un additif (colorant, salicylate, parfum, etc.).

Urticaire médicamenteuse : le plus souvent par un mécanisme allergique (*Aspirine,* pénicilline, sulfamides, iode, etc.).

Urticaire par sensibilisation à un agent infectieux : à toujours rechercher : bactérien, mycosique, parasitaire ou viral (phase préictérique d'une hépatite virale). Examens ORL et stomatologique sont nécessaires.

D'autres causes sont possibles :

- au cours d'une affection générale (lupus érythémateux systémique, hémopathies, cancer viscéral, hyperthyroïdie, etc.) ;
- urticaire de contact (ortie, méduse) ; urticaire dans un contexte d'atopie (association avec asthme, eczéma, rhume des foins, etc.).

Signes cliniques

La crise aiguë d'urticaire est caractéristique :

- éruption de papules ou de plaques rouges œdématiées, fermes, élastiques, très prurigineuses, mobiles, fugaces, survenant par poussées ;
- des signes généraux peuvent l'accompagner : fièvre, malaise, céphalées, diarrhée, arthralgies, etc.

L'œdème de Quincke est une urticaire profonde sous-cutanée, grave dans sa localisation laryngée ou glottique.

Le dermographisme est souvent associé : stries papuleuses, rouges ou blanches après frottement léger de la peau.

Évolution

Aiguë : accident soudain dont on retrouve ou non la cause, mais la guérison y est acquise rapidement.

Chronique : lésions d'urticaire par poussées sur plus de 6 semaines : l'enquête étiologique doit être minutieuse, mais est souvent décevante.

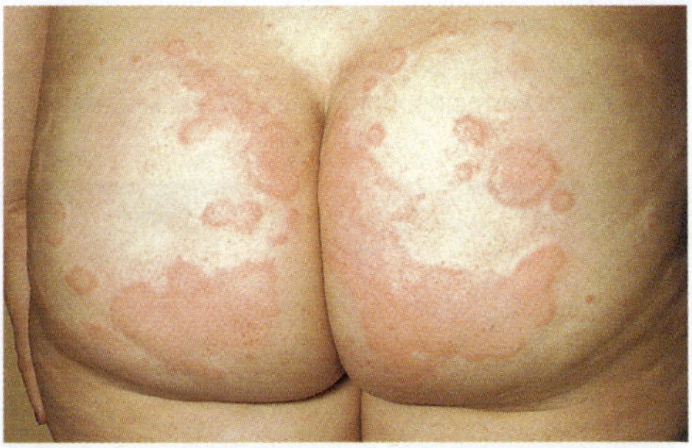

Urticaire.

Examens complémentaires

Dans les formes chroniques :

- NFS-plaquettes, VS, et examens parasitologiques des selles et sérologies en cas d'hyperéosinophilie ;
- transaminases ;
- bilan ORL, stomato., à la recherche d'un foyer infectieux ;
- examens immunologiques (IgE, complément sérique, etc.) ;
- bilan thyroïdien ;
- tests physiques (froid, chaud, pression, etc.).

Éléments de surveillance

La survenue d'un œdème de Quincke doit être étroitement surveillée (difficultés respiratoires, difficultés à la déglutition), en raison du risque mortel par asphyxie.

Traitement

Il est symptomatique au cours de la crise d'urticaire aiguë ou au long de l'évolution d'une urticaire chronique de cause inconnue. Antihistaminiques généraux (nouvelle génération, non sédative, type *Aerius*, *Xyzall*, *Kestin*, *Telfast*, *Mizollen*) voire corticothérapie générale en cas d'œdème de Quincke, ou plutôt adrénaline sublinguale ou sous-cutanée.

Il est étiologique dans une urticaire chronique dont la cause a pu être trouvée (*cf.* illustration).

UVÉITES

L'uvée est la tunique vasculaire de l'œil ; elle comprend deux parties :

- uvée antérieure : iris et corps ciliaire ;
- uvée postérieure : choroïde.

Les uvéites sont des inflammations de l'uvée ; on en distingue deux types :

IRITIS ET IRIDOCYCLITES OU UVÉITES ANTÉRIEURES

Définition

Inflammation de l'iris (iritis), ou du corps ciliaire (*cyclites*), ou les deux *(iridocyclites)*.

Signes cliniques

Fortes douleurs aux mouvements du globe, photophobie, brouillard visuel.

L'œil est rouge avec cercle périkératique (autour de la cornée).

Évolution

Favorable sous traitement symptomatique, mais risque de récidives.

Étiologies

Multiples, il faut les rechercher :

- causes focales : foyers dentaires, ORL, urinaires ;
- causes générales : herpès, syphilis, sarcoïdose, maladies rhumatismales +++ (spondylarthrite ankylosante, polyarthrite chronique évolutive), tuberculose, brucellose, maladie de Behçet.

Le plus souvent, aucune étiologie n'est identifiée.

Traitement

- *Étiologique*, quand cela est possible.
- *Symptomatique* : mydriatiques (→), pour empêcher l'iris de s'accoler au cristallin, corticoïdes et antibiotiques en collyres, pommade (→) et injections sous-conjonctivales pour lutter contre l'inflammation (*cf.* illustration).

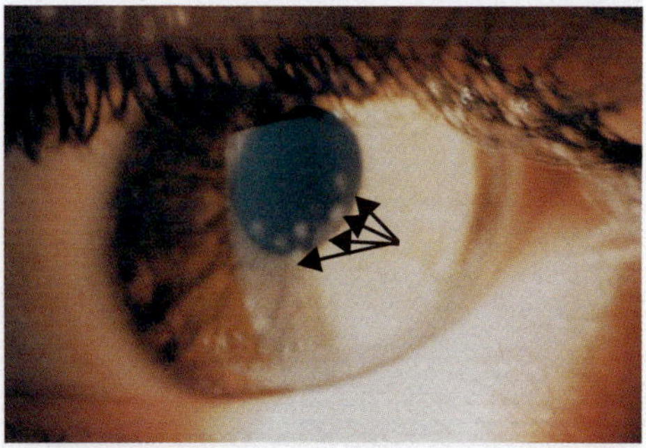

Uvéite antérieure : précipités rétrodescémétiques (en arrière de la membrane de Descemet).

CHOROÏDITES OU UVÉITES POSTÉRIEURES

Définition

Atteintes inflammatoires de la partie postérieure de l'uvée. Presque toujours, la rétine prend part au processus inflammatoire.

Signes cliniques

Baisse de l'acuité visuelle par trouble vitréen souvent associé, et selon le siège de la lésion. Perception de mouches volantes.

Au fond d'œil, hyalite, foyer inflammatoire rétinien ou choroïdien, vascularite rétinienne, œdème papillaire.

Étiologie

Certaines sont symptomatiques d'une maladie infectieuse inflammatoire : toxoplasmose +++, tuberculose, syphilis, onchocercose, herpès, cytomégalovirus (fréquente au cours du Sida), sarcoïdose, Behçet.

D'autres sont d'origine inconnue : épithéliopathie rétinienne diffuse, « Birdshot » rétino-choroïdopathie.

Traitement

Traitement de l'étiologie lorsqu'elle est connue ; corticothérapie, immunosuppresseurs (*cf.* illustration).

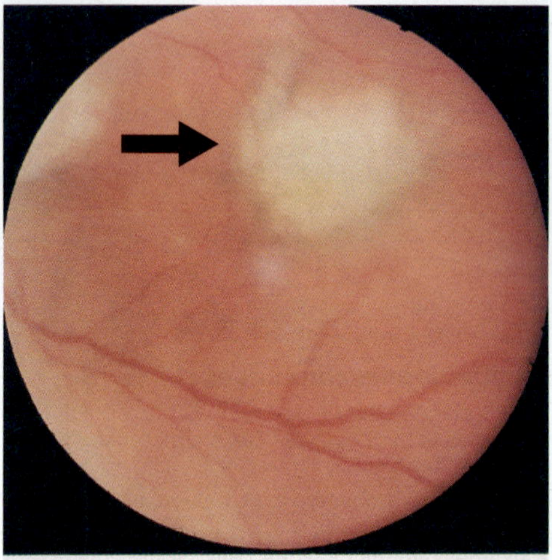

Uvéite postérieure : foyer de choriorétinite toxoplasmique.

V

VACCINATION : HÉPATITE B ET SCLÉROSE EN PLAQUES

À la fin des années 1990, suite à une recommandation du ministère de la Santé français de vacciner contre l'hépatite B les enfants et les adultes jeunes, plusieurs cas de maladie démyélinisante type sclérose en plaques ont été observées. En 2000, la direction générale de la santé reconnaissait un lien entre la vaccination et l'apparition de la maladie démyélinisante et ouvrait la voie à une indemnisation. À l'époque, le lien entre la vaccination et la SEP n'est pas démontré formellement, mais il semble exister une faible augmentation du risque, ce d'autant qu'il existe des antécédents familiaux de SEP. Depuis, aucun lien de causalité n'a été démontré, en particulier deux études, une européenne portant sur 600 sujets et l'autre américaine portant sur 23 000 soignants. Cette *augmentation* des cas de SEP n'a par ailleurs été retrouvée qu'en France.

La politique vaccinale reste la même, recommandant la vaccination eu égard à la gravité potentielle de l'hépatite B : elle est obligatoire pour les personnels de santé exposés, recommandée chez les nourrissons, et les adultes ayant des comportements à risque.

VACCINATIONS

Définition

Les vaccinations ont pour but de faire acquérir au sujet vacciné, de façon artificielle, un état d'immunité spécifique et donc une protection contre un agent pathogène (virus ou bactérie) responsable de maladies graves.

Vaccinations obligatoires

Les vaccins antidiphtérique, antitétanique et antipoliomyélitique (injectable*)

Qui vacciner ? Les enfants à partir de 2 mois ; obligatoire avant 18 mois.

Contre-indications : aucune (transitoirement, affections fébriles ou maladies évolutives en poussée).

Comment vacciner ? 3 injections sous-cutanées à 1 mois d'intervalle. Rappel à 16-18 mois, puis à 6 ans, 12 ans, 18 ans. Rappel tous les 10 ans.

Réactions : aucune.

Efficacité : dès la 2e injection.

* Le vaccin polio buccal ne doit pas être utilisé pour une primo-vaccination ; contre-indication en cas de grossesse et de déficit immunitaire : risque de poliomyélite vaccinale.

Vaccinations non obligatoires mais recommandées

Le BCG (bacille Calmette-Guérin) ou vaccin antituberculeux

Qui vacciner ? Depuis le décret du 1er juillet 2007, la vaccination par le BCG n'est plus obligatoire en France. Elle reste très fortement conseillée pour les enfants à risque.

Contre-indications : déficits immunitaires (Sida) car risque de bécégite disséminée.

Comment vacciner ? Injection strictement intradermique du *BCG SSI*. *Réactions :* parfois adénopathie, suintement prolongé, abcès froid.

Efficacité contrôlée par la positivation des réactions tuberculiniques. Le contrôle, à titre systématique, des tests tuberculiniques par intradermo-réaction (IDR) n'a plus lieu d'être pratiqué après la vaccination par le BCG. De même, la revaccination des sujets ayant une IDR négative n'est plus recommandée.

Interprétation des tests tuberculiniques

• L'IDR à 10 unités est la seule méthode quantitative de référence universellement admise :

- IDR négative si la zone d'induration est < 5 mm ;
- positivité après BCG : zone d'induration entre 5 et 15 mm ;
- en l'absence de BCG : zone d'induration > 10 mm = primo-infection ; zone d'induration entre 5 et 10 mm = soit primo-infection très récente, soit infection à mycobactéries atypiques.

La vaccination anticoquelucheuse

Qui vacciner ? Non obligatoire mais très recommandée à partir de 2 mois.

Contre-indications : encéphalopathie convulsivante, réaction importante lors de la 1re injection.

Comment vacciner ? Association avec le vaccin DTPolio (même calendrier). 1er rappel entre 16 et 18 mois ; 2e rappel entre 11 et 13 ans.

Réactions : fièvre, douleur, pleurs ; parfois convulsions. Meilleure tolérance du vaccin acellulaire.

La vaccination anti-Haemophilus

Protection vis-à-vis des infections dues à *l'Haemophilus influenzae B* : méningites, épiglottites, pneumonies, ostéo-arthrites.

Qui vacciner ? Non obligatoire mais très recommandée à partir de 2 mois.

Comment vacciner ? En association avec DTCoqPolio = *Pentavac, Infanrixquinta* (même calendrier).

Contre-indications et réactions : aucune.

La vaccination contre l'hépatite B

Qui vacciner ?

- Obligatoire pour les membres du personnel de santé.
- Non obligatoire mais fortement recommandée pour tous les sujets à risque :
  - les nouveau-nés de mère porteuse de l'antigène HBs et/ou ADN viral (en association avec une injection d'Immunoglobulines antiHBs) ;
  - les sujets atteints d'une affection hématologique et candidats à des transfusions fréquentes (drépanocytose, hémophilie...) ;
  - les sujets en hémodialyse ;
  - les toxicomanes utilisant des drogues intra-veineuses ;
  - les sujets en attente de transplantation ;
  - les voyageurs se rendant en zone d'endémie.
- D'une manière générale, tous les nourrissons à partir de 2 mois et les adolescents.

Comment vacciner ? En association avec le DTCoq-Polio ou 3 injections (à 2,4 et 12-18 mois). Au-delà de ces 3 injections et en dehors de situations particulières (professions exposées), les rappels systématiques ne sont pas recommandés.

Contre-indications et réactions : outre les réactions locales (douleur, érythème) possibilité (rare) de fatigue, fièvre, malaise, arthralgie, myalgie, éruption, prurit.

Les pathologies neurologiques qui ont fait suspendre en 1998 le programme de vaccination en milieu scolaire ne semblent pas pouvoir lui être attribuées. Par prudence, il vaut mieux s'abstenir de vacciner les adolescents de famille à risque (antécédents familiaux de pathologie neurologique démyélinisante telle qu'une sclérose en plaques). La vaccination le plus précocement possible est donc recommandée.

La vaccination antirougeoleuse

Qui vacciner ? Non obligatoire mais très recommandée pour tous les enfants à partir de l'âge de 1 an. Possible dès 9 mois (collectivité, épidémie).

Comment vacciner ? Une seule injection sous-cutanée (2 si vaccination avant 1 an). 2e dose durant la 2e année, avec un délai minimum d'un mois entre les 2 injections. Pour les enfants qui n'ont jamais été vaccinés, 1 injection de « rattrapage » peut être réalisée quelque soit l'âge.

Contre-indications : sujets immunodéprimés, grossesse, allergie à l'œuf.

Réactions : fièvre et éruption entre le 5e et le 12e jour.

CALENDRIER DES VACCINATIONS		
1er mois	**BCG Hépatite B 2 injections à J0 et J30**	**Enfants à risque Nouveau-nés de mère porteuse de l'ag HBS et ADN viral. Sinon début à 2 mois.**
Entre 2 et 6 mois	***Pentavac* : 3 injections à 2, 3 et 4 mois Hépatite B 2 injections à 2 et 4 mois *Prévenar* : 3 injections à 2, 3 et 4 mois**	**Diphtérie, Tétanos, Polio, anti-*Hemophilus*, Coqueluche Pneumocoque**
Entre 9 mois et 1 an	**ROR**	**Rougeole-Oreillons-Rubéole 9 mois pour les enfants en collectivité ou épidémie**
Entre 12 et 18 mois	**ROR 2e injection Rappel *Pentavac ou InfanrixQuinta* *Rappel Prévenar***	
6 ans	**Rappel DTPolio**	
Entre 11 et 13 ans	**Rappel *Tetravac ou InfanrixTetra***	**Diphtérie, Tétanos, Polio, Coqueluche**
14 ans chez la jeune fille	**HPV : 3 injections**	**Papillomavirus humain**

La vaccination antirubéolique

Qui vacciner ? Non obligatoire mais très recommandée chez tous les enfants des 2 sexes à partir de 1 an et chez les femmes non immunisées en période d'activité génitale (en association avec une contraception orale efficace). L'intérêt majeur est d'assurer la prévention de la rubéole congénitale.

Comment vacciner ? En association avec le vaccin antirougeole pendant la 1re année. 2e dose durant la 2e année, avec un délai minimum d'un mois entre les 2 injections. Rattrapage des enfants non vaccinés quelque soit l'âge. À partir de 13 ans toutes les filles non vaccinées doivent recevoir une injection de « rattrapage » éventuellement en post-partum immédiat.

Contre-indications : grossesse, (nécessité d'une contraception efficace 1 mois avant et 2 mois après la vaccination), déficits immunitaires.

Réactions : arthralgies au 15e jour.

La vaccination anti-ourlienne

Qui vacciner ? Non obligatoire mais très recommandée chez tous les enfants à partir de 1 an. Intérêt chez le garçon avant la puberté.

Comment vacciner ? En association avec les vaccins antirougeole et rubéole. Même schéma vaccinal.

Contre-indications : grossesse, déficits immunitaires, allergie à l'œuf.

Réactions : parotidite bénigne 10 à 20 jours après le vaccin.

La vaccination contre les infections invasives à pneumocoque (pneumonies, méningites)

Qui vacciner ? Non obligatoire, mais recommandée chez tous les enfants à partir de 2 mois avec un vaccin heptavalent (*Prévenar*).

Comment vacciner ? À 2, 3, et 4 mois et un rappel entre 12 et 15 mois.

Réactions : douleur au point d'injection, fièvre habituellement modérée.

La vaccination contre les infections à Papillomavirus humains 6, 11, 16 et 18

Qui vacciner ? Recommandée à toutes les jeunes filles âgées de 14 ans dans le but de prévenir ultérieurement le risque de cancer du col de l'utérus.

Comment vacciner ? 3 injections avec un intervalle de 2 mois entre la 1re et la 2e injection, et un intervalle de 4 mois entre la 2e et la 3e injection.

Réactions : douleur et rougeur au point d'injection, fièvre habituellement modérée.

VAGINITES ET CERVICITES

Définition

L'infection du vagin et/ou du col peut être due soit à une contamination sexuelle, soit à la rupture d'équilibre existant entre la flore locale naturelle et les moyens de défense du vagin, soit à la prédominance d'une espèce à potentialité pathogène.

L'infection est favorisée par :

- un climat hormonal inhabituel : contraception, grossesse, règles ;
- des habitudes : toilettes vaginales exagérées ou manque d'hygiène ;
- les maladies générales favorisantes : diabète, corticoïdes ;
- un traitement antibiotique peut favoriser une mycose ou sélectionner un germe.

Signes cliniques

Signes fonctionnels : prurit vulvaire, troubles urinaires, dyspareunie, leucorrhée.

Les signes cliniques peuvent évoquer directement l'étiologie : mycose, trichomonases, gonocoque, *Gardnerella vaginalis*.

Examens complémentaires

- Test à la potasse + : il signe l'infection à *Gardnerella vaginalis* et/ou anaérobie.
- La colposcopie : montre l'infection à *Trichomonas* (aspect léopard), à *Gardnerella* (aspect clouté +).
- Examen direct au microscope : recherche de polynucléaires, de filaments (mycoses), de cellules clue (*Gardnerella*).
- Examen microbiologique en laboratoire.
- Cytologie cervico-vaginale (FCV) permet le dépistage des condylomes (Human Papilloma Virus).

Traitement

Il dépend de l'étiologie :

- toilette vaginale au savon acide ;
- arrêt des rapports ;
- *Trichomonas* (+ traitement des partenaires) :
  - *Flagyl* 2 cp de 250 mg pendant 10 à 20 jours,
  - *Naxogyn* ou *Fasigyne* 2 g en une prise à renouveler 8 jours plus tard ;
- mycoses : antifongiques ;
- vaginites à pyogènes :
  - traitement antibiotique selon le germe et l'antibiogramme : *Augmentin* 2 g/j pendant 6 jours ou cycline si *Chlamydia* soupçonné ;
- vaginite à *Gardnerella* :
  - pénicilline, cycline ou macrolide ;
- gonocoque (+ traitement des partenaires) :
  - *Augmentin* 2 g/j pendant 4 jours ou *Pyostacine* 2 g/j pendant 4 jours ou céphalosporine de 3e génération 1 g en injection unique ;

- *Chlamydia trachomatis* (+ traitement du partenaire) :
  - cycline ou macrolide ou nouvelles quinolones au moins pendant 15 jours ;
- herpès génital HSV2 ET HSV1 :
  - local : éosine aqueuse, pommade antivirale,
  - perfusion : aciclovir,
  - rapports protégés.

VAQUEZ (maladie de)

Définition

C'est un syndrome myéloprolifératif caractérisé par une augmentation du nombre de globules rouges. On parle également de polyglobulie primaire ou essentielle. Aucune cause n'est connue.

Signes cliniques et paracliniques

Ce sont les signes fonctionnels de la polyglobulie (→).

Le diagnostic est évoqué sur l'âge du sujet, la splénomégalie, l'hémogramme montrant une augmentation des autres lignées, l'accentuation régulière de la polyglobulie, l'absence d'autres causes.

Le diagnostic est affirmé sur l'augmentation de la masse sanguine (> 25 % du volume théorique), l'absence d'hypoxémie et une splénomégalie (critères majeurs). En l'absence de ce dernier critère, on peut se fier à l'augmentation des polynucléaires neutrophiles et des plaquettes, à celle de la vitamine B12 ou des phosphatases alcalines leucocytaires. La biopsie médullaire peut confirmer l'hyperplasie globale et signe le diagnostic lorsque les mégacaryocytes sont anormaux.

Évolution, complications

Les thromboses vasculaires (artérielles ou veineuses) sont le risque majeur : accidents neurologiques, périphériques et viscéraux.

L'évolution vers la myélosclérose avec insuffisance médullaire ou la transformation en leucémie aiguë myéloblastique (10 % des cas) sont à distance les complications majeures.

Éléments de surveillance

Il s'agit avant tout de l'hémogramme réalisé régulièrement.

Traitement

Les saignées sont pratiquées tant que l'hématocrite est supérieur à 50 %. Elles sont répétées aussi souvent et aussi longtemps que nécessaire. En cas de saignée quotidienne, il convient de restaurer la volémie.

Chimiothérapie : l'*Hydréa* ou le *Vercyte* permettent de normaliser la numération après quelques mois. Il s'agit d'un traitement continu.

VARICELLE

Définition, causes et mécanismes

C'est une maladie éruptive, contagieuse et bénigne de l'enfant. Elle est due à un virus du groupe herpès (le même virus est à la fois responsable de la varicelle et du zona). La contagion débute 24 h avant les premiers signes et dure une dizaine de jours.

Signes essentiels

Cliniques

Dans la *forme commune* l'éruption débute après une incubation de 10 à 15 jours et une phase d'invasion fébrile de 24 h.

Les éléments cutanés débutent sur la face et le thorax, puis gagnent tout le corps y compris le cuir chevelu et parfois les paumes et les plantes. Ils évoluent en trois stades : ce sont d'abord des macules recouvertes en 24 h de vésicules, 1 à 2 jours après survient la dessication avec formation de croûtes brunâtres, puis les croûtes disparaissent en 8 à 10 jours sans laisser de cicatrice (en l'absence de grattage ou de surinfection). Il y a 2 à 3 poussées successives avec coexistence d'éléments d'âge différent. Les muqueuses sont parfois atteintes (*cf.* illustration).

Les *formes frustes* sont fréquentes ; une seule vésicule suffit au diagnostic. Il y a aussi des formes inapparentes.

Les *formes graves* avec lésions extensives se rencontrent chez les immunodéprimés.

Examens complémentaires : la NFS montrerait une leucopénie avec lymphocytose et monocytose relative. Il existe un sérodiagnostic mais le diagnostic est avant tout clinique.

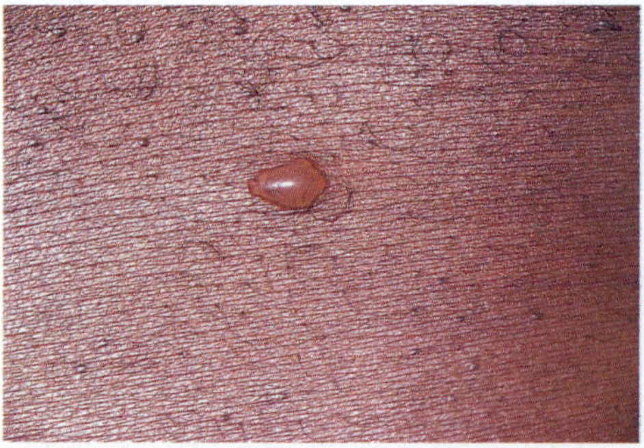

Varicelle.

Surveillance, évolution et complications

La fièvre est modérée les premiers jours ; la maladie dure 10 à 15 jours et laisse une immunité définitive. La surinfection cutanée est la complication la plus fréquente (staphylocoque ou streptocoque) favorisée par le grattage ; les complications neurologiques (ataxie aiguë, etc.), pulmonaires (dues au virus ou à une surinfection) sont rares.

Traitement

On lutte contre le prurit par des lotions sédatives ou les antihistaminiques *per os*, les ongles doivent être coupés. Une surinfection sera traitée par des désinfectants locaux ou des antibiotiques (érythromycine, pristinamycine, etc.). Un traitement antiviral (aciclovir) par voie IV est parfois nécessaire dans les formes graves des immunodéprimés (néoplasies, lymphomes). Un vaccin est commercialisé, non remboursé et recommandé en France chez l'adulte sans antécédent de varicelle dans les 3 jours suivant une exposition.

Il est également recommandé chez les professionnels de santé sans antécédent de varicelle (ou dont l'histoire est douteuse) dont la sérologie est négative.

VARICES ESSENTIELLES

Définition

Affection bénigne très fréquente, les varices essentielles des membres inférieurs sont des dilatations permanentes des veines superficielles par insuffisance valvulaire.

Causes et mécanismes

Les varices essentielles se distinguent des varices sur obstacle par l'intégrité des troncs veineux profonds. Elles peuvent être dues à une malformation congénitale du système valvulaire des veines saphènes ; à une augmentation de calibre d'une saphène ; l'altération des parois veineuses jouant également un rôle important. Les varices essentielles par insuffisance valvulaire saphénienne entraînent un reflux du sang à contre-courant, des veines profondes aux superficielles.

Signes essentiels

Cliniques : l'examen clinique en position debout permet le bilan de l'importance, du nombre et du siège des varices. L'insuffisance valvulaire est affirmée par l'épreuve de Trendelenburg : remplissage brutal de haut en bas des varices en position debout après suppression d'un garrot veineux.

Paracliniques : un Doppler veineux avec cartographie facilite l'étude topographique des varices et permet l'étude des veines profondes et superficielles.

Évolution

L'évolution spontanée se fait par poussées avec atteinte progressive des quatre saphènes. Un certain nombre de complications peuvent survenir : rupture externe à traiter par surélévation du membre et pansement compressif, phlébite variqueuse, thrombose veineuse profonde, troubles trophiques variés au premier desquels il faut mentionner l'ulcère variqueux dont la cicatrisation complète est souvent longue à obtenir.

Traitement

Le traitement des varices essentielles associe trois méthodes :

Traitement médical : hygiène de vie (marche, réduction pondérale, gymnastique, hydrothérapie), contention élastique, médications phlébotropes, cures thermales.

Injections sclérosantes : pratiquées en ambulatoire, elles visent, grâce à l'injection strictement intraveineuse d'un produit sclérosant, à obtenir une oblitération de la veine.

Traitement chirurgical : extirpation des veines saphènes avec leurs collatérales, complétée par une sclérose des branches variqueuses et ceci en l'absence de thrombose veineuse profonde.

VARICES ŒSOPHAGIENNES

Définition

Il s'agit d'une dilatation par hypertension portale des veines sous-muqueuse de l'œsophage.

Causes et mécanismes

Les varices œsophagiennes sont secondaires à une hypertension portale (→). Il s'agit d'anastomoses spontanées entre le réseau sous-muqueux et péri-œsophagien alimenté par les vaisseaux courts de l'estomac et la veine coronaire stomachique. Elles se développent si le gradient de pression entre les systèmes porte et cave dépasse 5 mmHg.

Signes essentiels

Cliniques

Elles sont latentes. Lorsqu'elles se rompent, elles sont source d'hémorragies, parfois graves (→ Hémorragies digestives d'origine haute).

Examens complémentaires

La fibroscopie montre les varices œsophagiennes sous forme de cordons variqueux bleuâtres, naissant au niveau de la jonction des muqueuses gastrique et œsophagienne et se développant vers le haut.

Évolution et complications

La rupture de ces varices peut être à l'origine d'une hémorragie digestive grave (hématémèse, méléna).

Traitement et pronostic

Le traitement a pour but de traiter ou mieux de prévenir la rupture des varices œsophagiennes.

Lors d'une hémorragie active, le traitement est endoscopique : au cours d'une gastroscopie on ligature les varices avec des élastiques ou bien on les sclérose. Ce traitement permet dans la majorité des cas d'arrêter l'hémorragie. On associe au traitement endoscopique des drogues vaso-actives (glypressine, somatostatine). En cas d'échec, on peut être amené à poser une sonde de tamponnement (sonde de Blackmore).

Lorsque l'hémorragie a cessé, il faut prévenir les récidives. Plusieurs traitements, pouvant éventuellement être associés, sont utilisés :

- une éradication des varices par plusieurs séances de ligature élastique ou de sclérose (4 à 6 séances espacées d'une quizaine de jours) ;
- une diminution de la pression sanguine dans les varices par des β-bloquants (propranolol ou *Avlocardyl*, nadolol ou *Corgard*).

Pour prévenir l'hémorragie chez les patients qui n'ont jamais saigné, on utilise les b-bloquants (propranolol ou *Avlocardyl*, nadolol ou *Corgard*).

Le traitement de la cause (→ Cirrhose, le plus souvent d'origine éthylique) est évidemment nécessaire.

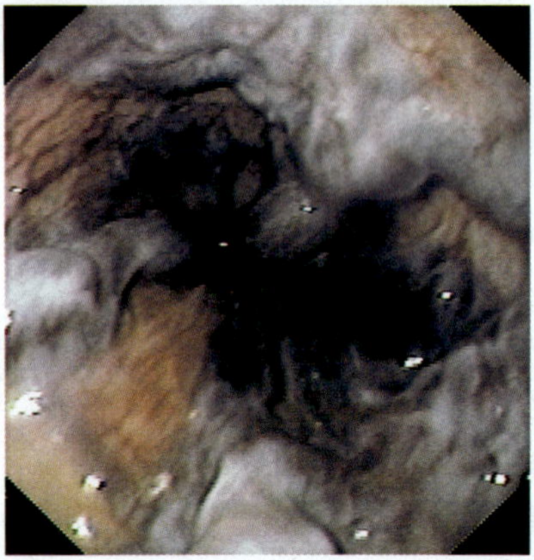

Gastroscopie. Varices œsophagiennes de grade 2-3, confluentes à la base.

VARICOCÈLE

Il s'agit de varices du cordon spermatique. Le plus souvent banale, la varicocèle peut parfois être due à une compression rétropéritonéale (cancer du rein gauche). Elle peut être cause de stérilité par oligospermie ; le traitement est éventuellement chirurgical.

VASCULARITES (généralités)

Définition

Ce sont des affections en rapport avec des phénomènes inflammatoires au niveau des artères et des veines aboutissant à une altération des parois vasculaires et à leur sténose.

Les vascularites présentent un grand polymorphisme clinique selon le type de vaisseau atteint et sa répartition dans l'organisme.

Causes et mécanismes

Les vascularites sont la conséquence de phénomènes immunitaires par dépôt sur les parois vasculaires de complexes immuns circulants (combinaison d'un antigène avec son anticorps spécifique, fixant le complément).

En cas d'excès d'antigène par rapport au taux d'anticorps, les complexes immuns se déposent sur les parois vasculaires entraînant leur altération.

Les ANCA, anticorps anticytoplasme des polynucléaires neutrophiles, entraînent également des lésions de vascularite.

Classification

Les vascularites comprennent de nombreuses affections classées selon la taille et la répartition des vaisseaux atteints et selon la nature de l'atteinte vasculaire.

Les principales vascularites sont :

- la périartérite noueuse (→) ;
- le syndrome de Churg et Strauss (→) ;
- le syndrome de Wegener (→) ;
- le purpura rhumatoïde (→) ;
- la maladie de Horton (→) ;
- la maladie de Takayasu (→) ;
- la maladie de Berger (→ Glomérulonéphrites primitives).

VÉGÉTATIONS ADÉNOÏDES

Définition

Les végétations adénoïdes (amygdale pharyngée) s'intègrent dans le système lymphoïde de défense du rhino-pharynx et du pharynx.

Ces végétations présentes chez tout enfant involuent lors de l'adolescence et disparaissent à l'âge adulte. Chez certains enfants ou nourrissons, elles s'hypertrophient et s'infectent.

Elles sont alors responsables :

- de troubles mécaniques : obstruction nasale ;

• d'accidents infectieux : rhino-pharyngites, otites, laryngites, bronchites.

L'ablation des végétations adénoïdes (adénoïdectomie) est donc indiquée en présence de ces complications.

Cette intervention est bénigne et est souvent suivie de résultats favorables sur l'obstruction respiratoire.

Technique

L'intervention est effectuée traditionnellement sous anesthésie générale (le plus souvent au *Fluothane*) sans intubation trachéale. L'exérèse des végétations est effectuée très rapidement au moyen d'une curette introduite par voie buccale mais la tendance actuelle se fait vers l'intubation et l'exérèse sous guidage fibroscopique (*cf.* illustration).

L'hémostase est obtenue rapidement et spontanément. Les complications sont exceptionnelles, en dehors d'une otite moyenne aiguë qui peut survenir dans les semaines suivantes.

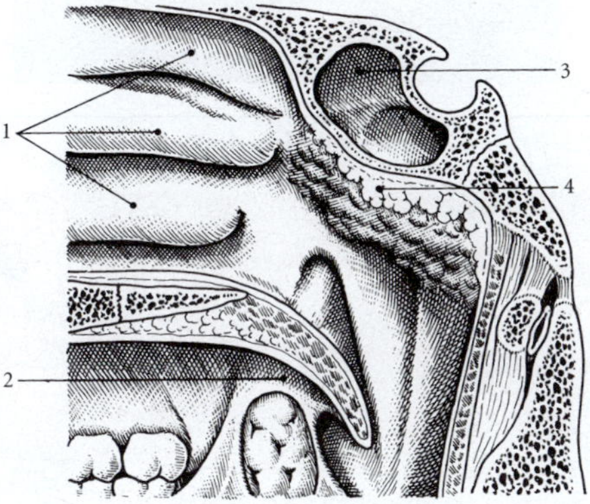

Végétations adénoïdes. 1. Cornets des fosses nasales ; 2. Voile du palais ; 3. Sphénoïde ; 4. Végétations adénoïdes.

VENTILATION AU MASQUE (technique de la)

Libérer les voies aériennes supérieures

Ouvrir la bouche du patient, en retirer les appareils dentaires.

Tête en hyperextension

Incliner délicatement la tête du patient vers l'arrière, toujours pour faciliter le passage de l'air vers les voies aériennes inférieures.

Ventilation au masque :

• choisir un masque de taille adaptée à la face du patient que l'on raccorde au « ballon » puis brancher le tout sur l'oxygène mural (12 L/min) ;
• le masque est maintenu d'une main, les doigts étant en crochets sous la mandibule ;
• l'autre main presse le ballon à intervalles réguliers (20 à 30 fois/min), l'efficacité des gestes est contrôlée par le soulèvement du thorax à chaque insufflation.

VERNER-MORRISON (syndrome de)

Définition

Il s'agit d'une tumeur très rare, le VIPome qui est une tumeur endocrine le plus souvent pancréatique, bénigne ou maligne, sécrétant du VIP. Le VIP (*Vasoactive Intestinal Polypeptide*) est une hormone digestive qui participe à la régulation de la sécrétion de l'intestin grêle. Le VIPome fait partie des APUDomes (tumeurs à cellules APUD : → Carcinoïde du grêle).

Signes essentiels

Ils associent diarrhée aqueuse parfois très abondante, dépassant plusieurs litres (on parle de choléra pancréatique), amaigrissement, vomissements, hypokaliémie (paresthésies, crampes), et d'autres signes plus rares.

Examens complémentaires

Le dosage du VIP plasmatique permet de retrouver l'hypersécrétion de cette hormone. Le reste du bilan vise à localiser la tumeur (scanner, échographie, écho-endoscopie).

Traitement

Il consiste en l'ablation de la tumeur. En cas de forme maligne (métastases hépatiques), un traitement complémentaire (chimiothérapie) peut être proposé. Un traitement hormonal symptomatique par des analogues de la somatostatine (octréotide) peut réduire l'intensité de la diarrhée.

VERNEUIL (maladie de)

Voir *Hidrosadénite*.

VERRUES

Définition

Les verrues sont des lésions cutanées bénignes épidermiques associant à des degrés divers végétations et hyperkératose (*cf.* illustration).

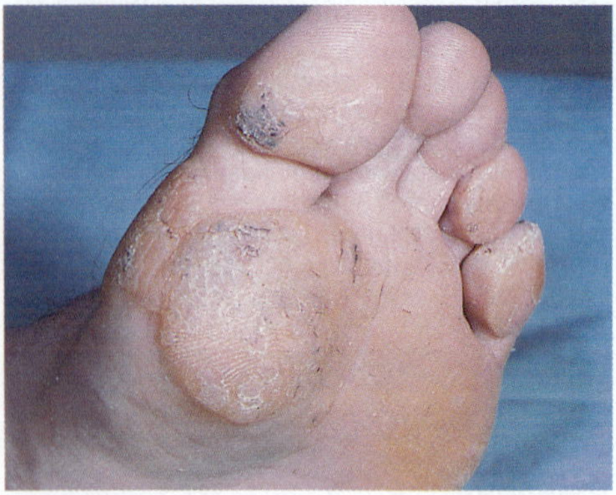

Verrues plantaires.

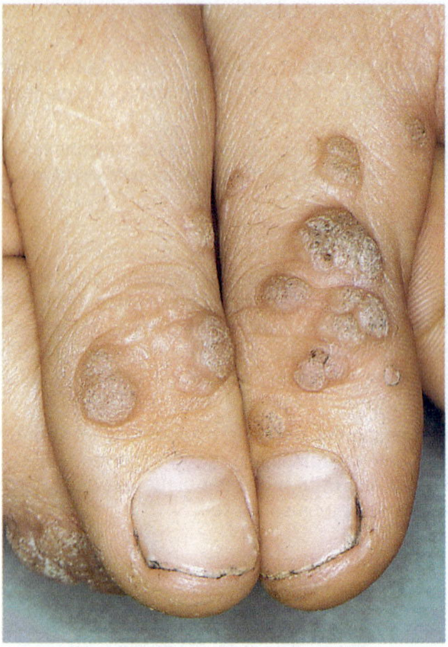

Verrues vulgaires des doigts.

Causes et mécanismes

Les verrues sont dues à des virus du groupe papillomavirus.

Elles sont contagieuses par contact direct ou indirect.

Elles affectent surtout l'enfant et certains individus prédisposés.

Signes cliniques

Les verrues vulgaires sont les plus fréquentes. Petites tumeurs cornées, sèches, grisâtres, de taille variable, de surface irrégulière, volontiers végétantes ; elles siègent aux membres, en particulier en regard des zones d'extension des articulations.

Les verrues plantaires siègent aux points d'appui plantaires : petites lésions grisâtres, superficielles et rugueuses (en mosaïque) limitées par un sillon périphérique, ou profondes, enchâssées dans un durillon (myrmécie).

Les verrues planes siègent volontiers sur le visage : petites papules plates, lisses, de la couleur de la peau normale ou jaunâtres, grisâtres, volontiers multiples.

Les condylomes acuminés sont des végétations vénériennes transmises au cours des rapports sexuels : petites masses aplaties transversalement « en crête de coq », grenues ou végétantes.

Examens complémentaires

Le diagnostic est clinique (*cf.* illustration).

Évolution

Elle est imprévisible : la régression spontanée est fréquente, surtout chez l'enfant, favorisée par la suggestion ; la persistance ou la multiplication sont favorisées par les microtraumatismes responsables d'auto-inoculation (*cf.* illustration).

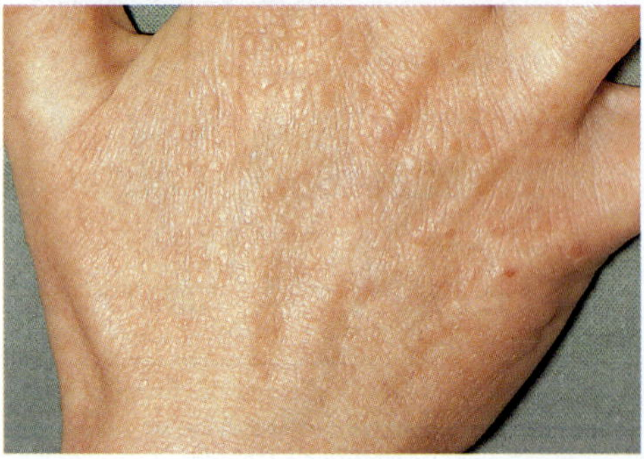

Verrues planes.

Traitement

Cette évolution imprévisible rend l'interprétation des résultats thérapeutiques difficile.

L'électrocoagulation, la cryothérapie, les topiques locaux très kératolytiques (vaseline salicylée à 50 %) sont indiqués en fonction de l'aspect clinique.

Le laser CO_2 peut être utile dans les végétations vénériennes extensives et les verrues rebelles. L'*Aldara* crème (imiquimod) est indiquée pour le traitement local des condylomes génitaux et anaux externes (*cf.* illustration).

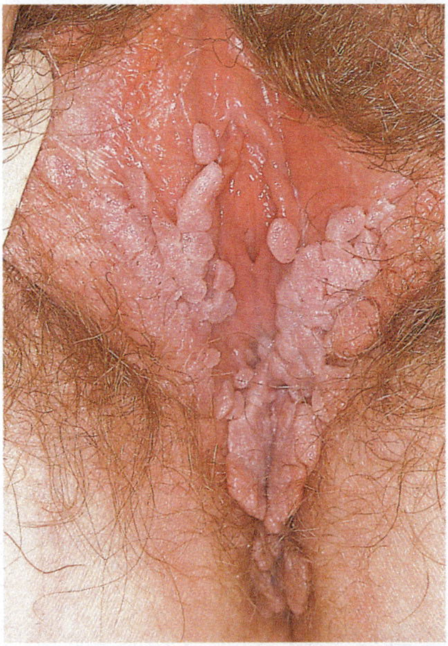

Condylomes acuminés vulvaires.

Pour la pratique, on retiendra :

– Maladie très fréquente.
– Clinique évidente.
– Rôle pédagogique de l'infirmière dans l'explication de l'origine virale des lésions, de la nécessité de ne pas manipuler les verrues sur les doigts et les mains et de les désépaissir sur la plante des pieds, quel que soit le traitement par ailleurs entrepris. Contagiosité +++.

VERRUES SÉBORRHÉIQUES

Voir *Tumeurs noires non mélanocytaires*.

VERTIGES D'ORIGINE CENTRALE

Définition

Les vertiges d'origine centrale sont liés à l'existence d'une lésion sur les voies vestibulaires centrales ou sur les noyaux vestibulaires du tronc cérébral.

Ces vertiges se caractérisent par l'importance des troubles de l'équilibre, et l'absence de surdité associée.

Étiologies

Elles sont nombreuses :

- maladies dégénératives du système nerveux : sclérose en plaques ;
- tumeurs du tronc cérébral, du cervelet ;
- accidents vasculaires ischémiques du tronc cérébral ;
- malformations de la charnière cranio-occipitale ;
- lésions médullaires cervicales ;
- exceptionnellement chez l'enfant : épilepsie giratoire.

VERTIGES PÉRIPHÉRIQUES

Définition

Les vertiges d'origine périphérique sont liés à l'existence d'une lésion située dans le vestibule (oreille interne) ou sur le nerf vestibulaire.

L'aspect le plus caractéristique de ce type de vertige est réalisé dans le *vertige de Ménière*.

Le mécanisme du vertige de Ménière serait une augmentation de pression dans les cavités vestibulaires de l'oreille interne, mais son étiologie est inconnue.

Signes cliniques

Le tableau clinique comporte une triade :

- vertiges rotatoires évoluant par crises, avec nausées et vomissements ;
- bourdonnements d'oreille ;
- hypoacousie de perception contemporaine des crises de vertige.

Évolution de la maladie

Elle se fait vers une augmentation de fréquence des crises de vertige et une aggravation de la surdité qui devient permanente.

Traitement

Le traitement médical du vertige de Ménière utilise les diurétiques, les antivertigineux, les anxiolytiques, la bétahistidine…

Dans les formes graves il peut être nécessaire de recourir à la chirurgie : *section du nerf vestibulaire*.

Étiologie

Les vertiges périphériques reconnaissent d'autres étiologies, notamment :

- *traumatiques* : fracture du rocher ;
- *infectieuses* : labyrinthites, otites chroniques ;
- *toxiques* : antibiotiques ototoxiques ;
- *postopératoires* : cophochirurgie ;
- *tumorales* : neurinome de l'acoustique.

VESSIES NEUROLOGIQUES

Définition

Une atteinte du centre spinal de Budge (au niveau des racines nerveuses S2, S3, S4), ou en

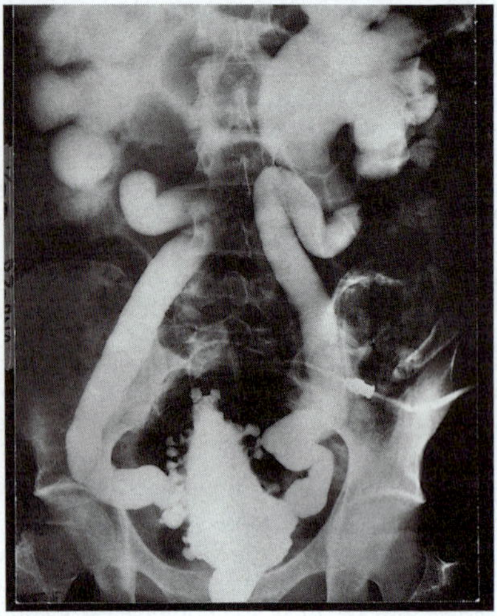

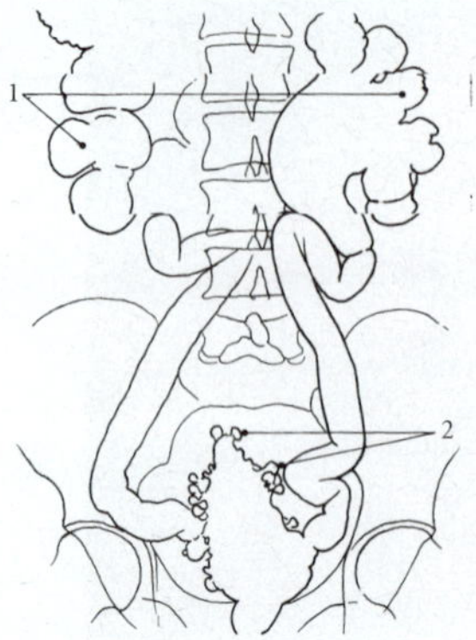

Cliché et schéma d'urographie intraveineuse. Vessie neurologique ; 1. Urétéro-hydronéphrose bilatérale ; 2. Diverticules de vessie.

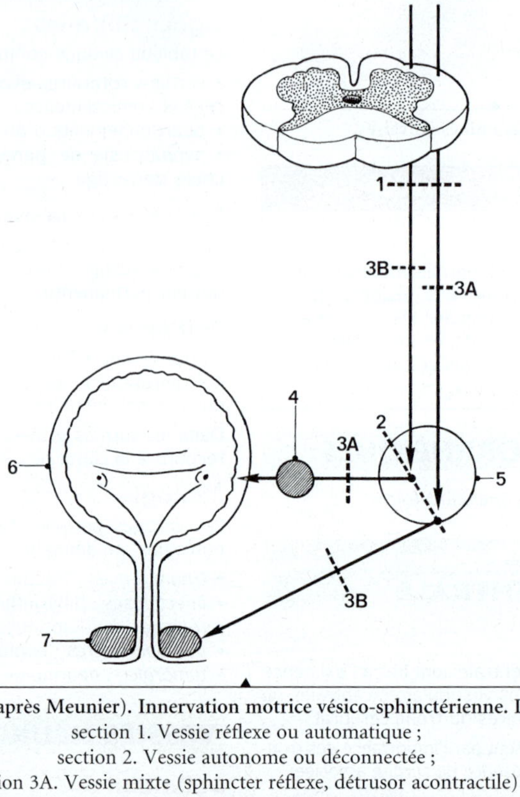

Vessies neurologiques (d'après Meunier). Innervation motrice vésico-sphinctérienne. Lésions neurologiques :
section 1. Vessie réflexe ou automatique ;
section 2. Vessie autonome ou déconnectée ;
section 3A. Vessie mixte (sphincter réflexe, détrusor acontractile) ;
section 3B. Vessie mixte (sphincter paralytique, détrusor réflexe).
4. Plexus périvésical et intramural ; 5. Centre médullaire de Budge (S2-S4) ; 6. Détrusor ; 7. Sphincter externe.

aval, laisse une *vessie autonome*, ne pouvant s'évacuer physiologiquement (*cf.* illustration).

Une lésion au-dessus du centre spinal laisse une *vessie automatique* avec miction possible sans contrôle de la volonté.

Une lésion cérébrale peut altérer la commande volontaire.

L'atteinte du détrusor et du sphincter strié se traduit par une incontinence et une rétention avec infection. La survenue de calculs est fréquente et doit être recherchée (*cf.* illustration).

Les vessies neurologiques entraînent un handicap important qu'une excellente rééducation peut parfois pallier.

VITAMINES

Définition

Une vitamine est une molécule organique sans valeur énergétique, apportée en quantité faible, de façon exogène (alimentation, soleil) à l'organisme car non synthétisable par lui et indispensable à la croissance et au développement de l'organisme.

On distingue les vitamines liposolubles (A, D, E, K) et hydrosolubles (les autres).

VITAMINES : RÔLES, PROVENANCE ET CONSÉQUENCES D'UNE CARENCE

	NOM DE LA VITAMINE	RÔLE	APPORT	CONSÉQUENCES D'UNE CARENCE
Vitamines liposolubles	– Vitamine A Rétinol (provitamine A : β-carotène)	– Composé de la rhodopsine indispensable à la vision normale. – Rôle dans la différenciation cellulaire des épithéliums. – Propriétés anti-oxydantes du β-carotène.	– Foie et abats, lait, œufs, beurre, poissons (vitamine A). – Nombreux fruits et légumes (β-carotène).	– Perte de la vision nocturne, atteinte cornéenne (xéroptalmie). – Sécheresse cutanée (hyperkératose). – Hypersensibilité aux infections.
	– Vitamines D : • cholécalciférol ou vitamine D3 (origine animale) ; • ergocalciférol ou vitamine D2 (origine végétale).	– Rôle dans le métabolisme phosphocalcique : favorise l'absorption intestinale du calcium et du phosphore.	– Production essentiellement endogène de la vitamine D3 dans le tissu cutané, sous l'action des rayonnements solaires. – Apports exogènes : D3 : beurre, œufs, poissons gras, huile de foie de poisson. D2 : végétaux.	– Chez l'enfant : • rachitisme. – Chez l'adulte : déminéralisations osseuses : • ostéomalacie en cas de carence sévère ; • ostéoporose en cas de carence modérée.
	E alpha-tocophérol	– Antioxydant : favorise la formation et la protection des membranes cellulaires.	– Oléagineux, céréales et légumes verts. Foie, œufs et poissons.	Inconnue.
	K Phylloquinone (K1) Ménaquinones (K2) Ménadione (K3)	Rôle dans la synthèse de certains facteurs de la coagulation (II, VII, IX, X).	Viandes, foie, poissons. Légumes verts (chou, brocoli, salade…, nombreux fruits et légumes (tomates…).	Troubles de la coagulation (→ Avitaminoses K) avec risque d'hémorragies.

→

→

Vitamines hydrosolubles	B_1 Thiamine.	Fonctionnement du système nerveux (neurotransmission).	Viandes, abats et poissons. Levure, céréales, légumes et fruits secs.	Avitaminose B1 = béri-béri (atteinte du système nerveux périphérique). Hypovitaminose B1 due à l'alcoolisme chronique et responsable de complications neurologiques : • polynévrite ; • syndrome de Korsakoff (trouble de mémoire) et encéphalopathie).
	B_2 Riboflavine	Rôle dans le métabolisme des protéines.	Foie, lait, œufs.	Ariboflavinose (lésion de la cornée et des muqueuses).
	B_3 ou PP Acide nicotinique	Rôle dans le transport de l'hydrogène.	Blé, farines, légumes et fruits frais. Viandes, poissons et abats.	Pellagre (inflammation chronique des muqueuses digestives avec diarrhée, troubles cutanés et mentaux).
	B_5 Acide pantothénique	Rôle dans le métabolisme cellulaire.	Foie, œufs, poissons, céréales, légumes, viandes.	Exceptionnelle.
	B_6 Pyridoxine	Rôle dans le métabolisme des acides gras et le fonctionnement du système nerveux.	Foie, viandes, légumes, céréales, poissons.	Signes cutanéo-muqueux (dermite, glossite), neurologiques (dépression et polynévrite) et hématologiques (anémie) (→),
	B_8 Biotine	Rôle dans le métabolisme cellulaire.	Foie, abats, jaune d'œuf, légumes, champignons, chocolat.	Troubles trophiques de la peau, des muqueuses et des phanères (ongles, cheveux, poils).
	B_9 Acide folique	Rôle dans la synthèse des acides nucléiques.	Légumes verts crus, foie, abats, légumes, champignons, chocolat.	Anémie macrocytaire (→). La carence en début de grossesse est responsable de malformations chez l'enfant (spina bifida)

	B_{12} Cyanocobalamine	Rôle dans la fabrication des globules rouges.	Foie, abats, crustacés, poissons gras, laitages, œufs.	– Maladie de Biermer (→ Anémie macrocytaire et mégaloblastique) – Troubles neuropsychiatriques
	C Acide ascorbique	– Action antioxydante : intervient dans de nombreuses synthèses (collagène, catécholamines, carnitine…) – Augmente l'absorption digestive du fer	Fruits frais, légumes frais.	Scorbut (anémie, hémorragies, anomalies des phanères).

VITILIGO

Définition

Le vitiligo réalise une dépigmentation cutanée en rapport avec une disparition locale des mélanocytes.

Causes et mécanismes

Ils sont inconnus :

- *un facteur génétique est probable* ;
- *un mécanisme immunologique est possible,* du type auto-immum (auto-anticorps antimélanocytes) ;
- *un choc psychoaffectif* précède souvent l'apparition d'un vitiligo.

Signes cliniques

Le début, volontiers avant 20 ans, se fait de façon symétrique sur une zone exposée au soleil ou une zone cutanée en mouvement (angles des yeux, de la bouche).

Une plaque hypopigmentée s'étale lentement, bien limitée, irrégulière. Les poils ou les cheveux y sont blancs.

La distribution topographique des plaques est bilatérale et symétrique.

Examens complémentaires

Le diagnostic est clinique. La biopsie cutanée confirmerait la disparition des mélanocytes.

Recherche d'une pathologie auto-immune associée (thyroïdite).

Évolution

Elle est imprévisible. Le vitiligo peut rester très localisé ou s'étendre par poussées à tout le tégument. Les formes intermédiaires sont les plus inesthétiques (*cf.* illustration).

Traitement

Il est souvent décevant mais le préjudice esthétique justifie les tentatives thérapeutiques.

La chimiophotothérapie (→ PUVA-thérapie) ou la photothérapie UVB TL 01 sont intéressantes.

Une corticothérapie locale de niveau II est proposée et apporte des résultats intéressants en cas de traitement précoce dans les formes localisées. Un soutien psychologique est indispensable.

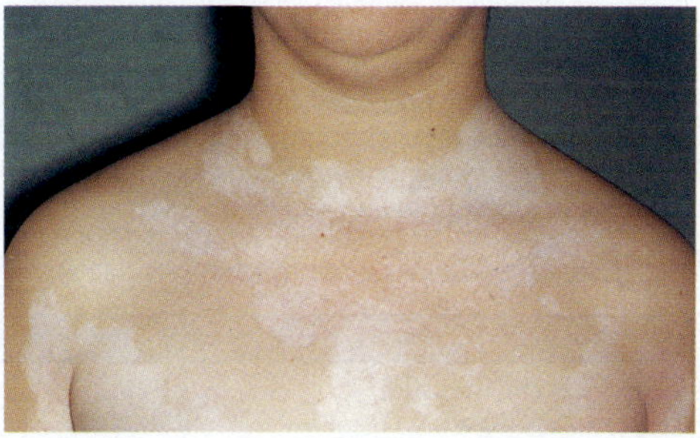

Vitiligo.

VOIES LACRYMALES (obstruction des)

Définition

Fréquente chez le nourrisson et chez le sujet âgé, elle entraîne un larmoiement clair au début, puis se complique le plus souvent de conjonctivite purulente.

Causes et mécanismes

Chez le nouveau-né : rétrécissement ou imperforation du canal lacrymal qui cède à des massages répétés du sac lacrymal, voire à un sondage.

Chez l'enfant : au cours des rhinopharyngites, l'obstruction des canalicules est fréquente et cède à un traitement symptomatique (désinfection oculaire et nasale, cathétérisme éventuel du canal lacrymal).

Chez le vieillard : rétrécissement d'origine inflammatoire souvent associé à une inflammation du sac lacrymal (à traiter par la mise en place d'une sonde, ou par dacryocystorhinostomie [→ Dacryocystites]).

À part :

- le larmoiement des vieillards dû à un ectropion (→) : dans ce cas, le point lacrymal inférieur ne draine plus activement les larmes ;
- la section traumatique (au cours des accidents par pare-brise ou par morsure de chien) doit être réparée en urgence chirurgicalement, sous anesthésie générale.

VOMISSEMENTS

Définition

C'est l'expulsion par la bouche du contenu gastrique au cours d'efforts de poussée abdominale. Ils sont fréquemment précédés de nausées. Ils sont à différencier des régurgitations, qui se voient lors d'affections œsophagiennes et dans le syndrome de reflux gastro-œsophagien.

Vomissements récents aigus

PATHOLOGIES	PARTICULARITÉS SÉMIOLOGIQUES
Urgences chirurgicales : – péritonite aiguë – occlusion intestinale aiguë – pancréatite aiguë – infarctus mésentérique	 – contracture abdominale – météorisme abdominal, arrêt des matières et des gaz – hyperlipasémie – silence abdominal à l'auscultation
Urgences neurologiques : – méningites – hémorragies méningées	 – raideur méningée (ponction lombaire) – début très brutal (scanner cérébral)
Urgences gynécologiques : – grossesse extra-utérine – salpingite aiguë – torsion d'un kyste de l'ovaire	 – β-hCG, touchers pelviens douloureux – infection génitale – échographie
Urgences métaboliques : – insuffisance surrénale aiguë – acido-cétose diabétique – hypercalcémie – infarctus mésentérique	 – hyponatrémie, hyperkaliémie – hyperglycémie, glycosurie, cétonurie, acidose – silence abdominal à l'auscultation
Urgences cardiologiques : – infarctus du myocarde	 – douleur thoracique intense (ECG)

✚ Surveillance, évolution, complications

Les conséquences peuvent être :
– *inexistantes* (vomissements passagers ou psychogènes) ;
– *hydroélectrolytiques* : déshydratation, alcalose hypochlorémique, hypokaliémie ;
– *mécaniques* : déchirure du bas œsophage (voire perforation) et hématémèse (→) (syndrome de Mallory-Weiss) ;
– *pulmonaires* : inondation trachéale et bronchique chez des malades anesthésiés ou dans le coma, source de graves dégâts pulmonaires souvent létaux (syndrome de Mendelsohn [→]), à éviter par mise en position latérale de sécurité, aspiration ou intubation.

Causes et mécanismes

Les principales étiologies peuvent être classées selon le tableau ci-après.

Traitement et pronostic

Ils sont fonction de la cause et de l'évolution.

Certains médicaments ont une action antiémétisante : *Primpéran*, *Vogalène*, *Plitican*, voire *Largactil*.

Les *antagonistes des récepteurs 5 HT3* sont extrêmement efficaces dans les vomissements induits par la chimiothérapie anticancéreuse (*Zophren*, *Kytril*).

Autres urgences : – colique hépatique ou néphrétique – rétention urinaire – glaucome aigu	– lithiase biliaire ou urinaire – globe vésical – hypertension oculaire
Causes iatrogènes : – intoxications volontaires – surdosages (digitaliques, neuroleptiques, alcool, etc.)	– tentative de suicide
Affections digestives : – gastro-entérite infectieuse – hépatite virale aiguë	– diarrhée, intoxication alimentaire – syndrome grippal

Vomissements chroniques

PATHOLOGIES	PARTICULARITÉS SÉMIOLOGIQUES
Causes digestives : – sténose du pylore ; sténose du grêle – séquelles de gastrectomie	– ulcère, cancer, tumeur, maladie de Crohn
Causes neurologiques : – migraine – maladie de Ménière – hypertension intracrânienne – intoxication chronique au monoxyde de carbone (CO)	– céphalées – surdité, vertiges, bourdonnements d'oreille – scanner cérébral, fond d'œil – intoxication collective, circonstances particulières
Causes psychiatriques	– vomissements volontaires

ANTIÉMÉTIQUES (ANTAGONISTES DES RÉCEPTEURS 5 HT3)	
ONDANSÉTRON	
Zophren amp. inj. à 4 et à 8 mg cp. à 4 et à 8 mg	8 mg (jusqu'à 32 mg) en perfusion de 15 min juste avant la chimiothérapie émétisante. Éventuelle poursuite du traitement par voie orale (8 mg 3/j).
GRANISÉTRON	
Kytril amp. inj. à 3 mg	3 mg en perfusion de 5 min (jusqu'à 9 mg en 15 min) juste avant la chimiothérapie émétisante.

Actions :
Ces médicaments sont des antiémétiques puissants qui agissent sélectivement sur les centres cérébraux du vomissement (récepteurs 5HT3 de la sérotonine).

Indications :
Prévention des nausées et vomissements induits par la chimiothérapie anticancéreuse.

Contre-indications :
Allergie au produit.

Cette classe médicamenteuse n'est indiquée que pour les types de nausées et vomissements induits par une chimiothérapie anticancéreuse.

Précautions d'emploi :
Aucune précaution particulière.

Effets secondaires :
Ils sont rares. On peut observer des céphalées, des bouffées de chaleur et troubles digestifs (surtout à types de constipation).

Interactions médicamenteuses :
Aucune particulièrement.

ANTIÉMÉTIQUES ET STIMULANTS DE LA MOTRICITÉ ŒSO-GASTRO-DUODÉNALE	
DOMPÉRIDONE	
Motilium, Peridys cp à 10 mg susp. buvable à 1 mg/mL	1 à 2 cp (10 à 20 mg) 3/j à prendre 15 min avant les repas. La posologie peut être multipliée par 4 en cas de vomissements induits par la chimiothérapie.
MÉTOCLOPRAMIDE	
Primpéran cp à 10 mg supp. à 10 et 20 mg susp. buvable à 1 mg/mL gttes buvables à 0,1 mg/goutte amp. inj. à 10 et 100 mg	1/2 à 1 cp (5 à 10 mg) x 3/j à prendre 15 min avant les repas. La posologie peut être multipliée par 4 en cas de vomissements induits par la chimiothérapie. Voie IV ou IM : même posologie.
MÉTOPIMAZINE	
Vogalène cp à 2,5 mg gél. à 15 mg supp. à 5 mg susp. buvable à 1 mg/mL gttes buvables à 0,1 mg/goutte amp. inj à 10 mg	1 à 2 cp (2,5 à 5 mg) 2 à 3/j. 1 gél. 1 à 2/j. La posologie peut être multipliée par 4 en cas de vomissements induits par la chimiothérapie. Voie IV ou IM : même posologie.
ALIZAPRIDE	
Plitican cp à 50 mg gttes à 0,5 mg/goutte amp. inj. à 50 mg	Réservé à la chimiothérapie : 1 cp 2 à 4/j. 2 à 5 mg/kg/j (jusqu'à 20 mg/kg/j) en 2 à 3 injections.

Actions :

Ces médicaments stimulent la motricité œso-gastro-duodénale. Ils diminuent ainsi les nausées et les vomissements. Ils font partie de la famille des neuroleptiques. Comme ils ne passent que peu la barrière hémato-encéphalique, leurs effets secondaires sont limités.

Indications :

Nausées, vomissements.

Reflux gastro-œsophagien, hoquets.

Œsophagite.

Contre-indications :

Ne pas utiliser si la stimulation de la motricité gastro-intestinale présente un danger (hémorragie gastro-intestinale, obstruction mécanique, perforation digestive).

Dyskinésies tardives iatrogènes (neuroleptiques).

Seulement pour le *Vogalène*: glaucome par fermeture de l'angle, obstacle urétroprostatique.

Précautions d'emploi :

Épilepsie : risque d'augmentation de la fréquence et de la durée des crises.

Insuffisance rénale: diminuer la posologie.

Boissons alcoolisées : pas d'absorption simultanée.

Phéochromocytome suspecté ou connu : risque d'accident hypertensif.

Grossesse : aucune malformation rapportée malgré une utilisation courante.

Allaitement : passage dans le lait.

Effets secondaires :

Rares et dus au passage de la barrière hémato-encéphalique : comme les neuroleptiques.

Somnolence, lassitude, vertiges, tendance dépressive.

Exceptionnellement : céphalées, insomnie, diarrhée, gaz intestinaux.

Syndrome extrapyramidal, parfois après une seule prise, régressant à l'arrêt du traitement.

Dyskinésies tardives en cas de traitement prolongé.

Aménorrhée, galactorrhée, gynécomastie, hyperprolactinémie.

Méthémoglobinémie chez le prématuré.

Interactions médicamenteuses :

Neuroleptiques : synergie d'effet central.

W

WALDENSTRÖM (macroglobulinémie de)

Définition

C'est une prolifération maligne de lymphoplasmocytes sécrétant une IgM monoclonale.

Signes cliniques et paracliniques

Les signes révélateurs sont ceux d'une leucémie lymphoïde chronique (→) ou des signes d'hyperviscosité, beaucoup plus rarement d'un myélome (→). Dans certains cas, l'IgM a une activité antimyéline entraînant une neuropathie périphérique surtout sensitive.

L'hémogramme peut montrer une anémie, une thrombopénie.

Le myélogramme fait le diagnostic, envahi par des cellules lymphoïdes, classiquement par des lymphoplasmocytes.

La présence de rouleaux érythrocytaires, d'une vitesse de sédimentation élevée fait soupçonner une *macroglobulinémie*.

> **+ Surveillance**
>
> Dans un but pronostique et thérapeutique, on apprécie :
> - le degré d'insuffisance médullaire ;
> - l'existence de déficit immunitaire ou d'une auto-immunisation ;
> - l'existence de signes d'hyperviscosité : hémodilution, troubles de la vue, de la conscience, syndrome de Raynaud ;
> - l'existence de troubles de la coagulation ;
> - l'existence d'une insuffisance rénale ;
> - l'existence d'une cryoglobuline.

L'électrophorèse du sérum met en évidence un pic étroit anormal ; l'*immuno-électrophorèse* montre la présence d'une IgM monoclonale dans le sérum.

Évolution, complications

Bien tolérée, la maladie évolue sur plusieurs années.

Les accidents d'hyperviscosité, l'insuffisance rénale, l'aggravation de l'insuffisance médullaire peuvent accélérer l'évolution.

La survenue de cancers est observée chez 10 % des malades.

L'Ig M monoclonale peut avoir une activité antimyéline, responsable d'une neuropathie le plus souvent sensitive. Elle justifie d'un traitement de la maladie.

Traitement

Chimiothérapie : quand il existe une insuffisance médullaire, dans les formes tumorales, en cas d'hyperviscosité.

Les plasmaphérèses sont le traitement d'urgence en cas de syndrome d'hyperviscosité.

WEGENER (syndrome de)

Définition

Également appelée granulomatose de Wegener, cette vascularite systémique nécrosante est caractérisée essentiellement par une atteinte pulmonaire et des voies aériennes supérieures.

Causes et mécanismes

Affection auto-immune avec présence d'anticorps dirigés contre le cytoplasme des leucocytes (→ ANCA) ; l'atteinte des vaisseaux de petit calibre est associée à un granulome (tumeur inflammatoire du conjonctif infiltré de cellules diverses).

Signes cliniques

Atteinte ORL précoce et variée : rhinite, ulcérations muqueuses, destructions cartilagineuses et osseuses, sinusites destructives, otites, laryngites.

Atteinte pulmonaire : révélée par douleurs, toux, dyspnée, hémoptysies en rapport avec une atteinte parenchymateuse et/ou pleurale, sténose laryngée et bronchique.

Atteinte rénale : par glomérulonéphrite nécrosante.

D'autres tissus peuvent être touchés : peau, articulations, œil, système nerveux…

Signes paracliniques

Biologiques : syndrome inflammatoire et présence d'ANCA.

Biopsiques : granulome spécifique.

Évolution

Mortel neuf fois sur dix en l'absence de traitement.

Traitement

Le pronostic a été transformé par l'association prednisone-cyclophosphamide.

WERDNIG-HOFFMANN (maladie de)

Voir *Hypotonie du nourrisson d'origine neuromusculaire.*

WEST (syndrome de) (spasmes en flexion)

Définition

Manifestation la plus fréquente de l'épilepsie du nourrisson (2-12 mois) (*cf.* illustration).

Causes

Encéphalopathie ischémique périnatale, malformation, phénylcétonurie, sclérose tubéreuse de Bourneville... Deux tiers sont idiopathiques (absence de cause).

Signes essentiels

- Contractions brusques de la tête, du tronc et des membres en flexion par salves ou en extension.
- Arrêt du développement ou régression psychomotrice.

Bilan paraclinique

- Tracé EEG caractéristique confirmant le diagnostic : tracé d'hipsarythmie, désorganisé avec association d'ondes lentes et aiguës avec des pointes.
- Enquête étiologique avec imagerie cérébrale (scanner, IRM), bilan métabolique, caryotype.

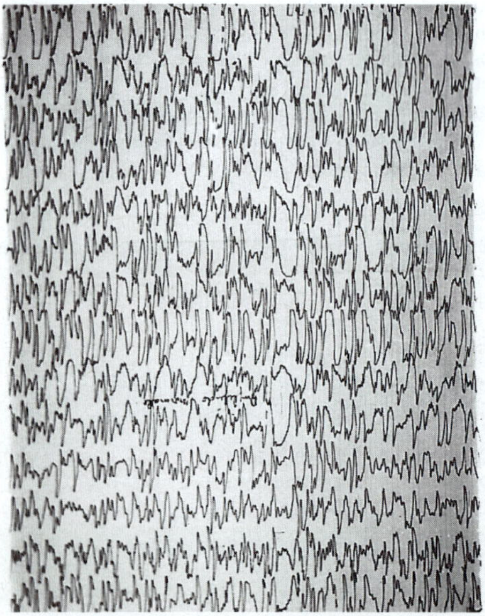

Tracé EEG caractéristique d'hypsarythmie.

Traitement et pronostic

Traitement de 1re intention : vigabatrin (*Sabril*, 40 – 80 mg/kg/j). Également corticoïdes (*Synactène* ou hydrocortisone). Pronostic très péjoratif sur le plan intellectuel sauf dans les formes idiopathiques.

WHIPPLE (maladie de)

Définition

La maladie de Whipple est une infection chronique généralisée caractérisée par une infiltration des tissus par des macrophages. La bactérie responsable a été récemment identifiée : *Tropheryma whippelii*.

Cliniques

La maladie associe une malabsorption (→) et des signes extradigestifs, principalement des arthralgies.

Examens complémentaires

Les examens biologiques confirment la malabsorption (stéatorrhée surtout) ainsi que l'augmentation de la clairance de l'a-1-antitrypsine. On peut également observer un syndrome inflammatoire (élévation de la VS, hyperleucocytose).

La fibroscopie avec biopsies doit être pratiquée en première intention. L'examen anatomopathologique permet de faire la preuve du diagnostic en révélant notamment des macrophages PAS +.

Traitement

Il repose sur une antibiothérapie par pénicilline, streptomycine et *Bactrim* au long cours. L'effet est spectaculaire alors que la maladie est mortelle en l'absence de traitement.

WILLEBRAND (maladie de)

Définition

C'est une maladie héréditaire à transmission dominante caractérisée par le déficit d'un facteur essentiel à l'adhésivité plaquettaire : le facteur Willebrand.

Signes cliniques et paracliniques

Les manifestations hémorragiques sont liées à l'anomalie de l'hémostase primaire. Le diagnostic est évoqué devant l'association d'un allongement du temps de saignement et du temps de céphaline activé. Il repose sur le dosage spécifique du facteur Willebrand.

Traitement

En cas d'hémorragie ou en préopératoire : dérivés plasmatiques antihémophiliques ; DDAVP (*Minirin*) si le sujet est répondeur.

WILSON (maladie de)

Définition

La maladie de Wilson est une maladie génétique (de transmission autosomique récessive). C'est une affection primitivement hépatique avec un défaut de synthèse de la protéine transporteuse du cuivre, la *cœruléoplasmine*. Il en résulte une accumulation tissulaire du cuivre, en particulier au niveau du foie et du cerveau. C'est une maladie rare, curable, débutant chez l'adulte jeune entre 10 et 30 ans.

Signes cliniques

Les signes sont surtout neurologiques et associent de manière très variable l'hypertonie et les mouvements anormaux.

Le tremblement est souvent révélateur, il prédomine aux membres supérieurs ; il s'accentue progressivement. *C'est un tremblement du maintien de l'attitude*, les secousses musculaires peuvent être très importantes et gêner considérablement le mouvement volontaire.

L'hypertonie peut être de type parkinsonien, plastique et prédominant sur les fléchisseurs. Elle est associée à un certain degré d'akinésie.

Plus évocatrice est *l'hypertonie d'action réalisant des spasmes oppositionnistes* lors du mouvement volontaire. L'ensemble de ces troubles perturbe de manière importante la marche, la parole, la mimique (visage grimaçant), l'écriture, avec des mouvements anormaux.

On peut observer des crises d'épilepsie focales ou généralisées.

*Les troubles psychique*s sont fréquents au cours de la maladie de Wilson : troubles du caractère et de l'humeur, désordres psychotiques, détérioration plus tardivement.

L'atteinte hépatique est en règle générale latente, limitée à une *hépatomégalie,* mais elle peut évoluer plus ou moins précocement vers *une cirrhose hépatique* avec ses propres complications. Rarement, cette atteinte hépatique est isolée.

Deux complications aiguës doivent être citées bien que rares : l'*hémolyse intravasculaire aiguë*, brutale et gravissime, et, associée ou non, la *cytolyse hépatique* avec élévation des transaminases accompagnée d'une insuffisance hépatocellulaire aiguë.

Examens complémentaires

Ils permettent de confirmer le diagnostic de maladie de Wilson, à condition de savoir y penser, devant des troubles neuropsychiques ou/et hépatiques chez un sujet jeune.

Le cuivre sérique total est modérément abaissé ; le taux de cœruléoplasmine est abaissé dans 95 % des cas. La cuprurie est très élevée.

L'examen ophtalmologique met en évidence le classique anneau vert péricornéen de Kayser-Fleischer.

La biopsie hépatique (après contrôle de la crase sanguine) montre un taux très élevé du cuivre intratissulaire hépatique. C'est l'élément déterminant du diagnostic.

L'enquête familiale et génétique est indispensable pour dépister les formes latentes dans la fratrie.

Il existe une association de patients et familles.

Le centre de référence est l'Hôpital Lariboisière à Paris.

Traitement

Éviction des aliments riches en cuivre, prescription de D-Pénicillamine (*Trolovol*), trientine, ou zinc, à vie et avec une surveillance régulière. Dans certains cas, greffe de foie.

WOLFF-PARKINSON-WHITE (syndrome de)

Définition

C'est le type le plus fréquent des syndromes de préexcitation ventriculaire dû à un court-circuit entre les oreillettes et les ventricules (*cf.* illustration).

Causes et mécanismes

Le syndrome de Wolff-Parkinson-White entraîne une activation prématurée des ventricules du fait de l'existence d'une voie de conduction anormale auriculo-ventriculaire (faisceau de Kent) qui court-circuite plus ou moins totalement l'activation normale du nœud de His.

Signes essentiels

Cliniques : l'examen clinique est le plus souvent normal en dehors d'une cardiopathie associée.

Paracliniques :

- *électriques :* deux signes : un espace PR inférieur à 0,12 s et un empâtement (appelé *onde delta*) du pied du complexe ventriculaire. Différentes localisations de la voie accessoire de conduction sont reconnaissables en fonction de l'orientation de l'onde delta dans les différentes dérivations ;
- *électrophysiologiques :* une étude du faisceau de His par cathétérisme droit permet d'affirmer le diagnostic de préexcitation sur un espace HV inférieur à 35 ms. Des épreuves de stimulation ventriculaire et auriculaire, une cartographie endocavitaire permettent de déterminer toutes les caractéristiques de la voie accessoire (localisation exacte, périodes réfractaires).

Évolution

Elle est dominée par le risque de survenue de troubles du rythme :

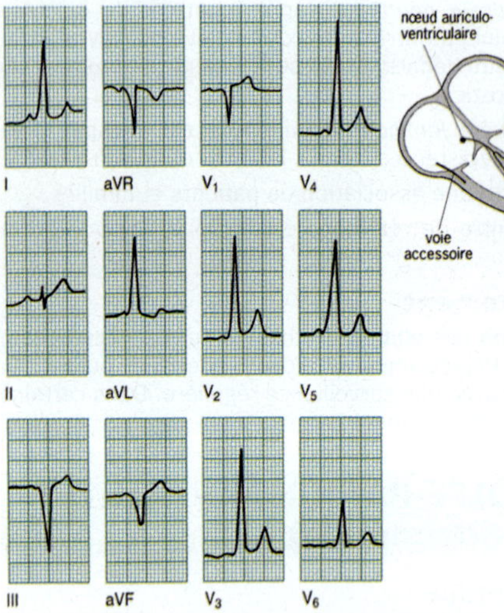

Syndrome de Wolff-Parkinson-White.
- Intervalle PR court (0,08 s).
- Onde delta.

Surveillance

Elle repose sur des électrocardiogrammes répétés car la préexcitation peut ne pas être permanente et d'autre part donner lieu à des accès de tachycardie.

- *soit épisodes de tachycardie supraventriculaire régulière* dont l'arrêt peut être spontané, provoqué par des manœuvres vagales ou par l'administration de médicaments antiarythmiques ;
- *soit épisodes d'arythmie complète par fibrillation auriculaire ou de flutter* qui peuvent mettre en jeu le pronostic vital du fait d'un rythme ventriculaire parfois très élevé (supérieur ou égal à 300) et susceptibles de se transformer en fibrillation ventriculaire à l'origine de morts subites.

Traitement

Simple surveillance électrocardiographique régulière ou par enregistrement continu dans les formes asymptomatiques.

Traitement médical antiarythmique à visée préventive en cas de survenue de crises de tachycardie (principalement l'amiodarone).

En cas de préexcitation donnant lieu à des accès de fibrillation auriculaire mal tolérés et mal contrôlés par le traitement médical, du fait de la mise en jeu du pronostic vital, on peut proposer une interruption de la voie accessoire (section du faisceau de Kent par fulguration ou radiofréquence).

X

XANTHOMES

Définition

Les xanthomes sont des élevures planes, indolores, de couleur jaune orangé ou brunâtres.

Ils traduisent des dépôts lipidiques dans certaines cellules du derme dites *cellules xanthomateuses*.

Causes et mécanismes

Certains xanthomes s'accompagnent d'une hyperlipidémie **(→)** : les graisses sont en excès dans le sang.

D'autres apparaissent sans hyperlipidémie associée.

Signes cliniques

Ils répondent schématiquement à une pathologie particulière.

Xanthomes tubéreux : nodulaires saillants, siégeant aux points de contact osseux et aux tendons observés dans les grandes hypercholestérolémies.

Xanthomes éruptifs papuleux : ils surviennent brusquement en grand nombre et régressent rapidement avec le traitement de l'hypertriglycéridémie associée.

Xanthomes plans : infiltrats jaunes, à peine saillants, à l'angle interne des paupières (« xanthélasma »), en stries palmaires ou en nappes confluentes du tronc, habituellement non hyperlipémiques.

Xanthélasma : xanthome plan des paupières, le plus souvent normolipémique ou associé à une augmentation du LDL-cholestérol.

Examens complémentaires

La biopsie cutanée confirme le diagnostic en montrant la présence de cellules xanthomateuses.

Un bilan lipidique complet s'impose : cholestérol total et HDL-cholestérol, triglycérides, électrophorèse des lipoprotéines sériques, APO A1, APO B ; cette étude permet la classification d'une éventuelle hyperlipémie.

La recherche d'un diabète associé est utile : glycémie à jeun, postprandiale.

Évolution et traitement

Ils sont variables selon la pathogénie en cause.

Dans les formes hyperlipidémiques : le typage de l'hyperlipémie conduit à un traitement spécifique, ce qui permet la régression des lésions cutanées. Ces formes peuvent se compliquer d'accidents vasculaires.

Dans les formes non hyperlipémiques :

- le xanthome a surtout un inconvénient esthétique : exérèse chirurgicale ou électrocoagulation ;
- les formes plus diffuses régressent en règle générale lentement, spontanément.

XERODERMA PIGMENTOSUM

Définition

Le xeroderma pigmentosum est une dermatose rare, transmise génétiquement, caractérisée par des troubles de la pigmentation, précoces, avec constitution de cancers cutanés multiples, entraînant la mort, le plus souvent avant l'adolescence.

Causes et mécanismes

La transmission génétique est autosomique récessive, observée principalement au pourtour du bassin méditerranéen.

Elle conduit à une absence des réparations de l'ADN des cellules cutanées, après l'exposition aux rayons ultraviolets : ces cellules mutantes peuvent être néoplasiques.

Signes cliniques

Le début se fait volontiers dès la première année : sur les régions découvertes, après exposition solaire apparaissent des taches brunes et roses qui s'étendent et se multiplient après chaque exposition.

À ces taches s'associent des plaques atrophiques blanches : la peau est donc bigarrée sans intervalle de peau saine.

L'atteinte oculo-palpébrale est constante.

Puis, des cancers cutanés surviennent sur ces lésions : carcinomes baso- et spinocellulaires multiples, voire mélanomes malins.

Évolution

Elle est le plus souvent mortelle du fait de ces cancers, avant l'âge de 15 ans, en l'absence de photoprotection stricte.

Traitement

Il est exclusivement préventif : protection solaire stricte (filtres anti-UV sur les vitres du domicile, de la voiture, de l'école ; vêtements et lunettes emboîtantes anti-UV, écrans solaires) nécessitant une réorganisation complète du mode de vie. Les examens, dermatologiques et ophtalmologiques doivent avoir lieu tous les trois mois pour le dépistage des lésions cancéreuses.

Les cancers cutanés seront traités chirurgicalement.

Y

YERSINIOSES

Les yersinioses sont des infections liées à des bacilles à Gram négatif, les *Yersinia*, touchant préférentiellement les animaux.

Trois espèces sont pathogènes pour l'homme :

- *Yersinia pestis*, responsable de la peste (→), à l'état endémique en Amérique du Sud, en Afrique centrale et du Sud, au Moyen-Orient et en Asie. Plusieurs formes cliniques existent : la peste bubonique avec un syndrome toxinique, délire et le bubon caractéristique, la peste pulmonaire et septicémique ;
- *Yersinia enterocolitica* et *pseudotuberculosis* responsables d'une adénite mésentérique aiguë, d'une entérocolite avec, dans certains cas, un érythème noueux et des arthrites réactionnelles.

Le diagnostic repose sur l'isolement de la bactérie dans le sang, les selles, le pus et les sérologies.

Le traitement repose sur des antibiotiques à bonne pénétration intracellulaire : fluoroquinolones, cyclines, sulfamides. Dans le cas de la peste, l'isolement des patients est nécessaire et la prophylaxie repose sur la lutte contre les rats et la désinsectisation.

Z

ZOLLINGER-ELLISON (syndrome de)

Définition

Il est dû à une hypersécrétion de gastrine par une tumeur endocrine digestive ou pancréatique(gastrinome) bénigne ou maligne. L'hypersécrétion de gastrine provoque une hypersécrétion acide gastrique. La tumeur est de siège pancréatique ou plus rarement gastrique ou duodénal.

Le syndrome de Zolliger-Ellison associe typiquement :

- un syndrome ulcéreux rebelle *:* ulcères de siège atypique, multiples, récidivants, avec complications ;
- une diarrhée.

Il peut être associé à d'autres tumeurs endocrines (parathyroïde, hypophyse, etc.) et être familial (syndrome de Wermer ou néoplasie endocrinienne multiple de type I).

Examens complémentaires

La gastroscopie peut montrer : une œsophagite, des ulcères multiples et de siège atypique (distaux) et une inflammation duodénale.

La gastrinémie est très élevée.

Le tubage gastrique montre un débit acide basal très important. *Le test à la sécrétine* est anormal : il montre une élévation paradoxale du débit acide basal et de la gastrinémie après l'injection de sécrétine. Ces deux tests sont rarement pratiqués.

Les examens morphologiques permettent de localiser la tumeur : échographie, scanner et échoendoscopie principalement. La scintigraphie à l'octréotide (*Octréoscan*) permet de localiser facilement d'éventuelles métastases.

Traitement

Les antisécrétoires inhibiteurs de la pompe à protons (*Mopral*, *Lanzor*) permettent de contrôler la sécrétion acide.

Le traitement idéal est l'exérèse chirurgicale de la tumeur et d'éventuelles métastases. Lorsque ce traitement ne peut être pratiqué, ou bien au décours de l'intervention chirurgicale, une chimiothérapie peut être utile.

ZONA

Définition

C'est une neuro-ectodermose due à un virus du groupe des *Herpès virus*, identique à celui de la varicelle (résurgence).

Causes et mécanismes

On pense que le virus, quiescent dans les ganglions sensitifs, est « réactivé » chez un patient ayant des anticorps varicelleux « insuffisants ». Le zona se voit surtout chez le sujet âgé et les malades atteints de néoplasies, d'hémopathies, ou soumis à des traitements immunosuppresseurs (*cf.* illustration).

Signes essentiels

Cliniques : le *zona thoracique* est le plus habituel. L'éruption, de topographie radiculaire unilatérale, est précédée de quelques douleurs.

Des vésicules en bouquet apparaissent alors sur une zone d'érythème discontinu ; elles sont plus ou moins confluentes. Ensuite elles se rompent, se recouvrent d'une croûte qui en tombant laisse une cicatrice dépigmentée. Des douleurs et des troubles de la sensibilité (anesthésie douloureuse) peuvent

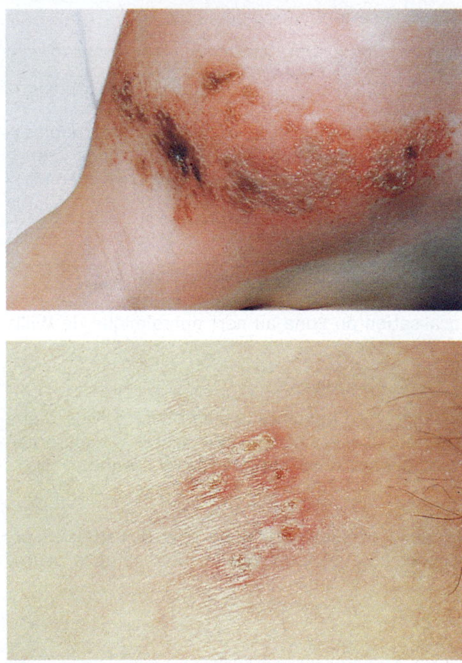

Zona.

persister longtemps. Un syndrome méningé est possible. Les formes cliniques sont surtout topographiques : zonas thoraco-abdominaux, cervicaux, lombaires, bucco-pharyngés, etc.

Parmi les zonas céphaliques celui de la branche ophtalmique du trijumeau expose à des complications oculaires (risque de kératite notamment). Le zona du ganglion géniculé siège dans le conduit auditif externe et à l'intérieur du pavillon de l'oreille ; il peut s'accompagner d'une paralysie faciale périphérique.

Examens complémentaires : le diagnostic virologique n'est pas utile.

Traitement

Il est symptomatique : antalgiques et lutte contre la surinfection peuvent être utiles. Le traitement antiviral est prescrit dans les zones ophtalmiques et chez l'immunodéprimé utilisant l'aciclovir (*Zovirax*) ou le valicilovir (*Zélitrex*) *per os*. Dans les formes étendues ou en cas d'atteinte méningée, l'aciclovir (*Zovirax*) IV est utilisée. Le traitement des algies postzostériennes est difficile : *Nozinan, Tofranil, Tégrétol* et acupuncture peuvent être essayés, voire un traitement neurochirurgical. Les antiviraux *ne sont utiles qu'en cas d'immunodépression* et dans les zonas céphaliques.

Un vaccin sera bientôt disponible.

Surveillance, évolution, complications

On peut observer une surinfection, des troubles neurologiques : paralysies périphériques radiculaires, encéphalite, algies postzostériennes tenaces, des séquelles trophiques.

ZONA OPHTALMIQUE

Localisation du zona au nerf ophtalmique de Willis (*cf.* illustration).

Signes cliniques

Douleurs de l'hémiface unilatérales, suivies d'une éruption vésiculeuse douloureuse unilatérale, accompagnée d'adénopathie prétragienne.

Complications

Risque d'atteinte cornéenne avec anesthésie cornéenne, kératite interstitielle, puis kératite neuroparalytique. Les douleurs sont souvent durables, intenses et rebelles au traitement.

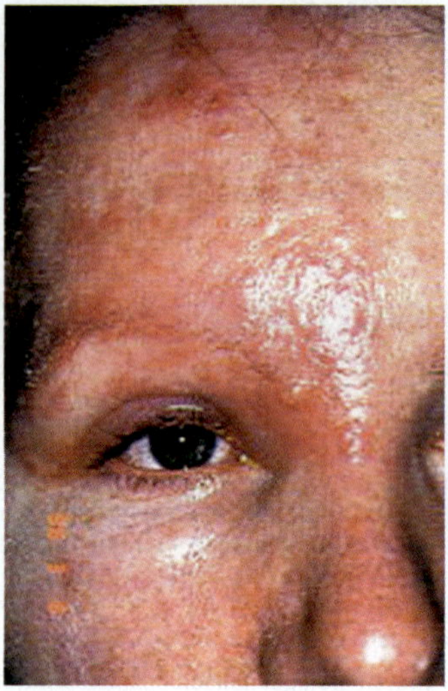

Zona ophtalmique.

Risque d'iridocyclite et de paralysies oculomotrices.

Traitement

Antiviral :

- à débuter dans les 72 h qui suivent l'éruption +++ ;
- permet de diminuer la douleur de la phase aiguë, raccourcit la période éruptive et diminue la fréquence des complications oculaires :
  - *Zovirax* 800 mg (aciclovir) : 1 cp 5/j pendant 7 j ou ;
  - *Zelitrex* 500 mg (valaciclovir) : 2 cp 3/j pendant 7 j.

Traitement symptomatique des douleurs aiguës et postzoostériennes : *Laroxyl, Rivotril, Neurontin.*

Traitement antiseptique des lésions cutanées : *Hexomédine* solution.

Antibiotique en collyre pour prévenir les complications bactériennes : *Rifamycine* collyre.

Traitement symptomatique en cas de complication : kératite, uvéite.

EXAMENS COMPLÉMENTAIRES

A

ACIDE 5-HYDROXY-INDOLACÉTIQUE URINAIRE (5-HIAA)

Définition

C'est un métabolite de la 5-hydroxytryptamine (sérotonine).

Technique de prélèvement

Urines des 24 heures. Échantillon acidifié.

Précautions et causes d'erreur

Certains aliments (banane) et médicaments peuvent fausser les résultats.

Résultats normaux

3 à 14 mg/24 h ou 10 à 40 mmol/24 h.

Résultats pathologiques

Augmentation : tumeurs carcinoïdes, le plus souvent du grêle (de 40 à 2 000 mg/24 h) mais qui peut aussi avoir d'autres localisations (bronches), certaines malabsorptions.

Diminution : mastocytose.

ACTH DE BASE ET SOUS STIMULATION

Définition

Hormone sécrétée par les cellules corticotropes de l'antéhypophyse ayant pour cible la corticosurrénale dont elle stimule la sécrétion.

ACTH = *Adreno Corticotropin Hormone*.

Technique

ACTH de base et cycle : le dosage de base se fait sur 10 mL de sang prélevé sur EDTA, centrifugé et congelé dans les quelques minutes qui suivent (moins de 5 minutes). Dosage de base le matin à jeun à 8 h ; le cycle comporte en outre des prélèvements à 12 h, 16 h et 20 h.

ACTH sous stimulation : évaluation de la réponse hypophysaire lors d'insuffisance antéhypophysaire ou hypothalamique, ou de syndrome de Cushing :

- test d'hypoglycémie *:* injection IV de 0,10 unité d'insuline ordinaire par kilogramme de poids au temps 0 : prélèvement pour dosage d'ACTH, de cortisol et de glycémie à 0, 15, 30, 45, 60, 90 et 120 min ;
- test à la CRH *:* la stimulation de l'ACTH se fait par la CRH humaine recombinante qui est l'hormone hypothalamique qui stimule l'ACTH hypophysaire puis le cortisol ;
- test à la desmopressine : cet analogue de l'hormone antidiurétique a des récepteurs sur les cellules corticotropes et stimule la production d'ACTH et de cortisol ;
- test à la métopirone : cette molécule bloque la dernière étape de la synthèse du cortisol ; il en résulte une levée du rétrocontrôle négatif exercé par ce dernier sur l'hypothalmus, d'où stimulation de la production de l'ACTH et du composé S (ou 11-désoxy-cortisol).

Précautions et causes d'erreur

L'ACTH est une hormone très fragile, son dosage n'est fiable que si le prélèvement a été centrifugé et congelé dans les 2 ou 3 minutes qui suivent. Le prélèvement doit donc être fait, au mieux, directement au laboratoire qui pratique le dosage.

Le test à la desmopressine est contre-indiqué chez l'hypertendu, l'insuffisant coronarien ou cardiaque et le sujet de plus de 60 ans ; il peut entraîner des modifications tensionnelles, des douleurs abdominales, une pâleur ; le malade doit être hospitalisé, alité, et le test pratiqué sous stricte surveillance médicale.

Le test d'hypoglycémie doit être très surveillé dans l'insuffisance antéhypophysaire, car il risque de provoquer une hypoglycémie sévère. Il est contre-indiqué chez le patient âgé de plus de 70 ans, en cas d'épilepsie, de coronaropathie ou d'insuffisance cérébrovasculaire. Là aussi, le malade est alité et hospitalisé. Il doit être à jeun. Ce test n'est interprétable que si la glycémie chute au cours du test.

Résultats normaux

L'ACTH de base à 8 h est d'environ 60 pg/mL ; à 16 h, il est de 10 pg/mL, plus bas à minuit.

Au cours des tests de stimulation, l'ACTH doit augmenter d'au moins 50 % en cas de fonction corticotrope normale.

Résultats en pathologie

Dans l'insuffisance surrénale primitive et dans l'hyperplasie bilatérale des surrénales, le taux de l'ACTH est élevé, à l'état basal et sous stimulation.

Dans la maladie de Cushing, il est subnormal et la stimulation par l'hypoglycémie, la CRH, la desmopressine ou la métopirone est positive.

Dans le syndrome de Cushing paranéoplasique, l'ACTH est très élevée et tous les tests de stimulation sont négatifs.

Dans le syndrome de Cushing par tumeur surrénalienne et dans l'insuffisance antéhypophysaire, le taux d'ACTH est très bas et il ne répond pas à la stimulation.

Dans l'insuffisance hypothalamique, l'ACTH est basse à l'état basal et répond de façon retardée à la stimulation (hypophyse fonctionnelle).

ACTITEST

Voir *Fibrotest*.

ACTIVITÉ ANTI-XA

Définition

Mesure de l'activité inhibitrice de l'héparine non fractionnée, de bas poids moléculaire ou d'un héparinoïde vis-à-vis du facteur X activé (Xa) en présence d'antithrombine. La courbe d'étalonnage varie selon l'anticoagulant utilisé. Celui-ci doit impérativement être mentionné sur le bon de demande.

Technique

Prélèvement d'un tube citraté dans un délai bien précis après l'injection, variable selon l'héparine utilisée. Un échantillon est mis en présence d'antithrombine (cofacteur de l'héparine) et de Xa en excès. Puis on déclenche la coagulation en présence d'un substrat coloré sensible uniquement au facteur Xa. La mesure est celle de la densité optique résiduelle.

Résultats

La valeur d'une anticoagulothérapie efficace varie en fonction de l'héparine utilisée (habituellement aux environs de 1,2 UI/mL).

ACTIVITÉ RÉNINE PLASMATIQUE

Définition

L'angiotensine I est formée dans le plasma à partir de l'angiotensinogène d'origine hépatique, sous l'action de la rénine sécrétée par l'appareil juxtaglomérulaire. La mesure de l'angiotensine I à former *in vitro* est le reflet de l'activité rénine plasmatique du sujet.

Technique

Incubation sur lui-même à 37 °C d'un plasma humain et mesure par dosage radio-immunologique de la quantité d'angiotensine produite rapportée à 1 unité de volume et de temps.

Un dosage direct de la rénine par méthode immunologique est possible.

Précautions et causes d'erreur

Toutes les situations modifiant l'activité rénine plasmatique (ARP) doivent être éliminées avant le dosage :

- suppression des régimes désodés et des diurétiques pendant 15 jours (en pratique, on donne un régime sans sel + 6 g de NaCl en sachet) ;
- normalisation de la kaliémie ;
- exclusion pendant 15 jours des hypnotiques d'action prolongée, pendant 1 mois des β-bloquants, de l'*Aldomet*, du *Catapressan* et des inhibiteurs de l'enzyme de conversion, pendant 3 mois de l'*Aldactone* ;
- arrêt de la prise d'œstrogènes (pilule) ;
- on doit préciser le jour du cycle menstruel (ARP plus élevé dans la deuxième partie du cycle), noter l'existence éventuelle d'une insuffisance hépatique ;
- le décubitus durant 2 heures minimum et l'orthostatisme pendant 1 heure doivent être strictement observés.

Résultats à l'état normal

Les valeurs sont rapportées à la « normale » du laboratoire. En orthostatisme, l'ARP doit être deux à trois fois plus élevée qu'en décubitus.

Principales variations en pathologie

C'est au cours de l'HTA que la mesure de l'ARP prend toute sa valeur.

HTA avec ARP normale : HTA essentielle, néphropathie uni- ou bilatérale, phéochromocytome, Cushing.

HTA avec ARP élevée : HTA rénovasculaire (→).

HTA due à la prise de la pilule, HTA maligne (→).

HTA avec ARP basse : hyperaldostéronisme primaire (aldostérone élevée), bloc enzymatique et intoxication à la réglisse (aldostérone basse).

ACTIVITÉ TUBULAIRE (TM) [capacité maximale d']

Définition

Le Tm mesure la capacité maximale de réabsorption ou de sécrétion d'une substance par le tubule rénal.

Résultats

À l'état normal :

- le *Tm PAH* (acide Para-Amino-Hippurique) [72 à 78 mg/min/1,73 m^2] reflète la masse tubulaire capable de sécrétion ;
- le *Tm glucose* (350 à 400 mg/min/1,73 m^2) reflète la masse tubulaire capable de réabsorption ;

• le *Tm de réabsorption des phosphates* (Tm TRP), normalement entre 85 et 95 %, permet d'évaluer l'activité de la parathormone sur le rein.

ÂGE OSSEUX

Définition

L'apparition des noyaux d'ossification, qui se fait suivant une chronologie bien déterminée permet l'estimation de la maturation osseuse, reflet de la croissance staturale. Chez l'enfant, la comparaison de la maturation des noyaux d'ossification à celle représentative d'un groupe d'enfants du même âge est appelée mesure de l'âge osseux.

Technique

La méthode de Greulich et Pyle est la plus communément utilisée. Une radiographie du poignet et de la main gauches de l'enfant à étudier est comparée à une série de radiographies de la main d'enfants normaux d'âges différents. L'image la plus proche de celle de l'enfant à étudier détermine l'âge osseux de cet enfant.

ALCOOLÉMIE

Définition

Dosage de la teneur en alcool du sang habituellement exprimée en g/L.

Technique de prélèvement

Ne jamais nettoyer à l'alcool ou à l'éther avant la ponction, mais avec un antiseptique. Lors des réquisitions d'alcoolémie par la police 2 flacons de 10 mL sont à remplir, sinon un flacon suffit.

Résultats

Variables entre 0 et 87 mmol/L (4 g/L).

En général :

- ivresse au-dessus de 21,7 mmol/IL ;
- *coma éthylique* au-dessus de 87 mmol/L (4 g/L).

Mais la symptomatologie n'est pas toujours corrélée à la concentration.

ALDOSTÉRONE PLASMATIQUE ET MÉTABOLITES URINAIRES

Sécrété par la zone glomérulée des glandes corticosurrénales, l'aldostérone est le minéralocorticoïde le plus puissant chez l'homme. Il permet la réabsorption de Na^+ et l'élimination de K^+ (par voie urinaire). Son dosage évalue la fonction minéralosurrénalienne.

Technique

Le dosage de l'aldostérone plasmatique est radioimmunologique. Le prélèvement sanguin est recueilli sur héparine à + 2 °C, centrifugé à froid ; le plasma est conservé à – 20 °C.

L'aldostéronémie doit être dosée :

- en bilan sodé équilibré : 120 mmol/j et après recharge en potassium ;
- en position couchée, au repos ;
- puis après 4 h d'orthostatisme ;
- après arrêt des traitements antihypertenseurs (à l'exclusion des inhibiteurs calciques) ;
- éventuellement après charge salée (freinage) ou après *Lasilix* (stimulation).

Dans les urines, on dose l'aldostéronurie (10 % des métabolites de l'aldostérone) et la tétrahydroaldostérone [THA] (40 % des métabolites).

Précautions et causes d'erreur

Voir *Activité rénine plasmatique (ARP).*

Résultats à l'état normal

- Aldostérone plasmatique chez l'adulte en décubitus : 30 à 150 pg/mL (le double dans la seconde partie du cycle menstruel).
- Aldostéronurie : 5 à 20 µg/24 h.
- THA : 20 à 60 µg/24 h.

Test de stimulation

Le passage du décubitus à l'orthostatisme multiplie par 5 l'aldostérone plasmatique (par 3 l'ARP).

L'injection de 40 mg de furosémide *(Lasilix)* multiplie par 3 l'aldostérone plasmatique au bout d'une heure et demie (par 2 l'ARP en 30 min).

Principales variations en pathologie

Un bilan sodé négatif élève considérablement l'aldostérone plasmatique et ses métabolites urinaires.

Dans le syndrome de Conn (→), aldostérone plasmatique élevée couché et debout avec ARP basse. Dans l'hyperplasie des surrénales, l'aldostéronémie s'élève après orthostatisme ; dans l'adénome, elle baisse paradoxalement.

Dans les hyperaldostéronismes secondaires, l'aldostérone plasmatique, les métabolites urinaires et l'ARP sont élevés.

Dans les insuffisances surrénales, l'hypoaldostéronisme isolé, les blocs de l'hormonosynthèse, les intoxications à la réglisse, l'aldostérone plasmatique et les métabolites urinaires sont effondrés.

ALPHA-1-ANTITRYPSINE (clairance de l')

Définition, technique

L'alpha-1-antitrypsine (α1-AT) est un inhibiteur de protéase synthétisé par le foie et présent dans le sérum à un taux de 2 à 5 g/L. On retrouve normalement un certain taux d'α1-AT dans les selles (elle n'est pas dégradée par les enzymes pancréatiques).

La quantité d'α1-AT éliminée par rapport à son taux plasmatique (clairance) permet de mesurer les pertes protéiques plasmatiques. Les mesures se font sur trois jours.

Résultats normaux

Concentration : 80 à 90 mg/L.

Clairance : environ 10 mL/24 h.

Résultats pathologiques

La clairance de l'α1-AT est augmentée dans les entéropathies exsudatives.

ALPHA-FŒTOPROTÉINE

C'est une protéine fœtale synthétisée par le foie entre 12 et 16 semaines de vie fœtale, qui n'est présente qu'à l'état de traces chez l'adulte (moins de 6 UI/mL ou 10 ng/mL).

Elle est élevée dans 50 à 75 % des *carcinomes hépatocellulaires*. Un taux supérieur à 500 ng/mL est quasi pathognomonique du diagnostic. L'α-fœtoprotéine peut également s'élever, mais de façon moins importante dans tous les cas de régénération hépatique (hépatite virale aiguë ou chronique).

Une élévation importante peut également être observée dans les tumeurs embryonnaires du testicule ou de l'ovaire (75 % des cas).

AMNIOCENTÈSE

Buts

Elle permet de réaliser le caryotype fœtal à partir de 14 semaines et de rechercher la majorité des maladies monogéniques (affection due à un seul gène) et des pathologies infectieuses.

Technique

Sous échotomographie, femme en décubitus dorsal, détendue, vessie vide, paroi abdominale désinfectée, ponction avec une aiguille à ponction lombaire, et seringue de 20 cm^3 de 15 à 30 mL de liquide amniotique.

Incidents et accidents

- Ponction blanche ou sanglante.
- Fissuration des membranes dans 0,6 à 1,5 % des cas et fausse couche dans 0,5 à 1 % des cas.
- Rupture prématurée des membranes dans les amniocentèses tardives.

L'immunisation Rhésus doit être prévenue +++.

Indications

- Détermination du caryotype fœtal.
- Enfant précédent anormal : trisomie 21, autre anomalie chromosomique, anencéphalie ou spina bifida.
- Maladie familiale transmissible : chromosomique, métabolique ou liée au sexe, digestive.
- Recherche d'une infection du fœtus (toxoplasmose).
- Dosage de la *bilirubinémie* dans les anémies hémolytiques.

AMNIOSCOPIE

Buts

Visualiser au cours du 3e trimestre de la grossesse la couleur du liquide amniotique à travers les membranes pour y déceler une souffrance fœtale.

Dangers et contre-indications

Rupture prématurée des membranes, hémorragie dans le placenta prævia.

Technique

Femme en position gynécologique, avec ou sans pose du spéculum : introduction de l'amnioscope dans le canal cervical.

Résultats

Normalement : le liquide amniotique est clair ou opalescent avec plus ou moins de flocons de vernis blanc.

Anormalement : le liquide amniotique peut être teinté ou franchement méconial dans les souffrances fœtales chroniques ou aiguës : dépassement de terme, toxémie, hypotonie, etc.

AMP CYCLIQUE

Définition

Il s'agit d'un intermédiaire cellulaire des hormones polypeptidiques et en particulier de l'action de la parathormone (PTH). L'AMPc urinaire est donc le reflet de l'activité de la PTH.

Technique

Dosage dans le plasma et les urines de 24 heures de 8 h à 8 h.

On peut faire un test dynamique en injectant 150 U/m^2 de PTH purifié.

Avec l'AMPc plasmatique et urinaire, on calcule la clairance rénale de l'AMPc néphrogénique (fraction secrétée par le tubule).

Causes d'erreur

Il faut un recueil de toutes les urines de 24 h (créatininurie +++).

Résultats normaux

3 à 8 mmol/24 h ; après injection de PTH le débit augmente de plus de 20 fois.

Résultats pathologiques

Dans l'hyperparathyroïdie primaire, élévation du rapport AMPc urinaire/créatininurie, de la clairance de l'AMPc rénale et de l'AMPc néphrogénique.

Dans l'hypoparathyroïdie, l'AMP cyclique est bas et répond à la PTH.

AMPLIFICATEUR DE BRILLANCE (examen à l')

Définition

Examen radiologique de la silhouette cardio-vasculaire, qui permet d'obtenir un meilleur contraste, avec moins d'irradiation du patient et de l'examinateur.

Technique

Le patient est placé sur une table radiologique, face à un tube à rayons X. Un système d'amplificateur augmente la définition de l'image qui est examinée sur un écran de télévision.

Résultats

Cet examen permet d'examiner les contours du cœur et du pédicule vasculaire et d'apprécier la cinétique. Cette technique permet surtout d'effectuer des cathétérismes cardiaques (→) sous contrôle de la vue.

AMYLASE

Définition et prélèvement

Cette enzyme a deux origines principales : glandes salivaires et pancréas. Elle se dose dans le sang, dans les urines (où l'on peut comparer sa clairance à celle de la créatinine) et dans certains épanchements (pleurésie, ascite). Les indications du dosage de l'amylase sont de plus en plus rares. Actuellement, le diagnostic de pancréatite aiguë repose sur le dosage de la lipase ; le dosage de l'amylase ne devrait plus être pratiqué.

Résultats

Normaux :

- sang : 30 à 160 UI/L ;
- urines : 36 à 152 UI/L.

Augmentation

- Principalement dans la pancréatite aiguë (+++), mais les autres syndromes abdominaux aigus peuvent également entraîner une hyperamylasémie. Une augmentation s'observe aussi dans certains cancers ou au cours des oreillons.

ANCA

Définition

Auto-anticorps anti-enzyme lysosomial du polynucléaire (abréviation anglaise de *Anti Neutrophilic Cytoplamic Antibody*).

Technique

Prélèvement sur tube sec 5 mL et étude en immunofluorescence.

Résultats

Il existe trois types d'anticorps : C-ANCA ou cytoplasmique diffus, antiprotéinase (Pr-3), trouvé au cours du syndrome de Wegener, *P-ANCA* ou périnucléaire, antimyéloperoxydase (MPO), au cours des micropolyangéites (*glomérulonéphrites malignes (→)*), *P-ANCA* atypique dirigé contre des antigènes indéterminés trouvés dans diverses pathologies rhumatismales, digestives. La présence d'anticorps anti-nucléaires peut donner un faux résultat positif.

ANGIOCARDIOGRAPHIE

Définition

Opacification radiologique des cavités cardiaques.

Technique

Ventriculographie gauche : une sonde est mise en place dans le ventricule gauche, par voie rétrograde à partir d'une artère périphérique (fémorale généralement), puis dans l'aorte jusqu'au ventricule gauche. Un produit de contraste iodé est injecté pendant l'enregistrement en radiocinéma.

Opacification par voie droite : un cathéter est placé dans l'oreillette droite ou le ventricule droit, à partir d'une veine périphérique *via* veine cave supérieure ou inférieure. Le produit de contraste est injecté, un film est enregistré. Sont opacifiés successivement : l'oreillette droite, le ventricule droit, l'artère pulmonaire et ses branches ; puis plus tardivement les veines pulmonaires, l'oreillette gauche, le ventricule gauche, l'aorte.

Préparation du patient : le patient doit être calme, détendu. La ponction périphérique est faite sous anesthésie locale. Le patient est conscient pendant l'examen. Il doit s'attendre à ressentir une grande chaleur lors de l'injection du liquide de contraste. Si le patient est connu comme étant allergique à l'iode (notion à faire préciser systématiquement lors de l'interrogatoire initial), une prémédication lui est prescrite (antihistaminiques, corticoïdes).

Résultats

L'opacification radiologique des cavités cardiaques permet d'en apprécier la taille, la morphologie, la contractilité. Elle permet de visualiser les fuites valvulaires (mitrale ou tricuspide) et d'étudier le pédicule vasculaire.

Elle est souvent indispensable aux diagnostic et bilan préopératoire des cardiopathies congénitales, des valvulopathies acquises et anomalies du VG.

Complications

Du cathétérisme : hématome au point de ponction, induction de troubles du rythme, embolie distale.

De l'opacification : allergie à l'iode, insuffisance rénale, insuffisance cardiaque.

ANGIOGRAPHIE CÉRÉBRALE

Définition

C'est l'opacification des vaisseaux cérébraux par un produit de contraste iodé. On peut explorer l'ensemble de la circulation encéphalique, c'est-à-dire les deux territoires carotidiens en avant et le territoire vertébro-basilaire en arrière.

Technique

L'abord artériel se fait par cathétérisme rétrograde de l'artère fémorale. Parfois, on pratique une *aortographie*, ce qui permet d'étudier à la fois les divers troncs artériels à destinée encéphalique.

Sous amplificateur de brillance, on pratique :

1- des clichés au cou, de face et de profil, en recherchant des anomalies des vaisseaux à l'étage cervical (arthérome, dysplasie).

2- une série de clichés successifs de face, de profil, obliques, de 3/4, ce qui permet d'explorer successivement les temps artériels parenchymateux et vei-

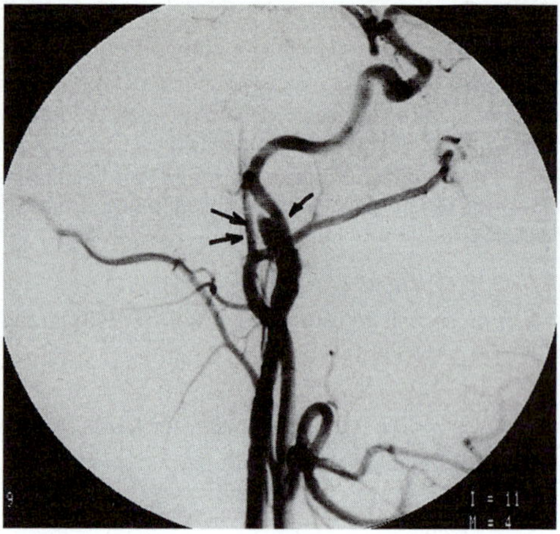

Artériographie carotidienne numérisée : image d'anévrisme avec dilatation des derniers centimètres de la carotide extracrânienne après une dissection traumatique de l'artère (flèches).

neux de la vascularisation encéphalique (*cf.* illustration).

Préparation du malade

L'examen s'effectue parfois sous anesthésie générale, mais plus souvent sous simple anesthésie locale du pli de l'aine après une prémédication (par un anxiolytique et un atropinique). Le patient signe un consentement à l'examen et passe en général une nuit de surveillance à l'hôpital.

Principales indications

- *Depuis l'IRM-ARM, cet examen n'est pratiquement utilisé qu'en radiologie interventionnelle* (embolisation d'anévrismes, pose de « coils », – spires métalliques qui sont accumulées dans le sac anévrismal pour l'occlure) – dans les malformations vasculaires cérébrales, dans l'angioplastie.
- *Rarement dans le bilan préopératoire* de certaines tumeurs vasculaires ou avant endartérectomie carotidienne.
- *Dans tous les cas cet examen est réservé à des centres spécialisés réunissant radiologues, neurologues et neurochirurgiens.*

Contre-indications

Allergie à l'iode, hypertension artérielle sévère et/ou mal contrôlée, âge physiologique avancé, insuffisance rénale sévère, diabète sous biguanides, déshydratation.

Incidents, accidents et surveillance

L'injection du produit de contraste dans la paroi artérielle peut provoquer la formation d'un hématome localisé au point de ponction – à traiter par compression prolongée –. Plus exceptionnellement, il peut se produire un anévrisme au point de ponction, une thrombose ou une embolie artérielle post-artériographique. Il peut alors se constituer un déficit neurologique correspondant au territoire de l'artériographie.

On observe environ 1 % d'incidents ou d'accidents après cet examen dont l'indication doit donc être portée avec discernement. Ses indications ont beaucoup diminué depuis les progrès de l'IRM avec ARM (angiographie par résonance magnétique). La surveillance après l'examen portera sur le pouls, la tension artérielle, la conscience, l'apparition éventuelle d'un déficit neurologique, l'examen des axes vasculaires explorés et le dépistage d'un éventuel hématome au point de ponction, ou d'une ischémie artérielle au membre inférieur qui a été ponctionné.

ANGIOGRAPHIE MÉDULLAIRE

Définition

C'est l'opacification des vaisseaux de la moelle, par un produit de contraste iodé (les contre-indications sont les mêmes que pour toute angiographie : voir Angiographie cérébrale).

Technique

C'est le principe de l'aortographie sélective : injection des artères intercostales et lombaires à partir d'une sonde montée dans l'aorte.

On prend des clichés de face et de profil.

Indications essentielles

Diagnostic et parfois traitement (embolisation) des angiomes et diverses malformations vasculaires de la moelle.

ANGIOGRAPHIE PULMONAIRE

Buts de l'examen

- Visualisation directe de caillots dans l'artère pulmonaire et ses branches.
- Quantification précise du degré d'obstruction artérielle (index de Miller), en vue de décider d'une éventuelle thrombolyse ou chirurgie en urgence (*cf.* illustration).

Technique

Cet examen est réalisé par un radiologue en radiologie vasculaire :

- la voie d'abord est plus fréquemment une veine du bras (plus rarement une veine fémorale) ;
- mise en place d'un *Désilet* dans la veine d'abord, puis montée d'un guide long sur lequel on enfile une sonde d'angiographie, qu'on monte dans l'artère pulmonaire en passant par les cavités droites ;
- la sonde est ensuite positionnée alternativement dans l'artère pulmonaire droite, puis gauche ; dans chaque artère, on injecte un produit de contraste pendant une dizaine de secondes, au cours desquelles est prise une série de clichés très rapides du champ pulmonaire correspondant ;
- la lecture des clichés permet ensuite de calculer un indice d'obstruction vasculaire, l'index de Miller, qui quantifie le degré d'obstruction des artères pulmonaires par les caillots ;
- en fonction de l'index de Miller et des signes cliniques, une décision de thrombolyse ou de chirurgie en urgence peut être prise.

Précautions et incidents

Il faut vérifier l'hémostase, la créatininémie et l'absence d'allergie à l'iode.

Au moment de l'injection, le sujet ressent une forte chaleur. Les incidents possibles sont : choc à l'iode, frissons, troubles du rythme, insuffisance cardiaque, mais ils sont rares.

L'examen est contre-indiqué dans l'hypertension artérielle pulmonaire sévère.

L'arbre artériel pulmonaire est bien opacifié avec ses deux branches principales et les ramifications jusqu'aux artères de petits calibres.

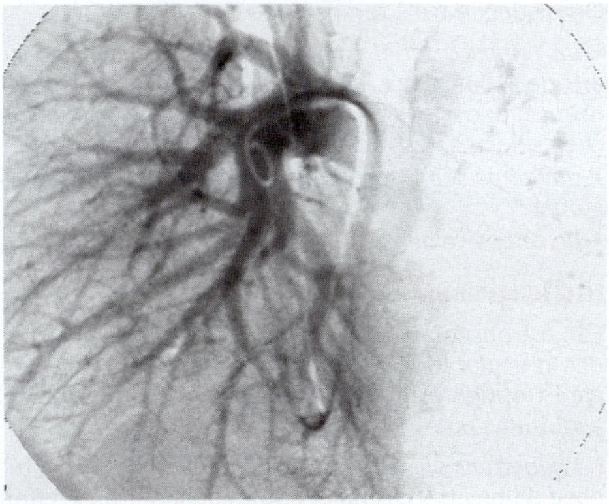

Angiographie pulmonaire sélective. La sonde, placée dans l'artère pulmonaire droite, a injecté la totalité de la vascularisation du poumon droit.

Résultats en pathologie et indications

Dans l'*embolie pulmonaire*, l'angiographie montre une image d'oblitération artérielle.

Elle est *aussi indiquée dans le bilan* :

- des *cardiopathies congénitales* ;
- des *opacités radiologiques* dont l'origine vasculaire est suspectée ;
- de l'*emphysème panlobulaire* ;
- de certains *cancers bronchiques* à la recherche d'une extension vasculaire. Cette indication tend à disparaître, au profit de la tomodensitométrie et de l'imagerie par résonance magnétique nucléaire (IRM).

ANGIOGRAPHIE RÉNALE NUMÉRISÉE

Définition

C'est l'opacification des artères rénales, de leurs branches, de la vascularisation intrarénale. Ce peut être le premier temps d'une angioplastie.

Technique

Le malade est groupé, son hémostase est contrôlée, les deux régions inguinales sont rasées, sa pression artérielle est correcte. Une prémédication est faite une demi-heure avant l'examen, une anesthésie générale est parfois réalisée. On monte, habituellement, un cathéter par voie transfémorale (technique de Sedlinger) dans l'aorte. On prend des clichés d'aortographie de face et obliques pour la recherche de lésions vasculaires, d'artériographie sélective pour la recherche d'une tumeur.

Résultats

On distingue trois temps dans l'opacification :

- *un temps artériel :* on visualise le ou les troncs artériels, les deux branches principales rétro- et prépyéliques, les artères interlobaires et, sur les clichés sélectifs, les artères arquées ;
- *un temps néphrographique :* d'abord cortical, puis global ;
- *un temps veineux.*

Indications

Elle est posée après avoir discuté les autres méthodes d'exploration à disposition suivant la pathologie : Doppler artériel, angioscanner multibarrettes, angio-IRM ou ARM :

- *l'hypertension artérielle :* on recherche une sténose d'une artère rénale, notamment sur un greffon (→ *Sténose d'une artère rénale*) ;
- *les tumeurs rénales* (→) ;
- *la nécrose corticale :* elle confirme le diagnostic (ex. : rejet aigu du transplant) ;
- *la périartérite noueuse* : l'existence de micro-anévrismes confirme le diagnostic suspecté cliniquement.

✚ Surveillance après l'examen

Le sujet doit rester allongé et immobile pendant 12 heures suivant l'examen.

Le risque d'hématome volumineux et compressif justifie :

- la prise horaire du pouls et de la tension artérielle ; la dilatation comporte un risque de collapsus ;
- la surveillance des pouls périphériques, de la chaleur et de la coloration du membre ;
- la surveillance du point de ponction (à ausculter le lendemain).

L'hydratation doit être abondante.

ANGIOGRAPHIE RÉTINIENNE EN FLUORESCENSCE

Définition

L'angiographie rétinienne en fluorescence permet une étude dynamique de la circulation chorio-rétinienne, après opacification des vaisseaux par un sel de fluorescéine. Elle consiste à injecter dans le sang veineux (au bras) 2,5 mL de *Fluorescéine* à 10 % qui passent dans le courant artériel pour atteindre environ 12 secondes plus tard l'artère centrale de la rétine (temps bras-rétine).

On prend alors des photographies en série du passage de la *Fluorescéine* dans les vaisseaux des deux yeux.

Les atomes de ce colorant, lorsqu'il sont excités par les radiations de courte longueur d'onde (bleues), réémettent une partie de l'énergie qu'ils absorbent sous forme d'une lumière verte (fluorescence) qui dévoile les tissus imprégnés.

Préparation

Le patient est placé devant l'appareil, la pupille préalablement dilatée au maximum ; il est important de le rassurer avant les photographies. Le local sera frais et bien aéré (faire découvrir les malades).

L'injection IV se fera au pli du coude, ou dans l'avant-bras grâce à un cathéter type *Butterfly*.

Invonvénients

Ils sont minimes, mais il faut en prévenir les malades : coloration jaune des téguments et des urines dans les heures qui suivent l'injection.

Incidents

Nausées, vomissements, lipothymies.

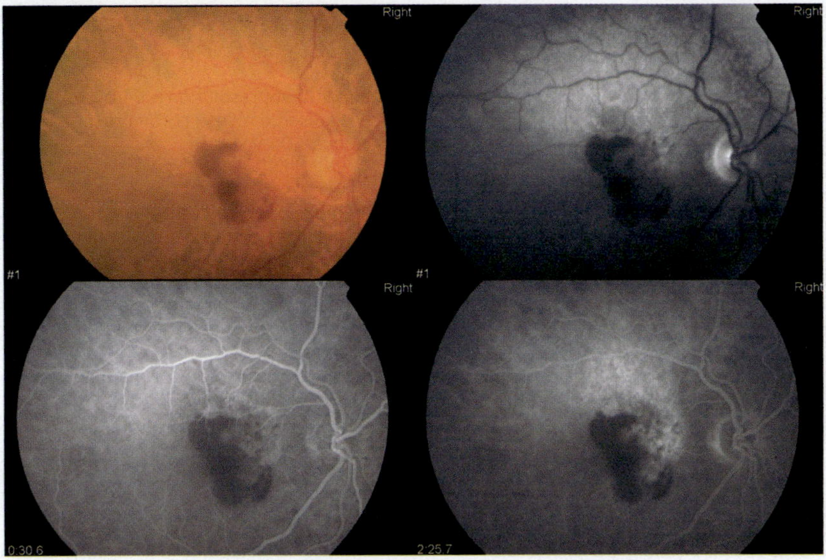

Clichés couleurs, vert et séquence angiographique en fluorescéine :
DMLA exsudative compliquée d'hématome sous-maculaire.

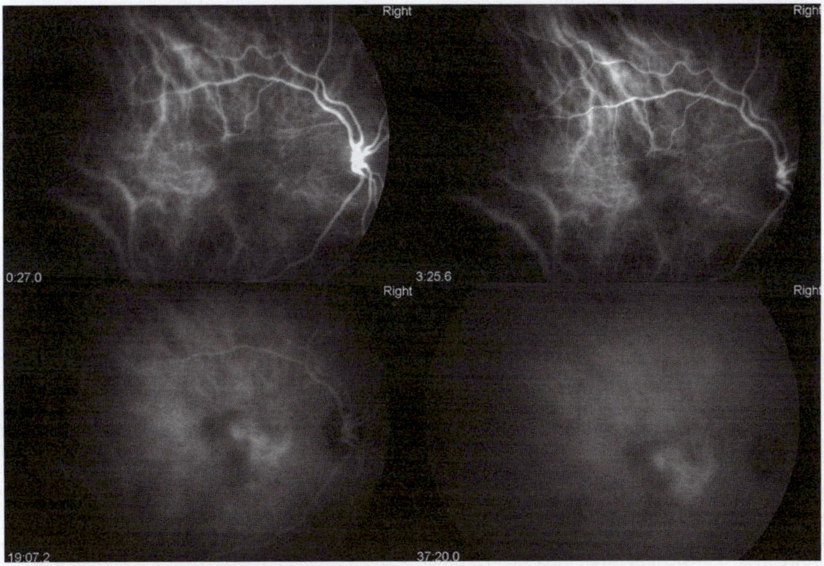

Même patiente. Séquence au vert d'indocyanine (ICG).

Accidents

Ils sont rares : choc, infarctus, accidents vasculaires. Il faudra rechercher, avant injection, d'éventuels antécédents d'allergie médicamenteuse, ou l'existence d'une tare rénale, cardiaque, ou hépatique qui contre-indiquent l'angiographie. Il est indispensable de disposer sur place d'un matériel de réanimation.

Indications

Dégénérescence maculaire liée à l'âge (DMLA)++++.

Rétinopathie diabétique +++, traitement indispensable pour la pratique des photocoagulations au laser.

La pathologie chorio-rétinienne vasculaire : oblitération veineuse rétinienne, etc.

ANGIO IRM CÉRÉBRALE ET DES TRONCS SUPRA-AORTIQUES

Technique

Technique IRM avec injection de gadolinium pour visualiser le cerveau et toute sa vascularisation artérielle avec reconstructions 3D possibles.

Précautions

- Surveillance créatininémie.
- Allergie exceptionnelle au gadolinium.

Indications

- Apprécier au mieux une sténose carotidienne et son retentissement éventuel sur l'encéphale (hypoperfusion, lésions ischémiques récentes ou anciennes).
- Après un accident vasculaire cérébral si nécessaire.

ANGIOSCANNER DE L'AORTE THORACIQUE OU DE L'AORTE ABDOMINALE

Technique

Technique radiologique par scanner haute résolution, avec injection d'iode pour visualiser l'aorte thoracique ou abdominale.

On peut obtenir des reconstructions 3D à partir des images recueillies.

Précautions

- Prémédication en cas d'allergie à l'iode.
- Surveillance de la créatininémie.

Indications

– Visualiser très précisément un anévrisme de l'aorte thoracique ou abdominale : diamètre, hauteur rapport avec l'environnement proche, thrombus, pré-fissurations.

– Visualiser une dissection aortique (→).

ANGIOSCANNER CORONAIRE

Technique

Scanner haute résolution à 64 barrettes permettant de visualiser le réseau coronaire et faire des reconstructions 3D.

Précautions

- Prémédication en cas d'allergie à l'iode.
- Surveillance de la créatininémie.

Indications

À visée diagnostique dans le cadre d'un bilan préopératoire avant une chirurgie vasculaire lourde (carotide, anévrisme, etc.), quand le patient est jeune et à faible risque coronaire.

ANGIOSCANNER PULMONAIRE

Technique

Technique radiologique par scanner avec injection d'iode pour visualiser les artères pulmonaires. Le scanner utilisé est à haute résolution permettant des coupes très fines successives et ainsi permettre une reconstruction 3D des artères pulmonaires.

Précautions

- Prémédication en cas d'allergie à l'iode.
- Surveillance de la créatininémie.

Indications

Dans l'embolie pulmonaire, l'angioscanner pulmonaire montre une oblitération artérielle.

ANTIBIOGRAMME

Définition

L'antibiogramme standard par la méthode des disques étudie *in vitro* l'action des antibiotiques sur une souche bactérienne.

Technique

Elle est fondée sur la diffusion en gélose (sur laquelle est ensemencée la souche bactérienne isolée) des antibiotiques à partir de disques en papier buvard imprégnés en quantité définie des antibiotiques à tester.

Résultats

La lecture s'effectue après 18 à 24 heures d'étuve. Il existe autour de certains disques une couronne sans développement microbien (zone d'inhibition) que l'on mesure. La souche est sensible si le diamètre est supérieur à 15 mm, résistante s'il est inférieur à 5 mm.

On peut aussi interpréter l'antibiogramme de façon *quantitative* en évaluant la *concentration minimale inhibitrice* (CMI) à l'aide de courbes de concordance (CMI-diamètre d'inhibition).

L'effet de l'association de deux antibiotiques peut être étudié par diffusion à partir de deux bandes de papier chargées d'antibiotiques placées à angle droit : addition, synergie, antagonisme. (→ Antibiotiques [pouvoir bactéricide des]).

ANTIBIOTIQUES (pouvoir bactéricide des)

Définition

L'étude du pouvoir bactéricide des antibiotiques (isolés ou associés 2 par 2) est indispensable toutes les fois qu'on est en présence d'une infection grave (endocardites, méningites, etc.) et nécessite un laboratoire spécialisé.

Technique

On dispose de deux méthodes : l'une en milieu solide, l'autre en milieu liquide. Dans les deux cas, on compte les bactéries survivantes après un temps de contact déterminé avec le ou les antibiotiques choisis.

Résultats

Un antibiotique (ou une association de 2 antibiotiques) est bactéricide lorsqu'il laisse survivre moins de 0,01 % des germes ensemencés.

ANTICOAGULANTS CIRCULANTS

Définition

Ce sont des inhibiteurs interférant avec le mécanisme normal de la coagulation, mis en évidence par l'absence de correction de la coagulation par l'addition d'un plasma normal.

Résultats

L'allongement du temps de céphaline activé et du temps de Quick en dehors de tout défaut de facteur de coagulation évoquent la présence d'un inhibiteur de la prothrombinase (→ Coagulation). Exemple : lupus érythémateux disséminé.

Plusieurs tests sont commercialisés utilisant des variantes du TCA ou du temps de Quick, dont le résultat est interprété en fonction de la correction obtenue (indice de Rosner).

La recherche d'inhibiteurs de facteurs antihémophiliques (VIII ou IX) se fait directement (exemple : hémophilie A ou B ayant reçu des facteurs).

L'allongement du temps de thrombine (→) sans anomalie de fibrinogène permet de diagnostiquer un inhibiteur de la thrombine (exemple : polyarthrite rhumatoïde, héparinothérapie).

ANTICORPS ANTI-CCP

Ce sont des anticorps antiprotéines/peptides citrullinés, détectés par technique ELISA, qui sont très fréquemment retrouvés dans la polyarthrite rhumatoïde, et souvent très précocement.

ANTICORPS ANTICELLULES PARIÉTALES GASTRIQUES

Des taux élevés sont observés dans certaines gastrites auto-immunes, notamment dans la maladie de Biermer.

ANTICORPS ANTIÉRYTHROCYTAIRES

Définition

Ce sont des anticorps sériques dirigés contre les antigènes de groupe sanguin fixés à la surface des hématies : *auto-anticorps* lorsqu'ils sont dirigés contre les propres hématies du sujet, *allo-anticorps* lorsqu'ils sont dirigés contre des hématies humaines différentes de celles du sujet (appelés aussi agglutinines irrégulières ou anticorps immuns). Ils sont surtout utiles à la transfusion sanguine. En cas de positivité, le résultat peut demander plusieurs heures. Cet examen doit donc être systématiquement demandé avec la première détermination de groupe.

Technique

• *La recherche d'agglutinines irrégulières (RAI)* est un test de dépistage réalisé en faisant incuber à 37 °C le *sérum* du patient en présence de trois hématies-tests, comportant à leur surface la plupart des antigènes les plus fréquents. La présence d'un anticorps dirigé contre un de ces antigènes entraîne une hémagglutination. Le réactif de Coombs (anticorps anti-anticorps humains fabriqués par le lapin ou antiglobuline) amplifie la réaction. Il s'agit d'un test de Coombs indirect.

• *L'identification* est réalisée en cas de dépistage positif. Le sérum du sujet est mis en présence d'un panel de 15 à 29 hématies-tests, en technique de *Coombs indirect*. Par déduction, l'anticorps est défini par les antigènes des hématies-tests agglutinées. *Le traitement des hématies*-tests par *des enzymes* (papaïne, trypsine) permet soit de révéler les antigènes à la surface des hématies-tests, soit de détruire certains antigènes.

• *Une épreuve directe de compatibilité* est toujours réalisée lorsqu'un anticorps est présent ou a été présent. En technique de Coombs direct, le sérum du patient est incubé avec les hématies à transfuser (dépourvues de l'antigène correspondant à l'anticorps).

• La recherche d'agglutinines froides utilise la même technique, mais le prélèvement est d'abord incubé à 37 °C pour dissoudre l'anticorps qui a tendance à précipiter à la température du laboratoire, puis à 4 °C. Il s'agit d'une IgM.

• *Test de Coombs direct* (ou test direct à l'antiglobuline) : les hématies sensibilisées du sujet sont mises en présence du réactif de Coombs. Sa positivité indique la présence d'anticorps fixés sur (et donc dirigés contre) les *hématies* du patient. Il s'agit d'un auto-anticorps (le plus souvent), ou d'un allo-anticorps en cas de transfusion récente.

Résultats

Il n'existe pas d'auto-anticorps antiérythrocytaires chez les sujets normaux. Ils témoignent souvent d'un contexte auto-immun, mais ils peuvent apparaître en dehors de toute affection.

Les allo-anticorps ou agglutinines irrégulières apparaissent le plus souvent après une sensibilisation :

• *transfusion incompatible :* exemple, sujet Rhésus – ayant reçu du sang Rhésus + développant un anticorps immun anti-Rhésus ;

• *grossesse :* exemple, mère O portant un enfant A ou mère Rh – portant un enfant Rh +. Les anticorps irréguliers sont mis en évidence par le test de Coombs indirect chez la mère (dans son sérum) et direct chez l'enfant (sur ses hématies) ;

• *anémies hémolytiques auto-immunes* : les auto-anticorps sont fréquemment retrouvés au cours des anémies hémolytiques par auto-immunisation primitive ou secondaire : lupus, infection virale, lymphomes ;

• *maladie des agglutinines froides : un titre > 64 est évocateur.*

Durée de validité d'une RAI

• Elle est fixée à 72 heures (3 jours) après le prélèvement. Ce délai peut être de 21 jours en l'absence de toute stimulation antigénique (transfusion, grossesse, greffe) dans les 6 derniers mois.

ANTICORPS ANTI-HLA

Définition

Ce sont des anticorps dirigés contre les déterminants antigéniques présents à la surface des leucocytes. En général, ce sont les anticorps antilymphocytes que l'on étudie.

Technique

Prélèvement sanguin sur tube sec.

Mise en évidence des anticorps par leuco-agglutination ou par lymphotoxicité.

Résultats normaux

Habituellement, la recherche d'anticorps antileucocytes est négative.

Les grossesses et beaucoup moins souvent les transfusions (les produits sanguins sont tous déleucocytés) peuvent induire des anticorps.

Variations et pathologie (positivité)

Transfusion de plaquettes : la présence d'anti-HLA implique la transfusion de plaquettes issues d'un donneur le plus compatible possible.

Greffe d'organe : un test de lymphotoxicité, appelé *Cross match*, est pratiqué en urgence avant une greffe rénale ; le sérum du receveur (sérum régulièrement prélevé chez le dialysé et conservé à – 80 °C) est testé contre les lymphocytes du donneur. Sa positivité interdit la greffe rénale sous peine de rejet suraigu.

ANTICORPS ANTIMITOCHONDRIES

Définition

Habituellement recherchés et dosés dans le sang par immunofluorescence, ils n'ont pas de spécificité d'organe.

Augmentation

Elle s'observe à des taux très élevés dans la *cirrhose biliaire primitive* (90 % des cas). Les anticorps antimitochondries de type M2 sont spécifiques de cette maladie. Des taux assez élevés peuvent être retrouvés dans l'hépatite chronique active auto-immune (associée à celles des anticorps antimuscle lisse) et plus rarement dans certaines connectivites (lupus érythémateux disséminé, polyarthrite rhumatoïde), voire assez exceptionnellement dans d'autres maladies (Maladie de Biermer, Addison, affections thyroïdiennes).

ANTICORPS ANTIMUSCLE LISSE

Définition

Habituellement recherchés et dosés dans le sang par immunofluorescence, ils n'ont pas de spécificité d'organe.

Augmentation

Elle s'observe dans l'hépatite chronique active auto-immune à des taux assez élevés, parfois dans certaines hépatites médicamenteuses, mais aussi dans d'autres maladies : mononucléose infectieuse, cancers, etc.

ANTICORPS ANTINUCLÉAIRES

Définition

Ce sont des auto-anticorps dirigés contre plusieurs constituants du noyau cellulaire : ADN, ARN, fractions nucléaires solubles.

Technique

Les anticorps sont recherchés par l'immunofluorescence, la radio-immunologie (technique de Farr).

Résultats

La présence d'anticorps antinucléaires ne signe pas forcément un état pathologique. L'élévation régulière de certains types d'anticorps dans certaines maladies en font des signes biologiques d'orientation.

Les anticorps antinucléaires sont retrouvés dans quasiment 100 % des lupus érythémateux disséminés et des connectivites mixtes, et dans 50 % des polyarthrites rhumatoïdes, des sclérodermies systémiques, des syndromes de Gougerot-Sjögren, des polymyosites, dermatomyosites, dans la myasthénie et la cirrhose biliaire primitive.

ANTICORPS ANTIPLAQUETTES

Définition

Ce sont des anticorps dirigés contre les antigènes des plaquettes (groupes plaquettaires équivalents des groupes érythrocytaires pour les allo-anticorps ou glycoprotéines membranaires pour les auto-anticorps).

Technique

Prélèvement sanguin sur tube sec et sur tubes avec EDTA.

Mise en évidence par différentes techniques immunologiques des auto- ou des allo-anticorps.

Résultats

Il n'existe pas d'auto-anticorps antiplaquettes dans le sérum des sujets normaux. Les allo-anticorps peuvent apparaître après une grossesse.

Résultat retrouvé positif :

- purpura thrombocytopénique immunologique ;
- lupus érythémateux disséminé ;
- cirrhose, infections.

ANTICORPS ANTIRÉTICULINE

Des taux élevés se voient dans la maladie cœliaque (entéropathie au gluten), la dermatite herpétiforme, plus rarement dans la maladie de Crohn. Les anticorps antitransglutaminase sont plus sensibles et plus spécifiques et la recherche d'anticorps antiréticuline ne devrait plus être réalisée.

ANTICORPS ANTISTREPTOCOCCIQUES

Définition

Ce sont des anticorps produits sous l'action des toxines sécrétées par les streptocoques pathogènes. Les plus couramment recherchés sont les *antistreptolysines O*. Mais il existe aussi des streptokinases et des streptodornases susceptibles de provoquer la sécrétion d'anticorps spécifiques.

Technique

Prélèvement à jeun en tube stérile. Le sérum est prélevé après rétraction du caillot.

Résultats normaux

Jusqu'à 200 unités AS.

Variations pathologiques

Le taux s'élève après toute infection streptococcique. Mais il est utile d'avoir 2 résultats à 15 jours de distance. Si le taux d'antistreptolysines O s'est élevé pendant cette période, c'est qu'il y a eu infection récente et séroconversion (angine à streptocoque, scarlatine, rhumatisme articulaire aigu ou subaigu, chorée de Sydenham, etc.).

Causes d'erreurs

- Dyslipoïdoses.
- Lupus érythémateux.
- Hépatite virale.
- Primo-infection tuberculeuse.

ANTICORPS ANTITHYROÏDIENS

Définition

Ils sont de deux types :

• les anticorps « classiques », marqueurs de l'auto-immunité thyroïdienne : anticorps *antithyroglobuline* (antiTg) et anticorps *antimicrosomiaux* (ou antithyroperoxydase ou antiTPO) ;

• les anticorps thyréostimulants spécifiques de la maladie de Basedow : anticorps antirécepteur de la TSH (ou TRAK).

Technique

Prélèvement de 5 mL de sang veineux sur tube sec. Les anticorps circulants sont déterminés en faisant agir des antigènes sur le sérum du malade. Chaque type d'anticorps à sa propre technique d'isolement dépendante du laboratoire.

Résultats normaux

Ils sont donnés en titre de dilution ayant permis de les individualiser. Les normes varient selon les laboratoires.

Variations pathologiques

Les anticorps (antiTg et antiTPO) :

- *Dans la thyroïdite de Hashimoto,* ils sont très élevés, souvent supérieurs à 1/100 000.
- *Dans la maladie de Basedow, le myxœdème, les autres thyroïdites,* on peut les retrouver à des taux plus faibles.

Leur présence en dehors de tout dysfonctionnement thyroïdien traduit l'existence d'une thyroïdite infraclinique.

Les anticorps antirécepteur de la TSH : ils sont responsables de l'hyperthyroïdie dans la maladie de Basedow. Leur élévation après traitement doit faire craindre une récidive.

ANTICORPS ANTITISSUS

Définition

Ce sont des auto-anticorps retrouvés au cours de différentes maladies auto-immunes. Certains sont non spécifiques d'organe, d'autres sont spécifiques d'organe.

Leur recherche se fait essentiellement par immunofluorescence sur des coupes de tissus. Voir tableau ci-dessous.

RECHERCHE DES ANTICORPS ANTITISSUS	
ANTICORPS ANTITISSUS	PRINCIPALES MALADIES
Anticorps non spécifiques d'organe	
Anticorps antimitochondries (→)	syndrome de Sjögren cirrhose biliaire primitive
Anticorps anticytoplasme des polynucléaires (ANCA)	granulomatose de Wegener
Anticorps antiactine	hépatite auto-immune
Anticorps antigliadine, antiendomysium	maladie cœliaque dermatite herpétiforme
Anticorps spécifiques d'organe	
Anticorps antithyroïde (→) (antithyroglobuline, antimicrosome)	thyroïdite d'Hashimoto myxœdèmes primitifs thyrotoxicoses
Anticorps antiestomac (→ anticorps anticellules pariétales gastriques)	maladie de Biermer gastrites
Anticorps anticellules endothéliales	granulomatose de Wegener polyartérite microscopique
Anticorps antimuscle lisse	hépatite chronique active polyarthrite chronique évolutive Hodgkin
Anticorps antimuscle strié (antirécepteurs de l'acétylcholine)	myasthénie tumeurs thymiques
Anticorps antiépiderme	pemphigus maladie de Duhring-Brocq
Anticorps antirein (antimembrane basale)	syndrome de Goodpasture néphropathies médicamenteuses

ANTICORPS TRANSGLUTAMINASE

On les observe dans la maladie cœliaque. Ils sont très sensibles et très spécifiques. Leur recherche permet de dépister la maladie cœliaque.

ANTIGÈNE AUSTRALIA

Voir *Sérologie VHB*.

ANTIGÈNE CA 19.9

(→ *Cancers [marqueurs biologiques]*.)

C'est un marqueur tumoral qui s'élève principalement dans les cancers digestifs : pancréas, côlon, rectum, estomac, cholangiocarcinome. Son élévation n'est pas spécifique puisque le CA 19.9 peut être augmenté dans toute cholestase.

ANTIGÈNE CARCINO-EMBRYONNAIRE (ACE)

(→ *Cancers [marqueurs biologiques]*.)

Il s'agit d'un marqueur tumoral qui peut s'élever au cours de certains cancers. Sa surveillance permet de vérifier l'efficacité d'un traitement. Les principaux cancers où l'ACE est augmenté sont les cancers digestifs (côlon, rectum, estomac, pancréas) et le cancer médullaire de la thyroïde.

ANTIGÈNE HBS

Voir *Sérologie VHB*.

ANTIGÈNES (détection d')

Elle révèle la présence de protéines faisant partie de la structure de l'agent infectieux :

- antigène HBs (hépatite B) ;
- antigènes solubles dans le cadre des méningites (sang, LCR ou autres liquides biologiques) : méningocoque, pneumocoque, *Hæmophilus* type B ;
- antigènes cryptococcique, candidosique et aspergillaire (sérum, LCR, lavage alvéolaire) ;
- antigène p 24 (VIH) ;
- antigène CMV.

ANTIGÈNE SPÉCIFIQUE DE LA PROSTATE (PSA)

Définition

Glycoprotéine exclusivement sécrétée par l'épithélium prostatique : marqueur spécifique du tissu prostatique mais pas du cancer. La PSA (antigène spécifique de la prostate) ne peut prétendre à un dépistage du cancer de la prostate.

Technique

Prélèvement sur tube sec.

Les valeurs varient selon l'âge et la technique de dosage immunologique : 0,3 ng/mL.

Le rapport PSA libre/PSA totale n'a d'intérêt que dans le dépistage du cancer.

Résultats

Dans l'adénome de la prostate :

- la PSA est augmentée corrélativement au poids : 0,3 ng/mL/g d'adénome. Le rapport PSA libre/PSA totale est > 20. Un taux trop élevé doit faire rechercher un cancer associé ;
- au cours d'une prostatite, l'élévation peut être très importante, le taux se normalise 3 mois après la guérison clinique.

Dans le cancer de la prostate :

- *intérêt diagnostic* : le taux est généralement supérieur à 10 fois la normale. Le rapport PSA libre/PSA totale est < 10. Un taux très élevé (50 ng/mL) doit faire rechercher des métastases ;
- *intérêt dans la surveillance et le traitement* : après une prostatectomie totale, le taux de PSA doit devenir nul. Après une radiothérapie (stade A, B [→]), le taux doit se normaliser. En cas de traitement hormonal, la PSA se stabilise à un taux anormal, l'augmentation est le premier signe d'échappement d'où l'intérêt d'un dosage régulier, tous les 6 mois.

ANUSCOPIE ET RECTOSCOPIE

Définition et technique

L'examen comprend l'inspection de la marge anale, un toucher rectal, une anuscopie et une rectoscopie. Cette dernière peut être remplacée par une recto-sigmoïdoscopie avec un appareil souple qui explore 60 cm au lieu de 15 à 25 cm avec le rectoscope rigide.

Préparation du malade

Régime sans résidu (facultatif ici), lavement d'un litre d'eau tiède la veille et le matin de l'examen à garder 20 min, ou pour certains seulement un lavement (par exemple, *Normacol lavement*).

Résultats

Cette exploration est indispensable devant tout signe d'appel anorectal (douleur, rectorragies, hémorroïdes, etc.) ; il permet la détection de cancers (biopsies) ou de polypes qu'il faudra enlever à l'anse diathermique et si nécessaire par voie chirurgicale (→ Coloscopie). Il permet certains traitements locaux : hémorroïdectomie par ligature élastique, injection sclérosante en cas de rectorragies par anite hémorroïdaire, incision d'une thrombose hémorroïdaire. La coloscopie reste néanmoins indispensable devant toute rectorragie : un saignement hémorroïdaire n'élimine pas la présence d'un cancer colique.

AORTOGRAPHIE

Définition

Opacification radiologique de l'aorte.

Technique

Par voie rétrograde : le plus souvent par l'artère fémorale, parfois par l'artère humérale, un cathéter est positionné dans l'aorte (au-dessus du niveau qui doit être visualisé).

Le liquide de contraste iodé est injecté pendant qu'un film ou une série de clichés radiographiques à cadence rapide sont réalisés, dans l'incidence choisie. On peut obtenir ainsi une aortographie thoracique et/ou abdominale. Dans le même temps peuvent être pratiquées ventriculographie gauche ou artériographie sélective (coronarographie, artères bronchiques, rénales, digestives, etc.).

Préparation du patient : l'examen est fait sous anesthésie locale et le patient doit être prévenu de la sensation de grande chaleur lors de l'injection de liquide de contraste.

Résultats

L'aortographie permet de visualiser la pathologie aortique : insuffisance valvulaire aortique, rétrécissement, anévrisme ; elle est le premier temps des artériographies sélectives.

Complications

Hématome au point de ponction : pour l'éviter, il faut assurer une bonne hémostase, par compression manuelle, lors du retrait du cathéter ; puis faire un pansement compressif.

L'hématome peut être important, fuser dans la région inguinale ou fessière, ou comprimer l'artère fémorale (nécessitant une évacuation chirurgicale).

La thrombose de l'artère ponctionnée est possible, imposant la désobstruction chirurgicale.

Allergie à l'iode, insuffisance rénale.

ARTÉRIOGRAPHIE BRONCHIQUE

Définition

Opacification de la vascularisation systémique des bronches : artères bronchiques mais aussi artères systémiques non bronchiques participant éventuellement à cette vascularisation.

Technique

Une sonde est montée dans l'aorte, par voie artérielle fémorale. Les artères à destinée bronchique sont recherchées et injectées avec du liquide de contraste iodé.

Précautions et incidents

Avant l'examen : vérification de la crase sanguine et de l'absence d'allergie à l'iode.

Pendant l'examen : le radiologue doit repérer les artères collatérales médullaires, voire œsophagiennes, pour éviter les accidents de nécrose (paraplégie).

Après l'examen : une compression du point de ponction artérielle est nécessaire.

Indications

Étude de la vascularisation d'origine aortique systémique à destinée bronchique : séquestration, anomalie des artères bronchiques.

Surtout, *exploration de la vascularisation bronchique* au cours des hémoptysies sévères (aspergillome, dilatation des bronches). Dans les cas où le traitement médical a échoué, et où le malade est inopérable, ainsi qu'en cas d'hémoptysies massives, ou récidivantes, ou compromettant la fonction respiratoire, il est possible, dans le même temps, d'oblitérer les artères bronchiques anormales (embolisation).

ARTÉRIOGRAPHIE CŒLIO-MÉSENTÉRIQUE

Voir *Artériographie digestive*.

ARTÉRIOGRAPHIE DIGESTIVE

Définition et technique

On utilise l'aortographie de face et profil pour rechercher des sténoses proximales, athéromateuses, compression du tronc cœliaque par le ligament arqué du diaphragme et surtout des artériographies sélectives des trois collatérales digestives de l'aorte :

- *tronc cœliaque* qui donne l'artère splénique, l'artère coronaire stomachique, l'artère hépatique commune ;

• *artère mésentérique supérieure* qui irrigue le côlon droit et le grêle ;
• *artère mésentérique inférieure* qui irrigue le côlon gauche et le rectum.

Précautions, préparation et surveillance du malade

Groupe sanguin, étude de l'hémostase sont nécessaires. Le malade doit être à jeun. L'anesthésie est locale ou générale selon les cas. Point de ponction, pouls et chaleur des pieds, TA doivent être surveillés pendant 24 heures.

Actuellement, des artériographies hypersélectives sont possibles (gastroduodénale, coronaire stomachique, etc.) ; elles sont indispensables si on souhaite réaliser une embolisation thérapeutique. L'introduction du cathéter se fait en règle générale par voie fémorale dans l'aine.

Contre-indications

Athérome (notamment fémoral), troubles majeurs de l'hémostase. Il faut éviter de faire une opacification digestive barytée les jours précédents.

Indications et résultats

Ils sont schématisés dans le tableau ci-après.

Incidents et accidents

Hématome au point de ponction, thrombose de l'artère fémorale (à opérer d'urgence).

Intérêt de l'artériographie digestive

PATHOLOGIE DU FOIE	PATHOLOGIE DE L'INTESTIN	PATHOLOGIE VASCULAIRE
– *Cirrhose* : étude du retour veineux splénoportal avant anastomose portocave. – *Tumeurs hépatiques* : argument pour bénignité, « carte » préopératoire	– Diagnostic des tumeurs du grêle – Diagnostic de l'angiodysplasie cæcale	– Irremplaçable dans l'étude des artérites digestives (angor abdominal) – Détection d'une compression du tronc cœliaque par un ligament arqué du diaphragme – Angiomes, etc.

ARTÉRIOGRAPHIE DES MEMBRES INFÉRIEURS

Définition

Opacification radiologique des artères des membres inférieurs.

Technique

Différentes méthodes sont possibles.

Après ponction unilatérale d'une artère fémorale, un cathéter est placé à contre-courant jusqu'au-dessus de la bifurcation aortique. Le produit de contraste est alors injecté, pendant que des clichés des membres inférieurs sont pris à une cadence rapide.

Après ponction bilatérale des artères fémorales, les cathéters sont laissés en place. Le produit de contraste est injecté simultanément, pendant la prise des clichés.

Résultats

L'examen permet de préciser le siège, la longueur et le nombre des sténoses ou thromboses dans l'artériopathie chronique oblitérante des membres inférieurs (→), afin de guider la thérapeutique.

L'examen est également utile dans le diagnostic des anévrismes artériels des membres (→) et le diagnostic de thrombo-angiose (→).

Complications

Se reporter aux complications décrites dans « Aortographie » (→).

ASCITE (ponction du liquide d')

Définition

Il s'agit d'introduire une aiguille dans la cavité péritonéale pour :

• affirmer une ascite ;
• étudier son aspect et sa composition ;
• éventuellement l'évacuer.

Technique

Matériel : trocart muni de son mandrin, tubes pour prélèvements (en règle générale 3 : biochimie, bactériologie et cytologie + anatomie pathologique), matériel pour désinfecter la peau, compresses stériles, éventuellement tubulure et bocal.

Réalisation : malade en décubitus dorsal (légèrement incliné à gauche), on enfonce l'aiguille à mi-distance de l'épine iliaque antérosupérieure gauche et de l'ombilic.

Précautions et causes d'erreur

Se méfier en cas de syndrome hémorragique et de thrombopénie majeure. Déplacer ou déboucher l'aiguille si la ponction semble « blanche » (épanchements cloisonnés, péritonite tuberculeuse, etc.).

Accidents

Blessure vasculaire et surinfection du liquide sont rares ; l'œdème *a vacuo* et les troubles hydroélectrolytiques seront évités par des évacuations lentes peu abondantes (2 L) et peu rapprochées.

Chez les patients cirrhotiques, de grandes ponctions évacuatrices (pouvant dépasser 10 L) sont possibles sous couvert d'une compensation volémique par des perfusions intraveineuses de macromolécules (→ Albumine).

Résultats

Ils sont schématisés dans le tableau ci-après.

Principaux types d'ascite

PATHOLOGIE	ASPECT	PROTIDES	CELLULES/mm³	AUTRES
Cirrhose	Citrin	< 15 g/L (transsudat)	250 endothéliales. > 250/mm³ polynucléaires neutrophiles : surinfection.	Culture systématique (germe banal, BK au moindre doute)
Tuberculose	Citrin	> 40 g/L	> 1 000 Lymphocytes > 60 %	BK rare, culture systématique Adénosine désaminase ↑
Cancer (hépatocarcinome et carcinose péritonéale surtout)	Citrin ou hémorragique	> 25 g/L (exsudat)	> 1 000 Panaché	Recherche de cellules néoplasiques (délicate)
Insuffisance cardiaque droite	Citrin	> 30 g/L (exsudat)	Pauvre	Dilatation des veines sus- hépatiques à l'échographie du foie
Péricardite constrictive	Citrin	> 70 g/L	Pauvre	
Ascite chyleuse	Citrin ou chyleux	> 25 g/L	Pauvre Lymphocytes	↑ Triglycérides. ↑ Cholestérol.
Ascite pancréatique	Citrin ou chyleux	↑	↑	↑ Lipase.
Budd-Chiari	Citrin	> 70 g/L	Pauvre	Thrombose des veines sus-hépatiques à l'échographie

AUDIOMÉTRIE

L'audiométrie regroupe diverses techniques dont le but est la mesure de la fonction auditive.

Audiométrie tonale liminaire

C'est l'examen le plus couramment pratiqué. Il est effectué au moyen d'un *audiomètre*, le résultat de l'examen est fourni sous forme d'un graphique : l'*audiogramme*. L'audition du sujet est explorée par un son pur sur toutes les fréquences entre 125 Hz et 8 000 Hz, à partir du seuil auditif jusqu'à une intensité de 110 décibels, en conduction osseuse et aérienne.

L'examen doit être précédé d'une otoscopie afin de vérifier la vacuité du conduit auditif externe et l'état des tympans.

L'audiogramme obtenu peut être de plusieurs types (voir schémas) :

- *audition normale* : seuil proche du seuil normal (par convention 0 dB) ;

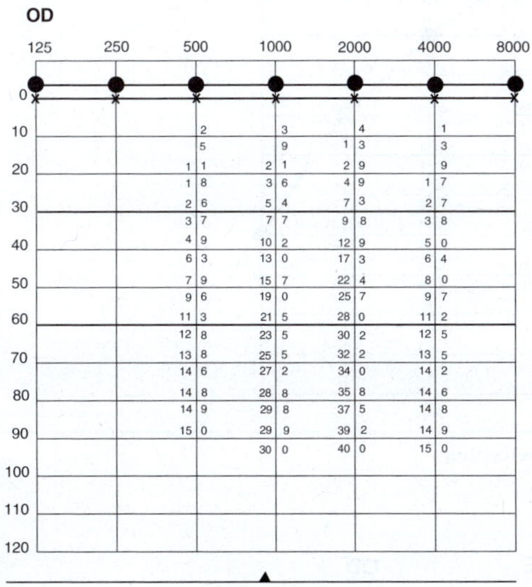

Audition normale.

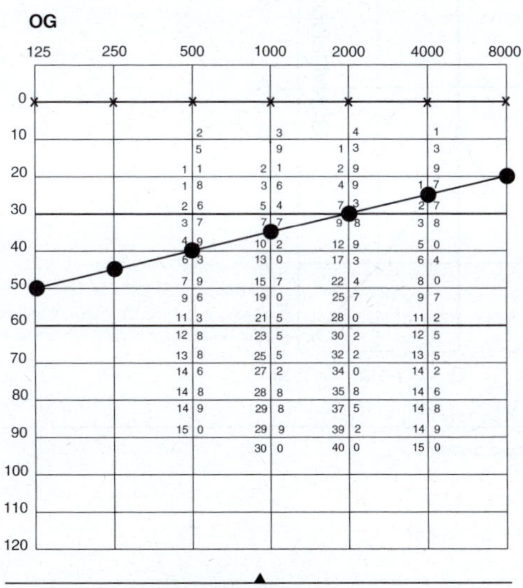

Surdité de transmission.

- *surdité de transmission* : la courbe osseuse (oreille interne) est normale, la courbe aérienne (oreille moyenne) est décalée vers les fortes intensités. Le tracé traduit l'existence d'une lésion de l'oreille moyenne ;
- *surdité de perception* : les deux courbes aérienne et osseuse sont décalées vers les fortes intensités, ceci traduit l'existence d'une lésion de l'oreille interne ou des voies périphériques ou centrales de l'audition ;
- *surdité mixte* : les deux courbes sont décalées, mais la courbe aérienne montre un décalage plus accentué que la courbe osseuse. Dans ce dernier cas, il existe des lésions de l'oreille moyenne et de l'oreille interne.

Audiométrie vocale

Le stimulus auditif utilisé n'est plus un son pur mais la voix humaine. Cet examen explore la partie socialement utilisable de l'audition : l'intelligibilité. Il est indispensable pour la prothèse auditive.

Les deux examens décrits ci-dessus nécessitent la coopération du sujet, ils s'adressent donc essentiellement à l'examen des adultes ou des grands enfants. Dans certains cas, ils doivent être remplacés par des examens objectifs.

Impédancemétrie

L'impédancemétrie donne deux ordres de renseignements :

- *sur l'état de l'oreille moyenne* : permet de mesurer la pression dans l'oreille moyenne et l'élasticité de la membrane tympanique. Ces données se lisent sur un graphique : le *tympanogramme* ;
- *sur l'audition* : l'étude du réflexe stapédien permet une approximation objective de la fonction auditive très utile chez l'enfant ou en cas de simulation.

Audiométrie objective

L'électrocochléographie étudie l'audition par l'intermédiaire d'une électrode introduite dans l'oreille moyenne. Elle est actuellement très souvent remplacée par l'*enregistrement des potentiels évoqués du tronc cérébral (PEA)*.

Cet examen parfaitement atraumatique est effectué par des électrodes de contact cutanées. Il permet d'enregistrer les réponses centrales à un stimulus auditif, et peut faire le diagnostic d'une surdité dans les premières semaines de la vie.

Grâce aux PEA on peut donc mesurer le seuil d'audition mais aussi préciser la localisation anatomique d'une surdité de perception.

Oto-émissions acoustiques

Examen simple, pouvant être réalisé dès la période natale. La présence d'oto-émissions permet d'attester la quasi-normalité de l'oreille testée (*cf.* illustration).

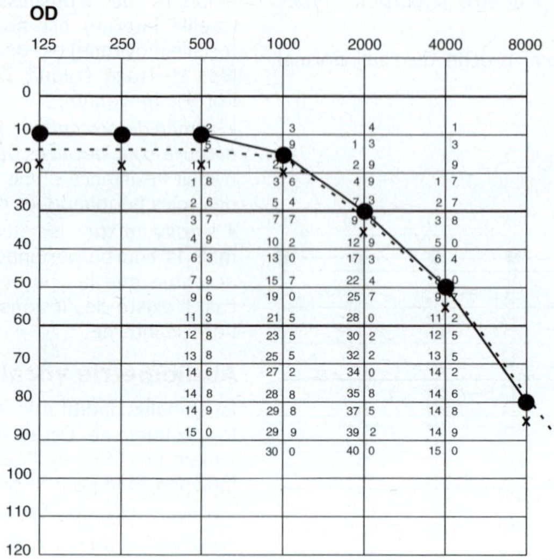

Surdité de perception.

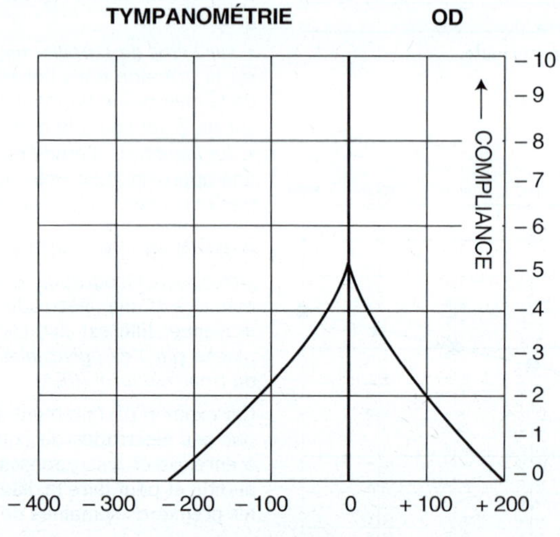

Tympanogramme normal.

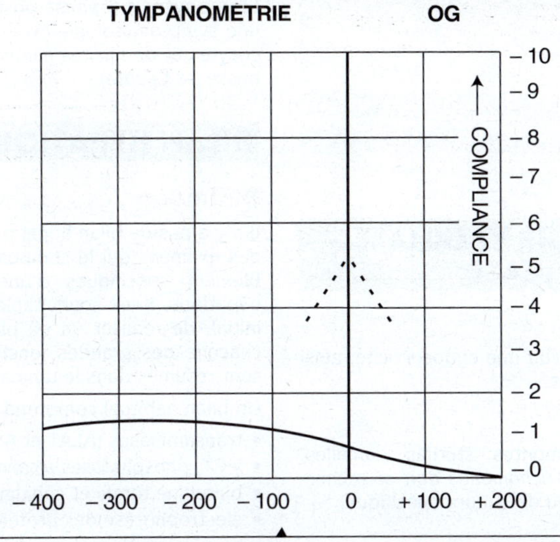

Otite séreuse.

B

BACTÉRIOLOGIE VAGINALE ET ENDOCERVICALE

Buts

Affirmer une vaginite et/ou une endocervicite, ainsi que les germes en cause.

Matériel

Spéculum, tampons montés stériles, lamelles, lames, microscope (le *Trichomonas* doit se rechercher à l'état frais), milieu de culture spécifique.

Résultats

Les résultats seront plus fiables si les prélèvements sont faits directement au laboratoire.

BANDELETTES URINAIRES

Elles permettent la recherche dans l'urine de glucose, de bilirubine, de corps cétoniques, de sang, de protéines, d'urobilinogène, de nitrites, de leucocytes ainsi que la mesure du pH et de la densité urinaire. Le respect des conditions de conservation des bandelettes et celui du temps de lecture sont indispensables pour l'obtention de résultats fiables. Un résultat positif n'est qu'un élément du diagnostic.

pH : mesure les valeurs entre 5 et 8,5 (→ *pH urinaire*).

Protéines : détecte l'albumine et non les chaînes légères d'immunoglobulines (→ *Myélome*). Faux positif : désinfectants (chlorhexidine), détergents.

Sang : détecte les globules rouges, l'hémoglobine, la myoglobine. Faux positif : oxydants (hypochlorite), peroxydases (infections urinaires).

Nitrites : résultent de la transformation de nitrates par des germes présents au moins 4 heures dans l'urine dans la vessie. Faux positif : prise de vitamine C.

Leucocytes : réponse positive si > traces. Devant une symptomatologie évocatrice, l'absence de leucocytes et de nitrites élimine une infection urinaire basse (→ *Cystite*).

BILAN HÉPATIQUE

Définition

Il n'y a pas de bilan hépatique standard ; la plupart des examens qui le composent ne sont pas véritablement spécifiques d'une atteinte proprement hépatique. Il est souhaitable, surtout pour un bilan initial, de réaliser un ou plusieurs tests explorant chacune des grandes fonctions hépatiques et qui sont résumés dans le tableau ci-dessous.

Un bilan habituel comprend :

- transaminases (ALAT et ASAT) ;
- γ-GT, phosphatases alcalines ;
- bilirubine totale et conjuguée ;
- électrophorèse des protéines sériques ;
- taux de prothrombine.

Résultats

Pour les normales, voir aux rubriques correspondantes.

Le bilan hépatique peut être perturbé au cours de :

- rétentions biliaires :
  - cholestase intra-hépatique : hépatite, cirrhose, métastases,
  - cholestase extra-hépatique : obstacle sur la voie biliaire principale par calcul, cancer, affection pancréatique, etc. ;
- maladies proprement hépatiques : hépatite, cirrhose, hépatocarcinome, métastases.

Mais certaines anomalies du bilan peuvent avoir une *autre origine*, qu'il s'agisse des transaminases (infarctus du myocarde), des phosphatases alcalines (affection osseuse), de l'électrophorèse des protéines (syndrome inflammatoire d'autre origine), du taux de prothrombine (traitement anticoagulant, CIVD), du cholestérol (affections thyroïdiennes, intestinales, rénales, génétiques).

Précautions

Attention au danger de contamination (pour le préleveur et le laboratoire).

Bilan hépatique : variations en pathologie

CHOLESTASE	CYTOLYSE	INSUFFISANCE HÉPATO-CELLULAIRE	INFLAMMATION
Bilirubine conjuguée : ↑	Transaminases (ALAT et ASAT) : ↑↑	Cholestérol : ↓ Total (rapport E/T) : ↓	Gammaglobulines : ↑ (électrophorèse des protides)

Cholestérol total : ↑	Fer sérique : ↑ Vitamine B12 : ↑		Immunoglobulines : ↑
Phosphatases alcalines : ↑		Albuminémie : ↓	
gamma GT : ↑ TP : ↓, remonte après vit. K en IV ; facteur V normal		TP : ↓, ne remonte pas après vit. K en IV ; facteur V : ↓	

BILAN LIPIDIQUE

Définition

Il s'agit du dosage des principales « graisses » du sang.

Techniques

Il faut prélever sur tube sec ou hépariné selon les laboratoires, chez un patient à jeun depuis au moins 12 heures.

Les prélèvements doivent être rapidement portés au laboratoire.

Le bilan lipidique standard comporte le dosage du cholestérol total, des triglycérides et du cholestérol HDL. Le LDL cholestérol est déduit par calcul à partir des 3 paramètres précédents.

Dans certains cas particuliers, on demande une électrophorèse des lipoprotéines.

Causes d'erreur

Le malade doit conserver son régime habituel, il faut vérifier la prise des médicaments. Pendant la grossesse, les lipides sont élevés ; ils le restent pendant plusieurs semaines après l'accouchement.

Résultats normaux

Les normes varient en fonction des facteurs de risque de chaque patient. Ainsi, l'objectif ne sera pas le même chez un individu sans antécédent par rapport à un patient qui aurait déjà eu un infarctus.

Cholestérol total : 1,50 à 2,50 g/L ou 3,85 à 6,45 mmol/L.

LDL cholestérol (calculé à partir des autres paramètres) : N 1,60 g/L ou 4,1 mmol/L.

HDL cholestérol : N 0,60 g/L ou 1,6 mmol/L.

Triglycérides : 0,50 à 1,50 g/L ou 0,56 à 1,69 mmol/L.

L'électrophorèse des lipoprotéines donne des pourcentages les chylomicrons, LDL, VLDL et HDL et recherche une lipoprotéine anormale. Normalement, à jeun, il n'y a pas de chylomicrons.

Résultats en pathologie

Par ces dosages, on fait le diagnostic d'hyperlipidémie, et on peut en déterminer le type (hypertriglycéridémie, hypercholestérolémie pure ou hyperlipémie mixte).

BILAN NEUROPSYCHOLOGIQUE

Fondamental dans le bilan des démences, c'est un examen qui est réalisé par un(e) psychologue en milieu hospitalier, parfois par des orthophonistes en ville. Le but est :

- d'évaluer l'état intellectuel (et psychologique) de patients et de rechercher des signes d'un éventuel trouble organique du jugement, de la mémoire, des fonctions instrumentales ;
- d'orienter le médecin neurologue ou gériatre dans le diagnostic et le type d'un syndrome démentiel.

Cet examen dure en général 2-3 heures. Il nécessite une bonne coopération du patient, qui est vu avec son entourage puis seul. Sont évalués par des batteries de questionnaires étalonnés pour l'âge :

- l'efficience globale (exemple MMS) ;
- la mémoire dans ses diverses modalités visuelles, verbales, mémoire de travail, mémoire biographique et historique, souvenirs à court et moyen terme ;
- langage écrit et oral ;
- humeur ;
- raisonnement et jugement ;
- praxies, gnosies.

Le compte rendu mentionne à la fois les scores sur les différents subtests mais également une conclusion de synthèse qui doit servir au médecin d'outil de travail et parfois de surveillance.

BILAN PHOSPHOCALCIQUE

Définition

L'exploration du métabolisme phosphocalcique est souvent utile dans l'étude des maladies du squelette. Elle s'adresse à des explorations biologiques sanguines et urinaires simples, mais aussi à des explorations plus complexes. La notion de bilan phosphocalcique fait appel à la mesure de la quantité de calcium ingérée par un sujet, qui est comparée à la quantité de calcium éliminée par les urines et les selles. Chez le sujet normal, il y a équilibre.

Bilan

Les examens simples comportent des dosages sanguins et urinaires.

Dans le sang

La calcémie, normalement comprise entre 2,37 et 2,62 mmol/L chez l'adulte (ou 95 à 105 mg/L), 2,37 et 2,87 mmol/L (95 à 105 mg/L) chez l'enfant.

Son taux est remarquablement stable. Son élévation au-dessus de 105 mg ou hypercalcémie relève de causes multiples parmi lesquelles les cancers secondaires des os, le myélome multiple, l'hyperparathyroïdie. Son abaissement au-dessous de 95 mg ou hypocalcémie s'observe au cours de l'ostéomalacie, mais aussi en cas de diminution du taux de l'albumine plasmatique (cirrhose), d'insuffisance rénale, d'hypoparathyroïdie et de certaines formes de tétanie.

La phosphorémie, normalement comprise entre 0,8 et 1,3 mmol/L chez l'adulte (ou 28 à 45 mg/L), 45 et 55 mg/L chez l'enfant. Son augmentation s'observe dans l'insuffisance rénale, sa diminution dans l'hyperparathyroïdie, l'ostéomalacie, le rachitisme.

Le dosage des *phosphatases alcalines* du sérum : normalement compris entre 20 et 38 unités internationales pour 100 mL chez l'adulte, ce taux est augmenté dans l'ostéomalacie et le rachitisme, les cancers secondaires des os, la maladie de Paget, mais aussi dans les ictères par rétention ; en effet, les phosphatases alcalines ont une double origine, osseuse et hépatique.

Le dosage de *l'hormone parathyroïdienne*, de la vitamine D (25-OH D3), de l'ostéocalcine est fait dans des laboratoires spécialisés.

Dans les urines de 24 heures

Le chiffre normal de la calciurie est de 2 à 6 mmoL/24 h (ou 80 à 250 mg/24 h) chez l'adulte. Son augmentation se voit dans les maladies hypercalcémiantes, et en cas de surcharge thérapeutique en vitamine D. Elle est parfois isolée et est facteur de lithiase urinaire. Sa diminution est constante dans l'insuffisance rénale.

La phosphaturie est très variable selon l'apport alimentaire, entre 400 et 800 mg/24 h (ou 13 à 26 mmoL).

L'hydroxyprolinurie totale est normalement de 20 à 30 mg/24 h et l'hydroxyprolinurie libre de 1,3 mg/24 h.

Explorations complexes

Les explorations dynamiques sont d'intérêt limité aux services spécialisés : épreuve de perfusion calcique, utilisation d'isotopes radioactifs (Ca^{45}), activation neutronique, etc.

La biopsie osseuse permet de différencier les principales affections métaboliques osseuses : ostéoporose très fréquente, ostéomalacie, hyperparathyroïdie, ostéodystrophie rénale. Elle est souvent complétée et associée à l'ingestion dix à quinze jours auparavant d'une dose de tétracycline, antibiotique qui se fixe sur l'os, peut être mise en évidence, et permet d'avoir une appréciation de la vitesse du processus de construction osseuse.

La mesure de la densité osseuse, dont la radiographie standard ne donne qu'une approximation, peut être appréciée par des méthodes modernes non agressives : tomodensitométrie et absorptiométrie biphotonique (→ Ostéoporose) qui mesurent la densité du tissu spongieux et cortical de l'os.

BILI-IRM

Voir *IRM biliaire*.

BILIRUBINE

Définition

C'est un pigment biliaire provenant du catabolisme de l'hémoglobine, subissant une conjugaison dans le foie, et habituellement dosé dans le sang par spectrophotométrie ou colorimétrie.

Prélèvement

Dans le *sang* : 3 mL ; dans les *urines* les tests qualitatifs sont souvent suffisants ; dans les *selles* (stercobiline) ; dans le *liquide amniotique*.

Résultats normaux (sang)

- *Bilirubine totale :* 5 à 17 µmol/L (3 à 10 mg/L).
- *Bilirubine conjuguée* (directe) : < 4 µmol/L (2,3 mg/L).
- *Bilirubine non conjuguée* (indirecte) : compose normalement la majorité de la bilirubine totale.

Résultats pathologiques

Bilirubine non conjuguée

Elle augmente dans les hémolyses, les anomalies de captation hépatique (maladie de Gilbert, certains médicaments), dans la période néonatale et le déficit congénital en glycuronyl transférase.

Bilirubine conjuguée

Elle augmente dans les cholestases extra-hépatiques (obstacle chirurgical) et intra-hépatiques (hépatite, cirrhose, certains médicaments) ; dans certains déficits de la fonction d'excrétion (syndrome de Dubin-Johnson, ictère récidivant de la grossesse, cholestase familiale bénigne récidivante).

L'augmentation est fréquemment mixte

Elle est en règle générale à prédominance conjuguée dans la cirrhose (cholestase associée à une insuffisance hépatocellulaire) ou l'hépatite. Dans les selles, où le dosage est rarement utile, les pigments biliaires sont diminués en cas d'obstacle biliaire (aspect blanc mastic des selles), augmentés en cas d'hémolyse.

BILIRUBINE ET BILIRUBINE NON LIÉE CHEZ LE NOUVEAU-NÉ

Indications

Surveillance de l'ictère du nouveau-né.

En cas d'ictère intense, on peut y associer le dosage de la bilirubine non liée (fraction de la bilirubine, toxique pour la cellule cérébrale) qui est effectué dans certains laboratoires très spécialisés.

Technique

Recueil par prélèvement veineux ou capillaire de 1 à 2 mL de sang sur tube hépariné ou tube sec (à l'abri de la lumière).

Résultats

Les taux qui doivent alerter sont :

Pour la bilirubine totale :

- une valeur supérieure à 85 mmol/L (50 mg/L) dans le sang du cordon et avant H24 ;
- une valeur supérieure à 171 mmol/L (100 mg/L) entre H24 et H48 ;
- une valeur supérieure à 256 mmol/L (150 mg/L) chez un prématuré, un nouveau-né présentant une détresse respiratoire ;
- une valeur supérieure à 307 mmol/L (180 mg/L) chez un nouveau-né à terme.

Pour la bilirubine non liée :

- une valeur supérieure à 0,8 µmol/L ;
- un taux supérieur à 1,5 µmol/L est une indication à une exsanguino-transfusion.

BIOMICROSCOPE

Voir *Lampe à fente*.

BIOPSIE CUTANÉE

Définition

Prélèvement d'un fragment de peau, au punch ou au bistouri mécanique, dans le but de réaliser différents examens.

Technique de prélèvement

Le site de la biopsie est choisi par le dermatologue.

Une antisepsie locale est réalisée. L'anesthésie est effectuée par injection d'une solution à 1 ou 2 % de lidocaïne adrénalinée, après avoir éliminé les principales contre-indications des anesthésiques locaux :

- l'adrénaline, vasoconstrictrice, est contre-indiquée aux extrémités (doigts, orteils, verge) ; il faut alors utiliser de la lidocaïne pure à 1 ou 2 % ;
- antécédents d'accident allergique avec les anesthésiques locaux ;
- porphyries ;
- épilepsie non contrôlée ;
- insuffisance coronarienne.

Après avoir attendu quelques minutes, le prélèvement est effectué avec un punch d'au moins 3 mm de diamètre ou avec un bistouri mécanique à lame fine et pointue (n° 11). La taille du punch varie de 2 à 9 mm ; une biopsie dont le diamètre est inférieur à 3 mm ne permet pas une interprétation histologique précise.

Le prélèvement est *immédiatement* placé dans un fixateur, choisi en fonction de l'examen à réaliser. La plaie est suturée ; pour les biopsies faites au punch, à partir de 4 mm il faut une suture ; pour les biopsies faites au bistouri, il faut toujours une suture.

Les fils sont à retirer au 10e jour, en règle générale. Une antisepsie quotidienne et une surveillance de la cicatrice sont à faire jusqu'à l'ablation des fils.

Résultats à l'état normal

La peau comporte, de la superficie vers la profondeur, trois zones distinctes :

L'épiderme, constitué de quatre couches :

- la plus superficielle est la couche cornée, faite de cellules aplaties, dépourvues de noyau et remplies de kératine ;
- la couche granuleuse ;
- la couche du corps muqueux de Malpighi ;
- la plus profonde est la couche basale : elle est constituée par une assise unicellulaire, reposant sur une membrane.

La jonction dermo-épidermique est la zone d'attache de l'épiderme sur le derme ; elle est ondulée et forme des saillies dermiques dans l'épiderme, appelées papilles dermiques.

Le derme, constitué de deux étages :

- le derme papillaire à la partie la plus superficielle ;

• le derme réticulaire à la partie la plus profonde.

L'hypoderme, divisé en lobules par des travées conjonctives dans lesquelles cheminent des formations vasculaires et nerveuses.

Enfin, la peau contient diverses formations, **les annexes** :

• le follicule pilo-sébacé, invagination de l'épiderme, comporte le poil, la glande sébacée et le muscle arrecteur du poil ;
• les glandes sudoripares.

Exemples de variations en pathologie

Les trois zones décrites peuvent être modifiées dans leur épaisseur ou leur composition ; au sein de l'épiderme, on peut, par exemple, observer :

Une hyperkératose : épaississement de la couche cornée.

Une parakératose : anomalie de la composition de la couche cornée dans laquelle les cellules ont conservé anormalement leur noyau : c'est le cas dans le *psoriasis*.

Une spongiose : distension des espaces intercellulaires par un œdème : c'est le cas dans l'*eczéma*.

Remarque

Les colorations histochimiques complémentaires (bleu alcian, trichrome de Masson, etc.), sont décidées par l'anatomopathologiste ; la plupart sont possibles avec le Bouin ou le formol tamponné à 10 %.

BIOPSIE D'ENDOMÈTRE

Buts

• Apprécier l'état hormonal.
• Permet d'affirmer que l'endomètre a les propriétés requises pour la nidation, de déceler les endométrites à germes banals, les tuberculoses latentes, l'histologie des lésions suspectes à la radiologie.

Matériel et technique

• Spéculum, canule de Novak ou endocyte, pince de Pozzi et longuette, flacon avec liquide de Bouin-Duboscq, hystéromètre ou bougie en gomme.
• Femme en position gynécologique, détendue ; date : 21e jour ± 2 jours du cycle.

Résultats

On discerne comme *typiques* les aspects qu'on rencontre au cours du cycle menstruel normal, et *atypiques* les autres.

BIOPSIE DU GRÊLE

Indications

Suspicion de maladie cœliaque. Malnutrition. Diarrhée chronique.

Technique

Le prélèvement s'effectue sous contrôle fibroscopique au niveau du 2e duodénum. Enfant à jeun, prémédiqué (midazolam intrarectal). Contrôle préalable de l'hémostase.

Résultats

Dans la maladie cœliaque non traitée, la biopsie du grêle apporte la confirmation du diagnostic en montrant une atrophie villositaire totale ou subtotale associée à une hypertrophie des cryptes.

Une seconde biopsie n'est plus nécessaire si, après régime sans gluten, les symptômes cliniques disparaissent et les anticorps antitransglutaminase et anti-endomysium se négativent.

BIOPSIE MÉDULLAIRE

Définition

C'est le prélèvement d'un fragment de moelle osseuse qui en permet l'étude histologique.

Technique

Matériel : trocart du type de celui de Yamshidi, aiguilles intramusculaires, seringue stérile contenant 10 mL de *Xylocaïne* pour l'anesthésie, compresses stériles, antiseptiques, flacon avec liquide de Bouin.

La ponction est faite au niveau de la crête iliaque postérieure. Une carotte osseuse est ramenée, le suc médullaire peut être étalé sur une lame pour un myélogramme (→), la carotte est mise dans le Bouin. Un pansement compressif est appliqué, une surveillance immédiate s'impose (risque de saignement).

Résultats

La biopsie médullaire permet :

• d'apprécier la richesse cellulaire de la moelle et d'étudier l'organisation architecturale des éléments cellulaires normaux et éventuellement anormaux ;
• d'apprécier la structure conjonctive de la moelle (exemple : augmentée dans la myélofibrose).

BIOPSIE EN ORL

La biopsie est essentiellement destinée à distinguer la nature bénigne ou maligne d'une néoformation de la sphère ORL. Elle est indispensable avant tout traitement chirurgical ou radiothérapique.

Tumeurs siégeant dans les cavités naturelles

Certaines biopsies peuvent être réalisées simplement, sous anesthésie locale, ainsi que dans les fosses nasales, le conduit auditif externe, la cavité buccale, le pharynx.

D'autres, plus profondes, nécessitent une instrumentation particulière : rétracteur du voile pour le cavum, laryngoscopie directe, hypopharyngoscopie, œsophagoscopie, bronchoscopie, et très souvent sont effectuées sous anesthésie générale. Le fibroscope ORL ne permet pas d'effectuer de biopsies.

Biopsie ganglionnaire

L'examen histologique d'une adénopathie nécessite un abord chirurgical. La biopsie est alors effectuée par une *cervicotomie*. L'examen histologique est effectué en extemporané. S'il s'agit d'une lésion maligne de type épithélioma, l'ablation du ganglion doit être immédiatement suivie d'un curage ganglionnaire.

BIOPSIES PULMONAIRES

Définition

Ce sont les techniques permettant le prélèvement d'un fragment de parenchyme pulmonaire pour étude histologique.

Technique

Quatre méthodes sont possibles :

- *ponction transpariétale* : elle n'est utilisable que pour prélever dans une masse pleine située près de la paroi. La masse doit être parfaitement repérée par des radiographies de face et de profil, et surtout un scanner. Le point de ponction est repéré en fonction du siège de la tumeur. L'aiguille est introduite, après anesthésie locale, par voie transcutanée dans un espace intercostal sous contrôle par scanner. Ses risques d'incidents sont importants ;
- *ponction transbronchique par fibroscopie* : la ponction se fait au cours d'une endoscopie bronchique normale, si possible sous amplificateur de brillance. Le rendement diagnostique est médiocre (fragments de petite taille, déformés par la pince) ;
- *sous thoracoscopie* : sous le contrôle de la vue, avec une pince coagulante dans les cas de pathologie parenchymateuse diffuse ou de lésion localisée, sous-pleurale. Son rendement diagnostique est bon, encore amélioré par les techniques de vidéo-endoscopie ;
- *biopsie chirurgicale* : il s'agit d'une intervention chirurgicale (thoracotomie) faite par un chirurgien thoracique. Sa rentabilité diagnostique est excellente.

Précautions

Il faut vérifier l'absence de troubles de la crase sanguine. Après l'examen la surveillance doit porter sur le pouls, la TA, la fréquence respiratoire, l'examen pulmonaire et la radiographie à la recherche d'un pneumothorax ou d'un épanchement.

Résultats et indications

En dehors du diagnostic d'une masse non accessible en fibroscopie bronchique la biopsie pulmonaire est indiquée dans les maladies pulmonaires diffuses, fibrose notamment.

BIOPSIE TESTICULAIRE

Buts

Actuellement d'indication exceptionnelle, elle permet d'étudier la lignée germinale et les éléments non germinaux dans leurs rapports respectifs, ainsi que l'architecture générale du parenchyme testiculaire lors d'un bilan de stérilité masculine.

Matériel

La biopsie testiculaire se fait seulement sous anesthésie générale.

Résultats

Dans les azoospermies :

- *sécrétoires* : il existe une altération histologique avec absence ou atteinte profonde de la lignée séminale ;
- *excrétoires* : il existe une image histologique normale avec spermatogenèse conservée.

Dans les asthénospermies, on apprécie la valeur fonctionnelle du testicule et les chances de retour à la fertilité.

BIOPSIE DU TROPHOBLASTE (villosités choriales)

Elle permet les mêmes diagnostics génétiques que l'amniocentèse (→) ; elle est réalisée dès la 11e semaine d'aménorrhée.

BREATH TEST OU TEST À L'HYDROGÈNE EXPIRÉ

Définition

Test non invasif permettant, à l'aide de la mesure de l'hydrogène dans l'air expiré, de faire le diagnostic de pullulation microbienne au niveau de l'intestin grêle et d'intolérance au lactose.

Principe

L'hydrogène est produit par les bactéries du tube digestif lorsqu'elles fermentent un sucre ; cela se produit soit en cas de pullulation microbienne pathologique au niveau de l'intestin grêle (production précoce) soit en cas de fermentation colique due à l'arrivée dans le côlon de lactose non digéré, en raison d'un déficit en lactase au niveau du grêle (production tardive).

Réalisation du test

Mesure de l'hydrogène dans l'air expiré au temps 0 puis après ingestion d'une charge en sucre, mesures à 10, 20, 40 et 60 minutes (temps précoces) puis entre 2 et 5 heures (temps tardifs). Le test est positif si on observe une élévation de l'hydrogène expiré supérieur à 10 ppm.

C

CALCÉMIE

Définition

La calcémie ou calcémie totale désigne la concentration plasmatique ou sérique du calcium. Il existe trois formes plasmatiques : calcium non diffusible lié aux protides (46 %), calcium diffusible, dont une partie ionisée (47,5 %), la plus importante physiologiquement et en pathologie, et une partie complexée (6,5 %).

Technique et prélèvement

Le sang est prélevé sur tube sec ou sur anticoagulant non complexant.

Pour le calcium ionisé, le prélèvement doit être fait en anaérobie, le dosage se fait par électrodes spécifiques.

Précautions

Le matériel ne doit pas avoir été en contact avec l'eau calcaire.

Résultats normaux

La calcémie normale est comprise entre 2,37 mmol et 2,63 mmol, soit 0,095 à 0,105 g/L de sérum. Elle doit toujours être confrontée à la protidémie.

Principales variations pathologiques

Hypercalcémie (plusieurs dosages supérieurs à 105 mg/L) : ostéolyse (hyperparathyroïdisme primaire ou paranéoplasique, métastases osseuses, myélome, immobilisation prolongée, hyperthyroïdie), absorption digestive accrue (intoxication à la vitamine D, sarcoïdose, buveur de lait), diurétiques thiazidiques ; chez l'enfant, hypercalcémie idiopathique infantile, hypophosphatémie.

Hypocalcémie (plusieurs dosages inférieurs à 90 mg/L) : hypoparathyroïdie, pseudo-hypoparathyroïdisme, rachitisme de l'enfant, défaut d'absorption de vitamine D ou du calcium, déficit en magnésium, insuffisance rénale chronique, tumeur sécrétant de la calcitonine.

Fausse hypocalcémie

Diminution de la fraction liée au calcium en cas d'hypoalbuminémie.

CALCIURIE

Définition

On appelle calciurie le taux de calcium contenu dans les urines. Seul est valable le dosage sur les urines des 24 heures.

Technique

C'est la technique habituelle du recueil des urines sur 24 heures.

Précautions

Le matériel ne devra pas avoir été lavé avec une eau calcaire.

Taux normaux

La calciurie normale des 24 heures varie entre 100 et 300 mg (soit 2,5 à 7,5 mmol/24 heures ou 0,03 à 0,1 mmol/kg).

Variations pathologiques

Il y a *hypercalciurie* dans l'hyperparathyroïdisme primaire, certains cancers, soit avec métastases osseuses, soit par sécrétion d'un facteur ostéolytique, les myélomes, l'immobilisation, la sarcoïdose, l'intoxication à la vitamine D, la maladie de Cushing et syndromes apparentés, l'acromégalie, l'hypercalciurie idiopathique et les acidoses. Hypercalciurie avec hypomagnésémie due à une mutation du gène de la paracelline.

Il y a *hypocalciurie* dans l'insuffisance rénale, les carences en vitamine D, les malabsorptions calciques, certaines ostéoporoses, l'hypoparathyroïdie, les alcaloses et lors de la prise de diurétiques thiazidiques, syndrome de Gitelman (→ Tubulopathies chroniques).

C-ANCA

Voir *ANCA*.

CANCERS (marqueurs biologiques)

Définition

Les marqueurs biologiques des cancers sont des molécules fabriquées par les cellules cancéreuses. La détection de ces marqueurs peut avoir une valeur diagnostique, mais principalement pronostique au cours du suivi après traitement.

Mise en évidence

On peut détecter ces molécules par diverses techniques : soit en les dosant directement, soit en les combinant avec des anticorps car beaucoup de ces marqueurs sont des antigènes puissants.

Principaux marqueurs dosables directement

Glycoprotéines

L'antigène carcino-embryonnaire (ACE) : on observe des taux anormaux d'ACE au cours des cancers digestifs (œsophage, côlon), respiratoires (bronches), génitaux (sein et utérus), et médullaires de la thyroïde.

L'α-fœtoprotéine est souvent fortement élevée au cours des hépatomes, des tumeurs testiculaires (en dehors du séminome) et des carcinomes d'origine embryologique (tératocarcinome ovarien ou médiastinal).

Produits hormonaux et analogues :

• *l'hormone chorionique gonadotrope* : normalement présente au cours de la grossesse la β-HCG s'élève au cours des tumeurs placentaires et testiculaires (non séminomateuses) ;
• *les catécholamines :* elles sont élevées au cours des *phéochromocytomes* (→). Leur valeur diagnostique est ici majeure. Ce sont les précurseurs des catécholamines (métanéphrines) qui sont les meilleurs marqueurs du cancer ; on les recherche dans les urines ;
• *la thyrocalcitonine :* très bon marqueur des cancers thyroïdiens médullaires à cellules C (→) ;
• *la thyroglobuline :* c'est un marqueur de la récidive des *cancers thyroïdiens* après thyroïdectomie totale ;
• *la sérotonine (catabolisée en 5-HIAA) :* les produits dérivés de la 5-hydroxytryptamine sont des marqueurs des tumeurs carcinoïdes du tube digestif et des bronches.
• *La chromogranine A :* c'est un marqueur des tumeurs endocrines digestives (gastrinome) ou non (phéochromocytome).

Immunoglobulines monoclonales

La présence d'immunoglobulines monoclonales évoque une *maladie plasmocytaire*, surtout un myélome, une maladie de Waldenström, *une leucémie lymphoïde chronique*. Elles sont également retrouvées dans bon nombre de pathologies virales (hépatite B en particulier).

Enzymes :

• *les phosphatases alcalines* : elles sont élevées en cas de tumeur osseuse ou hépatique ;

TUMEURS MALIGNES	MARQUEURS ÉLECTIFS	MARQUEURS SECONDAIRES	INTÉRÊT
Cancers digestifs :			
– œsophage ;	ACE		
– côlon ;	ACE		++
– pancréas ;	CA 19-9	GGT	++
– foie.	α-fœto-protéine	Phosphatases alcalines	
Cancers bronchiques :			
– bronches.	ACE, SCC	NSE	+
Cancers génitaux :			
– ovaires ;	CA 125		+++
– sein ;	CA 15-3	ACE	+++
– utérus ;	ACE (col) Ca 19-9 (corps)		
– testicules (en dehors du séminome).	HCG	α-fœto-protéine	++
Cancers endocriniens :			
– médullosurrénale (phéochromocytome, neuroblastome) ;	Catécholamines et dérivés (métanéphrines)	Chromognanine A	++
– thyroïde :			
• vésiculaire ;	thyroglobuline		
• médullaire ;	thyrocalcitonine	Chromognanine A	+++ (suivi)
– digestif (gastrinome)	gastrine		+++ (suivi) ++
Cancer de la prostate	PSA	Phosphatases acides	+++ *(suivi)*
Cancers neuroendocriniens	NSE		

• *les phosphatases acides :* elles sont élevées au cours du *cancer de la prostate* évolué et métastasé : elles sont abandonnées au profit des PSA ;
• *la gamma glutamyl transférase* (γGT ou GGT) : elle peut être élevée au cours d'un *cancer du foie* mais sa valeur est modeste car elle est très souvent élevée au cours de pathologies bénignes et de l'alcoolisme chronique ;
• *la lacticodéshydrogénase :* elle s'élève souvent au cours des *leucémies et des lymphomes* mais est peu spécifique. C'est sa partie hépatique (isoenzyme LDH 5) qui est augmentée plus spécifiquement au cours des *cancers du sein ou des cancers digestifs*.

Marqueurs antigéniques révélés

Ils sont mis en évidence grâce aux anticorps monoclonaux.

Des anticorps peuvent maintenant être fabriqués pour être dirigés contre certains antigènes particuliers de cellules cancéreuses (CA = cancer antigène).

L'antigène CA *15-3 :* c'est un excellent marqueur du *cancer du sein*, corrélé avec le volume tumoral. Il est employé seul ou en corrélation avec l'ACE.

L'antigène CA *19-9 :* bon marqueur du *cancer pancréatique*, parfois élevé au cours d'autres tumeurs digestives ou utérines et d'autres pathologies pancréatiques.

L'antigène CA 125 : assez spécifique du cystadénocarcinome ovarien.

L'antigène NSE *(Neuro Specific Enolase)* : marqueur utilisé pour le suivi de cancers neuroendocriniens *(neuroblastomes)* et les *cancers du poumon*.

L'antigène PSA *(Prostate Specific Antigen)* : très bon marqueur du *cancer de la prostate*, en particulier pour évaluer le résultat du traitement sur le volume tumoral et la survenue ou le développement de métastases.

L'antigène SCC *(Squamous Cell Carcinoma)* : c'est un marqueur des tumeurs épidermoïdes : cancer du col utérin ou des voies aéro-digestives supérieures ; sa valeur est discutée.

Valeurs des marqueurs biologiques des cancers

Pour le diagnostic, leur valeur est modeste :

• *ils manquent de sensibilité :* en présence d'un cancer, leur recherche est souvent négative ;
• *ils manquent de spécificité :* il existe des faux positifs et surtout des taux positifs non spécifiques d'un cancer donné. Cependant certains ont une meilleure valeur que d'autres (ACE, HCG, PSA, hormones en général).

Pour le pronostic, lorsqu'ils sont positifs initialement, leur valeur est certaine : la suppression du tissu cancéreux entraîne en effet une disparition du marqueur. Toute réascension fait suspecter la présence de métastases.

CARYOTYPE

Définition

Étude de l'aspect et du nombre des chromosomes (*cf.* illustration, page suivante).

Résultats normaux

Caryotype féminin normal : 46, XX.

Caryotype masculin normal : 46, XY.

Technique

Technique du caryotype sur examen de sang : prélèvement de 2 à 5 mL de sang sur héparine sèche (recueil dans un flacon de 100 UI d'*Héparine Choay*) avec une asepsie parfaite (comme une hémoculture).

Conservation à la température ordinaire pendant quelques heures. Au réfrigérateur (0 °C à + 4 °C), pendant 1 à 2 jours.

Un résultat provisoire peut être obtenu en 3 jours ; le résultat définitif, en 21 jours environ.

Variations pathologiques

• Chromosomes supplémentaires, exemples :
  – chromosomes somatiques : mongolisme ou trisomie 21,
  – chromosomes sexuels : XXY ou syndrome de Klinefelter, XY/XXY (mosaïque).
• Chromosomes manquants : XO ou syndrome de Turner.
• Chromosomes anormaux : délétion ou translocation.

CARYOTYPE FŒTAL

Définition

Cet examen permet de faire le diagnostic d'anomalies chromosomiques : trisomies ou translocations.

Méthodes

Par biopsie des villosités choriales à 10 semaines d'aménorrhée par voie transcervicale ou transabdominale sous échotomographie.

Préparation matérielle :

• patiente en position gynécologique ;
• vessie demi-pleine ;
• appareil pour échographie ;
• valve à poids, pince à biopsie, pince de Pozzi ;
• liquide pour désinfection du col.

Par amniocentèse précoce vers 17 semaines d'aménorrhée (→).

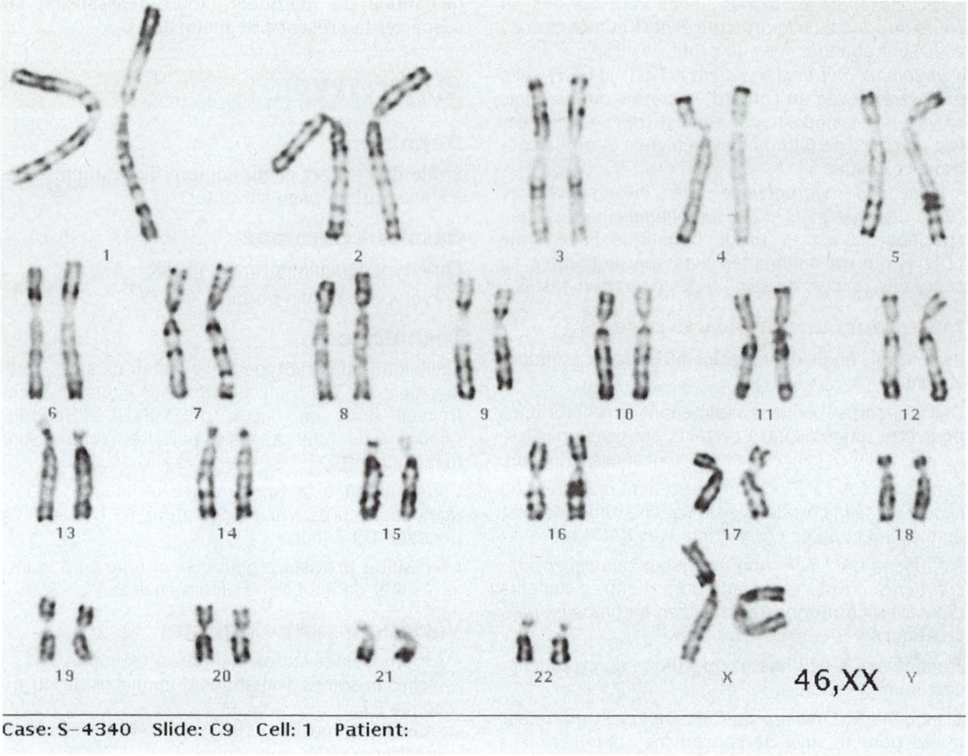

Caryotype féminin normal 46, XX.

Par ponction directe, à l'aiguille guidée par échographie, du sang du cordon fœtal.

CATÉCHOLAMINES PLASMATIQUES

Définition

Ce sont les hormones sécrétées par la médullosurrénale.

Technique

Prélèvement de 10 mL de sang veineux.

Causes d'erreur

Les traitements par méthyldopa, réserpine, IMAO, guanéthidine, phentolamine, diurétiques, phénothiazines doivent être arrêtés 1 mois avant. Le régime alimentaire doit être dépourvu de certains aliments (thé, café, vanille, banane).

Résultats normaux

Variables selon les laboratoires :

- *adrénaline :* 0,5 µg/L ou 2,5 nmol/L ;
- *noradrénaline :* 3 à 5 µg/L ou 18 à 30 nmol/L.

Résultats en pathologie

Dans le phéochromocytome, la sécrétion de catécholamines est augmentée. Leur dosage a surtout de l'intérêt à l'occasion d'une *poussée hypertensive.*

CATÉCHOLAMINES URINAIRES

Définition

Ce sont les produits d'élimination de la sécrétion de la médullosurrénale.

Technique

Recueil des urines de 24 h sur bocal non stérile contenant 15 mL d'acide chlorhydrique, à conserver à + 4 °C.

Causes d'erreur

Elles sont variables :

• mauvais recueil des urines, d'où l'importance de doser la créatininurie et de bien expliquer au malade de conserver toutes ses urines, après avoir jeté les urines de 8 h le matin, jusqu'aux urines de 8 h le lendemain matin ;
• prise de médicaments et régime (→ Catécholamines plasmatiques) ;
• insuffisance rénale qui fausse l'élimination ;
• les efforts ou les stress pendant le recueil font augmenter la sécrétion, c'est pourquoi on fait habituellement 3 dosages consécutifs.

Résultats normaux

Variables selon les laboratoires :

• *adrénaline :* 1 à 7 mg/24 h ou 5 à 40 nmol/24 h ;
• *noradrénaline :* 15 à 20 mg/24 h ou 90 à 120 nmol/24 h ;
• *acide vanylmandélique* (VMA) : 3 à 5 mg/24 h ou 15 à 25 mmol/24 h ;
• *bloc métanéphrines normétanéphrines* : 0,3 à 0,5 mg/24 h ou 1 à 3 mmol/24 h. C'est le dosage le plus fiable ; si > 2 mg/24 h, forte suspicion de phéochromocytome.

Les résultats doivent être rapportés à la créatininurie.

Résultats en pathologie

Dans le phéochromocytome, ces chiffres sont élevés. En cas de phéochromocytome malin, on peut observer une forte élévation du bloc des métanéphrines. En dehors des poussées, on peut avoir des résultats normaux.

CATHÉTÉRISME CARDIAQUE DROIT

Définition

Un cathétérisme droit consiste à monter un ou plusieurs cathéters par voie veineuse jusqu'aux cavités cardiaques droites, et éventuellement passer dans l'artère pulmonaire.

Buts de l'examen

• Mesurer les pressions dans les cavités droites, l'artère pulmonaire et le capillaire pulmonaire.
• Mesurer le débit cardiaque par méthode de thermodilution (→ Débit cardiaque).

Technique

Une sonde de Swan-Ganz (→) peut être montée en salle de cathétérisme sous amplificateur de brillance, ou au lit du malade en réanimation.

• Désinfection large, au préalable, au niveau et autour du point de ponction par un antiseptique, mise en place de champs stériles avec casaque, masque et gants stériles.
• Ponction d'une grosse veine selon la technique de Seldinger (→), avec mise en place d'un *Désilet*, à travers lequel va passer la sonde de Swan. Les veines abordées le plus fréquemment sont la jugulaire interne et la sous-clavière, plus rarement la veine fémorale.
• Montage de la sonde de Swan en suivant la circulation veineuse, soit sous contrôle visuel par radioscopie, soit sous contrôle de la courbe de pression, qui permet de reconnaître l'endroit où se trouve l'extrémité de la sonde : veine cave, oreillette droite, ventricule droit, puis artère pulmonaire.
• Une fois en place, l'extrémité proximale de la Swan est emballée dans un système de protection stérile et toute manipulation se fait avec des gants stériles.

Indications

• En réanimation, chez un patient en état hémodynamique instable, dont on veut connaître précisément les pressions dans les cavités droites et le débit cardiaque, afin d'adapter au mieux le traitement.
• Chez les patients valvulaires, ou porteurs d'une insuffisance cardiaque sévère, permettant un bilan précis de l'hémodynamique dans le cadre du bilan préopératoire.

Complications

• Thrombose de la veine ponctionnée, plus ou moins extensive, pouvant se surinfecter (thrombophlébite septique).
• Perforation de l'oreillette droite par la sonde, avec risque d'hémopéricarde et secondairement de tamponade.
• Troubles du rythme cardiaque (tachycardie ventriculaire) ou de conduction (bloc auriculo-ventriculaire) lors du passage des sondes dans les cavités droites.

CATHÉTÉRISME CARDIAQUE GAUCHE

Définition

Un cathétérisme cardiaque gauche commence par l'abord d'une artère (fémorale généralement), pour remonter ensuite par voie rétrograde vers l'aorte, et passer dans les cavités cardiaques gauches.

Technique

• Ponction d'une artère fémorale (plus rarement humérale).
• Mise en place d'un *Désilet* selon la méthode de Seldinger (→).
• Montée de sondes par voie artérielle rétrograde dans l'aorte initiale et dans le ventricule gauche.

Buts de l'examen

• Enregistrement des courbes de pression dans l'aorte initiale et le ventricule gauche. Calcul des gradients (différences) de pressions VG/aorte.
• Angiographie sus-sigmoïdienne : injection de produit de contraste par une sonde placée dans l'aorte initiale, pour quantifier une insuffisance aortique.
• Angiographie ventriculaire gauche : pour apprécier la contractilité du muscle, mesurer les volumes de la cavité ventriculaire et quantifier une fuite mitrale.
• Peut être le point de départ d'une coronarographie (→).

Indications

Bilan préopératoire d'une valvulopathie mitrale ou aortique (le cathétérisme gauche est dans ce cas plus ou moins couplé à une coronarographie).

Contre-indications

Âge physiologique avancé.

Complications

• Allergie à l'iode (prémédication indispensable à base de corticoïdes et d'antihistaminiques).
• Complications locales au point de ponction : hématome, fistule artério-veineuse, faux anévrisme artériel.
• Complications plus graves : cardiaques (dissection coronaire, infarctus) et cérébrales (accident vasculaire embolique).

CATHÉTÉRISME DE LA PAPILLE DUODÉNALE

Voir *Cholangio-pancréatographie rétrograde endoscopique*.

CDT (transferrine pauvre en acide sialyque – transferrine désialylée)

Définition

La transferrine se présente sous différentes formes en fonction des taux de sialylation : tétrasialylée 80 %, pentasialylée 15 %, hexasialylés 1 %, peu sialylés < 2 %

La consommation abusive et répétée d'alcool modifie la répartition des formes.

En cas de consommation d'alcool, les formes peu sialylées augmentent, désignées sous le nom CDT (carbohydrate-deficient transferrine).

Technique de prélèvement

Sur sérum.

Résultats

L'augmentation de la CDT témoigne d'une consommation d'alcool. Elle s'élève précocement et permet de vérifier une abstinence.

Un seuil de DCT supérieur à 2,6 % est considéré comme significatif (consommation d'alcool > 60 g/j).

CÉPHALINE ACTIVÉ (temps de)

Définition

Épreuve de coagulabilité globale explorant tous les temps de la coagulation à l'exception des plaquettes et de la proconvertine (facteur VII). On pratique également un temps de céphaline kaolin, moins sensibles aux anticoagulants circulants (→).

Technique

Prélèvement veineux sur tube citraté de 5 mL.

Résultats normaux

Le résultat est exprimé par rapport à un sujet témoin. L'écart doit être inférieur à 10 secondes.

Pathologie

Le temps de céphaline activé est utilisé dans la surveillance des traitements anticoagulants par l'héparine ; sa valeur doit se situer autour de deux fois le temps du témoin.

Il est allongé dans les déficits congénitaux en facteurs de la phase intrinsèque (hémophilie A et B), dans la maladie de Willebrand et dans les CIVD (→).

CHAMP VISUEL (CV)

Définition

Le champ visuel (CV) correspond à l'étendue d'espace perçue par un œil immobile fixant droit devant lui.

La sensibilité rétinienne est maximale dans l'aire maculaire (point de fixation) et décroît ensuite proportionnellement vers la périphérie. Pour chaque œil, il existe une zone de non-vision correspondant à l'émergence du nerf optique : c'est la *tache aveugle*, ou *tache de Mariotte*.

Exploration clinique

La confrontation est la seule méthode possible au lit du malade mais reste grossière. L'examinateur demande au patient, placé face à lui, et un œil obstrué, de le fixer ; il explore toutes les directions de l'espace, en déplaçant son doigt ; de la périphérie vers le centre. Normalement, examinateur et patient doivent percevoir le test au même moment.

Méthodes instrumentales

Deux pièges sont à éviter : le sujet doit porter sa correction optique de près lors de l'examen et ne pas être en myosis (en cas de glaucome traité par myotiques, il faut interrompre le traitement la veille du champ visuel) (*cf.* illustration).

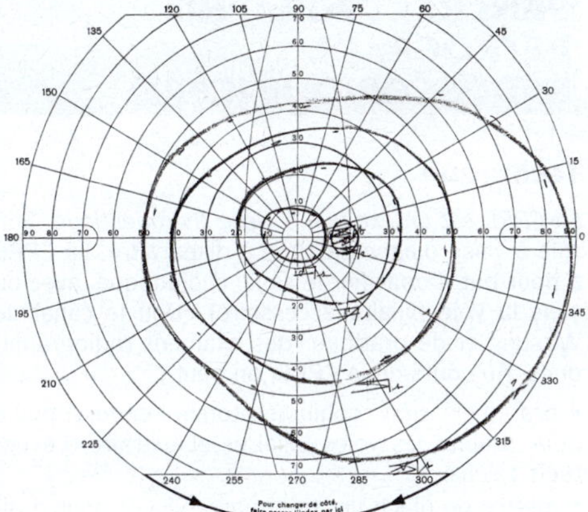

Œil droit

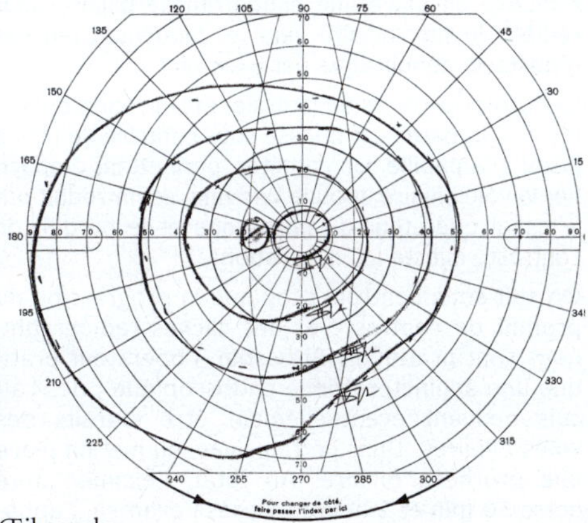

Œil gauche

Champ visuel : Goldmann normal.

Le champ visuel automatisé : il réalise des CV statiques, dans une coupole hémisphérique, en faisant varier automatiquement l'intensité de points lumineux, permettant de déterminer le seuil de perception de chaque point exploré. Son intérêt est d'être automatique, quantifiable, plus reproductible et plus sensible.

La périmétrie de Goldmann : l'écran a la forme d'une coupole hémisphérique centrée par le point que le patient doit fixer.

Tout en visant le point de fixation, le sujet doit signaler, dès qu'il le voit, un index lumineux qui se déplace de la périphérie vers le centre, du non-vu au vu.

Les index sont de plus en plus petits, de moins en moins lumineux.

L'examinateur effectue le *relevé* du champ visuel, en notant sur un schéma chaque index seuil. La réunion des points obtenus avec un index donné s'appelle un isoptère.

Anomalies du champ visuel ; on peut observer notamment :

- des *scotomes* (zones de non-vision à l'intérieur même du champ visuel) ;
- des *amputations*, des *déficits* (zones systématisées de non-vision), dont les déficits hémianopsiques (anomalies des 2 champs visuels) ;
- un *rétrécissement* global de tous les isoptères.

Chez certains malades fatigables, il faudra refaire l'examen du second œil ultérieurement.

Indications

En ophtalmologie :

- surveillance des glaucomes chroniques par le dépistage des déficits campimétriques +++ ;
- dépistage des neuropathies optiques inflammatoires (sclérose en plaques), toxiques (alcool, tabac) ou médicamenteuses (éthambutol) ;
- étude de certaines maladies rétiniennes : rétinopathies pigmentaires, lésions maculaires, surveillance des décollements de rétine opérés.

En neuro-ophtalmologie : dépistage des tumeurs de la région chiasmatique (adénomes hypophysaires, méningiomes, gliomes du chiasma), des accidents vasculaires cérébraux qui donnent lieu à des syndromes hémianopsiques.

CHOC ÉLECTRIQUE EXTERNE (cardioversion)

Définition

Technique de restauration du rythme sinusal utilisant un défibrillateur qui délivre une décharge électrique intense (300 joules en moyenne) et brève au myocarde par l'intermédiaire d'électrodes spéciales.

Technique

Une fois vérifiée la bonne charge de l'appareil, on choisit l'énergie à délivrer ; les électrodes sont enduites de pâte conductrice et placées sur le thorax : une sur le sternum, l'autre sur la ligne axillaire gauche ou, pour certains, sur le dos. Une anesthésie générale de courte durée est pratiquée si le malade est conscient. Le contrôle de l'efficacité est jugée sur l'électrocardiogramme ; en cas d'échec la manœuvre peut être recommencée.

En dehors du contexte d'urgence, il est nécessaire avant le choc d'en avoir expliqué les modalités au patient. Les digitaliques seront arrêtés 5 jours avant le choc et il faut avoir une anticoagulation efficace : INR entre 2 et 3, temps de céphaline activée entre 1,5 et 3 fois celui du témoin. Le traitement anticoagulant doit avoir été commencé au moins 4 semaines avant la date prévue pour le choc.

Indications

• Le choc peut être pratiqué en urgence afin de réduire certains troubles du rythme mal supportés : fibrillation ventriculaire, tachycardie ventriculaire, tachycardies supraventriculaires rapides plus rarement.

• Certains troubles du rythme mieux supportés peuvent être réduits à distance de leur installation car bien tolérés : arythmie complète par fibrillation auriculaire, flutter auriculaire.

Précautions

En dehors de l'urgence, nécessité d'une anticoagulation efficace depuis au moins 4 semaines, arrêt de la digoxine 3 jours avant la date du choc, contrôle de la kaliémie qui doit être normale.

Une échographie cardiaque par voie œsophagienne (→) est de plus en plus pratiquée systématiquement avant le choc électrique à la recherche d'un thrombus intracardiaque. En effet, en présence d'un thrombus, le choc est contre-indiqué jusqu'à sa disparition complète sous anticoagulant.

Après le choc et en cas de succès de celui-ci, surveillance de l'électrocardiogramme et instauration d'un traitement antiarythmique (→) afin de maintenir le rythme sinusal.

Incidents et accidents

• Brûlures cutanées du premier degré, parfois douleurs pariétales.

• Élévation constante des enzymes cardiaques, traduction du traumatisme local.

• Rarement, accidents à type de troubles du rythme graves, parfois irréductibles, le plus souvent le fait de patients présentant une insuffisance cardiaque terminale ou une intoxication digitalique.

Des incidents d'ordre technique doivent être évités : électrocution du personnel (nul ne doit toucher le lit ou le malade), détérioration du matériel, ne pas mettre en contact les deux électrodes et en cas de répétition du choc, veiller à ce qu'une coulée de pâte conductrice ne mette en contact les deux électrodes.

CHOLANGIO-PANCRÉATOGRAPHIE RÉTROGRADE ENDOSCOPIQUE (CPRE)

Technique

La CPRE est un examen à visée thérapeutique. Son rôle à visée diagnostic tend à disparaître. La CPRE a pour but d'opacifier le canal cholédoque (avec ou sans la voie biliaire accessoire) et/ou le canal de Wirsung et de pratiquer des examens radiographiques. Au cours de la CPRE, on peut :

• pratiquer une sphinctérotomie endoscopique pour drainer les voies biliaires et extraire d'éventuels calculs ;

• mettre en place un drain naso-biliaire pour drainer et laver les voies biliaires ;

• mettre en place une endoprothèse biliaire pour rétablir le flux biliaire vers le duodénum (en cas d'obstacle néoplasique par exemple).

Le fibroscope (à vision latérale) est introduit doucement. L'appareil est poussé sous contrôle de la vue jusqu'à la papille. Un cathéter, permettant d'opacifier la voie biliaire et/ou le Wirsung, est introduit par le canal opérateur du fibroscope et le produit de contraste injecté (*cf.* illustration).

On suit sous contrôle scopique la progression du produit de contraste et des clichés radiographiques sont pratiqués. Si besoin, l'opérateur pratique une sphinctérotomie endoscopique ; des calculs peuvent éventuellement être extraits des voies biliaires. Dans certains cas, on met en place une prothèse biliaire. Au total, l'examen dure entre 30 min et 2 heures. Après l'examen, l'appareil doit être stérilisé.

Indications de la CPRE

PATHOLOGIE BILIAIRE	PATHOLOGIE PANCRÉATIQUE
– Calcul résiduel après cholécystectomie : sphinctérotomie endoscopique (SE). – Angiocholite chez un sujet à haut risque chirurgical : SE. – Pose d'une prothèse biliaire après SE en cas d'obstacle inopérable. – Ictère de diagnostic difficile malgré l'écho-endoscopie.	– Pancréatite d'origine biliaire : SE. – Pose d'endoprothèse dans un cancer inopérable. – Prélèvements *in situ* (études enzymatiques, biochimiques, recherche de cellules néoplasiques, etc.). – Atteinte pancréatique (clinique ou paraclinique) à préciser ou à confirmer.
Ampullome vatérien : permet les biopsies, si besoin cholangiographie et SE.	

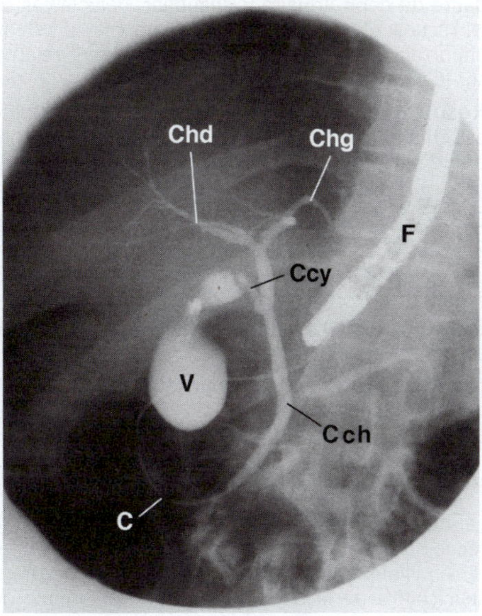

Cholangio-pancréatographie rétrograde endoscopique (CPRE).
Voies biliaires normales (Chd : canal hépatique droit ; Chg : canal hépatique gauche ; Ccy : canal cystique ; F : fibroscope ; Cch : canal cholédoque ; V : vésicule ; C : cathéter).

Précautions

Ce sont celles à prendre en cas d'endoscopie haute et de radiographie biliaire : malade à jeun, pas de baryte, groupe sanguin, hémostase, dossier complet.

Indications et résultats

Depuis l'apparition de l'échoendoscopie, la CPRE n'a quasiment plus d'indication diagnostique. Cet examen ne doit être pratiqué qu'à visée thérapeutique : extraction endoscopique de calculs, mise en place de prothèse biliaire.

Incidents et accidents

Ils sont favorisés par les gestes thérapeutiques tels que la sphinctérotomie endoscopique. Les complications les plus fréquentes sont : angiocholite, pancréatite aiguë, hémorragie digestive, perforation.

CHROMATOGRAPHIE DES ACIDES AMINÉS ET DES ACIDES ORGANIQUES

Indication

Suspicion de maladie métabolique.

Technique

Sang (acides aminés)

- Prélèvement sur papier-filtre de plusieurs gouttes de sang (technique de dépistage).
- Prélèvement de sang (5 mL sur tube hépariné) centrifugé immédiatement à + 4 °C. Plasma décanté sur tube sec et congelé immédiatement à – 20 °C.

Urines (acides aminés et acides organiques)

- Une miction fraîche congelée immédiatement à – 20 °C.
- Recueil des urines de 24 heures, miction par miction, dans un pot fermé au réfrigérateur sans conservateur. Au terme de 24 heures, noter le volume et congeler un échantillon de 10 à 20 mL à – 20 °C.

CLAIRANCE DU PAH (flux sanguin rénal)

Définition

Le flux sanguin rénal (FSR) est la fraction du débit cardiaque destinée à la vascularisation rénale.

Technique

La méthode de référence de détermination du FSR est la mesure de la clairance de l'acide para-amino-hippurique (PAH). À faible concentration maintenue constante par une perfusion continue, le PAH est entièrement extrait du sang rénal au cours d'un seul passage par sécrétion de la fraction non filtrée. Le PAH n'étant éliminé que par le rein, la clairance du PAH est égale au débit plasmatique rénal (FPR). Le flux sanguin rénal (FSR) est calculé :

$$FSR = \frac{FSR}{1 - \text{hématocrite}}$$

Précautions

Cette technique n'est fiable qu'en l'absence d'une insuffisance rénale marquée.

Résultats

Homme : FPR = 650 ± 150 mL/min pour une surface corporelle de 1,73 m^2.

Femme : FPR = 600 ± 150 mL/min pour une surface corporelle de 1,73 m^2.

Pour un hématocrite de 45 %, le FSR est de 1 100 mL/min soit entre le quart et le cinquième du débit cardiaque au repos. À partir du FPR et du débit de filtration glomérulaire (DFG), on détermine facilement la fraction de filtration glomérulaire :

$$FF = DFG/FPR \times 100 = \frac{120 \times 100}{600} = 20\ \%$$

CLAIRANCES RÉNALES

Définition

La clairance rénale d'une substance est le débit de plasma épuré de cette substance du fait de son élimination urinaire. La clairance mesure donc le pouvoir d'épuration du rein. Si U est la concentration de la substance dans les urines, P sa concentration plasmatique, V le débit urinaire en mL/min, la clairance sera égale au rapport UV/P et exprimée en mL/min.

Le flux d'une substance éliminée dans les urines (UV), uniquement filtrée par le glomérule, ni réabsorbée, ni excrétée par le tubule, est égal au débit de filtration glomérulaire (quantité de plasma filtré dans le glomérule) multiplié par la concentration plasmatique de cette substance (GFR × P) : la clairance est égale alors à la filtration glomérulaire. C'est le cas de l'inuline, indicateur glomérulaire de référence. En pratique clinique cependant, on utilise la clairance de la créatinine (*cf. infra*).

Lorsqu'une substance est réabsorbée par le tubule (ex. : urée), sa clairance est inférieure à la filtration glomérulaire ; lorsqu'une substance est sécrétée (ou bien réabsorbée-sécrétée, mais sécrétée plus abondamment que réabsorbée), la clairance est supérieure à la filtration glomérulaire.

Clairance de la créatinine

Technique : le prélèvement sanguin est fait à n'importe quel moment du nycthémère, les urines sont généralement recueillies sur 24 heures.

Causes d'erreur : toutes les causes de mauvais recueil d'urines sur 24 heures.

Contrairement à la clairance de l'urée, la clairance de la créatinine (et de l'inuline) n'est pas dépendante du débit urinaire. Cependant, dans le cas où le recueil d'urines se fait sur 3 heures, un débit important est assuré pour diminuer l'erreur relative sur le volume de l'échantillon.

Résultats : en situation normale, la créatinine est éliminée uniquement dans les urines à la suite d'une filtration suivie d'une sécrétion négligeable.

En pratique, on utilise donc la clairance de la créatinine pour étudier la filtration glomérulaire même si la sécrétion augmente lorsqu'il existe une insuffisance rénale.

ClCr = 130 ± 20 mL/min pour 1,73 m^2 de surface corporelle chez l'homme.

ClCr = 110 ± 20 mL/min pour 1,73 m^2 de surface corporelle chez la femme.

Elle s'élève durant la grossesse.

Précautions

La mesure de clairance peut être faussée si le recueil d'urines sur 24 heures est faux, d'où l'intérêt en clinique du calcul de la clairance à partir du seul chiffre de la créatininémie par la formule de Cockcroft et Gault :

$$ClCr\ (mL/min) = \frac{[140 - \text{âge (années)}] \times \text{poids(kg)}}{\text{créatininémie } (\mu mol/L) \times (0,814)}$$

Chez la femme, multiplier le résultat par 0,85.

Il existe des facteurs de correction en cas d'obésité.

La formule MDRD :

$$DFG\ (mL/kg/1,73\ m^2) = K \times 186,3 \times [\text{Créatininémie (mg/L)}/10]^{-1,154} \times [\text{Âge (années)}]^{-0,203}$$

avec K = 1 (homme) ou 0,742 (femme)

peau noir : multiplier par 1,212

Elle permet une meilleure estimation chez les sujets âgés.

Clairance de l'inuline

C'est la méthode de référence de mesure de la filtration glomérulaire utilisée en pratique pour la recherche.

Clairances isotopiques

Clairances glomérulaires : EDTA – Cr^{51}, DTPA marquée, HYPAQUE I^{125}.

Clairance tubulaire : HYPURAN I^{131}, MAG Tc^{99}.

COAGULATION

Définition

C'est la formation de fibrine qui construit un maillage englobant les globules rouges et renforce le clou plaquettaire, résultat de l'hémostase primaire avec laquelle elle est étroitement liée (→) (*cf.* illustration).

La coagulation comprend trois temps : la formation de la *prothrombinase* par deux mécanismes (voies intrinsèque et extrinsèque) différents mais nécessaires *in vivo*, la formation de la *thrombine*, la formation de la *fibrine*.

Après la coagulation, le caillot va se rétracter puis être redissous par la fibrinolyse.

Tests de coagulabilité globale

Le thromboélastogramme n'est quasiment plus pratiqué.

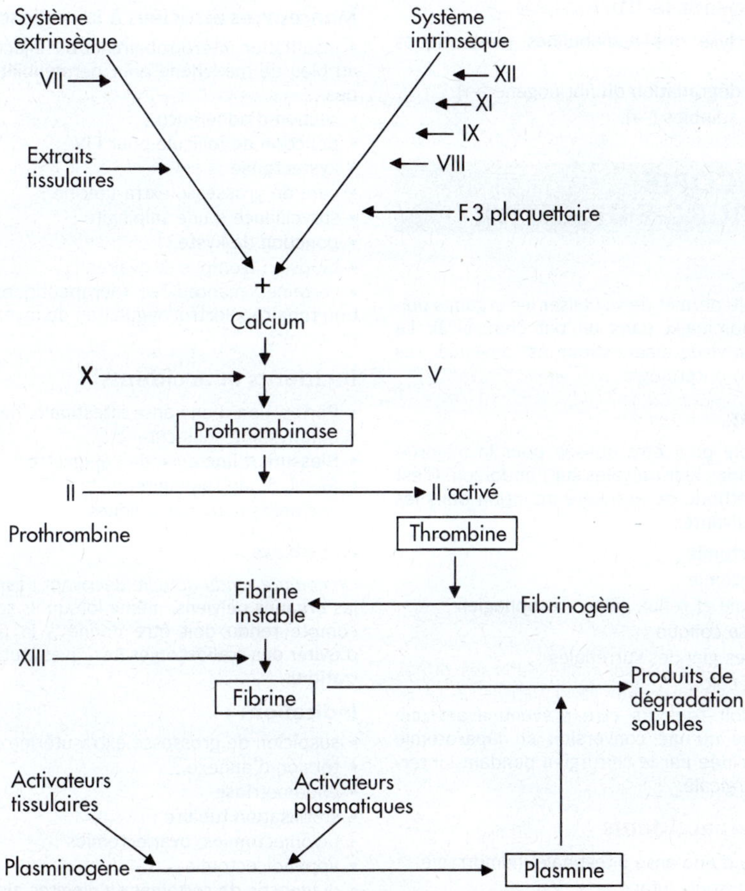

▲

Schéma de la coagulation et de la fibrinolyse.

Tests explorant la voie intrinsèque

- Temps de céphaline activé (→).
- Dosage différentiel des facteurs propres à la voie intrinsèque.

Tests explorant la voie extrinsèque et le tronc commun

- Temps de Quick (→).
- Dosage différentiel des facteurs du complexe prothrombinique.

Tests explorant la phase finale de la coagulation

- Temps de thrombine (→).
- Dosage du fibrinogène (→).

Tests explorant la fibrinolyse

- Temps de lyse des euglobulines plasmatiques (→).
- Produit de dégradation du fibrinogène (→).
- Complexes solubles (→).

CŒLIOSCOPIE EN CHIRURGIE DIGESTIVE

Buts

La cœlioscopie permet de visualiser les organes pelviens et abdominaux dans un but chirurgical. La cœlioscopie à visée diagnostique est devenue très rare en gastro-entérologie.

Indications

La cœlioscopie peut être utilisée pour la majorité des interventions chirurgicales sur l'abdomen. C'est devenu la méthode de première intention dans les indications suivantes :

- cholécystectomie ;
- appendicectomie ;
- hernie hiatale et reflux gastro-œsophagien ;
- diverticulose colique ;
- chirurgie des glandes surrénales ;
- cancers du côlon.

Le patient doit toujours être prévenu avant une cœliochirurgie qu'une conversion en laparotomie peut être décidée par le chirurgien pendant l'intervention chirurgicale.

Incidents et accidents

- Perforation d'une anse intestinale, hémorragie.
- Emphysème sous-cutané.
- Blessure d'une anse de l'épigastrique.
- Accidents hémodynamiques.

CŒLIOSCOPIE EN GYNÉCOLOGIE

Buts

La cœlioscopie permet de visualiser les organes pelviens et abdominaux dans un but diagnostique et chirurgical.

Méthodes

La cœlioscopie est faite en milieu chirurgical sous anesthésie générale.

Date dans le cycle :

- avant l'ovulation pour explorer la *perméabilité tubaire* ;
- en fin de cycle pour rechercher une *endométriose*.

Manœuvres associées à la cœlioscopie :

- insufflation utéro-tubaire et/ou injection colorée au bleu de méthylène pour perméabilité des trompes ;
- section d'adhérence ;
- ponction de follicule pour FIV ;
- kystectomie ;
- cure de grossesse extra-utérine ;
- surveillance d'une salpingite ;
- ponction de kyste ;
- biopsie : trompes et ovaires ;
- certaines manœuvres thérapeutiques : stérilisation tubaire, électrocoagulation de foyer d'endométriose, etc.

Incidents et accidents

- Perforation d'une anse intestinale, hémorragie.
- Emphysème sous-cutané.
- Blessure d'une anse de l'épigastre.
- Réveil d'une salpingite.
- Accidents hémodynamiques.

Résultats

Un compte rendu détaillé décrivant l'aspect de tous les organes pelviens, même lorsqu'ils sont sains. Le compte rendu doit être donné à la patiente afin d'éviter des cœlioscopies itératives inutiles (*cf.* illustration).

Indications :

- suspicion de grossesse extra-utérine ;
- torsion d'annexe ;
- endométriose ;
- stérilisation tubaire ;
- myomectomies, ovariectomies ;
- appendicectomie ;
- diagnostic de certaines salpingites aiguës ;
- stérilité et procréation médicale assistée ;
- masses annexielles fixées ;

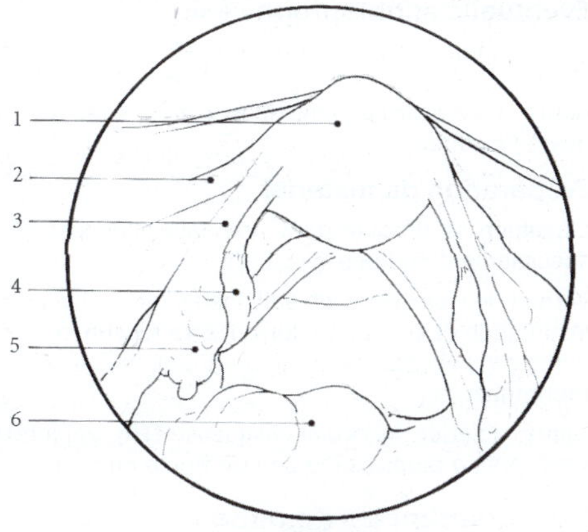

Cœlioscopie.
Vue d'ensemble. 1. utérus ; 2. ligament rond ; 3. trompe ; 4. ovaire ; 5. pavillon ; 6. rectum.

• absences congénitales de vagin ou d'utérus ;
• aménorrhées primaires avec gonadotrophines élevées des dysgénésies gonadiques ;
• aménorrhées secondaires s'accompagnant d'hirsutisme d'origine ovarienne.

COLOSCOPIE

Définition et possibilités

Il s'agit d'un examen qui permet de visualiser l'intérieur de tout le côlon (et souvent la dernière anse iléale) à l'aide d'un endoscope long et souple. Le « vidéo-endoscope » contient un circuit électronique qui permet de visualiser l'image directement sur un écran de télévision. Les images peuvent être enregistrées. L'endoscope « optique » contient un faisceau de fibres de verre et une lumière froide. L'ensemble est souple et l'extrémité lumineuse est articulée par deux molettes situées au niveau de l'oculaire. L'ensemble se comporte un peu comme une « caméra téléguidée ».

De plus, le coloscope comprend un canal opérateur qui permet la réalisation de gestes diagnostiques et thérapeutiques (biopsies, cytologie, hémostase, etc.). Enfin, il existe un canal qui permet d'insuffler de l'air ou d'aspirer des liquides pour faciliter l'examen.

Le côlon doit être parfaitement propre pour que l'examen puisse être réalisé.

Il peut être pratiqué dans un but diagnostique (recherche de tumeur, de colite inflammatoire, de diverticules), thérapeutique (ablation de polypes), de dépistage ou de surveillance.

Préparation du malade et précautions

Expliquer au patient le principe de l'examen (qui peut être pratiqué sous anesthésie du fait de son inconfort) et la nécessité de préparer le côlon afin qu'il soit parfaitement propre. Cette préparation consiste en un régime sans résidu pendant les trois jours précédant l'examen et une purge débutée la veille de l'examen.

Régime sans résidu

Il consiste, pendant les 3 jours précédents, à limiter l'apport de fibres alimentaires (celles-ci n'étant pas absorbées et augmentant les déchets fécaux). Ces fibres sont contenues dans les légumes secs ou verts, les fruits frais ou secs, les céréales, les fromages fermentés, les viandes en sauce. Les aliments permis sont : les produits laitiers, les viandes, poissons, œufs, volailles, abats (grillés, rôtis, au court-bouillon, à la vapeur, poêlés, au naturel...), les féculents (pâtes, riz, semoule, pommes de terre), le pain, biscotte, viennoiserie, les produits sucrés (sucre, miel, gâteaux, biscuits), les corps gras (beurre, huile, crème fraîche). Enfin, il ne faut pas absorber de fer ni de charbon les 8 jours précédents (*cf.* illustration).

Préparation du côlon

Cette préparation par purge (+++) est débutée la veille de l'examen.

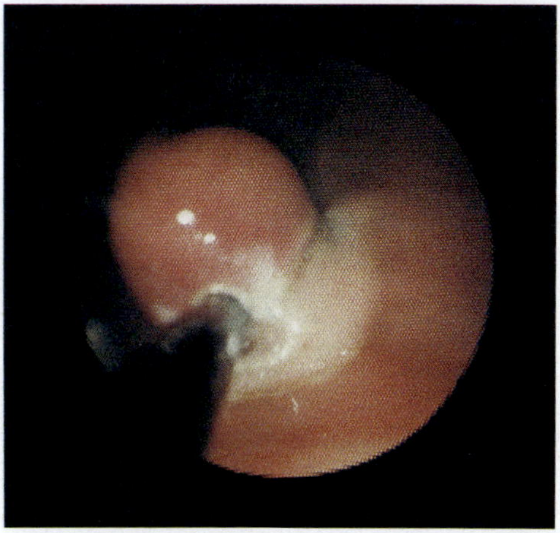

Polypectomie (section du polype par électrocoagulation).

Par exemple : 2 litres de PEG (*Colopeg, Fortrans, Klean prep.*) à boire en 1 h à 1 h 30 la veille au soir (un repas léger est possible 1/2 h ou 1 h après) et 2 litres le matin de l'examen, selon les mêmes modalités, minimum 2 h avant l'examen ou 4 h avant si une anesthésie est prévue (et rester à jeun).

• Noter les quantités effectivement bues et les heures de prise.

• Bilan d'hémostase : TP, TCA, plaquettes et carte de groupe. Autres examens sur prescription médicale si nécessaire (*cf.* prescriptions de l'anesthésiste). L'*Aspirine* aura du être arrêtée pendant les 8 jours précédents.

Il faut insister sur le fait que l'examen ne peut correctement se faire que sur un côlon propre, débarrassé de toutes matières ou liquides. Dans le cas contraire la progression et la visualisation dans le côlon peuvent être impossibles. Le liquide émis en fin de préparation doit donc être clair et dépourvu de matières.

Si l'examen est prévu sous anesthésie

Consultation d'anesthésie obligatoire (48 h minimum avant l'examen).

Prémédication selon prescription 1 h 30 avant l'examen (*cf.* illustration).

Préparer le malade comme pour tout bloc opératoire (casaque, pas de maquillage, prothèses dentaires enlevées), à jeun et perfusé au bras droit (*car la position au cours de l'examen est en décubitus latéral gauche*).

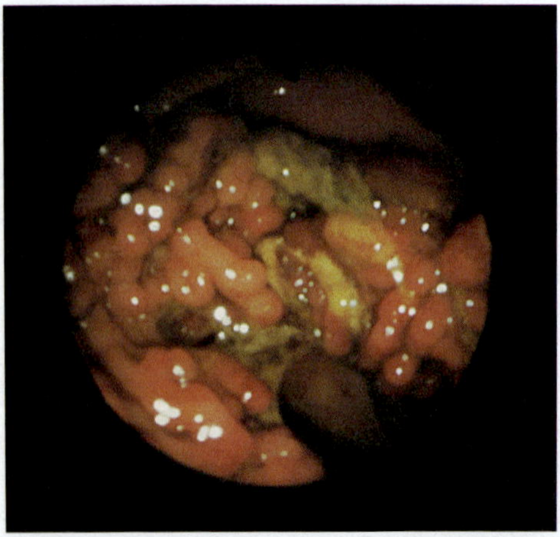

Recto-colite hémorragique. Aspect des pseudo-polypes (vue endoscopique).

Éventuelle antibioprophylaxie

Elle est faite selon prescription médicale, en cas de terrain à risque (valvulopathie cardiaque, antécédents d'endocardite infectieuse) à débuter IV 1 h avant l'examen.

Préparation du matériel

L'examen se déroule dans une salle d'endoscopie spécialement équipée.

Vérifier le coloscope et son installation : lumière, insufflation et aspiration doivent être fonctionnelles. Vérifier les accessoires : pinces à biopsie, anse diathermique...

Gants, doigtier, *Xylocaïne* visqueuse (TR), gel lubrifiant, pots à biopsies (liquide de Bouin ou formol).

Déroulement de l'examen

Le patient est installé en décubitus dorsal.

L'examen est précédé d'un toucher rectal qui permet de détecter une éventuelle masse, d'apprécier la qualité de la préparation, de lubrifier le canal anal.

Le coloscope est ensuite introduit par l'anus, puis l'appareil est dirigé, sans forcer, sous contrôle de la vue jusqu'au cæcum.

L'inspection des organes se fait surtout au retrait de l'appareil.

Divers gestes thérapeutiques sont réalisables au cours de la coloscopie : polypectomie, photocoagulation, dilatation.

En cas de polypectomie, le polype peut être retiré soit à l'aide d'une pince (coagulante ou non) qui permet d'arracher le polype s'il est de petite taille, soit à l'aide d'une anse diathermique en cas de polype plus volumineux. Cela consiste à enserrer le polype au niveau de son pied avec l'anse (comme au lasso), on fait ensuite passer un courant électrique sectionnant et coagulant par l'anse qui vient couper le polype à ce niveau. Il faut ensuite récupérer le polype sectionné et le retirer (à l'aide d'une pince) pour analyse anatomopathologique.

Complications, incidents et accidents

Le taux de complications est estimé à 0,3 % (avec une mortalité de 0,01 %). Les principales complications sont :

Les hémorragies

(1,5 %) Elles surviennent essentiellement après polypectomie, immédiates dans 70 % des cas et retardées dans 30 % (à la chute de l'escarre cicatriciel après quelques jours). Elles peuvent se manifester par une chute tensionnelle, une tachycardie, des rectorragies.

Les perforations

Les facteurs de risques sont : la présence de diverticules, d'une colite inflammatoire (Crohn, RCH), radique ou ischémique, les antécédents de chirurgie abdominale, les gestes thérapeutiques tels que les polypectomies ou dilatation, et le manque d'expérience de l'opérateur. Elles peuvent se manifester par des douleurs abdominales, un météorisme, une fièvre, l'existence d'un pneumopéritoine à la radiographie.

Les infections

L'acte endoscopique provoque très souvent un passage transitoire des propres germes du patient dans la circulation (bactériémie). Le risque augmente en cas de biopsies ou de polypectomie. Chez les sujets à risque, l'endocardite doit être prévenue. L'endoscopie a également été incriminée dans la transmission d'infections virales, notamment l'hépatite C. En fait, c'est surtout la pratique des biopsies qui a pu transmettre certaines infections. Le risque est actuellement infime, voire nul, avec les nouvelles procédures de désinfection.

Surveillance après la coloscopie

En cas d'anesthésie : réveil et surveillance en salle de réveil.
Un malade non accompagné ne peut pas sortir s'il a été anesthésié.
Pouls, TA et température. Avertir en cas de douleur abdominale, baisse tensionnelle, tachycardie > 100, rectorragies.
En cas de polypectomie, le patient reste hospitalisé jusqu'au lendemain matin.

COLPOSCOPIE

Buts

Examiner directement le col utérin avec un grossissement d'au moins dix diamètres et permettre des biopsies orientées et précises, sur les zones suspectes. Le col est examiné sans préparation et après application d'acide acétique, puis de solution de *Lugol* = test de Schiller.

La colposcopie oriente, l'histologie affirme un diagnostic (*cf.* illustration).

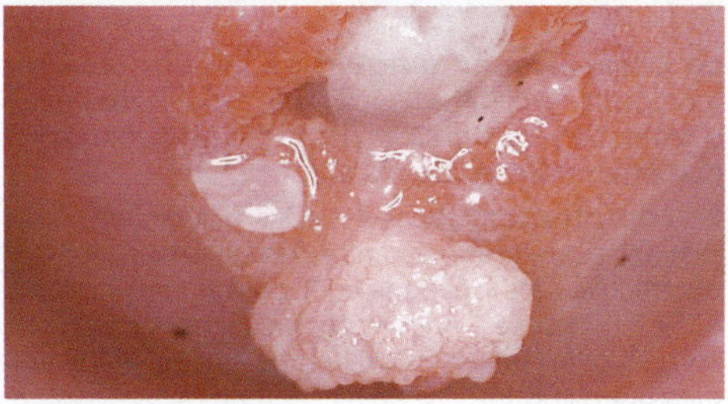

Colposcopie.
Condylome exophytique du col sur un ectropion périorificiel avec bordure de réépithélialisation atypique.

Matériel et technique

- Spéculums dépolis, pinces longuettes, tampons ouatés, acide acétique à 2 %, solution iodo-iodurée à 1 %, sérum physiologique, nitrate d'argent à 3 %, écarteur de Bret, colposcope binoculaire.
- Après frottis cervico-vaginaux, examen du col avant et après badigeonnage à l'acide acétique et au *Lugol*.

Résultats

Col normal : l'épithélium malpighien normal est rose, sous *Lugol,* il devient brun acajou, la zone de jonction (entre l'épithélium malpighien de l'exocol et mucipare unistratifié de l'endocol) ne doit pas être extériorisée au-delà de 5 mm.

Col pathologique :

- ectropion : extériorisation de l'épithélium cylindrique au niveau de l'exocol ;
- colpite et vaginite témoins d'une infection ;
- leucoplasie : lésion blanchâtre suspecte ;
- zone rouge atypique donnant une zone iodo-négative à contour net ou flou avec base ou/et mosaïque ;
- condylome exophytique ou plan signant l'infection virale ;
- les dysplasies ou néoplasies cervicales intra-épithéliales (NCI) : zones blanchâtres après acide acétique, ne prenant pas le *Lugol*.

COMPLÉMENT TOTAL ET SES FRACTIONS

Définition

Le complément est un ensemble enzymatique qui entraîne l'hémolyse d'hématies recouvertes d'anticorps hémolytiques. Il est constitué d'au moins 11 fractions : C1 à C9 avec C1 q, C1r, C1 s, chacune ayant une activité propre : libération de substances vasoactives, chimiotactisme, agrégation plaquettaire, etc.

Technique

Le prélèvement sanguin se fait sur tube sec (complément total) et sur EDTA (produit de dégradation). Le sérum prélevé dès la rétraction du caillot doit être conservé à – 80 °C.

Le complément total est dosé par hémolyse. Le résultat est exprimé en unité correspondant à 50 % d'hémolyse, les fractions sont dosées par immunodiffusion radiale (→ Immunoglobulines) et le résultat est exprimé en pourcentage ou en milligrammes pour 100 mL.

Résultats

- À l'état normal : moins de 25 unités CH/100 mL de complément total.
- C3 = 0,70 à 1,58 g/L de sérum.
- C4 = 0,17 à 0,42 g/L de sérum.

Variations en pathologie (diminution)

- Glomérulonéphrite aiguë : CH50, C3 abaissés, C1Q, C4 normaux.
- Lupus : CH50, C3, C1Q, C4 abaissés.

COMPLEXES SOLUBLES

Définition

Ce sont des complexes de fibrine (dégradée par la plasmine) soluble associée au fibrinogène ou aux produits de dégradation de la fibrine (→).

Technique

Le prélèvement sanguin se fait sur citrate.

Résultats

À l'état normal, le test est négatif. Il est positif au cours des syndromes de coagulation intravasculaire disséminée.

CONCENTRATION, DILUTION (épreuves de)

Définition

Il s'agit d'épreuves explorant la réponse du rein à une charge ou à une restriction hydrique.

Techniques

Épreuves de concentration (Volhard) : le sujet est soumis à une restriction hydrique stricte pendant 24 heures, les urines sont recueillies toutes les 3 heures, leur volume, la densité, l'osmolalité sont mesurés sur chaque échantillon. L'injection de tannate de vasopressine ou l'instillation de *Diapid* ou de *Minirin* sont d'autres moyens d'explorer le pouvoir de concentration. Il faut surveiller attentivement le poids et la tension artérielle du patient pendant toute l'épreuve du fait du risque de collapsus.

Épreuves de dilution : le sujet boit 20 mL/kg d'eau en 20 minutes, les urines sont recueillies toutes les 1/2 heures pendant 4 heures. Ces épreuves sont contre-indiquées si la natrémie est inférieure à 132 mEq/L et en cas d'insuffisance cardiaque.

Résultats à l'état normal

La densité urinaire varie entre 1,001 et 1,035.

Au cours de l'épreuve de Volhard, les urines deviennent rares et concentrées, l'osmolalité s'élève à 800-1 000 mosml, la densité doit dépasser 1,022 sur un échantillon.

Au cours de l'épreuve de dilution, le sujet doit éliminer 75 % de la quantité d'eau ingérée dans les 4 premières heures, la densité est inférieure à 1,004, l'osmolalité inférieure à 100 mosm.

Principales variations pathologiques

Polyuries isotoniques ou iso-osmotiques : Uosm/Posm = 1 : insuffisance rénale chronique, reprise de diurèse après une insuffisance rénale aiguë, diabète.

Polyuries hypotoniques avec épreuve à la vasopressine négative : Uosm/Posm < 1 : néphropathies hypokaliémiques, hypercalcémie, diabète insipide néphrogénique héréditaire ou toxique (lithium).

Polyuries hypotoniques avec épreuve à la vasopressine positive : Uosm/Posm > 1 : diabète insipide hypophysaire.

COOMBS (test de)

Voir *Anticorps anti-érythrocytaires.*

CORONAROGRAPHIE

Définition

Opacification radiologique du réseau coronaire.

Technique

Sous anesthésie locale, un cathéter est introduit par voie rétrograde, à partir d'une artère périphérique (artère fémorale ou artère radiale), dans l'aorte ascendante. Les artères coronaires (droite et gauche) sont cathétérisées sélectivement. Pendant l'injection du produit de contraste, des images en radiocinéma (et parfois des radiographies à cadence rapide) sont prises.

Une ventriculographie gauche (→ Angiocardiographie) ou une aortographie (→) peuvent être réalisées dans le même temps.

L'examen est réalisé sous anesthésie locale. Le patient est toujours conscient et peut éventuellement signaler la survenue de douleurs angineuses (→ Angine de poitrine).

L'examen est réalisé sous surveillance constante de l'électrocardiogramme.

Résultats

L'opacification du réseau coronaire permet de visualiser les artères coronaires droite, gauche (tronc commun, artère interventriculaire antérieure, artère circonflexe), et leurs branches.

Elle recherche la présence de sténoses (ou parfois de dilatations ou de traits de dissection spontanée), leur siège, leur étendue. Elle précise le lit d'aval des principales artères et une éventuelle circulation collatérale. Elle permet de rechercher la présence de spasmes artériels.

La coronarographie permet de guider la conduite thérapeutique : angioplastie coronaire percutanée (→) ou pontage aorto-coronarien (→) ou poursuite du traitement médical.

Indications

- À titre diagnostique, en cas de forte suspicion de maladie coronaire.
- Après un angor instable et un infarctus du myocarde.
- Bilan préopératoire d'une valvulopathie en cas de facteurs de risque vasculaires et/ou d'âge > 60 ans.

Contre-indications

- Âge physiologique avancé.

Complications possibles

Complications locales au point de ponction : hématome, fistule artério-veineuse, faux anévrisme artériel.

Cardiaques : dissection coronaire, infarctus du myocarde.

Cérébrales : accident vasculaire embolique par migration d'une plaque d'athérome ou d'un thrombus.

Décès du patient : 1 à 2 cas pour 1 000 examens.

CORPS CÉTONIQUES

Définition

Ce sont des acides qui proviennent du catabolisme des lipides.

Technique

Leur recherche peut se faire dans le sang ou sur les urines en utilisant des bandelettes réactives. Elle permettent une évaluation semi-quantitative dans les urines par comparaison avec une échelle colorimétrique. Dans la sang, le dosage quantitatif est désormais possible avec un lecteur de glycémie.

Causes d'erreur

Mauvaise technique ou produit périmé ou mal conservé.

Résultats normaux

Les corps cétoniques sont absents dans les urines. Dans le plasma, le taux est de 0 à 50 mg/L.

Résultats en pathologie

Dans le diabète, la présence de corps cétoniques fait évoquer une acidocétose si elle s'associe à une glycosurie et à l'inverse une hypoglycémie si la glycosurie est faible ou nulle.

Les régimes amaigrissants sévères et le jeûne peuvent faire apparaître des corps cétoniques.

CORTISOL LIBRE URINAIRE (FLU : composé F libre urinaire)

Définition

Il s'agit de la fraction de l'hormone glucocorticoïde surrénalienne, éliminée dans les urines sans avoir subi des transformations métaboliques. Elle donne un bon reflet de la production du cortisol.

Technique

Recueil sur les urines de 24 h.

Résultats normaux

25 à 90 µg/24 h.

Les taux sont effondrés dans les hypocorticismes.

Dans les hypercorticismes (syndrome ou maladie de Cushing, tumeurs surrénales), il dépasse largement 200 µg/24 h.

Les résultats sont faussés par la prise de corticoïdes.

CORTISOL PLASMATIQUE

Définition

C'est la principale hormone glucocorticoïde sécrétée par la surrénale.

Technique

Prélèvement de 2 mL de sang sur tube hépariné ou mieux avec EDTA, conservation possible au réfrigérateur pendant quelques heures, ensuite le plasma doit être congelé. Il faut connaître le rythme circadien du cortisol (haut à 8 h, bas à 20 h) et voir s'il est respecté, dosages à 8 h, 12 h, 16 h, 20 h. Le dosage se fait par radioimmunologie.

Causes d'erreur

Il est indispensable de connaître l'heure du prélèvement puisque la sécrétion de cortisol est maximale le matin à 8 h et diminue durant la journée.

Toute situation de stress peut élever les chiffres ; c'est pour cette raison qu'on préconise la pose d'un cathéter 15 minutes avant le prélèvement.

Les corticoïdes de synthèse diminuent le taux du cortisol plasmatique.

Le cortisol est lié pour 90 % à la transcortine (ou CBG), globuline dont la synthèse hépatique est stimulée par les œstrogènes, d'où les valeurs faussement élevées trouvées chez la femme enceinte ou sous contraceptifs oraux.

Résultats normaux

Variables selon les laboratoires :

- *à 8 h :* 15 à 25 mg/100 mL (410 à 685 nmol/L) ;
- *à 20 h :* 3 à 10 mg/100 mL (80 à 275 nmol/L).

Variations en pathologie

Dans le Cushing, le cortisol est élevé avec perte du cycle nycthéméral.

Dans l'insuffisance surrénale, les chiffres sont bas.

Dans certaines obésités, alcoolismes aigus ou chroniques et certaines pathologies psychiatriques, le cortisol peut être élevé, mais le cycle est conservé et le freinage minute efficace.

COURBE THERMIQUE

Buts

Déceler la date de l'ovulation.

Matériel et technique

Thermomètre : prise de température rectale, matinale, avec le même thermomètre avant toute activité, à heure régulière, sans oublier, même pendant les règles.

Résultats

Courbe normale : la courbe biphasique avec décalage thermique et plateau thermique de 14 jours est en faveur d'un corps jaune de durée normale et de fonctionnement probablement satisfaisant (*cf.* illustration).

Un décalage « retardé » avec plateau de durée normale est habituel dans les cycles longs.

Courbe anormale : la courbe monophasique témoigne d'un cycle anovulatoire.

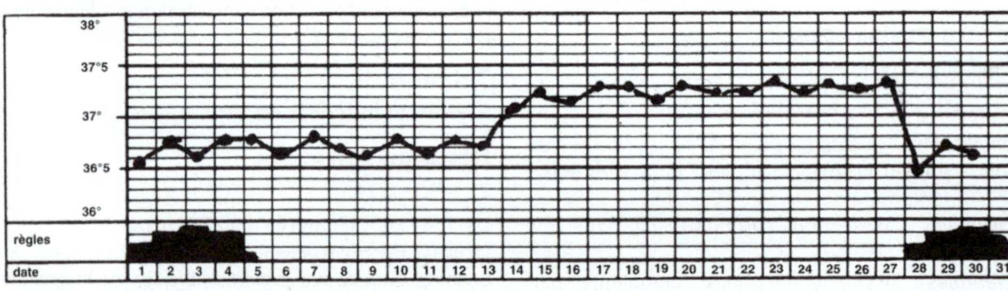

Courbe thermique d'un cycle normal ovulaire avec décalage le 14e jour.

Un plateau de moins de 12 jours correspond à un corps jaune de faible durée : insuffisance lutéale.

Un plateau thermique de plus de 16 jours correspond à une grossesse.

C-RÉACTIVE PROTÉINE (CRP)

La C-réactive protéine est une protéine de l'inflammation qui s'élève très rapidement au début de la réaction inflammatoire et régresse rapidement lors de la régression de cette dernière. Sa demi-vie est brève. Elle est plus spécifique que la vitesse de sédimentation (VS) qui s'élève quand il existe une dysglobulinémie et qui doit être interprétée en fonction de l'âge.

Elle n'est pas spécifique de l'origine du processus inflammatoire, augmentant dans les infections, thrombophlébites, certains cancers, maladies systémiques...

C-RÉACTIVE PROTÉINE (chez l'enfant)

Définition

Protéine dont la synthèse par le foie augmente de façon importante dans les états inflammatoires, en particulier au cours des infections bactériennes.

Technique

Dosage par microméthode (0,5 à 1 mL de sang capillaire recueilli sur tube sec).

Résultat

- normale chez le nouveau-né :
  - inférieure à 15 mg/L entre H24 et H48,
  - inférieure à 10 mg/l à partir de J3 ;
- un taux bas après H24 a une bonne valeur pour éliminer le diagnostic d'infection bactérienne ;
- chez l'enfant plus âgé, la normale est inférieure à 20 mg/L.

Causes d'erreurs

Chez le nouveau-né, le résultat peut être faussement négatif si le prélèvement est très précoce (avant H24) ; et faussement positif en cas d'inhalation méconiale.

CRÉATININÉMIE

Définition

C'est la concentration sérique ou plasmatique de la créatinine, catabolite de la créatine musculaire.

Résultats

(→ Clairances).

La limite supérieure est de 100 µmol chez la femme, 125 µmol chez l'homme. Elle est plus élevée chez le sujet noir.

Chez un même sujet ayant une masse musculaire stable, la production de créatinine est stable, la créatininémie reflète fidèlement les variations de la filtration glomérulaire, c'est- à-dire qu'elle reflète la fonction rénale.

CRÉATININURIE

Technique

Le recueil des urines se fait sur 24 heures. Les urines de 8 heures sont jetées, le sujet recueille alors les urines jusqu'au lendemain matin 8 heures.

Résultats

(→ Clairances).

La créatininurie chez l'adulte est stable, plus élevée chez l'homme que chez la femme, 200 µmol/kg/j, *versus* 160 µmol/kg/j. Ce dosage permet donc de contrôler l'exactitude d'un recueil d'urines prévu sur 24 heures (→ Dosages hormonaux).

CRYOGLOBULINES

Définition

Il s'agit d'immunoglobulines d'une ou plusieurs classes précipitant à froid (0 à 22 °C) et se redissolvant à 37 °C.

Technique

Prélèvement sanguin sur tube sec à 37 °C. Coagulation à 37 °C, recueil du sérum qui est placé une semaine à 4 °C. Recherche de cryoprécipité visible dans le tube. Le cryoprécipité peut être dosé après redissolution à 37 °C par un dosage des protéines.

Une étude immunochimique peut alors être faite pour rechercher une immunoglobuline monoclonale composante d'une cryoglobuline mixte.

Résultats

Il n'existe pas de cryoglobuline chez le sujet normal.

Cryoglobuline monoclonale : myélome, Waldenström, cryoglobulinémie essentielle.

Cryoglobuline mixte : il s'agit d'immuncomplexes (exemple : IgM anti-IgG) précipitant à froid (→ Immuncomplexes).

CYTODIAGNOSTIC

Définition

Le cytodiagnostic est une technique d'étude microscopique de divers types de cellules normales ou pathologiques, recueillies sur des lésions cutanées habituellement vésiculeuses ou bulleuses. (En dermatologie, cette technique porte le nom de *cytodiagnostic de Tzanck* ; en gynécologie ou en ophtalmologie, ce sont les *frottis*.)

Technique

En dermatologie, les cellules sont recueillies par raclage au vaccinostyle d'une lésion cutanée : elles sont ensuite étalées sur lame et colorées à l'état frais pour examen immédiat au microscope optique.

Résultats

Le cytodiagnostic s'adresse essentiellement à deux types de lésions :

- *les lésions bulleuses* : par exemple, le grattage du fond de la bulle peut permettre la découverte de

cellules acantholytiques, anormales, typiques d'un *pemphigus vulgaire* ;
• *les lésions vésiculeuses* : le grattage de ces vésicules peut permettre la mise en évidence de cellules dites « ballonnisantes », caractéristiques d'une *dermatose virale* type herpès ou zona.

Précautions et causes d'erreur

Il est impératif de savoir que :

• un résultat négatif ne permet en aucun cas d'éliminer le diagnostic évoqué cliniquement ;
• le cytodiagnostic ne remplace pas la biopsie cutanée dont les résultats sont beaucoup plus précis et fiables.

Néanmoins, ce geste rapide et simple est d'une grande utilité pratique dans les dermatoses citées *supra* (*cf.* illustration).

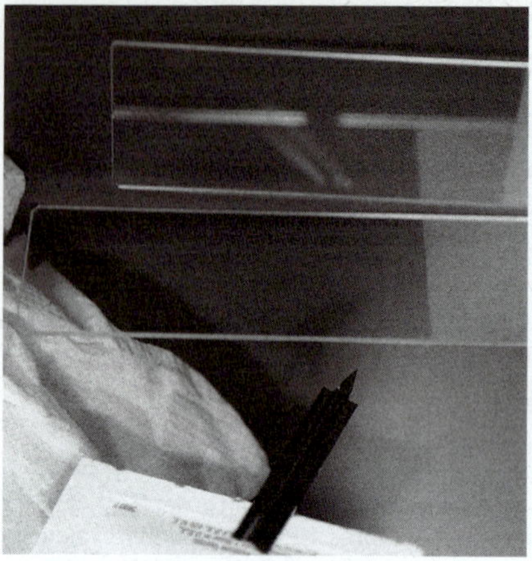

Lames et vaccinostyle pour cytodiagnostic cutané.
Collection Dr Fabrice Ribeaudeau.

D

D-DIMERES

Ce sont des produits de dégradation de la fibrine. Ils sont élevés en cas de maladie thrombo-embolique. L'intérêt de leur dosage se situe dans le diagnostic d'exclusion d'une maladie thrombo-embolique veineuse (thrombose veineuse profonde, embolie pulmonaire).

Un résultat inférieur au seuil de positivité (500 µg/L) va contre l'existence d'une maladie thrombo-embolique veineuse récente. En revanche, un résultat positif n'est pas totalement spécifique de ce diagnostic.

DÉBIT CARDIAQUE

Définition

Le débit cardiaque est le volume de sang expulsé par chaque ventricule par unité de temps, il est généralement exprimé en litres par minute.

Technique

Il existe de nombreuses techniques de mesure du débit cardiaque, elles sont toutes fondées soit sur la méthode de Fick, soit sur la méthode de dilution.

Méthode de Fick : le débit cardiaque est obtenu par le rapport entre la consommation d'oxygène (mesurée à la bouche) et la différence artério-veineuse en oxygène (nécessitant un cathétérisme de l'artère pulmonaire). Cette technique reste la méthode de mesure la plus fidèle du débit cardiaque, mais est de pratique difficile, non répétitive et les résultats ne sont pas disponibles immédiatement.

Méthodes des courbes de dilution d'un indicateur après injection unique : ce type de mesure repose sur l'utilisation du principe de Stewart-Hamilton. Le débit cardiaque est proportionnel à la rapidité de la dilution de l'indicateur injecté dans le sang. Différents indicateurs peuvent être utilisés comme des colorants (vert d'indocyanine) ou des isotopes (albumine marquée, hématies marquées).

La thermodilution est actuellement la méthode la plus employée : l'indicateur utilisé est du sérum froid dont la température est connue et dont on mesure la variation grâce à un capteur de température. Ce capteur de température appelé thermistance est placé au bout du cathéter situé dans l'artère pulmonaire pour enregistrer la courbe de dilution, tandis que l'injection de l'embol froid se fait dans l'oreillette droite.

Dans cette méthode, aucune aspiration de sang n'est nécessaire, les résultats sont disponibles immédiatement et peuvent être répétitifs. La thermodilution est très utilisée en réanimation et au cours des cathétérismes (→ Sonde de Swan-Ganz).

La cinéangiocardiographie permet également le calcul du débit cardiaque, en extrapolant celui-ci des mesures de variations de volumes ventriculaires. Cette technique donne une surestimation du débit par rapport aux autres techniques.

Résultats normaux

Le débit cardiaque est compris entre 5 à 6 litres par minute. Exprimé par rapport à la surface corporelle, on obtient l'index cardiaque dont la valeur normale est comprise entre 3 et 3,6 litres par minute et par mètre carré.

Résultats en pathologie

Le débit cardiaque est abaissé dans l'insuffisance cardiaque d'origine hypertensive, coronaire, valvulaire, péricardique et myocardique (amylose, hémochromatose, affections neuromusculaires).

Le débit cardiaque peut être augmenté dans certaines insuffisances cardiaques dites « à débit élevé » : insuffisance respiratoire des broncho-pneumopathies chroniques obstructives, hyperthyroïdie, béribéri cardiaque, fistule artério-veineuse, maladie de Paget, anémies sévères (rarement responsables à elles seules d'une insuffisance cardiaque).

DÉHYDROÉPIANDROSTÉRONE (DHA ou DHEA)

Définition

C'est une hormone mâle précurseur de la Δ4-androsténedione et sécrétée essentiellement par la surrénale. Pour être active en périphérie, elle doit être transformée en testostérone. Elle se trouve essentiellement sous forme sulfatée dans le plasma.

Technique

Le sulfate de DHEA est dosé par radio-immunologie après chromatographie avec un anticorps spécifique.

Prélèvement de 5 mL de sang veineux sur tube sec conservé au réfrigérateur à + 4 °C ; il doit être centrifugé et congelé rapidement.

Causes d'erreur

Elle est peu liée aux protéines porteuses.

Résultats normaux

Chez l'homme : 0,8 à 1,4 mg/L ou 2,8 à 4,8 mmol/L.

Chez la femme : 0,5 à 1,1 mg/L ou 1,6 à 3,8 mmol/L.

Résultats en pathologie

La DHA et le sulfate de DHA sont élevés surtout dans les *hyperandrogénies d'origine surrénalienne.*

DELTA-4-ANDROSTÈNEDIONE

Définition

C'est une hormone mâle sécrétée par les surrénales (50 %), les ovaires ou les testicules (50 %). Sa transformation périphérique en testostérone est possible.

Technique

Dosage radio-immunologique après chromatographie.

Prélèvement de 5 mL de sang veineux sur tube sec à conserver au réfrigérateur à + 4 °C ; il doit être centrifugé et congelé rapidement.

Causes d'erreur

Les taux varient au cours du cycle menstruel. Chez la femme, le dosage doit se faire en phase folliculaire précoce.

Résultats normaux

Chez l'homme : 1 à 2 ng/mL ou 3,5 à 7 nmol/L.

Chez la femme : 0,9 à 2,2 ng/mL ou 3,1 à 7,8 nmol/L.

Résultats en pathologie

Elle est élevée, plus spécialement dans les hyperandrogénies surrénaliennes et dans les dystrophies ovariennes polykystiques.

Elle doit être dosée dans les bilans d'hirsutisme chez la femme.

DIHYDROTESTOSTÉRONE

Définition

C'est une hormone mâle résultant de l'action de la 5 α-réductase sur la testostérone au niveau des tissus cibles.

C'est la forme active de la testostérone dans les cellules réceptives aux endogènes (à l'exception des cellules musculaires).

Technique

Dosage radio-immunologique.

Prélèvement de 5 mL de sang veineux sur tube sec à conserver au réfrigérateur à + 4 °C ; il doit être centrifugé et congelé rapidement.

Causes d'erreur

L'interprétation des résultats est difficile puisque le taux plasmatique n'est qu'un reflet partiel de la transformation périphérique de la testostérone au niveau des organes cibles.

Résultats normaux

Chez l'homme : 0,44 à 0,48 ng/mL ou 1,52 à 1,66 nmol/L.

Chez la femme : 0,12 à 0,15 ng/mL ou 0,41 à 0,52 nmol/L.

DOPPLER ET ÉCHOTOMOGRAPHIE DES TRONCS SUPRA-AORTIQUES

Principe technique

L'effet Doppler est basé sur l'enregistrement de la vitesse d'écoulement du sang dans les artères par voie externe transcutanée. On utilise un *faisceau d'ultrasons* qui se réfléchit sur les hématies du flux artériel puis vers la sonde. L'effet Doppler est une *mesure de vitesse d'écoulement du flux sanguin ou vélocité (et non une mesure de débit).* On recueille un signal sonore qui est traduit en enregistrement papier (*cf.* illustration).

Le Doppler est toujours couplé désormais à ***l'échotomographie*** : technique qui repose aussi sur les ultrasons, réfléchis par les parois artérielles, et permet de visualiser sur un écran avec des tirages photos, d'éventuelles lésions, en particulier des plaques d'athérome des artères cervicales, de chiffrer le degré d'une sténose en regard (en % du diamètre de l'artère). Les récents et importants progrès de

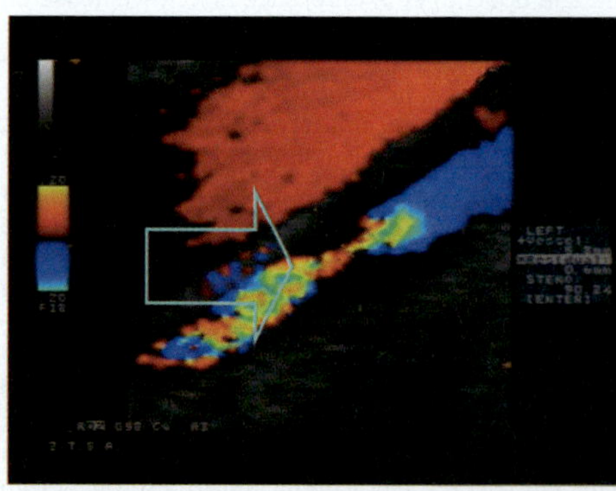

Doppler cervical : sténose à 95 % de la carotide interne (Cliché Dr J.-M. Baud).

l'imagerie neurovasculaire par ultrasons permettent dans bien des cas de se passer d'artériographie : également **Doppler couleur** qui indique le sens des flux, **Doppler transcrânien** capable de mesurer les vitesses circulatoires des artères cérébrales moyennes (A. sylvienne) au travers de l'os temporal et du tronc basilaire.

Préparation du malade à l'examen

C'est un examen pratiqué sur rendez-vous. La demande d'examen doit fournir des *renseignements cliniques suffisants*. L'examen Doppler cervical doit être *dans certains cas réalisé en urgence* (compte tenu des possibilités de chaque centre hospitalier), en particulier à la phase aiguë des AVC, dans les services d'urgence et **les unités neurovasculaires**.

C'est un examen *sans danger*, *indolore*, ne nécessitant d'aucune surveillance particulière après sa réalisation, qui pourra être répété et devenir un élément de surveillance. Il n'y a *aucune contre-indication*, en particulier d'âge (*cf.* illustration).

Fiabilité

La fiabilité de cet examen dépendra de l'entraînement du médecin à cette technique.

Devant un *souffle carotidien isolé*, le Doppler permet de mettre en évidence une éventuelle sténose artérielle et son importance.

Il permet d'apprécier l'*état des axes carotidiens* avant toute chirurgie cardiaque, coronaire ou vasculaire sur l'aorte et les artères des membres inférieurs.

Principales indications

L'examen Doppler a un rôle de dépistage important en pathologie neurologique vasculaire :

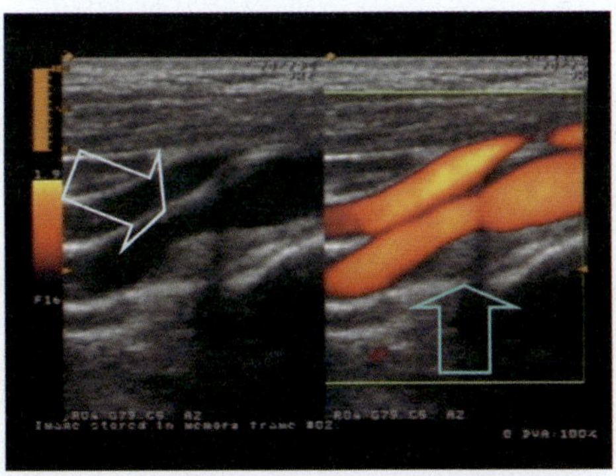

Doppler cervical : plaque carotidienne isoéchogène bien vue en doppler-couleur (Cliché Dr J.-M. Baud).

Diagnostic de sténose ou de thrombose carotidienne, en particulier devant un accident vasculaire ischémique transitoire (→) ou devant un *accident vasculaire constitué* (→ Hémiplégie). Cet examen participe au bilan de tout infarctus cérébral.

DOPPLER VASCULAIRE

Définition

L'effet Doppler est un procédé d'investigation vasculaire tant au niveau artériel que veineux par ultrasons permettant d'apprécier la qualité de la circulation dans les vaisseaux explorés.

Technique

Le principe de l'examen repose sur la réflexion des ultrasons par les globules rouges à l'intérieur des vaisseaux, qui est globalement proportionnelle à leur débit. Il est ainsi possible de dépister des sténoses vasculaires et d'apprécier leur retentissement en amont et en aval.

L'examen est pratiqué au moyen d'une petite sonde à la fois émettrice et réceptrice des ultrasons que l'on place en regard du vaisseau à explorer. Le contact avec la peau est amélioré par un gel conducteur.

On peut ainsi explorer la circulation cervico-encéphalique : enregistrement des flux des artères carotides primitives, externes et internes ; des artères ophtalmiques ; des artères vertébrales ; des artères sous-clavières. La circulation des membres supérieurs et inférieurs, et la circulation de l'aorte abdominale et ses branches peuvent être étudiées de la même façon. Enfin, l'exploration Doppler permet également l'étude des veines profondes des membres.

Résultats normaux

Un examen Doppler se juge à la fois sur le son Doppler qui est émis par l'appareillage et sur la morphologie des courbes obtenues.

L'étude du son permet de savoir si la position de la sonde est bonne par rapport au vaisseau étudié, l'intensité devant alors être maximale. L'augmentation brusque de l'intensité sonore traduit un rétrécissement sous-jacent.

La morphologie des courbes vélocimétriques enregistrées est variable en fonction du territoire étudié.

Résultats en pathologie

L'examen Doppler permet essentiellement le diagnostic des oblitérations artérielles complètes ou incomplètes quelle que soit leur localisation. Le diagnostic sera soupçonné sur une modification du son Doppler et confirmé par l'analyse des courbes vélocimétriques dont les modifications vont dépendre de la position de la sonde par rapport à la sténose (en amont, en aval et directement au niveau de la sténose) et du territoire artériel intéressé. Enfin, il est également possible de faire le diagnostic des thromboses veineuses profondes par l'examen Doppler mais avec une sensibilité plus faible qu'au niveau artériel.

DOUGLAS (ponction exploratrice du)

Buts

Mise en évidence de la cytologie péritonéale.

Matériel et technique

• Spéculum, pince longuette, aiguille à ponction lombaire à biseau court, tube stérile et lames, seringues pouvant s'adapter sur l'aiguille.

• Sous anesthésie générale ou non, femme en position gynécologique, le cul-de-sac vaginal postérieur est badigeonné d'un antiseptique.

Résultats

Normalement, il existe un épanchement dans le cul-de-sac de Douglas contenant des cellules mésothéliales et autres cellules normales en quantité plus ou moins variable.

Anormalement, présence :

• de sang pouvant signer une grossesse extra-utérine ;

• de cellules malignes, signant une tumeur pelvienne ;

• de pus, signant une collection suppurée dans le Douglas.

E

ÉCHELLES D'APPRÉCIATION (troubles mentaux) : PSYCHOMÉTRIE

Les échelles (autoquestionnaires, hétéroquestionnaires) sont des instruments qui permettent l'évaluation quantitative ou qualitative des troubles mentaux ou de leur retentissement.

Attention, ils ne se substituent pas au diagnostic clinique !!

Les instruments d'évaluation ont des applications multiples

Les échelles peuvent être utilisées en clinique pour confirmer le diagnostic et mesurer l'intensité de la pathologie.

Elles ne donnent qu'une information instantanée.

Leur application la plus courante est celle des essais cliniques des médicaments, où elles permettent d'apprécier objectivement les modifications de la symptomatologie d'après les scores obtenus avant, au cours et après traitement. L'abord quantitatif permet la transmission d'informations objectives et leur mise en commun lors d'essais coopératifs.

De nombreuses échelles sont d'usage courant et ont été validées

Les conditions de passation sont standardisées.

Certaines échelles apprécient les manifestations extérieures telles que le comportement des malades hospitalisés. Ainsi la « *Nurses Observation Scale of Impatient Evaluation* » (NOSIE) est remplie par les infirmiers.

Le MMS apprécie globalement en trente questions simples l'état cognitif. D'autres échelles sont fondées sur l'examen psychiatrique (BPRS : *Brief Psychiatric Rating Scale*, échelle de dépression d'Hamilton, la plus utilisée dans les syndromes dépressifs.

Enfin, des échelles d'auto-évaluation sont remplies par les patients (questionnaires d'anxiété, échelles d'humeur).

La passation de ces échelles doit être réalisée avec une certaine prudence, car la prise de conscience d'altération du fonctionnement neuropsychologique peut être anxiogène pour le patient.

ÉCHOCARDIOGRAPHIE DE STRESS

Définition

L'échographie de stress est une échographie transthoracique pratiquée au cours d'un effort ou pendant la perfusion d'un stimulant cardiaque.

Déroulement de l'examen

Deux types d'examen sont pratiqués :

- *l'échographie sous perfusion d'un stimulant cardiaque :* perfusion de dobutamine à doses croissantes le plus souvent ;
- *l'échographie d'effort, avec un matériel spécial*, permettant de pratiquer l'échographie pendant l'effort.

Buts de l'examen

L'échographie cardiaque au cours d'un stress recherche principalement deux informations :

- *l'apparition d'une anomalie de contraction du myocarde* pendant le stress, faisant suspecter des lésions coronaires, permet de poser l'indication d'une coronarographie ;
- *l'amélioration de la contraction du myocarde* dans la zone d'un infarctus détecte du muscle vivant (viabilité myocardique), ce qui est un argument en faveur d'une revascularisation myocardique.

ÉCHO-ENDOSCOPIE PAR VOIE BASSE

Technique

L'écho-endoscopie par voie basse se fait à l'aide d'un fibroscope spécial muni à son extrémité d'une sonde d'échographie et relié à une console d'échographie (même appareil que celui utilisé par voie haute). Le positionnement de la sonde d'échographie dans le rectum permet une très bonne visualisation en détail des parois digestives elles-mêmes et des organes adjacents (appareil sphinctérien, appareil génital, adénopathies…).

Indications

L'écho-endoscopie permet de pratiquer le bilan d'extension d'une tumeur rectale (recherche d'adénopathies), la recherche d'une collection périrectale, etc.

Préparation du malade

L'examen se fait sans anesthésie, en ambulatoire.

Il faut débarrasser le rectum des matières fécales : pratiquer un lavement évacuateur 2 h avant l'examen (*Normacol* par exemple).

Déroulement de l'examen

Le patient est installé en décubitus dorsal. L'examen débute comme une coloscopie : après un toucher rectal, l'appareil est introduit par l'anus après l'avoir bien lubrifié. Il est placé dans le rectum, mais rarement plus haut. L'exploration se fait par échographie, en plaçant la sonde d'échographie (extrémité de l'endoscope) à proximité des structures à étudier (un ballonnet installé autour de la sonde est rempli d'eau et se colle à la paroi de façon à assurer un bon contact et une bonne transmission et réception des ultrasons). La visualisation se fait sur un écran en continu et des clichés peuvent être imprimés sur papier.

✚ Surveillance après l'examen

Il n'y a pas de surveillance particulière à assurer. L'appareil doit être nettoyé et désinfecté.

ÉCHO-ENDOSCOPIE PAR VOIE HAUTE

Technique

L'écho-endoscopie par voie haute se fait à l'aide d'un gastroscope spécial muni à son extrémité d'une sonde d'échographie et relié à une console d'échographie. Le positionnement de la sonde d'échographie dans les cavités digestives hautes (œsophage, estomac, duodénum) permet une très bonne visualisation en détail des organes adjacents (pancréas, voies biliaires, vésicule, adénopathies) et des parois digestives elles-mêmes. Certains appareils permettent de réaliser des biopsies.

Indications

Bilan d'extension de cancer œsophagien, tumeurs pancréatiques, recherche de petits calculs dans les voies biliaires…

Préparation du malade

- L'appareil utilisé a un diamètre supérieur aux fibroscopes conventionnels, la durée de l'examen est souvent prolongée (30 min environ), l'immobilité parfaite du patient est nécessaire pour obtenir de bonnes images. L'anesthésie générale est systématique. Il faut donc prévoir une consultation d'anesthésie.
- TP, TCA, plaquettes si biopsies prévues et autres examens en fonction des prescriptions de l'anesthésiste (ECG, radiographie thoracique).
- Patient à jeun strict, habillé pour l'anesthésie (casaque, pas de maquillage, prothèses dentaires enlevées), perfusé au bras droit (la position au cours de l'examen étant le décubitus latéral gauche).
- Prémédication 1 h 30 avant l'examen en fonction de la prescription de l'anesthésiste.

Déroulement de l'examen

L'examen se déroule en partie comme une gastroscopie. Cependant, ici l'exploration ne se fait pas visuellement : le champ optique est très limité et ne sert qu'à positionner l'appareil (il faut faire auparavant une fibroscopie si l'on veut bien voir ces segments).

L'exploration se fait par échographie, en plaçant la sonde d'échographie (extrémité de l'endoscope) à proximité des structures à étudier (un ballonnet installé autour de la sonde est rempli d'eau et se colle à la paroi de façon à assurer un bon contact et une bonne transmission et réception des ultrasons). La visualisation se fait sur un écran en continu et des clichés peuvent être imprimés sur papier. Des biopsies sont éventuellement pratiquées (en fonction du type d'appareil utilisé).

✚ Surveillance après l'examen

- Réveil en salle de réveil.
- Le malade peut se réalimenter environ 4 h après l'examen en fonction des prescriptions de l'anesthésiste.
- L'appareil doit être nettoyé et désinfecté.

Complications

Les éventuelles complications sont celles de la gastroscopie (→).

ÉCHOGRAPHIE ABDOMINALE

Technique

Elle permet d'obtenir des images de coupe du corps et des différents organes à l'aide d'un faisceau d'ultrasons. Ceux-ci sont réfléchis (échos) par les structures qu'ils rencontrent.

En *mode A* (échographie unidimensionnelle), ils sont représentés sous forme de pics sur un tube cathodique (mode souvent utilisé pour l'échographie cardiaque).

En *mode B*, ils sont représentés par des points lumineux, un mouvement de translation appliqué à la sonde lui fait balayer un plan. Dans le mode de représentation *en gamme de gris*, la luminosité du point est proportionnelle à l'amplitude de l'échographie. L'image formée sur l'écran est ensuite photographiée.

Précautions

L'ascite abondante ou de nombreux gaz sont gênants pour l'examen. Une ponction d'ascite évacuatrice est donc indiquée avant l'examen. Il est préférable de faire les examens barytés éventuels après l'échographie. C'est un examen parfaitement anodin, souvent utilisé en première intention.

Principaux diagnostics d'échographie abdominale

FOIE	VOIES BILIAIRES	PANCRÉAS	AUTRES
Hépatomégalie : **– métastases,** **– hépatocarcinome,** **– kystes hydatiques,** **– abcès amibien,** **– autres masses.** **Tronc spléno-portal, veines sus-hépatiques.**	**Ictère.** *Recherche d'une dilatation* des voies biliaires en faveur d'un obstacle. *Recherche d'un calcul* (échos + ombre) : **cholécystite.**	**Cancer.** **Pancréatite aiguë.** *Pancréatite chronique, pseudokystes* (+++).	**Anévrisme de l'aorte.** **Masse abdominale.**

Indications et résultats

Ils sont schématisés dans le tableau (la fiabilité des résultats augmente avec l'expérience de l'opérateur et les progrès techniques permanents) (*cf.* illustration).

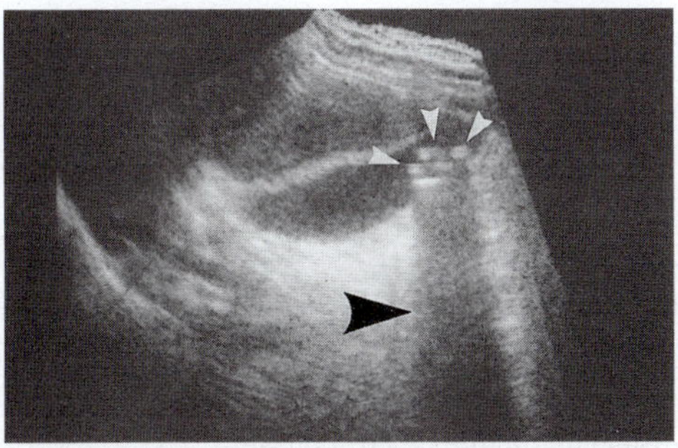

Calculs vésiculaires. Plusieurs calculs situés dans le fond de la vésicule apparaissent hyperéchogènes avec un cône d'ombre postérieur. Coupe longitudinale sous-costale droite.

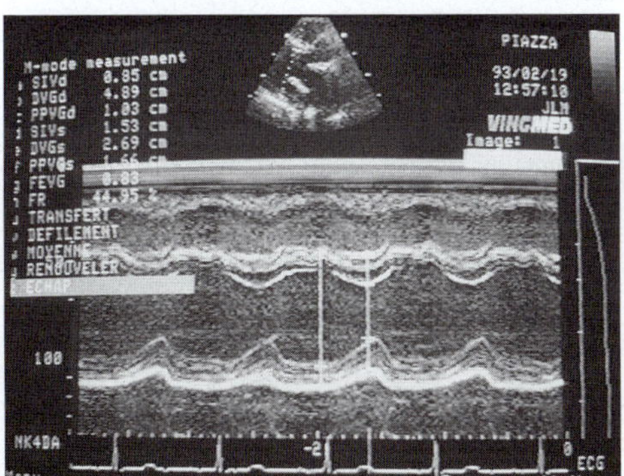

Échographie TM : mesure des dimensions du ventricule gauche.

ÉCHOGRAPHIE CARDIAQUE (principes physiques)

Définitions

Les ultrasons (US) sont des vibrations acoustiques dont la fréquence se situe au-delà des fréquences audibles (supérieure à 20 000 Hz).

L'image échographique est construite à partir de la réflexion des ultrasons sur les différentes structures cardiaques.

L'effet Doppler est une variation de fréquence des ultrasons quand ils se réfléchissent sur les globules rouges en mouvement. On en déduit la vitesse du flux sanguin et, secondairement, la différence de pression de part et d'autre d'un orifice (*cf.* illustration).

Technique

Il existe actuellement deux types d'imagerie : l'imagerie bidimensionnelle et l'imagerie temps/mouvement (TM).

L'imagerie bidimensionnelle : on sait que les ultrasons émis par la sonde traversent facilement la peau, les muscles et les vaisseaux. Chaque struc-

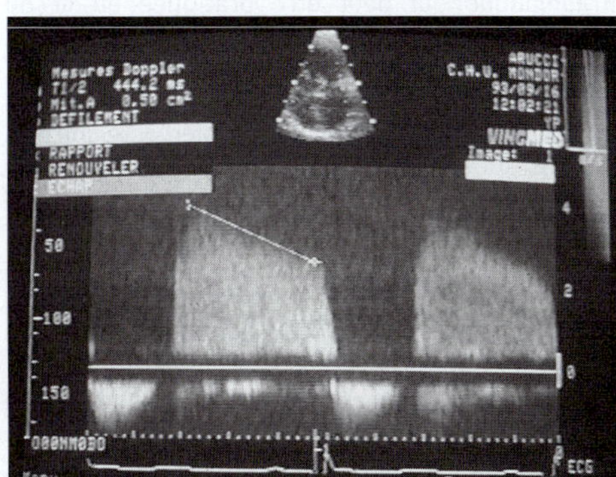

Doppler cardiaque : quantification d'une insuffisance aortique.

ture traversée entraîne une réflexion partielle des ultrasons qui sont renvoyés vers la sonde.

L'échographie reconstruit les images en deux dimensions. La distance des structures cardiaques par rapport à la sonde est calculée en fonction du temps écoulé entre l'émission et la réception. L'imagerie bidimensionnelle permet de visualiser le muscle cardiaque, les valves et les gros vaisseaux en mouvement.

L'imagerie temps/mouvement (TM) : le TM consiste à enregistrer le mouvement des structures traversées sur une ligne précise, en fonction du temps. Cette ligne TM est positionnée à partir de l'imagerie bidimensionnelle. On obtient ainsi un tracé qui permet de mesurer de façon précise l'épaisseur du myocarde et le diamètre des cavités.

L'imagerie tridimensionnelle (3D) est en train de se développer en pratique de routine.

L'effet Doppler couplé à l'échographie cardiaque permet de calculer la vitesse du flux sanguin à travers un orifice valvulaire. D'après les vitesses, on déduit les différences de pression (gradient de pression) de part et d'autre de l'orifice, et on calcule la surface de l'orifice valvulaire.

• Le Doppler couleur visualise en temps réel les flux sanguins à l'intérieur des cavités cardiaques. La couleur se superpose à l'image des parois et des valves cardiaques en noir et blanc. On détecte ainsi facilement une fuite valvulaire.
• Le Doppler tissulaire est une technique récente pour apprécier très finement la cinétique segmentaire du ventricule gauche.

Précautions et causes d'erreur

L'échocardiographie est une technique totalement atraumatique qui peut être pratiquée au lit du malade, la plupart des matériels étant mobiles, et quel que soit l'état clinique de celui-ci. L'examen est donc théoriquement réalisable pour tous, mais la qualité des tracés sera souvent médiocre chez les patients obèses, emphysémateux et chez les patients présentant des déformations thoraciques.

ÉCHOGRAPHIE CARDIAQUE TRANSŒSOPHAGIENNE (ETO)

La voie œsophagienne consiste à introduire par la bouche une sonde d'échographie miniaturisée, fixée à l'extrémité d'un fibroscope. L'œsophage passant au contact direct de l'oreillette gauche, les structures cardiaques postérieures sont donc très proches de la sonde, ce qui donne des images d'une qualité supérieure à la voie transthoracique.

Préparation du patient

Il doit être à jeun depuis au moins 4 heures avant l'examen.

Il ne doit pas avoir de pathologie œsophagienne (diverticule, sténose), ni de trouble de déglutition.

On pratique une anesthésie locale de la gorge permettant un passage plus facile et indolore de la sonde.

Indications

L'échographie transœsophagienne permet :

• la visualisation précise des oreillettes et des auricules, notamment à la recherche d'un thrombus intracardiaque ;
• la description précise de la valve mitrale en cas de rétrécissement ou d'insuffisance mitrale ;
• la recherche de végétations en cas d'endocardite infectieuse (→) ;
• la visualisation d'une prothèse valvulaire mitrale sur sa face postérieure, là où sont situées les thromboses de prothèse ;
• une analyse des veines caves, des artères pulmonaires et de l'aorte thoracique, notamment en cas de dissection aortique (→).

Contre-indications

Il s'agit des :

• varices œsophagiennes, à cause du risque hémorragique ;
• sténoses ou diverticules œsophagiens, à cause du risque de rupture de l'œsophage.

ÉCHOGRAPHIE CARDIAQUE TRANSTHORACIQUE (ETT)

C'est l'échographie cardiaque « standard ».

Déroulement de l'examen

Le patient se met torse nu et s'allonge sur le lit d'examen en se tournant sur son côté gauche.

On enregistre simultanément l'électrocardiogramme du patient (pour les mesures TM, on se repère sur l'électrocardiogramme).

Le médecin s'assied à côté du patient, positionne la sonde sur le thorax en regard des « foyers échographiques » et utilise un gel aqueux pour faciliter la transmission des ultrasons entre la sonde et la peau du patient.

Indications

La voie transthoracique donne des renseignements complets sur :

• le fonctionnement des ventricules, leur taille, leur épaisseur ;
• la taille de l'oreillette gauche et de l'aorte initiale ;

• l'état des valves cardiaques : rétrécissement ou fuite valvulaire, avec une quantification précise du degré de l'atteinte valvulaire ;
• le débit cardiaque, la fonction cardiaque sont mesurés de façon fiable et rapide ;
• le péricarde est également bien analysé.

ÉCHOGRAPHIE CÉRÉBRALE PAR VOIE TRANSFONTANELLAIRE

Technique

Grâce à un appareillage adapté (sondes sectorielles à temps réel et haute fréquence), elle est réalisable tant que la fontanelle est perméable. La connaissance parfaite de l'embryologie et de l'anatomie cérébrale normale du nouveau-né, la confrontation des aspects observés avec la clinique sont indispensables pour son interprétation. (*cf.* illustration)

Indications

C'est l'exploration de base du cerveau néonatal du fait de son caractère anodin, de la répétition facile des examens, de la supériorité des renseignements qu'elle fournit, par rapport à l'examen tomodensitométrique (scanner) (*cf.* illustration).

Elle permet le diagnostic et la surveillance évolutive de diverses atteintes cérébrales : dilatation ventriculaire +++ ; hémorragies intracrâniennes, en particulier hémorragie intraventriculaire ; lésions anoxiques et ischémiques, en particulier leucomalacies périventriculaires (nécrose ischémique de la substance blanche) ; malformations cérébrales ; tumeurs cérébrales ; méningites purulentes.

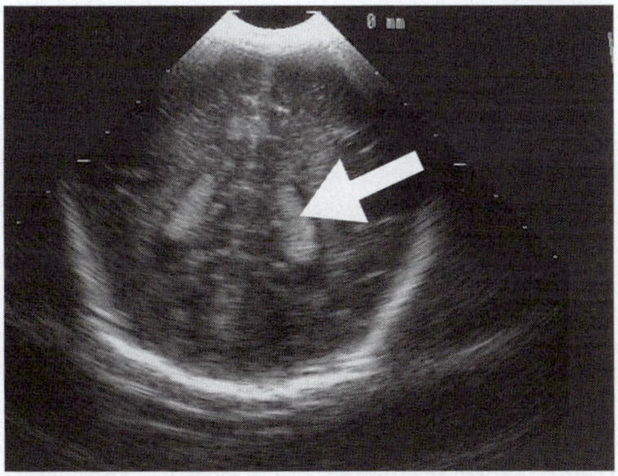

Échographie cérébrale. Aspect échographique normal : coupe frontale passant par le carrefour ventriculaire. Plexus choroïdes visibles dans les cavités ventriculaires.

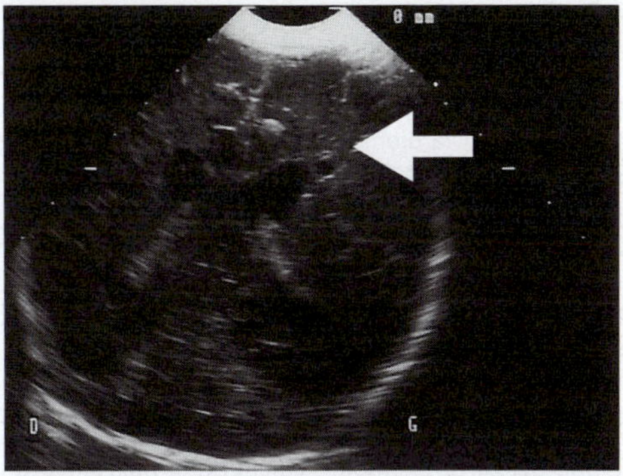

Échographie cérébrale. Même plan de coupe montrant chez un prématuré une dilatation ventriculaire modérée, séquelle d'hémorragie ventriculaire et une petite cavité kystique juxtaventriculaire gauche traduisant une ischémie localisée (leucomalacie) de la substance blanche pariétale.

ÉCHOGRAPHIE DE HANCHE CHEZ LE NOUVEAU-NÉ

Technique

Réalisée à partir de la naissance (au mieux à l'âge de 1 mois), elle permet l'étude de la morphologie de l'articulation, en particulier des structures non encore ossifiées (donc invisibles à la radio) : tête fémorale, cotyle et recouvrement de la tête. Recherche d'une hyperlaxité anormale par une étude dynamique. Interprétation difficile, liée à l'expérience de l'échographiste.

Indications

Complément de l'examen clinique, qui est le principal moyen de dépistage de la dysplasie de hanche. Elle est indiquée dans les hanches à risques : antécédents familiaux de luxation, présentation du siège, malposition des pieds, existence d'un ressaut ou d'un piston à l'examen clinique.

ÉCHOGRAPHIE OCULAIRE

Définition

L'échographie oculaire est l'étude de la réflexion d'un faisceau d'ultrasons sur les différentes structures de l'œil. Il existe deux méthodes :

• *l'échographie A* : la sonde de petite taille est appliquée directement sur le globe oculaire, préalablement anesthésié ; l'image obtenue est une série de déflexions avec retour à la ligne de base. Elle ne sert que pour la biométrie (calcul de l'implant avant chirurgie de la cataracte) ;
• *l'échographie B* : la sonde assez large est placée, soit directement sur la conjonctive, soit sur la paupière fermée ; les images obtenues sont de véritables coupes du globe oculaire, étudiées dans différents axes.

Indications

Biométrie : études des différentes dimensions du globe oculaire. Exemple : calcul de la puissance de l'implant avant l'intervention de la cataracte.

Étude du globe oculaire : surtout lorsque l'observation directe est rendue impossible par des milieux troubles. Exemple : recherche d'un décollement de rétine derrière un vitré trouble.

Étude de l'orbite ; exemple : diagnostic d'une tumeur intra-orbitaire.

ÉCHOTOMOGRAPHIE GYNÉCOLOGIQUE ET OBSTÉTRICALE PELVIENNE (ETG)

Buts

Permettre, en utilisant les ultrasons, de visualiser :

• l'appareil génital et son contenu en gynécologie ;
• la biométrie et la vitalité fœtale en obstétrique.

Technique

Examen indolore, inoffensif aux intensités utilisées, pouvant être facilement répété, durée : 10 à 15 minutes.

Il doit être fait vessie pleine et s'effectue en décubitus dorsal après avoir enduit la paroi abdominale d'une pellicule d'huile ou de gel, avec un capteur abdominal ou par voie endovaginale secondairement.

Résultats

L'examen apporte des informations précieuses.

En gynécologie :

• dans le monitorage des inductions de l'ovulation ;
• l'étude des masses annexielles : kystes de l'ovaire, grossesse extra-utérine, tumeurs ;
• l'étude de la cavité utérine : fibrome, malformations, tumeurs, pathologies de l'endomètre.

En obstétrique :

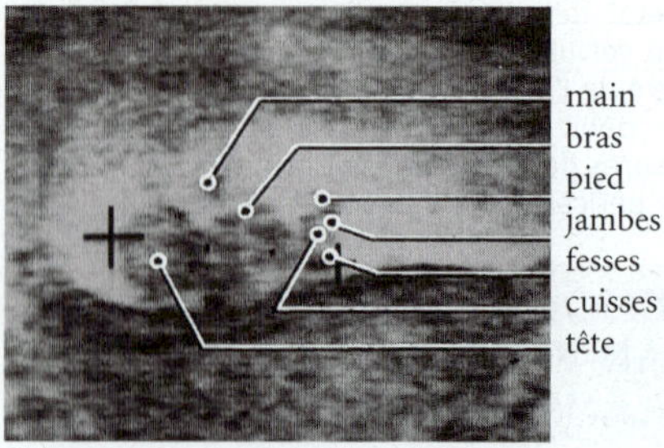

Échotomographie obstétricale. Embryon à 10 semaines.

• sur le terme (si l'examen est fait entre 7 et 12 semaines d'aménorrhée [SA]), dans les erreurs de terme ou terme imprécis ;
• sur le nombre de fœtus dans les grossesses multiples ;
• sur le développement fœtal par la mesure des différents diamètres : bipariétal (Bip) et transverse abdominal, dans les hypotrophies ;
• sur certaines malformations : augmentation de la clarté digestive, neurologiques (spina bifida), cardiaques, etc. ;
• sur la position et la structure du placenta (placenta prævia) ;
• sur la vitalité fœtale dans les souffrances fœtales ou mort fœtale, par l'étude des mouvements actifs, des mouvements respiratoires, du rythme cardiaque fœtal (à 6 semaines d'aménorrhée il existe une activité cardiaque), du Doppler ombilical (*cf.* illustration).

Pour une grossesse non pathologique on recommande trois échographies systématiques :

• la première : entre la 8e et la 12e SA ;
• la deuxième : entre la 21e et la 23e SA ;
• la troisième : entre la 31e et la 33e SA.

ÉLASTOMÉTRIE IMPULSIONNELLE

Voir *Fibroscan*.

ÉLECTROCARDIOGRAMME

Définition

L'électrocardiogramme (ECG) sert à enregistrer l'activité électrique du cœur. Grâce à des électrodes placées à l'extrémité des quatre membres et sur le thorax, on enregistre la dépolarisation et la repolarisation des oreillettes et des ventricules.

Rappel électrophysiologique

L'onde de dépolarisation naît du nœud sinusal, situé dans le toit de l'oreillette droite. Le rythme cardiaque physiologique est donc en rythme sinusal. L'influx dépolarise ensuite les oreillettes, le nœud auriculo-ventriculaire puis les ventricules. Toutes les cellules se repolarisent ensuite dans le même ordre.

L'ECG d'un patient en rythme sinusal présente 3 phases électriques :

- l'onde P traduit la dépolarisation des oreillettes ;
- le complexe QRS correspond à la dépolarisation des ventricules ;
- l'onde T correspond à la repolarisation des ventricules.

À noter que la repolarisation des oreillettes est cachée par le complexe QRS.

À noter également que le temps de conduction électrique entre les oreillettes et les ventricules est représenté par l'espade PR, qu'on mesure du début de l'onde P au début du QRS (*cf.* illustration).

Les 12 dérivations de l'ECG de base

Les 6 dérivations standards : D1, D2, D3, et AVR, AVL, AVF

On les enregistre grâce aux électrodes fixées à l'extrémité des quatre membres.

Les dérivations standards permettent de :

- préciser le rythme cardiaque et calculer la fréquence cardiaque ;
- calculer l'axe de QRS ;
- détecter un trouble de conduction à l'étage auriculaire (allongement de l'espace PR) ou ventriculaire (élargissement du QRS).

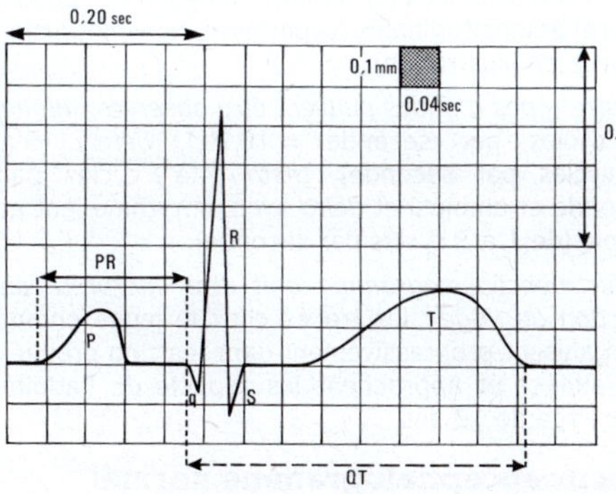

Représentation conventionnelle de l'électrocardiogramme.

Les dérivations précordiales : de V1 à V6

On les enregistre par des électrodes à ventouses ou autocollantes placées sur la face antérieure du thorax.

Les dérivations précordiales permettent :

- l'étude de l'activité électrique des parois antérieure, latérale et de la pointe du ventricule gauche ;
- l'analyse de la repolarisation ventriculaire (segment ST et onde T) afin de détecter des signes d'ischémie myocardique.

Positionnement des électrodes précordiales pour l'ECG

Territoires ECG

Chaque paroi du ventricule gauche correspond à un groupe de dérivations ECG. Ces territoires ECG permettent de préciser la topographie et l'étendue d'une souffrance ischémique (syndrome de menace, infarctus du myocarde) (*cf.* illustration).

Pathologie

L'ECG de surface aide au diagnostic d'un grand nombre de pathologies cardiaques :

- troubles du rythme cardiaque supraventriculaires et ventriculaires ;
- troubles de conduction ;

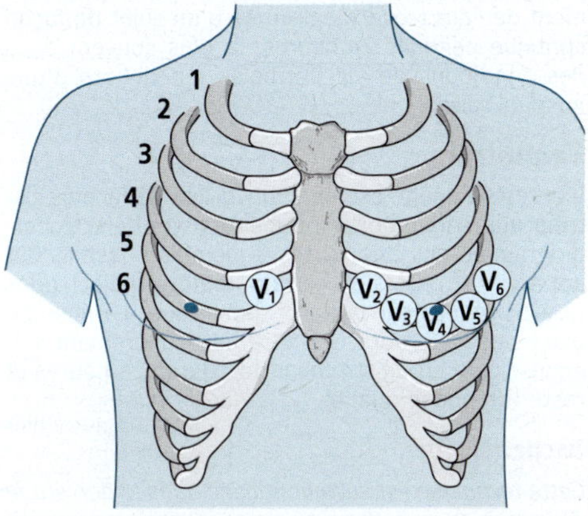

Place des électrodes précordiales pour l'ECG :
V_1 = 4e espace intercostal (EIC) droit.
V_2 = 4e EIC gauche.
V_3 = entre V_2 et V_4.
V_4 = sous le mamelon gauche.
V_5 = sur la même ligne horizontale que V_4.
V_6 = sur la même ligne que V_4 et V_5, à la verticale de l'aisselle.

Territoires ECG

Dérivations ECG	Territoire myocardique
D2, D3, AVF.	Paroi inférieure du VG.
V1, V2, V3, V4.	Paroi antérieure du VG.
V5, V6 et D1, AVL.	Paroi latérale du VG.
V7, V8, V9.	Paroi latéro-basale du VG.
V3R, V4R, VE.	Ventricule droit.

- ischémie myocardique : syndrome de menace, infarctus du myocarde récent et séquelle d'infarctus ancien ;
- péricardite ;
- anomalies congénitales des voies de conduction : syndrome de Wolf-Parkinson-White (→).

ÉLECTROCARDIOGRAMME (enregistrement continu de l')

Définition

L'enregistrement continu de l'électrocardiogramme par la méthode de Holter consiste en un enregistrement de l'électrocardiogramme d'un sujet de façon continue pendant 24 heures, le plus souvent dans des conditions de vie normales, en dehors d'une hospitalisation.

Technique

L'enregistrement est effectué grâce à un enregistreur numérique portatif qui enregistre l'électrocardiogramme sur des cartes « mémoire flash ». Cet appareil est relié à un certain nombre d'électrodes (2 à 5) collées sur la paroi thoracique. La mise en place des électrodes doit être particulièrement soigneuse car l'enregistrement doit durer 24 heures et rester de bonne qualité.

Indications

Cette technique est surtout utilisée dans le dépistage des troubles du rythme ou de conduction paroxystiques quelle qu'en soit la nature. On l'utilise également dans la surveillance d'un traitement antiarythmique afin d'en vérifier l'efficacité.

La maladie coronarienne est également devenue une indication de cette méthode qui permet la surveillance de la repolarisation ventriculaire (segment ST et onde T). La survenue d'un sous-décalage ou surtout d'un sus-décalage du segment ST est très évocatrice de l'existence d'une insuffisance coronaire.

ÉLECTROCARDIOGRAMME HAUTE AMPLIFICATION (recherche de potentiels tardifs)

Une zone d'infarctus peut être le siège d'une conduction électrique ralentie, responsable de troubles du rythme ventriculaire. Ces zones de ralentissement électrique peuvent être détectées par l'amplification et la filtration du signal ECG de surface. Quand des signaux de très faible amplitude sont détectés après la fin de l'activation normale, ce sont des potentiels tardifs. Ces potentiels tardifs répondent à des critères précis et plus le nombre de critères positifs est élevé, plus le résultat de l'examen est anormal.

Indications

Les indications sont :

- après infarctus du myocarde ;
- bilan de troubles du rythme ventriculaire.

Après infarctus du myocarde, une recherche positive de potentiels tardifs est un facteur prédictif de troubles du rythme grave et de mortalité.

ÉLECTROENCÉPHALOGRAMME (EEG)

Définition et technique

L'EEG consiste en l'enregistrement des variations de potentiel recueillies par les électrodes réparties sur le scalp. On met en place 20 à 30 électrodes symétriquement sur le crâne et selon des schémas standardisés. Les électrodes sont disposées en des séries transversales (antérieure, moyenne et postérieure) et longitudinales (supérieure, moyenne, inférieure) (*cf.* illustration).

Quatre types d'ondes peuvent être observés : *alpha* (10 cycles par seconde = 10 Hz), *bêta* (15 à 18 cycles par seconde), *thêta* (4 à 7 cycles par seconde et amples) et *delta* avec un rythme lent et ample (de 1 à 3 cycles par seconde).

L'électroencéphalogramme doit être interprété en fonction de l'âge : les tracés chez le jeune enfant s'organisent progressivement dans les cinq premières années et approchent les aspects de l'adulte vers l'âge de 10 ans.

Électroencéphalogramme normal de l'adulte

Sommairement le tracé chez le sujet éveillé et au repos sensoriel montre un rythme alpha sur les

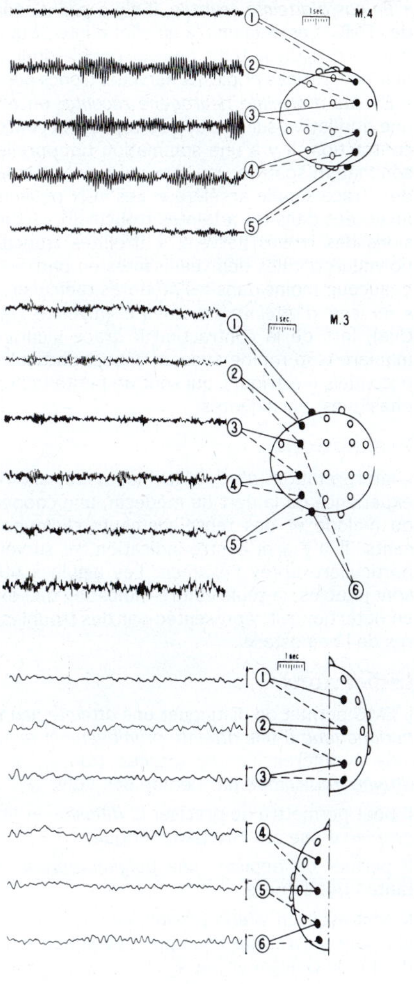

Enregistrement d'EEG. En haut, rythme alpha, dérivation pariéto-occipitales ; au milieu, rythme bêta, dérivations fronto-rolandiques ; en bas, rythme thêta, montage antéro-postérieur.

deux tiers postérieurs du scalp et un rythme bêta sur les zones antérieures. À l'ouverture des yeux, il y a un *arrêt du rythme alpha* qui est remplacé par un rythme plus rapide. Il existe une bonne stabilité du tracé lors des épreuves de *l'hyperpnée et de la stimulation lumineuse intermittente.*

Conditions de réalisation d'un bon examen

Elles nécessitent : une bonne coopération du malade, une interprétation par un médecin entraîné, et surtout il faut que le médecin chargé d'analyser le tracé dispose de renseignements cliniques suffisants sur les motifs de l'examen et les **traitements** en cours. On comprend l'importance de la formulation de la demande d'examen.

L'EEG est un examen anodin et sans aucune contre-indication.

Indications

L'EEG a un intérêt dans *le diagnostic et la surveillance de l'épilepsie* (→ Épilepsie). Les anomalies intercritiques sont les pointes, les pointes ondes et les ondes à front raide. L'EEG permet le diagnostic d'état de mal épileptique clinique ou infraclinique (ex : un malade présentant des périodes de confusion inexpliquée).

Devant des signes neurologiques focalisés, l'EEG permet de mettre en évidence une *souffrance cérébrale localisée* qui se traduit par des *ondes lentes localisées* sans préjuger de la nature de la lésion (tumeur, angiome, hématome, abcès, etc.).

L'EEG permet d'étudier *le sommeil et ses troubles*.

L'EEG permet de *surveiller un coma*. C'est un élément de surveillance à court terme d'un traumatisme crânien mais aussi à long terme (apparition éventuelle d'une comitialité *post-traumatique*).

Le diagnostic de mort cérébrale devant un coma stade IV repose sur deux tracés électroencéphalographiques plats à 24 heures d'intervalle (importance pratique pour les prélèvements d'organes).

C'est un élément de surveillance et de diagnostic de l'encéphalopathie hépatique et de la maladie de Creutzfeldt-Jakob.

Les indications de l'EEG sont très larges en neurologie courante : on peut citer les bilans de pertes de connaissance brèves, de malaises et de certaines démences.

ÉLECTROENCÉPHALOGRAMME EN PSYCHIATRIE

Indications

Il a un intérêt certain chez les malades mentaux dans le bilan étiologique de certains tableaux : confusion mentale, premier épisode psychotique, agitation inexpliquée…

La nature même de l'examen fait que la première indication que l'on en attend est de savoir si les signes psychiques peuvent être rattachés à une étiologie organique : en particulier l'épilepsie et les syndromes confusionnels.

L'EEG sert aussi à contrôler l'effet des thérapeutiques

Les neuroleptiques ralentissent le rythme cérébral. Les tranquillisants surchargent les tracés en rythmes rapides, les antidépresseurs font apparaître une morphologie pointue accentuée à la stimulation lumineuse intermittente. Les sismothérapies entraînent une augmentation des rythmes lents.

Cet examen est parfaitement indolore

Le seul désagrément est la nécessité de faire un shampooing après l'examen. Il nécessite la coopération du patient pendant 30 minutes, ce qui peut rendre sa réalisation délicate dans les phases d'agitation.

Ainsi, l'EEG est-il un examen indispensable, pratiqué fréquemment, non seulement parce qu'il permet de déceler parfois une comitialité ou un processus cérébral localisé, mais parce qu'il permet également d'apprécier l'activité globale de l'encéphale et le retentissement des médicaments psychotropes.

L'EEG de sommeil est réalisé dans les unités d'exploration du sommeil afin de faire le bilan de dyssomnies.

ÉLECTROMYOGRAMME (EMG)

Technique, principes, résultats normaux et pathologiques

1- La **détection** à l'aiguille, ou **électromyogramme**, étudie les potentiels émis par le muscle au repos et lors de contractions volontaires. À l'effort on observe normalement quelques potentiels d'unités motrices battant à basse fréquence lors d'une contraction modérée et un phénomène de « recrutement » temporel et spatial lors d'une contraction plus forte (davantage d'unités motrices sont activées et battent à une fréquence plus élevée au fur et à mesure que l'effort est plus soutenu). Cette analyse est suivie sur un écran et imprimée, mais repose aussi sur une analyse à l'oreille des potentiels musculaires. Le but de l'examen en détection est de déterminer quels muscles sont normaux, et quels territoires musculaires sont le siège d'une atteinte du muscle (syndrome myogène) ou d'une atteinte d'origine nerveuse périphérique (= atteinte neurogène) c'est-à-dire des motoneurones de la corne antérieure ou de leur prolongement axonal.

2- On y associe l'étude des **vitesses de conduction nerveuses (VCN)**, la stimulation et la détection. On étudie les VCN motrices et sensitives. Les valeurs normales des VCN sont de 50 m/s environ.

• *En cas d'atteinte centrale*, il n'y a pas d'anomalies de l'EMG. Cet examen n'a en effet d'intérêt que dans les atteintes du système nerveux périphérique (motoneurone, racines et plexus nerveux, troncs nerveux).
• *En cas d'atteinte neurogène récente*, on observe une fibrillation sur le tracé de repos. Au cours de la contraction, il y a une sommation temporelle sans sommation spatiale : au maximum on a l'aspect dit de « tracé simple accéléré ». Les VCN peuvent être abaissées dans les atteintes tronculaires (compressions des troncs nerveux = atteintes tronculaires, polyneuropathies démyélinisantes en particulier) et beaucoup moins dans les atteintes radiculaires.
• *En cas d'atteinte musculaire* (myosite, myopathie), lors de la contraction le tracé s'enrichit de manière trop rapide avec un aspect particulier des potentiels électriques qui sont de petite taille, polyphasiques, déchiquetés.

Précautions

L'interprétation d'un EMG nécessite une bonne expérience de la part du médecin, une coopération du malade et des renseignements cliniques suffisants. Il n'y a ni contre-indication, ni surveillance particulière après l'examen. Les aiguilles utilisées sont jetables, la seule contre-indication de l'examen en détection est représentée par des troubles sévères de l'hémostase.

Indications

L'EMG permet de distinguer une *atteinte neurogène périphérique* d'une *atteinte primitivement myogène*, aide à différencier *une atteinte tronculaire d'une atteinte radiculaire* par l'étude des VCN.

Il peut permettre de préciser *la diffusion* et la *topographie* d'une atteinte périphérique.

Il permet de dépister une *polyneuropathie* débutante et/ou latente.

Il peut avoir un *intérêt pronostique* par sa répétabilité pour suivre, par exemple, l'évolution d'un syndrome de Guillain et Barré.

Intérêt également dans la recherche d'un *bloc neuromusculaire* et en particulier dans la myasthénie.

ÉLECTRO-OCULOGRAMME (EOG)

Définition

L'électro-oculogramme (EOG) correspond à l'enregistrement des perturbations du potentiel de repos de l'œil au cours des mouvements oculaires.

On place deux électrodes autour de chaque œil, (l'une au canthus interne, et l'autre au canthus externe), et on enregistre les déflexions provoquées par les mouvements horizontaux extrêmes alternatifs.

L'EOG reflète essentiellement la fonction de l'épithélium pigmentaire.

Indications

Il permet de confirmer le diagnostic dans certaines pathologies rétiniennes héréditaires (dystrophie de Best).

ÉLECTROPHORÈSE DE L'HÉMOGLOBINE

Définition

Séparation des différents constituants de l'hémoglobine.

Technique

Prélèvement de 2 à 3 mL de sang sur anticoagulant.

Résultats

Les 3 hémoglobines normales sont :

- l'hémoglobine fœtale (HbF) :
  - nouveau-né : 50 à 85 %,
  - 1 an : moins de 15 %,
  - après 2 ans : 1 à 2 % ;
- l'hémoglobine adulte A (HbA) :
  - nouveau-né : 15 à 50 %,
  - après 2 ans : 97 à 99 % ;
- l'hémoglobine adulte A2 (HbA2) : 1 à 2 %.

Variations pathologiques

- Soit persistance anormale de l'HbF : *thalassémie majeure*.
- Soit augmentation de l'HbA2 : *thalassémie mineure*.
- Soit présence d'une hémoglobine anormale : HbS dans la drépanocytose, HbC dans l'hémoglobinose C.

ÉLECTROPHORÈSE DES PROTÉINES SÉRIQUES

Définition

C'est un examen qui permet de scinder les différentes fractions des protéines contenues dans le sang, par passage d'un courant ionisant. C'est un examen simple et qui est le complément de la vitesse de sédimentation (laquelle est augmentée de façon non spécifique lors des dysprotidémies).

Technique

Prélèvement sur un sujet à jeun de 3 à 5 mL de sang veineux.

Résultats normaux

Il y a 70 à 80 g de protides par litre dont 35 à 45 g d'albumine. Le reste est constitué de globulines :

- α-globulines : 1 à 3 g/L ;
- α2-globulines : 4 à 6 g/L ;
- β-globulines : 6 à 9 g/L ;
- γ-globulines : 9 à 13 g/L.

Variations pathologiques

Une inflammation se manifeste par une hyper-α2- et/ou une hyper-γ-globulinémie. Toutes les maladies rhumatismales inflammatoires ont donc ces signes. Il y a hyper-α2- et hyper-β-globulinémie dans les cholestases. Certaines parasitoses entraînent une hyper-γ-globulinémie isolée. Si une hyper-γ-globulinémie est *en pic*, on doit soupçonner une dysprotéinémie majeure monoclonale que l'on peut rencontrer lors des proliférations malignes, type myélome ; elle sera alors complétée par une immuno-électrophorèse des protides. Un bloc β-γ évoque très fortement le diagnostic de cirrhose du foie.

Les hypo-γ-globulinémies se voient dans certains cancers.

ÉLECTRORÉTINOGRAMME (ERG)

Définition

C'est l'enregistrement du *potentiel d'action* né de la stimulation lumineuse de la rétine.

Le **tracé classique** est obtenu en clinique avec un éclair blanc intense et bref, qui stimule globalement la rétine et comprend 2 déflexions :

- une déflexion négative appelée onde α ;
- puis, une déflexion positive appelée onde β.

L'**aspect du tracé** varie en fonction de l'adaptation à l'obscurité, de la couleur et de l'intensité du stimulus lumineux :

- un éclair bleu et d'intensité faible favorise la réponse des bâtonnets ;
- un éclair blanc ou rouge et d'intensité forte favorise la réponse des cônes.

L'appareil comporte un photostimulateur qui délivre des flashs répétés, différentes électrodes, parmi lesquelles une électrode réceptrice cornéenne.

Indications

Les **dégénérescences rétiniennes héréditaires** (dont les rétinopathies pigmentaires) : les perturbations de l'ERG précèdent l'apparition des signes cliniques.

Les **affections rétiniennes acquises** :

- surveillance des traitements prolongés par antipaludéens de synthèse ;
- décollement de rétine ;
- sidérose (imprégnation de la rétine par un corps étranger ferrique).

L'opacification des milieux empêchant l'ophtalmoscopie ; l'ERG aide alors à apprécier la valeur fonctionnelle de la rétine.

ENDOSCOPIE BRONCHIQUE

Définition

Elle permet de visualiser la muqueuse de l'arbre trachéo-bronchique et de faire des prélèvements endobronchiques (*cf.* illustration).

Matériel

Deux appareils sont utilisés :

• *Fibroscope bronchique* : le fibroscope est un appareil souple de 4,6 à 6 mm de diamètre externe, et 60 cm de longueur utile. Il comprend des faisceaux de fibre de verre conduisant la lumière, un objectif, et un canal opérateur permettant le passage de pince à biopsie, ou de cathéter pour lavage-aspiration, ou de brosse pour brossage bronchique protégé. Les quatre conduits sont enveloppés dans une gaine plastifiée. Le fibroscope est relié à une poignée de commande que l'opérateur tient dans la main ; elle comprend : l'oculaire, le levier de commande qui fait béquiller l'extrémité du fibroscope de 130 ° à 180 ° dans deux directions opposées, l'orifice d'entrée du conduit libre sur lequel peut s'adapter une seringue, et l'arrivée du cordon amenant la lumière froide de la source.

Il existe actuellement des vidéo-endoscopes qui ont les mêmes caractéristiques que les fibroscopes souples classiques, mais sans objectif sur la poignée de commande, et qui est remplacé par un système d'écran vidéo de très haute résolution, permettant de visualiser, de filmer, et de prendre des photographies des anomalies endobronchiques. Toutes ces fonctions sont accessibles à l'aide de boutons situés au niveau de la poignée de commande (*cf.* illustration).

• *Bronchoscope rigide* : le bronchoscope est un tube rigide en laiton de diamètre variable et 50 cm

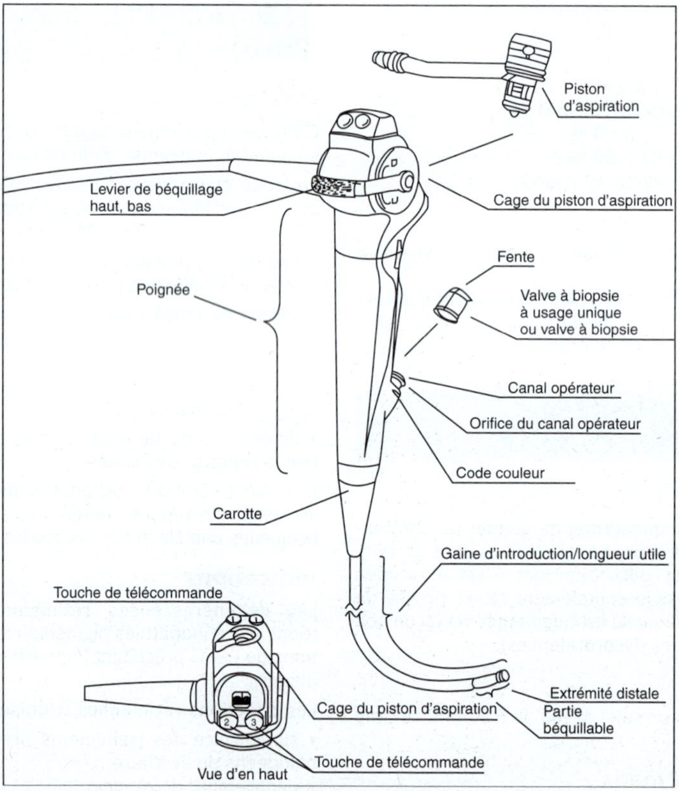

Vidéo-endoscope.

de longueur. Il n'est en pratique plus utilisé, sauf dans certaines indications très limitées dans un but thérapeutique (extraction de corps étrangers, endoscopie interventionnelle telle que pose de prothèses endotrachéales ou bronchiques, électrocoagulation, ou curiethérapie) (*cf.* illustration).

Technique

Le malade doit être à jeun depuis au moins 6 heures, et ne doit pas avoir fumé depuis 24 heures. Une prémédication peut être faite, en fonction de l'état de neurotonie. Elle est variable selon les opérateurs (*Atarax*, *Atropine*, par exemple).

L'examen débute par une anesthésie locale soigneuse à la *Xylocaïne*, du nez, de l'oropharynx et des cordes vocales. Ensuite, le fibroscope est introduit le plus souvent par une narine ou rarement par la bouche, le malade étant assis sur un fauteuil ou couché sur un lit. L'exploration endobronchique doit être complète avec examen de l'arbre bronchique droit et gauche, explorant la totalité des bronches accessibles (*cf.* illustration).

Les biopsies sont faites sur chaque aspect douteux ; et, en cas de tumeur, sur la tumeur elle-même, ainsi que sur les éperons bronchiques en amont *et sur l'éperon trachéal*.

Une aspiration des sécrétions bronchiques, pour examen bactériologique et/ou cytologique, est pratiquement systématique. En cas d'infection non tuberculeuse, le brossage protégé est la technique bactériologique de choix.

On peut associer à l'examen un lavage broncho-alvéolaire.

L'examen des crachats est systématique au cours des trois jours suivant l'endoscopie si l'on suspecte une tuberculose pulmonaire (examen mycobactériologique).

Précautions et causes d'erreur

Il faut arrêter tout traitement anticoagulant ou antiagrégeant plaquettaire (aspirine par exemple) avant l'examen pour éviter les hémorragies.

La coagulation sera vérifiée (TP, TCA, plaquettes). Les patients présentant un adénome prostatique ou un glaucome ne doivent pas recevoir d'*atropine*.

L'appareil doit être soigneusement et longuement désinfecté après chaque examen selon une technique bien codifiée.

Après l'examen le malade ne doit pas manger, ni boire, pendant 2 heures, pour éviter les fausses routes dues à l'anesthésie du carrefour aérodigestif.

Indications

Elles sont multiples :

- recherche et diagnostic histologique du *cancer bronchique* (cancer bronchique primitif : prélèvement de la lésion endobronchique et des éperons d'amont ; lymphangite carcinomateuse : biopsies d'éperons étagées) ;
- exploration des suppurations bronchiques (recherche bactériologique) ;
- aspiration en cas d'encombrements bronchiques ;
- prélèvement biopsique dans les *maladies pulmonaires diffuses*, sarcoïdose par exemple (biopsies d'éperons étagées multiples, bilatérales) ou les *suspicions de tuberculose* où les recherches habituelles

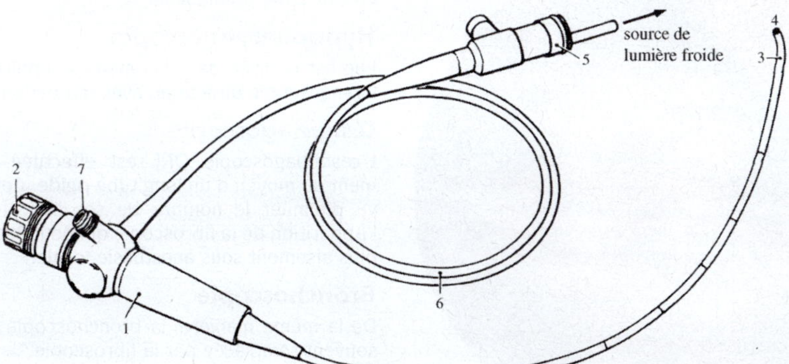

Fibroscope bronchique. 1. poignée de commande ; 2. oculaire ; 3. extrémité du fibroscope pourvue d'un objectif ; 4. d'un éclairage et d'un conduit ; 5. raccordement à une lumière froide ; 6. cordon de liaison conducteur de lumière ; 7. ouverture du conduit pour cathéter ou pince à biopsie.

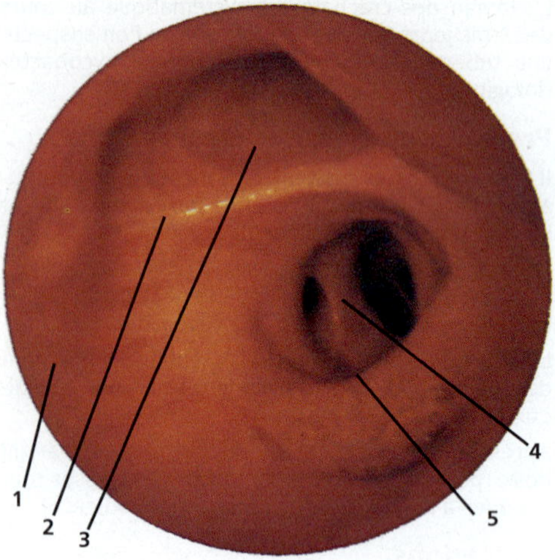

L'endoscope, placé dans la bronche intermédiaire, permet de voir : 1. la partie terminale du tronc intermédiaire ; 2. l'éperon de la bronche apicale du lobe inférieur droit ; 3. l'orifice de la bronche apicale du lobe inférieur droit ; 4. l'éperon de division basale ; 5. l'orifice des bronches basales.

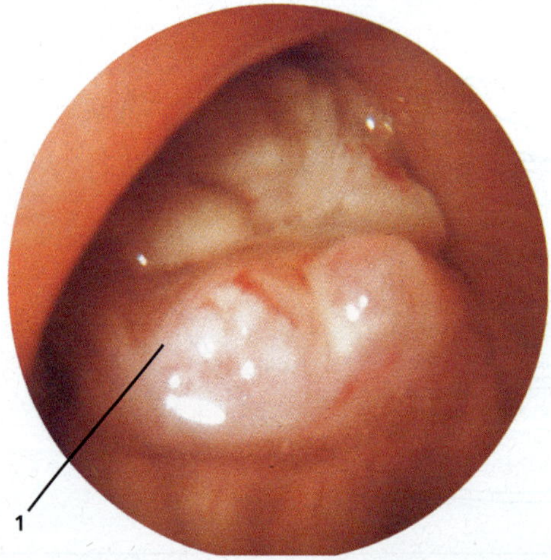

Bourgeon tumoral (1) obturant la bronche intermédiaire.

de bacilles tuberculeux sont négatives (crachats et/ou tubages gastriques et/ou aspirations simples) ;
- à visée thérapeutique, en cas d'extraction de corps étrangers endobronchiques, etc.

ENDOSCOPIE ORL

L'endoscopie ORL a pour but soit de compléter l'examen clinique et de permettre la biopsie, soit d'effectuer un acte thérapeutique (corps étranger).

Fibroscopie

Tout cabinet de consultation ORL est équipé d'un ou plusieurs fibroscopes pour adultes. Il existe également des fibroscopes plus fins pour la pratique pédiatrique.

Ils permettent l'exploration des cavités nasales, du naso-pharynx (cavum), du pharynx et du pharyngolarynx, mais ne comportent pas de possibilité d'aspiration ni de biopsie. Ils peuvent être couplés à une caméra.

Laryngoscopie directe

La laryngoscopie directe est réalisée sous anesthésie générale. Le larynx est examiné au travers d'un laryngoscope à éclairage incorporé.

Chez l'enfant, notamment en présence d'une dyspnée, l'examen peut être effectué sous simple prémédication pour éviter une dépression respiratoire.

Lorsque la laryngoscopie directe est effectuée dans le bilan d'extension d'une tumeur laryngée étendue, il est nécessaire de prévoir l'éventualité de l'aggravation d'une dyspnée, l'intubation n'est pas alors toujours réalisable et on peut être conduit à effectuer une trachéotomie d'urgence ; le patient doit en être informé préalablement.

Hypopharyngoscopie

Elle est réalisée dans les mêmes conditions que la laryngoscopie directe ou avec intubation trachéale.

Œsophagoscopie

L'œsophagoscopie ORL est effectuée habituellement au moyen d'un long tube rigide. Cet examen a vu diminuer le nombre de ses indications après l'apparition de la fibroscopie qui peut être effectuée plus aisément sous anesthésie locale.

Bronchoscopie

De la même manière, la bronchoscopie est le plus souvent remplacée par la fibroscopie.

Ces deux derniers examens (bronchoscopie, œsophagoscopie) conservent néanmoins quelques indications, notamment pour l'extraction de corps étrangers, et la broncho-aspiration.

Tous les examens endoscopiques ORL doivent être effectués par des opérateurs entraînés, ils comportent des dangers, en particulier l'œsophagoscopie avec le risque de perforation œsophagienne qui peut être mortelle.

ENTRAÎNEMENT ÉLECTROSYSTOLIQUE

Principes de fonctionnement

L'entraînement électrosystolique est un pacemaker externe temporaire, qui sert à accélérer la fréquence cardiaque, en attendant la récupération d'un rythme cardiaque acceptable ou la pose d'un pacemaker (→) définitif.

Le matériel comporte :

• un boîtier de stimulation qui détecte les impulsions cardiaques spontanées et stimule le cœur en cas de fréquence cardiaque trop lente ;
• un raccord qui relie le boîtier à la sonde de stimulation ;
• la sonde de stimulation est un cathéter électrique bipolaire qui détecte les impulsions cardiaques et stimule sous la commande du boîtier (*cf.* illustration).

Technique de pose

La technique est la même que pour un cathétérisme droit (→) :

• une sonde d'entraînement électrosystolique est posée sous contrôle visuel par amplificateur de brillance ;
• la voie d'abord est la veine fémorale droite, parfois la veine jugulaire interne droite ;
• montée de la sonde par voie rétrograde jusqu'à ce que l'extrémité soit positionnée à la pointe du ventricule droit ;

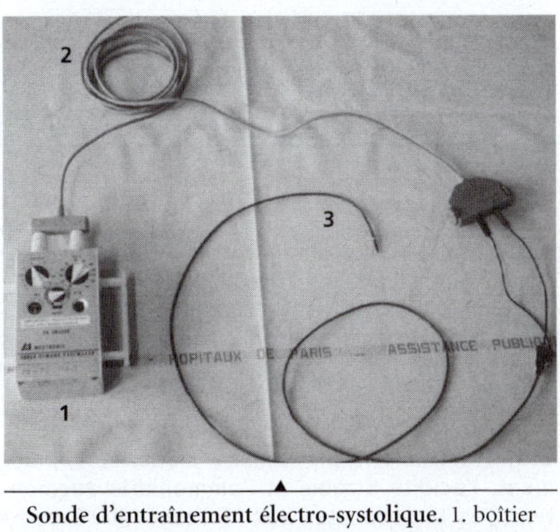

Sonde d'entraînement électro-systolique. 1. boîtier de stimulation ; 2. raccord ; 3. sonde de stimulation.

• raccordement de la sonde au boîtier, test de stimulation, la sonde est ensuite fixée à la peau ;
• la position de la sonde est contrôlée par une radiographie thoracique.

Indications

Il est indiqué en cas de :

• bradycardie extrême (inférieure à 35/min) par bloc sino-auriculaire ou bloc auriculo-ventriculaire, ne répondant pas à l'atropine ;
• torsades de pointes ;
• infarctus du ventricule droit en stimulant à la fois l'oreillette et le ventricule droits.

Complications

Il peut exister un déplacement de sonde.

Ce sont les mêmes que pour tout cathétérisme droit (→).

ENZYMES CARDIAQUES

Définition

Dosage d'activités enzymatiques du sérum, correspondant à des enzymes normalement présentes dans le myocarde.

Techniques

On dose quatre types d'enzymes :

• *la myoglobine* qui s'élève entre la 1re et la 4e heure, spécificité cardiaque faible, mais permet un diagnostic précoce ;
• *la troponine I* (TpI) qui s'élève dès la 4e heure, maximale à la 14e heure et reste élevée pendant 4 à 10 jours. Elle a un intérêt pronostique ;
• *la créatinine-phosphokinase* (CPK), enzyme la plus spécifique du muscle strié. La CPK-MB est la fraction spécifique du myocarde et apparaît entre la 4e et la 6e heure. Le seuil de positivité de la CPK-MB est supérieur à 5 % de la CPK ;
• *la transaminase :* ASAT ou SGOT qui se trouve en grande quantité dans le myocarde et qui apparaît entre la 8e et la 12e heure.

Prélèvement

10 cm^3 de sang sans anticoagulant.

Résultats normaux

• Myoglobine inférieure à 90 µg/L.
• TpI inférieure à 0.5 U.
• CPK inférieure à 40 U (CPK-MB < 3 %).
• SGOT inférieure à 40 U.

Résultats pathologiques

Dans l'infarctus du myocarde (→), la nécrose d'une partie du myocarde libère dans la circulation générale les enzymes.

Les causes d'erreur sont l'altération du muscle strié (en particulier le dosage de CPK peut être élevé en cas d'hématome musculaire, après effort musculaire, de maladie du muscle squelettique). La CPK est élevée en cas d'hypothyroïdie. Les transaminases sont élevées en cas de cytolyse hépatique.

ENZYMES ÉRYTHROCYTAIRES

Technique

Le dosage des différentes enzymes érythrocytaires se fait sur des substrats spécifiques.

Un prélèvement sanguin est fait sur héparine pour le dosage globulaire.

Cause d'erreur

Au cours des déficits en G_6PD et en pyruvate-kinase, en période d'hémolyse, le taux peut être normal, car les réticulocytes sont très riches en enzymes.

ÉOSINOPHILIE

Définition

On parle d'hyperéosinophilie lorsque le pourcentage des polynucléaires éosinophiles par rapport aux autres globules blancs atteint 5 %, ou mieux, lorsque leur nombre absolu atteint ou dépasse $500/mm^3$.

Étiologies

Les principales sont indiquées dans le tableau ci-dessous.

Les helminthiases sont la cause principale des éosinophilies dans les pays en voie de développement. L'éosinophilie parasitaire varie :

- en fonction du temps : elle est plus élevée au stade initial de migration et de maturation des larves ;
- en fonction du nombre de parasites.

Les allergies sont les principales causes d'hyperéosinophilie dans les pays développés.

ÉOSINOPHILIE	
CAUSES PARASITAIRES	CAUSES NON PARASITAIRES
France : • **oxyurose (faible) ;** • **ascaridiase ;** • **tæniasis ;** • **douve hépatique ;** • **trichinose ;** • **toxocarose.** **Afrique du Nord :** • **ankylostomiase ;** • **anguillulose ;** • **bilharziose urinaire.** **Afrique noire :** • **bilharzioses ;** • **filarioses.** **Antilles :** • **bilharziose (S. Mansoni) ;** • **filariose de Bancroft ;** • **anguilluloses, ankylostomiases.**	***Allergie :*** • **asthme ;** • **rhinite allergique ;** • **eczéma ;** • **médicaments : antibiotiques, anti-inflammatoires non stéroïdiens…** ***Maladies systémiques :*** • **syndrome de Churg et Strauss ;** • **périartérite noueuse ;** • **cancers et hémopathie ;** • **syndrome hyperéosinophilique.**

ÉPREUVE D'ACIDIFICATION DES URINES

Elle étudie la capacité du rein à réagir à une surcharge acide.

Le rein intervient dans la régulation de l'équilibre acido-basique par plusieurs mécanismes : réabsorption tubulaire proximale de bicarbonates, excrétion d'ions H^+ sous forme d'ammoniaque NH_4^+, élimination d'ions H^+ sous forme d'acidité titrable tamponnés par PO_4H_2, élimination d'ions H^+ libres (→ pH urinaire).

Technique

L'acidification est réalisée par l'ingestion de chlorure d'ammonium ou l'injection de chlorhydrate d'arginine. Dans chaque échantillon d'urine sont dosés : le pH, l'acidité titrable, l'ammoniaque et les bicarbonates, la PCO_2.

Résultats

État normal : le pH urinaire s'abaisse rapidement, l'acidité titrable et l'ammoniurie augmentent, les bicarbonates sont totalement réabsorbés.

Acidose tubulaire proximale : le pH urinaire s'abaisse, l'acidité titrable et l'ammoniurie sont normales, l'excrétion de bicarbonates reste très élevée.

Acidose tubulaire distale : le pH urinaire reste supérieur à 6, l'acidité titrable et l'ammoniurie sont abaissées, l'excrétion des bicarbonates est modérément élevée.

ÉPREUVE D'EFFORT

Principes généraux

L'épreuve d'effort consiste à enregistrer l'ECG d'un patient au cours d'un effort standardisé, sous surveillance d'une infirmière et d'un cardiologue. On utilise deux types d'appareil :

- la bicyclette ergométrique, qui permet une augmentation progressive de l'effort par un système de frein automatique ;
- le tapis roulant dont on règle la vitesse de déroulement et l'inclinaison.

L'intensité d'un effort se mesure en watts :

- un effort maximal chez un patient non sportif de plus de 50 ans représente 120 à 150 watts ;
- pour un sujet jeune et sportif, une performance de 250 watts voire plus n'est pas rare.

La progression de l'effort est graduée selon un protocole précis, adapté à l'âge et à la condition physique du patient. Sur bicyclette, on utilise des paliers de 25 à 30 watts, espacés de 2 à 3 minutes.

À la fin de chaque palier, on note :

- l'état d'essoufflement et de fatigue du patient ;
- l'apparition d'une douleur thoracique ;
- la pression artérielle et la fréquence cardiaque ;
- un ECG complet enregistré et comparé au tracé de repos.

Indications

L'épreuve d'effort est indiquée :

- à titre diagnostique en cas de douleur thoracique, pour affirmer ou infirmer une origine coronarienne ;
- pour surveiller un coronarien connu sous traitement (test annuel) ;
- un à 3 mois après angioplastie coronaire quand une resténose est suspectée ;
- pour rechercher un trouble du rythme cardiaque à l'effort.

Critères d'arrêt

Une épreuve d'effort est arrêtée en cas de :

- douleur angineuse s'accompagnant de modification de l'ECG ;
- atteinte de la fréquence maximale théorique (FMT) pour l'âge ; la FMT est égale à 220 moins l'âge du patient ;
- chute de la pression artérielle systolique supérieure à 30 mmHg ;
- hypertension artérielle d'effort : PAS > 270 mmHg ou PAD > 140 mmHg ;
- survenue d'extrasystoles ventriculaires nombreuses à l'effort.

Contre-indications

Il s'agit :

- de l'âge physiologique avancé ;
- du décours immédiat d'un angor instable (< 3 jours) ou d'un infarctus du myocarde (< 7 jours) ;
- du rétrécissement aortique serré ;
- de la cardiomyopathie obstructive.

Complications lors d'une épreuve d'effort

On peut observer :

- angor instable voire infarctus du myocarde ;
- tachycardie ou fibrillation ventriculaire ;
- mort subite.

C'est pourquoi des moyens de réanimation doivent être disponibles dans la salle d'épreuve d'effort : un défibrillateur et un chariot de réanimation.

ÉPREUVE DE JEÛNE

Définition

C'est une épreuve de sensibilisation pour étudier l'insulinosécrétion en cas de suspicion d'insulinome.

Technique

Le jeûne est débuté le matin, supprimant toute alimentation en dehors de boissons non sucrées. Un prélèvement pour glycémie, insulinémie et peptide C est effectué au temps 0 et toutes les 6 heures. Le jeûne, s'il est bien supporté, est maintenu 48 heures, voire 3 jours. On peut le terminer par une épreuve d'effort (marche, escaliers), avec dosages avant et après.

Causes d'erreur et précautions

Le malade doit être hospitalisé et surveillé constamment pendant le jeûne. Cette épreuve est contre-indiquée si on suspecte une insuffisance hypophysaire ou surrénalienne. Si apparaît un malaise, il faut l'interrompre après avoir fait un prélèvement pour glycémie et insulinémie.

Résultats normaux

La glycémie ne diminue pas en dessous de 0,40 g/L ou 2,22 nmol/L (glucose oxydase) et le rapport I/G (insuline/glucose) reste correct.

Résultats en pathologie

• *Dans les insulinomes,* la glycémie peut chuter en dessous de 0,40 g/L et l'insulinémie ne diminue pas, donc le rapport I/G s'élève.

ÉPREUVES FONCTIONNELLES RESPIRATOIRES (EFR)

Définition

Elles permettent de mesurer les volumes et les débits pulmonaires.

Technique

Deux méthodes de mesure par spirographie ou pléthysmographie.

Le spirographe

Il comprend une cloche cylindrique plongeant dans une cuve remplie d'eau et équilibrée par un contrepoids. La cloche est solidaire d'un stylet qui écrit sur un papier défilant à vitesse constante, ainsi tout mouvement de la cloche se traduit par un trait ascendant ou descendant. D'autre part, l'intérieur de la cloche est relié au malade par un double circuit étanche comprenant : un tuyau amenant l'air expiré, filtré par de la chaux (pour éliminer le CO_2), un tuyau drainant l'air inspiré vers le malade, un système de soupape empêchant tout reflux. Le malade a dans sa bouche la pièce buccale reliée au bloc de soupape et aux tuyaux (*cf.* illustration).

Le pléthysmographe

C'est une enceinte étanche, qui sert à mesurer les variations des volumes intrathoraciques du patient s'y trouvant, ce qui induit une modification de pression à l'intérieur de l'enceinte, qui sera mesurée par un capteur de pression. (*cf.* illustration)

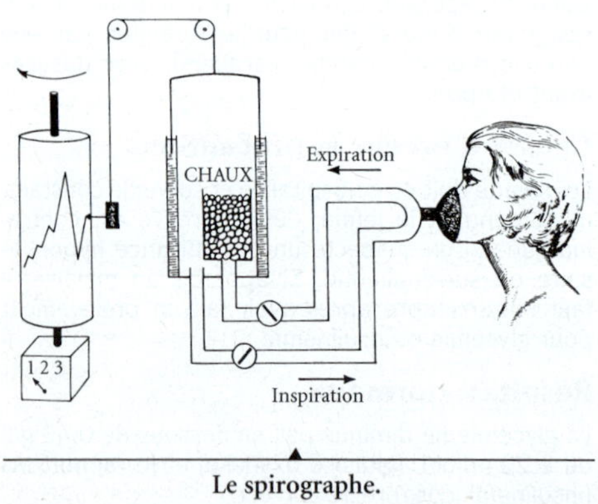

Le spirographe.

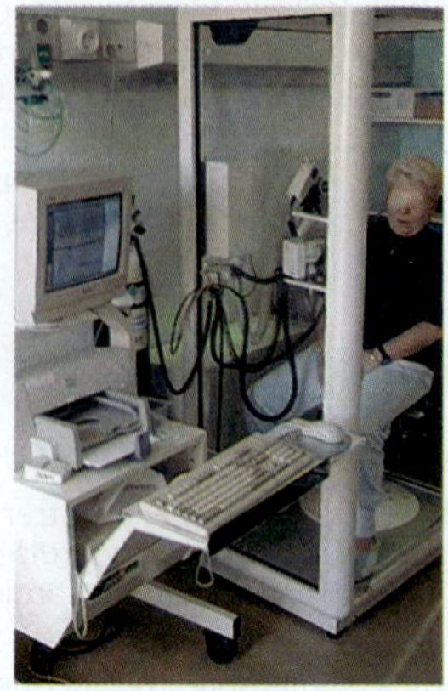

Pléthysmographe corporel.

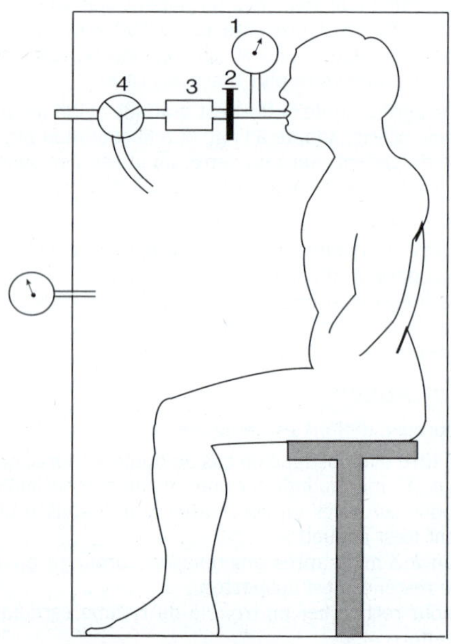

Pléthysmographe corporel :
– à l'intérieur (pléthysmographie différentielle)
– à l'extérieur du caisson (pléthysmographie absolue)
1. manomètre ; 2. interrupteur de flux ;
3. pneumotachographe (débit bouche) ; 4. robinet permettant de faire respirer le patient.

Précautions et causes d'erreur

Le malade doit être en position demi-assise ou assise. L'étanchéité de l'appareil doit être parfaite. La validité des résultats dépend étroitement de la bonne coopération du malade qui doit être stimulé par le manipulateur. Un malade fatigué ou algique ne pourra pas faire des mouvements respiratoires maximaux.

Les volumes varient avec l'âge, le sexe, le poids, et la taille. Il existe des différences de normes selon l'ethnie.

Résultats normaux

Volumes statiques :

• *volume courant* (VT) : c'est l'air inspiré et expiré au cours d'une respiration normale (300 à 500 mL) ;

• *volume de réserve inspiratoire* (VRI) : volume maximal mobilisé au cours d'une inspiration profonde (2 000 mL) après une inspiration calme ;

• *volume de réserve expiratoire* (VRE) : volume maximal mobilisé au cours d'une expiration profonde (1 000 mL) après une expiration normale ;

• *volume résiduel* (VR) : volume restant dans le poumon après une expiration maximale. Il est mesuré par diffusion de l'hélium (spirographie) ou par pléthysmographie ;

• *capacité vitale* (CV) = VT + VRI + VRE ;

• *capacité résiduelle fonctionnelle* (CRF) = VRE + VR (c'est l'état d'équilibre du poumon) ;

• *capacité inspiratoire* (CI) = VT + VRI ;

• *capacité pulmonaire totale* (CPT) = VRI + VT + VRE + VR.

Volumes dynamiques :

• *volume expiratoire maximal/seconde* (VEMS) : c'est le volume maximal que l'on peut expirer en 1 seconde à partir d'une inspiration forcée. Il est égal à 75 à 80 % de la CV ;

• *rapport de Tiffeneau :* (VEMS/CV = 75 %). Il apprécie les résistances bronchiques au passage de l'air ;

• la courbe débit volume permet de mesurer le *débit expiratoire de pointe*, les débits à 25 %, 50 % ou 75 % de la capacité vitale.

Épreuves dynamiques : elles consistent à rechercher une *hyperréactivité bronchique*, en faisant inhaler au patient un aérosol bronchoconstricteur (acétylcholine, carbacholine ou métacholine) qui fait diminuer le VEMS, ou bien à rechercher la *réversibilité d'un trouble obstructif* à l'aide d'un aérosol bronchodilatateur (salbutamol). (*cf.* illustration)

D'autres épreuves sont parfois associées :

• *étude de la compliance* en comparant les variations de pression intrathoracique et les volumes.

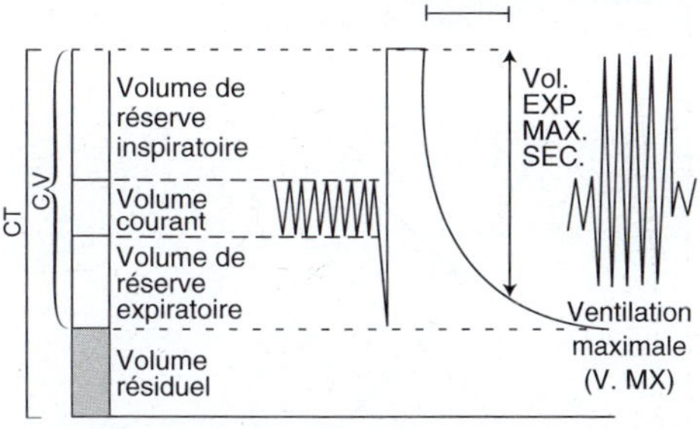

Volumes et débits pulmonaires enregistrés par le spirographe.

Elle renseigne sur la distensibilité du parenchyme pulmonaire ;

• *étude des résistances bronchiques* ;

• *étude de la diffusion de monoxyde de carbone* pour apprécier, entre autres, la qualité de la membrane alvéolo-capillaire.

• *Test de provocation bronchique :* c'est un test dynamique de la motricité bronchique, en utilisant un bronchoconstricteur, type histamine, ou méthacholine. Le produit est inhalé à dose progressive, en mesurant à chaque étape, la modification des débits (VEMS). Le test est considéré positif en faveur d'un asthme, si le VEMS chute de 20 % par rapport à la valeur initiale obtenue avant le test et qui doit être supérieure à 80 % de la théorique du patient. Ce test ne peut être réalisé qu'en présence d'un médecin, car le risque de déclencher une vraie crise d'asthme n'est pas exclu, même s'il reste rare.

Résultats en pathologie

On distingue trois types d'atteinte ventilatoire :

• *trouble ventilatoire restrictif* (atteinte neuromusculaire, pleurésie, pachypleurite, scoliose, atélectasie, fibrose *ou autre atteinte plus ou moins diffuse du parenchyme pulmonaire*). La CPT est diminuée, de même que la CV et le VEMS, avec VEMS/CV normal ;

• *trouble ventilatoire obstructif* (bronchite chronique, asthme, emphysème). Le VEMS et le rapport VEMS/CV sont diminués. Il faut en rechercher l'éventuelle correction sous bronchodilatateur, qui est en faveur d'un asthme ou bronchite spastique ;

• *distension alvéolaire* (emphysème, asthme à dyspnée continue). La CPT et le VR sont augmentés.

Ces différents troubles peuvent s'associer entre eux pour donner un *trouble ventilatoire mixte* (*cf.* illustration).

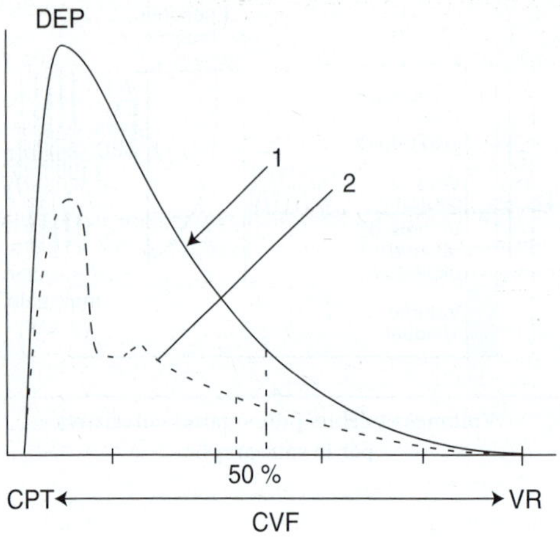

Courbe débit volume : 1 = normale ; 2 = trouble obstructif. DEP = débit expirateur de pointe ; CPT = niveau capacité pulmonaire totale ; CVF = capacité vitale force ; VR : niveau volume résiduel ; 50 % = niveau à 50 % de la capacité vitale.

EXAMEN CYTOBACTÉRIOLOGIQUE DES URINES (ECBU)

Buts

L'examen cytobactériologique des urines vise essentiellement à affirmer ou à écarter le diagnostic d'infection urinaire. L'étude du sédiment urinaire peut également apporter d'autres renseignements.

Technique

En dehors de l'urgence, les urines recueillies doivent être celles du matin et du second jet, après une toilette minutieuse de la région du méat à l'aide de savon antiseptique, puis d'une eau stérile. Le sondage doit être écarté en raison de son risque infectant. Le recueil doit se faire dans un bocal stérile qui sera rapidement porté au laboratoire ou conservé à + 4 °C.

L'examen doit comporter une détermination quantitative de la bactériurie, puis après culture en gélose, l'identification du germe éventuel et son antibiogramme. La recherche de BK sera systématique au cours des pyuries aseptiques et des infections urinaires récidivantes.

Résultats

Les urines du sujet normal sont stériles.

Le critère diagnostique d'une infection urinaire est l'existence d'une bactériurie dépassant 100 000 germes/mL dans des urines fraîches, quelle que soit la symptomatologie clinique. À condition que la détermination quantitative de la bactériurie soit bien effectuée sur des urines fraîchement émises ou conservées au froid, ce chiffre permet d'exclure pratiquement les contaminations.

Si plusieurs germes sont retrouvés à moins de 10^5/mL, l'examen sera répété, éventuellement par ponction sus-pubienne. En fait, la concentration de germes est à interpréter en fonction du traitement en cours et du type de germe, exemple : 100 ou 1 000 *Pseudomonas* signent une infection.

- Les germes les plus fréquemment retrouvés sont les colibacilles dont il existe de très nombreux sérotypes, les proteus, les klebsielles et les entérocoques, *Staphylococcus saprophyticus*.
- Les infections secondaires à des manipulations endoscopiques sont souvent le fait de germes résistants : proteus, pyocyaniques, serratia, etc.
- Une leucocyturie anormalement élevée est pratiquement toujours retrouvée au cours des infections urinaires. Elle peut être appréciée entre lame et lamelle par champ microscopique.

Examen du sédiment urinaire

Le culot d'urine normale contient de très rares hématies, quelques leucocytes et cellules épithéliales.

Les cellules : l'examen du culot urinaire est la plus mauvaise méthode pour apprécier le nombre d'hématies et de leucocytes.

La corrélation de l'HLM (→) avec le nombre d'hématies et de leucocytes par mm^3 d'urine non centrifugée est bien meilleure. On peut tolérer chez l'adulte 10 H ; 10 L par mm^3, 50 L par mm^3 chez la petite fille, 10 L chez le petit garçon. Les cellules épithéliales rénales sont généralement arrondies.

Les cylindres : ce sont des moulages protéiques de la lumière des tubes où ils sont formés. Les cellules incluses dans ces cylindres sont donc certainement d'origine rénale : la présence de cylindres hématiques, par exemple, témoigne de l'origine haute d'une hématurie, et s'observe au cours des glomérulonéphrites.

On distingue encore des cylindres leucocytaires, hyalins, graisseux, et des cylindres « larges », moulés à partir de tubes dilatés au cours des insuffisances rénales chroniques avancées.

Les cristaux : l'urine normale peut contenir divers cristaux reconnus par leur aspect morphologique dont la présence ne témoigne en aucun cas de l'existence d'une lithiase. On peut ainsi retrouver des cristaux de phosphate de calcium (en pH alcalin), d'oxalate de calcium (en pH acide), d'urates (en pH acide).

La présence de cristaux formés par des substances normalement absentes de l'urine (cristaux de cystine) a par contre une signification pathologique indiscutable.

EXAMEN HISTOLOGIQUE CUTANÉ STANDARD

Voir *Biopsie cutanée.*

EXAMEN VESTIBULAIRE

L'examen vestibulaire a pour but d'explorer le fonctionnement du système vestibulaire.

Technique

Le système vestibulaire peut être exploré par divers types de stimulations, le plus couramment utilisé est la stimulation calorique à l'eau.

Les deux conduits auditifs externes sont stimulés successivement à l'eau chaude (44 °C), puis à l'eau froide (30 °C). L'irrigation déclenche une réponse vestibulaire : vertiges, nystagmus, déviation des index.

La réponse est quantifiée par la mesure du nystagmus.

D'autres techniques peuvent être utilisées : stimulation calorique à l'air, stimulation rotatoire ou pendulaire (électronystagmographie), stimulation galvanique.

Résultats

Les réponses des deux côtés sont comparées entre elles et par rapport à des valeurs normales. On peut ainsi observer :

- des réponses normales et symétriques ;
- une hyporéflectivité uni- ou bilatérale ;
- une hyperréflectivité uni- ou bilatérale.

Ces résultats entrent dans le diagnostic topographique d'un syndrome vestibulaire (central ou périphérique).

ÉLECTRONYSTAMOGRAPHIE

Définition

L'électronystagmographie a pour but d'enregistrer le nystagmus.

Technique

Des électrodes cutanées sont disposées autour de l'œil et sont reliées à un appareil qui enregistre sur une bande de papier les composantes horizontales et verticales du nystagmus oculaire spontané puis provoqué.

Le sujet est assis sur un fauteuil et subit des stimulations de l'appareil vestibulaire soit rotatoires, soit oscillantes. Il est également possible d'effectuer une stimulation calorique (eau chaude/eau froide).

Ces différentes stimulations déclenchent une réponse vestibulaire et un nystagmus qui est ainsi enregistré.

Intérêt

L'examen électronystagmographique est destiné à compléter l'examen vestibulaire.

Il présente l'avantage d'enregistrer le nystagmus dans l'obscurité, de laisser un document objectif, le *tracé*, qui peut être examiné avec plus de précision que ne le permet l'examen clinique et peut être comparé avec des examens ultérieurs.

LA VIDÉONYSTAGMOSCOPIE ET LA VNG (vidéonystagmographie)

La vidéonystagmoscopie utilise une caméra branchée sur des lunettes d'examen et facilite l'observation du nystagmus spontané ou provoqué par une stimulation vestibulaire.

La vidéonystagmographie permet une étude très précise du système vestibulaire et notamment dans l'obscurité. A l'appareillage précédent est couplé un logiciel permettant d'analyser tous types de nystagmus, la vitesse et l'amplitude des mouvements oculaires. Cet examen est indispensable dans l'exploration actuelle des vertiges et troubles de l'équilibre.

LA POSTUROGRAPHIE DYNAMIQUE SUR PLATE-FORME MULTITEST-EQUILIBRE

Cet examen explore les trois composants de l'équilibre : vestibule, fonction visuelle et sensibilité proprioceptive. Il est utilisé dans le diagnostic des troubles de l'équilibre et dans la mise au point d'un programme de rééducation des vertiges.

EXPECTORATION (analyse de l')

Définition

C'est l'étude clinique et cytobactériologique de l'expectoration.

Technique

L'étude clinique peut se faire à tout moment de la journée.

L'examen cytobactériologique se fait de préférence le matin à jeun, après rinçage de la bouche par un antiseptique pour limiter la contamination par la flore buccale.

L'expectoration est recueillie dans un tube stérile. Cet examen est essentiellement utilisé pour le diagnostic bactériologique de la tuberculose (et de la pneumocystose pulmonaire au cours du Sida).

Pour ce qui est des infections non tuberculeuses, la contamination par la flore bucco-pharyngée le rend peu fiable. Dans ce cas, on préfère recueillir les sécrétions bronchiques par brossage protégé, au cours d'une fibroscopie.

Pour la recherche de bacilles tuberculeux, on préfère avoir recours aux tubages gastriques.

Après fibroscopie, l'examen des crachats est systématique pendant trois jours à la recherche du BK.

Causes d'erreur et précautions

Il faut que le malade sache bien cracher pour que l'expectoration corresponde bien aux sécrétions bronchiques et non à de la salive.

Résultats

Cliniquement, on apprécie le volume par 24 heures et l'aspect macroscopique :

- *séreux :* transparent, aéré ;
- *muqueux :* blanc, épais ;
- *purulent :* épais, jaune ou vert ;
- *hémoptoïque :* sang rouge.

Bactériologiquement, la recherche du bacille de Koch se fait à l'examen direct, après coloration de Ziehl et surtout par les cultures sur milieu de Loewenstein. Le bacille tuberculeux pousse en 3 à 6 semaines, il faut tester sa sensibilité aux antituberculeux.

Du point de vue cytologique, on recherche des cellules normales (polynucléaires normaux ou altérés, hématies, éosinophiles) et aussi des cellules anormales malignes après centrifugation, *que l'on recherchera aussi* et dans les trois jours qui suivent une fibroscopie bronchique.

EXPLORATIONS ÉLECTROPHYSIOLOGIQUES : ÉTUDE DU FAISCEAU DE HIS

Définition

Exploration de l'activité électrique des voies de conduction cardiaque par les techniques d'enregistrement endocavitaire.

Technique

L'exploration se fait, en règle générale, par voie droite, au moyen de sondes porteuses d'une ou deux électrodes.

La sonde est introduite par cathétérisme d'une veine périphérique (veine fémorale), jusque dans l'oreillette droite, puis traverse l'orifice triscupide, et est placée au voisinage du faisceau de His.

D'autres modalités complémentaires d'exploration peuvent être employées :

- stimulation auriculaire ou ventriculaire ;
- stimulation du tronc du faisceau de His ;
- étude de l'action de certaines drogues.

L'examen se fait généralement sous anesthésie locale.

Résultats à l'état normal

On appelle conventionnellement A et V les activités auriculaire et ventriculaire recueillies par voie endocavitaire et H l'activité hissienne.

L'intervalle AH (60 à 120 ms) mesure la propagation de l'excitation à travers l'oreillette, le nœud de Tawara et la portion proximale du faisceau de His.

L'intervalle HV (35 à 50 ms) correspond à la progression de l'excitation dans la portion terminale du faisceau de His, les deux branches et le réseau de Purkinje.

Buts

- Recherche et caractérisation d'un trouble de la conduction à l'étage sinusal ou auriculo-ventriculaire.
- Reproduction d'un trouble du rythme, à titre diagnostique ou pour juger de l'efficacité d'un traitement antiarythmique.

Indications

- Recherche de l'étiologie d'une syncope.
- Évaluation de l'efficacité d'un traitement antiarythmique.
- Exploration d'un syndrome de Wolff-Parkinson-White (→).
- Exploration d'une voie de conduction accessoire, dans le but d'une ablation par radiofréquence (destruction par application d'un courant électrique).

Contre-indications

- Âge physiologique avancé.
- Absence de conséquence thérapeutique pour le patient.

Complications

- Les mêmes que pour le cathétérisme droit (→).
- Troubles du rythme mal tolérés imposant le choc électrique externe (tachycardie ventriculaire, fibrillation ventriculaire).
- Troubles de la conduction non réversibles, imposant de laisser en place une sonde d'entraînement électrosystolique.

F

FACTEURS RHUMATOÏDES

Définition

Les facteurs rhumatoïdes sont des protéines sériques qui se comportent comme des anticorps.

On les recherche par le test au latex et la réaction de Waaler-Rose, le dosage de facteur rhumatoïde IgM par technique ELISA ou néphélométrique.

Le test au latex consiste à étudier la floculation du sérum en présence de particules de latex de taille et de concentration connues à dilution croissante. Le test est dit *positif* à partir de 1/80e.

La réaction de Waaler-Rose est plus fidèle et utilise comme particules des hématies de mouton préalablement sensibilisées par fixation à leur surface de γ-globulines de lapin antihématies de mouton.

La réaction de Waaler-Rose modifiée utilise des hématies humaines de groupe O Rhésus négatif. La réaction est positive à partir du 1/32e.

Présence

Les facteurs rhumatoïdes sont retrouvés dans 80 % des polyarthrites rhumatoïdes (→), au bout de 18 à 24 mois d'évolution, mais aussi et moins souvent dans le lupus érythémateux (→), la dermatomyosite (→), la périartérite noueuse (→) la sclérodermie (→), le syndrome de Gougerot-Sjögren (→ Polyarthrites).

De plus, ces facteurs sont retrouvés chez 20 % des consanguins de malades souffrant des maladies citées. Enfin, les facteurs rhumatoïdes peuvent être mis en évidence dans certaines maladies d'Osler, les leishmanioses, la lèpre, la tuberculose, la cirrhose de Laënnec, etc.

FAISCEAU DE HIS

Voir *Explorations électrophysiologiques : étude du faisceau de His.*

FÉCALOGRAMME

Définition et technique

C'est une analyse quantitative dosant plusieurs constituants des selles des 24 heures, et dont les résultats sont donnés en concentration et surtout en débit par 24 heures.

Précautions

Recueillir la *totalité* des selles (non souillées d'urines) des 24 heures dans un récipient fermé à large ouverture. Interdire la prise de poudre inerte (baryte), de paraffine, de suppositoires. Nécessité d'un apport suffisant en graisses.

Résultats normaux

Ils sont schématisés dans le tableau ci-après (où ne sont représentés qu'une partie des résultats obtenus).

Résultats anormaux

Les diarrhées d'origine colique sont riches en potassium, celles du grêle riches en sodium. L'augmentation des lipides au-delà de 6 g/24 h traduit la stéatorrhée qui est schématiquement d'origine pancréatique (graisses neutres) ou grêlique (glycérol et acides gras). L'augmentation de l'azote et des protides traduit une créatorrhée qui se rencontre notamment dans les insuffisances pancréatiques et les entéropathies exsudatives. Les débits de Na^{+} et de K^{+} sont utiles à connaître dans les diarrhées hydroélectrolytiques (choléra, VIPome ou syndrome de Verner-Morrison, en réanimation digestive).

FÉCALOGRAMME (VALEURS NORMALES DES COMPOSANTS)							
POIDS SEC (G/24 H)	AZOTE TOTAL (G/24 H)	PROTIDES (G/24 H)	LIPIDES (G/24 H)	GLUCIDES (G/24 H)	EAU (G/24 H)	SODIUM (meq)	POTASSIUM (meq)
23 ± 6	1,2 ± 0,4	5 ± 2	5 ± 1	10 ± 5	90 ± 30	3 ± 2	12 ± 4

FER RADIOACTIF ET ÉPREUVES ISOTOPIQUES

Elles permettent une étude du métabolisme du fer et de l'érythropoïèse.

Technique

Aucune prise de sang autre que celle de l'épreuve ni aucune transfusion ne doit être faite pendant la durée de l'épreuve (15 jours). Le sang contaminé pendant l'épreuve ne doit être manipulé qu'au laboratoire. Le fer 59 est injecté par voie veineuse. Les jours suivants apparaissent dans le sang des hématies radioactives avec, au 10-12e jour, un plateau de radioactivité représentant 80 % du total injecté.

Résultats

La courbe de décroissance de la radioactivité plasmatique apprécie l'avidité de la moelle : 50 % entre 60 à 40 minutes.

Les comptages externes au niveau de la rate, du foie, du sacrum montrent une fixation prédominante au niveau de l'os.

La courbe d'incorporation globulaire peut être prolongée, permettant l'étude de la demi-vie des hématies.

Variations en pathologie

La clairance plasmatique du fer est *abaissée* dans les anémies arégénératives, *augmentée* dans les anémies régénératives et ferriprives, la maladie de Vaquez, la myélosclérose.

L'incorporation globulaire du fer est *abaissée* dans les anémies hypoplasiques, *augmentée* dans les anémies régénératives et ferriprives. En cas d'anémie hémolytique, l'incorporation est accélérée puis chute secondairement.

FER SÉRIQUE, FERRITINE, SATURATION DE LA SIDÉROPHILINE

Définition

C'est le dosage du fer circulant entièrement lié à une protéine, la sidérophiline. En rajoutant un excès de fer saturant entièrement la protéine, on apprécie la capacité de fixation de la sidérophiline et le coefficient de saturation du sujet. La ferritine est une forme de réserve du fer.

Technique

Le prélèvement se fait le matin chez un sujet à jeun avec un matériel exempt de fer sur tube sans anticoagulant.

Causes d'erreur

Matériel inadéquat. Hémolyse. Absorption d'un supplément ferreux.

Résultats à l'état normal

Fer sérique :

- 120 ± 50 µg/100 mL (22 ± 9 µmol/L) de sérum (plus élevé de 10 % chez l'homme que chez la femme) ;
- 170 µg/100 mL à la naissance, 60 µg/100 mL à 2 ans.

Coefficient de saturation : 30 %, 60 % à la naissance, 15 % à 2 ans.

Ferritinémie : 40 à 400 ng/mL chez l'homme, 20 à 200 ng/mL chez la femme.

Variations en pathologie

Hyposidérémie (< 60 µg/100 mL de sérum) [9 µmol/L] :

- *carence martiale :* la capacité de fixation de la sidérophiline est augmentée. Le ferritinémie est abaissée ;
- *pathologie inflammatoire :* la capacité de fixation de la sidérophiline est abaissée. La ferritinémie est élevée.

Hypersidérémie (> 180 µg/100 mL de sérum) [28 µmol/L] :

- hémolyse ;
- cytolyse hépatique ;
- hémochromatose ou hémosidérose primitive.

Augmentation du pourcentage de saturation de la sidérophilline (> 60 % chez la femme ; > 70 % chez l'homme) :

- anomalie très évocatrice d'une hémochromatose génétique ;
- peut se voir dans les cirrhoses, en particulier alcooliques.

FIBRINOGÈNE

Technique

Le prélèvement sanguin se fait sur tube citraté.

Résultats à l'état normal

- *2 à 4 g/L de plasma chez l'adulte.*
- *2 à 3 g/L de plasma chez l'enfant.*

Variations en pathologie

Hypofibrinémie (inférieur à 2 g/L) :

- *anomalie de synthèse :* hypo- ou afibrinogénémie congénitale, dysfibrinogénémie, insuffisance hépatique grave ;
- *destruction supérieure à la production : CIVD* ; fibrinolyse ; traitement thrombolytique.

Hyperfibrinémie (supérieur à 4 g/L) : syndrome inflammatoire, collagénose, hémopathies, grossesse.

FIBROSCAN

Définition

Le FibroScan est un appareil qui permet de mesurer de façon instantanée et non invasive la fibrose du foie. Il permet dans de nombreux cas d'éviter la ponction-biopsie hépatique.

Méthode – Principe

Le principe repose sur la mesure de la dureté du foie : plus le foie est dur, plus il est fibreux. Pour analyser la dureté, on mesure l'élasticité: en physique (mais pas dans le langage courant), plus un milieu est dur, plus son élasticité augmente). Pour mesurer l'élasticité, on provoque avec un vibreur une vibration à la surface de la peau en regard du foie. Cette vibration va se propager dans le foie et on mesure la vitesse de déplacement par ultrasons. Plus la vibration se déplace rapidement, plus le foie est dur.

Résultat

Il est donné en kiloPascals (kPa). Plus le résultat est élevé, plus le foie est dur. En pratique, une élasticité à 3 kPa correspond à un foie normal et une élasticité à 14 kPa à une cirrhose. Entre ces deux résultats, l'examen est moins fiable pour quantifier la fibrose.

L'appareil a été bien validé dans l'hépatite C ; il l'est moins dans les autres causes de maladies du foie.

FIBROTEST – ACTITEST

Définition

Il s'agit du dosage des marqueurs biologiques de fibrose et d'activité nécrotico-inflammatoire. Ce test permet de remplacer, dans certains cas, en particulier au cours de l'hépatite chronique C, la biopsie hépatique.

Méthodes

Cinq marqueurs sont prélevés pour évaluer la fibrose : α-2-macroglobuline, haptoglobine, apolipoprotéine A_1, bilirubine et γ-GT ; pour évaluer l'activité, on dose également l'ALAT.

Résultat

Des formules statistiques combinant les différentes variables permettent de donner un score d'activité et un score de fibrose très bien corrélés avec les résultats de la biopsie hépatique.

FLORE BUCCALE

La bouche humaine réunit les meilleures conditions de température et d'humidité pour favoriser la croissance de germes qui y pénètrent en nombre considérable avec la plus grande facilité. Quinze à quarante millions de germes par centimètre cube sont dénombrés habituellement.

Presque toutes les espèces connues y sont retrouvées.

L'oxygénation favorise les germes aérobies (les germes anaérobies prolifèrent dans les replis muqueux et les espaces interdentaires). La nourriture (débris alimentaires) en abondance intervient dans le même sens.

Flore de base

La répartition de la flore de base (cocci aérobies, flore de Veillon, spirochètes, lactobacilles, bactéries chromogènes) varie selon les circonstances (alimentation, état de santé, hygiène, âge et même heure).

Cependant cette flore garde un certain équilibre grâce à :

- l'antagonisme entre les familles microbiennes ;
- l'action de la salive : mécanique et chimique.

Cette dernière renferme en effet certaines substances : anticorps, lysozyme, inhibines et mutines, sulfocyanate de Zeeland qui limitent, dans une certaine mesure, le développement des micro-organismes.

La rupture locale de cet équilibre aboutit à la formation de la plaque dentaire (→ Carie dentaire).

FLORE VAGINALE (étude de la)

Buts

Mise en évidence de germes pathogènes dans le vagin.

Méthodes et matériel

Matériel : spéculum, porte-coton stérile, lames, lamelles, microscope, sérum physiologique.

La patiente ne doit avoir fait aucun traitement local, ni toilette vaginale depuis la veille de l'examen :

- le spéculum doit être posé sans lubrifiant ;
- on prélève les sérosités au niveau du cul-de-sac vaginal, de l'exocol, à l'aide du porte-coton stérile. Les prélèvements sont ensuite adressés directement au laboratoire. Une étude directe peut être faite par le médecin sous microscope.

Résultats

La flore normale du vagin comprend de nombreux germes pathogènes opportunistes : streptocoque, staphylocoque, bacille de Doderlein, bacilles diphtéroïdes.

Anormalement, elle comprend des *Trichomonas*, des *Candida albicans*, des gonocoques, des *Hemophilus vaginalis*, etc.

FOLATES SÉRIQUES

Technique

Prélèvement à jeun de 5 mL de sang sur tube sec stérile.

Le dosage est isotopique.

Cause d'erreur

Hémolyse.

Résultats à l'état normal

5 à 25 ng/mL.

Variations pathologiques

- *Défaut d'apport :* alimentation exclusive au lait sec.
- *Défaut d'absorption :* pathologie du grêle.
- *Défaut par surconsommation :* grossesse, leucémie, anémie hémolytique.
- *Défaut par blocage métabolique :* méthotrexate.

Un taux abaissé est observé dans les carences en acide folique à l'origine d'anémies mégaloblastiques (→).

Un taux normal avec un taux de folates globulaires abaissé doit faire rechercher une carence pure en vitamine B12.

FONCTION RÉNALE (chez l'enfant)

Volume de la diurèse (mL/kg)

- Prématuré (J3) : 15 à 95.
- Nouveau-né (J3) : 20 à 75.
- 2 mois : 80 à 130.
- 1 an : 40 à 100.

Examen cytobactériologique d'urines (→)

Protéinurie

Étude quantitative sur recueil des urines de 24 heures.

- *Protéinurie normale :* jusqu'à 0,10 g/24 heures.
- *Protéinurie orthostatique* :
  - absence dans les urines du matin,
  - présence dans les urines de fin de journée.
- *Protéinurie pathologique* :
  - > 0,10 g/24 heures,
  - > 50 mg/kg/jour ou rapport protéinurie/créatininurie > 0,25 g/mmol : traduit un syndrome néphrotique.

Filtration glomérulaire

Dosage de la créatinine sanguine

Dosage sur sang capillaire recueilli sur tube sec.

Résultats normaux (en µmol/L) :

- nouveau-né : 18 à 80 (moy. 55) ;
- 1 mois à 1 an : 18 à 70 (moy. 36) ;
- 1 an à 7 ans : 30 à 70 ;
- 7 à 15 ans : 30 à 80.

Mesure de la clairance

Recueil de la totalité des urines de 24 heures et d'un échantillon de sang (→ Créatininémie).

Résultats normaux (mL/min/1,73 m^2) :

- nouveau-né : 20 ;
- 2 mois : 75 à 80 ;
- 1 an : 90 à 110.

Causes d'erreur : diurèse insuffisante

Il existe une formule permettant de calculer la clairance à partir de la valeur de la créatininémie et de la taille :

Clairance = k x T/(cm)/créatininémie/(µmol/L)

[k est fonction de l'âge].

Étude de l'élimination de l'eau

Épreuve de concentration

Instillation nasale d'une substance antidiurétique (DDAVP ou *Minirin*) : 10 à 20 µg selon le poids de l'enfant.

Résultats normaux

Concentration urinaire maximale en mOsm/L :

- nouveau-né : 600 à 900 ;
- 2 mois : 1 000 à 1 200 ;
- 1 an : 1 200 à 1 400.

Équilibre phosphocalcique

Dosages plasmatiques et urinaires. Recueil de la totalité des urines de 24 heures.

Calciurie 2 à 6 mg/kg/jour (0,05 à 0,15 mmol/kg/jour).

En cas de recueil incomplet des urines, on peut estimer la calciurie par la mesure du rapport calcium/créatinine dans les urines :

Normale : Ca (mmol)/Créat (mmol) compris entre 0,09 et 2,2 à 1 mois et entre 0,04 et 0,7 après 7 ans.

Équilibre phosphocalcique en fonction de l'âge.

VALEURS NORMALES DANS LE SANG			
	NOUVEAU-NÉ	1 MOIS À 1 AN	> 1 AN
Calcémie (mmol)	2,4 à 2,7	2,2 à 2,7	2,2 à 2,7
Phosphorémie (mmol)	1,3 à 2,6	1,6 à 1,9	1,3 à 1,6
Phosphatases alcalines (UI/L)	100 à 250	80 à 280	100 à 250

FOND D'ŒIL (examen du)

C'est un temps essentiel de l'examen ophtalmologique ; il doit être réalisé à chaque consultation, si besoin après dilatation de la pupille par collyres mydriatiques. Le médecin examine attentivement la papille, la macula, les vaisseaux rétiniens.

Différents procédés sont utilisés :

L'ophtalmoscopie à image droite : l'ophtalmoscope est tenu dans la main de l'examinateur ; il permet d'obtenir un grossissement d'environ 14 fois.

L'ophtalmoscopie à la loupe : l'observateur, installé à la lampe à fente (→), interpose dans le faisceau de retour une lentille convergente (la plus utilisée est la loupe de Volk), qui permet d'obtenir une image inversée du fond d'œil.

L'ophtalmoscopie au verre à 3 miroirs : le patient est installé à la lampe à fente ; après anesthésie cornéenne, le verre est posé directement sur l'œil, après interposition d'une goutte de gel : *Goniosol*. La partie centrale du verre permet de voir le pôle postérieur, et les miroirs la périphérie. C'est cette méthode qui est la plus performante pour l'examen de la périphérie du fond d'œil.

L'ophtalmoscopie indirecte : comporte un casque qui supporte une lumière focalisée. Ce dispositif permet d'obtenir un champ plus vaste, mais l'image est inversée.

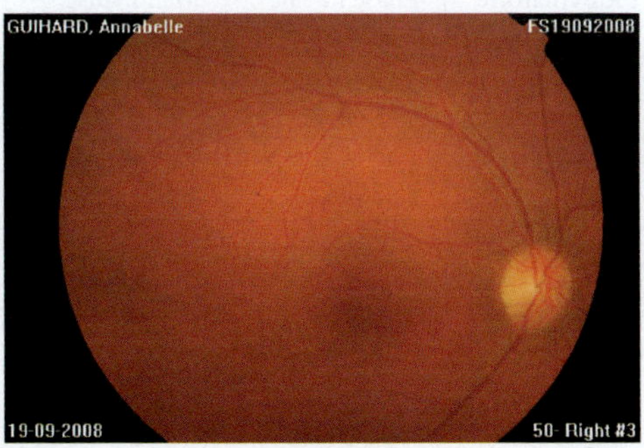

Fond d'œil normal.

FRACTION D'ÉJECTION ISOTOPIQUE (mesure de la)

Définition

C'est au cours d'une angioscintigraphie que l'on mesure la fraction d'éjection isotopique qui reflète la performance à l'éjection des ventricules.

Principe

Le traceur isotopique (radioactif) est injecté par voie veineuse. Il se fixe sur les globules rouges et marque donc le sang circulant.

La caméra photographie les ventricules en systole et en diastole, et permet de calculer la variation de volume sanguin en fonction de l'intensité de la radioactivité émise.

Le pourcentage du volume éjecté est ainsi calculé : c'est la fraction d'éjection (FE) du ventricule. La fraction d'éjection donne une idée de la performance systolique globale du ventricule. Pour le ventricule gauche, la FE est normalement de 60 à 70 %.

Indications

La fraction d'éjection est un examen utilisé pour le suivi des patients après un infarctus du myocarde ou en cas d'insuffisance cardiaque quelle que soit la cause. On l'utilise pour sa valeur pronostique et pour décider de certaines options thérapeutiques, notamment poser l'indication d'une transplantation cardiaque en cas de fraction d'éjection effondrée chez un sujet jeune.

FROTTIS CERVICO-VAGINAUX

Buts

Ils permettent essentiellement de dépister des anomalies cellulaires. Accessoirement, ils renseignent sur l'imprégnation hormonale de l'organisme et donnent la possibilité de faire le diagnostic de parasitose ou de mycose.

Technique et matériel

- Spéculum, spatule d'Ayre, pince longuette, coton, lames de verre, fixateur.

• Ils doivent être pratiqués systématiquement lors de toute première consultation, quel qu'en soit le motif, puis tous les 2 ans. Le prélèvement se fait au niveau du cul-de-sac vaginal postérieur, de l'exocol, puis dans l'endocol ; les trois lames sont ensuite fixées par de la laque et adressées en anatomopathologie.

Résultats

Ils indiquent :

D'une part l'aspect des cellules recueillies : aspect variable de jour en jour suivant la période du cycle car sous dépendance hormonale.

D'autre part, la classification de Bethesda basée sur la présence de lésions cellulaires en bas et haut grade. Certains frottis ne peuvent être classés et constituent le groupe des « cellules épithéliales atypiques de signification indéterminée » = ASCUS. Ces frottis doivent être contrôlés.

Les frottis vaginaux permettent de faire le diagnostic d'infection à *Trichomonas* ou à *Candida ou virale à papillomavirus HPV.*

Limites

Aucune valeur ne peut être attachée au type de desquamation si la muqueuse est altérée par un processus infectieux ou parasitaire, du savon ou de la vaseline.

FSH-LH

Définition

Ce sont les hormones sécrétées par les cellules gonadotropes de l'antéhypophyse (gonadotrophines) qui contrôlent le fonctionnement des gonades (testicules et ovaires). La FSH stimule la croissance et la maturation du follicule, le pic de LH survenant au milieu du cycle déclenche l'ovulation ; les deux hormones interviennent dans la production des hormones ovariennes.

Technique

Dosages radio-immunologiques. Technique propre à chaque laboratoire.

Causes d'erreur

Il faut connaître la date des dernières règles chez la femme pour pouvoir interpréter les résultats. Certains médicaments peuvent interférer :

• *Clomid* (augmente la FSH-LH) ;

• œstrogènes naturels ou de synthèse (diminuent FSH-LH).

Résultats normaux

Variables selon les laboratoires : Voir tableau.

Cas particuliers :

• ménopause ; FSH-LH élevées de façon physiologique ;

• ovaires polykystiques : LH > FSH (test au LH-RH).

Résultats en pathologie

Dans les insuffisances gonadotropes (insuffisance gonadiques d'origine hypophysaire), les taux de FSH et LH sont effondrés.

Dans les insuffisances gonadiques primitives (atteinte ovarienne ou testiculaire), ils sont élevés.

La castration éléve les taux des gonadotrophines.

FSH-LH					
	HOMMES	FEMMES			
		Phase folliculaire	Pic ovulatoire	Phase lutéale	Ménopause
FSH (ng/mL) mUI/mL	1,8 ± 0,5 1 à 3	2,38 ± 0,8 2 à 20	4,97 ± 2,16 15 à 60	1,57 ± 0,78 15 à 20	32,5 ± 10,2 > 40
LH (ng/mL) mUI/mL	1,46 ± 0,7 0,8 à 1,2	2 ± 1 12 à 20	13,3 ± 5 15 à 60	1,5 ± 0,4 15 à 20	13,9 ± 3,5 > 30

G

GAMMA-GLUTAMYL-TRANSPEPTIDASE SÉRIQUE (γ-GT ou γGT)

Définition

C'est une enzyme, appelée aussi gamma-glutamyl-transférase, produite principalement par les hépatocytes.

Prélèvement

En règle générale, 1 mL de sang et dosage par cinétique enzymatique.

Résultats normaux

Selon les méthodes : 5 à 28 U/L ou 7 à 44 U/L.

Résultats pathologiques

La γGT s'élève au cours de toutes les maladies hépatobiliaires quelles qu'elles soient. Les plus fortes élévations sont observées au cours de l'hépatite alcoolique aiguë et en cas de cholestase. De nombreux médicaments (barbituriques, phénytoïnes, etc.) et des maladies non hépatobiliaires (hyperthyroïdie) peuvent également élever les taux des γGT.

GASTRINÉMIE

Définition

La gastrine est une hormone polypeptidique d'origine digestive sécrétée normalement par des cellules G de l'antre gastrique, et plus accessoirement du grêle (duodénum surtout). Il existe un système de rétrocontrôle (l'acidité freine la production de gastrine). L'hypergastrinémie est parfois d'origine tumorale (gastrinome ou syndrome de Zollinger-Ellison).

Prélèvement

Généralement, 2 mL de sang et dosage radio-immunologique.

Résultats normaux

Variables, de l'ordre de 10 à 100 pg/mL.

Variations

- *Physiologiques* : augmentation après un repas ou alcalinisation de l'antre (par antisécrétoires tels que les inhibiteurs de la pompe à protons ou les anti-H2) ; diminution après injection de sécrétine.
- *Pathologiques* : augmentation en règle générale massive dans le syndrome de Zollinger-Ellison (sécrétion tumorale) et la maladie de Biermer (hypersécrétion de gastrine du fait d'une achlorhydrie), modérée dans certains ulcères duodénaux et l'insuffisance rénale chronique.

GASTROSCOPIE

Définition et possibilités diagnostiques et thérapeutiques

La gastroscopie (fibroscopie œso-gastro-duodénale) *a pour but l'exploration visuelle du tube digestif supérieur, de l'œsophage jusqu'au 2e, voire 3e duodénum.* Elle consiste en l'introduction d'un appareil optique souple, de 1,20 m de long et de 14 mm de diamètre, dans le tube digestif par la bouche : le fibroscope. Le « vidéo-endoscope » contient un circuit électronique qui permet de visualiser l'image directement sur un écran de télévision. Les images peuvent être enregistrées. L'endoscope « optique » contient un faisceau de fibres de verre et une lumière froide.

L'ensemble est souple et l'extrémité lumineuse est articulée par deux molettes situées au niveau de l'oculaire. L'ensemble se comporte un peu comme une « caméra téléguidée ».

De plus, le fibroscope comprend un canal opérateur qui permet la réalisation de gestes diagnostiques et thérapeutiques (biopsies, cytologie, hémostase, etc.). Enfin, il existe un canal qui permet d'insuffler de l'air ou d'aspirer des liquides pour faciliter l'examen. Il faut noter qu'on trouve des vidéo-endoscopes qui permettent de visualiser directement, et d'enregistrer sur magnétoscope, les images sur une télévision au lieu de les regarder dans un oculaire.

L'endoscopie haute permet donc de :

- visualiser la muqueuse œso-gastro-duodénale ;
- photographier et biopsier les lésions ;
- intuber la papille duodénale et injecter un produit opaque permettant wirsungographie et biligraphie rétrograde (en cas d'ictère ou d'insuffisance hépatique entraînant l'échec des méthodes radiologiques usuelles) ;
- pratiquer certains actes thérapeutiques dont les plus courants sont :
  - la polypectomie,
  - l'ablation de corps étrangers,
  - la dilatation de sténoses (œsophagienne par exemple), suivie éventuellement de la pose

d'une prothèse (*Célestin*, *Atkinson*, *Wilson-Cook*, etc.),
- la ligature ou sclérose de varices œsophagiennes,
- l'hémostase qui comporte différentes techniques : photocoagulation (laser), électrocoagulation (mono ou bipolaire), injection de liquide *in situ* (adrénaline, polidocanol, alcool absolu), etc.,
- la sphinctérotomie endoscopique (calcul résiduel, pancréatite biliaire, ampullome), pose de drains naso-biliaires ou naso-pancréatiques, d'endoprothèses biliaires, voire pancréatiques.

Préparation du malade

Le malade doit être à jeun depuis 12 heures et ne pas avoir fumé. *Il faut vérifier l'absence de prise d'anticoagulant ou d'antiagrégants (Aspirine, Plavix) si des biopsies sont prévues.*

Un bilan d'hémostase peut être nécessaire (TP, TCA) si des biopsies doivent être pratiquées.

L'examen peut être réalisé sous anesthésie générale ou locale (spray de *Xylocaïne,* mais l'examen est désagréable, même s'il ne dure que quelques minutes).

Si l'examen a lieu en urgence (hémorragie digestive par exemple), une évacuation du contenu gastrique et un lavage par sonde peuvent s'avérer nécessaires. On peut également proposer de vider l'estomac en perfusant IV 250 à 500 mg d'érythromycine 30 minutes avant l'examen (l'érythromycine stimule la vidange gastrique) (*cf.* illustration).

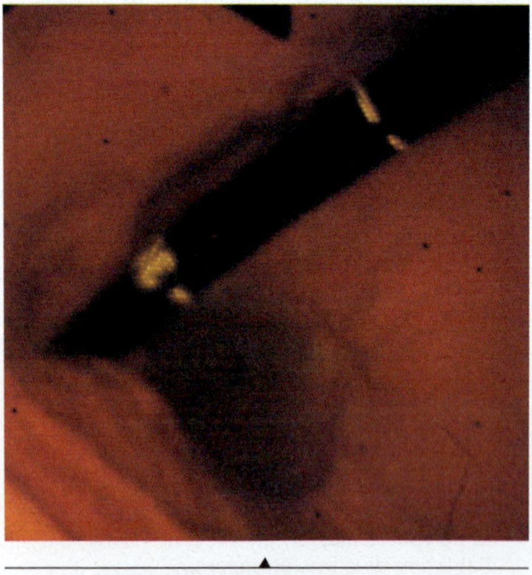

Le retournement du fibroscope à l'intérieur de l'estomac (rétrovision) permet de voir la grosse tubérosité.

Déroulement de l'examen

L'examen se déroule dans une salle d'endoscopie correctement équipée. Le patient est couché en décubitus latéral gauche. Un cal dentaire est mis en place. Le gastroscope est introduit doucement en demandant au patient de déglutir et de fléchir le cou pour faciliter le passage de la bouche œsophagienne. Au cours de l'examen, la salive ne doit pas être avalée, mais couler dans un haricot en dehors de la bouche. Puis l'appareil est poussé sous contrôle de la vue jusqu'au deuxième duodénum, l'inspection des organes se faisant surtout au retrait de l'appareil. Sont successivement explorés le duodénum, l'estomac (petite courbure, antre, pylore, grosse tubérosité) et l'œsophage. Des colorants vitaux peuvent être utilisés pour préciser certaines lésions.

Au total, l'examen dure environ 10 min selon la réalisation d'actes complémentaires (biopsies par exemple) ou non. Il est le plus souvent bien supporté et est facilement renouvelable. Après l'examen, le patient doit attendre environ 30 min avant de pouvoir manger, du fait de l'anesthésie locale.

Après l'examen, l'appareil doit être stérilisé.

Indications

Diagnostiques : elles sont très larges étant donné la bénignité de l'examen, sa durée brève et les renseignements rapportés. Tout malade présentant une symptomatologie digestive haute doit bénéficier d'une fibroscopie en première intention : les examens radiologiques usuels ne gardent plus que de rares indications. Épigastralgies, dysphagie, pyrosis, hématémèse, méléna et altération de l'état général sont les indications principales de la fibroscopie.

Thérapeutiques : elles sont de plus en plus nombreuses : traitement en urgence d'un ulcère hémorragique par sclérose, dilatation de sténoses œsophagiennes, mise en place de prothèses œsophagiennes, ligature ou sclérose de varices œsophagiennes, électrocoagulation et photocoagulation de lésions hémorragiques, etc.

Incidents et accidents

Ils sont rares : on note environ 0,033 % de décès et 0,05 % d'accidents, le plus fréquent étant la perforation de l'œsophage cervical.

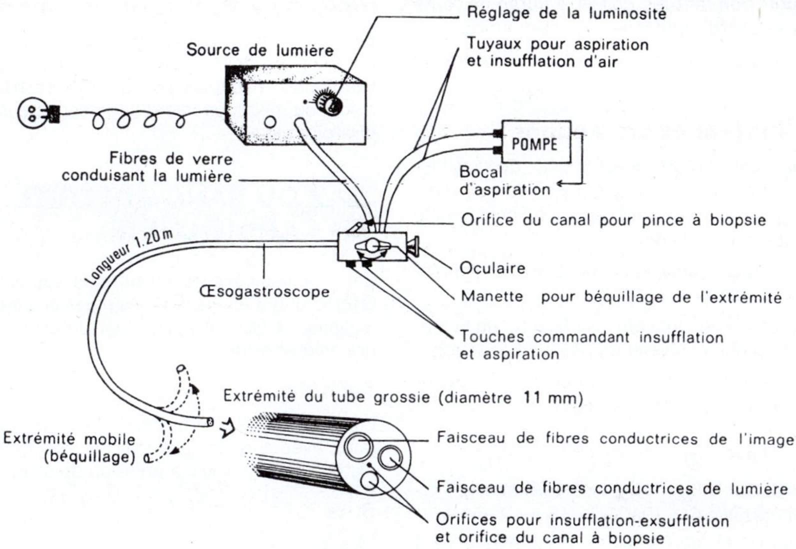

Fibroscope optique pour œsogastroscopie.

Indications de la gastroscopie

ŒSOPHAGE	ESTOMAC	DUODÉNUM	ICTÈRE, PANCRÉAS
	Syndrome ulcéreux et contrôle après traitement.		→ *Cathétérisme de la papille duodénale.*
Dysphagie. Tumeur. Ulcère peptique. Œsophagite. (biopsies +++)	Ulcère gastrique (biopsie, pour éliminer un cancer).	Ulcère (après plusieurs poussées, le TGD est d'interprétation difficile). Éviter une exposition répétée aux rayons X.	
Corps étrangers (ablation).	Tumeur (biopsie, polypectomie).	Tumeurs (biopsies, polypectomie).	
Recherche de varices œsophagiennes.	Gastrite (biopsie).	Bulbite (biopsies, recherche d'un ulcère méconnu). Recherche d'une atrophie villositaire.	

GAZ DU SANG

Définition

C'est l'appréciation du taux d'oxygène (O_2) et du dioxyde de carbone (CO_2) dans le sang artériel. On y associe l'étude du pH sanguin et les bicarbonates, on obtient ainsi un reflet fidèle de l'état respiratoire.

Technique

Le prélèvement se fait avec une seringue héparinée. On ponctionne habituellement l'artère radiale. Le point de ponction doit être comprimé pendant 1 à 2 minutes.

Après la ponction, le tube doit être purgé de toute bulle d'air et porté rapidement au laboratoire.

L'étude des gaz du sang peut se faire au repos ou après effort.

Causes d'erreur et précautions

La principale cause d'erreur est la prise de sang veineux : habituellement, lorsque l'aiguille est dans l'artère, le piston monte tout seul ou au minimum le sang reproduit les pulsations.

La présence d'une bulle d'air peut artificiellement augmenter la valeur de la PaO_2.

Lorsque la compression a été insuffisante, un hématome est possible au niveau du point de ponction.

La répétition des ponctions artérielles peut provoquer des anévrismes artério-veineux.

Résultats normaux (sang artériel)

- *pression partielle* O_2 (PaO_2) : 85 à 95 mmHg ;
- *pression partielle* CO_2 ($PaCO_2$) : 38 à 42 mmHg ;
- *saturation en* O_2 *de l'hémoglobine* (SaO_2) : 95 à 97 % ;
- *pH* : 7,38 à 7,42 ;
- *bicarbonates* ou réserve alcaline : 25 à 27 mmol/L.

Résultats en pathologie

On définit plusieurs termes :

- *hypoxémie* : PaO_2 diminuée ;
- *hypocapnie* (hyperventilation alvéolaire) : $PaCO_2$ diminuée ;
- *hypercapnie* (hypoventilation alvéolaire) : $PaCO_2$ augmentée ;
- *acidose* : pH < 7,38 ;
- *désaturation* artérielle en oxygène : la SaO_2 diminuée ;
- *alcalose* : pH > 7,42.

On décrit également des syndromes :

- *acidose respiratoire* secondaire à l'élévation de la $PaCO_2$: si les bicarbonates sont assez élevés, le pH reste normal, l'acidose est *compensée*, sinon le pH baisse, l'acidose est *décompensée* ;
- *alcalose respiratoire* secondaire à la baisse de la $PaCO_2$: si le rein élimine des bicarbonates (RA diminuée) le pH reste normal, elle est *compensée*, sinon le pH s'élève, l'alcalose est *décompensée* ;
- l'*association hypoxémie-hypercapnie* signe l'hypoventilation alvéolaire (insuffisance respiratoire terminale, paralysie diaphragmatique) ;
- *l'hypoxémie isolée* avec normo- ou hypocapnie se voit dans les fibroses, les anomalies de transfert alvéolo-capillaire, l'embolie pulmonaire, les shunts.

Indications de l'étude des gaz du sang

Elle doit être systématique pour l'étude d'une pathologie pulmonaire retentissant sur la fonction ventilatoire (troubles ventilatoires restrictifs, obstructif ou mixte, ou lors d'une décompensation respiratoire aiguë).

GAZ DU SANG ARTÉRIEL EN CARDIOLOGIE

Cet examen consiste en un prélèvement de sang artériel afin d'en mesurer les pressions partielles en oxygène et gaz carbonique, et de préciser l'équilibre acido-basique.

Technique

Ponction d'une artère radiale (plus rarement fémorale), avec une seringue spéciale héparinée dont le piston remonte sous la pression du sang artériel.

Buts

Mesurer :

- la pression partielle en oxygène (PaO_2), normale 80 mmHg ;
- la pression en gaz carbonique ($PaCO_2$), normale de 38 à 42 mmHg ;
- le pH, qui reflète l'équilibre acido-basique, normale de 7,38 à 7,42 ;
- la réserve alcaline (bicarbonates : HCO_3^-), normale de 25 à 30 mmol/L ;
- la saturation en oxygène, normale supérieure à 90 %.

Indications

- Toute phlébite, embolie pulmonaire suspectée ou diagnostiquée.
- Dyspnée non expliquée, détresse respiratoire.
- Insuffisance cardiaque gauche, œdème pulmonaire.
- Infection pulmonaire, pneumothorax.

GAZ DU SANG (chez le nouveau-né)

Techniques

Mesures sanglantes

- *Sur sang artériel :* PaO_2, pH, $PaCO_2$, réserve alcaline (0,2 à 0,5 mL sur héparine). Celui-ci peut être prélevé dans une artère périphérique, radiale ou temporale, à l'aiguille ou après pose d'un petit cathéter souple (cathlon) ; dans l'aorte (cathéter artériel ombilical) ou dans l'oreillette gauche (cathéter veineux ombilical, en position intracardiaque).

• *Sur sang capillaire artérialisé :* technique de prélèvement rigoureuse +++.
• *Sur sang veineux :* ne permet pas l'appréciation de la PaO_2.

Mesures transcutanées

• *$TcPO_2$, $TcPCO_2$:* méthode non sanglante de mesure de la pression artérielle en oxygène (et gaz carbonique), grâce à la diffusion de l'oxygène à travers les tissus jusqu'à l'épiderme. En l'absence de troubles hémodynamiques, le réchauffement de la peau à 43-44 °C assure une parfaite corrélation avec la PaO_2. La technique, très minutieuse et rigoureuse, comporte :
 – calibrage de l'appareil, régulièrement contrôlé,
 – température du capteur réglée à 43-44 °C. Pour éviter l'apparition de phlyctènes ou de brûlures, le capteur doit être changé de place toutes les 3 ou 4 heures,
 – adhérence parfaite du capteur à la peau (toute bulle d'air entre le capteur et la peau fausse la mesure),
 – contrôle périodique de la PaO_2 par une méthode sanglante pour apprécier la corrélation entre cette mesure et la $TcPO_2$ affichée,
 – surveillance hémodynamique.
• *Oxymètre de pouls :* il permet, à l'aide d'un capteur, la mesure de la saturation en oxygène. C'est donc un très bon moyen de dépistage de l'hypoxie. En revanche, il existe un risque de sous-estimation de l'hyperoxie (*cf.* tableau) d'où l'importance chez le prématuré d'une marge de sécurité (valeur maximale : 95 %). Maniement très facile.

RÉSULTATS DES GAZ DU SANG CHEZ LE NOUVEAU-NÉ

	NOUVEAU-NÉ	> 1 MOIS	1 AN
pH	7,29 à 7,45	7,35 à 7,45	7,35 à 7,45
PaO_2	60 à 76	60 à 76	> 90
$PaCO_2$	30 à 40	30 à 40	35 à 40
SaO_2	92 à 95 %	92 à 95 %	> 95 %

Indications

• *Monitorage transcutané* de la PaO_2 (et $PaCO_2$).
• *Surveillance continue de l'oxygénothérapie* avec ou sans ventilation assistée (prévention de l'hyperoxie chez les prématurés +++).
• *Oxymétrie de pouls* :
 – appréciation rapide et répétée de l'hématose chez les sujets présentant une pathologie respiratoire ou cardiovasculaire ;
 – dépistage des hypoxies chez les prématurés de très faible poids de naissance.
• *Mesures sanglantes* :
Validation des données fournies par les mesures non sanglantes ; mesure du pH.
• *Surveillance de la $PaCO_2$* au cours des pathologies respiratoires et de l'équilibre acido-basique (pH, réserve alcaline) dans les situations d'urgence, en particulier pathologies métaboliques (*cf.* illustration).

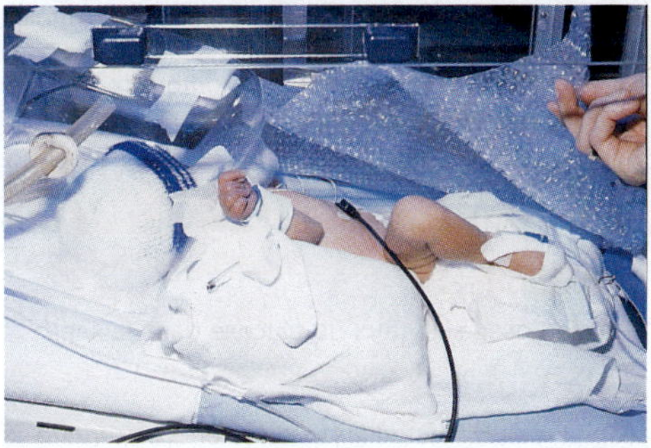

Gaz du sang chez le nouveau-né.
Capteur de la mesure de la PaO_2 transcutanée.

Causes d'erreur

• *Mesures sanglantes :* contamination du prélèvement par de l'air ; excès d'héparine.
• *PO_2 transcutanée :* mauvaise utilisation de l'appareil ; contamination par de l'air (électrode mal appliquée) ; résultats erronés en cas de troubles hémodynamiques.
• *Oxymétrie de pouls :* mauvaise position du capteur avec enregistrement défectueux des pulsations.

GH

Voir *Hormone de croissance*.

GLAIRE CERVICALE (examen de la)

Buts

Apprécier la qualité de la sécrétion glaireuse cervicale qui conditionne la pénétration et la survie des spermatozoïdes.

Technique

La glaire doit être examinée entre le 12e et le 14e jour pour un cycle de 28 jours.

L'examen de la glaire peut être associé à un test de Huhner, c'est-à-dire qu'elle doit être examinée 4 à 12 heures après un rapport sexuel.

Après mise en place du spéculum, la glaire est prélevée avec une pince longuette : deux prélèvements sont pratiqués, l'un au niveau de l'exocol, l'autre dans l'endocol ; la filance est appréciée en écartant les mors de la pince longuette ; la glaire est examinée entre lame et lamelle au microscope.

Résultats

Normalement, la glaire ne doit contenir que de rares cellules vaginales ou cervicales, de rares polynucléaires et 5 à 10 spermatozoïdes bien mobiles par champ au fort grossissement.

Anormalement :

- glaire insuffisante ou anormale dans les troubles hormonaux ;
- glaire infectée contenant de nombreux polynucléaires.

GLYCÉMIE

Définition

C'est le dosage du taux du glucose dans le sang.

Technique

La plus utilisée actuellement est enzymatique à la glucose oxydase : prélèvement d'1 mL de sang sur tube sec. Peut se conserver au réfrigérateur à + 4 °C. On peut effectuer des prélèvements à jeun, 1 h 30 à 2 h après un repas ou lors des cycles glycémiques comprenant des prélèvements à 8 h, 9 h 30, 11 h, 13 h 30, 17 h, 19 h, 24 h, 4 h.

Causes d'erreur

Les chiffres sont plus élevés en artériel et en capillaire (bout du doigt) qu'en veineux (artériel + 0,02 g/L, capillaire + 0,05 g/L). Il faut connaître l'heure du prélèvement pour pouvoir l'interpréter. Les méthodes enzymatiques peuvent être perturbées par l'acide ascorbique et l'acide urique.

Résultats normaux

Glycémie à jeun : 0,70 à 1 g/L ou 3,8 à 5,5 mmol/L.

Glycémie postprandiale : inférieure à 1,40 g/L ou 7,8 mmol/L par les méthodes enzymatiques et sur sang total.

Résultats en pathologie

Dans le diabète patent, la glycémie est élevée au-dessus de 1,26 g/L ou 7 mmol/L à jeun (méthode à la glucose oxydase sur le sang veineux) et/ou supérieure à 1,40 g/L (7,8 mmol/L) 2 h après les repas. *On parle d'hypoglycémie* en dessous de 0,50 g/L ou 2,7 mmol/L.

Les glycémies capillaires sont fiables et remplacent la glycémie au laboratoire pour la surveillance quotidienne du diabète.

GLYCÉMIE CAPILLAIRE

Définition

Mesure de la glycémie à un endroit où la ponction indolore des capillaires est possible, presque toujours au bout du doigt.

Buts

Reconnaître une hypo- ou une hyperglycémie. Adapter le traitement du diabète.

Technique

Ponction capillaire

Elle doit se faire avec un appareil adapté. La piqûre directe au bout du doigt par une lancette est inutilement et sauvagement douloureuse. Il faut utiliser un **stylo autopiqueur** (*Glucolet, Penlet, Softclix,* etc.), muni de lancettes adaptées, changer la lancette au mieux à chaque ponction, et ne pas l'utiliser plus de trois fois.

Il est inutile de désinfecter la peau à l'alcool : cela ne pourrait que gêner la lecture de la glycémie si l'alcool souille la goutte de sang.

Mesure de la glycémie :

Voir tableau.

Carnets pour l'inscription des résultats

Les résultats des glycémies doivent être inscrits sur un carnet, non pour le plaisir, mais pour guider l'adaptation des doses d'insuline. Il faut donc inscrire ces résultats régulièrement afin de dépister les incidents qui se reproduisent (hyper- ou hypoglycémies) aux mêmes moments de la journée.

On peut utiliser les feuilles ou les carnets fournis pour cela dans les services spécialisés.

BANDELETTES AVEC LECTEUR DE GLYCEMIE		
LECTEURS	CARACTERISTIQUES	BANDELETTES
Accu-Chek Active (Roche Diagnostics)	Dépôt de la goutte de sang sur la bandelette. Petit volume de sang. 200 glycémies en mémoire. Moyenne des 7 et 14 derniers jours. Lecture en 5 secondes. Connexion informatique.	*Accu-Chek Active*
Accu-Chek Go (Roche Diagnostics)	Absorption par capillarité du sang sur la bandelette. Micro-goutte de sang (1,5 µl). 300 glycémies en mémoire. Moyenne des 7, 14 et 30 derniers jours. Lecture en 5 secondes. Connexion informatique.	*Accu-Chek Go*
Accu-Chek Performa (Roche Diagnostics)	Dépôt de la goutte de sang sur la bandelette. Petit volume de sang. 500 glycémies en mémoire. Moyenne des 7, 14 et 30 derniers jours. Lecture en 5 secondes. Connexion informatique.	*Accu-Chek Performa*
Ascensia Brio (Bayer Santé)	10 glycémies en mémoire. Lecture en 30 secondes.	*Ascensia Eeasyfill*
Breeze 2 (Bayer Santé)	10 capteurs sous blister intégrés dans l'appareil. 100 glycémies en mémoire. Connexion informatique grâce à un logiciel. Lecture en 30 secondes.	*Glucodisc 2*
FreeStyle Papillon Vision (Abbott)	Grand écran, gros caractères. Aspiration du sang sur le bord de la bandelette. Micro-goutte de 0,3 µl. 250 glycémies en mémoire. Moyenne des 14 derniers jours. Lecture en 7 secondes.	*Freestyle Papillon Easy*
Glucomen (Menarini)	Goutte de sang facile à déposer sur la bandelette. 10 glycémies en mémoire. Moyenne des 10 dernières valeurs. Lecture immédiate. Connexion informatique.	*Glucomen Sensor*
One Touch Ultra (LifeScan)	Conseil de vérifier l'acétonurie en cas de glycémie élevée. 500 glycémies en mémoire. Moyenne des 7, 14 et 30 derniers jours. Micro-goutte de 1 µl. Lecture rapide en 5 secondes. Connexion informatique avec le logiciel In Touch.	
One Touch UltraEasy (LifeScan)	500 glycémies en mémoire. Moyenne des 7, 14 et 30 derniers jours. Micro-goutte de 1 µl. Lecture rapide en 5 secondes. Connexion informatique avec le logiciel In Touch.	*One Touch Ultra*
Optium Xceed (MediSense)	Micro-goutte de 0,3 µl. Petite taille et faible poids du lecteur. Conseil de recherche des corps cétoniques en cas de glycémie élevée. 450 glycémies en mémoire. Électrode pour dosage de la cétonémie. Logiciel de connexion informatique. Lecture en 3 secondes.	*Optium Plus*

GLYCOSURIE ET CÉTONURIE

Glycosurie

C'est la méthode la plus anciennement connue pour apprécier (indirectement) le contrôle des glycémies. Le fait de trouver une glycosurie signifie que depuis la dernière miction, il y a eu une période de temps où la glycémie était supérieure à 1,80 g/L. Mais au moment même où la glycosurie est recherchée, il est possible que la glycémie soit normale ou basse. *Normalement, il n'y a pas de glycosurie, la glycosurie reflète indirectement, et avec retard, le taux de la glycémie.*

Chez la plupart des personnes, la glycosurie apparaît lorsque le taux de la glycémie dépasse 1,60 à 1,80 g/L (8,8 mmol/L à 10 mmol/L) : c'est le seuil rénal du glucose. Mais la glycosurie donne un reflet sur les heures précédentes, par opposition à la glycémie qui est un reflet de la glycémie actuelle au moment de la mesure (à noter que chez la femme enceinte, le seuil rénal du glucose est abaissé, gênant la surveillance).

Recherche de la glycosurie

On utilise actuellement des bandelettes qui permettent un *dosage semi-quantitatif :*

- *le Kéto-Diastix* (laboratoires Bayer Diagnostics) ;
- le *Kéto-Diabur* Test 5 000 (Roche Diagnostics) ;
- le *Clinistix, Labstix, Multistix*, etc. doivent être utilisés seulement pour un dépistage et non pour un dosage.

Quand doit-on rechercher la glycosurie ?

Lorsque le patient en a un peu assez d'avoir des contrôles de la glycémie au bout du doigt. Surtout *la glycosurie le matin à jeun* renseigne sur une éventuelle hyperglycémie nocturne car peu de gens (heureusement !) se lèvent à 2 ou 3 h du matin pour contrôler leur glycémie.

Inconvénients de la recherche de la glycosurie

Il faut connaître le seuil rénal du glucose pour interpréter correctement les examens d'urine. Si le seuil rénal est trop élevé (supérieur à 2,50 g/L), la recherche de la glycosurie doit être abandonnée au profit d'un contrôle plus fréquent de la glycémie par bandelette.

En effet, la glycosurie ne reflète pas immédiatement le taux de glucose dans le sang.

Un diabétique ne peut pas se fier uniquement à la glycosurie pour adapter son traitement.

Acétonurie (ou cétonurie)

La recherche des « corps cétoniques » : acide β-hydroxybutyrique, acide acétylacétique, acétone est indispensable dans certaines circonstances au cours du diabète.

Pourquoi les corps cétoniques ?

Les corps cétoniques sont des déchets qui apparaissent dans les urines lorsque l'organisme ne peut plus utiliser de sucre :

- soit parce qu'il n'en a pas (état de jeûne), dans ce cas *la glycosurie est nulle ou faible* et *la glycémie basse* ;
- soit parce que le sucre n'entre pas dans les cellules par manque d'insuline (menace de coma acidocétosique), *dans ce cas la glycosurie est massive (++++)* et *la glycémie haute.*

	JEÛNE	MENACE D'ACIDOCÉTOSE
Glycosurie	**0 à +**	++++
Acétonurie	+	+++
Traitement	**Sucre**	**Insuline**

Recherche des corps cétoniques :

- *l'Acétest* : la technique en est complexe et tend à être abandonnée ;
- *le Kéto-Diastix* avec la réserve que nous avons faite en cas de cétonurie ;
- *le Kéto-Diabur 5 000* (Boehringer-Mannheim).

Il est indispensable pour un diabétique insulinodépendant de rechercher *systématiquement* l'acétonurie dès qu'il constate que sa glycémie atteint 2,40 g/L (13,3 mmol/L) ou que la glycosurie est à +++ ou ++++. La présence d'acétone, dans ces cas, indiquera une grande carence en insuline à laquelle il faudra remédier sans retard.

- Il existe une bandelette *(Optium β Cétone)* qui permet de quantifier directement le taux des corps cétoniques dans le sang, en utilisant un lecteur de glycémie (*Optium Xceed*).

GONADOTROPHINES CHORIONIQUES (HCG)

HCG

Indications : diagnostic et surveillance de la grossesse jusqu'à 12 semaines d'aménorrhée.

Technique de dosage :

- *plasmatique :* 5 mL de sang sur tube hépariné ou sec ;
- *urinaire* : urines recueillies à tout moment de la journée : 3 à 6 gouttes d'urines.

Résultats

La RIG (réaction immunologique de grossesse) est positive à partir du 1er jour de retard des règles.

RIG + > 20 UI/litre.

Anormalement :

- HCG ↑↑↑ : môle hydatiforme ;
- ↑↑ : grossesse gémellaire ;
- ↓ : grossesse arrêtée ou grossesse extra-utérine.

GOÛT ET ODORAT (exploration)

Goût

La fonction gustative comporte deux aspects.

Le goût élémentaire intéresse les sensations suivantes : salé, sucré, amer et doux.

Cette fonction peut être explorée par l'application de substances sur la langue ou par l'électrogustométrie : le seuil gustatif est recherché par l'application d'électrodes sur la langue.

Le goût élaboré tel qu'il est utilisé quotidiennement pour apprécier la valeur gustative d'un mets ou d'une boisson procède surtout de l'olfaction, les sensations gustatives étant alors très peu concernées.

Odorat

L'exploration de l'odorat trouve ses indications dans l'examen d'une hypo- ou d'une anosmie. La mesure précise de la fonction olfactive est difficile. Dans la majorité des cas, on se contente donc d'une appréciation approximative.

Les flacons de substances odorantes sont les plus couramment utilisés, les essences sont diverses : goménol, violette, vanille, etc.

Certaines techniques permettent de quantifier la fonction olfactive : *olfactomètre.* La quantité de gaz odorant est augmentée progressivement afin de déterminer le seuil olfactif.

GROUPE SANGUIN ET BILAN TRANSFUSIONNEL CHEZ LE NOUVEAU-NÉ

Modalités

Toute demande de groupe doit comporter :

- nom, prénom, date de naissance ;
- une double détermination du groupe est obligatoire (d'autant plus justifiée à cet âge que des difficultés sont possibles dans l'identification de l'antigène) ;
- la carte de groupe définitive ne peut pas être délivrée avant l'âge de 6 mois (absence d'anticorps naturels).

Technique

Recueil sur EDTA ou tube sec de 1 à 2 mL de sang (capillaire ou veineux). Le bilan transfusionnel complet comprend :

- la carte de groupe de la mère (ou à défaut un tube de sang de la mère permettant une vérification de son groupe rhésus) ;
- la recherche des agglutinines irrégulières chez la mère (à réaliser sur le même tube de sang que le groupe) ;
- la carte de groupe provisoire de l'enfant (avec 2 déterminations) ;
- le Coombs direct de l'enfant (même prélèvement que pour le groupe).

Toutes ces données sont indispensables pour le choix du sang à transfuser (→ Anémies néonatales).

DÉTERMINATION DE GROUPE						
ÉPREUVE DE BETH-VINCENT			ÉPREUVE DE SIMONIN			RÉSULTAT
Globules rouges du sujet à identifier L'agglutination avec un anticorps connu définit la présence de l'antigène sur les hématies.			*Plasma du sujet* à identifier L'agglutination d'hématies connues définit la présence de l'anticorps dans le sérum.			
Anticorps anti-A	Anticorps anti-B	Anticorps anti-AB	GR connu A	GR connu B	GR connu O	Groupe
+	-	+	-	+	-	A
-	+	+	+	-	-	B
-	-	-	+	+	-	O
+	+	+	-	-	-	AB

GROUPES ÉRYTHROCYTAIRES

GROUPE ABO

Définition

Les antigènes A et B déterminés par l'hérédité définissent les groupes sanguins appelés A, B, AB, O.

Chaque sujet présente dans son plasma des anticorps dits naturels dirigés contre les antigènes qu'il ne possède pas.

Groupage du sujet

Un prélèvement sanguin est fait sur tube avec EDTA. Le sujet prélevé décline son identité. Les patients incapables d'énoncer correctement leur identité (nouveau-nés, patients incohérents, étrangers, sous anesthésie) doivent porter un bracelet d'identification. Après avoir vérifié la concordance stricte d'identité avec l'étiquette du tube et de la demande, le préleveur signe la demande d'analyses.

Le groupe (détermination) comprend deux épreuves :

- l'épreuve de Beth-Vincent : mise en évidence des antigènes portés par les hématies en présence de sérums tests anti-A et anti-B ;
- l'épreuve de Simonin : elle est obligatoirement couplée avec la précédente : mise en évidence d'anticorps anti-A et anti-B plasmatiques en présence d'hématies tests A et B.

Dans les deux cas, la réaction antigène-anticorps provoque une hémagglutination.

SYSTÈME DE GROUPE ABO		
	Antigènes sur les globules rouges	Anticorps naturels dans le plasma (agglutinines)
Groupe A	Antigène A	Anticorps anti-B
Groupe B	Antigène B	Anticorps anti-A
Groupe AB	Antigènes A et B	Aucun Anticorps
Groupe O	Aucun antigène	Anticorps anti-A et anti-B

Système de groupe ABO. Les globules rouges portent à leur surface des antigènes qu'on appelle A et B (d'après Brun B. *Cahiers de l'Infirmière*, 9, « Hématologie », Masson, Paris, 1979).

Une détermination est définie par deux réalisations (les deux épreuves sont réalisées par deux techniciens différents) si l'examen est fait en manuel. Une seule réalisation suffit si l'examen est réalisé par un automate.

Une carte de groupe nécessite deux prélèvements, réalisés à deux moments différents et de préférence par deux personnes différentes. Elle n'est valable que si les deux déterminations ont été réalisées par le même laboratoire.

GROUPE RHÉSUS

Définition

Il s'agit d'un système de 5 antigènes (D, C, c, E, e) dont le plus important est l'antigène D. 80 % des sujets sont porteurs d'un antigène D et sont dits *Rhésus* + (Rh +), les sujets ne possédant pas l'antigène sont dits D – ou Rh –.

Un sujet Rh + peut recevoir sans incident du sang Rh –.

La transfusion de sang Rh + à un sujet Rh – peut entraîner (60 % des cas) la production d'anticorps dits *immuns anti-Rh* +. Toute nouvelle transfusion de sang Rh + sera suivie chez le sujet d'un accident hémolytique (→ Maladie hémolytique néonatale, → Transfusion sanguine).

AUTRES GROUPES

Il existe de nombreux autres systèmes *antigéniques* définissant les groupes Kell, Duffy, Lutheran, Lewis, etc. Le phénotype standard définit les antigènes des systèmes Rhésus et Kell présents chez le sujet.

Avant toute transfusion, il faut faire une recherche d'anticorps dirigés contre ces antigènes : c'est la recherche d'agglutinines irrégulières (→ Anticorps antiérythrocytaires).

Toute femme en âge de procréer, les sujets ayant déjà développé des allo-anticorps ou ceux particulièrement à risque d'en développer (cirrhoses, maladies auto-immunes, myélodysplasies) et les malades risquant d'être polytransfusés doivent recevoir du sang phénotypé (respect des antigènes du système Rhésus et du système Kell). Il est préférable de respecter le phénotype de tout individu de moins de 70 ans, lorsqu'il ne s'agit pas d'un phénotype rare.

GUTHRIE ET AUTRES TESTS DE DÉPISTAGE CHEZ LE NOUVEAU-NÉ

Dépistages de la phénylcétonurie, de l'hypothyroïdie, de la mucoviscidose et de l'hyperplasie congénitale des surrénales

Bien que non obligatoires, ils sont effectués de façon systématique en période néonatale :

- au 4e jour de vie (J3) chez le nouveau-né à terme ;
- au 10e jour de vie chez le prématuré.

Sur 4 gouttes de sang capillaire prélevées par ponction du talon et déposées sur un papier buvard. Celui-ci est adressé au centre de dépistage où sont effectués :

- le dosage de la phénylalanine (test de Guthrie) ;
- le dosage de la TSH ;
- le dosage de la trypsine immunoréactive ;
- le dosage de la 17-OH-progestérone.

Causes d'erreurs :

- phénylcétonurie :
  - faux négatifs : apport protidique insuffisant,
  - faux positifs : hyperphénylalaninémie transitoire ;
- hypothyroïdie :
  - faux négatifs : hypothyroïdie d'origine centrale,
  - faux positifs : prélèvement trop précoce (élévation de la TSH dans les premiers jours de vie) ;
- mucoviscidose :
  - faux négatifs : exceptionnels,
  - faux positifs (0,5 %) : pathologie digestive néonatale, autres... ;
- hyperplasie congénitale des surrénales : faux positifs : prématurité.

Dépistage de la drépanocytose

Sur le même prélèvement, on réalise également le dépistage de la drépanocytose et autres hémoglobinopathies, dans les populations à risque (Antilles, Afrique, Asie, Océan Indien et tous les patients originaires des DOM-TOM) : mise en évidence d'hémoglobines anormales (S, C, E).

Ces dépistages permettent la mise en route précoce d'une thérapeutique avant l'apparition des premiers signes cliniques et transforment l'avenir des enfants atteints.

H

HÉMATIES (durée de vie des)

Technique

On injecte à un sujet une petite quantité de ses propres globules rouges marqués au chrome 51. La destruction des globules rouges entraîne une disparition de la radioactivité. La radioactivité est mesurée sur des prélèvements sanguins réguliers permettant ainsi de calculer la masse globulaire et la durée de vie des globules rouges. Un comptage externe permet de repérer le siège de la destruction des hématies.

Résultats à l'état normal

La durée de vie des globules rouges est de 120 jours. La demi-vie (perte de la moitié de la radioactivité) mesurée par le chrome 51 est de 30 ± 3 jours (et non 60 jours à cause de l'élution du chrome). Les hématies sont détruites dans la moelle et de façon moindre dans le foie et la rate.

Variations en pathologie

En l'absence d'hémorragie, une demi-vie écourtée signifie une hyperhémolyse corpusculaire ou extracorpusculaire.

La mise en évidence d'un lieu de lyse privilégié (exemple : la rate dans la maladie de Minkowski-Chauffard) peut faire poser l'indication d'un geste chirurgical.

HÉMATIES-LEUCOCYTES/MINUTE (HLM) [compte d'Addis-Hamburger]

Technique

Le patient vide sa vessie au réveil, puis reste allongé 3 heures et les urines de cette période sont recueillies en totalité. Après centrifugation à basse vitesse d'un échantillon, les hématies et les leucocytes sont comptés dans le culot en cellule de Malassez.

Résultats à l'état normal

Le compte d'A-H exprimé en débit trouve moins de 10 000 leucocytes et moins de 10 000 hématies par minute, le plus souvent moins de 1 000. Une hématurie microscopique est importante au-dessus de 100 000 hématies/min. L'HLM n'a pas d'intérêt au cours des hématuries macroscopiques ou des infections urinaires manifestes.

Précautions et causes d'erreur

L'HLM ne doit pas être fait le jour suivant un sondage vésical, un examen endoscopique, une cystographie rétrograde, une ponction biopsie rénale, durant la période des règles chez la femme.

La difficulté de réaliser cet examen fait choisir en pratique la concentration par mm^3 d'urines fraîchement émises non centrifugée.

HÉMOCCULT II

Définition

L'Hémoccult est constitué d'un papier réactif imprégné de Guaïac situé dans une petite plaquette. Le pouvoir peroxydasique de l'hémoglobine est utilisé pour mettre en évidence sa présence dans les selles.

Technique

On dépose au moyen d'une spatule (fournie avec la plaquette) une particule de selle fraîche sur le disque de papier. La révélation est faite quelques heures ou jours plus tard avec 2 ou 3 gouttes d'une solution alcoolique d'eau oxygénée. Une réaction positive entraîne une coloration bleue ou bleu-vert en moins de 30 secondes. Pour une fiabilité suffisante, il faut étudier au moins 3 selles.

Précautions, causes d'erreur

Un régime sans viande n'est pas nécessaire étant donné le seuil de sensibilité du test. Il faut exclure, l'*Aspirine* et les aliments riches en peroxydase (radis, navet, sardine, saumon, ananas, banane), source de faux positifs, ainsi que la vitamine C qui provoque de faux négatifs.

Indications et résultats

Ce test est utile dans le dépistage de masse des polypes et des cancers rectocoliques. Un test positif nécessite la réalisation d'une coloscopie complète. La fréquence des faux négatifs est importante. Le test *Hémoccult* ne doit pas être proposé à titre individuel par un médecin à son patient, dans ce cas le dépistage repose sur la coloscopie.

HÉMOCULTURE

Définition

Elle permet la mise en évidence de germes dans le sang, par la culture d'un prélèvement sanguin.

Technique et précautions

La première règle du prélèvement est l'asepsie :

• *pour l'infirmière* : lavage des mains, désinfection des doigts avec un antiseptique fort *(Bétadine, Chlorhexidine)* ;
• *pour le malade* : champ stérile sous le bras, nettoyage large avec un antiseptique ;
• nettoyer avec l'antiseptique *les bouchons des flacons* aérobie et anaérobie.

Actuellement, avec le système *Vacutainer*, on pique le malade avec l'aiguille sans filtre, puis on purge l'air de la tubulure et dès qu'une goutte de sang arrive à l'autre aiguille, on l'introduit dans le flacon anaérobie, que l'on remplit avec 5 mL de sang environ. Ensuite, on clampe la tubulure et l'on pique le flacon aérobie, on déclampe pour injecter 5 mL, on reclampe, on dépique le malade, on applique le filtre, on déclampe et on laisse pénétrer l'air filtré dans le flacon.

Indications

Les hémocultures sont faites de préférence lors des accès hyperthermiques ou hypothermiques (surtout s'ils sont accompagnés de frissons et/ou de collapsus, évocateurs de septicémie à Gram négatif), avant toute antibiothérapie, ou après arrêt de celle-ci (fenêtre thérapeutique). On ajoute de la pénicillinase au milieu de culture si le malade a reçu une pénicilline.

Résultats

En dehors de germes particuliers (brucelles, leptospires) qui nécessitent des conditions spéciales de culture et qui poussent lentement, l'hémoculture est positive en 1 à 5 jours. On procède alors à l'examen microscopique suivi de l'isolement et de l'identification de la bactérie.

Hémoculture positive ; elle peut correspondre à trois situations :

• *bactériémie simple* (manipulation d'un tissu infecté, abcès, furoncle, chirurgie, acte dentaire, cystoscopie, coloscopie ; début d'une infection bactérienne aiguë comme la pneumonie) ;
• *état septicémique*, où de nombreuses hémocultures répétées sont positives et ayant comme point de départ une thrombophlébite suppurée au contact d'un foyer infectieux, une endocardite, ou des maladies comme la brucellose ou la fièvre typhoïde ;
• *souillure*, où une bactérie, le plus souvent non pathogène (staphylocoque blanc, etc.), a contaminé l'hémoculture, en règle générale au moment du prélèvement.

Hémoculture négative malgré un contexte évocateur. Il peut s'agir :

• d'un *défaut technique de prélèvement*, d'ensemencement ;
• d'une *administration antérieure d'antibiotiques*, et l'on fera une « fenêtre thérapeutique » de quelques jours pour obtenir le germe.

HÉMODYNAMIQUE INTRACARDIAQUE

Voir *Cathétérisme cardiaque droit* et *Cathétérisme cardiaque gauche*.

HÉMOGLOBINE GLYCOSYLÉE OU GLYQUÉE (HBA1C)

Définition

C'est une fraction de l'hémoglobine A dont le taux est fonction des chiffres glycémiques moyens au cours des deux mois précédents, car elle « stocke » le glucose lorsque la glycémie s'élève et sa durée de vie est identique à celle du globule rouge (120 jours).

Technique

Électrophorèse spécifique de l'hémoglobine sur sang total par chromatographie pour déterminer le pourcentage de la fraction HbA1c glycosylée (reflétant le stock glycémique). Le dosage de l'HbA1c est désormais standardisé en France.

Causes d'erreur

Les maladies hémolytiques, la présence d'hémoglobines anormales et la grossesse modifient le taux de l'HbA1c.

Résultats normaux

Chez les sujets non diabétiques, la normale (variable avec les laboratoires) est de 4 à 6 % de l'hémoglobine totale.

Résultats en pathologie

Chez le diabétique mal équilibré, l'HbA1c est supérieure à 7 %, traduisant une glycémie moyenne sur 2,3 mois supérieure à la normale. Une valeur inférieure à la normale chez un diabétique signe des hypoglycémies. L'HbA1c doit être dosée 3 à 4 fois par an chez le diabétique.

HÉMOGLOBINÉMIE

Définition

C'est l'hémoglobine libre présente dans le plasma.

Technique

Prélèvement de 10 mL de sang sur un EDTA.

Causes d'erreur

Prélèvement hémolysé.

Résultats à l'état normal

Taux inférieur à 5 mg/100 mL de plasma.

Valeurs pathologiques

Hémolyse intravasculaire (→ Anémies hémolytiques).

HÉMOGLOBINURIE

Définition

C'est la présence d'hémoglobine libre dans les urines ; la libération secondaire d'hémoglobine à partir d'urines hématuriques est donc exclue.

Précautions et causes d'erreur

L'hématurie doit être éliminée sur l'examen microscopique des urines. Une hypotonie des urines responsable de la lyse des hématies est recherchée par la mesure de l'osmolarité des urines.

Résultats

Normalement, il n'y a pas d'hémoglobine dans les urines.

L'hémoglobinurie est la conséquence d'une hémoglobinémie, donc d'une hémolyse intravasculaire : intoxication aiguë, choc hypotonique, septicémie, fièvre bilieuse hémoglobinurique, hémoglobinurie paroxystique, etc.

HÉMOSTASE EN PÉRIODE NÉONATALE

Technique

- Prélèvement par ponction veineuse ou artérielle.
- Recueil de 2,5 mL de sang sur citrate (1 volume de citrate à 4 % pour 9 volumes de sang, soit 0,13 mL de citrate pour 2,7 mL de sang).

Résultats

Les principaux facteurs de l'hémostase (fibrinogène, facteurs II, V, VII et X) sont plus bas chez le prématuré que chez le nouveau-né à terme.

HÉMOSTASE PRIMAIRE

Définition

C'est l'ensemble des phénomènes qui aboutissent à la formation du clou plaquettaire et à l'arrêt du saignement. L'hémostase primaire fait intervenir des facteurs vasculaires, plaquettaires et plasmatiques.

Exploration de l'hémostase primaire

Temps de saignement

Méthode de Dukes :

- technique : inciser horizontalement au vaccinostyle le lobule de l'oreille. Éponger le sang sans frotter toutes les 30 secondes ;
- résultat à l'état normal : il est égal à 2 à 4 minutes.

Méthode d'Ivy (plus sensible et plus reproductible) :

- technique : incision standardisée à la face antérieure de l'avant-bras avec une pression constante maintenue à 80 mm Hg par un tensiomètre. Le sang est épongé avec précaution toutes les 30 secondes ;
- résultat à l'état normal : il est inférieur à 8 minutes ;
- variations en pathologie : le temps de saignement est de grande valeur, témoignant d'une anomalie de l'hémostase primaire. Il n'est pratiquement pas perturbé par les anomalies de la coagulation (ex. : hémophilie) et dans les purpuras vasculaires purs (→).

Résistance capillaire :

- *buts* : apprécier le facteur vasculaire ;
- *technique* : créer une dépression au pli du coude en utilisant une ventouse. Chercher la pression minimale qui provoque l'apparition de 5 pétéchies ;
- *résultat à l'état normal :* la résistance est supérieure à 12 cmHg ;
- *variations en pathologie :* la résistance est *diminuée* au cours des fragilités capillaires constitutionnelles et des purpuras vasculaires.

Numération des plaquettes

Technique : elle est faite par les automates, vérifiée sur le frottis.

Autres examens : *adhésivité et agrégabilité des plaquettes* appréciées *in vitro*, dosage du facteur Willebrand.

Tests explorant l'hémostase primaire

- Temps de saignement, temps d'occlusion.
- Résistance capillaire.
- Numération des plaquettes.
- Adhésivité des plaquettes.
- Agrégabilité des plaquettes.

HOLTER CARDIAQUE ET RÉFLEXE OCULO-CARDIAQUE CHEZ L'ENFANT

Définition

Moyen d'exploration du rythme cardiaque.

Technique

Enregistrement prolongé (24 h) de l'ECG sur bande magnétique, à partir de 5 électrodes disposées sur le thorax. Examen simple et non traumatisant pour l'enfant, réalisable à domicile.

Au cours de l'enregistrement est réalisée une étude du réflexe oculo-cardiaque (ROC) : enfant à jeun, endormi ; matériel de ventilation manuelle (*Ambu*) et nécessaire pour injection d'atropine prêts à l'emploi. On exerce une pression contrôlée de 100 +/– 10 mmHg sur les globes oculaires maintenue pendant 10 secondes.

Indications

Malaises graves du nourrisson ; bilan chez les frères et sœurs d'enfants décédés dans un tableau de mort subite du nourrisson.

Résultats

Dans l'hyperréflectivité vagale, variations brutales (en moins de 10 secondes) de la fréquence cardiaque, en particulier lors du ROC. Le ROC est considéré comme positif avant 8 mois si la compression oculaire entraîne une bradycardie égale au moins à la moitié du rythme cardiaque avant la compression. Retour lent de la fréquence cardiaque à la normale. Gravité fonction de l'importance de la variation et de la fréquence cardiaque minimale observée.

HOLTER (méthode de)

Voir *ECG (enregistrement continu)*.

HORMONE ANTIDIURÉTIQUE (ADH)

Définition

Hormone sécrétée par la posthypophyse, responsable de la réabsorption de l'eau à la fin du tubule rénal. Sa sécrétion est stimulée par l'hypovolémie (diminution de l'eau dans l'organisme) et l'hyperosmolarité.

Technique et résultats

Le dosage direct de l'ADH dans le plasma ou les urines reste très exceptionnel (radio-immunologie).

Les explorations font appel à des épreuves dynamiques indirectes.

Épreuves de stimulation

Intérêt en cas de suspicion de diabète insipide, notamment pour le distinguer de la potomanie.

HORMONE DE CROISSANCE OU GH (Growth Hormone) (base et tests dynamiques)

Définition

La GH est l'hormone sécrétée par les cellules somatotropes de l'antéhypophyse responsable de la croissance. Elle agit par l'intermédiaire de l'IGF 1 (*Insulin growth factor 1* ou somatomédine C).

Technique et résultats normaux

Le seul dosage valable est radio-immunologique. Les techniques de prélèvement varient selon les laboratoires.

Tests des stimulations

Hypoglycémie insulinique

Mettre une perfusion de sérum physiologique pour garder la veine et injecter dans la tubulure 0,1 U/kg de poids d'insuline ordinaire. Prélèvement pour dosage de GH et glycémie aux temps : 0, 30, 60, 90 min. La GH doit dépasser 7 ng/mL (3 à 5 fois son taux de base en 60 min). Les résultats sont interprétables si la glycémie atteint 0,4 g/L (2,2 mmol/L).

Test à la GHRH

Dosage de base de la GH à deux reprises, à 15 minutes d'intervalle. Injection d'un bolus intraveineux de GH (1 µ/kg) et dosage de la GH aux temps 15, 30 et 60 min.

La GH doit dépasser 20 ng/mL.

Test à la GHRH-arginine

Injection d'un bolus de GHRH puis perfusion en 30 min 0,50 g/kg de poids d'arginine non diluée dans du glucosé. Prélèvement pour GH à –15, 0, 30 (fin de la perfusion), 60, 90, 120 min. La réponse est maximale à 60 min. La GH doit dépasser 10 ng/mL.

Test au glucagon-propranolol

Donner 1 mg/kg de poids de propranolol *per os* 2 h avant le test puis injecter 1 à 2 mg en IM de glucagon au temps 0. Prélèvement pour GH à – 15, 0, 60, 120, 150 min. Le pic de GH apparaît à 120 min. Il doit dépasser 10 ng/mL.

Test à la TRH

Voir *Prolactine*. La GH est dosée au même temps. Dans les adénomes somatotropes, il existe une élévation paradoxale de la GH.

Test de freinage (hyperglycémie provoquée par voie orale)

Prélèvement pour GH et glycémie à 0, 30, 60, 90 et 120 min. La GH doit être inférieure à 5 ng/mL.

Causes d'erreur et précautions

La sécrétion de GH est très variable dans la journée et sensible aux stress, il faut donc plusieurs dosages pour affirmer une hypersécrétion. Même chez le sujet normal, il existe des réponses insuffisantes lors de certains tests de stimulation, il faut deux tests négatifs pour affirmer une insuffisance en GH.

L'hypoglycémie insulinique doit être faite avec du sérum glucosé à portée de la main pour traiter une hypoglycémie qui peut être sévère chez l'insuffisant antéhypophysaire.

La GHRH entraine assez souvent un flush.

Le propranolol est contre-indiqué chez l'asthmatique ou lors des troubles de conduction cardiaque.

Le glucagon peut entraîner un malaise, avec pâleur, nausées et vomissements.

Résultats en pathologie

Dans l'acromégalie, la GH est élevée, non freinée par l'HGPO (diagnostic éliminé si la GH reste inférieure à 1 ng/mL) ; paradoxalement la THRH augmente la GH.

Dans l'insuffisance hypophysaire, la GH est basse, non stimulable.

HORMONES THYROÏDIENNES (chez l'enfant)

	T3 (ng/mL)	T4 (μg/100 ml)	TSH (μU/ml)
Sang du cordon		11,3 ± 4	6,7 ± 1
24e heure		20,5	20,6
5e jour	1,40	11	3,7 (toujours < 5)
1 an	1,24	9	1,6 à 14

HORMONES THYROÏDIENNES PLASMATIQUES

Définition

La thyroïde produit deux hormones : la thyroxine (T4) et la triiodothyronine (T3). Une partie de la T3 (20 % seulement) provient de la thyroïde, 80 % resultant de la desio-dation de la T4 par les cellules cibles. La majeure partie des hormones thyroïdiennes circulent dans le sang, liée aux protéines et notamment à une globuline spécifique, la TBG (*Thyroxine Binding Globulin*).

Technique

On dose par radio-immunologie uniquement la seule fraction libre des hormones thyroïdiennes : T4L, qui représente 0,003 % de la T4 et T3L, 0,4 % de la T3, mais qui sont un bon reflet de la production thyroïdienne.

Cause d'erreur

Le dosage de la T4 et de la T3 totales, autrefois utilisé, donnait des résultats faussement élevés chez la femme enceinte ou sous contraceptifs oraux, car les œstrogènes stimulent la synthèse hépatique de la TBG.

À l'état physiologique, la T3L est légèrement plus élevée chez l'adolescent et plus basse chez le sujet âgé.

Le jeûne, les maladies chroniques, les opacifiants iodés, et certains médicaments (corticoïdes, amiodarone...) diminuent la désiodation de la T4 en T3 (syndrome de basse T3).

Résultats normaux

T4L : 12 à 23 pmol/L.

T3L : 3,5 à 7 pmol/L.

Résultats en pathologie

Les taux de T4L et T3L sont élevées dans les hyperthyroïdies et bas dans les hypothyroïdies, qu'elles soient dues à une atteinte primitive de la thyroïde ou secondaire à une affection hypothalamo-hypophysaire.

Il existe des hyperthyroïdies au cours desquelles une seule hormone thyroïdienne est augmentée dans le plasma ; selon les cas, on parle d'hyperthyroïdie à T4 ou à T3.

HYDROXYPROLINURIE

Définition

L'hydroxyproline est un produit du métabolisme du tissu conjonctif osseux.

Technique

On la dose par recueil des urines des 24 heures, selon la technique habituelle.

Valeurs normales

- 115 à 300 mmoL/24 heures (soit 0,015 à 0,040 g/24 heures) pour l'*hydroxyproline totale.*
- 3,8 à 19 mmoL/24 heures (soit 0,0005 à 0,0025 g/24 heures) pour l'*hydroxyproline libre.*

Variations pathologiques

L'hydroxyprolinurie s'élève lorsque le métabolisme osseux s'élève, en particulier dans les cancers osseux, primitifs ou non et dans la maladie de Paget (→).

HYPERGLYCÉMIE PROVOQUÉE PAR VOIE ORALE (HGPO)

Définition

L'hyperglycémie provoquée par voie orale est une épreuve de charge en sucre pour tester la tolérance du sujet et sa sécrétion d'insuline.

Technique

Le malade étant à jeun depuis la veille, il absorbe à 8 h 75 g de glucose pur dilué dans l'eau. Prélèvement pour glycémie et parfois insulinémie à 0, 60, 90, 120 min, parfois on prolonge par deux prélèvements à la 3e et 5e h.

Autres conditions : alimentation normale depuis 3 jours, repos pendant l'examen et interdiction de fumer.

L'HGPO n'est *pas recomma*ndée pour le dépistage de routine du diabète ; elle n'est pratiquée qu'en cas de doute sur un diabète sucré (glycémie à jeun inférieure à 7 mmol/L) ou chez la femme enceinte pour rechercher un diabète gestationnel. Dans cette indication, on préconise de doser la glycémie 2 heures après la charge glucosée.

Causes d'erreur

Les troubles de l'absorption ou de la vidange gastrique peuvent fausser les résultats.

Le régime du patient doit être normoglucidique (250 g) dans les jours précédant l'épreuve.

Il faut vérifier l'absence de prise médicamenteuse.

Résultats normaux

Par les méthodes enzymatiques (glucose oxydase), la glycémie doit être inférieure à 1,60 g/L (8,8 mmol/L) à la 60e et à la 90e minute, et à 1,40 g/L (7,7 mmol/L) à la 2e heure.

La glycémie ne doit pas descendre en dessous de 0,50 g/L ou 2,7 mmol/L (glycémie sur plasma veineux). Sur sang total, diminuer les valeurs de 0,2 g/L. Sang capillaire, pas de changement.

L'insulinémie s'élève précocement pour diminuer en fin d'épreuve.

Résultats en pathologie

Diabète sucré : glycémie à la 2e heure sur plasma veineux à la glucose oxydase supérieure à 2 g/L (11,1 mmol/L).

Intolérance au glucose : glycémie à la 2e heure entre 1,26 et 2 g (7 et 11,1 mmol/L).

Hypoglycémie fonctionnelle (post-stimulative) : élévation rapide et brutale de la glycémie (à la 30e ou 60e minute), voisine de 11,1 mmol/L, suivie d'une chute vers la 2e ou 3e heure, souvent inférieure à 3 mmol/L.

Hyperinsulinisme par insulinome : courbe plate.

Cirrhose, court-circuit digestif : flèche d'hyperglycémie, puis hypoglycémie brutale et précoce.

HYSTÉROMÉTRIE

Buts

Apprécier la longueur de la cavité utérine et déterminer son axe lors de la pose d'un dispositif intra-utérin ou de toute autre manœuvre endo-utérine.

Contre-indications

Infection et grossesse.

Matériel

Spéculum, pince à col de Pozzi, hystéromètre en gomme souple ou rigide, stérile.

Résultats

Normalement, la cavité utérine mesure 6 à 8 cm.

Anormalement, la longueur de la cavité utérine est inférieure dans les hypoplasies, dans les synéchies utérines, la longueur de la cavité utérine est supérieure chez les multipares, lors de fibrome.

HYSTÉRO-SALPINGOGRAPHIE

Buts

Permettre d'évaluer l'intégrité de la cavité utérine et la perméabilité des trompes.

Contre-indications

- Grossesse.
- Infection génitale aiguë.
- Hémorragies utérines abondantes.
- Intolérance à l'iode.

Technique

Date : après les règles, dans la première moitié du cycle, sous traitement antibiotique préventif.

Méthode : injection lente de produit opaque *(Télébrix)* dans la cavité utérine à l'aide de tulipe ou d'une sonde reliée à un manomètre.

Cinq clichés sont pris après contrôle radioscopique :

- 1 cliché en cours de remplissage décubitus dorsal ;
- 1 cliché en remplissage complet décubitus dorsal (*cf.* illustration) ;
- 1 profil ;
- 1 cliché en évacuation en décubitus dorsal ;
- 1 cliché tardif au bout de 15 à 20 min, montrant la diffusion du produit opaque.

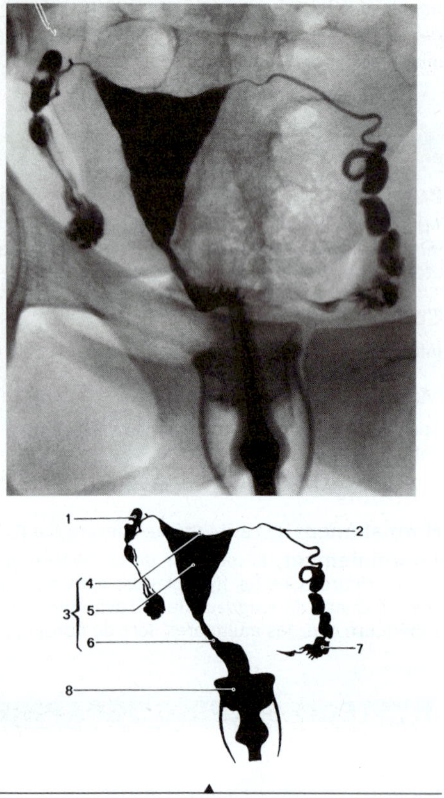

Hystérographie normale.
1. Trompe droite ; 2. Trompe gauche ; 3. Utérus ; 4. Fond de l'utérus ; 5. Corps de l'utérus ; 6. Col de l'utérus ; 7. Pavillon gauche ; 8. Vagin.

Incidents et accidents

Mécaniques : perforation de l'isthme, passage vasculaire.

Cliniques : intolérance au produit opaque, poussée infectieuse lors d'hydrosalpinx, mettre sous traitement antibiotique pendant 8 jours et repos au lit pendant 48 h.

Réflexes : syncope, vomissements.

Résultats

Normaux :

- *opacification de la cavité utérine* dont on apprécie : la forme générale, la position dans le pelvis, le volume, les contours qui sont bordés par la muqueuse utérine, l'isthme utérin et l'orifice interne du col ;
- *opacification des trompes,* en étudiant : leur perméabilité, leur forme, leur volume, leur rapport avec l'utérus et la paroi pelvienne.

Anormaux :

- *images cervicales anormales*, traduisant : béance de l'isthme, cancer endocervical, polype endocervical ;
- *images corporéales anormales*, traduisant : hypoplasie et infantilisme, malformation, déviation, fibromyome, hyperplasie de la muqueuse, polypes muqueux, endométriose, tuberculose, cancer du corps utérin, synéchies utérines ;
- *images tubaires anormales*, traduisant : absence totale d'injection, oblitération organique, tuberculose, endométriose, hydrosalpinx, phimosis du pavillon, cancer tubaire, fibrome utérin ;
- mauvais brassage péritonéal par adhérences.

HYSTÉROSCOPIE

Buts

Vision directe de lésions cavitaires utérines et endocervicales permettant leur diagnostic et parfois leur traitement.

Contre-indications

Grossesse et infection.

Technique

- Femme, vessie vide, en position gynécologique, pose d'un spéculum de Colin et pince de Pozzi sur le col désinfecté. Introduction de l'optique à lumière froide.
- La distension utérine se fait par le sérum physiologique ou le glycocol.
- Manœuvres associées : biopsies dirigées, section de synéchies, myomectomie.

Résultats

Mise en évidence de :

- polypes muqueux ou fibreux, myomes sous-muqueux ;
- synéchies ;
- débris placentaires ;
- cancers ;
- hyperplasie de l'endomètre.

I-J

IMAGERIE EN ORL

Examens radiographiques standard

Oreille moyenne : les radiographies standard ont perdu l'essentiel de leurs indications classiques. Seule l'incidence de Schuller est encore parfois demandée.

L'examen radiographique des sinus comporte quatre clichés : profil, Hirtz, front nez plaque, nez menton plaque ou incidence de Blondeau.

Certaines incidences peuvent être indiquées dans des cas particuliers : *fracture du nez* : incidence des os propres du nez, incidence de Gosserez.

En réalité, les radiographies standard des sinus sont souvent d'interprétation difficile et en dehors des situations simples, telle qu'une sinusite maxillaire aiguë, on leur substitue l'*examen tomodensitométrique* qui explore avec précision certaines cavités sinusiennes, comme l'ethmoïde, peu visibles sur les radiographies sans préparation.

En présence d'une pathologie tumorale, on lui préfère l'*IRM* dont l'intérêt est d'apprécier l'extension aux méninges et de distinguer le tissu tumoral de l'infection associée.

Examens radiographiques du pharyngo-larynx

Le pharyngo-larynx peut être exploré par des radiographies sans préparation et par des examens de contraste :

- *radiographies standard de profil* : cartilage du larynx ;
- *examens de contraste, radiocinéma* : hypopharynx, œsophage ;
- *scanner* : base de langue et pharyngo-larynx ;
- *IRM : examen très performant pour juger de la situation et de l'extension des tumeurs ;*
- Petscan pour les petites tumeurs ou les récidives en terrain opéré et irradié. Adénopathies sans porte d'entrée.

IMAGERIE PAR RÉSONANCE MAGNÉTIQUE EN NEUROLOGIE

Définition

Une IRM (imagerie par résonance magnétique) est un procédé d'imagerie datant du début des années 1980, fondé sur la réaction des atomes d'hydrogène excités par un champ magnétique intense. Cette technique est particulièrement utile pour les tissus riches en hydrogène, par exemple ceux contenant de l'eau ou de la graisse comme le système nerveux central.

Technique

L'examen est indolore, sans danger ; les contre-indications sont les stimulateurs cardiaques, les éclats métalliques mobiles, par exemple intra-oculaires, certaines prothèses valvulaires cardiaques mécaniques. L'examen nécessite une immobilité totale pendant 15 à 45 min selon les cas et, pour les claustrophobes, une prémédication.

Le radiologue réalise selon l'indication un certain nombre de séquences (T1, T2, T2*, FLAIR, diffusion…) dans différentes orientations anatomiques (coupes transversales, frontales, sagittales).

L'IRM est un examen beaucoup plus sensible que le scanner, qu'elle tend désormais à remplacer, le produit de contraste utilisé n'est pas dérivé de l'iode, mais du gadolinium. Le coût de cet examen est d'environ 300 euros (*cf.* illustration).

Principales indications

- Étude de la moelle, des racines nerveuses ; en pathologie rachidienne (par exemple : hernies discales).

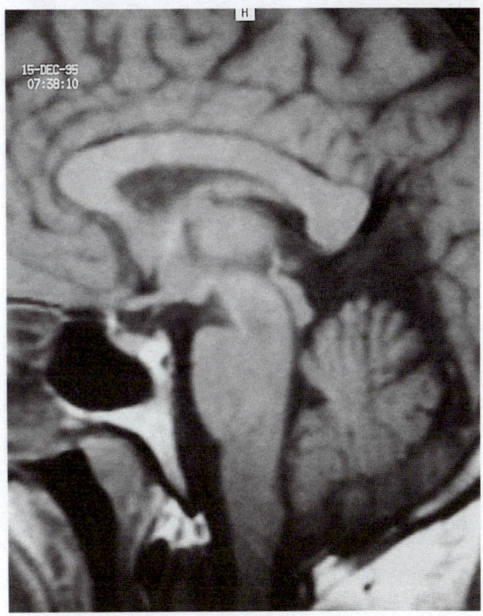

IRM cérébrale (coupe sagittale) normale.

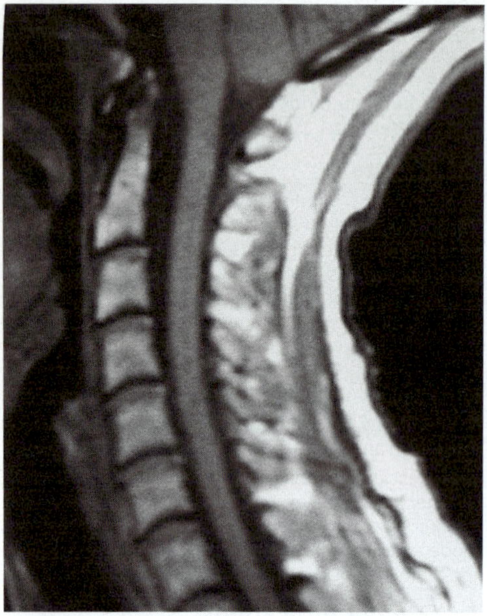

IRM cervicale (T1) normale.

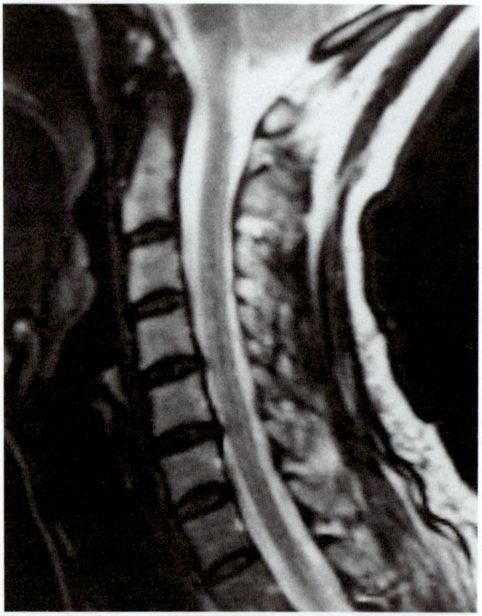

IRM cervicale (T2) normale.

• Étude de **l'encéphale** lui-même, car il est possible de faire des coupes dans les trois plans de l'espace (coupe frontale, sagittale, coronale) ou obliques permettant un repérage anatomique extrêmement précis des lésions, par exemple tumorales, vasculaires et aussi d'étudier par la technique de *diffusion* l'existence de lésions ischémiques récentes.

La recherche de signes de sclérose en plaques (zone dite de *haut signal* dans la substance blanche, en particulier autour des ventricules cérébraux) est un apport important de cette technique ; elle permet de quantifier le nombre et l'évolutivité des lésions spécifiques (*cf.* illustration).

• L'angio-IRM (ARM) permet l'étude des vaisseaux cervicaux et crâniens, à terme, cette technique remplace de plus en plus l'artériographie diagnostique (*cf.* illustration).

Surveillance infirmière pour une IRM cérébrale

Contre-indications :

– agitation, absence de coopération ;
– claustrophobie (prémédication 1 heure avant) ;
– pacemaker ou autre appareillage métallique (ex. : valve cardiaque mécanique, clips chirurgicaux ou agrafes datant d'avant 1990) +++. Mais les prothèses orthopédiques ou le stérilet, les implants dentaires ne sont pas une contre-indication ;
– corps étrangers intra-oculaires ;
– trois premiers mois de grossesse.

Il faut décrire au malade la procédure, au besoin avec l'aide d'une fiche et de schémas ; l'examen dure 15 à 45 min, nécessite une station allongée dans une sorte de tunnel ventilé et éclairé, une immobilité stricte pour laquelle on doit parfois sangler le patient ; la machine fait un bruit de *marteau-piqueur* qui est un peu désagréable et impressionnant. Il n'y a pas de risque particulier, pas de douleur, aucune irradiation, c'est l'excitation magnétique des atomes d'hydrogène qui permet de réaliser une image, fonction du contenu en eau des différents tissus. Le malade doit quitter tout bijou et mettre de côté ses cartes bancaires.

Il est parfois utile de faire une injection intraveineuse (gadolinium, produit peu allergisant en fait, mais précautions si antécédents d'allergie).

Après l'examen, surveillance s'il y a eu une prémédication (risque de chute).

IMMUN-COMPLEXES CIRCULANTS

Définition

Ce sont des agrégats d'antigènes et d'anticorps de taille variable dont l'apparition correspond à une réponse physiologique.

Technique

Prélèvement de 10 mL de sang sur tube sec.

Résultats

Les immun-complexes circulants (ICC) sont retrouvés avec une fréquence variable selon la technique.

Les maladies où l'on trouve le plus fréquemment les ICC sont : le lupus, la polyarthrite rhumatoïde, les hépatites chroniques, l'Osler, les glomérulonéphrites aiguës ou chroniques.

La démonstration d'une corrélation entre la nature de l'antigène et celle de l'anticorps avec la maladie présentée est exceptionnelle (exemple : antigène HBs et anticorps anti-HBs au cours de l'hépatite virale).

IMMUNO-ÉLECTROPHORÈSE

Définition

C'est une technique de séparation des différents constituants *antigéniques* du sérum par combinaison de la séparation électrophorétique et la double diffusion en gel d'Agar. L'immunofixation permet de mettre en évidence de faibles quantités d'immunoglobulines monoclonales (*cf.* illustration).

Technique

Prélèvement sanguin sur tube sec.

Résultats à l'état normal

On trouve une ligne de précipitation correspondant à chacune des protéines du sérum.

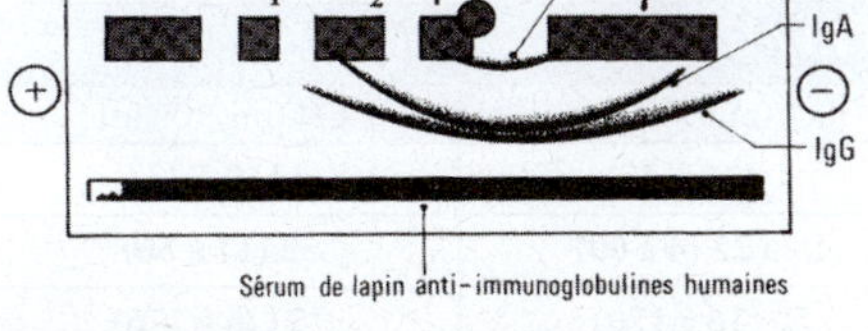

Immuno-électrophorèse des immunoglobulines.

Une évaluation semi-quantitative de l'albumine, des globulines, des différentes immunoglobulines est possible.

Variations

Diminution ou absence d'un trait de précipitation : déficit immunitaire de type B.

Augmentation ou anomalie d'un trait de précipitation : hypergammaglobulinémie, cirrhose, myélome.

Chaque immunoglobuline peut être recherchée séparément, en utilisant un sérum spécifique de cette immunoglobuline (exemple : étude du type de chaîne légère d'un myélome avec un sérum anti-λ ou anti-K).

IMMUNOFLUORESCENCE CUTANÉE

Définition

L'immunofluorescence en dermatologie a pour but de mettre en évidence des anticorps dirigés contre la peau, soit de manière *directe*, à partir d'une biopsie cutanée, soit de manière *indirecte*, dans le sang du patient.

IMMUNOFLUORESCENCE DIRECTE

Définition

C'est une technique utilisant des anticorps fluorescents déposés sur des coupes histologiques de peau et dirigés contre les différentes classes d'immunoglobulines (IgA, IgM, et IgG principalement), et contre le complément ; si ces derniers éléments sont présents sur la coupe de peau, les anticorps se fixent dessus ; leur fluorescence est alors visible sur la coupe, avec un microscope à ultraviolets.

Technique

Le fragment biopsié doit être immédiatement congelé : le déposer sur un petit morceau de feuille cartonnée, face inférieure contre la feuille, placer le tout dans un petit tube à capuchon, style *Eppendorf*, immerger le tube fermé, retenu par une ficelle, dans de l'azote liquide, mettre une étiquette à l'extrémité libre de la ficelle, et acheminer l'ensemble au laboratoire d'anatomie pathologique avant évaporation complète de l'azote liquide.

Il est possible, en l'absence d'azote liquide, de transporter le prélèvement dans un milieu salin, appelé milieu de Michel, permettant de différer le transport dans un délai maximal de 48 heures à température ambiante. Les flacons sont à demander au laboratoire d'anatomie pathologique ; ils se conservent au moins 6 mois à + 4 °C.

Indications

Dermatoses bulleuses, lupus érythémateux, purpura rhumatoïde.

Résultats

Exemple : dépôts linéaires d'immunoglobulines G et de complément le long de la lame basale dans la pemphigoïde bulleuse.

Remarque

Il ne faut pas utiliser d'antiseptique iodé lors d'une biopsie pour immunofluorescence directe ; en effet les produits iodés (*Bétadine,* alcool iodé) provoquent une fluorescence du fragment cutané prélevé.

Le prélèvement doit être immédiatement congelé et ne doit pas séjourner sur une compresse, même imbibée de sérum physiologique.

IMMUNOFLUORESCENCE INDIRECTE

Définition

Mise en évidence d'anticorps circulants dirigés contre certains antigènes de la peau (membrane basale, substance intercellulaire).

Technique

L'examen s'effectue à partir du sang du patient mis en contact avec une coupe de peau humaine normale ; s'il possède des anticorps, dirigés contre les constituants de la peau, ceux-ci vont se fixer sur la coupe ; ils seront alors mis en évidence par un sérum contenant des anticorps fluorescents.

Indications

Dermatoses bulleuses.

Résultats

Exemple : présence d'anticorps antisubstance intercellulaire dans le pemphigus vulgaire.

IMMUNOGLOBULINES

Définition

Il existe cinq classes d'immunoglobulines (Ig) chez l'homme mais seules quatre catégories sont dosées en pratique : IgG, IgA, IgM, IgE. Elles possèdent chacune deux chaînes lourdes et deux chaînes légères.

Technique

Le prélèvement sanguin se fait sur tube sec.

L'immunodiffusion radiale est la technique la plus utilisée pour le dosage pondéral : le sérum du malade à différentes concentrations est posé sur une gélose contenant un antisérum spécifique d'une classe d'immunoglobuline. La concentration est calculée par rapport à des plaques d'immunodiffusion témoins.

L'IgE totale peut être dosée par une méthode radio-immunologique : RIST (*Radio Immuno Absorption Test*) ; le sérum du malade est incubé en présence d'anticorps anti-IgE fixés sur des particules insolubles de *Dextran* en compétition avec de l'IgE marquée.

L'IgE spécifique d'un allergène peut être également dosée par radio-immunologie : RAST (*Radio Allergo Sorbent Test*) ; l'allergène est complété à des particules insolubles de Dextran, les IgE spécifiques du malade vont se fixer sur les particules de *Dextran* et être révélées par un anticorps anti-IgE marqué.

Résultats à l'état normal

- IgG : 8 à 15 g/L.
- IgA : 0,9 et 4,5 g/L.
- IgM : 0,6 à 2,8 g/L.
- IgE : 0,006 à 0,6 g/L.

Variations en pathologie

Taux élevé d'immunoglobulines : lupus, cirrhose, infection VIH.

Taux élevé d'une classe d'immunoglobulines : myélome, Waldenström.

Diminution du taux d'immunoglobulines : déficit immunitaire, syndrome néphrotique, myélome en dehors de l'immunoglobuline anormale, leucémie lymphoïde chronique.

IMMUNOGLOBULINES (chez l'enfant)

Recueil de sang veineux ou capillaire sur tube sec.

IMMUNOGLOBULINES CHEZ L'ENFANT			
	IgG (mg/100 mL)	IgA (mg/100 mL)	IgM (mg/100 mL)
Sang du cordon	850 (400 à 1 650)	< 4 (0 à 15)	12 (0 à 23)
1 à 6 mois	400 (230 à 950)	19 à 25 (4 à 60)	32 (11 à 86)
1 an	725 (281 à 1 280)	50 (16 à 170)	75 (36 à 176)
2 à 3 ans	700 (495 à 1 562)	90 (21 à 250)	100 (43 à 230)

IMMUNOLOGIE CUTANÉE

Les examens immunologiques regroupent :
- les tests épicutanés (→) ;
- les intradermo-réactions ;
- l'immunofluorescence (→).

INTRADERMO-RÉACTION

Définition

L'intradermo-réaction est la réaction cutanée secondaire à l'injection intradermique d'une substance. Le type de la réaction observée renseigne sur l'immunité, voire dans certains cas sur l'allergie du sujet vis-à-vis de cette substance.

Technique

- Désinfection cutanée.
- Injection intradermique de 0,01 à 0,1 mL d'une substance dont la concentration est standardisée (10 unités de tuberculine, par exemple). On utilise une seringue à intradermo-réaction de 1 mL et une aiguille intradermique.
- On réalise ainsi une papule dermique sur laquelle la peau doit prendre un aspect caractéristique dit *en peau d'orange*.
- De nombreuses substances peuvent être ainsi injectées, tuberculine, trichophytine, streptocoque, staphylocoque, lépromine (test de Mitsuda), broyat de ganglion sarcoïdosique (test de Kveim).

Résultats

Ils doivent faire l'objet d'une analyse rigoureuse.

Ils sont trop souvent abusivement interprétés. En fonction de la substance injectée, en effet, la date de lecture et l'interprétation sont variables. Ainsi, la date de lecture se fait de façon :
- immédiate (1/2 h) : pneumallergènes, par exemple ;
- retardée, à la 48e h : tuberculine ;
- tardive, à la 2e semaine : Mitsuda, Kveim.

Le résultat est apprécié sur :
- l'aspect cutané : érythème, voire bulle ;
- l'induration : le diamètre sera mesuré.

L'intradermo-réaction à la tuberculine est lue à la 48e heure.

Elle est positive s'il existe une papule inflammatoire supérieure à 7 mm de diamètre. Cette positivité indique une immunité dite *de type cellulaire* traduisant simplement que le patient a déjà été en contact avec le bacille de Koch ou avec le BCG. Seule une réaction très intense, supérieure à 20 mm, phlycténulaire, orienterait sur une tuberculose actuellement en évolution, ce qui resterait à prouver par les examens radiologiques et bactériologiques. Une positivation récente en l'absence de BCG aurait la même valeur.

Elle est négative : la peau est normale ou non indurée au point d'injection. Cette négativité doit également être interprétée en fonction des résultats des intradermo-réactions antérieures :
- elle n'a jamais été positive : une vaccination ou une revaccination par le BCG peut se discuter ;
- elle était antérieurement positive : il s'agit là d'une négativation qui peut être le fait d'une thérapeutique actuelle (corticothérapie ou immunosupresseurs) ou d'une affection actuellement en évolution (Sida, hémopathie, sarcoïdose, par exemple).

L'intradermo-réaction à la lépromine, ou réaction de Mitsuda, est lue à la 3e semaine : un papulo-nodule signe la positivité : il sera biopsié de même que la réaction positive au test de Kveim.

Cette positivité n'affirme pas non plus l'existence d'une lèpre mais seulement l'état immunitaire du sujet vis-à-vis du bacille de Hansen.

L'intradermo-réaction à la candidine est lue à la 48e heure selon les mêmes critères que l'intradermo-réaction à la tuberculine.

Soixante pour cent des sujets normaux, sains, ont une réaction positive à la candidine : on ne peut donc tirer aucun argument de cette positivité. Néanmoins, il peut s'associer une réaction générale de l'organisme à cette intradermo-réaction : dans ce cas, on peut parler d'allergie à *Candida* et envisager une désensibilisation.

Cette remarque s'applique également à certains pneumallergènes dont l'intradermo-réaction est vue immédiatement sous forme d'éléments urticariens pendant qu'une crise d'asthme a été déclenchée chez ce patient par l'intradermo-réaction ; c'est dire, d'ailleurs, la prudence nécessaire dans certaines conditions.

On voit donc qu'il faut exiger l'association à une réaction locale positive d'une réaction générale, dite *syndromique*, pour parler *d'allergie* à la substance injectée et envisager éventuellement une désensibilisation.

Précautions et causes d'erreur

Les tests intradermiques ne doivent pas être pratiqués chez un patient recevant une corticothérapie générale ou un traitement immunosuppresseur, en raison de risque de faux négatifs.

Une intradermo-réaction à la tuberculine peut être négative dans certaines formes très graves de tuberculose.

Remarques

Il est essentiel de bien noter sur la fiche du malade la date de l'intradermo-réaction ainsi que la date prévue pour la lecture (en particulier lorsque celle-ci doit avoir lieu 3 semaines plus tard).

IMMUNOFLUORESCENCE EN DERMATOLOGIE

Voir *Immunofluorescence directe, Immunofluorescence indirecte.*

INTERNATIONAL NORMALIZED RATIO (INR)

Définition

L'INR est un dosage sanguin qui tend à remplacer le dosage du TP (→ *Taux de prothrombine*) dans la surveillance des traitements par les antivitamines K (AVK) (→). En effet, le dosage de l'INR est standardisé de la même façon dans tous les laboratoires alors que les résultats du TP sont variables d'un laboratoire à un autre.

Par convention, l'INR, en l'absence de traitement par les AVK, est égal à 1 ce qui est l'équivalent d'un TP à 100 %.

Résultats

En augmentant les doses d'AVK, l'INR augmente progressivement alors que le TP baisse.

Il existe plusieurs fourchettes d'INR selon les indications des AVK :

• il faut un INR entre 3 et 4,5 pour les prothèses valvulaires mécaniques et les embolies artérielles à répétition ;

• il faut un INR entre 2 et 3 dans toutes les autres indications.

L'ajustement de la dose se fait en augmentant d'un quart de comprimé (quand l'INR est trop faible) ou en diminuant d'un quart de comprimé (quand l'INR est trop élevé). Après tout changement de dose, l'INR est vérifié 3 jours plus tard.

En cas d'INR très élevé (> 6), on suspend temporairement le traitement et on vérifie l'INR tous les jours.

Ne jamais changer la dose sans avis médical.

Une fois le traitement bien équilibré, l'INR est mesuré tous les 15 jours ou tous les mois. Toutefois, tout nouveau médicament introduit pouvant modifier l'efficacité des AVK, il faut vérifier l'INR quelques jours après le début du traitement.

INTRADERMO-RÉACTION

Voir *Immunologie cutanée.*

IONOGRAMME PLASMATIQUE

La concentration en électrolytes du plasma est maintenue constante dans d'étroites limites par le rein.

On l'exprime en mmol/L (système de mesure international) ou en milliéquivalents (mEq/L) : le nombre de mmol/L s'obtient en divisant la concentration en mg/L par le poids atomique (ou le poids moléculaire pour un corps complexe) et en multipliant par la valence de l'atome considéré pour les milliéquivalents.

Le sodium

Il est le cation prédominant du plasma et du secteur extracellulaire. Sa concentration est le facteur essentiel de l'osmolalité extracellulaire ; l'osmolalité efficace du plasma liée au sodium peut être rapidement calculée en multipliant par 2 le chiffre de la natrémie ($140 \times 2 = 280$ mOsm/kg d'eau). L'osmolalité mesurée du plasma correspond à l'osmolalité efficace + l'osmolalité liée au glucose (5 mOsm pour 0,90 g) et à l'urée (5 mOsm pour 0,30 g).

Le pH du plasma normal est de 7,38.

IONOGRAMME PLASMATIQUE NORMAL							
						SUBSTANCES NON DISSOCIÉES	
Cations	mmol/L	mEq/L	Anions	mmol/L	mEq/L	Substances non dissociées	mmol/L
Sodium	142	142	Chlore	103,0	103,0	Urée	5,0
Potassium	4,0	4	Bicarbonates	26,0	26,0	Glucose	5,5
Calcium	2,5	5	Phosphates	1,0	1,8		
Magnésium	1,0	2	Sulfates	0,5	1,0		
			Protéines	0,8	16,0		
			Anions indéterminés	5,0	5,0		
		153			152,8		

Interprétation des mesures

Quelques précautions doivent être prises dans l'interprétation des mesures, particulièrement celles de la kaliémie et de la natrémie (lorsque l'on recherche un hyperaldostéronisme par exemple).

Le régime doit être normosodé et ne comporter aucune prise de diurétique.

Vérifier l'absence de diarrhée ou de prise de laxatifs pouvant entraîner une fuite de potassium dans les selles.

La quantité d'héparine utilisée comme anticoagulant lors du prélèvement doit être *soigneusement mesurée, les sels d'héparine apportant du sodium.*

Le garrot ne doit pas être serré, le patient ne doit pas faire saillir ses veines par un exercice musculaire, ces circonstances faisant sortir du potassium hors des cellules et majorant la *kaliémie.*

Une hémolyse ou une *centrifugation trop tardive* du sang par rapport au prélèvement majorent aussi la kaliémie.

IONOGRAMME URINAIRE

Définition

C'est la concentration en électrolytes des urines. En fait, c'est l'élimination par 24 heures qu'il est utile de connaître.

Technique

La mesure se fait sur un échantillon de 5-10 mL d'urine prélevé sur l'ensemble des mictions de 24 heures.

Résultats à l'état normal

La natriurèse et la kaliurèse varient de façon à maintenir constant le volume extracellulaire et le pool potassique de l'organisme. Elles sont en période de poids stable pratiquement égales aux apports alimentaires de sodium et de potassium :

- à 100 mEq de sodium urinaire correspond la prise de 6 g de NaCl ;
- à 100 mEq de potassium urinaire correspond la prise de 8 g de KCl.

Principales variations pathologiques

Voir *Troubles de l'eau et du sodium* et *Kaliémie (troubles de la).*

IRM BILIAIRE OU BILI-IRM

Définition

Il s'agit de l'exploration de la morphologie des voies biliaires par une technique non invasive : l'IRM. En réglant de façon particulière l'appareil d'IRM, il est possible de très bien visualiser l'ensemble des voies biliaires ainsi que le canal de Wirsung. Cet examen a supplanté la CPRE à visée diagnostique. Ses indications sont superposables à celles de l'écho-endoscopie biliaire.

JAK2 (mutation)

Définition

Il s'agit d'une mutation acquise dans les cellules hématopoiétiques des patients porteurs de maladie de Vaquez ou d'autres polyglobulies.

Sa positivité est un des critères majeurs du diagnostic.

Technique

Prélèvement sanguin sur tube EDTA après obtention d'un accord signé du patient et de son médecin (car on recherche une mutation de l'ADN).

Résultats

La mutation est retrouvée dans plus de 95 % des maladies de Vaquez, et 50 % des thrombocytémies essentielles et myélofibroses primitives (splénomégalie myéloïde).

L

LAMPE À FENTE

Ce système optique permet d'examiner le segment antérieur de l'œil (conjonctive, cornée, chambre antérieure, cristallin), en réalisant, grâce à une fente optique, une véritable coupe optique de l'œil.

La lampe à fente permet aussi :

• la tonométrie (→) : mesure de la pression intra-oculaire ;
• la gonioscopie : examen de l'angle irido-cornéen ;
• l'examen du fond d'œil : loupe de Volk ou au verre à 3 miroirs (→ *Fond d'œil*) (*cf.* illustration).

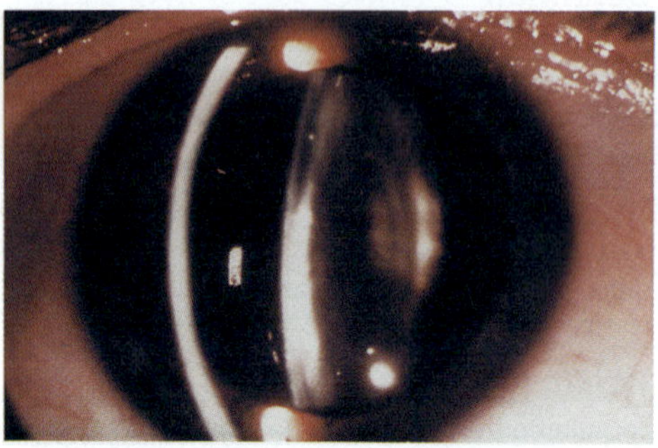

Coupe optique d'un œil à la lampe à fente : d'avant en arrière : cornée, chambre antérieure, cristallin.

LANCASTER (test de)

Définition

Cet examen étudie la *motilité oculaire*, le champ d'action de chaque muscle oculomoteur.

Indications

Il est indispensable dans l'étude d'une *diplopie* pour rechercher quel muscle oculomoteur est responsable de la paralysie et les hyperactions réactionnelles.

LAVAGE BRONCHO-ALVÉOLAIRE

Définition

L'examen du liquide recueilli après instillation de sérum salé isotonique dans un territoire pulmonaire permet l'étude de la population cellulaire intra-alvéolaire, ainsi qu'une étude bactériologique, parasitologique, virologique et minéralogique du contenu alvéolaire.

Technique

On bloque le fibroscope dans une bronche distale (souvent du lobe moyen) puis on instille, par le canal opérateur du sérum salé isotonique, qui est recueilli par aspiration douce. On peut instiller jusqu'à 300 mL de liquide, par fractions de 50 à 60 mL.

Résultats normaux

La population cellulaire recueillie est presque exclusivement macrophagique, avec un faible pourcentage de lymphocytes (5 à 10 %).

Intérêt

L'examen cytologique permet un diagnostic de certitude au cours de l'histiocytose X, de la protéinose alvéolaire, des saignements intra-alvéolaires.

Il apporte des éléments d'orientation au cours des pneumopathies interstitielles, selon la répartition des populations cellulaires : élévation des lymphocytes dans la sarcoïdose, les alvéolites allergiques, le poumon radique, la pneumonie interstitielle lymphoïde, etc. ; élévation des polynucléaires neutrophiles dans la fibrose pulmonaire ; élévation des éosinophiles dans certaines pneumopathies médicamenteuses, dans le poumon éosinophile.

L'examen bactériologique, virologique, mycologique et parasitologique est fondamental dans l'exploration des pneumopathies des immunodéprimés (mise en évidence de *Pneumocystis*, d'*Aspergillus*, etc.).

L'examen minéralogique permet de confirmer un empoussiérage par l'amiante et de le quantifier (recherche et mesure de la concentration des corps ferrugineux en microscopie optique).

LAVEMENT BARYTÉ

Définition, technique et préparation

Cet examen consiste à injecter dans le côlon un produit radio-opaque puis à pratiquer des radiographies. La préparation doit être parfaite. Le sujet ne doit pas avoir eu d'autre examen baryté (radio d'estomac, etc.) depuis 4 à 6 jours, car la baryte stagne et gêne l'examen. Il ne doit pas non plus avoir reçu de produit opaque durant les mêmes délais. Des hydrosolubles peuvent être utilisés à la place de la baryte en cas de crainte de perforation.

• *Technique standard* : un régime sans résidu de 3 jours est utile ; on donne la veille et le matin de l'examen un grand lavement de 2 litres d'eau tiède à faible pression, qui doit si possible être gardé 20 minutes. Le jour de l'examen, il est préférable que le patient soit à jeun.

• *Technique du double contraste* (baryte + insufflation d'air par la canule rectale) : la préparation est identique à celle de la coloscopie (→).

L'examen comprend : un abdomen sans préparation, le contrôle de la progression du lavement opaque en scopie télévisée, la prise de clichés dans de multiples incidences et positions du malade. Il faut exiger un déroulement des angles et du sigmoïde et un profil rectal, un remplissage complet du cæcum ; la dernière anse grêle n'est pas toujours visible.

Indications

Elles ont considérablement diminué depuis l'apparition de la coloscopie et du colo-scanner. En pratique, on réserve le lavement baryté aux patients chez qui la coloscopie est trop lourde à réaliser (sujet très âgé avec risque anesthésique) ou techniquement impossible (sténose). Les indications sont donc :

• les occlusions basses (en urgence) ;
• les maladies du côlon et de la dernière anse grêle, dont les sténoses ;
• parfois, le chirurgien peut demander un lavement baryté avant une intervention sur le côlon pour bien visualiser l'anatomie.

Contre-indications

Poussée aiguë de sigmoïdite diverticulaire ou de colite organique (le risque de perforation fait qu'il vaut mieux attendre une atténuation des symptômes).

Accidents

Rares : perforations surtout dues à certaines sondes rectales employées chez des malades incontinents.

LIPASE SÉRIQUE

Définition

La lipase est une enzyme exclusivement pancréatique. Elle augmente en cas de pancréatite aiguë. Son dosage doit remplacer celui de l'amylase qui est moins spécifique.

Résultats normaux

20 à 160 UI/L.

Augmentation

Pancréatites aiguës où, par définition, son élévation dépasse 3 fois la valeur limite supérieure de la normale.

LIQUIDE CÉPHALO-RACHIDIEN CHEZ LE NOUVEAU-NÉ ET L'ENFANT

Prélèvement souvent difficile, contaminé par du sang ce qui rend l'interprétation des résultats difficile.

Deux tubes contenant chacun 10 à 15 gouttes de liquide sont suffisants.

En cas de ponction traumatique, le nombre d'éléments supplémentaires introduits par la contamination sanguine se calcule approximativement par la formule :

Leucocytes en excès/mm^3 = leucocytes (sang) × Hématies (LCR)/hématies (sang).

LCR NORMAL CHEZ LE NOUVEAU-NÉ ET L'ENFANT

	Prématuré	Nouveau-né	> 1 mois
Éléments (/mm^3)	0-30	0-30	5
Glucose (mmol/L)	1,3-3,5	1,9-6,1	> 2,2
Protides (g/L)	0,25-1,3	0,2-1,2	0,1-0,4

LIQUIDE SYNOVIAL

Définition

Le liquide synovial, ou synovie, contenu dans une articulation, est sécrété par la membrane synoviale. Sa fonction est d'apporter des produits nutritifs au cartilage. Il joue également un rôle de premier plan dans la *lubrification* des surfaces cartilagineuses en contact.

Il se modifie dans les articulations pathologiques, et son analyse a alors un grand intérêt.

Caractéristiques normales

Son abondance, normalement très modérée (au maximum quelques mm^3) est fonction de la taille de la cavité articulaire ; il est ainsi plus abondant au genou. Il contient des protéines, des électrolytes, des enzymes et, surtout, un corps particulier (qui n'existe pas dans le sang), l'acide hyaluronique, responsable de sa viscosité.

Le liquide normal contient peu de cellules (10 à 200 par mm^3), constituées de polynucléaires ou de cellules de la couche bordante de la synoviale.

Technique du prélèvement

La ponction articulaire permet l'évacuation et l'examen du liquide articulaire. Le geste est simple, presque indolore (il faut rassurer le patient), et comporte un impératif absolu : l'asepsie, qui doit être rigoureuse. Parfois, la ponction peut-être guidée sous échographie, en particulier à la hanche.

Le liquide est recueilli dans un flacon stérile, contenant soit de petites billes de verre soit de l'héparine sèche (héparinate de sodium), que l'on agitera après remplissage pour éviter la coagulation trop rapide du liquide lorsqu'il est pathologique.

Examen du liquide synovial

Il porte sur :

• *son aspect macroscopique, à l'œil* ; normalement, il est très peu abondant, jaune, transparent, visqueux et incoagulable. En cas d'origine arthrosique il a un aspect voisin mais il est plus abondant ; en cas d'inflammation articulaire, il est moins coloré, a perdu sa viscosité et coagule. Dans ces deux cas on parle d'hydarthrose. Plus l'inflammation est importante, plus il est trouble. *Les liquides infectieux* sont habituellement troubles, puriformes. Rarement le liquide est rouge ou xanthochromique : on parle alors d'hémarthrose, qui témoigne d'un saignement ;

• *son aspect au microscope* : on compte le nombre d'éléments cellulaires, normalement très peu important. Dans les liquides dits *mécaniques* il est inférieur à 1 000/mm^3, dont moins de 50 % de polynucléaires. Dans les liquides dits *inflammatoires*, il est supérieur à 1 000/mm^3, en majorité des polynucléaires. On y recherche des cristaux (ou microcristaux) d'acide urique dans la goutte, de pyrophosphate de calcium dans la chondrocalcinose articulaire. *Les liquides infectieux* contiennent souvent encore plus d'éléments, dont la majorité est faite de polynucléaires altérés ;

• l'*examen bactériologique* qui est indispensable pour mettre en évidence un germe pathogène en cas d'infection articulaire : examen direct au microscope, cultures sur milieux usuels et sur milieux de Loewenstein (recherche du BK) ;

• l'*examen chimique* enfin, avec dosage des protides, augmentés en cas d'inflammation, dosage éventuel de l'acide urique, réactions du latex et de Waaler-Rose, etc.

LITHIÉMIE

Définition

Dosage du lithium sérique, donné sous forme de sel de lithium *per os*. Elle permet de contrôler l'adéquation posologique.

Technique de prélèvement

Généralementt : dosage le matin, avant la première prise quotidienne, 12 heures après celle de la veille.

Le prélèvement sur tube sec de 5 mL est préférable. La technique de dosage est relativement simple mais précise par photométrie de flamme ou par absorption atomique.

Le dosage du lithium intra-érythrocytaire couplé au lithium plasmatique est rarement demandé ; c'est un meilleur indicateur de tolérance et d'efficacité.

Précautions

Il faut s'assurer de l'horaire de la prise du lithium afin d'interpréter correctement les résultats.

Si le prélèvement est fait sur anticoagulant, il faut s'assurer que celui-ci ne contient pas de fluorure.

Résultats

La lithiémie doit se stabiliser entre 0,4 et 1,2 mmol/L, en pratique entre 0,6 et 0,9 mmol/L. Au-dessus de 1,5 mmol/L, il existe une toxicité. Il faut bien différencier les résultats attendus selon les formes galéniques (LP ou non), il existe une toxicité. Il faut bien différencier les résultats attendus selon les formes galéniques (LP ou non).

C'est un examen pratiqué fréquemment à la mise en route du traitement (toutes les semaines), puis lors de la période d'équilibre en principe une fois par trimestre. Un bilan rénal et thyroïdien doit être associé une fois par an.

Au moindre doute, une lithiémie doit être faite en urgence en cas de signes cliniques d'intoxication, en cas de traitement par diurétiques ou de modifications du régime sodé, mais aussi lors de la survenue d'une affection intercurrente ou de la réapparition de signes cliniques de manie ou de dépression.

LUMIÈRE DE WOOD

Définition

La lumière de Wood est une lumière constituée exclusivement de rayons ultraviolets : elle met en évidence la fluorescence de certaines dermatoses dans lesquelles elle est donc utilisée à visée diagnostique.

Technique

Dans une pièce obscure, les lésions cutanées présentées par le malade sont exposées à la lumière de Wood.

Résultats et indications

• *Ils sont centrés sur le diagnostic des infections.* Certaines dermatophyties (→) responsables de teignes donnent une fluorescence verte.

• L'érythrasma (→) donne une fluorescence rouge corail.
• Le pityriasis versicolor (→) peut inconstamment produire une fluorescence jaune.
• Étude des hyper- et hypopigmentations.

Précautions et causes d'erreur

Ce geste simple et pratique est donc très utile pour confirmer un diagnostic soupçonné cliniquement ; il ne doit pas empêcher de pratiquer des examens complémentaires plus spécifiques : prélèvement mycologique d'une teigne, par exemple.

LYSOZYME

Définition

C'est le dosage dans le sang et dans les urines de l'activité enzymatique du lysozyme stocké dans les polynucléaires (reflet du renouvellement granulocytaire).

Résultats à l'état normal

• *Sérum* : 5 à 15 mg/mL.
• *Urines* : inférieur à 2 mg/L.

Variations pathologiques (augmentation)

• Leucémies monoblastiques et monocytaires.
• Lésions tubulaires proximales du rein.
• Maladie de Crohn.

MAMMOGRAPHIE

Buts

Contribuer à éclairer le diagnostic lorsque l'examen clinique des seins montre :

- un nodule palpable ;
- une modification de consistance du sein ;
- un état douloureux insolite du sein ;
- un écoulement mamelonnaire ;
- une inquiétude chez une personne à *haut risque*.

Mais aussi : essayer de détecter des tumeurs à un stade non palpable. Prévention active permettant un diagnostic précis du cancer du sein. À partir de 40 ans, tous les 2 à 3 ans (*cf.* illustration).

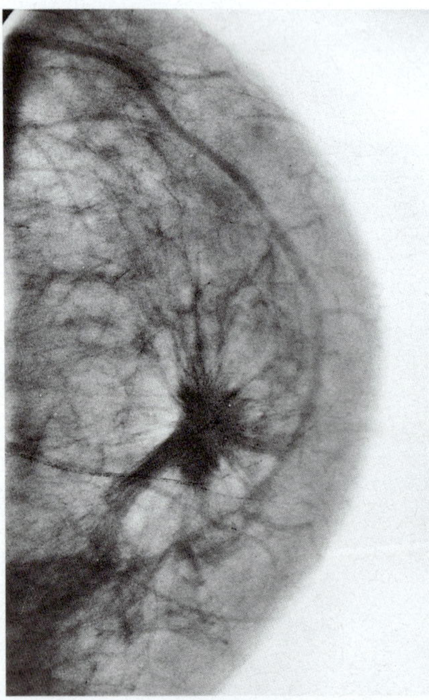

Cancer du sein. Image stellaire avec infiltration diffuse.

Technique

La mammographie est une technique exigeante qui ne souffre pas la médiocrité : on radiographie toujours les deux seins. On complète la mammographie par l'échotomographie de haute fréquence dans les seins denses ou pour conforter le diagnostic.

Résultats

On étudie :

- la peau, dont on apprécie l'épaisseur et la régularité, ainsi que les adhérences ;
- la glande : opaque et marmoréenne chez les femmes jeunes, atrophiée et transparente dans les seins *optiquement vides*.

On recherche des anomalies : essentiellement des opacités et des foyers de microcalcifications.

Un cancer se traduit par une densification à contours irréguliers avec des prolongements rameux en spicules. L'aspect étoilé s'accompagne de l'épaississement de la peau adjacente.

Un kyste est traduit par une opacité ronde, à bords réguliers.

Les microcalcifications malignes ponctuent l'opacité tumorale ou son pourtour immédiat. Elles sont groupées en amas irréguliers, denses.

MANOMÉTRIE DE L'ŒSOPHAGE

Cette technique permet d'étudier la motricité de l'œsophage en enregistrant les pressions des sphincters de l'œsophage (supérieur, inférieur) ainsi que la fréquence et la qualité de la propagation des contractions au niveau du corps de l'œsophage.

Technique

Une sonde de manométrie constituée de cathéters perfusés avec de l'eau et reliés à des capteurs de pression et à un ordinateur permet d'enregistrer les pressions.

Le patient doit être à jeun et avoir arrêté tout traitement antisécrétoire ou modificateur de la motricité digestive (y compris les dérivés nitrés et inhibiteurs calciques) depuis au moins 48 heures. La sonde de manométrie est introduite par voie buccale ou nasale dans l'œsophage et l'estomac. Pendant 30 minutes, on étudie la réponse motrice de l'œsophage à des déglutitions de salive ou d'eau.

Résultats

Examen normal : la baisse de la pression des sphincters lors de la déglutition, puis l'hyperpression et enfin le retour à la normale provoquent la propagation dans le corps de l'œsophage d'une onde de pression.

Examen anormal : l'hypotonie (reflux) ou l'hypertonie des sphincters (achalasie), l'absence de relaxation à la déglutition (achalasie) provoquent une propagation anormale des ondes de contractions au niveau du corps de l'œsophage.

MARQUEURS GÉNÉTIQUES

Les progrès récents dans le domaine de la génétique ont permis l'identification d'un nombre croissant de mutations géniques responsables de maladies génétiques et, pour un certain nombre d'entre elles, la standardisation du diagnostic génétique : mutation sur le chromosome X responsable du syndrome de l'X fragile ; mutation sur le chromosome 5 responsable de la maladie de Werdnig-Hofmann ; microdélétion du chromosome 22 responsable d'un syndrome malformatif (Di George) touchant le cœur, le massif facial, le thymus et les parathyroïdes ; mutations du gène CFTR responsable de la mucoviscidose (→), etc.

La principale technique utilisée est la PCR (→) qui permet l'amplification d'une séquence ciblée du génome. Le recueil d'ADN s'effectue soit sur les villosités choriales (diagnostic anténatal précoce), soit sur le sang du sujet atteint (quelques gouttes de sang sur papier buvard type Guthrie ou 1 tube de sang total).

MARQUEURS LYMPHOCYTAIRES (CD4, CD8)

Voir aussi *Phénotypage lymphocytaire*.

Définition

L'examen a pour but de mesurer les sous-populations lymphocytaires et d'apprécier, en cas d'infection VIH, l'importance du déficit immunitaire.

Résultats

Normaux : CD4 500 à 1 200/mm^3, CD8 300 à 1 000/mm^3, rapport CD4/CD8 1.

Les infections opportunistes apparaissent essentiellement en dessous de 200 CD4/mm^3, en particulier la pneumocystose et la toxoplasmose imposant une prophylaxie en dessous de ce taux. Le risque de mycobactéries atypiques et d'infections à CMV est accru en dessous de 100 CD4/m^3.

MASSE GLOBULAIRE

Technique

On injecte les globules rouges marqués par le technétium radioactif. Les globules rouges vont se répartir de façon homogène dans le sang circulant. On prélève alors un échantillon dont on mesure la radioactivité (a). Connaissant la radioactivité totale (At) injectée on peut calculer le volume sanguin total : V = At/a. L'hématocrite mesuré sur sang capillaire dans un microtube donne le pourcentage du volume sanguin occupé par les globules rouges et permet le calcul de la masse globulaire et du volume plasmatique. Le volume plasmatique peut être mesuré directement selon le même principe en utilisant l'albumine marquée à l'iode 131. Les valeurs sont rendues en pourcentage par rapport au volume théorique calculé en fonction du poids et de la taille.

Variations en pathologie

Elles sont toujours à interpréter en tenant compte du volume plasmatique.

L'augmentation de la masse globulaire affirme la polyglobulie (→).

La diminution de la masse globulaire affirme l'anémie (→).

MASSE GLOBULAIRE. RÉSULTATS À L'ÉTAT NORMAL

	Volume plasmatique (mL/kg de poids)	Pour un adulte de 70 kg (vol. en litres)	Volume globulaire (mL/kg de poids)	Pour un adulte de 70 kg (vol. en litres)
Homme	43,5 ± 3	2,450 ± 0,2	30 ± 3	2,1 ± 0,2
Femme	43,5 ± 3	2,450 ± 0,2	25 ± 3	1,75 ± 0,2

MÉDIASTINOSCOPIE

Définition

C'est l'exploration endoscopique du médiastin, qui permet, sous contrôle de la vue, la biopsie de tumeurs ou d'adénopathies médiastinales.

Technique

Il s'agit d'un geste de chirurgie thoracique, réalisé sous anesthésie générale.

Le médiastinoscope est introduit par une petite incision au-dessus de la fourchette sternale. On peut ainsi explorer le médiastin antéro-supérieur et moyen, et faire des biopsies à visée diagnostique.

Précautions

Ce sont celles de toute anesthésie générale.

Résultats et indications

Elle permet de visualiser les organes du médiastin moyen et antérieur.

Les indications sont :

- le diagnostic des adénopathies médiastinales : sarcoïdose, tuberculose, lymphome ;
- le bilan d'extension ganglionnaire locorégional des cancers bronchiques ;
- le diagnostic histologique des tumeurs du médiastin antérieur (thymomes…).

MESURE AMBULATOIRE DE LA PRESSION ARTÉRIELLE (MAPA)

Définition

La mesure ambulatoire de la pression artérielle permet l'enregistrement des chiffres tensionnels sur une journée en dehors du cabinet médical et apporte des informations souvent décisives pour le diagnostic d'hypertension artérielle. Sa réalisation et son interprétation sont faites par le cardiologue.

Technique

Deux types d'appareillage sont utilisés : l'un par méthode auscultatoire et l'autre par méthode oscillométrique. Les principales données obtenues sont :

- la totalité des valeurs de pression artérielle systolique (PAS) et diastolique (PAD) et de fréquence cardiaque avec leurs horaires (environ une centaine de mesures sur 24 heures) ;
- la moyenne de la PAS et de la PAD sur 24 heures, pendant la période diurne et la période nocturne ;
- les valeurs maximales et minimales de PAS et PAD avec leurs horaires ;
- une approche de la variabilité tensionnelle.

Recommandations

Pour obtenir un recueil fiable des mesures, il faut que l'enregistrement se fasse un jour d'activité habituelle, que le bras reste immobile pendant la mesure, que le patient soit éduqué pour savoir interrompre une mesure en cas de problèmes et pour savoir remettre le brassard en place. De plus, le patient doit noter ses différentes activités durant les 24 heures de mesure.

Valeurs normales

- Pression artérielle moyenne/24 heures en période d'activité : 135/85 mm Hg.
- Pression artérielle moyenne/24 heures en période de repos : 120/75 mm Hg.

Indications

- Aide diagnostique.
- Éliminer un effet *blouse blanche*.
- Surveiller l'efficacité ou l'échec d'un traitement antihypertenseur.
- Déceler une hypotension orthostatique.

MÉTHÉMOGLOBINÉMIE

Définition

La transformation du fer ferreux de l'hémoglobine en fer ferrique produit la méthémoglobine.

Technique

Prélèvement de 5 mL de sang sur héparine. Le dosage se fait par spectrophotométrie.

Résultats à l'état normal

Taux inférieur à 1 %.

Variations pathologiques

- *Intoxication :* nitrite, nitrate, chlorate, hydantoïne, aniline.
- *Déficit enzymatique* (réductase), hémoglobine M.
- *Médicament* : dapsone *(Disulone)*.

MIBG (MÉTHYL-IODO-BENZYL-GUANIDINE) (épreuve à la)

Buts

Diagnostic des tumeurs sécrétant de l'adrénaline, de la noradrénaline et leurs métabolites : phéochromocytomes, neuroblastomes.

Principes

Test isotopique utilisant un produit radioactif ayant une grande affinité pour les tissus chromaffines (sécrétant des catécholamines). Il faut saturer la thyroïde avec de l'iode (Lugol) pour que la MIBG ne se fixe pas sur cette glande qui en est avide.

Résultats

La fixation de la MIBG sur le tissu chromaffine permet de confirmer le diagnostic mais aussi de localiser la tumeur et de surveiller en postopératoire une éventuelle récidive tumorale.

MICRO-ALBUMINURIE

Définition

Quantité d'albumine excrétée dans les urines par 24 heures (Anaes).

Technique

Immuno-turbidimétrie.

Résultats

Normale : < à 30 mg/24 heures (fraction minoritaire de la protéinurie physiologique : 150 mg/24 heures).

Micro-albuminurie : 30-300 mg/24 heures.

Macro-albuminurie : > 300 mg/24 heures.

Intérêt

La recherche annuelle de la micro-albuminurie est un élément de surveillance du diabète en particulier du diabète de type 1. Son apparition signe l'existence d'une néphropathie diabétique.

Plus généralement, la micro-albuminurie est le reflet d'une dysfonction endothéliale, sa présence est un facteur de risque indépendant de la mortalité chez le diabétique de type 2, le patient cardio-vasculaire.

Chez un patient dont la protéinurie est supérieure à 1 g/24 heures, la recherche d'une micro-albuminurie n'a aucune indication.

MNI TEST (mononucléose infectieuse test)

Définition et technique

C'est un examen sérique indirect qui a pour but d'aider au diagnostic de mononucléose infectieuse. C'est une réaction d'agglutination sur lame de globules rouges de chevaux, formolés, par le sérum du malade. La technique est donc simple et rapide.

Résultats et précautions

Il est précocement positif, mais il a l'inconvénient de ne pas avoir une spécificité absolue dans tous les cas, c'est pourquoi on l'associera à une réaction sérologique de Paul-Bunnell-Davidson.

MUTATION JAK2

Voir *JAK2 (mutation)*.

MYÉLOGRAMME

Définition

C'est l'étude au microscope des cellules présentes dans la moelle.

Technique

Matériel : lames neuves propres, trocart de Mallarmé, compresses stériles, antiseptiques, seringue, un tube stérile si une myéloculture est faite.

La ponction est faite au milieu du manubrium en condition d'asepsie. Le suc médullaire aspiré est étalé sur des lames qui sont séchées immédiatement.

Résultats

Au faible grossissement : la richesse de la moelle est appréciée (+ à ++++).

Au fort grossissement : on identifie les cellules et on calcule le pourcentage sur 200 éléments, on apprécie leur morphologie.

Lignée rouge (25 à 30 %) :

- proérythroblastes ;
- érythroblastes basophiles ;
- érythroblastes polychromatophiles ;
- érythroblastes acidophiles.

Lignée granuleuse (60 à 65 %) :

- myéloblastes ;

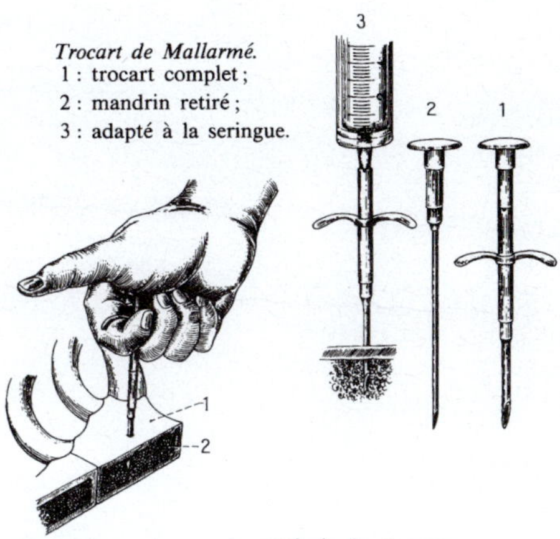

Trocart de Mallarmé.
1 : trocart complet ;
2 : mandrin retiré ;
3 : adapté à la seringue.

1 : corticale du sternum ;
2 : moelle osseuse.

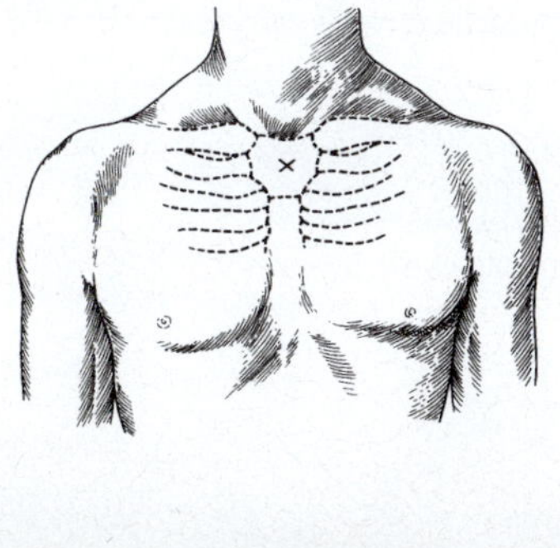

• promyélocytes ;
• myélocytes ;
• métamyélocytes ;
• polynucléaires neutrophiles, éosinophiles, basophiles.

Autres cellules (15 %) : lymphocytes, plasmocytes, monocytes, cellules réticulaires.

Mégacaryocytes présents.

Indications en pathologie

Hématologie :

• trouble de la production ou de la maturation des cellules sanguines ;
• envahissement néoplasique.

Pathologie infectieuse : tuberculose hématopoïétique, leishmaniose.

MYOGLOBINURIE

Définition

C'est le dosage de la myoglobine dans les urines.

Technique

Voir *Hémoglobinémie*.

Résultats

Le passage de myoglobine dans les urines s'observe lors des traumatismes musculaires (→ *Bywaters [syndrome de]*), en cas d'infection virale (Coxsackie, grippe) ou au cours de la maladie de Mac Ardle (→ *Glycogénoses*).

N

NERF FACIAL (examen électrique du)

Définition

Le pronostic d'une paralysie faciale périphérique est fonction d'un ensemble d'éléments cliniques et paracliniques au sein desquels l'examen électrique tient une place essentielle.

La qualité de la guérison de ces paralysies dans leurs formes graves, qu'elles soient d'origine médicale ou traumatique, est liée à la précocité du traitement.

Les techniques électromyographiques classiques ne pouvaient donner d'éléments pronostiques avant la troisième semaine d'évolution. Il a donc été nécessaire de faire appel à des techniques d'interprétation plus précoces telles que les mesures d'excitabilité du nerf facial.

Divers appareillages permettent actuellement d'apprécier l'excitabilité nerveuse après un délai de quelques jours et ainsi, en cas d'apparition d'une inexcitabilité nerveuse, de traiter ou d'intervenir chirurgicalement sans retard.

Technique

Les électrodes de stimulation sont placées en regard du tronc nerveux ou de ses branches au niveau de la parotide. La stimulation est appliquée par voie percutanée, l'observation de la réponse nerveuse est effectuée cliniquement ou enregistrée par une électrode. Cet examen n'est pas douloureux et peut être répété facilement.

NUMÉRATION DES PLAQUETTES

Voir *Hémostase primaire*.

NUMÉRATION DES RÉTICULOCYTES

Voir *Réticulocytes (numération des)*.

NUMÉRATION FORMULE SANGUINE (NFS)

Définition

C'est l'ensemble des principales constantes des éléments figurés du sang.

Technique

Prélèvement de sang veineux sur anticoagulant sec ou aspiration avec une pipette spéciale de sang capillaire. La numération est faite automatiquement, la formule leucocytaire est faite sur un frottis (voir tableau des valeurs normales) ou par différents appareils qui donnent une formule complète ou approchée quand celle-ci est normale et signalent les formules anormales qui seront revues et analysées au microscope.

HÉMOGRAMME NORMAL DE L'ADULTE

	HOMME	FEMME
Globules rouges	4,5-5,5 10^6/mm^3	4-5 10^6/mm^3
Hémoglobine	13-17,5 g/100 mL	11,5-15 g/100 mL
Hématocrite	40-52 %	38-47 %
Volume globulaire moyen (VGM)	80 à 100 m^3	
Concentration corpusculaire moyenne en hémoglobine	32-38 %	
Réticulocytes	50 000-150 000/mm^3	
Plaquettes	150-450 000/mm^3	
Leucocytes Polynucléaires neutrophiles Polynucléaires éosinophiles Polynucléaires basophiles Lymphocytes Monocytes	4 000-10 000/mm^3 1 800 à 8 000/mm^3 < 700/mm^3 < 700/mm^3 1 000-4 000/mm^3 < 800/mm^3	

NUMÉRATION FORMULE SANGUINE DE L'ENFANT

Technique de recueil

Un millilitre de sang recueilli sur EDTA par ponction veineuse ou prélèvement capillaire.

HÉMOGRAMME NORMAL CHEZ L'ENFANT

	Cordon	J1	J2	J7	J45	3 MOIS	1 AN	4 ANS	10 ANS
Hématies (millions/mm^3)	5,25	5,8	5,7	5,2		3,7 ± 0,3	4,7 ± 0,5	4,6 ± 0,3	4,8 ± 0,4
Hémoglobine (g/100 mL)									
Valeur moyenne	16,8	18,4	17,8	17	12,7	11,3 ± 0,3	11,1 ± 1,7	12,4 ± 1	13,2 ± 1,2
Valeurs extrêmes	13,7 à 20,1				9,5 à 15,9				
Hématocrite (%)	53	58	55	54		33	35	37	39
Réticulocytes (%)	3 à 7	3 à 7	1 à 3	0 à 1	0 à 1	0 à 1			
Leucocytes (mm^3)		18 000		12 000		12 000	11 000	9 000	8 000
Polynucléaires neutrophiles (%)		61		45		37	40	44	50
Éosinophiles (%)		2,2		4					
Lymphocytes (%)		31		41		55	51	47	42
Monocytes (%)		5,8		9,1		6	5	5	5
Érythroblastes (% des GB)	10	7	0,5	0					
Plaquettes (mm^3)	350 000		350 000		260 000			260 000	

O

ŒSTRADIOL

Définition

C'est la principale hormone sécrétée par l'ovaire chez la femme de la puberté à la ménopause et en faible quantité par le testicule.

Technique

Prélèvement de 10 mL de sang veineux sur tube hépariné à conserver au réfrigérateur à + 4° C ; il doit être centrifugé et congelé rapidement. Dosage radio-immunologique. Le dosage plasmatique est le plus utilisé, mais on peut aussi doser le taux d'œstrogènes urinaires couplé à la créatinine.

Causes d'erreur

Il faut connaître la date des dernières règles pour pouvoir interpréter les résultats.

Les anomalies des protéines porteuses des stétoïdes sexuels peuvent modifier les taux.

Il faut vérifier l'absence de prise médicamenteuse (œstroprogestatifs).

Résultats normaux

- Chez l'homme : inférieur à 40 pg/mL ou 147 pmol/L.
- Chez la femme :
  - phase folliculaire : 20-90 pg/mL ou 73 à 330 pmol/L ;
  - pic ovulatoire : 140 à 400 pg/mL ou 500 à 1 480 pmol/L ;
  - phase lutéale : 50 à 210 pg/mL ou 180 à 770 pmol/L.

Résultats en pathologie

En cas d'anovulation, l'œstradiol est normal ou bas en première phase et ne présente pas de pic. Chez la femme, un taux bas évoque une pathologie ovarienne ou hypothalamo-hypophysaire. Le dosage des gonadotropines (FSH-LH) permet de faire la différence.

Chez l'homme, une augmentation doit faire rechercher une tumeur surrénalienne ou surtout testiculaire ou une prise médicamenteuse. Une chute du taux se voit dans les atrophies testiculaires.

ORTHOPTIE

Définition

L'orthoptie est l'ensemble des méthodes d'examen et de traitement non chirurgical des anomalies de la vision binoculaire.

Bilan orthoptique

Il complète l'examen ophtalmologique dans certains cas. Il a pour but de détecter tous les troubles de la vision binoculaire : strabisme, amblyopie, insuffisance de convergence, ainsi que de connaître l'état oculaire sensoriel et moteur du patient.

Le bilan est réalisé par un orthoptiste qui travaille en collaboration avec l'ophtalmologiste. Différents tests sont utilisés : test à l'écran, tests de vision du relief (Lang, Wirt...), synoptophore, barres de prismes...

Rééducation orthoptique

Elle est indiquée lorsque le bilan orthoptique a mis en évidence une insuffisance de convergence, dans certains strabismes et amblyopies et dans certaines paralysies oculomotrices.

OSMOLALITÉ URINAIRE

Définition

L'osmolalité urinaire est la concentration moléculaire de toutes les particules osmotiquement actives dans 1 litre d'urine. L'osmolalité est une mesure plus précise que la densité urinaire.

Technique

L'osmolalité est déterminée par le delta cryoscopique (abaissement de la température de congélation) mesurée sur un osmomètre. Elle peut être approximativement appréciée par la formule : 2 [(Nau + Ku)] + (uréeu) exprimés en mmol/L (u étant la concentration urinaire de la substance considérée).

Résultats à l'état normal

L'osmolalité varie entre 50 et 1 200 mOsm/kg d'H_2O :

- lorsque l'osmolalité augmente au-delà de 300 mOsm, les urines sont plus concentrées que le plasma : le rein réabsorbe de l'eau (antidiurèse) ;
- lorsque l'osmolalité est inférieure à 300 mOsm les urines sont plus diluées que le plasma : le rein élimine de l'eau (diurèse).

OXYMÉTRIE DE POULS OU TRANSCUTANÉE

C'est un examen non invasif, qui permet de mesurer en continu la saturation pulsée artérielle de l'hémoglobine en oxygène (SpO_2).

Matériel, technique et résultat

L'oxymétre ou le saturomètre est composé d'un moniteur portable ou intégré à un appareillage fixe (en réanimation ou au bloc opératoire), relié à un capteur en forme de pince à doigt ou de bande autocollante adaptable pour le doigt, le nez, l'oreille, ou la main (en pédiatrie). Le résultat s'affiche sur l'écran en continu avec la SpO_2 et la fréquence de pouls. La surveillance de la SpO_2 est utile dans plusieurs conditions pathologiques :

• Au repos : la surveillance des malades en réanimation, aux urgences, en cas d'anesthésie générale au bloc opératoire ou dans le service de pneumologie chez les patients hypoxémiques.

• À l'effort : au cours du test de marche de 6 mn (voir test de marche).

• Au cours du sommeil : pour rechercher les dénaturations nocturnes chez les patients obèses ou porteurs de pathologies respiratoires chroniques qui s'aggravent pendant le sommeil. (*cf.* illustration)

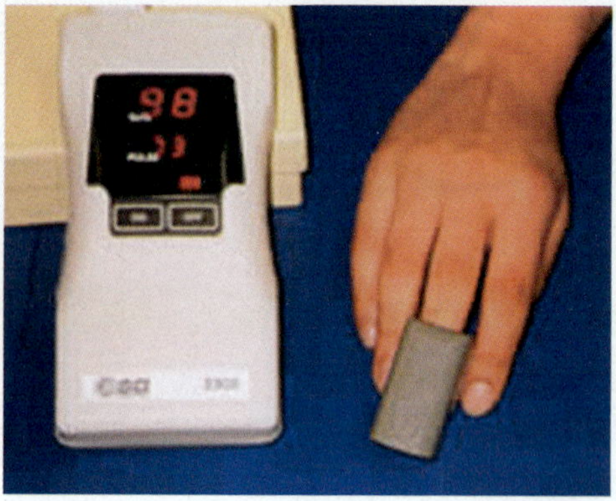

Oxymétrie de pouls.

P

P-ANCA

Voir *ANCA*.

PARATHORMONE (PTH)

Définition

C'est l'hormone hypercalcémiante sécrétée par les parathyroïdes.

Technique

Dosage radio-immunologique

Prélèvement de 10 mL de sang veineux sur tube hépariné à conserver au réfrigérateur à + 4 °C ; il doit être centrifugé et congelé rapidement. En fait, chaque laboratoire a sa propre technique.

Causes d'erreur

Le dosage de la PTH reste délicat et n'est pratiqué de façon fiable que dans certains laboratoires. Il est indispensable de doser simultanément la calcémie pour pouvoir interpréter la PTH.

Résultats normaux

Variables selon les laboratoires : N = 20 à 80 pg/mL.

Résultats en pathologie

La PTH est élevée dans les *hypercalcémies de l'hyperparathyroïdie* alors qu'elle est effondrée dans les hypercalcémies malignes.

PCR *(polymerase chain reaction)*

La PCR a été conçue en 1983. Elle utilise des méthodes dérivées de la biologie moléculaire. *Le principe est la multiplication sélective d'un fragment d'ADN donné*. Elle représente un progrès énorme dans le domaine de la recherche où l'examen de l'ADN est indispensable. Elle a dorénavant des applications pratiques en médecine (médecine légale, maladies génétiques, cancérologie, maladies infectieuses).

C'est une technique *très sensible* qui permet de dépister de petites quantités de micro-organismes éventuellement non identifiables par des techniques classiques (sérologies d'hépatites et VIH). Dans certains cas la technique *manque encore de spécificité* avec une proportion non négligeable de faux positifs liés à des problèmes de contamination.

Une liste non exhaustive des principales applications en médecine clinique est citée : VIH, HTLV 1, CMV (sang et LCR), *Papillomavirus* dans les urines, HSV, hépatites B et C, infections à virus lents cérébraux, *Chlamydia trachomatis* (spécificité proche de 100 %), mycobactéries (encore beaucoup de faux positifs), *Legionella pneumophila, Trypanosoma cruzi, Toxoplasma gondii.*

PEPTIDE-C

Définition

Le peptide de connection (peptide-C) est un polypeptide qui forme avec l'insuline la molécule de **pro-insuline**. Lorsque la pro-insuline, fabriquée par la cellule β-pancréatique, est scindée, elle libère deux molécules : l'une l'insuline et l'autre le peptide-C. Le dosage du peptide-C dans le plasma permet donc d'évaluer la sécrétion en insuline du pancréas endocrine sans être perturbé par des injections d'insuline.

Technique

Dosage radio-immunologique propre à chaque laboratoire. Le peptide-C de base, dosé à jeun ou en postprandial n'a pas d'intérêt pratique.

Le dosage du peptide-C est donc fait au cours d'un test de stimulation du pancréas endocrine par l'injection de 1 mg de glucagon par voie IM ou IV. Les dosages sont faits à l'état basal et au bout de 2, 4, 6 et éventuellement 10 minutes.

Résultats

Normaux

Les taux de peptide-C sont de 1 à 3 ng/mL à jeun. Après stimulation par le glucagon, ils doublent ou triplent au bout de 2 minutes et reviennent aux taux de base en 10 minutes.

En pathologie :

- *dans le diabète insulinodépendant :* les taux de peptide-C sont effondrés (< 0,2 ng/mL) et ne montent pas sous test au glucagon ;
- *dans le diabète non insulino-dépendant :* les résultats sont variables et dépendent souvent du poids du malade.

En cas de diabète chez le sujet de poids normal, les taux de peptide-C sont normaux ou bas et répondent mal à la stimulation par le glucagon.

En cas de diabète avec surpoids, les taux de peptide-C sont souvent élevés à l'état de base mais ne s'élèvent que tardivement lors de la stimulation.

Au cours de l'obésité, les taux de peptide-C sont élevés et répondent de façon souvent explosive lors de la stimulation.

Lors des hypoglycémies par injection d'insuline (contexte psychiatrique), le peptide-C est effondré.

PEPTIDE NATRIURÉTIQUE DE TYPE B/BRAIN NATRIURETIC PEPTID (BNP)

Définition

En cas d'insuffisance cardiaque, il y a production du peptide natriurétique sous l'effet de la distension ventriculaire. Le diagnostic d'insuffisance cardiaque systolique comme diastolique repose sur le jugement clinique et les investigations complémentaires.

La détermination du BNP fait à présent partie de la démarche diagnostique de l'insuffisance cardiaque, en particulier aiguë, en cas de dyspnée aiguë.

Valeurs du BNP

- Pour un patient présentant une dyspnée aiguë, des valeurs de BNP inférieures à 50 pg/mL éliminent le diagnostic d'insuffisance cardiaque aiguë.
- Au-delà de 1000, on peut parler de décompensation cardiaque.
- Entre 100 et 500, 70 % des patients sont en insuffisance ventriculaire gauche décompensée, d'autres ont une insuffisance ventriculaire gauche bien compensée mais avec une autre cause de dyspnée.

Limites du dosage

- Insuffisance rénale.
- Syndromes coronariens aigus, cœur pulmonaire, sepsis, hypertension atrérielle, cirrhose du foie, bronchopathies chroniques.

Valeur pronostique

Dans l'insuffisance cardiaque, des taux élevés de BNP représentent un facteur prédictif de mort subite par trouble de rythme.

PHÉNOTYPAGE LYMPHOCYTAIRE

Définition

Sous un aspect morphologique identique, les lymphocytes regroupent plusieurs sous-populations ayant une fonction différente. Ces sous-populations sont définies par leurs antigènes de surface (cluster déterminant ou CD) révélés par des anticorps (par immunofluorescence ou par cytométrie de flux). Ces anticorps portent des numéros et il en existe un grand nombre. Les plus connus sont 4 et 8 marquant les lymphocytes T4 et T8. On peut ainsi distinguer les différents stades de maturation, dès la cellule souche.

Résultats pathologiques

- Déficits immunitaires, infection par le VIH.
- Proliférations tumorales de lymphocytes.

PHLÉBOGRAPHIE DES MEMBRES INFÉRIEURS

Définition

Opacification radiologique des veines des membres inférieurs.

Technique

Après cathétérisation d'une veine superficielle du dos du pied (droit et gauche), un produit de contraste est injecté et des clichés à intervalles rapprochés sont effectués.

Le patient est conscient (l'examen se fait sous anesthésie locale) et il doit être prévenu de la sensation de chaleur lors de l'injection du liquide de contraste.

Complications possibles

Allergie à l'iode.

Résultats

Visualisation du réseau veineux des membres inférieurs.

En pathologie, la phlébographie est indiquée en cas de suspicion de thrombose veineuse profonde des membres inférieurs (→). Elle permet de l'affirmer et de poser les indications thérapeutiques.

PH-MÉTRIE ŒSOPHAGIENNE

Définition

Cet examen permet d'enregistrer le pH du bas œsophage durant 3 h ou le plus souvent 24 h (voir tableau page suivante) (*cf.* illustration).

Technique

Le patient doit avoir arrêté la prise de tout antisécrétoire, depuis 48 h pour les antihistminiques H2 et depuis 5 jours pour les inhibiteurs de la pompe à protons. Il doit également avoir arrêté les médicaments modifiant la motricité digestive (*Motilium*, *Primpéran*). Une sonde mesurant le pH est introduite

REFLUX ACID PENDANT120 MIN POSTPRANDIAL		Total	Debout	Sommei	Eveil	TOUX	PLEURS
Durée	(HH:MM)	12:20	12:20	06:50	05:30	00:06	00:18
Nombre de reflux notés	(#)	13	14	6	8	0	0
Nombre de reflux notés plus long que5.0 minutes	(#)	1	1	1	0	0	0
Reflux le plus long	(min)	15	15	15	4	0	0
Tps total à pH < 4.00	(min)	35	35	21	14	0	0
Fraction tps à pH inf.à4.00	(%)	4.8	4.8	5.1	4.4	0.0	0.0
Index Reflux	(refl/heur)	1.1	1.2	0.9	1.5	0.0	0.0
Clairance Oesophage	(min/refl)	2.6	2.4	3.3	1.7	0.0	0.0
Valeur Moy pH	(pH)	5.4	5.4	5.4	5.4	6.1	5.2

REFLUX ACID EN DEHORS DE 120 MIN POSTPRANDIAL		Total	Debout	Sommei	Eveil	TOUX	PLEURS
Durée	(HH:MM)	09:01	09:01	06:45	02:16	00:06	00:18
Nombre de reflux notés	(#)	16	16	6	10	0	2
Nombre de reflux notés plus long que5.0 minutes	(#)	6	6	5	1	0	0
Reflux le plus long	(min)	51	51	51	6	0	5
Tps total à pH < 4.00	(min)	167	167	152	15	0	5
Fraction tps a pH inf.à4.00	(%)	30.8	30.8	37.4	11.0	0.0	28.1
Index Reflux	(refl/heur)	2.6	2.6	1.4	5.0	0.0	9.2
Clairance Oesophage	(min/refl)	7.2	7.2	15.8	1.3	0.0	1.8
Valeur Moy pH	(pH)	4.8	4.8	4.5	5.6	4.8	5.0

Voie 1 = pH (pH)

Couche = C   Rep. = R   PostP = P
TOUX = T   BRADY = B   REGURG = R   PLEURS = P   GAVAGE = G

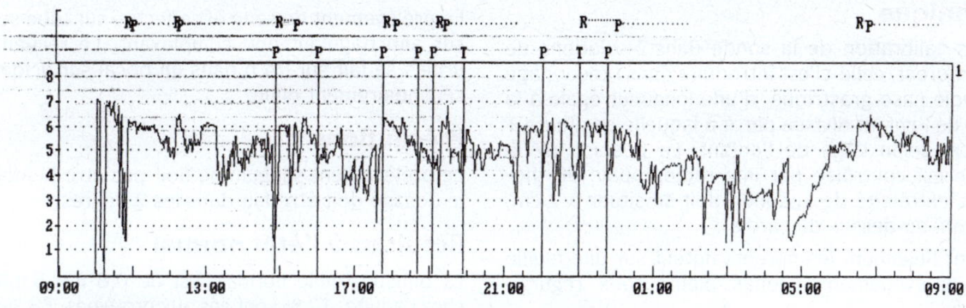

Voie 1 Diagramme circadien par heure / valeur<4.000

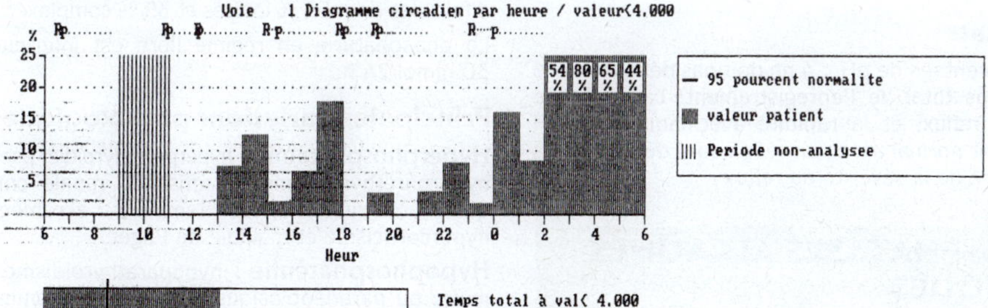

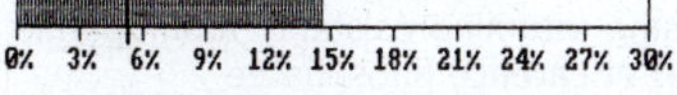

Temps total à val< 4.000
normal = 5.2 %
patient = 14.7 %

pH-métrie œsophagienne : enregistrement de 24 heures montrant un reflux acide pathologique.

par voie nasale dans l'œsophage. Cette sonde est reliée à un boîtier mémoire que le patient garde sur lui. Pendant les 24 h de la pH-métrie, le patient doit garder son activité habituelle. En fin d'enregistrement, les signaux sont analysés par un ordinateur.

Résultats

On mesure principalement le nombre total de reflux sur 24 h et le pourcentage de temps à pH bas (< 4). En fonction des résulats, on peut conclure ou exclure un reflux gastro-œsophagien.

Voir l'enregistrement page suivante.

Causes d'erreur

Mauvaise position de la sonde.

Malade non coopérant.

PH-MÉTRIE ŒSOPHAGIENNE (chez l'enfant)

Définition

Enregistrement sur 12 ou 24 heures des variations du pH œsophagien, à la recherche d'un reflux gastro-œsophagien chez un enfant ayant des manifestations cliniques autres que des régurgitations : pleurs, infections respiratoires ou ORL à répétition, toux chronique, asthme difficilement contrôlé, malaises...

Technique

Après calibration de la sonde dans 2 solutions de pH différent, celle-ci est introduite dans l'œsophage par voie naso-grastrique, d'une longueur égale à la taille de l'enfant divisée par 4 à laquelle on ajoute 1 à 3 cm selon l'âge de l'enfant. La position de la sonde est contrôlée par une radiographie du thorax. L'extrêmité de la sonde doit se situer à 2 cm, environ, au-dessus du cardia.

Durant l'examen, les parents notent sur une feuille certains événements : repas, pleurs, toux, régurgitations...

Résultats

Le pourcentage de pH < 4 ne doit pas dépasser 5 % du temps total de l'enregistrement. La durée de chaque reflux, et la rapidité avec laquelle le pH redevient normal après un reflux sont des éléments d'analyse de la sévérité du reflux.

PHOSPHATASES ALCALINES SÉRIQUES

Définition

Il s'agit d'enzymes d'origine osseuse ou hépatique. L'augmentation concomitante de la gamma-glutamyl-transpeptidase (γGT), ou des 5'-nucléotidases qui sont plus rarement dosées, est en faveur d'une cholestase hépatique.

Prélèvement

En règle générale, 1 mL de sang pour dosage cinétique.

Résultats normaux

Adulte : 20-80 UI/L.

Enfant : 40-280 UI/L.

Nourrisson : 70-320 UI/L.

Résultats pathologiques

Augmentation dans les cholestases (intra-hépatique ou par obstacle chirurgical), la grossesse, les affections osseuses et la croissance.

PHOSPHATÉMIE-PHOSPHATURIE

Définition

C'est le dosage de la fraction minérale du phosphore plasmatique et de son excrétion urinaire sur 24 heures.

Technique de prélèvement

Le prélèvement de sang est effectué sur tube sec ou sur anticoagulant non complexant. Le recueil des urines se fait sur 24 h dans un bocal sur acide fort secondairement dilué.

Précautions

Le prélèvement sanguin ne doit pas être hémolysé, le dosage doit être fait dans les 2 heures.

Résultats à l'état normal

La phosphatémie normale est de 0,8 à 1,5 mmol/L chez l'adulte. 12 % sont liés aux protéines, 88 % sont diffusibles dont 53 % ionisés et 35 % complexés.

La phosphaturie en régime libre est inférieure à 30 mmol/24 h.

Principales variations pathologiques

Hyperphosphatémie : hyperparathyroïdie, pseudo-hyperparathyroïdisme, insuffisance rénale chronique, intoxication à la vitamine D, acromégalie, hypercorticisme et maladie de Paget.

Hypophosphatémie : hypoparathyroïdisme primaire ou paranéoplasique, carence en vitamine D, rachitisme vitaminorésistant, tubulopathie chronique (→) et carence phosphatée.

Hyperphosphaturie : régime riche en phosphore, destruction osseuse, traitement par vitamine D.

L'hyperphosphaturie n'est pas le reflet de la réabsorption tubulaire du phosphore.

Hypophosphaturie : carence d'apport, emploi de carbonate ou d'hydroxyde d'alumine complexant les phosphates dans le tube digestif.

PH URINAIRE

Définition

C'est l'unité de mesure de concentration d'ions acides (H^+) dans les urines.

Techniques

Au lit : bandelettes de papier imprégnées d'un indicateur coloré trempées dans des urines fraîchement émises, non infectées.

Au laboratoire : utilisation d'une électrode sur des urines recueillies à l'abri de la lumière sous huile de paraffine.

Résultats

Le pH varie physiologiquement entre 4,5 et 8, 5,5-6 le matin à jeun.

Indications

Interprétation des troubles acido-basiques. Surveillance du traitement des lithiases uriques, xanthiques et cystiniques pour vérifier l'efficacité de l'alcalinisation.

Contrôle de l'alcalinisation efficace au cours d'une chimiothérapie, ex. : méthotrexate.

PLAQUETTES (durée de vie des)

Buts et principe

Mesure de la demi-vie de plaquettes marquées par un radio-isotope (le chrome 51), et injectées dans la circulation sanguine. L'épreuve est pratiquée avec les plaquettes du sujet. On peut par comptage externe de la radioactivité préciser le lieu de destruction des plaquettes injectées.

Résultats

Durée de vie des plaquettes normales : 7 à 10 j.

Cette durée de vie est raccourcie en cas de thrombopénie d'origine périphérique. Dans ce cas, l'épreuve peut être couplée à un comptage externe, de façon à préciser s'il existe éventuellement une séquestration préférentielle des plaquettes, en particulier au niveau de la rate (dans l'optique d'une éventuelle splénectomie).

PLEUROSCOPIE (ou thoracoscopie)

Définition

C'est l'examen endoscopique qui permet de visualiser la plèvre pariétale et viscérale et la surface du poumon.

Technique

La veille de l'examen, on évacue un éventuel épanchement liquidien et on crée un épanchement gazeux suffisamment important.

L'examen a lieu sous neuroleptanalgésie (certains pratiquent une anesthésie générale). L'optique est introduite par une courte incision intercostale, la pince à biopsie est introduite par une autre incision. On explore la totalité de la cavité pleurale et on effectue les prélèvements nécessaires.

En fin d'examen, on met en place un drain pleural aspiratif, pour ramener le poumon à la paroi.

Précautions et causes d'erreur

C'est un examen qui doit être pratiqué par un praticien entraîné. Il s'agit d'une véritable intervention chirurgicale nécessitant les mêmes précautions d'asepsie. Il faut éliminer les troubles de la crase sanguine.

Résultats et indications

Elle permet de visualiser la plèvre viscérale et pariétale et donc de guider les biopsies. Elle est indiquée dans les pleurésies dont l'étiologie n'est pas mise en évidence par les explorations habituelles, dans le bilan lésionnel des mésothéliomes pleuraux, avant traitement. Elle est aussi indiquée pour réaliser des biopsies pulmonaires en cas de pathologie parenchymateuse diffuse ou de masse périphérique.

Parfois, la pleuroscopie est à visée thérapeutique afin de réaliser une symphyse pleurale, curative, en cas de pneumothorax récidivant, ou palliative, en cas de pleurésie néoplasique récidivante, après drainage pleural classique.

POLYGRAPHIE VENTILATOIRE

Voir *Syndrome d'apnées du sommeil*.

POLYSOMNOGRAPHIE

Voir *Syndrome d'apnées du sommeil*.

PONCTION-BIOPSIE HÉPATIQUE (PBH)

Définition et technique

Elle se fait sous anesthésie locale (*Xylocaïne*) par voie intercostale, sous contrôle échographique ; elle peut également être réalisée par voie transjugulaire (→ Ponction-biopsie hépatique par voie transjugulaire).

Préparation du patient et précautions

Il est prudent d'hospitaliser 24 heures. Un bilan d'hémostase est nécessaire : groupe sanguin, plaquettes, TP, TCA, temps de saignement ; le patient doit être à jeun. La prémédication habituelle est *Valium* + atropine. Après la ponction, le malade doit rester au lit et être surveillé jusqu'au lendemain (fréquence cardiaque et TA).

La biopsie peut être guidée par échographie pour limiter les risques de complication.

Contre-indications

- Anomalies franches de l'hémostase (TP < 50 à 60 %, plaquettes < 50 000/mm^3) ; si la biopsie est indispensable, on pourra corriger ces anomalies (PPSB, culots plaquettaires, etc.) ou pratiquer la PBH par voie transjugulaire.
- Ascite.

Déroulement et surveillance

Explication à fournir au patient

Cet examen, effectué par le médecin sous contrôle échographique, est pratiqué dans un but diagnostique et permet de décider d'un éventuel traitement. Il consiste à prélever, à l'aide d'une aiguille et sous anesthésie locale, un petit fragment de foie pour analyse microscopique.

Avant l'examen

- Bilan d'hémostase complet : temps de saignement, TP, TCA, plaquettes. Nécessité absolue d'une hémostase correcte pour faire cet examen.
- NFS, groupe sanguin avec Rhésus.
- Échographie abdominale récente. Une dilatation des voies biliaires, une ascite, la présence d'une lésion vasculaire sur le trajet de la ponction sont des contre-indications.

Préparation du patient

- Le rassurer (explications).
- S'assurer de l'arrêt d'éventuels traitements anticoagulants ou antiagrégeants (*Aspirine*).
- À jeun ou non, selon les habitudes de l'opérateur.
- Éventuelle prémédication pour diminuer l'anxiété, sur prescription médicale, 1/2 h avant l'examen.

Préparation du matériel

- Désinfection locale type Bétadine (vérifier l'allergie à l'iode).
- Anesthésie locale (Xylocaïne 1 %).
- Gants stériles pour l'opérateur.
- Kit de biopsie avec aiguille spéciale (*Hépafix* par ex.).
- Pansement compressif.
- Tubes pour prélèvements anatomopathologiques (liquide de Bouin ou formol) et éventuellement bactériologiques ou autres.
- Demande d'examens remplie avec identification du patient, du service et renseignements cliniques.

Après l'examen

- Décubitus latéral droit strict pendant 6 h, maintien de la perfusion et lever interdit jusqu'au lendemain matin.
- Vessie de glace localement, antalgiques sur prescription médicale (informer le médecin en cas de douleur importante).
- Surveillance hémodynamique rapprochée (TA, pouls) toutes les 1/2 h pendant 2 h puis toutes les heures pendant 6 h. Appeler le médecin en cas de chute tensionnelle, tachycardie, douleur abdominale ou thoracique violente.

- Kyste hydatique.
- Cholestase extra-hépatique.

Résultats

Le prélèvement est analysé par l'anatomopathologiste. Il permet de porter un diagnostic dans certaines maladies (cirrhose, maladies de système, fièvre au long cours), de classer les hépatites en fonction de leur origine (hépatite virale, alcoolique...) et d'apprécier la gravité d'une hépatite (degré d'activité et de fibrose dans les hépatites virales).

Accidents

Ils sont rares (1/1 000 environ) : hémorragie, péritonite biliaire, pneumothorax, intolérance à la *Xylocaïne*.

PONCTION-BIOPSIE HÉPATIQUE PAR VOIE TRANSJUGULAIRE

En cas de contre-indication à la ponction-biopsie hépatique par voie transcostale (→), on peut réaliser cet examen par voie transjugulaire en cas de nécessité (ascite, troubles de l'hémostase). La veine jugulaire droite est ponctionnée sous anesthésie locale et un cathéter est avancé progressivement dans l'oreillette droite, la veine cave inférieure et la veine sus-hépatique droite. L'aiguille à ponction-biopsie est alors descendue sous scopie jusqu'à l'extrémité du cathéter. On peut réaliser dans le même temps un cathétérisme veineux sus-hépatique pour mesurer les pressions veineuses.

PONCTION-BIOPSIE PLEURALE

Définition

C'est le prélèvement, à l'aide d'une aiguille spéciale, de fragments de plèvre pariétale, pour examen histologique.

Technique

Elle est identique à celle de la ponction pleurale, mais l'anesthésie locale est indispensable car les trocarts sont plus gros.

Deux modèles sont utilisés :

- *l'aiguille d'Abrams* : elle prélève des fragments pleuraux importants, mais elle doit être retirée en bloc après chaque prélèvement ;
- *l'aiguille de Castelain* : elle comprend un trocart-guide et un mandrin avec guillotine pour prélever la plèvre. Plusieurs prélèvements sont réalisés dans des endroits différents selon la technique des quadrants, à travers le trocart laissé en place, le patient doit rester en apnée pendant quelques secondes au moment du retrait du mandrin ou de l'aiguille et son remplacement par l'obturateur dans le trocart, afin d'éviter l'introduction d'air (pneumothorax). On peut ensuite évacuer l'épanchement à l'aide d'un drain pleural

Les fragments pleuraux doivent être plongés immédiatement dans le liquide fixateur.

Précautions et causes d'erreur

Ce sont les mêmes que pour la ponction simple. Une biopsie pleurale n'est réalisable que si le liquide est suffisamment abondant. Il faut vérifier l'absence de troubles de la coagulation. Si on souhaite prélever du liquide, il faut le faire avant la biopsie.

Résultats

Elle vise à aider au diagnostic étiologique des pleurésies. Elle est particulièrement rentable en cas de pleurésie tuberculeuse. Sa rentabilité est moindre dans les pleurésies tumorales, car il s'agit d'un geste effectué « à l'aveugle », au cours duquel le prélèvement peut porter sur une zone non tumorale.

PONCTION-BIOPSIE RÉNALE (PBR)

Indications

Elles sont très fréquentes en raison de l'importance des renseignements que cet examen apporte : néphropathies glomérulaires, néphropathies chroniques sans cause urologique décelable, maladies générales tels le diabète, le lupus, certaines insuffisances rénales aiguës, les rejets de transplant, etc.

Contre-indications

Une HTA mal contrôlée, des troubles de l'hémostase.

La présence d'un rein unique, une polykystose rénale, l'infection urinaire.

Technique

La biopsie peut être chirurgicale, le plus souvent, elle se fait par voie transcutanée (PBR).

- *L'examen* a été expliqué au malade et le consentement signé. Une prémédication est faite.
- *Le dossier* comporte : la feuille de température, le chiffre tensionnel, la carte de groupe, les résultats des tests d'hémostase (TS, TCK, TP, plaquettes), la fiche de renseignements cliniques.

La ponction est faite sous échographie :

- *le matériel* a été préparé : gants stériles, champ stérile troué autocollant, compresses, pansement cutané, nécessaire pour anesthésie locale, bistouri, trocart à usage unique, flacons contenant les milieux pour recevoir les fragments biopsiés, Bouin alcoolique pour la microscopie optique, tube sec à congeler pour l'immunofluorescence, milieu spécial pour microscopie électronique ;

- après la biopsie, le malade reste couché pendant 24 heures. Le pouls et la TA sont notés toutes les heures puis toutes les 4 heures. Le point de ponction et l'aspect des urines sont surveillés.

La biopsie rénale par voix transjugulaire est choisie lorsque la PBR est contre-indiquée, lorsqu'une biopsie hépatique avec mesure des pressions doit être associée à l'examen du rein.

Complications

Elles sont rares (choc vagal, douleur, hématomes, hématurie), généralement sans conséquence. La prise de boissons abondantes est prescrite après la PBR.

Résultats

L'examen microscopique, en immunofluorescence, parfois en microscopie électronique, permet de confirmer ou de corriger le diagnostic suspecté de la néphropathie et ainsi d'estimer le pronostic et de poser éventuellement l'indication d'une thérapeutique.

PONCTION-BIOPSIE SYNOVIALE

Définition

Cet examen consiste à prélever un fragment de la synoviale d'une articulation en vue d'examen histologique au microscope, ou parfois bactériologique, dans un but diagnostique :

- distinction entre différents rhumatismes inflammatoires ;
- mise en évidence d'un germe, non retrouvé par les cultures du liquide synovial ;
- reconnaissance précoce d'une tuberculose synoviale.

Technique

Il se fait dans une salle de soins équipée, avec les précautions d'asepsie qui sont de règle en milieu orthopédique, et ne nécessite qu'une brève immobilisation : 24 heures pour les prélèvements à l'aiguille, à l'aide d'un trocart spécial, sous anesthésie locale ou un peu plus quand le prélèvement est fait sous arthroscopie, ce qui permet de mieux guider le prélèvement des fragments.

Le fragment synovial est ensuite placé en liquide conservateur et envoyé au laboratoire où seront pratiquées des recherches histologiques, cytologiques, microcristallines et microbiennes.

Après retrait du trocart, une compression locale et une mise au repos de l'articulation sont souvent nécessaires.

PONCTION EXPLORATRICE DU DOUGLAS

Voir *Douglas (ponction exploratrice du).*

PONCTION LOMBAIRE (PL)

La ponction lombaire (PL) est indispensable en urgence en cas de suspicion de méningite. Elle permet le recueil du LCR (physiologiquement stérile et acellulaire). Il faut exclure une contre-indication à la PL (hypertension intra-crânienne par l'étude du fond d'œil et surtout l'imagerie cérébrale TDM ou IRM.

Chez les malades anxieux, une prémédication peut être utile 1 heure avant par 10 mg de *Valium* IM ou 50 mg de *Tranxène* IM et *Atropine* (1/4 mg en SC), + pommade anesthésique *Emla*.

Matériel

Un plateau, des compresses stériles, un champ stérile, plusieurs aiguilles de rachicentèse, aussi fines que possible, alcool iodé ou *Bétadine*, des gants stériles, 4 tubes stériles, sparadrap hypoallergénique.

Préparation du malade

Prévenir le malade du geste qui va être réalisé et de son intérêt, le rassurer en lui expliquant que la piqûre en elle-même est peu douloureuse et que l'examen n'est pas dangereux (la PL est très redoutée par la plupart des patients).

Installation du malade

Soit en position assise sur le lit, pieds reposant sur un marchepied, un oreiller sur l'abdomen, en lui demandant de s'enrouler sur l'oreiller ; soit (ce qui est préférable) en décubitus latéral, en chien de fusil, notamment lorsqu'il existe des troubles de la conscience.

Technique

Le médecin après avoir désinfecté la peau, et mis des gants, pique entre deux vertèbres lombaires basses, en général en regard des épines iliaques antéro-supérieures. Le mandrin de l'aiguille est retiré. Les tubes doivent être placés sous l'aiguille pour recueillir le liquide ; en général, 3 tubes sont utilisés et remplis chacun avec 10 gouttes de LCR. En cas de suspicion de tuberculose méningée, un plus grand volume de LCR est prélevé.

Réinstallation du patient

Installer le patient allongé sur son lit, et le prévenir du risque de céphalées dans les heures, voire les jours qui suivent la PL, lui recommander de rester au repos, couché, et de boire abondamment. Si les céphalées sont importantes, alors qu'il est assis ou debout, lui conseiller de se recoucher immédiatement (la position allongée fait disparaître les céphalées post-PL). Ces céphalées, qui peuvent parfois durer plusieurs jours, sont liées à une *hypotension du LCR* et sont plus fréquentes chez le sujet jeune ou si l'aiguille est de gros calibre. Elles sont à traiter par *blood patch* si elles persistent (voir *Surveillance et complications*) (*cf.* illustration).

Prélèvements

Étiqueter les tubes, un tube est destiné à la biochimie (protides, éventuellement électrophorèse des protides, glucose, chlore), un à la cytologie, un à la microbiologie (examen direct et culture, recherche éventuellement d'antigènes solubles). Dans certains cas, un 4e tube peut être nécessaire pour des études virologiques et mycologiques. Acheminer rapidement les prélèvements au laboratoire : dans du coton pour les maintenir à température autour de 35 °C pour la bactériologie, car certains germes tel le méningocoque sont très fragiles ; dans de la glace pour la virologie.

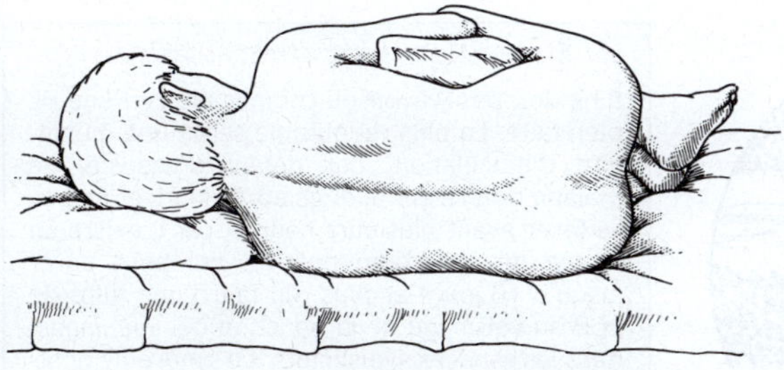

Position en décubitus latéral (vue de dos).

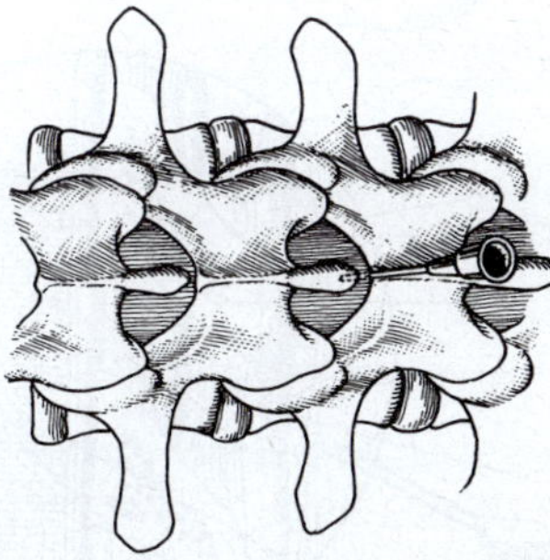

Colonne lombaire (L3-L4).

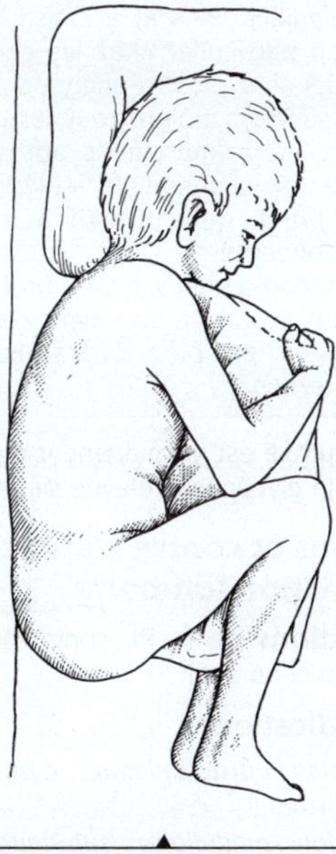

Position en décubitus latéral (vue de dessus).

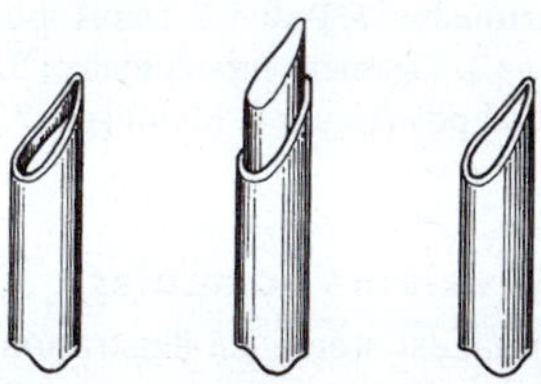

Trocart à ponction lombaire (extrémité).

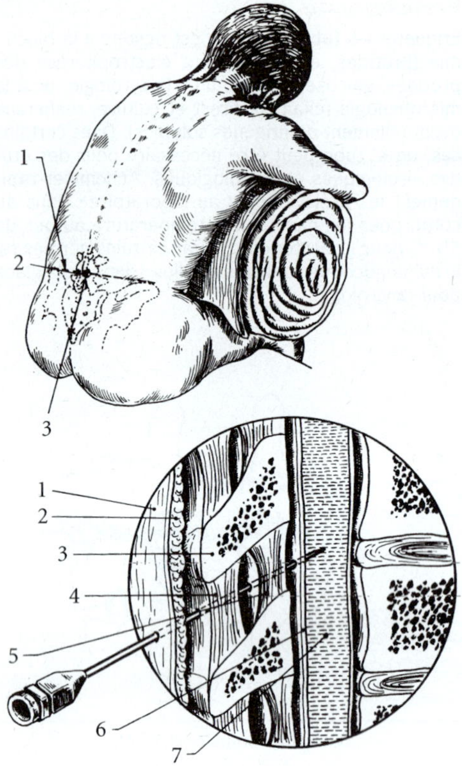

Ponction lombaire. 1. Ligne bisiliaque ; 2. Épineuse de L4 ; 3. Point de ponction.
Dans le cartouche : 1. Peau ; 2. Tissus sous-cutanés ; 3. Épineuse ; 4. Ligament interépineux ; 5. Ligament vertébral postérieur ; 6. Méninge ; 7. LCR.

Résultats (valeurs normales)

Un LCR normal est stérile (*cf.* illustration).

Cytologie : un LCR normal contient moins de 5 éléments par mm^3 formé de lymphocytes ou de monocytes ; normalement il n'y a pas de polynucléaires.

L'étude anatomopathologique recherchera des cellules anormales (cellules tumorales, cellules blastiques en cas de leucémie aiguë).

La protéinorachie a des valeurs normales variables selon les laboratoires (0,12 à 0,4 g par litre).

Dosage des gammaglobulines : le pourcentage normal varie là aussi selon les laboratoires (en général inférieur à 14,5 %, il est plus élevé en cas de SEP, avec un aspect de synthèse locale et des bandes oligoclonales à l'électrophorèse).

INDICATIONS DE LA PONCTION LOMBAIRE
Méningites (+ + +). Hémorragies méningées (si la TDM cérébrale est douteuse). Encéphalites virales. Coma fébrile inexpliqué. Mesure de la pression du LCR.
Polyradiculonévrites. Certaines neuropathies (diabète, diphtérie, etc.). Syphilis neurologique. Maladie de Lyme. Recherche d'arguments pour une sclérose en plaques. Maladie de Creutzfeldt-Jakob (dosage de protéine 14-3-3).

+ Surveillance et complications

Il ne doit pas y avoir de complications d'une PL bien faite. La plus redoutable serait une méningite d'inoculation, par défaut d'asepsie. Le malade doit rester allongé après la PL et ne pas se lever avant plusieurs heures, car il existe un risque de syndrome post-PL qui peut durer jusqu'à 10 jours et plus, du fait d'une fuite de LCR au voisinage de la ponction des méninges, dans les espaces avoisinants. Ce syndrome post-PL comporte : des céphalées en position debout, des nausées et vomissements, des vertiges. Son seul traitement est préventif et consiste à utiliser des aiguilles fines et à conseiller un repos allongé, en particulier chez les gens jeunes et maigres qui sont plus fréquemment concernés. Quand il survient malgré tout, et comme dans les brèches dure-mériennes après anesthésie péridurale (accouchements +++), on pratique un *blood-patch* qui consiste à injecter dans l'espace concerné du sang veineux prélevé au bras, de façon à réaliser un « bouchon » de la fuite. Cet acte est couramment réalisé par les anesthésistes en bloc opératoire avec des champs stériles.

La glycorachie est normalement égale à la moitié du taux de la glycémie prélevée simultanément.

Indications et contre-indications de la ponction lombaire

Les indications de la PL sont très nombreuses (voir tableau ci-contre).

Contre-indications :

- *hypertension intracrânienne*, même si le fond d'œil est normal ;
- *compressions médullaires subaiguës* qui peuvent être aggravées par la PL ;

• *lésions infectieuses* cutanées ou osseuses de la région lombaire du fait du risque d'inoculation septique ;
• *purpura sévère, traitement anticoagulant à dose efficace et même traitement antiplaquettaire (sauf en cas d'urgence).*

PONCTION PLEURALE

Définition

La ponction pleurale est un geste indispensable au cours des pleurésies. Elle consiste à prélever un échantillon de liquide, par l'intermédiaire d'une aiguille introduite dans la cavité pleurale à travers un espace intercostal.

Technique et matériel

Le malade est en position assise au bord du lit, courbé en avant sur un oreiller plié sur ses genoux ou mieux sur une table. L'anesthésie locale n'est pas obligatoire.

On peut utiliser :

• soit un *trocart avec mandrin (rarement)* ;
• soit une *aiguille longue à biseau court*, montée sur une seringue avec un robinet à trois voies. Ainsi, on pourra prélever et évacuer sans jamais mettre la cavité pleurale en communication avec l'air.

L'aiguille est introduite après désinfection de la peau, en pleine matité au bord supérieur de la côte inférieure jusqu'à la cavité pleurale.

Dans tous les cas, il faut prélever du liquide pour étude biochimique, cytologique, bactériologique. Si la ponction est évacuatrice, on adapte à l'aiguille ou au robinet une tubulure reliée à un bocal. Normalement, le liquide s'évacue spontanément, il faut parfois l'évacuer à la seringue ou à l'aide d'une aspiration.

À la fin de la ponction, l'aiguille est retirée d'un geste bref et les plans cutanés sont dissociés par un massage énergique du point de ponction avec une compresse alcoolisée, ainsi évite-t-on la persistance d'un conduit, surtout si la ponction a été longue. (*cf.* illustration)

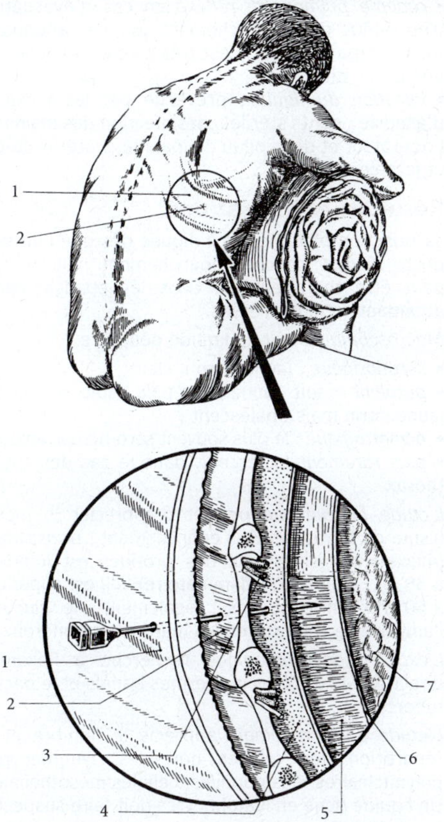

Ponction pleurale. 1. espace intercostal ; 2. point de ponction au bord supérieur de la côte inférieure. **Dans le cartouche :** 1. relief de la côte ; 2. espace intercostal ; 3. paquet vasculo-nerveux au bord inférieur de la côte supérieure ; 4. feuillet pariétal de la plèvre ; 5. épanchement ; 6. feuillet viscéral de la plèvre ; 7. poumon.

Précautions, causes d'erreur et contre-indications

Le malade doit être bien installé et rassuré. Lorsqu'on utilise un trocart avec mandrin, le patient doit rester en apnée lors de l'ablation du mandrin, pour éviter l'introduction d'air (pneumothorax), lors des mouvements respiratoires.

Lorsque la ponction ne ramène pas de liquide, il peut s'agir d'une erreur de point de ponction si l'épanchement est enkysté ou de faible abondance, d'une pleurésie purulente dont le liquide très épais ne passe pas dans une aiguille trop fine, d'une obstruction de l'aiguille par du tissu sous-cutané ou pulmonaire.

Incidents et accidents

Ils sont rares :

• *piqûre vasculaire* entraînant un aspect hémorragique du liquide au début de la ponction ;
• *pneumothorax* : sa possibilité impose de contrôler la radiographie pulmonaire après la ponction ;
• *syncope vagale* avec bradycardie ;

• *œdème pulmonaire réflexe* en cas d'évacuation trop rapide d'un épanchement liquidien abondant. Annoncé par la toux, il est très rare et prévenu par une évacuation lente ;
• *infection du liquide*, prévenue par les mesures d'asepsie : gants stériles, désinfection des mains de l'opérateur et de la peau du malade, matériel stérile et jetable.

Résultats et indications

La ponction pleurale est indiquée dès que l'on suspecte l'existence d'un épanchement pleural. Elle peut être thérapeutique dans les épanchements abondants et compressifs.

Macroscopiquement, le liquide peut être :

• *sérofibrineux* : jaune citron, clair ;
• *purulent* : soit jaunâtre, épais, soit seulement jaune citrin mais opalescent ;
• *hémorragique* : le plus souvent séro-hémorragique ;
• *plus rarement lactescent*, dans le cas des chylothorax.

L'étude biochimique permet d'apprécier le mécanisme de formation de l'épanchement : *transsudatif* (mécanique), si le taux des protides est inférieur à 30 g/L, *exsudatif* (inflammatoire), s'il est supérieur à 30 g/L. On peut doser également : le glucose, l'amylase, le cholestérol, les marqueurs tumoraux.

L'examen bactériologique recherche à l'examen direct et aux cultures les germes banals et le bacille tuberculeux.

L'étude de la cytologie apprécie le nombre et la répartition des cellules normales, lymphocytes, polynucléaires, éosinophiles, cellules mésothéliales. Un liquide riche en lymphocytes doit faire suspecter une tuberculose.

On recherche également, après centrifugation, les cellules malignes.

PONCTIONS ARTICULAIRES

Définition

La ponction articulaire permet l'évacuation et l'examen du liquide synovial qui ont un grand intérêt, soit diagnostique, soit même thérapeutique.

Technique

La ponction articulaire, qui est plus facile au genou, est un geste simple, presque indolore (une anesthésie locale est très rarement faite), et il faut rassurer le patient.

Elle comporte un impératif absolu : **l'asepsie**, qui doit être rigoureuse :

• *asepsie cutanée* : alcool iodé, *Bétadine*, ou autre, voire un désinfectant incolore efficace (chlorhexidine à 0,5 %), selon l'habitude de l'opérateur ;
• *asepsie des mains de l'opérateur* : brossage soigneux des mains, gants stériles éventuellement ;
• *matériel stérile* : haricot, compresses, champ perforé éventuellement, seringues à usage unique, d'une contenance de 20 mL au moins. L'aiguille ou le trocart seront choisis en fonction de l'articulation. En général, pour évacuer le liquide synovial d'un genou, on utilise une aiguille de 5 à 6 cm de long et d'un calibre de 11/10 de mm (19 G). Si l'on pense que le liquide à prélever risque d'être de nature infectieuse, il est préférable d'utiliser une aiguille de gros calibre. C'est l'opérateur qui adaptera l'aiguille choisie à la seringue.

Le liquide est recueilli dans un flacon stérile, contenant soit de petites billes de verre soit de l'héparine sèche (héparinate de sodium), que l'on agitera après remplissage pour éviter la coagulation trop rapide du liquide lorsqu'il est pathologique. Le ou les flacons seront étiquetés et adressés aux laboratoires concernés (→ Liquide synovial).

POTENTIELS ÉVOQUÉS

Définition

Les potentiels évoqués sont des examens de neurophysiologie clinique visant à mettre en évidence un trouble de la conduction de certaines voies nerveuses du système nerveux central, dans les maladies touchant ces différents systèmes et qui peuvent ralentir la conduction électrique de la myéline. Leur usage permet de compléter les examens d'imagerie neurologique (scanner, IRM...).

Technique

Il s'agit d'examens indolores, mais parfois longs qui peuvent être réalisés à tout âge et reposent sur le principe suivant ; après stimulations répétées d'un organe récepteur, on recueille sur le scalp, en regard de la zone de projection concernée la moyenne des ondes électriques arrivant au cerveau, dont la latence, la forme et l'amplitude sont comparées à celles d'individus normaux.

Indications essentielles

Leurs principales indications sont la sclérose en plaques (SEP), les surdités (en particulier pour le diagnostic de neurinome de l'acoustique), et la surveillance au cours de certaines interventions de neurochirurgie.

• *Potentiels évoqués visuels* (*PEV*) : stimulation par un écran lumineux avec damiers ou par flashs ; intérêt : diagnostic des névrites optiques.
• *Potentiels évoqués auditifs* (*PEA*) : stimulation de chaque oreille par un bruit répété (click) : intérêt : surdités et lésions du tronc cérébral.

• *Potentiels évoqués somesthésiques* (*PES*) : stimulation par un courant électrique de faible intensité des nerfs sensitifs du membre inférieur ou supérieur, permettant d'étudier l'état des voies sensitives proximales et centrales (nerfs, plexus et racines moelle, thalamus et cortex).

POTENTIELS ÉVOQUÉS VISUELS (PEV)

Définition

C'est l'enregistrement de l'activité du cortex visuel. L'examen explore globalement le passage de l'influx visuel depuis les cellules rétiniennes jusqu'au lobe occipital.

Indications

Exploration des cécités corticales, intérêt pour le diagnostic de la sclérose en plaques.

PRÉLÈVEMENT BACTÉRIOLOGIQUE CUTANÉ

Définition

Le prélèvement bactériologique cutané permet la mise en évidence de germes sur la peau : leur rôle primitivement pathogène devra faire l'objet d'une interprétation en fonction du contexte clinique étant donné la fréquence des surinfections dès lors que la peau est lésée.

Techniques et précautions

Il faut s'assurer tout d'abord de l'absence de traitement antibiotique antérieur local ou général qui pourrait faussement négativer les cultures.

Le prélèvement est effectué avec un écouvillon, un porte-coton ou une curette en plastique.

Un ensemencement au lit du malade par le laboratoire de bactériologie est souhaitable en cas de recueil peu abondant.

L'examen direct avec la coloration de Gram apporte des premiers éléments d'information.

La culture a lieu sur milieu de gélose en fonction des renseignements fournis par le clinicien.

Indications

Les lésions cutanées pustuleuses, érosives, ulcérées ou bulleuses.

Résultats

Les résultats de la culture sont obtenus en 3 jours. Les germes les plus fréquemment retrouvés au niveau des lésions cutanées sont :

• staphylocoque doré et streptocoque A responsables des impétigos et d'érysipèles ;

• *Hemophilus influenzœ*, responsable de cellulite ;

• germes à Gram négatifs de la coproflore, responsables de nombreuses surinfections des lésions ulcérées, portes d'entrée de lymphangites, voire de septicémies.

Un antibiogramme guide le choix de l'antibiothérapie lorsqu'elle est nécessaire.

PRÉLÈVEMENT DE GORGE

Définition et buts

Cet examen a pour but de rechercher des germes pathogènes au niveau de la cavité pharyngée :

• soit au cours d'une *angine aiguë* pour en préciser l'étiologie ;

• soit à titre systématique pour dépister des *porteurs de germes* pathogènes.

Technique et précautions

Le prélèvement se fait à l'aide d'un écouvillon stérile que l'on introduit latéralement en longeant la face interne de la joue, jusqu'au pilier de l'amygdale, pour éviter les réflexes nauséeux. Puis l'écouvillon est appliqué sur la loge amygdalienne et retiré avec précaution. S'il existe des fausses membranes on prélève à leur périphérie. Le tube est porté immédiatement au laboratoire où l'on réalise :

• un examen direct ;

• des ensemencements sur milieux appropriés aux germes recherchés.

Indications et résultats

Dans les angines érythémateuses et érythémato-pultacées, on cherche surtout des *streptocoques* β-hémolytiques. Cet examen est exceptionnellement pratiqué et remplacé par un test de détection rapide.

Lors d'une angine à fausses membranes, on recherche des *bacilles diphtériques* (on fera aussi, également en urgence, un MNI test).

À titre systématique, on recherche des *méningocoques* chez les sujets au contact d'un malade atteint de méningite cérébro-spinale ou lors d'épidémies.

PRÉLÈVEMENT MYCOLOGIQUE CUTANÉ

Définition

Le prélèvement mycologique permet la mise en évidence des champignons éventuellement responsables de lésions cutanées ou phanériennes (ongles, cheveux).

Techniques et précautions

Il faut s'assurer de l'absence de traitement antifongique antérieur local ou général qui pourrait faussement négativer les cultures (délai nécessaire de 1 mois sans traitement).

Le prélèvement utilise un matériel simple : grattoir, vaccinostyle ou bistouri, pince, ciseaux pour les ongles et boîte de Pétri en verre.

Le prélèvement porte sur des lésions actives où les filaments sont vivants :

- les squames en périphérie des lésions de dermatophyties (→) ;
- les squames des espaces interdigitoplantaires ;
- les cheveux cassés et le pus des kérions (→ Dermatophyties) ;
- les ongles sont grattés ou coupés.

Tout ce matériel doit être recueilli directement dans la boîte de Pétri, sans mélanger deux points de prélèvement.

Ce recueil permet l'examen direct au microscope et la mise en culture sur milieu de Sabouraud.

Indications

Toute lésion cutanée, muqueuse ou phanérienne suspecte de mycose.

Résultats

Pour le *candida albicans*, le résultat de la culture est obtenu en 48 h.

Dans les dermatophyties, les cultures peuvent prendre 3 semaines.

Le pityriasis versicolor peut être diagnostiqué à l'examen direct avec la technique très simple du *scotch-test* collé sur une lésion cutanée et déposé sur une lame pour examen au microscope.

PRÉLÈVEMENT URÉTRAL

La technique varie selon l'agent infectieux recherché. Schématiquement :

- *recherche de gonocoques et de Trichomonas* : pas de toilette, recueil avec un écouvillon de quelques gouttes d'urine (rinçage urétral), recueil du pus, écouvillon adressé au laboratoire dans son emballage ;
- *Chlamydiœ, Mycoplasmes* : toilette pour enlever les dépôts purulents. Utilisation d'une curette fine en alginate pour recueillir des cellules urétrales, transfert dans un milieu spécial en laboratoire ou se fera la recherche d'antigènes spécifiques.

PRESSION ARTÉRIELLE

Définition

La prise de la pression artérielle consiste à mesurer de façon indirecte la pression du sang à l'intérieur du système artériel.

Techniques

La pression artérielle peut être mesurée directement par ponction d'une artère : fémorale, humérale ou radiale. C'est la seule méthode permettant un enregistrement continu en fonction du temps. Cette mesure « sanglante » est souvent utilisée en réanimation.

En pratique clinique courante, la mesure est indirecte par des méthodes non sanglantes à l'aide d'un manomètre, d'un brassard et d'un stéthoscope en appliquant une contre-pression sur l'axe artériel à travers les parties molles. Il existe deux types de manomètre : le manomètre à colonne de mercure et le manomètre anéroïde (à « aiguille »). La mesure peut être également faite de façon électronique et est basée sur une méthode auscultatoire. La pression artérielle doit être mesurée aux deux bras, en position couchée et debout, en répétant la mesure en consultation :

- mettre en place le brassard, qui doit être bien ajusté au bras du patient, sans le serrer trop ;
- repérer au pouls le trajet de l'artère humérale au niveau du pli du coude ;
- poser le stéthoscope sur le trajet de l'artère ;
- gonfler le brassard jusqu'à 200 mmHg, et le dégonfler lentement en auscultant l'artère ;
- l'apparition du pouls correspond à la pression artérielle systolique ;
- la disparition du pouls correspond à la pression artérielle diastolique.

Précautions et causes d'erreur

Le brassard doit être parfaitement dégonflé avant d'être installé, le stéthoscope doit être placé sur le trajet de l'artère qui est légèrement interne. Enfin, il faut éviter le « trou » auscultatoire en gonflant suffisamment le brassard.

Résultats normaux

La pression artérielle normale chez l'adulte doit être inférieure à 140 mmHg pour la systolique et inférieure à 90 mmHg pour la diastolique.

Résultats en pathologie

L'hypertension artérielle (→) est définie par des chiffres supérieurs à 140/90 mm Hg pour la systolique et la diastolique. Elle est définie par des chiffres supérieurs à 130/80 mmHg chez le diabétique et supérieure à 125/75 mm Hg chez l'insuffisant rénal.

L'hypotension artérielle (→) ne peut être définie que par rapport aux chiffres antérieurs chez un sujet donné, en dehors des collapsus où la pression artérielle n'est plus mesurable.

L'hypotension orthostatique est définie par une chute de la pression artérielle lors du passage de la position allongée à la position debout (chute de 40 mmHg pour la systolique et de 30 mmHg pour la diastolique).

PRESSION VEINEUSE

Définition

La mesure de pression veineuse la plus utilisée est la pression veineuse centrale qui est la pression régnant dans l'oreillette droite ou dans les grosses veines intrathoraciques qui communiquent largement avec l'oreillette droite.

Technique

On utilise une voie d'abord par la veine céphalique ou basilique par laquelle est monté un cathéter de façon à ce que son extrémité soit intrathoracique. Le repérage exact de la sonde sera pratiqué par un contrôle radiologique. Le cathéter est relié à un manomètre à eau dont le 0 est placé au niveau de l'oreillette droite, soit 5 cm sous le manubrium sternal. Un robinet à trois voies relie le système à un flacon de perfusion qui permet de purger régulièrement le circuit. La mesure de la pression veineuse se fait en remplissant le manomètre jusqu'à 30 cm grâce à la perfusion, puis le manomètre est relié au cathéter central par la manœuvre du robinet. Le niveau descend lentement et se stabilise en oscillant légèrement. Une fois la mesure effectuée on purge le cathéter afin d'éviter qu'il ne se bouche.

Précautions et causes d'erreur

Les principales précautions à prendre sont d'ordre aseptique lors de l'installation du système qui doit se faire en utilisant gants stériles et champ stérile troué. La lecture peut se trouver faussée par la présence de bulles d'air dans la tubulure de mesure.

Résultats normaux

La pression veineuse centrale normale est comprise entre 4 et 8 cm d'eau.

Résultats en pathologie

La pression veineuse est abaissée dans toutes les hypovolémies quelle qu'en soit l'origine.

La pression veineuse est augmentée dans l'insuffisance cardiaque, en particulier l'insuffisance cardiaque droite, soit isolée (cœur pulmonaire chronique, cardiopathies congénitales), soit succédant à une insuffisance gauche (cardiopathies aortique ou mitrale, hypertensives et ischémiques), soit dans un tableau d'insuffisance cardiaque globale d'emblée.

PROCALCITONINE

Définition

C'est un polypeptide produit après un stimulus d'origine bactérienne ou fungique. Sa production est très spécifique de l'origine bactérienne du syndrome inflammatoire contrairement à la C réactive protéine. Elle n'est pas élevée dans les infections virales. Sa décroissance est rapide quand le foyer infectieux est éradiqué.

Technique

Dosage facile et rapide (3 min) sur quelques gouttes de sang capillaire.

Résultats

Chez le nouveau-né, variations physiologiques de H0 à H30 ; au-delà de H30, un taux > 20 microg/L est pathologique. Chez l'enfant au cours des méningites, un taux > 2 microg/L est significatif d'une méningite bactérienne.

PRODUITS DE DÉGRADATION DE LA FIBRINE

Définition

C'est un test étudiant la fibrinolyse pathologique.

Technique

Le prélèvement se fait sur un tube anticoagulé par du citrate.

Le dosage est immunologique.

Résultats à l'état normal

Le taux normal de produits de dégradation de la fibrine est inférieur à 5 µg/mL.

Variations pathologiques

Il est augmenté en cas de *CIVD* ou de fibrinolyse.

PROGESTÉRONE

Définition

C'est l'hormone sécrétée en deuxième phase du cycle menstruel par le corps jaune ovarien. La progestérone témoigne de l'ovulation.

Technique

Dosage radio-immunologique.

Causes d'erreur

Il faut connaître la date des dernières règles pour pouvoir interpréter les résultats, car le dosage doit se faire en phase lutéale.

Il faut vérifier l'absence de prise médicamenteuse (traitements hormonaux).

Résultats normaux

Chez l'homme : 0,13 à 0,43 ng/mL ou 0,41 à 1,35 nmol/L.

Chez la femme :

- en phase folliculaire : 0,06 à 0,65 ng/mL ou 0,2 à 1,9 nmol/L ;
- en phase lutéale : 10 à 20 ng/mL ou 31,5 à 63 nmol/L.

Résultats en pathologie

Chez la femme :

- progestérone inférieure à 0,6 ng/mL en seconde partie de cycle : anovulation ;
- progestérone comprise entre 0,6 et 10 ng/mL : corps jaune inadéquat ;
- progestéronémie normale, mais pendant un temps trop court : phase lutéale courte.

PROLACTINE (base et tests dynamiques)

Définition

C'est l'hormone sécrétée par les cellules lactotropes de l'antéhypophyse, responsable de la lactation.

Technique et résultats normaux

Dosage radio-immunologique, techniques de prélèvement variables selon chaque laboratoire. Normale : $\leq$30 ng/mL à jeun.

Test au TRH (→) : c'est un test de stimulation. Il permet de faire théoriquement la distinction entre adénome et hyperplasie, ce qui n'est pas toujours vérifié.

Causes d'erreur

Le taux de prolactine varie dans la journée, il est maximal entre 2 et 6 h du matin.

Au cours de la grossesse, les chiffres s'élèvent.

Il faut vérifier l'absence de prise médicamenteuse qui peut élever la prolactine (réserpine, chlorpromazine, sulpiride, métoclopramide, dompéridone).

Dans de très rares cas, certains adénomes sécrètent des formes moléculaires inhabituelles de la prolactine (big ou big big prolactine), non dosée par la méthode radio-immunologique.

Résultats en pathologie

La prolactine est élevée dans les adénomes hypophysaires sécrétants et parfois dans les gros adénomes hypophysaires non sécrétants ou sécrétants une autre hormone, qui compriment la tige pituitaire et en cas d'hypothyroïdie primitive (stimulation par la TRH).

Certains médicaments peuvent élever la prolactine (voir ci-dessus).

PROTÉINURIE

Définition

C'est la présence de protéines du plasma (albumine et globulines) dans les urines.

Technique de recherche et de dosage

La recherche d'une protéinurie se fait sur un échantillon d'urines fraîchement émises. Les bandelettes-tests sont actuellement plus employées que la chaleur et l'acide acétique. Elles permettent un dosage semi-quantitatif.

Le dosage s'exprime en débit ; le recueil des urines se fait sur 24 heures.

Précautions et causes d'erreur

Les bandelettes doivent être utilisées rapidement. Il existe des faux positifs, car si elles ne détectent pas toutes les protéines, notamment les protéines de Bence-Jones, dans le myélome, leur seuil de sensibilité est élevé.

Dosage : une pullulation microbienne dans le bocal détruit les protéines.

Résultats à l'état normal

La protéinurie physiologique est de 0,050 à 0,200 g/24 h. Elle est *non sélective*.

Principales variations en pathologie

La présence d'une protéinurie est la preuve d'une atteinte rénale.

L'électrophorèse des urines concentrées permet une étude qualitative de la protéine ; la protéinurie est *sélective* lorsqu'elle comprend plus de 85 % d'albumine. Elle est *non sélective* lorsqu'elle comprend toutes les protéines plasmatiques. Les chaînes légères, retrouvées inconstamment par leur caractère thermosoluble (Bence-Jones), sont caractérisées par l'électrophorèse et l'immunofixation.

Les protéinuries intermittentes :

- *la protéinurie orthostatique :* il s'agit d'un adolescent présentant une protéinurie n'apparaissant qu'en position debout ; il n'existe ni hématurie microscopique, ni insuffisance rénale, ni hypertension artérielle, ni anomalie urographique, ni antécédents néphrologiques associés. Elle disparaît à l'achèvement du développement staturo-pondéral. Le protocole de recherche est le suivant : vider la vessie, rester allongé 2 heures au repos, puis vider à nouveau la vessie et jeter les urines ; nouveau repos allongé de 2 heures ; recueil des urines, orthostatisme pendant au moins 2 heures, nouveau recueil et examen chimique des deux derniers échantillons ;

• *les autres protéinuries intermittentes* (digestive, d'effort, labile) peuvent être diagnostiquées après avoir éliminé toute anomalie rénale.

Les protéinuries permanentes

Leur découverte entraîne un bilan rénal (dosage de la protéinurie des 24 heures, étude du sédiment urinaire, calcul de la clairance de la créatinine, prise de la TA, échographie rénale). D'autres examens seront faits suivant les résultats : bilan immunologique, biopsie rénale, etc. :

• *une protéinurie abondante* est toujours d'origine glomérulaire : l'association d'une protéinurie supérieure à 3 g/24 h, d'une hypoprotidémie inférieure à 60 g/L, d'une hypoalbuminémie inférieure à 30 g/L, définit le syndrome néphrotique (→). La biopsie rénale permet de caractériser la lésion ;

• *une protéinurie modérée* peut être d'origine glomérulaire, tubulaire, interstitielle ou vasculaire ;

• *l'insuffisance rénale chronique* (→) entraîne une diminution de la protéinurie par baisse de la filtration glomérulaire.

La recherche d'une micro-albuminurie permet le dépistage précoce de la néphropathie diabétique. Elle est significative au-dessus de 30 mg/24 h ou 20 µg/min.

PROTÉINURIE DE BENCE-JONES

Définition

La protéinurie de Bence-Jones (BJ) est formée de chaînes légères d'immunoglobulines (→). Le diagnostic est fait sur l'électrophorèse qui montre une bande étroite et sur l'immuno-électrophorèse qui précise le type.

La présence d'une protéinurie de BJ peut accompagner toute immunoglobuline monoclonale ; elle est très évocatrice de myélome.

PROTIDES TOTAUX ET ALBUMINE CHEZ L'ENFANT

Technique

Recueil de sang veineux ou capillaire sur tube sec.

Résultats

	PROTIDES TOTAUX (g/L)	ALBUMINE (g/L)
1 à 6 mois	55 ± 10	35
Nouveau-né	60 ± 10	40
Prématuré	40 ± 5	30 ± 10

PUBERTÉ : EXPLORATION ENDOCRINIENNE

Hormones recherchées

• Dosage des hormones gonadiques : œstradiol chez la fille, testostérone chez le garçon.

• Dosage des gonadotrophines de base (FSH, LH).

• Étude de la sécrétion de gonadotrophines sous stimulation (LH-RH).

• Chez le garçon, taux de testostérone après stimulation par les gonadotrophines chorioniques.

Résultats

Ils sont à interpréter en fonction du stade pubertaire.

Avant la puberté

Taux bas de testostérone (ou œstradiol) et des gonadotrophines (FSH, LH). Lors de la stimulation par le LH-RH, pic de FSH supérieur au pic de LH.

À la puberté

Élévation progressive (lente ++) de la testostérone (ou œstradiol) ainsi que des gonadotrophines.

Lors de la stimulation par le LH-RH, pic de LH supérieur au pic de FSH.

Devant un retard pubertaire, une anomalie gonadique primitive se traduit par des taux bas de testostérone (ou d'œstradiol), des taux élevés de gonadotrophines (FSH, LH), une absence d'élévation de la testostérone après stimulation par les gonadotrophines chorioniques. Une insuffisance gonadotrope (d'origine hypophysaire) se traduit par des taux bas de FSH et LH et une absence de réponse lors de la stimulation par le LH-RH.

R

RADIOGRAPHIE DE L'ABDOMEN SANS PRÉPARATION (ASP)

Technique et résultats normaux

La radio de face, debout, coupoles diaphragmatiques et petit bassin compris, est utilisée comme cliché de débrouillage. D'autres positions et incidences sont éventuellement demandées en fonction du contexte (occlusion). Normalement, on visualise le squelette, les psoas, la poche à air gastrique, les clartés gazeuses colorectales et parfois bulbaires.

Résultats anormaux

On peut distinguer deux ordres de circonstances :

- *en urgence* : c'est l'examen de base pour rechercher :
  - un *pneumopéritoine* (perforation d'un viscère creux) ;
  - des images hydroaériques avec *niveaux liquides* horizontaux d'occlusion ;
- *autres circonstances* : calcifications pancréatiques, calculs radio-opaques biliaires (vésicule surtout) ou urinaires, calcifications vasculaires (anévrismes aortiques, etc.), kystes hydatiques calcifiés (image cerclée), corps étrangers opaques, etc (*cf.* illustration).

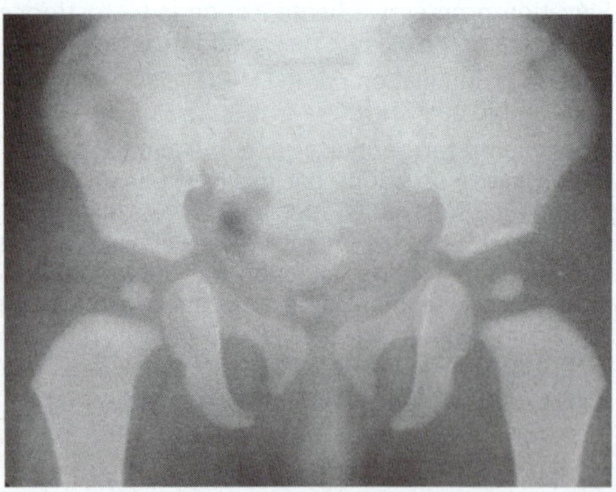

Radiographie de bassin normale.

RADIOGRAPHIE DE BASSIN DU NOURRISSON

Technique

Cliché de face ; rotules au zénith ; sans lordose du bassin.

Interprétation

- Si le point d'ossification de la tête fémorale est présent, il se situe dans le quadrant inféro-interne de la construction d'Ombredanne (formée par l'horizontale joignant les cartilages en Y et une droite perpendiculaire à la ligne des Y, passant par le talus cotyloïdien).
- Le toit de cotyle est concave.
- Le talus cotyloïdien est saillant.

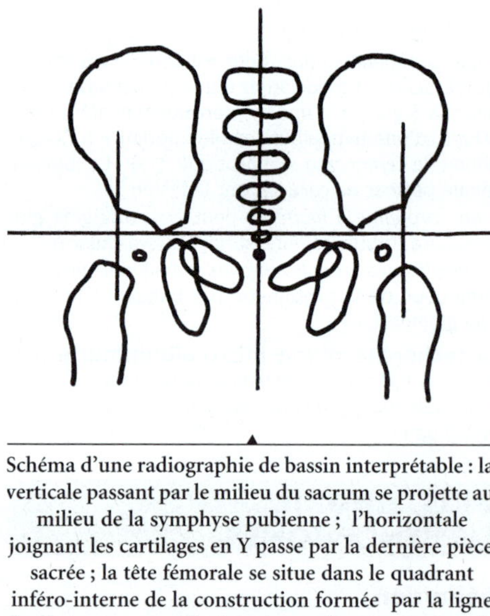

Schéma d'une radiographie de bassin interprétable : la verticale passant par le milieu du sacrum se projette au milieu de la symphyse pubienne ; l'horizontale joignant les cartilages en Y passe par la dernière pièce sacrée ; la tête fémorale se situe dans le quadrant inféro-interne de la construction formée par la ligne des Y et une perpendiculaire à cette ligne passant par le talus cotyloïdien.

Indications

La radio de bassin systématique à 4 mois n'est plus recommandée aujourd'hui. L'examen clinique et l'échographie de la hanche sont les examens clés du diagnostic et du suivi des dysplasies de hanche chez le nouveau-né.

Il reste deux indications de la radio de bassin : les enfants à risque pour lesquels l'échographie n'a pu être réalisée en période néonatale ; une discordance entre les données cliniques et l'échographie (*cf.* illustration).

RADIOGRAPHIE THORACIQUE

Définition

C'est l'examen de base en pneumologie, on utilise les rayons X, il permet de visualiser le contenu thoracique.

Technique

Cliché standard : le malade est debout face à la plaque, les épaules tombantes et en antéposition, il est en inspiration profonde bloquée.

Cliché de profil : le malade est debout, perpendiculaire à la plaque, les bras tendus en haut et en avant, également en inspiration profonde bloquée.

Causes d'erreur et précautions

La technique de l'examen doit être parfaite :

• *le malade doit être torse nu*, pour éviter les fausses images dues aux agrafes et aux boutons ;

• *si l'intensité du rayonnement X est mal réglée*, le film est trop noir ou trop clair, cela peut effacer des images, ou créer de fausses images ;

• *si l'axe du rayonnement X est incorrect*, les images sont déformées : côtes horizontales, faux aspect de gros cœur ;

• *lorsque le cliché est de bonne qualité*, il faut se méfier des fausses opacités qui sont en fait la superposition d'images normales (artefacts).

• *Précaution au cours du 1er et 2e trimestre de grossesse, on doit couvrir le ventre de la mère avec un tablier de plomb.*

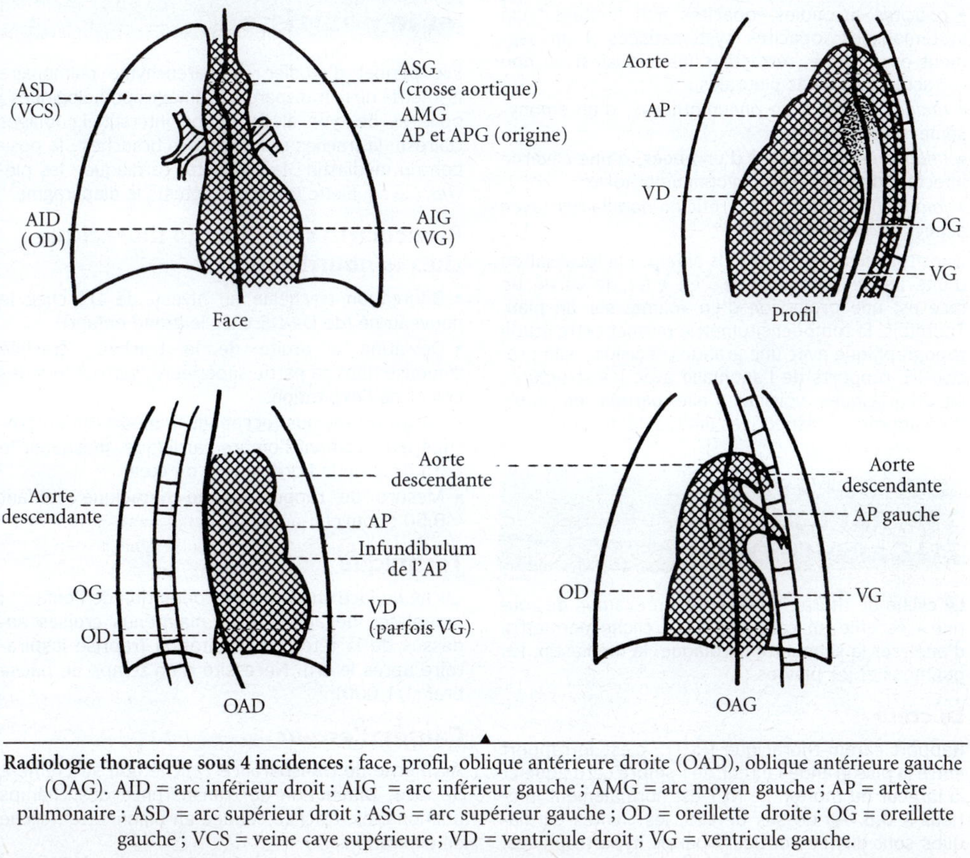

Radiologie thoracique sous 4 incidences : face, profil, oblique antérieure droite (OAD), oblique antérieure gauche (OAG). AID = arc inférieur droit ; AIG = arc inférieur gauche ; AMG = arc moyen gauche ; AP = artère pulmonaire ; ASD = arc supérieur droit ; ASG = arc supérieur gauche ; OD = oreillette droite ; OG = oreillette gauche ; VCS = veine cave supérieure ; VD = ventricule droit ; VG = ventricule gauche.

Résultats normaux

Le cliché de face visualise (*cf.* illustration) :

- *le squelette* (côtes, clavicules, extrémités supérieures de l'humérus, omoplates) et les coupoles diaphragmatiques ;
- *le médiastin*, dont le *bord droit* est constitué par la veine cave inférieure, l'oreillette droite, la veine cave supérieure, et le *bord gauche* par le ventricule gauche, l'artère pulmonaire, la crosse de l'aorte et l'artère sous-clavière ;
- le parenchyme pulmonaire et les pédicules vasculo-bronchiques.

Le cliché de profil permet de visualiser des zones masquées de face : aire rétrosternale et rétrocardiaque. Les coupoles diaphragmatiques et le rachis dorsal sont bien visibles.

Résultats en pathologie

De nombreuses images pathologiques sont possibles :

- *opacités* arrondies, opacités mal limitées, non systématisées, opacités systématisées à un segment ou un lobe, rétractiles (atélectasies) ou non rétractiles, opacités pleurales ;
- *images claires* d'un pneumothorax, d'un emphysème, d'une caverne ;
- *images hydroaériques* d'un abcès, d'une caverne infectée, d'un hydro-ou pyopneumothorax ;
- *images réticulées* ou réticulo-nodulaires avec aspect en « maille de filet ».

Dans tous les cas, les profils aident à la localisation d'une image pathologique ; en effet, le cliché de face est une projection d'un volume sur un plan. Toutefois, la tomodensitométrie permet cette étude topographique avec une grande précision ; elle précise les rapports de l'anomalie avec les structures intrathoraciques voisines ; elle permet en outre d'en apprécier l'aspect, les limites, la densité.

RADIOGRAPHIE THORACIQUE EN CARDIOLOGIE

Le cliché de thorax de face est un examen de routine très utile en cardiologie. Le cliché permettra d'analyser la silhouette cardiaque, le médiastin, les poumons et les plèvres.

Le cœur

Rapport cardio-thoracique (RCT) : c'est le rapport entre la plus grande largeur de l'ombre cardiaque et la largeur du thorax. Le RCT est normalement inférieur à 0,5. Au-dessus de 0,5, les cavités cardiaques sont dilatées ou leurs parois hypertrophiées. On peut ensuite préciser quelle cavité cardiaque est dilatée.

Le médiastin

Un élargissement du médiastin peut être dû à une dissection ou un anévrisme aortique.

Les hiles pulmonaires peuvent être hypertrophiés en cas de grosses artères pulmonaires.

Les poumons et les plèvres

On peut observer des images, le plus souvent symétriques, d'œdème interstitiel ou alvéolaire en cas d'insuffisance cardiaque gauche.

Un épanchement pleural donne une image opaque dont le contour est une ligne courbe, concave vers l'intérieur.

RADIOGRAPHIE DE THORAX (chez le nouveau-né et le nourrisson)

Elle permet d'étudier : le parenchyme pulmonaire (symétrie de la transparence ; images pathologiques : opacités de type alvéolaire ou interstitiel ; images claires) ; la trachée et les grosses bronches ; la position du médiastin ; la silhouette cardiaque ; les plèvres ; le squelette (clavicule, côtes) ; le diaphragme.

Particularités de l'image thoracique chez le nourrisson

- Bifurcation trachéale au niveau de D3 chez le nouveau-né (de D4-D5 chez le grand enfant).
- Déviation à droite de la trachée ; trachée sinueuse dans sa partie supérieure, surtout lors des cris et de l'expiration.
- Image du thymus (occupant le médiastin antéro-supérieur) coiffant l'ombre cardiaque, masquant le bord droit ou le bord gauche du cœur.
- Mesure du rapport cardio-thoracique : enfant < 0,50 ; nouveau-né < 0,55.

Technique

Cliché de face strict (bonne contention de l'enfant) ; omoplates dégagées (bras maintenus croisés au-dessus de la tête), en inspiration (reprise inspiratoire après le cri). Nécessité d'un temps de pause bref (1/1 000).

Causes d'erreur

Asymétrie de transparence : cliché non strictement de face. Diminution de transparence des champs pulmonaires, trachée coudée en baïonnette : cliché en expiration.

RADIOSCOPIE

Définition

C'est la visualisation en temps réel des mouvements respiratoires sur l'écran de contrôle par le radiologue.

Technique et résultats

C'est la même technique que le cliché thoracique mais le rayonnement est continu sur le patient (surexposition aux rayons X).

On visualise surtout la cinétique du diaphragme, en cas de suspicion de paralysie phrénique.

Cette technique est abandonnée au profit de l'amplificateur de brillance (voir *Amplificateur de brillance*).

RÉACTION DE WAALER-ROSE

Voir *Facteurs rhumatoïdes*.

RECHERCHE D'AGGLUTININES IRRÉGULIÈRES (RAI)

Voir *Anticorps anti-érythrocytaires*.

RESTRICTION HYDRIQUE

Technique

Le malade doit être hospitalisé et surveillé constamment pendant l'épreuve. Malade à jeun, boissons libres depuis la veille, vessie vidée à 8 h.

Débuter l'épreuve à 8 h avec diurèse, densité et osmolalité, poids, TA, pouls. Ensuite suppression de toute boisson pendant 6 à 7 h. Toutes les heures ou si possible toutes les 1/2 h : pouls, TA, poids, diurèse, densité ou osmolalité urinaire.

Normalement, le malade concentre ses urines (augmentation de l'osmolalité) en diminuant sa diurèse alors que le poids et la TA restent stables.

Si l'épreuve est mal supportée (TA basse, déshydratation), il faut l'interrompre.

Résultats en pathologie

Dans le diabète insipide, la restriction hydrique est mal supportée, les urines continuent à être abondantes et diluées. Il n'y a pas d'élévation de l'ADH.

Dans la potomanie pure, au début la restriction hydrique est bien supportée, la diurèse diminue, les urines se concentrent.

RÉTICULOCYTES (numération des)

Définition

C'est la numération des globules rouges jeunes (moins de 1 jour) circulant dans le sang.

Technique

La lecture se fait sur un frottis coloré au bleu de Cresyl. Certains automates en font la numération par cytométrie de flux.

Résultats à l'état normal

- *50 000 à 150 000 par mm^3* chez l'*adulte*.
- *400 000 par mm^3* chez le *nouveau-né*.

Variations pathologiques

Diminution : anémie centrale (→).

Augmentation : anémie périphérique avec compensation médullaire intense (ex. : hémolyse, hémorragies).

S

SANG DANS LES SELLES (recherche de)

Voir *Hémoccult II*.

SCANNER CÉRÉBRAL (TDM cérébrale)

Définition

Le scanner ou tomodensitométrie (TDM) est un examen de radiologie couplée à l'informatique qui permet de prendre des coupes horizontales du cerveau dans un plan parallèle. L'exploration se fait par un étroit faisceau de rayons X. L'analyse des mesures de coefficient d'absorption de ces rayons permet une reconstruction de l'image par un ordinateur. On peut pratiquer également des coupes verticales dans certaines indications particulières, par reconstruction d'un empilement d'images (*cf.* illustration).

Technique d'examen

Il a lieu généralement en deux temps : on réalise un scanner sans, puis parfois avec injection de produit de contraste iodé par voie intra-veineuse (l'injection de ce produit permet de déterminer si la lésion éventuelle que l'on découvre prend ou non le contraste, ce qui peut orienter l'interprétation étiologique). Les coupes examinent les deux hémisphères cérébraux ainsi que la fosse postérieure. En cas d'agitation, on peut être amené à réaliser l'examen sous prémédication et même sous anesthésie générale. L'intubation ne contre-indique pas la TDM.

L'examen dure 5 à 20 minutes et coûte environ 150 euros.

Indications

Le scanner est d'un très grand apport en neurologie :

- accidents vasculaires cérébraux (à la phase aiguë, l'examen est pratiqué sans injection, pour répondre à la question de l'existence ou non d'une hémorragie) ;
- hémorragie méningée ou cérébro-méningée ;
- tumeur bénigne ou maligne, quelle qu'en soit la nature ;
- diagnostic des lésions intracrâniennes traumatiques.

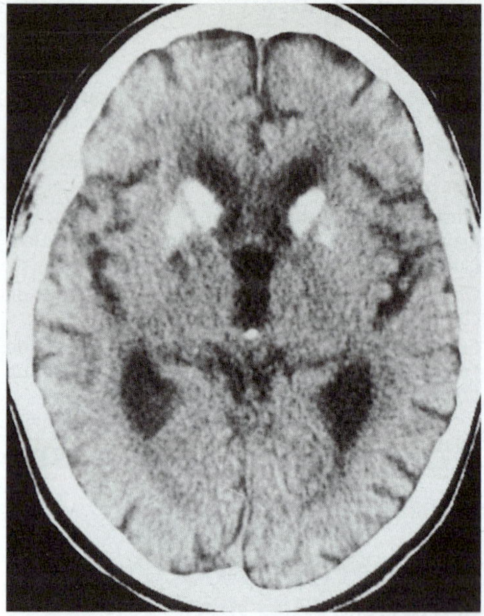

Scanner cérébral : on observe ici un élargissement des sillons corticaux et de volumineuses calcifications des noyaux gris centraux (pallidum et noyau caudé) qui n'étaient pas visibles sur la radio du crâne.

Ses indications ont décru depuis l'IRM cérébrale qui est beaucoup plus précise.

Contre-indications

Allergies au produit de contraste à base d'iode qui doivent être dépistées, et quand l'injection est nécessaire, faire pratiquer un traitement antiallergique (*antihistaminiques, corticoïdes*). Le risque de vomissements après injection d'iode impose que le malade soit à jeun si l'examen est prévu avec injection.

Il s'agit d'un examen de pratique aisée ne nécessitant pas de préparation particulière, ni de surveillance *a posteriori*.

SCANNER HYPOPHYSAIRE

Définition

C'est l'étude tomodensitométrique de la région de la selle turcique.

Technique

Le malade est allongé sur la table d'examen la tête dans le cylindre de l'appareil et le cou en hyperten-

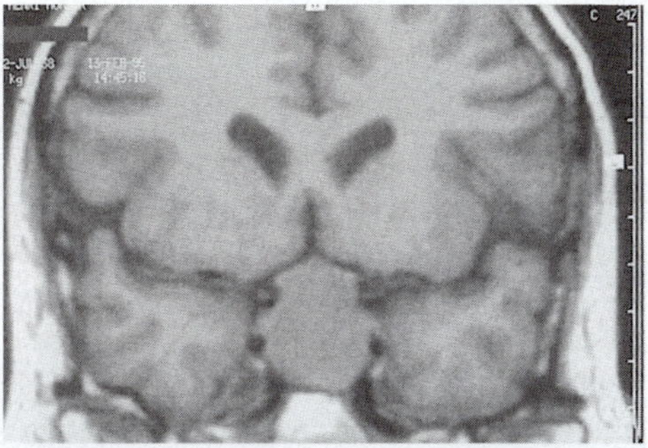

Tumeur hypophysaire à STH vue de face. Le chiasma optique est étiré par la tumeur et peu visible. Il existe un retentissement ophtalmologique (hémianopsie bitemporale).

sion. Des coupes horizontales et frontales sont effectuées avant et après injection IV de produit de contraste.

Causes d'erreur et précautions

Le malade est à jeun. Il faut rechercher une allergie à l'iode, un diabète, une dysglobulinémie ou une insuffisance rénale (le tout nécessitant une surveillance de la fonction rénale après l'injection d'iode).

Résultats normaux

Sur les coupes horizontales, on visualise les bords antérieurs de la selle et on étudie les densités intrasellaires.

Résultats en pathologie

Un *adénome hypophysaire* se traduit par une zone hyperdense s'accentuant lors de l'injection du produit de contraste. Les coupes suprasellaires recherchent une expansion supérieure. Les adénomes de moins de 7 à 8 mm ne sont pas visualisés. En cas de selle turcique vide, le scanner permet d'éliminer une tumeur. L'hypophyse peut être examinée par IRM avec coupes sagittales (*cf.* illustration).

SCANNER EN PSYCHIATRIE

Le scanner cérébral (ou tomodensitométrie cérébrale) a une place importante en psychiatrie ; son innocuité et son caractère indolore sont très appréciés. Il faut impérativement le pratiquer dès qu'il existe une atypie du tableau clinique faisant craindre une pathologie organique : tumeur cérébrale, démence présénile, post-traumatique (hématome extra-, sous-dural), hydrocéphalie à pression normale. *Le scanner permet de faire le diagnostic précoce* des tumeurs cérébrales, des démences préséniles, séniles et post-traumatiques, des troubles mentaux de l'épilepsie, d'une hydrocéphalie à pression normale.

Certains signes spécifiques des schizophrénies sont parfois retrouvés, mais leur interprétation reste encore du domaine de la recherche. Certains le réalisent de façon systématique dans le bilan d'un premier épisode psychotique.

Enfin, il fait parti du bilan présismothérapie.

SCANNER DES SURRÉNALES

Définition

C'est l'étude tomodensitométrique des surrénales.

Technique

Le malade est couché sur la table d'examen qui le fait passer dans le cylindre du *body-scan*. On peut effectuer des clichés après injection de produit de contraste. Le malade est à jeun.

Précautions

Lors de l'injection du produit de contraste une sensation de chaleur peut se produire. Rechercher une allergie à l'iode (lorsqu'il existe des antécédents d'allergie, une prémédication est nécessaire).

Résultats normaux

Les surrénales sont visualisées en dedans et en avant des reins sous l'aspect de « languettes » grises.

Résultats en pathologie

Il visualise parfaitement les tumeurs surrénaliennes de plus de 0,5 cm (*cf.* illustration).

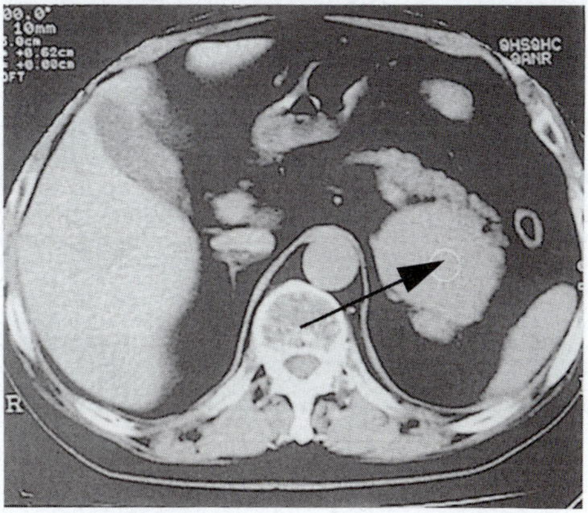

Scanner montrant une volumineuse tumeur de la surrénale gauche (corticosurrénalome).

SCANNER THORACIQUE

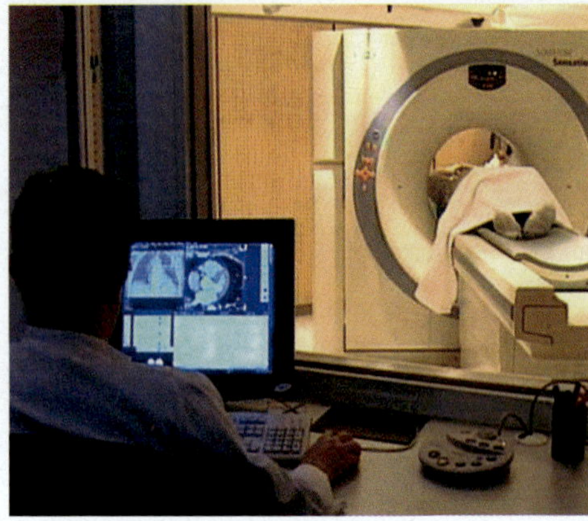

Le scanner thoracique ou tomodensitométrie (TDM)

Examen radiologique utilisant les rayons X, qui permet d'obtenir, sous forme d'images numériques, des coupes très fines des organes examinés.

La TDM thoracique, ou scanner thoracique, permet d'analyser les différentes structures anatomiques du thorax : cœur, vaisseaux, bronches, poumons, plèvre, médiastin, avec une plus grande précision.

Technique

Le patient est installé sur un lit, sorte de chariot sur lequel il est disposé et qui va se déplacer dans l'axe de l'appareil.

Après avoir injecté au patient un produit de contraste contenant de l'iode dans une veine au pli du coude, afin d'obtenir une meilleure visualisation des organes et de leurs vaisseaux, il est nécessaire que le patient soit complètement immobile avec obligation au besoin d'arrêter sa respiration pendant quelques secondes.

La TDM consiste à mesurer les différences d'absorption d'un étroit faisceau de rayons X par les divers tissus qu'il traverse au moyen de détecteurs sensibles placés en couronne dans l'appareil. Le faisceau de rayons X est mobile et tourne autour du corps dans un même plan. Un ordinateur recueille point à point les informations obtenues, les transcrit sous forme d'image par affichage en gamme de gris et restitue une coupe anatomique sur un écran. Les coupes sont perpendiculaires au grand axe du corps. Certains logiciels permettent actuellement la construction d'images en trois dimensions à partir des coupes obtenues.

Indications

Le scanner thoracique est plus performant que la radiographie thoracique notamment pour le diagnostic des petits nodules pulmonaires (cancer), l'étude du médiastin (adénopathie, lymphome), les vaisseaux (embolie pulmonaire), ou en cas de pathologies interstitielles ou infectieuses.

Résultats : quelques exemples de pathologie pulmonaire

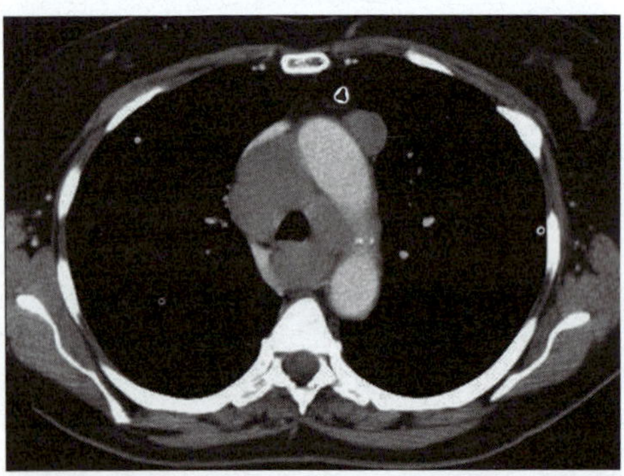

Ganglions du médiastin (en gris) qui englobent la trachée. Des biopsies par médiastinoscopie permettront de faire le diagnostic. (Lymphome ou métastases d'un cancer pulmonaire)

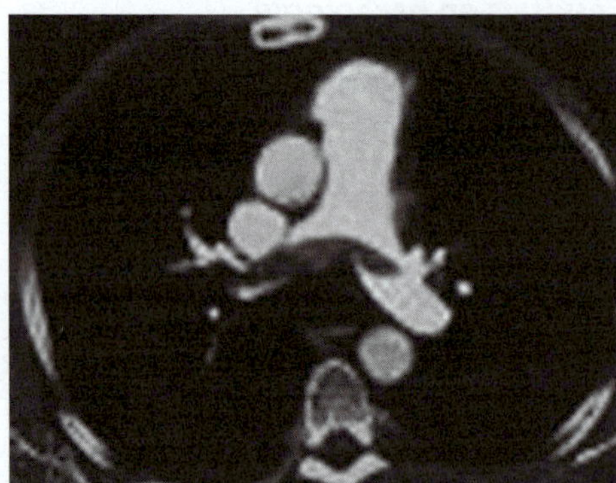

Embolie pulmonaire.
Thrombus (caillot) à cheval sur la bifurcation du tronc de l'artère pulmonaire

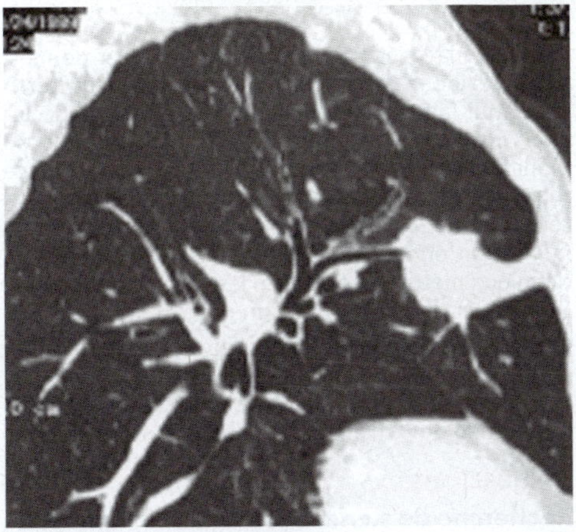

Tumeur bronchique du poumon gauche à cheval sur le culmen et la lingula.
Coupe sagittale

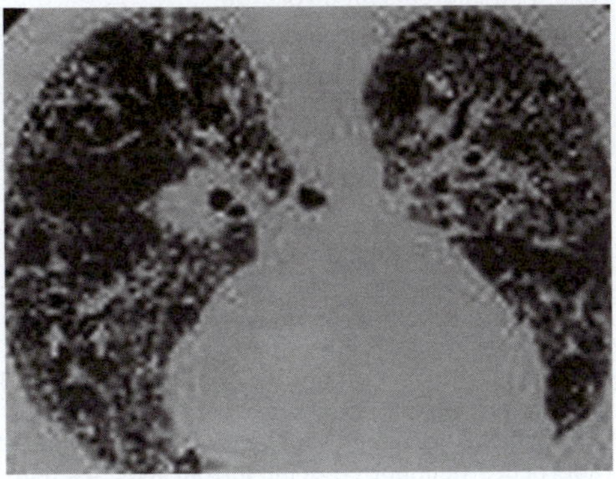

Syndrome interstitiel avec fibrose pulmonaire touchant les 2 poumons.

SCHIRMER (test de)

Définition

Méthode de mesure de la sécrétion lacrymale. Une bandelette de papier buvard est appliquée dans le cul-de-sac conjonctival à l'angle interne de l'œil. On note la longueur de papier humecté en 5 minutes.

Résultats

À l'état normal : ≥5 divisions.

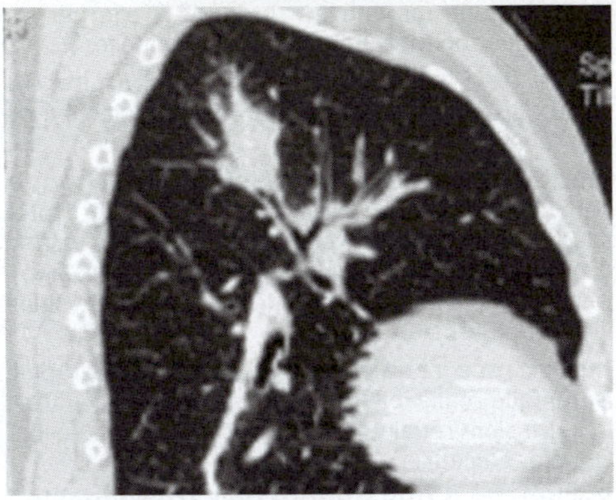

Tumeur bronchique du segment dorsal du lobe supérieur gauche.
Coupe sagittale

Dans les xérophtalmies (état de sécheresse de la cornée) : < 5 divisions.

SCINTIGRAPHIE MÉDULLAIRE

Définition

C'est l'étude isotopique de la distribution du tissu médullaire actif.

Technique

Après fixation médullaire d'un isotope, on pratique un comptage externe.

SCINTIGRAPHIE EN NÉPHRO-UROLOGIE

Définition

La scintigraphie est une méthode d'imagerie fonctionnelle complément à l'imagerie morphologique de la radio et de la RMN. Les indications en néphro-urologie s'étendent de plus en plus.

Indications

Étude de la fonction rénale :

- scintigraphie ^{99}Tc MaG 3 (mercapto-acétyl-triglycine marqué au technétium 99) ;
- scintigraphie ^{99}Tc DMSA (acide dimercapto-succinique marqué au technétium 99) : tomoscintigraphie, recherche de foyers infectieux. Couplée à la clairance par le ^{51}C EDTA (acide éthylène-diamine-

tétra-acétique marqué au chrome 51) elle permet une évaluation morphologique fonctionnelle.

Étude de l'appareil urinaire, recherche de reflux : scintigraphie ^{99}Tc MaG 3 avec injection de furosémide.

Étude de la valeur fonctionnelle de chaque rein : scintigraphie ^{99}Tc DTPA (acide dimercapto-succinique marqué au technétium 99) (avec test au captopril, en cas d'hypertension rénovasculaire), MaG 3 couplée à la clairance à l'EDTA, DMSA selon la fonction rénale.

Insuffisance rénale aiguë : l'angioscintigraphie isotopique réalisable en quelques minutes confirme la perfusion rénale (en concurrence avec l'écho-Doppler couleur).

Recherche d'une sténose de l'artère rénale : scintigraphie ^{99}Tc MaG 3 avec test au Captopril.

Hémodialyse : localisation des dépôts d'amylose due à la β2-microglobuline.

Dialyse péritonéale : étude de la cavité péritonéale (cloisonnement), recherche de fuites du liquide (plèvres, bourses) (*cf.* illustration).

Transplantation rénale : la scintigraphie confirme la vascularisation du rein et évite ainsi l'artériographie. Elle est incapable de faire la différence entre des séquelles de l'ischémie et le rejet aigu, entre la toxicité de la ciclosporine et le rejet chronique.

SCINTIGRAPHIE DE PERFUSION MYOCARDIQUE

Définition

La scintigraphie myocardique est une technique d'imagerie permettant d'évaluer la perfusion du myocarde à l'aide d'un traceur radioactif intraveineux.

Technique

On injecte en intraveineux un traceur très faiblement radioactif (le thallium) qui diffuse dans toute la circulation. Le traceur se distribue par voie vasculaire dans de nombreux organes et dans le muscle cardiaque.

La distribution du thallium aux cellules myocardiques est dépendante du flux coronaire. En cas de sténose coronaire, le myocarde en aval recevra moins de thallium que le muscle normalement perfusé.

L'hypoperfusion se traduit par un défaut de fixation du thallium par rapport au reste du myocarde. Les données sont ensuite recueillies par une gamma-caméra qui prend une « photo » du cœur, sur laquelle les zones fixant le thallium apparaissent, alors qu'une zone hypoperfusée apparaîtra comme un « trou » de fixation.

Autres traceurs utilisés : MIBI, *myoview*.

Buts

Le but de la scintigraphie myocardique est de mettre en évidence un défaut de perfusion d'un territoire, qui fait suspecter une sténose ou une occlusion coronaire. Les anomalies de perfusion se manifestent initialement à l'effort, avec l'absence d'augmentation du débit en aval d'une sténose serrée. L'injection de thallium est donc faite au maximum d'un effort (sur bicyclette ergométrique) afin de mieux mettre en évidence les différences de perfusion : on parle de « thallium d'effort ».

Quand le patient ne peut pas faire d'effort, on augmente artificiellement le débit cardiaque global par l'injection d'un vasodilatateur : la persantine. On parle donc de « thallium-persantine ».

Indications

Recherche de sténoses coronaires significatives, qui se traduisent par une hypofixation du myocarde en aval. Le thallium permet ainsi d'estimer l'importance de l'hypoperfusion, et de suspecter l'artère responsable.

Recherche de territoires « viables » dans la zone d'un infarctus du myocarde.

En effet, la prise de clichés tardifs peut montrer une fixation du thallium dans des zones initialement muettes. Le thallium ne se fixe que dans les cellules myocardiques vivantes que l'on détecte ainsi.

Avantages et inconvénients

Avantages : c'est un examen non invasif, qui donne des renseignements plus précis qu'une simple épreuve d'effort.

Inconvénients : il faut un appareillage lourd et coûteux, des techniciens et des traceurs radioactifs. Le thallium est éliminé dans les urines en 48 heures, les patients sont donc porteurs d'une faible radioactivité pendant ce délai (éviter les contacts rapprochés pendant ce délai surtout avec les femmes enceintes).

SCINTIGRAPHIE PULMONAIRE

Définition

Étude de la vascularisation et la ventilation des poumons, à l'aide de traceurs radioactifs (*cf.* illustration).

Technique et résultats

Il existe deux techniques principales :

• *Scintigraphie vasculaire (ou de perfusion)* : on injecte, par voie intraveineuse, des macroagrégats d'albumine marquée par un corps radioactif. Ils se bloquent dans les capillaires pulmonaires avant de se désagréger. Le rayonnement émis est enregistré à l'aide d'une caméra à scintillation. On peut ainsi dres-

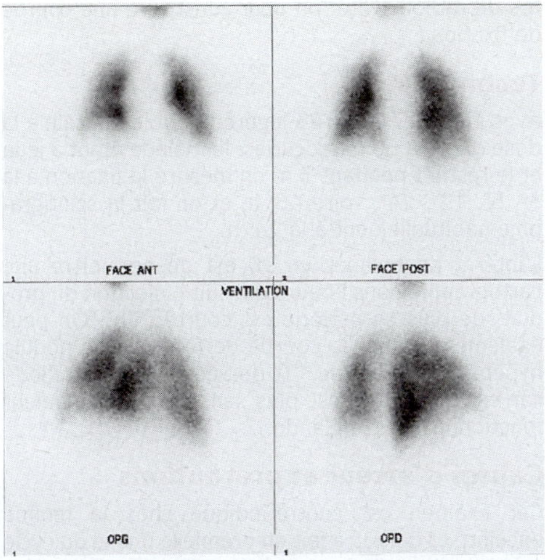

a

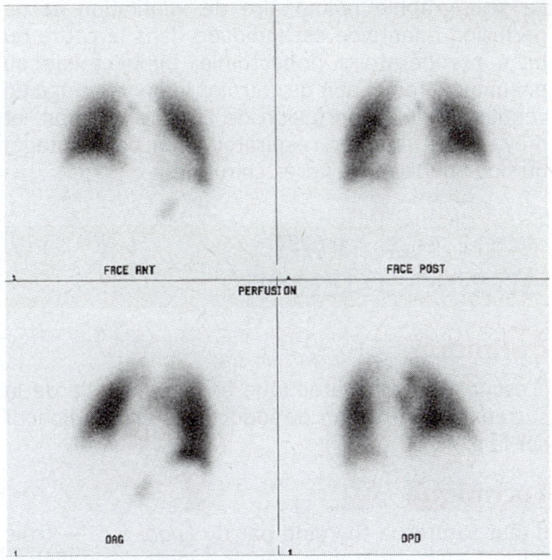

b

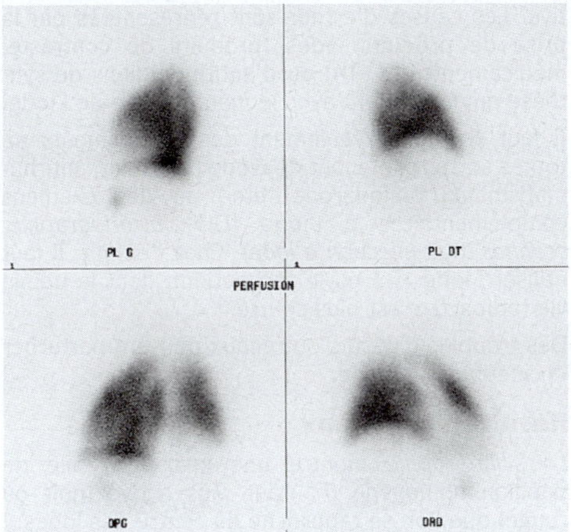

c

Scintigraphie pulmonaire normale. a : scintigraphie de ventilation (4 incidences) ; **b** et **c** : scintigraphie de perfusion (8 incidences).

ser une cartographie de la vascularisation pulmonaire. Normalement, la cartographie est homogène, les parties centrales des deux poumons donnant une image plus dense. C'est la technique la plus utilisée.

• *Scintigraphie de ventilation* : on fait inhaler un gaz radioactif qui ne franchit pas la membrane alvéolo-capillaire (*xénon 133* ou *krypton)*, dont on apprécie la répartition par un compteur (les alvéoles non ventilées ne donnent pas de radioactivité).

Précautions

Les scintigraphies sont atraumatiques et elles peuvent être répétées sans danger chez un même malade. La dose d'irradiation est faible.

Résultats en pathologie et indications

Le couplage des deux techniques est indispensable lorsque l'on suspecte une *embolie pulmonaire* : la constatation d'un défect systématisé en scintigraphie de perfusion, associé à une scintigraphie de ventilation normale, est très en faveur de ce diagnostic.

La répétition des examens permet une évaluation de l'efficacité du traitement de l'embolie pulmonaire.

De nombreuses autres maladies pleuro-pulmonaires peuvent donner des images d'amputation : épanchement pleural, pneumopathie, bulles d'emphysème, tumeur mal vascularisée.

La scintigraphie pulmonaire de ventilation et de perfusion quantifiée est indiquée dans le cadre du bilan préopératoire (lobectomie, bilobectomie ou pneumonectonie) afin de calculer le pourcentage en ventilation et en perfusion de chaque poumon, et d'évaluer la fonction respiratoire (en pourcentage) du poumon restant, après chirurgie.

SCINTIGRAPHIE SURRÉNALIENNE

Définition

C'est une étude anatomique et fonctionnelle de la surrénale par fixation de iodocholestérol radioactif sur la glande.

Technique

Il faut saturer la thyroïde par du *Lugol* à 5 %, trois fois 20 gouttes par jour, depuis 4 jours avant l'injection jusqu'au 12e jour. L'injection de l'iodocholestérol marqué à l'iode 131 se fait dans le service des isotopes et la lecture par caméra à scintillation a lieu 8 jours après. Certains donnent 3 sachets de *Questran* par jour pendant ces 8 jours. On peut également faire des clichés sous freinage en réalisant avant l'injection un freinage par la dexaméthasone.

Précautions et causes d'erreur

La dose d'irradiation délivrée à l'organisme et notamment aux gonades (2 rads) est un facteur limitant ainsi que la durée de l'examen. Cet examen est rarement pratiqué depuis échographie et scanner.

Résultats en pathologie

L'adénome bénin fixe alors que le reste du parenchyme est éteint.

Le cortico-surrénalome fixe de façon retardée.

Hypercorticisme : fixation bilatérale assez symétrique en cas de maladie de Cushing.

Les adénomes de Conn fixent si l'examen est fait sous freinage alors que le reste du parenchyme est éteint.

SCINTIGRAPHIE THYROÏDIENNE ET COURBE DE FIXATION À L'IODE

Définition

La scintigraphie correspond à l'image du corps thyroïde obtenue par l'enregistrement du rayonnement gamma secondaire à la fixation d'un corps radioactif (iode ou technétium) sur la glande. Par des mesures de radioactivité, on peut construire une courbe de fixation.

Technique

Avec l'iode 131 ou 123 ingéré par voie buccale à la dose de 20 à 60 microcuries, le malade étant à jeun et le restant pendant 3 h, on mesure la fixation à la 3e, 6e, 12e, 24e, voire 48e h, et on fait la scintigraphie habituellement à la 24e h.

L'intérêt du technétium 99 est de permettre une cartographie dans l'heure qui suit l'injection du produit, de plus sa période est courte (6 h). On peut également établir la courbe de fixation. Un nodule hyper- ou isofixant au ^{99}Tc doit être contrôlé à l'iode car cette dernière est plus sensible pour la valeur fonctionnelle de la glande.

Causes d'erreur et précautions

Cet examen est contre-indiqué chez la femme enceinte et doit être fait en première phase du cycle ou sous couvert d'une réaction de grossesse négative. Les causes d'erreur sont représentées par la prise de produits iodés (produits de contraste, médicaments, T3, T4) ou d'antithyroïdiens de synthèse qui interfèrent avec le métabolisme de l'iode.

Il faut se méfier également des médicaments de toutes sortes contenant de l'iode (fortifiant, antirhumatismaux, amiodarone, etc.) ou des examens complémentaires à l'iode (UIV, *artériographie, scanner avec injection d'iode*). Chez l'enfant, il faut utiliser l'iode 123 ou le technétium, dont la demie vie radioactive est plus courte.

Des troubles digestifs ou rénaux peuvent perturber la cinétique de l'iode.

Résultats normaux

La scintigraphie montre une image en aile de papillon homogène d'autant plus active (noir ou rouge) que l'on se rapproche du centre des lobes.

La courbe de fixation est ascendante jusqu'à 24 h, correspondant par rapport à la dose ingérée à 20 à 10 % à 3 h, 30 à 10 % à 6 h et 40 à 10 % à 24 h, ensuite elle est en plateau puis descendante à partir de la 48e h.

Résultats en pathologie

La scintigraphie est intéressante :

- *dans les nodules,* pour apprécier leur caractère hypo-, iso- ou hyperfixant ; en cas de nodule hyperfixant l'absence de fixation du reste du parenchyme définit le nodule autonome ;
- *dans les goitres,* pour apprécier leur caractère homogène ou hétérogène ; toute zone froide devant faire suspecter un cancer ;
- *dans les suites de la chirurgie,* pour vérifier l'importance du parenchyme restant et après thy-

roïdectomie totale pour cancer pour rechercher une métastase fixante par balayage de tout le corps par la caméra.

L'étude de la courbe de fixation :

- la scintigraphie est « blanche » en cas de *thyroïdite subaiguë* ;
- *dans la maladie de Basedow*, elle montre une fixation d'emblée élevée (supérieure à 60 % à 3 h) avec pente descendante précoce dès la 6e h, réalisant un « angle de fuite » ;
- *dans l'hypothyroïdie,* la fixation est faible avec un plateau prolongé.

SCOTCH TEST

Définition

Examen réalisé dans les oxyuroses lorsque les œufs ne sont pas vus au niveau de la marge anale et que les vers ne sont pas repérés dans les selles.

L'examen consiste à coller un morceau de Scotch au niveau anal le soir, il est retiré le lendemain matin. Les œufs se collent la nuit sur le Scotch et sont examinés au microscope.

SELDINGER (Technique de)

La technique de Seldinger est utilisée pour mettre en place une sonde dans un vaisseau central ou dans les cavités cardiaques. Elle consiste à poser un cathéter court (Désilet) dans le vaisseau qu'on aborde (artère ou veine). Le Désilet est laissé en place, et sert de « voie de passage » pour tout autre cathéter plus long, qu'on peut positionner jusque dans les cavités cardiaques.

SELLES (examen parasitologique des)

Définition

C'est la recherche dans les selles d'un parasite, de ses œufs ou de ses larves.

Technique et précautions

Préparation du malade : interdire pendant les quelques jours précédant l'examen la prise de mucilages, huiles et les examens barytés. Si l'on veut obtenir une réactivation (recherche de protozoaires), donner pendant 3 jours une cuillerée de sulfate de magnésie le matin à jeun.

Recueil des selles : à l'abri des souillures dans un récipient hermétique et envoi immédiat au laboratoire. Si cela n'est pas possible fixer les excrétas.

L'examen sera macroscopique (décelant parfois des parasites adultes) et microscopique : direct, après coloration, après enrichissement.

SÉRODIAGNOSTIC DE WIDAL-FÉLIX

Définition et technique

Le but est de détecter chez les malades atteints de *fièvre typhoïde* des anticorps sériques spécifiques : les agglutinines O et H.

Les anticorps O (correspondant aux antigènes somatiques) apparaissent vers le 8e-10e jour, leur taux s'élève ensuite jusqu'à 1/400 lors de la période d'état, avant de décroître et disparaître en quelques semaines.

Les anticorps H (correspondant aux antigènes flagellaires) apparaissent plus tardivement (12e jour), leur titre s'élève vite (1/600) et ne diminue que lentement. On fera donc des prélèvements successifs pour suivre l'évolution de ces anticorps.

Résultats

Un taux élevé en anticorps O (supérieur à 1/400) permet d'affirmer une typhoïde évolutive. Mais il y a parfois des *difficultés d'interprétation.*

Le sérodiagnostic de Widal Félix peut être positif en dehors de la fièvre typhoïde :

- certaines gastro-entérites à d'autres salmonelles, certaines rickettsioses ou infections à bacille de Malassez et Vignal ;
- hémopathies, réticuloses, myélome.

Chez le sujet vacciné, il existe en l'absence de toute typhoïde un taux d'agglutinines H. Pour affirmer une typhoïde en évolution, on exigera un taux d'anticorps H supérieur à 1/400 et un taux d'anticorps O supérieur à 1/200.

SÉROLOGIE DES HÉPATITES VIRALES

SÉROLOGIE DU VIRUS DE L'HÉPATITE A (VHA)

L'infection aiguë est marquée par la présence d'anticorps anti-VHA de type IgM. Cet anticorps est présent dès le début de l'ictère, il persiste habituellement pendant 3 mois, rarement plus longtemps. L'anticorps de type IgG apparaît plus tardivement et persiste définitivement.

SÉROLOGIE DU VIRUS DE L'HÉPATITE B (VHB)

Définition

Il existe plusieurs systèmes antigène (Ag)-anticorps (Ac).

Système s

L'Ag HBs correspond à l'enveloppe du virus (cet Ag était autrefois appelé Ag Australia). Sa présence témoigne d'une infection. Dans une hépatite B résolutive, l'Ag HBs apparaît environ 4 semaines avant l'ictère et disparaît en 2 mois.

La présence de l'Ac anti-HBs témoigne d'une immunité, qu'elle soit post-infectieuse ou postvaccinale. L'Ac anti-HBs apparaît tardivement, plusieurs semaines après la disparition de l'Ag HBs.

Système c

L'Ag HBc est un antigène de la nucléocapside virale. Il n'est retrouvé que dans le foie et pas dans le sérum. Il n'est donc pas recherché en pratique courante.

La présence de l'Ac anti-HBc témoigne d'un contact avec le virus VHB. Il s'agit d'IgM si le contact est récent (hépatite B aiguë) et d'IgG si le contact est ancien (guérison ou hépatite chronique).

Système e

L'Ag HBe est un antigène de la nucléocapside virale. Schématiquement, la présence de l'AgHBe témoigne d'une réplication virale. En revanche, l'Ac anti-HBe est témoin de l'absence de réplication. Toutefois, dans environ 50 % des cas, il existe des VHB mutants, c'est-à-dire qu'il y a réplication virale alors que l'Ac anti-HBe est présent et l'Ag HBe absent.

ADN VHB

La présence dans le sérum du génome viral (ADN) du VHB affirme la réplication virale. On utilise une technique de PCR (réaction de polymérisation en chaîne) pour le rechercher.

Prélèvements/précautions

En règle générale 5 mL de sang ; attention au danger de contamination (pour le préleveur et le laboratoire).

Signification des différents marqueurs sérologiques de l'hépatite B

	Ag HBs	Ac HBs	Ac HBc	Ag HBe	Ac HBe	ADN VHB
Hépatite B aiguë	+	–	+ (IgM et IgG)	+	–	+
Hépatite B guérie	–	+, si ancienne. parfois, si récente.	+ (IgG)	–	+	-
Hépatite B chronique	+	–	+ (IgG)	+	–	+
Hépatite B chronique à virus mutant	+	–	+ (IgG)	–	+	+
Porteur chronique de l'Ag HBs	+	–	+ (IgG)	–	+	- ou + faible
Sujet vacciné	–	+	–	–	–	-

SÉROLOGIE DU VIRUS DE L'HÉPATITE C (VHC)

L'infection par le virus de l'hépatite C est reconnue par l'apparition d'anticorps (Ac) anti-VHC qui ne sont que le témoin d'une rencontre avec le virus, sans préjuger de la guérison ou de la chronicité. En effet, les Ac anti-VHC ne sont pas protecteurs. La technique ELISA 3 est la méthode de référence.

C'est la positivité de la recherche du génome viral (ARN) dans le sérum qui apporte la preuve de la réplication virale et donc du potentiel évolutif de l'hépatite. Cette recherche se fait par PCR qualitative (technique de biologie moléculaire d'amplification d'une séquence du génome viral). Lorsque la PCR est positive on quantifie la quantité d'ARN par une PCR quantitative (charge virale). On doit également pratiquer un génotypage du VHC.

SÉROLOGIE DU VIRUS DE L'HÉPATITE D (OU DELTA)

Le virus delta est un virus défectif. Sa présence nécessite la positivité de l'Ag HBs du virus de l'hépatite B.

En pratique, pour rechercher une infection par le virus delta, on demande une recherche d'anticorps anti-delta. S'ils sont positifs, il peut s'agir d'une guérison d'une hépatite delta ou bien d'une infection en cours (aiguë ou chronique). On pratique alors une recherche de l'Ag delta et du génome delta dans le sérum (PCR delta). Si la recherche est positive, il s'agit d'une infection évolutive. Si la recherche est négative, l'infection est guérie.

SÉROLOGIE DU VIRUS DE L'HÉPATITE E

Le virus E est un virus à ARN. La présence d'IgM anti-VHE est en faveur d'une hépatite E aiguë. On peut également rechercher directement l'ARN du VHE par PCR dans le sang (mais la durée de la virémie est faible) ou mieux directement dans les selles où la positivité est plus prolongée.

SÉROLOGIE DES MALADIES INFECTIEUSES

Généralités

Le principe repose sur la production d'anticorps spécifiques lors des maladies infectieuses. Le sérodiagnostic dépiste les anticorps et en mesure le taux. L'existence d'une sérologie positive peut témoigner :

- soit d'une infection ancienne ou d'une vaccination avec un taux d'anticorps résiduels détectables dans le sérum ;
- soit d'une primo-infection.

Son interprétation nécessite donc de connaître le statut sérologique antérieur. La détection d'IgM spécifiques peut en cas de positivité aider à l'interprétation de la sérologie (primo-infection, réinfection…). L'élévation du taux des anticorps à 15 jours d'intervalle d'au moins 2 dilutions est également en faveur d'une infection récente. Il existe quelques réactions croisées entre certaines sérologies (exemple : yersiniose et brucellose). Le taux des anticorps s'élève parfois dans les syndromes inflammatoires.

Les indications essentielles de prescription des sérologies sont les suivantes :

- nécessité de connaître l'état immunitaire du patient vis-à-vis de certains agents infectieux du fait du risque couru d'une primo-infection (ex. : toxoplasmose et rubéole chez la femme enceinte, toxoplasmose chez le sujet infecté par le VIH) ou d'une réinfection (cytomégalovirus chez le greffé) ;
- diagnostic d'une infection évolutive en sachant que dans de nombreuses circonstances, l'interprétation est délicate. Par ailleurs, le délai de réponse (3 à 4 semaines quand 2 prélèvements sont nécessaires) permet un diagnostic rétrospectif.

PRINCIPALES SÉROLOGIES		
• **Maladies bactériennes :** • Brucellose (Wright) ; • *Chlamydia* ; • *Legionella pneumophila* ; • Leptospirose (Martin et Pettit) ; • Lyme ; • *Mycoplasma pneumoniæ* ; • Rickettsioses ; • Syphilis ; • Typhoïde (Widal et Félix) ; • Marqueurs streptococciques : ASLO.	**Maladies virales :** • Hépatites A, B, C, D, E ; • VIH1 et VIH2 ; • CMV ; • Rubéole ; • Sérologie de Paul Bunnel Davidson ; • EBV ; • Herpès virus 8.	**Maladies parasitaires :** • Amibiase ; • Bilharzioses ; • Cestodoses larvaires ; • Distomatoses ; • Filarioses ; • Leishmanioses ; • Toxoplasmose ; • Toxocarose ; • Trichinose ; • Trypanosomiases.

Principales sérologies

L'interprétation des sérologies est détaillée dans les chapitres se référant à la pathologie. En outre, seules les sérologies ayant un intérêt diagnostique ou clinique pratique seront citées.

Les sérologies les plus couramment demandées en mycologie sont les sérologies aspergillaires et candidosiques. Ces dernières peuvent être en défaut chez le sujet immunodéprimé et la découverte d'une sérologie positive n'est pas toujours témoin d'une mycose évolutive.

SEXE CHROMATINIEN

Définition

Il se définit par la présence ou non de chromatine sexuelle (ou corpuscules de Barr). Une chromatine sexuelle positive s'observe chez les sujets de sexe féminin. Lorsqu'il n'y a qu'un seul chromosome X (sujet masculin ou syndrome de Turner, XO), la chromatine sexuelle est négative.

Technique

Frottis prélevé au niveau de la face interne de la joue, étalé sur lame, fixé et séché. La lecture se fait dans les laboratoires de cytogénétique.

SIDÉROBLASTES

Définition

Ce sont des érythroblastes contenant des grains d'hémosidérine.

Technique

La recherche se fait sur un frottis de moelle osseuse par une coloration spéciale (coloration de Perls).

Résultats à l'état normal

20 à 80 % des érythroblastes dans la moelle avec 1 à 3 grains d'hémosidérine.

Variations en pathologie

Diminution des sidéroblastes (< 20 %) : carence martiale, anémie hyposidérémique inflammatoire.

Augmentation des sidéroblastes (> 80 % des érythroblastes avec quantité importante d'hémosidérine), sidéroblastes en anneaux : anémies sidéroblastiques primitives ou secondaires.

SKIASCOPIE

Définition

C'est l'étude de l'ombre pupillaire. Elle permet, selon le sens du déplacement de l'ombre pupillaire, de déterminer si le sujet est myope, emmétrope ou hypermétrope.

L'interposition d'une règle munie de verres correcteurs (règle de Trousseau) devant l'œil permet d'inverser le sens de l'ombre et indique ainsi la réfraction objective du sujet. Elle tend à être complétée ou remplacée par les mesures réalisées au réfractomètre automatique.

La skiascopie est faite après cycloplégie (blocage de l'accommodation) au *Skiacol* ou à l'atropine (→ Collyres mydriatiques).

Indications

- Mesure objective de la réfraction oculaire, en particulier chez l'enfant.
- Dépistage des troubles de l'accommodation (la cycloplégie lève le spasme accommodatif et la skiascopie mesure exactement la réfraction).

SPERMOCYTOGRAMME

Buts

Étude du sperme dans les stérilités.

Technique

Abstinence sexuelle de 3 jours avant l'examen.

Recueil de la totalité du sperme par masturbation sans préservatif dans un flacon stérile au laboratoire.

Un laboratoire spécialisé est indispensable. Un double contrôle est nécessaire si le spermocytogramme est anormal (intervalle de 10 à 12 semaines).

Résultats

Spermocytogramme normal :

- volume : 2 à 5 mL ;
- nombre de spermatozoïdes : 20 à 250 millions par mL ;
- mobilité : 80 % de formes mobiles à la 1re heure ;
- vitalité : 80 % de formes vivantes ;
- morphologie : pas plus de 30 % de formes anormales et absence d'agglutinat ;
- fructose : 380 mg/L ;
- cellules rondes : 0 à 1 600/mL.

Spermocytogrammes anormaux dans :

- azoospermie absolue (0 spermatozoïde) ;
- oligospermie (< 20 millions de spermatozoïdes) ;
- asthénospermie : mobilité insuffisante en nombre et en durée ;
- nécrospermie : mobilité nulle ;
- tératospermie : morphologie anormale ;
- oligo-asthénospermie dans les formes mixtes.

STÉATORRHÉE

Définition et technique de prélèvement

Dosage pondéral des graisses dans les selles, ce dosage est indiqué dans les diarrhées. La ration alimentaire doit apporter 50 à 100 g de lipides/24 h pendant les 3 jours qui précèdent le dosage et les 3 jours du recueil des selles. La totalité des selles doit être recueillie.

Précautions

Pas d'huile de paraffine, de suppositoires ni de baryte (à faire avant des examens radiologiques éventuels).

Résultats

On parle de stéatorrhée (pathologique) au-dessus de 5 g/24 h. Il peut s'agir d'une malabsorption (maladie cœliaque, etc.), d'une maldigestion (carence en lipase pancréatique, en sels biliaires), plus rarement d'une pullulation microbienne ou d'une entéropathie exsudative.

STH

Voir *Hormone de croissance*.

SWAN-GANZ (sonde de)

Voir aussi *Cathétérisme droit*.

La sonde de Swan-Ganz est un cathéter souple mesurant 110 cm de long.

L'extrémité distale comporte :

- un orifice distal qui sert à mesurer les pressions dans l'artère pulmonaire ;
- un ballonnet gonflable à l'air, qui sert à positionner la sonde dans l'artère pulmonaire en suivant le flux sanguin, et à mesurer la pression capillaire pulmonaire par l'orifice distal (ballonnet gonflé) ;
- un capteur de température (thermistance) qui sert à mesurer le débit cardiaque (→) ;
- 15 centimètres en amont de l'orifice distal se trouve l'orifice proximal qui sert à mesurer les pressions dans l'oreillette droite, et à injecter du liquide pour mesurer le débit cardiaque. Le canal proximal peut servir aussi comme voie centrale de perfusion pour des solutés ou des médicaments.

L'extrémité proximale de la sonde comporte 4 voies :

- entrée du canal distal (artère pulmonaire) ;
- entrée du canal proximal (oreillette droite) ;
- entrée du canal pour gonfler le ballonnet, sur lequel s'adapte une seringue à air ;
- raccord de la thermistance pour l'ordinateur qui fait le calcul du débit cardiaque.

SYNDROME INFLAMMATOIRE ET EXAMENS COMPLÉMENTAIRES

L'existence et l'intensité de l'inflammation se traduisent biologiquement par des modifications de certaines constantes, mais les modifications peuvent être dissociées et surtout n'ont pas de valeur étiologique. Elles portent sur :

- *la vitesse de sédimentation globulaire* (VS) : si la VS est normale dans un contexte inflammatoire, il faudra rechercher une cryo-globulinémie, ou doser les protéines dites de l'inflammation : protéine C réactive (CRP), orosomucoïde et haptoglobine, qui sont fréquemment dosées en milieu hospitalier (« profil protéique » de type inflammatoire) ; on peut aussi noter une hyper-α2- et une hyper-β-globulinémie, une augmentation du fibrinogène ;
- l'*hémogramme* : anémie, de type inflammatoire, à tendance microcytaire, hypochrome, non régénérative associée à une hyperplaquettose.

On note aussi une hyposidérémie, associée à une augmentation de la ferritinémie et une diminution du coefficient de saturation de la transferrine.

SYPHILIS (sérologie de la)

Définition et buts

Les examens sérologiques dans la syphilis ont pour but :

- de confirmer le diagnostic ;
- de suivre l'évolution sous et après traitement.

Une négativation est un argument de guérison, mais à l'opposé la persistance de la positivité de certaines réactions n'infirme pas la guérison clinique.

Principes et techniques

Les examens sérologiques permettent de poser le diagnostic de syphilis et de suivre l'évolution après traitement.

Le VDRL utilise des antigènes lipidiques non spécifiques, mais comporte de nombreux faux positifs. Sa quantification est importante pour préciser l'efficacité du traitement.

D'autres réactions utilisent des antigènes spécifiques :

- le TPHA spécifique, sensible, facile à réaliser ;
- le FTA (1er test à se positiver). Il n'est pas très spécifique mais très sensible. Sa spécificité est accrue par une réaction d'absorption préalable : FTA-ABS.

Le tréponème pathogène vivant fixe les anticorps appelés *immobilisines* (réaction d'immobilisation de Nelson, très spécifique). Le test de Nelson peut être exprimé de façon *qualitative* : négatif (si moins de 20 % des tréponèmes sont immobilisés par le sérum testé), douteux (entre 20 et 50 %), positif (plus de 50 % des tréponèmes sont immobilisés), ou de façon *quantitative* par dilution des sérums. Dans les *syphilis tertiaires*, les tests de la réagine peuvent être négatifs, mais le test de Nelson est toujours positif.

Interprétation des sérologies syphilitiques

Voir *Syphilis* (→).

T

TAUX DE PROTHROMBINE (TP)

Définition

C'est un test global de la voie exogène et du tronc commun de la coagulation. Il évalue le complexe prothrombique (II, V, VII, X). On l'appelait, avant, le temps de Quick.

Technique

Le prélèvement veineux se fait sur citrate. Il faut un témoin.

Résultats à l'état normal

Le taux de prothrombine varie de 80 à 100 % du témoin.

Variations en pathologie (TP inférieur à 60 %)

Le taux de prothrombine est utilisé pour la surveillance des traitements anticoagulants antivitamines K (la synthèse hépatique des facteurs II, VII et X nécessitant de la vitamine K). La fourchette thérapeutique doit se situer entre 25 et 35 %.

Actuellement, la surveillance d'un traitement par les antivitamines K consiste en un dosage de l'INR (→) et non plus du TP dont les résultats sont variables d'un laboratoire à un autre.

La carence en vitamine K, la maladie hémorragique du nouveau-né, l'insuffisance hépatocellulaire, le déficit en facteurs du complexe prothrombique (II, V, VII, X), l'afibrinogénie congénitale, les CIVD, la présence d'un inhibiteur portant sur la voie extrinsèque diminuent le taux de prothrombine.

TEMPS DE CÉPHALINE ACTIVÉ

Voir *Céphaline activé (temps de)*.

TEMPS DE LYSE DES EUGLOBULINES PLASMATIQUES

Définition

C'est un test étudiant la fibrinolyse (activateur de la plasmine et du plasminogène).

Technique

Le prélèvement sanguin se fait sur citrate.

Résultats à l'état normal

La lyse se produit en plus de 3 heures.

Variations pathologiques

Seuls les temps raccourcis ont une valeur :

- *fibrinolyse aiguë* (inférieur à 30 min) : chirurgie d'exérèse, accidents obstétricaux ;
- *fibrinolyse fruste :* 60 à 120 min ;
- *fibrinolyse chronique :* cancers métastatiques de la prostate, du pancréas, du poumon, cirrhose du foie, traitement thrombolytique.

TEMPS DE THROMBINE

Définition

C'est un test global de la phase finale de la coagulation (→) : la formation de fibrine.

Technique

Le prélèvement sanguin se fait sur citrate ou oxalate. Il faut un témoin.

Résultats à l'état normal

Le temps de thrombine est égal à 15, 20 secondes.

Variations en pathologie

Supérieures à 5 secondes par rapport au témoin.

L'hypofibrinémie, la fibrinolyse, la *CIVD*, l'hyperfibrinémie, la présence d'inhibiteurs (→ Héparines, PDF), la cirrhose s'accompagnent d'un allongement du temps de thrombine.

TENEUR CORPUSCULAIRE MOYENNE EN HÉMOGLOBINE

Définition

La TCMH est calculée :

$$\text{TCMH} = \frac{\text{Hémoglobine (g/dL)} \times 10}{\text{Nombre de GR (millions/mm}^3\text{)}}$$

Résultats

- *Normochromie :* 27 à 31 pg/cellule.
- *Hypochromie :* moins de 27 pg/cellule.

TEST AU CARMIN

But

Mesurer le temps de transit oro-anal.

Réalisation de l'examen

Le matin à 8 heures, à jeun, faire prendre au malade 2 gélules de carmin préparées à la pharmacie. Demander au patient de noter l'heure de la première et de la dernière selle rouge.

Résultats

La première selle rouge apparaît environ 8 heures après la prise des gélules et la première selle normale 24 h après. Un temps inférieur traduit une diarrhée motrice.

TEST AU CLOMID

Buts

Épreuve dynamique appréciant l'intégrité hypothalamique qui déclenche l'ovulation.

Technique

Prise de 100 mg de citrate de clomifène classiquement du 5e au 10e jour du cycle ; puis dosage des gonadotrophines à J0, J5 et J7.

Résultats normaux

Élévation du taux de LH de 50 % ; ou survenue d'une grossesse ou d'une menstruation.

TEST DE DIAGNOSTIC RAPIDE DE L'ANGINE À STREPTOCOQUE A (TDR)

Définition

Il met en évidence la présence d'un streptocoque béta-hémolytique de groupe A (SGA) au cours d'une angine, afin de décider de la mise en route d'un traitement antibiotique.

Technique

Enfant âgé de plus de 3 ans présentant une angine. Écouvillonner les amygdales en évitant le contact avec les dents, les gencives, les joues ou la langue. Tremper l'écouvillon dans une solution préalablement préparée (selon le modèle de TDR). Puis introduire la bandelette réactive dans cette solution et laisser en place durant 5 minutes. Retirer la bandelette et lire le test par colorimétrie.

Résultats

Positif : Il s'agit d'une angine à SGA : le traitement antibiotique est indiqué ; négatif : Il ne s'agit pas d'une angine à SGA : le traitement antibiotique n'est pas indiqué.

NB : pour certains enfants à risque de rhumatisme articulaire aigu, un prélèvement de gorge peut être indiqué en cas de TDR négatif.

TEST DE DIAGNOSTIC RAPIDE (TDR) DES ANGINES

Le TDR des angines à streptocoques β-hémolytiques du groupe A a été mis au point pour faire la différence entre les angines bactériennes aiguës, le plus souvent streptococciques (1/3 des angines de l'enfant, 15 à 20 % des angines de l'adulte) et les angines virales. Le but est de limiter la prescription des antibiotiques prescrits inutilement dans les angines virales et favorisant le développement de résistances. Le test est réalisé à partir d'un prélèvement de gorge avec une spatule par le médecin généraliste, le résultat est disponible en 2 minutes. La sensibilité est supérieure à 90 % et la spécificité supérieure à 95 %.

TEST DE FREINAGE À LA DEXAMÉTHASONE (DXM)

Définition

Il s'agit d'épreuves mises au point pour freiner la sécrétion surrénalienne en agissant sur le rétrocontrôle hypothalamo-hypophyso-surrénalien. La DXM a l'avantage de très bien freiner et de ne pas interférer avec les dosages plasmatiques et urinaires. Il s'agit d'un freinage car la DXM (corticoïde de synthèse par rétrocontrôle négatif) supprime la sécrétion d'ACTH.

Indications

Mise en évidence des hypercorticismes.

Techniques et résultats normaux

Il existe trois protocoles de test de freinage.

Cortisolémie à 8 h puis :

- *freinage minute :* 1 mg de DXM *per os* à minuit et prélèvement pour cortisol à 8 h le matin suivant. Le cortisol doit être inférieur à 10 mg/100 mL (275 nmol/L). En cas de réponse positive :
- *freinage standard :* 2 mg de dexamethasone sont administrés pendant 2 jours (0,5 mg toutes les 6 h). Le cortisol libre urinaire est dosé 3 jours de suite (J0, J1, J2) ;
- *freinage fort :* 8 mg de DXM, en 8 prises (toutes les 3 h) de 1 mg *per os,* pendant 2 ou 3 jours avec même recueil d'urines la veille et le dernier jour du test. Ce test est utilisé pour le diagnostic étiologique du syndrome de Cushing.

Causes d'erreur

Voir *Cortisol*.

Résultats en pathologie

L'intérêt de ces différentes épreuves est de permettre théoriquement de distinguer les différentes causes d'élévation du cortisol :

- *obésité et hyperplasie bilatérale des surrénales* répondent au freinage minute ;
- *la maladie de Cushing* : un taux de cortisol libre urinaire < 10 µg à J2 lors d'un freinage standard élimine le diagnostic de syndrome de Cushing ;
- *les hypercorticismes secondaires* à une tumeur bénigne ou maligne et les causes paranéoplasiques ne répondent pas au freinage fort ;
- *dépressions endogènes* : freinage nul ou insuffisant.

TEST AU GLUCAGON

Définition

Le glucagon est une hormone pancréatique hyperglycémiante, mais également insulino-sécrétante.

Technique

Chez un malade à jeun, injection au temps 0 de 2 mg/kg de poids en IV de glucagon. Prélèvement pour dosage de l'insulinémie et la glycémie au temps – 15, 0, 5, 10, 15, 20, 30, 60, 90, 120 min.

Le test au glucagon se fait également sur le peptide C (→ Peptide-C).

Pour le peptide-C : 1 mg de glucagon IM ou IV, dosages à 0, 4, 6, 10, 20 min à jeun.

Causes d'erreur et précautions

Il s'agit d'une épreuve sans danger puisqu'elle associe insulino-sécrétion et hyperglycémie ; cependant une hypoglycémie tardive peut se produire.

On peut observer lors du test un malaise avec paleur, nausées et vomissements.

Résultats normaux

L'insulinémie s'élève précocement avant 30 min, la glycémie s'élève de plus de 40 % en 30 min. Le peptide C à jeun : 1 à 2 ng/mL à 4 et 6 min. Taux doublé après glucagon.

Résultats en pathologie

Dans les insulinomes, l'insulinémie dépasse le plus souvent 150 mU/mL, la glycémie peut chuter en fin d'épreuve. Le test au glucagon permet de voir si un diabète non insulino-dépendant ancien doit être passé ou non à l'insuline (évaluation des réserves insuliniques).

TEST À L'HCG (hormone chorionique gonadotrophique)

Définition

Il s'agit d'une épreuve de stimulation du testicule endocrine par l'HCG qui a le même effet que la LH (→ FSH-LH).

Technique

Dosages urinaires

Pratiqués de plus en plus rarement :

- J0 : recueil des urines de 24 h pour 17-cétostéroïdes, 17-hydroxycorticoïdes, œstrogènes, créatinine ;
- J1, J2, J3 : injection IM à 8 h de 5 000 UI d'HCG (Endo- ou ISH) ;
- J3 à J4 : nouveau recueil des urines pour le même dosage.

Dosages plasmatiques

Utilisés actuellement : dosages plasmatiques de Δ-4-androsténedione, testostérone, œstradiol, avant le test puis 4 heures et 4 jours après injection de 5 000 UI d'HCG chez l'adulte (1 500 chez l'enfant). Étude de la réponse précoce (4e h) et tardive (4e j).

Causes d'erreur

Voir *Testostérone* et *Œstradiol*.

Résultats normaux

La *testostérone* augmente de 100 % au 5e jour, *l'œstradiol* de 300 % au 2e jour.

Résultats en pathologie

Dans l'hypogonadisme primitif, la réponse est diminuée ou nulle.

Dans la cryptorchidie, l'élévation de la testostérone affirme la présence de tissu testiculaire fonctionnel ectopique.

TEST AU LATEX

Voir *Facteurs rhumatoïdes*.

TEST À LA LH-RH

Définition

Le LH-RH (ou GnRH) est une hormone hypothalamique faisant sécréter la FSH et la LH. Ce test permet de mesurer les réserves hypophysaires en gonadotrophine.

Technique

Dosage radio-immunologique. Le sujet peut ne pas être à jeun. Chez la femme si possible en début de cycle.

Injection en IV direct de 100 µg de LH-RH *(Stimu LH)* au temps 0. Prélèvement pour FSH et LH aux temps 0, 30, 60, 90, 120 min. Le sang est conservé au froid (+ 4 °C) si le dosage a lieu dans les 24 h, sinon centrifugation et conservation à – 20 °C. La sous unité alpha peut être dosée simultanément.

Résultats normaux

FSH : de base 3 à 7 mUI/mL.

LH : de base 4 à 8 mUI/mL (tenir compte de la norme de chaque laboratoire).

FSH : après stimulation, taux multiplié par 2 à 30 min.

LH : après stimulation, taux multiplié par 4 entre 30 et 60 min.

Parfois, les réponses de LH et FSH à la LH-RH peuvent être retardées.

Résultats en pathologie

Ce test de stimulation n'est pas indispensable pour déterminer l'origine d'une insuffisance gonadique ; il en précise l'importance.

Dans les *insuffisances hypophysaires,* la réponse est nulle, elle est retardée et faible dans les *atteintes hypothalamiques ;* elle est très forte dans les *maladies gonadiques primitives*.

En cas d'ovaires polykystiques : LH > FSH après LH-RH, avec réponse explosive de la LH.

En pratique : en cas d'anovulation chez une femme avec FSH-LH basales basses, leur stimulation positive par LH-RH peut avoir des conséquences thérapeutiques : pompe à LH-RH, induction de l'ovulation.

TEST DE MARCHE DE 6 MINUTES

Définition

C'est un test fonctionnel respiratoire qui permet d'évaluer la tolérance à l'effort des insuffisants respiratoires chroniques en mesurant le niveau de désaturation.

Outils

On doit disposer :

- d'un oxymètre de pouls à mémoire et imprimante effectuant une mesure de la saturation partielle en oxygène (SPO_2) toutes les 10 secondes ;
- d'un cardio-fréquence-mètre à mémoire ;
- d'un chronomètre ;
- d'une échelle visuelle analogique de 10 cm non graduée pour « scorer » la dyspnée et les douleurs musculaires des membres inférieurs.

Technique

Le test est réalisé, par un(e) kinésithérapeute, un(e) infirmier(e) ou un médecin mais toujours de préférence par la même personne et sur le même parcours (souvent un couloir) déjà balisé en décamètres.

Il est réalisé en air ambiant ou sous oxygène. Il est reproductible en cas de besoin après un repos de 15 à 20 minutes, pour ajuster, le débit d'oxygène nécessaire pour maintenir une SPO_2 à l'effort supérieure à 90 %.

On demande au patient de marcher le plus rapidement possible d'un pas régulier pour parcourir la plus grande distance possible en 6 minutes (de préférence, ne pas l'encourager mais lui indiquer le temps écoulé toutes les minutes). Il a le droit de s'arrêter s'il le juge nécessaire, en cas de fatigue musculaire ou de gêne respiratoire importante, et de repartir dès que possible.

On mesure les paramètres suivants :

- la distance parcourue ;
- la saturation avant, pendant l'effort et à la fin des 6 minutes ;
- la fréquence cardiaque avant et à la fin de l'effort ;
- le nombre d'arrêts et leur durée ;
- l'évaluation de la dyspnée avant et à la fin de l'effort et le temps de récupération après effort.

Résultats

Le patient ne désature pas à la marche si la SPO_2 reste supérieure à 90 % pendant une durée égale ou supérieure à 3 minutes d'effort.

Le patient désature à la marche si la SPO_2 est inférieure à 90 % pendant une durée égale ou supérieure à 3 minutes. Dans ce cas, on refait un deuxième test de marche de 6 minutes sous oxygène afin de maintenir une saturation à l'effort supérieure à 90 % avec un débit d'oxygène selon la désaturation :

- la SPO_2 comprise entre 90 et 85 % : 1 litre par minute ;
- la SPO_2 comprise entre 85 et 80 % : 2 litres par minute ;
- la SPO_2 inférieure ou égale à 80 % : 3 litres par minute.

Indication

Ce test est indiqué chez l'insuffisant respiratoire chronique grave, nécessitant une oxygénothérapie de déambulation seule ou en cas d'insuffisance respiratoire chronique au stade terminal oxygénodépendant afin de réajuster le débit d'oxygène à l'effort.

TEST À LA MÉTOPIRONE

Définition

Il s'agit d'un test de stimulation de l'axe hypothalamo-hypophyso-surrénalien. La métopirone (SU) bloque la synthèse du cortisol et provoque une accumulation du composé S (précurseur direct), qui est éliminé dans les 17-OH stéroïdes. Le cortisol baisse et provoque une sécrétion d'ACTH et donc une augmentation du composé S et des 17-OH.

Indications

Recherche d'une insuffisance corticotrope, diagnostic étiologique des syndromes de Cushing.

Technique

Durée : 24 h. Variations plasmatiques du composé S, cortisol, ACTH avant et après métopirone.

• 1er jour : 10 mL de sang pour dosage des 3 hormones puis prise de 3 gélules de métopirone à 12 h, 15 h, 19 h, 23 h ;
• 2e jour : 3 gélules de métopirone à 3 h, 7 h, puis à 8 h, 10 mL de sang pour dosage des 3 hormones.

Causes d'erreur et précautions

L'horaire de la prise des comprimés de SU est impératif car leur action est assez rapide, et les résultats sur le composé S peuvent être faussés si le prélèvement est trop éloigné du dernier comprimé.

La prise de dérivés de la cortisone bloque la réponse.

Ce test doit être fait en hospitalisation, car il risque de provoquer une insuffisance surrénale aiguë. Il est contre-indiqué dans les insuffisances surrénales sévères, c'est pourquoi il est préférable de le faire précéder d'un test à l'eau. Pendant l'épreuve, le malade doit rester dans sa chambre, le pouls et la TA sont surveillés toutes les 4 heures lors de la prise des comprimés.

Résultats normaux

Cortisolémie effondrée, composé S et ACTH élevés.

Ces résultats impliquent un fonctionnement hypothalamo-hypophyso-surrénalien normal.

	CORTISOL (ng/ml)	COMPOSÉ S (ng/ml)
Avant métopirone	15	1
Après métopirone	0,5	10

Résultats en pathologie

Dans la maladie de Cushing, la réponse est souvent très forte.

Dans l'hypercorticisme surrénalien ou paranéoplasique, test négatif.

Dans l'insuffisance surrénale, ce test n'est plus utilisé.

TEST RESPIRATOIRE À L'URÉE MARQUÉE (détection rapide d'une infection à *Helicobacter pylori*)

Helicobacter pylori possède une enzyme transformant l'urée en ammoniac et gaz carbonique, cette bactérie est impliquée dans l'ulcère duodénal. Le test est réalisé à jeun et après l'arrêt du tabac depuis la veille au soir ; par ailleurs, les inhibiteurs de pompes à protons doivent être interrompus. Le patient ingère une solution d'urée marquée au carbone radioactif. En cas de présence d'*Helicobacter pylori*, l'urée est transformée en ammoniac et gaz carbonique radiomarqué, ce dernier passe dans le sang, puis dans l'air expiré. Deux expirations fortes sont réalisées dans un récipient approprié, un après avoir bu la moitié de la solution, le 2e, 30 minutes après avoir bu la seconde moitié de la préparation. Le test est positif quand il y a un enrichissement important du carbone marqué au 2e prélèvement. Le test sert essentiellement à vérifier l'éradication 6 à 8 semaines après l'arrêt du traitement antibiotique de la bactérie.

TEST DE SCHILLING

Buts

Le test de Schilling explore l'absorption de la vitamine B12 qui se fait normalement au niveau de l'iléon terminal. L'absorption de cette vitamine nécessite la présence d'un facteur sécrété par l'estomac : le facteur intrinsèque. Le but du test est donc de rechercher une malabsoprtion au niveau de l'iléon terminal et/ou une carence en facteur intrinsèque.

Technique

• Faire vider la vessie.
• À 8 heures, faire ingérer une capsule de vitamine B12 marquée au Co^{58}.
• À 8 h 30, faire ingérer une capsule de vitamine B12 marquée au Co^{57} additionnée de facteur intrinsèque.
• À 10 heures, faire une injection intramusculaire de 1 000 µg de vitamine B12 froide (non marquée).
• Recueillir les urines sur 48 heures puis les adresser au laboratoire pour mesure de la radioactivité.

Résultats

En cas de carence en facteur intrinsèque (maladie de Biermer), seule la vitamine B12 marquée au Co^{57} est correctement absorbée avec une radioactivité dans les urines.

En cas de malabsorption, les deux types de vitamine B12 (cobalt 57 et 58) sont mal absorbés et les deux types de radioactivité sont diminués dans les urines.

TEST À LA SÉCRÉTINE

La sécrétine est une hormone sécrétée par l'intestin grêle qui diminue, chez le sujet sain, le débit acide gastrique et la gastrinémie. En revanche, au cours du syndrome de Zollinger-Ellison (gastrinome), l'injection de sécrétine stimule le débit acide et la sécrétion de gastrine. Ce test n'est quasiment plus réalisé.

TEST DE LA SUEUR

Définition

Dosage du chlore dans la sueur.

Résultats normaux

Taux de chlore inférieur à 60 mOsm/L. Un taux entre 40 et 60 mOsm/L doit être recontrôlé.

Variations pathologiques

Un taux égal ou supérieur à 70 mOsm/L retrouvé à deux examens successifs affirme le diagnostic de mucoviscidose. Le contrôle doit être fait avec la méthode de référence.

Technique

Stimulation de la sudation par la chaleur ; recueil de la sueur sur une compresse déchlorurée. Mesure par pesée de la quantité de sueur recueillie (minimum 100 mg) et dosage pondéral du chlore : c'est la méthode de référence ; ou bien application cutanée de Pilocarpine et mesure directe du taux de chlore (ionophorèse) : technique rapide et facile.

Causes d'erreurs

Recueil insuffisant (50 à 100 mg de sueur sont nécessaires). Jeune âge (< 1 an) de l'enfant.

TEST AU SYNACTHÈNE

Définition

Il s'agit de vérifier la capacité de réponse de la surrénale à une injection de *Synacthène* qui est un analogue synthétique de l'ACTH (hormone naturelle hypophysaire).

Techniques et résultats normaux

Deux protocoles sont utilisables :

- *le test au Synacthène immédiat :* 1 ampoule à 0,25 mg de *Synacthène ordinaire* en IM à 8 h avec prélèvement pour cortisol juste avant et 30 et/ou 60 min après. C'est un test de stimulation surrénalienne. Ce test doit être fait à 8 h à jeun car c'est à cette heure que la cortisolémie est la plus haute, les médicaments sont arrêtés au moins la veille (corticoïdes). *Normalement,* la cortisolémie 60 minutes après l'injection doit être supérieure à 552 nmol/L (20 µgdL) ;
- *le test au Synacthène immédiat* est également utilisé pour le diagnostic des blocs surrénaliens congénitaux : une élévation de la 17 hydroxyprogéstérone supérieure à 60 nmol/l ou 20 ng/ml est en faveur d'un déficit en 21-hydroxylase notamment) ;
- *le test au Synacthène retard :* 1 ampoule à 0,5 mg de *Synacthène retard* en IM à 8 h. Recueil des urines de 24 h pour créatinine, 17-CS, 17-OH (stéroïdogramme urinaire) la veille, le jour et le lendemain du *Synacthène* et/ou prélèvement pour cortisol juste avant l'injection, 1 h puis 12 h, 13 h et 24 h après. *Normalement,* la cortisolémie s'élève comme précédemment et se maintient jusqu'à 24 h, les 17-CS augmentent de 100 à 200 % et les 17-OH de 300 à 500 %.

Causes d'erreur et précautions

Voir *Cortisol*. Dans le bilan d'une insuffisance surrénale, ces tests doivent se faire au cours d'une hospitalisation étant donné le risque de décompensation, surtout pour le test retard.

Résultats en pathologie

Synacthène immédiat :

- *réponse négative ou faible :* insuffisance surrénale primitive ou insuffisance corticotrope ;
- *réponse faible ou insuffisante :* surrénale au repos par insuffisance en ACTH (faire un *Synacthène retard*) ;
- *réponse explosive :* maladie de Cushing.

Synacthène retard :

- *réponse négative :* insuffisance surrénale ;
- *réponse explosive :* maladie de Cushing.

TEST À LA TRH

Définition

Le TRH est l'hormone hypothalamique faisant sécréter la TSH et la prolactine (PRL) par l'hypophyse. Ce test explore les réserves hypophysaires.

Technique

Prélèvement de 2 mL de sang veineux pour TSH et/ou de 4 mL pour PRL aux temps 0, 30, 60, 90, 120 min. Injection en IV direct de 200 à 250 mg de

TRH (*Protiréline* ou *Stimu TSH* au temps O). Prélèvements conservés à + 4 °C si dosage fait dans les 48 h, à – 20 °C s'il est effectué plus tard.

La GH, les gonadotrophines (FSH et LH) et la sous unité alpha peuvent être dosés simultanément.

Causes d'erreur et d'incidents

Cause d'erreur propre à chaque dosage. Au cours du test peuvent apparaître des céphalées, un *flush*, des vertiges passagers.

Contre-indication

La grossesse.

Résultats normaux

La TSH s'élève à son maximum entre 30 et 60 min, elle peut multiplier par 4 ou 5 son chiffre de base, sans dépasser 30 mU/mL. Taux normaux à 120 min.

La PRL s'élève plus précocement et est multipliée par 4.

Les autres hormones sont insensibles à la TRH à l'état physiologique.

Variations en pathologie

Hypothyroïdie primitive : THS basale élevée explosive (> 30 µU/mL à T30) sous TRH. Test fait uniquement en cas d'hypothyroïdie frustre.

Hyperthyroïdie : TSH basale basse sans réponse au TRH (peu d'intérêt diagnostic).

Hyperprolactinémie : dans toutes les causes d'hyper-prolactinémie le test au TRH est explosif sauf parfois en cas d'adénome à prolactine (prolactine de base élevée augmentant peu sous TRH).

Insuffisance hypothalamo-hypophysaire : TSH basale ne répondant pas au TRH si atteinte hypophysaire. Réponse retardée si atteinte hypothalamique.

Adénome somatotrope (acromégalie) : élévation paradoxale de la GH.

Adénome gonadotrope : élévation paradoxale de la sous unité alpha.

TEST AU XYLOSE

Définition

Test diagnostique des malabsorptions digestives (maladie cœliaque en particulier) réalisé en étudiant la capacité intestinale d'absorption du xylose.

Technique

Ingestion du xylose à jeun : 0,7 g/kg (14,5 g/m^3).

Prélèvement 1 heure plus tard de 1 mL de sang sur tube sec.

Valeurs normales

Ingestion de xylose ; 1 heure après ingestion, taux sanguin supérieur à 200 mg/L.

Variations pathologiques

En cas de trouble de l'absorption (maladie cœliaque), pas de montée de la xylosémie.

TESTS CUTANÉS À LA TUBERCULINE

Définition

Ce sont des réactions cutanées qui confirment l'existence d'un contact avec le bacille tuberculeux.

Technique et résultats

Plusieurs méthodes sont possibles.

• *Timbre tuberculinique* : après désinfection à l'éther, on colle sur la peau présternale un timbre contenant une goutte de tuberculine. Le timbre est enlevé après 48 heures chez l'enfant. La lecture se fait 48 heures plus tard. Le résultat est positif s'il existe au moins trois papules reposant sur peau saine. Il s'agit d'un contrôle pratique mais très imprécis, essentiellement utilisé chez le jeune enfant.

• *Monotest* : on utilise une bague munie de pointes imprégnées de tuberculine. Après désinfection à l'éther, on appuie la bague sur le bras ou l'avant-bras ; les pointes font pénétrer la tuberculine dans le derme. La lecture se fait au 3e jour. Elle est positive si l'induration est supérieure à 3 mm.

• *Intradermo-réaction* : c'est la technique de référence ; elle se fait avec une seringue de 1 mL graduée au 1/10e de mL, et une aiguille à biseau court pour injection intradermique. La dilution de la tuberculine est faite juste avant l'injection. On utilise des solutions à 10 U. On injecte, au niveau du bras, en intradermique strict, 1/10e de mL. La lecture se fait à la 72e heure. Le test est positif s'il existe, au palper, une induration supérieure à 5 mm, la mesure du diamètre de la papule témoigne de l'importance de la réaction. Seule cette technique devrait être utilisée pour apprécier avec sécurité les réactions cutanées.

Causes d'erreur et précautions

La technique doit être parfaite. Il ne faut pas tenir compte de la réaction érythémateuse s'il n'y a pas d'induration.

Interprétation des résultats

Lorsque la réaction est positive, elle confirme que le sujet a été en contact avec le bacille de Koch, mais elle ne permet pas de situer ce contact dans le temps. On parle de virage des réactions à la tuberculine en cas de positivation d'une réaction antérieurement négative. Après une vaccination par le BCG, la positivité des réactions cutanées confirme l'existence d'une immunité.

Lorsque la réaction est négative, il faut vérifier :

- la technique de l'examen ;
- l'absence de maladies anergisantes (coqueluche, rougeole, Hodgkin, autres hémopathies, sarcoïdose, cancers).

Chez certains sujets, malgré plusieurs vaccinations par le BCG, les réactions cutanées restent négatives.

Enfin, le test tuberculinique peut être utilisé pour évaluer l'importance de l'immunodépression, en cas d'infection HIV.

TESTS ÉPICUTANÉS

Définition

Les tests épicutanés visent à reproduire un eczéma de contact par application sur l'épiderme d'une substance suspectée responsable de cette affection.

Ils sont à différencier des tests intradermiques (→ *Immunologie cutanée : « Intradermo-réaction »*).

Technique

Les substances à tester sont placées sur un petit papier-filtre placé sur une bande adhésive, collée habituellement dans le dos des patients en peau normale non dégraissée. Ce « patch » est décollé 48 h plus tard et la réaction est lue 1/2 h après le décollage et 24 h après (à 72 h).

Un patch témoin est systématiquement posé en même temps que les tests pour dépister une éventuelle allergie aux composants du patch lui-même.

Résultats

Les résultats sont notés selon un code précis :

- O : aucune réaction, peau normale sous le patch ;
- + : réaction faiblement positive, érythème simple ;
- ++ : réaction positive, érythème papuleux, voire microvésiculeux ;
- +++ : réaction très positive, phlycténulaire ;
- E : effet shampooing ou effet savon, tous deux traduisant une causticité directe du produit ; il s'agit donc là d'une réaction d'irritation et non d'une réaction de type allergique.

Précautions et causes d'erreur

Les tests sont à pratiquer :

- à distance d'une poussée d'eczéma et ce pour deux raisons :
  - risque d'aggravation de la poussée d'eczéma,
  - risque de fausses réactions positives dues à des phénomènes d'hypersensibilité non spécifiques lors des poussées d'eczéma ;
- en l'absence de traitement général, en particulier les corticoïdes qui pourraient négativer ces tests ;
- en l'absence de corticothérapie locale (tests appliqués sur une peau normale).

Remarques

Les tests épicutanés font partie de l'enquête allergologique de l'eczéma, surtout lorsqu'un eczéma de contact est évoqué sur les notions cliniques. Il existe ainsi une batterie de tests épicutanés systématiques auxquels on peut associer des substances plus spécifiques selon les malades en fonction des données de l'interrogatoire (test épicutané au paracétamol, par exemple, pour une infirmière présentant un eczéma de contact des mains, etc.).

Un résultat à ++ ou +++ impose l'exclusion définitive du produit en cause : il n'y a pas de désensibilisation des eczémas de contact.

TESTS PSYCHOLOGIQUES

Les tests sont des épreuves définies comportant une tâche à remplir et dont le résultat peut être objectivement apprécié.

Ils réalisent une situation expérimentale standardisée servant de stimulus à un comportement. Ce comportement est évalué par comparaison statistique avec celui d'autres individus placés dans la même situation, permettant ainsi de classer le sujet examiné.

Ils sont le plus souvent pratiqués par un psychologue qui dépouillera les résultats. Ils se différencient de l'examen clinique par :

- le caractère standardisé de la situation de test : les épreuves d'un test donné sont toujours les mêmes ;
- l'enregistrement précis et objectif des réponses ;
- l'évaluation statistique du comportement par rapport à des normes de référence.

Il faut, bien sûr, que le patient soit en confiance, en état physique et psychique de rester attentif plusieurs heures, et possède une bonne maîtrise de la langue. On emploie en clinique deux sortes de tests, suivant qu'on veut estimer l'intelligence ou étudier la personnalité.

Tests d'efficience

Ce sont des tests explorant certaines fonctions cognitives : l'intelligence, les aptitudes et les connaissances.

Ils sont adaptés à l'âge des sujets. Les jeunes enfants d'âge préscolaire sont examinés avec des tests ne faisant pas intervenir le langage (WPPSI,

Borel-Maisonny). Le test de Weschler-Bellevue pour enfants (*WISC*) comporte 10 épreuves verbales et non verbales.

Les tests permettent de déterminer l'âge mental de l'enfant. Le quotient intellectuel est défini par le rapport : (âge mental/âge chronologique) × 100.

Chez l'adulte, le plus utilisé est la WAIS. Elle se compose de 6 épreuves verbales qui font appel au vocabulaire, à l'information, la compréhension, la répétition des chiffres, le raisonnement arithmétique, les similitudes, et de 5 épreuves de performance qui mettent en jeu, à partir de situations concrètes, les qualités perceptives et les qualités d'analyse et de raisonnement : arrangement d'images, complément d'images, reconstitution de dessins à l'aide de cubes colorés, puzzles, code (transcription de chiffres en signes).

La WAIS permet de calculer un quotient intellectuel verbal, un quotient intellectuel de performance et le QI global.

D'autres tests sont représentés par une épreuve unique. Ce sont des tests généralement non verbaux, destinés à mettre en jeu les capacités d'observation et de raisonnement logique.

Ils donnent une estimation de l'intelligence générale du sujet ; par exemple, le D 48 (groupe de dominos disposés suivant une certaine loi).

Tests de vocabulaire

À l'égard des tests d'intelligence, il faut prendre garde aux causes d'erreur : inhibition, anxiété, émotivité. Les résultats n'ont jamais de caractère absolu et l'examen clinique complétera toujours ces données ponctuelles.

Tests de personnalité

Ils ont pour but d'explorer le caractère, l'affectivité, les attitudes et les intérêts de l'individu. Ce sont soit des *questionnaires*, soit des *tests projectifs*.

Les questionnaires sont d'un emploi facile :

- le sujet répond par oui ou par non (vrai ou faux) à un certain nombre de questions. Ces questions portent sur les opinions, les goûts, les comportements, les sentiments, les idées ;
- le plus utilisé est le MMPI (inventaire multiphasique de personnalité du Minnesota) ;
- les réponses à 550 questions permettent d'affecter une valeur à 10 paramètres différents. On obtient ainsi un profil de personnalité.

Les méthodes projectives :

- elles consistent à proposer un stimulus faiblement structuré, dont l'interprétation subjective par le patient renseignera sur sa personnalité ;
- le plus utilisé est le *test de Rorschach* : le test comporte 10 planches reproduisant une tache d'encre étalée et symétrique. En prenant son temps, le sujet doit dire ce qu'elle représente pour lui. L'examinateur note les réponses mot à mot, les exclamations et les mimiques. Puis, quand toutes les planches ont été vues, on recherche quelle partie de la tache a été interprétée et quels sont les facteurs qui ont provoqué la réponse. Les réponses sont analysées en fonction de la perception (détail, couleur, etc.), du contenu et surtout de la forme. Il est actuellement un des meilleurs tests cliniques pour l'exploration de la personnalité, tout en fournissant une image dynamique ;
- de nombreux autres tests projectifs existent, en particulier le TAT (*Thematic Aperception Test*). Il est composé d'une série de 30 planches représentant des scènes à un ou plusieurs personnages et dont la situation est ambiguë.

Apports des tests

Ils sont utiles, voire souvent indispensables au diagnostic psychiatrique.

La détérioration peut être décelée précocement par la baisse d'efficience de certains tests d'intelligence. Les tests apprécient l'évolutivité de la maladie.

Dans les formes frustes des schizophrénies, les tests, en particulier le Rorschach, sont d'un grand intérêt, avec parfois des signes pathognomoniques.

Chez les névrosés, les tests projectifs permettent d'affiner les mécanismes et le type de la névrose.

Au total, les tests aident au diagnostic des maladies mentales, mais doivent toujours être confrontés à la clinique.

TESTOSTÉRONE

Définition

C'est la principale hormone mâle sécrétée par le testicule. Chez la femme, l'ovaire en sécrète très peu. La surrénale à l'état normal a une production très faible.

Technique

Dosage radio-immunologique variable selon les laboratoires.

Causes d'erreur

La testostérone est liée à une protéine porteuse dont les modifications peuvent faire varier le dosage. Il faut vérifier l'absence de traitement androgénique. Possibilité de demander un dosage de testostérone libre.

Résultats normaux

Chez l'homme : 4 à 10 ng/mL ou 14 à 38 nmol/L.

Chez la femme : 0,2 à 0,7 ng/mL ou 0,7 à 2,4 nmol/L.

Les chiffres sont plus élevés le matin que le soir.

Résultats en pathologie

La testostérone est effondrée dans les *hypogonadismes masculins*.

Dans le syndrome de féminisation testiculaire, les chiffres sont normaux.

Des chiffres élevés doivent faire rechercher une tumeur surrénalienne, un Cushing, une hyperplasie surrénale, une tumeur ovarienne, une dystrophie ovarienne polykystique.

THYROCALCITONINE (TCT)

Définition

C'est une hormone sécrétée par les cellules C de la thyroïde qui a un effet hypocalcémiant.

Technique

Variable selon les laboratoires, par exemple : prélèvement sur tube hépariné de 20 cm^3 de sang. Des tests de stimulation sont possibles : test de perfusion calcique et test à la pentagastrine (dosage aux temps 0, 1, 2, 5, 10, 15 min et injection au temps 0 de 1 mg/kg de pentagastrine en IV direct).

Causes d'erreur

Il s'agit de dosages très délicats qui ne sont assurés de façon fiable que par très peu de laboratoires.

Résultats normaux

Variables selon les laboratoires.

Variation en pathologie

La TCT est élevée dans les *cancers médullaires de la thyroïde* et dans l'*insuffisance rénale*. Les valeurs basses sont difficiles à apprécier étant donné les difficultés des dosages.

Elle doit être dosée dans le dépistage familial de la polyadénomatose endocrinienne incluant le cancer médullaire de la thyroïde.

TOMODENSITOMÉTRIE THORACIQUE

Voir *Scanner thoracique*.

TOMOGRAPHIE À COHÉRENCE OPTIQUE (OCT)

La tomographie en cohérence optique ou *optical coherence tomography* (OCT) est une technique d'imagerie du fond d'œil, non invasive, qui permet d'obtenir *in vivo* des images en coupes de la rétine avec une résolution de 5 à 10 µ. Les images permettent d'analyser les modifications de l'architecture de la rétine, de mesurer avec précision l'épaisseur rétinienne sur tous les points de chaque coupe.

Cette technique d'imagerie apparue récemment a révolutionné la connaissance et l'analyse des pathologies rétiniennes. Elle vient compléter les données de l'angiographie en fluorescéine. Aujourd'hui, l'OCT est devenue un examen indispensable dans de nombreuses pathologies maculaires.

Les 2 domaines principaux d'utilisation sont :

- exploration des pathologies de la macula : DMLA, rétinopathie diabétique, trou maculaire, membrane épimaculaire…
- mesure de l'épaisseur des fibres optiques : diminution de l'épaisseur des fibres optiques en cas de glaucome (*cf.* illustration).

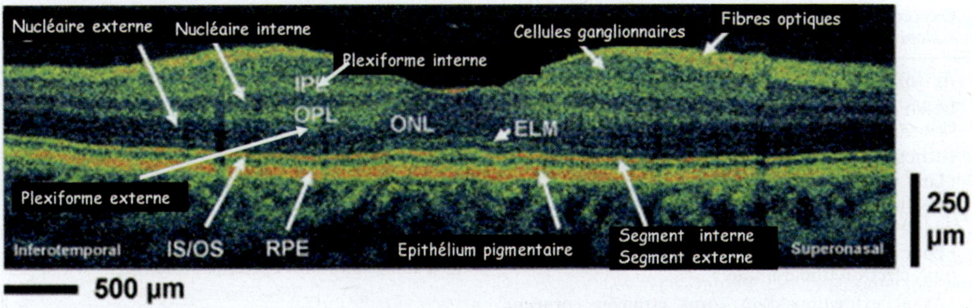

Tomographie à cohérence optique : coupe horizontale d'une fovea normale.

TOMOGRAPHIE PAR ÉMISSION DE POSITONS (TEP)

Définition

La TEP, dénommée aussi 18 FDG ou PET-scan par les Anglo-Saxons, est une nouvelle technique d'investigation diagnostique des lésions nodulaires supracentimétriques, par injection intraveineuse de glucose radioactif.

Technique et résultat

C'est l'injection par voie sanguine d'un analogue du glucose marqué (18 FDG), qui est capté préférentiellement par les cellules cancéreuses (du fait de la perturbation du métabolisme glucidique de ces cellules, avec augmentation du métabolisme du glucose) par rapport au tissu normal, ainsi la fixation du 18 FDG par les nodules cancéreux est supérieure à celle des lésions non cancéreuses, et permet de les visualiser par TEP.

La fixation du 18 FDG peut se faire sur d'autres localisations métastatiques ganglionnaires ou osseuses.

Indication

Le but de cet examen non invasif est d'apporter des arguments, en cas de lésions nodulaires distales, non accessibles par voie endoscopique, en faveur d'une tumeur maligne, plutôt que bénigne, et évaluer aussi l'envahissement locorégional, et à distance dans le cadre du bilan des cancers bronchopulmonaires.

Cet examen reste limité à quelques centres à cause du coût très élevé de la technique.

TOMOGRAPHIE PAR ÉMISSION DE POSITONS – INTÉRÊT EN UROLOGIE

Indications

Cancer du rein : période postopératoire, recherche de métastases non visibles par l'imagerie conventionnelle ; période pré-opératoire avant chirurgie pour une métastase apparemment unique ; recherche de récidive ; contre-indication à l'utilisation de produits de contraste iodés.

Intérêt des caméras hybrides TEP-scan.

Cancer de vessie : pas d'indication actuelle.

Cancer de prostate : indication avec un autre traceur, la choline.

TONOMÉTRIE

Définition

La tonométrie est la mesure du tonus oculaire. Le tonus oculaire normal se situe entre 10 et 20 mmHg. Il est souvent plus élevé en fin de matinée. La méthode de mesure de référence est la tonométrie par aplanation : après instillation d'un anesthésique cornéen, puis de *Fluorescéine* en collyre, le « cône à aplanation » est adapté sur la lampe à fente (→), puis appliqué sur la cornée, tandis que l'examinateur regarde en lumière bleue.

La mesure du tonus oculaire peut se faire également par un tonomètre à air pulsé : un petit jet d'air projeté sur la cornée du patient permet de mesurer le tonus oculaire sans contact avec l'œil.

COLLYRES ANESTHÉSIQUES CORNÉENS	
COLLYRES ANESTHÉSIQUES	INDICATIONS : EXAMEN OPHTALMOLOGIQUE
Oxyprobucaïne : – *Novésine.*	1 à 2 gouttes à instiller 1 à 2 min avant l'examen.
Action : • Anesthésie de la cornée intense, rapide (1 à 2 min) et brève (15 min). **Indications :** • Lors de l'examen : lorsqu'un instrument doit être posé sur la cornée : tonométrie, gonioscopie, examen du fond d'œil au verre à 3 miroirs. • Pour certains examens complémentaires : échographie, électrorétinogramme. • Avant extraction d'un corps étranger cornéen, avant injections et ponctions de la chambre antérieure.	**Contre-indications :** • Enfants < 30 mois, antécédents d'allergie aux anesthésiques de la famille de la procaïne. **Précautions d'emploi :** L'usage des anesthésiques cornéens doit être réservé à l'examen ophtalmologique ; ils ne doivent jamais être employés comme antalgiques, sous peine de voir apparaître des lésions cornéennes irréversibles, en cas d'administration répétée et prolongée.

COLORANTS À USAGE OPHTALMIQUE	
Fluorescéine collyre à 0,5 ou 2 %.	1 à 2 gouttes dans l'œil.
Action : • Lorsque le patient est examiné à la lampe à fente, éclairé en lumière bleue, la fluorescéine en collyre permet de : – colorer en vert les pertes de substance cornéennes ; – mesurer le tonus oculaire.	**Indications :** • Recherche d'érosions ou d'ulcères cornéens (herpès +++, traumatismes). • Tonométrie. **Contre-indications :** • Allergie à la *Fluorescéine* (extrêmement rare).

TRANSAMINASES

Définition

Deux transaminases sériques sont couramment dosées en clinique :

• l'aspartate aminotransférase (ASAT) appelée aussi transaminase glutamo-oxalo-acétique (SGOT) ;

• l'alanine aminotransférase (ALAT) appelée aussi transaminase glutamo-pyruvique (SGPT).

Elles sont réparties dans le foie (hépatocytes), le myocarde, les muscles, le rein. L'augmentation des ALAT est plus spécifique d'une atteinte hépatique que celles des ASAT qui peut également s'observer au cours d'une atteinte musculaire (muscles squelettiques, cœur).

Technique

En règle générale, prélèvement de 2 mL de sang.

Précautions

Éviter l'hémolyse qui augmente les taux.

Résultats normaux

Ils varient en fonction de la technique utilisée au laboratoire. On peut normaliser les résultats par rapport à la limite supérieure de la normale du laboratoire considéré. En général :

• ASAT (ou TGO ou SGOT) : 4 à 22 UI/L ;

• ALAT (ou TGP ou SGPT) : 5 à 25 UI/L.

Résultats pathologiques

Augmentation dans le syndrome de cytolyse hépatique.

• Hépatites aiguës : augmentation importante, pouvant dépasser 500 UI qu'elles soient virales ou toxiques. L'hépatite alcoolique aiguë entraîne une cytolyse plus modérée.

• Hépatites choniques (virales, auto-immunes) : augmentation plus modérée : 1,5 à 3 fois la normale le plus souvent.

• Les atteintes musculaires : infarctus du myocarde, rhabdomyolyse.

TRANSFERRINE PAUVRE EN ACIDE SIALYQUE

Voir *CDT (Transferrine pauvre en acide sialyque – transferrine désialylée)*.

TRANSFERRINE DÉSIALYLÉE

Voir *CDT (Transferrine pauvre en acide sialyque – transferrine désialylée)*.

TRANSFORMATION LYMPHOBLASTIQUE (test de)

Définition

Certains lymphocytes sont capables de se transformer en cellules d'aspect lymphoblastique en présence d'un mitogène : phytohémagglutinine, *Pokeweed*.

Technique

Les lymphocytes sont isolés puis cultivés en présence de thymidine tritiée et du mitogène. Le degré de transformation blastique est apprécié par la radioactivité correspondant à la thymidine incorporée par les lymphocytes. On calcule l'index de transformation en mesurant l'incorporation de thymidine tritiée avec et sans mitogène.

Résultats normaux

• *Phytohémagglutinine :* 50 à 80 % des lymphocytes se transforment.

Index de transformation : 15.

• *Pokeweed :* 20 à 30 % des lymphocytes se transforment.

Index de transformation : 10.

Variations pathologiques (diminution)

Phytohémagglutinine :

• déficit immunitaire portant sur la lignée thymique ;

- maladie de Hodgkin ;
- leucémie lymphoïde chronique ;
- certaines maladies auto-immunes.

Pokeweed : déficit immunitaire portant sur les lymphocytes B.

TRANSIT DU GRÊLE

Indications

Recherche de lésions de l'intestin grêle : inflammatoires (maladie de Crohn, tuberculose), tumorales, congénitales, maladie cœliaque. Certaines tumeurs échappent au transit du grêle et sont détectées par d'autres examens (artériographie digestive, entéroscopie totale, entéroclyse) qui permettent l'obtention d'images de meilleure qualité. La durée de l'examen est souvent longue (3 à 5 heures). Cet examen est de moins en moins réalisé depuis l'apparition de la vidéo-capsule d'endoscopie.

Techniques

Elles sont multiples. Les techniques en double contraste où la baryte et l'air peuvent être introduits par une sonde duodénale.

Précautions

Malade à jeun et n'ayant pas eu d'autre examen baryté ni de médicaments radio-opaques dans les 4 à 6 jours précédents (on peut faire un abdomen sans préparation pour le vérifier).

Contre-indication

Occlusion intestinale.

TRANSIT ŒSO-GASTRO-DUODÉNAL

Technique

Le transit baryté simple (ingestion de bouillie barytée suivie sous scopie, prises de clichés dans diverses incidences et positions, compressions dosées) est parfois remplacé par un transit baryté en double contraste.

Précautions

Malade à jeun depuis 12 heures, n'ayant pas fumé, et n'ayant pas eu d'autre examen baryté ni de médicament radio-opaque dans les 4 à 6 jours précédents (on peut faire un abdomen sans préparation pour le vérifier).

Contre-indications

Occlusion intestinale.

Indications

C'est un examen de seconde intention depuis la généralisation de la fibroscopie haute. Il reste utile pour certaines tumeurs (œsophage, linite).

TROU ANIONIQUE (TA)

Définition

Le trou anionique (TA) plasmatique représente la différence entre les cations et les anions mesurés. Il est composé d'anions indosés qui sont les bases conjuguées des acides correspondants.

$TA = (Na^+) — [(Cl^-) + (HCO_3^-)]$

Valeur normale : 8 à 12 mmol/L.

Signification

Le TA indique la quantité d'acide en excès. Il permet le diagnostic des acidoses métaboliques (→).

La valeur du TA doit être ajustée à celle de l'albumine : diminution de 2,5 mmol/L pour une baisse de l'albumine de 10 g/L.

TRYPSINE IMMUNORÉACTIVE

Indications

Diagnostic précoce de la mucoviscidose, dès la période néonatale.

Technique

Dosage radio-immunologique de la trypsine effectué dans quelques laboratoires spécialisés sur du sang séché recueilli sur papier buvard (prélèvement de sang capillaire analogue à celui qui est effectué pour les tests de dépistage néonatal (→ Guthrie).

Résultats

Un taux supérieur à 900 µg/L en période néonatale est très évocateur du diagnostic de mucoviscidose (manque de spécificité : nombreux faux positifs).

TSH (THYROLIBÉRINE)

Définition

Hormone sécrétée par les cellules thyréotropes de l'antéhypophyse faisant sécréter les hormones thyroïdiennes.

Technique

Dosage radio-immunologique très précis de TSH ultrasensible.

Résultat normal

0 à 5 mU/mL (variable selon les laboratoires).

Variations en pathologie

TSH abaissée ou effondrée dans l'hyperthyroïdie, meilleur test de dépistage.

TSH normale ou élevée dans l'hypothyroïdie primitive.

Dosages bas en cas d'insuffisance antéhypophysaire totale.

TUBERTEST

Ce test recherche une réaction d'hypersensibilité à la tuberculine. Il aide à dépister les sujets en contact avec le bacille de Koch et en pré- ou postvaccinal par le BCG. Une dose de 0,1 mL soit 5 UI est injectée en intradermique. La lecture se fait entre la 48e et 72e heure. Le test est positif si l'induration est supérieure ou égale à 5 mm.

U

URÉE SANGUINE

Technique

La concentration de l'urée est identique dans le plasma et les globules, d'où les dosages possibles sur le plasma ou le sang total. On prélève 5 mL de sang sur tube sec ou anticoagulant (sans azote).

Résultats

L'urée sanguine varie de 2 à 7 mmol/L. Elle est basse chez l'enfant et la femme enceinte.

La concentration dépend de la filtration glomérulaire, du débit urinaire, de la production d'urée, elle-même fonction des apports alimentaires en protides et du catabolisme endogène.

Chez l'insuffisant rénal, le rapport urée sanguine (mg/L)/créatininémie (mg/L) permet d'analyser le rôle des facteurs rénaux et extrarénaux sur l'élévation de l'urée.

Le rapport est supérieur à 20, il peut s'agir :

- d'un apport excessif de protides chez l'insuffisant rénal ;
- de la présence de sang dans le tube digestif ;
- d'un hypercatabolisme tissulaire ;
- d'une insuffisance rénale fonctionnelle majorant l'insuffisance rénale chronique.

Le rapport est inférieur à 20, il peut s'agir :

- d'un régime trop strict en protides ;
- d'une épuration extrarénale récente ;
- de troubles digestifs ;
- d'une insuffisance hépatique.

URÉE URINAIRE

L'élimination quotidienne d'urée est de 10 à 30 g/24 h : 30 g de viande = 6 g de protides = 1 g d'azote = 2 g d'urée.

Le calcul des rapports Na/K urinaires et urée sanguine/urée urinaire permet une approche physiopathologique des oligoanuries :

- *Na/K inférieur à 1, urée urinaire/urée sanguine supérieure à 20 :* insuffisance rénale fonctionnelle probable ;
- *Na/K supérieur à 1, urée urinaire/urée sanguine inférieure à 1 :* tubulopathie interstitielle aiguë probable ;
- *Na/K inférieur à 1, urée urinaire/urée sanguine inférieure à 10 :* forme intermédiaire.

URÉTÉRO-PYÉLOGRAPHIE

Définition et technique

Par voie antégrade : la ponction du pyélon permet l'opacification de l'appareil urinaire, et également la dérivation des urines en attendant la levée de l'obstacle, une sonde de néphrostomie peut être posée.

Par voie rétrograde : il s'agit du premier temps opératoire d'une stase pyélo-calicielle. La montée d'une sonde urétérale, la levée de l'obstacle doivent suivre, le risque infectieux étant majeur.

Indications

L'obstacle : ce sont les limites de l'uroscanner qui font poser l'indication (siège exact, limite inférieure, nombre d'obstacles).

La visualisation parfaite des cavités pyélo-calicielles : tumeur, lithiase urique, etc.

URÉTÉROSCOPIE – NÉPHROSCOPIE

Buts

Observer la lumière urétérale, les cavités pyélocalicielles.

Technique

Montée par voie rétrograde d'un fibroscope. Ponction directe du rein et utilisation d'un néphroscope.

Précautions

Voir *Urétro-cystoscopie*.

Indications

Diagnostic des tumeurs des voies excrétrices, des calculs radiotransparents (acide urique). Aide à l'ablation de calculs.

URÉTRO-CYSTOGRAPHIE RÉTROGRADE

Définition et technique

C'est l'opacification de l'urètre et de la vessie par injection par le méat urétral de produit de contraste, ou par ponction sus-pubienne (nourrisson, petit enfant). Les clichés sont pris pendant le remplissage et la vidange de la vessie.

Précautions

L'examen est pratiqué avec la plus grande asepsie chez le malade, à distance d'épisodes infectieux alors que les urines sont stériles.

Indications

Ce sont :

- *les obstacles du bas appareil* : rétrécissement urétral, valve urétrale, tumeur de l'urètre, adénome ou cancer prostatique ;
- *la recherche d'un reflux vésico-rénal* passif sur les clichés de remplissage et actif sur les clichés permictionnels ;
- l'incontinence d'effort.

URÉTRO-CYSTOSCOPIE

Buts

L'endoscopie permet de voir l'urètre, le col vésical et la vessie.

Technique

L'examen est réalisé avec un cystoscope rigide sous anesthésie générale ou rachianesthésie, sous anesthésie locale avec un cystoscope souple lors de la consultation.

Précautions

Toutes les explorations endoscopiques sont contre-indiquées dans les infections aiguës du bas appareil urinaire à cause du risque de dissémination bactérienne. L'examen n'est réalisé que lorsque les urines sont stériles.

Indications

Ce sont les enquêtes étiologiques des hématuries : (recherche de tumeurs vésicales, surveillance et traitement du patient atteint de polypose), des infections urinaires récidivantes, des troubles mictionnels et la recherche d'affections congénitales du bas appareil.

En période hématurique, la cystoscopie pourrait être un bon complément de l'UIV, cependant, un saignement important gênera l'opérateur.

Dans certains cas, l'endoscopie sera complétée par un geste chirurgical : biopsie d'une tumeur vésicale, décaillotage, traitement d'une maladie du col vésical, d'une sténose urétrale, résection d'un adénome prostatique, notamment du lobe médian, montée ou ablation de sondes urétérales (le plus souvent sonde JJ).

URICÉMIE

Définition

C'est le dosage de l'acide urique, terme ultime du catabolisme des purines, constituant de l'ADN, dans le sang circulant, les urines de 24 heures.

Technique

Le prélèvement sanguin est réalisé sur tube sec ou hépariné.

Résultats normaux (180 à 400 µmol/L) soit :

Chez l'homme : 50 ± 10 mg/L soit 300 ± 60 µmol/L.

Chez la femme : 45 ± 10 mg/L soit 268 ± 60 µmol/L.

La clairance de l'acide urique est de 8 à 10 mL/min.

Uricurie : 800 mg soit 4,8 mmol/24 h.

Variations

(→ Hyperuricémie.)

L'hyperuricémie est le signe biologique fondamental de la goutte (→) par hyperproduction. Elle peut aussi être due à une destruction de cellules lors du traitement de leucémies.

Enfin, elle peut être en rapport avec une insuffisance d'élimination rénale.

Au cours de la grossesse, le dosage de l'uricémie est un élément de surveillance du pronostic. L'élévation de l'uricémie est proportionnelle à la gravité du syndrome toxémique.

URICURIE

Définition

C'est le taux de l'acide urique contenu dans les urines. On le dose sur la diurèse des 24 heures.

Technique

Technique habituelle du recueil des urines sur les 24 heures.

Résultats normaux

1,8-4 mmoL/24 heures, soit 0,3 à 0,65 g/24 heures.

Variations

L'uricurie est basse dans les insuffisances rénales.

Elle est élevée dans les gouttes hypersécrétantes surtout, et dans toutes les circonstances d'hyperuricémie (→).

URINES DE 24 HEURES (recueil et conservation des)

Protocole du recueil sur 24 heures

Vider la vessie à 8 heures du matin, jeter cette miction. Recueillir ensuite la totalité des urines émises au cours des 24 heures, effectuer le dernier recueil le lendemain à 8 heures. À chaque miction, verser immédiatement les urines dans le bocal contenant un antiseptique (1 cristal de *Thymol*, 10 mL de *Merseptil*).

PRÉCAUTIONS DE RECUEIL POUR CERTAINS DOSAGES	
Électrolytes urinaires Protéinurie. Ammoniurie. Glycosurie.	Pas d'antiseptique *Thymol* ou *Merseptil.*
Calciurie. Phosphaturie.	Bocal en plastique décalcifié.
Oxalurie.	15 mL d'acide acétique dans le bocal.
Porphyrines urinaires.	*Thymol* ou *Merseptil.* À l'abri de la lumière.
Métanéphrine, normétanéphrine.	10 mL d'acide chlorhydrique dans le bocal.
17 céto-17 OH stéroïdes.	*Merseptil.*
Tétrahydroaldostérone urinaire.	Bocal en plastique.

UROGRAPHIE INTRAVEINEUSE (UIV)

Définition

L'UIV était la technique radiologique d'exploration fonctionnelle et morphologique de l'appareil urinaire. L'échographie, le Doppler, la scintigraphie, le scanner multibarrette sans ou avec injection, l'angio-IRM, le TEP-scan couplé au scanner ont réduit ses indications.

Technique

Il n'existe pas d'UIV standard. Chaque examen est conduit en fonction de l'anomalie recherchée et des examens antérieurs. L'UIV comporte un cliché sans préparation, des clichés à 3 min, 5 min, 15 min, une cystographie pré-, per- et postmictionnelle. Dans certains cas seulement, d'autres clichés vont être demandés :

- injection rapide avec néphrotomographies précoces ;
- compression ;
- clichés minutés précoces et épreuve de lavage ;
- clichés tardifs.

Précautions

Le myélome à chaîne légère et un diabète avec insuffisance rénale avancée sont des contre-indications.

Le terrain allergique impose une surveillance plus étroite, un traitement préventif par antihistaminique et corticoïde, la préparation le jour de l'examen d'une seringue de 4 mg de *Dexaméthasone*.

Résultats

Le cliché sans préparation permet de voir le squelette osseux ; le bord externe des psoas ; la situation, la taille et la silhouette des reins ; les calcifications anormales dans l'aire rénale, sur les trajets des uretères ou au niveau de la vessie ou de la prostate.

Le rein droit est situé plus bas que le rein gauche, leur taille est de 3 vertèbres.

Les clichés minutés précoces permettent d'apprécier la symétrie de la sécrétion.

Les clichés plus tardifs, la vessie se remplissant, enfin le cliché permictionnel, l'ouverture du col vésical et l'urètre. (*cf.* illustration)

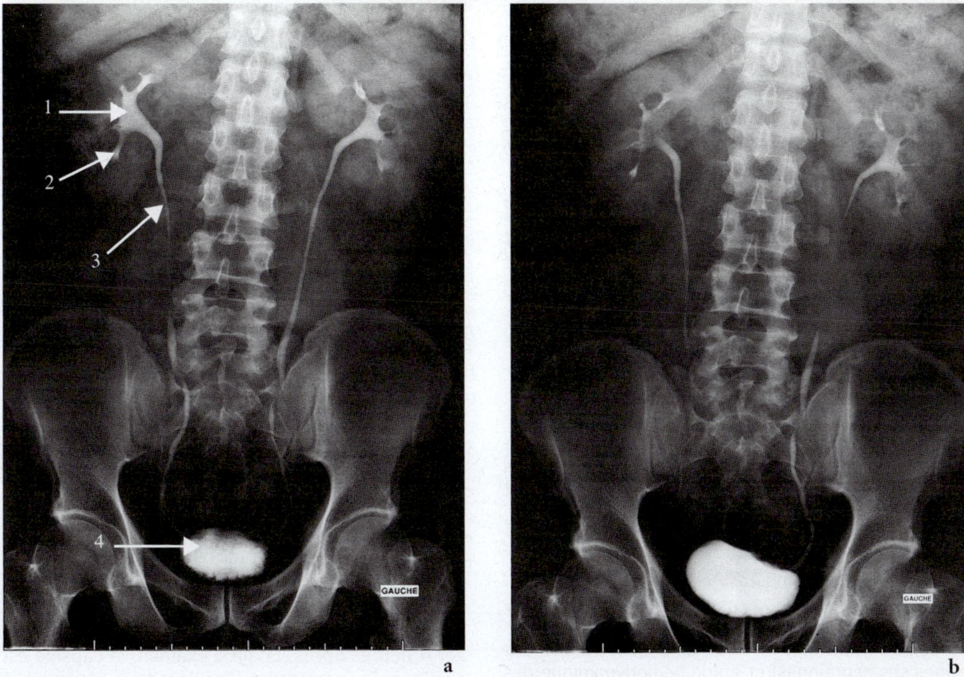

Urographie intraveineuse normale. a. 5 minutes après injection du produit de contraste ; **b.** 15 minutes après.
1. Bassinet ; 2. Calice inférieur ; 3. Uretère ; 4. Vessie.
Noter le trajet normal des uretères. L'uretère est un organe contractile, il n'est jamais visible sur tout son trajet en absence d'obstacle.

V

VEINES SUS-HÉPATIQUES (opacification, cavographie, cathétérisme des)

Technique

Ponction trans-hépatique à l'aiguille fine avec injection directe ;

- cavographie ;
- cathétérisme sélectif par voie jugulaire qui permet de prendre des pressions bloquées et libres, bons reflets de la pression portale (N : 15 mm Hg) et cave (*cf.* illustration).

Précautions

Groupe sanguin, hémostase complète, etc.

Intérêt

Étude des syndromes de Budd-Chiari (obstruction des veines sus-hépatiques) et étude hémodynamique des hypertensions portales, avant chirurgie notamment.

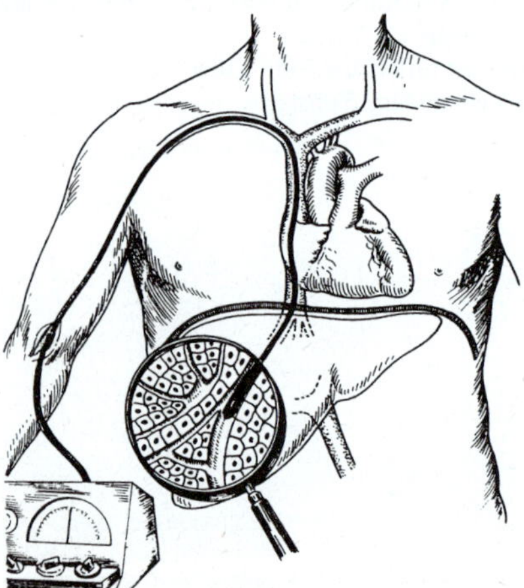

Cathétérisme sus-hépatique. Le cathéter est introduit dans les veines sus-hépatiques en passant à travers l'oreillette droite. Poussé à fond, il mesure théoriquement la pression qui règne immédiatement en amont c'est-à-dire dans le sinusoïde (pression sus-hépatique bloquée).

VIDEO-CAPSULE D'ENDOSCOPIE

Définition

La capsule d'endoscopie est une caméra vidéo miniature, de la taille d'une gélule, qui est avalée. Au cours de son transit dans le tube digestif, elle va enregistrer les images et les envoyer vers un « baladeur » qu'on porte à la ceinture. Plus tard, le médecin examinera les images sur un ordinateur.

Indications

Douleurs abdominales, diarrhée, saignements, anémie lorsque les autres méthodes d'investigations n'ont pas permis de porter un diagnostic.

Technique

Il est nécessaire d'être à jeun dans les 10 heures qui précèdent l'examen. Des capteurs extra-plats sont disposés sur le corps. La capsule d'endoscopie est ingérée. Elle va naturellement parcourir le tube digestif en transmettant les images à l'enregistreur. L'examen dure environ 8 heures pendant lesquelles le patient est complètement autonome. On peut boire 2 heures après avoir ingéré la capsule et manger 4 heures après. En fin d'examen, la capsule est éliminée dans les selles. Pendant tout l'examen, il ne faut pas avoir d'IRM ou être dans une zone d'utilisation d'un équipement IRM.

Résultats

Le médecin visionne sur son ordinateur la vidéo-endoscopie réalisée à partir des images de la capsule.

VIH (sérologie)

La séropositivité ne peut être affirmée que si deux tests sont retrouvés positifs : le test de dépistage utilisant la technique ELISA *(Enzyme Linked Immuno Sorbent Assay)* et la confirmation par un Western Blot.

La technique ELISA est très sensible et donc d'une bonne fiabilité pour le dépistage. En revanche, il existe de faux positifs et la confirmation par Western Blot est impérative. On rappelle qu'il existe une période entre la contamination et l'apparition des anticorps où les sérologies sont négatives, allant de 6 à plusieurs semaines. Pendant cette période, seule l'antigénie p 24, la PCR *(Polymerase Chain Reaction)* et les cultures virales peuvent témoigner de l'infection virale. Il s'agit donc d'une période à risque dans le cadre des *dons du sang* et expliquant la persistance de cas sporadiques de contamination chez les sujets transfusés.

VISION DES COULEURS

Les procédés d'examen clinique de la vision des couleurs ont été mis au point pour la détection des anomalies congénitales, et appliqués secondairement à celles des anomalies acquises. Les plus utilisés sont :

Tables pseudo-isochromatiques (test d'Ishihara)

Il s'agit de planches sur lesquelles sont représentés des motifs divers colorés, reconnus par des sujets normaux, mais indiscernables pour des sujets atteints de *dyschromatopsie* (anomalies de la vision des couleurs).

Tests de Farnsworth

On demande au sujet de classer des pastilles colorées qui sont numérotées au verso. Le classement est reporté sur un schéma. Le tracé obtenu par la réunion des différents points est proche du cercle chez le sujet normal.

En cas d'anomalie grave, un axe se dessine, qui indique la nature de la perturbation (axe bleu-jaune dans les atteintes rétiniennes, rouge-vert dans les atteintes du nerf optique).

Indications

Dyschromatopsies congénitales : toujours bilatérales, le plus souvent d'axe rouge-vert.

Dyschromatopsies acquises :

- rétinopathies pigmentaires ;
- neuropathies optiques ;
- surveillance de certains traitements toxiques pour la rétine (antipaludéens de synthèse) ou le nerf optique (éthambutol).

VITAMINE B12

Technique

Le prélèvement sanguin de 10 mL se fait sur un tube stérile sans anticoagulant. Le dosage est isotopique.

Résultats à l'état normal

160 à 1 000 pg/mL de sérum.

Variations pathologiques

Diminution : *troubles de l'absorption ;* maladie de Biermer, gastrectomie, botriocéphale.

Augmentation : états myéloprolifératifs.

VITESSE DE SÉDIMENTATION

Définition

La vitesse de sédimentation globulaire est un examen biologique qui consiste à apprécier la vitesse de sédimentation des hématies dans un tube capillaire de diamètre connu. C'est un examen complémentaire simple, dont la répétition est très utile pendant le suivi des affections chroniques ou pour témoigner de la guérison d'un épisode aigu. Il n'est cependant pas spécifique d'une affection particulière.

Technique

Prélèvement à jeun de sang veineux sur citrate de sodium à 38 g/L : 0,4 mL de citrate + 1,6 mL de sang.

Résultats normaux

Seul le résultat de la première heure a de la valeur. On mesure en millimètres la hauteur de plasma surnageant au-dessus des hématies qui tombent au fond du tube. *Chez l'homme*, à la première heure, la valeur est normale de 2 à 8 mm, *chez la femme*, de 4 à 10 mm, mais il existe une limite de tolérance jusqu'à 15 mm, voire 20.

Variations

La vitesse de sédimentation est diminuée en cas de polyglobulie.

Elle est augmentée dans tous les syndromes inflammatoires (rhumatismaux, cancers), tous les syndromes infectieux (microbiens ou viraux), toutes les dysprotidémies (myélomes, hépatites, cirrhoses, etc.).

Elle est augmentée chez l'enfant, la femme enceinte et le vieillard.

Causes d'erreur

Les anémies augmentent la vitesse de sédimentation. Elle est diminuée lors des polyglobulies et des cryo-globulinémies.

VOLUME GLOBULAIRE MOYEN

Définition

Le VGM est calculé ainsi :

$$\text{VGM} = \frac{\text{Hématocrite (\%)} \times 10}{\text{Nbre de GR (millions/mm}^3\text{)}}$$

Résultats

- *Normocytose :*
  - 80 à 100 μ^3 chez l'adulte,
  - 110 à 115 μ^3 chez le nouveau-né,
  - 70 à 75 μ^3 du 16e au 18e mois.

Au-dessus de 100 μ^3 : *macrocytose* (→ Anémies : classification).

Au-dessous de 80 μ^3 : *microcytose* (→ Anémies : classification).

INDEX GÉNÉRAL ALPHABÉTIQUE

Cet index alphabétique comporte trois types d'entrées présentées respectivement de la façon suivante :

• Les maladies, les examens complémentaires et les termes généraux (exemple : **Asthme**) sont composés en **caractères gras**.

• Les noms commerciaux des médicaments (exemple : ***Bactrim***) sont composés en *caractères italiques*.

• Les classes de médicaments (exemple : β-mimétiques, Antiarythmiques) et les dénominations communes internationales (DCI) (exemple : Ciclosporine) sont composées en caractères standard.

B

C

D

E

G

H

J

K

M

N

O

Q

R

W

X

Y

Z

470276 – (20) – (I) – CSB 60° – NCOMP

Elsevier Masson S.A.S.
62, rue Camille-Desmoulins
92442 Issy-les-Moulineaux Cedex
Dépôt légal : Février 2009

Photocomposition et photogravure
Nord Compo
59650 Villeneuve-d'Ascq

Achevé d'imprimer en janvier 2009
sur les presses de LegoPrint
Lavis (Trento)

Imprimé en Italie